CUARTA EDICIÓN

RECETAS

Nutritivas Que Curan

PHYLLIS A. BALCH, CNC

AVERY
a member of Penguin Group (USA) Inc. New York

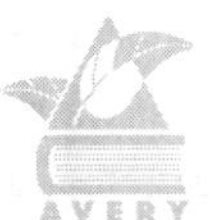

Published by the Penguin Group
Penguin Group (USA) Inc., 375 Hudson Street, New York, New York 10014, USA
Penguin Group (Canada), 90 Eglinton Avenue East, Suite 700, Toronto, Ontario M4P 2Y3, Canada (a division of Pearson Penguin Canada Inc.)
Penguin Books Ltd, 80 Strand, London WC2R 0RL, England
Penguin Ireland, 25 St Stephen's Green, Dublin 2, Ireland (a division of Penguin Books Ltd)
Penguin Group (Australia), 250 Camberwell Road, Camberwell, Victoria 3124, Australia
(a division of Pearson Australia Group Pty Ltd)
Penguin Books India Pvt Ltd, 11 Community Centre, Panchsheel Park, New Delhi–110 017, India
Penguin Group (NZ), 67 Apollo Drive, Rosedale, North Shore 0632, New Zealand (a division of Pearson New Zealand Ltd)
Penguin Books (South Africa) (Pty) Ltd, 24 Sturdee Avenue, Rosebank, Johannesburg 2196, South Africa

Penguin Books Ltd, Registered Offices: 80 Strand, London WC2R 0RL, England

Published simultaneously in Canada

Library of Congress Cataloging-in-Publication Data

Balch, Phyllis A., date.
[Prescription for nutritional healing. Spanish]
Recetas nutritivas que curan : guia practica de la A hasta la Z para disfrutar de una buena salud con vitaminas, minerales, hierbas y suplementos alimentarios / Phyllis A. Balch. — 4th ed.
p. cm.
ISBN 978-1-58333-352-5
1. Nutrition—Popular works. 2. Diet therapy—Popular works. 3. Vitamin therapy—Popular works. 4. Herbs—Therapeutic use—Popular works. I. Title.
RA784.B24818 2009 2009025791
615'.328—dc22

Printed in the United States of America
3 5 7 9 10 8 6 4

AGRADECIMIENTOS

Hay muchas personas que han pasado por mi vida y que me han ayudado, de muchas maneras, en la elaboración de este libro, pero quiero dedicarlo especialmente a tres amigos leales y verdaderos que ya no están conmigo: el juez Wendell W. Mayer, Charles R. Cripe y Skeeners Balch. También quiero expresar mi agradecimiento a las siguientes personas que me han aconsejado y apoyado en la preparación y redacción de la cuarta edición de esta obra: mis hijas, Ruby Hines y Cheryl Keene; mis nietos, Lisa, Ryan y Rachel; mi hermano, Al Henning; y mi equipo de investigación y de edición, Jeffrey W. Hallinger y Gary L. Loderhose, así como la editora Amy Tecklenberg.

Mi gratitud se extiende también a Laurence Royse, D. Sc.; Aftab J. Ahmad, Ph.D., consultor en biología molecular; Philip Domenico, Ph.D., microbiólogo y editor en materia de nutrición; Deborah A. Edson, R.Ph.; James J. Gormley, editor jefe de *Remedies Magazine*; y también a los profesores del Southwest College of Naturopathic Medicine, a su presidente, Paul Mittman, N.D., y a la profesora asociada Mona Morstein, N.D., por su amable asistencia en la preparación y revisión de este libro.

Finalmente, me gustaría dar las gracias a todos los lectores que me han confiado su lealtad a lo largo de los años.

Phyllis A. Balch

ACKNOWLEDGMENTS

CONTENIDO

Tercera Parte Remedios y terapias

Apéndice

PRÓLOGO

"El hombre sabio comprende que la salud es la más grande de las bendiciones humanas".
— *Hipócrates*

Sócrates dijo una vez: "Sólo existe un bien, el conocimiento, y un mal, la ignorancia". Esta afirmación debe guiar todas nuestras acciones, especialmente cuando se trata de nuestra salud. Muchas personas no tienen la menor idea de lo que hay que hacer para conservar la buena salud. Cuando la enfermedad nos golpea, dependemos de los médicos para curarnos. Pero no nos damos cuenta de que la "curación" proviene de nuestro interior. La naturaleza nos ha dotado de un prodigioso sistema inmunológico, y lo único que nosotros tenemos que hacer es cuidar adecuadamente esa fuerza curativa interior.

¿Le parece esto demasiado sencillo? Básicamente, lo es. La vida moderna nos ha descarrilado: fast foods (comidas rápidas), abuso del alcohol, dependencia de las drogas, polución ambiental y estrés asociado con la alta tecnología. La intención de la naturaleza es nutrir nuestra fuerza curativa interior con las sustancias naturales necesarias para que nuestro organismo funcione al máximo de su capacidad. Los recursos de la naturaleza — alimentos enteros, vitaminas, minerales, enzimas, aminoácidos, fitoquímicos y otras dádivas naturales — fueron ideados para ser utilizados por nuestro sistema inmunológico. Sin embargo, como la mayoría de las personas desconocen lo que su organismo necesita para funcionar adecuadamente, se desequilibran y se vuelven propensas a sufrir toda clase de enfermedades.

Todos debemos participar activamente en el mantenimiento de nuestra salud y en el tratamiento de nuestras enfermedades, con la guía de un profesional de la salud. Cuanto más nos interesemos en aprender acerca de la nutrición, tanto más preparados estaremos para desempeñar un papel activo. La actitud mental es también un factor importante en la curación y en la conservación de la salud. Nuestro estado anímico debe ser positivo para que nuestro organismo permanezca en armonía. El primer paso para lograr una buena salud es reconocer que el cuerpo (el estilo de vida), el espíritu (el deseo) y la mente (las creencias) deben funcionar al unísono.

Este libro es la culminación de media vida de estudio, trabajo e investigación. Su propósito es hacerlos partícipes a usted y a su médico o profesional de la salud de un enfoque más natural de la curación, que se puede poner en práctica junto con el tratamiento médico actual. Algunas de las sugerencias de este libro, como la terapia intravenosa, sólo pueden ser administradas por un médico o con supervisión médica. Así mismo, como la química de cada organismo es diferente, algunas personas pueden presentar reacciones alérgicas a ciertos suplementos.

Antes de tomar cualquier suplemento nutricional, consulte con su médico o profesional de la salud acerca de su conveniencia.

Si se le presenta alguna reacción alérgica al tomar algún suplemento, descontinúelo inmediatamente. Nunca trate de curarse o de solucionar problemas de salud sin consultar previamente con su médico.

Es importante aclarar que nada de lo que dice este libro pretende ser la última palabra en cuanto a curación, tratamiento o prevención de ninguna enfermedad. También es importante señalar que el lector no debe rechazar los métodos de la medicina actual. Aprenda acerca de su problema y no tema hacer preguntas. Siéntase libre de consultar no sólo con un profesional de la salud, sino con varios. Usted muestra sabiduría — no cobardía — cuando, a través de su participación activa como paciente, busca información sobre su problema de salud.

Se ha hecho el mayor esfuerzo por incluir en este libro los resultados de las investigaciones más recientes sobre la curación basada en la nutrición. Además, por sugerencia de nuestros lectores, hemos agregado nuevas secciones en muchas enfermedades. Toda la información que contiene este libro ha sido cuidadosamente investigada, y los datos han sido revisados y actualizados a lo largo de todo el proceso de producción. Debido a que el conocimiento crece y cambia permanentemente, le sugerimos al lector que consulte otras fuentes actuales de información para que aclare cualquier inquietud que se le pueda presentar en relación con el material de este libro. Procuraremos mantenernos actualizados en cuanto a la nueva información científica, los tratamientos y los suplementos. Hace más de ochocientos años, Maimónides dijo: "El médico no debe tratar el mal sino al paciente que padece el mal". Este libro busca atender las distintas necesidades de la gente y ayudarle a cada persona a crear su propio programa nutricional.

CÓMO UTILIZAR ESTE LIBRO

Este libro es una guía completa para ayudarle a lograr y a mantener el máximo nivel de salud y bienestar mediante la suplementación nutricional y una cuidadosa planeación dietética.

Incluso si usted no padece ningún trastorno de salud, se beneficiará de este libro porque brinda consejos para lograr una salud óptima, fortalecer el sistema inmunológico y aumentar el nivel de energía. Escrito por una nutricionista certificada, el libro combina los resultados de investigaciones recientes con tratamientos tradicionales. Así mismo, suministra toda la información que se requiere para diseñar un programa nutricional personalizado. De igual manera, la autora propone remedios caseros tradicionales y actuales, y dan sugerencias para introducir modificaciones saludables en la dieta y en el estilo de vida.

Es importante recalcar que las sugerencias de este libro no pretenden reemplazar ni la investigación ni el tratamiento médico indicado para cada problema de salud. Los suplementos y los medicamentos recomendados para una enfermedad particular deben ser aprobados y controlados por su médico o por un profesional de la salud. Si es inevitable recurrir a la cirugía o a una intervención médica convencional, los suplementos nutricionales pueden agilizar el proceso de curación.

Este libro se divide en tres partes. En la Primera Parte se analizan los principios básicos de la nutrición y la salud, y se enumeran y explican las diversas clases de nutrientes, suplementos alimentarios y hierbas que se encuentran en las health food stores y en las farmacias. La Segunda Parte se divide en secciones organizadas por orden alfabético, que corresponden a problemas de salud comunes, desde los abscesos hasta el cáncer, pasando por las infecciones de vejiga. En cada sección se identifican los síntomas y se brindan pautas dietéticas y programas de suplementación para corregir o tratar el trastorno particular. Algunas contienen útiles autoexámenes (self-tests) de diagnóstico para que el lector determine si padece o no el problema de salud correspondiente. La Tercera Parte brinda descripciones y explicaciones de terapias tradicionales y tratamientos convencionales que pueden ser provechosos si se utilizan junto con un programa nutricional. También se incluyen aquí diversas terapias alternativas como la acupuntura y la digitopuntura, la aromaterapia, la medicina ayurvédica y la medicina china, la quiropráctica, la colorterapia, los ayunos, la terapia glandular, la homeopatía, hidroterapia y terapia de oxígeno hiperbárico, la terapia con luz, la terapia magnética, los masajes y la terapia con música y sonido. Además, en todo el libro hay cuadros que profundizan en temas importantes. También se analizan las ramificaciones de diversas terapias a base de medicamentos y se le dan a conocer al lector los avances médicos más recientes.

Un apéndice contiene la información necesaria para facilitar la consecución de algunos de los productos que el libro recomienda. El libro también tiene una lista de lecturas recomendadas, y otra de organizaciones relacionadas con la salud, sus direcciones y números telefónicos. Reconociendo la importancia de las nuevas tecnologías, también se recogen las direcciones de sitios web relevantes. Hay, además, un glosario para facilitar la comprensión de este libro.

Si bien una dieta saludable es el soporte fundamental de cualquier programa nutricional que tenga como objetivo el máximo bienestar, creemos que la mayoría, si no la totalidad, de las personas deberían complementar su dieta con los nutrientes apropiados. Las enfermedades provocadas directamente por deficiencias nutricionales, como el escorbuto, son hoy día raras, pero esto es lo de menos cuando hablamos de problemas derivados de una alimentación inadecuada. Las deficiencias nutricionales pueden generar múltiples síntomas, no sólo el debilitamiento de las defensas del cuerpo humano. Es más, las necesidades nutricionales de cada persona dependen de muchos factores. Aquellos que toman mucho alcohol, fuman en exceso o abusan de las drogas, prescritos o recreacionales, así como quienes siguen dietas, enfrentan un mayor riesgo de sufrir deficiencias. Lo mismo se puede decir de las personas ancianas, de las mujeres embarazadas o las que toman anticonceptivos, de la gente que sufre ciertos trastornos genéticos, aquellos que siguen dietas con carencias nutritivas, los diabéticos y los enfermos crónicos. Desgraciadamente, el porcentaje de la población que entra dentro de alguna de estas categorías es muy alto.

Los programas nutricionales suplementarios que recomienda el libro deben seguirse entre tres y doce meses, según las necesidades individuales y las recomendaciones del médico. Empiece tomando nutrientes clasificados como "esenciales" y "muy importantes" para el problema pertinente. A menudo, los nutrientes recomendados para una enfermedad particular se encuentran en un solo producto. Antes de empezar a tomarlos con regularidad, pruebe cada suplemento por separado para determinar si es alérgico a alguno. Si no siente alivio dentro de los siguientes treinta días, agréguele a su programa los suplementos clasificados como "provechosos". Como cada persona es un ser único y diferente, usted podría necesitar todos los nutrientes de la lista o presentar deficiencia solamente de unos pocos. Si después de un mes aún no se siente mejor, consulte con su médico o profesional de la salud. Es probable que usted sufra de malabsorción.

Tome siempre los nutrientes con un vaso de agua completo. Los suplementos nutricionales son concentrados y pueden sobrecargar el hígado si no se consumen con suficiente líquido. El agua aumenta la absorción y se requiere para transportar los nutrientes hacia las células.

Si usted sigue un programa nutricional suplementario durante más de un año, cambie periódicamente de marca para que no desarrolle intolerancia ni se vuelva resistente a uno o más de los ingredientes de un suplemento particular. Recuerde que así como se desarrolla intolerancia a los alimentos, se puede desarrollar intolerancia a los ingredientes de las vitaminas y otros suplementos. Aprenda a escuchar a su organismo; con el tiempo usted advertirá cambios y llegará a identificar su causa. Al terminar el programa, disminuya gradualmente las dosis de los suplementos para que su organismo se adapte al cambio sin dificultad. Tenga en cuenta que prácticamente todos nosotros necesitamos complementar nuestra dieta con los nutrientes básicos para mantener el bienestar y prevenir las enfermedades.

AYUDAS LINGÜÍSTICAS Y BILINGÜES

La edición en español de *Prescription for Nutritional Healing (Recetas Nutritivas Que Curan)* tiene las siguientes características lingüísticas para facilitar la comprensión a los lectores que viven en Norteamérica, pero cuya primera lengua es el español.

Primero, el libro contiene una lista bilingüe de enfermedades y problemas de salud que constituye una herramienta útil no sólo al leer el libro, sino también al consultar con profesionales de la salud que no hablan español.

Segundo, se han dejado en inglés medidas como "pint" y "quart", términos populares como "junk food" y "tap water", las hierbas como "milk thistle", trastornos como "bed-wetting" y procedimientos como "chelation", así como nombres de sustancias y productos químicos porque o bien carecen de términos equivalentes en español, o bien las personas de habla hispana que viven en Norteamérica los pueden comprender más fácilmente o los utilizan frecuentemente. En especial, conocer estos términos en inglés es particularmente útil al entrar en contacto con profesionales de la salud que no hablan español. En algunos casos, para facilitar la comprensión se han empleado ambas formas, en inglés y en español.

Tercero, a fin de facilitarles a los consumidores la compra de productos en los health food stores, se dejó en inglés el nombre de todo aquello que puede aparecer en las etiquetas de los productos.

Cuarto, aparte de las excepciones mencionadas, en todo el texto y las explicaciones se ha utilizado el español.

Esperamos que los lectores encuentren este libro informativo y útil, y les deseamos una salud óptima.

LISTA BILINGÜE DE LOS PROBLEMAS DE SALUD

Español	Inglés
Abscesos	Abscess
Acidez estomacal/Reflujo gástrico	Heartburn
Acné	Acne
Aftas	Canker Sores
Alcoholismo	Alcoholism
Alergia a los insectos	Insect Allergy
Alergia a los productos químicos	Chemical Allergy
Alergias	Allergies
Amigdalitis	Tonsillitis
Anemia	Anemia
Anorexia nerviosa	Anorexia Nervosa
Arrugas en la piel	Wrinkles
Apendicitis	Appendicitis
Arteriosclerosis/Aterosclerosis	Arteriosclerosis/Atherosclerosis
Artritis	Arthritis
Asma	Asthma
Ataque cardíaco (Infarto del miocardio)	Heart Attack
Autismo	Autism
Bronquitis	Bronchitis
Bruxismo	Bruxism
Bulimia	Bulimia
Bursitis	Bursitis
Caída del cabello	Hair Loss
Calambres musculares	Muscle Cramps
Cálculos renales	Kidney Stones
Callos y callosidades	Corns and Calluses
Cáncer	Cancer
Cáncer de piel	Skin Cancer
Cáncer de próstata	Prostate Cancer
Cáncer de seno	Breast Cancer
Candidiasis	Candidiasis
Caries dental	Tooth Decay
Caspa	Dandruff
Cirrosis del hígado	Cirrhosis of the Liver
Cistitis (Infección de la vejiga)	Bladder Infection (Cystitis)
Clamidia	Chlamydia
Colesterol alto	High Cholesterol
Colitis ulcerosa	Ulcerative Colitis
Contusiones	Bruising
Crup	Croup
Culebrilla, o herpes zoster	Shingles (Herpes Zoster)

Español	Inglés
Debilidad del sistema inmunológico	Weakened Immune System
Deficiencia de cobre	Copper Deficiency
Dependencia del tabaco	Smoking Dependency
Depresión	Depression
Dermatitis	Dermatitis
Desequilibrio ácido/base	Acid/Alkali Imbalance
Diabetes	Diabetes
Diarrea	Diarrhea
Diverticulitis	Diverticulitis
Dolor de cabeza	Headache
Dolor de espalda	Backache
Dolor de garganta	Sore Throat
Drogadicción (Abuso de sustancias)	Drug Addiction (Substance Abuse)
Edema	Edema
Endometriosis	Endometriosis
Enfermedad celiaca	Celiac Disease
Enfermedad de Alzheimer	Alzheimer's Disease
Enfermedad de Crohn	Crohn's Disease
Enfermedad de los legionarios	Legionnaires' Disease
Enfermedad de Lyme	Lyme's Disease
Enfermedad de Ménière	Ménière's Disease
Enfermedad de Parkinson	Parkinson's Disease
Enfermedad de Raynaud	Raynaud's Disease
Enfermedad de Wilson	Wilson's Disease
Enfermedad fibroquística de los senos	Fibrocystic Disease of the Breast
Enfermedad ósea de Paget	Paget's Disease of Bone
Enfermedad periodontal	Periodontal Disease
Enfermedades cardiovasculares	Cardiovascular Disease
Enfermedades de la vesícula biliar	Gallbladder Disorders
Enfermedades de los riñones	Kidney Disease
Enfermedades de transmisión sexual (STD)	Sexually Transmitted Diseases
Enfisema	Emphysema
Enuresis	Bed-Wetting
Envejecimiento	Aging
Envenenamiento	Poisoning
Envenenamiento con alimentos	Food Poisoning
Envenenamiento con arsénico	Arsenic Poisoning
Envenenamiento con plomo	Lead Poisoning
Envenenamiento con productos químicos	Chemical Poisoning
Epilepsia	Epilepsy
Erupciones de la piel	Skin Rash
Esclerosis múltiple	Multiple Sclerosis (MS)
Espolones óseos	Heel or Bone Spur
Esquizofrenia	Schizophrenia
Estreñimiento	Constipation
Estrés	Stress
Fatiga	Fatigue
Falta de peso	Underweight

Español	Inglés
Fenómeno de Raynaud	Raynaud's Phenomenon
Fibromas uterinos	Fibroids, Uterine
Fibromialgia	Fibromyalgia
Fibrosis quística	Cystic Fibrosis (CF)
Fiebre	Fever
Fiebre del heno	Hay Fever
Fiebre reumática	Rheumatic Fever
Flu (Gripe)	Influenza
Forúnculos	Boil
Fracturas óseas	Fracture
Frigidez	Frigidity
Fuegos	Cold Sores
Gangrena	Gangrene
Glaucoma	Glaucoma
Gota	Gout
Gripe	Influenza
Halitosis (Mal aliento)	Halitosis (Bad Breath)
Hemofilia	Hemophilia
Hemorragia nasal	Nosebleed
Hemorroides	Hemorrhoids
Hepatitis	Hepatitis
Hiperactividad (Síndrome de déficit de atención/ Síndrome de hiperactividad)	Hyperactivity (Attention Deficit Disorder/ Attention Deficit Hyperactivity Disorder)
Hipertiroidismo	Hyperthyroidism
Hipoglicemia (Bajo nivel de azúcar sanguíneo)	Hypoglycemia (Low Blood Sugar)
Hipotiroidismo	Hypothyroidism
Ictericia	Jaundice
Impotencia	Impotence
Inapetencia	Appetite, Poor
Incontinencia	Incontinence
Indigestión (Dispepsia)	Indigestion (Dyspepsia)
Infecciones de los oídos	Ear Infection
Infecciones por el virus del herpes	Herpes Virus Infection
Infecciones por hongos	Fungal Infection
Infertilidad	Infertility
Inflamación	Inflammation
Insomnio	Insomnia
Intolerancia a la lactosa	Lactose Intolerance
Lombrices intestinales	Worms
Lupus	Lupus
Manchas relacionadas con el envejecimiento	Age Spots
Mareo	Motion Sickness
Meningitis	Meningitis
Migraña	Migraine
Mononucleosis	Mononucleosis
Mordedura de perro	Dog Bite

Español	**Inglés**
Mordedura de serpiente	Snakebite
Narcolepsia	Narcolepsy
Neumonía	Pneumonia
Obesidad	Obesity
Osteoporosis	Osteoporosis
Pancreatitis	Pancreatitis
Paperas	Mumps
Pérdida de audición	Hearing Loss
Picadura de abeja	Bee Sting
Picadura de araña y de escorpión	Spider Bite/Scorpion Sting
Picadura de insecto	Insect Bite
Pie de atleta	Athlete's Foot
Piel grasosa	Oily Skin
Piel seca	Dry Skin
Pólipos	Polyps
Presión arterial alta (Hipertensión)	High Blood Pressure (Hypertension)
Problemas circulatorios	Circulatory Problems
Problemas de crecimiento	Growth Problems
Problemas de las uñas	Nail Problems
Problemas de memoria	Memory Problems
Problemas oculares	*Eye Problems*
Adelgazamiento de las pestañas	Thinning Eyelashes
Ardor o cansancio ocular	Itchy or Tired Eyes
Blefaritis	Blepharitis
Bolsas debajo de los ojos	Bags Under the Eyes
Cataratas	Cataracts
Conjuntivitis	Conjunctivitis (Pinkeye)
Culebrilla/Herpes zoster	Shingles (Herpes Zoster)
Daltonismo	Colorblindness
Degeneración de la mácula	Macular Degeneration
Escotoma	Scotoma
Fatiga ocular	Eyestrain
Fotofobia	Photophobia
Glaucoma	Glaucoma
Manchas de Bitot	Bitot's Spots
Moscas volantes	Floaters
Ojos inyectados de sangre	Bloodshot Eyes
Orzuelo	Stye
Retinitis pigmentaria	Retinitis Pigmentosa
Retinopatía diabética	Diabetic Retinopathy
Secreción ocular	Mucus in the Eyes
Sequedad ocular	Dry Eyes
Ulceración de la córnea	Corneal Ulcer
Ulceración de los párpados	Ulcerated Eyelid
Visión borrosa	Blurred Vision
Visión reducida o pérdida de visión	Dimness or Loss of Vision
Xeroftalmia	Xerophthalmia

Español	Inglés
Problemas relacionados con el embarazo	*Pregnancy-Related Problems*
Aborto espontáneo	Miscarriage (Spontaneous Abortion)
Acidez estomacal	Heartburn
Anemia	Anemia
Asma	Asthma
Calambres en las piernas	Leg Cramps
Ciática	Sciatica
Depresión	Depression
Diabetes gestacional	Diabetes, Gestational
Dolor de espalda	Backache
Dolor en las costillas	Soreness in the Rib Area
Eclampsia y preeclampsia	Eclampsia and Preeclampsia
Edema (Hinchazón de manos y pies)	Edema (Swelling of the Hands and Feet)
Embarazo ectópico	Ectopic Pregnancy
Encías sangrantes	Bleeding Gums
Espasmos, punzadas o presión en la ingle	Groin Spasm, Stitch, or Pressure
Estreñimiento	Constipation
Estrías	Stretch Marks
Gases (Flatulencia)	Gas (Flatulence)
Hemorragia y congestión nasales	Nosebleeds and Nasal Congestion
Hemorroides	Hemorrhoids
Insomnio	Insomnia
Mareo matutino	Morning Sickness
Micción frecuente	Frequent Urination
Molestías/infección en la vejiga	Bladder Discomfort and Infection
Parto prematuro	Premature Birth
Problemas de piel	Skin Problems
Sudoración	Sweating
Tos y resfriados	Coughs and Colds
Vahídos	Dizziness
Varices	Varicose Veins
Problemas relacionados con la histerectomía	Hysterectomy-Related Problems
Problemas relacionados con la lactancia	*Breastfeeding-Related Problems*
Congestión	Engorgement
Irritación de los pezones	Sore Nipples
Mastitis (Infección de las glándulas mamarias)	Mastitis (Breast Infection)
Obstrucción de los ductos	Plugged Duct
Problemas relacionados con la menopausia	Menopause-Related Problems
Prolapso del útero	Prolapse of the Uterus
Prostatitis/Hipertrofia de la próstata	Prostatitis/Enlarged Prostate
Psoriasis	Psoriasis
Quemaduras	Burns
Quemaduras de sol	Sunburn
Quistes sebáceos	Sebaceous Cyst
Raquitismo/Osteomalacia	Rickets/Osteomalacia
Resfriado común	Common Cold
Rosácea	Rosacea

Español	Inglés
Rubéola	German Measles
Sarampión	Measles
Sarna	Scabies
Seborrea	Seborrhea
Senilidad (Demencia senil)	Senility (Senile Dementia)
SIDA	AIDS
Síndrome de Down	Down's Syndrome
Síndrome de fatiga crónica	Chronic Fatigue Syndrome (CFS)
Síndrome de intestino irritable	Irritable Bowel Syndrome (IBS)
Síndrome de la articulación temporomandibular	TMJ Syndrome
Síndrome de malabsorción	Malabsorption Syndrome
Síndrome de Reye	Reye's Syndrome
Síndrome del túnel carpiano	Carpal Tunnel Syndrome (CTS)
Síndrome premenstrual	Premenstrual Syndrome (PMS)
Sinusitis	Sinusitis
Torcedura, distensión y otras lesiones de músculos y articulaciones	Sprains, Strains, and Other Injuries of the Muscles and Joints
Toxicidad por agentes medioambientales	Environmental Toxicity
Toxicidad por aluminio	Aluminum Toxicity
Toxicidad por cadmio	Cadmium Toxicity
Toxicidad por cobre	Copper Toxicity
Toxicidad por mercurio	Mercury Toxicity
Toxicidad por níquel	Nickel Toxicity
Trastorno de ansiedad	Anxiety Disorder
Trastorno maniaco-depresivo/Trastorno afectivo bipolar	Manic-Depressive/Bipolar Disorder
Trastornos de las glándulas suprarrenales	Adrenal Disorders
Trastornos producidos por la radiación	Radiation Sickness
Trastornos poco comunes	Rare Disorders
Agnosia	Agnosia
Ataxia	Ataxia
Atrofia multisistémica con hipotensión ortástica	Multiple System Atrophy with Orthostatic Hypotension
Colitis hemorrágica (Enfermedad de las hamburguesas)	Hemorrhagic Colitis (Hamburger Disease)
Deficiencia alpha-1 antitrypsin	Alpha-1 Antitrypsin Deficiency
Distonia	Dystonia
Encefalomielitis diseminada aguda	Acute Disseminated Encephalomyelitis
Enfermedad de Binswanger	Binswanger's Disease
Enfermedad de Fabry	Fabry's Disease
Enfermedad de Refsum	Refsum Disease
Fenilcetonuria	Phenylketonuria
Hipotensión ortástica	Orthostatic Hypertension
Intolerancia hereditaria a la fructosa	Hereditary Fructose Intolerant
Leucodistrofías	Leukodystrophies
Meralgia parestética	Meralgia Paresthetica
Parálisis de Bell	Bell's Palsy
Púrpura trombocitopénica inmunológica	Inmunologic Thrombocytopenic Purpura
Síndrome de Brown-Sequard	Brown-Sequard Syndrome

Español	Inglés
Síndrome de la hiperinmunoglobulina E (Síndrome de Job)	Hyperinmunoglobulin E (Hyper-IgE) Syndrome (Job Syndrome)
Síndrome piriforme	Piriformis Syndrome
Síndrome de taquicardia postural	Postural Tachycardia Syndrome
Síndrome de Tourette	Tourette Syndrome
Tromboflebitis	Thrombophlebitis
Tuberculosis	Tuberculosis (TB)
Tumores	Tumors
Úlcera péptica	Peptic Ulcer
Úlceras en las piernas	Leg Ulcers
Úlceras por decúbito	Bedsores
Urticaria	Hives
Vaginitis	Vaginitis
Varicela	Chickenpox
Várices	Varicose Veins
Verrugas	Warts
Vértigo	Vertigo
Vitíligo	Vitiligo
Zumaque venenoso	Poison Ivy/Poison Oak/Poison Sumac

PRIMERA PARTE

Hacia una mayor comprensión *de los* elementos que intervienen en la salud

Introducción

El cuerpo humano es un organismo complejo que tiene la capacidad de curarse a sí mismo si sabemos escucharlo y si respondemos brindándole la nutrición y los cuidados adecuados. A pesar de todos los abusos que soporta nuestro organismo — exposición a las toxinas del medio ambiente, mala nutrición, tabaquismo, consumo de alcohol o vida sedentaria — por lo general nos sirve muy bien y durante muchos años antes de empezar a mostrar signos de deterioro. Pero incluso entonces, con un poco de ayuda, nuestro organismo responde y sigue funcionando.

El cuerpo humano es la máquina más perfecta de la Tierra. Las señales nerviosas viajan a través de los músculos a velocidades de hasta 200 mph. El cerebro genera energía eléctrica como para encender una bombilla de 20 vatios. Si los músculos de las piernas se moviesen tan rápido como los de los ojos, podríamos caminar más de cincuenta millas en un día. Según los científicos, la materia ósea es uno de los materiales más resistentes que conoce el hombre.

Imaginemos que nuestro organismo se compone de millones de máquinas pequeñísimas. Algunas de esas máquinas funcionan al unísono, mientras que otras lo hacen de manera independiente. No obstante, todas están preparadas para actuar durante las veinticuatro horas del día. Las máquinas necesitan combustibles específicos para poder funcionar correctamente. Si se les proporciona un combustible inadecuado, las máquinas no funcionan al máximo de su capacidad. Si el combustible es de mala calidad, es posible que pierdan fuerza. Y si a las máquinas no se les da combustible, se detienen.

El combustible que le proporcionamos a nuestro organismo proviene directamente de lo que comemos. Los alimentos que consumimos contienen nutrientes. Los nutrientes vienen en forma de vitaminas, minerales, enzimas, agua, aminoácidos, carbohidratos y lípidos. Estos nutrientes sostienen nuestra vida porque suministran los materiales básicos que nuestro organismo necesita para desempeñar sus funciones cotidianas.

Los nutrientes individuales no sólo difieren en su forma y en su función, sino también en la cantidad que el organismo necesita. No obstante, todos son vitales. Los procesos en los cuales intervienen los nutrientes se realizan a nivel microscópico y presentan grandes diferencias. Los nutrientes participan en todos los procesos del organismo: desde combatir las infecciones hasta pensar, pasando por la reparación de los tejidos. Aunque las funciones específicas de los nutrientes son distintas, tienen una función en común: mantenernos con vida.

Las investigaciones demuestran que cada una de las partes del cuerpo humano contiene elevadas concentraciones de ciertos nutrientes. La deficiencia de esos nutrientes hace que la parte afectada deje de funcionar y que, eventualmente, se venga abajo empujando consigo a todo el cuerpo, como fichas de dominó. Para que esto no suceda necesitamos alimentarnos correctamente y tomar suplementos apropiados. La función cerebral, la memoria, la elasticidad de la piel, la vista, la energía, el porcentaje de grasa corporal y, en general, nuestra salud, son indicativos de lo bien que funciona nuestro cuerpo. Con la ayuda de los nutrientes apropiados, con ejercicio y una dieta equilibrada podemos ralentizar el proceso de envejecimiento y aumentar nuestras probabilidades de una vida más sana, con menos achaques e, incluso, posiblemente más larga.

Cuando no consumimos los nutrientes adecuados no sólo nos hacemos mucho daño, sino que las funciones normales del organismo pueden resultar perjudicadas. La ausencia de síntomas morbosos no significa necesariamente que estemos sanos. Eso podría deberse a que aún no se han presentado síntomas visibles de ninguna enfermedad. Un problema que casi todos tenemos es que no obtenemos en la dieta los nutrientes que necesitamos, porque consumimos la mayor parte de los alimentos cocidos o procesados. La cocción y el procesamiento de los alimentos destruyen los nutrientes vitales que el organismo requiere para funcionar correctamente. Los alimentos orgánicos crudos que aportan esos elementos son muy escasos en la dieta de la actualidad.

En la década pasada se hicieron nuevos e importantes descubrimientos acerca de la nutrición, su influencia en el organismo y el papel que desempeña en las enfermedades. Los fitonutrientes son un ejemplo de esos hallazgos de investigación. Los *fitonutrientes* son químicos presentes en las plantas que las convierten en organismos activos desde el punto de vista biológico. No son nutrientes en el sentido clásico, sino lo que determina el color de la planta, su sabor y su resistencia frente a las enfermedades. Los investigadores han identificado miles de fitoquímicos y han desarrollado una tecnología que les permite extraer esos compuestos químicos y concentrarlos en cápsulas, polvos y pastillas. Se llaman *nutraceuticals* y son los suplementos dietéticos más novedosos que existen actualmente.

Las necesidades nutritivas de tu cuerpo son tan singulares para ti como tu propia apariencia. El primer y más esencial paso hacia la salud consiste en asegurarse de que estás recibiendo las cantidades correctas de los nutrientes apropiados. Si entendemos los principios de la nutrición holística y sabemos qué nutrientes necesitamos, podemos mejorar nuestro estado de salud, prevenir las enfermedades y conservar el equilibrio que la naturaleza aspira a que tengamos. La Primera Parte aclara lo que son las vitaminas, los minerales, los aminoácidos, las enzimas y otros nutrientes necesarios para la salud, y da información importante acerca de los suplementos alimentarios naturales, las hierbas y los productos que favorecen la actividad de los nutrientes. Una dieta sana y los suplementos adecuados son esenciales para asegurar que tus órganos, células y tejidos obtienen el combustible necesario para operar eficientemente. Los nutrientes que sugerimos en este libro ayudan a curarse y a sentirse mejor porque permiten que el cuerpo se sane y recupere su energía.

Nutrición, dieta y salud

ASPECTOS FUNDAMENTALES DE LA NUTRICIÓN

La buena nutrición es la base de la buena salud. Todo el mundo necesita los cuatro nutrientes básicos — agua, carbohidratos, proteínas y grasas — así como vitaminas, minerales y otros micronutrientes. Para poder elegir los alimentos adecuados y para entender por qué esos alimentos deben ser reforzados con suplementos, debemos conocer los elementos que componen una dieta saludable.

En los Estados Unidos es ahora obligatorio que todos los envoltorios de comida lleven una etiqueta nutricional informando al consumidor de todo lo que el paquete contiene. Puede que este sistema no sea perfecto pero sí es mucho mejor que no tener ningún tipo de etiqueta, que era la situación que teníamos tan sólo hace una generación.

Veamos algunas de estas etiquetas y comprobemos la información que nos aportan. Miremos primero la Figura 1.1, abajo, que representa la etiqueta de un paquete de macarrones con queso.

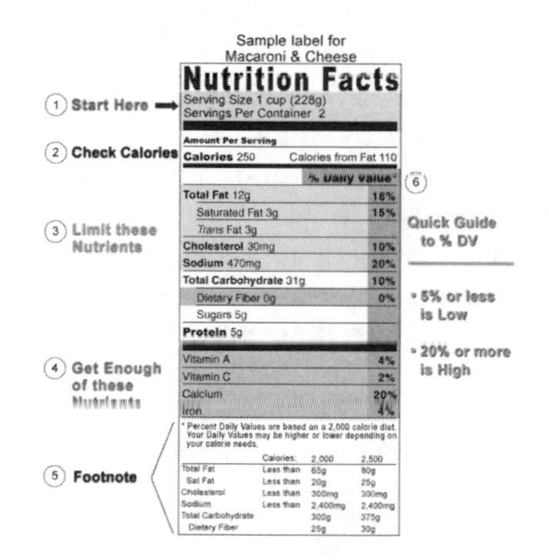

El tamaño de la porción aparece en la parte superior de la etiqueta. El valor de los porcentajes diarios se basa en esta medida. Es bueno recordar que el tamaño de la porción que aparece en la etiqueta puede no corresponderse con lo que mucha gente considera una porción de ese producto.

Este producto contiene 250 calorías, de las cuales 110 (casi la mitad) provienen de la grasa (panel 2). Esto no es una buena señal.

Fíjese en los datos de la grasa, colesterol y sodio (panel 3). Se muestra la cantidad total de grasa (mala) y las cantidades de grasas saturadas (malas) y grasas trans (muy malas). También es importante prestar atención a los valores de sodio en este producto. Es aconsejable mantener la ingesta diaria de sodio por debajo de la cantidad diaria sugerida.

El panel 3 también nos informa de la cantidad de fibra (buena), azúcares (malos) y proteínas (algunas son necesarias). El panel 4 informa sobre las vitaminas y minerales (buenos).

El pie de página (panel 5) ofrece información sobre varios nutrientes basada en una dieta compuesta de 2,000–2,500 calorías diarias. Esto quizás no nos sea de especial ayuda, dependiendo de nuestra situación particular y de nuestro objetivo calórico. También es importante comprender que los porcentajes reseñados anteriormente se refieren a una dieta de 2,000 calorías diarias y no son un porcentaje que refleja la cantidad que recomendamos para una buena salud.

En esta sección del libro cubriremos los elementos que forman parte de la etiqueta de los alimentos — y más. Asimismo, hablaremos de qué impacto tienen sobre nuestra salud.

Los cuatro nutrientes básicos

El agua, los carbohidratos, las proteínas y las grasas son los fundamentos de una buena dieta. Cuando elegimos las formas más sanas de cada uno de estos nutrientes y las consumimos de manera equilibrada, contribuimos a que nuestro organismo funcione de manera óptima.

Agua

Dos terceras partes del cuerpo humano se componen de agua. El agua es un nutriente esencial que interviene en todas las funciones del organismo. Ayuda a transportar los nutrientes a las células y a retirar de ellas los productos de deshecho. El agua es necesaria para la digestión, la absorción, la circulación, la excreción y la utilización de las vitaminas solubles en agua. También es necesaria para mantener una temperatura corporal apropiada. Tomar una cantidad adecuada de agua todos los días — por lo menos ocho vasos de 8 onzas cada uno — nos garantiza que nuestro organismo dispone de toda la que necesita para gozar de una buena salud (para detalles sobre la elección de la mejor agua, *ver* AGUA en la Primera Parte).

Carbohidratos

Los carbohidratos le suministran al organismo la energía que necesita para funcionar. Se encuentran casi exclusivamente en los alimentos de origen vegetal, como frutas, vegetales, guisantes y fríjoles. La leche y los productos lácteos son los únicos alimentos de origen animal que contienen una cantidad significativa de carbohidratos.

Los carbohidratos se dividen en dos grupos: simples y complejos. Entre los *carbohidratos simples,* algunas veces conocidos como azúcares simples, están la fructosa (azúcar de la fruta), la sacarosa (azúcar de mesa), la lactosa (azúcar de la leche) y otros azúcares. Una de las fuentes naturales más ricas en carbohidratos simples son las frutas. Los *carbohidratos complejos* también se componen de azúcares, pero sus moléculas forman cadenas más largas y complejas. Entre los carbohidratos complejos están la fibra y los almidones, y entre los alimentos ricos en carbohidratos complejos están los vegetales, los granos enteros, los guisantes y los fríjoles.

Los carbohidratos son la principal fuente de glucosa sanguínea, un combustible fundamental para todas las células del organismo, y la única fuente de energía para el cerebro y los glóbulos rojos de la sangre. A excepción de la fibra, que no se puede digerir, tanto los carbohidratos simples como los complejos se convierten en glucosa, la cual es o bien utilizada directamente para suministrarle energía al organismo, o bien almacenada en el hígado para ser utilizada posteriormente. Cuando ingerimos más calorías de las que nuestro organismo utiliza, una parte de los carbohidratos que hemos consumido se almacena en el organismo como grasa.

Debido a las complejas reacciones químicas del cerebro, la ingestión de carbohidratos produce un ligero efecto tranquilizador y puede ser beneficioso para las personas que sufren de trastorno afectivo estacional y/o depresión.

Al elegir alimentos ricos en carbohidratos para nuestra dieta, siempre debemos optar por alimentos sin refinar, como frutas, vegetales, guisantes, fríjoles y productos de grano entero, en lugar de alimentos refinados y procesados, como gaseosas, postres, golosinas y azúcar. Los alimentos refinados son muy pobres en las vitaminas y minerales que son importantes para nuestra salud. Además, si consumimos alimentos refinados en cantidades elevadas y, especialmente, durante muchos años, los carbohidratos simples que esos alimentos contienen en gran cantidad pueden ocasionar diversas enfermedades, como diabetes e hipoglicemia (bajo nivel de azúcar sanguíneo). Otro problema de los alimentos ricos en azúcares simples y refinados es que también suelen ser ricos en grasas, las cuales deben consumirse en cantidades limitadas si queremos que nuestra dieta sea sana. Por esta razón esos alimentos — entre los que están la mayoría de las galletas, las tortas y los snacks — suelen estar sobrecargados de calorías.

Conviene hacer referencia a la fibra, una clase de carbohidrato sumamente importante. La fibra dietética, conocida antes como "roughage", es la parte de la planta resistente a las enzimas digestivas del organismo. En consecuencia, sólo se digiere o se metaboliza una cantidad relativamente pequeña de fibra en el estómago o en el intestino, mientras que la mayor parte se moviliza por el tracto gastrointestinal y termina formando parte de la materia fecal.

A pesar de que la mayor parte de la fibra no se digiere, tiene varias ventajas para la salud. Primero, la fibra retiene el agua, lo que se traduce en deposiciones más blandas y voluminosas. Esto ayuda a prevenir el estreñimiento y las hemorroides. Una dieta rica en fibra también disminuye el riesgo de contraer cáncer de colon porque mantiene limpio el tracto digestivo y agiliza la movilización de la materia fecal por el intestino. Así mismo, la fibra se une con determinadas sustancias que normalmente contribuyen a la producción de colesterol, y las elimina del organismo. Una dieta alta en fibra ayuda, entonces, a bajar los niveles del colesterol sanguíneo y disminuye el riesgo de contraer enfermedades del corazón.

Lo recomendable es que aproximadamente el 60 por ciento de las calorías diarias provengan de los carbohidratos. Si buena parte de su dieta consiste en carbohidratos complejos, no le quedará difícil llegar a los 25 gramos de fibra, que es la cantidad mínima recomendada.

Proteínas

Las proteínas son fundamentales para el crecimiento y el desarrollo; le suministran energía al organismo y son necesarias para la producción de hormonas, anticuerpos, enzimas y tejidos. Las proteínas también le ayudan al organismo a sostener el equilibrio acidobásico adecuado.

Cuando consumimos proteínas, el organismo las convierte en aminoácidos, los componentes básicos de toda proteína. Algunos de los aminoácidos son considerados *no esenciales*. Esto no significa que carezcan de importancia, sino que no tienen que provenir de la dieta porque pueden ser sintetizados por el organismo a partir de otros aminoácidos. En cambio, los aminoácidos considerados *esenciales* deben provenir de la dieta porque el organismo no los puede sintetizar.

El organismo necesita diversos aminoácidos para poder *fabricar* cualquier proteína; por ejemplo, cuando construye músculo. Esos aminoácidos pueden provenir de las proteínas dietéticas o de la propia reserva de aminoácidos del organismo. Cuando la escasez de aminoácidos es crónica — por ejemplo, cuando la dieta es pobre en aminoácidos esenciales — se detiene la producción de proteínas en el organismo y éste sufre (*ver* AMINOÁCIDOS en la Primera Parte para obtener más información acerca de estos compuestos químicos).

Dada la importancia de consumir proteínas que le proporcionen al organismo todos los aminoácidos que necesita, se considera que las proteínas dietéticas pertenecen a dos grupos, según los aminoácidos que suministran. Las *proteínas completas,* que constituyen el primer grupo, contienen una gran cantidad de todos los aminoácidos esenciales. Esta clase de proteínas se encuentran en la carne, el pescado, las aves de corral, el queso, los huevos y la leche.

Las *proteínas incompletas,* que constituyen el segundo grupo, solamente contienen algunos de los aminoácidos esenciales. Estas proteínas se encuentran en diversos alimentos, entre ellos los granos, las legumbres y los vegetales de hoja verde.

A pesar de que es importante consumir toda la gama de los aminoácidos, es decir, esenciales y no esenciales, no es necesario que provengan de la carne, el pescado, las aves de corral y demás alimentos completos desde el punto de vista proteínico. De hecho, por su alto contenido de grasa — y también por la utilización de antibióticos y otros productos químicos en la crianza de aves de corral y ganado — la mayoría de esos alimentos se deben consumir con moderación. Afortunadamente, la estrategia dietética llamada *suplementación mutua* permite combinar alimentos parcialmente proteínicos para crear *proteína complementaria,* es decir, proteína que suministra cantidades adecuadas de todos los aminoácidos esenciales. Por ejemplo, aunque los fríjoles y el brown rice (arroz integral) son bastante ricos en proteínas, carecen de uno o más de los aminoácidos necesarios. Sin embargo, al combinar fríjoles y brown rice, o al combinar uno de estos alimentos con cualquier otro alimento rico en proteína, se forma una proteína completa y de alta calidad que es un sustitutivo de la carne. Para obtener una proteína completa, combine *fríjoles* con cualquiera de los siguientes alimentos:

- Arroz integral
- Maíz
- Nueces
- Semillas
- Trigo

O combine arroz integral con cualquiera de los siguientes alimentos:

- Fríjoles
- Nueces
- Semillas
- Trigo

La mayoría de los estadounidenses consumen demasiada proteína porque su dieta es muy rica en carne y en productos lácteos. No obstante, si usted ha reducido su consumo de carne y de productos lácteos, asegúrese de consumir aproximadamente 50 gramos de proteína al día. Para garantizar que su dieta le está proporcionando una variedad suficiente de aminoácidos, en lo posible incluya en sus comidas y en sus snacks alimentos ricos en proteína. Por ejemplo, consuma pan con mantequilla de nuez, o agrégueles nueces y semillas a las ensaladas y a los platos a base de vegetales. Tenga en cuenta que para formar una proteína completa se puede combinar cualquier grano, nuez, semilla o legumbre (como fríjol, maní y guisante) con diversos vegetales. Además, el cornmeal fortificado con el aminoácido L-lisina forma una proteína completa.

Todos los productos a base de soya (soybeans), como el tofu y la leche de soya, son proteínas completas. Estos alimentos contienen mucha fibra, y se ha demostrado que la soya es una de las fuentes de proteínas más saludable, por encima de cualquier otro producto. La proteína de la soya proporciona hasta el 35–38 por ciento de todas sus calorías, además de contener los ocho aminoácidos esenciales y abundante vitamina B_6. El consumidor promedio en los Estados Unidos ingiere sólo unos 10 miligramos de proteína de soya al día, aunque la American Heart Association recomienda al menos 25 miligramos. El tofu, el aceite, la harina y el queso de soya; los sustitutivos de la carne a base de soya y muchos otros productos a base de esta legumbre se encuentran en los health food stores y complementan de manera saludable la falta de carne en la dieta. Los productos de soya fermentados, como el miso, el tempeh, el tofu fermentado y la leche de soya se encuentran actualmente con facilidad, y contienen abundantes isoflavonas, sustancias éstas que están inmediatamente biodisponibles. Asimismo, contienen más genisteína y nutrientes que la soya normal. Encajan dentro de las prácticas alimentarias asiáticas. La fermentación segrega más nutrientes, como betaglucano, glutatión y vitaminas del grupo B que los productos estándar.

El yogur es la única fuente de proteínas completas de origen animal que conviene incluir frecuentemente en la dieta. Elaborado con leche fermentada por bacterias, el yogur contiene *Lactobacillus acidophilus* y otras bacterias "amigables" que se requieren para digerir los alimentos y prevenir muchos problemas de salud, entre ellos la candidiasis. El yogur también contiene vitaminas A y D, y muchas vitaminas del complejo B.

No consuma el yogur con edulcorantes y saborizantes que venden en los supermercados. A esos productos les adicionan azúcar y, a menudo, también preservativos. Más bien, consuma yogur sin dulce del que se consigue en los health food stores, o prepárelo usted mismo y endúlcelo con jugo de fruta y otros ingredientes sanos. Las yogurteras son poco costosas y fáciles de usar, y se consiguen en la mayoría de los health food stores.

Grasas

A pesar de lo mucho que se insiste en la importancia de reducir la grasa dietética, el organismo necesita grasas. Durante la infancia y la niñez, las grasas son necesarias para el desarrollo normal del cerebro y a lo largo de la vida, para el crecimiento y producción de energía. De hecho, la grasa es la fuente más concentrada de energía de la cual dispone nuestro organismo. Sin embargo, después de los dos años de edad el organismo sólo requiere cantidades pequeñas de grasa; de hecho, requiere mucho menos de la que proporciona la dieta estadounidense. El consumo excesivo de grasa es una de las causas principales de la obesidad, la presión arterial alta, las enfermedades coronarias y el cáncer de colon. Además, se ha relacionado con muchos otros problemas de salud. Para comprender cómo se relaciona el consumo de grasa con estos problemas, es necesario conocer las distintas clases de grasa y la manera en que actúan dentro del organismo.

Los componentes básicos de las grasas son los ácidos grasos. Hay tres categorías principales de ácidos grasos: saturados, poliinsaturados y monoinsaturados. Esta clasificación se basa en el número de átomos de hidrógeno en la estructura química de una molécula determinada de ácido graso.

Los *ácidos grasos saturados* se encuentran principalmente en los productos de origen animal, entre ellos los productos lácteos (como leche entera, crema y queso), y en las carnes grasosas (como jamón y carne de res, de ternera, de cordero y de cerdo). La capa grasosa de las carnes de res y de cerdo se compone de grasa saturada. Algunos productos vegetales — como el aceite de coco, el aceite de palm kernel y los shortenings (aceites hidrogenados) vegetales — también son ricos en ácidos grasos saturados.

El hígado utiliza la grasa saturada para fabricar colesterol. Por tanto, un consumo excesivo de este tipo de grasa puede elevar de manera significativa el nivel del colesterol sanguíneo y, en particular, el de las LDL (low-density lipoproteins o lipoproteínas de baja densidad) o "colesterol malo" (para mayor información acerca del colesterol, ver COLESTEROL ALTO en la Segunde Parte). Entre las pautas del National Cholesterol Education Program (NCEP), ampliamente respaldadas por los expertos, están mantener el consumo diario de grasas saturadas por debajo del 10 por ciento del consumo total de calorías. No obstante, este nivel puede ser excesivo para quienes tienen problemas graves a causa de su alto colesterol sanguíneo.

Los *ácidos grasos poliinsaturados* se encuentran en abundancia en los aceites de maíz, soya, safflower y sunflower. Algunos aceites de pescado también son ricos en esta clase de ácidos grasos. A diferencia de las grasas saturadas, las poliinsaturadas tienen la capacidad de reducir el nivel del colesterol total de la sangre. No obstante, al hacerlo una gran cantidad de ácidos grasos poliinsaturados tienden a reducir el nivel de las HDL (high-density lipoproteins o lipoproteínas de alta densidad), es decir, el "colesterol bueno". Por esta razón y debido a que, al igual que todas las grasas, las poliinsaturadas son ricas en calorías en relación con su peso y su volumen, una de las pautas del NCEP es que el consumo de grasas poliinsaturadas no debe sobrepasar el 10 por ciento del consumo total de calorías.

Los *ácidos grasos monoinsaturados* se encuentran principalmente en los aceites vegetales y de nuez, como los aceites de oliva, de maní y de canola. Parece que estas grasas reducen el nivel de las LDL de la sangre sin afectar al de las HDL. Sin embargo, este impacto positivo en las LDL es relativamente modesto. El National Cholesterol Education Program recomienda que el consumo de grasas monoinsaturadas se mantenga entre el 10 y el 15 por ciento del consumo total de calorías.

Aunque en la mayor parte de los alimentos — entre ellos algunos provenientes de las plantas — se combinan las tres clases de ácidos grasos, uno de ellos suele predominar. Así pues, una grasa o un aceite se considera "saturado" cuando se compone básicamente de ácidos grasos saturados. Esas grasas saturadas suelen ser sólidas a temperatura ambiente. Así mismo, a una grasa o a un aceite compuesto básicamente de ácidos grasos poliinsaturados se le denomina "poliinsaturado," mientras que a una grasa o a un aceite compuesto principalmente de ácidos grasos monoinsaturados se le denomina "monoinsaturado".

Otro elemento que tiene que ver con los niveles del colesterol sanguíneo son los *trans-fatty acids* (aceites hidrogenados perjudiciales para la salud). También llamados trans fats, estas sustancias son el resultado de la transformación que sufren los aceites poliinsaturados al ser sometidos al proceso de hidrogenación, que también se utiliza para endurecer los aceites vegetales líquidos y convertirlos en margarina y en shortening. Un estudio reciente encontró que los ácidos grasos transmonoinsaturados elevan el nivel de las LDL porque se comportan de una manera similar a las grasas saturadas. Al mismo tiempo, los trans-fatty acids disminuyen el recuento de las HDL. En vista de que los hallazgos de investigación no son concluyentes, se requieren más estudios acerca de este tema. Sin embargo, actualmente se sabe que las grasas poliinsaturadas y monoinsaturadas son más convenientes para bajar el colesterol que las grasas saturadas o que los productos que contienen trans-fatty acids. Otro aspecto importante es que las calorías provenientes de las grasas no representen más del 20 al 25 por ciento del consumo calórico diario.

Los micronutrientes: vitaminas y minerales

Al igual que el agua, los carbohidratos, las proteínas y las grasas, las vitaminas y los minerales son esenciales para la vida. Por este motivo son considerados nutrientes. Como se necesitan en cantidades relativamente pequeñas en comparación con los cuatro nutrientes básicos, a menudo se les conoce como *micronutrientes.*

Debido a que las vitaminas y los minerales son tan necesarios para la salud, la U.S. Food and Drug Administration (FDA) recomienda consumir diariamente determinadas cantidades, llamadas RDA (recommended daily allowances o raciones diarias recomendadas). Sin embargo, como se verá en VITAMINAS en esta sección, esas raciones no representan la cantidad necesaria para mantener una salud óptima, sino la cantidad que se necesita para prevenir enfermedades por deficiencia de vitaminas o de minerales. Por tanto, el adulto promedio que no tiene ninguna enfermedad específica debe obtener a través de su dieta diaria y/o de suplementos una cantidad mayor de vitaminas y minerales de lo que indican las RDA (recommended daily allowances o raciones diarias recomendadas). La tabla de la página siguiente — que no sólo incluye suplementos vitamínicos y minerales, sino otros suplementos — debe utilizarse como guía. Aunque las cantidades son seguras (no causan toxicidad), deben adaptarse a la estatura y al peso del individuo. Quienes necesitan más nutrientes de lo normal son las personas activas y que hacen ejercicio, las que están sometidas a mucho estrés, las que están a dieta, las que están enfermas mental o físicamente, las mujeres que toman anticonceptivos orales, las personas que toman medicamentos, las que están recuperándose de cirugía, las que fuman y las que consumen bebidas alcohólicas.

Además de una dieta adecuada, dos elementos importantes para prevenir las enfermedades son hacer ejercicio y tener una actitud mental positiva. Si usted hace una dieta balanceada, si hace ejercicio y si tiene una actitud mental positiva, se sentirá bien y tendrá más energía: algo que todos merecemos. La Naturaleza tiene todas las respuestas que necesitamos para mantener nuestra salud pero usted debe saber qué nutrientes está ingiriendo para asegurarse de que todas las piezas del puzzle encajan correctamente.

Nutrientes y dosis para mantener una buena salud

A continuación encontrará una lista de nutrientes que contribuyen a la buena salud. Se sugieren dosis diarias; no obstante, antes de tomar suplementos consulte con su médico o con un profesional de la salud. Las dosis recomendadas son para adultos y niños que pesen más de cien libras. Las dosis para los niños deben adecuarse a su edad y a su peso. La dosis para un niño que pese entre setenta y cien libras debe equivaler a tres cuartas partes de la dosis de un adulto; la dosis para un niño que pese menos de setenta libras (y que tenga *más* de seis años) debe ser la mitad de la de un adulto. A los niños menores de seis años se les deben dar fórmulas nutritivas especiales para niños pequeños. Siempre se deben seguir las instrucciones de la etiqueta relativas a las dosis.

Emplee sólo suplementos naturales de calidad (no sintéticos) y de una fuente prestigiosa. Si compra suplementos baratos lo normal es que la calidad sea también más baja y contengan un mayor número de productos de relleno y otros ingredientes poco deseables. Ofrezca a su cuerpo lo mejor, porque se lo merece. Si no puede localizar alguno de los suplementos que recomendamos en el libro, puede llamar o escribir a una de las fuentes que listamos en el Apéndice.

Para su información, tanto los miligramos (mg) como los microgramos (mcg) hacen referencia a pesos específicos. La unidad internacional (UI) es la cantidad de una vitamina, mineral u otra substancia necesaria para provocar una determinada actividad biológica según el criterio acordado por la Conferencia Internacional para la Unificación de Fórmulas. Por tanto, la unidad internacional de una vitamina concreta será distinta de la unidad internacional de otra vitamina. Es un criterio útil para saber qué cantidad de una vitamina o mineral en particular estamos tomando. Pero en términos de peso, esa medida sólo es válida para esa sustancia concreta, no para todas.

Vitaminas	**Dosis diaria**
Vitamin A (retinol)	5.000–10.000 UI
Complejo-caroteno conteniendo betacaroteno	5.000–25.000 UI
Vitamin B_1 (thiamine)	50–100 mg
Vitamin B_2 (riboflavin)	15–50 mg
Vitamin B_3 (niacin)	15–500 mg
(niacinamide)	50–100 mg
Pantothenic acid (vitamin B_5)	50–100 mg
Vitamin B_6 (pyridoxine)	50–100 mg
Vitamin B_{12}	200–400 mcg
Biotin	400–800 mcg
Choline	50–200 mg
Folic acid	400–800 mcg
Inositol	50–200 mg
Para-aminobenzoic acid (PABA)	10–50 mg
Vitamin C con mineral ascorbates (Ester-C)	1.000–3.000 mg
Bioflavonoids (mezclados)	200–500 mg
Hesperidin	50–100 mg
Rutin	25 mg
Vitamin D (cholecalciferol)	400 UI
Vitamin E (d-alpha-tocopherol)	200 UI
Vitamin K (utilice fuentes naturales como alfalfa y vegetales de hoja verde)	100–500 mcg
Ácidos grasos esenciates (EFAs) (aceites de primrose, de flaxseed, de salmón y de pescado son buenas fuentes)	Según indicaciones de la etiqueta

Minerales	**Dosis diaria**
Boron (picolinate o citrate)	3–6 mg
Calcium (citrate, ascorbate o malate)	1.500–2.000 mg
Chromium (GTF; picolinate o polynicotinate)	150–400 mcg
Copper	2–3 mg
Iodine (el kelp es una buena fuente)	100–225 mcg
Hierro** (ferrous gluconate, fumarate, citrate o aminoacid chelate; evitar las formas inorgánicas como el ferrous sulfate, el cual se puede oxidizar como vitamina E)	18–30 mg
Magnesium	750-1.000 mg
Manganese	3–10 mg
Molybdenum (ascorbate, aspartate o picolinate)	30–100 mcg
Potassium	99–500 mg
Selenium	100–200 mcg
Vanadium (vanadyl sulfate)	200 mcg–1 mg
Zinc	30–50 mg

Aminoácidos***	**Dosis diaria**
Acetyl-L-Carnitine	100–500 mg
Acetyl-L-Cysteine	100–500 mg
L-Carnitine	500 mg
L-Cysteine	50–100 mg
L-Lysine	50–100 mg
L-Methionine	50–100 mg
L-Tyrosine	500 mg
Taurine	100–500 mg

Suplementos opcionales****	Dosis diaria
Chondroitin sulfate	Según indicaciones de la etiqueta
Coenzime Q_{10}	30 mg
Cryptoxanthin	110 mcg
Flavonoids (cítricos y bayas)	Según indicaciones de la etiqueta
Garlic (ajo)	Según indicaciones de la etiqueta
Ginkgo biloba (hierba)	Según indicaciones de la etiqueta
Glucosamine sulfate	Según indicaciones de la etiqueta
Lecithin	200–500 mg
Lutein/lycopene	Según indicaciones de la etiqueta
Pectin	50–100 mg
Phosphatidyl choline	Según indicaciones de la etiqueta
Phosphatidyl serine	Según indicaciones de la etiqueta
Pycnogenol o extracto de grape seed (OPC)	Según indicaciones de la etiqueta
Quercetin	70–140 mg de la etiqueta
RNA-DNA	100 mg
Silicon	Según indicaciones de la etiqueta
Isoflavones de soya (genistein)	Según indicaciones de la etiqueta
Superóxido dismutasa (SOD)	Según indicaciones de la etiqueta
Zeaxanthin	90 mcg

* Tenga cuidado de no confundir miligramos (mg) con microgramos (mcg). Un microgramo es 1/1.000 de un miligramo, o 1/1.000.000 de un gramo.

**Sólo se debe consumir hierro cuando existe deficiencia. Los suplementos de hierro se deben tomar siempre por separado y no como parte de fórmulas minerales y multivitamínicas. El hierro no se debe tomar con suplementos que contienen vitamina E.

*** Ver AMINOÁCIDOS para más información. No se aconseja tomar aminoácidos individuales de manera regular a menos que sea para el tratamiento de un trastorno específico.

**** Ver SUPLEMENTOS ALIMENTARIOS NATURALES para más información.

Otros suplementos que sirven para incrementar la energía son:

- Bee pollen (polen de abeja).
- Coenzyme A.
- Coenzyme 1 (nicotinamide adenine dinucleotide con hidrógeno de alta energía [NADH]: se vende con la marca Enada).
- Free-form amino acids (aminoácidos en estado libre).
- Kyo-Green, de Wakunaga of America.
- N,N-Dimethylglycine (DMG).
- Octacosanol (germen de trigo).
- Siberian ginseng.
- Spirulina.
- Germen de trigo.

Además existen en el mercado numerosas y buenas fórmulas especialmente creadas para ayudar a complementar las necesidades nutricionales de bebés y niños. Entre ellas está Mycel Baby Vites, de Ethical Nutrients, una fórmula multivitamínica líquida altamente absorbible.

Sinergia y deficiencia

Según el U.S. Department of Agriculture, la dieta habitual de por lo menos el 40 por ciento de los estadounidenses sólo contiene 60 por ciento de las RDA de diez nutrientes seleccionados. Esto quiere decir que aproximadamente la mitad de la población (y la cifra puede ser incluso mayor) presenta deficiencias de por lo menos un nutriente importante. Una encuesta realizada por Food Technology reveló que de las treinta y siete mil personas encuestadas, la mitad presentaba deficiencias de vitamina B_6 (piridoxina), el 42 por ciento no consumía suficiente calcio, el 39 por ciento consumía cantidades insuficientes de hierro, y entre el 25 y el 39 por ciento no obtenía suficiente vitamina C. Estudios adicionales han revelado que las deficiencias vitamínicas no afectan a todo el organismo, sino solamente a células específicas. Por ejemplo, las personas que fuman pueden presentar deficiencia de vitamina C, pero sólo en el área de los pulmones.

Para corregir una deficiencia de vitaminas o de minerales, es necesario saber que los nutrientes trabajan de manera sinérgica. Esto significa que determinadas vitaminas y minerales funcionan de manera conjunta y cooperativa, y actúan como catalizadores promoviendo la absorción y la asimilación de otras vitaminas y minerales. Corregir la deficiencia de una vitamina o de un mineral requiere la intervención de otras vitaminas o minerales, y no, sencillamente, reemplazar el nutriente del cual hay deficiencia. Por este motivo, tomar una vitamina o un mineral determinado puede resultar ineficaz y hasta peligroso. Y, por esta razón, siempre se debe tomar una fórmula equilibrada de vitaminas y minerales, además de los suplementos individuales. La siguiente tabla muestra las vitaminas y los minerales que se necesitan para corregir algunas deficiencias.

Hay ciertas precauciones que deben ser tenidas en cuenta a la hora de tomar suplementos. Los antibióticos interfieren con el equilibrio natural de la flora intestinal normal necesaria para producir vitamina K, la cual es necesaria para la coagulación normal de la sangre y para mantener la integridad de los huesos. El exceso de café y/o de bebidas altas en cafeína puede interferir con el metabolismo del calcio. La aspirina puede irritar el tracto gastrointestinal y causar hemorragias en el mismo.

La aspirina puede también interferir con la absorción de las vitaminas B y C. Si usted toma aspirinas a diario para su salud cardiovascular, es mejor que toma aspirina infantil. Los estudios demuestran que funciona como una aspirina normal pero irrita menos el tracto gastrointestinal.

Vitaminas	**Suplementos necesarios para la asimilación**
Vitamin A	Choline, essential fatty acids, cinc, vitamins C, D y E.
Vitamin B complex	Calcium, vitamins C y E.
Vitamin B_1 (thiamine)	Manganese, vitamin B complex, vitamins C y E.
Vitamin B_2 (riboflavin)	Vitamin B complex, vitamin C.
Vitamin B_3 (niacin)	Vitamin B complex, vitamin C.
Pantothenic acid (vitamin B_5)	Vitamin B complex, vitamins A, C y E.
Vitamin B_6 (pyridoxine)	Potassium, vitamin B complex, vitamin C.
Biotin	Folic acid, vitamin B complex, pantothenic acid (vitamin B_5), vitamin B_{12}, vitamin C.
Choline	Vitamin B complex, vitamin B_{12}, folic acid, inositol.
Inositol	Vitamin B complex, vitamin C.
Para-aminobenzoic acid (PABA)	Vitamin B complex, folic acid, vitamin C.
Vitamin C	Bioflavonoids, calcium, magnesium.
Vitamin D	Calcium, choline, essential fatty acids, phosphorus, vitamins A y C.
Vitamin E	Essential fatty acids, manganese, selenium, vitamin A, vitamin B_1 (thiamine), inositol, vitamin C.
Essential fatty acids	Vitamins A, C, D y E.

Minerales	**Suplementos necesarios para la asimilación**
Calcium	Boron, ácidos grasos esenciales, lysine, magnesium, manganese, phosphorus, vitamins A, C, D y F
Copper	Cobalt, folic acid, iron, cinc.
Iodine	Iron, manganese, phosphorus.
Magnesium	Calcium, phosphorus, potassium, vitamin B_6 (pyridoxine), vitamins C y D.
Manganese	Calcium, iron, vitamin B complex, vitamin E.
Phosphorus	Calcium, iron, manganese, sodium, vitamin B_6 (pyridoxine).
Silicon	Iron, phosphorus.
Sodium	Calcium, potassium, sulfur, vitamin D.
Sulfur	Potassium, vitamin B_1 (thiamine), pantothenic acid (vitamin B_5), biotin.
Zinc	Calcium, copper, phosphorus, vitamin B_6 (pyridoxine).

PAUTAS BÁSICAS PARA SELECCIONAR Y PREPARAR LOS ALIMENTOS

Es indudable que una dieta sana debe proporcionar de manera equilibrada los cuatro nutrientes esenciales, así como una buena cantidad de vitaminas, minerales y otros micronutrientes. Sin embargo, no basta sencillamente con comprar alimentos bajos en grasas saturadas y ricos en carbohidratos complejos, fibra y proteínas suplementarias. Los alimentos también deben estar libres de aditivos perjudiciales, y se deben preparar de manera que los nutrientes no se pierdan y no se produzcan sustancias nocivas.

Cuando los nutricionistas se refieren a la dieta, quieren decir la alimentación mediante productos integrales y naturales, sin procesar y sin ingredientes añadidos ni extraídos. Los alimentos naturales e integrales son más sanos porque no contienen ingredientes potencialmente dañinos. Además, los vegetales contienen cientos de fitoquímicos que contribuyen a prevenir enfermedades y a mantener un cuerpo saludable. Ellos constituyen nuestra primera línea de defensa contra el cáncer y los radicales libres (vea el recuadro FITOQUÍMICOS). Entre los alimentos que sabemos que proporcionan fitoquímicos importantes están el grano y los productos de soya, bróculi, las peladuras de los cítricos, flax, el ajo, el té verde, las uvas y los tomates.

Evite los alimentos que contengan aditivos e ingredientes artificiales

A los alimentos les agregan aditivos por varias razones: para prolongar la vida del producto en las tiendas; para hacer más atractivo el alimento realzando su color, textura o sabor; para facilitar su preparación, o para favorecer su mercadeo. Algunos aditivos, como el azúcar, son derivados de fuentes naturales. Otros, como el aspartame (NutraSweet y Equal), son productos sintéticos.

Los edulcorantes derivados de fuentes naturales comprenden la sucralosa, el compuesto empleado en Splenda. La sucralosa se sintetiza de la sucrosa (azúcar) y parece ser metabólicamente inerte, lo cual la convierte en ideal para las personas con diabetes. La sucralosa, sin embargo, puede llegar a almacenarse en el cuerpo humano simplemente porque esta molécula sintética no se encuentra en la naturaleza y el cuerpo no está preparado para metabolizarla. Nuestro consejo es limitar el uso de este aditivo/edulcorante artificial.

Aunque muchos aditivos se utilizan en cantidades supremamente pequeñas, se calcula que el estadounidense promedio consume alrededor de cinco libras de aditivos al año. Si se incluye el azúcar — el aditivo más utilizado por la industria del procesamiento de alimentos — esa cantidad se dispara a ciento treinta y cinco libras al año. Cualquier persona cuya dieta sea rica en productos procesados consume, sin duda alguna, una cantidad significativa de aditivos e ingredientes artificiales.

Fitoquímicos (Phytochemicals)

Desde hace muchos años los investigadores han reconocido que, en comparación con las dietas ricas en carne, las dietas ricas en frutas, vegetales, granos y legumbres disminuyen el riesgo de contraer diversas enfermedades, como cáncer, enfermedades del corazón, diabetes y presión arterial alta. Recientemente se descubrió que parte de la razón por la cual esos alimentos previenen las enfermedades radica en los antioxidantes: vitaminas, minerales y enzimas específicos que ayudan a evitar el cáncer y otras enfermedades protegiendo las células contra el daño que ocasiona la oxidación. Los científicos han descubierto que las frutas, los vegetales, los granos y las legumbres contienen incluso otro grupo de nutrientes que favorecen la salud: los *fitoquímicos.* Estas sustancias son poderosas municiones en la guerra contra el cáncer y otras enfermedades.

Los fitoquímicos son las sustancias biológicamente activas de las plantas, cuya función es proporcionarles color, sabor y resistencia natural contra las enfermedades. Para entender la manera en que los fitoquímicos protegen al organismo contra el cáncer, es necesario comprender que la evolución del cáncer es un proceso que consta de diversos pasos. Al parecer, los fitoquímicos combaten el cáncer bloqueando uno o más de los pasos que conducen a la enfermedad. Por ejemplo, el cáncer puede comenzar cuando una molécula carcinogénica — de los alimentos que consumimos o del aire que respiramos — invade una célula. Sin embargo, si también llega a la célula un fitoquímico llamado sulforaphane — el cual se encuentra en el bróculi — se inicia un proceso de activación de un grupo de enzimas que sacan de la célula el agente carcinogénico antes de que haga daño.

Se sabe que otros fitoquímicos previenen el cáncer de otras maneras. Los flavonoides — que se encuentran en las frutas cítricas y en las bayas (berries) — impiden, en primer lugar, que las hormonas causantes del cáncer se unan a las células. El genistein, que se encuentra en la soya, destruye los tumores evitando que se desarrollen los capilares necesarios para nutrirlos. Los indoles, que se encuentran en las plantas crucíferas como la col de Bruselas, el coliflor y el cabbage (col, berza), intensifican la actividad inmunológica y le ayudan al organismo a excretar las toxinas. Las saponinas, que se encuentran en los kidney beans, el garbanzo, la soya y la lenteja, previenen la multiplicación de las células del cáncer. Los ácidos P-coumaric y chlorogenic, que se encuentran en el tomate, interfieren la formación de algunas uniones químicas que pueden producir agentes carcinógenos. La lista de estas sustancias protectoras aumenta constantemente. Se cree que el tomate contiene alrededor de diez mil fitoquímicos diferentes.

A pesar de que ningún estudio a largo plazo con sujetos humanos ha demostrado que determinados fitoquímicos detienen el cáncer, la investigación en torno a este tema respalda más de doscientos estudios que han encontrado una relación entre la disminución del riesgo de contraer cáncer y una dieta alta en granos, legumbres, frutas y vegetales. Es más, estudios in vitro y con animales han demostrado que algunos fitoquímicos impiden que sustancias carcinogénicas promuevan el desarrollo de cánceres específicos. Por ejemplo, se ha encontrado que el fitoquímico phenethyl isothiocyanate (PEITC), que se encuentra en el cabbage y en el nabo, inhibe el desarrollo del cáncer de pulmón en ratas. Entre otras cosas, este fitoquímico protege al DNA de las células contra un potente agente carcinogénico que se encuentra en el humo del tabaco.

Los investigadores han aislado algunos fitoquímicos, y varias empresas venden actualmente concentrados con fitoquímicos provenientes de vegetales, como el bróculi. Estos concentrados se pueden utilizar como fuentes suplementarias de algunos de esos nutrientes. Sin embargo, esas píldoras *no* reemplazan los alimentos frescos y enteros. Como ahora se sabe que existen varios *miles* de fitoquímicos, y como cada vez se descubren más, ningún suplemento puede contener todas las sustancias que combaten el cáncer y que, en cambio, se encuentran en las frutas y en los vegetales que podemos comprar en el supermercado.

Afortunadamente no es difícil obtener una dosis saludable de fitoquímicos en cada comida. Se ha encontrado que prácticamente todos los granos, legumbres, frutas y vegetales estudiados contienen esas sustancias. Además, a diferencia de muchas vitaminas, parece que los fitoquímicos no se destruyen con la cocción u otra clase de procesamiento. Por ejemplo, el genistein, sustancia que se encuentra en la soya, también se encuentra en los productos a base de esta legumbre, como el tofu y la sopa de miso. Así mismo, el fitoquímico PEITC, que se encuentra en el cabbage, permanece intacto aunque preparemos cole slaw o sauerkraut. Desde luego, cuando consumimos el producto crudo o ligeramente cocido no sólo aprovechamos los fitoquímicos, sino también todas las vitaminas, los minerales y los demás nutrientes que los alimentos frescos y enteros nos brindan.

En el mejor de los casos, los aditivos y los ingredientes artificiales aumentan muy poco el valor nutricional de cualquier alimento, o no lo aumentan en absoluto. En el peor de los casos, los aditivos representan una amenaza para la salud. La historia de los aditivos incluye varios productos que una vez fueron considerados seguros, pero que posteriormente fueron prohibidos o cuya venta fue permitida con la condición de que llevaran una advertencia para los consumidores. Los edulcorantes artificiales ciclamato y sacarina son dos ejemplos. Aunque otros aditivos, como el monosodium glutamate (MSG) y el aspartame, se utilizan sin advertencia alguna, pero los envases de comida que los contienen vienen marcados en los Estados Unidos con enunciados crípticos como: PHENYLKETONURICS: CONTAINS PHENYLALANINE (Fenilcetonuria: contiene fenilalanina). Este tipo de información aparece en

¿Es el aspartame un sustitutivo seguro del azúcar?

Debido a la obsesión del pueblo estadounidense con la dieta, la popularidad del aspartame (NutraSweet) ha aumentado desmesuradamente. Como es alrededor de doscientas veces más dulce que el azúcar, se requiere una cantidad muchísimo menor de aspartame para endulzar los alimentos. Este edulcorante artificial está invadiendo los supermercados; su uso está muy generalizado en los alimentos dietéticos y se encuentra en los siguientes productos:

- Bebidas a base de leche.
- Bebidas a base de té.
- Bebidas de café.
- Breath mints.
- Cereales.
- Desayunos instantáneos.
- Edulcorantes de mesa.
- Fármacos que se compran sin receta médica.
- Gaseosas.
- Gelatinas.
- Goma de mascar sugar-free.
- Jugos.
- Laxantes.
- Mezclas de cocoa.
- Mezclas para batidos.
- Mezclas para decoración de pastelería.
- Multivitaminas.
- Postres congelados.
- Té y café instantáneos.
- Wine coolers.
- Yogur.

El aspartame tiene tres elementos que se descomponen durante la digestíon: los aminoácidos fenilalanina y ácido aspártico, por una parte, y metanol, que también se conoce como methyl alcohol o wood alcohol.

Desque apareció en el mercado, el aspartame ha sido objeto de controversia. Supuestamente, hay un importante número de personas que han sufrido diversos efectos como resultado de consumir aspartame. Según el libro *Aspartame (NutraSweet): Is It Safe?*, de H. J. Roberts, publicado en 1990, entre las reacciones a la sustancia están los dolores de cabeza, trastornos anímicos, cambios en la vista, náusea y diarrea, trastornos del sueño, pérdida de memoria, confusión e, incluso, convulsiones.

Quienes sufren de PKU (phenylketonuria o fenilcetonuria) deben evitar el aspartame porque carecen de una enzima que convierte la fenilalanina en tirosina, otro aminoácido. Por tanto, grandes cantidades de fenilalanina se acumulan y producen daño cerebral. Se debe señalar que quienes padecen trastornos distintos de fenilcetonuria — por ejemplo, deficiencia de hierro y enfermedades renales — también pueden ser propensos a presentar altos niveles de este aminoácido. El consumo de aspartame aumenta el riesgo de toxicidad en estas personas y, casi con toda seguridad, no deberían consumirlo. Pero, ¿y los demás?

Actualmente esta cuestión es tan emotiva que resulta complicado separar la realidad de los meros rumores. Ha surgido una industria dedicada a educar a la gente sobre la presunta seguridad (o inseguridad) de este edulcorante. Sus partidarios dicen que ni el aspartame ni sus componentes se acumulan en el cuerpo y que los componentes químicos actúan en el cuerpo exactamente igual que los derivados de alimentos "naturales". Las cantidades de químicos son también muy pequeñas si las comparamos con las obtenidas de otras fuentes alimenticias. Por ejemplo, una porción de leche baja en grasa contiene unas seis veces más de fenilalanina y trece veces más de ácido aspártico que la misma cantidad de soda edulcorada al 100 por ciento con aspartame. De igual modo, una porción de jugo de tomate contiene seis veces más de metanol que su equivalente en soda diet.

Otras voces aseguran que se debe prohibir la venta de aspartame y que hay que denunciar la confabulación entre su fabricante, la FDA y todos aquellos interesados en su promoción (algunos de ellos son difíciles de imaginar).

La realidad es que se ha investigado el aspartame durante más de 30 años y en más de 200 estudios y, hasta ahora, todos han concluido que es un producto seguro y que puede ser consumido sin riesgo por casi todo el mundo, incluso niños y mujeres embarazadas. Se puede decir que esto es aplicable tanto en los Estados Unidos como en Francia, Gran Bretaña y el resto de Europa.

En resumen, los primeros temores sobre su seguridad se centraban en los componentes del aspartame ingerido en muy grandes cantidades por animales de laboratorio. Algunos de aquellos estudios originales presentaban diversos fallos y en lugar de tomarlos como meros errores se presentaron como prueba de una conspiración. Las investigaciones posteriores han mostrado que es imposible que un ser humano normal ingiera suficiente aspartame como para elevar las concentraciones de plasma de sus componentes metabólicos hasta niveles peligrosos de toxicidad.

Sobra decir que hay personas muy sensibles que pueden tener reacciones alérgicas a muchos productos. Si usted ha experimentado alguna reacción al aspartame debe abstenerse de consumir alimentos que contengan este aditivo. Mejor aún, evite todos los aditivos y disfrute de los beneficios de una dieta rica en frutas y en jugos frescos. Estos alimentos son dulces por naturaleza, no tienen colorantes ni preservativos artificiales, y están llenos de los nutrientes que se necesitan para gozar de una buena salud. Un edulcorante natural, la yerba *Stevia*, se puede encontrar en las tiendas de productos naturales, aunque se vende no como edulcorante sino como "aditivo".

Guía básica para una buena nutrición

La clave para una buena salud es una dieta rica en nutrientes. Utilice la siguiente tabla como guía para decidir qué clase de alimentos debe incluir en su dieta y cuáles debe evitar a fin de mantenerse saludable.

Clases de alimentos	Alimentos que se deben evitar	Alimentos aceptables
Fríjoles	Cerdo enlatado con fríjoles, fríjoles enlatados con sal o preservativos, fríjoles congelados.	Todos los fríjoles cocidos (especialmente de soya) sin grasa animal ni sal.
Bebidas	Bebidas alcohólicas, café, cocoa, jugos y bebidas de fruta pasteurizados y/o endulzados, sodas, té (excepto de hierbas y té verde).	Tés de hierbas, jugos frescos de vegetales y frutas, bebidas de cereal en grano (suelen venderlas como sustitutivos del café), agua mineral o destilada.
Productos lácteos	Todos los quesos suaves, todos los productos a base de queso pasteurizado o con colorantes artificiales, ice cream (helado).	Queso crudo de cabra, nonfat cottage cheese, kéfir, yogur sin dulce, leche de cabra, leche raw o skim, buttermilk.
Huevos	Fritos o pickled.	Hervidos o escalfados (no más de cuatro a la semana).
Pescado	Cualquier pescado frito, todos los mariscos, pescado salado, anchoas, arenque, pescado enlatado en aceite.	Todos los pescados blancos de agua fresca, salmón, pescado a la plancha o asado al horno, atún enlatado en agua.
Frutas	Enlatadas, embotelladas o congeladas con edulcorante, naranjas.	Todas las frutas frescas, congeladas, cocidas o secas y sin edulcorantes (excepto naranja, que es ácida y altamente alergénica); frutas sin preservativos, y frutas enlatadas en el hogar.
Granos	Todos los productos a base de harina blanca, arroz blanco, pasta, crackers, cereales fríos, oatmeal instantánea y otros cereales calientes.	Todos los granos enteros y los productos de grano entero: cereales, panes, muffins, crackers integrales, cream of wheat o cereal de rye (centeno), buckwheat (trigo sarraceno), millet (mijo, millo), oats, brown rice, wild rice (arroz salvaje). (Limitar) el consumo semanal de pan de levadura a tres porciones.)
Carnes	Res, cerdo en todas sus formas, hot dogs, luncheon meats, carnes ahumadas, pickled y procesadas, corned beef, pato, ganso, costillas de cerdo, gravies (salsas variadas a base de carne), vísceras.	Pavo y pollo sin piel, cordero. (Limitar el consumo semanal de carne a tres porciones de 3 onzas cada una.)
Nueces	Todas las nueces saladas o asadas; cacahuete (si sufre de algún transtorno).	Todas las nueces crudas y frescas (cacahuetes sólo con moderación).
Aceites (grasas)	Todas las grasas saturadas, margarina hidrogenada, aceites refinados y procesados, shortenings, aceites endurecidos.	Todos los aceites prensados en frío: de maíz, safflower, sesame, oliva, flaxseed, soya, sunflower y canola; margarina hecha con esos aceites, y mayonesa sin huevo.
Condimentos	Pimienta negra o blanca, sal, hot red peppers, todos los vinagres excepto el de sidra hecho con manzanas naturales.	Ajo, cebolla, cayenne, Spike, todas las hierbas, vegetales secos, apple cider vinegar, tamari, miso, seaweed (término genérico que designa una gran variedad de algas marinas), dulse (variedad de alga marina).
Sopas	Sopas enlatadas preparadas con sal, preservativos, MSG o bases concentradas y grasosas; todas las sopas a base de crema.	De fríjoles, lentejas, guisantes, vegetales, barley, brown rice y cebolla, hechas en casa sin sal ni grasa.
Brotes	Todas las semillas cocidas en aceite o sal.	Todos los brotes ligeramente cocidos (excepto alfalfa, que debe lavarse concienzudamente y comerse cruda), wheatgrass, todas las semillas crudas.
Golosinas	Azúcar de caña, azúcar blanco o moreno; corn syrup, chocolate, bombones, fructosa (excepto la de las frutas frescas), todos los syrups (excepto el de maple puro), todos los sustitutivos del azúcar, mermeladas y jaleas preparadas con azúcar.	Barley malt o rice syrup, miel pura en pequeñas cantidades, maple syrup puro, blackstrap molasses sin preservativos, stevia.
Vegetales	Todos los vegetales enlatados o congelados con sal o aditivos.	Todos los vegetales crudos, congelados (sin aditivos) o enlatados en casa sin sal (cocínelos ligeramente).

los paquetes de Equal, NutraSweet y otros productos que contienen aspartame. Estos productos pueden causar problemas a algunas personas sensibles. Los efectos a largo plazo de la mayor parte de los aditivos que sustituyen al azúcar, incluida la sucralosa, son desconocidos. Un sustituto más seguro pude ser la yerba *Stevia rebaudiana*, que se encuentra en las tiendas de productos naturales.

Consuma más productos vegetales crudos

Las frutas y los vegetales más saludables son los que han sido cultivados orgánicamente, es decir, sin insecticidas, herbicidas, fertilizantes artificiales ni productos químicos estimulantes del crecimiento. Los productos orgánicos se encuentran en algunos health food stores y supermercados, y también a través de cooperativas y mercados de vegetales.

Al comprar frutas y vegetales, elija los que estén en un punto perfecto de maduración. Estos productos contienen más vitaminas y enzimas que los que han madurado demasiado o que los que se encuentran aún verdes. Además, son mucho más ricos en esos nutrientes que los productos que han permanecido almacenados durante algún tiempo. Recuerde que cuanto más tiempo permanezca almacenado un producto, tantos más nutrientes pierde.

Lo único que usted necesita en su hogar para dejar sus productos orgánicos listos para servir en la mesa es agua corriente y un cepillo para vegetales. Si los productos no han sido cultivados orgánicamente, usted tendrá que lavarlos con más cuidado para retirarles los residuos químicos. Límpielos con un cepillo suave para vegetales y déjelos en agua durante diez minutos. También puede lavarlos con algún producto no tóxico, de los que se suelen encontrar en los health food storesmejor surtidos. Si el producto es encerado, pélelo porque la cera no cae al lavarlo; sin embargo, retírele la menor cantidad de cáscara posible.

La mayoría de las frutas y los vegetales se deben consumir completamente, pues todas sus partes — incluyendo la cáscara — contienen valiosos nutrientes. A las frutas cítricas se les debe retirar la cáscara, pero por su contenido de vitamina C y bioflavonoides se debe consumir el pellejo blanco que la recubre por dentro.

A pesar de que la mayoría de la gente suele cocinar los vegetales antes de consumirlos, en lo posible los vegetales y las frutas se deben consumir crudos. Todas las enzimas y la mayor parte de las vitaminas son sumamente sensibles al calor, y la cocción suele destruirlas.

Si no encuentra productos frescos, utilice alimentos congelados. No consuma vegetales enlatados ni platos a base de vegetales empacados en caja, pues suelen contener grandes cantidades de sal y otros aditivos inconvenientes para la salud. Si a usted no le agradan los vegetales crudos, cocínelos ligeramente o prepárelos al vapor.

No sobrecocine sus alimentos

Como se ha dicho, cocinar los alimentos más de unos pocos minutos puede destruir muchos y valiosos nutrientes. Más alarmante aún es el hecho de que cuando los alimentos se cocinan hasta que quedan dorados o carbonizados, los compuestos orgánicos que contienen sufren transformaciones estructurales y producen agentes carcinogénicos.

En este sentido, la carne a la barbacoa representa la peor amenaza contra la salud. Cuando la grasa hirviendo chorrea sobre las llamas, se forman polycyclic aromatic hydrocarbons (PAHs), peligrosos agentes carcinogénicos. Cuando los aminoácidos y otros químicos que se encuentran en los músculos son expuestos a altas temperaturas, se forman otros agentes carcinogénicos llamados heterocyclic aromatic amines (HAAs). De hecho, muchos de los químicos utilizados para producir cáncer en animales de laboratorio han sido aislados de proteínas cocinadas.

Es importante señalar, sin embargo, que la carne cocida no es el único alimento que representa una amenaza para la salud. Incluso la corteza dorada o quemada del pan contiene diversas sustancias carcinogénicas.

No se debe pasar por alto el peligro que entraña cocinar los alimentos a altas temperaturas, o hasta que quedan dorados o quemados. A pesar de que los hábitos alimentarios varían mucho de una persona a otra, no creemos equivocarnos al suponer que muchísima gente consume diariamente muchos gramos de alimentos sobrecocinados. En cambio, la persona que fuma dos paquetes de cigarrillos al día sólo inhala medio gramo de esta misma sustancia quemada y peligrosa. Es evidente que consumir los alimentos crudos o ligeramente cocidos, y limitar de manera significativa el consumo de carne, ayuda a disminuir el riesgo de contraer cáncer y, quizás, otras enfermedades.

Cocine con utensilios adecuados

Aunque los alimentos crudos tienen muchas ventajas sobre los alimentos cocidos, se pueden preparar muchas sopas y platos de manera saludable y nutritiva. Una de las formas de garantizar que los alimentos cocidos sean sanos es utilizar utensilios adecuados.

Prepare sus alimentos únicamente en ollas de vidrio, acero inoxidable o hierro. No utilice ollas de aluminio. Los alimentos que se cocinan o almacenan en utensilios de aluminio producen una sustancia que neutraliza los jugos digestivos, lo que puede ocasionar acidosis y úlceras. Y, lo peor, es que el aluminio de las ollas puede desprenderse y mezclarse con los alimentos. Al consumir el alimento, el organismo absorbe el aluminio, el cual se va acumulando en el sistema nervioso y en el tejido cerebral. Grandes depósitos de aluminio se han relacionado con la enfermedad de Alzheimer.

Entre los utensilios de cocina que se deben evitar están las ollas antiadherentes. Los metales y otras sustancias de estos terminados con frecuencia se desprenden y llegan a la comida. Y, por último, esos químicos van a dar a nuestro organismo.

Limite su consumo de sal

Aunque un poco de sodio es básico para la supervivencia, su deficiencia no es un problema usual. A fin de permanecer sanos necesitamos menos de 500 miligramos diarios. Esta cantidad basta para que el sodio cumpla todas las funciones vitales que le corresponden en el organismo: ayudar a mantener el nivel normal de los fluidos y contribuir a la sana función muscular y al adecuado equilibrio acidobásico (pH) de la sangre. El consumo excesivo de sodio propicia la retención de líquido en los tejidos, lo que puede conducir a hipertensión (alta presión arterial). Así mismo, un consumo muy elevado de sodio puede agravar diversos problemas médicos, como la insuficiencia cardíaca congestiva, algunas enfermedades renales y el PMS (premenstrual syndrome o síndrome premestrual).

Una de las mejores maneras de limitar el sodio en la dieta es restringiendo el uso de la sal en la cocina y en la mesa. También es importante mantenerse alejado de los alimentos procesados, que suelen contener enormes cantidades de sodio.

Vitaminas (Vitamins)

INTRODUCCIÓN

Las vitaminas son esenciales para la vida. Contribuyen a la buena salud regulando el metabolismo y facilitando los procesos bioquímicos que liberan energía a partir de los alimentos digeridos. Se consideran micronutrientes porque el organismo los necesita en cantidades relativamente pequeñas en comparación con nutrientes como los carbohidratos, las proteínas, las grasas y el agua.

Las enzimas son químicos esenciales y base de las funciones del organismo humano. Estos químicos esenciales actúan como catalizadores (activadores) en las reacciones químicas que continuamente tienen lugar dentro del organismo. Como coenzimas, las vitaminas colaboran con las enzimas para que todas las actividades internas del organismo se desarrollen adecuadamente. Los alimentos enteros y frescos son una buena fuente de enzimas. Algunas de las principales vitaminas son solubles en agua, mientras que otras son solubles en grasa. Las vitaminas solubles en agua deben suministrársele diariamente al organismo, pues no pueden ser almacenadas y son excretadas en el lapso de entre cuatro horas y un día. Entre las vitaminas solubles en agua están la C y las del complejo B. Las vitaminas solubles en grasa se almacenan durante períodos más largos en el tejido graso y en el hígado, y entre éstas se encuentran las vitaminas A, D, E y K. El organismo necesita ambas clases de vitaminas para poder funcionar correctamente.

COMPARACIÓN ENTRE LAS RDA, LAS RDI Y LAS ODI

Las dosis diarias recomendadas o *recommended daily allowances* (RDAs) fueron instituidas hace más de cuarenta años por el U.S. Food and Nutrition Board para establecer la cantidad estándar de vitaminas que requiere diariamente una persona saludable. Las RDA fueron la referencia seguida por la Food and Drug Administration o FDA para las U.S. RDAs. Las provisiones de la Nutrition Labeling and Education Act and the Dietary Supplement Act de 2002 exigían un cambio en las etiquetas de los alimentos y la inclusión de un nuevo término de referencia, el Valor Diario o Daily Value (DV), que empezó a aparecer en las etiquetas de productos aprobados por la FDA en 1994. Los DVs comprenden dos tipos de referencias: Valores Diarios de Referencia o Daily Reference Values (DRVs) y las Porciones Diarias de Referencia (Reference Daily Intakes, RDIs).

Las DRVs son un conjunto de referencias que se aplican a los lípidos en general, grasas saturadas, colesterol, carbohidratos, proteína, fibra, sodio y potasio. Las RDI son referencias dietéticas basadas en las RDA para las vitaminas y minerales esenciales, además de las proteínas en grupos selectos. El término RDI sustituye al término U.S. RDA.

Desgraciadamente, las cantidades recomendadas son las mínimas necesarias para esquivar enfermedades causadas por deficiencias — como beriberi, raquitismo, escorbuto y ceguera nocturna — y no las que se requieren para tener una salud óptima.

Estudios científicos han revelado que una cantidad mayor de vitaminas le ayudan a nuestro organismo a funcionar mejor. Por tanto, las RDA no son muy útiles para establecer la cantidad de vitaminas que debemos ingerir. Nosotros preferimos hablar de las *optimum daily intakes* (ODIs), es decir, la cantidad de nutrientes que se necesitan diariamente para gozar de una excelente salud. Esto implica consumir cantidades mayores de vitaminas de lo que establecen las RDA. Las dosis de nutrientes que se recomiendan en la página 9 se refieren a las ODI. Nuestra salud puede mejorar si le suministramos todos los días a nuestro organismo una cantidad óptima de vitaminas indispensables. Las dosis de vitaminas que recomienda este libro le permitirán diseñar un programa personalizado.

EQUILIBRIO Y SINERGIA

Un equilibrio adecuado entre las vitaminas y los minerales es importante para el buen funcionamiento de todas las vitaminas. Investigaciones científicas han comprobado que el exceso de un mineral o de una vitamina individual puede producir los mismos síntomas que su deficiencia. Por ejemplo, dosis altas de vitaminas B individuales conducen al agotamiento de otras vitaminas B. Así mismo, el consumo excesivo de cinc puede producir síntomas de deficiencia de cinc. Algunos estudios han mostrado que tomar hasta 100 miligramos de cinc al día promueve la función inmunológica, pero que cualquier cantidad superior a ésta puede ser nociva para la misma función.

La *sinergia* es un fenómeno mediante el cual dos o más vitaminas se combinan para producir un efecto más intenso. Por ejemplo, a fin de que los bioflavonoides cumplan adecuadamente su tarea (prevenir las contusiones y el sangrado de las encías), tienen que tomarse junto con vitamina C. Estudios recientes han revelado que los bioflavonoides son de gran importancia en la prevención del cáncer y muchas otras enfermedades.

Determinadas sustancias bloquean la absorción y los efectos de las vitaminas. Los antibióticos, por ejemplo, reducen de manera significativa la absorción de la vitamina

C. Por esta razón, las personas que están tomando antibióticos tienen que consumir más vitamina C de lo normal.

PRODUCTOS SINTÉTICOS Y PRODUCTOS NATURALES

Lo ideal sería que todos obtuviéramos en los alimentos frescos y saludables todos los nutrientes que necesitamos para gozar de una magnífica salud; sin embargo, lograr esto es prácticamente imposible. En este mundo polucionado y lleno de estrés, nuestros requerimientos nutricionales han aumentado; en cambio, el número de calorías que requerimos se ha *reducido* porque nuestro nivel de actividad física ha disminuido. Esto significa que, de alguna manera, debemos obtener más nutrientes de una cantidad menor de alimentos. Al mismo tiempo, muchos de nuestros alimentos carecen de ciertos nutrientes. Las prácticas modernas de cultivo tienen como resultado que muchos terrenos pierden selenio y muchos nutrientes. Las prácticas de cosecha y transporte vienen dictadas por razones de mercadeo y no por consideraciones nutricionales. Si a esto le añadimos el procesamiento extensivo, el almacenamiento incorrecto y otros factores no es de extrañar que muchos de los productos que llegan a nuestras mesas no cumplen con los requisitos nutricionales necesarios. Simplemente obtener las RDI de vitaminas se ha convertido en una tarea complicada, lo que significa que para una salud óptima es preciso tomar nutrientes en forma de suplementos.

Los suplementos vitamínicos se dividen en dos grupos: sintéticos y naturales. Las vitaminas sintéticas son producidas en laboratorio a partir de químicos individuales que imitan a las vitaminas que se encuentran en la naturaleza. Las vitaminas naturales provienen de fuentes alimentarias. A pesar de que no hay diferencias químicas importantes entre una vitamina que se encuentra en un alimento y una vitamina creada en laboratorio, los suplementos sintéticos contienen solamente las vitaminas aisladas, mientras que muchos suplementos naturales contienen nutrientes adicionales que aún no se han descubierto. La razón es que estas vitaminas se encuentran en su estado natural. Si usted presenta deficiencia de un nutriente particular, la fuente química le servirá, pero no obtendrá los beneficios de la vitamina como se encuentra en los alimentos enteros. Los suplementos sintéticos pueden incluir alquitranes de hulla, colorantes artificiales, preservativos, azúcares y almidones, así como otros aditivos. Es preciso tener cuidado con esos elementos nocivos. Se debe tener en cuenta que los frascos de vitaminas "naturales" pueden contener vitaminas que no han sido extraídas de fuentes alimentarias naturales. Es importante leer cuidadosamente las etiquetas para estar seguros de que los productos que estamos comprando contienen nutrientes de fuentes alimentarias y no contienen los aditivos artificiales mencionados anteriormente.

Estudios han revelado que las vitaminas ligadas a proteínas — como se encuentran en suplementos naturales de alimentos enteros — se absorben, utilizan y retienen mejor en los tejidos que los suplementos que no están ligados a proteínas. Las vitaminas de origen químico no son de esta clase. Las vitaminas y los minerales de los alimentos están unidos a proteínas, lípidos, carbohidratos y bioflavonoides. El Dr. Abram Hoffer, uno de los fundadores de la medicina ortomolecular (una escuela de opinión en la Medicina que enfatiza el papel de la nutrición en la salud), explica:

> Los componentes (de los alimentos) no se encuentran en estado libre en la naturaleza; la naturaleza no produce proteína pura, grasa pura o carbohidratos puros. Sus moléculas se entrelazan en una compleja estructura tridimensional que no se ha podido explicar por completo. Los nutrientes esenciales, como las vitaminas y los minerales, se encuentran entreverados y no en estado libre, sino combinados en moléculas complejas.

El objetivo del proceso de unión proteínica es utilizar una forma natural de las vitaminas y los minerales en los suplementos nutricionales. Además, tomar los suplementos con las comidas aporta nutrientes adicionales que son necesarios para una mejor asimilación.

LO QUE SE ENCUENTRA EN LAS TIENDAS

Los suplementos vitamínicos que se consiguen sin receta médica vienen en diversas presentaciones, combinaciones y cantidades. Se encuentran en forma líquida, en tabletas, cápsulas, cápsulas gelatinosas, polvos, tabletas sublinguales y pastillas. También pueden ser inyectados. Cada persona tiene su forma preferida de tomar los suplementos; no obstante, debido a leves variaciones en la rapidez con que el organismo los absorbe y asimila, a veces recomendamos una presentación más que otra. A lo largo de todo el libro hacemos esta clase de recomendaciones.

Los suplementos vitamínicos se suelen encontrar como vitaminas individuales o en combinación con otros nutrientes. Es importante elegir las vitaminas con base en lo que uno realmente necesita (*ver* NUTRICIÓN, DIETA Y SALUD en la Primera Parte).

La cantidad de cualquier vitamina que se debe tomar depende de los requerimientos de la persona. Un programa para mantener la salud es distinto de un programa para superar una enfermedad específica. Si usted encuentra un suplemento que satisface sus necesidades, no olvide tomarlo todos los días. Pero si no contiene la cantidad suficiente de lo que usted necesita, quizás deba tomar más de un suplemento. En ese caso, tenga presente que también aumentará su consumo de los nutrientes adicionales que esos suplementos puedan contener. Si un solo suplemento no le proporciona lo que usted busca, tome una combinación de varios. Este libro se refiere a cada suplemento por separado e indica lo que cada uno hace y la cantidad que se requiere. Quizás usted pueda encontrar un suplemento que contenga varios de los nutrientes que necesita, y que venga en una sola tableta o cápsula. De hecho, nuestra dieta debería incluir una buena multivitamina (y multimineral) una vez que alcanzamos una cierta edad, con suplementos adicionales si es preciso.

Como la potencia de la mayoría de las vitaminas puede reducirse por efectos de la luz solar, protéjalas manteniéndolas en un frasco oscuro. Las personas sensibles al plástico pueden comprar las vitaminas en frasco de vidrio. Los suplementos vitamínicos deben guardarse en un lugar fresco y oscuro.

Todos los suplementos vitamínicos obran mejor cuando se combinan con la comida. A menos que se especifique lo contrario, las vitaminas solubles en grasa se deben tomar antes de las comidas y las solubles en agua, después de las comidas.

VITAMINAS DESDE LA A HASTA LA Z

Ácido fólico (Folic Acid)

También conocido como folacin o pteroyglutamic acid (PGA, por sus siglas en inglés). Considerado un alimento cerebral, el ácido fólico se requiere para la producción de energía y la formación de los glóbulos rojos de la sangre. El ácido fólico intensifica la inmunidad porque contribuye al adecuado desarrollo y funcionamiento de los glóbulos blancos. Debido a que funciona como coenzima en la síntesis de DNA y RNA, es importante para la correcta división y replicación de las células. El ácido fólico participa en el metabolismo de las proteínas, y se utiliza para prevenir y tratar la anemia ocasionada por su deficiencia. Este nutriente también ayuda en casos de depresión y ansiedad, y es eficaz en el tratamiento de la displasia cervical uterina.

El ácido fólico es muy importante durante el embarazo porque ayuda a regular la formación de las células nerviosas del embrión y el feto, un proceso vital para el desarrollo normal. Estudios han revelado que consumir diariamente 400 microgramos de ácido fólico al principio del embarazo previene la mayoría de los defectos del tubo neural, como espina bífida y anencefalia. El ácido fólico también ayuda a evitar los nacimientos prematuros. Para que sea eficaz, se debe empezar a consumir *antes* de la concepción y durante por lo menos los tres primeros meses de embarazo. Empezar a tomar ácido fólico a partir del momento en que se confirma el embarazo puede ser muy tarde, pues en el desarrollo del feto se presentan acontecimientos críticos durante las primeras seis semanas de embarazo, es decir, antes de que la mayoría de las mujeres se enteren de que han concebido un hijo. A mediados de los 1990, el Gobierno exigió que se fortificasen los productos de grano con ácido fólico en un intento de lograr una reducción de los defectos de nacimiento relacionados con el cerebro y la médula espinal, como la espina bífida. Desde el origen del programa se ha visto un declive de las muertes por derrame cerebral que, se cree, puede estar relacionado. Los investigadores atribuyen este declive a la reducción de los niveles de serum homocysteine en la población en general. Por esta razón, muchos expertos recomiendan que todas las mujeres en edad de concebir tomen diariamente y de manera rutinaria algún suplemento de ácido fólico. Este nutriente obra mejor en combinación con las vitaminas B_{12} y C.

Un indicio de deficiencia de ácido fólico es dolor y enrojecimiento de la lengua. Otras señales son anemia, apatía, alteraciones digestivas, fatiga, encanecimiento, alteración del crecimiento, insomnio, dificultades respiratorias, problemas de memoria, paranoia, debilidad y defectos de nacimiento en los hijos. La deficiencia de ácido fólico puede deberse a un consumo insuficiente de frutas y vegetales frescos, a consumir los vegetales solamente cocidos o preparados en horno de microondas (la cocción destruye el ácido fólico), y a mala absorción intestinal de los nutrientes.

Fuentes

Los siguientes alimentos contienen altas cantidades de ácido fólico: espárragos, barley, carne de res, bran (salvado), brewer's yeast, brown rice, queso, pollo, dátiles, vegetales de hoja verde, cordero, legumbres, lentejas, hígado, leche, hongos, naranjas, arveja seca, cerdo, vegetales de raíz, salmón, atún, germen de trigo, granos enteros y whole wheat.

Comentarios

Los anticonceptivos orales pueden incrementar la necesidad de consumir ácido fólico. El alcohol es enemigo de su absorción.

Advertencia

Si padece de algún trastorno convulsivo o si tiene algún tipo de cáncer relacionado con las hormonas, no tome dosis altas de ácido fólico durante períodos prolongados.

Ácido paraaminobenzoico (Para-Aminobenzoic Acid, PABA)

El PABA es uno de los componentes esenciales del ácido fólico y contribuye a la asimilación del ácido pantoténico. Este antioxidante protege contra las quemaduras del sol y el cáncer de piel al reducir la absorción de rayos ultravioleta-B (UV-B), actúa como coenzima en la descomposición y utilización de las proteínas, y ayuda a la formación de los glóbulos rojos de la sangre. El PABA también contribuye a mantener sana la flora intestinal. Suplementar la dieta con PABA puede devolverle el color original al cabello encanecido, si esa condición fue causada por estrés o por alguna deficiencia nutricional. Otros beneficios del PANA son la protección contra al humo de segunda mano, el ozono y otros contaminantes del aire, la reducción en la inflamación producida por la artritis y una mayor flexibilidad.

La deficiencia de PABA puede conducir a depresión, fatiga, alteraciones gastrointestinales, encanecimiento, irritabilidad, nerviosismo y manchas blancas en la piel.

Fuentes

Entre los alimentos que contienen PABA están: riñones, hígado, molasses, hongos, espinaca y granos enteros.

Comentario

Las sulfas pueden causar deficiencia de PABA.

Bioflavonoides (Bioflavonoids)

Aunque los bioflavonoides no son vitaminas en sentido estricto, a menudo se les conoce como vitamina P. Los bioflavonoides son esenciales para la absorción de la vitamina C y deben tomarse al tiempo con esta vitamina. Hay muchas clases de bioflavonoides, entre ellos citrin, eriodyctol, flavones, hesperetin, hesperidin, eriodictyol, quercetin, quercetrin y rutin. Debido a que el cuerpo humano no puede producir bioflavonoides, la dieta debe suministrarlos.

Los bioflavonoides se utilizan ampliamente para el tratamiento de las lesiones deportivas porque alivian el dolor, los golpes y las contusiones. También reducen el dolor de las piernas y de la espalda, y mitigan los síntomas relacionados con el sangrado prolongado y los bajos niveles de calcio sérico. Los bioflavonoides actúan sinérgicamente con la vitamina C para proteger y preservar la estructura de los capilares. Además, tienen un efecto antibacteriano, favorecen la circulación, estimulan la producción de bilis, reducen el colesterol, previenen las cataratas y ayudan en su tratamiento. Cuando se toman con vitamina C, los bioflavonoides mitigan los síntomas del herpes oral.

El quercetin, un bioflavonoide disponible en forma de suplemento, es eficaz para tratar el asma y prevenir sus síntomas. Una buena fuente de quercetin es Activated Quercetin de Source Naturals. Este producto contiene, además, otros dos ingredientes que aumentan su eficacia: bromelaína, una enzima de la piña, y vitamina C en la forma no ácida del ascorbato de magnesio. La bromelaína y el quercetin actúan sinérgicamente y deben tomarse al mismo tiempo para aumentar la absorción.

Fuentes

El pellejo blanco del interior de la cáscara de las frutas cítricas, los peppers, el buckwheat y los black currants contienen bioflavonoides. Otras fuentes de bioflavonoides son albaricoque, cereza, toronja, uvas, limón, naranja, ciruelas y el escaramujo (rose hips). Entre las hierbas que contienen bioflavonoides están: chervil, elderberries, berry de hawthorn, horsetail, rose hips y shepherd's purse.

Comentario

Dosis demasiado altas de bioflavonoides pueden producir diarrea.

Biotina (Biotin)

La biotina contribuye al crecimiento de las células, a la producción de ácidos grasos, al metabolismo de los carbohidratos, las grasas y las proteínas, y a la utilización de otras vitaminas del complejo B. Es necesario tomarla en buena cantidad para mantener saludables el cabello y la piel. Tomar 100 miligramos de biotina al día ayuda a prevenir la caída del cabello en algunos hombres. La biotina también promueve la salud de las glándulas sudoríparas, el tejido nervioso y la médula ósea. Además, ayuda a aliviar los dolores musculares.

Como resultado de la deficiencia de biotina se puede presentar en los infantes una condición llamada dermatitis seborreica, o costra láctea (cradle cap), caracterizada por resequedad y escamación del cuero cabelludo. En los adultos no es frecuente la deficiencia de esta vitamina del complejo B, porque se produce en el intestino a partir de los alimentos que se mencionan más adelante. Sin embargo, cuando hay deficiencia se puede presentar anemia, depresión, pérdida de cabello, altos niveles de azúcar en la sangre, inflamación o palidez de la piel y las membranas mucosas, insomnio, inapetencia, dolores musculares, náusea y lesiones en la lengua.

Fuentes

La biotina se encuentra en los siguientes alimentos: brewer's yeast, yema de huevo cocida, carne, leche, aves de corral, pescado de agua salada, soya y granos enteros.

Comentarios

La clara de huevo crudo contiene una proteína llamada avidina, que al combinarse con la biotina en el tracto intestinal agota este valioso nutriente. Las grasas y los aceites que han sido sometidos al calor o expuestos al aire durante cualquier cantidad de tiempo inhiben la absorción de la biotina. Los antibióticos, las sulfas y la sacarina también amenazan su disponibilidad.

Coenzima Q_{10} (Coenzyme Q_{10})

La coenzima Q_{10} es una sustancia parecida a las vitaminas que se encuentra en todas las partes del cuerpo y cuyo efecto en el organismo es similar al de la vitamina E. También llamada ubiquinona, esta coenzima es, quizás, un antioxidante aún más potente que la vitamina E. De las diez sustancias denominadas coenzimas Q, la Q_{10} es la única que está presente en el tejido humano. Esta sustancia desempeña un papel crucial en la producción de energía en cada una de las células del organismo. Ayuda a la circulación, estimula el sistema inmunológico, aumenta la oxigenación de los tejidos y tiene efectos poderosos contra el envejecimiento. La deficiencia de coenzima Q_{10} se ha relacionado con enfermedad periodontal, diabetes y distrofia muscular.

Investigaciones han revelado que la coenzima Q_{10} suplementaria contrarresta los efectos de la histamina y, por tanto, es provechosa para quienes sufren de alergias, asma o enfermedades respiratorias. De igual manera, muchos profesionales de la salud la utilizan para tratar anomalías mentales, como las que se asocian con esquizofrenia y enfermedad de Alzheimer. Además, esta coenzima ayuda a combatir la obesidad, la candidiasis, la esclerosis múltiple y la diabetes.

La utilización de coenzima Q_{10} en el tratamiento y la prevención de las enfermedades cardiovasculares ha representado un avance gigantesco. Según una investigación dirigida por científicos de la Universidad de Texas que duró seis años, el índice de superviviencia de los pacientes de insuficiencia cardíaca congestiva que tomaron coenzima Q_{10} además de la terapia convencional fue del 75 por ciento tres años más tarde, mientras que el índice de supervivencia de los pacientes que solamente fueron sometidos a la terapia convencional fue del 25 por ciento. Un estudio similar realizado por la Universidad de Texas y el Center for Adult Diseases del Japón reveló que la coenzima Q_{10} tiene la propiedad de reducir la presión arterial alta sin medicamentos ni modificaciones dietéticas.

Además de que sirve para combatir las enfermedades cardiovasculares, se ha demostrado que la coenzima Q_{10} es eficaz para reducir la mortalidad en animales experimentales con tumores y leucemia. Algunos médicos les dan a sus pacientes esta coenzima para mitigar los efectos secundarios de la quimioterapia para el cáncer.

La coenzima Q_{10} es ampliamente utilizada en el Japón. Se sabe que más de doce millones de japoneses la toman bajo supervisión médica para fortalecer el sistema inmunológico, como parte del tratamiento de las enfermedades cardíacas (fortalece el músculo cardíaco) y para controlar la presión arterial alta. Investigaciones efectuadas en el Japón han revelado que esta coenzima también protege el recubrimiento del estómago y el duodeno, y puede ayudar a curar las úlceras duodenales.

Debido a que las reservas de coenzima Q_{10} del organismo disminuyen con la edad, las personas mayores de cincuenta años deben obtener cantidades adicionales a través de la dieta. FoodScience Laboratories produce un suplemento sublingual de este nutriente fundamental, que contiene 50 miligramos y es de muy fácil asimilación. Tanto Nature's Labs como Carlson Labs elaboran cápsulas de coenzima Q_{10} en dosis de hasta 100 miligramos. Las mejores son las basadas en aceite.

Fuentes

Las mayores cantidades de coenzima Q_{10} se encuentran en la caballa, el salmón y las sardinas. La carne de res, el maní y la espinaca también contienen esta coenzima.

Comentarios

La coenzima Q_{10} es soluble en grasa y se absorbe mejor cuando se toma con alimentos aceitosos o grasosos, como pescado. Hay que ser precavido al comprar esta coenzima porque no todos los productos la tienen en su forma más pura. Su color natural es entre amarillo oscuro y brillante y anaranjado, y en polvo tiene muy poco sabor. Debe mantenerse lejos del calor y de la luz. La coenzima Q_{10} pura es perecedera y se deteriora a temperaturas superiores a 115°F. Es aconsejable comprarla en forma líquida o aceitosa. Compre una marca que contenga una pequeña cantidad de vitamina E, porque ayuda a preservar la coenzima Q_{10}.

Colina (Choline)

La colina es necesaria para la correcta transmisión por el sistema nervioso central de los impulsos nerviosos que salen del cerebro, para la regulación de la vesícula biliar, la función hepática y la formación de lecitina. La colina ayuda a la producción de las hormonas y reduce el exceso de grasa del hígado porque contribuye al metabolismo de la grasa y el colesterol. El funcionamiento del cerebro y la memoria se alteran cuando la colina es insuficiente. La colina es provechosa para los trastornos del sistema nervioso, como la enfermedad de Parkinson y la discinesia tardía. Su deficiencia puede dar por resultado acumulación de grasa en el hígado, síntomas cardíacos, úlcera gástrica, presión arterial alta, incapacidad para digerir las grasas, deterioro renal y hepático, y retraso en el crecimiento.

Durante la última década las investigaciones muestran que la colina juega un papel importante en la salud cardiovascular, en la reproducción y en el desarrollo del feto. Un estudio mostró la necesidad de ingerir colina, tanto como prevención y tratamiento de la arterioscleriosis como para el metabolismo de la homocisteína (homocysteine).

Fuentes

Entre los alimentos que contienen cantidades importantes de colina están la yema de huevo, la lecitina, (casi un 13 por ciento de su peso es colina), las legumbres, la carne, la leche, la soya y los cereales de grano entero.

Inositol

El inositol es fundamental para el crecimiento del cabello. Esta vitamina tiene un efecto calmante y ayuda a reducir el nivel del colesterol. Además, ayuda a prevenir el endurecimiento de las arterias y es provechoso para la formación de lecitina y el metabolismo de las grasas y el colesterol. También contribuye a eliminar las grasas del hígado. La insuficiencia de inositol puede producir arteriosclerosis, estreñimiento, pérdida de cabello, altos niveles de colesterol sanguíneo, irritabilidad, cambios anímicos y erupciones cutáneas. Los estudios realizados indican que unas dosis altas de inositol pueden ser beneficiosas para el tratamiento de la depresión, los trastornos obsesivos-compulsivos y de ansiedad sin que tengan los efectos secundarios de los medicamentos con receta.

Fuentes

El inositol se encuentra en frutas, lecitina, brewer's yeast, legumbres, carnes, leche, molasses sin refinar, pasas (raisins), vegetales y granos enteros.

Comentario

Consumir grandes cantidades de cafeína puede producir escasez de inositol en el organismo.

Vitamina A (Vitamin A) y carotenoides (Carotenoids)

La vitamina A no sólo previene la ceguera nocturna y otros problemas oculares, sino algunos trastornos cutáneos, como el acné. Esta vitamina aumenta la inmunidad, puede curar las úlceras gastrointestinales, protege contra la polución y el desarrollo de células cancerígenas, y se requiere para preservar y reparar el tejido epitelial, del cual se componen la piel y las membranas mucosas. Es importante para la formación de los huesos y los dientes, ayuda a almacenar la grasa y protege contra los resfriados, la influenza y las infecciones de los riñones, la vejiga, los pulmones y las membranas mucosas. La vitamina A actúa como antioxidante ayudando a proteger las células del cáncer y otras enfermedades (*ver* ANTIOXIDANTES en la Primera Parte), y se necesita para el desarrollo de nuevas células. Protege contra las enfermedades cardíacas y las embolias y reduce el colesterol. Las personas en tratamiento de radiación para el cáncer cervical, de próstata o colonorrectal han visto beneficios tomando vitamina A por vía oral. Un problema de los tratamientos con radiación son las úlceras anales, y se ha comprobado que una megadosis de 100.000 UI diarias de esta vitamina reducen de forma significativa los síntomas en el 88 por ciento de los enfermos sometidos a ese tratamiento. Además de lo anterior, esta vitamina retarda el proceso de envejecimiento. El organismo no puede utilizar las proteínas cuando no cuenta con vitamina A. Las propiedades antiarruga de esta vitamina son bien conocidas. Si se aplica tópicamente en forma de tretinoin (el ingrediente activo de Retin-A y Renova), la vitamina A reduce las arrugas más delgadas de la piel y ayuda a reducir las manchas propias de la edad.

La deficiencia de vitamina A se manifiesta en piel o cabello seco, problemas de crecimiento, sequedad de la conjuntiva y la cornea y/o ceguera nocturna. Otras posibles consecuencias de la falta de vitamina A son abscesos en los oídos, insomnio, fatiga, dificultades reproductivas, sinusitis, neumonía, resfriados frecuentes y otras infecciones respiratorias, problemas de la piel — por ejemplo, acné — y pérdida de peso.

Los *carotenoides* son compuestos relacionados con la vitamina A. Algunas veces actúan como precursores de esta vitamina; otras veces actúan como antioxidantes o tienen otras importantes funciones. Aunque el más conocido de los carotenoides es el betacaroteno, hay otros como el alfacaroteno, el gammacaroteno y el licopeno. El betacaroteno que consumimos en forma de suplemento o con los alimentos se transforma en vitamina A en el hígado. Según informes recientes, el betacaroteno ayuda a prevenir el cáncer limpiando o neutralizando a los radicales libres.

Un estudio publicado en mayo de 2003 en la revista *Journal of the National Cancer Institute* mostraba que las personas que toman suplementos de betacaroteno y que fuman y toman alcohol tienen el doble de riesgo de padecer tumores precancerígenos en la zona del colon y el recto. Quienes tomaron suplementos pero no fuman ni toman, el riesgo de esos tumores se reducía en un 44 por ciento. Otros tipos de carotenoides que han sido identificados son los xanthophylls (como beta-cryptoxanthin, cantaxanthin, luteína y zeaxanthin); los limonoides (como el limonene); y los phytosterols (como el alcohol de perillyl). Las pruebas indican que un consumo alto de luteína reduce el riesgo de cataratas y de la degeneración macular provocada por el envejecimiento (AMD según sus siglas en inglés), así como que los suplementos de lutetína pueden retardar el avance de estos trastornos (aunque no parece que los pueda eliminar si ya están establecidos). Un consumo alto de luteína parece disminuir las posibilidades de contraer cáncer de próstata según las investigaciones.

La ciencia todavía no ha descubierto todos los carotenoides, aunque una fuente tiene documentados e identificados 600 hasta ahora. Todo parece indicar que el uso combinado de carotenoides es más eficaz que su uso individual.

Tomar grandes cantidades de vitamina A — más de 100.000 UI diarias — durante largos períodos puede ser tóxico para el organismo y, en especial, para el hígado. Niveles tóxicos de vitamina A se relacionan con dolor abdominal, amenorrea, aumento del tamaño del hígado y/o del bazo, alteraciones gastrointestinales, pérdida de cabello, prurito, dolores articulares, náuseas, vómito, líquido en el cerebro, y pequeñas úlceras y escamas en los labios y en las comisuras de la boca. La ingestión de cantidades excesivas de vitamina A durante el embarazo parece estar relacionada con la aparición de defectos al nacer, como el cleft palate y los problemas de corazón. Es mejor tomar betacaroteno durante el embarazo. Si usted sufre algún trastorno concreto que exige tomar elevadas dosis de vitamina A, procure usarla en forma de emulsión, ya que ello supone un menor estrés para el hígado. No se presentan sobredosis por betacaroteno, aunque en cantidades elevadas puede hacer que la piel adquiera un color ligeramente amarillento-anaranjado. El betacaroteno no produce en el organismo el mismo efecto que la vitamina A ni es perjudicial en cantidades altas, a menos que el organismo no pueda convertirlo en vitamina A. La gente que tiene hipotiroidismo suele presentar este problema. Es importante tomar solamente betacaroteno *natural* o un complejo carotenoide natural. El nombre comercial de un complejo carotenoide que se extrae de algas marinas es Betatene. Distintos fabricantes lo utilizan como ingrediente en varios productos.

Fuentes

La vitamina A se encuentra en el hígado de los animales, en el aceite de hígado de pescado, y en las frutas y vegetales verdes y amarillos. Entre los alimentos que contienen cantidades importantes de vitamina A están: albaricoque, espárragos, hojas de remolacha, bróculi, melón cantaloupe, zanahoria, collard, hojas de dandelion, dulse, hígado de pescado y aceite de hígado de pescado, ajo, kale (col rizada), hojas de mustard, papaya, durazno, pumpkin, red pepper (una variedad de sweet pepper o pimentón dulce), spirulina, espinaca, sweet potato (una variedad de batata), Swiss chard, hojas de nabo, berro y yellow squash (una variedad de calabaza). También se encuentra en las siguientes hierbas: alfalfa, hojas de borage, raíz de burdock, cayenne (capsicum), chickweed, eyebright, semilla de fennel, hops, horsetail, kelp, lemongrass, mullein, nettle, oat straw, paprika, perejil, peppermint, plantain, hoja de raspberry, red clover, rose hips, sage, uva ursi, hojas de violet, berros y yellow dock. Las fuentes animales de vitamina A tienen hasta seis veces más la fuerza de las fuentes vegetales pero hay que ser prudente al ingerir carnes de los órganos animales. Una dieta basada en los vegetales es mejor para vivir saludablemente.

Comentario

Los antibióticos, los laxantes y algunos medicamentos para bajar el colesterol interfieren la absorción de la vitamina A.

Advertencias

Si usted sufre de alguna enfermedad hepática, no consuma aceite de hígado de bacalao ni tome diariamente más de 10.000 unidades internacionales de vitamina A ya que hay estudios que muestran problemas en el desarrollo del feto. Los niños no deben sobrepasar las 18.000 UI diarias de vitamina A durante un mes. Para la mayoría de la gente, el betacaroteno es la mejor fuente de vitamina A porque el hígado lo transforma justo en la cantidad de vitamina A que necesitamos. Sin embargo, si usted sufre de diabetes o de hipotiroidismo, existe la posibilidad de que su cuerpo no sea capaz de transformar el betacaroteno en vitamina A. En estas circunstancias, el consumo de grandes cantidades de betacaroteno puede ser una fuente innecesaria de estrés para su hígado.

Vitaminas del complejo B (Vitamin B Complex)

Las vitaminas B ayudan a conservar la salud de los nervios, la piel, los ojos, el cabello, el hígado y la boca. Así mismo, ayudan a mantener un saludable tono muscular en el tracto gastrointestinal y una adecuada función cerebral. Las vitaminas del complejo B son coenzimas que intervienen en la producción de energía, y son provechosas para aliviar la depresión y la ansiedad. Consumir una cantidad adecuada de estas vitaminas es muy importante para la gente de edad avanzada, porque la absorción de estos nutrientes disminuye a medida que envejecemos. Incluso se sabe de pacientes a los cuales se les diagnosticó enfermedad de Alzheimer, pero cuyos problemas de salud — según se supo después — habían sido causados por deficiencia de vitamina B_{12} y vitaminas del complejo B. Las vitaminas del complejo B siempre se deben tomar juntas, aunque para ciertas enfermedades es provechoso tomar entre dos y tres veces más de una vitamina B en particular. Se pueden tomar en diversas formas, como aerosol y en uso sublingual se absorben más fácilmente; es una buena opción para las personas mayores y para quienes tienen problemas de absorción. Al operar conjuntamente, la deficiencia de una de las vitaminas del grupo B normalmente indica deficiencias también en otra. Aunque las vitaminas B forman un conjunto, las estudiaremos individualmente.

Vitamina B_1 (tiamina)

Vitamin B_1 (Thiamine)

La tiamina (thiamine hydrochloride) mejora la circulación y ayuda a la producción de la sangre, al metabolismo de los carbohidratos y a la producción de hydrochloric acid (HCI), o ácido hidroclórico, que es importante para una buena digestión. La tiamina también optimiza la actividad cognoscitiva y la función cerebral. Influye positivamente en la energía, el crecimiento, el apetito y la capacidad de aprender, y se necesita para el tono muscular de los intestinos, el estómago y el corazón. Además, la tiamina actúa como antioxidante y protege al organismo de los efectos degenerativos del envejecimiento, el consumo de alcohol y el tabaquismo.

El beriberi, una enfermedad del sistema nervioso muy rara en los países desarrollados, se debe a la deficiencia de tiamina. Otros síntomas que pueden presentarse a raíz de la insuficiencia de tiamina son estreñimiento, edema, aumento del tamaño del hígado, fatiga, problemas de memoria, trastornos gastrointestinales, alteraciones cardíacas, irritabilidad, dificultad para respirar, inapetencia, atrofia muscular, nerviosismo, entumecimiento de manos y pies, dolor y sensibilidad, mala coordinación, sensación de hormigueo, debilidad y dolor muscular, debilidad general y pérdida severa de peso.

La benfotiamina es una forma soluble en grasa de la vitamina B_1, que es soluble en agua. Se encuentra naturalmente en pequeñas cantidades en el ajo tostado y machacado, así como en la cebolla, en los chalotes (shallots) y en el puerro (leek). Esta variante de la vitamina se mantiene más tiempo en el cuerpo y, potencialmente, ofrece mayores beneficios que la vitamina B_1 normal. La benfotiamina puede ser más efectiva que la tiamina para el control de los efectos de la diabetes porque es una mejor activadora de la enzima transketolase. Esta enzima ayuda a mantener los componentes derivados de la glucosa fuera de las vías sanguíneas y células nerviosas sanas. La dosis suplementaria normal suele ser de entre 150 y 600 miligramos al día, siempre bajo supervisión médica o de un profesional de la salud calificado.

Fuentes

Entre las mejores fuentes de tiamina están el brown rice, la yema de huevo, el pescado, las legumbres, el hígado, el maní, los guisantes, el cerdo, las aves de corral, el rice bran (salvado de arroz), el wheat germ (germen de trigo) y los granos enteros. Otras fuentes de tiamina son: espárragos, brewer's yeast (levadura de cerveza), bróculi, col de Bruselas, dulse, kelp, la mayoría de las nueces, oatmeal, ciruelas, prunes (ciruelas pasas), raisins (uvas pasas), spirulina y berros. Entre las hierbas que contienen tiamina están alfalfa, bladderwrack (una variedad de alga marina), raíz de burdock, catnip, cayenne, chamomile, chickweed, eyebright, semilla de fennel, fenugreek, hops, nettle, oat straw, perejil, peppermint, hoja de raspberry, red clover, rose hips, sage, yarrow y yellow dock.

Comentarios

Los antibióticos, fenitoína (Dilatin, un medicamento empleado para prevenir los ataques convulsivos) las sulfas y los anticonceptivos orales, así como el consumo elevado de cafeína y alcohol pueden reducir los niveles de tiamina en el organismo. Las dietas ricas en carbohidratos aumentan la necesidad de tiamina. Los alcohólicos son uno de los grupos con mayor deficiencia en tiamina porque el alcohol inhibe su almacenamiento. Esto se manifiesta a veces en forma de un trastorno conocido como síndrome de Wernicke-Korsakoff y se caracteriza por los problemas de memoria, los movimientos anormales, confusión, sopor y otros síntomas.

Vitamina B_2 (riboflavina)

Vitamin B_2 (Riboflavin)

La riboflavina es necesaria para la formación de los glóbulos rojos de la sangre, la producción de anticuerpos, la respiración celular y el crecimiento. Alivia la fatiga ocular y es importante para la prevención y el tratamiento de las cataratas. Ayuda al metabolismo de los carbohidratos, las grasas y las proteínas. Junto con la vitamina A, la riboflavina protege las membranas mucosas del tracto digestivo y mejora su condición. La riboflavina también facilita la utilización del oxígeno por parte de los tejidos de la piel, las uñas y el cabello; elimina la caspa y favorece la absorción del hierro y la vitamina B_6 (piridoxina). Es importante consumir cantidades apropiadas de riboflavina durante el embarazo, porque la falta de esta vitamina puede afectar al desarrollo del feto aunque la mujer no muestre señales de deficiencia. La riboflavina se requiere para el metabolismo del aminoácido triptófano, que es convertido en niacina en el organismo. Es beneficioso incluir riboflavina y vitamina B_6 en el programa de tratamiento del síndrome del túnel carpiano.

La deficiencia de riboflavina se manifiesta en síntomas como grietas y úlceras en las comisuras de la boca, problemas oculares, inflamación de la boca y la lengua, y lesiones cutáneas. A este grupo de síntomas se le suele llamar *arriboflavinosis*. Otros síntomas que se pueden presentar son dermatitis, vahídos, pérdida de cabello, insomnio, sensibilidad a la luz, mala digestión, retraso en el crecimiento y lentitud en las reacciones mentales.

Fuentes

Los siguientes alimentos son ricas fuentes de vitamina B_2: queso, yema de huevo, pescado, legumbres, carne, leche, aves de corral, espinaca, granos enteros y yogur. Otras fuentes de esta vitamina son los espárragos, el aguacate, el bróculi, la col de Bruselas, la grosella, las hojas de dandelion, el dulse, el kelp, los vegetales hojosos, los hongos, las molasses, las nueces y los berros. Entre las hierbas que contienen vitamina B_2 están: alfalfa, bladderwrack, raíz de burdock, catnip, cayenne, chamomile, chickweed, eyebright, semilla de fennel, fenugreek, ginseng, hops, horsetail, mullein, nettle, oat straw, perejil, peppermint, hojas de raspberry, red clover, rose hips, sage y yellow dock.

Comentarios

Entre los factores que aumentan la necesidad de riboflavina están el uso de anticonceptivos orales y el ejercicio vigoroso. La luz, los antibióticos y el consumo de alcohol destruyen fácilmente esta vitamina B. La ingestión excesiva de riboflavina (más de 50 miligramos diarios) por un periodo prolongado de tiempo puede provocar cataratas y enfermedades de la retina.

Vitamina B_3 (niacina, niacinamida, ácido nicotínico)

Vitamin B_3 (Niacin, Niacinamide, Nicotinic Acid)

La vitamina B_3 es necesaria para la buena circulación y la salud de la piel. Contribuye al funcionamiento del sistema nervioso, al metabolismo de los carbohidratos, las grasas y las proteínas, y a la producción de hydrochloric acid (HCI) para el sistema digestivo. Interviene en la secreción normal de bilis y fluidos estomacales, así como también en la síntesis de hormonas sexuales. La niacina reduce los niveles de colesterol y mejora la circulación. Es beneficiosa para la memoria, para la esquizofrenia y otras enfermedades mentales.

La pelagra es una enfermedad producida por deficiencia de niacina. Algunos síntomas de deficiencia de niacina son: aftas, demencia, depresión, diarrea, vahídos, fatiga, halitosis o mal aliento, dolores de cabeza, indigestión, insomnio, dolor en las extremidades, pérdida del apetito, bajo nivel de azúcar sanguíneo, debilidad muscular, erupciones cutáneas e inflamaciones.

Fuentes

Entre las fuentes de niacina y niacinamida están: hígado de res, brewer's yeast, bróculi, zanahoria, queso, corn flour (harina de maíz), hojas de dandelion, dátiles, huevos, pescado, leche, maní, cerdo, papa, tomate, germen de trigo y productos a base de whole wheat (trigo integral). Entre las hierbas que contienen niacina están: alfalfa, raíz de burdock, catnip, cayenne, chamomile, chickweed, eyebright, semilla de fennel, hops, licorice, mullein, nettle, oat straw, perejil, peppermint, hojas de raspberry, red clover, rose hips, slippery elm y yellow dock. Una taza de café tiene unos 3 miligramos de niacina.

Comentario

Tras ingerir suplementos de niacina se puede presentar un enrojecimiento que suele ser inocuo, así como erupción cutánea y sensación de hormigueo. Normalmente estos síntomas duran sólo unos minutos. Esta vitamina se presenta en dos formas: como niacina (ácido nicotínico) y como niacinamida. En esta última forma no produce enrojecimiento de la piel. Pero la niacinamida no tiene las misma propiedades que la niacina; específicamente, no es eficaz para reducir el colesterol en la sangre. La prescripción de altas dosis de niacina de liberación extendida para el control del colesterol es un fenómeno relativamente reciente. El objetivo es bajar los niveles de las lipoproteínas de baja densidad (LDL, en inglés, o colesterol "malo"), elevar los niveles de colesterol de alta densidad (HDL, o colesterol "bueno") y reducir los triglicéridos. Este tipo de niacina no es una niacina dietética. Existe un producto llamado Niaspan, producido por Kos Pharmaceuticals, que es el único que proporciona el tipo de niacina de liberación extendida aprobado para el control del colesterol.

Advertencias

La niacina dietética no debe sustituirse por Niaspan. Tomar dosis altas de niacina dietética (más de 500 miligramos diarios) puede dañar el hígado. Las mujeres embarazadas y las personas que sufren de diabetes, glaucoma, gota, enfermedades del hígado o úlcera péptica deben utilizar los suplementos de niacina con precaución. La niacina puede aumentar el nivel de azúcar en la sangre.

Vitamina B_5 (ácido pantoténico)

Vitamin B_5 (Pantothenic Acid)

Conocida como "vitamina antiestrés", el ácido pantoténico interviene en la producción de las hormonas adrenales y en la formación de anticuerpos. También facilita la utilización de las vitaminas y ayuda a convertir las grasas, los carbohidratos y las proteínas en energía. Todas las células del organismo necesitan esta vitamina, la cual se concentra en los órganos. La vitamina B_5 también interviene en la producción de neurotransmisores. Esta vitamina es un elemento esencial de la coenzima A, un químico vital para el organismo que participa en muchas funciones metabólicas. Además de lo anterior, el ácido pantoténico vigoriza y previene algunas formas de anemia. Se necesita para el normal funcionamiento del tracto gastrointestinal y es provechoso para la depresión y la ansiedad. La deficiencia de ácido pantoténico puede producir fatiga, dolores de cabeza, náuseas y sensación de hormigueo en las manos. El ácido pantoténico es necesario también para el correcto funcionamiento de las glándulas adrenales.

Fuentes

Los siguientes alimentos contienen ácido pantoténico: aguacates, carne de res, brewer's yeast, huevos, vegetales frescos, riñones, legumbres, hígado, hongos, nueces, cerdo, jalea real (royal jelly), pescado de agua salada, torula yeast, whole rye flour (harina integral de centeno) y whole wheat.

Vitamina B_6 (piridoxina)

Vitamin B_6 (Pyridoxine)

La piridoxina interviene en más funciones corporales que la mayoría de los demás nutrientes. Influye en la salud física y mental. Es beneficiosa para quienes sufren de retención de líquido, y es necesaria para la producción de hydrochloric acid (HCI) y para la absorción de las grasas y las proteínas. La piridoxina también ayuda a mantener el equilibrio del sodio y el potasio, y promueve la formación de los glóbulos rojos de la sangre. Es importante para el sistema nervioso, para el funcionamiento normal del cerebro y para la síntesis de los ácidos nucleicos RNA y DNA, que contienen las instrucciones genéticas para la reproducción y el crecimiento normal de las células. La piridoxina activa muchas enzimas, ayuda a la absorción de la vitamina B_{12}, al funcionamiento del sistema inmunológico y a la producción de anticuerpos.

La vitamina B_6 interviene en la inmunidad contra el cáncer y ayuda a prevenir la arteriosclerosis. Inhibe la formación de un químico tóxico llamado homocisteína, que ataca el músculo cardíaco y permite que el colesterol se deposite alrededor de él. La piridoxina es ligeramente diurética y reduce las molestias del síndrome premenstrual (PMS, según sus siglas en inglés). Además, es útil para prevenir los cálculos renales de oxalato de calcio y coadyuva en el tratamiento de las alergias, la artritis y el asma.

La deficiencia de vitamina B_6 se reconoce por la presencia de anemia, convulsiones, dolores de cabeza, náuseas, vómito, escamación cutánea, e inflamación y dolor en la lengua. Otras posibles señales son acné, anorexia, artritis, conjuntivitis, grietas o úlceras en la boca y los labios, depresión, vahídos, fatiga, hiperirritabilidad, mala cicatrización de las heridas, inflamación en la boca y las encías, dificultades de aprendizaje, mala memoria, pérdida de cabello, problemas auditivos, entumecimiento, piel facial grasosa, retraso en el crecimiento y sensación de hormigueo. El síndrome del túnel carpiano se ha relacionado con una deficiencia de vitamina B_6.

Fuentes

Aunque todos los alimentos contienen vitamina B_6, las mejores fuentes son zanahoria, pollo, brewer's yeast, huevos, pescado, carne, guisantes, espinaca, semillas de sunflower, walnuts y germen de trigo. Otras fuentes de esta vitamina son aguacate, banano, fríjoles, blackstrap molasses, bróculi, brown rice y otros granos enteros, col, melón cantaloupe, maíz, dulse, plantains, papa, rice bran, soya y tempeh. Entre las hierbas que contienen vitamina B_6 están alfalfa, catnip y oat straw.

Comentarios

Los antidepresivos, las terapias a base de estrógeno y los anticonceptivos orales pueden aumentar los requerimientos de vitamina B_6. Los diuréticos y las drogas que contienen cortisone bloquean la absorción de esta vitamina. El uso prolongado de altas dosis de vitamina B (más de 1.000 miligramos al día) puede resultar tóxico y provocar daños en los nervios y pérdida de coordinación.

Vitamina B_{12} (metilcobalamina)

Vitamin B_{12} (methylcobalamin)

La vitamina B_{12} tiene la composición química más compleja de todas la vitaminas y es el nombre genérico que se le asigna a un grupo de componentes biológicos esenciales llamados *cobolaminas*. Las cobolaminas son similares a la hemoglobina de la sangre excepto que en lugar de hierro contienen cobalto. La vitamina B_{12} viene de diversas formas aunque no todas son igualmente efectivas. La más efectiva es la metilcobalamina, pero la más común es la cianocobalamina porque es más fácil de fabricar y es, por tanto, más barata.

Desgraciadamente, la cianocobalamina se absorbe con mayores dificultades por el organismo y las pequeñas cantidades absorbidas normalmente no acaban de llegar a las células, donde puede llevar a cabo las funciones que le corresponden. El hígado, por el contrario, sí es capaz de transformar una pequeña cantidad de cianocobalamina en metilcobalamina, pero para llevar a cabo las funciones de la vitamina B_{12} son necesarias cantidades mucho mayores que las que se pueden transformar. Por eso, hay mucha gente que toma grandes cantidades de cianocobalamina y sigue siendo deficiente en vitamina B_{12}. Al final tiene que recurrir a las inyecciones de vitamina B_{12}, que deben ser prescritas siempre por un médico. La deficiencia de esta vitamina causada por mala absorción es muy común en las personas mayores. Una alternativa sencilla es tomar metilcobalamina en primer lugar, bien en forma de tabletas orales o de forma sublingual. Aquellos con problemas digestivos graves quizás no tengan otra opción que las inyecciones de B_{12}. La metilcobalamina es un principio activo en el crecimiento y protección del sistema nervioso. Se necesitan grandes cantidades para la protección contra el deterioro neurológico que acompaña al envejecimiento. La vitamina B_{12} en forma de metilcobalamina puede ayudar a prevenir la enfermedad de Parkinson y a frenar su progresión mediante la protección contra la toxicidad neural causada por el exceso de L-dopa, una causa probable de la enfermedad. Se ha demostrado que la vitamina revierte los síntomas de enfermedades neurológicas graves como Bell's palsy, y ha mostrado buenas posibilidades en el tratamiento de la esclerosis múltiple y de otras enfermedades neurológicas. Hay muy pocas sustancias que hayan mostrado algún impacto en la regeneración de nervios humanos dañados. Sin embargo, en 1994 un estudio publicado en *Journal of Neurological Science* sugirió que la metilcobalamina puede aumentar la síntesis de ciertas proteínas que sí ayudan a regenerar los nervios. El estudio mostró que dosis muy altas de metilcobalamina regeneraban los nervios de las ratas. De momento no conocemos ningún estudio sustantivo en seres humanos pero a medida que vayamos conociendo nuevos datos iremos incluyéndolos en futuras ediciones del libro.

La metilcobalamina es esencial para transformar la homocisteína en metionina, una sustancia usada para la generación de proteínas. Como tal, juega un papel importante en la síntesis proteínica necesaria para la función cardiovascular. Se sabe que la existencia de altos niveles de homocisteína que no se han transformado puede ser tóxica para las paredes de las vías sanguíneas y potenciar los factores de coagulación, lo que puede ocasionar acumulación de la placa y provocar un infarto o una embolia. Así pues, la vitamina B_{12} juega un papel primordial en la síntesis proteínica necesaria para la función cardiovascular.

La vitamina B_{12} es necesaria para prevenir la anemia. Esta vitamina le ayuda al ácido fólico a regular el desarrollo de los glóbulos rojos de la sangre y favorece la utilización del hierro. También es necesaria para la buena digestión, la absorción de los alimentos, la síntesis de las proteínas y el metabolismo de los carbohidratos y las grasas. Así mismo, la vitamina B_{12} contribuye a la formación de las células y a su longevidad. Además, previene el daño de los nervios, conserva la fertilidad, y favorece el crecimiento y el desarrollo normales protegiendo el recubrimiento graso de las terminaciones nerviosas. Un estudio publicado en 2004 en la revista *American Journal of Obstetrics and Gynecology* encontró que las mujeres que dieron a luz bebés con espina bífida tenían niveles de vitamina B_{12} un 21 por ciento menores que las madres que dieron a luz niños sanos. La vitamina B_{12} se asocia también con la producción de acetilcolina, un neurotransmisor que estimula la memoria y el aprendizaje. La suplementación de B_{12} contribuye a mejorar los patrones de sueños y a disfrutar de un mejor y más productivo descanso.

La deficiencia de vitamina B_{12} puede deberse a malabsorción, condición frecuente en las personas de edad avanzada y en quienes tienen problemas digestivos. Esta deficiencia puede conducir a una manera de caminar anormal, fatiga crónica, estreñimiento, depresión, problemas digestivos, vahídos, somnolencia, aumento del tamaño del hígado, problemas oculares, alucinaciones, dolores de cabeza, inflamación de la lengua, irritabilidad, dificultad para respirar, pérdida de memoria, mal humor, nerviosismo, daño neurológico, palpitaciones, anemia perniciosa, zumbido en los oídos y degeneración de la médula espinal. Las personas estricta mente vegetarianas deben tomar suplementos de vitamina B_{12} porque esta vitamina, con pocas excepciones, únicamente se encuentra en tejido de origen animal. Aunque las personas que siguen una dieta estrictamente vegetariana quizás no advierten signos de deficiencia de esta vitamina durante un tiempo — el organismo puede almacenar vitamina B_{12} hasta para cinco años — eventualmente se presentan síntomas.

Fuentes

La mayor cantidad de vitamina B_{12} se encuentra en almejas, huevos, brewer's yeast, arenque, riñones, hígado, caballa, leche, productos lácteos y mariscos. A pesar de que esta vitamina no se encuentra en muchos vegetales, está presente en vegetales marinos como dulse, kelp, kombu y nori (variedades de algas marinas), en la soya y en los productos de soya. Se cree las bacterias presentes en el intestino grueso sintetizan la mayor parte de esta vitamina. También se encuentra en hierbas como alfalfa, bladderwrack y hops.

Comentarios

Los medicamentos para la gota, las drogas anticoagulantes y los suplementos de potasio pueden bloquear la absorción de la vitamina B_{12} del tracto digestivo. Una buena opción para quienes tienen dificultades de absorción de esta vitamina son las tabletas sublinguales que se disuelven bajo la lengua en lugar de tragarse. Intrinsic factor es una proteína producida en el tracto gastrointestinal que es necesaria para la absorción de la vitamina B_{12}.. Las personas que no tienen Intrinsic factor deben tomarlo en forma sublingual o de inyección para su absorción. Existe una prueba de sangre llamada Shilling Test que se emplea para determinar la capacidad del organismo para absorber esta vitamina.

Actualmente hay todavía tiendas de productos para la salud que no venden metilcobalamina ni B_{12}. Es de esperar que, a medida que los resultados de las investigaciones se dan a conocer, la meticobalamina encontrará acomodo en las tiendas, y bajo varias marcas. Para obtener más información sobre esta vitamina y otros nutrientes, visite el sitio Web gratuito del Southwest Institute of Health: www.swih.org.

Vitamina C (ácido ascórbico)

Vitamin C (Ascorbic Acid)

La vitamina C es un antioxidante necesario para, al menos, 300 funciones metabólicas del organismo como el crecimiento y la reparación de los tejidos, el funcionamiento de las glándulas suprarrenales y la salud de las encías. Esta vitamina favorece la producción de hormonas antiestrés y de interferón, una proteína muy importante para el sistema inmunológico, y es necesaria para el metabolismo del ácido fólico, la tirosina y la fenilalanina. Las investigaciones demuestran que la vitamina C es efectiva para reducir los síntomas del asma. Protege contra los efectos dañinos de la polución, ayuda a prevenir el cáncer, protege contra las infecciones y aumenta la inmunidad. Así mismo, esta vitamina aumenta la absorción del hierro. Puede combinarse con sustancias tóxicas, como ciertos metales pesados, y dejarlos inertes para que los elimine el organismo.

Esta vitamina también puede reducir los niveles de lipoproteínas de baja densidad (LDL — colesterol malo —) y aumenta los niveles de lipoproteínas de alta densidad (HDL, colesterol "bueno"). También reduce la presión arterial y lucha contra la arterioesclerosis. La vitamina C, que es esencial para la formación del colágeno, protege contra la coagulación de la sangre y las contusiones, puede reducir el riesgo de cataratas y favorece la cicatrización de las heridas y las quemaduras. Incluso puede mejorar su vida amorosa al expulsar mayores cantidades de la toxina oxitocina.

La vitamina C trabaja sinérgicamente con la vitamina E. Esto quiere decir que el efecto del trabajo conjunto de estas dos vitaminas es mayor que el efecto del trabajo individual de cada una de ellas. Según un estudio de 2003, las personas que toman durante largo tiempo una combinación de vitaminas C y E parecen retener sus habilidades cognitivas más tiempo a medida que envejecen. Mientras que la vitamina E neutraliza a los peligrosos radicales libres en las membranas celulares, la vitamina C los ataca en los fluidos biológicos. La vitamina C refuerza y aumenta la actividad antioxidante de la vitamina E, y viceversa.

Como el organismo no puede producir vitamina C, debemos obtenerla en la dieta o en forma de suplemento. Antes se pensaba que la mayor parte de la vitamina C que se obtiene en la dieta se pierde en la orina pero esta idea está cambiando porque los estudios iniciales aparentemente no tuvieron en cuenta la media vida de la vitamina, es decir, la tasa consistentemente decreciente de eliminación por vía sanguínea. Cuando se requieren cantidades más elevadas de vitamina C a causa de alguna enfermedad grave, como cáncer, es más eficaz administrarla por vía intravenosa con supervisión médica que tomarla oralmente en dosis altas.

El escorbuto es una enfermedad causada por deficiencia de vitamina C. Se caracteriza por mala cicatrización de las heridas, encías blandas y esponjosas que sangran con facilidad, edema, debilidad extrema y hemorragias subcutáneas puntiformes. Afortunadamente, esta condición no es común en las sociedades occidentales. En cambio, son más frecuentes los síntomas de deficiencia menos severa, como sangrado de las encías con el cepillado, aumento de la sensibilidad a las infecciones — en especial, resfriados e infecciones bronquiales — dolor en las articulaciones, falta de energía, mala digestión, demora en la cicatrización, tendencia a las contusiones y pérdida de la dentadura.

Fuentes

La vitamina C se encuentra en las bayas, las frutas cítricas y los vegetales verdes. Entre las mejores fuentes de vitamina C están: espárrago, aguacate, hoja de remolacha, black currant (grosella negra), bróculi, col de Bruselas, melón cantaloupe, collard, hoja de dandelion, dulse, toronja, kale, limón, mango, hojas de mustard, cebolla, naranja, papaya, guisante, sweet pepper, persimmons, piña, rábano, rose hips, espinaca, fresas, Swiss chard, tomate, hojas de nabo y berros. El jugo de naranja es una fuente excelente de vitamina C, pero sólo si es fresco o si ha sido procesado por métodos que no incluyen su calentamiento ni pasteurización. El jugo fresco es el mejor, pero también hay jugos congelados procesados con métodos no termales que pueden ser una buena fuente de vitamina C. Entre las hierbas que contienen vitamina C están: alfalfa, raíz de burdock, cayenne, chickweed, eyebright, semilla de fennel, fenugreek, hops, horsetail, kelp, peppermint, mullein, nettle, oat straw, paprika, perejil, pine needle, plantain, hojas de raspberry, red clover, rose hips, skullcap, hojas de violet, yarrow y yellow dock.

Comentarios

El alcohol, los analgésicos, los antidepresivos, los anticoagulantes, los anticonceptivos orales y los esteroides reducen el nivel de vitamina C del organismo. Fumar agota gravemente las reservas de vitamina C del organismo.

Los medicamentos para la diabetes, como el chlorpropamide (Diabinese) y las sulfas pueden perder parte de su eficacia cuando se toman con vitamina C. Ingerir dosis altas de esta vitamina puede producir resultados falsos negativo en pruebas para detectar sangre en la materia fecal.

Para máxima eficacia, la vitamina C en suplemento debe dividirse en dos tomas diarias. La vitamina C esterificada (Ester-C) es una forma particularmente eficaz de esta vitamina, en especial para quienes padecen enfermedades crónicas, como cáncer y SIDA (síndrome de inmunodeficiencia adquirida; AIDS en inglés). Se obtiene mediante la reacción de la vitamina C con un mineral necesario para este propósito, como calcio, magnesio, potasio, sodio o cinc. Esto da por resultado una variante no ácida de la vitamina C, que contiene metabolitos de vitamina C idénticos a los que produce el organismo. La vitamina C esterificada entra al torrente sanguíneo y a los tejidos cuatro veces más rápido que la vitamina C común, se introduce más eficazmente en las células sanguíneas y permanece en los tejidos del organismo durante más tiempo. Los niveles de vitamina C que se han logrado en los glóbulos blancos gracias a la vitamina C esterificada son cuatro veces más altos que los que se obtienen con vitamina C corriente. Además, sólo se pierde una tercera parte en la orina. Hay varios fabricantes que producen suplementos de Ester-C, solos o combinados con otros valiosos nutrientes, como los antioxidantes Pycnogenol y proantocianidinas y las yerbas echinacea y ajo.

Advertencias

Tomar aspirin y vitamina C corriente (ácido ascórbico) al mismo tiempo y en dosis altas puede producir irritación estomacal, lo que suele generar úlceras. Si usted toma aspirin regularmente, utilice vitamina C esterificada y tómela separada de la aspirinia.

Las mujeres embarazadas no deben tomar más de 5.000 miligramos de vitamina C al día. Los infantes pueden volverse dependientes de este suplemento y desarrollar escorbuto cuando se les priva después de nacer por las altas dosis a las que se han habituado. Si tiene una contusión o un esguince muscular reduzca temporalmente la dosis de vitamina C a menos de 90 miligramos diarios. Cantidades mayores pueden combinarse con el hierro producido por la lesión y generar males mayores.

Evite los suplementos masticables de vitamina C porque pueden dañar el esmalte dental.

Vitamina D (Vitamin D)

La vitamina D, que es soluble en grasa, se requiere para que el tracto intestinal absorba y utilice correctamente el calcio y el fósforo. Esta vitamina es necesaria para el crecimiento, y reviste particular importancia para el crecimiento y el desarrollo normal de los huesos y la dentadura en los niños. La vitamina D protege contra la debilidad muscular e interviene en la regulación de la frecuencia cardíaca. También es importante para la prevención y el tratamiento de la osteoporosis y la hipocalcemia, el cáncer de seno y colon, fortalece la inmunidad, y se requiere para la función tiroidea y la coagulación normal de la sangre.

La vitamina D se presenta en diversas formas, incluyendo la vitamina D_2 (ergocalciferol), que se encuentra en los alimentos, y la vitamina D_3 (cholecalciferol), cuya síntesis se origina en la piel como respuesta a la exposición de los rayos ultravioleta del sol. También hay otra forma sintética identificada como vitamina D_5. De las tres, la vitamina D_3 es considerada la forma natural de vitamina D y es la más activa.

La vitamina D que obtenemos en los alimentos o en los suplementos no es completamente activa. Para llegar a serlo, el hígado y luego los riñones deben someterla a un proceso de transformación. Por este motivo, las personas que tienen enfermedades hepáticas o renales corren un alto riesgo de contraer osteoporosis. Cuando la piel está expuesta a los rayos ultravioleta del sol, un compuesto del colesterol que se encuentra en la piel es transformado en precursor de la vitamina D. Recibir el sol en la cara y en los brazos durante quince minutos tres veces a la semana es una manera eficaz de garantizarle al organismo un ingreso adecuado de vitamina D. Sin embargo, los científicos han descubierto que las personas de piel muy oscura (el pigmento de la piel bloquea la luz solar) en particular, y los habitantes del tercio norte de los Estados Unidos no producen cantidades adecuadas de esta vitamina debido a la limitada luz solar en los meses de invierno. Los adolescentes a menudo también tienen deficiencias. Muchos piensan que la deficiencia está relacionada con la aversión a la leche y a ejercitarse en el exterior.

Los beneficios de la vitamina D comprenden la reducción del riesgo de pólipos de colon y de cáncer de próstata, una menor incidencia de enfermedades coronarias y de diabetes de tipo 1. Además eleva la fortaleza y coordinación musculares y la fortaleza de los huesos.

La deficiencia severa de vitamina D puede ocasionar raquitismo en los niños, y osteomalacia, un trastorno similar, en los adultos. Una deficiencia menos severa se caracteriza por pérdida del apetito, sensación de ardor en la boca y la garganta, diarrea, insomnio, problemas visuales y pérdida de peso. En un estudio publicado en *The New England Journal of Medicine*, se revelaba que la deficiencia de vitamina D está mucho más extendida de lo que se pensaba, especialmente entre las personas mayores. En un grupo de personas cuya mayoría, en principio, no presentaba riesgos de deficiencia, se encontró que el 57 por ciento sufría de falta de vitamina D. El 67 por ciento de aquellos que declararon ingerir menos vitamina D que la recomendada en las RDI, mostró una deficiencia entre moderada y severa.

Fuentes

Los aceites de hígado de pescado, el pescado grasoso de agua salada (la caballa — mackerel — especialmente), los productos lácteos y los huevos contienen vitamina D. Otras fuentes de esta vitamina son: mantequilla, aceite de hígado de bacalao, hojas de dandelion, yema de huevo, halibut, hígado, leche, shiitake, hongos chanterelle, oatmeal, salmón, sardinas, sweet potatoes, atún y aceites vegetales. Entre las hierbas que contienen esta vitamina están alfalfa, horsetail, nettle y perejil. El organismo también produce vitamina D por efecto de la acción de la luz solar sobre la piel.

Comentarios

Los trastornos intestinales y el mal funcionamiento del hígado y de la vesícula biliar interfieren la absorción de la vitamina D. Los antiácidos, aceites minerales, hormonas esteroides (cortisone) y algunos medicamentos para bajar el colesterol interfieren la absorción de esta vitamina. Diuréticos a base de tiazida, como chlorothiazide (Diuril) e hydrochlorothiazide (Esidrix, HydroDIURIL, Oretic) alteran la proporción entre el calcio y la vitamina D del organismo. Ingerir cantidades excesivas de vitamina D (más de 1.000 UI) a diario puede hacer que se reduzca la masa ósea.

Advertencias

No tome vitamina D sin calcio. Tomar una cantidad excesiva de suplementos de vitamina D puede producir toxicidad.

Vitamina E (Vitamin E)

La vitamina E es realmente una familia de ocho compuestos antioxidantes que consiste de cuatro tocoferoles (alfa, beta, gamma y delta) y cuatro tocotrienoles (también alfa, beta, gamma y delta). El alfa-tocoferol es el que se encuentra en mayores cantidades en la sangre y en los tejidos humanos. También se pueden encontrar pequeñas cantidades de gamma.

El alfa-tocoferol actúa como antioxidante en el organismo humano, previniendo las lesiones celulares al inhibir la oxidación de los lípidos (grasas) y la formación de radicales libres. También protege otras vitaminas solubles en grasa de la destrucción por el oxígeno y contribuye a la utilización de la vitamina A. Asimismo, protege de la oxidación a las lipoproteínas de baja densidad (LDL). Las LDL oxidadas están conectadas con las enfermedades cardiovasculares. También se sabe que inhibe la agregación de plaquetas sanguíneas (coagulación) y tiene otras funciones relacionadas con la actividad del sistema inmunológico.

La forma más común de vitamina E encontrada en la dieta es el gamma-tocoferol. Sin embargo, el organismo no absorbe esta forma porque el hígado actúa selectivamente incorporando alfa-tocoferol en las lipoproteínas de la sangre para su distribución a los tejidos. En la sangre hay diez veces más alfa-tocoferol que gamma-tocoferol. Pero esta forma puede tener unas propiedades muy beneficiosas para la supresión del cáncer de colon, según estudios recientes llevados a cabo en animales. Esto hace que sea aún más importante asegurarse de que ingerimos una cantidad suficiente de vitamina E a través de la dieta.

La deficiencia de vitamina E puede producir daño en los glóbulos rojos y destruir los nervios. Entre las señales de deficiencia de esta vitamina están infertilidad (tanto en hombres como en mujeres), problemas menstruales, dete-

Polémica con la Vitamina E

Debido a la gran controversia generada últimamente respecto a la vitamina E, hemos examinado los datos y hemos llegado a la conclusión de que los muchos, muchos estudios realizados a lo largo de los años no pueden estar todos equivocados. Esto es, es evidente que el empleo de grandes dosis de vitamina E ofrece ciertos beneficios. También parece haber un efecto de protección respecto a los problemas cardiovasculares en particular, como las enfermedades del corazón. Ninguna de las dosis recomendadas en ediciones previas de esta obra superan seriamente los máximos (niveles superiores de ULs) publicados por The Office of Dietary Supplements of the National Institutes of Health. Estos límites superiores fueron establecidos sobre la base de la posibilidad de una hemorragia y no en función de algún problema con la vitamina en sí misma. Sin embargo, hemos reducido las dosis a 200 UI diarias de acuerdo con el trabajo realizado por el Linus Paulin Institute (Universidad Estatal de Oregón) y otros. Siguen siendo suficientemente altos como para otorgar diversos beneficios y son la mitad de lo que los críticos consideran umbral crítico, es decir, aquel a partir del cual los beneficios de la vitamina E se revierten. Aunque existe una teoría que dice que el poderoso efecto antioxidante de la vitamina comienza a dañar las capacidades antioxidantes naturales del organismo a partir de dosis muy altas, esto no se ha probado todavía. Probablemente no existe ningún riesgo en absoluto en tomar hasta 400 UI diarias pero hasta que los datos no sean concluyentes, preferimos asegurarnos y errar por el lado conservador.

rioro neuromuscular, menor duración de la vida de los glóbulos rojos, aborto espontáneo y degeneración del útero. Las personas con problemas de equilibrio y de coordinación, y/o con lesiones en la retina (retinopatía pigmentada) también pueden presentar deficiencia. Los individuos afectados de malnutrición, defectos congénitos relacionados con una proteína del hígado llamada proteína de transferencia de alfa-tocoferol (alpha-TTP, según sus siglas en inglés), o con problemas de mala absorción como los causados por la fibrosis cística, la enfermedad de hígado colestático, o la enfermedad de Crohn, pueden tener deficiencia de vitamina E. Es raro que exista una verdadera deficiencia, pero es bastante común observar ingestas menores a las necesarias. Un estudio mostró que entre el 27 por ciento y el 41 por ciento de las personas examinadas tenía niveles sanguíneos de alfa-tocoferol de menos de 20 micromoles por litro; por debajo de esta marca, el riesgo de enfermedad cardiovascular aumenta. Tanto el cáncer de seno como el de los intestinos parece estar conectado con bajos niveles de vitamina E.

Nosotros recomendamos la vitamina E en forma de d-alfa-tocoferol, la más potente. También, recomendamos las fuentes naturales sobre las sintéticas porque el cuerpo aprovecha mejor la vitamina E natural que la sintética (ésta alcanza sólo el 67 por ciento de eficacia comparada con la natural). Lea las etiquetas con cuidado. La forma natu-

Vitamina E: Dosis, RDA y niveles máximos diarios

Edad (años)	Nuestras dosis diarias recomendada Miligramos (mg) y Unidades Internacionales (IU)		Miligramos (mg) y Unidades Internacionales (UI)*
0–1**	No aplicable	Hasta 6 meses: 4 mg/6 IU 6–12 meses: 5 mg/7.5 IU	No es posible establecer
1–3	No aplicable	6 mg/9 IU	200 mg/300 IU
4–8	33 mg/50 IU	7 mg/10.5 IU	300 mg/450 IU
9–13	67 mg/100 IU	11 mg/16.5 IU	600 mg/900 IU
14–18	100 mg/150 IU	15 mg/22.5 IU	800 mg/1.200 IU
19+	133 mg/200 IU	15 mg/22.5 IU	1.000 mg/1.500 IU

* No existen diferencias por razón de género en estas recomendaciones, aunque las mujeres que estén amamantando tienen unas recomendaciones diarias (RDA) ligeramente superiores: 28.5 UI.

** Se utiliza otra medida, ingesta adecuada (AI, según las siglas en inglés), para los menores de 12 meses en lugar de las RDA.

ral aparece listada como d-alpha-tocopherol, rrr-alpha-tocopherol, d-alpha-tocopherol acetate o d-alpha-tocopherol succinate. La variante sintética viene como dl-alpha-tocopherol o all-rac alpha-tocopherol (fíjese en la "l" después de la "d". La sintética cuesta la mitad que la forma natural pero es mucho menos activa y potente. Algunos fabricantes han llegado a mezclar un 10 por ciento de vitamina natural con un 90 por ciento sintética y han llamado a su producto natural. Es su responsabilidad el chequear la etiqueta y asegurarse de que dice *100 percent potency* o *100 percent natural vitamin E.*

Si usted no puede absorber la grasa, existe una vitamina especial soluble en agua que puede conseguir en varios distribuidores. ¿Qué hay de la vitamina E "esterificada", también llamada fosfato de tocoferol (tocopherol phosphate)? Se trata de un producto relativamente nuevo comercializado como vitamina E. No está reconocido por la FDA como vitamina E y la forma de fosfato no es natural. Tampoco hay estudios que demuestren que el organismo necesite esa substancia. Recomendamos usar sólo productos probados. Existen formas esterificadas de acetato y succinato de alfa-tocoferol (alpha-tocoferol acetate y succinate) y recomendados su uso si de verdad quiere probar la vitamina E ester.

La vitamina E ester. administrada por inyección puede ser beneficiosa en el tratamiento de tumores (cáncer). No tiene actividad antioxidante pero sí parece influir en la muerte de las células cancerígenas por medio de la apoptosis (muerte celular programada). Con este compuesto, es necesaria su administración por inyección porque la forma ester se convertiría en alfa-tocoferol en el estómago y no llegaría a los tejidos.

Fuentes

Entre los alimentos que son fuente de vitamina E están los aguacates, los aceites vegetales prensados en frío (oliva, soya, maíz, canola, safflower y girasol [sunflower]), los vegetales de hoja verde oscura, las legumbres, las nueces (almendras, avellanas, cacahuetes), las semillas y los granos enteros. Grandes cantidades de esta vitamina se encuentran también en los siguientes alimentos: brown rice, cornmeal, dulse, huevos, kelp, hígado desecado, leche, oatmeal, vísceras, soya, sweet potatoes, berros, trigo y germen de trigo. Entre las hierbas que contienen vitamina E están alfalfa, bladderwrack, dandelion, dong quai, flaxseed, nettle, oat straw, hoja de raspberry y rose hips.

Comentarios

A fin de mantener el nivel adecuado de vitamina E en la sangre, el organismo necesita cinc. Según el prestigioso investigador y profesor de biología molecular y celular la Universidad de California-Berkeley Lester Packer, Ph.D., la vitamina E que ha oxidado un radical libre puede revitalizarse con vitamina C y activarse para hacer frente a otros radicales libres. Al añadir vitamina E a las grasas y a los aceites se evita que se queden rancios. La oxidación de las grasas es un factor primordial en la formación de placas en las paredes de las vías sanguíneas.

La vitamina E y los suplementos de hierro se deben tomar en diferentes momentos del día. Mientras que las formas inorgánicas del hierro (como el sulfato ferroso) destruyen la vitamina E, el hierro orgánico (gluconato ferroso o fumarato ferroso) la deja intacta.

Advertencias

Si usted está tomando alguna droga anticoagulante (para adelgazar la sangre), no tome más de 200 unidades internacionales diarias de vitamina E. Si sufre de diabetes, de enfermedad cardíaca reumática o de hiperactividad tiroidea, no sobrepase la dosis recomendada. Si su presión arterial es alta, comience con una cantidad pequeña (por ejemplo, 100 unidades internacionales al día) y aumente poco a poco hasta alcanzar la cantidad deseada. Si tiene retinitis pigmentosa no asociada a una carencia de vitamina E no tome suplementos de esta vitamina.

Vitamina K (Vitamin K)

La vitamina K se requiere para la producción de protrombina, que es necesaria para la coagulación de la sangre. También es esencial para la formación y la reparación de los huesos, y para la síntesis de osteocalcina, la proteína del tejido óseo en la cual se cristaliza el calcio. Por tanto, la vitamina K ayuda a prevenir la osteoporosis.

La vitamina K desempeña un papel importante en el intestino y ayuda a convertir la glucosa en glicógeno para ser almacenado en el hígado, lo que promueve una sana función hepática. En los niños, esta vitamina aumenta la resistencia a las infecciones y ayuda a prevenir el cáncer que ataca el recubrimiento interno de los órganos. Además, la vitamina K propicia la longevidad.

La deficiencia de vitamina K puede ocasionar sangrado anormal y/o sangrado interno.

Hay tres formas de vitamina K: la vitamina K_1 (phylloquinone o phytonactone), que proviene de las plantas y constituye la vitamina K que viene en la dieta, y la vitamina K_2, una familia de sustancias llamadas menoquinones, que está constituida de bacterias intestinales y se encuentra también en la mantequilla, hígado de res, pollo, yemas de huevo, productos de soya fermentados y algunos quesos. En tercer lugar tenemos la vitamina K_3 (menadione), que es una sustancia sintética, creada por el hombre.

Fuentes

La vitamina K se encuentra en algunos alimentos: espárrago, blackstrap molasses, bróculi, col de Bruselas, col, coliflor, vegetales hojosos de color verde oscuro, yema de huevo, hígado, oatmeal, oats, rye, aceite de safflower, soya, trigo y yogur. Algunas hierbas que proporcionan vitamina K son alfalfa, té verde, kelp, nettle, oat straw y shepherd's purse. Sin embargo, la mayor parte de la vitamina K del organismo es sintetizada por bacterias "amigables" que suelen vivir en el intestino.

Comentarios

Tomar antibióticos aumenta los requerimientos de vitamina K dietética o suplementaria. Debido a que esta vitamina es sintetizada por bacterias en el intestino, tomar antibióticos — los cuales matan las bacterias — obstruye el desarrollo de este proceso. Los antibióticos también interfieren la absorción de la vitamina K. La carencia de vitamina K puede provenir de cualquiera de las siguientes causas:

- Dieta pobre o restringida.
- Enfermedad de Crohn, colitis ulcerativa.
- Enfermedades del hígado que obstruyen el almacenado de la vitamina K.
- Uso de antibióticos, medicamentos para bajar el colesterol, aceites minerales, aspirina y/o anticoagulantes sanguíneos.

Suele haber relación entre unos niveles bajos de vitamina K y los problemas de regulación de glucosa y de despido de insulina; en las mujeres pueden provocar pérdida de densidad ósea. Suplementar la dieta con esta vitamina mejora el proceso de regeneración de los huesos. Los suplementos también reducen la cantidad de calcio en la orina, liberando así más calcio para los huesos.

Advertencias

Durante las últimas semanas de embarazo no se deben tomar dosis altas de vitamina K sintética porque el recién nacido podría presentar reacciones tóxicas. Si está usted tomando anticoagulantes, hable con su médico antes de tomar suplementos de vitamina K, porque pueden interferir con su medicación.

Dosis excesivamente altas de esta vitamina se pueden acumular en el organismo y producir enrojecimiento y sudoración.

Minerales (Minerals)

INTRODUCCIÓN

Sin excepción, todas las células vivas de este planeta dependen de los minerales para funcionar correctamente y tener una estructura adecuada. Los minerales son necesarios para la correcta composición de los fluidos corporales, para la producción de la sangre, para la formación de los huesos, para la conservación de una sana función nerviosa y para la regulación del tono muscular, incluyendo los músculos del sistema cardiovascular. Al igual que las vitaminas, los minerales funcionan como coenzimas que le permiten al organismo desempeñar sus funciones, entre las cuales están producir energía, crecer y curarse. Como en todas las actividades enzimáticas intervienen los minerales, éstos son esenciales para la adecuada utilización de las vitaminas y otros nutrientes.

Al igual que todo lo que existe en la naturaleza, el organismo humano debe mantener un correcto equilibrio químico. Ese equilibrio depende del nivel de los distintos minerales del organismo y, en especial, de la proporción entre algunos de ellos. El nivel de cada mineral del organismo influye en todos los demás, de manera que si uno está desequilibrado, todos los demás se afectan. Cuando la situación no se corrige, se desata una serie de desequilibrios que terminan en problemas de salud.

Los minerales son elementos que se encuentran en estado natural en la tierra. Las formaciones rocosas se componen de sales minerales. La erosión convierte gradualmente la roca y la piedra en fragmentos minúsculos, un proceso que puede demorar literalmente millones de años. El polvo y la arena resultantes se acumulan y forman la base del suelo. El suelo es un hervidero de microbios que utilizan esos minúsculos cristales de sales minerales, los cuales pasan luego de la tierra a las plantas. Los animales herbívoros se alimentan de las plantas. Nosotros obtenemos esos minerales consumiendo plantas o animales herbívoros.

Desde el punto de vista de la nutrición, los elementos minerales corresponden a dos grupos: los macrominerales (los cuales se encuentran en el organismo en cantidades apreciables) y los microminerales (los cuales sólo aparecen en el organismo en cantidades muy pequeñas, o trazas). Entre los macrominerales se cuentan el calcio, el magnesio, el sodio, el potasio y el fósforo. Estos minerales se necesitan en mayor cantidad que los microminerales. Aunque sólo se necesitan en cantidades ínfimas, los microminerales son importantes para gozar de una buena salud. Entre estos minerales están el boro, el cromo, el cobre, el germanio, el yodo, el hierro, el manganeso, el molibdeno, el selenio, el silicio, el azufre, el vanadio y el cinc.

Debido a que los minerales se almacenan básicamente en los tejidos de los huesos y de los músculos, se puede desarrollar toxicidad si se consumen en cantidades excesivamente altas. No obstante, esta situación no es frecuente, porque sería necesario ingerir cantidades masivas de minerales durante períodos muy prolongados para que se acumularan hasta alcanzar niveles tóxicos.

LO QUE SE ENCUENTRA EN LAS TIENDAS

Como sucede con las vitaminas, es difícil — incluso puede ser imposible — obtener solamente a través de la dieta la cantidad de minerales que se requieren para tener una salud óptima. Los suplementos minerales nos dan la seguridad de que estamos obteniendo todos los minerales que nuestro organismo necesita.

Los minerales se suelen encontrar en fórmulas multivitamínicas y, también, en suplementos individuales. Estos últimos se consiguen en polvo, líquido, tabletas y cápsulas. Algunos se consiguen en forma chelated, lo cual significa que los minerales están ligados a moléculas de proteína que los transportan al torrente sanguíneo y facilitan su absorción. Cuando los suplementos minerales se toman con la comida, por lo general se chelate automáticamente en el estómago durante la digestión. Aunque existe controversia en torno a cuáles suplementos minerales son los mejores, nosotros preferimos los que se consiguen en forma chelated. Nuestra experiencia con diversas fórmulas chelated nos ha demostrado que los minerales en forma arginate suelen ser los suplementos más eficaces.

Cuando se ha absorbido un mineral, la sangre tiene que transportarlo a las células. El mineral tiene que traspasar luego las membranas celulares de forma tal que pueda ser utilizado por las células. Después de entrar en el organismo, los minerales compiten entre sí para ser absorbidos. Por ejemplo, una cantidad muy grande de cinc puede agotar las existencias de cobre del organismo, y un consumo excesivo de calcio puede afectar a la absorción del magnesio (y viceversa). En consecuencia, los suplementos minerales siempre se deben tomar en cantidades equilibradas. De lo contrario, pierden eficacia y hasta pueden llegar a ser perjudiciales. Los suplementos de fibra también afectan a la absorción de los minerales. La fibra disminuye la capacidad del organismo de absorber los minerales. Por tanto, los suplementos de fibra y de minerales no se deben tomar al mismo tiempo.

EL ABC DE LOS MINERALES

Azufre (Sulfur)

Este mineral formador de ácido, que interviene en la estructura química de los aminoácidos metionina, cisteína, taurina y glutatión (glutathione), desinfecta la sangre, le ayuda al organismo a combatir las bacterias y protege el protoplasma de las células. Ayuda en los procesos de oxidación del organismo, estimula la secreción de bilis y protege contra los efectos de las sustancias tóxicas. Por su capacidad para proteger contra los efectos nocivos de la radiación y la polución, el azufre retarda el proceso de envejecimiento. Se encuentra en todos los tejidos del organismo, y se requiere para la síntesis del colágeno, una proteína fundamental para darle a la piel su integridad estructural.

Fuentes

La col de Bruselas, el fríjol seco, la col, los huevos, el pescado, el ajo, el kale, las carnes, la cebolla, la soya, el nabo y el germen de trigo contienen azufre, así como la hierba horsetail y los aminoácidos cisteína, cistina, lisina y metionina. El azufre también se encuentra en polvo y en tabletas. El metilsufonilmetano (MSM por sus siglas en inglés) es una buena forma de azufre.

Comentarios

La humedad y el calor pueden destruir o modificar los efectos del azufre en el organismo. El azufre es la sustancia clave que hace del ajo el "rey de las hierbas".

Boro (Boron)

El boro se requiere en cantidades pequeñísimas para tener huesos sanos, ayudar al crecimiento muscular y asistir en la producción de compuestos de esteroides naturales por parte del organismo. También es necesario para el metabolismo del calcio, el fósforo y el magnesio. El boro mejora la función cerebral y promueve el estado de alerta y participa en la transformación del azúcar y las grasas en energía. La mayoría de la gente no presenta deficiencia de boro. Sin embargo, tomar un suplemento de 2 a 3 miligramos diarios suele ser provechoso para las personas de edad avanzada, porque en esa época de la vida la absorción del calcio es más difícil. La deficiencia de boro acentúa la carencia de vitamina D.

Los estudios más recientes indican que tomar suplementos de boro puede llevar a reducir el tamaño de los tumores de próstata, a bajar los niveles sanguíneos del antígeno específico de la próstata (PSA, por sus siglas en inglés) utilizado para determinar la existencia de cáncer de próstata, y puede ayudar a prevenir dicho cáncer. El boro alivia el malestar de las articulaciones al reducir los niveles de las enzimas COX-2 y LOX (ver ARTRITIS en la Segunda Parte) y contribuye a mantener la función cognitiva. Las investigaciones demuestran que en aquellas zonas del mundo donde los terrenos de cultivo tienen niveles de boro bajos hay una mayor predisposición a padecer artritis. Un estudio realizado por el U.S. Department of Agriculture indicó que ocho días después de empezar a complementar su dieta diaria con 3 miligramos de boro, un grupo de mujeres posmenopáusicas perdió 40 por ciento menos de calcio, un tercio menos de magnesio e, incluso, una cantidad menor de fósforo a través de la orina que antes de empezar a tomar el suplemento.

Fuentes

El boro se encuentra naturalmente en la manzana, la zanahoria, la uva, los vegetales hojosos verdes, las nueces, la pera y los granos enteros.

Advertencia

No tome más de 3 miligramos de suplementos de boro al día a menos que se lo prescriba un profesional de la salud. El boro es tóxico en grandes dosis (15 miligramos o más al día para adultos, menos para los niños) pero no es carcinógeno ni mutágeno.

Calcio (Calcium)

El calcio es vital para la fortaleza de los huesos y los dientes y para la salud de las encías. También es importante para mantener la regularidad de la frecuencia cardíaca y para la transmisión de los impulsos nerviosos. El calcio disminuye el nivel del colesterol y ayuda a prevenir las enfermedades cardiovasculares. Es necesario para el crecimiento y las contracciones de los músculos, así como también para prevenir los calambres musculares. Puede aumentar la tasa de crecimiento óseo y la densidad mineral ósea en los niños. Este importante mineral también es esencial para la coagulación de la sangre y ayuda a prevenir el cáncer. Ayuda a bajar la presión arterial y previene la pérdida de hueso asociada con la osteoporosis. El calcio proporciona energía e interviene en la estructuración proteínica del RNA y el DNA. También está implicado en la activación de varias enzimas, entre ellas la lipasa, que descompone las grasas para ser utilizadas por el organismo. Así mismo, el calcio mantiene la adecuada permeabilidad de las membranas celulares, coadyuva en la actividad neuromuscular, contribuye a la salud de la piel y protege contra la preclampsia durante el embarazo, la primera causa de muerte materna. Si durante el embarazo se desarrolla tensión arterial alta, ésta se puede reducir recibiendo calcio.

El calcio protege del plomo a los huesos y los dientes porque inhibe la absorción de este tóxico metal. Cuando hay deficiencia de calcio, el organismo absorbe plomo, el cual se deposita en dientes y huesos.

La deficiencia de calcio puede producir los siguientes trastornos de salud: dolores en las articulaciones, uñas quebradizas, eccema, aumento del colesterol sanguíneo, palpitaciones cardíacas, hipertensión (alta presión arterial), insomnio, calambres musculares, nerviosismo, entumecimiento de los brazos y/o las piernas, palidez, artritis reumatoidea, raquitismo y caries dental. La deficiencia de calcio también se relaciona con alteraciones cognoscitivas, convulsiones, depresión, delirios e hiperactividad.

Fuentes

El calcio se encuentra en los productos lácteos, el salmón (con huesos), las sardinas, los mariscos y los vegetales de hoja verde. Entre los alimentos que contienen calcio están: almendras, espárragos, blackstrap molasses, brewer's yeast, bróculi, buttermilk, col, carob, queso, collards, hojas de dandelion, dulse, higos, filberts, leche de cabra, kale, kelp, hojas de mustard, oats, prunes, semillas de sesame, soya, tofu, hojas de nabo, berros, whey (suero de la leche) y yogur. Entre las hierbas que contienen calcio están alfalfa, raíz de burdock, cayenne, chamomile, chickweek, chicory, dandelion, eyebright, semilla de fennel, fenugreek, flaxseed, hops, horsetail, kelp, lemongrass, mullein, nettle, oat straw, paprika, perejil, peppermint, plantain, hojas de raspberry, red clover, rose hips, shepherd's purse, hojas de violet, yarrow y yellow dock.

Comentarios

El aminoácido lisina es necesario para la absorción del calcio. Entre los alimentos que contienen lisina están queso, huevos, pescado, lima beans (variedad de frijol), leche, papa, carne roja, productos de soya y levadura (brewer's yeast). La lisina también se consigue en suplemento.

Las mujeres atletas y las que están en etapa menopáusica necesitan cantidades mayores de calcio que las demás mujeres porque su nivel de estrógeno es menor. El estrógeno protege el sistema esquelético ayudando a que el calcio se deposite en los huesos.

El ejercicio vigoroso dificulta la absorción del calcio, pero el ejercicio moderado la favorece. La absorción insuficiente de vitamina D o el consumo excesivo de fósforo y magnesio también dificultan la absorción del calcio. Si usted toma medicación para la osteoporosis, es necesario que también reciba un suplemento de vitamina D y de calcio para que la medicación haga su trabajo correctamente. Otros tipos de medicinas con receta, como los esteroides y los anticonvulsivos (sustancias contra los ataques convulsivos), interfieren con el metabolismo de los huesos y los suplementos de calcio pueden ayudar a evitarlo.

Tomar calcio con hierro reduce el efecto de los dos minerales porque se unen y no se absorben adecuadamente. Por lo tanto lo mejor es tomar el calcio y el hierro por separado. Demasiado calcio puede interferir en la absorción del cinc, en tanto que el exceso de cinc puede interferir en la absorción del calcio (especialmente si la dosis de calcio es baja). Para la mayoría de la gente la relación más eficaz entre suplementos de calcio y cinc está en un máximo de 2.500 miligramos de calcio por 50 miligramos de cinc al día. Para determinar los niveles de estos y otros minerales en el organismo es útil hacerse un análisis de cabello.

Una dieta rica en proteína, grasa y/o azúcar afecta a la absorción del calcio. La dieta del estadounidense promedio, consistente en carnes, granos refinados y gaseosas (con alto contenido de fósforo) aumenta la excreción de calcio. Consumir bebidas alcohólicas, café, junk food (alimentos sin valor nutritivo), sal en exceso y/o harina blanca también lleva a la pérdida de calcio. Es conveniente que en la dieta predominen los vegetales, las frutas y los granos enteros, porque estos alimentos contienen una gran cantidad de calcio, pero una pequeña cantidad de fósforo.

El ácido oxálico (presente en las almendras, las hojas de remolacha, los cashews, la acelga, la cocoa, el kale, el ruibarbo, la soya y la espinaca) interfiere con la absorción del calcio, porque se une a este mineral en el intestino y produce sales insolubles que no se pueden absorber. El consumo normal de alimentos que contienen ácido oxálico no plantea ningún problema, pero consumir cantidades altas de esta clase de alimentos inhibe la absorción del calcio. El ácido oxálico puede combinarse también con el calcio para formar piedras de calcio-oxalate en los riñones. Sin embargo, los estudios indican que tomando suplementos de magnesio y potasio puede prevenir la formación de este tipo de piedra.

La eficacia de los suplementos de calcio es mayor cuando se dividen en varias tomas a lo largo del día y antes de acostarse. La eficacia de este mineral es menor cuando se toma en una dosis única y muy elevada. La mayoría de los expertos está de acuerdo en que no se deben ingerir más de 500 miligramos cada vez porque ésta es la máxima dosis que el cuerpo puede absorber de golpe. Sin embargo, dado que el calcio promueve un mejor sueño si se toma por la noche y que una dieta alta en fibra puede dificultar su absorción, algunos recomiendan tomar una dosis única antes de acostarse. La National Academy of Sciences recomienda una ingesta diaria de entre 1.000 y 3.000 miligramos, especialmente aquellos que sufren o tienen riesgo de sufrir osteoporosis. Dado que el organismo absorbe mejor el calcio cuando se toma en dosis pequeñas, recomendamos una ingesta diaria de entre 1.500 y 2.000 miligramos divididos en varias dosis, tomadas con las comidas, a lo largo del día.

Varias compañías fabricantes de vitaminas utilizan D_1-calcium-phosphate (D_1-fosfato de calcio) en sus productos. Esta clase de calcio es insoluble e interfiere con la absorción de los nutrientes en los suplementos que contienen varios. Los antiácidos como Tums no son recomendables como fuente de calcio. A pesar de que contienen calcio, si se toman en cantidades elevadas también neutralizan el ácido estomacal necesario para la absorción del calcio. Además, un porcentaje significativo de personas mayores de 60 años (las estimaciones hablan de entre el 20 y el 40 por ciento) sufre de una condición llamada gastritis atrófica. Se trata de una inflamación crónica del estómago que reduce su capacidad para descomponer el carbonato de calcio que contienen los Tums. Calcium Absorption Formula de A. Vogel Homeopathic es un suplemento de calcio sublingual especialmente eficaz en los niños en edad de crecer, las personas mayores, las embarazadas y cualquier persona con problemas para tragar píldoras.

Advertencias

El calcio puede disminuir la eficacia del verapamil (Calan, Isoptin, Verelan), un bloqueador de la absorción del calcio que a veces se receta para los problemas del corazón y la presión arterial alta. El calcio puede también limitar la efectividad de la tetraciclina, la hormona tiroidea, ciertos anticonvulsivos y los esteroides. Si tiene que tomar estos medicamentos, consulte con su profesional de la salud antes de tomar suplementos de calcio.

El fenobarbital y los diuréticos pueden causar una deficiencia de calcio. Aunque varios estudios importantes han mostrado que añadir calcio a la dieta no parece aumentar el riesgo de tener piedras en el riñón, (tanto por primera vez como nuevos casos) las personas que las hayan tenido anteriormente o que tengan algún otro problema de riñón deberían abstenerse de tomar calcio, salvo que lo aconseje un médico. La dosis máxima suplementaria de calcio es ahora de 2.500 miligramos al día.

Cinc (Zinc)

Este mineral esencial es importante para el funcionamiento de la glándula prostática y para el desarrollo de los órganos de la reproducción. El cinc ayuda a prevenir el acné y regula la actividad de las glándulas sebáceas. También es necesario para la síntesis de las proteínas y para la formación del colágeno. Además, promueve la salud del sistema inmunológico y la cicatrización de las heridas. El cinc también agudiza los sentidos del gusto y el olfato, protege el hígado contra el daño que ocasionan los agentes químicos y es vital para la formación de los huesos. Es uno de los componentes de la insulina y de muchas enzimas esenciales, entre ellas la enzima antioxidante superóxido dismutasa (SOD, son sus siglas en inglés). El cinc también ayuda a combatir y a prevenir la formación de radicales libres de otras maneras. Se ha descubierto que una variante del cinc llamada monometionina (cinc unido al aminoácido metionina), que venden con la marca comercial OptiZinc, tiene efectos antioxidantes comparables a los de la vitamina C, la vitamina E y el betacaroteno. Se ha encontrado que las tabletas de cinc son efectivas en el alivio de los síntomas del resfriado común y en la reducción de su duración.

Para que la sangre tenga una concentración adecuada de vitamina E se requiere un consumo suficiente de cinc y una absorción correcta de este mineral. Además, el cinc aumenta la absorción de la vitamina A. Para gozar de una salud óptima, los niveles de cobre y de cinc deben mantener una proporción de uno a diez.

La deficiencia de cinc puede llevar a la pérdida de los sentidos del gusto y el olfato. También puede hacer que las uñas se adelgacen, se desprendan y desarrollen manchas blancas. Otros síntomas de deficiencia de cinc son acné, retardo en la maduración sexual, fatiga, alteración del crecimiento, pérdida de cabello, alto nivel de colesterol, visión nocturna alterada, impotencia, aumento de la susceptibilidad a las infecciones, infertilidad, problemas de memoria, propensión a la diabetes, trastornos de la próstata, resfriado y gripe recurrentes, lesiones cutáneas y cicatrización lenta de las heridas.

Fuentes

El cinc se encuentra en los siguientes alimentos: brewer's yeast, dulse, yema de huevo, pescado, kelp, cordero, legumbres, lima beans, hígado, carnes, hongos, pecans, ostras, aves de corral, semillas de pumpkin, sardinas, mariscos, lecitina de soya, soya, semillas de girasol (sunflower), torula yeast y granos enteros. Entre las hierbas que contienen cinc están: alfalfa, raíz de burdock, cayenne, chamomile, chickweed, dandelion, eyebright, semilla de fennel, hops, milk thistle, mullein, nettle, perejil, rose hips, sage, zarzaparrilla, skullcap y wild yam.

Comentarios

Los niveles de cinc pueden descender a causa de la diarrea, las enfermedades renales, la cirrosis hepática y la diabetes. El consumo de fibra también afecta a esos niveles porque hace que el cinc se excrete por el tracto intestinal. El sudor también produce una pérdida significativa de cinc. El consumo de agua dura también puede alterar los niveles de este mineral. Los fitatos, compuestos que se encuentran en granos y legumbres, se unen al cinc y bloquean su absorción.

Si usted está tomando suplementos de cinc y de hierro, tómelos en momentos distintos. Cuando se ingieren al mismo tiempo, cada suplemento interfiere la acción del otro.

Advertencia

No tome más de 100 miligramos de cinc al día. Mientras que dosis diarias inferiores a 100 miligramos intensifican la respuesta inmunológica, dosis superiores a ésta pueden disminuir la actividad del sistema inmunológico.

Cobre (Copper)

Entre sus muchas funciones, el cobre ayuda a formar hueso, hemoglobina y glóbulos rojos, y trabaja de manera

Coral Calcium

El coral calcium es un producto al que se ha dado mucha publicidad, normalmente por medio de infomerciales en televisión. ¿Es esto el calcio del que hablamos? Bien, sí y no. El coral calcium sí contiene calcio, pero viene mezclado con más de setenta minerales. Eso se debe a que es un producto derivado de arrecifes de coral muertos que han sido excavados o dragados y luego molidos. Por eso no se trata simplemente de carbonato cálcico (piedra caliza) sino que es una mezcolanza de partículas diminutas y porosas que contienen todos los minerales que el coral depositó durante su vida.

¿Tiene alguna propiedad beneficiosa; cuál sería? La absorción de calcio puede ser mayor que con los otros suplementos pero muchas de las cosas que se dicen sobre este producto deben tomarse con mucha precaución. No se ha probado suficientemente si los microminerales añadidos son buenos, y existen dudas sobre la consistencia del producto — cuantos microminerales hay en una dosis. Lo que sí sabemos es que el calcio parece ser más efectivo cuando se ingiere con otros minerales. Evite los productos que tienen fama de ser milagrosos y aquellos que, supuestamente, contienen microbios especiales (no debería haber ningún microbio porque el coral es esterilizado después de su excavación). Evite también los productos que aseguran tener mucho magnesio porque sabemos que el magnesio y el calcio no se deben combinar (se neutralizan entre sí). Asimismo, puede que algunos productos hayan quedado contaminados de plomo, y esos sí que no deben ser ingeridos por nadie.

balanceada con el cinc y la vitamina C para producir elastina. El cobre interviene en los procesos de curación, producción de energía, coloración del cabello y la piel, y sensibilidad a los sabores. Este mineral también se requiere para la salud de los nervios y de las articulaciones.

Una de las primeras señales de deficiencia de cobre es la osteoporosis. El cobre es esencial para la formación del colágeno, una de las proteínas fundamentales de los huesos, la piel y el tejido conectivo. Otras posibles indicaciones de deficiencia de cobre son anemia, calvicie, diarrea, debilidad generalizada, alteración de la función respiratoria y lesiones cutáneas. La falta de cobre también puede aumentar el nivel de la grasa sanguínea (*ver* DEFICIENCIA DE COBRE en la Segunda Parte).

Un consumo muy elevado de cobre puede ocasionar toxicidad, la cual se ha asociado con depresión, irritabilidad, náuseas y vómito, nerviosismo y dolores articulares y musculares. Ingerir cantidades tan pequeñas como 10 miligramos normalmente causa náuseas. Sesenta miligramos generalmente producen vómitos, y sólo 3,5 gramos (3.500 mg) pueden ser fatales. Las dosis nocivas son mucho menores en el caso de niños (*ver* TOXICIDAD POR COBRE en la Segunda Parte).

Fuentes

Además de que es utilizado en implementos de cocina y en plomería, el cobre se encuentra en gran cantidad de alimentos. Entre las fuentes alimentarias de cobre están: almendra, aguacate, barley, fríjol, remolacha, blackstrap molasses, bróculi, ajo, lenteja, hígado, hongos, nueces, oats, naranja, pecans, rábano, raisins, salmón, mariscos, soya y vegetales de hoja verde.

Comentarios

El nivel del cobre en el organismo guarda relación con los niveles del cinc y de vitamina C. Consumir altas cantidades de cinc o de vitamina C reduce el nivel del cobre. Cuando el consumo de cobre es demasiado alto, los niveles del cinc y de la vitamina C descienden.

El consumo de altas cantidades de fructosa puede empeorar de manera significativa la deficiencia de cobre. De acuerdo con un estudio del U.S. Department of Agriculture, los glóbulos rojos de quienes obtenían en la fructosa el 20 por ciento de sus calorías diarias presentaban un nivel reducido de superóxido dismutasa (SOD), una enzima dependiente del cobre que es fundamental como protección antioxidante dentro de los glóbulos rojos de la sangre.

Advertencias

La acumulación de cantidades excesivas de cobre en el organismo puede llevar a la destrucción de los tejidos oculares por la oxidación. Las personas con problemas en los ojos deben tener especial cuidado de equilibrar su consumo de cobre con el de hierro, cinc y calcio.

Cromo (Chromium)

Por su participación en el metabolismo de la glucosa, el cromo (a veces llamado también glucose tolerance factor — GTF — o factor de tolerancia a la glucosa) es necesario para la energía. También es fundamental para la síntesis del colesterol, las grasas y las proteínas. Este mineral esencial mantiene estables los niveles del azúcar sanguíneo mediante una adecuada utilización de la insulina, y es beneficioso para las personas diabéticas e hipoglicémicas. De acuerdo con algunos estudios, un nivel bajo de cromo plasmático puede indicar que existe enfermedad de las arterias coronarias. Durante el embarazo es necesario más cromo porque el desarrollo del feto hace que aumente la demanda del mineral. Los suplementos de cromo pueden ayudar a la embarazada a mantener unos niveles adecuados de azúcar en sangre durante la gestación.

La dieta estadounidense estándar adolece de falta de cromo. Sólo uno de cada diez estadounidenses tiene una cantidad adecuada de cromo en su dieta. Existen cinco razones para esto: la variedad de cromo en muchos alimentos no se absorbe con facilidad (sólo entre el 0,4 y e 2,5 por ciento del cromo en la dieta llega a ser absorbido; no se consumen suficientes alimentos con cromo; gran parte del contenido original de cromo se pierde durante el procesamiento; a mucha gente no le gustan los alimentos que son las mejores fuentes de cromo; el exceso de azúcar en la dieta causa la pérdida de cromo en el organismo.

Investigadores calculan que dos de cada tres estadounidenses son hipoglicémicos, prehipoglicémicos o diabéticos. La posibilidad de mantener niveles normales de azúcar sanguíneo se ve comprometida por la falta de cromo en nuestro suelo y en el agua, así como también por el alto contenido de junk food, azúcar refinada y harina blanca en nuestra dieta. Diversos estudios en personas y animales han mostrado que los suplementos de cromo pueden elevar la sensibilidad a la insulina y mejorar el control del azúcar en sangre cuando existe resistencia a la insulina, elevados niveles de glucosa en la sangre, problemas para tolerar la glucosa y diabetes.

La deficiencia de cromo puede producir ansiedad, fatiga, intolerancia a la glucosa (particularmente en las personas diabéticas), metabolización inadecuada de los aminoácidos y aumento del riesgo de padecer arteriosclerosis. Su excesivo consumo puede causar toxicidad, condición que se ha relacionado con dermatitis, úlceras gastrointestinales y alteraciones del hígado y los riñones.

El organismo absorbe mejor el cromo cuando se toma en una forma llamada *chromium picolinate* (picolinato de cromo, o cromo chelated con picolinato, un metabolito natural de los aminoácidos). El picolinato facilita la entrada del cromo en las células del organismo, donde este mineral le ayuda a la insulina a cumplir su tarea más eficazmente. El picolinato de cromo se ha utilizado con éxito para controlar tanto el colesterol como la glucosa sanguíneos. Además, promueve la pérdida de grasa y el aumento de tejido muscular magro. Estudios han revelado que podría aumentar la longevidad y ayudar a combatir la osteoporosis. El polinicotinato de cromo (cromo unido a niacina) es una eficaz variedad de este mineral.

Fuentes

El cromo se encuentra en los siguientes alimentos: carne de res, cerveza, brewer's yeast, brown rice, queso, carne y granos enteros. También se encuentra en el fríjol seco, los blackstrap molasses, bróculi, el hígado de ternera, el pollo, el maíz y el aceite de maíz, los fríjoles verdes, los productos lácteos, el hígado seco, el dulse, los huevos, los fríjoles verdes, los hongos y la papa. Entre las hierbas que contienen cromo están catnip, horsetail, licorice, nettle, oat straw, red clover, zarzaparrilla, wild yam y yarrow.

Comentarios

Las personas muy activas y deportistas, que realizan actividades aeróbicas fuertes y consumen más carbohidratos que el ciudadano promedio, necesitan más cromo que las no activas. A medida que envejecemos los niveles de cromo empiezan a descender (a partir de los 40). Algunos estudios más limitados han confirmado que añadiendo cromo a la dieta se puede reducir la grasa corporal y aumentar el porcentaje de músculo.

Advertencias

Si usted sufre de diabetes y depende de la insulina, *no* tome suplementos de cromo sin consultar previamente con un médico o con un profesional de la salud idóneo. Estos suplementos pueden hacer que la insulina sea más eficaz, reduciendo así la necesidad de tomarla. Las personas con diabetes tienen que vigilar cuidadosamente sus tasas de azúcar en la sangre cuando ingieren cromo. Cada persona tiene necesidades distintas de cromo; consulte con su médico para saber la cantidad correcta para usted.

Algunas personas experimentan aturdimiento o un leve sarpullido en la piel cuando toman cromo. Si usted se siente atolondrado, suspenda el suplemento y consulte con su médico. Si se le presenta sarpullido, cambie de marca o deje de tomar el suplemento.

Fósforo (Phosphorus)

El fósforo es necesario para la coagulación, el desarrollo de los huesos y los dientes, el crecimiento de las células, la contracción del músculo cardíaco y la función renal. El fósforo también le ayuda al organismo a utilizar las vitaminas y a convertir los alimentos en energía. Se debe mantener siempre un adecuado equilibrio entre el magnesio, el calcio y el fósforo. El exceso o la insuficiencia de alguno de estos minerales tiene consecuencias adversas en el organismo.

La deficiencia de fósforo no es común, pero puede conducir a síntomas como ansiedad, dolor en los huesos, fatiga, respiración irregular, irritabilidad, entumecimiento, sensibilidad cutánea, temblores, debilidad y cambios de peso.

Fuentes

La deficiencia de fósforo no es frecuente porque este mineral se encuentra casi en todos los alimentos, especialmente en las bebidas carbonatadas y en los alimentos procesados.

El fósforo se encuentra en cantidades significativas en espárragos, bran, brewer's yeast, maíz, productos lácteos, huevos, pescado, frutas secas, ajo, legumbres, nueces, semillas de sesame, sunflower y pumpkin, carnes, aves de corral, salmón y granos enteros.

Comentarios

Cantidades demasiado elevadas de fósforo dificultan la absorción del calcio, y las dietas a base de comidas procesadas junk food suelen ser las responsables. La vitamina D aumenta la eficacia del fósforo.

Germanio (Germanium)

El germanio mejora la oxigenación de las células. Esto contribuye al adecuado funcionamiento del sistema inmunológico, a combatir el dolor y a liberar el organismo de toxinas y venenos. Investigadores han demostrado que consumir alimentos que contienen germanio orgánico es una manera eficaz de aumentar la oxigenación de los tejidos porque, al igual que la hemoglobina, el germanio actúa como transportador de oxígeno a las células. El científico japonés Kazuhiko Asai descubrió que consumir diariamente entre 100 y 300 miligramos de germanio alivia muchas dolencias, como artritis reumatoidea, alergias alimentarias, colesterol alto, candidiasis, infecciones virales crónicas, cáncer y SIDA.

Fuentes

El germanio se encuentra en toda la materia orgánica, tanto de origen animal como vegetal. Los siguientes alimentos contienen concentraciones importantes de germanio: bróculi, apio, ajo, hongos shiitake, leche, cebolla, rhubarb, sauerkraut, jugo de tomate y las hierbas aloe vera, comfrey, ginseng y suma.

Comentario

La mejor manera de obtener germanio es a través de la dieta.

Advertencias

Aunque raramente, algunas personas pueden desarrollar problemas renales o sufrir reacciones tóxicas a este mineral si es ingerido en cantidad excesiva.

Hierro (Iron)

Quizás las funciones más importantes del hierro en el organismo son producir hemoglobina y mioglobina (el tipo de hemoglobina que se encuentra en el tejido muscular), y oxigenar los glóbulos rojos. El hierro es el mineral más abundante en la sangre. Es fundamental para muchas enzimas, entre ellas la catalasa, y es importante para el crecimiento. Así mismo, el hierro es necesario para el sano funcionamiento del sistema inmunológico y para la producción de energía.

Por lo general, la carencia de hierro se debe a una ingesta insuficiente. Sin embargo, puede ser causada por otros factores, entre los que están sangrado intestinal, excesivo sangrado menstrual, dieta alta en fósforo, mala digestión, enfermedades prolongadas, úlceras, uso prolongado de antiácidos y excesivo consumo de café o té. Las mujeres pueden sufrir carencias de hierro durante la menstruación, especialmente si tienen ciclos menstruales intensos, largos o cortos. A veces, la causa de la anemia puede ser una deficiencia de vitamina B_6 (piridoxina) o de vitamina B_{12}. El ejercicio intenso y la transpiración excesiva agotan el hierro del organismo. Los vegetarianos estrictos también son más susceptibles a sufrir carencias de hierro.

Entre los síntomas de deficiencia de hierro están anemia, cabello quebradizo, dificultad para tragar, alteraciones digestivas, vahídos, fatiga, fragilidad ósea, pérdida de cabello, inflamación de los tejidos de la boca, uñas en forma de cuchara o con crestas longitudinales, nerviosismo, obesidad, palidez y lentitud mental.

Como el hierro se almacena en el organismo, un consumo excesivo también puede ocasionar problemas. Una gran cantidad de hierro en los tejidos y órganos puede llevar a la producción de radicales libres, además de que aumenta la necesidad de vitamina E. Altos niveles de hierro se han asociado con enfermedades cardíacas y cáncer. La acumulación de hierro en los tejidos se ha asociado con una enfermedad

¿Es seguro el cromo picolinate (chromium picolinate)?

Un estudio realizado en Australia y publicado en *Angewandte Chemie International Edition* en 2004 advertía de que los compuestos trivalentes de cromo empleados como suplementos (cromo picolinate) pueden transformase en agentes carcinógenos por medio de la oxidación del organismo. Esto contradice la montaña de datos presentados por más de sesenta estudios que indican que los compuestos de cromo son seguros y no tóxicos. En estos momentos, parece que no existen razones para alarmarse.

poco común llamada hemocromatosis, un trastorno hereditario del metabolismo del hierro que afecta mayormente a los hombres y que hace que se absorba demasiado hierro tanto de los alimentos como de los suplementos, produciendo pigmentación cutánea color bronce, cirrosis hepática, artritis, diabetes y enfermedades del corazón.

Fuentes

El hierro se encuentra en los huevos, el pescado, el hígado, la carne, las aves de corral, los vegetales de hoja verde, los granos enteros, el pan y cereales enriquecidos. Otras fuentes de hierro son almendra, aguacate, remolacha, blackstrap molasses, brewer's yeast, dátiles, dulse, kelp, kidney beans, lima beans, lenteja, millet, durazno, pera, prunes, pumpkins, raisins, rice bran, wheat bran (salvado de trigo), semilla de sesame, soya y berro. Entre las hierbas que contienen hierro están alfalfa, raíz de burdock, catnip, cayenne, chamomile, chickweed, chicory, dandelion, dong quai, eyebright, semilla de fennel, fenugreek, horsetail, kelp, lemongrass, licorice, semilla de milk thistle, mullein, nettle, oat straw, paprika, perejil, peppermint, plantain, hojas de raspberry, rose hips, zarzaparrilla, shepherd's purse, uva ursi y yellow dock.

Comentarios

A menos que le diagnostiquen una anemia, no debería tomar suplementos de hierro. Si necesita suplementos minerales o multivitamínicos, no los ingiera junto con vitamina E y elija una variante orgánica del mineral como el gluconato ferroso o el fumarato ferroso. Las formas inorgánicas del hierro, como el sulfato ferroso, pueden oxidar la vitamina E. La RDA para el hierro son 8 miligramos al día para los varones adultos, 12 miligramos diarios para los niños mayores de 10 años, y 18 miligramos al día para las mujeres adultas y niñas mayores de 11 años (27 miligramos para las mujeres embarazadas). A fin de que el hierro pueda ser absorbido, en el estómago tiene que haber suficiente hydrochloric acid (HCI). Para que la absorción del hierro sea completa también se necesita cobre, manganeso, molibdeno, vitamina A y las vitaminas del complejo B. Tomar vitamina C puede incrementar la absorción del hierro hasta en un 30 por ciento.

Tomar calcio en las comidas puede inhibir la absorción de hierro proveniente de la dieta. Si usted sufre carencia de hierro, tome suplementos de calcio al acostarse y en otros momentos cuando no esté consumiendo alimentos que contengan hierro. Cantidades demasiado elevadas de cinc y de vitamina E pueden interferir la absorción del hierro, y su utilización puede verse afectada por la artritis reumatoidea y el cáncer. Estas enfermedades pueden ocasionar anemia a pesar de que haya cantidades adecuadas de hierro almacenadas en el hígado, el bazo y la médula ósea. La deficiencia de hierro es más frecuente en personas que sufren de candidiasis o de infecciones crónicas causadas por el virus del herpes.

Advertencias

No se deben tomar suplementos de hierro cuando haya alguna infección. Como las bacterias necesitan hierro para desarrollarse, cuando se presenta infección el organismo "esconde" el hierro en el hígado y otros sitios de almacenamiento. Tomar cantidades adicionales de hierro en esos momentos favorece la proliferación de bacterias en el organismo.

Magnesio (Magnesium)

El magnesio es un catalizador fundamental de la actividad enzimática y, en particular, de la actividad de las enzimas que intervienen en la producción de energía. El magnesio facilita la absorción del calcio y el potasio. Su deficiencia altera la transmisión de los impulsos nerviosos y musculares, y causa irritabilidad y nerviosismo. Suplementar la dieta con magnesio no sólo ayuda a prevenir la depresión, los vahídos, la debilidad y el crispamiento musculares, y el síndrome premenstrual, sino que también sirve para mantener el correcto equilibrio acidobásico (pH) y la temperatura del organismo.

El magnesio es necesario para evitar la calcificación del tejido blando. Este mineral esencial protege el recubrimiento de las arterias del estrés que provocan los cambios súbitos de la presión arterial, y participa en la formación de los huesos y en el metabolismo de los carbohidratos y los minerales. Junto con la vitamina B_6 (piridoxina), el magnesio reduce y disuelve los cálculos renales de fosfato de calcio. Estudios han demostrado que el magnesio puede reducir los niveles de colesterol y prevenir las enfermedades cardiovasculares, la osteoporosis y algunos tipos de cáncer. Es eficaz para prevenir los partos prematuros y las convulsiones en las mujeres embarazadas. Las investigaciones muestran que tomar suplementos de magnesio durante el embarazo tiene un efecto muy importante en la reducción de los defectos de nacimiento. Un estudio publicado por el *Journal of the American Medical Association* encontró que los niños de madres que tomaron magnesio durante la gestación tenían un 70 por ciento menos posibilidades de sufrir retraso mental y un 90 por ciento menos de tener parálisis cerebral (cerebral palsy).

Algunas de las manifestaciones de la deficiencia de magnesio son confusión, insomnio, irritabilidad, mala digestión, aceleración de la frecuencia cardíaca, ataques y berrinches. A menudo, la deficiencia de magnesio indica que existe diabetes. La deficiencia de magnesio está en el origen de muchos problemas cardiovasculares; además, es una de las principales causas de arritmia cardíaca fatal, hipertensión y paro cardíaco súbito. La deficiencia de magnesio también puede ocasionar asma, fatiga crónica, síndromes de dolor crónico, depresión, insomnio, síndrome de intestino irritable y problemas pulmonares. Las investigaciones indican que la falta de magnesio puede contribuir a la formación de cálculos renales. La deficiencia de magnesio se detecta mediante un procedimiento llamado intracelular (mononuclear cell) magnesium screen. Esta prueba es más sensible que el examen estándar de magnesio sérico, y detecta cualquier deficiencia con mayor precisión. Aunque el examen de magnesio debe hacerse rutinariamente porque un nivel bajo de este mineral agrava prácticamente cualquier enfermedad, reviste particular importancia para las personas que tienen o que están en riesgo de contraer alguna enfermedad cardiovascular.

Fuentes

El magnesio se encuentra en la mayoría de los alimentos pero, en especial, en los productos lácteos, el pescado, la carne y los mariscos. Otros alimentos ricos en magnesio son: manzana, albaricoque, aguacate, banano, blackstrap molasses, brewer's yeast, brown rice, melón cantaloupe, dulse, higos, ajo, toronja, vegetales de hoja verde, kelp, limón, lima beans, millet, nueces, durazno, black-eyed peas (una variedad de guisante), salmón, semilla de sesame, soya, tofu, torula yeast, berros, trigo y granos enteros. Entre las hierbas que contienen magnesio están: alfalfa, bladderwrack, catnip, cayenne, chamomile, chickweed, dandelion, eyebright, semilla de fennel, fenugreek, hops, horsetail, lemongrass, licorice, mullein, nettle, oat straw, páprika, perejil, peppermint, hojas de raspberry, red clover, sage, shepherd's purse, yarrow y yellow dock.

Comentarios

Los requerimientos de magnesio del organismo aumentan con el consumo de alcohol, el uso de diuréticos, la diarrea, la presencia de fluoruros, y los niveles altos de cinc y de vitamina D.

La absorción del magnesio se reduce con el consumo de cantidades altas de grasa, cod liver oil, calcio, vitamina D y proteína. Las vitaminas solubles en grasa también afectan a la absorción del magnesio, al igual que los alimentos ricos en ácido oxálico, como las almendras, la acelga, el cacao, el ruibarbo, la espinaca y el té.

Manganeso (Manganese)

Solamente se requieren cantidades ínfimas de manganeso para el metabolismo de las proteínas y las grasas, la salud de los nervios y del sistema inmunológico, y la regulación del azúcar sanguíneo. El manganeso interviene en la producción de energía y es necesario para el crecimiento normal de los huesos y para la reproducción. Así mismo, participa en la formación de los cartílagos y del líquido sinovial (lubricante) de las coyunturas, y es necesario para la síntesis de los huesos.

El manganeso es fundamental para quienes sufren de anemia por deficiencia de hierro, y se requiere para la utilización de las vitaminas B_1 (tiamina) y E. Junto con las vitaminas del complejo B, el manganeso produce una sensación generalizada de bienestar. Además, contribuye a la producción de leche materna y es un elemento clave en la producción de las enzimas necesarias para oxidar las grasas y metabolizar las purinas, incluyendo el la enzima antioxidante (SOD).

La deficiencia de manganeso es muy rara, pero puede provocar aterosclerosis, confusión, convulsiones, problemas oculares y auditivos, alteraciones cardíacas, altos niveles de colesterol, hipertensión, irritabilidad, pérdida de memoria, contracciones musculares, daño pancreático, sudor abundante, aceleración del pulso, bruxismo, temblor y tendencia a presentar problemas de seno.

Fuentes

La mayor cantidad de manganeso se encuentra en el aguacate, las nueces y las semillas, el seaweed y los granos enteros. Este mineral también se encuentra en las blueberries, la yema de huevo, las legumbres, los guisantes secos, la piña y los vegetales de hoja verde. Entre las hierbas que contienen manganeso están alfalfa, raíz de burdock, catnip, chamomile, chickweed, dandelion, eyebright, semilla de fennel, fenugreek, ginseng, hops, horsetail, lemongrass, mullein, perejil, peppermint, raspberry, red clover, rose hips, wild yam, yarrow y yellow dock.

Molibdeno (Molybdenum)

Este mineral esencial se requiere en cantidades supremamente pequeñas para el metabolismo del nitrógeno. Interviene en las etapas finales de la conversión de las purinas en ácido úrico. Promueve la función celular normal y es uno de los componentes de la enzima metabólica xantin oxidasa. El molibdeno se encuentra en el hígado, los huesos y los riñones. Un bajo consumo de este mineral se relaciona con cáncer y con dolencias de la boca y las encías. La deficiencia de molibdeno puede producir impotencia en los hombres mayores. Las personas cuya dieta es rica en alimentos refinados y procesados corren el riesgo de presentar deficiencia de este mineral.

Fuentes

El molibdeno se encuentra en los fríjoles, granos de cereal, legumbres, guisantes y vegetales de hoja verde oscura.

Comentarios

El calor y la humedad alteran los efectos del molibdeno en suplemento. Un alto consumo de azufre disminuye el nivel de molibdeno. Cantidades demasiado altas de molibdeno interfieren con el metabolismo del cobre.

Advertencia

No tome más de 15 miligramos diarios de molibdeno. Dosis más altas pueden producir gota.

Potasio (Potassium)

Este mineral es importante para la salud del sistema nervioso y para la regularidad de la frecuencia cardíaca. El potasio ayuda a prevenir el derrame cerebral, contribuye a la correcta contracción muscular y, junto con el sodio, controla el equilibrio hídrico del organismo. El potasio desempeña un papel importante en las reacciones químicas que se llevan a cabo en el interior de las células, y contribuye a la estabilidad de la presión arterial y a la transmisión de los impulsos electroquímicos. Un estudio realizado en 1997 que revisó estudios anteriores mostró que la baja ingesta de potasio puede ser un factor significativo en la aparición de presión arterial alta. Así mismo, este mineral regula el paso de los nutrientes a través de las membranas celulares. Se ha visto que esta función del potasio disminuye con la edad, lo cual explica, en parte, los problemas circulatorios, el letargo y la debilidad que con frecuencia experimentan las personas de edad avanzada. Junto con el magnesio, el potasio puede prevenir las piedras de calcio-oxalate en el riñón.

Entre las señales de deficiencia de potasio están resequedad anormal de la piel, acné, escalofríos, alteración cognoscitiva, estreñimiento, depresión, diarrea, disminución de los reflejos, edema, nerviosismo, sed insaciable, frecuencia cardíaca fluctuante, intolerancia a la glucosa, alteración del crecimiento, colesterol alto, insomnio, presión arterial baja, fatiga y debilidad musculares, náuseas y vómito, dolores de cabeza periódicos, proteinuria (exceso de proteína en la orina), insuficiencia respiratoria y retención de sal.

Fuentes

Entre los alimentos que son fuente de potasio están los productos lácteos, el pescado, las frutas, las legumbres, la carne, las aves de corral, los vegetales y los granos enteros. Se encuentra específicamente en albaricoque, aguacate, banano, blackstrap molasses, brewer's yeast, brown rice, dátiles, dulse, higos, frutas secas, ajo, nueces, papa, raisins, espinaca, winter squash, torula yeast, wheat bran, yams y yogur. Catnip, hops, horsetail, nettle, plantain, red clover, sage y skullcap son algunas de las hierbas que contienen potasio.

Comentarios

Las enfermedades de los riñones, la diarrea y el uso de diuréticos y laxantes alteran el nivel del potasio. El tabaco y la cafeína reducen su absorción. Comer regaliz (licorice) en abundancia durante mucho tiempo puede debilitar la absorción del mineral por el organismo.

El potasio se requiere para la secreción hormonal. La secreción de las hormonas del estrés disminuye la relación entre el potasio y el sodio tanto en el interior como en el exterior de las células. Por tanto, el estrés aumenta la necesidad de potasio que tiene el organismo.

Selenio (Selenium)

La función principal del selenio es inhibir la oxidación de los lípidos (grasas) como componente de la enzima glutatión peroxidasa. Es un antioxidante vital, especialmente al combinarse con vitamina E. El selenio protege el sistema inmunológico previniendo la formación de radicales libres, los cuales pueden ocasionarle daño al organismo (*ver* ANTIOXIDANTES en la Primera Parte). Juega un papel importante en la regulación de la hormona tiroidea y en el metabolismos de las grasas. También se ha descubierto que evita la formación de ciertas clases de tumores. Según un estudio, los varones que tomaron 200 microgramos diarios de selenio a lo largo de un periodo de diez años presentaron la mitad de riesgo de contraer cáncer de pulmón, próstata y colonorrectal que quienes no lo tomaron.

El selenio y la vitamina E actúan sinérgicamente para ayudar a producir anticuerpos y conservar la salud del corazón y el hígado. Este microelemento es necesario para el funcionamiento del páncreas y la elasticidad de los tejidos. En combinación con vitamina E y cinc alivia las molestias causadas por la hipertrofia de la próstata. Los suplementos de selenio protegen el hígado cuando existe cirrosis alcohólica. Investigaciones desarrollados en la Universidad de Miami indican que tomar suplementos de selenio puede aumentar la expectativa de vida de los pacientes de SIDA, ya que ello aumenta las tasas de glóbulos rojos y blancos en la sangre. También ofreció buenas perspectivas para el tratamiento de la artritis, enfermedades cardiovasculares, infertilidad masculina, cataratas, SIDA y la presión arterial alta. El selenio se incorpora en más de veinticinco proteínas llamadas selenoproteínas, las cuales juegan un papel clave en diversas funciones corporales, desde la activación de la hormona tiroidea hasta la regeneración de la vitamina C.

La deficiencia de selenio se ha vinculado al cáncer y a algunas enfermedades cardíacas. También se ha encontrado una relación entre la deficiencia de este antioxidante y el agotamiento, alteración del crecimiento, altos niveles de colesterol, infecciones, alteraciones del hígado, insuficiencia pancreática y esterilidad. Algunos opinan que la carencia de selenio está ligada a varias enfermedades infecciosas como las nuevas cepas de la influenza o el virus de Ébola, que se desarrollarían por la interacción de un virus en rápida mutación con personas afectadas de deficiencias de selenio en lugares como África y China, donde los campos de cultivo son muy pobres en este mineral.

Fuentes

Dependiendo del contenido de selenio del suelo en el cual se cultivan los alimentos, este micromineral se puede encontrar en la carne y en los granos. Como el suelo de Nueva Zelandia es pobre en selenio, el tejido muscular — incluido el del músculo cardíaco — del ganado vacuno y lanar criado en ese país ha sufrido daño. No obstante, el consumo humano de selenio en Nueva Zelandia es adecuado gracias a la importación de trigo de Australia. La mayor parte de la tierra de cultivo de los Estados Unidos es pobre en selenio, lo cual da por resultado productos agrícolas con deficiencias de este mineral.

El selenio se encuentra en los siguientes alimentos: nueces de Brasil, brewer's yeast, bróculi, brown rice, pollo, productos lácteos, dulse, ajo, kelp, hígado, molasses, cebolla, salmón, mariscos, torula yeast, atún, vegetales, germen de trigo y granos enteros. Entre las hierbas que contienen selenio están: alfalfa, raíz de burdock, catnip, cayenne, chamomile, chickweed, semilla de fennel, fenugreek, ajo, ginseng, berry de hawthorn, hops, horsetail, lemongrass, milk thistle, nettle, oat straw, perejil, peppermint, hojas de raspberry, rose hips, zarzaparrilla, uva ursi, yarrow y yellow dock.

Comentarios

Tomar hasta 200 microgramos diarios — la mitad de la dosis máxima permitida — es seguro para la mayoría de las personas.

Advertencias

Entre los síntomas de selenosis (exceso de selenio) están la artritis, uñas quebradizas, mal aliento (olor a ajo), trastornos gastrointestinales, pérdida de cabello, irritabilidad, mal funcionamiento de riñones e hígado, sabor metálico en la boca, palidez, erupciones cutáneas, caída de los dientes y piel amarillenta. A menos que su médico lo prescriba, no debe tomar al día más de 400 microgramos. Una onza de nueces de Brasil puede contener hasta 544 microgramos. Si toma suplementos de selenio no coma este tipo de nueces. Las mujeres embarazadas no deben tomar más de 40 microgramos en suplementos de selenio al día ni comer nueces de Brasil.

Silicio (Silicon)

El silicio es el segundo elemento más abundante en el planeta, después del oxígeno. Es necesario para la formación del colágeno de los huesos y del tejido conectivo; para tener uñas, piel y cabello saludables, y para la absorción del calcio en las primeras etapas de la formación de los huesos. El silicio también se requiere para la flexibilidad de las arterias y desempeña un papel preponderante en la prevención de las enfermedades cardiovasculares. Este mineral contrarresta los efectos del aluminio en el organismo y es importante para prevenir la enfermedad de Alzheimer y la osteoporosis. Así mismo, estimula el sistema inmunológico e inhibe el proceso de envejecimiento en los tejidos. Como los niveles de silicio disminuyen con la edad, las personas de edad avanzada necesitan consumir este mineral en mayor cantidad.

Fuentes

Entre los alimentos que contienen silicio están: alfalfa, remolacha, brown rice, salvado de arroz, rice hulls y rolled oats, bell peppers, soya, vegetales de hoja verde, granos enteros y la hierba horsetail.

Comentarios

El silicio se encuentra normalmente en forma de sílica, un compuesto de silicio y oxígeno también conocido como dióxido de silicio (SiO_2). Parece ser que una forma de silicio llamada ácido silícico (en realidad se llama ácido ortosilícico u OSA, según sus siglas en inglés), es extremadamente absorbente y útil como agente de transporte del silicio en el organismo. Dos buenas fuentes de silicio son Body Essential Silica Gel, de Anton Huebner GmbH y BioSil, de Jarrow Formulas. BioSil contiene OSA y Body Essentials contiene gel de sílica. El boro, el calcio, el magnesio, el manganeso y el potasio son necesarios a que la utilización del silicio sea eficaz.

Sodio (Sodium)

El sodio se requiere para mantener un adecuado equilibrio hídrico y un correcto pH sanguíneo. También se necesita para el funcionamiento del estómago, los nervios y los músculos. A pesar de que la deficiencia de sodio en el organismo es poco frecuente (el nivel de sodio de la mayoría de la gente es adecuado, aunque también puede ser excesivo), se puede presentar. Esta condición afecta más que todo a quienes toman diuréticos para la presión arterial alta, especialmente cuando al mismo tiempo siguen una dieta baja en sodio. Algunos expertos calculan que hasta el 20 por ciento de las personas de edad avanzada que toman diuréticos presentan insuficiencia de sodio. En trastornos como la fibromialgia, los estudios muestran que puede ser necesario tomar cantidades moderadas de sodio (se recomienda la sal marina). Entre los síntomas de esta deficiencia están cólicos abdominales, anorexia, confusión mental, deshidratación, depresión, vahídos, fatiga, flatulencia, alucinaciones, dolores de cabeza, palpitaciones cardíacas, alteración del sentido del gusto, letargo, presión arterial baja, problemas de memoria, debilidad muscular, náuseas y vómito, mala coordinación, infecciones recurrentes, convulsiones y pérdida de peso. El consumo excesivo de sodio puede ocasionar edema, presión arterial alta, deficiencia de potasio y enfermedades del hígado y los riñones.

Fuentes

Prácticamente todos los alimentos contienen sodio.

Comentarios

Para disfrutar de una buena salud debe existir un adecuado equilibrio entre el potasio y el sodio. Como la mayoría de la gente consume demasiado sodio, es natural que también necesite más potasio. Un desequilibrio entre el sodio y el potasio puede conducir a enfermedades del corazón.

Vanadio (Vanadium)

El vanadio es necesario para el metabolismo celular y para la formación de huesos y dientes. Desempeña un papel de importancia en el crecimiento y la reproducción, e inhibe la síntesis de colesterol. Se ha demostrado que el vanadio tiene la capacidad de mejorar el aprovechamiento de la insulina, mejorando así la tolerancia a la glucosa. Su deficiencia se relaciona con enfermedades cardiovasculares y renales, con alteración de la capacidad reproductiva y con aumento de la mortalidad infantil. El vanadio no se absorbe con facilidad. Los atletas pueden necesitar más cantidades de este micromineral.

Fuentes

El vanadio se encuentra en el dill, el pescado, las aceitunas, la carne, los rábanos, los snap beans, los aceites vegetales y los granos enteros.

Comentarios

Al parecer, existe una interacción entre el vanadio y el cromo. Por esta razón, los suplementos de cromo y de vanadio se deben tomar en momentos distintos del día. El tabaco reduce la absorción del vanadio.

Yodo (Iodine)

El yodo, que sólo se necesita en cantidades ínfimas, ayuda a metabolizar el exceso de grasa y es importante para el desarrollo físico y mental. También se requiere para la salud de la glándula tiroides y para prevenir el bocio, una inflamación glandular anormal que apenas se ve actualmente. En algunas áreas rurales aisladas del país, al carecer el terreno de yodo (o ser muy escaso) y no alimentar al ganado con compuestos, hubo comunidades que sufrieron este trastorno. La deficiencia de yodo en los niños puede producir retardo mental. Además, la deficiencia de este micromineral se ha relacionado con el cáncer de seno y con fatiga, hipotiroidismo neonatal y aumento de peso. Un consumo excesivo de yodo (a veces incluso de 750 microgramos al día) puede inhibir la secreción de la hormona tiroides y producir sabor a metal y úlceras en la boca, tumefacción de las glándulas salivales, diarrea y vómito.

Fuentes

Alimentos ricos en yodo son: productos lácteos (debido a los alimentos compuestos dados al ganado que vienen suplementados con yodo), sal yodada, mariscos, pescado de agua salada y kelp. También contienen yodo los espárragos, el dulse, el ajo, los lima beans, los hongos, la sal de mar (que ofrece su propio equilibrio natural de minerales), las semillas de sesame, la soya, la espinaca (*ver* Comentarios más adelante), el summer squash, el Swiss chard y las hojas de nabo.

Comentarios

Algunos alimentos bloquean la absorción del yodo por parte de la glándula tiroides cuando se consumen crudos y en gran cantidad. Entre esos alimentos están: col de Bruselas, cabbage, coliflor, kale, durazno, pera, espinaca y nabo. Si su glándula tiroides es poco activa, restrinja el consumo de estos alimentos.

Aire (Air)

INTRODUCCIÓN

El aire es lo que respiramos. Está compuesto enteramente de nitrógenos, oxígeno, argón, dióxido de carbono, algo de vapor de agua y minúsculas cantidades de gases inertes como kriptón, neón y helio. La parte esencial para la vida es el oxígeno, que constituye más o menos el 21 por ciento del aire. El nitrógeno es el 78 por ciento y el argón menos del 1 por ciento. El resto de los gases se encuentran en cantidades muy pequeñas, medidas en partes por millón. El vapor de agua puede existir en cantidades diversas (0 a 5 por ciento) en cualquier lugar, dependiendo de la temperatura del aire y otros factores. Sin ponernos muy técnicos, basta con decir que a medida que la temperatura del aire sube, aumenta su capacidad para acumular vapor de agua.

Entre los componentes menos "ortodoxos" hay partículas, vapores químicos, metano, dióxido de azufre, óxidos de nitrógeno, amoniaco y monóxido de carbono. Las cantidades de estas sustancias varían de un lugar a otro y, en general, se consideran contaminantes del aire.

¿QUÉ ES LA CONTAMINACIÓN ATMÓSFERICA?

La contaminación atmosférica es básicamente la polución del aire causada por la descarga de sustancias dañinas al medio ambiente. Puede causar problemas de salud de forma inmediata, como quemazón en los ojos y nariz, picor e irritación de garganta y/o dificultades respiratorias. La exposición prolongada a algunos de las sustancias y partículas encontradas en el aire contaminado pueden causar cáncer, defectos congénitos y daños al cerebro y al sistema nervioso, además de lesiones en los pulmones y las vías respiratorias. Se sospecha que el polvo y las partículas emitidas por las chimeneas fabriles, y especialmente las provenientes de los vehículos y maquinaria diesel, son responsables del aumento constante de muertes por infarto cardíaco, ya que limitan la capacidad del corazón para mantener su ritmo. Tanto los más jóvenes como las personas ancianas son las que más sufren los efectos de la contaminación atmosférica, aunque también hay que tener en cuenta la duración de la exposición y la concentración de los químicos contaminantes. En grandes cantidades, ciertas sustancias pueden causar lesiones graves e incluso la muerte inmediata.

La contaminación atmosférica también daña el medio ambiente y las infraestructuras. Árboles, lagos, cosechas y animales (domésticos y salvajes), así como edificios, puentes, monumentos y otras construcciones hechas por el hombre se ven afectados por la contaminación del aire. Es casi seguro que esta contaminación es responsable del deterioro de la capa de ozono que rodea la tierra. Esto hace que sea más fácil que entre la radiación peligrosa del sol, con el consiguiente aumento de los casos de cáncer, defectos congénitos y otras lesiones a lo largo y ancho del globo.

El smog es un tipo de contaminación a gran escala causado por las reacciones químicas del aire. La contaminación en al aire que respiramos en los espacios interiores es casi tan grave como la de la atmósfera. En los Estados Unidos, la mayoría de la gente se pasa entre el 80 y 90 por ciento de su tiempo en espacios cerrados. Parece increíble, pero es así si uno hace cálculos. Vivimos en edificios sellados, las escuelas adonde van nuestros hijos están selladas, vamos al trabajo en autos con aire acondicionado y nos pasamos el día trabajando en oficinas selladas. No es de extrañar que la contaminación interior tenga un efecto tan grande en nuestra salud. Ese efecto puede ser aún peor en los países norteños porque el clima obliga a la gente a permanecer adentro durante el invierno. Equipos de tratamiento del aire defectuosos, sistemas de aire acondicionado estropeados, diseño de edificios incorrecto, mal mantenimiento de los sistemas de aire y de calefacción, además de los gases provenientes de alfombras, pinturas, paneles, computadoras, fotocopiadoras y mobiliarios plásticos, todo ello contribuye a este problema cada vez más serio.

CONTAMINANTES PRINCIPALES

Hay miles de contaminantes potenciales. Algunos de los más importantes son los siguientes:

Monóxido de carbono (Carbon Monoxide)

El monóxido de carbono (CO) es incoloro, inodoro y venenoso. Una vez que se inhala, las moléculas del monóxido de carbono penetran en el torrente sanguíneo a través de los pulmones y se ligan con los glóbulos rojos, impidiendo que absorban oxígeno. Dado que las células del organismos necesitan oxígeno, esto crea serios problemas. En concentraciones bajas causa mareos, dolores de cabeza y fatiga. Si la exposición es muy alta, normalmente el resultado es fatal.

El monóxido de carbono proviene, en su mayor parte, de las emisiones de los vehículos a motor debido a la combustión incompleta, aunque una estufa de madera puede emitir muchísimo gas también.

Anhídrido carbónico (Carbon Dioxide)

El anhídrido carbónico (CO_2) es un gas invernadero que, normalmente, se encuentra en la atmósfera. Al respirar, por ejemplo, generamos CO_2 al expulsar el aire. Afortunadamente, las plantas que usan la fotosíntesis, necesitan el anhídrido carbónico para vivir, el cual respiran y, a cambio, expulsan oxígeno. Sin duda, es una buena relación para nosotros. Actualmente, la concentración atmosférica es de unas 360 partes por millón (ppm). Esto cambia con los lugares y las estaciones (es un poco mayor en verano). Esta concentración "natural", como se denomina, ha subido durante los últimos 11.000 años, desde el final de la última glaciación. Cuando las capas de hielo comenzaron a retroceder la concentración de CO_2 en el aire era de unos 220 ppm.

Los océanos

Los océanos contienen la mayor parte del CO_2 del planeta, al menos cincuenta veces más que el que hay en el aire y diez veces más que en todas las fuentes vegetales y minerales. Los patrones de circulación o megacorrientes transportan el CO_2 de arriba para abajo — la mayoría del CO_2 está en aguas muy frías y profundas — y hay un constante intercambio de este gas entre el océano y la atmósfera. Con el calentamiento de las aguas, los océanos están liberando más CO_2 en la atmósfera. A finales del siglo XVIII, el nivel de CO_2 atmosférico era de 280 partes por millón; en 1960 había subido hasta 315 ppm y actualmente es aproximadamente de 360 ppm. En los últimos cincuenta años, el CO_2 atmosférico ha ido aumentando al ritmo de 1 ppm/año, lo cual es un indicador de los procesos naturales que están teniendo lugar, pero también del aumento en el consumo de combustibles fósiles. ¿Por qué es importante esto? Porque el CO_2 es un gas invernadero y cuanto más vaya a la atmósfera, más aumentará la temperatura climática.

Clorofluorocarbonos (Chlorofluorocarbons, CFCs)

Los CFCs normalmente se conocen como freon y son de uso extremadamente frecuente en la industria, especialmente en los sistemas de aire acondicionado. Hay diversas variedades comerciales de freon, y todas ellas generan gases invernadero. La última variedad de freon usada extensamente es la denominada R134. Hay una variedad más antigua, llamada R12, que se utilizó como disolvente en los acondicionadores de aire durante los años 1990 (todavía se usa en algunos países). Cuando se liberan a la atmósfera, todas las variedades de freon acaban llegando hasta la estratosfera. A través de su reacción con otros químicos atmosféricos, el freon ha ido erosionando la capa de ozono, la cual nos protege contra los nocivos rayos ultravioleta (UV) solares. El resultado es el aumento de los cánceres de piel y otros problemas relacionados con el aumento de este tipo de radiación.

Además, el deterioro de la capa de ozono ha hecho que baje la temperatura de la estratosfera, y el diferencial de temperatura entre esta capa y la troposfera (la capa más cercana al suelo) ha provocado un aumento en la velocidad de los vientos, tantos estratosféricos como en superficie. Esto puede también afectar al cambio climático. Es un círculo vicioso en el que la temperatura estratosférica, más baja, influye en la reducción de la capa de ozono porque, al descender la temperatura, la capa de ozono naturalmente empequeñece.

Contaminantes atmosféricos peligrosos (Hazardous Air Pollutants, HAPs)

Se trata de una clase general de productos químicos que puede causar daños muy graves a la salud y al medio ambiente. Entre los efectos a la salud están el cáncer, defectos congénitos, trastornos del sistema nervioso, problemas respiratorios e, incluso, en altas concentraciones, la muerte. Existen literalmente miles de estos compuestos, y caso 200 de ellos han sido identificados como potencialmente peligrosos. La mayoría se fabrican en plantas químicas para su uso industrial o como productos intermedios para la elaboración de otros químicos. Ejemplos de estos químicos: acrolein, formaldehyde, acetaldehyde, beryllium y arsénico, entre otros. El mayor riesgo sigue viniendo de las emisiones diesel.

Plomo (Lead)

El plomo es un metal altamente tóxico que genera diversos problemas, especialmente trastornos neurológicos en niños pequeños. El plomo ya se ha eliminado de las gasolinas y de los productos de consumo, pero todavía hay pequeñas cantidades de metal en el ambiente debido a las pinturas y a la plomería, así como al polvo y la tierra contaminados por tantos y tantos años de emisiones. Afortunadamente, la cifra de niños con niveles de plomo elevados en la sangre ha bajado significativamente, de casi 4 millones en 1978 a unos 430.000 a mediados de los 1990. Puede obtener más información en el National Lead Information Center (NLIC): http://www.epa.gov/lead/nlic.htm.

Ozono (Ozone)

El ozono (O_3) es beneficioso sólo si se mantiene en la atmósfera, donde sirve para proteger a la tierra de los rayos UV del sol. Este tipo de oxígeno tiene tres átomos en vez de dos, es tóxico y puede dañar la salud, el medio ambiente, los árboles y las cosechas. También es corrosivo para muchos materiales. Normalmente, los problemas de salud más comunes derivados de la exposición al ozono incluyen irritación de las vías respiratorias, dolor de pecho, tos, mayor susceptibilidad a las infecciones pulmonares e incapacidad para recuperar la respiración. A nivel de superficie, el ozono proviene de la oxidación de compuestos orgánicos liberados naturalmente por la vegetación, de las emisiones de vehículos, descargas eléctricas (determinados motores — tipo *brush* — generadores, rayos) y de la combustión del carbón.

Óxidos de nitrógeno (Nitrogen Oxides)

Hay diversos óxidos de nitrógeno importantes (NOx; el subíndice "x" puede designar cualquier número de átomos de oxígeno) que afectan a la contaminación del aire. Estos compuestos de nitrógeno reaccionan con muchos compuestos orgánicos volátiles, tanto naturales como creados por el hombre, para crear lo que llamamos smog. El smog causa problemas respiratorios, tos e impide el correcto funcionamiento del sistema respiratorio. Otro efecto es la lluvia ácida, que destruye la vegetación y mata lagos. El uso de combustibles fósiles, bien sea gasolina en los automóviles o carbón y aceite en las centrales eléctricas es el principal generador de estos óxidos. Ante el aumento de la demanda energética, debemos pensar que las emisiones de NOx irán en aumento, con el consiguiente incremento del ozono y del smog.

Material particulado (Particulate Matter)

El término "material particulado" hace referencia a cualquier tipo de material sólido que flota en el aire en forma de polvo, humo o vapor y puede permanecer en suspensión durante un largo periodo de tiempo. Una de las principales causas de problemas pulmonares y respiratorios es precisamente la inhalación de estas partículas microscópicas. Las emisiones sólidas de los motores diesel son algunas de las más peligrosas de todo el arsenal de agentes contaminantes, simplemente teniendo en cuanta el tonelaje de los residuos emitidos. Nadie queda exento. La gente que vive en áreas urbanas tiene que soportar el tráfico y la contaminación industrial; las personas que habitan en zonas rurales no tienen tráfico que combatir pero deben enfrentarse al polvo del terreno, vapores químicos, fertilizantes y el polvo de la harina y los granos. Los procesos industriales — minería, construcción de carreteras y muchos otros — contribuyen significativamente al problema. Nuevos estudios sugieren que cada año mueren en los Estados Unidos 50.000 personas debido a la inhalación de estas partículas microscópicas. La Organización Mundial de la Salud estima que la cifra de muertos a nivel mundial por esta causa asciende a 2.8 millones al año. La gente con problemas respiratorios preexistentes está más predispuesta, lógicamente, a sentir los efectos de una mala calidad del aire. Otros muchos mueren por fallos cardíacos repentinos, que pueden ser debidos a cambios anormales en el ritmo cardíaco en respuesta a las demandas cambiantes. Cuando el aire está pesado con polvo y hollín, al corazón le cuesta más ajustar su ritmo. Los contaminantes penetran en los pulmones y reducen su capacidad, dependiendo del nivel particular. A mayor densidad particular, menor capacidad pulmonar. Se cree que las partículas más pequeñas son más nocivas que las más grandes.

Las partículas también suelen atraer otras sustancias como metales tóxicos, aerosoles ácidos y otros materiales de composiciones distintas a la suya. Por ejemplo, partículas africanas de polvo subsahariano han llegado hasta Arizona y Texas, causando problemas de asma a personas en esos estados y en toda la cuenca del Caribe.

Dióxido de azufre (Sulfur Dioxide)

El dióxido de azufre (SO_2) es un gas tóxico de olor acre muy fuerte producido al quemar carbón, normalmente en centrales o plantas eléctricas. Más del 65 por ciento, unas 13 millones de toneladas al año, proviene de las centrales eléctricas. Esto incluye las gran cantidad de centrales domésticas que han instalado filtros. A nivel mundial, el problema está prácticamente fuera de control. En China y otras partes de Asia las centrales térmicas de carbón ni siquiera están equipadas con los filtros más rudimentarios. Hay, además, otros procesos industriales, como los de las papeleras y fundiciones, que generan SO_2 (la gente sabe dónde están por el olor). Al igual que los óxidos de nitrógenos, el dióxido de azufre contribuye significativamente a la lluvia ácida y al smog. Al llover, los ácidos corrosivos, como el sulfuroso y el sulfúrico, que se forman en el aire pueden caer a la tierra y causar daños masivos a la fauna, flora, caudales de río y lagos. Asimismo, respirar esta sustancia causa problemas pulmonares; si la exposición es durante mucho tiempo (o periodos cortos pero con mayores dosis), el daño puede ser permanente.

Compuestos orgánicos volátiles (Volatile Organic Compounds, VOCs)

Existen muchos compuestos orgánicos volátiles. Los químicos volátiles forman vapores muy fácilmente a temperatura ambiente. Muchos de los VOCs que encontramos en el aire son naturales y son excretados por la vegetación como resultado de sus propios procesos normales. Otros no se encuentran en estado natural sino que proceden de escapes de plantas petroquímicas o de algún punto del proceso donde se utiliza el producto químico. La gasolina es un buen ejemplo: los vapores pueden escaparse en la refinería, durante su traslado al almacén, en la entrega al distribuidor o gasolinera o justo en la bomba, cuando se introduce el combustible en le tanque del vehículo,

Otros VOCs son benzene, uno de los químicos conocidos que más se usa, y disolventes como toluene, xylene y perchlorethylene, por citar algunos. Los VOCs salen a la atmósfera como producto de la combustión del carbón, gas natural, aceite e, incluso, la madera. Las emisiones vehiculares son una de las principales fuentes de VOCs, lo mismo que los vapores derivados de las colas, disolventes y pinturas industriales, además de muchos otros productos de consumo.

Agua (Water)

INTRODUCCIÓN

Los seres humanos pueden sobrevivir sin comida entre treinta y cuarenta días — unas cinco semanas — pero sin agua la vida se acabaría entre tres y cinco días. Aproximadamente el 70 por ciento del cuerpo humano promedio se compone de agua, aunque este porcentaje varía de una persona a otra, incluso entre diferentes partes del cuerpo. De hecho, el agua del organismo es responsable de casi todos los procesos corporales, como la digestión, la absorción, la circulación y la excreción, o interviene en ellos. El agua es también el medio de transporte fundamental de los nutrientes por todo el cuerpo y, en consecuencia, es necesaria para todas las funciones estructurales del organismo. El agua ayuda a conservar la temperatura normal del cuerpo y es esencial para extraer del organismo el material de desecho. Por tanto, es muy importante reemplazar el agua que continuamente se pierde a través del sudor y la eliminación. La reducción del nivel de agua en el organismo hace que baje la cantidad de sangre. Esto provoca que el hipotálamo, el *centro de sed* del cerebro, envíe una señal de que necesita beber. Esto causa un ligero aumento en la concentración de sodio en la sangre. Todos estos cambios ponen en marcha la sensación de sed. Desgraciadamente, las personas normalmente sólo consumimos suficiente líquido para remojar la garganta o saciar esa sed momentánea, no para suplir toda la pérdida de agua del organismo. El resultado puede ser la deshidratación. Al mismo tiempo, la reserva corporal de agua va disminuyendo con la edad. Por eso es importante beber incluso cuando no se tiene sed. El agua de calidad es beneficiosa para prácticamente todos los trastornos conocidos al hombre. Los trastornos intestinales y de vejiga, así como los dolores de cabeza pueden aliviarse bebiendo agua. Si no se consume suficiente agua el cuerpo va acumulando toxinas y aparecen dolores de cabeza. El agua ayuda a expulsar las toxinas.

Otros trastornos que pueden aliviarse simplemente tomando un buen vaso de agua son: ataques de ansiedad, intolerancia a ciertos alimentos, ardor de estómago y "estómago ácido", dolores musculares, colitis, calentones de la menopausia y muchos otros. El síndrome de fatiga crónica (CFS según sus siglas en inglés) es otro trastorno que requiere ingerir mucha agua diariamente para eliminar las toxinas y otras sustancias que contribuyen a los dolores musculares y a sentir fatiga extrema. Sin agua nos envenenaríamos con los desechos que genera nuestro propio organismo. Los riñones eliminan toxinas como ácido úrico, urea y ácido láctico; todos ellos se disuelven en agua. Si no tenemos agua suficiente en el cuerpo para disponer de estas sustancias nuestros riñones se puede dañar. La digestión y el metabolismo también dependen en gran medida del agua para ciertas reacciones enzimáticas y químicas. El agua transporta nutrientes y oxígeno a las células por medio de la sangre y participa en la regulación de la temperatura corporal a través de la respiración. El agua es particularmente importante para quienes sufren problemas músculo-esqueletales, como la artritis, y para las personas atléticas, ya que lubrica las articulaciones. El tejido pulmonar debe mantenerse húmedo para facilitar el consumo de oxígeno y la eliminación de dióxido de carbono; y el agua es esencial en ese proceso. Aproximadamente perdemos una pinta de líquido al día en la exhalación. Si no consumimos suficiente agua para mantener el equilibrio de fluidos, ponemos en peligro todas las funciones del organismo. Y a mayor actividad, más agua se necesita para mantener un nivel equilibrado de agua. El consumo insuficiente de agua puede contribuir a un exceso de grasa en la sangre; a un tono muscular pobre; a tener problemas digestivos; al funcionamiento deficiente de mucho órganos, entre ellos el cerebro; a tener dolores de las articulaciones y de los músculos y, paradójicamente, a la retención de agua. Beber mucha agua de calidad puede demorar el proceso de envejecimiento y prevenir o mejorar: la artritis, cálculos renales, estreñimiento, arterioesclerosis, obesidad, glaucoma, cataratas, diabetes, hipoglicemia y muchas otras enfermedades. No es cara y usted debería notar la diferencia muy pronto. Pero debe tomar por lo menos diez vasos de agua de buena calidad al día, de 8 onzas cada uno (80 onzas).

Obtener agua de buena calidad parecería ser una tarea sencilla. Sin embargo, el consumidor promedio se puede confundir porque el agua tiene varias clasificaciones. Esta sección le ayudará a entender lo que significan las clasificaciones más conocidas y la manera en que cada una favorece o perjudica al organismo.

TAP WATER (AGUA DE USO DOMÉSTICO)

El agua que sale por los grifos de los hogares normalmente tiene un origen superficial (agua que ha brotado de pozos, manantiales, arroyos, ríos y lagos, y que ha sido colectada en represas) o un origen subterráneo (agua que se ha infiltrado en el terreno formando mantos acuíferos de donde se extrae por medio de pozos). Aproximadamente la mitad de este agua en EE.UU. proviene de lagos, ríos y otras fuentes superficiales. Los acuíferos subterráneos y pozos municipales suministran el 35 por ciento del agua doméstica mientras que el restante 15 por ciento viene de pozos privados.

LA SEGURIDAD DEL AGUA DE USO DOMÉSTICO

La mayoría de la gente asume que al abrir el grifo de la cocina obtiene agua limpia, segura y sana. Desgraciadamente no es siempre así. Sea cual sea la fuente original, ese agua corre el riesgo de contener diversos tipos de impurezas y puede estar llena de químicos y productos inorgánicos que el organismo no puede procesar.

Algunas de las sustancias indeseables (radón, flúor, arsénico, hierro, plomo, cobre y otros metales pesados) pueden aparecer naturalmente. Otros contaminantes, como fertilizantes, amianto, cianidos, herbicidas, pesticidas y químicos industriales pueden penetrar en el agua subterránea a través de la tierra o en el agua ya distribuída por los restos dejados por cañerías y canales. Muchos de estos productos están relacionados con el cáncer y otras enfermedades. Además, el agua también puede contener contaminantes de origen biológico, como virus, bacterias y parásitos. No sólo eso, hay muchas otras sustancias que se añaden intencionalmente al agua doméstica para matar las bacterias, ajustar el pH y hacerla menos turbia, entre otras razones. Las sustancias añadidas suelen ser cloro, flúor, carbono, lima, fosfatos, ceniza de soda (soda ash) y sulfato de aluminio. Según los Centros para el control y la prevención de las enfermedades (Centers for Disease Control and Prevention, CDC), en EE.UU. todos los años hay más de 1 millón de personas que enferman por beber agua contaminada, y 900 mueren por enfermedades derivadas del consumo de agua. Incluso si el nivel individual de cada sustancia está dentro de los límites "permisibles", el total puede ser nocivo para la salud. Y puede que los pozos privados no estén regulados excepto en el ámbito local.

Actualmente la principal preocupación respecto a la calidad del agua se centra en el cloro, el arsénico, la atracina y otros compuestos como los triacenos, el perclorato, los pesticidas organofosfáticos, los trihalometanos, el plomo, parásitos y herbicidas como el acetoclor. El cloro lleva muchos años añadiéndose al suministro de agua para matar las bacterias. Sin embargo, actualmente los niveles de cloro en el agua pueden ser muy altos, y algunos derivados del cloro son carcinógenos. Por ello, la Agencia Medioambiental de los Estados Unidos (EPA según sus siglas en inglés), está evaluando diversas medidas para reducir el nivel de cloro en el agua potable, aunque con oposición de diversos grupos asociados a la industria.

Los pesticidas presentan un riesgo en cualquier zona donde el agua potable se extrae del subsuelo. Hay fundadas sospechas de que estos productos químicos causan o contribuyen a un aumento de las incidencias de cáncer, especialmente cáncer de seno. Las zonas agrícolas son las más afectadas por este problema. Se trata de productos muy tenaces. Los restos de pesticidas usados hace décadas pueden estar presentes en el agua que bebemos hoy en día y afectar a nuestra salud.

Aunque se pensaba que el problema de las bacterias y los parásitos en el agua, especialmente el parásito llamado *cryptosporidium*, era propio de países no desarrollados, cada vez se observa una mayor incidencia en EE.UU. En abril de 1993, unas 370.000 personas en el área de Milwaukee, Wisconsin, se vieron afectadas por el parásito *cryptosporidium parvum* a través del suministro de agua potable. Miles sufrieron diarrea y hasta 100 personas perdieron la vida por este brote. Los niveles "inaceptables" de este organismo, probablemente procedente de la filtración de agua desde las tierras de cultivo, hizo que los residentes de Milwaukee tuvieran que hervir el agua antes de su consumo. Ese mismo parásito ha generado una viva controversia en Nueva York. Muchas personas que sufren de sistemas inmunológicos débiles alegan estar enfermos por la criptosporidia existente en el suministro de agua potable, a pesar de que las autoridades insisten en que el agua es segura. Para quienes sufren de SIDA o de HIV, este parásito puede ser letal.

El cloro que se añade al agua para matar las bacterias no es eficaz para eliminar estos organismos. Junto a la criptosporidiasis, también la giardiasis es causada por un parásito intestinal y puede contraerse bebiendo agua, sin más. Al igual que la criptosporidia, la giardia resiste los efectos del cloro (ha habido brotes en zonas donde se añade cloro al agua) y es muy peligrosa para quienes tienen un sistema inmunológico debilitado. De hecho, debido a esta preocupación precisamente, los CDC y la EPA han emitido sugerencias para que las personas con sistemas inmunológicos debilitados hiervan el agua al menos un minuto antes de usarla, utilicen un filtro o consuman agua embotellada. Más de la tercera parte de las redes públicas de suministro de agua han recibido citaciones por incumplir los requisitos de seguridad exigidos por la EPA para el tratamiento, monitoreo e información. La institución Center for Study of Responsive Law, del activista en pro de los consumidores Ralph Nader, publicó en 1988 un estudio titulado "Troubled Waters on Tap: Organic Chemicals in Public Drinking Water Systems and the Failure of Regulation" en el que se identificaban más de 2.100 contaminantes en el agua potable de EE.UU. Aunque ese libro pueda estar un poco desfasado, la lista mantiene su vigencia. Según un estudio dado a conocer en 1995, 54 millones de estadounidenses bebían agua contaminada por heces, radiación, plomo y parásitos peligrosos.

Si usted recibe su agua de un suministrador municipal, esa compañía ahora tiene la obligación legal de enviar una evaluación de la calidad del agua en el que se incluya información sobre el origen del agua, los posibles contaminantes encontrados en ella y cualquier otro riesgo asociado a las sustancias contenidas en el agua. Este informe debe ser remitido a los clientes anualmente junto con la factura del consumo de agua. Las valoraciones de la calidad del agua de muchos municipios pueden encontrarse en el sitio Web del National Resources Defense Council: www.nrdc.org.

El mayor problema es que aunque los municipios cumplan la normativa de la EPA, estas regulaciones son muy débiles y se han elaborado de forma que es muy fácil cumplirlas. Por ejemplo, según los estudios más recientes, cualquier rastro de arsénico en el agua potable es peligroso. Los niveles promedio de arsénico en el agua de beber rondan las 5 partes por billón (ppb). Sin embargo, el límite de la EPA es de 50 ppb (pronto será de 10 ppb: cuanto menor sea la cantidad, mejor es el control). La Academia Nacional de las Ciencias (National Academy of Sciences) considera que incluso 10 pbb generan 1 posibilidad entre 333 de producir cáncer potencialmente mortal. Esto es treinta veces más alto que el límite fijado por la propia EPA para marcar lo que es un riesgo aceptable.

Sea cual sea el origen del agua que usted beba, es importante que sepa distinguir las señales de un agua poco sano. Si viene turbia u oscura, por ejemplo. A veces el cloro causa ese enturbiamiento pero se suele aclarar si se deja reposar un momento, mientras que si viene turbia por bacterias o sedimentos, ese tono se mantiene aún en reposo. La formación de espuma puede ser causada por contaminación bacteriana, por sedimentos o partículas flotantes, así como por jabones o detergentes. Las bacterias se destruyen hirviendo el agua durante cinco minutos, mientras que los sedimentos se asientan si se deja reposar el agua durante varias horas. El repentino aroma o gusto extraño de un agua que antes era normal puede significar que hay contaminación química. Pero hay que tener en cuenta que muchos productos tóxicos que llegan al agua no la hacen cambiar de gusto, olor ni apariencia

Comparación entre agua dura y agua blanda

El agua dura, que se encuentra en varias partes de los Estados Unidos, contiene concentraciones relativamente altas de los minerales calcio y magnesio. La presencia de estos minerales impide que el jabón haga espuma, y genera sedimentos peliculares que se depositan en el cabello, la ropa, las tuberías, las vajillas y cualquier cosa que entre en contacto frecuente con el agua. El agua dura también afecta al sabor. Esta clase de agua es molesta y, aunque algunos estudios han revelado que el número de muertes por enfermedades del corazón es menor en áreas donde el agua potable es dura, nosotros consideramos que el calcio del agua dura no es beneficioso para el corazón, las arterias ni los huesos. El calcio y el magnesio provechosos para el organismo son los que se encuentran *dentro* de esas estructuras. Infortunadamente, el calcio y los demás minerales que contiene el agua dura se depositan *fuera* de esas estructuras.

El agua blanda puede tener esta característica desde su origen, o puede ser agua dura tratada para retirarle el calcio y el magnesio. Los sistemas tradicionales para ablandar el agua emplean presión para pasar el agua a través de los medios de intercambio, cambiando los iones "duros" del calcio y del magnesio por los iones "blandos" del potasio y sodio. La mayoría emplean para ello cloruro sódico o cloruro de potasio. La principal ventaja de ablandar el agua es la mayor limpieza del agua y la menor acumulación de minerales en las tuberías de los hogares y en los equipamientos. Un problema potencialmente grave del agua ablandada artificialmente es que tiene más probabilidades que el agua dura de disolver el recubrimiento interior de las tuberías. Esto representa una seria amenaza cuando las tuberías son de plomo. También representan una amenaza las tuberías plásticas y galvanizadas que contienen cadmio, un metal pesado tóxico. Aunque esta clase de tuberías prácticamente ya no se utilizan en la construcción, muchas edificaciones viejas que no se han renovado aún las conservan. Sin embargo, también pueden constituir un problema los desprendimientos de las tuberías de cobre que se utilizan en la actualidad. Niveles peligrosos de cobre, hierro, cinc y arsénico pueden desprenderse de las tuberías de cobre y contaminar el agua ablandada. Otro problema potencial con el agua ablandada es que puede afectar a quienes sufren de los riñones. Al tener que restringir su consumo de potasio, los sistemas de ablandamiento del agua basados en potasio pueden resultar peligrosos para estos enfermos.

Fluorización (Fluoridation)

Durante mucho tiempo ha existido controversia acerca de si al agua potable se le debe agregar fluoride. Como consta en el Congressional Record de 1961, en esa época ya se consideraba que el fluoride presente en los sistemas de suministro de agua de nuestro país era un veneno letal. Los partidarios de agregarle fluoride al agua sostienen que éste es un producto natural que no sólo ayuda a desarrollar los huesos y los dientes, sino a mantenerlos fuertes. En cambio, los opositores de este procedimiento argumentan que cuando se consume regularmente agua fluorizada se acumulan en el organismo niveles tóxicos de fluorine (fluor) — la sustancia venenosa de la cual se deriva el fluoride — y le causan un daño irreparable al sistema inmunológico. La Comisión de Investigación Delaney del Congreso, organismo gubernamental encargado de monitorear los aditivos y otras sustancias de los alimentos, ha manifestado que "la fluorización es un medicamento masivo sin paralelo en la historia de la medicina".

Por lo pronto, no existen pruebas científicas de que el agua fluorinada fortalezca los huesos y los dientes. No obstante, se sabe que el uso habitual de fluoride conduce a numerosos problemas de salud, entre ellos osteoporosis y osteomalacia, y que daña los dientes y los mancha. El fluoride nunca se encuentra en la naturaleza en su forma elemental porque es muy reactivo, pero otros compuestos sí pueden darse. Además, son componentes altamente tóxicos; tanto es así que se utilizan en insecticidas y en raticidas. A pesar de que la forma natural del fluoride, el fluoruro de calcio, no es tóxico, no se utiliza para fluorizar el agua. El fluoride sódico (NaF), el fluoride stannous (SnF_2) y el monofluorofosfate sódico

MTBE y el agua potable

Desde 1979 se añade methyl tertiary-butyl ether (MTBE) a la gasolina para aumentar su contenido de oxígeno. Ocupó el lugar del plomo para aumentar el octanaje y se suponía que iba a reducir las emisiones de smog y de monóxido de carbono a la atmósfera. La ley Clean Air Act de 1990 requería el uso de gasolina reformulada o RFG, según sus siglas en inglés, en ciertas partes del país con el objetivo de reducir la contaminación aérea en esas áreas. La RFG constituye el 30 por ciento de la gasolina que se vende en EE.UU. y el MTBE se añade actualmente a más del 80 por ciento del combustible RFG.

Según un informe muy alarmante dado a conocer por el programa de la cadena CBS *60 minutes* el 16 de enero de 2000, esta medida para mejorar el aire ha logrado que los estadounidenses tengan, irónicamente, otra razón más para preocuparse por su suministro de agua. El MTBE lleva tiempo penetrando en nuestras redes de suministro de agua, tanto de superficie como del subsuelo, a un ritmo que da miedo. Ha aparecido en 592 muestras de agua torrencial recogidas en dieciséis ciudades durante 1991 y 1995. Las fuentes principales del MTBE que acaba en los sistemas de suministro de agua son los depósitos de gasolina y los pantanos, lagos de agua potable y ríos donde se permite el uso de embarcaciones de agua recreacionales. Menos de una décima parte de un galón (unas 12 onzas) de MTBE puede contaminar 13 millones de galones de agua potable. Se estima que todos los años entran en el suministro de agua, sin quemarse, más de 1 millón de galones como resultado del uso de estas embarcaciones.

Existen pocos estudios sobre este químico, pero los que hay indican que el MTBE es probablemente inmunodepresor y carcinógeno. Esto último ha quedado demostrado en pruebas hechas con ratas. Hasta ahora se han cerrado diversas redes de suministro de agua potable en California, Nueva York, Maine, Pensilvania, Connecticut y Rhode Island debido a estar contaminadas con MTBE (hervir el agua no elimina el contaminante). Aún sin beber agua contaminada por MTBE se pueden tener problemas. Este agente químico puede absorberse por la piel al ducharse o inhalarse como vapor en el aire. Entre los efectos de inhalar MTBE están dolores de cabeza, quemazón en nariz y garganta, vahídos, náusea, asma y trastornos respiratorios. Todavía no se han documentado los posibles efectos nocivos para la fauna silvestre.

La EPA sólo recientemente ha considerado hacer obligatorio un test para comprobar la contaminación por MBTE en el agua potable. Pero lo más probable es que hasta 2010 este organismo no tome ninguna determinación respecto a su uso futuro.

(Na_2PO_3F) también se añaden a la pasta de dientes para prevenir la caída de los dientes.

Actualmente, más de la mitad de las ciudades de los Estados Unidos fluorizan sus sistemas de abastecimiento de agua. Muchos estados lo exigen. Aunque gran cantidad de padecimientos y enfermedades se han relacionado con el agua fluorizada — entre ellos el síndrome de Down, el cáncer y algunos tipos de manchas dentales — este procedimiento no es la excepción sino la regla. Las personas tienen distintos niveles de tolerancia a toxinas como el fluoride. Así mismo, los niveles de fluoride de diversas procedencias son superiores a una parte por millón, el nivel considerado seguro y declarado originalmente como límite aceptable por la EPA. Cuando la EPA se enteró de que el agua de muchas ciudades del país tenía un nivel natural de fluoride bastante más elevado, aumentó el límite permitido a cuatro partes por millón; de hecho, lo cuadruplicó. Y esto se suma al fluoride de otras procedencias. Entre los elementos más abundantes de la tierra, el fluoride ocupa la decimotercera posición, por lo cual puede aparecer prácticamente en cualquier cosa; por ejemplo, en los vegetales y en las carnes. Debido a que tantas plantas locales fluorizan el agua que suministran, prácticamente todos los productos empacados y elaborados con agua, como bebidas gaseosas y jugos reprocesados, contienen fluoride. Como también se utiliza fluoride en los dentífricos, es fácil advertir que los estadounidenses consumen cantidades excesivas de esta sustancia potencialmente tóxica. Si usted desea eliminar el fluoride del agua de su hogar, puede utilizar los sistemas de ósmosis reversada, destilación o filtración por alúmina activada. Esto eliminará todo o casi todo el fluoride de su agua.

Análisis del agua

No toda el agua potable contiene cantidades significativas de sustancias tóxicas; de hecho, en algunos lugares el agua es más segura que en otros. Además, no todas las ciudades y pueblos procesan su agua de la misma manera. En algunas partes no le hacen absolutamente nada al agua. Hay sitios donde le agregan químicos para matar las bacterias, y hay lugares donde filtran el agua. Le corresponde a cada persona averiguar a qué clase de tratamiento someten el agua potable en su localidad, a fin de que pueda determinar cuán segura es el agua que sale por los grifos de su hogar.

La EPA define el agua pura como "agua bacteriológicamente segura", y recomienda que el agua de uso doméstico tenga un pH de 6.5 a 8.5. Éste es un margen bastante amplio si tenemos en cuenta que se aplica al agua considerada aceptable. Si a usted le preocupa la seguridad que le brinda el agua de su casa, comuníquese con los funcionarios locales que corresponda, o con el departamento local de sanidad, para que analicen su agua sin ningún costo. A veces es preciso acudir a las autoridades estatales correspondientes o al departamento estatal de sanidad. Estas agencias suelen hacer análisis para detectar los niveles de bacterias del agua, pero no los de las sustancias tóxicas. Por tanto, quizás usted prefiera comunicarse con un laboratorio comercial o con el laboratorio de alguna universidad estatal de su localidad para que analicen el contenido químico de su agua. Si se descubre que el agua de su casa es inaceptable bien sea por su sabor o por su contenido químico tóxico, usted podría recurrir a alguno de los sistemas alternativos de suministro de agua que se describen en esta sección.

La Water Quality Association gustosamente aclara inquietudes acerca de las diversas clases de agua y métodos de tratamiento. (Ver Organismos Médicos y de la Salud en el Apéndice). Asimismo, la EPA opera una línea de información gratuita (Safe Drinking Water Hotline) a la que puede llamar para localizar un laboratorio u oficina en su área que certifique la calidad del agua. Algunos laboratorios suelen incluso enviar un recipiente con su dirección para que usted lo rellene con su agua y se lo envíe directa y sencillamente para su análisis. El costo normalmente empieza a partir de treinta o cuarenta dólares por recipiente y los resultados suelen estar disponibles en dos o tres semanas.

Para entender mejor los resultados de los análisis es aconsejable informarse de los criterios establecidos por la EPA (EPA's Recommended Maximum Contaminant Levels). Esta y otra información relacionada la puede encontrar en NSF International, Inc. (www.nsf.org; 877-876-3435). Otra referencia útil es la de Water Quality Association (www.wqa.org; 630-505-0160).

Cómo mejorar la calidad del agua doméstica

El agua que sale por los grifos se puede mejorar de varias maneras. Hervir el agua entre tres y cinco minutos mata las bacterias y los parásitos. Sin embargo, mucha gente piensa que hervir el agua potable no es una medida práctica y que, quita mucho tiempo. Además, como resultado de este procedimiento se concentra el plomo que está presente en el agua, y es necesario refrigerarla después si se va a beber. Es posible mejorar el sabor del agua del grifo que ha sido tratada con cloro colocándola en una jarra destapada durante varias horas para que se disipe tanto el sabor como el olor del cloro. Otra opción es airear el agua en un blender para retirarle el cloro y otros químicos. No obstante, ninguno de estos dos últimos métodos mejora la calidad del agua; sólo mejora su sabor.

El filtrado del agua es un procedimiento mediante el cual se retiran los contaminantes presentes en el agua para que quede más limpia y de mejor sabor. Hay muchas maneras de filtrar el agua. La naturaleza la filtra a medida que corre por los manantiales y que escurre por la tierra y las rocas hacia el manto acuífero. Al pasar por la tierra o sobre las rocas de las corrientes, las bacterias del agua se adhieren a las rocas y son reemplazadas por minerales, como calcio y magnesio.

El hombre también ha inventado maneras de filtrar el agua. Hay básicamente tres clases de filtros: absorbentes, los cuales utilizan materiales como el carbón para recoger las impurezas; sistemas de microfiltración, los cuales conducen el agua a través de filtros con pequeñísimos poros para atrapar y eliminar los contaminantes (los filtros pueden ser de distintos materiales), y resinas de intercambio iónico diseñadas para eliminar los metales pesados. Los filtros muchas veces se organizan en series de modo que los medios empleados para el filtrado son los más eficaces para cada contaminante. La principal ventaja de los filtros es su relativamente bajo costo y su facilidad de uso.

La eficacia de los sistemas de filtración de agua varía. Dos sistemas que se consideran buenos son el de ósmosis reversa y el de filtración por cerámica. En el primer caso, se fuerza al agua a pasar por una membrana semipermeable al mismo tiempo que se repelen las partículas tóxicas y las moléculas más grandes. Este sistema es el mejor para tratar el agua alta en sal y en nitratos y cargada con metales pesados inorgánicos como el hierro y el plomo. Sin embargo, ningún filtro puede eliminar absolutamente todos los contaminantes. Incluso los poros del filtro más fino son suficientemente grandes como para que penetren algunos virus. Para eliminar parásitos como la criptosporidia, la EPA y los CDC recomiendan comprar un filtro aprobado por la National Sanitation Foundation (NSF) para la eliminación de los parásitos, cuyos poros miden una micra o menos (una micra $1x10^{-6}$ metros).

Otros sistemas de tratamiento del agua que eliminan varios contaminantes son los destiladores y las unidades de tratamiento ultravioleta. Estos últimos se usan para matar las bacterias y los virus. Cada método tiene sus ventajas y desventajas (ver Métodos de Tratamiento del Agua Doméstica). El costo varía, yendo desde menos de cincuenta dólares para los filtros que se adosan al grifo hasts los miles de dólares que cuesta la instalación de un sistema de ósmosis reversa para toda la casa. Si se utilizan varios sistemas se puede obtener la mejor calidad de agua. Incluso si se ha destilado el agua, su calidad y gusto puede mejorar aún más cuando se pasa por un filtro de carbón/carbono.

Antes de adquirir una unidad de tratamiento de agua, póngase en contacto con NSF International o con Water Quality Association. Estas organizaciones sin ánimo de lucro se dedican a comprobar la veracidad de lo que los fabricantes dicen de sus productos purificadores y a certificar que los materiales usados son estructuralmente sólidos y no tóxicos. Periódicamente realizan auditorías de los productos que certifican para asegurar que cumplen con los estándares. Un fabricante de unidades de destilación para el hogar que tiene la certificación de ambas entidades para diversos modelos es Waterwise Inc. Esta compañía ofrece op-

Métodos de tratamiento de agua

Tipo De Tratamiento	Configuraciones	Funcionamiento	Qué Consigue
Carbón activado	Adosada al grifo Filtro separado Sobre el counter Bajo el fregadero En toda la casa	Se filtra el agua a través de una rejilla de carbón que absorbe los contaminantes.	Reduce los niveles de cloro, herbicidas, plomo, hydrogen sulfide, compuestos orgánicos volátiles (VOCs, según sus siglas en inglés). También mejora el color y disminuye el aspecto turbio.
Filtración de carbono	Adosada al grifo Sobre el counter o Bajo el fregadero	El agua pasa por gránulos o por una capa sólida de carbón que captura los contaminantes. Cuando el carbón ya está muy usado o atorado, se recambia el cartucho.	Reduce el cloro, los químicos orgánicos y los pesticidas. Mejora el gusto y el color.
Destilación	Sobre el counter Por separado En toda la casa	Eleva la temperatura hasta hervir, separando las toxinas. Se recoge el resultado de la destilación en estado puro.	Reduce los niveles de arsénico, cadmio, cromo, hierro, plomo, quistes de giardia, nitratos, sulfatos y radio. Disminuye el aspecto turbio.
Ósmosis reversa	Sobre el counter Bajo el fregadero En toda la casa	Fuerza al agua presurizado a través de una membrana semipermeable y lo envía a un depósito de almacenamiento.	Reduce los niveles de arsénico, cadmio, cloro, hierro, plomo, quistes de giardia, nitratos, sulfatos y radio. Reduce el color y el aspecto turbio.
Ablandamiento de agua	En toda la casa	Sustituye el calcio y el magnesio con sodio para "ablandar" el agua.	Reduce los niveles de calcio, magnesio, hierro y radio.

ciones para combinar el filtrado de carbono antes y después de la destilación, y también fabrica un sistema de filtrado para duchas que elimina el cloro y otros contaminantes. Pure Water Inc. fabrica sistemas de destilación para el hogar y los pequeños negocios que son utilizados en todo el mundo. Entre los fabricantes de sistemas de ósmosis reversa con productos certificados por NSF International y Water Quality Association también están EcoWater Systems y RainSoft (ver Organismos Médicos y de la Salud en el Apéndice para más información sobre estas compañías).

AGUA EMBOTELLADA

A causa de la preocupación por la seguridad del agua de uso doméstico y sus efectos sobre la salud, mucha gente está utilizando actualmente agua embotellada. El agua embotellada se suele clasificar según su procedencia (manantial, spa, géiser, sistema público de abastecimiento, etc.); según su contenido mineral (un contenido de por lo menos 250 partes por millón de sólidos disueltos), y/o según el tipo de tratamiento al cual ha sido sometida (desionización, destilación al vapor, etc.). Debido a que hay coincidencias en estos criterios, una clase de agua puede corresponder a más de una clasificación. Además, como la mayor parte de los estados del país no tienen normas en cuanto al etiquetado, algunas embotelladoras pueden hacer afirmaciones incorrectas o engañosas.

A pesar de que la EPA está encargada de regular el suministro de agua público, es la FDA quien tiene la responsabilidad de supervisar la calidad y seguridad del agua embotellada. Esta agencia define los criterios que deben cumplir las aguas embotelladas según requisitos que fueron revisados por última vez en 1997. De este modo el consumidor tiene una idea más clara que antes de las opciones a su disposición. La regulación de la FDA permite utilizar los varios términos definidos de forma combinada, de modo que algunas etiquetas pueden incluir términos distintos.

A continuación se explican todos los términos que son legalmente necesarios para describir el agua embotellada.

Cualquier término que aparezca en una etiqueta y no esté recogido aquí es simplemente un eslogan publicitario para hacer que los consumidores consuman ese agua. Quiere decir lo que el fabricante quiere que diga.

Agua artesiana

El agua artesiana o de pozos artesianos, es agua que sale a la superficie de forma natural, por presión o por su propio flujo.

Agua embotellada

El agua embotellada es agua para el consumo humano que viene sellada en botellas u otros recipientes sin ningún ingrediente añadido excepto, opcionalmente, agentes antimicrobios, los cuales tiene que venir identificados en la botella. Si el agua procede de un sistema comunitario o de una fuente municipal, también tiene que quedar reflejado en la etiqueta. Alrededor del 25 por ciento del agua embotellada tiene el mismo origen que el agua que sale del grifo en algunas áreas.

Agua desionizada o desmineralizada

Cuando la carga eléctrica de una molécula de agua ha sido neutralizada por medio de la adición o el retiro de electrones, el agua resultante se denomina *desionizada* o *desmineralizada*. El proceso de desionización retira nitratos, los minerales calcio y magnesio, y los metales pesados cadmio, bario, plomo, mercurio y algunas formas de radio.

Agua subterránea

Es el agua que proviene del subsuelo, de las reservas naturales de agua. Se encuentra a una presión atmosférica igual o mayor que la presión atmosférica y no entra en contacto con el agua de superficie. Es preciso extraerla a presión, mediante bombeo antes de su embotellamiento.

Agua mineral

El agua mineral contiene no menos de 250 partes por millón de sólidos totales disueltos (TDS según sus siglas en inglés) y procede de una fuente o manantial subterráneo protegidos geológica o físicamente. Se accede a ella bien por medio de la propia apertura del manantial o por una perforación. El agua mineral se distingue de otros tipos de agua por los niveles constantes y las proporciones relativas de minerales y microminerales en su origen, teniendo en cuenta las variaciones estacionales. A este agua no se le pueden añadir minerales. Si el contenido de TDS está por debajo de 500 partes por millón, el agua se puede denominar como de *bajo contenido mineral*. Si supera las 1.500 partes por millón, se puede poner la etiqueta de *alto contenido mineral*. Dependiendo del lugar de origen, el contenido mineral cambia. Si, por ejemplo, usted presenta deficiencia de algunos minerales y toma agua mineral por sus efectos terapéuticos, debe tener en cuenta qué minerales contiene el agua particular que está utilizando. Si está tomando agua con minerales de los cuales no carece, posiblemente no está beneficiándose sino, por el contrario, haciéndose daño.

La mayoría de las aguas minerales son carbonatadas. No obstante, algunas aguas con gas, como la club soda, se conocen como aguas minerales sólo porque al agua del grifo filtrada o destilada le han adicionado bicarbonatos, citratos y fosfatos de sodio.

Agua natural de manantial

El término *agua natural de manantial* que aparece en las etiquetas de agua no indica el origen de esa agua; sólo indica que el contenido mineral de ese agua no ha sido alterado. Puede que el agua haya sido tratada por medio de filtrados o por algún otro medio. El número de galones de "agua natural de manantial" que ha fluido por los water coolers (dispensadores de agua que constan de un gran botellón y un tanque de filtrado) se ha más que duplicado en los últimos años. Pero el significado de esa etiqueta sólo se ha definido en los últimos años, después de ponerse en marcha los cambios en las regulaciones de la FDA sobre el agua embotellada.

Agua de manantial es agua que fluye de manera natural hacia la superficie terreste desde represas subterráneas. El agua se almacena en el manantial o a través de una perforación por la que se accede a la formación subterránea que nutre al manantial. Para encajar en la definición de "agua de manantial" el agua debe llegar hasta la superficie por medio de su propia fuerza natural. En todo caso, la etiqueta debe identificar el manantial de origen siempre que se trate de agua considerada como de manantial. Si usted utiliza un water cooler para el agua embotellada de manantial, no deje de lavarlo una vez al mes para destruir las bacterias. Haga una mezcla de partes iguales de hydrogen peroxide y baking soda y déjela correr por el tanque de filtrado y la espita. A continuación elimine los residuos lavando el botellón con cuatro o más galones de agua del grifo.

Agua con gas

Se trata de agua embotellada que contiene la misma cantidad de dióxido de carbono que tenía al salir en la fuente de origen. Es una alternativa saludable para las gaseosas o las bebidas alcohólicas, pero si está sobrecargada de fructosa y otros edulcorantes no es mejor que las bebidas gaseosas. Lea siempre la etiqueta antes de hacer su compra. El agua de soda, de seltzer y el agua tónica *no* se consideran aguas embotelladas y tienen su propia regulación; pueden contener azúcar y calorías y se las considera bebidas refrescantes (soft drinks).

No siempre es fácil entender dónde se origina la carbonatación del agua con gas. El término "naturally sparkling water" (agua natural con gas) significa que su carbonatación tiene el mismo origen que el agua. En cambio, el término "carbonated natural water" (agua natural carbonatada) significa que su carbonatación tiene un origen distinto del agua. Eso no quiere decir que el agua sea de mala calidad; por el contrario, puede seguirse calificando de "natural", pues su contenido mineral es el mismo que cuando brotó del suelo, a pesar de haber sido carbonatada en otra fuente. Las personas que sufren de problemas intestinales o de úlceras no deben tomar agua carbonatada porque irrita el tracto gastrointestinal.

Agua destilada al vapor

Destilar el agua significa vaporizarla sometiéndola a ebullición. Al formarse, el vapor deja atrás la mayor parte de las bacterias, los virus, los químicos, los minerales y los contaminantes del agua. El vapor se traslada a una cámara de condensación, donde es enfriado y condensado para convertirse en agua destilada.

Cuando se ha consumido, el agua destilada elimina del organismo minerales inorgánicos que fueron rechazados por las células y los tejidos. Nosotros somos partidarios de beber únicamente agua destilada al vapor o filtrada por ósmosis reversa. Este agua debe usarse no sólo para beber sino también para cocinar porque los alimentos como la pasta, arroz y fríjoles pueden absorber los productos químicos contenidos en el agua sin purificar.

Al agua destilada se le puede dar sabor agregando entre una y dos cucharadas de raw apple cider vinegar se compra en las tiendas de comida sana (health food stores) por cada galón de agua destilada. El vinagre es un magnífico disolvente y favorece la digestión. El jugo de limón es un buen saborizante, además de que tiene propiedades limpiadoras. Para obtener minerales adicionales, agréguele gotas minerales al agua destilada. Un buen producto es Concentrace, de Trace Minerals Research. Agregue 1¼ cucharada pequeña de gotas minerales a cinco galones de agua.

Aminoácidos (Amino Acids)

INTRODUCCIÓN

Los aminoácidos son las unidades químicas o "elementos constitutivos", como se denominan popularmente, de las proteínas. Los aminoácidos contienen aproximadamente 16 por ciento de nitrógeno. Desde el punto de vista químico, esto es lo que los distingue de los otros dos nutrientes básicos, los azúcares y los ácidos grasos, los cuales carecen de nitrógeno. Para entender cuán esenciales son los aminoácidos, ante todo hay que comprender la importancia que revisten las proteínas para la vida. Las proteínas les proporcionan la estructura a todos los seres vivientes, sin excepción. Todos los organismos vivos — desde el microbio más pequeño hasta el animal más grande — se componen de proteínas. Y en sus diversas formas, las proteínas intervienen en los procesos químicos de los cuales depende la vida.

Las proteínas son un componente necesario de todas las células vivas del organismo. Después del agua, la proteína constituye la porción más grande de nuestro peso corporal. En el cuerpo humano, las sustancias proteínicas forman músculos, ligamentos, tendones, órganos, glándulas, uñas, cabello y muchos fluidos corporales vitales, además de que son esenciales para el crecimiento de los huesos. Las enzimas y las hormonas que catalizan y regulan todos los procesos corporales son proteínas. Las proteínas ayudan a regular el balance del agua en el organismo y a mantener un adecuado pH interno. También ayudan al intercambio de nutrientes entre los fluidos intercelulares y los tejidos, la sangre y la linfa. Una deficiencia proteínica puede alterar el equilibrio de los fluidos corporales y ocasionar edema. Las proteínas forman la base estructural de los cromosomas, a través de los cuales se transmite la información genética de padres a hijos. El "código" genético presente en el DNA de todas las células es, en realidad, información acerca de la manera en que se deben sintetizar las proteínas de cada célula.

Las proteínas son cadenas de aminoácidos unidos por *enlaces péptidos*. Cada clase de proteína se compone de un grupo específico de aminoácidos con una disposición química especial. Los aminoácidos particulares y la secuencia en que están organizados es lo que les da a las proteínas que forman los diversos tejidos sus características y funciones individuales. Cada proteína del organismo satisface una necesidad específica. Las proteínas no son intercambiables.

Las proteínas que componen el cuerpo humano no se obtienen directamente en la dieta. Más bien, la proteína dietética se descompone en sus aminoácidos constitutivos, que el organismo utiliza luego para elaborar las proteínas específicas que necesita. Así pues, los nutrientes esenciales no son las proteínas sino los aminoácidos.

Además de combinarse para formar las proteínas del organismo, algunos aminoácidos son importantes en las funciones metabólicas. La citrullina (citrulina), el glutatión, la ornitina (ornithine) y la taurina (taurine) pueden ser similares (o productos derivados de) a los aminoácidos constitutivos de las proteínas. Algunos actúan como neurotransmisores o como precursores de neurotransmisores, las sustancias químicas que llevan información de una célula nerviosa a otra. Determinados aminoácidos son, pues, necesarios para que el cerebro reciba y envíe mensajes. A diferencia de muchas otras sustancias, los neurotransmisores pueden atravesar la *barrera hematoencefálica*, una especie de escudo defensivo que protege al cerebro de las toxinas y los invasores que pueden estar circulando por el torrente sanguíneo. Las células endoteliales que forman las paredes de los capilares del cerebro están mucho más entretejidas que las de los capilares de otras partes del organismo. Esto impide que muchas sustancias, especialmente a base de agua, traspasen las paredes de los capilares y se introduzcan en el tejido cerebral. Como algunos aminoácidos pueden atravesar esta barrera, el cerebro se vale de ellos para comunicarse con células nerviosas de otras partes del organismo.

Los aminoácidos también les permiten a las vitaminas y a los minerales desempeñar adecuadamente su función. Incluso si el organismo asimila y absorbe las vitaminas y los minerales, éstos no funcionan eficazmente a menos que estén presentes los aminoácidos necesarios. Por ejemplo, un nivel bajo del aminoácido tirosina puede ocasionar deficiencia de hierro. La deficiencia y/o el metabolismo defectuoso de los aminoácidos metionina y taurina se ha relacionado con alergias y alteraciones autoinmunes. Muchas personas de avanzada edad sufren de depresión o de problemas neurológicos que pueden estar asociados con deficiencias no sólo de los aminoácidos tirosina, triptófano, fenilalanina e histidina, sino también con deficiencias de los *aminoácidos de cadena ramificada* (valina, isoleucina y leucina). Estos aminoácidos se pueden utilizar para suministrarle energía directamente al tejido muscular. Dosis elevadas de aminoácidos de cadena ramificada se utilizan en hospitales para tratar traumas e infecciones. Hay personas que nacen con una incapacidad para metabolizar los aminoácidos de cadena ramificada. Este problema, que puede suponer un riesgo para la vida de la persona, se denomina cetoaciduria de cadena ramificada, (a menudo conocida como *maple syrup urine disease* por los cetoácidos que se liberan en la orina y que tiene el olor del maple syrup (sirope de arce). La enfermedad puede provocar daños neurológicos y exige una dieta especial que incluye una fórmula infantil sintética que no contiene leucina, isoleucina o valina).

Hay aproximadamente veintiocho aminoácidos conocidos que se combinan en varias formas para crear los cientos de tipos distintos de proteínas presentes en todos los seres vivos. En el cuerpo humano, el hígado produce alrededor del 80 por ciento de los aminoácidos que se necesitan. El 20 por ciento restante debe obtenerse en la dieta. Éstos son los llamados *aminoácidos esenciales*. Los aminoácidos esenciales, que el organismo tiene que obtener en la dieta, son histidina, isoleucina, leucina, lisina, metionina, fenilalanina, treonina, triptófano y valina. Los aminoácidos que pueden ser elaborados por el organismo a partir de otros aminoácidos que se obtienen en la dieta se llaman *aminoácidos no esenciales* y entre ellos están alanina, arginina, asparagina, ácido aspártico, citrulline, cisteína, cistina, ácido gamma-aminobutírico, ácido glutámico, glutamina, glicina, ornitina, prolina, serina, taurina y tirosina.

El hecho de que estos aminoácidos se denominen "no esenciales" no significa que sean innecesarios; quiere decir que no tienen que provenir de la dieta porque el organismo los puede producir de acuerdo con sus necesidades. Los aminoácios no esenciales pueden convertirse en esenciales si se dan las condiciones adecuadas. Por ejemplo, la cisteína y la tirosina están compuestos de metionina y fenilalanina. Si estas dos sustancias no se encuentran en cantidad suficiente, es necesario incluir la cisteína y la tirosina en la dieta.

Los procesos que implican unir los aminoácidos para crear proteínas, y descomponer las proteínas en aminoácidos individuales para ser utilizados por el organismo, son continuos. Cuando necesitamos más proteínas enzimáticas, el cuerpo produce más proteínas enzimáticas; cuando necesitamos más células, nuestro organismo produce más proteínas para las células. Estas diferentes clases de proteínas son elaboradas a medida que se van necesitando. Si se agotaran las reservas de cualquiera de los aminoácidos esenciales, el organismo no podría fabricar las proteínas que requieren esos aminoácidos. Si llegara a faltar aunque fuera solamente uno de esos aminoácidos, el organismo no podría seguir sintetizando las proteínas que necesitamos adecuadamente. Esto puede resultar en un equilibrio negativo de nitrógeno, una condición en la que el organismo excreta más nitrógeno que el que asimila. Es más, *todos* los aminoácidos esenciales deben estar presentes simultáneamente en la dieta para que el resto de aminoácidos entre en funcionamiento, de otro modo el cuerpo mantendrá el desequilibrio de nitrógeno. La falta de proteínas en el organismo puede ocasionar problemas tan variados como indigestión, depresión y retraso en el crecimiento.

¿Cómo ocurre todo esto? Mucho más fácilmente de lo que podríamos pensar. Incluso si nuestra dieta es equilibrada e incluye suficientes proteínas, diversos factores contribuyen a la deficiencia de aminoácidos esenciales. La mala absorción de los nutrientes, las infecciones, los traumas, el estrés, la utilización de algunas drogas, la edad y el desequilibrio de otros nutrientes pueden afectar a la disponibilidad de aminoácidos esenciales. La insuficiencia de vitaminas y minerales, especialmente de vitamina C, puede interferir con la absorción de aminoácidos en la zona baja de los intestinos. La vitamina B_6 también es necesaria para transportar los aminoácios en el organismo. Una dieta que *no* es equilibrada — es decir, una dieta que no nos proporciona cantidades suficientes de aminoácidos esenciales — tarde o temprano se traduce en alguna enfermedad.

Sin embargo, lo anterior no significa que la solución sea incluir en la dieta cantidades enormes de proteínas. De hecho, eso no sería saludable. El exceso de proteína les impone una sobrecarga de estrés a los riñones y al hígado, los cuales están dedicados a procesar los productos de desecho del metabolismo de las proteínas. El hígado transforma en glucosa casi la mitad de los aminoácidos de la proteína dietética, la cual se utiliza para proporcionarles energía a las células. Este proceso da por resultado amoníaco, un producto de desecho. Como el amoníaco es tóxico, el organismo se protege haciendo que el hígado lo convierta en un compuesto mucho menos tóxico, la urea, que es transportada por el torrente sanguíneo, filtrada por los riñones y, finalmente, excretada.

Siempre y cuando el ingreso de proteína no sea demasiado elevado y el hígado trabaje correctamente, el amoníaco es neutralizado casi en el momento de ser producido, por lo que no alcanza a ser perjudicial. No obstante, si el hígado tiene que hacerse cargo de una cantidad demasiado alta de amoníaco — a causa de un consumo muy alto de proteína, mala digestión y/o un defecto en el funcionamiento hepático — se pueden acumular niveles tóxicos. El ejercicio vigoroso también tiende a propiciar la acumulación de grandes cantidades de amoníaco. Esta situación expone al individuo a problemas graves de salud, como encefalopatía (enfermedad del cerebro) o coma hepático. Niveles anormalmente altos de urea también causan problemas, entre ellos inflamación de los riñones y dolores de espalda. En consecuencia, lo importante no es la cantidad de la proteína dietética, sino su calidad (*ver* NUTRICIÓN, DIETA Y BIENESTAR en la Primera Parte).

Tanto los aminoácidos esenciales como los no esenciales se pueden tomar en suplemento. Para algunos trastornos es muy beneficioso tomar suplementos de aminoácidos específicos. Cuando el paciente toma un aminoácido específico, o una combinación de aminoácidos, fortalece la vía metabólica implicada en la enfermedad. Para garantizar que sus requerimientos proteínicos sean satisfechos, sería inteligente que las personas vegetarianas y en particular las vegetarianas estrictas, o vegans, tomen fórmulas que contengan todos los aminoácidos esenciales.

LO QUE SE ENCUENTRA EN LAS TIENDAS

Los suplementos de aminoácidos se encuentran combinados con diversos productos multivitamínicos, como mezclas de proteínas, en una gran variedad de complementos alimentarios y en diversos productos a base de aminoácidos. Vienen en cápsula, tableta, líquido y polvo. La mayoría de los suplementos de aminoácidos se derivan de proteína animal, vegetal o de levaduras. Los aminoácidos cristalinos en estado libre se suelen extraer de diversos granos. Aunque el brown rice bran es una de las fuentes más importantes, también se obtienen en la levadura prensada en frío y en las proteínas de la leche.

En estado libre significa que el aminoácido está en su forma más pura. Los aminoácidos en estado libre no requieren de la digestión y son absorbidos directamente en el torrente sanguíneo. Estos aminoácidos blancos y cristalinos son estables a temperatura ambiente y se descomponen cuando son sometidos a temperaturas de entre 350°F y 660°F (entre 180°C y 350°C). Son absorbidos rápidamente y no provienen de fuentes alimentarias potencialmente alergénicas. Para mejores resultados, cómprelos en polvo o en polvo encapsulado.

Al comprar suplementos de aminoácidos, elija productos que contengan USP (U.S. Pharmacopoeia) pharmaceutical grade L-crystalline amino acids. A excepción de la glicina, la mayor parte de los aminoácidos se encuentran en dos formas, y la estructura química de una es fiel reflejo de la otra. Se llaman formas D y L; por ejemplo, D-cistina y L-cistina. La letra "D" significa *dextro* (palabra latina que quiere decir "derecho"), y la letra "L" significa *levo* (palabra latina que quiere decir "izquierdo"). Estos términos denotan la dirección de rotación de la espiral que es la estructura química de la molécula. Las proteínas de los tejidos animal y vegetal se componen de aminoácidos de forma L (con excepción de la fenilalanina, que también se utiliza en la forma DL-fenilalanina, una mezcla de las formas D y L). En breve, en relación con los suplementos de aminoácidos se considera que los productos que contienen la forma L son más compatibles con la bioquímica del organismo humano.

Cada aminoácido cumple funciones específicas en el organismo. A continuación se describen las muchas funciones y los posibles síntomas de deficiencia de veintiocho aminoácidos y compuestos relacionados con ellos. Cuando tenga que tomar aminoácidos individuales con propósitos curativos, tómelos con el estómago vacío para evitar que su absorción compita con la de los aminoácidos de los alimentos. Para que la absorción sea óptima, conviene tomar los aminoácidos individuales en la mañana o entre las comidas, con pequeñas cantidades de vitaminas B_6 y C. En cuanto al complejo de todos los aminoácidos esenciales, se debe tomar media hora antes o media hora después de alguna comida. Si usted está tomando aminoácidos individuales, conviene que también tome — pero en un momento distinto — un complejo de aminoácidos completos, que incluya tanto aminoácidos esenciales como no esenciales. Ésta es la mejor manera de asegurarse de que está recibiendo cantidades apropiadas de todos los aminoácidos que su organismo necesita.

Los aminoácidos individuales no se deben tomar durante períodos prolongados. Una buena norma es alternar los aminoácidos individuales que suplen sus necesidades y reforzarlos con un complejo de aminoácidos, tomando los suplementos durante dos meses y luego descontinuándolos durante dos meses. La clave es la moderación. Algunos aminoácidos tienen efectos potencialmente tóxicos en dosis altas (más de 6.000 miligramos al día) y pueden producir alteraciones neurológicas. Entre esos aminoácidos están el ácido aspártico, el ácido glutámico, la homocisteína, la serina y el triptófano. La cisteína puede ser tóxica en cantidades superiores a 1.000 miligramos al día. Los niños no deben tomar suplementos de aminoácidos, y nadie debe tomar dosis superiores a la cantidad recomendada, a menos que así lo prescriba específicamente el médico. Estos son algunos productos de aminoácidos recomendados:

- A/G-Pro de Miller Pharmacal Group, un suplemento completo de aminoácidos y minerales.
- Anabolic Amino Balance y Muscle Octane de Anabol Naturals. Anabolic Amino Balance es un compuesto de veintitrés aminoácios en estado libre, y Muscle Octane es una mezcla de aminoácidos de cadena ramificada (L-leucina, L-valina y L-isoleucine). Anabol Naturals también produce aminoácidos individuales en estado libre.
- Amino Blend de Carlson Laboratories, un compuesto de veinte aminoácidos, tanto esenciales como no esenciales.

EL ABC DE LOS AMINOÁCIDOS

Ácido aspártico (Aspartic Acid)

Debido a que el ácido aspártico aumenta la energía, es útil para combatir la fatiga y desempeña un papel crucial en el metabolismo. La fatiga crónica puede ser ocasionada por niveles bajos de ácido aspártico, pues esta condición conlleva un descenso en la energía celular. En su justa medida, el ácido aspártico es provechoso para los trastornos neurales y cerebrales. Se ha encontrado en niveles excesivos en personas que sufren de epilepsia y en niveles insuficientes en pacientes afectados de algunos tipos de depresión. Además, es beneficioso para los atletas y protege el hígado contribuyendo a eliminar el exceso de amoníaco. El ácido aspártico se combina con otros aminoácidos y forma moléculas que absorben toxinas y las eliminan del torrente sanguíneo. También contribuye al funcionamiento de las células y del DNA y el RNA, los portadores de la información genética. El ácido aspártico aumenta la producción de inmunoglobulinas y anticuerpos (proteínas del sistema inmunológico). La proteína vegetal, especialmente la que se encuentra en semillas que están germinando, contiene abundante ácido aspártico. El edulcorante artificial aspartame se fabrica a partir de éste aminoácido y de la fenilalanina, también de esta familia.

Ácido glutámico (Glutamic Acid)

El ácido glutámico es un neurotransmisor que aumenta la excitabilidad de las neuronas en el sistema nervioso central. Es uno de los neurotransmisores excitatorios más importantes del cerebro y la médula espinal, y se transforma bien en glutatión, bien en GABA.

Este aminoácido es importante para el metabolismo de los azúcares y de las grasas, y ayuda a transportar el potasio a través de la barrera hematoencefálica. A pesar de que no atraviesa esta barrera con tanta facilidad como la glutamina, el ácido glutámico se encuentra en grandes cantidades en la sangre y se puede infiltrar en pequeñas cantidades en el cerebro. Este órganico puede utilizarlo como combustible. El ácido glutámico puede hacer que el amoníaco pierda su carácter tóxico recogiendo átomos de nitrógeno. Durante ese proceso, el ácido glutámico crea glutamina, otro aminoácido. La conversión de ácido glutámico en glutamina es la única manera de desintoxicar el amoníaco del cerebro.

El ácido glutámico sirve para corregir trastornos de personalidad y es útil para el tratamiento de algunos problemas de conducta en los niños. Se utiliza para el tratamiento de la epilepsia, el retardo mental, la distrofia muscular, las úlceras y el coma hipoglicémico, una complicación producida por la insulina que se utiliza para tratar la diabetes. Es uno de los componentes del folato (ácido fólico), una vitamina del grupo B que contribuye a la descomposición de los aminoácidos. El ácido glutámico contiene glutamato de monosodio (MSG según sus siglas en inglés) y debe ser evitado por quienes tienen alergia a esta sustancia.

Alanina (Alanine)

La alanina juega un papel primordial en el traslado de nitrógeno desde los tejidos periféricos al hígado. La alanina ayuda al metabolismo de la glucosa, un carbohidrato simple que el organismo utiliza como fuente de energía. Asimismo, protege contra la acumulación de las sustancias tóxicas liberadas en las células musculares cuando la proteína muscular se descompone para suministrar energía rápidamente, por ejemplo durante el ejercicio aeróbico. El virus de Epstein-Barr y la fatiga crónica se han relacionado con niveles excesivamente altos de alanina y con niveles reducidos de tirosina y fenilalanina. La betaalanina, una variante de la alanina, es uno de los componentes del ácido pantoténico (vitamina B_5) y de la coenzima A, un catalizador vital del organismo. Las investigaciones han descubierto que las personas con diabetes dependiente de insulina, cuando toman una dosis oral de L-alanina, obtienen una mejor reacción en la prevención de la hipoglicemina nocturna que quienes toman un snack antes de acostarse.

Arginina (Arginine)

La arginina retarda el crecimiento de los tumores y el desarrollo del cáncer porque intensifica el funcionamiento del sistema inmunológico. Este aminoácido aumenta el tamaño y la actividad del timo, la glándula que produce los linfocitos T (células T), componentes fundamentales del sistema inmunológico. Por tanto, la arginina es beneficiosa para los pacientes de AIDS y de enfermedades malignas que suprimen el sistema inmunológico. También es útil para las afecciones del hígado, como cirrosis hepática e hígado graso, y contribuye a desintoxicar el hígado neutralizando el amoníaco. El líquido seminal contiene arginina. Algunos estudios indican que la deficiencia de arginina puede retardar la madurez sexual y, a la inversa, que es útil para tratar la esterilidad masculina. Se encuentra en concentraciones altas en la piel y en el tejido conectivo, y ayuda a curar y a reparar los tejidos.

La arginina desempeña un papel importante en el metabolismo muscular. Este aminoácido contribuye a sostener el adecuado equilibrio del nitrógeno movilizando y almacenando el exceso de nitrógeno y ayudando a su excreción. Los estudios indican que reduce las pérdidas de nitrógeno en las personas que han sido operadas, además de mejorar la función celular en el tejido linfático. La arginina favorece la pérdida de peso porque promueve el aumento de la masa muscular y la reducción de la grasa corporal. Además, forma parte de numerosas enzimas y hormonas. Así mismo, contribuye a estimular el páncreas para que libere insulina, es un componente de la hormona pituitaria vasopresina y ayuda a la liberación de las hormonas del crecimiento. Como la arginina es un componente del colágeno y ayuda a construir nuevo hueso y células tendinosas, es beneficiosa para la artritis y las alteraciones del tejido conectivo. El tejido cicatricial que se forma cuando las heridas están sanando se compone de colágeno, que es rico en arginina. Cuando hay deficiencia de arginina se alteran diversas funciones del organismo como, por ejemplo, la producción de insulina, la tolerancia a la glucosa y el metabolismo de los lípidos hepáticos.

Este aminoácido se produce en el organismo y es esencial para la vida; no obstante, al comienzo de la vida su producción puede no ser lo suficientemente rápida como para satisfacer los requerimientos del recién nacido. Entre los alimentos ricos en arginina están: carob, chocolate, coco, productos lácteos, gelatina, carne, oats, maní, soya, walnuts, harina blanca, trigo y germen de trigo.

Las personas que tienen infecciones virales, como herpes, *no* deben tomar suplementos de arginina. Además, debenevitar los alimentos ricos en este aminoácido y bajos en el aminoácido lisina, pues parece que promueve el desarrollo de ciertos virus. Durante el embarazo y la lactancia se deben evitar los suplementos de L-arginina. Las personas esquizofrénicas no deben tomar más de 30 miligramos al día. No se recomienda consumir estos suplementos a largo plazo, especialmente en dosis altas. Un estudio encontró que tomar dosis altas de arginina durante varias semanas puede producir aspereza y engrosamiento de la piel.

Asparagina (Asparagine)

La asparagina proviene de otro aminoácido, el ácido aspártico, y es necesaria para conservar el equilibrio del sistema nervioso central, y ayuda a que no nos sintamos ni demasiado nerviosos ni demasiado calmados. Al transformarse en ácido aspártico, la asparagina libera energía que las células del cerebro y del sistema nervioso emplean para el metabolismo. Este aminoácido estimula el proceso mediante el cual un aminoácido se convierte en otro en el hígado.

Carnitina (Carnitine)

La carnitina no es un aminoácido en sentido estricto (es, en realidad, una sustancia relacionada con las vitaminas B). Sin embargo, por poseer una estructura química similar a la de los aminoácidos, se le suele considerar parte de éstos.

A diferencia de los verdaderos aminoácidos, la carnitina no se utiliza para la síntesis proteínica ni como neurotransmisor. Su principal función en el organismo es ayudar a movilizar los ácidos grasos de cadena larga, los cuales son quemados en el interior de las células para suministrar energía. Ésta es una importante fuente de energía para los músculos. Así pues, la carnitina aumenta la utilización de grasa como fuente energética. Esto evita la acumulación de grasa, en particular en el corazón, el hígado y los músculos esqueléticos. La carnitina puede ser útil en el tratamiento del síndrome de fatiga crónica (CFS, según sus siglas en inglés) porque uno de los factores de la fatiga puede ser la distorsión en el funcionamiento de la mitocondria (el lugar donde se genera la energía en las células). Los estudios muestran que muchas personas afectadas de CFS presentan niveles muy bajos de carnitina.

La carnitina disminuye el riesgo que representa para la salud el metabolismo defectuoso de la grasa asociado con la diabetes, inhibe la formación excesiva de grasa en el hígado inducida por el consumo de alcohol, y disminuye el riesgo de contraer enfermedades del corazón. Algunos estudios han mostrado que tratamientos a base de carnitina reducen el daño que la cirugía del corazón le ocasiona a este órgano. Según *The American Journal of Cardiology*, un estudio mostró que la carnitina proprionyl-L , un derivado de la carnitina, ayuda a aliviar los intensos dolores producidos por la claudicación intermitente, una condición en la que el bloqueo de una arteria en el muslo provoca una reducción del suministro de sangre y oxígeno a los músculos de la pierna, especialmente durante el ejercicio físico. La carnitina tiene la capacidad de reducir los niveles sanguíneos de triglicéridos, ayuda a perder peso y aumenta la fortaleza muscular en personas con alteraciones neuromusculares. Puede ser útil en el tratamiento de la enfermedad de Alzheimer. Por otra parte, se cree que la deficiencia de carnitina puede contribuir a algunas clases de distrofia muscular, y se ha visto que esas alteraciones llevan a pérdida de carnitina en la orina. Las personas que presentan estos problemas necesitan cantidades de carnitina superiores a lo normal. La carnitina también aumenta la eficacia de las vitaminas antioxidantes E y C y se combina con antioxidantes para contribuir a frenar el proceso de envejecimiento mediante la síntesis de la carnitina acetiltransferasa, una enzima de la mitocondria de las células cerebrales que es vital para la producción de energía celular en ese órgano.

El organismo puede fabricar carnitina cuando dispone de cantidades adecuadas de hierro, vitamina B_1 (tiamina), vitamina B_6 (piridoxina) y los aminoácidos lisina y metionina. La síntesis de carnitina también depende de la presencia de niveles adecuados de vitamina C. El consumo insuficiente de cualquiera de estos nutrientes puede dar por resultado deficiencia de carnitina. Ésta también se puede obtener en los alimentos, especialmente en la carne y otros productos de origen animal.

En muchos casos de deficiencia de carnitina se ha identificado una base parcialmente genética, a saber, un defecto hereditario en su síntesis. Entre los síntomas de esta deficiencia están confusión, dolor en el corazón, debilidad muscular y obesidad. Por poseer más masa muscular, los hombres necesitan más carnitina que las mujeres. Las personas vegetarianas son más propensas que las no vegetarianas a presentar deficiencia de carnitina, porque no se encuentra en la proteína de origen vegetal. Más aún, ni la metionina ni la lisina — dos de los componentes clave que el organismo utiliza para producir carnitina — se pueden obtener en fuentes vegetales en cantidades apropiadas. Para garantizar una producción adecuada de carnitina, los vegetarianos deben tomar suplementos o consumir granos (como cornmeal) enriquecidos con lisina.

Los suplementos de carnitina se encuentran en varias formas, entre ellas D-carnitina, L-carnitina y DL-carnitina. No recomendamos esta última porque puede ser tóxica.

La carnitina acetil-L (ALC, según sus siglas en inglés), un derivado producido naturalmente por el organismo, participa en el metabolismo de los carbohidratos y las proteínas y en el transporte de las grasas hasta la mitocondria. Aumenta los niveles de carnitina en los tejidos e incluso supera la potencia metabólica de la carnitina. La ALC ha pasado a ser uno de los compuestos más estudiados por sus efectos antienvejecimiento, particularmente en lo que respecta a la degeneración del cerebro y el sistema nervioso. Diversos estudios importantes han mostrado que la suplementación diaria con ALC ralentiza significativamente el avance del Alzheimer, enfermedad que provoca deterioro de la memoria, la atención, el lenguaje y las habilidades espaciales. También puede emplearse para tratar otros trastornos cognitivos y la depresión.

El ALC ofrece numerosos otros beneficios para muchos otros sistemas de nuestro organismo. Ayuda a limitar el daño causado por la falta de oxígeno, fortalece el sistema inmunológico, protege contra el estrés oxidativo, estimula la actividad antioxidante de ciertas enzimas, protege las membranas, ralentiza el envejecimiento cerebral, previene las enfermedades nerviosas asociadas con la diabetes y la ciática, modula los cambios hormonales causados por el estrés físico y aumenta el potencial de mejora del comportamiento que generan los aminoácidos de cadena ramificada. Las tasas totales de ALC (y carnitina) en el cerebro declinan con la edad. En la mayoría de los estudios hechos en humanos, los sujetos tomaron entre 250 y 500 miligramos diarios en dosis divididas y no se reportó ningún efecto secundario tóxico digno de reseñar.

Cisteína (Cysteine) y cistina (Cystine)

Estos dos aminoácidos están estrechamente relacionados: cada molécula de cistina se compone de dos moléculas de cisteína unidas. La cisteína es muy inestable y se convierte sin dificultad en L-cistina; sin embargo, cada forma tiene la capacidad de convertirse en la otra de acuerdo con las necesidades del organismo. Estos dos aminoácidos contienen azufre y ayudan a la formación de la piel, además de que son importantes en los procesos de desintoxicación.

La cisteína está presente en la alfaqueratina, la principal proteína constitutiva de las uñas de los pies y de las manos, la piel y el cabello. La cisteína contribuye a la producción de colágeno, y favorece la elasticidad y la textura de la piel. También se encuentra en muchas otras proteínas del organismo, entre ellas varias enzimas digestivas.

La cisteína ayuda a desintoxicar el organismo de toxinas nocivas y lo protege del daño producido por la radiación. Es uno de los mejores destructores de los radicales libres y obra mejor cuando se toma con selenio y vitamina E. Este aminoácido también es precursor del glutatión, una sustancia que desintoxica el hígado ligándose en ese órgano a sustancias potencialmente nocivas. La cisteína también ayuda a proteger el hígado y el cerebro del daño causado por el alcohol, las drogas y los compuestos tóxicos del humo del cigarrillo.

Como la cisteína es más soluble que la cistina, el organismo la utiliza más fácilmente y suele ser mejor para tratar la mayoría de las enfermedades. Este aminoácido se forma a partir de la L-metionina del organismo. Las vitaminas B_6, B_{12} y el ácido fólico son necesarios para la síntesis de la cisteína, pero este proceso no se lleva a cabo correctamente cuando existe alguna enfermedad crónica. Por tanto, las personas que sufren de enfermedades crónicas necesitan dosis de cisteína más altas de lo normal, es decir, 1.000 miligramos tres veces al día durante un mes.

Los suplementos de L-cisteína son recomendables para el tratamiento de la artritis reumatoidea, el endurecimiento de las arterias y los trastornos mutagénicos, como el cáncer. Estos suplementos promueven la curación tras las cirugías y las quemaduras severas, chelate los metales pesados y se unen con el hierro soluble para ayudar a la absorción de este micromineral. Este aminoácido también ayuda a quemar grasa y a construir músculo. Por su capacidad para descomponer la mucosidad del tracto respiratorio, la L-cisteína es provechosa para el tratamiento de la bronquitis, el enfisema y la tuberculosis. Además, favorece la curación cuando hay alteraciones respiratorias, y desempeña un papel preponderante en la actividad de los glóbulos blancos de la sangre, los cuales combaten las enfermedades.

La cistina o la forma N-acetil de la cisteína (N-acetilcisteína, NAC) se puede utilizar en lugar de L-cisteína. La N-acetilcisteína ayuda a prevenir los efectos secundarios de la quimioterapia y la radioterapia. Gracias a que eleva los niveles de glutatión en los pulmones, los riñones, el hígado y la médula ósea, este aminoácido retarda el envejecimiento del organismo, lo cual se manifiesta, por ejemplo, en una menor cantidad de manchas relacionadas con la edad. Se ha visto que la N-acetilcisteína es más eficaz para aumentar los niveles del glutatión que los suplementos de cistina o, incluso, que el mismo glutatión.

Las personas diabéticas deben tener cuidado con los suplementos de cisteína porque pueden suprimir la actividad de la insulina. Los pacientes de cistinuria, una alteración genética poco común que lleva a la formación de cálculos renales de cistina, no deben tomar cisteína.

Citrulina

El organismo fabrica citrulina a partir de otro aminoácido, la ornitina. La citrulina promueve la energía, estimula el sistema inmunológico, se metaboliza en forma de L-arginina y desintoxica el amoníaco, que es nocivo para las células. Se encuentra básicamente en el hígado. Ayuda a tratar la fatiga.

Fenilalanina (Phenylalanine)

La fenilalanina es un aminoácido esencial. Dado que es capaz de cruzar la barrera hematoencefálica puede tener un efecto directo sobre la química cerebral. En el organismo se puede convertir en otro aminoácido, tirosina, que a su vez se utiliza para la síntesis de dos neurotransmisores clave para el estado de alerta: dopamina y norepinefina. Por su relación con el funcionamiento del sistema nervioso central, la fenilalanina eleva el estado de ánimo, reduce el dolor, mejora la memoria y el aprendizaje y suprime el apetito. Sirve para tratar la artritis, la depresión, los cólicos menstruales, la migraña, la obesidad, la enfermedad de Parkinson y la esquizofrenia.

La fenilalanina se encuentra en tres formas: L-, D- y DL-. La más común es la L-. La fenilalanina se incorpora en las proteínas del organismo en esta forma. Por su parte, la forma D- actúa como calmante del dolor. La forma DL- es una combinación de las formas D- y L-. Al igual que la forma D-, la DL- controla eficazmente el dolor, en especial el de la artritis. Al igual que la forma L-, la DL- es uno de los elementos constitutivos de las proteínas, intensifica el estado de alerta, suprime el apetito y ayuda a los pacientes de la enfermedad de Parkinson. La forma DL- se utiliza para aliviar las molestias asociadas con el premenstrual syndrome (PMS) y diversos tipos de dolor crónico.

Las mujeres embarazadas y las personas que sufren de ataques de ansiedad, diabetes, alta presión arterial, fenilcetonuria (PKU, según sus siglas en inglés) o melanoma pigmentado (una clase de cáncer de piel) *no* deben tomar suplementos de fenilalanina ni productos con aspartame (edulcorante artificial compuesto de fenilananina y ácido aspártico).

Gamma-Aminobutyric Acid (GABA)

El gamma-aminobutyric acid, o GABA, es un aminoácido que actúa como neurotransmisor en el sistema nervioso central. Es esencial para el metabolismo cerebral y contribuye al correcto funcionamiento del cerebro. El GABA se forma en el organismo a partir del ácido glutámico, otro aminoácido. Su función es reducir la actividad de las neuronas y modular su excitabilidad. Junto con la niacinamida y el inositol, el GABA ocupa los receptores de la ansiedad y el estrés, e impide así que esa clase de mensajes lleguen a los centros motores del cerebro.

Al igual que el diazepam (Valium), el chlordiazepoxide (Librium) y otros tranquilizantes, el GABA calma el organismo pero sin el temor a que produzca adicción. El GABA se ha utilizado en el tratamiento de la epilepsia y de la hipertensión arterial. Como relajante que es, aumenta el impulso sexual cuando se ha perdido. También es útil para la hipertrofia de la próstata, quizás porque interviene en el mecanismo que regula la liberación de las hormonas sexuales. El GABA es eficaz como coadyuvante en el tratamiento del déficit atencional atencional y puede reducir las ansias de tomar alcohol. También se cree que promueve la secreción de la hormona del crecimiento.

No obstante lo anterior, el GABA puede producir ansiedad, sensación de ahogo, adormecimiento de la boca y hormigueo en las extremidades. Además, la presencia de niveles anormales de GABA desequilibra el sistema por el que el cerebro envía mensajes y puede provocar ataques convulsivos.

Glicina (Glycine)

La glicina retarda la degeneración muscular suministrando cantidades adicionales de creatina, un compuesto presente en el tejido muscular que se utiliza para la producción de DNA y RNA. Mejora el almacenamiento del glicógeno, lo que permite que se libere glucosa para cubrir las necesidades energéticas. La glicina es fundamental para la síntesis de ácidos nucleicos, ácidos biliares y otros aminoácidos no esenciales. Muchos agentes antiácidos del estómago utilizan glicina. Debido a que se encuentra en altas concentraciones en la piel y en el tejido conectivo, la glicina acelera la curación y es provechosa para la reparación de los tejidos lesionados.

La glicina se necesita para el funcionamiento del sistema nervioso central y para la salud de la próstata. Funciona como neurotransmisor inhibitorio y, como tal, puede prevenir los ataques epilépticos. Se ha utilizado en el tratamiento del trastorno afectivo bipolar y es eficaz para manejar la hiperactividad.

Cantidades excesivas de este aminoácido pueden ocasionar fatiga, pero en cantidades adecuadas genera más energía. El organismo convierte la glicina en el aminoácido serina, de acuerdo con sus necesidades.

Glutamina (Glutamine)

La glutamina es el aminoácido libre más abundante en los músculos del cuerpo. Debido a que atraviesa sin dificultad la barrera hematoencefálica, se conoce como combustible cerebral. En el cerebro, la glutamina se convierte en ácido glutámico — esencial para el funcionamiento cerebral — y viceversa. También aumenta la cantidad de GABA, ácido que se requiere para el funcionamiento adecuado del cerebro y para la actividad mental. La glutamina ayuda a sostener el equilibrio acidobásico del organismo y es la base de los elementos cruciales para la síntesis de DNA y RNA. Además, propicia la destreza mental y la salud del tracto digestivo.

La descomposición de los aminoácidos lleva a la liberación de nitrógeno. Aunque el organismo lo necesita, el nitrógeno libre puede producir amoníaco, que es particularmente tóxico para el tejido cerebral. El hígado convierte el nitrógeno en urea, que es excretada en la orina, o el nitrógeno se puede unir al ácido glutámico. Este proceso da por resultado glutamina. La glutamina es un caso excepcional entre los aminoácidos, porque cada molécula contiene dos átomos de nitrógeno, en lugar de uno. Así, la producción de glutamina ayuda a extraer el amoníaco de los tejidos, especialmente del tejido cerebral, y transfiere el nitrógeno de un lugar a otro.

La glutamina se encuentra en grandes cantidades en los músculos, y es de fácil disponibilidad cuando se requiere para la síntesis proteínica de los músculos esqueléticos. Como este aminoácido ayuda a construir y a conservar los huesos, los suplementos de glutamina son provechosos para quienes hacen dieta y para los levantadores de pesas. Lo más importante, sin embargo, es que ayuda a prevenir la pérdida muscular que se asocia con períodos prolongados en cama, o con enfermedades como cáncer y SIDA. Esto se debe a que el estrés y las lesiones (incluyendo el trauma quirúrgico) hacen que los músculos liberen glutamina en el torrente sanguíneo. De hecho, durante períodos de estrés se puede liberar hasta una tercera parte de la glutamina presente en los músculos. En consecuencia, el estrés o las enfermedades pueden conducir a la pérdida de músculo esquelético. Pero si se dispone de suficiente glutamina, este proceso se puede revertir.

Los suplementos de L-glutamina son útiles para el tratamiento de la artritis, las enfermedades autoinmunes, la fibrosis, las alteraciones intestinales, la úlcera péptica, las enfermedades del tejido conectivo (como polimiositis y escleroderma), y el daño tisular causado por la radioterapia para el cáncer. La L-glutamina mejora la actividad mental y se utiliza para tratar diversos problemas, entre ellos alteraciones del desarrollo, epilepsia, fatiga, impotencia, esquizofrenia y senilidad. Conserva el glutatión en el hígado y protege ese órgano de los efectos de la sobredosis de acetaminofén. Contribuye a la protección de los antioxidantes. La L-glutamina reduce los antojos incontrolables de azúcar y el deseo de ingerir alcohol, y es beneficiosa para los alcohólicos en recuperación.

A pesar de que muchas sustancias vegetales y animales contienen glutamina, la cocción la destruye fácilmente. La espinaca y el perejil crudos son buenas fuentes de glutamina. Los suplementos se deben conservar totalmente secos; los suplementos en polvo se degradan y se convierten en amoníaco y ácido piroglutámico. Las personas con cirrosis hepática, problemas renales, síndrome de Reye o cualquier tipo de trastorno que pueda producir acumulación de amoníaco en la sangre *no* deben tomar glutamina, ya que tomar suplementos de glutamina perjudicaría aún más su organismo. Se debe tener en cuenta que aunque los nombres son muy parecidos, la glutamina, el ácido glutámico — también llamado glutamato — el glutatión, el gluten y el glutamato de monosodio (MSG) son sustancias distintas.

Glutatión (Glutathione)

Como sucede con la carnitina, el glutatión no es un aminoácido en sentido estricto. Es un compuesto clasificado como tripéptido que el organismo produce a partir de los aminoácidos cisteína, ácido glutámico y glicina. Por su estrecha relación con estos aminoácidos se le suele considerar parte de ellos.

El glutatión es un poderoso antioxidante que se produce en el hígado. Las mayores reservas de glutatión se encuentran en el hígado, donde elimina el carácter tóxico de algunos compuestos dañinos para que puedan ser excretados por la bilis. El hígado libera parte del glutatión directamente en el torrente sanguíneo, donde ayuda a conservar la integridad de los glóbulos rojos y a proteger los glóbulos blancos. El glutatión también se encuentra en los pulmones y en el tracto intestinal. Es necesario para el metabolismo de los carbohidratos y, al parecer, tiene la capacidad de combatir el envejecimiento porque ayuda a descomponer las grasas oxidadas que pueden promover la aterosclerosis. Puede mitigar parcialmente el daño provocado por el humo del tabaco porque modifica el efecto pernicioso de los aldehídos, las sustancias presentes en el humo de los cigarrillos que perjudican a las células y las moléculas. También protege el hígado de los efectos nocivos del alcohol.

La insuficiencia de glutatión afecta primero al sistema nervioso y produce síntomas como pérdida de la coordinación, trastornos mentales, temblores y dificultad para mantener el equilibrio. Se cree que la causa de estos problemas es el desarrollo de lesiones en el cerebro. Un estudio patrocinado en parte por el National Cancer Institute descubrió que las personas con HIV (SIDA) que tenían niveles bajos de glutatión tenían una menor expectativa de vida a tres años vista que quienes tenían niveles normales de este aminoácido.

A medida que envejecemos disminuye el nivel de glutatión en nuestro organismo. Sin embargo, todavía no se sabe si este fenómeno se debe a que lo utilizamos más rápidamente o a que producimos menos cantidad. Infortunadamente, si esta situación no se corrige la escasez de glutatión acelera el proceso de envejecimiento.

Los suplementos de glutatión son costosos y la eficacia de las fórmulas orales es cuestionable. Para elevar los niveles de glutatión, lo mejor es suministrarle al organismo la misma materia prima que utiliza para producirlo: cisteína, ácido glutámico y glicina. La forma N-acetil de la cisteína (N-acetilcisteína, NAC) es particularmente eficaz.

Histidina (Histidine)

La histidina es un aminoácido esencial de gran importancia para el crecimiento y la reparación de los tejidos. Es importante para que el recubrimiento de mielina que protege las células nerviosas se conserve en buen estado, y se requiere para la producción de los glóbulos rojos y de los glóbulos blancos de la sangre. La histidina también protege al organismo del daño ocasionado por la radiación, contribuye a eliminar los metales tóxicos del organismo y ayuda a prevenir el AIDS.

Niveles demasiado elevados de histidina pueden conducir a estrés e, incluso, a alteraciones sicológicas como ansiedad y esquizofrenia. Se han encontrado altos niveles de histidina en el organismo de personas esquizofrénicas. Niveles insuficientes de histidina contribuyen a la artritis reumatoid y pueden relacionarse con sordera neurógena. La metionina reduce los niveles de histidina.

La histamina, un importante químico del sistema inmunológico, se deriva de la histidina. La histamina interviene en la excitación sexual. Como la disponibilidad de histidina influye en la producción de histamina, tomar histidina en suplemento — junto con las vitaminas B_3 (niacina) y B_6 (piridoxina), que se requieren para la conversión de histidina en histamina — puede mejorar la actividad sexual y aumenta el placer. Como la histamina también promueve la secreción de jugos gástricos, la histidina puede ser beneficiosa para quienes sufren de indigestión por falta de ácidos estomacales.

Las personas que sufren de trastorno afectivo maniacodepresivo (bipolar) no deben tomar suplementos de histidina, a menos que se haya detectado una deficiencia de este aminoácido. Fuentes naturales de histidina son el arroz, el trigo y el rye.

Isoleucina (Isoleucine)

La isoleucina, uno de los aminoácidos esenciales, estabiliza y regula los niveles del azúcar sanguíneo y de la energía, y es necesaria para la formación de hemoglobina. Se metaboliza en el tejido muscular y es uno de los tres aminoácidos de cadena ramificada. Estos aminoácidos revisten especial importancia para los atletas porque intensifican la energía y la resistencia, además de que ayudan a curar y a reparar el tejido muscular.

Actualmente se sabe que la isoleucina es insuficiente en personas con distintos trastornos mentales y físicos. La deficiencia de isoleucina puede producir síntomas parecidos a los de la hipoglicemia.

Entre los alimentos que contienen isoleucina están: almendras, cashews, pollo, garbanzo, huevos, pescado, lentejas, hígado, carne, rye, la mayoría de las semillas y la proteína de soya. La L-isoleucina también se encuentra en suplemento. En esta forma se debe tomar siempre de manera balanceada con la L-leucina y la L-valina, los otros dos aminoácidos de cadena ramificada: aproximadamente 2 miligramos de leucina y 2 miligramos de valina por cada miligramo de isoleucina. En el comercio también se encuentran suplementos que combinan los tres aminoácidos de cadena ramificada, y son más convenientes.

Leucina (Leucine)

La leucina es un aminoácido esencial y uno de los aminoácidos de cadena ramificada (los otros son isoleucina y valina). Estos aminoácidos actúan de manera conjunta para proteger los músculos y servir de combustible. Promueven la curación de los huesos, la piel y el tejido muscular, y son recomendables para las personas que se están recuperando de alguna intervención quirúrgica. La leucina también hace descender los niveles altos de azúcar sanguíneo, y ayuda a aumentar la producción de la hormona del crecimiento.

Entre las fuentes naturales de leucina están brown rice, fríjoles, carne, nueces, harina de soya y whole wheat. El suplemento L-leucina se debe tomar equilibradamente con L-isoleucina y L-valina (*ver* Isoleucina en esta sección), y con moderación para evitar que se presenten síntomas de hipoglicemia. Un consumo excesivamente alto de leucina también puede contribuir a la pelagra y a aumentar la cantidad de amoníaco presente en el organismo.

Lisina (Lysine)

La lisina es un aminoácido esencial y uno de los elementos constitutivos de todas las proteínas. La lisina se necesita para el crecimiento normal y el desarrollo de los huesos en los niños; ayuda a la absorción del calcio y mantiene un adecuado balance del nitrógeno en los adultos. Este aminoácido ayuda a producir anticuerpos, hormonas y enzimas, además de que contribuye a la formación de colágeno y a la reparación de los tejidos. Gracias a que ayuda a construir proteína muscular, es útil tanto para la recuperación posterior a la cirugía como para las lesiones deportivas. Además, ayuda a reducir los niveles séricos de triglicéridos.

Otro aspecto valioso de este aminoácido es su capacidad para combatir los fuegos y el virus del herpes. Tomar suplementos de L-lisina junto con vitamina C con bioflavonoides previene y/o combate eficazmente el herpes, especialmente cuando se están evitando los alimentos que contienen el aminoácido arginina (*ver* INFECCIONES POR EL VIRUS DEL HERPES en la Segunda Parte). Los suplementos de L-lisina pueden ser eficaces en la reducción de la intoxicación aguda por alcohol.

Como la lisina es un aminoácido esencial, el organismo no la puede producir. Por esta razón es vital que la dieta incluya una cantidad adecuada. Su deficiencia puede producir anemia, enrojecimiento de los ojos, trastornos enzimáticos, pérdida de cabello, dificultad para concentrarse, irritabilidad, falta de energía, inapetencia, problemas reproductivos, retraso en el crecimiento y pérdida de peso. Entre los alimentos que contienen lisina están el queso, los huevos, el pescado, los lima beans, la leche, la papa, la carne roja, los productos de soya y la levadura.

Metionina (Methionine)

La metionina es un aminoácido esencial que ayuda a descomponer las grasas; por tanto, evita que en el hígado y en las arterias se acumule grasa que podría obstruir el flujo sanguíneo hacia el cerebro, el corazón y los riñones. La síntesis de los aminoácidos cisteína y taurina depende de la disponibilidad de metionina. Este aminoácido le ayuda al sistema digestivo, desintoxica el organismo de agentes nocivos como plomo y otros metales pesados, disminuye la debilidad muscular, evita la fragilidad del cabello y protege contra la radiación. Además, es beneficioso para quienes sufren de osteoporosis o alergias químicas. Es útil, también, para el tratamiento de la fiebre reumática y la toxemia del embarazo.

La metionina es un poderoso antioxidante. Es una buena fuente de azufre, que suprime la actividad de los radicales libres y ayuda a prevenir los problemas de la piel y de las uñas. La metionina también es provechosa para los pacientes del síndrome de Gilbert (una anomalía de la función hepática) y se requiere para la síntesis de los ácidos nucleicos, el colágeno y la proteína de todas las células del organismo. Es conveniente para las mujeres que toman anticonceptivos orales porque estimula la excreción de estrógeno. También reduce los niveles de histamina en el organismo, lo cual es provechoso para las personas esquizofrénicas, cuyos niveles de histamina son más altos de lo normal.

Al aumentar el nivel de las sustancias tóxicas en el organismo, también aumenta la necesidad de metionina. El organismo puede convertir la metionina en el aminoácido cisteína, un precursor del glutatión. La metionina protege, pues, al glutatión, e impide que se agote cuando el organismo está sobrecargado de toxinas. Como el glutatión es un neutralizador clave de las toxinas hepáticas, protege al hígado de los efectos perjudiciales de los compuestos tóxicos.

Como aminoácido esencial, la metionina no es sintetizada en el cuerpo; por tanto, debe obtenerse en los alimentos o en suplementos dietéticos. Buenas fuentes de metionina son: fríjoles, huevos, pescado, ajo, lentejas, carne, cebolla, soya, semillas y yogur. Debido a que el organismo utiliza metionina para producir un alimento cerebral llamado colina, conviene complementar la dieta con colina o lecitina (que son ricas en colina) para garantizar que no se agoten las reservas de metionina.

Ornitina (Ornithine)

La ornitina propicia la liberación de la hormona del crecimiento, que estimula el metabolismo del exceso de grasa corporal. Este efecto se intensifica cuando la ornitina se combina con arginina y carnitina. La ornitina es necesaria para el adecuado funcionamiento del hígado y del sistema inmunológico. Este aminoácido también desintoxica el organismo de amoníaco y ayuda a regenerar el hígado. En la piel y el tejido conectivo hay altas concentraciones de ornitina, la cual ayuda a curar y a reparar los tejidos lesionados.

La ornitina es sintetizada en el organismo a partir de la arginina y, a su vez, es precursora de la citrulina, la prolina y el ácido glutámico. A menos que el médico lo prescriba, las mujeres que están embarazadas o lactando, los niños y las personas con antecedentes de esquizofrenia *no* deben tomar el suplemento L-ornitina.

Prolina (Proline)

La prolina mejora la textura de la piel porque ayuda a producir colágeno y a reducir su pérdida como resultado del proceso de envejecimiento. También ayuda a curar los cartílagos y a fortalecer las coyunturas, los tendones y el músculo cardíaco. En combinación con la vitamina C, contribuye a la salud del tejido conectivo. La prolina se obtiene especialmente en la carne, lácteos y huevos.

Serina (Serine)

La serina se requiere para el metabolismo de las grasas y de los ácidos grasos, el crecimiento de los músculos y la salud del sistema inmunológico. Forma parte de las proteínas del cerebro y de las capas protectoras de mielina que cubren las fibras nerviosas. Es importante para las funciones del RNA y del DNA, para la formación celular y la síntesis de la creatina. Contribuye a la producción de inmunoglobulinas y anticuerpos. Sin embargo, niveles excesivos de serina pueden tener efectos adversos en el sistema inmunológico. La serina puede ser sintetizada en el organismo a partir de la glicina, pero este proceso requiere la presencia de cantidades suficientes de las vitaminas B_6, B_3 y ácido fólico. Entre los alimentos que contienen serina están las carnes y los productos de soya, así como alimentos que a menudo producen reacciones alérgicas como los lácteos, el gluten de trigo y los cacahuetes. Por sus propiedades humectantes naturales, muchos cosméticos y productos para el cuidado de la piel contienen serina.

Taurina (Taurine)

La taurina se encuentra en altas concentraciones en el músculo cardíaco, los glóbulos blancos de la sangre, los músculos esqueléticos y el sistema nervioso central. La taurina es un elemento constitutivo de todos los demás aminoácidos y un componente clave de la bilis, que es necesaria para la digestión de las grasas, la absorción de las vitaminas solubles en grasa y el control del colesterol sanguíneo. La taurina puede ser utilizada por las personas que sufren de aterosclerosis, edema, problemas del corazón, hipertensión arterial o hipoglicemia. Es esencial para la adecuada utilización del sodio, el potasio, el calcio y el magnesio, y se ha demostrado que es importante para evitar que el músculo cardíaco pierda potasio. Esto ayuda a prevenir el desarrollo de arritmias cardíacas potencialmente peligrosas.

La taurina protege al cerebro, particularmente cuando está deshidratado. Se utiliza para el tratamiento de la ansiedad, la epilepsia, la hiperactividad, el mal funcionamiento cerebral y las convulsiones. La concentración de taurina en el cerebro de los niños es cuatro veces más alta que en el de los adultos. Es posible que una cantidad insuficiente de taurina en el cerebro en desarrollo esté implicada en los ataques epilépticos. La deficiencia de cinc también es común en las personas epilépticas y esto podría tener relación con la deficiencia de taurina. Junto con el cinc, la taurina interviene en la función ocular, y la deficiencia de los dos puede deteriorar la visión. Los suplementos de taurina son provechosos para los niños que tienen síndrome de Down y distrofia muscular. Algunos hospitales utilizan este aminoácido para el tratamiento del cáncer de seno.

Diversos trastornos metabólicos pueden producir pérdida excesiva de taurina a través de la orina. Grandes pérdidas de taurina a través de la orina se asocian con arritmia cardíaca, formación defectuosa de plaquetas, problemas intestinales, proliferación de cándida, estrés físico o emocional, deficiencia de cinc y consumo excesivo de alcohol. El excesivo consumo de alcohol también hace que el organismo pierda la capacidad de utilizar correctamente la taurina. Los suplementos de taurina pueden reducir los síntomas del síndrome de abstinencia por alcohol. La diabetes aumenta los requerimientos de taurina y, a la inversa, los suplementos que contienen taurina y cistina pueden reducir la necesidad de insulina.

La taurina se encuentra en los huevos, el pescado, la carne y la leche, pero no en las proteínas de origen vegetal. Puede ser sintetizada a partir de la cisteína en el hígado, y a partir de la metionina en otras partes del cuerpo, siempre y cuando haya suficiente vitamina B_6. Para los vegetarianos es crucial que el organismo la sintetice. Los individuos que tienen problemas genéticos o metabólicos que impiden la síntesis de taurina deben tomar suplementos de este aminoácido.

Tirosina (Tyrosine)

La tirosina es importante para el metabolismo en general. Es uno de los precursores de los neurotransmisores norepinefrina y dopamina, los cuales regulan el estado anímico, entre otras cosas. La tirosina eleva el estado de ánimo y la falta de una cantidad suficiente lleva a deficiencia de norepinefrina en el cerebro, lo que puede resultar en depresión. La tirosina actúa como un ligero antioxidante, suprime el apetito y ayuda a reducir la grasa corporal. Además, contribuye a la producción de melanina (el pigmento responsable del color de la piel y el cabello) y al funcionamiento de las glándulas suprarrenales, tiroides y pituitaria. También interviene en el metabolismo del aminoácido fenilalanina.

La tirosina se une a átomos de yodo para formar hormonas tiroideas activas. No debe sorprender, pues, que bajos niveles plasmáticos de tirosina se relacionen con el hipotiroidismo. Los síntomas de deficiencia de tirosina incluyen baja presión arterial, baja temperatura corporal (por ejemplo, manos y pies fríos) y movimientos involuntarios de las piernas.

La L-tirosina en suplemento se utiliza para reducir el estrés, y algunas investigaciones indican que es útil para combatir la fatiga crónica y la narcolepsia. Este suplemento es provechoso para las personas que sufren de ansiedad, depresión, alergias y dolores de cabeza, así como para quienes están en proceso de abandonar el uso de algunas drogas. Posiblemente también es beneficioso para los pacientes de la enfermedad de Parkinson.

Fuentes naturales de tirosina son las almendras, el aguacate, el banano, los productos lácteos, los lima beans y las semillas de pumpkin y de sesame. La tirosina también puede ser producida a partir de la fenilalanina del organismo. Los suplementos de L-tirosina se deben tomar antes de acostarse o con alguna comida rica en carbohidratos para que su absorción no compita con la de otros aminoácidos.

Las personas que toman inhibidores de monoamina oxidasa (MAO, según sus siglas en inglés), medicamentos normalmente prescritos para combatir la depresión, deben limitar estrictamente el consumo de alimentos que contienen tirosina, y *no* deben tomar suplementos con L-tirosina, pues pueden elevar de manera súbita y peligrosa la presión arterial. Es importante que quienes toman medicamentos para la depresión le pidan orientación a su médico sobre las restricciones dietéticas que deben observar.

Treonina (Threonine)

La treonina es un aminoácido esencial que ayuda a mantener el adecuado equilibrio proteínico del organismo. Es importante para la formación de colágeno, elastina y esmalte dental, y combinado con ácido aspártico y metionina ayuda a las funciones hepática y lipotrópica. Como precursor de los aminoácidos glicina y serina, la treonina se encuentra en el corazón, el sistema nervioso central y los músculos esqueléticos, y ayuda a prevenir la acumulación de grasa en el hígado. Debido a que contribuye a la producción de anticuerpos, la treonina fortalece el sistema inmunológico. Puede ser eficaz en el tratamiento de ciertas formas de depresión.

Las personas vegetarianas tienen una alta probabilidad de presentar deficiencia de treonina porque el contenido de este aminoácido en los granos es bajo.

Triptófano (Tryptophan)

El triptófano es un aminoácido esencial necesario para la producción de vitamina B_3 (niacina). El cerebro utiliza triptófano para producir serotonina, un neurotransmisor que no sólo es necesario para la transmisión de los impulsos nerviosos de una célula a otra, sino que también es responsable del sueño normal. Por esta razón, el triptófano ayuda a estabilizar el estado de ánimo y a combatir la depresión y el insomnio. También ayuda a controlar la hiperactividad infantil, reduce el estrés, es beneficioso para el corazón, sirve para controlar el peso porque reduce el apetito, e incrementa la liberación de la hormona del crecimiento. El triptófano también es útil para la migraña y reduce algunos de los efectos de la nicotina. La síntesis de triptófano requiere una cantidad adecuada de vitamina B_6 (piridoxina), vitamina C, ácido fólico y magnesio. A su vez, el triptófano es necesario para la síntesis de serotonina. Un estudio publicado en *Archives of General Psychiatry* muestra que las mujeres con un historial de bulimia nerviosa, un trastorno alimentario, tuvieron recaídas después de tomar un combinado de aminoácidos donde no estaba el triptófano. Los científicos creen que esta falta de triptófano alteró el nivel de serotonina en el cerebro y, consecuentemente, la transmisión de los impulsos nerviosos. La carencia de triptófano y magnesio puede contribuir a que se presenten espasmos de las arterias coronarias.

Entre las mejores fuentes dietéticas de triptófano están el brown rice, el cottage cheese, la carne, el maní y la proteína de soya. Este aminoácido no se encuentra en suplemento en los Estados Unidos. En noviembre de 1989, los U.S. Centers for Disease Control (CDC) informaron que había indicios de una relación entre los suplementos de L-triptófano y una enfermedad de la sangre llamada eosinophilia-myalgia syndrome (EMS), que se caracteriza por un alto recuento de glóbulos blancos y síntomas como fatiga, dolores musculares, trastornos respiratorios, edema y sarpullido. Se informó acerca de varios cientos de casos de esa enfermedad. Cuando los CDC establecieron que en el estado de Nuevo México existía una correlación entre esa enfermedad de la sangre y productos que contenían L-triptófano, la FDA primero advirtió a los consumidores que debían suspender los suplementos de L-triptófano, y luego retiró del mercado todos los productos en los cuales el L-triptófano era el único o el principal componente. Aunque investigaciones posteriores revelaron que el problema se debía probablemente a contaminantes en los suplementos y *no* al triptéfano, los suplementos de este aminoácido esencial siguen siendo prohibidos en los Estados Unidos. Según la FDA, al menos treinta y ocho muertes fueron causadas por los suplementos de triptófano.

Valina (Valine)

La valina, un aminoácido esencial, tiene un efecto estimulante. La valina es necesaria para el metabolismo muscular, la reparación de los tejidos y el correcto equilibrio del nitrógeno en el organismo. Se encuentra en altas concentraciones en el tejido muscular. Es uno de los aminoácidos de cadena ramificada, lo que significa que puede ser utilizado como fuente de energía por el tejido muscular. La valina puede ser eficaz en el tratamiento de enfermedades del hígado y la vesícula y es útil para corregir la deficiencia severa de aminoácidos, que es propia de la adicción a las drogas. Un nivel excesivamente alto de valina puede producir sensación de hormigueo en la piel e, incluso, alucinaciones.

Fuentes dietéticas de valina son los productos lácteos, los granos, la carne, los hongos, el maní y la proteína de soya. El suplemento L-valina siempre se debe tomar de manera balanceada con los otros aminoácidos de cadena ramificada, L-isoleucina y L-leucina (*ver* Isoleucina en esta sección).

Antioxidantes (Antioxidants)

INTRODUCCIÓN

Hay un grupo de compuestos llamados *antioxidantes*, que ayudan a proteger al organismo contra la formación de radicales libres. Los *radicales libres* son átomos o grupos de átomos que les causan daño a las células porque deterioran el sistema inmunológico y conducen a infecciones y a diversas enfermedades degenerativas, como el cáncer y las enfermedades del corazón. Además, algunos científicos consideran que los radicales libres pueden ser la causa del proceso de envejecimiento (*ver* RADICALES LIBRES en la página siguiente).

Actualmente se conocen varios radicales libres que actúan en el organismo; los más comunes son derivados del oxígeno: radicales superóxido e, hydroxi, peróxido de hidrógeno, varios peróxidos grasos, radicales hipoclorito y óxido nítrico. Los radicales libres pueden formarse por exposición a la radiación y a agentes químicos tóxicos (como los del humo del cigarrillo, aire contaminado y productos tóxicos industriales o en el hogar, por sobreexposición a los rayos solares, o por diversos procesos metabólicos, como el desdoblamiento de las moléculas de grasa almacenadas para ser utilizadas como fuente de energía.

Los *neutralizadores de los radicales libres (free radical scavengers)*, que se presentan de manera natural en el organismo, neutralizan y mantienen bajo control a los radicales libres. Algunas enzimas cumplen esta función esencial. Cuatro importantes enzimas que neutralizan a los radicales libres y que el organismo produce habitualmente son superóxido dismutasa (SOD, en inglés), metionina reductasa, catalasa y glutatión peroxidasa. También hay diversos fitoquímicos y nutrientes que actúan como antioxidantes, entre los cuales están la vitamina A, el betacaroteno, otros bioflavonoides y cartenoides, las vitaminas C y E, y el mineral selenio. Otro antioxidante es la hormona melatonina, un poderoso neutralizador de los radicales libres. Algunas hierbas también poseen propiedades antioxidantes.

A pesar de que muchos antioxidantes se obtienen en alimentos como granos germinados y frutas y vegetales frescos, es difícil obtener en los alimentos la cantidad que necesitamos para controlar los radicales libres que constantemente genera la contaminación de nuestro medio ambiente. Sin embargo, podemos minimizar el daño que nos producen los radicales libres tomando suplementos de nutrientes clave. Parece que consumir grandes cantidades de nutrientes antioxidantes protege de manera particular contra el cáncer. Los antioxidantes parecen trabajar de forma sinergística para ofrecer su protección frente a los radicales libres, por eso es mejor tomar dosis pequeñas de varios de ellos que altas dosis de uno solo. Por ejemplo, a pesar de que el betacaroteno es un antioxidante excelente, la mezcla de varios carotenoides es más eficaz que el betacaroteno por sí solo. Actualmente existen muchas combinaciones disponibles que hacen más fácil tomar múltiples antioxidantes diariamente. Seguidamente describimos algunos de los antioxidantes más importantes.

LOS ANTIOXIDANTES

Ácido alfa lipoico (Alpha-Lipoic Acid)

El ácido alfa lipoico (ALA) es un antioxidante muy potente, tanto en solitario como "reciclador" de vitamina E y C. Puede restablecer las propiedades antioxidantes de estas vitaminas después de que han neutralizado los radicales libres. El ALA también estimula la producción de glutatión y contribuye a la absorción de la coenzima Q_{10}, ambos importantes antioxidantes. El ALA se disuelve en agua y en grasa, por lo que puede llegar a todas las partes de las células para desactivar los radicales libres.

Los suplementos de ALA se llevan empleando en Europa casi tres décadas para tratar la degeneración de los nervios periféricos y para el control del azúcar sanguíneo en las personas con diabetes. También ayuda a eliminar los metales contaminantes del hígado, bloquear la formación de cataratas, proteger los tejidos nerviosos contra el estrés oxidativo y reducir el colesterol. Según Lester Packer, Ph.D., un experto en antioxidantes y profesor de la Universidad de California-Berkeley, el ALA podría jugar un papel muy importante en la prevención y tratamiento de enfermedades degenerativas crónicas como la diabetes y las cardiovasculares. Se sabe también que el ALA es un antioxidante metabólico porque sin él las células no pueden utilizar azúcar para producir energía. El organismo no produce grandes cantidades de ALA y al encontrarse naturalmente en sólo unos pocos alimentos (espinaca, brócoli, papas, brewer's yeast y órganos de animales) puede ser necesario tomar suplementos.

Ajo

Esta hierba es extremadamente versátil para la salud y también tiene propiedades antioxidantes. Los compuestos de sulfhídrico (azufre e hidrógeno) son *chelators* muy potentes de los metales pesados, uniéndose a ellos para facilitar su excreción. También son muy eficaces contra la oxidación y los radicales libres. El ajo ayuda a la desintoxicación de peróxidos como el de hidrógeno y contribuye a prevenir la oxidación de las grasas y su depósito en los tejidos y arterias. El ajo también contiene nutrientes antioxidantes como las vitaminas A, C y el selenio.

Los estudios realizados sobre el extracto de ajo envejecido (AGE, según sus siglas en inglés) han demostrado que el proceso de envejecimiento eleva sustancialmente su potencial antioxidante. El AGE protege contra la erosión del DNA y los daños de la radiación y los rayos del sol, además de cuidar la salud de venas y arterias. Según el investigador y nutricionista Robert I-San, Ph.D., el ajo envejecido puede prevenir las lesiones hepáticas causadas por el tetraclorido de carbono, un contaminante y generador de radicales libres muy común en los espacios interiores. En general, los suplementos de ajo envejecido ofrecen concentraciones mayores de los componentes más beneficiosos del ajo. Si le preocupa el "aliento de ajo" puede elegir variantes inodoras y sin gusto de ajo envejecido, como Kyolic, de Wakunaga of America. El extracto de ajo envejecido reduce el colesterol, rebajando así el riesgo de infartos y embolias; previene los coágulos — protegiendo así contra las enfermedades cardiovasculares — y contribuye a bajar la presión arterial.

Bilberry

Esta hierba *(Vaccinium myrtillus)* es el pariente europeo del *blueberry* que tenemos en los Estados Unidos. Es un poderoso antioxidante que mantiene fuertes y flexibles las paredes de los capilares. También ayuda a conservar la flexibilidad de las paredes de los glóbulos rojos y les facilita el paso a través de los capilares. El bilberry contiene antocianidinas, fitoquímicos que ayudan a bajar la presión arterial, inhiben la formación de coágulos y mejoran el suministro de sangre al sistema nervioso. Los estudios indican que las antocianidinas pueden proveer hasta cincuenta veces la protección antioxidante de la vitamina C. Además, esta hierba protege los ojos y puede potenciar la vista. Así mismo, protege y fortalece las estructuras colágenas, inhibe el desarrollo de bacterias, actúa como antiinflamatorio, combate el envejecimiento y tiene efectos anticancerígenos. Las pruebas realizadas han mostrado que el compuesto glucoquinina, que se encuentra en las hojas del bilberry, ayuda a reducir el azúcar en la sangre.

Burdock

Esta hierba *(Arctium lappa)* fue puesta a prueba por investigadores del Chia Nan College of Pharmacy and Science en Taiwán para examinar sus propiedades antioxidantes. Encontraron que es muy potente como antioxidante, siendo capaz de neutralizar los radicales peróxido de hidrógeno (hydrogen peroxide) y superoxido. También se demostró muy eficaz contra los radicales de hidroxilo (hydroxyl). El estudio concluyó que el burdock y la vitamina E eliminan más radicales cuando se emplean conjuntamente. El burdock puede ser eficaz contra el cáncer porque ayuda a controlar la mutación de las células.

Carotenoides

Ver Vitamina A y los carotenoides.

Cinc (Zinc)

Además de sus principales cualidades antioxidante (prevención de la oxidación de las grasas), el cinc es uno de los componentes de la enzima antioxidante superóxido dismutasa (SOD). El cinc es necesario para mantener un nivel adecuado de vitamina E en la sangre, y ayuda a la absorción de la vitamina A.

Coenzima Q_{10} (Coenzyme Q_{10})

Esta coenzima es un antioxidante similar a la vitamina E. Desempeña un papel preponderante en la producción de energía celular, es un importante estimulante del sistema inmunológico, mejora la circulación, combate el envejecimiento y es beneficiosa para el sistema cardiovascular. También denominada *ubiquinone* (de *quinone,* un tipo de coenzima, y de *ubiquitous,* en inglés, que significa que está en todo el cuerpo), las mayores concentraciones de esta coenzima se encuentran en el corazón, hígado, riñones, bazo y páncreas. Dentro de las mitocondrias, los centros productores de energía de las células, la coenzima Q_{10} ayuda a metabolizar las grasas y los carbohidratos. También ayuda a preservar la flexibilidad de las membranas celulares.

En Japón, este elemento está aprobado para el tratamiento de la insuficiencia cardíaca congestiva. Diversos estudios sugieren que la coenzima Q_{10} también puede ser eficaz en el tratamiento del cáncer, SIDA, distrofia muscular, alergias, úlceras gástricas, miopatía, enfermedad periodontal, diabetes y sordera. Entre las fuentes naturales de la coenzima están las carnes, los cacahuetes, las sardinas y las espinacas.

Curcumina (Turmeric)

El fitoquímico curcumina se encuentra en la especia turmérico (curry) y tiene propiedades antioxidantes que previenen y neutralizan la formación de radicales libres. Pone freno a los cambios precancerígenos producidos dentro del DND y obstruye las enzimas necesarias para la progresión del cáncer. La curcumina detiene la oxidación del colesterol, protegiendo así contra la formación de placa en las arterias. En un estudio realizado con fumadores crónicos, aquellos que tomaron curcumina excretaron cantidades sustancialmente menores de mutágenos (las sustancias que inducen la mutación de las células) en la orina, lo que refleja la eficacia con que su organismo ataca las sustancias cancerígenas. La curcumina también bloquea los compues-

Radicales libres

Se denomina radical libre a un átomo o grupo de átomos que contienen al menos un electrón disfuncional. Los electrones son partículas con carga negativa que normalmente existen en pareja, formando un conjunto químicamente estable. Si un electrón sufre una alteración disfuncional, es mucho más fácil para otro átomo o molécula unirse a él, provocando así una reacción química. Debido a su facilidad para juntarse con otros compuestos, los radicales libres pueden producir cambios muy importantes en el cuerpo general y mucho daño oxidativo. La vida de cada radical libre dura sólo una fracción de segundo pero el daño causado por ellos es irreversible, especialmente a las células musculares, nerviosas y a algunas células sensoras del sistema inmunológico.

Los radicales libres están presentes normalmente en pequeñas cantidades. Los procesos bioquímicos naturalmente tienden a la formación de radicales libres y, en circunstancias normales, el cuerpo generalmente los mantiene bajo control. De hecho no todos los radicales libres son malos; los producidos por el sistema inmunológico destruyen los virus y las bacterias. Hay otros que intervienen en la producción de hormonas vitales y en la activación de enzimas necesarios para la vida. Los radicales libres son necesarios para generar energía y otros sustancias que el organismo demanda. El problema surge cuando hay demasiados; entonces es cuando ocurren los daños a las células y tejidos. La formación de una gran cantidad de radicales libres estimula la formación de más radicales libres, multiplicándose el daño.

Hay muchos factores que pueden llevar a un exceso de radicales libres. La exposición a la radiación, bien del sol o de los rayos-X, activa su formación, lo mismo que la exposición a contaminantes ambientales como el tabaco y el humo de los autos. También la dieta contribuye a la formación de radicales libres. Cuando el cuerpo recibe nutrientes a través de la dieta utiliza oxígeno y esos nutrientes para crear energía. En este proceso de oxidación se liberan moléculas de oxígeno que contienen electrones disfuncionales. Esos radicales libres de oxígeno, si se dan en grandes cantidades, pueden dañar el cuerpo. Una dieta alta en grasas puede aumentar la presencia de radicales libres porque la oxidación es más fácil en las moléculas de la grasa que en las de las proteínas o de los carbohidratos. Cocinar grasas a temperaturas altas, especialmente al freír en aceite, puede liberar cantidades significativas de radicales libres. La presencia de una cifra peligrosa de estos elementos puede alterar la forma que tienen las células de codificar el material genético. Como resultado de los errores en la síntesis de la proteína puede haber cambios en la estructura proteínica. Cuando eso ocurre, el sistema inmunológico del organismo puede interpretar que la proteína alterada es una materia extraña al cuerpo y tratará de destruirla. La formación de proteínas mutadas puede dañar eventualmente el propio sistema inmunológico y provocar leucemia y otros cánceres, además de muchas otras enfermedades.

Además de la posibilidad de dañar el material genético, los radicales libres pueden destruir las membranas protectoras de las células y alterar el nivel de calcio en el organismo. Con el tiempo el cuerpo acaba produciendo más radicales libres que agentes neutralizantes, y ese desequilibrio es lo que conduce al envejecimiento. Hay sustancias, conocidas como antioxidantes, que neutralizan los radicales libres al unirse a sus electrones libres. Entre los antioxidantes disponibles en forma de suplemento están las enzimas superóxido dismutasa y el glutatión peroxidasa; la vitamina A, betacaroteno, las vitaminas C y E; minerales como el selenio y el cinc; y la hormona melatonina. Al destruir los radicales libres, los antioxidantes ayudan a limpiar y proteger el organismo.

tos tóxicos e impide que lleguen a los tejidos y que reacciones con ellos. Además puede ser útil para la prevención de cataratas.

Las personas que tienen una obstrucción del conducto biliar o que están tomando anticoagulantes nodel deben tomar curcumina porque esta sustancia estimula la secreción biliar y también hace la sangre menos densa.

Extracto de semilla de uva (Grape Seed Extract)

Ver Oligomeric Proanthocyanidins en esta sección.

Flavonoides (Flavonoids)

Los flavonoides son antioxidantes y chelators de metal muy potentes. Son compuestos químicos producidos por las plantas para protegerse de los parásitos, bacterias y de las lesiones celulares. Se conocen más de 4.000 flavonoides químicamente únicos; se dan en las frutas, vegetales, especias, semillas, nueces, flores y cortezas. El vino, especialmente el vino tinto, las manzanas, las blueberries, cebollas, los productos de soya y el té son algunas de las mejores fuentes de flavonoides. Algunos de ellos contenidos en las frutas y vegetales tienen una actividad antioxidante mucho mayor que las vitaminas C y E y el caroteno. De hecho, los flavonoides protegen a las vitaminas antioxidantes de los daños de la oxidación. Hay muchas hierbas medicinales que contienen cantidades terapéuticas de flavonoides. A menudo esa función es la principal dentro de la actividad medicinal de una hierba. Las fuentes naturales de flavonoides incluyen bróculi, tomates, soya, cebollas, manzanas y vino tinto.

Ginkgo Biloba

Esta hierba, es un poderoso antioxidante con efectos en el cerebro, la retina y el sistema cardiovascular. Se conoce principalmente por su capacidad para mejorar la circulación. Un estudio publicado en el *Journal of the American Medical Association* mostró que tiene efectos significativos sobre la demencia en las personas con Alzheimer y en quienes se están recuperando de una embolia cerebral. Otros estudios indican que puede mejorar la memoria a corto y largo plazo y mejorar la concentración. El ginkgo biloba también se emplea para tratar problemas auditivos, impotencia y degeneración muscular. Las personas que toman anticoagulantes por prescripción médica o analgésicos sin prescripción deben consultar con un profesional de la salud antes de probar esta hierba porque su combinación puede provocar hemorragias internas.

Glutatión (Glutathione)

El glutatión es una proteína que se sintetiza en el hígado a partir de los aminoácidos cisteína, ácido glutámico y glicina. Este potente antioxidante inhibe la formación de radicales libres y protege contra el daño celular que éstos ocasionan. Además, protege al organismo contra el daño producido por el humo del tabaco, la exposición a la radiación, la quimioterapia para el cáncer y toxinas como el alcohol. Como desintoxicante de los metales pesados y de las drogas, el glutatión sirve para el tratamiento de las enfermedades de la sangre y del hígado.

El glutatión protege a las células de varias maneras. Neutraliza las moléculas de oxígeno antes de que puedan hacerles daño a las células. Junto con el selenio, forma la enzima glutatión peroxidasa, que neutraliza el peróxido de hidrógeno. Además, es uno de los componentes del glutatión S-transferasa, otra enzima antioxidante de amplio espectro que desintoxica el hígado.

El glutatión no sólo protege a las células individuales del daño que ocasionan los oxidantes, sino también al tejido de las arterias, el cerebro y el corazón; a las células inmunes, los riñones, el lente del ojo, el hígado, los pulmones y la piel. El glutatión interviene en la prevención del cáncer, especialmente del hígado, y parece que también ataque a los carcinógenos haciéndolos solubles en agua y ayudando a su expulsión del organismo. Puede tener también un efecto antienvejecimiento. La rapidez con la que envejecemos está directamente relacionada con la presencia de concentraciones menores de glutatión en los fluidos celulares. A media que nos hacemos mayores, los niveles de glutatión descienden, lo que resulta en una menor capacidad para desactivar los radicales libres. Se puede tomar en suplemento. La producción de glutatión dentro del organismo puede estimularse por medio de suplementos de la hormona dehidroepiandrosterona (DHEA), N-acetilcisteína o L-cisteína y L-metionina. Estudios han indicado que ésta es una mejor manera de elevar el nivel del glutatión que tomando la propia proteína.

Melatonina (Melatonin)

Esta hormona pineal es un neutralizador muy eficaz de los radicales libres, y supresor del oxígeno *singlet*. Se llama así a aquellas moléculas de oxígeno "excitadas" que liberan excesiva energía causando daño a otras moléculas del organismo. Mientras que la mayoría de los antioxidantes funcionan sólo en ciertas partes de las células, la melatonina puede permear cualquier célula y cualquier parte del cuerpo. Es más, la melatonina parece que protege al mitocondrio contra los radicales libres. Se ha descubierto en experimentos de laboratorio que los suplementos de melatonina alargan la vida de los ratones. Otros experimentos con animales muestran que pueden inhibir el desarrollo del cáncer, modular el sistema inmunológico y proteger contra las enfermedades degenerativas. La melatonina estimula la enzima glutatión peroxidasa, otro antioxidante.

Metionina (Methionine)

La metionina es un aminoácido único al neutralizar uno de los radicales libres más peligrosos, los hidroxilo. Los radicales hidroxilo normalmente resultan de la reacción entre metales pesados y otros radicales libres menos tóxicos, aunque también pueden formarse como consecuencia de una actividad deportiva excesiva o de la exposición a altos niveles de radiación. Pueden dañar cualquier tipo de tejido del organismo.

N-Acetilcisteína (NAC)

Este aminoácido contiene azufre, y es necesario para producir glutatión y para ayudar a mantener un nivel adecuado del mismo en las células. La N-acetilscisteína es más estable que la cisteína y puede administrarse en forma de suplemento. El hígado y los linfocitos utilizan NAC para desintoxicarse de sustancias como el alcohol, tabaco y contaminantes ambientales, todos ellos potentes inmunodepresores. La NAC tomada como suplemento refuerza las enzima protectoras y frena el deterioro celular típico del envejecimiento. Asimismo, los suplementos ayudan a reducir la frecuencia y duración de las enfermedades infecciosas; se emplea para tratar el SIDA y la bronquitis crónica. Los diabéticos no deben tomar suplementos de NAC sin consultar con un médico o profesional de la salud porque puede interferir con la insulina.

Nicotinamida Adenina Dinucleótida (NADH)

También conocida como coenzima 1, la nicotina adenina dinucleótida con hidrógeno de alta energía (NADH según sus siglas en inglés), es la "chispa" que enciende la producción de energía en las células del organismo. La alta funcionalidad antioxidante de la NADH deriva de su capacidad para reducir los niveles de diversas sustancias. La NADH juega un papel central en la reparación y mantenimiento del ADN y en el sistema de defensa inmunológico celular. Las investigaciones muestran que la NADH también inhibe la autooxidación del neurotransmisor dopamina, lo que provoca la liberación de químicos tóxicos potencialmente dañinos para áreas sensibles del cerebro.

Proantocianidinas oligoméricas (Oligomeric Proanthocyanidians, OPCs)

Las OPC son sustancias naturales que se encuentran en diversos alimentos y fuentes botánicas. Son unos fitoquímicos especiales, conocidos como flavonoides que tienen extraordinarias propiedades antioxidantes. Son muy solubles en agua y el cuerpo los absorbe muy rápidamente. Desde el punto de vista de la actividad antioxidante biodisponible, pruebas clínicas indican que pueden ser hasta cincuenta veces más potentes que la vitamina E y veinte veces más potentes que la vitamina C. Es más, las OPC trabajan junto con el glutatión para reciclar y restablecer la vitamina C que se ha oxidado, aumentando así la eficacia de ésta. Son capaces de traspasar la barrera hematoencefálica y proteger el cerebro y la médula espinal de la acción de los radicales libres. Además de su actividad antioxidante, las OPC protegen el hígado de los efectos nocivos del acetaminofén, un analgésico que no precisa receta médica; fortalecen y reparan el tejido conectivo, incluyendo el del sistema cardiovascular; refuerzan el sistema inmunológico y frenan el envejecimiento; también, moderan las reacciones alérgicas e inflamatorias reduciendo la producción de histamina.

Los OPC se encuentran en todas las plantas, aunque sus fuentes principales son los extractos de corteza de pino (Pycnogenol), elaborado a partir de un pino que habita en la costa francesca, y el extracto de semilla de uva obtenido de las semillas de las uva del vino (*vitis vinifera*). El Pycnogenol fue la primera fuente de OPC que se descubrió, y su proceso de extracción se patentó en la década de los 1950. Pycnogenol es la marca del extracto de corteza de pino, no un término genérico aplicable al OPC obtenido de otras fuentes.

Pycnogenol

Ver Proantocianidinas oligoméricas en esta sección.

Selenio (Selenium)

El selenio es un micromineral esencial que trabaja en combinación con la vitamina E para proteger los tejidos y las membranas de las células. Entre otras cosas, eleva el nivel de enzimas antioxidantes en las células. El selenio también es componente esencial de la enzima antioxidante glutatión peroxidasa (cada molécula de esta enzima contiene cuatro átomos de selenio). El objetivo de esta enzima es el perjudicial peróxido de hidrógeno del organismo, al cual transforma en agua. El selenio es un importantísimo guardián de las células sanguíneas, el corazón, el hígado y los pulmones. Además, intensifica la reacción de los anticuerpos frente a las infecciones.

El selenio se encuentra en numerosos vegetales, como ajo, espárrago y en granos, pero su nivel depende de la composición del terreno, el cual varía de una región a otra. El selenio debe ser tomado con mucha precaución, con una dosis diaria máxima de 400 microgramos (mcg). Las cantidades superiores a los 1.000 mcg (1 miligramo) puede ser tóxicas. Las mejores fuentes naturales de selenio son las nueces de Brasil (¡más de 500 mcg por onza!), brown rice, marisco, huevos, atún y buckwheat.

Silimarina

Esta sustancia se extrae de la hierba milk thistle y se ha empleado durante siglos para tratar las enfermedades hepáticas. Sus ingredientes activos son varios tipos de flavonoides (antioxidantes muy potentes) conocidos colectivamente como silimarina. La silimarina protege el hígado contra el efecto nocivo de la oxidación y de las toxinas, las drogas, el alcohol. También promueve la renovación celular del hígado y aumenta el nivel de glutatión, la potente enzima antioxidante producida por el hígado.

Superóxido Dismutasa (SOD)

La enzima superoxido dismutasa (SOD) revitaliza las células y disminuye la destrucción celular. Neutraliza al más común — y posiblemente el más peligroso — de los radicales libres: el superóxido. Los radicales superóxido instigan la descomposición del líquido sinovial, el lubricante de las uniones del cuerpo humano. Cuando esto ocurre se produce fricción y, en última instancia inflamación. El SOD opera en sinergia con la enzima catalasa, que se encuentra en abundancia en el organismo. La catalasa elimina los residuos de peróxido de hidrógeno creados por las reacciones del SOD. También contribuye a la utilización del cinc, el cobre y el manganeso. Mientras que los niveles de SOD tienden a declinar con la edad, la producción de radicales libres aumenta. El potencial del superóxido dismutasa para combatir el envejecimiento es motivo de estudio actualmente.

Existen dos clases de SOD: cobre/cincSOD (Cu/ZnSOD) y manganesoSOD (Mn SOD). Cada una de estas enzimas protege una parte específica de la célula. Cu/ZnSOD protege el citoplasma, donde se producen radicales libres como resultado de diversas actividades metabólicas. Mn SOD protege las mitocondrias, orgánulos que contienen la información genética de la célula, y sede de la producción de energía celular.

Desde el punto de vista químico, existen dos variantes

de esta enzima. La variante de cobre/cinc (Cu/Zn SOD) ejerce sus propiedades antioxidantes en el citoplasma de las células. Se trata de un fluido acuoso que rodea al resto de componentes celulares. La actividad metabólica que tiene lugar en el citoplasma resulta en la producción de radicales libres, y el Cu/Zn los neutraliza. La variante de manganeso (Mn SOD) está activo en el mitocondrio, la estructura interna de las células donde se genera energía. La producción de energía celular también provoca liberación de radicales libres.

El SOD se presenta de manera natural en el barley grass, el bróculi, la col de Bruselas, la col, el wheatgrass y la mayor parte de los vegetales verdes. El SOD también se encuentra en suplementos. Los que se venden en píldora deben tener recubrimiento entérico, es decir, deben estar cubiertos con una sustancia protectora que les permita llegar intactos al intestino delgado después de pasar por el ácido estomacal. Cell Guard, de Biotec Food Corporation, y KAL SOD-3, de Nutraceutical Inernational Corporation son buenas fuentes de SOD.

Té verde (Green Tea)

El té verde contiene compuestos llamados polifenoles, incluyendo fitoquímicos que tienen propiedades antioxidantes, antibacterianas, antivirales y potenciantes de la salud. Las pruebas realizadas con epigallocatechin gallate (EGCG), un polifenol particular del té verde, muestran que es capaz de penetrar en las células del cuerpo y proteger el ADN de peróxido de hidrógeno, que es un radical libre muy fuerte. El té verde protege contra el cáncer, reduce el colesterol y disminuye la tendencia de la sangre a coagularse. Es posible que llegue a convertirse en una gran ayuda para perder peso, pues sirve para quemar grasa y para regular los niveles sanguíneos de azúcar e insulina. El té verde son simplemente las hojas secas de las planta de té.

Todos los tés verdes provienen de la especie *Camellia sinensis*, pero dependiendo de la zona donde crece y de su procesamiento pueden tener diferencias importantes. Predominan los tés chinos, un 90 por ciento de los que se venden; hay muchos tipos de tés de China, siendo el más conocido el *lung ching* (pozo de dragón). También son muy buenos los tés japoneses. Estos son básicamente de dos tipos, *sencha* y *gyokuro*. El sencha crece a plena luz solar, mientras que el gyokuro se mantiene unas pocas semanas en la sombra antes de su cosecha. Hay muchas marcas, pero la diferencia básica es que el gyokuro es más dulce y oscuro que el sencha, el cual tiene un sabor más cercano a la hierba. También cuesta el doble (cinco dólares/onza vs. dos dólares/onza). El té en polvo que se emplea en la ceremonia tradicional japonesa proviene del gyokuro.

El té negro fermenta naturalmente, transformando las taninas, unos fitoquímicos astringentes, en compuestos más complejos. El proceso de fermentación destruye algunos de los polifenoles en el té negro; en otra época se pensaba que esto lo hacía menos efectivo como antioxidante. Las pruebas demuestran que, en realidad, tanto en té negro como el verde contienen el mismo número de polifenoles antioxidantes, aunque puede haber diferentes combinaciones de estos agentes entre el té negro y el verde dependiendo del método de procesamiento.

Vitamina A (Vitamin A) y los carotenoides

Los carotenoides son una clase de fitoquímicos, unos pigmentos solubles en grasa que se encuentran en los vegeta amarillos, rojos, verdes y anaranjados. Constituyen una familia de antioxidantes muy potente que incluye el alfacaroteno, el betacaroteno, el licopeno, la luteína y la zeaxantina. De los más de quinientos carotenoides existentes en la Naturaleza, unos cincuenta pueden transformarse en vitamina A por el organismo. Los carotenoides suprimen el oxígeno singlet. Desde el punto de vista químico éste no es estrictamente un radical libre, pero puede ser muy reactivo y dañar las moléculas. Los carotenoides también actúan como agentes anticancerígenos, reducen el riesgo de cataratas y degeneración macular e inhiben las enfermedades cardíacas. Estudios demuestran que los carotenoides contenidos en el jugo de tomate (licopeno), zanahorias (alfa y betacaroteno) y espinaca (luteína) pueden servir para luchar contra el cáncer ya que reducen las lesiones oxidativas y de otro tipo al ADN. Actuando en conjunto los antioxidantes ácido alfa lipoico, la coenzima Q_{10}, y las vitaminas C y E ayudan a conservar los carotenoides en los tejidos.

El organismo transforma el betacaroteno en vitamina A cuando lo necesita y los restos sirven como antioxidante, rompiendo las cadenas reactivas de los radicales libres y previniendo la oxidación del colesterol. Reduce la oxidación del ADN y desactiva las moléculas de las especies de oxígeno reactivas generadas por la exposición al sol y la contaminación del aire, previniendo así lesiones oculares, de la piel y pulmonares. Un estudio de laboratorio reciente dictaminó que tomar dosis muy altas de suplementos de betacaroteno (50.000 UI o más al día) puede interferir con el control normal de la división celular. Es mejor tomar un complejo de carotenoides.

Entre las fuentes naturales de vitamina A están el hígado, la leche entera, los huevos, el queso cheddar y los alimentos con betacaroteno. Entre las fuentes naturales de carotenoides están las papas dulces, espinacas, zanahorias, maíz, sweet peppers, espirulina y kale.

Vitamina C (Vitamin C)

La vitamina C es un poderoso antioxidante que también fortalece a otros antioxidantes, como la vitamina E. Su solubilidad en agua la convierte en un neutralizador muy eficaz dentro de los fluidos corporales. Algunos estudios han mostrado que la vitamina C es la primera línea de defensa antioxidante del plasma contra diversas clases de radicales libres. Las células del cerebro y de la médula espinal, frecuentes víctimas del daño producido por los radicales libres, se pueden proteger con cantidades significativas de vitamina C. Esta vitamina también defiende contra la arterioesclerosis porque protege las paredes arteriales. En presencia de un fitoquímico llamado hesperidina, esta vitamina se convierte en un neutralizador de los radicales libres aún más potente.

Entre las fuentes naturales de la vitamina C están los cítricos, la papaya, las coles de Bruselas, el bróculi y las fresas.

Vitamina E (Vitamin E)

La vitamina E es un potente antioxidante que previene la oxidación de los lípidos (grasas). La oxidación de las grasas contribuye a la arterioesclerosis. La vitamina E es soluble en grasa y, como la membrana celular está compuesta de lípidos, actúa eficazmente protegiendo las envolturas de las células del asalto de los radicales libres y evitando su oxidación. La vitamina E también mejora la utilización del oxígeno, intensifica la respuesta inmunológica, previene las cataratas causadas por los radicales libres y reduce el riesgo de contraer enfermedades de las arterias coronarias. La variante natural de esta vitamina (d-alfa-tocoferol) es superior a la variante sintética (dl-alfa-tocoferol). Estudios recientes indican que el cinc es necesario para mantener la concentración normal de vitamina E en la sangre. El selenio aumenta la absorción de la vitamina E. Estos dos nutrientes se deben tomar al mismo tiempo.

Para más información sobre dosis y aspectos a tener en cuenta con la vitamina E consulte la sección Vitaminas, en la Primera parte del libro. Entre las fuentes naturales están las nueces, el grano de soya, las semillas de girasol (sunflower seeds), el espárrago y las papas dulces.

Combinación de suplementos antioxidantes

Ningún antioxidante tiene la propiedad de proteger todos los sistemas del organismo ya que cada uno de ellos actúa sobre funciones u órganos distintos. En el comercio se encuentran productos que combinan dos o más de estos nutrientes vitales. Actualmente es fácil encontrar productos con un buen balance de diversos antioxidantes. Entre los productos que combinan diferentes antioxidantes y que se pueden recomendar están los siguientes:

- ACES + Cinc y ACES + Selenium, de Carlson Laboratories.
- Advanced Carotenoid Complex, de Solgar.
- Body Language Super Antioxidant, de OxyFresh USA.
- Cell Guard, de Biotec Food Corporation.
- Glutatión Booster, de Carlson Laboratories.
- Juice Plus, de Kelco.
- Life Guard, de Thompson Nutritional Products.
- Oxy-5000 Forte, de American Biologics.
- Revenol, de Neways, Inc.

Por lo general, tomar suplementos combinados es más conveniente que tomar muchos productos distintos individualmente.

Antioxidantes sintéticos

Actualmente hay unos compuestos nuevos llamados piridinoles que están siendo estudiados por científicos de la Universidad Vanderbilt. Estos complejos han sido creados a partir de extraer átomos de carbono y añadir átomos de nitrógeno al d-alfa-tocoferol (vitamina E). Aparentemente, algunos de estos compuestos son antioxidantes más de cien veces más eficaces que la vitamina E, aunque son necesarios muchos más estudios antes de permitir su uso humano. Los científicos advierten que pueden pasar años de trabajo antes de que un producto de estos esté listo para el mercado. En estos momentos no tenemos una respuesta clara sobre si estos antioxidantes sintéticos tendrán alguna utilidad más allá del laboratorio.

Enzimas (Enzymes)

INTRODUCCIÓN

El fallecido Dr. Edward Howell, médico y pionero de la investigación sobre las enzimas, llamó a estas sustancias "las chispas de la vida". Estas moléculas proteínicas energizadas son necesarias prácticamente para todas las actividades bioquímicas que se llevan a cabo en el organismo. Las enzimas son esenciales para la digestión de los alimentos, la estimulación del cerebro, el suministro de energía a las células, y la reparación de tejidos, órganos y células. Aunque hubiera suficientes vitaminas, minerales, agua y demás nutrientes, la vida — como la conocemos — no podría existir sin las enzimas.

El papel primordial de las enzimas es servir de catalizadores, es decir, acelerar o retardar los cientos de miles de reacciones químicas que se efectúan en el organismo y que controlan los procesos vitales. Si no fuera por la acción catalítica de las enzimas, la mayor parte de esas reacciones serían demasiado lentas para sostener la vida. Las enzimas no se gastan en las reacciones que ellas mismas facilitan.

Cada enzima tiene una función específica en el organismo que ninguna otra enzima puede cumplir. Su estructura química sólo le permite a cada enzima iniciar una reacción en determinada sustancia, o en un grupo de sustancias químicas estrechamente relacionadas, pero no en otras. La sustancia sobre la cual actúa la enzima se llama sustrato. Debido a que cada sustrato requiere una enzima distinta, el organismo tiene que producir muchísimas enzimas diferentes.

LA FUNCIÓN DE LAS ENZIMAS

Las enzimas intervienen prácticamente en todas las funciones del organismo. Esta reacción química se denomina hidrólisis y comprende el uso de agua para descomponer los lazos químicos para transformar los alimentos en energía. Otras enzimas convierten después esa energía almacenada en sustancias que el organismo utiliza de acuerdo con sus necesidades. El hierro se concentra en la sangre gracias a la acción de las enzimas; algunas enzimas de la sangre hacen que ésta coagule a fin de detener el sangrado. Las enzimas uricolíticas catalizan la conversión del ácido úrico en urea. Las enzimas respiratorias facilitan la eliminación del dióxido de carbono de los pulmones. Además, las enzimas les ayudan a los riñones, al hígado, a los pulmones, al colon y a la piel a eliminar del organismo desechos y toxinas. Así mismo, utilizan los nutrientes que han ingresado al organismo para construir nuevo tejido muscular, células nerviosas, hueso, piel y tejido glandular. Una enzima puede convertir el fósforo dietético en hueso. Las enzimas promueven la oxidación de la glucosa a fin de crear energía para las células. Aparte de esto, las enzimas también protegen la sangre del material de desecho nocivo porque lo transforman en sustancias que el organismo puede eliminar sin dificultad. En realidad, las funciones de las enzimas son tantas y tan variadas que sería imposible mencionarlas todas.

Las enzimas se suelen dividir en dos grupos: digestivas y metabólicas. Las digestivas se secretan a lo largo del tracto gastrointestinal y descomponen los alimentos. Esto permite que los nutrientes sean absorbidos en el torrente sanguíneo para ser utilizados en diversas funciones corporales. Hay tres categorías principales de enzimas digestivas: amilasa, proteasa y lipasa.

La *amilasa,* que se encuentra en la saliva y en los jugos pancreáticos e intestinales, descompone los carbohidratos. Empieza a trabajar tan pronto se empieza a masticar (por eso es importante masticar bien). Distintas clases de amilasa degradan tipos específicos de azúcares. Por ejemplo, la lactasa descompone el azúcar de la leche (lactosa); la maltasa, el azúcar de la malta (maltosa), y la sucrosa, el azúcar de caña y de remolacha (sacarosa).

La *proteasa,* que se encuentra en los jugos estomacales, pancreáticos e intestinales, ayuda a digerir las proteínas.

La *lipasa,* que se encuentra tanto en los jugos estomacales y pancreáticos como en las grasas de los alimentos, contribuye a la digestión de las grasas.

Otro componente del proceso digestivo es el ácido hidroclorhídrico. Aunque técnicamente no es una enzima, esta sustancia interactúa con las enzimas digestivas mientras éstas realizan su función. Las enzimas metabólicas son las encargadas de catalizar las diversas reacciones químicas que se llevan a cabo dentro de las células, como la producción de energía y la desintoxicación. Todos los órganos, tejidos y células del organismo son dirigidos por las enzimas metabólicas. Estas enzimas son los obreros que construyen el organismo a partir de las proteínas, los carbohidratos y las grasas. Las enzimas metabólicas se encuentran en la sangre, los órganos y los tejidos, donde cada una cumple una tarea específica. Cada tejido del organismo cuenta con un conjunto específico de enzimas metabólicas.

Dos enzimas metabólicas de inmensa importancia son superóxido dismutasa (SOD) y su compañera, catalasa. El SOD es un antioxidante que protege a las células atacando a un radical libre común, el superóxido (*ver* Superóxido Dismutasa en ANTIOXIDANTES, Primera Parte). La catalasa descompone el peróxido de hidrógeno, un producto metabólico de desecho, y libera oxígeno que el organismo utiliza. El organismo emplea las mayor parte de su potencial como productor de enzimas en el desarrollo de un par de docenas, que son las que controlan la utilización de proteínas, grasa y carbohidratos para crear los cientos de enzimas metabólicas necesarias para mantener las funciones del resto de tejidos y órganos.

ENZIMAS ALIMENTARIAS

A pesar de que el organismo produce enzimas, también las puede, y debe, obtener en los alimentos. De hecho, la capacidad del cuerpo de producir enzimas se ve comprometida por nuestra dieta alta en comidas procesadas y muy cocinadas. Infortunadamente, las enzimas son sumamente sensibles al calor. Incluso una temperatura moderada (118°F o más) destruye la mayoría de las enzimas de los alimentos. Por esta razón, para obtener enzimas dietéticas los alimentos se deben comer crudos. Consumir los alimentos crudos o tomar enzimas en suplemento evita que se agoten las enzimas propias del organismo y, por tanto, mitiga el estrés al cual está sometido el cuerpo.

¿Quién debe tomar suplementos de enzimas? Cualquiera con problemas de absorción, candidiasis, los mayores de 60 años que note dificultades digestivas y note síntomas desagradables. Los ingredientes deberían incluir la pancreatinina, lipasa, amilasa y protasa. Esta combinación asegura la digestión y absorción de aminoácidos, nutrientes solubles en grasa y carbohidratos. La bromelaína (bromelain), extraida de los tallos de la piña, junto con la papaína (papain), derivada de la papaya también son buenas. También se pueden añadir enzimas específicas para tratar problemas específicos. Por ejemplo, las personas que tienen dificultades con los azúcares de los lácteos, deberían considerar la lactasa; quienes no digieren las legumbres, pueden probar la legumasa. Puede ser beneficioso tomar un suplemento de ácido hidroclorhídrico en forma de betaína antes de cada comida.

Las enzimas se encuentran en muchos alimentos diferentes, tanto de origen vegetal como animal. El aguacate, la papaya, la piña, el banano y el mango son frutas con alto contenido de enzimas. Los brotes constituyen la fuente más rica. La papaya verde y la piña son excelentes fuentes de enzimas. La papaína y la bromelaína — enzimas que se extraen de la papaya y la piña, respectivamente — son enzimas proteolíticas que descomponen las proteínas.

Muchos alimentos grasosos también suministran lipasa, una enzima que degrada las grasas. De hecho, la grasa de los alimentos que sólo se expone a la lipasa pancreática (la lipasa que produce el organismo) en los intestinos no se digiere igual de bien que la grasa que primero se somete a la acción de la lipasa de los alimentos en el estómago. La lipasa del páncreas digiere la grasa en un medio altamente alcalino (los intestinos), mientras que la lipasa de la grasa de los alimentos actúa en un medio más ácido (el estómago). La extracción óptima de los nutrientes de la grasa depende del funcionamiento de las distintas enzimas que digieren la grasa en etapas sucesivas.

El ácido hidroclorhídrico (HCl, según sus siglas en inglés), adopta diversas formas, incluyendo la lisina HCl y la betaína HCl, esta última derivada de la remolacha. De nuevas las cápsulas de HCl son casi blancas pero al envejecer se pueden tornar de un color púrpura. Los suplementos de HCl no se venden en forma líquida porque al contactar con los dientes pueden dañar su esmalte. El HCl huele parecido al azufre.

El superóxido dismutasa (SOD) se presenta de manera natural en diversos alimentos, como barley grass, bróculi, col de Bruselas, col, wheatgrass y la mayor parte de los vegetales verdes. A pesar de su potencia, las enzimas no pueden trabajar solas y requieren cantidades adecuadas de otras sustancias llamadas coenzimas para ser plenamente activas. Entre estas últimas están las vitaminas C, E, las del complejo B y el cinc.

ENZIMAS DISPONIBLES EN EL COMERCIO

La mayoría de las enzimas que se consiguen en el comercio son enzimas digestivas de diversas fuentes (no se fabrican enzimas sintéticas). La mayor parte de los productos enzimáticos provienen de enzimas animales, como pancreatina y pepsina, que ayudan a digerir los alimentos cuando han llegado a la parte inferior del estómago y el tracto intestinal. Algunas compañías fabrican suplementos utilizando enzimas extraídas del aspergillus, una clase de hongo. Estas enzimas inician su tarea predigestiva en la parte superior del estómago. Todos esos productos se utilizan básicamente para ayudar a digerir los alimentos y a absorber los nutrientes, en especial las proteínas. Si éstas no se digieren completamente, los restos no digeridos pueden traspasar junto con otros nutrientes la pared intestinal y llegar hasta el torrente sanguíneo. Es lo que se llama *leaky gut syndrome* y puede dar lugar a alergias de intensidad diversa dependiendo de la fuerza de nuestro sistema inmunológico. Por eso es tan importante digerir las proteínas.

Cualquier enzima que actúa sobre las proteínas y las prepara para la absorción se denomina enzima proteolítica. Entre las enzimas proteolíticas que se encuentran en suplemento están la pepsina, la tripsina, la renina, la pancreatina, la bromelaína, la papaina y la quimotripsina. Además de ayudar a la digestión, se ha demostrado que las enzimas proteolíticas son eficaces agentes antiinflamatorios. La pancreatina, que se deriva de secreciones de páncreas animal, es actualmente centro de atención de las investigaciones sobre el cáncer, porque quienes tienen esta enfermedad suelen presentar deficiencias de esta enzima. La pancreatina se usa en el tratamiento de la insuficiencia pancreática, la fibrosis quística, los problemas digestivos, las alergias alimentarias, los trastornos autoinmunes, las infecciones virales y las lesiones deportivas.

Las enzimas antioxidantes superóxido dismutasa (SOD) y catalasa también se encuentran en suplemento.

Esta es una lista de las enzimas más comunes y sus sustratos (la sustancia sobre la que actúan).

Enzima
Amilasa
Bromelaína
Celulasa
Quimopapaína
Diastasa
Glucoamilasa
Hemicelulasa
Hialuronidasa
Invertasa
Lactasa
Lipasa
Maltasa
Pancreatina

Los suplementos de enzimas no son adecuados para todo el mundo. En el embarazo la regla general es tener mucho cuidado con cualquier tipo de suplemento. Las madres lactantes también deben tener cuidado para que no le afecten a la leche. Las personas con hemofilia o que toman anticoagulantes deben hablar con un profesional de la medicina antes de tomar dosis importantes de enzimas. Cualquier persona que va a tener cirugía y corre el riesgo de hemorragia debería consultar con su médico antes de tomar suplementos.

LO QUE SE ENCUENTRA EN LAS TIENDAS

Las enzimas se encuentran en varias presentaciones: tabletas, cápsulas, polvos y líquidos, y pueden ser combinadas o individuales. Algunos productos a base de enzimas también contienen ajo para favorecer la digestión.

A fin de obtener el máximo beneficio, cualquier suplemento enzimático que usted compre debe tener todos los grupos enzimáticos principales: amilasa, proteasa y lipasa. Las enzimas digestivas se deben tomar después de las comidas, a menos que usted esté consumiendo alimentos procesados y/o cocidos, caso en el cual es preferible tomarlas durante las comidas. Usted mismo puede preparar sus propias enzimas digestivas dejando secar semillas de papaya para esparcirlas después sobre sus alimentos con ayuda del molinillo de la pimienta. Quedan con un sabor parecido a la pimienta.

Si usted toma algún suplemento de superoxide dismutasa, no deje de comprar un producto con recubrimiento entérico, es decir, cubierto por una sustancia protectora que le permita pasar por el ácido estomacal sin alterarse, y llegar intacto al intestino delgado para ser absorbido. No aplaste ni machaque las píldoras.

Cualquiera que sea la presentación de la enzima, se debe mantener en un lugar razonablemente fresco para que no pierda eficacia porque son susceptibles a la humedad.

Las investigaciones han comprobado que a medida que envejecemos disminuye la capacidad de nuestro organismo de producir enzimas. Al mismo tiempo, la absorción de los nutrientes se vuelve más difícil, la degeneración de los tejidos se acelera y las enfermedades crónicas aumentan. Tomar enzimas en suplemento nos garantiza que seguimos aprovechando todos los nutrientes de los alimentos que consumimos. Nosotros pensamos que para las personas de edad avanzada es fundamental tomar suplementos de enzimas.

Los siguientes son productos recomendados de complejos enzimáticos:

- *AbsorbAid, de Nature's Sources,* está hecho de enzimas vegetales y lleva lipasa, amilasa y proteasa de bromelaína, así como celulasa y lactasa. Se ha comprobado que mejora significativamente la absorción de nutrientes, especialmente ácidos grasos esenciales y cinc.
- *Acid-Ease, de Prevail Corporation,* es un digestivo formulado a partir de plantas naturales e incluye amilasa, lipasa y celulasa, así como las hierbas calmantes marshmallow root (raíz de malvavisco) y slippery elm.
- *All Complete Enzymes, de TriMedica, Inc.,* es una mezcla de enzimas vegetales que ofrece un amplio abanico de enzimas esenciales, además de coenzimas para aumentar su eficacia. Está diseñado para adaptarse a varias temperaturas y niveles de pH sin perder su potencia. Entre sus ingredientes están amilasa, lipasa, bromelaína, papaína, proteasa, celulasa, acidófilos, bífidos y microminerales.
- *Bio-Gestin, de Biotec Foods,* (una filial de AgriGenic Food Corporation) es papaya verde madura que ha sido congelada en seco. Contiene papaína y quimopapaína. El gusto dulce de la papaya hace de estas cápsulas un producto ideal para abrir y espolvorear sobre la comida.
- *Bio-Zyme, de Metagenics,* contiene enzimas proteolíticos como quimotripsina, tripsina y concentrado crudo de páncreas, enterizado para una mejor absorción intestinal y aprovechamiento en los problemas inflamatorios.
- *Cardio Enzyme Formula, de Prevail Corporation,* contiene una combinación de enzimas, hierbas y nutrientes como la proteasa 1 y 2, amilasa, celulasa y lipasa; extractos de hawthorn berry, raíz de danshen, corteza de arjun, passionflower, hojas de gingko, gingko rhizone y ajo; magnesio, vitaminas B_6 y B_{12}, ácido fólico, vitamina C, taurina, L-carnitina y L-lisina, todo ello en un combinado especial para reforzar el corazón.
- *Cholesterol Enzyme Formula, de Prevail Corporation,* es una fórmula que conjuga enzimas y antioxidantes para promover la salud cardiovascular. Entre sus ingredientes hay ácido pantoténico, beta-glycan, guggul, gamma-oryzanol, ajo, celulasa, amilasa, proteasa 1 y 2 y lipasa 2.
- *D.A. #34 Food Enzymes, de Carlson Laboratories,* contiene pancreatina y bilis de buey. Cada tableta tiene potencial

para digerir 34 gramos de proteína, 120 gramos de carbohidratos y 21 gramos de grasa. La bilis de buey es un buen suplemento para las personas con trastornos de la vesícula biliar.

- *Daily Essential Enzimes, de Source Natural,* es un enzima digestivo de espectro completo. Este suplemento contiene proteasa (ácido estable), lipasa, amilasa, celulasa y lactasa. El polvo de las cápsulas apenas tiene sabor propio. Su contenido puede añadirse a los alimentos que no se hayan calentado por encima de los 100ºF espolvoreándolo sobre ellos (buena opción para los vegetarianos que quieren evitar las cápsulas de gelatina). Este suplemento está diseñado para operar tanto en el ácido entorno estomacal como en el más alcalino de los intestinos.
- *Digest Support, de Natrol,* es una fórmula multienzima que contiene las tres clases de enzimas digestivos (proteolítico, amiolítico y lipolítico), incluyendo proteasa 1 y 2, amilasa, celulasa, lipasa, maltasa y sacarosa. También contiene A-galactosidasa, un enzima que actúa sobre la galactosa, un producto de la descomposición de la lactosa (azúcar de la leche) y que contrarresta los gases.
- *Elastase, de Cardiovascular Research,* contiene elastasa, un enzima proteolítico que se encuentra en los jugos del páncreas.
- *Infla-Zyme Forte, de American Biologics.* Este producto es una combinación de enzimas y antioxidantes para quienes requieren enzimas digestivas suplementarias que les ayuden a descomponer las proteínas, las grasas y los carbohidratos. También es útil para la inflamación crónica o aguda. Entre sus ingredientes están amilasa, bromelaína, catalasa, quimotripsina, L-cisteína, lipasa, pancreatina, papaína, rutina, superóxido dismutasa, tripsina y cinc. Si se toma como auxiliar de la digestión, la dosis recomendada es entre una y tres tabletas al terminar cada comida; si se toma con otro propósito (enfermedad, inflamación y/o lesión), la dosis es entre tres y seis tabletas una hora antes de cada comida. Este producto puede ser utilizado por las personas cuya dieta restringe el consumo de sodio.
- *Inflazyme, de Ecological Formulas,* es una mezcla de bromelaína y vitamina C.
- *Lipothiamine, de Cardiovascular Research,* contiene una forma especialmente preparada de vitamina B_1 (tiamina) además de lipoato (ácido tiótico). Ambas enzimas son cofactores involucrados en la producción de energía celular,
- *Mega-Zyme, de Enzymatic Therapy,* es una enzima pancreática y digestiva en forma de tableta, cada una de las cuales contiene proteasa, amilasa, lipasa, tripsina, papaína, bromelaína y lisozima.
- *MegaZymes, de MegaFood* es una fórmula de enzimas y hierbas preparada a base de enzimas como la amilasa, celulasa, glucoamilasa, invertasa, lactasa, lipasa proteasa. Todo ello se combina con las hierbas tónicas careway, gentian y gengibre, además de acidófilos para reforzar una flora intestinal sana.
- *Metazyme, de Metagenics,* es un suplemento derivado de las plantas que contiene proteasa, amilasa, lipasa y celulasa.
- *Multi-Zyme, de FoodScience of Vermont,* es una tableta enterizada que contiene pepsina, bromelaína, bilis de buey, extracto de páncreas, papaína, proteasas, amilasa, lipasa, celulasa y ácido hidroclorhídrico (HCl). El HCl es otro componente del proceso digestivo que se combina con las enzimas para descomponer los alimentos.
- *Serraflazyme, de Cardiovascular Research,* contiene serrapeptasa (serratio peptidasa), una enzima proteolítica con propiedades antiinflamatorias.
- *Vegetarian Enzyme Complex, de Futurebiotics,* contiene proteasa, amilasa, celulasa, lipasa, papaína y bromelaína.
- *Wobenzym N, de Marlyn Nutraceuticals,* contiene una combinación de enzimas cuyo propósito es que interactúen sinérgicamente. Entre sus ingredientes están bromelaína, quimotripsina, pancreatina, papaína, rutosid y tripsina.

Otros fabricantes de productos enzimáticos de alta calidad son Miller Pharmacal Group y National Enzyme Company. Entre los productos de Miller Pharmacal están:

- *Milcozyma,* un suplemento de dos partes con ácido glutámico HCl, betaína HCl, papaína, pepsina y un lado enterizado de la misma tableta con pancreatina, lipasa, amilasa y bromelaína.
- *Carbozyme,* que contiene betaína HCl, tripsina, quimotripsina, bromelaína, pancreatina, manitol, extracto del timus, lipasa, amila y papaína.
- *Proteolytic Enzimes,* hecha con tripsina y quimotripsina enterizadas.
- *Karbozyme* (no confundir con el producto parecido de arriba), contiene pancreatina, bicarbonato sódico y bicarbonato potásico.
- *MM-Enzyme,* contiene lipasa pancreática, bromelaína, amilasa, extracto de páncreas crudo, papaína, tripsina, quimotripsina y selenio.

Finalmente, aunque no es técnicamente un producto enzimático, Bioperine 10, de Nature's Plus, también ayuda a la digestión y absorción de nutrientes. Contiene extracto de pimienta negra *(Piper nigrum)* y cuando se ingiere con alimentos, vitaminas, minerales o suplementos de hierbas ayuda a la digestión y acelera la distribución de nutrientes por todo el organismo.

Suplementos alimentarios naturales (Natural Food Supplements)

INTRODUCCIÓN

Los suplementos alimentarios naturales incluyen una gran variedad de productos. Se encuentran en casi todos los health food stores y en muchas farmacias y supermercados. Por lo general, los suplementos alimentarios naturales se componen o se derivan de alimentos sumamente provechosos para la salud. En algunos casos, los beneficios que los fabricantes les atribuyen a sus productos se basan en las propiedades curativas que se les han reconocido tradicionalmente; en otros casos, en resultados de investigaciones recientes.

Los suplementos alimentarios pueden ser ricos en determinados nutrientes, pueden contener ingredientes activos que ayudan a los procesos digestivo y metabólico, o pueden proporcionar una combinación de nutrientes e ingredientes activos. Es importante señalar que el consumidor debe estar bien informado para no dejarse engañar por las falsas promesas de algunos fabricantes inescrupulosos. También se debe tener en cuenta que basándose solamente en esos productos espurios, muchos organismos de control califican de poco fiable a este sector industrial. Esto sucede a pesar de que muchos suplementos alimentarios naturales se han utilizado con buenos resultados durante años; sin embargo, la comunidad médica sólo los aprueba cuando son "descubiertos" por investigadores que considera respetables. Entre los descubrimientos recientes están el ajo, el aloe vera, la fibra, los aceites de pescado y el bran, es decir, sustancias que se han utilizado durante siglos en muchas partes del mundo.

LO QUE SE ENCUENTRA EN LAS TIENDAS

Los suplementos alimentarios se consiguen en muchas presentaciones: tabletas, cápsulas, polvos, líquidos, jaleas, cremas, galletas, wafers y gránulos, entre otras. El empaque del producto depende por completo de la composición del suplemento. Debido a que estos productos están elaborados a base de alimentos perecederos o son derivados de alimentos, su potencia varía y puede afectarse por la cantidad de tiempo que permanecen en los estantes de las tiendas, o por la temperatura a la cual los mantienen. Si usted no entiende cómo debe utilizar algún producto, pregunte o lea la literatura disponible sobre el producto particular.

Si usted nunca ha utilizado un suplemento alimentario natural, la idea de empezar a utilizar alguno lo puede hacer sentir incómodo. Eso es normal. Sin embargo, cuando haya experimentado los beneficios del producto, no le será fácil prescindir de él.

Los siguientes son algunos de los suplementos alimentarios naturales recomendados para los problemas de salud que se describen en la Segunda Parte de este libro.

Abejas, productos derivados de las (Bee Byproducts)

Ver Jalea real, Miel, Polen de abeja y Propóleos en esta sección.

Aceite de evening primrose (Evening Primrose Oil)

Ver Aceite de primrose en Ácidos grasos esenciales en esta sección.

Aceite de pescado (Fish Oil)

Ver Ácidos grasos esenciales en esta sección.

Aceite de primrose (Primrose Oil)

Ver Ácidos grasos esenciales en esta sección.

Aceite de semilla de uva (Grape Seed Oil)

Ver Ácidos grasos esenciales en esta sección.

Acidófilos (Acidophilus)

Ver Lactobacillus acidophilus en esta sección.

Ácidos grasos esenciales (Essential Fatty Acids — EFAs)

Los ácidos grasos son los componentes básicos de las grasas y de los aceites. Al contrario de lo que se suele creer, el organismo necesita grasa. Sin embargo, debe ser la correcta.

Los ácidos grasos necesarios para la salud que el organismo no puede crear se llaman *ácidos grasos esenciales*. También se les conoce como *vitamina F* o *poliinsaturados*. La dieta debe suministrar esta clase de ácidos grasos.

Los ácidos grasos esenciales tienen efectos beneficiosos para muchos problemas de salud. Mejoran el cabello y la piel, bajan la presión arterial, ayudan a prevenir la artritis y reducen los niveles del colesterol y los triglicéridos, así como también el riesgo de desarrollar coágulos sanguíneos. Son provechosos para la candidiasis, las enfermedades cardiovasculares, el eccema y la psoriasis. Cuando se encuentran en grandes cantidades en el cerebro, ayudan a la transmisión de los impulsos nerviosos. Así mismo, los ácidos grasos esenciales son necesarios para el normal desarrollo y funcionamiento del cerebro. La deficiencia de ácidos grasos esenciales puede conducir a problemas de aprendizaje y de memoria.

Todas las células vivas del organismo necesitan ácidos grasos esenciales. Estos ácidos son fundamentales para la reconstrucción celular y para la producción de células nuevas. También son utilizados por el organismo para la producción de prostaglandinas, sustancias parecidas a las hormonas que actúan como mensajeros químicos y reguladores de diversos procesos corporales.

Los ácidos grasos esenciales se dividen en dos categorías básicas: *omega-3* y *omega-6*. Los ácidos grasos esenciales omega-6, entre los cuales están el ácido linoleico y el gammalinolenic acid (GLA), se encuentran primordialmente en nueces crudas, semillas y legumbres, y en aceites vegetales insaturados, como los de borage, semilla de uva, primrose, sesame y soya. Los ácidos grasos esenciales omega-3, entre los cuales están el ácido alfalinolénico y el eicosapentaenoic acid (EPA), se encuentran en pescados frescos de aguas profundas, en el aceite de pescado y en ciertos aceites vegetales, como el de canola, el de flaxseed y el de walnut. Un estudio reciente publicado en la revista británica *Lancet* muestra que los ácidos omega-3 son mejores que los omega-6 para el corazón porque crean una placa arterial más estable. Recomendamos que intente aumentar su consumo de omega-3 a expensas de los omega-6. Para que puedan proporcionar los ácidos grasos esenciales, estos aceites se deben consumir en forma de líquido puro o en suplemento, y no se deben someter al calor durante el procesamiento o la cocción. El calor destruye los ácidos grasos esenciales y, lo que es peor, produce radicales libres peligrosos (*ver* ANTIOXIDANTES en la Primera Parte). Cuando los aceites son sometidos al proceso de hidrogenación para volverlos más sólidos (como se hace para producir margarina), el ácido linoleico se convierte en ácidos trans-fatty, que son perjudiciales para el organismo.

El requerimiento diario de ácidos grasos esenciales es entre el 10 y el 20 por ciento del ingreso calórico total. El ácido linoleico es el más esencial de los ácidos grasos esenciales.

Este libro recomienda una gran cantidad de fuentes alimentarias de ácidos grasos esenciales. Entre ellas están las flaxseeds, los aceites de flaxseed, de primrose y de semilla de uva, al igual que los aceites de pescado.

Aceite de emu (Emu Oil)

Este aceite es una fuente excelente de los ácidos linoleico, linolénico y oleico. Todos ellos tiene atributos antiinflamatorios. Puede emplearse tópicamente para aliviar escozor, hemorroides, urticaria, picaduras de insectos, artritis, tirones musculares y también se sabe que alivia el dolor de las quemaduras. Puede emplearse para reducir las arrugas y humedecer la cara. Emu Oil y Emu Plus, de Emu Country, Inc. son buenas fuentes de este aceite.

Aceite de pescado (Fish Oil)

El aceite de pescado es una buena fuente de ácidos grasos esenciales omega-3. El salmón, la caballa, el menhaden (especie de sábalo), el arenque y las sardinas son buenas fuentes de aceite de pescado porque su contenido de grasa es mayor y proporcionan más factores omega-3 que otros pescados. Por ejemplo, 4 onzas de salmón contienen hasta 3.600 mg de ácidos grasos omega-3, mientras que 4 onzas de bacalao (un pescado bajo en grasa) contienen solamente 300 mg.

Carlson Laboratories comercializa un buen salmón de Noruega que recomendamos. El aceite de hígado de bacalao de Noruega es el aceite de pescado más utilizado, y su sabor es más suave que el de otras variedades. El autor Dale Alexander afirma que es excelente para la artritis. Él ha comercializado un aceite que contiene 13.800 unidades internacionales de vitamina A y 1.380 unidades internacionales de vitamina D por cucharada. Sin embargo, no recomendamos depender del aceite de hígado de bacalao como fuente de ácidos grasos esenciales, porque sería necesario tomar dosis excesivamente altas de vitaminas A y D para obtener la cantidad de ácidos grasos que se requieren.

Las personas diabéticas no deben tomar suplementos de aceite de pescado por su alto contenido de grasa; no obstante, deben consumir pescado por sus ácidos grasos esenciales.

Aceite de primrose (Primrose Oil)

El aceite de primrose (conocido también como aceite de evening primrose) contiene entre 9 y 10 por ciento de ácido gammalinolénio (GLA, según sus siglas en inlgés). Se sabe que este ácido graso previene el endurecimiento de las arterias, las enfermedades del corazón, el síndrome premenstrual (PMS), la esclerosis múltiple y la hipertensión arterial. También alivia el dolor y la inflamación, favorece la liberación de hormonas sexuales (entre ellas estrógeno y testosterona), ayuda a reducir el colesterol y es beneficioso para la cirrosis hepática.

Muchas mujeres han descubierto que los suplementos de aceite de primrose mitigan los molestos síntomas de la menopausia, como las oleadas de calor. Debido a que estimula la producción de estrógeno, las mujeres que tienen cáncer de seno relacionado con el estrógeno deben evitar o limitar el consumo de aceite de primrose. Un buen sustitutivo es el aceite de semilla de black currant.

Aceite de semilla de uva (Grape Seed Oil)

Entre las muchas fuentes naturales de ácidos grasos esenciales, el aceite de semilla de uva es una de las más ricas en ácido linoleico, y una de las más pobres en grasas saturadas. No contiene ácidos trans-fatty, colesterol ni sodio. Su sabor suave y parecido al de la nuez realza el gusto de muchos alimentos. A diferencia de la mayoría de los demás aceites, éste puede calentarse a temperaturas hasta de 485°F sin que se produzcan radicales libres peligrosos y potencialmente cancerígenos. Por estas características es práctico para cocinar. Pero sólo se debe utilizar aceite de semilla de uva prensado en frío y sin preservativos, como el Salute Santé Grapeseed Oil, de Lifestar International.

Flaxseeds y aceite de flaxseed (Flaxseed Oil)

Las flaxseeds son ricas en ácidos grasos omega-3, magnesio, potasio y fibra. También son buena fuente de vitaminas B, proteína y cinc. Las flaxseeds tienen pocas grasas saturadas y calorías, y no contienen colesterol. Trituradas tienen un agradable sabor a nuez, y se pueden mezclar con agua o con cualquier jugo de fruta o vegetal. También se pueden agregar a las ensaladas, sopas, yogur, cereales, productos horneados o jugos frescos. Usted puede triturar esas pequeñísimas semillas en el molinillo del café.

Si usted prefiere no consumir las semillas, puede utilizar aceite de flaxseed. Al igual que las semillas de las cuales se extrae, el aceite de flaxseed orgánico y prensado en frío es rico en ácidos grasos esenciales. Varios estudios han demostrado que reduce el dolor y la inflamación característicos de la artritis. También se ha observado que reduce los niveles sanguíneos de colesterol y triglicéridos, y que ayuda a disminuir el endurecimiento de las membranas celulares producido por el colesterol.

Suplementos que combinan ácidos grasos esenciales

El producto Ultimate Oil, de Nature's Secret, contiene una mezcla de aceites orgánicos prensados en frío que aportan un buen balance de ácidos grasos omega-3 y omega-6. Este producto, de origen estrictamente vegetal, contiene lecitina, aceite extravirgen de flaxseed, aceite de semillas de black currant, aceite de semillas de pumpkin y aceite de safflower. También recomendamos los productos Kyolic-Epa, de Wakunaga of America, una mezcla de extracto de ajo maduro y aceite de pescado derivado de sardinas del Pacífico norte, y Essential Fatty Acid Complex, de Cardiovascular Research.

Aceite de primrose (Evening Primrose Oil)

Ver sección anterior (Ácidos grasos esenciales).

Adenosine Triphosphate (ATP)

El adenosine triphosphate es un compuesto que sirve como fuente inmediata de energía para las células del cuerpo, especialmente las musculares. Aumenta la energía y la resistencia, desarrolla la densidad y la fuerza de los músculos, protege contra la acumulación de ácido láctico (la causa de la sensación de dolor muscular luego de hacer ejercicio), retrasa la fatiga y preserva las fibras musculares. El organismo genera ATP naturalmente a partir de adenina, un compuesto con nitrógeno, ribosa, un tipo de azúcar, y unidades de fosfato, cada una de las cuales contiene un átomo de fósforo y cuatro de oxígeno. El ATP de Integrated Health es una buena fuente suplementaria.

Ajo (Garlic)

El ajo es uno de los alimentos más extraordinarios que existen. Ha sido utilizado desde épocas bíblicas, y lo menciona la antigua literatura egipcia, hebrea, griega, babilonia y romana. Se supone que los constructores de las pirámides consumían ajo todos los días para aumentar su resistencia y su fortaleza física.

El ajo reduce la presión arterial gracias a la acción de uno de sus componentes, el methyl allyl trisulfide, que dilata las paredes de los vasos sanguíneos. El ajo también adelgaza la sangre porque inhibe la agregación plaquetaria, lo que no sólo disminuye el riesgo de que se formen coágulos sanguíneos, sino que también ayuda a prevenir los ataques cardíacos. Además, baja el colesterol sérico, favorece la digestión y es útil para muchas enfermedades, entre ellas cáncer. Como si lo anterior fuera poco, el ajo es un potente estimulante del sistema inmunológico y un antibiótico natural. Es importante consumir ajo todos los días. El ajo se puede consumir fresco o en suplemento, y sirve para hacer aceite de ajo.

El ajo contiene alliin, un derivado de los aminoácidos. Al consumir ajo se libera la enzima alliinase, que convierte el alliin en allicin. El allicin tiene un efecto antibiótico y se calcula que su efecto antibacteriano equivale al 1 por ciento del de la penicilina. Por sus propiedades antibióticas, el ajo se utilizó durante la Primera Guerra Mundial para tratar heridas e infecciones, y para prevenir la gangrena.

El ajo también es eficaz para combatir las infecciones por hongos, entre ellas el pie de atleta, la candidiasis sistémica y la vaginitis, y se sabe que también destruye algunos virus, como los que se asocian con herpes labial, herpes genital, una clase de resfriado común, viruela y un tipo de influenza.

El aceite de ajo es provechoso para el corazón y el colon, y es eficaz para tratar la artritis, la candidiasis y los problemas circulatorios. Para hacer aceite de ajo, agregue dientes de ajo enteros y pelados a un quart de aceite de oliva o de canola. Experimente hasta que descubra cuántos dientes de ajo le proporcionan el sabor que a usted le agrada. Lávese muy bien las manos y lave los dientes de ajo después de pelarlos y antes de introducirlos en el aceite. El pellejo puede contener mohos y bacterias que podrían contaminar el aceite. Manténgalo refrigerado. Esta mezcla se conserva en buen estado hasta por un mes; después usted tendrá que reemplazarlo por aceite fresco. El aceite de ajo tiene muchos usos; por ejemplo, sirve para saltear alimentos y para los aderezos de las ensaladas. Si después de consumirlo usted siente que huele a ajo, mastique unos cuantos ramitos de perejil, mint, caraway o semillas de fennel.

Una buena alternativa para el ajo fresco es Kyolic, de Wakunaga of America. Éste es un producto "sociable" a base de ajo, no tiene olor y se consigue en tabletas, cápsulas y extracto de aceite.

Alfalfa

La alfalfa es uno de los alimentos más ricos en minerales que se conocen. Sus raíces crecen entre la tierra hasta alcanzar ciento treinta pies. Se consigue en forma de extracto líquido y, gracias a su contenido de clorofila y nutrientes, es provechosa durante los ayunos. Contiene enzimas digestivas, aminoácidos y carbohidratos, ademas de calcio, magnesio, fósforo y potasio, y de todas las vitaminas que se conocen. Los minerales se encuentran en la alfalfa de manera balanceada, lo cual facilita su absorción. Esos minerales son alcalinos, pero tienen un efecto neutralizante en el tracto intestinal.

Si usted necesita un suplemento mineral, la alfalfa es una buena opción. Este alimento ha sido provechoso para muchas personas que sufren de artritis. Se ha encontrado que la alfalfa, el wheatgrass, el barley y la spirulina — que contienen clorofila — ayudan a curar las úlceras intestinales, la gastritis, los trastornos hepáticos, el eccema, las hemorroides, el asma, la presión arterial alta, la anemia, el estreñimiento, el olor corporal y el mal aliento, el sangrado de las encías, las infecciones, las quemaduras, el pie de atleta y el cáncer.

La alfalfa se emplea con éxito para tratar la gota. Si tras tomar alfalfa la gota se exacerba lo más probable es que se deba a una reacción alérgica: mucha gente tiene alergia a la alfalfa. Entre los síntomas de una reacción alérgica están la dermatitis (erupciones en la piel), respiración entrecortada, diarrea, flatulencia, dolores musculares, fatiga, trastornos de riñón y otros. Asimismo, los extractos de alfalfa, los cuales contienen grandes cantidades de alcohol, no son buenos para quienes sufren de gota.

Aloe Vera

Esta planta es conocida por sus efectos curativos y se utiliza en muchos cosméticos y productos para el cabello. El aloe se encuentra en regiones secas del mundo entero y se conocen más de doscientas especies.

El aloe vera se conoce como un producto beneficioso para la piel por sus propiedades curativas, humectantes y suavizantes. Es sorprendentemente eficaz para las quemaduras de toda índole y también es provechoso para las cortadas, las picaduras de insecto, las contusiones, el acné y los problemas de piel, el poison ivy (zumaque venenoso), los moretones, las úlceras cutáneas y el eccema. En forma oral, el aloe vera puro en un 98 a un 99 por ciento ayuda a curar trastornos estomacales, úlceras, estreñimiento, hemorroides, prurito rectal, colitis y todos los problemas del colon. También es provechoso para combatir las infecciones, las várices, el cáncer de piel y la artritis, y se utiliza para tratar a los enfermos de SIDA.

Nosotros hemos obtenido excelentes resultados con productos de limpieza para el colon que contienen una combinación de cascarilla de psyllium y jugo de aloe vera. Hemos encontrado que esta combinación es provechosa para las personas que tienen alergias alimentarias o que sufren de trastornos del colon. El psyllium mantiene los pliegues y sacos del colon libres del material tóxico que se acumula allí. El aloe vera no sólo tiene efectos curativos, sino que les devuelve a las heces la consistencia normal cuando hay estreñimiento o diarrea. La limpieza del colon tarda algunas semanas, pero el uso regular mantiene limpio el colon. Al igual que con cualquier sustancia, se puede desarrollar intolerancia al jugo de aloe vera y/o a la cascarilla de psyllium; por tanto, no conviene hacerse este tratamiento con demasiada frecuencia.

Barley Grass

El barley grass tiene un alto contenido de todos los aminoácidos esenciales, calcio, hierro, clorofila, flavonoides, vitamina B_{12}, vitamina C, muchos minerales y enzimas. Este alimento cura trastornos de estómago, duodeno, del colon y la pancreatitis. Además, es un excelente antiinflamatorio.

Beta-1, 3 Glucan

Beta-1, 3 glucan es un polisacárido (un tipo complejo de molécula de carbohidrato) con propiedades inmunoestimulantes. Específicamente, estimula la actividad de los macrófagos, células que destruyen los residuos celulares, microorganismos y las propias células anormales rodeándolos y digiriéndolos. El beta-1,3-D-glucan es una variedad del beta-1,3 en forma de suplemento constituida a partir de las paredes celulares de la levadura. A pesar de su origen, no contiene ninguna de las proteínas de la levadura. Es útil para el tratamiento de muchas enfermedades bacterianas, virales y de hongos. También es capaz de eliminar las células tumorales y de aumentar la producción de médula ósea. Por su potencial para proteger el sistema inmunológico, el beta-1,3-D-glucan puede proteger de los efectos del envejecimiento. Estudios realizados en los 1970 indican que reduce los tumores cancerígenos en ratas. Investigaciones posteriores muestran el potencial del beta-,3-D glucan para curar llagas y úlceras en mujeres que han pasado por una mastectomía.

Bifidobacterium Bifidum (Bifidus)

El *bifidobacterium bifidum* contribuye a la síntesis de las vitaminas B desarrollando flora intestinal sana. El B. bifidum es el organismo predominante en la flora intestinal y establece un medio saludable para la producción de las vitaminas del complejo B y la vitamina K.

Los antibióticos destruyen las bacterias "amigables" del tracto digestivo junto con las bacterias perjudiciales. Suplementar la dieta con *Bifidobacterium bifidum* ayuda a mantener sana la flora intestinal. La flora malsana puede hacer que se liberen niveles anormalmente altos de amoníaco durante la digestión de los alimentos que contienen proteína. Esto irrita las membranas intestinales. Además, el amoníaco se absorbe en el torrente sanguíneo y debe ser eliminado por el hígado; de lo contrario, se pueden presentar náuseas, inapetencia, vómito y otras reacciones tóxicas. Al propiciar la buena digestión de los alimentos, las bacterias amigables también previenen trastornos digestivos, como estreñimiento, gases y alergias a los alimentos. Cuando la digestión no es buena, la actividad de las bacterias intestinales de los alimentos sin digerir puede llevar a una producción excesiva del químico corporal histamina, el cual desencadena síntomas alérgicos.

Las infecciones del tracto vaginal por hongos responden favorablemente a las duchas con fórmulas de *B. bifidum*. Estos microorganismos destruyen a los organismos patógenos. Cuando se utiliza como enema, este organismo ayuda a establecer un medio intestinal sano. Así mismo, mejora la función intestinal porque contribuye a los movimientos peristálticos y ablanda los excrementos. Además, ayuda a mantener bajo control a las bacterias nocivas y a destruir o a eliminar los residuos tóxicos que se han acumulado en el intestino.

Se ha demostrado que el *B. bifidum* es provechoso para el tratamiento de la cirrosis del hígado y de la hepatitis crónica. Al mejorar la digestión, el hígado tiene que esforzarse menos. Muchas personas que no responden al *Lactobacillus acidophilus* sí reaccionan positivamente al *B. bifidum*. Muchos expertos consideran que el *B. bifidum* es más aconsejable que el *Lactobacillus bifidus* para los niños y los adultos con trastornos hepáticos.

Brewer's Yeast (Levadura de cerveza)

Ver Levaduras en esta sección.

Calostro (Colostrum)

El calostro es un fluido amarillento y poco denso segregado por las glándulas mamarias de las madres lactantes en los primeros días después del parto, antes de que comience la producción de leche propiamente dicha. Contiene niveles muy altos de proteínas y factores de crecimiento, así como factores inmunológicos que ayudan a proteger al recién nacido contra las infecciones. Tomado como suplemento el calostro puede reforzar el sistema inmunológico, ya que mejora la capacidad de la glándula timus para crear células T; también puede ayudar a que el organismo queme grasa y desarrolle materia muscular. Se cree que acelera la curación de las lesiones, aumenta la vitalidad y la resistencia y, además, actúa contra el envejecimiento. Los suplementos de calostro contienen normalmente calostro bovino (vacas). New Life Colostrum, de Symbiotics (tanto la fórmula original como la *high-Ig*), y Colostrum Specific, de Jarrow Formulas, son buenas fuentes de calostro.

Cartílago de bovino (Bovine Cartilage)

El cartílago de bovino limpio, seco y en polvo es un suplemento que ayuda a acelerar la curación de las heridas y a reducir las inflamaciones. Al igual que el cartílago de tiburón, se ha demostrado que es provechoso para la psoriasis, la artritis reumatoidea y la colitis ulcerativa. El producto VitaCarte, de Phoenix BioLabs, contiene cartílago puro de bovino procedente de ganado criado en el campo sin hormonas. Otro suplemento de cartílagos, el de tiburón, también está disponible y puede ser más adecuado para determinadas personas.

Cartílago de tiburón (Shark Cartilage)

Este suplemento alimentario se elabora secando y pulverizando finamente el material duro y elástico del esqueleto del tiburón. Entre los muchos componentes activos del cartílago de tiburón, el más importante es una clase de proteína que inhibe la angiogénesis, es decir, el proceso mediante el cual se desarrollan nuevos vasos sanguíneos. Esta característica lo hace muy valioso para combatir diversas enfermedades. Por ejemplo, muchos tumores cancerosos prosperan únicamente porque inducen al organismo a desarrollar nuevas redes de vasos sanguíneos para obtener los nutrientes que requieren. El cartílago de tiburón impide que este proceso se realice y, en consecuencia, priva de nutrientes a los tumores. El resultado es que éstos empiezan a contraerse. Hay también algunos problemas de salud, como retinopatía diabética y degeneración de la mácula, que se caracterizan por el desarrollo de nuevos vasos sanguíneos en el interior del ojo. Debido a que crecen en lugares inapropiados, la presencia de esos vasos sanguíneos pueden conducir a la ceguera. Enfermedades como éstas al parecer responden bien al cartílago de tiburón. Este suplemento alimentario también es conveniente para otras enfermedades, como artritis, psoriasis y enteritis (inflamación del recubrimiento mucoso del intestino). Además de la proteína que inhibe la angiogénesis, el cartílago de tiburón contiene calcio (aproximadamente 16 por ciento) y fósforo (aproximadamente 8 por ciento), que son absorbidos como nutrientes, y mucopolisacáridos, que estimulan el sistema inmunológico.

El cartílago de tiburón se consigue en polvo y en cápsulas. Hay que ser cauteloso al comprar cartílago de tiburón, pues de su pureza y correcto procesamiento depende su eficacia. Conviene leer cuidadosamente las etiquetas porque no todos los productos están elaborados con cartílago puro de tiburón. El color del cartílago puro de tiburón es blanco. Si usted toma gran cantidad de cartílago de tiburón, le conviene aumentar los suplementos de algunos minerales, en especial magnesio y potasio, para que su organismo conserve un adecuado equilibrio mineral. Las mujeres embarazadas, los niños y las personas que han sido sometidas recientemente a cirugía o que han sufrido un ataque cardíaco *no* deben tomar cartílago de tiburón.

Celulosa (Cellulose)

Ver Fibra en esta sección.

Cerasomal-cis-9-cetylmyristoleate

Esta es una variante modificada del ácido graso de cadena media cetylmyristoleate, que se encuentra en nueces, vegetales y en los tejidos animales. Parece ser un producto muy prometedor en las investigaciones contra la artritis. Los estudios en laboratorio indican que en las ratas tiene propiedades antiinflamatorias; investigaciones preliminares con humanos apuntan a que puede ser bueno en el tratamiento de la osteoartiritis, artritis reumatoide y artritis psoriática, así como la psoriasis. Se cree que opera mediante la normalización del sistema inmunológico y reduciendo la producción de prostaglandinas proinflamatorias. Frecuentemente se denomina este suplemento como CMO, pero ésta es la marca de un producto que contiene cerasomal-cis-9-cetylmyristoleate, no su nombre genérico. Una buena fuente de este suplemento es CM+, de Metabolic Response Modifiers.

Chlorella

La chlorella es una diminuta alga acuática monocelular que contiene un núcleo y una cantidad enorme de clorofila lista para utilizar. También contiene proteínas (aproximadamente 58 por ciento), carbohidratos, todas las vitaminas B, vitaminas C y E, aminoácidos y microminerales poco comunes. De hecho, es un alimento prácticamente completo. Contiene más vitamina B_{12} que el hígado, además de una cantidad considerable de betacaroteno. Sin embargo, como su fuerte pared celular dificulta el acceso a sus nutrientes, tiene que ser procesada industrialmente para actuar de manera eficaz.

La chlorella es una de las pocas especies de algas comestibles que crecen en el agua. La clorofila de la chlorella acelera la limpieza del torrente sanguíneo. Esta alga tiene un altísimo contenido de ARN y ADN, y protege contra los efectos dañinos de la radiación ultravioleta. Estudios revelan que la chlorella es una excelente fuente de proteínas, en especial para quienes no consumen carne. Un fabricante es Sun Chlorella USA (ver Listado de Fabricantes y Distribuidores en el Apéndice).

5-Hydroxy L-Tryptophan (5-HTP)

El 5-HTP es una sustancia creada naturalmente en el organismo a partir del aminoácido tryptophan. El cuerpo la utiliza para producir serotonina, un importante neurotransmisor. Los suplementos de esta sustancia se derivan de las semillas de la griffonia *(Griffonia simplicifolia)*, una planta originaria de África occidental. Se emplea para luchar contra la pérdida de peso, el insomnio y la depresión. De alguna manera la 5-HTP puede tomarse como sustituto del suplemento L-tryptophan, el cual ya no está disponible en los Estados Unidos (ver AMINOÁCIDOS en la Primera Parte). La 5-HTP debería usarse en conjunción con un alimento alto en carbohidratos como el jugo de naranja dentro de un programa nutricional completo. No todo el mundo se verá beneficiado por ella. Si usted toma 5-HTP regularmente (más de 300 miligramos diarios) debería hacerse pruebas de sangre para ver su nivel de eosinófilos (un tipo de célula blanca de la sangre) cada tres meses. HTP.Calm, de Natural Balance es una buena fuente de esta sustancia. Si toma antidepresivos debería evitar este suplemento.

Citrin

Citrin es la marca de un extracto de hierbas estandarizado que proviene de la fruta de la planta *Garcinia cambogia*, también conocida como Indian berry. El citrin inhibe la síntesis de los ácidos grasos en el hígado, estimula la conversión de grasa corporal en combustible y suprime el apetito. Es útil fundamentalmente para tratar la obesidad, aunque también ayuda a prevenir o retardar la aterosclerosis y las enfermedades del corazón. No afecta al sistema nervioso ni produce efectos secundarios conocidos. Numerosos productos de diversos fabricantes contienen citrin entre sus ingredientes.

Clorofila (Chlorophyll)

Ver Chlorella y "Green Drinks" en esta sección.

Coenzima A

La coenzima A es una sustancia manufacturada por las células del organismo a partir del ácido pantoténico (Vitamina B_5) que es crucial para el proceso metabólico. Cumple una función vital en la que las células generan energía a partir de la glucosa. De hecho, ayuda a producir alrededor del 90 por ciento de la energía que el cuerpo necesita. La coenzima A también pone en marcha el metabolismo de los ácidos grasos. La carencia de coenzima A puede provocar tensión y dolores musculares y una bajada de la energía. Tomada como suplemento, aumenta la energía y promueve la elaboración de sustancias necesarias para el cerebro y las glándulas adrenales; también contribuye a la formación de los tejidos conectivos y fortalece el sistema inmunológico. Los estudios realizados indican que la coenzima A puede ser tanto más beneficiosa que la coenzima Q_{10}.

Coenzima Q_{10}

La coenzima Q_{10} está presente en el mitocondrio de todas las células del organismo. Es vital porque transporta a las células los protones y electrones llenos de energía que participan en la producción de adenosine triphosphate (ATP), la fuente inmediata de energía celular. (Ver Adenosine triphosphate en este sección.) Este es un proceso constante porque el organismo puede almacenar sólo una pequeña cantidad de ATP en cada momento. Se estima que hasta un 75 por ciento de las personas mayores de 50 años tienen deficiencia de esta enzima y ello puede provocar enfermedades cardiovasculares. Sin ella el corazón no puede bombear la sangre eficazmente.

Plata coloidal (Colloidal Silver)

Es un líquido empleado para curar y desinfectar, con una variedad enorme de aplicaciones. Se trata de un sustancia muy barata de color dorado claro compuesta de partículas de plata con un 99 por ciento de pureza suspendidas en agua pura, las cuales tienen aproximadamente entre 0.001 y 0.01 micras de diámetro. La plata coloidal puede combinarse con agua del grifo o destilada para aplicarse tópicamente, oralmente o intravenosamente. En el primer caso se puede emplear para curar las infecciones de hongos de la piel y uñas, así como para acelerar la sanación de quemaduras por fuego, heridas, cortes, irritaciones de la piel o quemaduras del sol. También es buena para los dolores de muelas y lesiones bucales; como gotas para los ojos y, como gárgara, para combatir la caída de los dientes y el mal aliento. Otro uso es como esterilizante o, incluso, como aerosol (se coloca en los filtros del aire acondicionado y en las entradas de aire para que los gérmenes no se desarrollen. Si se toma por vía oral, también combate las infecciones. Se ha demostrado su eficacia contra más de 650 organismos causantes de enfermedades, incluyendo la bacteria *Escherichia coli (E. coli)* y el hongo *Candida albicans*.

Micronic Silver, de Lifestar Millenium es una buena fuente de colloidal silver. Cold Combat!, de TriMedica Inc., es una combinación de variantes sublinguales de colloidal silver, cobre, cinc y los remedios homeopáticos *Cinnabaris* y *Rhus toxicodendron*. Es beneficiosa para combatir los resfriados y la gripe.

Creatina (Creatine)

La creatina (creatine monohydrate) es un compuesto producido por los procesos metabólicos del organismo. Cuando los músculos están en funcionamiento, el compuesto adenosine triphosphate (ATP) se descompone en otros dos compuestos — adenosine diphosphate (ADP) y phosphate inorgánico. Este proceso es el que da lugar a la energía celular del organismo, que es la que impulsa los músculos, entre otras cosas. Esas explosiones de energía duran muy poco. Sin embargo, con la adición de la creatina, la energía del ADP se puede transformar en ATP, es decir, en la fuente de la energía celular. Tomada como suplemento, la creatina puede aumentar tanto la resistencia como la fuerza, permitiendo la actividad deportiva por tiempo prolongado. A ejercicio más duradero, más masa muscular.

La creatina es particularmente popular con los deportistas y atletas. También se está estudiando su viabilidad para luchar contra enfermedades que rebajan la masa muscular y contra la pérdida debida al proceso de envejecimiento normal. La creatina debe usarse en combinación con una dieta balanceada, nutritiva y completa. No debe tomarse con jugos de frutas, a que de hacerlo se genera la sustancia creatinina, que es complicada para los riñones. Nunca supere la dosis recomendada.

Chondroitin Sulfate

El chondroitin sulfate es un elemento importante en la creación de cartílago. El cartílago es el tejido conectivo, duro y flexible, que se encuentra en las uniones del organismo, donde hace de colchón, y en otras partes del cuerpo, como en la punta de la nariz o la parte externa del oído. Químicamente hablando, las chondroitins (condroitinas) pertenecen a un grupo de sustancias clasificado como glycosaminoglycans (también llamados mucopolysaccharides), las cuales son tipos complejos de moléculas de carbohidratos. Las glycosaminoglycans se adosan a las proteínas como el colágeno y la elastina para formar sustancias aún más complejas llamadas proteoglycans, las cuales son un elemento vital del tejido cartilaginoso. El chondroitin sulfate atrae el agua a los proteoglycans y la mantiene, lo cual es muy importante para la salud de los cartílagos. También protege el cartílago existente de la degeneración prematura porque bloquea ciertas enzimas nocivas para los cartílagos; asimismo, previene el transporte de ciertos nutrientes al cartílago para su reparación.

Se ha demostrado que tomar suplementos de chondroitin sulfate, normalmente fabricado a partir del cartílago de tiburón en polvo o del cartílago de la traquea de la vaca, es bueno contra la osteoartritis. Muchas veces se usa junto con glucosamina para una terapia más efectiva. Los suplementos se toman normalmente en forma de píldora. Ni el chondroitin sulfate ni la glucosamina han mostrado tener efectos tóxicos, pero sí existen riesgos para algunas personas. La Arthritis Foundation recomienda cautela con estos suplementos en caso de osteoartritis. Siempre hable con su médico antes de tomarlos, y consulte con él sobre sus posibles alergias o reacciones potenciales. Si toma anticoagulantes debe tener cuidado con el chondroitin sulfate. Lo mismo si toma aspirina a diario, ya que es químicamente similar al anticoagulante heparin (heparina). Las embarazadas no deberían tomar estos suplementos, ya que no hay investigaciones suficientes sobre su seguridad o potenciales efectos nocivos durante la gestación. Twinlab elabora varios productos de calidad con chondroitin sulfate. Glucosamine Chondroitin Sulfate, de Only Natural, Inc., es una buena combinación de glucosamina y chondroitin sulfate.

Crema de progesterona (Progesterone cream)

La progesterona es una hormona producida principalmente por los ovarios y también por las glándulas adrenales. Junto con el estrógeno regula el ciclo menstrual y es importante para mantener el embarazo. Además de su papel en el aparato reproductivo femenino, tiene otros efectos significativos: estimula la actividad de las células que forman los huesos (osteoblastos); ejerce un efecto calmante y antidepresivo sobre el cerebro; ayuda a regular los niveles de azúcar en la sangre; y juega un papel en el mantenimiento de las capas de mielina que recubren las células nerviosas. El cuerpo puede utilizarla para producir otras hormonas, como DHEA, estrógeno, testosterona y cortisol, a medida que las necesita. Por otro lado, la carencia de progesterona puede exacerbar los síntomas de síndrome premenstrual (PMS, según sus siglas en inglés) y las molestias menopáusicas, así como elevar el riesgo de osteoporosis. Las mujeres, a medida que se acercan a la menopausia —a veces, tan pronto como a los 35 años— suelen sufrir insuficiencias de progesterona. Síntomas: sudores nocturnos, calentones, depresión y molestias premenstruales.

Los suplementos de progesterona están disponibles en forma de crema. Una vez aplicada la crema, la hormona se absorbe a través de la piel y pasa directamente al torrente sanguíneo; allí es transportada hasta los puntos del cuerpo donde es necesaria. Recomendamos Natural Woman Essential Body Cream, de Products of Nature.

Dehydroepiandrosterone (DHEA)

La dehydroepiandrosterone es una hormona producida principalmente por las glándulas suprarrenales. Se encuentra de forma natural en el cuerpo humano. Es una base importante de la que se derivan, directa o indirectamente, otras sustancias imprescindibles, como las hormonas testosterona, progesterona y corticosterona. Con la edad el cuerpo va produciendo menos DHEA, especialmente a partir de los 40 años. Las investigaciones muestran que los suplementos de DHEA pueden ser útiles para prevenir el cáncer, las enfermedades arteriales, esclerosis múltiple y el mal de Alzheimer. También puede ser beneficiosa para el tratamiento del lupus y la osteoporosis y puede servir para dinamizar la actividad del sistema inmunológico así como para mejorar la memoria.

Hay que tener cuidado al tomarla como suplemento. Algunos médicos creen que una cantidad excesiva de este suplemento deprime la capacidad natural del cuerpo para sintetizar la hormona naturalmente. Además, estudios en laboratorio muestran que en dosis altas puede producir daños al hígado. Si usted toma suplementos de DHEA es importante que también tome suplementos de las vitaminas antioxidantes C y E, así como el mineral antioxidante selenio para prevenir daños oxidativos al hígado. Otro posible efecto secundario del DHEA es el crecimiento de vello facial en las mujeres. A menudo se puede evitar si se empieza con una dosis de 10 miligramos/día. El 7-Keto es un derivado del DHEA que no se transforma ni en estrógeno ni testosterona; esto es bueno para las mujeres preocupadas por el cáncer de seno y para los hombres (cáncer de próstata). El 7-Keto es una buena alternativa al DHEA y tiene los mismos beneficios.

Dimethylglycine (DMG)

Este compuesto es un derivado del glycine (glicina), el aminoácido más simple. Actúa como soporte de muchas otras sustancias importantes, como los aminoácidos methionine (metionina), choline (colina) y varias hormonas y neurotransmisores importantes, así como el ADN. Las carnes, semillas y granos tienen niveles bajos de DMG. Es una sustancia no tóxica y segura que no se acumula en el organismo. No se conocen síntomas de deficiencia asociados a una falta de ella en la dieta, pero sus suplementos pueden otorgar varias ventajas, como la de mantener un alto nivel de energía y la agudeza mental. Se sabe que el DMG fortalece el sistema inmunológico y reduce el colesterol y los triglicéridos. Mejora el uso del oxígeno sanguíneo, ayuda a normalizar la presión arterial y la glucosa en sangre, así como al funcionamiento de muchos órganos importantes; incluso puede ser útil para el control de los ataques epilépticos. Hay personas que toman DMG como sustituto del ácido pangámico, un suplemento que ya no está disponible en los Estados Unidos pero sí en Rusia, donde se emplea para tratar las enfermedades del corazón, trastornos hepáticos, las adicciones al alcohol y las drogas, y otros problemas. Se cree que el DMG eleva los niveles de ácido pangámico en el organismo. Anagamik DMG, de FoodScience Laboratories es una buena fuente suplementaria de DMG.

Dimethylaminoethanol (DMAE)

Esta sustancia es similar a la choline, un químico que participa en los procesos de aprendizaje y memoria. Se sabe que es beneficios para quienes padecen autismo, problemas de memoria y demencia. Es aconsejable no tomarlo a diario y reservarlo para los días que se necesita estar más alerta y concentrado. Algunas personas pueden sentir mejoras en el estado de ánimo o la vista cuando toman DMAE. Lifespan 2000, de Country Life es una buena fuente suplementaria.

Dimethylsulfoxide (DMSO)

El dimethylsulfoxide (DMSO) es un subproducto del procesamiento de la madera en la fabricación de papel. Se trata de un líquido algo grasoso que se parece al aceite mineral y que huele a ajo. Por su alta calidad como disolvente se utiliza mucho como desengrasante, diluyente de pintura y anticongelante. Además, tiene propiedades terapéuticas sorprendentes, en especial para la curación de lesiones. Aplicar DMSO elimina prácticamente el dolor cuando hay esguince de tobillo, desgarramiento muscular, dislocación de articulaciones y fracturas simples. También promueve la actividad del sistema inmunológico.

La piel absorbe el DMSO, que entra al torrente sanguíneo por ósmosis a través de las paredes capilares. Luego se distribuye por el sistema circulatorio y, finalmente, se excreta en la orina. Debido a sus propiedades, traslada cualquier contaminante depositado en la piel o en el producto directamente al torrente sanguíneo. Por eso sólo se debe utilizar DMSO puro de un alimento sano. El uso del DMSO que se encuentra en las tiendas de materiales puede causar problemas muy graves. Se ha utilizado con éxito para el tratamiento de lesiones del cerebro y de la médula espinal, para la artritis, el síndrome de Down, la ciática y otros problemas de la espalda, el queloide, el acné, las quemaduras, los problemas de la musculatura esquelética, las lesiones deportivas, el cáncer, la sinusitis, los dolores de cabeza, las úlceras cutáneas, el herpes y las cataratas.

Extracto de hoja de olivo

Este extracto es un suplemento de hierbas con una eficacia probada contra todas las bacterias y virus sobre los que se ha experimentado. Los estudios realizados en laboratorio sugieren que el extracto de hoja de olivo interfiere con las infecciones virales. Al fijarse/expandirse incapacita o previene la infección de las células por los virus. Se ha demostrado que protege también contra los virus del SIDA, del herpes y de la influenza. También es útil en la lucha contra la peneumonía, los dolores de garganta, la sinusitis y enfermedades de la piel, como infecciones crónicas e irritaciones. Asimismo, es beneficioso contra las infecciones bacterianas y de hongos. Olivir, de DaVinci Laboratories, es una buena fuente de extracto de hoja de oliva probada en estudios clínicos.

Fibra (Fiber)

La fibra, que se encuentra en muchos alimentos, ayuda a reducir el nivel del colesterol sanguíneo; así mismo, estabiliza el nivel del azúcar de la sangre. La fibra ayuda a prevenir el cáncer de colon, el estreñimiento, las hemorroides, la obesidad y muchos otros problemas de salud. También es útil para eliminar algunos metales tóxicos del organismo. Como el proceso de refinamiento sustrae gran parte de la fibra natural de los alimentos que consumimos, la dieta estadounidense estándar es muy deficiente en fibra.

La fibra tiene siete clasificaciones básicas: bran, celulosa, goma, hemicelulosa, lignina, mucílago y pectina. Cada una de estas clasificaciones tiene su propia función. Lo mejor es alternar el consumo de las distintas fuentes de fibra suplementaria. Se debe comenzar con una cantidad pequeña y aumentar gradualmente hasta que la deposición adquiera una consistencia adecuada. Hay que tener en cuenta que aunque la dieta promedio de la actualidad es pobre en fibra, consumir demasiada puede reducir la absorción del cinc, el hierro y el calcio. Para que no pierdan eficacia, los suplementos de fibra no se deben tomar junto con otros medicamentos o suplementos.

Además de tomar suplementos de fibra, asegúrese de que su dieta se la suministre. Su dieta debe incluir los siguientes alimentos ricos en fibra: harinas y cereales integrales, brown rice, agar agar, toda clase de brans, la mayoría de las frutas frescas, ciruelas secas (prunes), nueces, semillas (especialmente flaxseeds), fríjoles, lentejas, guisantes y vegetales crudos y frescos. Consuma todos los días varios alimentos de éstos. Cuando consuma productos orgánicos, déjeles la cáscara a la manzana y a la papa. Envuelva el pollo en corn bran (salvado de maíz) o en oats cuando lo vaya a hornear. Agrégueles bran adicional a los cereales y a los panes. El popcorn sin sal ni mantequilla es una fuente excelente de fibra añadida.

Gomas (Gums), mucílagos (Mucilages) y salvado (Bran)

Tanto las gomas como los mucílagos ayudan a regular el nivel sanguíneo de la glucosa, a bajar el colesterol y a eliminar las toxinas. Se encuentran en el oatmeal, el oat bran (salvado de avena), las semillas de sesame y el fríjol seco.

Uno de los siguientes productos debe formar parte de su dieta diaria:

- *Semillas de fennel.* El fennel es una hierba provechosa para la digestión. Sus semillas ayudan a liberar de mucosidad el tracto intestinal y alivian la flatulencia.

- *Glucomannan.* Derivado del tubérculo de la planta amorphophallis, el glucomannan recoge la grasa de la pared del colon y la elimina. Esta sustancia es beneficiosa para la diabetes y la obesidad porque ayuda a eliminar la grasa. Se ha demostrado que normaliza el azúcar sanguíneo y, por tanto, es conveniente para las personas hipoglicémicas. El glucomannan ayuda a controlar el apetito porque se expande sesenta veces su propio peso. Tomar dos o tres cápsulas con un vaso grande de agua treinta minutos antes de las comidas mitiga las reacciones alérgicas y algunos síntomas relacionados con los niveles altos y bajos de azúcar sanguíneo. Puesto que las cápsulas de glucomannan se pueden alojar y expandir en la garganta — y causar problemas respiratorios — tómelas siempre con un buen vaso de agua. Como este producto no tiene sabor ni olor, se le puede agregar a los alimentos a fin de ayudar a normalizar el azúcar sanguíneo.

- *Guar gum.* Extraído de las semillas del guar, el guar gum coadyuva en el tratamiento de la diabetes y sirve para controlar el apetito. Tiene la capacidad de reducir el colesterol, los triglicéridos y las lipoproteínas de baja densidad de la sangre. Además, se liga a sustancias tóxicas y las elimina del organismo. Las tabletas de guar gum se deben masticar muy bien o chupar lentamente, sin tragarlas enteras, y siempre con mucha agua porque el guar gum tiende a apelmazarse en la garganta cuando se mezcla con saliva. Las personas con dificultades para tragar los alimentos o las que han sido sometidas a cirugía gastrointestinal no deben consumir este producto. Algunas personas con alteraciones del colon pueden presentar dificultades cuando utilizan guar gum.

- *Oat bran y rice bran.* El bran es la cáscara triturada del grano de los cereales, que ha sido separada de la harina mediante cernido. Ayuda a bajar el nivel del colesterol.
- *Semillas de psyllium.* El psyllium es un grano que se cultiva en la India y que se utiliza por su contenido de fibra. Es una de las fibras más apreciadas porque limpia el intestino y ablanda la materia fecal. Se endurece rápidamente cuando se mezcla con líquido y se debe consumir de inmediato. Algunos médicos recomiendan Metamucil como laxante y suplemento de fibra por su contenido de psyllium hydrophilic mucilloid. Sin embargo, nosotros preferimos los productos menos procesados y completamente naturales.

Celulosa (Cellulose)

La celulosa es un carbohidrato indigerible que se encuentra en la capa externa de los vegetales y de las frutas. Es beneficioso para las hemorroides, las venas várices, la colitis y el estreñimiento, así como también para eliminar de la pared del colon las sustancias cancerígenas. Se encuentra en la manzana, la remolacha, la nuez de Brasil, el bróculi, la zanahoria, el apio, el fríjol verde, los lima beans, la pera, los guisantes y los granos enteros.

Hemicelulosa (Hemicellulose)

La hemicelulosa es un carbohidrato complejo indigerible que absorbe agua. Promueve la pérdida de peso, corrige el estreñimiento, previene el cáncer de colon y controla los carcinógenos en el tracto intestinal. La hemicelulosa se encuentra en la manzana, el banano, el fríjol, la remolacha, la col, el maíz, los vegetales de hoja verde, la pera, los peppers y los cereales integrales.

Lignina (Lignin)

Esta clase de fibra ayuda a reducir el nivel del colesterol. También previene la formación de cálculos biliares porque se une con los ácidos de la bilis y elimina el colesterol antes de que se formen. Es beneficioso para las personas que sufren de diabetes o de cáncer de colon. La lignina se encuentra en las nueces de Brasil, la zanahoria, el fríjol verde, el durazno, los guisantes, la papa, la fresa, el tomate y los granos enteros.

Pectina (Pectin)

Debido a que disminuye la rapidez con que se absorben los alimentos después de comer, la pectina les conviene a las personas diabéticas. La pectina elimina del organismo los metales y las toxinas indeseables, reduce los efectos secundarios de la radioterapia y contribuye a bajar el colesterol. Así mismo, disminuye el riesgo de contraer enfermedades del corazón y de desarrollar cálculos biliares. La pectina se encuentra en la manzana, el banano, la remolacha, la col, la zanahoria, las frutas cítricas, los guisantes secos y la okra.

Actualmente hay disponible otra sustancia llamada pectina cítrica modificada (MSP según sus siglas en inglés) que es químicamente diferente de la pectina normal. De hecho, se ha conformado en segmentos más pequeños que facilitan su absorción por el organismo. Este producto se llama PectaSol y se está empleando para tratar el cáncer y eliminar metales pesados del organismo mediante chelation.

Suplementos que combinan distintas clases de fibra

En el mercado se pueden encontrar muchos productos que combinan dos o más clases diferentes de fibra, o que combinan fibra con otros ingredientes. Nosotros recomendamos los dos productos siguientes:

Aerobic Bulk Cleanse (ABC). Este producto, de Aerobic Life Industries, es una excelente fuente de fibra. Contiene cáscara de semilla de psyllium rubio y las hierbas licorice e hibiscus. Esta bebida terapéutica ayuda a curar y a limpiar el colon. Es excelente para la diarrea y el estreñimiento. Agréguele este producto a un jugo de aloe vera y frutas y tómeselo con el estómago vacío al despertarse en la mañana. Revuélvalo bien y tómeselo rápidamente para que no se espese. Algunos productos relacionados con éste, también de Aerobic Life Industries, son 10-Day Colon Cleanse y 45-Day Cleanse for Colon, Blood and Lymph.

Aerobic Colon Care, de Aerobic Life Industries. Esta fórmula contiene psyllium y salvado (oat bran), y proporciona aproximadamente 3 gramos de fibra soluble y 4 gramos de fibra no soluble por porción.

A.M./P.M. Ultimate Cleanse, de Nature's Secret. Esta fórmula combina gomas con celulosa, hemicelulosa, pectina y lignina, además de hierbas que refuerzan y limpian la sangre y los órganos internos. Se trata de un programa completo para estimular y desintoxicar el organismo.

Flaxseeds y aceite de flaxseed (Flaxseed Oil)

Ver Ácidos grasos esenciales en esta sección.

Germen de maíz (Corn Germ)

El corn germ se obtiene aislando el embrión de la planta del maíz, el cual contiene los nutrientes más provechosos. El corn germ se conserva sin deteriorarse durante más tiempo que el germen de trigo, y su contenido de algunos nutrientes, en especial cinc, es diez veces mayor. El corn germ se utiliza para rebozar el pollo y el pescado. También se puede agregar a los cereales y esparcir sobre los alimentos.

Germen de trigo (Wheat Germ)

El germen de trigo es el embrión del grano del trigo. Es una buena fuente de vitamina E, de la mayoría de las vitaminas B, de los minerales calcio, magnesio y fósforo, y de varios microelementos.

El germen de trigo tiene el problema de que se rancia con facilidad. Si usted lo compra por separado de la harina, asegúrese de que el producto esté fresco. Debe estar empacado al vacío o refrigerado, y debe tener la fecha de empaque o la fecha de vencimiento. El germen de trigo tostado dura más tiempo, pero el producto natural es mejor porque no es procesado. En el comercio se encuentran cápsulas de aceite de germen de trigo.

Ginkgo Biloba

El árbol ornamental *Ginkgo biloba* se originó de China hace miles de años y en la actualidad crece en regiones de clima templado de todo el mundo. El extracto de sus hojas, que tienen forma de abanico, es uno de los productos herbales más populares del mundo. Publicaciones científicas han informado que mejora la circulación de la sangre y que aumenta el suministro de oxígeno al corazón, al cerebro y, en general, a todo el cuerpo. Por esta razón, es bueno para la memoria y alivia los dolores musculares. Así mismo, actúa como antioxidante, combate el envejecimiento, reduce la presión arterial, inhibe la formación de coágulos y es provechoso para el tinnitus, el vértigo, la sordera, la impotencia y la enfermedad de Raynaud. La hierba ginkgo biloba es ampliamente conocida como la "hierba inteligente" de nuestra época. Además, se ha comprobado que en algunos pacientes controla el avance de la enfermedad de Alzheimer en sus primeras etapas.

Ginseng

El ginseng se utiliza en todo el Lejano Oriente como tónico para combatir la debilidad y aumentar la energía. Hay varias clases de ginseng: *Eleutherococcus senticosus* (Siberian ginseng), *Panax quinquefolium* (American ginseng), *Panax ginseng* (Chinese ginseng o Korean ginseng) y *Panax japonicum* (Japanese ginseng). La variedad más utilizada es la *Panax ginseng*. El Panax ginseng es la especie más usada.

Los indígenas de América del Norte estaban familiarizados con el ginseng. Lo llamaban *gisens* y lo utilizaban para los problemas estomacales y bronquiales, así como también para el asma y el dolor en el cuello. Científicos rusos sostienen que la raíz del ginseng estimula la actividad física y mental, mejora el funcionamiento de las glándulas endocrinas y tiene efectos beneficiosos en las glándulas sexuales. El ginseng ayuda a combatir la fatiga porque aumenta la utilización de los ácidos grasos como fuente de energía, lo que se traduce en ahorro del glicógeno (la clase de glucosa que se almacena en el hígado y en las células de los músculos). El ginseng se utiliza para mejorar el desempeño atlético, rejuvenecer, favorecer la longevidad, desintoxicar y normalizar todo el organismo.

En dosis moderadas, parece que el ginseng eleva la presión arterial; en dosis más altas, parece que la reduce. Investigaciones indican que altas dosis de ginseng son provechosas para el tratamiento de enfermedades inflamatorias, como artritis reumatoidea (sin los efectos secundarios de los esteroides), y que protegen contra los efectos dañinos de la radiación. El ginseng es conveniente para las personas diabéticas porque disminuye el nivel sanguíneo de la hormona cortisol (la cual afecta a la acción de la insulina). Sin embargo, las personas hipoglicémicas deben evitar las dosis altas de ginseng.

La raíz se consigue en muchas presentaciones: entera, en trozos sin tratar, en polvo, en extracto en polvo, en extracto líquido o concentrado, en gránulos para hacer té instantáneo, en tintura, en base aceitosa, en tabletas y en cápsulas. Estos productos no deben contener azúcar ni colorantes, y deben ser elaborados a base de ginseng puro. Muchos fabricantes de suplementos les adicionan ginseng a productos combinados; sin embargo, esos productos suelen tener cantidades tan bajas de ginseng que son ineficaces. La compañía Wakunaga of America distribuye varios productos de alta calidad elaborados con Korean ginseng o con Siberian ginseng.

Nosotros aconsejamos seguir la pauta trazada por los rusos para la utilización del ginseng: tómelo entre quince y veinte días, y descontinúelo durante dos semanas. No tome dosis altas durante períodos largos.

Glucomannan

Ver Fibra en esta sección.

Glucosamina (Glucosamine)

Ésta es una de las muchas sustancias clasificadas como *aminoazúcares*. Los aminoazúcares son componentes de carbohidratos incorporados en la estructura de los tejidos del cuerpo, a diferencia de otros azúcares presentes en el organismo que son utilizados como fuente de energía. Así pues, la glucosamina interviene en la formación de las uñas, los tendones, la piel, los ojos, los huesos, los ligamentos y las válvulas del corazón. También interviene en las secreciones mucosas de los tractos digestivo, respiratorio y urinario.

El organismo sintetiza la glucosamina a partir del aminoácido glutamina y de la glucosa, un carbohidrato simple. Se encuentra en grandes cantidades en las estructuras de las uniones del cuerpo. En suplemento se consigue en forma de glucosamina sulfato, la cual ayuda a combatir las causas y los síntomas de la osteoartritis. Más de trescientos estudios y veinte pruebas clínicas indican que la glucosamina regenera el cartílago de las uniones. También reduce ligeramente la destrucción del cartílago y la depresión causada por tomar medicamentos antiinflamatorios no este-

(NSAID según sus siglas en inglés), normalmente ...s a pacientes con artritis. La glucosamina puede tomarse con chondroitin sulfate; su efecto sobre la osteoartritis será aún mayor (*ver* chondroitin sulfate en esta sección).

Además de los beneficios mencionados arriba, los suplementos de glucosamina pueden ser útiles contra el asma, la bursitis, la candidiasis, las alergias alimentarias, la osteoporosis, las alergias respiratorias, la tendinitis, la vaginitis y diversos problemas de la piel. El producto GS-500, de Enzymatic Therapy, es una buena fuente de glucosamina. Algunos Otros productos que podemos recomendar son GlucosaMend, de Source Naturals; Glucosamine Plus, de FoodScience of Vermont, y Glucosamine Sulfate Complex, de PhytoPharmica. Un compuesto relacionado es N-acetylglucosamine (NAG), que se consigue como N-A-G, de Source Naturals

"Bebidas verdes" ("Green Drinks")

Las "green drinks" son fórmulas de alimentos naturales elaboradas con plantas que desintoxican y limpian eficazmente la sangre, además de ser fuentes de clorofila, minerales, enzimas y otros importantes nutrientes. Generalmente se venden en polvo para mezclar en el momento de ser utilizadas. Muchas compañías comercializan fórmulas de esta clase. Nosotros recomendamos los siguientes productos:

- *Barley Green,* de *AIM International.* Este producto contiene una mezcla de jugo de barley y kelp.
- *Earthsource Greens & More,* de *Solgar.* Esta fórmula combina cuatro tipos de hierba (alfalfa, barley, kamut y trigo cultivados orgánicamente); spirulina hawaiana azul-verdosa y chlorella de China; tres hongos que estimulan poderosamente el sistema inmunológico (maitake, reishi y shiitake), y bróculi, zanahoria y red beet pulverizados, los cuales suministran fitonutrientes. Su sabor a fruta proviene de los polvos elaborados con frutas frescas.
- *Green Magma,* de *Green Foods Corporation.* Green Magma es el jugo puro y natural de las hojas tiernas del barley libre de pesticidas que cultivan orgánicamente en el Japón. A fin de enriquecer este producto con vitaminas B_1, (tiamina) y B_2 (niacina), y ácido linoleico, le adicionan brown rice. El Green Magma contiene miles de enzimas que desempeñan un papel importante en el metabolismo corporal (*ver* ENZIMAS en la Primera Parte), además de una alta concentración de superóxido dismutasa (SOD). El producto en polvo se puede mezclar con jugos o con agua de buena calidad.
- *Kyo-Green,* de *Wakunaga of America.* Este producto combina barley, wheatgrass, kelp y el alga verde chlorella. El ...arley y el wheatgrass se cultivan orgánicamente. Se ...ta de una fuente altamente concentrada de clorofila, ...inoácidos, vitaminas, minerales, caroteno y enzimas. La chlorella es rica en vitamina A, y el kelp suministra yodo y otros valiosos minerales (*ver* Chlorella y Kelp en esta sección).
- *ProGreens,* de *NutriCology* (Allergy Research Group). Los productos ProGreens incluyen polvo extraído de jugo de alfalfa, barley, oat y wheatgrass cultivados orgánicamente; fibra natural, brotes de trigo, algas azul-verdosas y algas marinas, fructooligosaccharides (FOS), lecitina, extractos estandarizados de bioflavonoides, jalea real y polen de abeja, extractos de remolacha y de espinaca, polvo de jugo de acerola, vitamina E natural, y las hierbas astragalus, echinacea, licorice, Siberian ginseng y suma.

Guar Gum

Ver Fibra en esta sección.

Hemicelulosa (Hemicellulose)

Ver Fibra en esta sección.

Hígado desecado (Desiccated Liver)

El hígado desecado es hígado seco concentrado, que se convierte en polvo o en tabletas. Esta clase de hígado contiene vitaminas A, D y C, las vitaminas del complejo B, y los minerales calcio, cobre, fósforo y hierro. El hígado desecado es provechoso para la anemia y genera glóbulos rojos sanos. Además, intensifica la energía, es provechoso para las enfermedades del hígado y alivia el estrés del organismo. Utilice solamente productos elaborados con hígado de ganado vacuno criado orgánicamente.

Inosina (Inosine)

La inosina ocurre naturalmente en el cuerpo humano. Participa en la reconstrucción del adenosine triphosphate (ATP; ver esta sección más arriba) y estimula la producción de un compuesto llamado 2,3-disphosphoglycerate (2,3-DPG), necesario para transportar el oxígeno a las células de los músculos para la generación de energía. Los levantadores de pesas han encontrado en la inosina un producto muy beneficioso para su deporte, ya que parece acelerar el desarrollo muscular y mejorar la circulación de la sangre. También mejora el sistema inmunológico. Si tiene problemas renales o gota no debería tomar inosina porque puede exacerbar la creación de ácido úrico. Para mejores resultados, use la dosis recomendada por el fabricante para su propio tamaño corporal. Tómela entre cuarenta y cinco y sesenta minutos antes de la actividad depor-tiva.

Inositol Hexaphosphate (IP_6)

El inositol hexaphosphate (IP_6, también denominado ácido fítico) es un compuesto formado por la vitamina B inositol y seis grupos de fosfatos. Se encuentra naturalmente en muchos alimentos, como el trigo, arroz y legumbres, y es un antioxidante muy potente con efectos muy positivos para el cuerpo humano. Estudios en laboratorio sugieren que puede ser efectivo para luchar contra el cáncer y prevenir y tratar las enfermedades del corazón, prevenir la formación de cálculos renales y los trastornos hepáticos. Asimismo, reduce los niveles de colesterol y previene la formación inadecuada de coágulos en la sangre — una de las principales causas de infarto de corazón. El IP_6 inhibe la acción de los radicales libres, lo que ralentiza la división celular anormal que se asocia con el cáncer y el crecimiento de los tumores. Es más eficaz en las fases iniciales de los tumores malignos, antes de que la malignidad haya sido siquiera reconocida por el sistema inmunológico. Las células se normalizan y vuelven a crecer a un ritmo normal.

El inositol hexphosphate contiene una sustancia denominada beta-1,3-D-glucan que ayuda a mantener un sistema inmunológico fuerte en las personas que están bajo tratamiento de quimioterapia y radiación. El IP_6 protege el corazón, ya que actúa contra la formación de coágulos en las venas y arterias, además de reducir el colesterol y los triglicéridos (grasas) en el torrente sanguíneo. El hígado también se ve protegido al evitar la acumulación de depósitos de grasa en ese órgano. Estudios demuestran que una dieta alta en IP_6 viene asociada a una menor incidencia de cáncer de colon, de seno y de próstata.

Diversos alimentos como los fríjoles, brown rice, el maiz en grano entero, semillas de sésamo, salvado de trigo, pan de maíz, el jugo de uva, raisins y mulberries contienen cantidades significativas de esta sustancia. También se puede ingerir como suplemento. Algunos estudios indican que el inositol hexphosphate puede interferir con la absorción de minerales por el cuerpo, de modo que no es aconsejable tomar suplementos una hora antes o despué de las comidas. IP6, de Jarrow Formulas y Cell Forté with IP_6, de Enzymatic Therapy son fuentes recomendadas de IP_6.

Jalea real (Royal Jelly)

La jalea real es una sustancia espesa y lechosa secretada por las glándulas faríngeas de un grupo especial de abejas nodrizas entre su sexto y duodécimo días de vida. La jalea real se produce de manera natural cuando la miel y el polen se combinan y refinan dentro de la joven abeja. Esta sustancia contiene todas las vitaminas del complejo B, incluyendo una alta concentración de ácido pantoténico (vitamina B_5) y vitamina B_6 (piridoxina), y es la única fuente natural de acetilcolina pura. La jalea real también contiene minerales, enzimas, hormonas, dieciocho aminoácidos, componentes antibacterianos y antibióticos, y vitaminas A, C, D y E. Es beneficiosa para el asma bronquial, las enfermedades del hígado y de los riñones, la pancreatitis, el insomnio, las úlceras estomacales, las fracturas óseas y los problemas cutáneos. Igualmente, fortalece el sistema inmunológico.

La jalea real se debe combinar con miel para que no pierda eficacia. Este producto se altera con facilidad. Se debe mantener refrigerada y es importante que esté muy bien sellada en el momento de comprarla. Este producto se altera con facilidad.

Kelp

El kelp es una variedad de alga marina que se puede comer cruda, aunque se suele utilizar seca, granulada o pulverizada. También se encuentra en forma líquida, y se le puede agregar al agua de tomar. El kelp granulado o pulverizado se utiliza para realzar el sabor de los alimentos y como sustitutivo de la sal. Si el sabor no le agrada, cómprelo en tableta.

El kelp es una rica fuente de vitaminas (especialmente vitaminas B), minerales y microelementos importantes. Se sabe que es muy beneficioso para el tejido cerebral, las membranas que cubren el cerebro, los nervios sensoriales, la médula espinal, las uñas y los vasos sanguíneos. Por su contenido de yodo se utiliza para tratar problemas tiroideos, y es provechoso para trastornos tan variados como la caída del cabello, la obesidad y las úlceras. El kelp protege contra los efectos de la radiación y ablanda las heces. Se recomienda como suplemento dietético diario, especialmente para las personas que presentan deficiencia de minerales.

Lactobacillus Acidophilus

El *Lactobacillus acidophilus*, o *acidophilus*, es una clase de bacteria "amigable" que ayuda a la digestión de las proteínas, proceso durante el cual se produce ácido láctico, peróxido de hidrógeno, enzimas, vitaminas B y sustancias antibióticas que inhiben el desarrollo de organismos patógenos. El acidophilus tiene propiedades antifúngicas, ayuda a reducir el nivel del colesterol sanguíneo, favorece la digestión y aumenta la absorción de los nutrientes.

Por lo menos el 85 por ciento de la flora de un colon saludable debe constar de lactobacilos y el 15 por ciento, de bacterias coliformes. Sin embargo, hoy en día el recuento bacteriano típico del colon se ha invertido. Esto puede dar por resultado gases, sensación de llenura, intoxicación intestinal y sistémica, estreñimiento y absorción inadecuada de los nutriente, además de que puede contribuir a la proliferación de la cándida. Tomar un suplemento de acidophilus ayuda a combatir todos estos problemas porque restaura el equilibrio de la flora intestinal. Además de lo anterior, el acidophilus sirve para desintoxicar el organismo de sustancias perjudiciales.

En el comercio se consiguen muchos suplementos de acidophilus de buena calidad. Estos suplementos vienen en tableta, cápsula y polvo. Nosotros recomendamos la presentación en polvo. La compañía Natren comercializa productos de calidad que contienen gran cantidad de organismos. Las personas alérgicas a los productos lácteos deben tomar fórmulas no lácteas, las cuales son eficaces contra la cándida. Un producto que no contiene leche y que permanece estable a altas temperaturas es Kyo-Dophilus, de Wakunaga of America. Otros buenos suplementos de acidophilus no lácteos son Primadophilus, de Nature's Way, y Neo-Flora, de New Chapter. En general, no consideramos conveniente utilizar productos que combinen distintas cepas de lactobacilos, porque unas pueden actuar como antagonistas de otras. Es mejor comprar productos de una sola cepa y con un recuento de por lo menos un millardo de organismos por gramo.

Las temperaturas altas matan al acidophilus. Cualquiera que sea el producto que usted elija, manténgalo en un lugar fresco y seco; refrigérelo pero no lo congele. Tómese el acidophilus con el estómago vacío en la mañana y una hora antes de cada comida. Si tiene que tomar antibióticos, no se los tome al mismo tiempo que el acidophilus.

Lactoferrina

La lactoferrina es una proteína que se da naturalmente en la bilis humana, las lágrimas, mucosas, saliva y leche. Dado que se une con el hierro libre del organismo, juega un papel importante en la regulación de los niveles de este mineral (y, por tanto, en el crecimiento). Ayuda a prevenir y a combatir las infecciones ya que evita que los organismos nocivos tengan acceso al hierro y, por tanto, puedan multiplicarse. También juega un papel en el funcionamiento de los linfocitos, unas células blancas importantes para el sistema inmunológico. Como suplemento, puede reforzar esta función inmunológica y ayudar a combatir tanto las enfermedades contagiosas como inflamatorias. También puede ser beneficiosa para la salud intestinal.

Lecitina (Lecithin)

La lecitina es una clase de lípido que necesitan todas las células del cuerpo humano. Las membranas celulares, que regulan el paso de los nutrientes desde las células y hacia ellas, se componen en gran parte de lecitina. El recubrimiento protector del cerebro se compone de lecitina, y tanto los músculos como las células nerviosas contienen esta sustancia grasa esencial. La lecitina se compone básicamente de colina, una de las vitaminas B, y también de ácido linoleico e inositol. A pesar de que la lecitina es un lípido, es parcialmente soluble en agua; por tanto, actúa como agente emulsificante. Por este motivo muchos alimentos procesados contienen lecitina.

Este nutriente ayuda a prevenir la arteriosclerosis, protege contra las enfermedades cardiovasculares, mejora el funcionamiento del cerebro, y facilita la absorción de tiamina por parte del hígado y de vitamina A por parte del intestino. La lecitina también es apreciada porque aumenta la energía. Además, es necesaria para reparar el daño hepático causado por el alcoholismo. La lecitina ayuda a que las grasas, como el colesterol y otros lípidos, se dispersen en agua y se eliminen del organismo. Así, los órganos y las arterias vitales quedan protegidos contra la acumulación de grasa.

Adicionarle lecitina a la dieta es una medida sensata especialmente para las personas de edad avanzada. Cualquier persona que esté tomando niacina para controlar los niveles sanguíneos de colesterol y triglicéridos también debe incluir lecitina en su programa de tratamiento. A los cereales, sopas, jugos y pan se les puede agregar dos cucharadas de gránulos de lecitina. La lecitina también se encuentra en cápsulas. Tomar una cápsula de 1.200 miligramos antes de cada comida ayuda a digerir las grasas y a absorber las vitaminas solubles en grasa.

Aun cuando la mayor parte de la lecitina se deriva de la soya, recientemente se ha popularizado la lecitina del huevo. Este tipo de lecitina se extrae de yema de huevo fresco y es una sustancia que brinda esperanza para quienes sufren de SIDA, herpes, síndrome de fatiga crónica y alteraciones autoinmunes relacionadas con el envejecimiento. Estudios han revelado que esta clase de lecitina es más provechosa que la de soya para la gente que presenta estos problemas. Otras fuentes de lecitina son brewer's yeast, granos, legumbres, pescado y germen de trigo.

Levadura de cerveza (Brewer's Yeast)

Ver Levaduras en esta sección.

Levaduras (Yeast)

La levadura es un organismo unicelular que se multiplica a velocidades extraordinarias y duplica su número en dos horas. Las levaduras contienen muchos nutrientes básicos, como vitaminas B (excepto vitamina B_{12}), dieciséis aminoácidos y, por lo menos, catorce minerales diferentes. El contenido proteínico de las levaduras representa el 52 por ciento de su peso. Las levaduras poseen también gran cantidad de fósforo.

La levadura prospera en diversos medios. La levadura nutricional, o brewer's yeast, se desarrolla en el hops (lúpulo), una hierba amarga que también se utiliza como ingrediente de la cerveza. La torula yeast crece en los blackstrap molasses o en la pulpa de la madera. El Bio-Strath, un producto líquido de levadura producido en Suiza y distribuido por Bioforce of America, se deriva de hierbas, miel y malta. Es un producto natural que recomendamos ampliamente.

La live baker's yeast se debe evitar porque las células vivas de esta levadura agotan las vitaminas B y otros nutrientes del organismo. En cambio, aunque en la levadura nutricional esas células vivas se destruyen, los nutrientes provechosos permanecen.

La levadura se puede consumir en jugo o en agua, y aumenta la energía entre las comidas. También se le puede adicionar a la dieta para ayudar en el tratamiento de algunos problemas de salud. Contribuye al metabolismo del

Cómo mantener un nivel adecuado de melatonina de manera natural

La producción de melatonina aumenta al caer la noche. En la mañana, cuando la luz del día entra en contacto con la retina, impulsos neurales hacen que disminuya la velocidad con que se produce esta hormona. No cabe duda de que la luz y la oscuridad son los factores principales de los cuales depende el ritmo de producción de esta hormona; sin embargo, no son los únicos. De hecho, se ha encontrado que varias rutinas diarias pueden afianzar el ritmo de producción de melatonina. A continuación nos referiremos a algunas maneras sencillas de ayudarle al organismo a mantener un nivel alto de esta importante hormona:

- Establezca horarios para sus comidas. El ritmo de producción de la melatonina se consolida mediante rutinas diarias y regulares. En lo posible, coma siempre a la misma hora para que su organismo se sincronice con los ritmos del día.
- Haga una comida ligera por la noche. Cuando la producción de melatonina comienza al caer la noche, el proceso digestivo se vuelve más lento. Por tanto, consumir alimentos pesados antes de acostarse puede producir alteraciones digestivas que causan problemas para conciliar el sueño o para dormir bien. Para dormir todo lo que usted necesita, tome temprano en la noche una comida pequeña y ligera.
- Evite los estimulantes. El café, el té, las colas y los medicamentos que contienen cafeína dificultan el sueño y, en consecuencia, pueden afectar a la producción de melatonina. Elimine esos estimulantes de su dieta y, en lo posible, de su vida.
- No haga ejercicio tarde en la noche. El ejercicio vigoroso retarda la secreción de melatonina. Hacer ejercicio en la mañana refuerza los buenos hábitos de sueño que conducen a la producción regular de melatonina. Para mejores resultados, haga su ejercicio por la mañana y al aire libre.

azúcar y es conveniente para el eccema, los problemas cardíacos, la gota, el nerviosismo y la fatiga. Gracias a que fortalece el sistema inmunológico, la levadura es provechosa para las personas que están en tratamiento para el cáncer, como radioterapia y quimioterapia. Al parecer, también mejora el rendimiento mental y físico. El Dr. William Crook, autor del libro *The Yeast Connection* (Vintage Books, 1986), afirma que las personas que sufren de problemas relacionados con la cándida, pero que no son alérgicas específicamente a la levadura, pueden tomar suplementos alimentarios que contienen levaduras. Sin embargo, nosotros sugerimos evitar los productos delevadura cuando se sospecha que existe candidiasis. Como la levadura contiene cantidades considerables de fósforo, las personas que sufren de osteoporosis también deben evitar esos productos (*ver* OSTEOPOROSIS en la Segunda Parte). Quienes toman levadura también deben tomar cantidades adicionales de calcio.

Lignina (Lignin)

Ver Fibra en esta sección.

Maitake

El maitake (*Grifola frondosa*) es un hongo de larga tradición en la cocina y la herbología de China y el Japón. Crece silvestre en el Japón, así como también en algunas regiones del este de América del Norte. Sin embargo, como su cultivo es difícil desde hace poco tiempo se vende sin restricciones.

El maitake es un adaptógeno, lo que significa que le ayuda al organismo a adaptarse al estrés y a normalizar sus funciones. Se piensa que las propiedades curativas de este hongo se relacionan con su alto contenido del poderoso polisacárido llamado beta-1.6-glucan. En estudios de laboratorio se ha observado que esta sustancia previene la carcinogénesis, inhibe el desarrollo de tumores cancerosos, mata el virus del HIV (SIDA) e intensifica la actividad de células inmunes clave conocidas como células T, o células CD4. El hongo maitake también es beneficioso para la diabetes, el síndrome de fatiga crónica, la hepatitis crónica, la obesidad y la presión arterial alta.

El maitake se puede consumir como alimento o se puede tomar como suplemento. Compre hongos secos cultivados orgánicamente (para cocinarlos, sumérjalos en agua o en caldo durante media hora), o cómprelos en cápsula, en extracto o en preparación para hacer té. Algunos suplementos en cápsula contienen una pequeña cantidad de vitamina C, lo cual incrementa la eficacia del ingrediente activo de este hongo y facilita su absorción.

Melatonina (Melatonin)

La hormona melatonina es producida de manera natural por la glándula pineal, una estructura cerebral en forma de cono. El patrón del organismo para producir melatonina es parecido al de otras hormonas "antienvejecimiento":

human growth hormone (HGH) y dehydroepiandrosterone (DHEA). Durante los primeros años de vida, el organismo produce melatonina en abundancia. No obstante, poco antes de la pubertad su producción empieza a declinar, y sigue declinando constantemente a medida que envejecemos.

Estudios de investigación han comprobado que la melatonina produce múltiples y profundos efectos a largo plazo en el organismo. Como es uno de los antixidantes más potentes que se han descubierto — es más eficaz que las vitaminas C y E, e, incluso, que el betacaroteno — la melatonina evita la peligrosa oxidación. De esta manera, la melatonina impide que se presenten cambios que conducen a hipertensión arterial y a ataques cardíacos, y puede reducir el riesgo de algunos tipos de cáncer. De hecho, algunas investigaciones han indicado que la causa de muchos problemas relacionados con la edad es el bajo nivel de melatonina, una condición que disminuye la capacidad del organismo de prevenir y reparar el daño causado por la oxidación. También se ha descubierto que la melatonina estimula el sistema inmunológico. Además, desempeña un papel preponderante en la producción de estrógeno, testosterona y probablemente otras hormonas; ayuda a prevenir los tipos de cáncer que se relacionan con el sistema reproductivo, y retarda el desarrollo de crecimientos malignos ya existentes. Estudios recientes indican que tomar melatonina por la mañana estimula el crecimiento de los tumores, mientras que tomarla por la noche retarda su crecimiento. Así mismo, como la secreción de melatonina es cíclica - responde a la llegada de la oscuridad al final del día - esta hormona le ayuda a nuestro organismo a adaptarse a los ritmos diurno y nocturno. La melatonina ayuda, pues, a regular el sueño.

La investigación en torno a la melatonina no se detiene y, por consiguiente, los conocimientos acerca de sus funciones en el organismo y de los efectos de tomarla en suplemento aumentan cada vez más. Estudios científicos realizados con sujetos humanos y evidencias anecdóticas indican que los suplementos de melatonina no sólo no producen efectos secundarios, sino que les ayudan a conciliar el sueño a los adultos que sufren de insomnio y a los niños autistas, epilépticos, con síndrome de Down, parálisis cerebral y otros problemas que afectan al sueño. Estudios realizados con animales indican que los suplementos de melatonina ayudan a prevenir alteraciones relacionadas con el envejecimiento y, posiblemente, a prolongar la vida. La melatonina se suele tomar para aliviar las molestias asociadas con el síndrome premenstrual (PMS) y para estimular el sistema inmunológico. También ayuda a prevenir la pérdida de memoria, la arterioesclerosis y el derrame cerebral. Aparte de lo anterior, se utiliza para el tratamiento del cáncer y la enfermedad de Alzheimer.

Aunque no se han encontrado niveles tóxicos de melatonina, hay investigadores que consideran que algunas personas no deben utilizar este suplemento mientras no se disponga de más información al respecto. Entre ellas están las mujeres embarazadas o lactantes, las personas con alergias severas o con enfermedades autoinmunes, los pacientes de cáncer asociado con el sistema inmunológico — como linfoma y leucemia — y los niños que gozan de buena salud y cuyo organismo, por tanto, produce cantidades suficientes de esta hormona. Debido a que se ha encontrado que dosis altas de melatonina tienen un efecto anticonceptivo, las mujeres que desean quedar embarazadas deben abstenerse de tomar suplementos de esta hormona.

La melatonina se debe tomar dos horas antes de acostarse, o menos, a fin de que la liberación de la hormona adicional se sume a la producción natural, que en ese momento está en su punto máximo. Si usted suele despertarse después de dormir varias horas, tome algún suplemento de melatonina de liberación gradual. La presentación sublingual le conviene si está muy enfermo o si tiene problemas para absorber los nutrientes. Cuando se despierte después de haber dormido con ayuda de la melatonina, no se sentirá cansado ni atontado, sino fresco y descansado. Si se siente atontado, disminuya la dosis (para aprender a mantener o a incrementar el nivel de melatonina mediante rutinas diarias, *ver* más arriba Cómo mantener un nivel adecuado de melatonina de manera natural). Para obtener información acerca de otras hormonas que combaten el envejecimiento, *ver* TERAPIA A BASE DE DHEA y TERAPIA CON HORMONA DEL CRECIMIENTO en la Tercera Parte.

Methylsulfonylmethane (MSM)

El methylsulfonylmethane (MSM, también llamado dimethylsulfone) es un compuesto de sulfuro orgánico que se da de forma natural en los tejidos de plantas y animales. Es esencial para una salud óptima. Es un subproducto del dimethylsulfoxide (DMSO), una sustancia con excepcionales propiedades terapeúticas, especialmente para la curación de heridas. También ayuda a detoxificar el cuerpo a nivel celular. El MSM contribuye a la nutrición del cabello, piel y uñas, a aliviar el dolor y la inflamación, reduce los problemas alérgicos y promueve la salud gastrointestinal. Se sabe que apoya la función inmunonlógica. Hay datos que sugieren efectos benéficos a pacientes con ardor de estómago, artritis, problemas pulmonares, migrañas y dolores musculares. El MSM está presente naturalmente en alimentos como el pescado fresco, la carne, vegetales, frutas y leche. Sin embargo, es fácilmente eliminado si se procesa aunque sea ligeramente (secando o friendo). La dieta actual de la mayoría de estadounidenses consiste de grandes cantidades de alimentos procesados, con muy escasa presencia de MSM. Las investigaciones indican que el cuerpo humano necesita una dosis constante de esta sustancia para mantener una buena salud, ya que el azufre es un mineral esencial. La dosis recomendada normalmente es de 2.000 miligramos (2 gramos)/día en dosis individuales, ingeridas a la mañana y a la noche con las comidas. Sin embargo es mejor empezar con 1.000 miligramos (1 gramo)/día para evitar un ritmo de detoxificación demasiado rápido. Los beneficios comienzan a revelarse entre los dos y veintiun días siguientes; con vitamina C sus efectos son aún superiores. Aerobic Life Industries y OptiMSM, así como Allergy Research Group, Bluebonnet, Country Life, Jarrow y otros son buenas fuentes de MSM. Natrol Inc. también produce un buen suplemento.

Miel (Honey)

Las abejas producen miel mezclando néctar (una sustancia dulce secretada por las flores) con enzimas de abeja. La miel es una fuente altamente concentrada de muchos nutrientes esenciales, entre ellos grandes cantidades de carbohidratos (azúcares), algunos minerales, vitaminas del complejo B y vitaminas C, D y E.

La miel se utiliza para aumentar la energía y acelerar la cicatrización. Es un antiséptico natural y un buen emplasto para las quemaduras y las heridas. La miel se usa también para endulzar algunos alimentos y bebidas. Dependiendo del origen de las flores y el néctar, el color y el sabor de la miel varían un poco. La miel es, aproximadamente, el doble de dulce que el azúcar; por tanto, sólo se requieren cantidades muy pequeñas de miel para endulzar los alimentos. Las personas diabéticas o hipoglicémicas deben tener cuidado con la miel y sus derivados. Estas sustancias afectan al nivel del azúcar sanguíneo de la misma manera que los azúcares refinados. La miel de Tupelo contiene más fructosa que otras variedades y se absorbe más despacio, por lo que algunas personas hipoglicémicas la pueden utilizar con moderación sin sentirse indispuestas.

Compre únicamente miel sin filtrar, sin calentar y sin procesar, y *nunca* le dé miel a un niño menor de un año. En su forma natural, la miel puede contener esporas de bacterias que producen botulismo. Esto no les causa ningún problema a los adultos ni a los niños más grandes, pero las esporas pueden colonizar el tracto digestivo de los infantes y producir allí la mortífera toxina botulina. La miel no presenta ningún problema después de que el bebé ha cumplido un año de edad.

Mucílago (Mucilage)

Ver Fibra en esta sección.

Nicotinamide Adenine Dinucleotide (NADH)

El NADH es una versión de la vitamina B_3 (niacina) esencial para la producción de varios neurotransmisores y energía celular. El NADH, también conocido como coenzima 1, funciona asimismo como antioxidante (*ver* ANTIOXIDANTES en la Primera Parte). Al envejecer los niveles naturales de NADH van declinando, conduciendo a un debilitamiento de la energía y de los químicos del cerebro. Tomar suplementos de estas sustancia puede mejorar la bioquímica de nuestra producción de energía, especialmente en el cerebro y el sistema nervioso. El NADH ofrece buenas perspectivas para el tratamiento de la enfermedad de Parkinson porque eleva los niveles de dopamina, un neurotransmisor cerebral que es deficiente en los pacientes de ese trastorno. Las personas que sufren Alzheimer también pueden beneficiarse de ese compuesto, así como en determinados casos de síndrome de fatiga crónica (CFS, según sus siglas en inglés). ENADA (NADH), de Kal Dietary Supplements es una buena fuente de este producto.

Octacosanol

El octacosanol es un concentrado natural de aceite de germen de trigo (aunque sería posible extraer octacosanol del trigo entero, se necesitarían diez libras de trigo para obtener solamente 1.000 microgramos de octacosanol). El germen de trigo es conocido desde hace mucho tiempo por sus múltiples beneficios. Hoy en día, extractos de germen de trigo que pesan únicamente 2 miligramos brindan notables beneficios.

Clínicamente se ha comprobado que el octacosanol aumenta tanto la utilización del oxígeno durante el ejercicio como el almacenamiento del glicógeno en los músculos. En consecuencia, aumenta la resistencia física, mejora el tiempo de reacción, reduce el estrés asociado con la altura sobre el nivel del mar y favorece la oxigenación de los tejidos. Esta sustancia es sumamente provechosa para quienes experimentan dolores musculares después de hacer ejercicio o para quienes tienen poca resistencia física, y es conveniente para la distrofia muscular y otras alteraciones neuromusculares. Además, reduce el nivel del colesterol sanguíneo.

Papaya verde

La papaya verde (sin madurar) es una fuente excelente de vitaminas, minerales y enzimas. Onza por onza, contiene más vitamina A que las zanahorias y más vitamina C que las naranjas, así como abundante vitamina B y E. Las enzimas que contiene ayudan a la digestión de la proteínas, carbohidratos y grasas. La papaya verde se puede comer cruda o tomar como suplemento. La papaína es la enzima más abundante y activa de la papaya, tanto en la fruta como en los suplementos en polvo. Su acción digestiva es muy potente.

Pectina (Pectin)

Ver Fibra en esta sección.

Perilla

La perilla *(Perilla frutescens)* es una planta asiática que es miembro de la familia de la menta. Herboristas asiáticos prescriben esta planta para el alivio de la tos y las enfermedades pulmonares, así como para ciertos tipos de intoxicaciones alimentarias. También se utiliza para prevenir la gripe y recuperar el equilibrio energético. Puede ser bueno para aumentar la capacidad de aprendizaje; se emplea también como condimento culinario. La perilla viene en diversas formas, entre ellas la de aceite de semilla, un aceite insaturado que contiene los ácidos linolénico, linoléico y oléico. El aceite de perilla está disponible en cápsulas. Los estudios indican que puede ser una fuente eficaz y segura de ácidos grasos esenciales omega-3.

Phosphatidyl Choline

El phosphatidyl choline (PC) es un componente de la lecitina (*ver* Lecitina en esta sección). Como suplemento, participa en la descomposición de las grasas y ayuda a prevenir la arterioesclerosis (endurecimiento de las arterias debido a la acumulación de placas de grasa en las vías sanguíneas), las enfermedades de corazón, los cálculos renales y los trastornos hepáticos. Se han comprobado efectos beneficiosos para los pacientes de trastornos neurológicos, pérdida de memoria y depresión. El PC es seguro y efectivo pero las personas con trastorno maníacodepresivo no deben tomarlo en cantidades grandes.

Phosphatidyl Serine

El phosphatidyl serine (PS) es una sustancia clasificada como fosfolípido (un lípido que contiene fósforo) necesarias por todas y cada una de las células del organismo, aunque está especialmente presente en las céluls nerviosas. El PS es el más importante de los fosfolípidos y es crucial para el mantenimiento de la membrana celular. Aunque el cerebro produce PS, su cantidad va desiminuyendo con la edad, lo que puede resultar en deficiencia.

El PS suplementario, que se vende en los Estados Unidos como un compuesto de aceite de grano de soya, se cree que reduce los síntomas de depresión y Alzheimer. También reactiva la memoria y la capacidad de aprendizaje. Algunos estudios preliminares emplearon como referencia el PS extraido del cerebro de las vacas, pero ya no se vende en EE.UU. Éste era un producto distinto químicamente del que se vende actualmente basado en la soya, y los resultados también pueden diferir. Hay gente que experimenta náusea cuando toma PS, pero esto puede evitarse si se toma en las comidas. No se ha registrado ningún peligro por el uso permanente de este suplemento (basado en la soya). No está claro todavía que sea seguro para las embarazadas.

Polen de abeja (Bee Pollen)

El polen de abeja es un material de consistencia parecida a la del polvo, que producen las anteras de las plantas en florescencia y que las abejas recogen. Se compone entre un 10 y un 15 por ciento de proteína, y también contiene vitaminas del complejo B, vitamina C, aminoácidos, ácidos grasos esenciales, enzimas, caroteno, calcio, cobre, hierro, magnesio, potasio, manganeso, sodio, esteroles vegetales y azúcares simples.

Al igual que otros productos de las abejas, el polen tiene un efecto antibacteriano. Además, ayuda a combatir la fatiga, la depresión, el cáncer y los trastornos del colon. También es útil para las personas que tienen alergias, pues fortalece el sistema inmunológico.

Conviene que el origen del polen sea local, a fin de aumentar sus propiedades antialergénicas. El polen de abeja fresco no debe ser pegajoso ni debe formar grumos, y tiene que envasarse en recipientes muy bien sellados. Algunas personas (se calcula que el 0.05 por ciento de la población) son alérgicas al polen de abeja. Se recomienda empezar con una cantidad pequeña y observar si se presenta sarpullido, dificultad respiratoria, molestia o algún tipo de reacción. Si se presenta algún síntoma, se debe suspender el consumo.

Pregnenolona (Pregnenolone)

La pregnenolona es una hormona esteroide que el cuerpo elabora normalmente a partir del colesterol y que, a continuación, puede ser metabolizado y transformado en otras hormonas vitales, como DHEA, progesterona, testosterona y estrógeno. Muchos científicos creen que los suplementos de pregnenolona pueden ser eficaces para tratar los síntomas asociados al enevejecimiento. El cuerpo produce unos 14 mg al día de forma natural pero con la edad eso disminuye. Se ha descubierto que es cien veces más efectivo para reforzar la memoria que otros esteroides o precursores; también hay datos que muestran que reduce la fatiga causada por el estrés. Entre los beneficios de la pregnenolona también pueden incluirse la reactivación de la función cerebral (mejor estado de ánimo, memoria y razonamiento). La pregnenolona también se asocia a la reducción de los niveles de colesterol y al alivio sintomático de diversas enfermedades (Alzheimer, lupus, esclerosis múltiple, síndrome premenstrual, artritis reumatoide, escleroderma, convulsiones, psoriasis, trastornos de la próstata, estrés, traumas, lesiones, trastornos del sueño y síndrome de fatiga crónica). También aumenta la eficacia de la terapia de sustitució hormonal y la resistencia inmunológica.

Es importante tomar estos suplementos con cautela. No se ha estudiado con tanta profundidad como otras hormonas disponibles sin receta y, por eso, sus efectos completos no se conocen definitivamente. Parece no revestir riesgo cuando la dosis se mantiene entre 10 y 100 mg al día, pero recomendamos que cuaquier uso terapeútico se haga siempre bajo supervisión médica. Entre los efectos secundarios conocidos están dolores de cabeza, insomnio, irritabilidad, ansiedad, cambios de humor, arritmias, acné, aumento del vello facial y caída del cabelo.

Probióticos

Los probióticos son bacterias "buenas" que están normalmente presentes en el tracto digestivo. Son vitales para una digestión adecuada, además de desarrollar varias otras funciones, como controlar el crecimiento excesivo de levaduras y otros patógenos y la síntesis de la vitamina K. Los probióticos más utilizados como suplementos son los acidófilos y las bífidobacterias. (*Ver Lactobacillus acidophillus* y/o *Bifidobacterium bifidum* en esta sección). Los alimentos fermentados o con culturas también contienen varias cantidades de estas bacterias. Entre estos: buttermilk, queso, kefir, miso, sauerkraut, tempeh, umeboshi y yogur.

Propóleos (Bee Propolis)

Los propóleos son una sustancia resinosa que las abejan recogen en diversas plantas. Las abejas los utilizan junto con cera de abeja para construir sus colmenas. Como suplemento son una ayuda excelente para combatir las infecciones bacterianas. Se cree que estimulan la fagocitosis, mecanismo por medio del cual los glóbulos blancos de la sangre destruyen las bacterias.

Por sus efectos antibacterianos, los propóleos sirven como ungüento para las escoriaciones y las contusiones. Además, se sabe que ayudan a combatir la inflamación de las membranas mucosas de la boca y la garganta. También estimulan el sistema inmunológico y sirven para la tos y la sequedad de la garganta, la halitosis, la amigdalitis, las úlceras y el acné.

Asegúrese de que todos los productos de abeja que usted consuma tengan un sabor y un olor frescos. Todos los productos de abeja se deben mantener entre recipientes muy bien sellados, y es aconsejable comprarlos a fabricantes especializados. Para tratar alergias, compre productos preparados a no más de diez millas de su hogar. De esta manera usted obtendrá una dosis mínima de polen que lo insensibilizará al polen de su localidad.

Arroz de levadura roja (Red Yeast Rice)

El red yeast rice es un producto alimentario creado al fermentar arroz con un tipo de levadura roja (*Monascus purpureus* Went). También se la denomina a veces Monascus rice o Hung-chu (o Hong-Qu) en chino. En este país y en Japón se utiliza tanto como alimento como remedio para los trastornos digestivos y la mala circulación. Más recientemente, se ha averiguado que los suplementos de red yeast extract reducen el colesterol y mejoran la relación entre HDL ("colesterol bueno") y LDL ("colesterol malo"). Un estudio de la Escuela de Medicina de la Universidad de California-Los Angeles ha llegado a la conclusión de que las personas que tomaron este producto y mantuvieron una dieta baja en grasas en un periodo de doce semanas redujeron su nivel de colesterol un 40 por ciento, como promedio. El extracto contiene varios compuestos, llamados estatinas, que rebajan el colesterol. Uno de esos compuestos es la lovaestatina, una sustancia que se vende con receta bajo la marca Mevacor. La lovaestatina inhibe la acción de la enzima HMG-CoA reducatasa, lo que, a su vez, limita el ritmo al que el cuerpo produce colesterol. Diversos estudios indican que las estatinas bajan el colesterol y disminuyen el riesgo de infarto de miocardio. A diferencia de los productos que requieren receta, el red yeast extract no ha mostrado ningún efecto secundario en las pruebas clínicas realizadas.

Reishi y Shiitake

Ver Shiitake Reishi en esta sección.

S-Adenosylmethionine (SAMe)

El SAMe es un derivado del aminoácido metionina. Se forma en el cuerpo cuando ésta última se combina con el adenosine triphosphate (ATP), la fuente principal de energía celular. Como suplemento, el SAMe tiene varios efectos positivos:

Eficaz antidepresivo.

Beneficioso para los problemas de las uniones y de los tejidos conectivos, como la artritis y la fibromialgia.

Promueve la salud del hígado.

Puede reducir los niveles de homocisteína, un aminoácido asociado con las enfermedades cardiovasculares.

Puede se eficaz para retrasar el proceso de envejecimiento.

El SAMe opera en combinación con el ácido fólico, la colina y las vitaminas B_6 y B_{12}. Está comprendida en una clase de sustancias llamadas *methyl donors*. Methyl donors (donantes de metilo) son compuestos que "donan" a otras sustancias unas unidades llamadas grupos de metilo, las cuales contienen átomos de hidrógeno y carbono. Este proceso se denomina *metilación*, y es una de las maneras en que el cuerpo se protege del daño a nivel celular. Entre otras cosas, los donantes de metilo colaboran en la protección ante enfermedades graves como el cáncer, las del corazón, trastornos neurológicos y muchos problemas relacionados con la edad. También facilitan la fabricación de ADN y neurotransmisores cerebrales.

Tomar suplementos de SAMe puede elevar los niveles naturales del antioxidante glutatión, de phosphatidyl choline (participa en el metabolismo de las grasas), y la hormona melatonina. Un pequeño número de personas han experimentado náusea y pequeños trastornos gastrointestinales por tomar dosis altas, pero aparte de eso no hay informes de efectos secundarios importantes. Aunque se considera que el SAMe es seguro, quienes sufren de trastornos maniaco-depresivos (trastorno bipolar), deberían consultar con un médico antes de tomar este suplemento. SAMe debe tomarse siempre con el estómago vacío.

Salvado de arroz (Rice Bran)

Ver Fibra en esta sección.

Salvado de avena (Oat Bran)

Ver Fibra en esta sección.

Sea Cucumber

El sea cucumber, también conocido como *bêche de mer* y *trepang*, no es, en realidad, un pepino, sino un animal marino relacionado con las estrellas y los erizos de mar. En China se ha utilizado durante miles de años para tratar la artritis. Investigaciones modernas han confirmado su eficacia para las enfermedades inflamatorias musculosqueléticas, especialmente la artritis reumatoidea, la osteoartritis y la espondilitis anquilosante, una enfermedad reumática que afecta a la columna vertebral.

Algunos investigadores creen que el sea cucumber mejora el equilibrio de las prostaglandinas, sustancias que regulan los procesos inflamatorios. El sea cucumber contiene sustancias conocidas como condroitinas, de las cuales suelen carecer las personas que sufren de artritis y de problemas del tejido conectivo (ver Chondroitin Sulfate en esta sección). Además, suministra los minerales calcio, hierro, magnesio y cinc, y las vitaminas A, B_1 (tiamina), B_2 (riboflavina), B_3 (niacina) y C.

Sea Mussel

El *Perna canaliculus* es una especie comestible de molusco de labios verdes. Además de enzimas y microelementos esenciales, el sea mussel contiene numerosos aminoácidos, los elementos constitutivos de las proteínas del organismo. Los minerales que contiene presentan un equilibrio similar al del plasma sanguíneo, y son chelated de manera natural por los aminoácidos, lo cual mejora la asimilación en el organismo.

El sea mussel coadyuva en el funcionamiento de los sistemas cardiovascular, linfático y endocrino. También contribuye al correcto funcionamiento de los ojos, el tejido conectivo y las membranas mucosas. Así mismo, ayuda a mitigar la inflamación, el dolor y la rigidez característicos de la artritis, y promueve la cicatrización de las heridas y de las quemaduras.

Semillas de fennel (Fennel Seed)

Ver Fibra en esta sección.

Semillas de psyllium (Psyllium Seed)

Ver Fibra en esta sección.

Shiitake y Reishi

Los hongos reishi y shiitake son originarios del Japón; tienen una textura delicada, tallos fuertes y apariencia atractiva. Sin embargo, lo más destacado de estos hongos es su impresionante capacidad para promover la salud.

El hongo shiitake (*Lentinus edodes*) contiene un polisacárido llamado lentinan que fortalece el sistema inmunológico intensificando la función de las células T. Este hongo contiene dieciocho aminoácidos, siete de los cuales son aminoácidos esenciales. Es rico en vitaminas B, especialmente vitamina B_1 (tiamina), vitamina B_2 (riboflavina) y vitamina B_3 (niacina). Al secarse al sol, este hongo adquiere grandes cantidades de vitamina D. El Medical Department de la Universidad de Koibe y el Nippon Kinoko Institute del Japón han informado que el shiitake es eficaz para tratar el cáncer. Además, es completamente comestible y es considerado una exquisitez.

El hongo reishi (*Ganoderma lucidum*) ha sido popular durante por lo menos dos mil años en el Lejano Oriente. En China, este hongo ocupaba el primer lugar entre los medicamentos más importantes de la antigüedad, y se creía que proporcionaba longevidad y eterna juventud.

En la actualidad, los hongos reishi y shiitake se utilizan para tratar diversos problemas de salud y aumentar la vitalidad. También se utilizan para prevenir la hipertensión arterial y las enfermedades del corazón, para controlar y bajar el colesterol, para desarrollar resistencia a las enfermedades y para combatir la fatiga y las infecciones virales. Así mismo, estos hongos son conocidos por sus propiedades antitumorales, sumamente valiosas para el tratamiento del cáncer.

Para utilizarlos como alimento, los hongos se consiguen frescos o secos (antes de utilizarlos, sumérjalos durante treinta minutos en agua caliente o caldo). También se consiguen como suplemento en cápsula, píldora y extracto.

Spirulina

Reconocida en el mundo entero como la microalga más prometedora de todas, la spirulina es un recurso alimentario de disponibilidad inmediata. Esta alga prospera en climas cálidos y soleados, y en aguas alcalinas del mundo entero. Representa un hito en la industria alimentaria porque produce veinte veces más proteína que la soya en un terreno del mismo tamaño.

La concentración de nutrientes de la spirulina no se parece a la de ningún grano, hierba o planta. Contiene ácido gamma-linolénico (GLA, según sus siglas en inglés) y ácidos linoleico y araquidónico; vitamina B_{12} (especialmente necesaria para la salud de los glóbulos rojos de las personas vegetarianas), hierro, un alto nivel de proteínas (entre 60 y 70 por ciento), aminoácidos esenciales, ácidos nucleicos ADN y ARN, clorofila y phycocyanin (un pigmento azul que sólo se encuentra en las algas azul-verdosas y que en experimentos de laboratorio ha aumentado la tasa de supervivencia de ratones con cáncer de hígado).

La spirulina es un alimento digerible y natural que protege el sistema inmunológico, reduce el colesterol y aumenta la absorción de los minerales. También es beneficiosa durante los ayunos. Al mismo tiempo que suministra los nutrientes necesarios para limpiar y curar, disminuye el apetito. Tomar este suplemento alimentario entre comidas es conveniente para las personas hipoglicémicas, porque su alto contenido proteínico ayuda a estabilizar el nivel del azúcar sanguíneo.

Té de kombucha (Kombucha Tea)

Según se dice, el "hongo" kombucha o de Manchuria se ha utilizado durante siglos en Rusia y en los países asiáticos. En realidad, el "hongo" no se come. Más bien, se prepara en té fermentando el "hongo" durante una semana entre una mezcla de agua, azúcar y té verde o negro, por una parte, y vinagre de sidra de manzana o un poquito de té preparado antes, por otra parte. El "hongo" se reproduce entre esta mezcla y los hongos "hijos" se utilizan para producir más té.

Aunque se piensa que es un hongo, el kombucha es, en realidad, una combinación de varios elementos, entre ellos líquenes, bacterias y levaduras. El té de kombucha posee diversos nutrientes y otras sustancias que promueven la salud. Además de que intensifica de manera natural la energía y es desintoxicante, contribuye a retardar o, incluso, a revertir el proceso de envejecimiento.

Por la manera en que tradicionalmente se ha propagado (prácticamente de uno en uno, por consumidores individuales), encontrar el hongo kombucha es una labor difícil. Mucha gente que lo cultiva recibió un hongo "hijo" como regalo de algún amigo. Algunas compañías especializadas en hierbas comercializan tanto los "hongos" como el té embotellado.

Torula Yeast

Ver Levaduras en esta sección.

Wheatgrass

El wheatgrass es un alimento altamente nutritivo que fue popularizado por la Dra. Ann Wigmore, educadora y fundadora del Hippocrates Health Institute de Boston. El wheatgrass contiene múltiples vitaminas, minerales y microelementos. Según la Dra. Wigmore, el valor nutricional de una libra de wheatgrass fresco equivale, aproximadamente, a veinticinco libras de los vegetales más selectos.

La Dra. Wigmore informó que la terapia a base de wheatgrass, junto con los "alimentos vivos", no sólo ayuda a eliminar crecimientos cancerosos, sino que es provechosa para muchos trastornos de salud, entre ellos algunos problemas mentales. La estructura molecular de la clorofila se parece a la de la hemoglobina — la proteína de los glóbulos rojos de la sangre que transporta el oxígeno — y quizás por este motivo el wheatgrass es tan eficaz. La diferencia fundamental es que el átomo metálico que se encuentra en medio de cada molécula de hemoglobina humana es hierro, mientras que el átomo metálico que se encuentra en medio de la molécula de clorofila es magnesio. El recuento sanguíneo de animales experimentales que presentaban anemia se normalizó tras recibir clorofila durante cuatro a cinco días.

Whey protein (Proteína whey)

Whey protein (proteína whey) es un producto derivado del proceso de elaboración de quesos. Es el líquido que queda cuando los sólidos de la leche se unen y compactan en forma sólida. El whey surge al filtrarlos y purificarlos, luego se quita el agua y queda un polvo con alto contenido proteínico pero libre de grasas y lactosa (azúcar de la leche). Este suplemento ayuda a desarrollar la masa magra del cuerpo (al aumentar la producción de proteína muscular). Esta es la razón por la que es muy popular entre los atletas y culturistas (bodybuilders). También puede ser eficaz para proteger el deterioro muscular en personas que sufren de enfermedades como el SIDA o el cáncer. Además de su efecto sobre los músculos, parece inhibir la proliferación de células cancerígenas, protege contra el daño de los radicales libres y refuerza la función inmunológica. Entre los suplementos recomenados de whey protein están: Biochem Pro 290 de Country Life, Enhanced Whey Protein, de Life Extension, Molkosan Whey of Life, de Bioforce A.G., ProFlora Whey, de Advanced Health Solutions y Whey to Go, de Solgar.

Suplementos especiales

Aparte de las sustancias mencionadas, existen muchísimos suplementos alimentarios naturales para circunstancias específicas. Aunque está fuera del alcance de este libro examinar todos esos productos, recomendamos ampliamente los siguientes:

- *Allergy Relief. Fórmulas de bioAllers.* Se trata de ocho fórmulas homeopáticas diseñadas a aliviar alergias mediante la combinación de remedios homeopáticos con alérgenos específicos. Las fórmulas includen: Animal Hair/Dander; Grain/Dairy; Grass Pollen; Mold/Yeast/Dust; Pollen/Hayfever; Sinus & Allergy Nasal Spray, y Tree Pollen.
- *Arthogesic, de Enzymatic Therapy.* Un gel tópico diseñado para ofrecer alivio temporal de los dolores musculares menores y del dolor asociado a la artritis, dolor de espalda, tirones, esguinces y golpes. El ingrediente activo es capaicina, un compuesto derivado de la cayenne pepper (capsicum).
- *Artichoke, de Nature's Plus Herbal Actives.* Este suplemento contiene extracto de alcachofa estandarizado hasta un mínimo de 2.5 o 5 por ciento de caffeoylquinic acids. También contiene sesquiterpene lactones y los flavonoides scolymosida, inuline y taraxasterol, todos ellos altamente activos. Está diseñado para fortalecer el hígado y el sistema circulatorio. También ayuda a reducir la producción de colesterol y en la conversión de és[illegible] en ácidos biliares.
- *Betatne, de NatureWorks.* Es un suplen[illegible] compuesto de carotenoides mezclados

teno, luteína, licopeno, zeaxanthin y cryptoaxanthin. Está pensado para mantener un sistema inmunológico fuerte y sano.

- *Body Language Essential Green Foods*, de *Oxyfresh USA*. Se trata de un concentrado de alimentos verdes ricos en betacaroteno, clorofila y microminerales, que incluye alfalfa, kelp del Atlántico, kale, espinaca, spirulina, bladderwrack, dulse, barley grass, chlorella y wheatgrass, además de las enzimas maltasa, amilasa, proteasa, lipasa, celulasa, dunaliella y pectinasa.
- *Bone Maximizer, de Metabolic Response Modifiers*. Este es un suplemento combinado que contiene concentrado de microcrystalline hydroxypatite (MCHC, según sus siglas en ingles). El MCHC es una fuente de proteínas oseas y calico altamente absorbable. Otros ingredientes son: glucosamina, pregnenolona, vitamina D, magnesio, metilsulfonilnetano (MSM, una fuente de azufre biodisponible) y otros nutrientes vitales para la salud de los huesos.
- *Bone Support con Ostivone, de Twinlab*. Un suplemento combinado diseñado para ayudar a mantener huesos sanos. Entre sus ingredientes están la ipriflavona, el calcio, vitamina D, magnesio, boro y extractos fitoestrógenos de soya purificada.
- *Breast Health, de NaturalMax*. Suplemento que contiene genisteína, una isoflavona de la soya, una mezcla de grosella negra, bróculi desecado y congelado, indole-3-carbinol, licopene y las hierbas gotu kola y saw palmetto.
- *CamoCare Cream, de Abkit*. Contiene chamomile y otros ingredientes activos. Alivia el dolor asociado con una gran variedad de padecimientos musculares y articulares, como dolor de espalda, artritis e inflamación de las articulaciones.
- *Cardiaforce, de Bioforce USA*. Este extracto de hawthorn berry promueve una función cardiovascular, circulación y músculo cardíacos sanos. Es un suplemento líquido diseñado para añadirse al agua. Se toma tres veces al día, antes de las comidas. No se conocen contraindicaciones con otros medicamentos y debería ser tomado a lo largo de varios meses con interrupaciones cortas a intervalos regulares.
- *Chromium Picolinate, de Superior Source (Continental Vitamin)*. Variedad sublingual de chromium picolinate especialmente adecuada para niños, personas mayores y aquellos que tengan problemas de absorción. El chromium picolinate promueve la quema de grasas, aumenta la masa muscular magra y ayuda acelerar el metabolismo. (*Ver* MINERALES en la Primera Parte).
- *Fórmulas contra el resfriado, gripe y alergias, de ZAND*. Esta línea de productos está pensada para fortalecer la salud en las épocas de alergía que se dan durante el año. Entre las fórmulas están Insure Herbal, una mezcla de echinacea y goldenseal; Decongest Herbal, un descongestionante natural; Herbal-Mist, un spray para la garganta; y Allergy Season, con ingredientes como bromelaína, extracto de ortiga (nettle), quercetina y vitamina B_5 (ácido pantoténico). Estas fórmulas pueden usarse individualmente o rotándolas.
- *Diamond Mind, de Diamond-Herpanacine Associates*. Este producto combina varios extractos de hierbas y nutrientes, como ginkgo biloba, goto kola, ginseng, ajo, phosphatidyl serine y phosphatidyl choline. Va dirigido a reforzar y mejorar la memoria, la concentración y la alerta y energía mental.
- *Earth's Bounty NONI, de Matrix Health Products*. El Noni (*Morinda citrifolia*) es un árbol pequeño originario de Hawaii y otras zonas tropicales. Su fruto tiene una larga historia de usos curativos: problemas de las uniones, dolores, inflamación, problemas digestivos, trastornos cardiovasculares. Incluye entre sus compuestos activos fitoquímicos, antraquinones designados, enzimas y alcaloides.
- *Echinaforce, de Bioforce, USA*. Suplemento de equinacea líquida empleado para mejorar la resistencia a las enfermedades durante el invierno y ayudar a mantener el sistema inmunológico.
- *Fibroplex, de Metagenics*. Este suplemento contiene vitaminas B_1 (tiamina) y B_6 (pirodixina), magnesio, manganeso y ácido málico. Diseñado para aportar apoyo nutricional a los nervios y músculos.
- *GastroSoothe, de Enzymatic Therapy*. Antiácido natural que contiene carbonato cálcico, extracto de deglycyrrhizinated licorice (DGL, por sus siglas en inglés) y el aminoácido glicina, usada pra el tratamiento de la indigestión y ardor de estómago.
- *Herbal Mood Boost, de Country Life*. Este suplemento contiene un complejo de hierbas y nutrientes conocido for sus efectos positivos sobre los estados de ánimo y la ansiedad. Entre sus componentes están St. John's wort, 5-hydroxytryptophan (5-HTP), Siberian ginseng, kava kava y passionflower.
- *Hyper-C Serum, de Jason Natural Cosmetics*. Fórmula hidratante grasa que contiene vitamina C, un antioxidante, para proteger la piel del daño causado por los radicales libres. También reduce la aparición de arrugas, equilibra los tonos de la piel, suavizando su textura.
- *HyperiCalm, de Enzymatic Therapy*. Este suplemento contiene extracto de St. John's wort regularizado para ofrecer 0.3 por ciento de hipericina. Diseñado para reforzar las funciones mentales y del sistema nervioso. (*Ver* St. John's Wort en HIERBAS (Hierbas y sus usos), en la Primera Parte).
- *Instant Enerjetz, de Superior Source (Continental Vitamin Company)*. Una forma conveniente, fácil de tomar, de vi-

tamina B_{12} (se coloca bajo la lengua, sin tragar). La vitamina B_{12} es necesaria para prevenir la anemia y mantener un sistema nervioso sano. También aumenta la energía y combate la fatiga (*ver* Vitaminas en la Primera Parte).

- *Jerusalem artichoke tablets.* Las tabletas de Jerusalem artichoke whole tuber flour (JAF) son una buena fuente de fructooligosaccharides (FOS), los cuales promueven el desarrollo de flora intestinal sana.
- *Kava-30, de Enzymatic Therapy.* Este suplemento proporciona extracto de kava kava regularizado para contener 30 por ciento de kavalactones. Está diseñado para calmar y apoyar el sistema nervioso central (*ver* Kava Kava en HIERBAS (Hierbas y sus usos), en la Primera Parte).
- *Kolorex, de Forest Herbs Research Ltd.* Kolorex es un producto antihongos a base de hierbas que contiene extracto de horopito *(Pseudowintera colorata),* un arbusto de Nueva Zelandia, y aceite de semilla de anís. En forma de cápsula, contribuye a equilibrar las bacterias que residen en los intestinos, previniendo la formación de cándida. También hay una crema de uso tópico que se aplica directamente sobre la superficie de las infecciones por hongos, como athlete's foot, escozor del deportista e infecciones de las uñas. El fabricante recomienda que se combinen las dos formas del producto para obtener los mejores resultados.
- *Kyolic Neuro Logic, de Wakunaga of America.* Este suplemento contiene extracto de ajo envejecido, extracto de ginkgo biloba, lecitina, acetil-L-carnitina y phosphotidyl serine en una fórmula diseñada para mejorar la memoria y la actividad mental.
- *Maxi-Culm, de Prevail Corporation.* Maxi-Calm es un suplemento dietético que contiene kava kava, valeriana, passion flower, skullcap y lechuga silvestre.Todas estas plantas han sido usadas tradicionalmente para reforzar el sistema nervioso.
- *Micellized Multiple Vitamin and Minerals, de Earth Science, Inc.* Suplemento líquido de multivitaminas y minerales. Fácilmente absorbible y utilizado por el organismo.
- *Miracle 2000, de Century Systems, Inc.,* es un suplemento que combina veintisiete vitaminas y minerales, dieciocho hierbas, ocho aminoácidos y numerosos microminerales iónicos.
- *Nature's Answer for KIDS.* Una línea de extractos pensados para niños. Se elaboran con alcohol, como los extractos normales, pero luego se sustituye por glicerina, un preservativo y edulcorante natural. Entre las fórmulas están B-Gone, una mezcla de remedios contra los cólicos que contiene catnip, camomila, fennel y bálsamo de limón; KID Catnip; KID Chamomile; E-KIDnacea, un extracto de echinacea y goldenseal; Ginger KID; KID B-Well Tonic, una mezcla de astrágalo, burdock y danelion para el sistema inmunológico; NAT-Choo, un remedio contra los resfriados y la gripe que combina boneset, catnip, echinacea, eyebright y peppermint; ácido turmérico, un remedio para los problemas digestivos que contiene angélica, camomila, fennel, gengibre, meadowsweet y slippery elm.
- *Osteo-Max, de Metabolic Response Modifiers.* Este suplemento contiene ipriflavona, una isoflavona similar a las que se encuentra en los granos y productos de soya, y concentrado de microcrystalline hydroxyapatite (MCHC, *ver* Bone Maximizer, más arriba). Diseñado para apoyar el metabolismo y la densidad de los huesos.
- *Phytodolor, de Enzymatic Therapy.* Este suplemento líquido contiene extractos de ceniza común, álamo y goldenrod; los compuestos esenciales son derivados del ácido salisilícico, ácido fenólico, flavonoides y triterpene saponins. Phytodolor está dirigido a reforzar los músculos y la función de las uniones sin irritar el estómago, como hacen muchos otros productos para la artritis y trastornos similares.
- *PreNatal Care, de Natrol, Inc.* Un combinado diseñado para embarazadas y mujeres lactantes. Entre sus ingredientes: vitaminas, minerales y antioxidantes, entre ellos ácido fólico y ácido docosahexaenoic (DHA, ácido graso esencial omega-3). Todos ellos son necesarios para una gestación y un desarrollo prenatal sanos.
- *Quick Cleanse Program, de ZAND (Botanical Laboratories).* Este es un programa que emplea tres suplementos distintos: Cleansing Laxative, un suplemento de fibra que contiene semillas y cáscara de psyllium, cáscara sagrada (laxativo estimulante de hierbas) y caolina; también Thistle Cleanse, un suplemento de leche de cardo. Esta combinación está formulada para limpiar el tracto intestinal, eliminar las toxinas y reforzar la función hepática.
- *Remifemin y Remifemin Plus, de Enzymatic Therapy.* Remifemin es un extracto regularizado de black cohosh, habiendo sido utilizado en Europa durante más de cuarenta años para el tratamiento de los síntomas de la menopausia. Remifemin Plus contiene también extracto regularizado de St. John's wort, un elemento que combate la depresión y mejora la sensación general de bienestar. (*Ver* Black Cohosh y St. John's Wort en HIERBAS (Hierbas y sus usos), en la Primera Parte). Estos suplementos no afectan los niveles hormonales.
- *Soy-Licious, de Country Life.* Un suplemento dietético en forma de bebida de soja con proteínas que lleva también genisteína y daidzeína (isoflavonas de soya), vitaminas y minerales esenciales, antioxidantes y hierbas adaptogénicas (hierbas que ayudan al organismo a adaptarse a los efectos del estrés).
- *Sub-Adrene, de American Biologics.* Extracto adrenalcortical altamente concentrado de origen bovino. Diseñado para la administración sublingual. Tiene gusto a peppermint y balancea los esteroides naturales.

- *Super Green Tea Extract, de Prolongevity (Life Extension Foundation).* Suplemento que contiene un 95 por ciento de extracto de té verde regularizado por cada 35 por ciento de epigallocatechin gallate. Disponible en dos formas, normal y descafeinado. Los estudios indican que el té verde puede ser eficaz contra los ataques al corazón y las embolias. También puede inhibir el desarrollo de las células cancerígenas (*ver* Té verde en HIERBAS (Hierbas y sus usos), en la Primera Parte).

- *Ultra Juice Green, de Nature's Plus (Natural Organics).* Suplemento en forma de tableta basado en algas marinas que contienen un total de veinte alimentos verdes. Contiene un amplio abanico de vitaminas, minerales y fitonutrientes.

- *VitaSerum, de ABRA, Inc.* Producto para el cuidado de la piel. Protege contra los radicales libres, estimula la renovación celular y reduce las señales más visibles del envejecimiento. Contiene vitamina C (de acerola berries); extractos de hierba de elder flower, té verde, semilla de uva y horsetail; bioflavonoides de los cítricos y del cranberry; ácido hyaluronic; sulfato de cinc; aceites esenciales (lavanda, geranio de rosa y lavanda dulce).

- *Vita Synergy for Men, de The Synergy Company.* Un suplemento nutricional que combina una mezcla equilibrada de los principales minerales, vitaminas, microminerales y una variedad de extractos de hierbas dirigidos a mejorar la salud masculina.

- *Sub-Adrene, de American Biologics.* Éste es un extracto adrenocortical completo y altamente concentrado de origen bovino. Se debe administrar por vía sublingual, tiene sabor a peppermint y proporciona un buen balance de esteroides naturales.

- *Wellness Formula, de Source Naturals.* El propósito de este suplemento es conservar una salud óptima en climas fríos. Entre sus ingredientes están vitaminas A y C, betacaroteno y bioflavonoides, el mineral cinc, que refuerza la inmunidad, propóleos de abeja y las hierbas angélica, astragalus, boneset, cayenne, echinacea, ajo, goldenseal, hawthorn berry, horehound, mullein, pau d'arco y Siberian ginseng.

Hierbas (Herbs)

INTRODUCCIÓN

Las propiedades medicinales de las hierbas se han conocido durante siglos. Antiguos documentos romanos, egipcios, persas, hebreos y norteamericanos sobre prácticas médicas demuestran que las hierbas eran ampliamente utilizadas para curar prácticamente todas las enfermedades conocidas. Muchas hierbas contienen poderosos ingredientes que, si se utilizan correctamente, ayudan a curar el organismo. La industria farmacéutica se basó originalmente en la capacidad de aislar esos ingredientes para ofrecerlos en su forma más pura. Sin embargo, los herbolarios argumentan que la naturaleza dotó a las hierbas de otros ingredientes que equilibran a los más potentes. Aunque son menos poderosos, esos otros componentes contrarrestan la influencia de los más poderosos, y trabajan de manera armónica con ellos. Por tanto, al utilizar hierbas en su forma completa, los procesos curativos del organismo aprovechan los ingredientes que la naturaleza ha proporcionado, pero de una manera equilibrada.

En los Estados Unidos, se emplearon comúnmente remedios de hierbas hasta comienzos del siglo pasado, cuando lo que luego sería la moderna industria farmacéutica empezó a aislar compuestos activos individuales y a elaborar medicamentos. La medicina de este país se abocó casi exclusivamente a un sistema que algunos denominan *alopático,* en el que la enfermedad es tratada mediante la producción de una condición orgánica que no permite que la disfunción viva y se extienda. Con el paso de los años, la mayoría de los estadounidenses han sido condicionados a basar su salud en las medicinas sintéticas y comerciales.

Pero actualmente, muchos científicos han abierto los ojos a la medicina basada en las hierbas. Particularmente en los últimos veinte años se ha desarrollado un cuerpo cada vez más amplio de investigaciones (en Europa especialmente) dirigido a descubrir el potencial curativo de muchas hierbas. Sin embargo, queda mucho por hacerse, ya que sólo el 15 por ciento de las especies vegetales en la Tierra han sido investigadas para posibles usos terapéuticos. El renovado interés de las hierbas medicinales refleja la cada vez mayor preocupación por los efectos secundarios de las drogas sintéticas, así como el deseo de mucha gente de tomar control de su propia salud y no someterse a un sistema sanitario que peca en ocasiones de impersonal. Estamos redescubriendo los beneficios que ofrecen para la salud ciertas hierbas sabrosas cuando se cocinan, así como el efecto terapéutico de otras, cuyos aromas ayudan a equilibrar la mente, el cuerpo y el espíritu.

La Naturaleza nos ofrece una farmacopea abundante. Muchas hierbas son ricas en compuestos beneficiosos para ciertos tejidos y órganos; por lo tanto pueden usarse como medicinas para curar, tratar o prevenir la enfermedad. Las hierbas medicinales pueden servir, entre otras cosas, para nutrir nuestro sistema inmunológico, estimular la regeneración de los tejidos hepáticos dañados, reforzar las glándulas adrenales, contrarrestar los efectos negativos de la quimioterapia, balancear el sistema endocrino, estimular la producción de leche y mejorar la vista. Generalmente, estas hierbas se encuadran en dos categorías básicas: *tónicas* y *estimulantes*.

Las hierbas tónicas colaboran en la tonificación o equilibrio de células, órganos y tejidos en todo del cuerpo. Algunos tónicos activan y vigorizan los procesos del organismo o sus partes. Otros proporcionan importantes nutrientes a las células, tejidos y órganos necesarios para su correcto funcionamiento. Los tónicos normalmente se toman regularmente durante un periodo de tres a nueve meses cada vez para ir poco a poco fortaleciendo y mejorando la salud general y/o ciertos órganos. Las hierbas estimulantes tienen una acción mucho más fuerte y se usan para tratar enfermedades concretas. Deben tomarse en dosis más pequeñas que las tónicas y por periodos de tiempo más cortos.

FITOMEDICINALES: EL PODER CURATIVO DE LAS HIERBAS

Las culturas antiguas no comprendían por qué las hierbas tenían propiedades, simplemente sabían que ciertas plantas producían ciertos resultados deseados. Sólo en los últimos cien años más o menos han sido capaces los químicos y farmacéuticos de aislar y purificar los compuestos químicos de las plantas para producir medicinas sintéticas eficaces. Aproximadamente el 25 por ciento de las medicinas que se venden con receta actualmente se derivan (o lo hacían originalmente) de las plantas. Por ejemplo:

- La morfina y la codeína provienen de la amapola del opio.
- La aspirina surgió de la corteza del sauce.
- El Digitalis, un reconstituyente del músculo cardíaco, proviene de la planta foxglove *(Digitalis lanata)*.
- El Paclitaxel (Taxol), empleado en la quimioterapia contra el cáncer, proviene del árbol Pacific yew (tejo).

La fitomedicina es un término acuñado recientemente, refiriéndose a las medicinas de hierbas preparadas a partir de una planta entera y no en un sólo componente químico aislado. (El prefijo *fito* viene del griego *phyton,* planta). El preparado de hierbas derivado de una planta entera o de una parte se considera una entidad activa como tal, a pesar de que puede contener cientos de componentes activos individuales. Sin embargo, las fitomedicinas están regularizadas, es decir, contienen unos porcentajes ya establecidos de componentes activos específicos y sus valores terapéuticos están apoyados por estudios farmacológicos, clínicos y la propia experiencia.

Los fitomedicamentos están muy extendidos en Europa, donde entran dentro de la categoría de medicinas derivadas de plantas. En Alemania, por ejemplo, los fitomedicamentos se consideran "drogas éticas" y son prescritas por médicos y vendidas por los farmacéuticos. En los Estados Unidos, los fitomedicamentos se venden sin receta como suplementos dietéticos tanto en las tiendas de alimentos sanos como en algunas farmacias. Unos pocos médicos tradicionales también han empezado a recetar remedios de hierbas junto con las medicinas alopáticas normales. Algunas compañías de seguros cubren el costo de estos remedios cuando vienen prescritos por profesionales de la salud. Un departamento dependiente de los National Institutes of Health, The Office of Alternative Medicine, financia investigaciones científicas con hierbas medicinales. Según un artículo publicado en el diario *USA Today,* cerca de 50 millones de estadounidenses usan suplementos de hierbas de forma regular.

Estos suplementos no están sujetos a los mismos estándares regulatorios que las medicinas tradicionales, tanto con como sin receta médica. Esta es una de las principales críticas contra los suplementos. Algunos fabricantes han intentado obtener un certificado para sus productos que vendría emitido por grupos privados, como United States Pharmacopeia (USP, http://www.usp.org) con el objetivo de crear programas de pruebas y un sistema de certificación de sus productos. Por ejemplo, los certificados podrían incluir:

- Estándares de calidad.
- Veracidad de la etiqueta.
- Estándares de pureza.
- Estándares de elaboración y envasado o empaquetamiento.

El certificado no garantiza que el producto tenga los efectos que dice tener ni que sea seguro para todos. Sin embargo, cualquier fabricante que haya decidido pasar por el trabajo y los gastos que supone obtener una certificación va en la dirección correcta. A medida que más fabricantes se unen a estas iniciativas, el misterio y las expectativas exageradas que acompañan a veces a estos productos desaparecerán del mercado.

HIERBAS: OTROS SISTEMAS CURATIVOS

La Organización Mundial de la Salud (OMS) calcula que el 80 por ciento de la población de la Tierra depende de las plantas para tratar las enfermedades comunes. El *herbalismo* es parte esencial de las medicinas ayurvédica (India), tradicional asiática, nativa en los Estados Unidos y naturopática. Asimismo, muchos remedios homeopáticos se derivan de las plantas. Las hierbas orientales han llegado a los Estados Unidos, relativamente hace poco tiempo. Actualmente, los chinos son los herbalistas por excelencia debido a su experiencia milenaria en la combinación y procesamiento de raíces y hierbas. En la tradición asiática las hierbas se emplean para equilibrar el cuerpo y proporcionarle harmonía. Se toman a diario como prevención más que como tratamiento. En el oriente, las hierbas medicinales muchas veces se usan como condimentos en las comidas. De hecho, según el fallecido escritor y erudito chino Lin Yutang, para los chinos la medicina y la comida es lo mismo, ya que creen que lo que es bueno para el cuerpo es medicina y, a la vez, alimento. Algunas de las hierbas chinas que más fácilmente se encuentran en las tiendas especializadas de los Estados Unidos son: astrágalo, ginseng, ginkgo biloba, gotu kola, licorice root, dong quai, jengibre y schizandria.

Todas las naciones indígenas de los Estados Unidos tienen su propia tradición medicinal basada en las plantas que crecen en la región donde viven. Lo que tienen en común todas ellas es la espiritualidad conectada a la recolección y uso de cada una de las hierbas; muchas tribus emplean las mismas hierbas en la medicina y en los rituales religiosos. Por ejemplo, para los Navajos el herbalismo es una religión compleja y especializada en la que el curandero hace tanto de médico como de sacerdote. Antes de recolectar las plantas se hacen ofrendas y se reza a la Tierra y al espíritu de la vida vegetal. Las hierbas usadas en las ceremonias de sanación no se desechan, sino que son devueltas a la tierra con gran reverencia. Al igual que en la tradición asiática, el herbalismo de los nativos de los Estados Unidos busca el equilibrio dentro de la persona como ente total. Entre las hierbas medicinales y ceremoniales utilizadas en esta tradición por las culturas originales de los Estados Unidos están: gingseng, yarrow, black cohosh, boneset, echinacea, goldenseal, nettle, junípero, wild buckwheat y dogwood.

Siguiendo costumbres ancestrales, las tribus indígenas de los bosques de lluvia tropicales de todo el mundo confían en su entorno para la obtención de todas sus medicinas. Y también incorporan las hierbas en sus prácticas espirituales y en su vida diaria. Los investigadores creen que en esos bosques se encuentran literalmente miles de plantas potencialmente útiles para usos terapéuticos. Todos los continentes tienen bosques de lluvia aunque América del Sur, especialmente en el Amazonas, y las islas del Pacífico sur son las zonas que más atención reciben por parte de los científicos. De este rico "granero" de remedios naturales, encontramos sólo un puñado en las tiendas de productos naturales, entre ellos: pau d'arco, boldo, uña de gato (cat's claw), kava, yerba mate, suma, yohimbe, guaraná y passion flower. Cada vez hay más remedios disponibles provenientes de los bosques tropicales.

CÓMO UTILIZAR LAS HIERBAS

Los preparados de hierbas se presentan en muchas formas, tanto en grandes cantidades de una como en combinaciones de varias, así como en tés, aceites, tinturas, extractos líquidos, tabletas o cápsulas. Entre las muchas maneras en que se pueden utilizar las hierbas están las siguientes:

Aceites esenciales

Los aceites esenciales son extractos muy concentrados. Normalmente se obtienen mediante destilación al vapor o prensado en frío a partir de flores, hojas, raíces, berries, tallos, semillas, gomas, agujas, cortezas o resinas de muchas plantas. Contienen hormonas, vitaminas, antibióticos y antisépticos.

Conocidos como *aceites volátiles* por su facilidad para evaporase, estos aceites son solubles en aceite vegetal, y parcialmente con el alcohol; no son solubles en agua. Están muy concentrados, por lo que si se ingieren pueden irritar las membranas mucosas y la pared estomacal. Por eso es mejor administrarlos externamente, por medio de emplastos, inhalaciones, baños o sobre la piel (unas pocas gotas). Las propiedades terapéuticas de estos aceites pueden servir de remedio a diversos trastornos, desde el insomnio a la artritis, pasando por los problemas respiratorios y la impotencia.

Extractos

Un extracto es un concentrado que resulta de la mezcla de la hierba cruda con un disolvente apropiado, como el alcohol o el agua. De las diferentes formas herbales, los extractos son generalmente las más efectivas porque sus ingredientes activos están concentrados en dosis más altas y pueden regularizarse a una potencia garantizada. Los extractos tienen un periodo de caducidad más largo que otros preparados. Los extractos frescos retienen casi la totalidad de las propiedades originales de la planta. Ahora hay disponibles extractos sin alcohol. Cuando se administran sublingualmente (gotas bajo la lengua) son rápidamente absorbidos por el cuerpo por lo que es un método muy adecuado para las personas mayores y todos aquellos con problemas de absorción.

Compresas, emplastos y cataplasmas

Existen formas de aplicar los remedios medicinales directamente a la piel. Las compresas y emplastos son vendajes de algodón empapados en infusiones o cocciones y colocados alrededor del área afectada; también se puede posar sobre ella ejerciendo una ligera presión. Los cataplasmas se elaboran humedeciendo las hierbas, colocándolas sobre la piel y sujetándolos allá con una venda. Las bolsas de té húmedas y calientes también pueden ser buenas para aliviar y curar. Pruebe con una bolsa de camomila cuando quiera aliviarse el picor y la inflamación de la picadura de un insecto, o del eczema.

Polvos

Hierbas secas molidas hasta obtener una consistencia muy fina. Se pueden espolvorear sobre las comidas o mezclarlos con los líquidos (jugos, agua) como tónico, o añadirlos a los cubitos para hacer sopa. También vienen en tableta y cápsula.

Ungüentos, pomadas y cremas

Estos preparados de uso externo combinan una hierba medicinal con una base grasa. Las cremas son ligeras y con poco aceite para poder diluirse en las secreciones de la piel y permitir la penetración de los ingredientes activos. Los ungüentos y pomadas son más pesados y grasos y se aplican como remedios protectores sobre la superficie de la piel.

Jarabe (Syrup)

Se utilizan para mejorar el gusto de hierbas más amargas, así como para administrar medicinas contra el resfriado y la tos. Entre las hierbas más comunes en forma de jarabe están wild cherry, marshmallow root (raíz de malvavisco) y licorice (regaliz).

Tés, infusiones y decocciones

La humanidad lleva consumiendo tés de hierbas desde el momento en que aprendió a calentar agua, desde la prehistoria. A diferencia del té verde, el té oscuro y el oolong, se puede hacer un té de hierbas con cualquier planta y con cualquier parte de la planta (raíces, flores, semillas, bayas o corteza). Hay algunas hierbas, como la echinacea, las hojas de ginkgo , saw palmetto y milk thistle que no son tan eficaces desde el punto de vista curativo cuando se toman como tés. Esto se debe a que sus componentes activos no son solubles en agua y la concentración necesaria para que tengan poder medicinal es tan alta que sólo se puede conseguir en forma de cápsula, extracto o píldora.

Los diferentes tés de hierbas — los cuales a veces contienen miles de componentes activos con capacidad terapéutica — tienen usos diversos. Según Varri Tyler, Ph.D., profesor honorario de Farmacognosia (el estudio de las propiedades de las drogas naturales) en la Universidad de Purdue, los tés de hierbas son excelentes para aliviar trastornos ligeros o moderados como la tristeza de estómago, el dolor de garganta, la tos, congestión nasal o insomnio. Muchos tés vienen en una bolsita, pero también se pueden preparar a base de la hierba cruda. Para preparar un té de hierbas desmenuce suavemente las hojas y las flores y trocee en pedazos pequeños las raíces y la corteza (si se cortan las hierbas se disipan los aceites esenciales). Ponga todo en un recipiente de cerámica o de cristal. Cubra la parte de hierbas con agua hirviendo (no hierva las hierbas, sólo el agua) y déjelas reposar y empaparse. La mayoría de las hierbas deben mantenerse a remojo entre cuatro y seis minutos, aunque hay algunas, como la camomila, que necesitan unos quince o veinte minutos en un recipiente cubierto para liberar todo su potencial curativo. Otras hierbas, como las raíces de ginseng, se pueden hervir. El astrágalo se puede dejar cociendo a fuego lento durante horas. De hecho, en Asia las raíces de gingseng, el astrágalo, dong quai y otras hierbas se añaden al caldo de pollo para hacer una sopa tonificante que actúa como medicina y como alimento.

Las *infusiones* son otra manera de denominar a los tés. Es la forma más fácil de preparar los remedios de hierbas. Simplemente hierva agua y añada las hojas, tallos, flores o hierbas en polvo (material cuyos ingredientes activos se diluyen fácilmente en agua caliente). Luego déjelo reposar, fíltrelo por un colador y bébalo.

Una decocción es un té preparado con las partes más gruesas de las plantas, como la corteza, raíces, semillas o bayas. Éstas contienen lignina, una sustancia difícil de disolver en agua, por lo que la decocción requiere un método de extracción más vigoroso que la infusión.

Tinturas

Los componentes de la planta que no son solubles o lo son sólo parcialmente en agua pueden extraerse mediante disolventes como el alcohol o el glicerol. Se pone la hierba a remojo en el disolvente durante un periodo de tiempo y luego se extrae la tintura. Las tinturas pueden guardar los ingredientes extraidos más allá de los doce meses.

Vinagres

Los vinagres de hierbas tienen propiedades curativas y pueden usarse como condimento culinario. Para hacer un vinagre de hierbas añada a la hierba que desee un poco de vinagre de sidra de manzana crudo, vinagre balsámico, vinagre de arroz o vinagre de malta. Deje reposar la mezcla unos cuatro días (agite los contenidos a diario), escúrralos por el filtro, estruje y apriete bien la mezcla en un paño filtrante y embotelle en un recipiente de cristal.

Vino

Remojar las hierbas en vino es un método novedoso y agradable de darles un uso medicinal. El vino no se conserva tan bien como otros alcoholes más potentes por lo que es bueno refrigerar.

CONSEJOS Y PRECAUCIONES

Se usen como se usen, la mayoría de las hierbas funcionan de forma muy suave y sutil, no producen los resultados tan rápidos y dramático que estamos acostumbrados a esperar de los medicamentos con prescripción. Básicamente, las hierbas son agentes equilibradores que colaboran con el organismo para ayudarlo a curarse a sí mismo. Trabajan mejor en combinación que por separado ya que sus efectos individuales se refuerzan unos a otros cuando actúan juntas. A pesar de que la mayoría de las hierbas no son dañinas, tenga siempre en cuenta que "natural" no es sinónimo de "seguro". Al igual que las medicinas sintéticas, se pueden producir intoxicaciones, reacciones alérgicas o contraindicaciones con otros medicamentos que esté tomando. El sentido común, la cautela y la previsión son siempre necesarios cuando se toman hierbas, como medicina o en las comidas. Veamos algunas reglas que hay que seguir:

- Utilice hierbas por su cuenta sólo para molestias ligeras, no para enfermedades graves que supongan peligro para la vida.
- Tome sólo las cantidades recomendadas y durante el tiempo recomendado.
- Use la hierba correcta. Compre sus remedios de compañías con una buena reputación. Si le gusta cultivar sus propias hierbas asegúrese al máximo de su identificación.
- Emplee la parte correcta de la planta. Por ejemplo, no sustituya las raíces por las hojas. Cuando compre hierbas frescas, compruebe qué parte es la que debe utilizarse como remedio — toda la hierba, las flores, el fruto, las hojas, el tallo o las raíces.
- La primera vez que use un remedio de hierbas haga una prueba con una pequeña cantidad.
- No tome ciertas hierbas si está embarazada o planea hacerlo.
- Tampoco las tome si está dando de mamar.
- No dé cantidades medicinales de las hierbas a los niños sin antes consultar con un profesional de la salud.

CÓMO COMPRAR REMEDIOS DE HIERBAS

Al decidir qué remedios va a utilizar es importante seleccionar productos de calidad y de una fuente confiable. ¿Cómo sabe si un fabricante o distribuidor son de fiar? Empiece llamando por teléfono al fabricante. Pregunte cuánto tiempo llevan en el negocio, cuál es su sistema de control de calidad y cómo determinan la identidad y la potencia de las hierbas que venden. Normalmente, aunque no sea un sello de aprobación definitivo, la pertenencia a asociaciones del sector, como la American Herbal Products Association (www.ahpa.org) suele indicar un reconocimiento de los estándares aplicados por ese fabricante. Nuestro consejo es comprar sólo hierbas de compañías de prestigio que lleven el sector de las hierbas medicinales al menos diez años. Al final del libro (Información de Fabricantes y Distribuidores) puede encontrar un listado con el nombre de varios distribuidores y fabricantes especializados en productos medicinales de hierbas.

Si desea comprar hierbas cultivadas orgánicamente, busque la etiqueta de "certified organic" en el producto. Más de la mitad de los estados tienen programas de certificación para las granjas y productos orgánicos. La normativa federal se aplica actualmente a través de un sistema de certificación nacional dirigido por la USDA National Organic Program. Puede obtener más información sobre la normativa aplicable a estos productores llamando al 202-720-3252 o visitando el sitio Web http://www.ams.usda.gov/nop.

Finalmente, busque productos que estén regularizados para contener un porcentaje específico de los ingredientes activos extraídos de la parte de la hierba que es eficaz.

LAS HIERBAS Y SUS USOS

La siguiente tabla describe algunas de las hierbas medicinales más utilizadas, e incluye las partes que se usan de cada hierba, su contenido químico y nutricional, y sus diversos efectos.

Hierba (Nombre científico)	Parte(s) utilizada(s)	Contenido fitoquímico y nutricional	Efectos y usos	Comentarios
Acerola *(Malpighia glabra)*	Fruta.	Fitoquímicos: Beta-carotene. Nutrientes: calcium, iron, magnesium, phosphorus, potassium, vitamins A, B_1, B_2, B_3, B_5, B_6 y C.	Tiene propiedades antioxidantes, antifungales y astringentes. Fortalece el hígado e hidrata la piel. Útil para la diarrea y la fiebre.	Hierba de bosque tropical parecida al cherry. Una de las fuentes naturales más ricas en vitamina C. Aparece en numerosos suplementos multivitamínicos.
Alfalfa *(Medicago sativa)*	Flores, hojas, pétalos, brotes.	Fitoquímicos: alpha-carotene, beta-carotene, beta-sitosterol, chlorophyll, coumarin, cryptoxanthin, daidzein, fumaric acid, genistein, limonene, lutein, saponin, stigmasterol, zeaxanthin. Nutrientes: calcium, copper, folate, iron, magnesium, manganese, phosphorus, potassium, silicon, zinc, vitamins A, B_1, B_2, B_3, B_5, B_6, C, D, E y K.	Alcaliniza y desintoxica el organismo. Obra como diurético, disminuye la inflamación, baja el nivel del colesterol, equilibra las hormonas y promueve el funcionamiento de la glándula pituitaria. Contiene también un agente antifúngico. Provechosa para la anemia, los problemas de sangrado, los trastornos de los huesos, el colon y las articulaciones. También es útil para las úlceras y para los trastornos digestivos y cutáneos.	Para que proporcione vitaminas, se debe utilizar fresca y cruda. Los brotes son especialmente eficaces. (Asegúrese de limpiarla bien con agua para eliminar el moho y las bacterias).
Aloe vera *(Aloe vera)*	Pulpa del interior de las hojas.	Fitoquímicos: acemannan, beta-carotene, beta-sitosterol, campesterol, cinnamic acid, coumarin, lignins, p-coumaric acid, saponins. Nutrientes: amino acids, calcium, folate, iron, magnesium, phosphorus, potassium, zinc, vitamins A, B_1, B_2, B_3, C y E.	Cuando se aplica externamente, cicatriza quemaduras y heridas. Estimula la regeneración de las células y tiene propiedades astringentes, emolientes, antifúngicas, antibacterianas y antivirales. Mitiga y cura las irritaciones estomacales, y tiene propiedades laxantes cuando se toma por vía oral. Tomada por vía oral reduce el colesterol, la inflamación resultante de la terapia de radiación, aumenta la formación de vasos sanguíneos en las extremidades inferiores de las personas con mala circulación. Provechosa para el SIDA y para las alteraciones cutáneas y digestivas.	Aunque no es frecuente, se pueden presentar alergias en individuos susceptibles. Antes de utilizarla, aplíquese una pequeña cantidad detrás del oído o en la axila. No se debe utilizar si se presenta sarpullido o ardor. *Advertencia:* No debe tomarse por vía oral durante el embarazo.
Anise *(Pimpinella anisum;* anís*)*	Semillas. Aceite de semillas.	Fitoquímicos: alpha-pinene, apigenin, bergapten, caffeic acid, chlorogenic acid, eugenol, limonene, linalool, myristicin, rutin, scopoletin, squalene, stigmasterol, umbelliferone. Nutrientes: calcium, iron, magnesium, manganese, phosphorus, potassium, zinc, vitamins A, B_1, B_2, B_3, B_5, B_6, C y E.	Contribuye a la digestión, elimina la mucosidad de las vías respiratorias, combate las infecciones y estimula la producción de leche en las madres que están lactando. Provechosa para la indigestión y las infecciones respiratorias, como sinusitis. También es beneficiosa para los síntomas de la menopausia.	Se utiliza en muchos productos populares por su aroma y su sabor.
Annatto *(Bixa orellana)*	Hojas, raíces, semillas.	Fitoquímicos: beta-carotene, bixin, cyanidin, ellagic acid, salicylic acid, saponin, tannins. Nutrientes: amino acids, calcium, iron, phosphorus, vitamins B_2, B_3 y C.	Propiedades diuréticas, antioxidantes, antibacterianas, antiinflammatorias y expectorantes. Ayuda a proteger el hígado y los riñones. Puede reducir el azúcar en sangre. Útil para la indigestión, fiebre, tos, quemaduras, problemas cutáneos y pérdida de peso.	Hierba de bosque tropical empleada en productos de belleza para la piel como emulsionante. Colorante alimentario (anaranjado-amarillo).
Ashwagandha *(Withania somnifera)*	Raíces.	Fitoquímicos: alkaloids, beta-sitosterol, chlorogenic acid, scopoletin, withaferin. Nutrientes: amino acids, choline.	Rejuvenece y energiza el sistema nervioso. Ayuda a prevenir los trastornos relacionados con el estrés y la pérdida de vitamina C y cortisol por ese motivo. Aumenta la resistencia física y mejora la función sexual. Propiedades antiinflamatorias y antienvejecimiento. En estudios de laboratorio ha modulado y estimulado la función inmunológica.	Hierba ayurvédica conocida como gingseng indio y winter cherry. Una hierba importante en la medicina ayurvédica.

Hierba	Parte(s) utilizada(s)	Contenido fitoquímico y nutricional	Efectos y usos	Comentarios
Astragalus *(Astragalus membranaceus; tragacanto)*	Raíces.	Fitoquímicos: betaine, beta-sitosterol, formononetin, isoliquiritigenin. Nutrientes: calcium, choline, copper, essential fatty acids, iron, magnesium, manganese, potassium, zinc.	Actúa como tónico protector del sistema inmunológico. Sirve para el funcionamiento de las glándulas suprarrenales y la digestión. Aumenta el metabolismo, produce sudoración espontánea, promueve la curación y proporciona energía para combatir la fatiga. Aumenta la energía. Provechosa para los resfriados, la influenza y los problemas relacionados con deficiencia inmunológica, como AIDS, cáncer y tumores. Eficaz para la debilidad crónica de los pulmones.	Llamada también huang qi. *Advertencia:* No se debe utilizar cuando hay fiebre.
Barberry *(berberis vulgaris)*	Corteza, bayas, raíces.	Fitoquímicos: berbamine, berberine, beta-carotene, caffeic acid, kaempferol, lutein, quercetin, sinapic acid, zeaxanthin. Nutrientes: calcium, iron, magnesium, manganese, phosphorus, potassium, selenium, silicon, zinc, vitamins B_1, B, B y C.	Disminuye el ritmo cardíaco y respiratorio, reduce la constricción de los bronquios, destruye las bacterias de la piel y estimula el movimiento intestinal.	*Advertencia:* No se debe utilizar durante el embarazo.
Bayberry *(Myrica cerifera)*	Corteza de la raíz.	Fitoquímicos: beta-carotene, gallic acid, myristic acid, phenol. Nutrientes: calcium, iron, magnesium, manganese, phosphorus, potassium, selenium, silicon, zinc, vitamins B_1, B_2, B_3 y C.	Descongestiona, sirve para la circulación, reduce la fiebre y es astringente. Detiene el sangrado y es beneficiosa para los trastornos circulatorios, la fiebre, el hipotiroidismo y las úlceras. También es útil para los ojos y el sistema inmunológico.	La cera de las bayas se utiliza para hacer velas aromáticas. *Advertencia:* No deben tomarse dosis altas por periodos prolongados de tiempo. Puede irritar los estómagos sensibles.
Bilberry *(Vaccinium myrtillus)*	Toda la planta.	Fitoquímicos: anthocyanosides, beta-carotene, caffeic acid, caryophyllene, catechin, chlorogenic acid, ferulic acid, gallic acid, hyperoside, lutein, quercetin, quercitrin, ursolic acid, vanillic acid. Nutrientes: calcium, inositol, magnesium, manganese, phosphorus, potassium, selenium, silicon, sulfur, zinc, vitamins B_1, B_2, B_3 y C.	Antioxidante. Beneficiosa para controlar el nivel de la insulina y para fortalecer el tejido conectivo. Actúa como diurético y antiséptico del tracto urinario. Mantiene la flexibilidad de los vasos sanguíneos y permite un mejor flujo de la sangre. Apoya y fortalece las estructuras de colágeno, inhibe el crecimiento bacteriano y tiene propiedades antienvejecimiento y anticarcinógenas. Provechosa para la hipoglicemia, las inflamaciones, el estrés, la ansiedad, la ceguera nocturna y las cataratas. Puede prevenir o detener la degeneración de la mácula.	Conocida también como blueberry europea. Pariente de la blueberry americana. *Advertencia:* Cuando se toma por vía oral, interfiere la absorción del hierro. No debe ser usada por diabéticos, salvo bajo supervisión médica.
Birch *(Betula alba; abedul)*	Corteza, hojas, savia.	Fitoquímicos: betulin, betulinic acid, hyperoside, luteolin y quercetin glycosides, methyl salicylate.	Tiene efectos diuréticos, reduce la inflamación y alivia el dolor. Provechosa para el dolor de las articulaciones y para las infecciones del tracto urinario. Cuando se aplica externamente, es beneficiosa para los forúnculos y las úlceras	El ácido betulínico de la corteza del abedul mata las células cancerígenas.
Black cohosh *(Cimicifuga racemosa)*	Rizomas, raíces.	Fitoquímicos: beta-carotene, cimicifugin, formononetin, gallic acid, phytosterols, salicylic acid, tannic acid, tannin. Nutrientes: calcium, chromium, iron, magnesium, manganese, phosphorus, potassium, selenium, silicon, zinc, vitamins B_1, B_2, B_3 y C.	Reduce la presión arterial y el nivel del colesterol. Disminuye la producción de mucosidad. Provechosa para los trastornos cardiovasculares y circulatorios. Induce el trabajo de parto (muchos herbalistas recomiendan tomar pequeñas cantidades dos semanas antes del parto). Mitiga las oleadas de calor, los calambres menstruales acompañados de dolor de espalda, las náuseas y el dolor. Provechosa para la mordedura de serpiente venenosa. Sirve para la artritis.	Conocida también como black snakeroot. *Advertencia:* No se debe utilizar durante el embarazo mientras el parto no sea inminente. Tampoco se debe utilizar cuando hay enfermedades crónicas. Hay datos que indican la existencia de problemas hepáticos por el uso de esta hierba por parte de ciertas personas.

Hierba	Parte(s) utilizada(s)	Contenido fitoquímico y nutricional	Efectos y usos	Comentarios
Black walnut *(Juglans nigra)*	Cáscara, corteza interna, hojas, nueces.	Fitoquímicos: beta-carotene, ellagic acid, juglone, myricetin, tannin. Nutrientes: calcium, iron, magnesium, manganese, phosphorus, potassium, selenium, silicon, zinc, vitamins B_1, B_2, B_3 y C.	Contribuye a la digestión y promueve la cicatrización de las úlceras de la boca y la garganta. Elimina algunos tipos de parásitos del organismo. Provechosa para las contusiones, las infecciones por hongos, el herpes, el poison ivy y las verrugas. Puede ser útil para bajar el colesterol y la presión arterial.	Cuando se hierve, la cáscara produce tintura que se utiliza para teñir lana.
Blessed thistle *(Cinicus benedictus)*	Flores, hojas y tallos.	Fitoquímicos: beta-carotene, beta-sitosterol, cinicin, ferulic acid, kaempferol, luteolin, oleanolic acid, stigmasterol. Nutrientes: calcium, essential fatty acids, iron, magnesium, manganese, phosphorus, potassium, selenium, silicon, zinc, vitamins B_1, B_2, B_3 y C.	Aumenta el apetito y las secreciones estomacales. Cura el hígado. Reduce la inflamación, mejora la circulación, purifica la sangre y fortalece el corazón. Puede actuar como alimento para el cerebro. Provechosa para los trastornos propios de la mujer. Estimula la producción de leche materna.	También conocida como St. Benedict thistle y holy thistle. *Advertencia:* Se debe utilizar con cautela para evitar efectos tóxicos en la piel.
Blue cohosh *(Caulophyllum thalictroides)*	Raíces.	Fitoquímicos: anagyrine, beta-carotene, caulophylline, caulophyllosaponin, caulosaponin, hederagenin, phytosterols, saponin. Nutrientes: calcium, iron, magnesium, manganese, phosphorus, potassium, selenium, zinc, vitamins B y C.	Disminuye los espasmos musculares y estimula las contracciones uterinas para el parto. Útil para los problemas de memoria, los trastornos menstruales y las alteraciones nerviosas.	*Advertencia:* No se debe utilizar durante los dos primeros trimestres del embarazo.
Boldo *(Peumus boldus)*	Hojas.	Fitoquímicos: alpha-pinene, ascaridole, benzaldehyde, betapinene, boldin, boldine, camphor, coumarin, eugenol, farnesol, kaempferol, limonene, linalool, 1.8-cineole. Nutrientes: choline.	Diurético, laxante. Efectos antibióticos, tónico del hígado y efectos antiinflamatorios. Contribuye a la excreción del ácido úrico y estimula la digestión.	Usado por los pueblos indígenas de Chile y Perú para tratar problemas hepáticos y los cálculos biliares.
Boneset *(Eupatorium perfoliatum)*	Flor, pétalos, hojas.	Fitoquímicos: astragalin, gallic acid, eufoliatin, eufoliatorin, eupatorin, euperfolin, euperfolitin, gallic acid, hyperoside, kaempferol, quercetin, rutin, tannic acid.	Mitiga la congestión, afloja las flemas, reduce la fiebre, aumenta la sudoración, calma el organismo y actúa como laxante. Tiene propiedades antiinflamatorias. Provechosa para los resfriados, gripe, la bronquitis y los dolores producidos por la fiebre.	Llamada también white snakeroot. *Advertencia:* No se recomienda tomar esta hierba durante períodos largos, pues puede provocar toxicidad.
Borage *(Borago officinales;* borraja*)*	Hojas, semillas.	Fitoquímicos: beta-carotene, rosmarinic acid, silicic acid, tannin. Nutrientes: calcium, choline, essential fatty acids, iron, magnesium, phosphorus, potassium, zinc, vitamins B_1, B_2, B_3 y C.	Equilibra y tonifica las glándulas suprarrenales. Contiene valiosos minerales y ácidos grasos esenciales que se requieren para el correcto funcionamiento cardiovascular y para la salud de la piel y de las uñas.	Las flores de esta planta son comestibles.
Boswellia *(Boswellia serrata)*	Resina de goma.	Fitoquímicos: borneol, boswellic acids, carvone, caryophyllene, farnesol, geraniol, limonene.	Actúa como agente antiinflamatorio, antiartrítico, antifungal y antibacteriano. Usado tópicamente para aliviar dolores. Baja el colesterol y protege el hígado. Útil contra la artritis, gota, dolor de cintura, miositis y fibromialgia. Ayuda a reparar los vasos sanguíneos dañados por la inflamación. Usado tradicionalmente como remedio contra la obesidad, diarrea, disentería, enfermedades pulmonares, lombrices y forúnculos.	Hierba ayurvédica conocida también como Indian frankincense. Hierba importante en la medicina ayurvédica.

Hierba	Parte(s) utilizada(s)	Contenido fitoquímico y nutricional	Efectos y usos	Comentarios
Buchu *(Barosma betulina)*	Hojas.	Fitoquímicos: alpha-pinene, alpha-terpinene, barosma-camphor, diosphenol, hesperidin, limonene, menthone, pulegone, quercetin, quercetrin, rutin. Nutrientes: calcium, iron, magnesium, manganese, phosphorus, potassium, selenium, silicon, zinc, vitamins B_1, B_2 y B_3.	Reduce la inflamación del colon, las encías, las membranas mucosas, la próstata, los senos paranasales y la vagina. Diurético. Ayuda a controlar los problemas de la vejiga y los riñones. Provechosa para la diabetes, los trastornos digestivos, la retención de líquidos y las afecciones de la próstata. Sirve específicamente para las infecciones de la vejiga.	Las hojas de buchu no se deben hervir.
Burdock *(Arctrum lappa)*	Raíces, semilla, planta.	Fitoquímicos: acetic acid, arctigenin, arctiin, beta-carotene, butyric acid, caffeic acid, chlorogenic acid, costic acid, inulin, isovaleric acid, lauric acid, lignin, myristic acid, propionic acid, sitosterol, stigmasterol. Nutrientes: amino acids, calcium, chromium, copper, iron, magnesium, manganese, phosphorus, potassium, selenium, silicon, zinc, vitamins B_1, B_2, B_3 y C.	Antioxidante. Puede proteger contra el cáncer al controlar la mutación celular. Ayuda a eliminar el exceso de fluídos, ácido úrico y toxinas. Tiene propiedades antibacterianas y anti-fungales. Purifica la sangre y restaura el funcionamiento del hígado y la vesícula biliar. Estimula el sistema inmunológico. Mitiga los síntomas de la gota y es útil para los trastornos cutáneos, como furúnculos y carbuncos. Promueve la salud del cabello cuando se usa para enjuagarlo.	También se denomina Bardana, beggar's buttons, clotbur, gobo, lappa y thorny burr. *Advertencia:* Cuando se toma por vía oral, interfiere la absorción del hierro. No debe ser tomado por las mujeres embarazadas o en estado lactante, o por la gente con diabetes, o condiciónes cardiovascular o del corazón.
Butcher´s broom *(Ruscus aculeatus)*	Semillas, planta, raíces.	Fitoquímicos: beta-carotene, chrysophanic acid, glycolic acid, neoruscogenin, rutin, saponin. Nutrientes: calcium, chromium, iron,magnesium, manganese, phosphorus, potassium, selenium, silicon, zinc, vitamins B_1, B_2, B_3 y C.	Disminuye la inflamación. Provechosa para el síndrome del túnel carpiano, los trastornos circulatorios, el edema, la enfermedad de Ménière, la obesidad, el fenómeno de Raynaud, la tromboflebitis, las várices y el vértigo. También es beneficiosa para la vejiga y los riñones.	Es más eficaz cuando se toma con vitamina C.
Caléndula *(Calendula officinalis)*	Flor, pétalos	Fitoquímicos: alpha-amyrin, beta-amyrin, beta-sitosterol, caffeic acid, campesterol, caryophyllene, chlorogenic acid, faradiol, galactose, gentisic acid, kaempferol, lutein, lycopene, malic acid, myristic acid, oleanolic acid, p-coumaric acid, phytofluene, quercetin, rutin, salicylic acid, saponin, stigmasterol, syringic acid, taraxasterol vanillic acid, zeta-carotene. Nutrientes: calcium, coenzyme Q_{10}, vitamins C y E.	Alivia la piel y tiene propiedades antiinflamatorias. Ayuda a regular el ciclo menstrual y reduce la fiebre. Útil para muchos trastornos cutáneos, como sarpullidos y quemaduras de sol. También es provechosa para la neuritis y el dolor de muela. Sirve para la pañalitis y otros problemas cutáneos de los niños pequeños.	También se llama pot marigold. Generalmente no produce irritación cuando se utiliza tópicamente.
Cáscara sagrada *(Frangula purshiana)*	Corteza.	Fitoquímicos: aloe-emodin, anthraquinones, barbaloin, beta-carotene, casanthranol, chrysophanic acid, chrysophanol, frangulin, malic acid, myristic acid. Nutrientes: calcium, iron, linoleic acid, magnesium, manganese, phosphorus, potassium, selenium, silicon, zinc, vitamins B_1, B_2, B_3 y C.	Limpia el colon y es laxante. Provechosa para los trastornos del colon, el estreñimiento y la infestación de parásitos.	Su sabor es muy amargo cuando se prepara como té.

Hierba	Parte(s) utilizada(s)	Contenido fitoquímico y nutricional	Efectos y usos	Comentarios
Catnip *(Nepeta cataria)*	Hojas.	Fitoquímicos: alpha-humulene, beta-elemene, camphor, carvacrol, caryophyllene, citral, citronellal, geraniol, myrcene, nepetalactone, piperitone, pulegone, rosmarinic acid, thymol. Nutrientes: calcium, chromium, iron, magnesium, manganese, phosphorus, potassium, selenium, silicon, zinc.	Controla la fiebre (los enemas de té de catnip la bajan rápidamente). Ayuda a la digestión y al sueño, mitiga el estrés y estimula el apetito. Beneficiosa para la ansiedad, los resfriados y la influenza, las inflamaciones, el dolor y el estrés.	Se puede dar a los niños.
Cat´s claw *(Uncaria tormentosa;* uña de gato*)*	Corteza interna, raíces.	Fitoquímicos: alloisopteropodine, allopteropodine, isomitraphylline, isopteropodine, mitraphylline, oleanolic acid, pteropodine, rhynchophylline, ursolic acid.	Antioxidante y antiinflamatorio. Estimula el sistema inmunológico. Limpia el tracto intestinal, mejora el funcionamiento de los glóbulos blancos de la sangre y actúa como antioxidante y antiinflamatorio. Beneficiosa para los problemas intestinales y las infecciones virales. Puede ayudar a quienes tienen AIDS, artritis, cáncer, tumores o úlceras.	Llamada también uña de gato. Según estudios de la USDA, las semillas de esta planta contienen un enzima clave en la conversión de las grasas saturadas a grasas no saturadas. *Advertencia:* No se debe utilizar durante el embarazo.
Cayenne *(Capsicum frutescens o C. annum)*	Bayas.	Fitoquímicos: alpha-carotene, beta-carotene, beta-ionone, caffeic acid, campesterol, capsaicin, carvone, caryophyllene, chlorogenic acid, citric acid, cryptoxanthin, hesperidin, kaempferol, limonene, lutein, myristic acid, 1,8-cineole, p-coumaric acid, quercetin, scopoletin, stigmasterol, zeaxanthin. Nutrientes: amino acids, calcium, essential fatty acids, folate, iron, magnesium, phosphorus, potassium, zinc, vitamins B_1, B_2, B_3, C y E.	Contribuye a la digestión, mejora la circulación y detiene el sangrado de las úlceras. Obra como catalizador de otras hierbas. Provechosa para el corazón, los riñones, los pulmones, el páncreas, el bazo y el estómago. Útil para la artritis y el reumatismo. Ayuda a prevenir los resfriados, las infecciones de los senos paranasales y el dolor de garganta. Aplicada tópicamente, ayuda a mitigar el dolor. Se utiliza con lobelia para los nervios.	Llamada también capsicum, hot pepper y red pepper. *Advertencia:* Evitar el contacto con los ojos.
Cedar *(Cedrus lihani,* cedro*)*	Hojas, cubiertas.	Fitoquímicos: borneol, quinic acid.	Tiene propiedades antivirales y antifúngicas, favorece el sistema inmunológico y aumenta el flujo sanguíneo. Actúa como expectorante, purificador linfático y antiséptico urinario. Se puede utilizar externamente para las verrugas.	
Celery *(Apium graveolens;* apio*)*	Planta, raíces, semillas.	Fitoquímicos: alpha-pinene, apigenin, bergapten, beta-carotene, caffeic acid, carvone, chlorogenic acid, coumarin, eugenol, ferulic acid, isoquercitrin, limonene, linalool, luteolin, mannitol, myristic acid, myristicin, p-coumaric acid, rutin, scopoletin, shikimic acid, thymol. Nutrientes: amino acids, boron, calcium, choline, essential fatty acids, folate, inositol, iron, magnesium, manganese, phosphorus, potassium, selenium, sulfur, zinc, vitamins A, B_1, B_2, B_3, B_5, B_6, C, E y K.	Reduce la presión arterial y los espasmos musculares. Mejora el apetito. Provechosa para la artritis y los problemas renales. Actúa como diurético, antioxidante y sedante.	*Advertencia:* No usar cantidades grandes. No comer las semillas durante el embarazo.

Hierba	Parte(s) utilizada(s)	Contenido fitoquímico y nutricional	Efectos y usos	Comentarios
Chamomile *(Matricaria recutita* o *M. chamomlla;* camomila*)*	Flores, planta.	Antheme, anthemic acid, anthesterol, apigenin, calcium, chamazulene, essential oils, iron, magnesium, manganese, potassium, tannic acid, tiglic acid, vitamin A.	Actúa como antiinflamatorio, diurético y tónico nervioso. Estimula el apetito y favorece la digestión y el sueño. Sirve en casos de colitis, diverticulosis, fiebre, dolor de cabeza y dolor. Es un remedio tradicional para el estrés, la ansiedad, la indigestión y el insomnio. Alivia los dolores menstruales. Útil como enjuague bucal contra infecciones menores de la boca y encías.	También llamada camomila alemana. La camomila romana *(Chamaemelum nobile)* también está disponible pero es menos común. *Advertencia:* No se debe utilizar durante períodos largos porque puede producir alergia al ragweed, o ambrosía. Las personas alérgicas al ragweed no deben utilizarla. No combinar con sedantes o alcohol.
Chanca piedra *(Phyllanthus niruri)*	Planta entera.	Fitoquímicos: limonene, lupeol, methyl salicylate, quercetin, quercitrin, rutin, saponins.	Combate la inflamación bacteriana y las infecciones virales. Diurético. Útil para los cálculos renales, resfriados, gripe, la digestión, asma, bronquitis, diarrea, alivio de los dolores, fiebre, enfermedades de transmisión sexual y espasmos musculares.	Hierba de bosque tropical cuyo nombre significa "aplasta piedras". También conocida como seed-on-the-leaf.
Chaparral	Hojas.	Nordihydroquaiaretic acid, sodium, sulfur, zinc.	Hierba amarga que neutraliza a los radicales libres. Actividad anti HIV-SIDA. Protege contra los efectos nocivos de la radiación y la exposición al sol. Previene la formación de tumores y células carcinógenas. Alivia el dolor. Provechosa para los trastornos cutáneos.	*Advertencia:* Se recomienda para uso externo únicamente. Tomar chaparral por vía oral y, en especial, en dosis altas y/o durante períodos prolongados puede causarle daño al hígado.
Chaste tree *(Vitex agnus-castus)*	Fruto, hojas.	Fitoquímicos: alpha-pinene, alpha-terpineol, chrysosplenol, flavonoids, limonene, linalool, myrcene, 1,8-cineole, pinene, progesterone, testosterone.	Tiene efecto calmante y relajante. Alivia los calambres musculares. Regula y normaliza los niveles hormonales y los ciclos menstruales. Aumenta y mejora la leche materna. Beneficioso para los síntomas de PMS y la menopausia.	También llamada chasteberry y vitex. *Advertencia:* No usar durante el embarazo. No dar a los niños.
Chickweed *(Stellaria media)*	Hojas, tallos.	Biotin, choline, copper, inositol, para-aminobenzoic acid, phosphorus, potash salts, rutin, silicon, sodium, vitamins B_6, B_{12}, C y D.	Alivia la congestión nasal. Puede reducir el nivel de los lípidos sanguíneos. Beneficiosa para la bronquitis, los problemas circulatorios, los resfriados, la tos, las enfermedades cutáneas y las verrugas. Buena fuente de vitamina C y otros nutrientes.	Llamada también starweed.
Chuchuhuasi *(Maytenus krukoviti)*	Corteza, raíces, hojas.	Fitoquímicos: anthocyanidins, catechin, maytensine, nocotinyl, sesquiterpenes, triterpenes, tannins.	Combate la inflamación y estimula el sistema inmunológico. Refuerza el sistema adrenal y regula y equilibra los ciclos menstruales. Buena para la artritis, reumatismo, dolor de espalda, espasmos musculares, fiebre, tumores de la piel, bronquitis, diarrea.	También denominada chucchu, huashu, chuchuasi, chuchasha y chuchuhuasha. Es un término de la Amazonía peruana que significa "devolver el temblor" por su carácter de remedio contra la artritis. Esta hierba de bosque de lluvia se ha utilizado tradicionalmente para estimular la sexualidad y aumentar la energía.
Cinnamon *(Cinnamomum verum;* canela*)*	Corteza, planta.	Cinnamic aldehyde, essential oils, eugenol, metholeugenol, mucilage, sucrose, starch, tannin.	Disminuye la diarrea y las náuseas, combate la congestión y favorece la circulación periférica de la sangre. Aumenta la temperatura corporal y mejora la digestión, en especial el metabolismo de las grasas. Provechosa para los problemas digestivos, la diabetes, la pérdida de peso, las infecciones por hongos y las hemorragias uterinas.	*Advertencia:* No se deben consumir grandes cantidades durante el embarazo.
Clove *(Syzgium aromaticum;* clavo*)*	Flor, brotes, aceite esencial.	Caryophylline, eugenol, eugenyl acetate.	Tiene propiedades antisépticas y antiparasitarias. Favorece la digestión. El aceite esencial se aplica tópicamente para aliviar el dolor en la boca.	*Advertencia:* El aceite de clove es muy fuerte y puede causar irritación cuando se utiliza la forma más pura. Se recomienda diluirlo con aceite de oliva o con agua destilada. El aceite esencial no se debe tomar por vía oral, excepto bajo supervisión médica.

Hierba	Parte(s) utilizada(s)	Contenido fitoquímico y nutricional	Efectos y usos	Comentarios
Comfrey *(Symphytum officinale)*	Hojas, raíces.	Allantoin, consolidine, mucilage, phosphorus, potassium, pyrrolizidine, starch, tannins, vitamins A, C y E.	Acelera la curación de las heridas y de muchas afecciones cutáneas. Beneficiosa para muchos problemas de piel, como bedsores, mordeduras y picaduras, contusiones, juanetes inflamados, quemaduras, dermatitis, piel seca, hemorroides sangrantes, úlceras en las piernas, hemorragia nasal, psoriasis, sarna, sarpullido y quemaduras de sol.	Llamada también knitbone. *Advertencia:* Cuando se toma por vía oral puede causar daño hepático. No se recomienda para uso interno, excepto bajo supervisión médica. Por lo general, el uso externo se considera seguro. No se debe utilizar durante el embarazo.
Corn silk *(Zea mays)*	Estambres.	Alkaloids, cryptoxanthin, fluorine, malic acid, oxalic acid, palmitic acid, pantothenic acid, resin, saponins, silicon, sitosterol, stigmasterol, tartaric acid, vitamin K.	Ayuda al funcionamiento de la vejiga, los riñones y el intestino delgado. Actúa como diurético. Provechosa para el bed-wetting, el síndrome del túnel carpiano, el edema, la obesidad, el premenstrual syndrome (PMS) y los trastornos de la próstata. Cuando se utiliza junto con otras hierbas beneficiosas para el riñón, ayuda al tracto urinario y elimina la mucosidad de la orina.	
Cramp bark *(Viburnum opulus)*	Corteza, raíces, fruta.	Fitoquímicos: esculetin, scopoletin, valerianic acid. Nutrientes: calcium, iron, magnesium, manganese, phosphorus, potassium, selenium, zinc.	Alivia los espasmos y dolores musculares. Buena para los dolores menstruales y de la cintura. También útil para los espasmos de las piernas.	También se denomina guelder rose. De la familia de la black haw, la cual tiene las mismas propiedades medicinales. *Advertencia:* Evitar durante el embarazo.
Cranberry *(Vaccinium macrocarppon)*	Fruta.	Fitoquímicos: alpha-terpineol, anthocyanosides, benzaldehyde, benzoic acid, beta-carotene, chlorogenic acid, ellagic acid, eugenol, ferulic acid, lutein, malic acid, quercetin. Nutrientes: Calcium, folate, iron, magnesium, manganese, phosphorus, potassium, selenium, sulfur, zinc, vitamins A, B_1, B_2, B_3, B_5, C y E.	Acidifica la orina y evita que las bacterias se adhieran a la vejiga. Bueno para los riñones, la vejiga y la piel. Propiedades anticancerígenas. Provechosa para las infecciones del tracto urinario. Buena fuente de vitamina C.	El cranberry juice cocktail que se consigue en el comercio tiene un alto contenido de azúcar. Compre solamente concentrados puros y sin edulcorantes. Prepare el jugo de cranberry con la menor cantidad posible de azúcar.
Damiana *(Turera diffusa)*	Hojas.	Fitoquímicos: alpha-pinene, beta-carotene, beta-pinene, beta-sitosterol, 1,8-cineole, tannins, thymol. Nutrientes: calcium, iron, magnesium, manganese, phosphorus, potassium, selenium, zinc, vitamins B_1, B_2, B_3 y C.	Estimula las contracciones musculares del tracto intestinal y lleva oxígeno al área genital. Se utiliza como tónico energético y afrodisíaco. También se usa para remediar problemas sexuales y hormonales. Es considerado el "tónico sexual" femenino.	*Advertencia:* Cuando se toma por vía oral interfiere la absorción del hierro.
Dandelion *(Taraxacum officinale;* diente de león*)*	Hojas, raíces, flores, cubiertas.	Fitoquímicos: beta-carotene, beta-sitosterol, caffeic acid, cryptoxanthin, lutein, mannitol, p-coumaric acid, saponin, stigmasterol. Nutrientes: calcium, iron, magnesium, manganese, phosphorus, potassium, selenium, zinc, vitamins B_1, B_2, B_3 y C.	Purifica el torrente sanguíneo y el hígado, y aumenta la producción de bilis. Se utiliza como diurético. También reduce el colesterol sanguíneo y el ácido úrico. Mejora el funcionamiento de los riñones, el páncreas, el bazo y el estómago. Alivia los síntomas de la menopausia. Provechosa para los abscesos, la anemia, los forúnculos, los tumores de seno, la cirrosis del hígado, la retención de líquido, la hepatitis, la ictericia y el reumatismo. Puede ayudar a prevenir el cáncer de seno y las manchas relacionadas con el envejecimiento.	Sus hojas se pueden hervir y comer como espinaca (las hojas jóvenes se pueden usar en ensaladas). *Advertencia:* No debe combinarse con diuréticos de prescripción. No es recomendable para las personas con cálculos u obstrucción biliares.
Devil's claw *(Harpagophytum procumbens)*	Rizomas	Fitoquímicos: chlorogenic acid, cinnamic acid, harpagide, harpagoside, kaempferol, luteolin, oleanolic acid. Nutrientes: calcium, iron, magnesium, manganese, phosphorus, potassium, selenium, zinc.	Alivia el dolor y reduce la inflamación. Diurética, sedante, estimulante de la digestión. Buena para dolores, artritis, reumatismo, diabetes, alergias, trastornos hepáticos, renales y de la vesícula. También útil contra la arterioesclerosis, el lumbago, la gota y los síntomas de la menopausia.	Conocida también como grapple plant, wood spider. *Advertencia:* No se debe utilizar durante el embarazo.

Hierba	Parte(s) utilizada(s)	Contenido fitoquímico y nutricional	Efectos y usos	Comentarios
Dong quai *(Angelica sinensis)*	Raíces.	Fitoquímicos: alpha-pinene, bergapten, beta-carotene, beta-sitosterol, carvacrol, falcarinol, ferulic acid, ligustilide, myristic acid, p-cymene, scopoletin, umbelliferone, vanillic acid. Nutrientes: calcium, folate, iron, magnesium, manganese, phosphorus, potassium, selenium, zinc, vitamins B_1, B_2, B_5 y C.	Sedante moderado, laxante, diurético, antiespasmódico y analgésico. Mejora la sangre y fortalece el sistema reproductivo. Se utiliza para tratar problemas femeninos, como las oleadas de calor y otros síntomas de la menopausia, el premenstrual syndrome (PMS) y la sequedad vaginal.	Conocida también como angélica china. *Advertencia:* No debe usarse durante el embarazo, ni por diabéticos ni personas sensibles a la luz.
Echinacea *(Echinacea species)*	Hojas, raíces.	Fitoquímicos: Alpha-pinene, apigenin, arabino-galactan, beta-carotene, beta-sitosterol, betaine, borneol, caffeic acid, caryophyllene, chlorogenic acid, cichoric acid, cynarin, echinacoside, ferulic acid, kaempferol, luteolin, quercetin, rutin, stigmasterol, vanillin, verbascoside. Nutrientes: calcium, iron, magnesium, manganese, phosphorus, potassium, selenium, zinc, vitamins B_1, B_2, B_3 y C.	Estimula ciertos glóbulos blancos de la sangre y tiene propiedades antiinflamatorias y antivirales. Beneficiosa para los sistemas inmunológico y linfático. Útil para los cólicos, el resfriado, la influenza y otras enfermedades infecciosas. También ayuda en caso de mordedura de serpiente.	Para uso interno se recomienda la echinacea liofilizada o el extracto sin alcohol. *Advertencia:* Las personas con trastornos autoinmunes no deben tomarla por periodos prolongados, ya que estimulla el sistema inmunológico. *Advertencia:* Las personas alérgicas a plantas de la familia del girasol (sunflower) no deben utilizar echinacea.
Elder *(Sambucus nigra)*	Flores, fruta, corteza interna, hojas, raíces.	Fitoquímicos: Alpha-amyrin, astragalin, beta-carotene, beta-sitosterol, betulin, caffeic acid, campesterol, chlorogenic acid, cycloartenol, ferulic acid, isoquercitrin, kaempferol, lupeol, malic acid, myristic acid, oleanolic acid, p-coumaric acid, pectin, quercetin, rutin, shikimic acid, stigmasterol, ursolic acid. Nutrientes: calcium, essential fatty acids, vitamins A, B_1, B_2, B_3 y C.	Fortalece la sangre, limpia el organismo y alivia el estreñimiento. Así mismo, mejora el funcionamiento del sistema inmunológico, combate las inflamaciones y los radicales libres, aumenta la sudoración, baja la fiebre, alivia el tracto respiratorio y estimula la circulación. Efectivo contra los virus de la gripe. Las flores se utilizan para aliviar las irritaciones cutáneas.	También llamada black elder y black elderberry y elder europea. *Advertencia:* No debe consumirse durante el embarazo. Los tallos de esta planta no se deben consumir. Contienen cianuro y pueden ser muy tóxicos.
Ephedra *(Ephedra sinensis)*	Tallos.	Fitoquímicos: Beta-carotene, d-norpseudoephedrine, ellagic acid, ephedrine, gallic acid. Nutrientes: calcium, iron, magnesium, manganese, phosphorus, potassium, selenium, zinc, vitamins B_1, B_2, B_3 y C.	Actúa como descongestionante, ayuda a eliminar fluidos, disminuye los espasmos bronquiales y estimula el sistema nervioso central. También puede disminuir el apetito y mejorar el ánimo. Provechosa para las alergias, el asma, los resfriados y otros problemas respiratorios, la depresión y la obesidad.	Conocida también como ma huang. Prohibida en los Estados Unidos. *Advertencia:* Deben abstenerse de utilizar esta hierba las personas que sufren de ansiedad (ataques de pánico), glaucoma, enfermedades del corazón y presión arterial alta. También deben evitarla quienes están tomando monoamine oxidasa (MAO) para la depresión. No la recomendamos.
Eucalyptus *(Eucalyptus globulus; eucalipto)*	Corteza, aceite esencial, hojas.	Fitoquímicos: Alpha-pinene, beta-pinene, caffeic acid, carvone, chlorogenic acid, ellagic acid, ferulic acid, gallic acid, gentisic acid, hyperoside, 1,8-cineole, p-cymene, protocatechuic acid, quercetin, quercitrin, rutin.	Descongestion, actúa como antiséptico suave y reduce las inflamaciones aumentando el flujo sanguíneo. Relaja los músculos cansados y adoloridos. Provechosa para los resfriados, la tos y otros trastornos respiratorios. Las inhalaciones de vapor con unas cuantas gotas del aceite ayudan a aligerar la mucosa.	Se recomienda para uso externo únicamente. No se debe utilizar en cortadas ni en heridas abiertas.

Hierba	Parte(s) utilizada(s)	Contenido fitoquímico y nutricional	Efectos y usos	Comentarios
Eyebright *(Euphrasia officinalis)*	Toda la planta, excepto la raíz.	Fitoquímicos: beta-carotene, caffeic acid, ferulic acid, tannins. Nutrientes: calcium, chromium, iron, magnesium, manganese, phosphorus, potassium, selenium, zinc, vitamins B_1, B_2, B_3 y C.	Se utiliza como enjuague ocular. Previene la secreción de fluidos y mitiga la molestia por fatiga visual o por irritaciones menores. Provechosa para las alergias, la picazón en los ojos, el flujo nasal y los ojos llorosos. También se utiliza para combatir la hay fever, o fiebre del heno.	
False unicorn root *(Chamaelirium luteum)*	Raíces.	Fitoquímicos: chamaelirin, helonin, saponins.	Equilibra las hormonas sexuales. Beneficiosa para tratar la infertilidad, la irregularidad y el dolor menstruales, el premenstrual syndrome (PMS) y los trastornos de la próstata. Ayuda a prevenir el aborto espontáneo.	Llamada también helonias.
Fennel *(Foeniculum vulgare;* hinojo*)*	Frutas, raíces, hojas y tallos.	Fitoquímicos: alpha-pinene, benzoic acid, bergapten, beta-carotene, beta-phellyrene, beta-sitosterol, caffeic acid, camphor, cinnamic acid, cynarin, ferulic acid, fumaric acid, isopimpinellin, isoquercitrin, kaempferol, limonene, linalool, myristicin, 1,8-cineole, p-coumaric acid, pectin, protocatechuic acid, psoralen, quercetin, rutin, scopoletin, sinapic acid, stigmasterol, umbelliferone, vanillic acid, vanillin, xanthotoxin. Nutrientes: amino acids, calcium, choline, essential fatty acids, iron, magnesium, manganese, phosphorus, potassium, selenium, vitamins B_1, B_2, B_3, C y E.	Se utiliza para reducir el apetito y como enjuague ocular. Promueve el funcionamiento de los riñones, el hígado y el bazo. Descongestiona los pulmones. Alivia el dolor abdominal, las alteraciones del colon, los gases y los espasmos del tracto gastrointestinal. Útil para el estómago ácido. Provechosa después de la quimioterapia y/o la radioterapia para el cáncer.	La planta en polvo se puede utilizar como repelente para las pulgas.
Fenugreek *(Trigonella foenum-graecum)*	Semillas.	Fitoquímicos: Beta-carotene, beta-sitosterol, coumarin, diosgenin, kaempferol, luteolin, p-coumaric acid, quercetin, rutin, saponin, trigonelline, vitexin. Nutrientes: amino acids, calcium, essential fatty acids, folate, iron, magnesium, manganese, phosphorus, potassium, selenium, zinc, vitamins B_1, B_2, B_3 y C.	Actúa como laxante porque aumenta el volumen de la materia fecal, lubrica los intestinos y baja la fiebre. Útil para los ojos. Ayuda en caso de asma y de problemas de los senos paranasales disminuyendo la mucosidad. Promueve la lactancia en las madres que están amamantando. Beneficiosa para los ojos, para la inflamación y los trastornos pulmonares.	El aceite de fenugreek tiene un sabor parecido al del arce (maple).
Feverfew *(Chrysanthemum parthenium)*	Corteza, flores secas, hojas.	Fitoquímicos: beta-carotene, parthenolide, santamarin. Nutrientes: calcium, iron, magnesium, manganese, phosphorus, potassium, selenium, zinc, vitamins B_1, B_2, B_3 y C.	Combate la inflamación y los espasmos musculares. Afloja la secreción pulmonar y bronquial, y promueve la menstruación y las contracciones uterinas. Alivia la náusea y los vómitos. Además, estimula el apetito. Provechosa para la artritis, la colitis, la fiebre, los dolores de cabeza, los problemas menstruales, la tensión muscular y el dolor.	Masticar las hojas es un remedio popular, pero puede causar úlceras en la boca. Llamada también featherfew y featherfoil. *Advertencia:* No se debe utilizar durante el embarazo. Las personas que toman anticoagulantes por prescripción médica y quienes toman regularmente analgésicos sin receta deben consultar con un médico antes de tomar esta hierba porque pueden sufrir hemorragias internas.

Hierba	Parte(s) utilizada(s)	Contenido fitoquímico y nutricional	Efectos y usos	Comentarios
Flax *(Linum usitatissimum)*	Semillas, aceite de las semillas.	Fitoquímicos: apigenin, beta-carotene, beta-sitosterol, campesterol, chlorogenic acid, cycloartenol, lecithin, luteolin, myristic acid, squalene, stigmasterol, vitexin. Nutrientes: amino acids, calcium, essential fatty acids, iron, magnesium, manganese, phosphorus, potassium, sulfur, vanadium, zinc, vitamins B_1, B_2, B_3, B_5 y E.	Fortalece los huesos, las uñas y los dientes, y promueve la salud de la piel. Provechosa para los problemas del colon, los trastornos femeninos y las inflamaciones.	Es importante incluirla cuando la dieta es baja en fibra. El flaxseed tiene la concentración más alta de phyto-estrogen lignans de cualquier comida. Estos lignans se eliminan durante la conversión en aceite, por lo que las semillas quedan como única fuente real.
Garlic *(Allium sativa; ajo)*	Cabeza.	Fitoquímicos: allicin, beta-carotene, beta-sitosterol, caffeic acid, chlorogenic acid, diallyldisulfide, ferulic acid, geraniol, kaempferol, linalool, oleanolic acid, p-coumaric acid, phloroglucinol, phytic acid, quercetin, rutin, s-allyl-cysteine, saponin, sinapic acid, stigmasterol. Nutrientes: calcium, folate, iron, magnesium, manganese, phosphorus, potassium, selenium, zinc, vitamins B_1, B_2, B_3 y C.	Desintoxica el organismo y protege contra las infecciones mejorando la función inmunológica. Reduce la presión arterial y mejora la circulación. Disminuye el nivel de los lípidos sanguíneos. Ayuda a estabilizar los niveles de azúcar. Útil para la arteriosclerosis, la artritis, el asma, el cáncer, los problemas circulatorios, los resfriados y la influenza, los problemas digestivos, los trastornos cardíacos, el insomnio, las enfermedades hepáticas, la sinusitis, las úlceras y las infecciones por hongos. Puede prevenir las úlceras porque inhibe el desarrollo de la bacteria *Helicobacter pylori.* Sirve para prácticamente todas las enfermedades e infecciones.	El ajo contiene muchos compuestos de azufre que le proporcionan sus excepcionales propiedades curativas. El ajo se consigue en suplemento sin aroma. Se recomienda el extracto de ajo maduro (por ejemplo, el de marca Kyolic). *Advertencia:* No es recomendable para las personas que toman anticoagulantes, ya que el ajo aligera la sangre.
Gentian *(Gentiana lutea)*	Hojas, raíces.	Fitoquímicos: caffeic acid, carvacrol, gentiopicrin, limonene, linalool, mangiferin, sinapic acid, swertiamarin. Nutrientes: calcium, iron, magnesium, manganese, phosphorus, potassium, selenium, zinc, vitamins B_1, B_2, B_3 y C.	Ayuda a la digestión, estimula la circulación y el apetito. Destruye el plasmodium (organismo que causa malaria) y las lombrices intestinales. Provechosa para los problemas circulatorios y la pancreatitis.	
Ginger *(Zingiber officinalis; jengibre)*	Rizomas, raíces.	Fitoquímicos: alpha-pinene, beta-carotene, beta-ionone, beta-sitosterol, caffeic acid, camphor, capsaicin, caryophyllene, chlorogenic acid, citral, curcumin, farnesol, ferulic acid, geraniol, gingerols, lecithin, 1,8-cineole, zingerone. Nutrientes: amino acids, calcium, essential fatty acids, iron, magnesium, manganese, phosphorus, potassium, selenium, zinc, vitamins B_1, B_2, B_3, B_6 y C. Ground ginger also contains vitamin A.	Combate la inflamación. Limpia el colon, disminuye los espasmos y los calambres, y estimula la circulación. Poderoso antioxidante y agente antimicrobiano eficaz para las úlceras y las heridas. Protege el hígado y el estómago. Provechosa para las alteraciones intestinales, los problemas circulatorios, la fiebre, las oleadas de calor, la indigestión, las náuseas, los dolores musculares, los mareos y el vómito.	Puede causar problemas estomacales cuando se toma en grandes cantidades. *Advertencia:* No es recomendable para las personas que toman anticoagulantes o que tienen cálculos biliares. No se recomienda su uso extendido durante el embarazo.
Ginkgo *(Ginkgo biloba)*	Hoja, semillas.	Fitoquímicos: amentoflavone, apigenin, beta-carotene, bilobalide, ginkgetin, isorhamnetin, kaempferol, luteolin, myristic acid, p-coumaric acid, procyanidin, quercetin, shikimic acid, stigmasterol, tannin, thymol. Nutrientes: amino acids, calcium, iron, magnesium, manganese, phosphorus, potassium, zinc, vitamins A, B_1, B_2, B_3, B_5 y C.	Mejora la función cerebral porque incrementa el flujo sanguíneo periférico y cerebral, la circulación y la oxigenación. Puede frenar el progreso de la enfermedad de Alzheimer y aliviar los calambres en las piernas porque mejora la circulación. Beneficiosa para la depresión, los dolores de cabeza, la pérdida de memoria y el tinnitus (zumbido en los oídos). Provechosa para el asma, el eccema y los trastornos renales. Tiene potencial para el tratamiento de la impotencia de origen vascular.	Para mejores resultados, se debe tomar durante por lo menos dos semanas. *Advertencia:* Las personas que toman anticoagulantes por prescripción médica o analgésicos sin receta deben hablar con su médico antes de tomarla porque pueden sufrir hemorragias internas.

Hierba	Parte(s) utilizada(s)	Contenido fitoquímico y nutricional	Efectos y usos	Comentarios
Ginseng *(Panax quinquefolus:* ginseng americano; *P. ginseng:* ginseng coreano o chino*)*	Raíces.	Fitoquímicos: beta-sitosterol, campesterols, caryophyllene, cinnamic acid, escin (P. quinquefolius), ferulic acid, fumaric acid, ginsenosides, kaempferol, oleanolic acid, panaxic acid, panaxin, saponin, stigmasterol, vanillic acid. Nutrientes: calcium, choline, fiber, folate, iron, magnesium, manganese, phosphorus, potassium, silicon, zinc, vitamins B_1, B_2, B_3, B_5 y C.	Fortalece las glándulas suprarrenales y reproductivas. Mejora el funcionamiento inmunológico y pulmonar, y estimula el apetito. Provechosa para la bronquitis, los problemas circulatorios, la diabetes, la infertilidad, la falta de energía y el estrés. Facilita el abandono de la cocaína y protege contra los efectos nocivos de la radiación. En estudios de laboratorio se muestra que aumenta la supresión de células cancerígenas en combinación con el tratamiento estándar. Los atletas la utilizan para fortalecer su organismo. En adultos puede mejorar las disfunciones hepáticas relacionadas con el abuso de alcohol.	Aunque las hierbas Siberian ginseng, American ginseng y Korean ginseng pertenecen a familias botánicas distintas, sus propiedades y efectos son parecidos, y todas se conocen como ginseng. *Advertencia:* Las personas que sufren de hipoglicemia, presión arterial alta, trastornos cardíacos, asma o insomnio no deben utilizar ginseng. Tampoco las mujeres embarazadas o lactantes.
Goldenseal *(Hydrastis canadensis)*	Rizomas, raíces.	Fitoquímicos: berberine, beta-carotene, canadine, chlorogenic acid. Nutrientes: calcium, iron, magnesium, manganese, phosphorus, potassium, selenium, zinc, vitamins B_1, B_2, B_3 y C.	Esta hierba limpia el organismo y tiene propiedades antibiótica y antiinflamatorias. También aumenta la eficacia de la insulina y fortalece el sistema inmunológico. Intensifica el funcionamiento del colon, el hígado, el páncreas, el bazo y los sistemas linfático y respiratorio. Mejora la digestión y regula la menstruación. También disminuye el sangrado del útero y estimula el sistema nervioso central. Es provechosa contra las alergias, las úlceras, así como también para los trastornos de la vejiga, la próstata, el estómago y la vagina. Cuando se utiliza al primer síntoma, puede detener la evolución del resfriado, la influenza o el dolor de garganta.	Se recomienda alternar esta hierba con echinacea u otras hierbas provechosas para trastornos particulares. La mejor forma de esta hierba es el extracto libre de alcohol. *Advertencia:* No se debe utilizar durante períodos prolongados ni durante el embarazo ni la lactancia.
Gotu kola *(Centella asiatica)*	Nueces, raíces, semillas.	Fitoquímicos: beta-carotene, beta-sitosterol, campesterol, camphor, kaempferol, saponin, stigmasterol. Nutrientes: calcium, iron, magnesium, manganese, phosphorus, potassium, selenium, zinc, vitamins B_1, B_2, B_3 y C.	Contribuye a eliminar el exceso de fluidos, reduce la fatiga y la depresión, aumenta la libido, contrae los tejidos y estimula el sistema nervioso central. Puede neutralizar los ácidos sanguíneos y bajar la temperatura corporal. Beneficiosa para el funcionamiento del corazón y del hígado. Útil para los trastornos cardiovasculares y circulatorios, la fatiga, las alteraciones del tejido conectivo, los cálculos renales, la falta de apetito y los problemas del sueño.	Cuando se aplica tópicamente puede causar dermatitis.
Gravel root *(Eupatorium purpureum)*	Flores, raíces.	Fitoquímicos: euparin, eupatorin, resin.	Actúa como diurético y tónico del tracto urinario. Combate las afecciones de la próstata y la retención de líquido.	Llamada también joe-pye weed y queen-of-the-meadow.
Green tea *(Camellia sinensis;* vulgare té verde*)*	Hojas.	Fitoquímicos: apigenin, astragalin, benzaldehyde, beta-carotene, beta-ionone, beta-sitosterol, caffeic acid, caffeine, carvacrol, catechins, chlorogenic acid, cinnamic acid, cryptoxanthin, epicatechin, epigallocatechin, eugenol, farnesol, gallic acid, geraniol, hyperoside, indole, isoquercitrin, kaempferol, lutein, lycopene, myrcene, myricetin, myristic acid, naringenin, polyphenols, procyanidins, quercetin, quercitrin, rutin, salicylic acid, tannic acid, thymol, vitexin, zeaxanthin. Nutrientes: amino acids, calcium, iron, magnesium, manganese, phosphorus, potassium, zinc, vitamins B_1, B_2, B_3, B_5 y C.	Antioxidante. Ayuda a proteger contra el cáncer. Baja el colesterol, reduce la tendencia coagulante de la sangre, estimula el sistema inmunológico, combate la caída de los dientes, ayuda a regular el azúcar en sangre y los niveles de insulina, combate la fatiga mental y puede frenar el avance de la arterioesclerosis. Bueno contra el asma. Los estudios ofrecen buenas perspectivas como agente para perder peso. Puede prevenir el agrandamiento de la próstata.	Para obtener las ventajas antioxidantes del té verde bébalo sin leche (ésta se puede unir a los elementos beneficiosos y no dejar que el cuerpo los absorba). *Advertencia:* Contiene pequeñas dosis de caféina. No se debe utilizar en grandes cantidades durante el embarazo o la lactancia. Las personas que sufren de ansiedad o de frecuencia cardíaca irregular no deben consumir más de dos tazas al día.

Hierba	Parte(s) utilizada(s)	Contenido fitoquímico y nutricional	Efectos y usos	Comentarios
Guarana *(Paullinia cupana)*	Semillas	Fitoquímicos: adenine, caffeine, D-catechin, saponin, tannins, theobromine, theophylline.	Actúa como tónico general, estimulante y purificador intestinal. Aumenta la atención. Mejora la resistencia y reduce la fatiga. Útil contra los dolores de cabeza, la irritación del tracto urinario y la diarrea.	También llamada Brazilian cocoa, uabano. *Advertencia:* Debido a su contenido de cafeína, no se recomienda tomar más de 600 mg al día. Tampoco es aconsejable para las personas con problemas de corazón o con presión arterial alta.
Hawthorn *(Crataegus laevigata)*	Bayas, flores, hojas.	Fitoquímicos: acetylcholine, adenine, adenosine, anthocyanidins, beta-carotene, beta-sitosterol, caffeic acid, catechin, chlorogenic acid, epicatechin, esculin, hyperoside, pectin, quercitrin, rutin, ursolic acid, vitexin. Nutrientes: amino acids, calcium, choline, chromium, essential fatty acids, iron, magnesium, manganese, phosphorus, potassium, selenium, silicon, zinc, vitamins B_1, B_2, B_3 y C.	Dilata las arterias coronarias, reduce los niveles de colesterol y repara el músculo cardíaco. Aumenta los niveles intracelulares de vitamina C. Provechosa para la anemia, las enfermedades cardiovasculares y circulatorias, el colesterol alto y la inmunidad disminuida.	*Advertencia:* No tomar si está medicándose por un problema del corazón.
Hops *(Humulus lupulus;* lúpulo*)*	Bayas, flores, hojas.	Fitoquímicos: alpha-pinene, alpha-terpineol, beta-carotene, beta-eudesmol, beta-sitosterol, caffeic acid, campesterol, catechin, chlorogenic acid, citral, eugenol, ferulic acid, limonene, p-cymene, piperidine, procyanidins, quercetin, tannins. Nutrientes: amino acids, calcium, chromium, magnesium, potassium, selenium, silicon, zinc, vitamins B_1, B_3 y C.	Alivia la ansiedad y estimula el apetito. Provechosa para los trastornos cardiovasculares, la hiperactividad, el insomnio, el nerviosismo, el dolor, el desasosiego, las enfermedades de transmisión sexual, el shock, el estrés, el dolor de muela y la úlcera.	Ayuda a dormir bien cuando se coloca dentro de la funda de la almohada. *Advertencia:* No usar si está tomando antidepresivos.
Horehound *(Marrubium vulgare)*	Flores, hojas.	Fitoquímicos: alpha-pinene, apigenin, beta-sitosterol, caffeic acid, gallic acid, limonene, luteolin, pectin, tannic acid, tannins, ursolic acid. Nutrientes: B-complex vitamins, iron, potassium, vitamins A, C y E.	Afloja las secreciones bronquiales y pulmonares. Sirve en caso de sinusitis, hay fever y otras alteraciones respiratorias. También estimula el sistema inmunológico. Bueno contra la indigestión, la pérdida de apetito, la sensación de hinchazón, fiebre del heno, sinusitis y otros problemas respiratorios.	*Advertencia:* En dosis grandes puede provocar arritmia.
Horse chestnut *(Aesculus hippocastanum)*	Corteza, hojas, aceite, semillas.	Fitoquímicos: allantoin, citric acid, epicatechin, escin, esculetin, esculin, fraxetin, fraxin, isoquercitrin, kaempferol, leucocyanidin, myricetin, quercetin, quercitrin, rutin, saponin, scopoletin, tannin.	Protege contra los daños vasculares y reduce la porosidad de las paredes capilares. Protege contra los daños de la radiación. Es buena para las venas varicosas, reduciendo el fluido de los tejidos, aliviando los espasmos musculares nocturnos en las piernas. En uso tópico reduce el dolor y la inflamación y previene los moratones.	

Hierba	Parte(s) utilizada(s)	Contenido fitoquímico y nutricional	Efectos y usos	Comentarios
Horsetail *(Equisetum arvense)*	Tallos.	Fitoquímicos: betacarotene, beta-sitosterol, caffeic acid, campesterol, equisetonin, ferulic acid, gallic acid, isoquercitrin, isoquercitroside, kaempferol, luteolin, naringenin, p-coumaric acid, tannic acid, vanillic acid. Nutrientes: calcium, iron, magnesium, manganese, phosphorus, potassium, selenium, silicon, zinc, vitamins B_1, B_2, B_3 y C.	Su mejor uso es como diurético; reduce la inflamación y los espasmos y calambres musculares. Aumenta la absorción del calcio, lo cual promueve la salud de la piel y fortalece los huesos, el cabello, las uñas y los dientes. También fortalece el corazón y los pulmones, y obra como diurético. Promueve la curación del tejido conectivo y de las fracturas óseas. Provechosa para la artritis, las enfermedades de los huesos (como osteoporosis y raquitismo), la bronquitis, las enfermedades cardiovasculares, el edema, las enfermedades de la vesícula biliar, las inflamaciones, los calambres musculares y los trastornos de la próstata. Se utiliza como cataplasma para disminuir el sangrado y acelerar la curación de las quemaduras y las heridas.	Llamada también bottle brush y shavegrass. *Advertencia:* No usar durante el embarazo o la lactancia. Los alcaloides presentes precluyen su uso a largo plazo. No usar Great Horsetail *(E. telmateia)* ni Marsh Horsetail *(E. palaustre)* por su alto contenido en alcaloides. Si la hierba natural se usa por periodos prolongados, debe tomarse un suplemento de vitamina B_1 (thiamina) porque las enzimas de la hierba destruyen esta vitamina. Ciertas formas procesadas de horsetail no contienen estas enzimas y en este caso no es preciso tomar suplementos de B_1. Compruebe con cada fabricante.
Hydrangea *(Hydrangea aborescens)*	Rizomas.	Essential oil, hydrangin, resin, saponin. Fitoquímicos: kaempferol, quercetin, rutin, saponin. Nutrientes: calcium, iron, magnesium, manganese, phosphorus, potassium, selenium, zinc.	Actúa como diurético y estimula la actividad de los riñones. Beneficiosa para las infecciones de la vejiga, las enfermedades renales, la obesidad y los trastornos de la próstata. Provechosa para los cálculos renales cuando se combina con gravel root.	*Advertencia:* Las hojas de esta planta no se deben consumir. Contienen cianuro y pueden ser tóxicas.
Hyssop *(Hyssopus officinalis)*	Partes aéreas.	Fitoquímicos: alpha-pinene, benzaldehyde, beta-ionone, beta-sitosterol, borneol, caffeic acid, camphor, carvacrol, eugenol, ferulic acid, geraniol, hesperidin, limonene, linalool, marrubiin, oleanolic acid, 1,8-cineole, rosmarinic acid, thymol, ursolic acid. Nutrientes: choline.	Promueve la excreción de mucosas del aparato respiratorio. Alivia la congestión, regula la presión arterial y elimina los gases. Sirve para curar las heridas cuando se utiliza externamente. Beneficiosa para los problemas circulatorios, la epilepsia, la fiebre, la gota y los problemas de peso. Las cataplasmas de green hyssop fresco favorecen la cicatrización de las cortadas.	*Advertencia:* No usar durante el embarazo.
Irish moss *(Chondrus crispus)*	Toda la planta.	Fitoquímicos: beta-carotene. Nutrientes: calcium, iron, magnesium, manganese, phosphorus, potassium, selenium, zinc, vitamins B_1, B_2, B_3 y C.	Expectorante. Ayuda a formar la materia fecal y es beneficiosa para muchos trastornos intestinales y la bronquitis. También se utiliza en lociones para la piel y enjuangues para el cabello fino.	
Jaborandi *(Pilocarpus jaborandi)*	Hojas.	Fitoquímicos: alpha-pinene, limonene, myrcene, pilocarpine.	Combate la inflamación y actúa de diurético. Ayuda a estimular la producción y el flujo de leche en la madre lactante. Buena para la fiebre, resfriados, trastornos del colon, gripe, bronquitis y edema. En uso tópico es útil contra la calvicie y para promover la circulación capilar.	Hierba de bosque tropical cuyo componente activo, la pilocarpine, lleva usándose durante más de 120 años para aliviar la presión intraocular del glaucoma.
Jatoba *(Hymenaea courbaril)*	Corteza, hojas, fruta.	Fitoquímicos: beta-sitosterol, caryophyllene, delta-cadinene, epicatechin.	Combate la inflamación y los radicales libres, así como las infecciones bacterianas y de hongos. Aumenta la energía. Buena para el asma, bronquitis, bursitis, infección de vejiga, candida y otras infecciones de origen fungal. Útil contra la artritis y la prostatitis.	Hierba de bosque tropical con una gran variedad de aplicaciones tradicionales.

Hierba	Parte(s) utilizada(s)	Contenido fitoquímico y nutricional	Efectos y usos	Comentarios
Juniper *(Juniperus communis)*	Bayas.	Fitoquímicos: alpha-pinene, beta-carotene, beta-pinene, betulin, borneol, camphor, caryophyllene, catechin, farnesol, epicatechin, glycolic acid, limonene, linalool, menthol, rutin, tannins, umbelliferone. Nutrientes: calcium, chromium, iron, magnesium, manganese, phosphorus, potassium, selenium, zinc, vitamins B_1, B_2, B_3 y C.	Produce efectos diuréticos, contribuye a regular el nivel del azúcar sanguíneo, y disminuye la inflamación y la congestión. Sirve para tratar el asma, las infecciones de la vejiga, la retención de líquidos, la obesidad y las alteraciones de la próstata.	*Advertencia:* Puede interferir la absorción del hierro y de otros minerales cuando se administra por vía oral. No usar durante el embarazo ni por personas con problemas renales.
Kava kava *(Piper methysticum)*	Raíces.	Fitoquímicos: cinnamic acid, kavalactones (including kawain, dihydrokawain, methysticin, dihydromethysticin, yangonin).	Induce la relajación física y mental. Actúa como diurético y antiséptico genitourinario. Alivia los espasmos y dolores musculares. Provechosa para la ansiedad, la depresión, el insomnio, los trastornos relacionados con el estrés y las infecciones del tracto urinario.	Llamada también kava. *Advertencia:* Puede causar somnolencia. Si esto ocurre, suspenda el uso de esta hierba o reduzca la dosis. No debe combinarse con alcohol. No es recomendable para menores de 18 años, embarazadas, personas con depresión o quienes toman ciertos medicamentos prescritos por un médico, como los ansioliticos.
Kudzu *(Pueraria lobata)*	Hojas, raíces, brotes.	Fitoquímicos: daidzin, genistein, p-coumaric acid, puerarin, quercetin. Nutrientes: calcium, iron, magnesium, phosphorus, potassium, vitamin B_2.	Deprime las ansias de tomar alcohol. Reduce la presión arterial y alivia los dolores de cabeza, la tortícolis, el vértigo y tinnitus. Útil para tratar el alcoholismo, los resfriados, la gripe y problemas gastrointestinales.	En China y Japón, lleva siglos usándose como almidón para los alimentos. Los chinos lo emplean contra la angina pectoris.
Lady's mantle *(Achillea millefolium)*	Toda la planta menos la raiz.	Fitoquímicos: achilleine, alpha-pinene, apigenin, azulene, beta-carotene, betaine, beta-pinene, betasitosterol, betonicine, borneol, caffeic acid, camphor, caryophyllene, chamazulene, coumarins, eugenol, guaiazulene, isorhamnetin, limonene, luteolin, mannitol, menthol, myrcene, myristic acid, 1,8-cineole, p-cymene, quercetin, quercitrin, rutin, salicylic acid, stigmasterol, tannin, thujone. Nutrientes: amino acids, calcium, fatty acids, folate, iron, magnesium, manganese, phosphorus, potassium, selenium, zinc, vitamins B_1, B_2, B_3 y C.	Antiheridas. También tiene efectos antiinflamatorios, diuréticos y antivirales. Ayuda a curar la membrana mucosa y mejora la coagulación sanguínea, además de aumentar la sudoración. Buena para regular la menstruación y reducir el sangrado excesivo; también alivia los dolores. Útil para los espasmos musculares, la gripe, trastornos gastrointestinales e inflamatorios e infecciones virales. En uso tópico detiene las hemorragias y activa el proceso curativo. Buena como lavado para la irritación vaginal.	También llamada milfoil, old man's pepper, soldier's woundwort, knight's milfoil, herbe militaris, thousand weed, nose bleed, carpenter's weed, bloodwort, staunchweed, devil's nettle, devil's plaything, bad man's plaything, yarroway *Advertencia:* Interfiere con la absorción del hierro y otros minerales. Su uso tópico puede causar irritación. Las personas con sensibilidad al sol deberían evitarla, lo mismo que las mujeres embarazadas.
Lavender *(Lavandula angustifolia;* espliego*)*	Flores.	Fitoquímicos: alpha-pinene, beta-pinene, beta-santalene, borneol, camphor, caryophyllene, coumarin, geraniol, limonene, linalool, luteolin, 1,8-cineole, rosmarinic acid, tannin, umbelliferone, ursolic acid.	Mitiga el estrés y la depresión. Beneficiosa para las quemaduras, los dolores de cabeza, la psoriasis y los problemas cutáneos.	El aceite esencial de lavender es muy popular en la aromaterapia. *Advertencia:* No usar durante el embarazo. No debe tomarse por via oral.

Hierba	Parte(s) utilizada(s)	Contenido fitoquímico y nutricional	Efectos y usos	Comentarios
Lemongrass *(Cymbopogon citratus)*	Hojas, tallos.	Fitoquímicos: alpha-pinene, beta-sitosterol, caryophyllene, citral, farnesol, geraniol, limonene, luteolin, myrcene, 1,8-cineole, quercetin, rutin, saponin, triacontanol. Nutrientes: calcium, iron, magnesium, manganese, phosphorus, potassium, selenium, zinc.	Tiene propiedades astringentes, tónicas, y digestivas. Beneficiosa para la piel y las uñas, la fiebre, la gripe, dolores de cabeza e irritaciones intestinales.	Se utiliza como aromatizante en perfumes y otros productos.
Licorice *(Glycyrrhiza glabra;* regaliz*)*	Raíces.	Fitoquímicos: apigenin, benzaldehyde, beta-carotene, beta-sitosterol, betaine, camphor, carvacrol, estriol, eugenol, ferulic acid, formononetin, geraniol, glabrene, glabridin, glabrol, glycyrrhetinic acid, glycyrrhizin, isoliquiritigenin, isoliquiritin, isoquercitrin, lignin, mannitol, phenol, quercetin, salicylic acid, sinapic acid, stigmasterol, thymol, umbelliferone, vitexin. Nutrientes: calcium, choline, iron, magnesium, manganese, phosphorus, potassium, selenium, silicon, zinc, vitamins B_1, B_2, B_3 y C.	Limpia el colon, disminuye los espasmos musculares, afloja las secreciones de los bronquios y los pulmones, y favorece el funcionamiento de las glándulas suprarrenales. Tiene efectos parecidos a los del estrógeno y la progesterona. Puede cambiar el tono de la voz. También estimula la producción de interferon. Provechosa para las alergias, el asma, la fatiga crónica, la depresión, el enfisema, la fiebre, las infecciones por el virus del herpes, la hipoglicemia y la inflamación intestinal. El licorice deglycyrrhizinated estimula la actividad de mecanismos de defensa naturales que previenen las úlceras aumentando la cantidad de células productoras de mucosidad en el tracto digestivo. Esto mejora la consistencia de la mucosidad, alarga la vida de las células intestinales y mejora la microcirculación en el recubrimiento gastrointestinal.	En Europa recomiendan los derivados de licorice para el tratamiento de las úlceras. *Advertencia:* No se debe utilizar durante el embarazo. Las personas que tienen diabetes, glaucoma, enfermedades del corazón, presión arterial alta, problemas menstruales severos o historia de derrame cerebral no la deben utilizar. Tampoco se debe utilizar todos los días durante más de siete días seguidos, pues puede elevar la presión arterial en personas que tienen presión arterial normal.
Maca *(Lepidium meyenii)*	Raíces.	Fitoquímicos: Beta-sitosterol, saponin, stigmasterol, tannins. Nutrientes: amino acids, calcium, iron, magnesium, phosphorus, zinc, vitamins B_1, B_2, B_{12}, C y E.	Aumenta la energía y refuerza el sistema inmunológico. Buena contra la anemia, el síndrome de fatiga crónica, impotencia, síntomas de la menopausia y de la menstruación.	Hierba de bosque de lluvia perteneciente a la familia de los tubérculos. Alimento importante en la dieta tradicional peruana. Rica en aminoácidos y en proteínas.
Macela *(Achyrocline satureoides)*	Partes aéreas.	Fiitoquímicos: alpha-pinene, caffeic acid, caryophyllene, chlorogenic acid, coumarin, delta-cadinene, galangin, luteolin, 1,8-cineole, quercetagetin, quercetin, scoparone.	Actúa como antiinflamatorio, antiséptico, antivírico y antiparasítico. Estimula y refuerza el sistema inmunológico. Buena para los trastornos gastrointestinales y respiratorios. Útil contra el cáncer, la enfermedad de Crohn, resfriados y gripe, diabetes, problemas menstruales y de la menopausia, así como contra los dolores y espasmos musculares.	Hierba de bosque de lluvia que se sabe tiene propiedades potenciales anti-HIV.
Marshmallow *(Althaea officinalis)*	Flores, hojas, raíces.	Fitoquímicos: Beta-carotene, betaine, caffeic acid, chlorogenic acid, ferulic acid, kaempferol, mucilage, paraffin, p-coumaric acid, pectin, phytosterols, quercetin, salicylic acid, scopoletin, sorbitol, tannins, vanillic acid. Nutrientes: amino acids, calcium, iron, magnesium, manganese, phosphorus, potassium, selenium, zinc, vitamins B_1, B_2, B_3 y C.	Ayuda a eliminar del organismo el exceso de fluidos y de mucosa. Alivia y cura la piel, las membranas mucosas y otros tejidos internos y externos. También actúa como diurético y expectorante. Provechosa para las infecciones de la vejiga, los malestares digestivos, la retención de líquidos, el dolor de cabeza, los trastornos intestinales, los problemas renales, la sinusitis y el dolor de garganta.	Se suele utilizar en las mezclas de las píldoras.

Hierba	Parte(s) utilizada(s)	Contenido fitoquímico y nutricional	Efectos y usos	Comentarios
Meadowsweet *(Filipendula ulmaria)*	Hojas, cubiertas de las hojas.	Fitoquímicos: anthocyanidin, avicularin, coumarin, hyperoside, methyl salicylate, quercetin, rutin, salicin, salicylic acid, vanillin.	Tersa los tejidos y promueve la eliminación del exceso de fluidos. Reduce la inflamación y fortalece y tonifica el sistema. Buena para los resfriados, la gripe, náuseas, trastornos digestivos, calambres y dolores musculares y diarrea.	La palabra *aspirina* se deriva de un antiguo nombre para esta planta: *spirea*. *Advertencia:* Dada su composición, con elementos relacionados con la aspirina, no debe ser usada por mujeres embarazadas ni dada a los niños en caso de fiebre debida a resfriado, influenza (gripe) u otra infección vírica, ya que aumenta el riesgo de padecer del síndrome de Reye, una complicación peligrosa capaz de alterar y dañar el hígado, el cerebro y el corazón.
Milk thistle *(Silybum marianum)*	Frutas, hojas, semillas.	Fitoquímicos: apigenin, beta-carotene, fumaric acid, kaempferol, naringenin, quercetin, silyrin, silybin, silychristin, silydianin, silymarin, silymonin, taxifolin. Nutrientes: calcium, fatty acids, iron, magnesium, manganese, phosphorus, potassium, selenium, zinc.	Protege el hígado de las toxinas y contaminantes previniendo la acción de los radicales libres. Estimula la producción de nuevas células hepáticas. Protege también los riñones. Buena para combatir los trastornos hepáticos, adrenales y de la vesícula, así como la psoriasis, la irritación intestinal. Fortalece el sistema inmunológico. Ha mostrado efectos anticangerígenos (próstata y senos). La silymarin inhibe la formación de COX-2.	Llamada también Mary thistle y wild artichoke. Es escasamente soluble en agua, por lo que no es eficaz como té. La mejor forma de tomarla es como extracto o como cápsula concentrada.
Motherwort *(Leonurus cardiaca)*	Hojas, flores y tallos.	Fitoquímicos: alpha-pinene, benzaldehyde, caryophyllene, catechin, hyperoside, isoquercitrin, limonene, linalool, marrubiin, oleanolic acid, quercetin, quercitrin, rutin, saponin, stachydrine, tannin, ursolicacid. Nutrientes: vitamin C.	Usada tradicionalmente para aliviar los dolores del parto y como calmante. Ayuda a combatir los trastornos menstruales y los síntomas de la menopausia, la vaginitis y los problemas reumáticos y de la tiroides. Tiene un efecto tónico sobre el corazón. Buena para los dolores de cabeza, insomnio y vértigo.	*Advertencia:* No usar durante el embarazo (hasta el momento del parto), ya que puede estimular las contracciones uterinas. No recomendada para las personas con problemas de coagulación, presión arterial alta o enfermedades cardíacas.
Muira puama *(Ptychopetalum olacoides)*	Corteza, raíces.	Fitoquímicos: beta-sitosterol, campesterol, coumarin, lupeol.	Alivia el dolor. Moderadas propiedades laxantes y purificantes; refuerza el corazón. Tiene un efecto tónico general y equilibra las hormonas sexuales. Beneficiosa para el tratamiento de los problemas del sistema nervioso, impotencia, depresión, estrés, reumatismo, caída de cabello, asma y problemas relacionados con la menstruación y la menopausia.	Se cree que la mejor forma de tomar esta hierba de bosque tropical es como extracto con base de alcohol, ya que sus elementos activos no son solubles en agua ni se descomponen en el proceso digestivo.
Mullein *(Verbascum thapsus)*	Hojas.	Fitoquímicos: beta-carotene, beta-sitosterol, coumarin, hesperidin, saponins. Nutrientes: calcium, iron, magnesium, manganese, phosphorus, potassium, selenium, zinc, vitamins B_1, B_2, B_3 y C.	Actúa como laxante, analgésico y favorece el sueño. Provechosa para el asma, la bronquitis, las afecciones respiratorias, el dolor de oído, la fiebre del heno (hay fever) y la inflamación de las glándulas. Se utiliza en medicamentos que reducen la inflamación de los riñones.	
Mustard *(Brassica nigra; mostaza)*	Semillas.	Fitoquímicos: allyl isothiocyanate, caffeic acid, chlorogenic acid, ferulic acid, p-coumaric acid, protocatechuic acid, sinapic acid, vanillic acid.	Mejora la digestión y contribuye al metabolismo de las grasas. Cuando se aplica externamente, es beneficiosa para la congestión del pecho, las inflamaciones, las lesiones y el dolor de las articulaciones.	*Advertencia:* puede ser irritante cuando se aplica directamente en la piel. No es recomendable para niños menores de 6 años.

Hierba	Parte(s) utilizada(s)	Contenido fitoquímico y nutricional	Efectos y usos	Comentarios
Myrrh *(Commiphora myrrha;* mirra)	Resina de los tallos.	Fitoquímicos: acetic acid, beta-sitosterol, campesterol, cinnamaldehyde, cuminaldehyde, dipentene, eugenol, limonene, m-cresol.	Tiene propiedades antisépticas y desinfectantes. Funciona bien como desodorizante. Ayuda a combatir las bacterias bucales perjudiciales. Útil para el mal aliento, la enfermedad periodontal, los trastornos cutáneos y las úlceras. Estimula el sistema inmunológico y las secreciones estomacales. También útil contra el asma, bronquitis, resfriados, influenza, sinusitis, dolores de garganta, herpes simplex. En uso tópico actúa contra: abscesos, forúnculos, llagas y heridas.	Por sus propiedades aromáticas se utiliza en perfumes e inciensos. El guggul, el extracto regularizado del árbol indio de la mirra (mukul), baja el colesterol y los triglicéridos.
Nettle *(Urtica dioica)*	Flores, hojas, raíces.	Fitoquímicos: acetic acid, beta-carotene, betaine, caffeic acid, ferulic acid, lecithin, lycopene, p-coumaric acid, scopoletin. Nutrientes: calcium, copper, fatty acids, folate, iron, magnesium, manganese, phosphorus, potassium, selenium, sulfur, zinc, vitamins B_1, B_2, B_3, B_5, C y E.	Tiene propiedades diuréticas, expectorantes y tónicas. Buena para la prostatic hyperplasia benigna. Provechosa para la anemia, la artritis, la hay fever y otros trastornos alérgicos, los problemas renales y el síndrome de malabsorción. Ayuda a controlar el bocio, los trastornos inflamatorios y las secreciones pulmonares. Usada en productos para el cabello; estimula los folículos capilares y regula la acumulación de grasa en el cuero cabelludo.	Llamada también stinging nettle.
Oat straw *(Avena sativa)*	Toda la planta.	Fitoquímicos: benzaldehyde, beta-carotene, beta-ionone, beta-sitosterol, betaine, caffeic acid, campesterol, caryophyllene, chlorophyll, ferulic acid, lignin, limonene, p-coumaric acid, quercetin, scopoletin, sinapic acid, stigmasterol, vanillic acid, vanillin. Nutrientes: calcium, folate, iron, magnesium, manganese, phosphorus, potassium, selenium, zinc, vitamins A, B_1, B_2, B_3, B_5, B_6 y E.	Tiene propiedades antidepresivas, actúa como tónico nervioso y promueve la sudoración. Beneficiosa para el bed-wetting, la depresión, insomnio, y los trastornos cutáneos. Mitiga el insomnio.	
Olive leaf *(Olea europaea)*	Extractos de las hojas.	Fitoquímicos: apigenin, beta-sitosterol glucoside, zinchonidine, esculetin, kaempferol, luteolin, mannitol, maslinic acid, oleanic acid, oleuropein, quercetin, rutin, tannins. Nutrientes: calcium.	Combate todo tipo de bacterias, virus y parásitos. Contribuye a prevenir los resfriados y la influenza (gripe). Puede tener propiedades antioxidantes y ha mostrado potencial para reducir la presión arterial. Buena para combatir prácticamente todas las enfermedades infecciosas y diarreicas, el síndrome de fatiga crónica, la artritis inflamatoria y la psoriasis.	
Oregon grape *(Mahonia aquifolia)*	Raíces.	Fitoquímicos: berberine, tannins.	Purifica la sangre y limpia el hígado. Sirve para muchas alteraciones cutáneas, desde acné hasta psoriasis.	Se puede utilizar en lugar de goldenseal y barberry para algunos propósitos.
Papaya *(Carica papaya)*	Fruta, hojas.	Fitoquímicos: alpha-pinene, apigenin, apiole, benzaldehyde, bergapten, beta-carotene, caffeic acid, chlorogenic acid, geraniol, glycolic acid, kaempferol, limonene, linalool, lutein, myristic acid, myristicin, naringenin, p-coumaric acid, psoralen, quercetin, rosmarinic acid, rutin, xanthotoxin. Nutrientes: calcium, folate, iron, magnesium, manganese, phosphorus, potassium, selenium, zinc, vitamins A, B_1, B_2, B_3, B_5, C y E.	Estimula el apetito y contribuye a la digestión. Provechosa para la acidez estomacal, la indigestión y la inflamación intestinal.	Las hojas se pueden utilizar para ablandar la carne.

Hierba	Parte(s) utilizada(s)	Contenido fitoquímico y nutricional	Efectos y usos	Comentarios
Parsley *(Petroselinum crispum;* perejil*)*	Fruta, raíces, tallos y hojas.	Fitoquímicos: alpha-pinene, apigenin, apiole, benzaldehyde, bergapten, beta-carotene, caffeic acid, chlorogenic acid, geraniol, glycolic acid, kaempferol, limonene, linalool, lutein, myristic acid, myristicin, naringenin, p-coumaric acid, psoralen, quercetin, rosmarinic acid, rutin, xanthotoxin. Nutrientes: calcium, folate, iron, magnesium, manganese, phosphorus, potassium, selenium, zinc, vitamins A, B_1, B_2, B_3, B_5, C y E.	Contiene una sustancia que previene la multiplicación de las células tumorales. Expulsa las lombrices intestinales, disminuye los gases, estimula la actividad normal del sistema digestivo y refresca el aliento. Útil para la vejiga, los riñones, el hígado, los pulmones, el estómago y el funcionamiento tiroideo. Provechosa para el bed-wetting, la retención de líquidos, los gases, la halitosis, la presión arterial alta, la indigestión, las enfermedades renales, la obesidad y los trastornos de la próstata.	Por peso, contiene más vitamina C que la naranja.
Passionflower *(Passiflora incarnata)*	Flores, hojas, tallos, brotes.	Fitoquímicos: apigenin, flavonoids, harmaline, kaempferol, luteolin, maltol, quercetin, rutin, scopoletin, stigmasterol, umbelliferone, vitexin. Nutrientes: amino acids, calcium.	Obra como sedante suave. Beneficiosa para la ansiedad, la hiperactividad, el insomnio, la neuritis y las alteraciones relacionadas con el estrés. Ayuda a reducir la presión arterial.	Llamada también maypop. *Advertencia:* No usar durante el embarazo porque puede estimular el útero.
Pau d´arco *(Tabebuia heptaphylla)*	Corteza interna.	Fitoquímicos: beta-carotene, beta-sitosterol, lapachol.	Combate las infecciones bacterianas y virales. Limpia la sangre. Útil para la candidiasis, la tos de los fumadores, las verrugas y todas las infecciones. Provechosa para los síntomas del SIDA, las alergias, el cáncer, los problemas cardiovasculares, la inflamación intestinal, el reumatismo, los tumores y las úlceras.	Llamada también lapacho y taheebo.
Peppermint *(Mentha piperita)*	Hojas.	Fitoquímicos: acetic acid, alpha-carotene, alpha-pinene, azulene, beta-carotene, beta-ionone, betaine, caffeic acid, carvacrol, carvone, chlorogenic acid, coumarin, eugenol, hesperetin, limonene, linalool, luteolin, menthol, 1,8-cineole, p-coumaric acid, pectin, rosmarinic acid, rutin, tannin, thymol, vanillin. Nutrientes: calcium, choline, iron, magnesium, manganese, phosphorus, potassium, selenium, zinc, vitamins B_1, B_2, B_3 y E.	Mejora la digestión aumentando la acidez estomacal. Anestesia ligeramente las membranas mucosas y el tracto gastrointestinal. Beneficiosa para los escalofríos, el cólico, la diarrea, el dolor de cabeza, los problemas cardíacos, la indigestión, el síndrome de irritación intestinal, las náuseas, la falta de apetito, el reumatismo y los espasmos.	*Advertencia:* Puede afectar a la absorción del hierro. No debe usarse por las madres en periodo de lactancia. No ingerir mentol puro ni hojas de peppermint puras.
Plantain *(Plantago major)*	Hojas.	Fitoquímicos: adenine, allantoin, aucubin, apigenin, benzoic acid, caffeic acid, chlorogenic acid, cinnamic acid, ferulic acid, fiber, luteolin, oleanolic acid, p-coumaric acid, salicylic acid, tannin, ursolic acid, vanillic acid. Nutrientes: potassium, vitamin A.	Diurético, alivia los pulmones y el tracto urinario. Puede frenar el avance de la tuberculosis. Tiene efectos antibióticos, terapéuticos y estípticos cuando se emplea tópicamente en heridas y llagas. Útil para la indigestión y acidez estomacal. Aplicada como cataplasma sirve para la picadura de abeja y para cualquier otra clase de mordedura o picadura.	Esta planta no es la fruta (banana). Las hojas tiernas son sabrosas y se pueden consumir en ensalada. *Advertencia:* No confundir el plantain con el foxglove *(Digitalis lanata),* aunque tengan una apariencia similar.
Pleurisy root *(Asclepias tuberosa)*	Rizomas.	Fitoquímicos: alpha-amyrin, asclepiadin, beta-amyrin, isorhamnetin, kaempferol, lupeol, quercetin, rutin, viburnitol.	Reduce la inflamación de la membrana pleural de los pulmones y promueve la secreción de fluidos beneficiosos para los pulmones. Estimula el sistema linfático y tiene propiedades antiespasmódicas. Mejora la sudoración y la expectoración. Beneficiosa para la pleuritis, pneumonía, bronquitis, gripe y tos.	También llamada butterfly weed.

Hierba	Parte(s) utilizada(s)	Contenido fitoquímico y nutricional	Efectos y usos	Comentarios
Primrose *(Oenothera biennis)*	Aceite de las semillas.	Fitoquímicos: beta-sitosterol, caffeic acid, campesterol, ellagic acid, gallic acid, kaempferol, lignin, p-coumaric acid, phytosterols, quercetin, tannin. Nutrientes: amino acids, calcium, essential fatty acids, iron, magnesium, manganese, phosphorus, potassium, zinc, vitamin E.	Promueve la salud cardiovascular. Contribuye a la pérdida de peso y reduce la presión arterial alta. Promueve de manera natural la producción de estrógeno. Beneficiosa para tratar el alcoholismo, la artritis, las oleadas de calor, los problemas menstruales (como calambres y sangrado fuerte), la esclerosis múltiple, los trastornos cutáneos y muchas más alteraciones.	Llamada también evening primrose. *Advertencia:* No usar durante el embarazo.
Pumpkin *(Curcurbita pepo;* calabaza*)*	Carne y semillas.	Fitoquímicos: astragalin, beta-carotene, beta-sitosterol, caffeic acid, chlorogenin, cryptoxanthin, diosgenin, ferulic acid, gitogenin, kaempferol, lutein, mannitol, myristic acid, phytosterols, quercetin, ruscogenin, salicylic acid, zeaxanthin. Nutrientes: amino acids, calcium, essential fatty acids, iron, magnesium, manganese, phosphorus, potassium, selenium, zinc, vitamins A, C, y E.	Provechosa para los trastornos de la próstata y la vejiga irritable.	
Puncture vine *(Tribulus terrestris)*	Flores, fruta, hojas y tallos.	Fitoquímicos: astragalin, beta-sitosterol, campesterol, chlorogenin, diosgenin, gitogenin, kaempferol, quercetin, ruscogenin, rutin, stigmasterol. Nutrientes: amino acids, calcium, essential fatty acids, iron, phosphorus, potassium, vitamin C.	Aumenta el deseo sexual. Alivia los síntomas de la menopausia. Estimula la producción de hormonas masculinas y femeninas y las balancea. Reactiva el sistema inmunológico. Ayuda a crear masa muscular y aumenta la resistencia física. Tiene propiedades antibacterianas, antiinflamatorias y antihongos. Útil como tónico general y revitalizador del hígado, riñones y tracto urinario.	También denominada caltrop.
Pygeum *(Pygeum africanum)*	Corteza.	Fitoquímicos: beta-sitosterol, oleanic acid, ursolic acid.	Reduce la inflamación y la congestión. Rebaja los niveles de compuestos inflamatorios en la próstata. Eficaz para reducir el agrandamiento de la próstata.	En Europa se usa clínicamente para tratar la prostatic hyperplasia benigna (BPH).
Red clover *(Trifolium pratense)*	Flores.	Fitoquímicos: beta-carotene, beta-sitosterol, biochanin, caffeic acid, campesterol, chlorogenic acid, coumarin, coumestrol, daidzein, eugenol, formononetin, genistein, isorhamnetin, methyl salicylate, myricetin, p-coumaric acid, salicylic acid. Nutrientes: calcium, iron, magnesium, manganese, phosphorus, potassium, selenium, zinc, vitamins B_3, C y E.	Combate las infecciones, reduce el apetito, purifica la sangre. Efectos expectorantes, antiespasmódicos y relajantes. Alivia los síntomas de la menopausia, como los calentones. Provechosa contra las infecciones bacterianas, los síntomas del virus del HIV y el SIDA, la tos, bronquitis, las inflamaciones pulmonares e intestinales, los problemas renales, las enfermedades hepáticas, los trastornos cutáneos y la debilidad del sistema inmunológico.	
Red raspberry *(Rubus idaeus)*	Corteza, hojas, raíces.	Fitoquímicos: acetic acid, beta-carotene, caffeic acid, chrysophanol, emodin, epicatechin, ferulic acid, fumaric acid, gallic acid, isoquercitrin, lutein, p-coumaric acid, protocatechuic acid, rutin, sinapic acid, vanillic acid. Nutrientes: calcium, iron, magnesium, manganese, phosphorus, potassium, selenium, sulfur, zinc, vitamins B_1, B_2, B_3, B_5, C y E.	Disminuye el sangrado menstrual, mitiga los espasmos uterinos e intestinales y fortalece las paredes uterinas. También promueve la salud de las uñas, los huesos, los dientes y la piel. Beneficiosa para la diarrea y los trastornos femeninos, como náuseas, oleadas de calor y calambres menstruales. Además, cura las aftas. Cuando se combina con peppermint, sirve para las náuseas.	

Hierba	Parte(s) utilizada(s)	Contenido fitoquímico y nutricional	Efectos y usos	Comentarios
Rhubarb *(Rheum rhabarbarum;* ruibarbo*)*	Raíces, palitos.	Fitoquímicos: acetic acid, beta-carotene, caffeic acid, chrysophanol, emodin, epicatechin, ferulic acid, fumaric acid, gallic acid, isoquercitrin, lutein, p-coumaric acid, protocatechuic acid, rutin, sinapic acid, vanillic acid. Nutrientes: calcium, iron, magnesium, manganese, phosphorus, potassium, selenium, sulfur, zinc, vitamins B_1, B_2, B_3, B_5, C y E.	Elimina las lombrices intestinales, mejora el funcionamiento de la vesícula biliar. Promueve la curación de las úlceras duodenales. Útil para las alteraciones del colon, el bazo y el hígado. Provechosa para el estreñimiento y la mala absorción.	*Advertencia:* No se debe utilizar durante el embarazo.
Rose *(Rosa canina)*	Frutas (hips).	Fitoquímicos: beta-carotene, betulin, catechin, epicatechin, flavonoids, isoquercitrin, lycopene, malic acid, pectin, tannin, vanillin, zeaxanthin. Nutrientes: calcium, iron, magnesium, manganese, phosphorus, potassium, selenium, zinc, vitamins B_1, B_2, B_3, C y E.	Beneficiosa para todas las infecciones y los problemas de la vejiga. Buena fuente de vitamina C. El té de rose hip es provechoso para la diarrea.	Muchas vitaminas y suplementivos se derivan de esta planta.
Rosemary *(Rosemarinus officinalis)*	Hojas.	Fitoquímicos: alpha-pinene, apigenin, beta-carotene, beta-sitosterol, betulinic acid, borneol, caffeic acid, camphor, carnosol, carvacrol, carvone, caryophyllene, chlorogenic acid, diosmin, genkwanin, geraniol, hesperidin, limonene, linalool, luteolin, oleanolic acid, 1,8-cineole, phytosterols, rosmanol, rosmarinic acid, salicylates, squalene, tannin, thymol, ursolic acid. Nutrientes: calcium, iron, magnesium, manganese, phosphorus, potassium, zinc, vitamins B_1, B_3 y C.	Combate los radicales libres y la inflamación (enzima COX-2), las bacterias y los hongos. Relaja el estómago, estimula la digestión y la circulación y actúa como astringente y descongestionante. Mejora la circulación hacia el cerebro. Ayuda a purificar el hígado. Tiene propiedades anticancerígenas y antitumorales. Beneficiosa para los dolores de cabeza, la presión arterial alta o baja, los problemas circulatorios y los calambres menstruales. Pueda usarse como gárgara antiséptica.	Sirve para conservar los alimentos.
Sage *(Salvia officinalis;* salvia*)*	Hojas.	Fitoquímicos: alpha-amyrin, alpha-pinene, alpha-terpineol, apigenin, beta-carotene, beta-sitosterol, betulin, borneol, caffeic acid, campesterol, camphene, camphor, carnosolic acid, caryophyllene, catechin, chlorogenic acid, citral, farnesol, ferulic acid, gallic acid, genkwanin, geraniol, hispidulin, limonene, linalool, luteolin, maslinic acid, oleanolic acid, 1,8-cineole, p-coumaric acid, pinene, rosmarinic acid, saponin, stigmasterol, tannins, terpineol, thymol, ursolic acid, vanillic acid. Nutrientes: boron, calcium, iron, magnesium, manganese, phosphorus, potassium, selenium, zinc, vitamins B_1, B_2, B_3, B_5 y C.	Estimula el sistema nervioso central y el tracto digestivo. Produce efectos estrogénicos en el organismo. Reduce la sudoración y la producción de saliva. Provechosa para las oleadas de calor y otros síntomas relacionados con la insuficiencia de estrógeno que es típica de la menopausia o posterior a la histerectomía. Beneficiosa para los problemas de la boca y la garganta, como amigdalitis. Preparada en té, se utiliza para darle brillo al cabello (en especial para el cabello oscuro) y para propiciar su crecimiento. También se utiliza para secar la leche cuando la mujer desea suspender la lactancia.	*Advertencia:* Interfiere la absorción del hierro y de otros minerales cuando se toma por vía oral, y disminuye la cantidad de leche en las mujeres que están lactando. Las personas que sufren de convulsiones no deben utilizar sage. No tomar durante el embarazo.

Hierba	Parte(s) utilizada(s)	Contenido fitoquímico y nutricional	Efectos y usos	Comentarios
St. John's wort *(Hypericum perforatum)*	Flores, hojas, tallos, aceite.	Fitoquímicos: carotenoids, caryophyllene, chlorophyll, flavonoids, hyperoside, isoquercitrin, limonene, lutein, mannitol, myristic acid, phenol, phloroglucinol, phytosterols, quercetin, quercitrin, rutin, saponin, tannins. Nutrientes: vitamin C.	Buena para la depresión y los dolores nerviosos. Ayuda a controlar el estrés. En estudios de laboratorio protege la médula espinal y las mucosas intestinales de los rayos-x. En uso tópico, su aceite contribuye a curar las heridas.	*Advertencia:* Produce interacciones importantes con warfarin y digoxin. Cuando se toma en cantidades altas puede producir una gran sensibilidad al sol, en especial si la piel es clara. No debe usarse por personas que toman antidepresivos u otros medicamentos que interactúan con los inhibidors de MAO. Debe usarse con cautela en caso de embarazo.
Sangre de grado *(Croton lechleri)*	Corteza, resina.	Fitoquímicos: alpha-pinene, betaine, beta-pinene, borneol, camphene, dipentene, eugenol, gamma-terpinene, lignin, linalool, myrcene, p-cymene, tannins, taspine, vanillin.	Combate los radicales libres y las infecciones víricas, bacterianas y de hongos. Ayuda a detener las hemorragias y curar las heridas. Buena para los problemas respiratorios y de la piel, úlceras bucales y cutáneas, dolores de garganta, resfriados y gripe, así como contra la cándida, la psoriasis, el herpes y la vaginitis.	Hierba de bosque tropical también llamada Sangre de Drago (Dragon's blood).
Sarsaparilla *(Smilax species)*	Raíces, rizomas.	Fitoquímicos: Beta-sitosterol, saponin, stigmasterol. Nutrientes: iron, magnesium, manganese, phosphorus, potassium, selenium, zinc.	Promueve la excreción de fluidos. Aumenta la energía, protege contra los efectos nocivos de la radiación, regula la actividad hormonal y tiene propiedades diuréticas. Beneficiosa para la frigidez, la urticaria, la impotencia, la infertilidad, los trastornos del sistema nervioso, el premenstrual syndrome (PMS), la psoriasis, la artritis reumatoide y las alteraciones provocadas por impurezas de la sangre.	Llamada también Chinese root y small spikenard.
Saw palmetto *(Serenoa repens)*	Bayas, semillas.	Fitoquímicos: beta-carotene, beta-sitosterol, ferulic acid, mannitol, myristic acid, tannins, vanillic acid, vanillin.	Actúa como diurético y antiséptico urinario. Estimula el apetito. Inhibe la producción de dihidrotestoste-rona, una hormona que contribuye a la hipertrofia de la próstata. Ayuda a corregir la inapetencia y los trastornos de la próstata. También puede mejorar el desempeño sexual y aumentar el deseo.	En Europa se usa clínicamente para tratar la prostatic hyperplasia benigna (BPH). Puede combinarse con la raíz de nettle.
Skullcap *(Scutellaria laterfolia)*	Hojas, brotes.	Fitoquímicos: beta-carotene, lignin, tannins. Nutrientes: calcium, iron, magnesium, manganese, phosphorus, potassium, selenium, zinc, vitamins B_1, B_2, B_3 y C.	Sirve para los problemas del sueño, mejora la circulación y fortalece el músculo cardíaco. Provechosa para la ansiedad, la fatiga, las enfermedades cardiovasculares, el dolor de cabeza, la hiperactividad, las alteraciones nerviosas y el reumatismo. Mitiga los calambres musculares, el dolor, los espasmos y el estrés. Beneficiosa para dejar las drogas y para tratar la adicción a los barbitúricos.	*Advertencia:* No debe darse a niños menores de 6 años.
Slippery elm *(Ulmus rubra)*	Corteza interna.	Fitoquímicos: beta-carotene, campesterol, mucilage, starch, tannin. Nutrientes: calcium, iron, magnesium, manganese, phosphorus, potassium, selenium, zinc, vitamins B_1, B_2, B_3 y C.	Reduce la inflamación de las membranas mucosas del intestino, el estómago y el tracto urinario. Beneficiosa para la diarrea, la úlcera, el resfriado, la influenza y el dolor de garganta, así, como para la enfermedad de Crohn, la colitis ulcerosa, la diverticulosis, la diverticulitis y la gastritis.	Llamada también moose elm y red elm.
Squawvine *(Mitchella repens)*	Hojas, tallos.	Fitoquímicos: alkaloids, glycosides, mucilage, saponins, tannins.	Alivia la congestión pélvica y calma el sistema nervioso. Provechosa para los calambres menstruales y para preparar a la mujer para el parto.	Llamada también partridgeberry.
Stone root *(Collinsonia canadensis)*	La planta entera, la raíz fresca.	Fitoquímicos: alpha-pinene, caffeic acid, caryophyllene, limonene. Nutrientes: magnesium.	Diurética, sedante, antiespasmódica, astringente y tónica. Buena para el tracto urinario. Descompone la mucosa. Útil para la bronquitis, dolores de cabeza, calambre, indigestión y hemorroides.	También se conoce como heal-all, horse balm, knob root y rich weed.

Hierba	Parte(s) utilizada(s)	Contenido fitoquímico y nutricional	Efectos y usos	Comentarios
Suma *(Pfaffia paniculata)*	Corteza, bayas, hojas, raíces.	Fitoquímicos: beta-sitosterol, saponin, stigmasterol. Nutrientes: iron, magnesium, zinc, vitamins A, B_1, B_2, B_5, E y K.	Combate la anemia, la inflamación, la fatiga y el estrés. Obra como estimulante del sistema inmunológico. Beneficiosa para los síntomas del SIDA, la artritis, los síntomas de la menopausia, el cáncer, las enfermedades hepáticas, la presión arterial alta, el virus de Epstein-Barr y la debilidad del sistema inmunológico.	Conocida también como Brazilian ginseng.
Tea tree *(Malaleuca alternifolia)*	Aceite esencial.	Fitoquímicos: alpha-pinene, alpha-terpineol, aromadendrene, beta-pinene, camphor, caryophyllene, limonene, linalool, 1,8-cineole, p-cymene, terpinenes, terpinolene.	Desinfecta las heridas y cura prácticamente todos los problemas cutáneos, entre ellas acné, athlete's foot (pie de atleta), cortadas, raspaduras, forúnculos, problemas capilares y del cuero cabelludo, infecciones por hongos, episodios de herpes, picaduras de insecto y de araña, sarna y verrugas. Se puede agregar al agua para hacer gargarismos cuando hay resfriado y dolor de garganta y llagas en la bocas (pero sin tragar), o se puede utilizar como ducha para la vaginitis.	*Advertencia:* No se recomienda para uso interno; puede ser tóxico. Si se produce irritación, se debe suspender o se debe diluir con destilada, aceite vegetal, de primrose o aceite de vitamina E.
Thyme *(Thymus vulgaris;* tomillo*)*	Bayas, flores, hojas.	Fitoquímicos: alpha-pinene, apigenin, beta-carotene, borneol, caffeic acid, camphor, caprylic acid, carvacrol, carvone, chlorogenic acid, cinnamic acid, citral, eugenol, ferulic acid, gallic acid, geraniol, kaempferol, lauric acid, limonene, linalool, luteolin, myristic acid, naringenin, oleanolic acid, p-coumaric acid, p-cymene, phytosterols, rosmarinic acid, salicylates, tannin, thymol, ursolic acid, vanillic acid. Nutrientes: amino acids, calcium, essential fatty acids, iron, magnesium, manganese, phosphorus, potassium, selenium, zinc, vitamins B_1, B_2, B_3 y C.	Elimina los gases y reduce la fiebre, el dolor de cabeza y las secreciones. Tiene importantes propiedades antisépticas. Reduce el colesterol. Provechosa para el crup, el asma, la bronquitis y otros problemas respiratorios, así como contra la fiebre, el dolor de cabeza y las enfermedades hepáticas. Acaba con el prurito del cuero cabelludo y con la escamación provocada por la candidiasis.	
Turmeric *(Curcuma longa)*	Rizomas.	Fitoquímicos: alpha-pinene, alpha-terpineol, azulene, beta-carotene, borneol, caffeic acid, caryophyllene, cinnamic acid, curcumin, eugenol, guaiacol, limonene, linalool, 1,8-cineole, p-coumaric acid, p-cymene, turmerone, vanillic acid. Nutrientes: calcium, iron, manganese, phosphorus, potassium, zinc, vitamins B_1, B_2, B_3 y C.	La curcumina, el pigmento amarillo del turmeric es su ingrediente activo. Combate los radicales libres. Protege al hígado contra muchas toxinas, inhibe la agregación plaquetaria y reduce el colesterol. Mejora la salud de los vasos sanguíneos. Tiene propiedades antibióticas, anticancerígenas, antiinflamatorias (COX-2) y antioxidantes. Buena contra la artritis.	Se utiliza como condimento y es el ingrediente principal del curry. En pruebas de laboratorio se ha mostrado que inhibe el desarrollo de HIV. *Advertencia:* Su uso continuado puede crear problemas de estómago. No recomendable para personas con obstrucción del tracto biliar, ya que la curcumina estimula la secreción de bilis.
Uva ursi *(Arctostaphylos uva-ursi)*	Hojas.	Fitoquímicos: arbutin, beta-carotene, beta-sitosterol, ellagic acid, gallic acid, hyperin, isoquercitrin, myricetin, oleanolic acid, quercetin, quercitrin, ursolic acid. Nutrientes: calcium, iron, magnesium, manganese, phosphorus, potassium, selenium, zinc, vitamins B_1, B_2, B_3 y C.	Promueve la excreción de fluidos y combate las bacterias. Actúa como diurético y fortalece el músculo cardíaco. Sirve para las alteraciones del bazo, el hígado, el páncreas y el intestino delgado. Beneficiosa para las infecciones de la vejiga y de los riñones, para la diabetes y los trastornos de la próstata.	Llamada también bearberry. *Advertencia:* No recomendable para mujeres embarazadas o que están dando de mamar; tampoco se recomienda dar a niños menores de 12 años.

Hierba	Parte(s) utilizada(s)	Contenido fitoquímico y nutricional	Efectos y usos	Comentarios
Valerian *(Valeriana officinalis; valeriana)*	Rizomas, raíces.	Fitoquímicos: azulene, beta-carotene, beta-ionone, beta-sitosterol, borneol, bornyl acetate, caffeic acid, caryophyllene, chlorogenic acid, isovaleric acid, kaempferol, limonene, p-coumaric acid, quercetin, valepotriates, valerenic acid, valerenone, valeric acid. Nutrientes: calcium, choline, essential fatty acids, iron, magnesium, manganese, phosphorus, potassium, selenium, zinc, vitamins B_1, B_2, B_3 y C.	Mejora la circulación y actúa como sedante. Reduce la mucosidad cuando hay resfriado. Buena para la ansiedad, la fatiga, la presión arterial alta, el insomnio, el síndrome de intestino irritable, los calambres menstruales y musculares, el nerviosismo, el dolor, los espasmos, el estrés y las úlceras.	El extracto soluble en agua es la presentación más recomendable. *Advertencia:* No recomendable consumir con alcohol.
Vervain *(Verbena officinalis)*	Flores, hojas, brotes, tallos.	Fitoquímicos: adenosine, aucubin,beta-carotene, caffeic acid, citral, tannin, ursolic acid, verbenalin, verbenin.	Fortalece el sistema nervioso. Promueve la salud del hígado y de la vesícula. Reduce la tensión y el estrés. Induce la sudoración, promoviendo la menstruación y aumentando la producción de leche materna. Útil para la depresión moderada, el insomnio, los dolores de cabeza y de muelas, las heridas, resfriados y la fiebre.	*Advertencia:* No debe usarse durante el embarazo, ya que estimula las contracciones uterinas.
White oak *(Quercus alba)*	Corteza.	Fitoquímicos: beta-carotene, beta-sitosterol, catechin, gallic acid, pectin, quercetin, quercitrin, tannin. Nutrientes: calcium, iron, magnesium, manganese, phosphorus, potassium, selenium, zinc, vitamins B_1, B_2, B_3 y C.	Antiséptico provechoso para las heridas de la piel. Sirve para los resfriados, la bronquitis, la picadura de abeja, las quemaduras, la diarrea, la hemorragia nasal, el poison ivy y las várices. También es beneficiosa para la dentadura. Se puede utilizar en enema o en ducha.	
White Willow *(Salix alba)*	Corteza.	Fitoquímicos: apigenin, beta-carotene, catechin, isoquercitrin, lignin, p-coumaric acid, quercetin, rutin, salicin, salicylic acid, tannin. Nutrientes: calcium, iron, magnesium, manganese, phosphorus, potassium, selenium, zinc, vitamins B_1, B_2, B_3 y C.	Alivia el dolor. Bueno para las alergias, dolores de cabeza y de espalda y nerviosos, así como las molestias de las articulaciones, la inflamación, los calambres menstruales, dolores de muelas y heridas.	Contiene compuestos de los que se deriva la aspirina. *Advertencia:* No recomendado durante el embarazo. Puede obstaculizar la absorción del hierro y de otros minerales cuando se administra por vía oral. No tomar si se es alérgico a la aspirina.
Wild cherry *(Prunus serotina)*	Corteza interna, corteza de la raíz.	Fotoquimícos: benzaldehyde, caffeic acid, kaempferol, p-coumaric acid, quercetin, scopoletin, tannin, ursolic acid. Nutrientes: calcium, iron, magnesium, phosphorus, potassium, zinc.	Actúa como expectorante y calmante moderado. Bueno contra la tos, resfriados, bronquitis, asma, trastornos digestivos y diarrea.	También denominado choke-cherry, wild black cherry, Virginia prune. *Advertencia:* La corteza de wild cherry no debe usarse durante el embarazo. Además, las hojas, la corteza y los huesos de la fruta contienen hydrocyanic acid, que es potencialmente venenoso. Es mejor usar un preparado comercial de jarabe o tintura.

Hierba	Parte(s) utilizada(s)	Contenido fitoquímico y nutricional	Efectos y usos	Comentarios
Wild oregano *(Origanum vulgare)*	Hojas, brotes, tallos.	Fitoquímicos: alpha-pinene, apigenin, beta-carotene, borneol, caffeic acid, camphor, capric acid, carvacrol, caryophyllene, catechol, chlorogenic acid, cinnamic acid, eriodictyol, eugenol, geraniol, kaempferol, limonene, linalool, luteolin, myristic acid, naringenin, naringin, oleanolic acid, 1,8-cineole, p-coumaric acid, phytosterols, quercetin, rosmarinic acid, rutin, tannins, thymol, ursolic acid, vanillic acid, vitexin. Nutrientes: calcium, essential fatty acids, iron, magnesium, manganese, phosphorus, potassium, zinc, vitamins A, B_1, B_3 y C.	Combate los radicales libres, la inflamación y las infecciones bacterianas, víricas y de hongos. Reactiva el sistema inmunológico. Útil para el acné, alergias, mordeduras de animales, artritis, asma, pie de atleta, picaduras de abeja, bronquitis, infecciones crónica, resfriados, tos, diarrea, problemas digestivos, dolores de oído, eczema, fatiga, problemas de las encías, dolores de cabeza y musculares, irregularidades menstruales, infecciones parasitarias y cutáneas, psoriasis, sinusitis, trastornos del tracto urinario y lesiones.	El orégano que se vende en supermercados normalmente es una combinación de varias especies y no tiene las propiedades terapéuticas. del *Origanum vulgare.*
Wild yam *(Dioscorea villosa)*	Rizomas, raíces.	Fitoquímicos: beta-carotene, diosgenin. Nutrientes: calcium, chromium, iron, magnesium, manganese, phosphorus, potassium, selenium, zinc, vitamins B_1, B_2, B_3 y C.	Mitiga los espasmos musculares, reduce la inflamación y promueve la sudoración. Contiene compuestos parecidos a la hormona progesterona. Provechosa para las alteraciones de la vesícula biliar, los cólicos, la hipoglicemia, los cálculos renales, el síndrome de intestino irritable, neuralgias, reumatismos y muchos trastornos femeninos, como el premenstrual syndrome (PMS) y los síntomas asociados con la menopausia.	Muchos productos a base de yam son extraídos de plantas tratadas con fertilizantes y pesticidas que pueden ir a parar en los productos finales. Es muy importante seleccionar, limpiar y procesar la materia prima. *Advertencia:* No debe usarse durante el embarazo.
Wintergreen *(Gaultheria procumbens)*	Hojas, raíces, tallos.	Fitoquímicos: caffeic acid, ferulic acid, gallic acid, p-coumaric acid, methyl salicylate, tannin, vanillic acid.	Alivia el dolor y la inflamación. Estimula la circulación. Beneficiosa para los trastornos reumáticos, la artritis y los dolores musculares. También es provechosa para los dolores de cabeza y de muela.	El aceite destilado de las hojas se utiliza en perfumería y también como saborizante. Contiene un compuesto mezcla de 90 por ciento methyl salicylate, una sustancia similar a la aspirina.
Witch hazel *(Hamamelis virginiana)*	Corteza, hojas, ramitas.	Fitoquímicos: beta-ionone, gallic acid, isoquercitrin, kaempferol, leucodelphinidin, myrcetin, phenol, quercetin, quercetrin, saponins, tannins.	Aplicada tópicamente tiene propiedades astringentes y curativas. Alivia el prurito, las hemorroides, las inflamaciones de la boca y de la piel y la flebitis. Muy útil para el cuidado de la piel.	
Wood betony *(Stachys officinales)*	Hojas.	Fitoquímicos: betaine, caffeic acid, chlorogenic acid, rosmarinic acid, stachydrine, tannin. Nutrientes: choline, magnesium, manganese, phosphorus.	Estimulante cardíaco y relajante muscular. Mejora la digestión y el sentido del gusto. Provechosa para los trastornos cardiovasculares, la hiperactividad, dolores de cabeza, de nervios y los ataques de ansiedad.	Llamada también betony. *Advertencia:* No debe usarse durante el embarazo.
Wormwood *(Artemisia absinthium)*	Hojas, cubiertas.	Fitoquímicos: beta-carotene, chamazulene, chlorogenic acid, isoquercitrin, p-coumaric acid, rutin, salicylic acid, tannins, vanillic acid. Nutrientes: vitamin C.	Obra como sedante suave, expulsa los parásitos intestinales, aumenta la acidez estomacal y baja la fiebre. Beneficiosa para la pérdida de apetito y las alteraciones hepáticas biliares, gástricas y vasculares, incluyendo la migraña. Aplicada tópicamente es útil para curar heridas, úlceras cutáneas, las manchas de la piel y las picaduras de insectos.	Ingrediente del licor absenta, prohibido en muchos países. Se suele utilizar con black walnut para eliminar los parásitos. *Advertencia:* El aceite puro esencial (thujone) es tóxico. No se debe utilizar durante el embarazo, ya que puede causar aborto espontáneo. Usar esta hierba durante períodos largos puede producir dependencia.

Hierba	Parte(s) utilizada(s)	Contenido fitoquímico y nutricional	Efectos y usos	Comentarios
Yellow dock *(Rumex crispus)*	Raíces.	Fitoquímicos: beta-carotene, hyperoside, quercetin, quercitrin, rutin, tannin. Nutrientes: calcium, iron, magnesium, manganese, phosphorus, potassium, selenium, zinc, vitamins B_1, B_2, B_3 y C.	Limpia la sangre y tonifica el organismo. Mejora el funcionamiento del colon y del hígado. Bueno para la inflamación de las fosas nasales y las vías respiratorias. Beneficiosa para la anemia, las enfermedades hepáticas y los trastornos cutáneos, como eccema, urticaria, psoriasis y sarpullido. Combinada con sarsaparilla en té combate las alteraciones cutáneas.	Llamada también curled dock. *Advertencia:* Sus hojas no deben consumirse en sopas ni ensaladas; tienen un alto contenido de oxalates y pueden causar envenenamiento por ácido oxálico.
Yerba mate *(Ilex paraguariensis)*	Todas las partes.	Fitoquímicos: caffeine, chlorogenic acid, chlorophyll, rutin, tannin, theobromine, theophylline, ursolic acid, vanillin. Nutrientes: choline, inositol, nicotinic acid, pyridoxine, trace minerals, vitamins B_3, B_5, B_6, C y E.	Combate los radicales libres. Limpia la sangre, controla el apetito, combate el envejecimiento, estimula la mente, fomenta la producción de cortisone y revitaliza el sistema nervioso. Intensifica los poderes curativos de otras hierbas. Útil para las alergias, el estreñimiento y la inflamación intestinal.	Llamada también mate, Paraguay tea y South American holly. *Advertencia:* No tomar si se padece insomino.
Yohimbe *(Pausintystalia yohimbe)*	Corteza.	Fitoquímicos: ajmaline, corynantheine, corynanthine, tannin, yohimbine.	Estimulante hormonal. Aumenta la libido y el flujo sanguíneo hacia el tejido eréctil. Puede elevar el nivel de la testosterona.	El yohimbe, uno de los componentes esenciales de esta hierba, se vende bajo receta médica. Está disponible en una gran variedad de suplementos para el desarrollo muscular y para aumentar el deseo sexual. *Advertencia:* Puede inducir ansiedad, ataques de pánico y alucinaciones en ciertas personas. También puede provocar presión arterial alta, pulsaciones elevadas, dolores de cabeza, mareos y enrojecimiento de la piel. Entre sus contraindicaciones importantes están los fallos renales y las convulsiones. Hay datos de muertes provocadas por su uso. Las mujeres no deben tomarlo, y tampoco las personas con presión arterial alta y problemas cardíacos, hepáticos, renales o psicológicos. No combinar con alimentos ricos en tiamina, como el queso, el vino tinto y el hígado, ya que ello puede aumentar peligrosamente la presión arterial. El margen entre una dosis efectiva y una tóxica es muy estrecho. No recomendada.
Yucca *(Yucca baccata)*	Raíces.	Fitoquímicos: beta-carotene, sarsapogenin, tannin. Nutrientes: calcium, iron, magnesium, manganese, phosphorus, potassium, selenium, zinc, vitamins B_1, B_2, B_3 and C.	Pirifica la sangre. Provechosa para la artritis, la osteoporosis y las inflamaciones.	Algunas clínicas la prescriben de manera rutinaria para la artritis. Se puede cortar en trozos y colocar en agua (una taza de yucca en dos tazas de agua), y utilizar como sustitutivo del jabón o del champú. También se le puede agregar al champú.

HIERBAS MEDICINALES: EFECTOS Y ACCIÓN EN EL CUERPO

Cada hierba tiene un efecto distinto y tiende a ejercer su actividad sobre sistemas y órganos diferentes del cuerpo humano. La siguiente tabla clasifica algunas de las hierbas más conocidas según sus efectos y la zona donde ejercen sus acciones.

Efecto(s)	**Hierbas**
Antibacteriano/antiviral	Aloe, anise, annatto, astragalus, black walnut, boneset, boswellia, burdock, catnip, cat's claw, cayenne, cedar, chanca piedra, chaparral, chickweed, echinacea, elder, eucalyptus, garlic, goldenseal, jaborandi, jatoba, kudzu, lady's mantle, lemongrass, licorice, macela, meadowsweet, myrrh, olive leaf, pau d'arco, pleurisy root, puncture vine, red clover, rose, rosemary, sangre de grado, slippery elm, suma, tea tree, turmeric, uva ursi, valerian, white oak, wild oregano.
Anticancerígeno/antitumoral	Astragalus, birch, burdock, cat's claw, chaparral, chuchuhuasi, cranberry, dandelion, fennel, garlic, green tea, licorice, macela, milk thistle, parsley, pau d'arco, rosemary, suma, turmeric.
Antihongos	Acerola, alfalfa, aloe, black walnut, boswellia, burdock, cedar, cinnamon, jatoba, puncture vine, rosemary, sangre de grado, tea tree, wild oregano.
Antiinflamatorio	Alfalfa, aloe, annatto, ashwagandha, bilberry, birch, blessed thistle, boldo, boneset, boswellia, buchu, butcher's broom, calendula, catnip, cat's claw, chamomile, chanca piedra, chuchuhuasi, devil's claw, echinacea, elder, fenugreek, feverfew, flax, ginger, goldenseal, jaborandi, jatoba, juniper, lady's mantle, licorice, macela, meadowsweet, mullein, mustard, pleurisy root, puncture vine, pygeum, rosemary, sangre de grado, suma, turmeric, white willow, wild oregano, wild yam, wintergreen, witch hazel, yellow dock.
Antioxidante	Acerola, annatto, bilberry, burdock, cat's claw, celery, chaparral, elder, ginger, ginkgo, green tea, jatoba, milk thistle, olive leaf, rosemary, sangre de grado, turmeric, wild oregano, yerba mate.
Cabello/uñas/dientes	Borage, burdock, clove, hops, horsetail, Irish moss, lemongrass, muira puama, nettle, red raspberry, sage, tea tree, vervain, white willow, wintergreen.
Cerebro/nervioso, sistema	Ashwagandha, astragalus, bayberry, bilberry, blessed thistle, blue cohosh, catnip, celery, chamomile, chaste tree, devil's claw, dong quai, eyebright, fennel, fenugreek, feverfew, ginger, ginseng, goldenseal, gotu kola, guarana, hops, jaborandi, kava kava, kudzu, lavender, lemongrass, licorice, marshmallow, motherwort, muira puama, oat straw, passionflower, peppermint, plantain, rosemary, sage, St. John's wort, skullcap, squawvine, stone root, suma, thyme, valerian, vervain, white willow, wild cherry, wild oregano, wintergreen, wood betony, wormwood, yerba mate, zarzaparrilla.
Circulatorio/cardiovascular, sistemas	Aloe, barberry, bayberry, bilberry, black cohosh, black walnut, blessed thistle, borage, boswellia, butcher's broom, cayenne, celery, chickweed, cinnamon, devil's claw, elder, garlic, gentian, ginger, ginkgo, ginseng, gotu kola, green tea, hawthorn, hops, horse chestnut, horsetail, hyssop, jaborandi, kudzu, licorice, motherwort, muira puama, olive leaf, parsley, passionflower, pau d'arco, peppermint, primrose, rosemary, skullcap, suma, uva ursi, valerian, white oak, wintergreen, wood betony.
Gastrointestinal/digestivo, sistemas	Acerola, alfalfa, aloe, anise, annatto, bilberry, black walnut, blessed thistle, boldo, boswellia, buchu, burdock, cáscara sagrada, catnip, cayenne, chamomile, chanca piedra, chuchuhuasi, cinnamon, clove, dandelion, devil's claw, fennel, fenugreek, flax, garlic, gentian, ginger, ginseng, goldenseal, gotu kola, green tea, guarana, horehound, horsetail, jaborandi, juniper, kava kava, kudzu, lady's mantle, lemongrass, licorice, macela, marshmallow, meadowsweet, muira puama, mustard, olive leaf, Oregon grape, papaya, parsley, pau d'arco, peppermint, plantain, puncture vine, red clover, red raspberry, rosemary, sage, slippery elm, stone root, suma, thyme, turmeric, uva ursi, valerian, vervain, white oak, wild cherry, wild oregano, wood betony, wormwood, yellow dock, yerba mate.
Huesos/articulaciones	Alfalfa, black cohosh, boswellia, cat's claw, cayenne, celery, chuchuhuasi, dandelion, devil's claw, feverfew, flax, garlic, ginger, horsetail, jatoba, muira puama, nettle, olive leaf, pau d'arco, peppermint, primrose, red raspberry, St. John's wort, skullcap, suma, wild oregano, wild yam, wintergreen, yucca, zarzaparrilla.
Inmunológico, sistema	Ashwagandha, astragalus, bayberry, burdock, cat's claw, cedar, chuchuhuasi, devil's claw, echinacea, elder, eyebright, garlic, ginseng, goldenseal, green tea, horehound, licorice, maca, macela, milk thistle, myrrh, pau d'arco, puncture vine, red clover, suma, white willow, wild oregano, yerba mate.

Limpieza/desintoxicación	Alfalfa, black walnut, blessed thistle, cáscara sagrada, cat's claw, cedar, dandelion, elder, garlic, ginger, goldenseal, guarana, licorice, muira puama, Oregon grape, pau d'arco, rosemary, yellow dock, yerba mate.
Músculos	Blue cohosh, celery, chanca piedra, chuchuhuasi, eucalyptus, feverfew, ginger, hawthorn, horse chestnut, horsetail, kava kava, lady's mantle, licorice, macela, meadowsweet, puncture vine, skullcap, uva ursi, valerian, wild oregano, wild yam, wintergreen, wood betony.
Piel	Acerola, alfalfa, aloe, annatto, barberry, borage, boswellia, calendula, chaparral, chickweed, chuchuhuasi, comfrey, cranberry, elder, flax, green tea, horsetail, Irish moss, lavender, lemongrass, marshmallow, milk thistle, myrrh, oat straw, olive leaf, Oregon grape, primrose, red clover, red raspberry, sangre de grado, tea tree, white oak, wild oregano, witch hazel, wormwood, yellow dock, zarzaparrilla.
Reproductivo, sistema	*Menopausia:* chaste tree, dandelion, devil's claw, kava kava, licorice, motherwort, puncture vine, sage, suma, wild yam.
	Menstruación: black cohosh, blue cohosh, calendula, chamomile, chaste tree, chuchuhuasi, corn silk, crampbark, dong quai, false unicorn root, feverfew, licorice, maca, macela, motherwort, muira puama, primrose, red raspberry, rosemary, squawvine, valerian, white willow, wild oregano, wild yam, zarzaparrilla.
	Próstata: buchu, goldenseal, gravel root, horsetail, hydrangea, juniper, licorice, milk thistle, parsley, pumpkin, pygeum, saw palmetto, uva ursi.
	Función sexual/ hormonas: alfalfa, ashwagandha, chaste tree, chuchuhuasi, damiana, dong quai, false unicorn root, gotu kola, muira puama, puncture vine, saw palmetto, yohimbe (no recomendada), zarzaparrilla.
Respiratorias, vías	Anise, astragalus, boneset, boswellia, catnip, cayenne, chanca piedra, chickweed, chuchuhuasi, elder, eucalyptus, fennel, fenugreek, feverfew, garlic, ginkgo, ginseng, goldenseal, green tea, horehound, horsetail, Irish moss, jaborandi, jatoba, juniper, licorice, macela, muira puama, mullein, mustard, myrrh, nettle, parsley, plantain, pleurisy root, red clover, stone root, thyme, white oak, wild cherry, wild oregano, yellow dock.
Urinarias, vías	Annatto, bilberry, birch, buchu, butcher's broom, cayenne, cedar, celery, chanca piedra, corn silk, cranberry, dandelion, devil's claw, fennel, ginkgo, goldenseal, gotu kola, gravel root, guarana, hydrangea, jatoba, juniper, kava kava, marshmallow, milk thistle, mullein, nettle, parsley, plantain, pumpkin, puncture vine, red clover, rose, saw palmetto, slippery elm, stone root, uva ursi, wild oregano, wild yam.

Los medicamentos y sus incompatibilidades

INTRODUCCIÓN

Mezclar dos o más medicamentos en el organismo puede resultar a veces muy dañino; en lugar de mejorar se produce un retroceso en el proceso curativo. Lo que es peor, puede incluso surgir una crisis de salud. La mayoría de la gente cree que este tipo de efectos no deseados se dan únicamente con las medicinas con receta. Sin embargo, los suplementos dietéticos, incluso los alimentos que comemos, pueden reaccionar entre ellos, o con otras sustancias sin receta (over the counter, OTC) que podamos ingerir, y generar problemas importantes. Las hierbas, aunque no sean medicinas en un sentido estricto, son químicos orgánicos complejos que reaccionan entre sí y con otras sustancias del cuerpo humano. Lógicamente, esa esa la manera que tienen de trabajar.

Los tipos de interacciones o contraindicaciones químicas que debe usted conocer y ante las que debe prestar atención se pueden resumir así:

- *Medicamentos que interactúan con otros medicamentos.* Incluimos en esta categoría tanto las medicinas con prescripción médica como las OTC. Por ejemplo, tomar antiácidos OTC durante un tratamiento con el antibiótico ciprofloxacin (Cipro) disminuye la eficacia de ese antibiótico. Si toma píldoras anticonceptivas, debe saber que el antibiótico rifampina puede perder efectividad. El miconazole (ingrediente activo de Monistat y otros productos), una medicina OTC para las infecciones vaginales, no debe usarse en conjunto con la warfarina (Coumadin), de lo contrario puede aparecer sangrado o hematomas. El sildenafil (Viagra) no debería mezclarse con nitratos, como la nitroglicerina, para el tratamiento de la enfermedades cardíacas. Ciertos antidepresivos pueden interferir con los medicamentos para la presión arterial alta.
- *Medicamentos que interactúan con suplementos dietéticos.* Existen muchos casos documentados de hierbas y vitaminas que crean incompatibilidades con medicamentos con receta y OTC. Recientemente se ha descubierto que la St. John's wart puede interferir con la acción del irinotecan, un medicamento empleado normalmente en la quimioterapia. La St. John's wort también es incompatible con el anticoagulante warfarina y las medicinas para el corazón digitalits (Digoxin, Lanoxin), lo que las hace menos eficaces. Asimismo, St. John's wort reduce los niveles de (teofilina) theophylline, un medicamento para el asma. Grandes dosis de vitamina K pueden anular el efecto de cualquier anticoagulante que una persona pueda estar tomando; la lista es muy larga.
- *Medicamentos que interactúan con comidas y bebidas.* Tomar ciprofloxacin con café, chocolate o incluso una bebida de cola con cafeína puede causar exceso de nervios o comportamientos maníacos. Si se mezcla un alimento que contiene tyramine, como el queso o la salsa de soya, con inhibidores de MAO (un tipo de medicamento normalmente prescrito para los trastornos de los estados de ánimo) puede producirse un aumento fatal de la presión arterial. No beba jugo de pomelo a la vez que tome medicamentos contra la presión arterial o cyclosporine (medicamento para transplantes), ya que al hacerlo el efecto de esas drogas aumenta. En 1991 se descubrió que el jugo de pomelo tiene la propiedad de inhibir un enzima que metaboliza muchos medicamentos, por lo que los niveles químicos pueden irse acumulando en el cuerpo. Los adultos mayores pueden mostrar una susceptibilidad especial a esta reacción.

La U.S. Food and Drug Administration (FDA) lleva tiempo tratando de tener una mejor comprensión de las incompatibilidades entre medicinas, particularmente en los últimos 15 años, y ha venido desarrollando programas de pruebas en laboratorio para revelar los posibles problemas antes de que sea demasiado tarde. Dado que las pruebas clínicas con humanos están generalmente basadas en estudios muy pequeños, el perfil de seguridad de un medicamento no acaba de completarse hasta que éste llega al mercado y es probado por más gente en situaciones de la vida real. Así, puede ser que un problema no sea visible en la naturaleza pero sí adquiera relevancia cuando cientos de miles de personas usan un determinado medicamento. A pesar de la intensidad que rodea este debate, realmente es imposible predecir de antemano todas las posibles incompatibilidades que puede mostrar un medicamento. Si la gente espera tal grado de perfección, sus expectativas no son realistas. Los costos de desarrollo de los medicamentos son muy altos de por sí, y cualquier intento de lograr una actuación perfecta por parte de los medicamentos haría esos gastos insostenibles; el desarrollo de nuevos medicamentos quedaría retrasado o incluso abandonado.

¿POR QUÉ HAY INCOMPATIBILIDADES ENTRE MEDICAMENTOS?

En estos últimos años, los investigadores han aprendido que existe una clase de enzimas, la llamada familia de enzimas CYP, que juega un papel esencial en el metabolismo y desintoxicación de los compuestos químicos. Estas enzimas actúan fundamentalmente en el hígado, aunque también lo hacen en el tracto intestinal y en otras áreas del cuerpo. Por ejemplo, hay una enzima individual (de las zinco que forman el grupo de enzimas CYP) que tiene un papel clave en el metabolismo de más de la mitad de los medicamentos prescritos hoy en día. Se llama CYP3A4, Así, cualquier sustancia, sin importar si es un medicamento con receta, un alimento, un producto OTC o un suplemento vitamínico o de hierbas, que inhibe la acción de esta enzima (o, al contrario, acelere su actividad) tendrá un efecto significativo en el metabolismo de los medicamentos por parte del organismo. Si se producen más enzimas, el cuerpo elimina el medicamento demasiado rápido y su efectividad queda menguada. Si se producen menos enzimas, las sustancias ingeridas pueden llegar a acumularse en el organismo hasta alcanzar niveles tóxicos.

Además, es importante saber que muchos medicamentos funcionan dentro de un margen muy estrecho de concentración. Eso quiere decir, por un lado, que tiene que haber la cantidad necesaria para ser efectiva, pero sólo un poco más resulta tóxica para el cuerpo.

Ahora que conocemos estas zinco enzimas, los medicamentos pueden ser probados simplemente viendo si el medicamento en cuestión interactúa de alguna manera con cada una de las enzimas de la probeta. Si se sabe cuál enzima metaboliza el nuevo medicamento, los investigadores pueden comparar el medicamento con otros metabolizados por la misma enzima y, eventualmente, elaborar una lista de posibles incompatibilidades. Si dos medicamentos usan la misma enzima es posible que pueda surgir un conflicto entre ellos.

Estudios de laboratorio realmente no nos aclaran toda la realidad, pero sí indican la dirección que deben tomar las pruebas más concretas con el objeto de llamar la atención sobre posible problemas antes de que un nuevo medicamento llegue al mercado. También hay que tener en cuenta los aspectos de raza, sexo, edad y otros. Los miembros del mismo grupo étnico tienden a producir muy poca cantidad de un enzima pero mucha de otros. Eso significa que habrá personas que no sean capaces de metabolizar un nuevo medicamento, y pueden ser identificadas provisionalmente de antemano.

HIERBAS Y CONTRAINDICACIONES MÉDICAS

Ya hemos apuntado que St. John's wort tiene la capacidad de influir en la actividad de ciertos medicamentos. Esto es especialmente notable cuando observamos su potencial para afectar la enzima CYP3A4. Pero, ¿y las otras hierbas? Sabemos que las hierbas no pasan por las mismas pruebas que los medicamentos con recetas; con las hierbas medicinales la FDA no inicia ningún protocolo de investigación.

Estudios adicionales han descubierto que el extracto de kava kava hecho de *Piper methysticum* es capaz de influir en el CYP3A4 y que ciertos compuestos de kavalactone tienen efecto en la CYP3A23. La kava también empeora los efectos secundarios de ciertas anestesias, lo mismo que la valeriana. La planta sterol guggulsterone de la hierba guggul *(Commiphora mukul)* y la echinacea *(Echinacea purpurea)* parecen tener algún efecto en una o más de las enzimas metabolizantes.

La echinacea puede revertir los efectos de ciertos esteroides. La cafeína, una fitoquímico encontrado en varias plantas, tiene un efecto bien conocido. Obviamente, son necesarios muchos más estudios para saber qué interacciones y contraindicaciones tienen las hierbas en conjunción con otras sustancias y con los medicamentos con receta.

INCOMPATIBILIDADES DE MINERALES Y MEDICAMENTOS

Los minerales pueden formar complejos, o *chelates,* con ciertos medicamentos, creando estructuras insolubles que el cuerpo es incapaz de absorber. Una de esas parejas la conforman los antibióticos y el calcio. El jugo de naranja fortificado con calcio crea chelation con los antibióticos ciprofloxacin (Cipro), gatifloxacin (Tequin), y levofloxacin (Levaquin), reduciendo su efectividad, lo mismo que la del antibiótico tetracycline. Este último también se une *(chelate)* al aluminio y magnesio, entre otros minerales.

El carbonato cálcico, tal y como se emplea en algunos antiácidos comúnmente usados, se une con la hormona tiroidea levothyroxine. El carbonato cálcico debe tomarse al menos cuatro horas antes que la medicación.

El hierro forma complejos con el ciprofloxacin, así como con los antibióticos quinolone nalidixic acid y norfloxacin. También se une este mineral con el medicamento levodopa (L-dopa), utilizado para combatir la enfermedad de Parkinson. En todos estos casos la eficacia de los medicamentos queda reducida. El cobre, manganeso, magnesio y cinc tiene efectos parecidos a los antibióticos quinolone. El hidróxido de magnesio parece mejorar la acción del ibuprofeno (componente de Advil, Motrin y otros productos OTC y con receta médica), posiblemente porque aumenta el pH gástrico y crea un entorno conducente a la absorción. Hay que tener cuidado cuando se mezcla el ibuprofeno y el hidróxido de magnesio, ya que su uso prolongado aumenta el riesgo de irritaciones gastrointestinales.

INCOMPATIBILIDADES DE VITAMINAS Y MEDICAMENTOS

Las interacciones y posibles incompatibilidades entre las vitaminas y los medicamentos (con receta y OTC) deben ser examinadas y estudiadas con mucha más profundidad. Ya hemos apuntado que la vitamina K contrarresta los efectos del anticoagulante warfarina. También sabemos que la vitamina B_6 (pyrodoxine) reduce los niveles en sangre del medicamento levodopa (contra el Parkinson). Los suplementos de vitamina A pueden reaccionar negativamente con isotretinoin (Accutane), un medicamento contra el acné (aunque no con los niveles típicamente existentes en las multivitaminas).

ALIMENTOS Y MEDICAMENTOS

Como ya hemos explicado en otras secciones, los suplementos de fibra pueden retrasar significativamente la absorción de los medicamentos y nutrientes (vitaminas y minerales). Los productos con base de psyllium utilizados en los laxantes a granel, por ejemplo, deben tomarse dos horas antes o después de cualquier medicamento o de nutrientes. Algunos productos, como la fibra del salvado, los laxantes a granel y los alimentos con pectina, como las manzanas y las peras, no deben consumirse junto con el medicamento digoxin (enfermedades del corazón). Todos éstos reducen el efecto del medicamento porque se unen a él y diluyen su concentración.

Recientemente se han escrito muchos artículos sobre los efectos del jugo de pomelo. Este jugo es muy común en los Estados Unidos, especialmente entre las personas a dieta, por eso tenemos que ir directos al grano. En pocas palabras, se ha descubierto que el jugo de pomelo aumenta la biodisponibilidad de muchos medicamentos (eleva su concentración en el organismo) al inhibir la enzima CYP3A4 en el intestino delgado. Entre los químicos o medicamentos afectados están:

- Los antihipersensitivos felodipine (Plendil), nifedipine (Adalat, Procardia) y nitrendipine (Concept, Nitrepin).
- Los reductores del colesterol lovastatin (Advicor) y simvastatin (Zocor).
- Los sedantes (del tipo del benzodiazepine) alprazolam (Xanax), diazepam (Valium), midazolam (Versed) y triazolam (Halcion).
- El sedante (no-benzodiazepine) buspirone (BuSpar).
- El anticonvulsionante carbamazepine (Atretol, Carbatrol, Epitol, Equetro, Tegretol y Tegretol XR).
- El antidepresivo sertralin (Zoloft).
- El sildenafil (contra la disfunción eréctil).
- El cyclosporine (Sandimmune, Neoral), empleado para reducir los rechazos en los transplantes.
- El inhibidor de la proteasa saquinavir (Invirase, Fortovase), usado en el tratamiento del HIV.
- El amiodarone (Cordarone, Pacerone) usado para las arritmias cardíacas.

CÓMO REDUCIR EL RIESGO DE INCOMPATIBILIDADES

Hay muchas cosas que usted, como consumidor, puede hacer para reducir el riesgo. Primero que todo, ser consciente de la existencia de incompatibilidades y reacciones negativas, y esto es aplicable no sólo a los medicamentos con receta sino también a los nutrientes, vitaminas, alimentos y bebidas. En segundo lugar, hay que leer las etiquetas con mucho cuidado, tanto en los medicamentos prescritos por su médico como en los productos OTC. Infórmese de todas las advertencias que puedan ser aplicables a las posibles drogas y medicamentos que esté tomando. Las advertencias están visibles en los envoltorios de los medicamentos, en las propias etiquetas en forma abreviada y en Internet.

Existen programas en Internet que permiten investigar las posibles incompatibilidades o contraindicaciones de los medicamentos. Basta con escribir los nombres de los compuestos que se están tomando y dejar que la computadora haga la búsqueda de los posibles efectos adversos. Un ejemplo es http://www.drugdigest.org. Haga clic en Check Interaction y después en Drugs. No se fíe de ningún consejo que le den verbalmente a menos que provenga de un farmacéutico o de un profesional médico. Lo que le fue bien a su amigo o vecino no tiene por que ser lo mejor para *usted*. Su doctor es una buena fuente pero, francamente, su farmacéutico conoce mejor los efectos e interacciones de los medicamentos y puede ser una fuente mejor de información.

Antes de recoger su medicamento asegúrese de que su historial médico está completo y al día, incluyendo todo lo que toma normalmente, y compruebe que su doctor sabe qué productos OTC toma, *además* de cualquier suplemento mineral, vitamínico o de hierbas.

Mantenga todo bien registrado (productos, dosis, cuántos miligramos o cápsulas toma, con cuánta frecuencia, etc.). Haga una lista y llévela en su billetera — es bueno guardar también una copia en casa. Y comparta esta información con algún pariente, dígale donde guarda usted estas "listas de medicamentos".

Pregunte a su médico si hay bebidas, alimentos o suplementos que debe evitar cuando le prescriba algún medicamento nuevo. Y si le receta alguna medicina nueva, asegúrese de mencionarle todo lo que está tomando (o muéstrele la lista que ha elaborado). No olvide los productos OTC. Si es posible, es mejor usar siempre la misma farmacia para todas las prescripciones. Las farmacias disponen de programas computarizados de incompatibilidades que les ayudan a descubrir problemas potenciales cuando introducen la información de la nueva medicina y ven que en su historial hay otros productos con los que puede tener contraindicaciones. Pero para que esto funcione eficazmente es necesario que todos sus medicamentos estén registrados en la misma computadora.

SEGUNDA PARTE

los

Problemas de salud

Introducción

En la Primera Parte exploramos las necesidades nutricionales y dietéticas del organismo. Para que el cuerpo funcione bien y no falle, todas sus partes deben estar debidamente nutridas. En vista de la cantidad de fuentes de estrés que hay en la vida actual, el organismo debe obtener la nutrición adecuada para que el sistema inmunológico permanezca sano. Si el sistema inmunológico se debilita, el organismo se vuelve susceptible a contraer diversas enfermedades.

Es posible que su médico le recomiende hacerse algunos exámenes para poder hacer un diagnóstico. Algunos exámenes son invasivos, como la amniocentesis o la biopsia quirúrgica; otros, como el análisis de orina, no lo son. Muchos exámenes diagnósticos y, en particular, los más novedosos — como el magnetic resonance imaging (MRI) y el computerized axial tomography (CAT) — son sumamente costosos. Antes de aprobar cualquier examen, asegúrese de que entiende exactamente de qué se trata y qué implica: cómo lo hacen, qué revela, por qué es necesario en su caso, cuáles son los riesgos potenciales, cuánto cuesta y todo lo que necesite saber para poder tomar una decisión con tranquilidad. Usted le debe informar a su médico qué drogas y suplementos está tomando (incluyendo las medicinas naturales); si sufre de alergias a algún o algunos alimentos, medicamentos, anestésicos, material de rayos X u otras sustancias; si está embarazada, y cualquier otro dato que usted considere que el médico debe conocer.

Cuando le hayan confirmado el diagnóstico, a fin de agilizar su recuperación consulte las pautas, las recomendaciones y los programas suplementarios que brinda el libro para su caso particular. Infórmese siempre al máximo acerca de cualquier suplemento que esté tomando (ver Primera Parte para mayores detalles sobre los suplementos). La mayoría de las sugerencias de la Segunda Parte se pueden poner en práctica solas o en combinación con otras terapias. Sin embargo, no dude en consultar con su médico si tiene alguna inquietud sobre la conveniencia de algún nutriente o de alguna terapia.

Por último, nos referiremos brevemente a las marcas de los productos. A veces recomendamos productos específicos de determinados fabricantes. Esas recomendaciones pueden aparecer a solas o entre paréntesis después del nombre genérico de la sustancia en cuestión. Sin embargo, eso no significa que sean los únicos productos disponibles o los únicos que dan buenos resultados. Hay muchos suplementos y productos nutricionales de buena calidad de distintos fabricantes, y permanentemente entran al mercado nuevos productos. No obstante, algunas veces recomendamos específicamente algunos porque nos han parecido eficaces y de buena calidad.

Averigüe cuál es su problema

Hay síntomas que indican la presencia de enfermedades. En la siguiente lista usted encontrará algunas de las enfermedades que con mayor frecuencia se relacionan con síntomas particulares. El propósito de esta lista *no* es sustituir el diagnóstico del médico o del profesional de la salud. Experimentar uno o más síntomas no significa, necesariamente, que se tiene la enfermedad en cuestión. Sencillamente, nuestro organismo podría estar enviando un mensaje de que algo no marcha bien. Escuchar a nuestro organismo puede ayudar a detener un problema antes de que se agrave. Las enfermedades que se enumeran a continuación están ordenadas alfabéticamente. Ese orden no refleja, de ninguna manera, la probabilidad que existe de sufrir de cualquiera de ellas. Si usted presenta alguno de esos síntomas, consulte con su médico.

Síntoma	Posible causa
Abdomen, cólico, dolor en el	En el abdomen: trastornos renales y de la vesícula biliar; enfermedad inflamatoria de la pelvis; síndrome premenstrual; prolapso del útero. Alrededor del ombligo: apendicitis; estreñimiento; gas. Parte inferior izquierda: enfermedad de Crohn; diarrea; diverticulitis; enteritis regional; intolerancia a la lactosa; pólipos o fibromas uterinos; quistes en los ovarios. Parte inferior derecha: apendicitis aguda; enfermedad de Crohn; pólipos o fibromas uterinos. Parte superior izquierda: alergias alimentarias; acidez estomacal; hernia hiatal; síndrome de intestino irritable; úlcera péptica; Parte superior derecha de la caja torácica: problemas del hígado o de la vesícula biliar. Cualquier zona: aborto espontáneo; endometriosis, envenenamiento con alimentos, estrés, indigestión, lesión interna.
Ahogo, sensación de	Asma, enfermedad cardiovascular (especialmente en las mujeres), ataques de pánico, bronquitis crónica, enfisema, fibrosis quística, neumonía, obesidad.
Ano, dolor, inflamación, prurito, sangrado	Absceso, alergias, cáncer, candidiasis, colitis ulcerativa, contusión, diverticulitis, enfermedad de Crohn, enfermedad de transmisión sexual, envenenamiento con alimentos, espasmos musculares, fisura anal, hemorroides, infección, lombrices intestinales, pólipos, quistes, tumor, úlceras, verrugas genitales.
Articulaciones, dolor, inflamación de las	Artritis, bursitis, cáncer de huesos, cirrosis del hígado, desequilibrio hormonal, diabetes, distensión de un músculo y/o de un ligamento, edema, enfermedad de los riñones, enfermedad de Lyme, enfermedad ósea de Paget, espolón óseo, fiebre reumática, fractura de hueso, gota, hemofilia, hepatitis, infección, lesión, lupus, neuritis, síndrome del túnel carpiano, tendinitis, torcedura, uso excesivo y crónico.
Babeo	Convulsiones, dentadura postiza mal ajustada, derrame cerebral, enfermedad de Parkinson, problemas relacionados con el embarazo, retiro de alguna droga, trastornos de las glándulas salivales.
Boca, resequedad de la	Deshidratación, diabetes, envejecimiento, reacción a algún medicamento, respiración bucal, síndrome de Sjögren.
Boca, úlceras en la	Aftas, alergias, cáncer, candidiasis bucal, consumo de alimentos o líquidos demasiado ácidos, herpes, herpes oral, lesión local, sarampión; uso de tabaco, aspirina y/o dentadura postiza; varicela.
Contacto sexual doloroso	Endometriosis, espasmos musculares, infección del tracto urinario, infección o inflamación de la vulva, posición inusual durante el coito, sequedad vaginal.
Control muscular, pérdida del	Abuso del alcohol y/o de alguna droga, cansancio extremo, convulsiones, derrame cerebral, distrofia muscular, enfermedad de Parkinson, esclerosis múltiple, lesión en la cabeza, narcolepsia, uso excesivo del grupo muscular.
Contusiones frecuentes	AIDS, anemia, cáncer, deficiencia de vitamina C y K, hemofilia, reacción a algún medicamento, síndrome de Cushing, sistema inmunológico debilitado, trastornos del hígado o de los riñones.
Convulsiones	Abuso de alguna droga, alcoholismo, derrame cerebral, encefalitis, enfermedad de Alzheimer, epilepsia, fiebre alta, lesión en la cabeza, meningitis, reacción a algún medicamento, tumor.
Cuello, dolor, rigidez en el	Alergias, enfermedad discal, distensión de un músculo y/o de un ligamento, estrés, fibromialgia lesión, mala posición al dormir, meningitis.
Cuerpo, dolores en el	Artritis, ejercicio excesivo, enfermedad de Lyme, infección, lupus.
Cuerpo, olor en el	Diabetes, estreñimiento, indigestión, infección, problemas gastrointestinales, problemas hepáticos, toxinas en exceso.
Deglución difícil (difficulty swallowing)	Bulimia, cáncer, deshidratación, estrés, hernia hiatal, sequedad de la boca, tumor.

Síntoma	Posible Causa
Delirio	Abuso del alcohol, apendicitis, derrame cerebral, diabetes, epilepsia, episodios maníacos, fiebre alta, reacción a algún medicamento, sobredosis de drogas.
Desorientación	Abuso del alcohol, anemia, ansiedad aguda (ataque de pánico), convulsiones, derrame cerebral, enfermedad de Alzheimer, esquizofrenia, hipoglicemia, mala circulación, transient ischemic attack (TIA) (ataque isquémicotransitorio, es decir, falta temporal de riego sanguíneo hacia el cerebro), reacción a un medicamento o sobredosis.
Dolor de cabeza persistente	Alergias, asma, deficiencias vitamínicas, dolores de cabeza en cluster, estrés, fatiga ocular, glaucoma, migraña, presión arterial alta, reacción a algún medicamento, sinusitis, tumor cerebral.
Enrojecimiento, sonrojo (flushing)	Ansiedad, consumo de alcohol, deshidratación, diabetes, dosis altas de niacina o de medicamentos para bajar el colesterol, embarazo, enfermedad cardíaca, hipertiroidismo, menopausia, presión arterial alta, rosácea.
Entumecimiento (numbness)	Artritis reumatoide, ataque isquémico transitorio, derrame cerebral, diabetes, esclerosis múltiple, hiperventilación, mala circulación, nervio comprimido, síndrome del túnel carpiano.
Escalofrío (chills)	Anemia, exposición al frío, fiebre, hipotermia, infección aguda, shock.
Espalda, dolor de	Aneurisma aórtico, artritis, ataque cardíaco, cáncer, cólicos menstruales, distensión de un músculo y/o de un ligamento, embarazo, endometriosis, enfermedad discal, enfermedad inflamatoria de la pelvis, enfermedad ósea de Paget, enfermedad renal, escoliosis, espasmos musculares, falta de ejercicio, fibromas uterinos, infección del tracto urinario, lesión, mala posición al dormir, mala postura, manera inadecuada de levantar objetos, neumonía, obesidad, osteoporosis, torcedura, trastornos de la vesícula biliar, tumor en la columna vertebral, úlcera péptica, uso excesivo.
Fiebre persistente	AIDS, bronquitis crónica, cáncer (especialmente leucemia, cáncer del riñón y linfoma), diabetes, enfermedad autoinmune, enfermedad reumática, hepatitis, infección crónica, influenza, mononucleosis.
Flujo vaginal, prurito	Alergias, cáncer, clamidia, enfermedad inflamatoria de la pelvis, enfermedad de transmisión sexual, herpes genital, infección del tracto urinario, infección por hongos, pólipos, vaginitis.
Frecuencia cardíaca irregular o rápida	Anemia, ansiedad, arteriosclerosis, asma, ataque cardíaco, cáncer; consumo de cafeína, alcohol o tabaco; deficiencia de calcio, magnesio y/o potasio; desequilibrio hormonal, enfermedad cardiovascular, exceso de comida o de ejercicio, fiebre, obesidad, presión arterial alta, presión arterial baja, reacción a algún medicamento.
Gases y eructos frecuentes	Alergias, candidiasis, deficiencia de ácido estomacal, ingesta de aire, intolerancia a la lactosa, obstrucción intestinal parásitos intestinales, problemas digestivos, síndrome de intestino irritable, trastornos de la vesícula biliar.
Hinchazón de tobillos, pies, piernas, manos y abdomen	Alergias alimentarias, artritis, bursitis, calzado inadecuado, cirrosis del hígado, diabetes, distensión de un músculo y/o de un ligamento, edema, embarazo, enfermedad cardiovascular, enfermedad renal, enfermedad linfática, gota, infección en alguna articulación, lupus, mala circulación, reacción a algún medicamento, síndrome premenstrual, torcedura, uso crónico y excesivo, várices.
Incontinencia	Derrame cerebral, consumo excesivo de líquido, diabetes, enfermedad de Alzheimer, enfermedad neurológica avanzada, esclerosis múltiple, infección de la vejiga y del tracto urinario, lesión de la médula espinal, pérdida del tono muscular, problemas sicológicos, prostatitis,restricción de la movilidad, vaginitis atrófica.
Irritabilidad, cambios anímicos	Abuso del alcohol o de alguna droga, alergias alimentarias, ansiedad, consumo excesivo de alcohol, deficiencias nutricionales, depresión, derrame cerebral, desequilibrio hormonal, diabetes, enfermedad crónica o incapacitante (prácticamente cualquiera), enfermedad de Alzheimer,esquizofrenia, estrés, hipertiroidismo, hipoglucemia, hipotiroidismo, reacción a algún medicamento, síndrome premenstrual, tumor cerebral.
Mal aliento (halitosis)	Absceso dental, bulimia, caries, diabetes, enfermedad del hígado, enfermedad de los pulmones, enfermedad periodontal, estreñimiento, indigestión, infección (especialmente de los pulmones y de los senos paranasales), mala higiene bucal, problemas renales, respiración bucal, sequedad de la boca, sinusitis, trastornos del metabolismo, úlceras en la boca.
Manos y/o pies fríos	Estrés, exposición al frío, fenómeno de Raynaud, problemas circulatorios.
Micción frecuente (urination, frequent)	Cálculos en el riñón o en la vejiga, cáncer, consumo de alcohol o de cafeína, consumo excesivo de líquidos, diabetes, embarazo, envejecimiento, infección de la vejiga, prostatitis, reacción a algún medicamento, síndrome de Cushing.
Músculos, calambres en los	Artritis; deficiencia de calcio, magnesio y/o potasio; deshidratación, diabetes, hipotiroidismo, lesión, mala circulación, uso excesivo del músculo o del grupo muscular.

Síntoma	Posible Causa
Músculos, dolor, debilidad de los	Anemia, artritis, deshidratación, diabetes, esclerosis múltiple, fibromialgia, fiebre, infección, lesión, lupus, reacción a algún medicamento, síndrome de fatiga crónica, uso excesivo del músculo o del grupo muscular.
Náuseas	AIDS, alergias, ansiedad, ataque cardíaco, cálculos renales, cáncer, cirrosis del hígado, colitis ulcerativa, consumo de alcohol, desequilibrio hormonal, deshidratación, endometriosis, enfermedad celiaca, enfermedad de Ménière, enfermedad renal, envenenamiento, envenenamiento con alimentos, estrés, fatiga extrema, hepatitis, indigestión, influenza, mareo, mareo matutino, migraña, pancreatitis, problemas de la vesícula biliar, retiro de alguna droga, sinusitis, toxicidad por cobre.
Nódulos linfáticos inflamados	AIDS, infección aguda o crónica, linfoma, toxicidad por algún metal.
Oídos, secreciones de los	Acumulación de cerumen, disfunción del sistema inmunológico, infección, infección del oído medio, lesión severa en la cabeza, obstrucción de la trompa de Eustaquio, tímpano perforado, tumor.
Ojos hinchados	Aneurisma, glaucoma, hemorragia o coágulo sanguíneo, hipertiroidismo, infección.
Parpadeo frecuente	Ansiedad, cuerpo extraño dentro del ojo, derrame cerebral, enfermedad de Parkinson, espasmo o tic nervioso (por ejemplo en el síndrome de Tourette), lesión, sequedad ocular, utilización de lentes de contacto.
Párpados caídos	Botulismo, debilitamiento muscular, derrame cerebral, diabetes, hipotiroidismo, lesión en la cabeza o en los párpados.
Pecho, dolor en el	Acidez estomacal, angina de pecho, ansiedad, ataque cardíaco, carditis (inflamación de los músculos del corazón), costilla fracturada o golpeada, distensión muscular, enfermedad de las arterias coronarias, estrés, gases, hernia hiatal, hiperventilación, neumonía, pleuresía.
Peso, aumento de	Depresión, desequilibrio hormonal, diabetes, edema, enfermedad renal, envejecimiento, falta de ejercicio, hipotiroidismo, insuficiencia cardíaca congestiva, mala dieta, reacción a algún medicamento, sobrealimentación.
Peso, pérdida de	AIDS, anorexia nerviosa, cáncer, diabetes, enfermedad de Alzheimer, enfermedad de Parkinson, envejecimiento, estrés, depresión, hepatitis, hipertiroidismo, infección crónica, mononucleosis, síndrome de malabsorción, tuberculosis.
Piernas, dolor en las	Arteriosclerosis, calzado inadecuado, cáncer, ciática, ejercicio excesivo, enfermedad de Lyme, enfermedad ósea de Paget, fibromialgia, fractura ósea, lesión, obesidad, osteomalacia, raquitismo, tendinitis, tromboflebitis, tumor o infección en un disco intervertebral o en la columna vertebral.
Pulso débil	Ataque cardíaco, deshidratación, malnutrición, pérdida de sangre, presión arterial baja, reacción a algún medicamento, shock, trauma, vómito.
Respiración sibilante o asmática (wheezing)	Alergias, asma, bronquitis, bronquitis crónica, cáncer de pulmón, crup, enfermedad cardiovascular, enfisema, infección en la parte superior del sistema respiratorio, neumonía, tabaco.
Sangrado menstrual abundante o irregular	Aborto espontáneo, anticonceptivo oral inadecuado, cáncer, desequilibrio hormonal, dieta demasiado estricta, ejercicio excesivo, endometriosis, infección del tracto urinario, infección vaginal, menopausia, obesidad, pérdida o aumento de peso, pólipos o fibromas uterinos, problemas de coagulación sanguínea, trastornos endocrinos y de la tiroides.
Sangre en esputo, vómito, orina o materia fecal; o sangre proveniente de la vagina o del pene	Cáncer, coágulos sanguíneos y edema del tejido pulmonar, hemorroides, infección, pólipos, prostatitis, ruptura de vaso sanguíneo, tumor, úlcera péptica.
Sed excesiva	Deshidratación, diabetes, diarrea, fiebre, infección viral o bacteriana, problemas relacionados con la menopausia, reacción a algún medicamento.
Senos, protuberancias en los	Cáncer, enfermedad fibroquística, forúnculos, infección en algún conducto de las glándulas mamarias, infección en una glándula sudorípara o en un nódulo linfático, lesión, quistes, síndrome premenstrual.
Senos, sensibilidad anormal en los (breast tenderness)	Cáncer, coágulos en las venas de los senos, consumo excesivo de grasa, sal y/o cafeína, desequilibrio hormonal, embarazo, enfermedad fibroquística de los senos, estrés, menopausia problemas relacionados con la lactancia, síndrome premenstrual, terapia de estrógeno.

Síntoma	Posible Causa
Sensación de hinchazón (bloating)	Alergias, apendicitis, diverticulitis, edema, enfermedad de los riñones, enfermedad de la vesícula biliar, insuficiencia cardíaca, intolerancia a la lactosa, menstruación, obstrucción intestinal o renal, síndrome de intestino irritable, sobrealimentación, trastornos adrenales, tumor, úlcera péptica.
Somnolencia (drowsiness)	Alergias, encefalitis, fractura del cráneo, insuficiencia renal aguda, jet lag, narcolepsia, reacción a algún medicamento, retiro de la cafeína, trastornos del sueño.
Sudor excesivo	Alergias alimentarias, ansiedad, consumo de alcohol, consumo de alimentos picantes o muy condimentados, desequilibrio hormonal, ejercicio excesivo, enfermedad cardiovascular, enfermedad hepática, enfermedad renal, estrés, fibrosis quística, fiebre, hipertiroidismo, infección, linfoma, malaria, menopausia, neumonía.
Sudor caliente, luego frío	Consumo excesivo de alcohol o azúcar, fiebre, hipoglucemia, infección aguda, trastornos de la tiroides, tuberculosis (principalmente sudoración nocturna).
Sudor frío	AIDS, cáncer, diabetes, enfermedad cardíaca o circulatoria grave, influenza, menopausia, intoxicación alimentaria, mononucleosis, shock, tuberculosis.
Sudor nocturno	AIDS, ansiedad, apnea del sueño, cáncer, enfermedad cardiovascular, enfermedad intestinal, enfermedad autoinmune, estrés, fiebre, fibromialgia, hepatitis, menopausia, sistema inmunológico debilitado.
Temblor	Alcoholismo, ansiedad, consumo de cafeína, derrame cerebral, enfermedad de Parkinson, esclerosis múltiple, estrés, fatiga muscular, hipertiroidismo, reacción a algún medicamento, síndrome de abstinencia por retiro de un medicamento, droga o alcohol, tumor.
Tos persistente	Alergias, asma, bronquitis crónica, cáncer, enfisema, neumonía, secreción postnasal, tuberculosis.
Vahídos, (dizziness, lightheadedness)	Alergias, anemia, ansiedad aguda (ataque de pánico), derrame cerebral, diabetes, enfermedad cardíaca, enfermedad de Ménière, estrés, hipoglicemia, infección, inhalación de productos químicos, derrame cerebral inminente, mareo, presión arterial alta, presión arterial baja, reacción a algún medicamento, tumor cerebral, vértigo.
Visión doble	Cataratas, concusión, consumo excesivo de alcohol, hipertiroidismo, trastornos oculares.

ABEJA, PICADURA DE

Ver PICADURA DE ABEJA.

ABORTO ESPONTÁNEO

Ver PROBLEMAS RELACIONADOS DOS CON EL EMBARAZO.

ABSCESOS

Un absceso se forma cuando se acumula pus en un tejido, en un órgano o en un espacio limitado del organismo a causa de una infección. Los abscesos se pueden ubicar tanto externa como internamente, y pueden ser el resultado de una lesión o de la disminución de las defensas necesarias para combatir las infecciones. El área infectada se inflama, se hincha y se vuelve sensible, caliente y rojiza. La persona puede sentir fatiga, perder el apetito, perder peso y presentar accesos intermitentes de fiebre y escalofríos. En casos graves puede perecer.

Los abscesos se pueden formar en el cerebro, los pulmones, los dientes, las encías, las axilas, la pared abdominal, los huesos, el escroto, el tracto gastrointestinal, los oídos, las amígdalas, los senos, los senos paranasales, los riñones, la glándula prostática, o prácticamente en cualquier sitio. Las infecciones son el problema de salud más frecuente en el ser humano y son producidas por bacterias, virus, parásitos y hongos. Un forúnculo es un absceso de la piel. (*Ver* FORÚNCULO en la Segunda Parte). En casos severos puede producirse bacteriemia (infección de la sangre) o ruptura del absceso. El material del que está compuesto consiste de células blancas vivas y muertas, tejidos muertos, bacterias y/o toxinas, y todo ello tiene que ser expulsado del cuerpo.

Se dice que un absceso que aparece de repente (en pocas horas o de la noche a la mañana) es agudo. Si se mantiene por un periodo de días o semanas, se llama crónico. Los abscesos crónicos son más resistentes al tratamiento porque el daño suele ser más profundo y extenso. Los abscesos agudos suelen ser menos extensos y generalmente responden al tratamiento en cuestión de días. Si esto no se produce, es una indicación de que el sistema inmunológico tiene problemas. Las complicaciones son raras, pero entre ellas están el sangrado y la reaparición del absceso. Los abscesos dentales pueden caracterizarse por encías inflamadas, rojas y muy sensibles. El diente afectado puede estar sensible o medio suelto, con un dolor sordo permanente. Un absceso periodontal puede provocar sensación de mareo, fiebre e inflamación de las glándulas linfáticas. Sin embargo, los abscesos dentales crónicos frecuentemente presentan síntomas más difíciles de tratar que los agudos, debido a que llevan más tiempo presentes y han tenido la oportunidad de generar más daño.

Básicamente, un absceso es una señal de que el cuerpo

está tratando de eliminar impurezas (células mal nutridas, deficientes en nutrientes como el azufre, o toxinas que se acumulan debido al fallo del proceso de eliminación normal). Esa situación a menudo tiene su origen en una dieta pobre y en la exposición a contaminantes ambientales, químicos y otras sustancias dañinas. La comida chatarra, o basura, no sólo bloquea el sistema con alimentos sin nutrientes, sino que además previene la eliminación eficiente de los residuos celulares al crear problemas como el estreñimiento o el mal funcionamiento del hígado, bazo y riñones.

A menos que se especifique otra cosa, las dosis aquí recomendadas son para adultos. Para niños entre los doce y diecisiete años de edad, reducir a tres cuartos la dosis recomendada. Para niños entre seis y doce, la dosis es la mitad de la recomendada.

NUTRIENTES

SUPLEMENTOS	DOSIS SUGERIDAS	COMENTARIOS
Muy Importante		
Zinc	80 mg al día divididos en varias tomas. No tomar más de 100 mg al día de todos los suplementos.	Poderoso estimulante del sistema inmunológico. Importante para el funcionamiento de los linfocitos T, necesarios para combatir las infecciones. Sirve para todos los trastornos cutáneos.
Importantes		
Coenzyme A de Coenzyme-A Technologies	Como se indica en la etiqueta	Refuerza la desintoxicación de muchas sustancias por el sistema inmunológico
Colloidal silver	Administrar por vía oral o aplicar tópicamente, según indicaciones de la etiqueta.	Actúa como antibiótico y desinfectante natural. Destruye las bacterias, los virus, los hongos y los parásitos.
Garlic (Kyolic)	2 cápsulas 3 veces al día con las comidas.	Antibiótico natural y estimulante del sistema inmunológico. Contiene azufre (necesario para reparar los tejidos).
Methylsulfonyl-methane (MSM)	Según indicaciones de la etiqueta.	Compuesto de azufre orgánicamente natural.
Superoxide dismutase (SOD) o Cell Guard de Biotec Foods	Según indicaciones de la etiqueta. Según indicaciones de la etiqueta.	Poderoso antioxidante. Para mejor absorción, utilizar en forma sublingual. Complejo antioxidante que contiene SOD.
Vitamin A	50,000 UI al día durante 5 días. Luego reducir la dosis hasta 25.000 UI al día durante 5 días. De nuevo disminuir la dosis hasta 15.000 UI al día. Si está embarazada, no debe tomar más de 10.000 UI al día.	Protege a las células contra las invasiones bacterianas fortaleciendo las paredes celulares y promoviendo la reparación de los tejidos. Esencial para el sistema inmunológico. Para dosis altas, la emulsión facilita la asimilación y brinda mayor seguridad. Antioxidantes potentes. Facilita la curación.
más natural carotenoid complex (Betatene)	Según indicaciones de la etiqueta.	Poderoso antioxidante que favorece la curación.
Vitamin B complex	50 mg de cada vitamina B principal al día con las comidas. (Las cantidades de cada una varían en cada complejo vitamínico.	Reemplaza los nutrientes perdidos y facilita la curación.
Vitamin C con bioflavonoids	5,000–20,000 mg al día divididos en varias tomas. *Ver* FLUSH DE ÁCIDO ASCÓRBICO en la Tercera Parte.	Esenciales para la función inmunológica y la reparación de los tejidos.
Vitamin E	200 UI al día. Si desea, aplicar el contenido de una cápsula directamente en el área afectada.	Importante para la circulación y la oxigenación de los tejidos. Fortalece el sistema inmunológico y promueve la curación. Usar en forma de d-alpha-tocopherol.
Provechosos		
Bromelain	500 mg 3 veces al día.	Reduce la inflamación y acelera la curación.
Multivitamin y mineral complex	Según indicaciones de la etiqueta.	Todos los nutrientes son necesarios para la curación.
Proteolytic enzymes o Infla-Zyme Forte de American Biologics o Intenzyme Forte de Biotics Research	Según indicaciones de la etiqueta. Tomar entre comidas. Según indicaciones de la etiqueta. Según indicaciones de la etiqueta.	Ayudan a desinfectar los abscesos. Poderosos neutralizadores de los radicales libres del organismo.

Hierbas

❑ Las siguientes hierbas son beneficiosas para curar los abscesos y purificar la sangre: raíz de burdock, cayenne (capsicum), raíz de dandelion, red clover y raíz de yellow dock.

El té de camomila es bueno para los abscesos dentales. Beba una taza tres o cuatro veces al día. Si tiene la cara hinchada por la infección, puede hacerse una cataplasma de camomila y aplicarla a la parte externa de la mejilla una o dos veces al día durante diez o quince minutos hasta que se vaya la infección.

❑ Es provechoso tomar todos los días agua destilada mezclada con jugo fresco de limón, además de tres tazas de té de echinacea, goldenseal, astragalus o suma. También es útilhacer cataplasmas con goldenseal y aplicarlas directamente sobre el absceso (*ver* UTILIZACIÓN DE CATAPLASMAS en la Tercera Parte). También da buenos resultados aplicar extracto de goldenseal libre de alcohol en una gasa estéril y colocarla sobre el absceso.

Advertencia: No se debe tomar astragalus cuando hay fiebre. No tomar echinacea en caso de trastorno inmunológico. No tome goldenseal todos los días durante más de una semana seguida, y no lo utilice si está embarazada. Si usted ha tenido alguna enfermedad cardiovascular, diabetes o glaucoma, tome goldenseal solamente con autorización médica.

El té o el extracto de echinacea preparado con agua caliente puede emplearse como enjuague bucal para los abscesos dentales. Asegúrese de que esté caliente y de enjuagarse la boca cada dos horas.

❑ Una cataplasma de lobelia mezclada con slippery elm bark alivia los abscesos y combate la infección (*ver* UTILIZACIÓN DE CATAPLASMAS en la Tercera Parte).

❑ Tomar milk thistle en cápsulas es provechoso para el hígado y ayuda a purificar el torrente sanguíneo.

❑ El aceite de tea tree aplicado externamente es un eficaz antiséptico natural que mata los organismos infecciosos sin perjudicar las células sanas. Mezcle una parte de aceite de tea tree con cuatro partes de agua y aplíquese esta mezcla con un algodón tres veces al día. Esto destruye las bacterias, acelera la curación y evita que se propague la infección.

Recomendaciones

❑ Consuma piña fresca todos los días. La piña contiene bromelaína, una enzima que favorece la curación y combate la inflamación.

❑ Añada ajo y cebolla a su dieta. Contienen mucho azufre y son muy útiles para la cura y prevención de abscesos.

❑ Incluya kelp en su dieta, pues es rico en minerales provechosos para la salud.

❑ Durante veinticuatro a setenta y dos horas, haga un ayuno de líquidos a base de jugos frescos (*ver* AYUNOS en la Tercera Parte).

❑ Cuando tenga un absceso externo, aplíquese miel sobre el área afectada. La miel destruye las bacterias y los virus al parecer extrayendo la humedad que contienen.

❑ Para limpiar el área afectada, aplíquese varias veces al día clorofila líquida mezclada con agua.

❑ Si tiene que tomar antibióticos, suplemente su dieta con las vitaminas B y con productos que contengan bacterias "amigables", como acidophilus y yogur.

❑ Si el dolor, enrojecimiento, hinchazón, el sangrado o la supuración aumentan, llame a su médico.

Aspectos para tener en cuenta

❑ Para los abscesos externos más suaves, la aplicación de paños húmedos calientes, junto con una mejor alimentación suele ser suficiente. Sin embargo, en la mayoría de los casos, los abscesos requieren tratamiento con antibióticos o hierbas. Tomar acidophilus y vitaminas B, además de aumentar la ingestión de líquidos a menudo ayuda a la curación. En algunos casos es necesario perforar el absceso, drenarlo, limpiarlo profundamente y tratarlo con antibióticos.

❑ Aunque algunos abscesos deben ser tratados quirúrgicamente, la mayoría sólo requieren antibióticos. Estas drogas matan las bacterias infecciosas, pero también destruyen las bacterias "amigables" que suelen vivir en el tracto digestivo. Además, los antibióticos agotan las existencias de vitaminas B.

❑ Para curar un absceso es importante guardar cama y tomar mucho líquido. Para aliviar el dolor, colóquese hielo o compresas de agua caliente en el área afectada. Los baños calientes o una lámpara de calor también ayudan.

❑ Para acelerar la curación es necesario limpiar la sangre y corregir las deficiencias vitamínicas que suelen asociarse con las erupciones cutáneas.

❑ Los abscesos normalmente no interfieren con la limpieza corporal (baño, ducha) pero es aconsejable quitarse el vendaje para que la herida pueda limpiarse con un jabón suave, antibacteriano y sin fragancia. Una vez hecho esto, colocar un vendaje nuevo.

❑ Si el absceso se abre y se limpia por sí solo, es posible que su médico tenga que volverlo a limpiar para asegurarse de que no recurra. Se trata de una pequeña cirugía que consiste en hacer una incisión a través del absceso para abrirlo y limpiar completamente todos los restos de pus. Se puede aplicar gasa estéril para absorber los fluidos restantes; esto permite empezar a sanar desde abajo.

❑ Si el absceso se extiende a la sangre, puede poner en peligro el resto del sistema. Es necesario tratamiento inmediato por parte de un profesional de la salud.

❑ Hay que vigilar los abscesos profundos para comprobar que no afectan ni obstruyen las funciones de los tejidos y órganos más profundos.

❑ Una buena higiene y limpieza de la piel para evitar que se infecten las heridas puede prevenir algunos abscesos.

❑ El tratamiento adecuado para los abscesos dentales depende de cada tipo. A menudo se drena el pus de la zona infectada, se prescriben antibióticos y se limpia en profundidad la herida. En otros casos, puede ser necesario extraer el diente o llevar a cabo una operación de extracción del canal (root canal). (*Ver* ENFERMEDAD PERIODONTAL en la Segunda Parte.)

❑ Una buena higiene dental puede ayudar a prevenir los abscesos dentales. Esto incluye el cepillado de dientes, la limpieza con hilo dental y exámenes periódicos.

ABSORCIÓN, PROBLEMAS DE

Ver SÍNDROME DE MALABSORCIÓN.

ABUSO DE SUSTANCIAS

Ver ALCOHOLISMO, DEPENDENCIA DEL TABACO, DROGADICCIÓN.

ACIDEZ ESTOMACAL/REFLUJO AGÁSTRICO

La acidez estomacal es una sensación de quemazón en el estómago y/o en el pecho. Puede ir acompañado de hinchazón, náusea, gas, respiración entrecortada y/o un gusto ácido o amargo en la garganta. Aproximadamente 60 millones de estadounidenses lo padecen. Por lo general se presenta cuando el hydrochloric acid (HCl), que es utilizado por el estómago para digerir los alimentos, se devuelve al esófago e irrita los tejidos sensibles (GERD, por sus siglas en inglés). Normalmente el músculo del esfínter esofágico se comprime y evita que el ácido estomacal ascienda. Sin embargo, cuando el esfínter no funciona correctamente, el ácido puede pasar e introducirse en el esófago. Este fenómeno se denomina reflujo gástrico o *reflujo gastroesofágico*.

El GERD puede afectar a cualquier persona, a cualquier edad. Puede dejar heridas en el esófago y si los ácidos llegan a los pulmones, pueden causar síntomas asmáticos. El GERD puede conducir a un trastorno llamado *esófago de Barret,* caracterizado por cambios en las células que forman la pared del esófago, pudiendo producir cáncer.

Las personas que tienen hernia hiatal a menudo sufren de acidez estomacal. Este problema de salud también puede deberse al consumo excesivo de algunos alimentos, alcohol, cafeína, frutas cítricas, chocolate o alimentos a base de tomate, peppermint, comidas muy condimentadas o grasosas y frituras. Otros factores que pueden contribuir a la acidez estomacal son las úlceras, los problemas de la vesícula biliar, el estrés, las alergias y la deficiencia de enzimas. A menos que se especifique claramente, las dosis recomendadas aquí son para adultos. Para niños entre doce y diecisiete años, reducir a tres cuartos de lo recomendado. Para niños entre seis y doce, a la mitad, y para los niños menores de seis años, emplear un cuarto de lo recomendado.

NUTRIENTES

SUPLEMENTOS	DOSIS SUGERIDAS	COMENTARIOS
Muy Importante		
Pancreatin más bromelain	Según indicaciones de la etiqueta. Tomar con las comidas. 80 mg diarios en dosis divididas. No superar los 100 mg diarios combinando todos los suplementos.	Enzimas necesarias para una buena digestión.
Papaya tablets	Según indicaciones de la etiqueta.	Alivian los síntomas. Utilice las tabletas masticables que se consiguen en los health food stores.
Vitamin B complex más extra vitamin B_{12}	50 mg de cada vitamina B importante 3 veces al día con las comidas. (Las cantidades individuales varian en cada compuesto.) 1.000–2.000 mcg diarios. 200 mcg 3 veces al día.	Necesarios para una buena digestión. Tomar en lozenge o administrar por vía sublingual.
Provechoso		
Acid-Ease de Prevail International, Inc.	Según indicaciones de la etiqueta.	Enzima vegetal que alivia las molestias. Fórmula a base de hierbas que favorece la descomposición de los alimentos y su asimilación.
Acidophilus (Probíata from Wakunaga)	Según indicaciones de la etiqueta.	Sustituye a las bacterias amigas del estómago.
Calcium and magnesium and potassium	300 mg dos veces al día. 150–200 mg dos veces al día 100 mg dos veces al día.	Minerales que tienen un efecto alcalino, ligando el ácido estomacal. Tomar juntos entre las comidas. Usar una forma en chelate de calcio o de carbonato cálcico.
Methylsulfonylmethane (MSM)	Según indicaciones de la etiqueta.	Alivia la hiperacidez sin romper el equilibrio ácido-alcalino.

Hierbas

❑ El jugo de aloe vera ayuda a curar el tracto intestinal.

❑ Los tés de catnip, fennel, ginger, raíz de marshmallow y papaya favorecen la digestión y protegen contra la acidez estomacal.

❑ Beber té de camomila puede aliviar la irritación del esófago.

❑ El regaliz (deglycyrrhizinated licorice, DGL) se ha mostrado eficaz contra la acidez y las úlceras del estómago y del esófago.

Advertencia: No tomar regaliz en caso de presión arterial alta.

Recomendaciones

❑ Tomar un vaso grande de agua a la primera señal de acidez estomacal suele ser provechoso.

❑ Tome jugo de papa cruda. No pele la papa, sólo lávela y haga el jugo (*ver* JUGOS en la Tercera Parte). Mezcle el jugo con una cantidad igual de agua y tómelo tres veces al día inmediatamente después de prepararlo.

❑ Pruebe a beber un baso de jugo de col o de apio frescos cada día.

❑ Modifique sus hábitos alimentarios: consuma más vegetales crudos, mastique bien los alimentos, coma despacio y disfrute la comida. Coma despacio y disfrute de la comida. Seguir una dieta disciplinada es un aspecto importante para tratar el GERD.

❑ Tome con las comidas una cucharada de raw apple cider vinegar mezclado con un vaso de agua. No tome ningún otro líquido con las comidas.

❑ Para facilitar la digestión, coma papaya y/o piña fresca. Mastique también unas cuantas semillas de papaya.

❑ No coma nada durante las tres horas anteriores a acostarse.

❑ Evite los alimentos ácidos, como los cítricos (también sus jugos). (*Ver* DESEQUILIBRIO ÁCIDO/BASE en la Segunda Parte.)

❑ No tome bebidas con cafeína ni carbonatadas ni consuma grasas, alimentos fritos o procesados. Tampoco debe consumir postres cremosos, eggnog, carnes caramelizadas, cebollas (especialmente crudas), piel de pollo, peppermint, salsas pesadas, azúcar ni alimentos picantes o muy condimentados. Parece que estos alimentos son la causa principal de la acidez estomacal.

❑ *Ver* AYUNOS en la Tercera Parte y seguir las instrucciones. *Ver también* los self-tests de DESEQUILIBRIO ÁCIDO-BASE Y ENFERMEDADES CARDIOVASCULARES en la Segunda Parte.

❑ No tome complejos multienzimáticos que contengan hydrochloric acid (HCI).

❑ Mantenga una rutina de ejercicio que incluya caminar, andar en bicicleta o los aeróbicos de bajo impacto. Evite levantar pesas mientras corre, ya que esa actividad pone presión en el estómago. No haga ejercicio después de comer.

❑ Eleve la cabecera de su cama.

❑ En lo posible, evite el estrés y la ira.

❑ Si toma medicación, pregunte a su doctor si la acidez estomacal puede provenir de alguna contraindicación.

❑ No use ropa ajustada en la cintura, tampoco para dormir

❑ No ignore los síntomas de GERD, porque es una afección que puede causar problemas graves. Si dura más de dos semanas, debería consultar con un médico.

❑ Los primeros síntomas de la angina de pecho y el infarto de miocardio se parecen a los de la acidez estomacal. Si persisten, y nota que el dolor comienza a bajar por su brazo izquierdo, o si la sensación viene acompañada de debilidad, mareo o respiración entrecortada, busque asistencia médica inmediatamente. (*Ver* ATAQUE CARDÍACO en la Segunda Parte.)

Aspectos para tener en cuenta

❑ Los estrógenos pueden debilitar el músculo del hiato esofágico, el cual mantiene dentro del estómago los ácidos estomacales. Las mujeres embarazadas y las que toman píldoras anticonceptivas con estrógeno y progesterona tienen más probabilidades de sufrir de acidez estomacal.

❑ Los pacientes de algunas enfermedades, como cáncer, suelen tener cantidades elevadas de ácido en el organismo. El consumo excesivo de alimentos procesados y cocidos también puede crear un medio ácido en el organismo.

❑ La aspirin y el ibuprofen pueden producir acidez estomacal.

❑ Acostarse sobre el costado izquierdo del cuerpo ayuda a aliviar la acidez estomacal. Esta posición mantiene el estómago debajo del esófago, lo que ayuda a que permanezca libre de ácido.

❑ Los antiácidos suelen aliviar los síntomas. Sin embargo, este efecto puede enmascarar un problema subyacente. Además, muchos de los antiácidos que se consiguen sin prescripción médica contienen cantidades excesivas de sodio, aluminio, calcio y magnesio. El uso prolongado de estos antiácidos puede ocasionar peligrosos desequilibrios minerales. Consumir demasiado sodio agrava la hipertensión, y el exceso de aluminio se ha relacionado con la enfermedad de Alzheimer. La lectura de la etiqueta del antiácido que va a consumir le ayudará a saber si contiene ingredientes nocivos. Algunos de los antiácidos más conocidos y los productos en que se encuentran son los siguientes:

- Sales o geles de aluminio: AlternaGEL, Amphojel.
- Mezclas de aluminio y magnesio: Aludrox, Di-Gel, Gaviscon, Gelusil, Maalox, Mylanta, Riopan.
- Carbonato de calcio: Alka-Mints, Chooz, Titralac, Tums.
- Mezclas de calcio y magnesio: Rolaids.
- Sales o geles de magnesio: Phillips' Milk of Magnesia.
- Bicarbonato de sodio: Alka-Seltzer, Bromo Seltzer, Citrocarbonate.

❑ El carbonato de calcio actúa como antiácido y no contiene aluminio.

❑ Un producto de Prevail Corporation llamado Acid-Ease, que se consigue en los health food stores, ha mostrado resultados prometedores y no contiene aluminio.

❑ Las drogas que detienen la producción de ácido estomacal son aconsejables para quienes sufren de acidez estomacal con frecuencia. Entre esas drogas están cimetidine (Tagamet), famotidine (Pepcid), nizatidine (Axid), omeptazole (Prilosec) y ranitidine (Zantac). Hay opiniones que dicen que el uso prolongado de estos productos puede dañar la pared estomacal, incrementando así las posibilidades de tumores, tanto benignos como malignos. Según un artículo publicado en *Johns Hopkins Medical Letter*, tomar más de 3 gramos al día (excesivo) de una manera prolongada el medicamento cimetidine puede causar impotencia y aumento del tamaño de los senos. Estos problemas normalmente desaparecen cuando se deja de tomar la sustancia.

❑ El medicamento con receta famotidine (Pepcid) está ahora disponible como genérico, al igual que el Pepcid-AC sin receta (over the counter, OTC).

❑ Enteryx, un aparato que se implanta permanentemente, ha sido aprobado para ayudar a aliviar el GERD. Se inyecta una solución en la pared del esófago inferior. La solución se transforma en una sustancia esponjosa dirigida a evitar la ocurrencia del reflujo.

❑ Un estudio mostró que el 57 por ciento de los que sufren acidez tenían hernia hiatal, casi la mitad tenían dañada la pared del esófago y el 6 por ciento habían desarrollado *esófago de Barret*.

❑ Si toma usted antiácidos más de tres veces a la semana, debería hablar con su médico.

❑ Puede obtener información gratuita sobre el GERD en la International Foundation for Functional Gastrointestinal Disorders. (*Ver* Organizaciones médicas y de salud, en el Apéndice.)

❑ *Ver también* ÚLCERA PÉPTICA en la Segunda Parte.

❑ *Ver también* PROBLEMAS RELACIONADOS CON EL EMBARAZO en la Segunda Parte.

ACNÉ

El acné es un trastorno inflamatorio de la piel caracterizado por la aparición de espinillas y manchitas protuberantes negras y blanca. Afecta aproximadamente al 80 por ciento de los estadounidenses entre los doce y los veinticuatro años de edad. Según la American Academy of Dermatology, el acné se ha convertido en la anormalidad más común de la piel. El estilo moderno de vida contribuye a esta estadística. El acné es más que un problema estético para quien lo sufre, ya que puede afectar también a la autoestima, generando estrés emocional.

El acné suele darse en la pubertad, cuando el cuerpo aumenta la producción de andrógenos (hormona sexual masculina). Estas hormonas estimulan la producción de keratina (un tipo de proteína) y sebo (un lubricante graso de la piel). Si el sebo se secreta a un ritmo mayor que lo que tarda su paso por los poros, surge una mancha. El exceso de aceite hace que el poro atraiga las bacterias y no las libere, quedando atrapadas dentro. Las espinillas negras surgen cuando el sebo combina con los pigmentos de la piel taponando los poros. Si las escamillas bajo la piel se llenan con sebo, entonces aparecen las protuberancias blancas. En los casos más severos, la acumulación de estas protuberancias bajo la piel puede dar lugar a su ruptura e inflamación. Aunque la higiene es importante para solucionar el acné, éste no es debido a la falta de limpieza, sino al exceso de actividad de las glándulas sebáceas.

Aunque hay más de 20 millones de adolescentes con acné, no sólo afecta a los jóvenes, sino que también afecta a los adultos. En los jóvenes normalmente se presenta en la cara y en la parte superior del cuerpo, pero en los adultos aparece en la barbilla y mandíbula. Además suelen aparecer fiebre y, posiblemente, manchas más dolorosas. A muchas mujeres se les exacerba el acné durante el período premenstrual a causa de la liberación de progesterona después de la ovulación. Los anticonceptivos orales con altas concentraciones de progesterona también pueden desencadenar episodios de acné. La presencia de candidiasis puede provocar cambios hormonales que impulsan al hígado a producir las sustancias equivocadas para que el sebo sea sano (*ver* CANDIDIASIS en la Segunda Parte).

Las glándulas sebáceas, que se encuentran en todos los folículos pilosos o minúsculos hoyuelos de la piel, producen grasa que lubrica la piel. Estas glándulas abundan en la cara, la espalda, el pecho y los hombros. Cuando parte de la grasa se queda atrapada, las bacterias se multiplican en el folículo y la piel se inflama. Muchos de estos puntos aparecen y desaparecen durante meses o incluso años. El acné no es producido por poros "sucios", sino por exceso de actividad de las glándulas sebáceas. El exceso de grasa hace que los poros se vuelvan pegajosos; por tanto, las bacterias quedan atrapadas en su interior.

Entre los factores que contribuyen a este trastorno están la candidiasis, la herencia, los ciclos menstruales, la piel grasosa y los desequilibrios hormonales. Otras posibles causas son las alergias, el estrés y algunos medicamentos (especialmente esteroides, litio, anticonceptivos orales y algunas drogas antiepilépticas). El acné también se puede deber a deficiencias nutricionales, y a una dieta con excesivo consumo de junk food, grasas saturadas, grasas hidrogenadas y productos de origen animal, exposición a contaminantes industriales (aceites, derivados del alquitrán de hulla, hidrocarburos clorinados) y a factores ambientales adversos. Cuando el pH es demasiado ácido o demasiado alcalino aumenta la probabilidad de desarrollar las bacterias que dan lugar al acné. (*Ver* DESEQUILIBRIO ÁCIDO/BASE en la Segunda Parte.

La piel es el órgano más grande del cuerpo. Una de sus funciones es eliminar parte de los productos tóxicos de desecho del organismo a través del sudor. Si el organismo tiene más toxinas de las que los riñones y el hígado pueden eliminar eficazmente, la piel asume el control de la situación. En efecto, algunos médicos llaman a la piel "el tercer riñón". La salud de la piel resulta afectada cuando las toxinas salen a través de ella. Éste es uno de los factores clave en muchos problemas cutáneos, incluido el acné.

La piel también "respira". Cuando los poros se tapan, los microbios que causan el acné proliferan porque están protegidos contra la acción bacteriostática de la luz del sol. La mugre, el polvo, la grasa y la contaminación obstruyen los poros, pero esta situación se remedia lavando correctamente la piel, con los productos adecuados. A menos que se especifique otra cosa, las dosis recomendadas aquí son para adultos. Para niños entre doce y diecisiete años, reducir a tres cuartos de lo recomendado. Para niños entre seis y doce, la mitad, y para los niños menores de seis años, emplear un cuarto de lo recomendado.

NUTRIENTES

SUPLEMENTOS	DOSIS SUGERIDAS	COMENTARIOS
Muy Importantes		
Acidophilus (Probiata From Wakunaga)	Según las indicaciones de la etiqueta.	Renueva las bacterias esenciales para reducir los episodios de acné.
Chromium picolinate	Según indicaciones de la etiqueta.	Ayuda a curar las infecciones cutáneas.
Colloidal Silver	Según las indicaciones de la etiqueta. Tomar oralmente y/o aplicar con un algodón al área afectada.	Actúa como antibiótico natural.
Essential fatty acids (flaxseed oil y primrose oil son tersura buenas fuentes)	Según indicaciones de la etiqueta.	Proporcionan essential gamma-linolenic acid. Necesario para conservar la suavidad y la de la piel, reparar las células cutáneas lesionadas y disolverlos depósitos grasos que obstruyen los poros. También efecto terapéutico.
Potassium	99 mg/día	Su deficiencia se ha asociado al acné.

Vitamin A con natural carotenoid complex (Betatene)	25.000 UI/día hasta que se cure. Luego bajar a 5.000 UI/día. En caso de embarazo no pasar de 10.000 UI/día. Según las indicaciones de la etiqueta.	Fortalece el tejido epitelial (piel) protector. Para una mejor asimilación usar emulsión.
Vitamin B complex más extra vitamin B_3 (niacinamide)	100 mg de cada vitamina B importante 3 veces al día. Las cantidades individuales de cada vitamina varían en cada complejo. 100 mg 3 veces al día. No sobrepasar esta cantidad.	Importantes para un tono de piel saludable. Mejoran el flujo sanguíneo hacia la superficie de la piel. Su deficiencia está relacionada con el acné. *Advertencia:* No sustituir niacina por niacinamide. Si sufre de algún trastorno hepático, presión arterial alta o gota, no debe tomar niacinamide adicional.
Vitamin C con bioflavonids	1,000–1,600 mg 3 veces/día.	Promueve la función inmunológica y reduce la inflamación. Necesaria para la reparación del colágeno de la piel. Usar una variedad buffered.
Vitamin D_3	400 UI/día	Promueve la curación y reparación de los tejidos.
Vitamin E	400 UI/día	Antioxidante que ayuda a sanar y reparar los tejidos. Usar la forma d-alpha-tocoferol.
Zinc	30–80 mg al día. No tomar más de 100 mg al día de todos los suplementos.	Ayuda a curar los tejidos y a prevenir la formación de cicatrices. Elemento necesario para las glándulas sebáceas.
Importante		
Garlic (Kyolic)	2 cápsulas 3 veces al día con las comidas.	Destruye las bacterias y mejora la función inmunológica.
Provechosos		
Chlorophyll	Según indicaciones de la etiqueta.	Ayuda a limpiar la sangre, lo cual previene las infecciones. Además, proporciona nutrientes necesarios.
Clear Skin Image de Coenzyme-A Technologies	Según indicaciones de la etiqueta.	Fórmula nutriente que refuerza la salud de la piel al corregir los desequilibrios y las deficiencias en el metabolismo de los ácidos grasos y equilibra la producción de las hormonas sexuales y adrenales.
EFA Derma-Skin de Health from the Sun	Según indicaciones de la etiqueta.	Promueve una piel y una función dermatológica sana. Bueno para la textura de la piel, la humedad y su flexibilidad.
Herpanacine de Diamond-Herpanacine Associates	Según indicaciones de la etiqueta.	Contiene antioxidantes, aminoácidos y hierbas que promueven la salud general de la piel.
Multienzyme complex con hydrochloric acid (HCl)	Según indicaciones de la etiqueta. Tomar con las comidas.	Ayudan a la digestión. *Advertencia:* Si ha tenido úlcera, no utilice HCl.
L-Cysteine	500 mg al día con el estómago vacío. Tomar con agua o jugo. No tomar con leche.	Contiene azufre, necesario para una piel saludable. *Ver* AMINOÁCIDOS en la Primera Parte. Para mejor absorción, tomar con 50 mg de vitamina B_6 y 100 mg de vitamina C.
Methylsulfonyl-methane (MSM) (MSM capsules de Aerobic Life Industries)	Según indicaciones de la etiqueta.	Impermeabiliza las paredes celulares y permite que el agua y los nutrientes fluyan hacia las células, eliminando el desecho y las toxinas.
Lecithin granules o capsules	1 cucharada 3 veces al día antes de las comidas. 1,200 mg 3 veces al día antes de las comidas.	La lecitina es necesaria para mejorar la absorción de los ácidos grasos esenciales.
Q_2 Spray from Earth's Bounty	Según indicaciones de la etiqueta.	Limpiador de la piel con propiedades antibacterianas y antihongos. Ayuda a curar las manchas.
Oxy-Caps from Earth's Bounty	Según indicaciones de la etiqueta.	Proporciona el oxígeno esencial que permite a las células funcionar óptimamente.
Proteolytic enzymes	Según indicaciones de la etiqueta. Tomar con las comidas y entre comidas.	Neutralizadores de los radicales libres. Ayudan a descomponer en el colon las partículas no digeridas de los alimentos.
Selenium	200 mcg al día. No superar los 40 mcg/día en caso de embarazo.	Favorece la elasticidad de los tejidos Poderoso antioxidante.
Tretinoin (Retin-A)	Según indicación médica.	Actúa como peeling químico de acción gradual. Acelera el desprendimiento de las capas superficiales de la piel y genera piel nueva y más suave. Se consigue únicamente con prescripción médica. Los resultados se ven alrededor de 6 meses más tarde.

Hierbas

- ❑ La raíz de burdock, las hojas de dandelion, el milk thistle y el red clover son poderosos limpiadores de la sangre. El burdock y el red clover son poderosos purificadores sanguíneos. El milk thistle le ayuda al hígado a limpiar la sangre. Un buen lugar para empezar el programa antiacné es mediante un purificador herbal. Tanto el burdock como el dandelion purifican la sangre. Si el hígado no funciona bien el acné puede empeorar porque los desechos hormonales del cuerpo no se limpian y eliminan bien. Tanto el burdock como el dandelion contienen inulina (mejora la calidad de la piel eliminando las bacterias).
- ❑ Las cataplasmas con chaparral, dandelion y raíz de yellow dock se pueden aplicar directamente en el área afectada por el acné (*ver* UTILIZACIÓN DE CATAPLASMAS en la Tercera Parte).

Nota: El chaparral sólo se debe usar externamente.

- ❑ El extracto de chaste tree berry (Vitex agnus-castus) puede ser útil en la prevención de episodios premenstruales. Tomar cada mañana según indica la etiqueta del producto.

❑ Las hojas de lavender, red clover y strawberry se pueden utilizar para hacerse vaporizaciones en la cara. El lavender mata los gérmenes y estimula el crecimiento de nuevas células. En un recipiente de vidrio o esmalte ponga a hervir a fuego lento dos quarts de agua con dos a cuatro cucharadas de hierbas secas o frescas. Cuando esté saliendo vapor, coloque el recipiente sobre una mesa (no olvide protegerla del calor), siéntese y coloque la cara a una distancia que le permita recibir el vapor cómodamente durante quince minutos. Puede utilizar una toalla para que la cara atrape todo el vapor. Después de quince minutos mójese la cara con agua fría y déjesela secar al aire, o dése golpecitos ligeros con una toalla. Si desea, puede hacerse este tratamiento utilizando una mascarilla de clay: mezcle bien una cucharadita de green clay powder (lo venden en los health food stores) con una cucharadita de miel pura, y aplíquese esta mezcla en la cara evitando el área de los ojos. Déjesela durante quince minutos y luego lávese la cara con agua tibia.

Advertencia: No se haga tratamientos de vapor si el acné se ha extendido mucho o si está muy inflamado, porque el problema se podría agravar.

❑ El aceite de lavanda es un buen antibiótico y antiséptico que puede aplicarse directamente a las machas individuales.

❑ El aceite de tea tree es un antiséptico y antibiótico natural. Aplíquese sobre las espinillas una cantidad moderada de este aceite (sin diluir) tres veces al día, o agregue el contenido de un cuentagotas de aceite de tea tree a un cuarto de taza de agua caliente, y aplique la mezcla en el área afectada con algodón limpio (utilice únicamente algodón puro). El jabón de aceite de tea tree también es provechoso. Parar sí aparece una erupción o sarpullido.

❑ Otras hierbas beneficiosas son alfalfa, cayenne (capsicum), raíz de dandelion, echinacea y raíz de yellow dock.

Advertencia: No tomar echinacea sí se padece de un trastorno autoinmune.

Recomendaciones

❑ A fin de mantener limpio el colon y eliminar las toxinas, es importante seguir una dieta alta en fibra.

❑ Consuma más alimentos crudos que tengan ácido oxálico, como almendras, remolacha, cashews y Swiss chard. Sin embargo, la espinaca y el ruibarbo, que también contienen ácido oxálico, se deben consumir en pequeñas cantidades.

❑ Coma mucha fruta. Esto siempre es bueno para la piel por el valor nutritivo y el agua que tiene la fruta. También puede usas algunas frutas sobre la piel de su cara como tónico. Las uvas, fresas y la piña son ricas en alphahydroxy acids (AHA), unos ácidos que ayudan a exfoliar la piel al eliminar las células muertas que taponan las glándulas sebáceas.

❑ Coma más alimentos ricos en cinc, como mariscos, soya, granos enteros y semillas de sunflower, y consuma todos los días una pequeña cantidad de nueces crudas. El cinc es un agente antibacteriano y un elemento necesario para las glándulas sebáceas de la piel. Las dietas bajas en cinc contribuyen a la exacerbación del acné.

❑ Incluya siempre las vitaminas A, C y E en su dieta, así como ácidos grasos esenciales. Los suplementos de estos elementos pueden ser provechosos para quienes padecen acné. La vitamina A es buena contra esta afección pero no abuse de ella. La vitamina E puede regular los niveles de vitamina A y ayudar a prevenir las cicatrices.

❑ Beba al menos ocho vasos de buen agua al día.

❑ Evite el alcohol, la mantequilla, la cafeína, el queso, el chocolate, la cocoa, la crema, los huevos, la grasa, el pescado; los alimentos fritos, picantes y muy condimentados; los aceites y shortenings hidrogenados, la margarina, la carne, las aves de corral, el wheat, las gaseosas y los alimentos que contienen aceites vegetales bromados.

❑ Durante un mes elimine de su dieta los productos lácteos. A veces el acné es producido por alergia a los productos lácteos, y el contenido graso de esos productos puede agravar el problema. Los lácteos actuales y los productos animales a menudo contienen hormonas y esteroides que desequilibran las hormonas del organismo.

❑ Si no es alérgico a los lácteos, tome productos agrios (soured) en cantidad, como yogur bajo en grasa, para mantener una flora intestinal sana.

❑ Evite el azúcar en todas sus formas. El azúcar afecta a la función inmunológica. Además, biopsias practicadas a individuos que sufrían de acné han revelado que la tolerancia a la glucosa de sus tejidos estaba seriamente comprometida. Un investigador se ha referido a este problema como "diabetes cutánea". El azúcar estimula el desarrollo de candidiasis, un posible factor del acné (*ver* CANDIDIASIS en la Segunda Parte).

❑ Elimine de su dieta todos los alimentos procesados y no utilice sal yodada. Las enzimas inducen a los nutrientes de los alimentos a fabricar tejido muscular, células nerviosas, hueso, piel y tejido glandular. Los alimentos procesados contienen muy pocas enzimas y eso puede causar daños en la piel y su colágeno. Estos productos son ricos en yodo, y se sabe que el yodo empeora el acné. Por la misma razón, evite el pescado, el kelp y la cebolla.

❑ Haga un ayuno. *Ver* AYUNOS en la Tercera Parte.

❑ Hágase enemas de limpieza para eliminar de su organismo las toxinas acumuladas y para agilizar la curación. *Ver* ENEMAS en la Tercera Parte.

❑ Mantenga el área afectada por el acné lo más libre posible de grasa. Lávese el cabello frecuentemente. Utilice un jabón natural con azufre (lo encuentra en los health food stores). Lávese la piel concienzudamente pero con suavidad; nunca se la restriegue. Restregarse la piel agrava el acné porque sobreestimula las glándulas sebáceas y haciendo que segreguen cantidades excesivas de sebo.

❑ No utilice maquillaje; sin embargo, si no puede prescindir de él, use solamente productos naturales a base de agua. No utilice fórmulas a base de aceite. Evite todos los productos con químicos ásperos, tinturas o aceites. Lave con alcohol las esponjas y los aplicadores de cosméticos después de usarlos para evitar que se contaminen.

❑ Emplee una mezcla de vinagre de sidra orgánico y agua de calidad para equilibrar el pH de la piel. Mezcle una parte de sidra con 10 de agua de calidad y aplique la mezcla a la zona afectada.

❑ Debido a que la fricción aumenta la probabilidad de que las espinillas se revienten, hay que evitar algunas prendas de vestir, como suéteres de cuello alto. Es preciso ajustar con cuidado algunos elementos deportivos, como las tiras de los cascos de fútbol. Incluso utilizar el teléfono puede exacerbar la inflamación si se sostiene el receptor contra la mejilla durante un rato largo. Mantenga el cabello fuera de la cara para que no se depositen en la piel demasiado aceite y bacterias.

❑ Si se tiene que rasurar un área afectada por el acné utilizar afeitadora eléctrica puede ser bueno. Rasúrese siempre en la dirección en la cual le crece la barba y use cuchillas de una hoja.

❑ En lo posible, evite el estrés. El estrés produce cambios hormonales que exacerban el acné. Para combatir este trastorno, muchos dermatólogos recomiendan tomar el sol durante quince minutos diariamente, hacer ejercicio con regularidad y dormir una cantidad suficiente de horas.

❑ Evite los esteroides orales o tópicos porque agravan el acné.

❑ No se reviente las espinillas. Hacerlo aumenta la inflamación porque produce rompimientos cutáneos en los cuales se pueden alojar bacterias nocivas. No se toque el área afectada, a menos que se haya lavado concienzudamente las manos.

Aspectos para tener en cuenta

❑ El acné es un mensaje de que algo no marcha bien en la química corporal, en la dieta, y/o de que los cuidados de la piel son inadecuados. Quizás con una dieta adecuada, unos suplementos nutricionales o los productos adecuados para la piel baste para solucionar el problema.

❑ Para el acné severo, el único medicamento confiable es isotretinoin (Accutane). Esta droga contrae las glándulas sebáceas e impide que los poros se tapen. El isotretinoin cura o reduce de manera importante el acné en el 90 por ciento de la gente que lo utiliza. No obstante, puede producir efectos secundarios como resequedad de la piel y hemorragia nasal, así como dolores de cabeza y dolores en las articulaciones. Este medicamento es peligroso cuando la mujer que lo está tomando queda embarazada, porque puede causarle graves defectos al feto, como deformación del cerebro. Incluso puede causar malformaciones en el recién nacido si la mujer queda embarazada hasta dos meses después de dejar de tomarlo. Si una mujer en edad de procrear tiene acné, no se recomienda el isotretinoin a menos que emplee un método anticonceptivo efectivo. Se han dado casos aislados de depresión y otros trastornos mentales por el uso de este medicamento. Un estudio publicado por *Archives of Dermatology* encontró que puede provocar pérdida de densidad ósea, lo que plantea muchas cuestiones sobre su efectos y el riesgo de osteoporosis en épocas posteriores de la vida.

❑ Recientemente, ha aparecido un tratamiento mucho más seguro que el Accutane para los casos severos de acné. Se llama Levulan PDT, o "Blue Light Treatment", y es ideal para pacientes de todas las edades, incluso adolescentes. El tratamiento se ejecuta en la consulta del médico y consiste en realizar primero una ligera microdermoabrasión (lijado) para quitar la capa de piel muerta y, luego, aplicar Levulan (5-aminole-vulinic-acid) en la cara. Las bacterias del acné quedan así sensibilizas a la luz. Después de treinta minutos más o menos, se lava el Levulan y, durante unos diez minutos, se aplica una luz azul especial (no ultravioleta) de gran intensidad para matar las bacterias. Hay personas que necesitan más de una sesión. Después del tratamiento la piel está más sensible a la luz por lo que se recomienda ponerse un factor de protección solar (SPF) de 45 durante, al menos, las siguientes veinticuatro horas.

❑ El arma más indicada para combatir el acné moderado es el tretinoin tópico (Retin-A). Esta sustancia impide que los poros se tapen porque acelera la caída de las células muertas de la superficie cutánea. Al igual que el isotretinoin, las mujeres embarazadas no deben utilizar tretinoin. Es importante añadir que esta droga vuelve la piel supremamente vulnerable al daño producido por el sol. Asimismo, tampoco está claro el margen de seguridad que ofrece el tretinoin. Actualmente están en estudio varias formas "hermanas" de esta sustancia con la esperanza de que no sequen tanto la piel.

❑ Hay investigaciones en curso sobre el desarrollo y uso de medicamentos bloqueantes del estrógeno que eviten que las glándulas sebáceas se pongan en marcha por las funciones hormonales.

❑ Algunas veces los médicos prescriben cremas antibióticas u antibióticos orales (tetracycline, erythromycin o clindamycin) para el acné. Si éstas no son efectivas, se suele recetar minocycline (posibles efectos secundarios: dolor en las articulaciones y respiración entrecortada). Tomar antibióticos durante períodos prolongados suele producir infecciones por cándida, empeorando así el acné. Si usted tiene que tomar antibióticos, es importante que tome alguna clase de acidophilus porque los antibióticos no sólo matan las bacterias nocivas sino también las "amigables".

❑ El benzoyl peroxide es el ingrediente activo de muchos productos para el acné que expenden sin receta médica. Aunque es provechoso especialmente para casos de acné moderado, reseca demasiado la piel y puede provocar reacciones alérgicas. No se debe aplicar alrededor de los ojos ni de la boca.

❑ Un estudio realizado por el Department of Dermatology del Royal Prince Alfred Hospital de New South Wales, Australia, encontró que en la mayoría de los casos de acné una solución de aceite de tea tree al 5 por ciento es igual de eficaz que el benzoyl peroxide al 5 por ciento, pero sin los molestos efectos secundarios de éste.

❑ Las espinillas sólo se deben extraer con un instrumento especial, y es mejor que lo haga un profesional. Según los dermatólogos, molestarse y reventarse los granos puede dejar cicatrices.

❑ La niacinamida es un nutriente de gran importancia para la reparación de cualquier alteración cutánea porque le aporta sangre fresca y sana a la superficie de la piel. La niacinamida abre el sistema vascular, que abastece a la piel de sangre y nutrientes.

❑ El dimethylsulfoxide (DMSO), un subproducto del procesamiento de la madera, se puede aplicar en las áreas afectadas por el acné para reducir la inflamación y favorecer la cicatrización. En casos de acné quístico severo, utilizar este producto regularmente disminuye la probabilidad de que queden cicatrices.

Advertencia: Con fines terapéuticos sólo se debe utilizar el DMSO que venden en los health food stores. El DMSO commercial-grade, que se consigue en otra clase de tiendas, no sirve para estos casos. La acción dle DMSO pude trasladar a los tejidos cualquier contaminante que haya en la piel o en el producto.

Nota: Utilizar DMSO puede producir un olor corporal a ajo. Este problema es pasajero y no debe ser motivo de preocupación.

❑ Un tratamiento para el acné que suele ser provechoso se llama Derma-Klear, y es de Enzymatic Therapy.

❑ En casos excepcionales el acné puede ser señal de que existe un trastorno hormonal potencialmente grave producido por tumores en las glándulas suprarrenales o en los ovarios. Otros síntomas de este tipo de problemas son períodos menstruales irregulares y exceso de vello facial. Cuando se presentan estos síntomas es necesario consultar con el médico.

❑ *Ver también* PIEL GRASOSA Y ROSÁCEA en la Segunda Parte.

ADD (ATTENTION DEFICIT DISORDER)

Ver HIPERACTIVIDAD.

ADDISON, ENFERMEDAD DE

Ver Enfermedad de Addison en TRASTORNOS DE LAS GLÁNDULAS SUPRARRENALES.

ADRENOLEUCODISTROFÍA (ADRENOLEUKODYSTROPHY)

Ver Leucodistrofias en TRASTORNOS RAROS

AGNOSIA

Ver TRASTORNOS RAROS

AFTAS

Ver CANKER SORES.

AGENTES MEDIOAMBIENTALES, TOXICIDAD POR

Ver TOXICIDAD POR AGENTES MEDIOAMBIENTALES.

AIDS (SIDA)

El AIDS es un trastorno del sistema inmunológico en el cual disminuye la capacidad del organismo de defenderse a sí mismo. Cuando el HIV (human immunodeficiency virus, o virus de inmunodeficiencia humana), el virus que produce AIDS, invade las células inmunológicas clave (llamadas linfocitos T) y se multiplica, produce el colapso del sistema inmunológico. Esta situación conduce a innumerables infecciones y/o cáncer y, por último, a la muerte. La muerte de los pacientes de AIDS no suele deberse a la enfermedad en sí misma, sino a alguna de las muchas infecciones o cánceres a los cuales el síndrome hace vulnerable al individuo.

El origen del HIV es desconocido. El primer caso se dio a conocer en 1981, pero los investigadores afirman que ya en la década de los años setenta probablemente había casos sin identificar. Algunos investigadores se preguntan si el HIV es resultado de un error de la ingeniería genética. Sea cual sea su origen, el HIV es un tipo de virus conocido como retrovirus, que se propaga básicamente a través del contacto sexual o del contacto con sangre de personas infectadas, como ocurre cuando los usuarios de drogas comparten agujas intravenosas. También se puede propagar mediante transfusión sanguínea (raro actualmente) o uso de productos sanguíneos — como factores de coagulación — cuando la sangre utilizada está infectada. Entre las personas más vulnerables al HIV están las que sufren de hemofilia y requieren un factor de coagulación específico de concentrados sanguíneos. En los Estados Unidos, al igual que en muchas otras partes del mundo, la sangre es examinada para detectar la presencia de anticuerpos del HIV — señal de que existe infección por ese virus. Sin embargo, no deja de ser posible que sangre infectada con HIV pase el examen. Como los anticuerpos del HIV se manifiestan en la sangre sólo entre tres y seis meses después de adquirida la infección, su presencia en la sangre de un individuo infectado recientemente puede pasar inadvertida. Aunque hoy en día los productos sanguíneos son sometidos a altas temperaturas para destruir los virus, existe la preocupación de que este proceso no sea totalmente eficaz. De todos modos, según la American Association of Blood Banks, en estos momentos sólo 1 de entre 676.000 receptores de transfusiones sanguíneas resulta infectado por el virus.

En ciertas circunstancias, los dentistas y profesionales de la salud que entran en contacto con fluidos corporales de personas infectadas pueden resultar infectados también. Para evitar el contacto con sangre y saliva de personas que pueden estar infectadas, en la actualidad los paramédicos, los técnicos en emergencias médicas, los odontólogos e higienistas dentales, y el personal de hospitales, clínicas y salas de emergencia — sin excluir a los oficiales de la policía — utilizan guantes de caucho para evitar el contacto con productos sanguíneos o saliva. La utilización de guantes de caucho también protege a los pacientes.

Los bebés de madres con HIV pueden contraer el virus durante el embarazo, el parto o la lactancia (el 91 por ciento de los casos de infección infantil en los Estados Unidos), aunque esto no es inevitable. De hecho, datos estadísticos revelan que la mayoría de los bebés de madres portadoras del HIV no contraen el virus. De acuerdo con un reporte del Surgeon General sobre HIV y AIDS, aproximadamente el 25 por ciento de esos bebés resultan infectados antes o durante el parto (unos 1.750 infecciones anuales en los Estados Unidos). El estudio titulado Perinatal AIDS Collaborative Transmission Study, elaborado por los Centers for Disease Control (CDC) indica que con un tratamiento médico adecuado se puede reducir el índice de transmisión perinatal (28 semanas de embarazo hasta 28 días antes del parto) hasta el 11 por ciento. Los científicos no saben de qué factores depende que un niño resulte o no infectado, pero están trabajando arduamente en busca de la respuesta. Dos factores que reducen significativamente la probabilidad de que la madre le transmita la infección al bebé son someterse durante el embarazo a una terapia de medicamentos y alimentar al bebé con biberón después del nacimiento.

Las investigaciones realizadas por el Gobierno muestran que se puede realizar una prueba rápida durante el parto. En todo el mundo, en 2005 700.000 niños fueron infectados con el virus del HIV, la mayor parte en África y durante el parto (transmisión madre-hijo) o en la primera infancia. Los médicos esperan que las pruebas rápidas puedan reducir esta cifra.

Mucha gente que está infectada con el HIV ni siquiera lo sabe. Los U.S. Centers for Disease Control and Prevention estiman que una cuarta parte de las aproximadamente 950.000 personas infectadas en los Estados Unidos no saben que lo están. Ahora hay disponible un nuevo test que se llama OraQucik HIV-1 Antibody Test. Debido a los inmensos beneficios que pueden acarrear la posibilidad de hacerse una prueba rápida de HIV, los CDC y los servicios de Medicaid están trabajando con otras autoridades para hacer el test accesible a todo el mundo. (*Ver* la CUARTA PARTE para más detalles.) A pesar de que algunas personas experimentan molestias parecidas a las de una influenza leve entre dos y cuatro semanas después de la exposición al virus, la aparición de los síntomas de la infección suele demorar entre dos y cinco años, por lo menos. El tiempo que se tarda en dar un diagnóstico desde la infección inicial varía entre los dos y los diez años, o más, auque el virus no está dormido durante este periodo y ataca inmediatamente el sistema inmunológico. El virus empieza a producir miles de millones de copias de sí mismo cada día, lo que fuerza al sistema inmunológico a producir el mismo número de anticuerpos para defenderse. Año tras año el cuerpo lucha para vencer al virus hasta que, finalmente, el sistema inmunológico cede y aparece el SIDA. En muchos casos, los primeros síntomas son inespecíficos y variables. Uno de los males más frecuentes son protuberancias blanquecinas que cubren la lengua. Se trata de oral thrush, o candidiasis. La candidiasis indica que el sistema inmunológico está siendo atacado. Los parásitos intestinales son otro problema frecuente. Otros síntomas son:

- Fatiga prolongada e inexplicada.
- Inflamación de los nódulos linfáticos.
- Fiebre sin explicación durante más de diez días.
- Sudoración excesiva, principalmente de noche.
- Úlceras en la boca, como thrush, e inflamación y dolor en la encías.
- Dolor de garganta.
- Tos.
- Dificultades para respirar.
- Cambios en la hábitos intestinales; también estreñimiento.
- Diarrea frecuente.
- Síntomas de alguna infección oportunista específica.
- Tumor (sarcoma de Karposi).
- Erupciones y otras lesiones cutáneas.
- Pérdida de peso indeseada.
- Sensación general de malestar.
- Dolores de cabeza.

Otros síntomas adicionales asociados con el HIV o con el AIDS: dificultades para hablar, pérdida de memoria, inflamación y dolor en las articulaciones, dolor y sensibilidad en los huesos, bultos o protuberancias en las ingles, visión borrosa, úlceras genitales, atrofia muscular, función intelectual decreciente, rigidez articular, comportamientos inusuales o extraños, ansiedad, estrés, tensión, prurito (picor generalizado), sensibilidad a la luz, visión disminuida/ceguera, manchas oscuras en el campo de visión y dolor de pecho.

Nadie debe asumir que está infectado por el virus HIV sólo porque nota alguno de estos síntomas, ya que pueden estar relacionados con muchas otras enfermedades. Por eso, la única manera de estar seguros es con un test específico, el cual puede hacerse en la casa, con un kit apropiado, o por un médico. Se trata de una prueba muy sencilla que requiere una pequeña cantidad de sangre (se extrae pinchando la punta del dedo). La muestra se envía a un laboratorio que la analiza y ofrece un diagnóstico por teléfono en unos pocos días. Cada test se identifica con un número codificado (las muestras no presentan ninguna información personal), de modo que los tests y los resultados son totalmente confidenciales.

Hasta la fecha, la FDA sólo ha aprobado un único kit de pruebas para el hogar, el Home Access Express HIV-1 Test System, de Home Access Health Corporation (*ver* Información de Fabricantes y Distribuidores en el Apéndice). Tenga cuidado con los kits fraudulentos o no aprobados. Los doctores dicen que si un kit anuncia resultados "instantáneos" por medio de un indicador visual como un punto coloreado en un trozo de papel tras una aplicación de saliva, el resultado puede no ser confiable. Si usted cree que su kit ofrecía dudas, hable con su médico para otra prueba o use el kit aprobado oficialmente.

Por otro lado, el dar positivo en el test del HIV no significa que se tenga AIDS, sino que uno ha sido expuesto al virus, lo cual se refleja en la sangre por la presencia de anticuerpos contra ese virus. Sin embargo, la confirmación de la infección es una indicación temprana de que la persona puede desarrollar AIDS. Los criterios médicos para diagnosticar la enfermedad ya en curso son bastante concretos, requiriendo la presencia de una o más infecciones o cánceres oportunistas conocidos por su asociación cercana al HIV. Según los CDC, entre estas están:

- *Pneumocystis carinii* (neumonía, PCP).
- Esofagitis por cándida, esofagitis por herpes simplex o por el virus cytomegalo.
- Criptosporidiosis del intestino por más de cuatro semanas.
- Linfoma primario del sistema nervioso central.
- Sarcoma de Karposi.
- Úlceras por herpes simples, extendidas por el cuerpo, y que duran más de un mes.
- Toxoplasmosis del cerebro.

Aunque no es una lista completa, éstas son las enfermedades más comunes asociadas al AIDS ya desarrollado. Desgraciadamente, la neumonía *Pneumocystis carinii* (PCP) también es común entre las personas sólo infectadas con el virus HIV. De hecho, entre el 30 y el 40 por ciento de los infectados contraen PCP si esperan a recibir tratamiento hasta que sus células T bajen hasta los 50 (la cantidad normal debe rondar los 1.000).

Algunas autoridades creen que, a pesar de estar fuertemente ligado al HIV, el AIDS debe considerarse como una enfermedad causada por muchos factores. Es posible que el HIV sea necesario, pero no suficiente, para que se desarrolle la enfermedad; es decir, es posible que el virus necesite ayuda para producir deficiencia inmunológica. Por ejemplo, los epidemiólogos han observado que en personas infectadas tanto con HIV como con human T cell lymphoma virus (HTLV), otro retrovirus menos frecuente pero que se transmite de manera similar, la enfermedad se desarrolla muchísimo más rápido que en las personas infectadas solamente con HIV. A la inversa, individuos con signos clarísimos de deficiencia inmunológica generalizada compatibles con un diagnóstico de AIDS obtienen resultados *negativos* en pruebas de anticuerpos del HIV.

En la actualidad, sólo entre el 50 y el 60 por ciento de las personas expuestas al HIV — como lo comprueba un examen de anticuerpos — han desarrollado AIDS. Esto se puede deber, en parte, al largo período de incubación de la enfermedad, aunque hay algunas personas cuyas pruebas fueron positivas hace muchos años y nunca desarrollaron síntomas de deficiencia inmunológica. Nosotros creemos que las personas infectadas con HIV tienen más probabilidades de desarrollar AIDS si su sistema inmunológico está severamente debilitado por otros factores en el momento de la exposición al virus y posteriormente. El riesgo de que se desarrolle la enfermedad es proporcional al grado de supresión inmunológica y a la cantidad y duración de la exposición al virus de inmunodeficiencia humana (HIV). Aunque la persona pertenezca a un grupo de alto riesgo, si su sistema inmunológico

AIDS: Factores de riesgo

Desde el comienzo de la epidemia en los 1980, se han identificado varios factores ligados al estilo de vida y la salud que indican el mayor o menor riesgo que tiene un individuo de contraer AIDS, o SIDA en español. A más factores, más riesgo. Entre ellos están:

- Consumo excesivo de ciertos medicamentos, especialmente antibióticos y esteroides
- Actividades sexuales de alto riesgo.
- Abuso de sustancias, incluyendo: alcohol, tabaco, cocaína, amyl nitrate, marihuana, y otras drogas recreativas especialmente las tomadas por vía intravenosa.
- Enfermedades preexistentes de herpes, hepatitis y/o mononucleosis.
- Enfermedades de transmisión sexual preexistentes, especialmente la sífilis.
- Una dieta rica en alimentos procesados, azúcares refinados y grasas.
- Infección con hongos (*Candida albicans*) y/o parásitos.

Las mujeres y el SIDA

Aunque la mayoría de las personas con HIV o AIDS en los Estados Unidos son hombres, la incidencia de AIDS entre las mujeres está aumentando casi seis veces más rápido que entre los hombres. La epidemia de AIDS afecta de manera desproporcionada a mujeres de minorías raciales y étnicas. Según los U.S. Centers for Disease Control, de 1999 a 2003 el promedio de mujeres diagnosticadas con AIDS anualmente aumentó un 15 por ciento (el de los hombres subió un 1 por ciento). La epidemia de AIDS afecta desproporcionadamente a mujeres de sectores raciales y étnicos minoritarios. Así, en el caso de las mujeres afroamericanas, la tasa de infección es de 52,2 de cada 100.000, aproximadamente veinticinco veces más que en las mujeres de raza blanca (2 de cada 100.000) y cuatro veces más que las mujeres hispanas (12,4 de cada 100.000). Las mujeres afroamericanas e hispanas representan el 25 por ciento de la población femenina de los Estados Unidos pero constituyen el 83 por ciento de todos los diagnósticos reportados en 2003.

Pertenecer a un grupo racial o étnico particular no significa que una mujer sea más susceptible a contraer AIDS. Lo que sucede es que los miembros de grupos minoritarios tienen más probabilidades de vivir en lugares donde la incidencia de infección por HIV es alta. En los primeros años de la epidemia, la mayoría de las mujeres contrajeron la enfermedad mediante el uso de drogas intravenosas; no obstante, el contacto sexual ha sobrepasado el uso de estas drogas como medio principal de transmisión de la enfermedad entre las mujeres.

La mayoría de las mujeres no obtienen el diagnóstico positivo de HIV mientras no comienzan los síntomas de la enfermedad o mientras no dan a luz un bebé con HIV que se enferma. Esta demora en el diagnóstico puede tener consecuencias graves para la supervivencia, y ha contribuido al mito de que la expectativa de vida de las mujeres con AIDS es más corta que la de los hombres. Los expertos sostienen que si las mujeres recibieran el diagnóstico en la misma etapa de la enfermedad en que lo reciben los hombres, su esperanza de vida sería básicamente la misma. Sin embargo, las mujeres *se infectan* más fácilmente que los hombres. Las investigaciones realizadas con parejas en las que uno de los miembros porta el virus continúan mostrando que éste se transmite más fácil del hombre a la mujer que viceversa. Además, las mujeres tienen menos control para tener "prácticas sexuales seguras" y les es más difícil protegerse.

Un factor que se suma a los problemas que ya enfrentan las mujeres con AIDS es que la mayoría proceden de medios pobres y sus posibilidades de obtener cuidados médicos de calidad son muy limitadas. En cambio, los hombres homosexuales que tienen el HIV, y que fueron los primeros en resultar infectados durante las etapas iniciales de la epidemia, suelen proceder de áreas más favorecidas económicamente y disponen de mejores recursos médicos. Este factor ha contribuido a distorsionar las cifras de algunos grupos de apoyo e investigadores médicos. Más aún, hasta hace relativamente poco tiempo la lista de infecciones oportunistas que se tenían en cuenta para diagnosticar AIDS no incluía enfermedades exclusivamente femeninas, como candidiasis vaginal crónica (infección por hongos). Así pues, incluso mujeres que eran HIV positivas y que tenían una o más infecciones oportunistas no llenaban los requisitos para un diagnóstico oficial de AIDS.

Debido a que la candidiasis vaginal recurrente es la primera indicación de infección por HIV en las mujeres, y la más frecuente, en 1992 la FDA ordenó colocar una etiqueta de advertencia en sus productos a los fabricantes de algunos medicamentos que se expenden sin receta médica. Esa advertencia dice que las infecciones vaginales por hongos, especialmente cuando son constantes o recurrentes, pueden ser causadas por algún trastorno médico grave, como infección por HIV. La advertencia incita a las mujeres que presentan esos síntomas a consultar con su médico.

Las mujeres también deben estar alerta a otras infecciones y enfermedades que pueden indicar infección por HIV: enfermedad inflamatoria de la pelvis, displasia cervical (cambios precancerosos en el cuello del útero), infecciones por hongos en la boca y la garganta, infección por el virus del herpes y cualquier enfermedad de transmisión sexual, como verrugas y úlceras genitales.

está funcionando bien es posible que no contraiga la enfermedad. Investigaciones han demostrado repetidamente que las personas con un sistema inmunológico comprometido tienen un riesgo mayor de contraer AIDS.

El virus de inmunodeficiencia humana (HIV) es altamente adaptable y cambia de forma sin dificultad. Según científicos de la Universidad de Oxford, en Gran Bretaña, ésta podría ser la clave de su supervivencia. Ellos dicen que a través de mutaciones sutiles, es decir, transformaciones en su estructura genética, el HIV elude y, por último, inactiva los mecanismos que tiene el organismo para eliminar las células infectadas. En consecuencia, el virus sobrevive a pesar de los agresivos ataques a los cuales lo somete el sistema inmunológico.

Por otra parte, estudios realizados en el Pasteur Institute indican que el virus podría ser mucho más resistente y virulento de lo que nos hemos imaginado. Las autoridades sanitarias han sostenido durante mucho tiempo que el virus que produce AIDS no puede sobrevivir sin un huésped, pero investigadores del Pasteur Institute demostraron que no sólo puede sobrevivir por fuera del cuerpo, sino que puede vivir hasta once días en aguas negras. Al parecer, el HIV no es tan frágil como se creía. Pese a los diferentes puntos de vista, nosotros consideramos factible que el virus viva muchos días por fuera del organismo, incluso en estado de inactividad, y que después vuelva a adquirir su carácter infeccioso.

En la actualidad no existe cura para el AIDS. Sólo en los Estados Unidos, hay entre 850.000 y 950.000 personas infectadas con el virus HIV, incluyendo entre 180.000 y 280.000 que no saben que lo están. De acuerdo con los U.S. Centers for Disease Control and Prevention, desde 1981 el 56 por ciento de las personas diagnosticadas con AIDS ha muerto. Esta enfermedad es hoy en día una de las causas principales de muerte prematura entre los estadounidenses. En este país la enfermedad tiende a afectar de manera desproporcionadamente alta a miembros de grupos minoritarios, en especial afroamericanos, hispánicos y hombres que mantienen relaciones sexuales con otros hombres. En 2001 HIV/AIDS era una de las tres primeras causas de mortalidad entre los hombres afroamericanos de edades comprendidas entre los 25 y los 54 años, y una de las cuatro primeras para mujeres afroamericanas de entre 20 a 54 años. Era la primera causa de mortalidad entre las mujeres afroamericanas entre 25 y 34 años. Entre los hispanos, en esa misma fecha, el HIV/AIDS constituía la tercera causa de muerte para los hombres entre 35 y 44 años, y la cuarta causa entre las mujeres de ese mismo grupo de edad. Otros individuos con alto riesgo de contraer AIDS son los que abusan de las drogas y los que han tenido o tienen múltiples parejas sexuales. Así mismo, los que tienen relaciones sexuales (anales, orales o vaginales) o bien con personas cuyos antecedentes sexuales o de consumo de drogas las pone en riesgo de resultar infectadas, o bien con personas cuya historia sexual o de consumo de drogas es desconocida. En todos los grupos de población, los hombres jóvenes son los que tienen mayores probabilidades de contraer el HIV. Aunque la educación sobre el AIDS al parecer redujo la propagación del virus en los Estados Unidos, en años recientes ha vuelto a aumentar el número de casos entre los jóvenes, pese a que ellos crecieron en una sociedad altamente preocupada con esta enfermedad y consciente de ella. Los porcentajes de infección más altos en los Estados Unidos se dan en el grupo de edad más activo sexualmente, entre los 24 y 44 años.

A pesar de que las prácticas sexuales más seguras han reducido la tasa de infecciones de HIV en la comunidad gay y bisexual masculina, las infecciones entre los consumidores de drogas intravenosas (IV) siguen sin bajar, y éstos, junto con sus compañeros sexuales, constituyen un tercio y la mitad, respectivamente, de todos los casos nuevos de HIV en los Estados Unidos. Una encuesta mostró que el 37 por ciento de los drogadictos seropositivos (persona que ha dado positivo en el test del HIV) y el 32 por ciento de los seronegativos (negativo en el test) estaban "cansados" de practicar siempre sexo seguro. El 38 por ciento y el 33 por ciento de los drogadictos seropositivos y seronegativos, respectivamente, estaban "cansados" de tener que asegurarse de no compartir jeringuillas cuando se drogan. Mientras tanto, los drogadictos seropositivos encuestados tenían 6.5 veces más probabilidades de tener sexo sin protección si creían que ahora es más difícil que antes transmitir AIDS por medio de coito sexual.

Desgraciadamente, de los 929.985 casos de SIDA/AIDS reportados en los Estados Unidos, 9.419 eran niños menores de 13 años. Entre los adolescentes de 13 y 14 años, la cifra era de 891. Pero el peor dato es que, desgraciadamente, hasta 2003, 37.599 estadounidenses de entre 15 y 24 años habían sido diagnosticados con AIDS. El HIV/AIDS crece más rápidamente entre las personas mayores de 50 años que en cualquier otro grupo, y las mujeres cuentan por casi la mitad de los nuevos casos. Las últimas cifras muestran que el 17 por ciento de los casos nuevos desde 2002 se producen entre estadounidenses de 50 o más años, un 15 por ciento más que en la década 1991-2001. ¿La razones? Principalmente porque la gente se cree que ya no hay riesgo porque piensan que el AIDS es una enfermedad de la gente joven.

A nivel mundial, más de 40 millones de personas son portadoras del virus y más de 20 millones han muerto a causa del SIDA. En África se producen aproximadamente 8.500 nuevas infecciones al día. Es un hecho alarmante que millones de personas fuera del mundo industrializado viven infectadas con el virus del HIV, y la mayoría de estos casos se deben a una cepa distinta del virus que se investiga normalmente en los Estados Unidos y Europa. Alrededor de cinco millones de personas en países pobres y de renta media no tienen acceso a medicamentos para el SIDA/AIDS que podrían salvar sus vidas.

Cualquier persona con HIV o AIDS puede contribuir de manera importante a su propia supervivencia y a la calidad de su vida siguiendo desde los inicios un programa de tratamiento, pero, fundamentalmente, un tratamiento que se base en fortalecer el sistema inmunológico. Los pacientes de AIDS necesitan cantidades mayores de lo normal de todos los nutrientes porque suelen sufrir de malabsorción. El siguiente programa también es útil para las personas que están en riesgo de ser infectadas con el HIV o de desarrollar AIDS. Para mejorar la absorción, recomendamos enfáticamente que todos los suplementos nutricionales se administren en inyección o en forma sublingual, y que se utilicen supositorios rectales cuando sea posible conseguirlos.

Muchos de los nutrientes de esta lista pueden encontrarse en fórmulas combinadas. Debería incluirse también un suplemento mineral y multivitamínico de gran potencia. Asegúrese de comprobar las cantidades de cada nutriente del complejo con la tabla que sigue a continuación. Para una mejor absorción use suplementos sublinguales, líquidos o en polvo. (*Ver* SÍNDROME DE MALABSORCIÓN en la Segunda Parte).

A menos que se especifique otra cosa, las dosis que recomendamos a continuación son para adultos. Para los jóvenes de doce a diecisiete años se debe reducir la dosis a tres cuartas partes de la cantidad recomendada. Para los niños de seis a doce años la dosis recomendada se debe reducir a la mitad y para los menores de seis años, a una cuarta parte de la cantidad recomendada.

NUTRIENTES

SUPLEMENTOS	DOSIS SUGERIDAS	COMENTARIOS
Muy Importantes		
Acetyl-L-carnitine	Según indicaciones de la etiqueta.	Portador de energía, facilitador del metabolismo, y protector del corazón y de las membranas celulares.
AE Mulsion Forte de American Biologics	Según indicaciones de la etiqueta. Si tiene alguna enfermedad hepática, reduzca la dosis.	Proporciona vitaminas A y E, que destruyen los radicales libres y mejoran el funcionamiento inmunológico. Estas vitaminas no se deben tomar en cápsula.
Alpha-lipoic acid	Según indicaciones de la etiqueta.	Parece frenar la progresión del virus HIV.
Bioperine 10 de Nature's Plus	Según indicaciones de la etiqueta.	Refuerza la cantidad de nutrientes ingeridos en las comidas y con suplementos.
Body Language Super Antioxidant de OxyFresh	Según indicaciones de la etiqueta.	Protege al organismo del daño causado por los radicales libres, el estrés ambietal y los contaminantes.
Bone Support de Synergy Plus	Según indicaciones de la etiqueta.	Contiene minerales necesarios para mejorar la absorción del calcio.
Bovine colostrum (New Life Colostrum de Symbiotics)	Según indicaciones de la etiqueta.	Mejora el funcionamiento inmunológico y controla la diarrea asociada con el AIDS.
Coenzyme Q_{10}	100 mg al día.	Estimula la circulación, aumenta la energía y protege el corazón. Poderoso antioxidante y estimulante del sistema inmunológico.
Colloidal silver	Según indicaciones de la etiqueta.	Antiséptico de amplio espectro que reduce la inflamación y promueve la curación de las lesiones cutáneas.
Dimethylglycine (DMG) (Aangamik DMG de FoodScience of Vermont)	Según indicaciones de la etiqueta.	Provechoso para los problemas respiratorios. Facilita el transporte del oxígeno y aumenta la producción de interferón. Tiene propiedades antivirales y anticancerígenas. Utilice una forma subligual.
Egg lecithin	20 g al día divididos en varias tomas. Tomar con el estómago vacío.	Protege a las células.
Free-form amino acid complex	Según indicaciones de la etiqueta. Tomar con el estómago vacío. Tomar con agua o jugo. No tomar con leche. Para mejor absorción, tomar con 50 mg de vitamina B_6 y 100 mg de vitamina C.	Suministra proteína para la reparación y la reconstrucción de los tejidos del organismo. Utilizar una fórmula que contenga todos los aminoácidos esenciales.
más extra L-arginine	Según indicaciones de la etiqueta. Tomar con el estómago vacío.	Fortalece el sistema inmunológico y retarda el crecimiento de los tumores.
y L-ornithine	Según indicaciones de la etiqueta. Tomar con el estómago vacío.	Necesario para el sistema inmunológico.
más L-cysteine	Según indicaciones de la etiqueta. Tomar. con el estómago vacío.	Protege contra el cáncer. Destruye los radicales libres.
y L-histidine	Según indicaciones de la etiqueta. Tomar con el estómago vacío.	Favorece la curación. Puede ayudar a prevenir el AIDS.
y L-methionine	Según indicaciones de la etiqueta. Tomar con el estómago vacío.	Antioxidante y neutralizador de los radicales libres.
Garlic (Kyolic)	2 cápsulas 3 veces al día con las comidas. También se puede agregar el contenido de un cuentagotas de Kyolic líquido a un vaso de agua destilada de 6-8 onzas, añadir 5 gotas de Concentrace mineral drops, de Trace Mineral Research, y tomar lentamente. Tomar 2 ó 3 veces al día.	Poderoso estimulante del sistema inmunológico que ayuda a la digestión y aumenta la resistencia y la fortaleza. Antibiótico natural, provechoso para las infecciones por cándida.
Glutathione	Según indicaciones de la etiqueta. Tomar con el estómago vacío.	Inhibe la formación de radicales libres. Favorece la integridad de los glóbulos rojos de la sangre y protege a las células inmunológicas.
Hydrochloric acid (HCl)	Según indicaciones de la etiqueta.	Ayuda a la digestión reponiendo el ácido estomacal. *Advertencia:* Si ha sufrido de úlceras, no debe utilizar este suplemento.
Infla-Zyme Forte de American Biologics	4 tabletas 3 veces al día. Tomar con las comidas.	Proporciona enzimas proteolíticas que ayudan a la correcta descomposición y absorción de los nutrientes. Bueno para la inflamación.
o Wobenzym N de Marlyn Nutraceuticals	3–6 tabletas, 2 o 3 veces al día. Tomar entre comidas y con las comidas.	
Inositol hexaphosphate (Cell Forté de Enzymatic Therapy o Cellular Forte con IP-6 de PhytoPharmica)	Según indicaciones de la etiqueta. Tomar con el estómago vacío.	Estimula la actividad natural de las células anticancerígenas.
Kyo-Dophilus o Probiata de Wakunaga	Según indicaciones de la etiqueta.	Suministrar bacterias "amigas" esenciales para el funcionamiento del tracto digestivo y la función hepática. Combate la candidiasis, asociada con frecuencia al HIV. Probiata es una fórmula sin productos lácteos; no requiere refrigeración.
Kyo-Green de Wakunaga	Según indicaciones de la etiqueta.	Importante para la respuesta inmunológica. Suministra nutrientes y clorofila, beneficiosos para la reparación.
L-Lysine	Según indicaciones de la etiqueta. Tomar con el estómago vacío.	Previene las úlceras en la boca y los episodios de herpes. *Advertencia:* No tomar lisina por más de 6 meses seguidos.
Lycopene	Según indicaciones de la etiqua.	Un anticáncer fuerte.
Malic acid y magnesium	Según indicaciones de la etiqueta.	Intervienen en la producción de energía de muchas células del organismo, incluyendo las de los músculos. Necesarios para el metabolismo del azúcar. Mitigan el dolor.
Multimineral complex		Todos los nutrientes son necesarios a causa de la malabsorción.

con copper y zinc	3 mg al día. 80 mg al día. No tomar más de 100 mg al día de todos los suplementos.	Utilizar una fórmula hipoalergénica high-potency. Cuando haya fiebre, utilizar una fórmula que no contenga hierro.
Natural carotenoid complex (Betatene)	Según indicaciones de la etiqueta.	Poderoso antioxidante, neutralizador de los radicales libres y combatiente potencial del cáncer. Aumenta la inmunidad y protege contra las enfermedades del corazón.
Pycnogenol y/o grape seed extract o OPC-85 de Primary Source	Según indicaciones de la etiqueta. Según indicaciones de la etiqueta. Según indicaciones de la etiqueta.	Bioflavonoide excepcional. Potente antioxidante y estimulante del sistema inmunológico. Protege a las células y es uno de los antioxidantes más poderosos que se conocen. Combinación de extractos de semilla de uva y corteza de pino.
Quercetin más bromelain o Activated Quercetin de Source Naturals	Según indicaciones de la etiqueta. Según indicaciones de la etiqueta. Tomar con el estómago vacío. Según indicaciones de la etiqueta.	Ayuda a prevenir las reacciones alérgicas y aumenta la inmunidad. Aumenta la absorción del quercetin y ayuda a reducir la inflamación. Contiene quercetin, bromelaína y vitamina C.
Raw thymus glandular más multiglandular complex con raw spleen glandular	Según indicaciones de la etiqueta. Según indicaciones de la etiqueta.	Aumentan la producción de células T. *Ver* TERAPIA GLANDULAR en la Tercera Parte. Los mejores son los que provienen de glándulas de cordero.
S-adenosylmethionine (SAMe)	Según indicaciones de la etiqueta.	Bueno para la depresión y la fatiga crónica. *Advertencia:* No usar si se sufre de trastornos maníaco-depresivos o se toman antidepresivos.
Selenium	400 mcg al día. No superar los 40 mcg diarios en caso de embarazo.	Neutralizador de los radicales libres. Poderoso estimulante del sistema inmunológico.
Shark cartilage (BeneFin)	Según indicaciones de la etiqueta. Tomar con el estómago vacío.	Inhibe el crecimiento de los tumores. Asegúrese de utilizar cartílago seco de tiburón 100 por ciento puro.
Superoxide dismutase (SOD)	Según indicaciones de la etiqueta.	Este neutralizador de los radicales libres es necesario para la protección de las células.
Taurine Plus de American Biologics	Según indicaciones de la etiqueta.	Este importante antioxidante regula el sistema inmunológico y es necesario para la activación de los glóbulos blancos de la sangre y para el funcionamiento neurológico. Administrar en forma sublingual.
Vitamin B complex en inyección más extra vitamin B_6 (pyridoxine) y vitamin B_{12}	Según indicaciones médicas. Según indicaciones médicas. Según indicaciones médicas.	Vitaminas antiestrés, especialmente importantes para el funcionamiento normal del cerebro. Son más eficaces en inyección (con supervisión médica). Si no se consiguen en inyección, administrar en forma sublingual, como los suplementos Superior Source de Continental Vitamin Company.
Vitamin C con bioflavonoids	10.000–20.000 mg al día divididos en varias tomas. *Ver* FLUSH DE ÁCIDO ASCÓRBICO en la Tercera Parte.	Fortalecen el sistema inmunológico. Utilizar ácido ascórbico buffered y en polvo, o Ester-C con minerales.
Vitamin D_3	400 UI/día.	Necesaria para una correcta función inmunológica.
Vitamin E	600 UI/día. Si está usted tomando anticoagulantes, consulte con su médico antes de tomarla como suplemento.	Poderoso antioxidante que protege las articulaciones del daño de los radicales libres. Usar la variedad d-alpha-tocopherol.
Provechosos		
Acid-Ease de Prevail o Dioxychlor de American Biologics	Según indicaciones de la etiqueta. Tomar con las comidas. Tomar también entre comidas cuando hay problema de exceso de ácido. Según indicaciones de la etiqueta, 3 veces al día.	Contiene enzimas vegetales puras que intervienen en la descomposición y la asimilación de los alimentos.
Aerobic 07 de Aerobic Life Industries	9 gotas en agua 3 veces al día.	Oxigenan los tejidos. Destruyen las bacterias y los virus nocivos.
Chromium picolinate	Por lo menos 600 mcg al día.	Ayuda a construir masa muscular y a mantenerla. Estabiliza el azúcar sanguíneo.
Maitake extract o shiitake extract o reishi extract	Según indicaciones de la etiqueta. Según indicaciones de la etiqueta. Según indicaciones de la etiqueta.	Extracto de hongos que mejora la actividad de las células T en pacientes de AIDS. En laboratorio se ha demostrado que mata el virus de inmunodeficiencia humana (HIV).
Nicotinamide adenine dinucleotide (NADH) (ENADA NADH de Kal o Menuco)	5 mg cada mañana con el estómago vacío.	Coenzima natural que se encuentra en todas las células vivientes. Necesaria para el desarrollo celular y la producción de energía.
Shark liver oil	Según indicaciones de la etiqueta.	Ayuda al funcionamiento y a la reconstrucción de las células. Tiene propiedades anticancerígenas.
Ultimate Oil de Nature's Secret o Salmon oil con vitamin E de Carlson Labs	Según indicaciones de la etiqueta. Según indicaciones de la etiqueta.	Proporciona ácidos grasos esenciales, un elemento fundamental de la dieta.

Hierbas

- ❑ El aloe vera contiene carrisyn, que al parecer inhibe el crecimiento y la propagación del virus de inmunodeficiencia humana (HIV). Utilice un producto puro, food-grade.

Tome dos tazas dos veces al día. Si le da diarrea, disminuya la dosis.

❑ El astragalus favorece el sistema inmunológico.

Advertencia: No utilice esta hierba cuando tenga fiebre.

❑ El black radish, la raíz de dandelion y el silymarin (extracto de milk thistle) protegen el hígado y ayudan a repararlo, además de que purifican el torrente sanguíneo. El hígado es *el órgano* de la desintoxicación y debe funcionar óptimamente. Utilice estos extractos de acuerdo con las indicaciones de las etiquetas.

❑ La raíz de burdock, la echinacea, el goldenseal, el mullein, el red clover y la suma sirven para limpiar los sistemas sanguíneo y linfático, para las infecciones virales y bacterianas, y para intensificar la actividad inmunológica. El cayenne (capsicum) también es útil.

Advertencia: No tome goldenseal todos los días durante más de una semana seguida, y no lo utilice durante el embarazo. Si usted ha tenido alguna enfermedad cardiovascular, diabetes o glaucoma, utilícelo únicamente bajo supervisión médica.

❑ El cat's claw fortalece el sistema inmunológico y se ha visto que es útil para quienes tienen AIDS y cáncer relacionado con AIDS. El producto Cat's Claw Defense Complex, de Source Naturals, es una combinación de cat's claw y otras hierbas, más antioxidantes como beta-caroteno, N-acetylcysteine, vitamina C y cinc.

Advertencia: Durante el embarazo no se debe utilizar cat's claw.

❑ Las semillas y cáscaras del Chinese cucumber inhiben el cáncer. La raíz está siendo utilizada actualmente en investigaciones sobre AIDS.

❑ ClearLungs, de Natural Alternatives, es una fórmula china a base de hierbas muy provechosa para todas las afecciones de los pulmones.

❑ El té Essiac combina varias hierbas y ha sido utilizado con buenos resultados en el tratamiento del cáncer. Los tés Essiac se encuentran en los health food stores.

❑ El extracto de ginkgo biloba es beneficioso para las células cerebrales y la circulación.

❑ Para las úlceras bucales, moje un pedacito de algodón o de gasa con extracto de goldenseal sin alcohol y aplíqueselo en las ulceraciones o en las encías antes de acostarse. Déjeselo toda la noche. Las lesiones y la inflamación deben curarse pocos días después de iniciar este tratamiento.

❑ El licorice y la raíz de wild yam son provechosos para el funcionamiento de las glándulas endocrinas.

Advertencia: No utilice estas hierbas todos los días durante más de una semana seguida. Evítelas por completo si su presión arterial es alta.

❑ Las berries de magnolia vine aumentan la absorción del oxígeno y le ayudan al sistema inmunológico. Además, coordinan las actividades de los órganos internos y ayudan a controlar el equilibrio de los procesos fisiológicos del organismo.

❑ El pau d'arco es un antibiótico natural que aumenta la potencia de la función inmunológica. También es un poderoso antioxidante y ayuda a destruir la cándida en el colon.

❑ La hierba St. John's wort contiene dos sustancias, hypericin y pseudohypericin, que inhiben las infecciones por retrovirus y que podrían servir para el tratamiento del AIDS.

❑ El Siberian ginseng es provechoso para los trastornos bronquiales y aumenta la energía.

Advertencia: No use esta hierba si tiene hipoglicemia, presión arterial alta o algún problema cardíaco.

❑ La echinacea es un estimulante del sistema inmunológico y debe evitarse. De hecho, según la doctora Tieraona Low Doq, fundadora de New Herb Center en Albuquerque, Nuevo México, esta planta promueve la replicación de células T, lo que a su vez estimula la replicación del virus.

Advertencia: No tomar echinacea si se sufre de un trastorno autoinmune.

Recomendaciones

❑ Si un examen de laboratorio reveló que usted es HIV positivo, piense en hacerse otros exámenes para descartar la posibilidad de que el resultado haya sido falso positivo. Si lo fue, empiece inmediatamente a tomar medidas para fortalecer su sistema inmunológico. Éste es el factor más importante para prevenir la enfermedad, además de que es la mejor defensa para la persona que ya contrajo el virus de inmunodeficiencia humana. Seguir una dieta correcta, tomar los suplementos apropiados, hacer ejercicio, reducir el estrés, vivir en un ambiente adecuado y tener una actitud mental sana son aspectos fundamentales para que el sistema inmunológico trabaje correctamente.

❑ Con OraQuick Rapid HIV-1 Antibody Test podemos obtener los resultados de la prueba en media hora.

❑ Preste especial atención a la satisfacción de sus necesidades y requerimientos nutricionales, y tenga en cuenta que probablemente necesita consumir cantidades de nutrientes más altas de lo normal.

❑ Aumente su consumo de frutas y vegetales frescos. Siga una dieta que consista en un 75 por ciento de alimentos crudos, ojalá cultivados orgánicamente (evite los productos que han sido tratados con pesticidas y otros fumigantes), además de lentejas, fríjoles, semillas, nueces y granos enteros, entre ellos arroz integral y millet, así como frutas que no produzcan ácido, como la banana, las bayas, duraznos, manzanas y melones. Los alimentos crudos tienen especial importancia, porque la cocción acaba con las enzimas vitales de los alimentos.

❑ Consuma abundantes vegetales crucíferos, como bróculi, col de Bruselas, cabbage y coliflor. También debe consumir vegetales de color amarillo y anaranjado oscuro, como zanahoria, pumpkin, squash y batata.

❑ Tome grandes cantidades de jugos frescos. Los jugos son supremamente beneficiosos porque suministran muchísimos nutrientes (*Ver* JUGOS en la Tercera Parte). Su dieta diaria debe incluir "green drinks" preparados con vegetales hojosos de color verde (como kale, espinaca y hojas de remolacha), jugo de zanahoria y de raíz de remolacha, y ajo y cebolla. Un producto excelente que contiene clorofila, proteínas, vitaminas, minerales y enzimas es Kyo-Green, de Wakunaga. Tome esta bebida tres veces al día.

❑ Comer tomate cocinado en vez de crudo más que duplica la efectividad del lycopene que contienen. El lycopene es un fitoquímico de los tomates que reduce el riesgo de cáncer de próstata y de pulmón. La incidencia de cánceres digestivos (boca, esófago, estómago, colon, intestinos y recto) también se ve disminuida con las dosis correctas de lycopene. Un reporte de diciembre de 1995 publicado en el *Journal of the National Cancer Institute*, encontró que los hombres que consumían regularmente diez o más porciones de tomate o alimentos con tomate durante la semana tenían un 45 por ciento menos de riesgo de contraer cáncer de próstata que los que no lo hacían.

❑ Tome solamente agua destilada al vapor (no tome agua del grifo o tap water) y en gran cantidad — ocho o más vasos de 8 onzas cada uno — para eliminar las toxinas del organismo. Todas las células y los sistemas orgánicos necesitan agua. Tome mucha agua incluso si no tiene sed. Los órganos, en especial el cerebro, se deshidratan mucho antes de que se experimente sed.

❑ Coma con frecuencia papaya sin madurar (incluyendo algunas semillas), piña fresca y *Aspergillus oryzae* (una variedad de hongo). Estos alimentos son buenas fuentes de enzimas proteolíticas, esenciales para la buena digestión de los alimentos y la asimilación de los nutrientes. La falta de enzimas priva al organismo de la energía que requiere para sus actividades. Las enzimas también se pueden tomar en suplemento. Esos suplementos coadyuvan en la digestión de la porción inferior del estómago y del tracto intestinal.

❑ Coma cebolla y ajo, o consuma ajo en suplemento (*ver* en Nutrientes, más arriba).

❑ Incluya en su dieta hongos shiitake, reishi y maitake, o tómelos en suplemento (*ver* en Nutrientes).

❑ Limite su consumo de soya y productos de soya porque contienen inhibidores enzimáticos, pero no los elimine por completo de su dieta ya que son valiosas fuentes de proteína.

❑ Elimine de su dieta las colas, los alimentos con aditivos y colorantes, el junk food, el maní, los alimentos procesados y refinados, las grasas saturadas, la sal, el azúcar y los productos con azúcar, la harina blanca, *toda* la proteína animal y todos los productos que contengan cafeína.

❑ Tome todos los días fibra en suplemento. Alterne entre cascarilla de psyllium (husk) y flaxseeds recién molidas. Tome el psyllium con un vaso de agua y bébalo rápidamente para que no se espese.

Nota: La fibra suplementaria se debe tomar siempre por separado. No se debe mezclar con otros suplementos o medicamentos.

❑ Elija cuidadosamente sus alimentos. El envenenamiento con alimentos reviste particular peligro para la gente que tiene AIDS o que está infectada con HIV (*ver* ENVENENAMIENTO CON ALIMENTOS en la Segunda Parte).

❑ No fume y evite los ambientes donde hay humo de cigarrillo.

❑ Evite el alcohol, los químicos nocivos y todo aquello que pueda perjudicar al hígado.

❑ Pruebe los propóleos de abeja y la jalea real para combatir las infecciones bacterianas de pulmones, boca, garganta y membranas mucosas.

❑ Tome todo el aire fresco que pueda y descanse mucho. Asoléese con moderación.

❑ Utilice enemas de retención preparados con café para eliminar toxinas y recibir nutrientes. *Ver* ENEMAS en la Tercera Parte.

❑ Identifique qué alergias alimentarias tiene, o a qué alimentos es especialmente sensible. La mejor manera de hacerlo es acudiendo donde un profesional de la salud (*ver* ALERGIAS en la Segunda Parte). Es importante eliminar de la dieta alimentos alergénicos porque causan estragos en el organismo y, en particular, en el sistema inmunológico.

❑ *Siempre* debe utilizar condón (no de piel de oveja sino de látex) y un espermicida (estos productos matan el HIV) para cualquier contacto sexual. Si acostumbra utilizar lubricante con condón de látex, use solamente a base de agua, como K-Y jelly. *No* utilice petroleum jelly (Vaseline), shortening vegetal (Crisco), loción de manos ni aceite para bebé, pues esas sustancias pueden romper el látex en cuestión de minutos. Sin embargo, tenga presente que ni siquiera utilizar condón correctamente es garantía contra la transmisión del HIV.

❑ Póngase en manos de un médico idóneo; si es posible, un médico con experiencia en el tratamiento de pacientes de AIDS. Investigaciones han revelado que el tiempo de supervivencia de una persona con AIDS se relaciona estrechamente con lo mucho o poco que su médico sabe acerca del tratamiento de la enfermedad. El tiempo promedio de supervivencia tras el diagnóstico es de veintiséis meses para los pacientes cuyos médicos tienen mucha experiencia con el AIDS, en comparación con catorce meses para los pacientes cuyos médicos tienen mínima experiencia con la enfermedad.

❑ Infórmese sobre esta enfermedad. El AIDS y el HIV son problemas complicados y las opciones de tratamiento cambian y aumentan constantemente. Para estar bien es vital informarse al máximo.

Aspectos para tener en cuenta

❑ Hasta el momento, un cocktail de tres medicamentos ha demostrado ser claramente superior a otras opciones en el tratamiento del HIV en nuevos pacientes. En el mercado hay más de veinte medicamentos contra este virus que ofrecen cientos de combinaciones posibles. Por eso el descubrimiento del cocktail podría simplificar enormemente la labor de los médicos. El estudio mostró que la mejor combinación para iniciar el tratamiento de nuevos pacientes de HIV era una de efavirenz, lamivudine y zidovudine (más conocida como AZT). Las dos últimas sustancias se venden combinadas en una sola píldora (Combivir), mientras que el efavirenz se vende bajo la marca Sustiva.

❑ Los estudios más recientes avanzan la posibilidad de que una variante modificada de una bacteria que se encuentra normalmente en la vagina puede un día emplearse para proteger a las mujeres del AIDS. Los investigadores usaron una cepa de la *Lactobacillus jensenii*, un organismo abundante en las secreciones de la membrana mucosa que protege la vagina cuando está sana. Las bacterias fueron alteradas para producir una proteína llamada CD4 que se une al virus HIV. En las pruebas de laboratorio realizadas, las bacterias modificadas redujeron la tasa de infección por HIV en la células susceptibles al menos en un 50 por ciento.

❑ Existe un nuevo medicamento, una variante sintética del veneno de un caracol de mar llamado ziconotide que se ha usado satisfactoriamente para aliviar el enorme dolor causado por el AIDS. Este medicamento puede que esté muy pronto disponible comercialmente.

❑ Los investigadores parecen haber encontrado una vía para atacar el virus bloqueando una enzima llamada integrase. En un estudio con monos se probó una droga experimental que inhibe esa enzima. El resultado fue que el medicamento bloqueó la infección. Cuando el medicamento se administraba al comienzo de la infección, el inhibidor de la integrase protegía significativamente a los monos. Y también ofrecía algún alivio a los muy enfermos.

❑ Según un nuevo estudio, también un suplemento multivitamínico y mineral puede ser benéfico para alargar la esperanza de vida de las personas infectadas con el HIV. En Bangkok (Tailandia) se realizó un estudio durante 48 semanas entre 481 personas infectadas. Para ello se empleó Immunace, un suplemento comercializado como Vitabiotics en el Reino Unido. Los resultados mostraron que la tasa de mortalidad entre los adultos infectados que presentaban cifras de CD4 por debajo de 200 era mucho menor que la de aquellas personas a las que se les dio un placebo

❑ Desde que empezó la epidemia de AIDS, los investigadores han buscado la droga milagrosa que tenga la capacidad de combatir el virus, o una vacuna que encuentre y destruya al virus en el torrente sanguíneo. La comunidad científica considera que, si tal cura existe, todavía está a muchos años de ser una realidad. Las investigaciones en este terreno son prometedoras y las terapias existentes actualmente casi garantizan que las personas con AIDS tengan vidas más largas y productivas de lo que ocurrió en otras épocas.

❑ Para quienes ya están infectados con el virus de inmunodeficiencia humana, el camino más lógico para mantenerse en buen estado de salud es eliminar todas las causas conocidas de supresión inmunológica y someterse a terapias que inhiben la actividad viral y que estimulan la función inmunológica.

❑ Estudios han demostrado que la hormona dehydroepiandrosterone (DHEA) intensifica la actividad del sistema inmunológico (*ver* TERAPIA A BASE DE DHEA en la Tercera Parte).

❑ La terapia a base de human growth hormone (HGH) ha dado buenos resultados en la prevención y/o reversión del síndrome de pérdida de peso. Este tratamiento debe hacerse con supervisión médica (*ver* TERAPIA CON HORMONA DEL CRECIMIENTO en la Tercera Parte).

❑ La terapia de oxígeno hiperbárico se utiliza a veces junto con medicamentos y otros tratamientos para combatir infecciones oportunistas relacionadas con el AIDS (*ver* TERAPIA DE OXÍGENO HIPERBÁRICO en la Tercera Parte).

❑ N-acetylcysteine y L-carnitine han mostrado resultados esperanzadores para prevenir y contrarrestar la excesiva pérdida de peso que presentan los enfermos de AIDS.

❑ Se ha comprobado que el chicoric acid, una sustancia que se encuentra en los granos de café, inhibe el virus del AIDS al bloquear una de las enzimas que el virus utiliza para penetrar en las células humanas.

❑ El extracto de maitake puede evitar hasta en un 97 por ciento la destrucción por parte del HIV de las células T usadas en cultivo (*in vitro*, en una probeta); así lo indican los investigadores. La FDA aprobó en 1998 la segunda fase de las pruebas clínicas con maitake.

❑ Las personas con AIDS casi siempre sufren de bajo peso y tienen problemas de absorción que contribuyen a un estado de malnutrición, algo común con esta enfermedad. La falta de proteínas de calidad y de calorías suficientes es una causa frecuente de deficiencias inmunológicas. (*Ver* SÍNDROME DE MALABSORCIÓN en la Segunda Parte.)

❑ Los científicos siguen estudiando los efectos de los fitonutrientes que contiene la alga spirulina, de color azul verdoso. Se cree que pueden ser un arma poderosa en la lucha contra el AIDS. Los estudios preliminares indican que estos compuestos tienden a prevenir el ataque del virus y su penetración en las células. La spirulina también es un buen suplemento para mantener la energía.

❑ El único sexo *verdaderamente* seguro es entre parejas estables que no han contraído el virus de inmunodeficiencia humana (HIV). Aparte de esto, la abstinencia es la única manera de evitar infectarse con alguna enfermedad de transmisión sexual (STD, por sus siglas en inglés). Cambiar de pareja sexual es correr un enorme riesgo; cualquier intercambio de fluidos es teóricamente arriesgado. Un reporte reciente revela que en casos muy extremos se puede contraer el HIV mediante besos si una de las personas tiene las encías enfermas.

❑ Hay miles de supervivientes de AIDS (los epidemiólogos los llaman "long-term non-progressors") que no experimentan ningún síntoma y que llevan vidas completamente normales tras años de haber sido identificados como HIV positivos. Según se informó en la World AIDS Conference realizada en el Japón en 1994, en el mundo entero hay por lo menos diez mil personas en estas condiciones, y están siendo objeto de profundos estudios. Esas personas pueden ser un factor clave para la curación de la enfermedad. A pesar de que algunas de ellas han tenido el virus durante más de diez años, se mantienen en buen estado de salud. Muchos miles de personas siguen siendo seropositivas (portan el virus del HIV), pero *sin* que se les manifiesten los síntomas del AIDS. Y algo que el público en general y muchos miembros de la comunidad médica desconocen es que también hay personas que una vez resultaron HIV positivas, pero cuyos exámenes de anticuerpos en la actualidad son negativos, es decir, aparentemente el virus ya no está presente en su organismo. La comunidad médica se muestra sorprendida ante este hecho, y los médicos analizan frecuentemente la sangre de esas personas. Para mayor información sobre este punto, lea *They Conquered AIDS! True Life Adventures*, de Scott Gregory y Bianca Leonardo (True Life Publications, 1989).

❑ El enfoque médico estándar para el tratamiento del HIV se centra, por una parte, en la utilización de drogas que buscan bloquear la replicación del virus y de ese modo retardar el avance de la enfermedad y, por otra parte, en tomar medidas enérgicas para combatir las infecciones y los cánceres oportunistas. Aunque la ciencia médica quizás ha tenido más exito combatiendo las infecciones oportunistas que luchando directamente contra el virus, la investigación continúa en ambos frentes y está progresando. En el tratamiento contra el HIV actualmente se considera que la terapia combinada, es decir, utilizar dos o más drogas que actúan de manera distinta sobre la enfermedad, es a menudo más eficaz que un solo medicamento o tipo de medicamentos.

❑ La mayor parte de los agentes que se utilizan hoy en día contra el HIV pertenece a una de estas dos categorías:

- *Nucleósidos análogos* (*nucleoside analogues*). Estos medicamentos actúan tomando el lugar de uno de los elementos constitutivos del virus mientras éste trata de replicarse, lo cual bloquea efectivamente sus intentos por reproducirse. La mayoría de estas drogas se conocen por sus iniciales o por una combinación de letras y números derivados de sus nombres químicos originales. Algunos ejemplos son zidovudine (Retrovir), mejor conocida como AZT; zalcitabine (HIVID), mejor conocida como ddC; didanosine (Videx), mejor conocida como ddI; stavudine (Zerit), mejor conocida como d4T, y lamivudine (Epivir), mejor conocida como 3TC. La primera droga que se aprobó contra el HIV fue AZT, y desde entonces ha sido el principal medicamento para el tratamiento del virus de inmunodeficiencia humana. Además, se ha demostrado que es particularmente eficaz para prevenir la transmisión del virus de una mujer infectada al feto durante el embarazo y el parto. Los otros nucleósidos análogos fueron concebidos originalmente como alternativas para la droga AZT, pero desde entonces se ha visto que en muchos casos funcionan bien junto con la droga AZT. Al parecer, estas drogas prolongan la supervivencia en algunos individuos y retardan el avance de la enfermedad desde la etapa asintomática de la infección por HIV hasta las etapas más dramáticas del AIDS. Se pueden utilizar de manera individual o en combinación (habitualmente AZT con una o más drogas distintas). Entre los inconvenientes están la toxicidad potencial (especialmente en el caso de la droga AZT) y otros efectos secundarios desagradables. Además, el virus se suele volver resistente a estos medicamentos después de un año o más de terapia.

- *Inhibidores de la proteasa* (*protease inhibitors*). Estas drogas se unen a la proteasa, una enzima viral que desempeña un papel crucial en la replicación del HIV, y bloquean su acción. Cuando se impide que la proteasa actúe normalmente, el virus no se puede reproducir. Por lo menos en algunas investigaciones esta clase de drogas han demostrado ser muy prometedoras para el tratamiento de la infección por HIV. Se suelen utilizar como parte del tratamiento con AZT u otro de los nucleósidos análogos. Ejemplos de inhibidores de la proteasa son indinavir (Crixivan), ritonavir (Norvir), saquinivir (Invirase) y agenerase (Amprenavir).

❑ Hay diferentes teorías y pruebas contradictorias en torno al momento adecuado para iniciar el tratamiento con nucleósidos análogos y/o inhibidores de la proteasa, así como también acerca de los agentes más eficaces (y para quién). Los médicos tienen opiniones encontradas acerca de estos temas. Además, debido a la inmensa cantidad de investigaciones que se están realizando sobre la enfermedad y sus posibles tratamientos, permanentemente surgen nuevas posibilidades de drogas y enfoques novedosos sobre diversos aspectos de la enfermedad. Es vital trabajar con un profesional de la salud que inspire confianza por su experiencia y criterio.

❑ Algunas tendencias actuales en la investigación de drogas antivirales son las siguientes:

- *Compuestos antisense* (*anti-sense compounds*). Al adherir cadenas de ADN o ARN viral, estas drogas se comportan como lo haría un chicle pegado a los dientes de una cremallera: "pegan" la cremallera para bloquear las instrucciones genéticas del virus.
- *Objetivos celulares* (*cellular targets*). Estos compuestos inhiben el funcionamiento de factores que se encuentran en el interior de las células inmunes y que el HIV necesita para replicarse, y ofrecen esperanzas de obstruir la capacidad reproductiva del virus. Un compuesto de este tipo es la droga hydroxyurea (Hydrea), que se utiliza en la quimioterapia para el cáncer y que parece ser especialmente eficaz en combinación con la droga ddI.
- *Inhibidores del cyclophilin* (*cyclophilin inhibitors*). Inhiben la unión de las células infectadas con las no infectadas.
- *Inhibidores de la glucosidasa* (*glucosidase inhibitors*). Estas sustancias alteran la integridad estructural de los azúcares de la membrana del virus.
- *Inhibidores de la reverse transcriptase* (*reverse transcriptase inhibitors*). La reverse transcriptase es una enzima que los retrovirus del tipo HIV utilizan para crear copias de su material genético, el cual es incorporado posteriormente en las células infectadas. Mediante este mecanismo el virus logra convertir células inmunológicas normales en "fábricas" que no cesan de producir copias del ADN viral. En teoría, es posible suprimir el virus inhibiendo la reverse transcriptase.

❑ Se espera que el desarrollo de instrumentos novedosos y más eficaces para atacar el virus en distintos momentos de su ciclo vital les permitirá a los científicos combinarlos de tal manera que sea posible eliminar el virus a largo plazo. Es decir, es de esperar que llegue el día en que el AIDS deje de ser una enfermedad terminal y se convierta en una enfermedad crónica, pero manejable. Una de las principales inquietudes que todavía quedan por resolver es si el sistema inmunológico será capaz de restablecerse una vez se logre suprimir el virus prácticamente por completo. Aunque los datos todavía no son muy esclarecedores, los resultados de estudios sobre los inhibidores de la proteasa son alentadores. Por lo menos se puede afirmar que la nueva generación de drogas antivirales y sus combinaciones marca el inicio de una nueva era de esperanza en la lucha contra el AIDS

❑ Algunos sujetos a los que se les administró un "cocktail contra el AIDS" compuesto de dos, tres o más medicamentos, presentaron una reducción drástica del virus en sus organismos. Los investigadores creen que, si se administran sin demasiada demora, estos potentes combinados pueden llegar un día eliminar el virus y permitir la recuperación del sistema inmunológico.

❑ La FDA ha unido fuerzas con los CDC y la American Dental Association para urgir a los dentistas que esterilicen con vapor a presión las piezas dentales y los accesorios antes de cada uso. Además, la FDA exige que todos los equipos se diseñen para soportar el *autoclaving* (la práctica desinfectante) y que las etiquetas incluyan información sobre el proceso de esterilización. Se cree que la mayor parte de los dentistas sí cumplen con estos requisitos pero siempre es bueno preguntar qué medidas toma nuestro dentista antes de pedir una cita. Aproximadamente, 128 personas han sido infectadas por un dentista o un médico en EE.UU.

❑ El HIV *no* se contrae donando sangre. Los donantes de sangre no entran en contacto con la sangre de otras personas y lo único que se utiliza para recoger las donaciones de sangre son materiales estériles, incluyendo agujas desechables que sólo se utilizan una vez. Las personas con riesgo de tener HIV o AIDS no deberían donar sangre. Muchos médicos recomiendan donaciones autólogas — extraer la sangre de uno mismo para su almacenamiento — antes de someterse a una cirugía que pueda requerir una transfusión.

❑ *Ver también* SEXUALLY TRANSMITTED DISEASES en la Segunda Parte.

❑ Los esfuerzos para erradicar esta enfermedad por medio de la investigación, medicamentos, vacunas, programas de salud y la nutrición no tienen parangón en la historia. Los nuevos tratamientos médicos y nutricionales ofrecen más esperanza que nunca a quienes sufren de HIV y AIDS. Las terapias actuales están dando pasos adelante en el esfuerzo de controlar la enfermedad. Por ejemplo, la cifra de muertes relacionadas con el HIV en los Estados Unidos bajó de 16,516 en 1997 a 13,210 en 1998. Por primera vez desde 1987, el AIDS salió de la lista de las quince primeras causas de muerte en este país. Pero aumentó la preocupación por otros aspectos. Así, los investigadores están tabulando un aumento en el número de cepas del AIDS que se han hecho resistentes a las medicinas, bloqueando el efecto terapéutico de los potentes cocktails diseñados para combatir la enfermedad. Entre el 10 y el 50 por ciento de estos casos — una cifra alarmante — el virus retorna en grandes cantidades. Se estima que el 4,5 por ciento de las 40,000 nuevas infecciones producidas anualmente son resistentes a las medicinas actuales. Otra preocupación es que se genere una falsa sensación de seguridad por la aparición de estos nuevos tratamientos y la gente olvide o deje de tomar sus medicinas, con el consiguiente resurgimiento de la enfermedad. Mientras tanto, al sentirse mejor, pueden infectar a sus parejas sexuales. Los científicos no llegan a un acuerdo sobre la definición de resistencia del virus. Un grupo clasifica la resistencia como el aumento en tres veces más de la capacidad del virus de resistir una determinada droga. Otro grupo, por contra, considera que el virus es resistente cuando su capacidad original para resistir los medicamentos se multiplica por diez. Si una de las combinaciones de medicamentos no se muestra efectiva, aunque el paciente la esté tomando rigurosamente, es preciso hacer nuevas pruebas para determinar una nueva reformulación de la combinación.

❑ Si se producen infecciones vaginales frecuentes (crónicas) y recurrentes, es preciso acudir a un médico porque ello puede ser señal de una infección por el HIV.

❑ Según datos obtenidos por la Escuela de Medicina de la Universidad Johns Hopkins, el HIV puede evadir la acción de los medicamentos antivirales más potentes y permanecer escondido hasta que el sistema inmunológico se ve comprometido, con una infección por ejemplo. Los médicos creen que es posible eliminar el virus oculto engañando al organismo para que lo combata.

❑ Para información sobre organizaciones que ofrecen ayuda y asistencia para las personas que sufren e HIV y AIDS, ver Organizaciones Médicas y de la Salud en el Apéndice.

ALCOHOLISMO

El 75 por ciento de la población estadounidense consume alcohol. Por eso, no es de extrañar que una de cada diez personas llegará a sufrir las consecuencias adversas del consumo de alcohol. El alcoholismo es una enfermedad crónica y progresiva que se caracteriza por la dependencia del etanol (alcohol etílico) y puede tener fatales consecuencias. Esta dependencia puede ser fisiológica, sicológica, social o genética. Hay dos tipos distintos de problemas relacionados con el alcohol: el abuso o "problema con la bebida", y la dependencia o alcoholismo. Los bebedores problemáticos toman alcohol regularmente y aunque puede que necesiten cierto apoyo o dirección, no tienen la misma dependencia física o emocional que los bebedores crónicos o alcohólicos. Utilizaremos el término alcoholismo de modo amplio por motivos prácticos, pero es importante hacer esta distinción.

Según el National Council on Alcoholism and Drug Dependence, hay 18 millones de estadounidenses que abusan del alcohol y más de 100.000 mueren por problemas relacionados con esta sustancia. Aunque en la actualidad el alcoholismo afecta a aproximadamente cuatro veces más hombres que mujeres, su incidencia entre las mujeres va en ascenso, al igual que su utilización por parte de niños, adolescentes y estudiantes universitarios. Una encuesta nacional realizada en 2001–2002 (National Epidemiologic Survey on Alcohol and Related Conditions (NESARC), dirigida por el National Institute on Alcohol Abuse and Alcoholism, descubrió que en los Estados Unidos se apreciaba un aumento del abuso de alcohol entre la población mayor de 18 años en la última década, 1991–2001 (de un 3.03 por ciento a un 4.65 por ciento). Al mismo tiempo, se percibía un ligero incremento en alcoholismo (de 4.38 por ciento a 3.81 por ciento). Los resultados de la encuesta son complicados, pero lo que reflejan es que, en general, parece haber un declive en lo que se llama "heavy" drinking (beber excesivamente), aunque el abuso de alcohol, en general, sigue aumentando, especialmente entre los sectores más jóvenes que participaron en la encuesta.

Las mujeres tienen una especial sensibilidad fisiológica al alcohol. Debido al bajo contenido de agua y mayor contenido de grasa, el alcohol se concentra más fácilmente en el torrente sanguíneo y es retenido más fácilmente en el cuerpo. Los hombres, por otro lado, producen más dehydrogenase que las mujeres. Ésta es una enzima del estómago que descompone el alcohol antes de llegar a la sangre. Aún ajustando por el peso corporal, las mujeres reaccionan más que los hombres ante la misma cantidad de alcohol. Quizás por esto el abuso del alcohol parece presentar consecuencias más graves a largo plazo para las mujeres.

La tasa general de muertes prematuras relacionadas con el abuso del alcohol es entre un 50 por ciento y un 100 por ciento mayor en las mujeres que en los hombres. También aquellas desarrollan problemas hepáticos a partir de menores cantidades de alcohol ingeridas que los hombres, y tienen un riesgo mayor de contraer osteoporosis. Las mujeres alcohólicas tienen más probabilidades que los hombres de sufrir trastornos psiquiátricos, como depresión, ansiedad y trastornos alimentarios. A menudo estos problemas ya existían antes de que apareciera el alcoholismo, lo que quiere decir que no desaparecen cuando se deja de tomar. Normalmente es necesario un tratamiento independiente, pero una atención rápida y a tiempo de esos trastornos puede prevenir una recaída alcohólica y la vuelta a beber.

El alcohol afecta a cada individuo de una manera diferente. Algunos se intoxican con el primer trago, mientras que otros se toman cuatro o cinco antes de que se manifiesten los efectos del alcohol. En las personas alcohólicas cada trago desencadena un deseo intenso de tomar otro. El alcoholismo es una enfermedad progresiva que suele comenzar cuando la persona bebe en situaciones sociales, donde esta conducta es perfectamente aceptada. Esto lleva a beber por cualquier motivo: para calmarse, para animarse, para celebrar, para "ahogar las penas", y así sucesivamente. Pronto el alcohólico deja de necesitar excusas para beber y, con el tiempo, su dependencia del alcohol lo controla por completo.

El exceso de alcohol a menudo lleva a la depresión, ansiedad, pérdida de memoria y falta de coordinación. También puede exacerbar los comportamientos antisociales (agresión) y otros trastornos de la personalidad. Al principio la intoxicación eleva la presión arterial y el ritmo cardíaco pero con el consumo prolongado, bajan. Un ritmo cardíaco irregular e ineficiente puede causar un derrame cerebral, baja el ritmo de la respiración y los reflejos se vuelven lentos. Los alcohólicos a menudo se sienten avergonzados y furiosos con su propio comportamiento, escondiéndose aún más en el alcohol.

El National Council on Alcoholism and Drug Dependence y la American Society of Addiction Medicine definen el alcoholismo como ". . . una enfermedad primaria, crónica con factores genéticos, psicosociales y ambientales que influyen en su desarrollo y manifestación". Es un trastorno complejo, que afecta a cada enfermo de manera distinta.

Mientras que algunas personas beben cantidades entre moderadas y altas durante varios años antes de volverse clínicamente dependientes del alcohol, otras se vuelven adictas la primera vez que lo prueban. Pero se sabe que el alcoholismo no viene causado sólo por el alcohol. Existe controversia sobre si este trastorno es producto de la genética, de la psicología o del entorno social. Hay ciertas hormonas del estrés que parece estar relacionadas con el alcoholismo. Hay gente que llega al alcohol por una depresión. El historial familiar es un factor común en hombres y mujeres. Las investigaciones muestran que casi el 50 por ciento de los casos se pueden remitir al factor hereditario. La presencia de ciertos factores genéticos puede hacer que una persona sea más vulnerable debido a algún desequilibrio químico en el cerebro.

El consumo excesivo de alcohol puede afectar al cerebro y al sistema nervioso, causar fatiga, pérdida de la memoria reciente y debilidad y parálisis de los músculos oculares. Otros problemas más graves pueden ser los siguientes:

- *Trastornos hepáticos.* El hígado procesa el 95 por ciento del alcohol ingerido a un ritmo de entre 1/4 y 1/2 onzas por hora. El consumo repetido de esta sustancia inhibe la producción de enzimas digestivas por parte del hígado, lo cual altera la capacidad del organismo para absorber proteínas, grasas y vitaminas solubles en grasa (vitaminas A, D, E y K), al igual que vitaminas del complejo B (especialmente tiamina y ácido fólico) y otras vitaminas solubles en agua. El alcohol inhibe la absorción de proteínas, haciendo que se produzcan deficiencias de aminoácidos y reduciendo el cinc almacenado en el cuerpo. El organismo deja de utilizar muchos nutrientes esenciales porque son eliminados rápidamente en la orina. A esto le puede suceder una hepatitis alcohólica (inflamación del hígado). Entre los síntomas están: pérdida de apetito, náusea, vómitos, dolor y sensibilidad abdominal, fiebre, ictericia (jaundice) y confusión mental. En el hígado se acumulan cantidades excesivas de grasa porque a causa del alcohol el organismo pierde la capacidad de digerirlas adecuadamente. Segundo, el individuo alcohólico puede contraer hepatitis, una enfermedad en la cual las células del hígado se inflaman y pueden morir. La última etapa del daño hepático causado por el alcohol — usualmente fatal — es la cirrosis del hígado, enfermedad que se caracteriza por inflamación, endurecimiento y cicatrización del hígado. Esto impide que la sangre se movilice normalmente a través del hígado, lo cual inhibe la capacidad de este órgano de filtrar las toxinas y sustancias extrañas.

  El hígado es uno de los órganos más fuertes del cuerpo y es el único que se puede regenerar a sí mismo después de sufrir ciertos daños. Hasta el 25 por ciento del hígado se puede extraer y en un corto lapso vuelve a crecer hasta adquirir el tamaño y la forma originales. A pesar de que el hígado está sometido a permanente abuso, si lo sabemos cuidar funcionará más que adecuadamente durante décadas. El alcohol es una de las toxinas que el hígado no maneja bien. Este órgano no se regenera tras ser gravemente perjudicado por el alcohol.
- *Trastornos gastrointestinales.* La gastritis o inflamación de la pared estomacal puede provocar rupturas en la parte alta del estómago y en el esófago bajo. Pueden aparecer úlceras pépticas.
- *Trastornos cardiovasculares.* Pueden aparecer presión arterial alta y cardiomiopatías (daños al músculo cardíaco). También dilatación de los vasos sanguíneos bajo la piel. Asimismo puede haber un agrandamiento patológico del corazón y fallo cardíaco congestivo.
- *Problemas con el azúcar en la sangre.* El alcohol previene la liberación de glucosa por parte del hígado, ocasionando un bajo nivel de azúcar en la sangre (hipoglicemia). Si usted sufre de diabetes y toma insulina, esto puede tener consecuencias muy graves. También puede afectar al páncreas (pancreatitis), lo que puede afectar a la producción de insulina y causar diabetes. Un páncreas enfermo puede interferir con la producción de glucagón, una hormona que ayuda a incrementar la cantidad de glucosa en la sangre. Esto puede provocar problemas con el metabolismo y afectar a la producción de ciertas enzimas digestivas.
- *Función sexual y problemas menstruales.* El abuso de alcohol puede reducir la producción de testosterona y dar lugar a una disfunción eréctil en los hombres. En las mujeres puede interrumpir la menstruación.
- *Malformaciones al nacer.* Beber alcohol durante el embarazo es particularmente dañino, pues se corre el riesgo de que el bebé nazca con el síndrome alcohólico fetal y aumentar la probabilidad de un aborto espontáneo. El alcohol pasa al sistema circulatorio del feto a través de la placenta materna. Esta sustancia tóxica disminuye la actividad funcional del sistema nervioso central del feto. Más aún, el hígado del feto podría tratar de metabolizar el alcohol pero, como todavía no está bien desarrollado, esa sustancia permanece en su sistema circulatorio. Las mujeres que beben durante el embarazo generalmente dan a luz bebés con bajo peso. El crecimiento de estos bebés suele ser lento, su cerebro puede ser más pequeño de lo normal y, además, puede presentarse retardo mental. No es raro que estos bebés nazcan con deformidades en las extremidades, las articulaciones, lo dedos y los rasgos faciales. También se pueden presentar defectos cardíacos y renales, así como en la piel. Algunos niños que fueron expuestos al alcohol durante su vida intrauterina se vuelven hiperactivos en la adolescencia y presentan dificultades de aprendizaje. Cada trago que se toma una mujer encinta no sólo aumenta el riesgo de que su hijo nazca con síndrome de alcoholismo fetal,

Señales y síntomas del abuso de alcohol y del alcoholismo

Aunque cada caso es diferente y único, hay ciertos aspectos comunes que pueden indicar la existencia de un problema con el alcohol:

- Beber solo o en secreto.
- No recordar compromisos o conversaciones. Tener momentos de pérdida de consciencia.
- Ritualizar el tomar a ciertas horas, lugares u ocasiones y comportase de manera enojada o agitada si el ritual se cambia o se cuestiona.
- No prestar atención a los hobbies, aficiones y actividades.
- Sentir una necesidad apremiante de beber.
- La irritabilidad y la agitación aumentan cuando se acerca la hora habitual de tomar, especialmente si no hay alcohol disponible o no puede estarlo por un compromiso laboral o social.
- Esconder alcohol en el trabajo, en la casa o en el auto.
- Tomar las bebidas de un trago, ordenar dobles o "setups".
- Intoxicarse para sentirse normal.
- Problemas con la pareja, en las relaciones sociales, las finanzas o en el trabajo.
- Aumentar la tolerancia al alcohol hasta el punto que exige "más de lo mismo" para llegar al mismo punto de intoxicación.
- Tener síntomas de síndrome de abstinencia cuando no se puede tomar, como sudores, temblores o náusea.

sino de que se le presente un aborto espontáneo. Especialmente durante los tres o cuatro primeros meses de embarazo, incluso pequeñas cantidades de alcohol son perjudiciales.

- *Problemas neurológicos.* El sistema nervioso se puede ver afectado de diversas maneras por el exceso de alcohol: adormecimiento en las extremidades, pensamiento confuso y, eventualmente, demencia.
- *Cáncer.* El riesgo de contraer cáncer del esófago, laringe, hígado y colon es mucho mayor para quienes abusan del alcohol que para la población en general.

El alcoholismo causa daños metabólicos a todas las células del organismo y deprime el sistema inmunológico. Pueden pasar años hasta que las consecuencias del abuso se hacen evidentes pero un alcohólico que sigue bebiendo puede ver su vida recortada en diez o quince años, o más. Las consecuencias sociales del alcoholismo también son destructivas. Por un lado supone una carga para la sociedad por los accidentes de tráfico y otros, menor productividad en el trabajo y el daño emocional a familias enteras. El alcoholismo es actualmente la segunda causa de muerte prevenible en los Estados Unidos, después del tabaco.

La mayoría de los alcohólicos se somete a tratamiento con mucha resistencia porque no quieren admitir su problema y creen que la familia o sus amigos, o compañeros de trabajo conspira contra ellos. La intervención debe realizarse con mucho cuidado bajo supervisión profesional. El tratamiento varía con cada individuo. Si hay dependencia, el objetivo debe ser la abstinencia total. Si no hay dependencia pero la persona sufre los efectos adversos del alcohol, es preciso que reduzcan los problemas relacionados con el alcohol. Busque asistencia o una intervención. La intervención puede incluir la participación de especialistas en el abuso de alcohol y debería incluir objetivos que supongan la modificación del comportamiento del alcohólico, terapia y un seguimiento. Los tratamientos en residencia para los alcohólicos graves suelen ser complejos y normalmente implican la participación de personal profesional.

Los suplementos dietéticos, que son importantes para todo el mundo, son de vital importancia para las personas alcohólicas. Hay evidencia de que las enfermedades asociadas al alcoholismo pueden evitarse mejorando la salud nutricional. El programa que sigue a continuación está diseñado para ayudar a los alcohólicos en recuperación a mejorar su situación nutricional. También hay suplementos que ayudan con los aspectos psicológicos de la recuperación reduciendo el deseo de tomar. Debería empezar con un complejo multivitamínico y mineral de alta potencia y luego añadir los nutrientes de la lista que no se incluyen en el complejo. A menos que se especifique otra cosa, las siguientes dosis se recomiendan para personas adultas. La dosis para los niños de doce a diecisiete años debe equivaler a tres cuartas partes de la cantidad recomendada.

NUTRIENTES

SUPLEMENTOS	DOSIS SUGERIDAS	COMENTARIOS
Esenciales		
Free-form amino acid complex más extra L-cysteine o N-acetylcysteine	500 mg de cada uno 3 veces al día con el estómago vacío. Tomar con 50 mg de vitamina B_6 y 100 mg de vitamina C para una mejor absorción. Empezar con 500 mg al día y aumentar gradualmente la dosis hasta 1.000 mg al día.	Ayudan a dejar el alcohol. Necesarios para la función cerebral y hepática, y para la regeneración de las células del hígado. *Ver* AMINOÁCIDOS en la Primera Parte.
Gamma-aminobutyric acid (GABA) más inositol	750 mg 1 ó 2 veces al día, según la necesidad. Según indicaciones	Calman al organismo y previenen la ansiedad y el estrés.

Suplementos	Dosis sugeridas	Comentarios
y niacinamide	de la etiqueta. 500 mg 1 ó 2 veces al día, según la necesidad.	
Glutathione	3,000 mg al día con el el estómago vacío	Protege el hígado y reduce los antojos incontrolables de alcohol. *Nota:* No debe tomar ácido glutámico en vez de glutatión.
y L-methionine	1.000 mg al día con el estómago vacío. Tomar con agua o jugo. No tomar con leche. Para mejor absorción, tomar con 25 mg de vitamina B_6 y 100 mg de vitamina C.	Conserva el glutatión y lo pone a disposición del hígado. *Ver* AMINOÁCIDOS en la Primera Parte.
Pantothenic acid (vitamin B_5)	100 mg 3 veces al día.	Ayuda a desintoxicar el organismo del alcohol. Necesario para contrarrestar el estrés.
Vitamin B complex en inyección	Según indicaciones médicas.	Corrigen deficiencias. Son más eficaces en inyección (con supervisión médica). Si no se consiguen eninyección, administrar en forma sublingual.
más vitamin B_6	Según indicaciones de la etiqueta	A menudo deficiente en los alcohólicos. Reduce la retención del agua y ayuda a aliviar la ansiedad, miedo y tensión asociadas con la recuperación.
más vitamin B_{12}	1.000 mcg 3 veces al día.	
Vitamin B_1 (thiamine)	200 mg 3 veces al día.	Los alcohólicos suelen tener deficiencia de vitaminas B y, en especial, de vitamina B_1.
Muy importantes		
Alpha-lipoic acid	100 mg 2 veces/día	Ayuda a proteger el hígado y el páncreas del efecto del alchohol. Poderoso antioxidante.
Calcium	2.000 mg al día a la hora de acostarse.	Mineral vital con efectos sedantes.
y magnesium	1.000 mg al día a la hora de acostarse.	Actúa con el calcio. El consumo de alcohol agota el magnesio del organismo.
Multienzyme complex	Según indicaciones de la etiqueta. Tomar con las comidas.	Ayuda a la digestión.
más proteolytic enzymes	Según indicaciones de la etiqueta. Tomar entre comidas.	Esenciales para la asimilación de las proteínas. *Advertencia:* Estos suplementos no se les deben dar a los niños.
Primrose oil	1.000 mg 3 veces al día con las comidas.	Utilizado con éxito en Europa. Buena fuente de ácidos grasos esenciales. Puede aliviar los síntomas de la abstinencia.
Pycnogenol	30 mg 3 veces al día.	Poderoso antioxidante. Protege las células.
o grape seed extract	30 mg 3 veces al día	
Vitamin C con bioflavonoids	3.000–10.000 mg al día divididos en varias tomas.	Estos poderosas antioxidantes tienen propiedades curativas. Estimulan la producción de interferón, que ayuda al organismo a resistir las infecciones, aspecto importante porque los alcohólicos suelen ser susceptibles a ellas.
Importantes		
Acidophilus (Probiata de Wakunaga)	Según indicaciones de la etiqueta. Tomar con el estómago vacío.	Necesario para una buena digestión. Beneficioso para los problemas del hígado. Ayuda a prevenir la candidiasis. Probiata es una fórmula no láctea que no requiere refrigeración.
Coenzyme A de Coenzyme-A Technologies	Según indicaciones de la etiqueta.	Refuerza la desintoxicación de muchas sustancias por el sistema inmunológico
Inositol hexaphosphate (Cell Forté de Enzymatic Therapy o Cellular Forte con IP-6 de PhytoPharmica)	Según indicaciones de la etiqueta.	Estimula la actividad natural de las células anticancerígenas.
Lecithin granules o capsules	1 cucharada 3 veces al día antes de las comidas. 1.200 mg 3 veces al día antes de las comidas.	La lecitina es provechosa para el funcionamiento del cerebro. Ayuda a corregir la degeneración de la grasa del hígado. Puede proteger contra la cirrosis.
Liquid Kyolic con B_1 y B_{12} de Wakunaga	Según indicaciones de la etiqueta.	Reduce estrés. Protege las células del cerebro y el hígado.
Multivitamin y mineral complex	Según indicaciones de la etiqueta.	Todos los nutrientes se necesitan a causa de la malabsorción.
con manganese	200 mcg al día. No tomar junto con el calcio.	Microminerales importantes para mejorar la función inmunológica.
y selenium	200 mcg al día. En caso de embarazo no superar los 40 mcg/día.	
Provechosos		
Choline complex	Según indicaciones de la etiqueta.	Combinaciones eficaces que disminuyen los cambios del hígado grasoso y mejoran la función hepática.
o acetylcholine complex	Según indicaciones de la etiqueta.	
o phosphatidyl choline	Según indicaciones de la etiqueta.	
Dimethylglycine (DMG) (Aangamik DMG de FoodScience of Vermont)	125 mg 3 veces al día.	Lleva oxígeno a las células.
Flaxeed oil	Según indicaciones de la etiqueta	
L-Glutamine	500 mg dos veces al día con el estómago vacío. Tomar con agua o jugo. No tomar conleche. Para mejor absorción, tomar con 50 mg de vitamina B_6 y 100 mg de vitamina C.	Aminoácido que ayuda a reducir las ansias de tomar y a equilibrar al azúcar en la sangre.
Lithium	Según indicaciones médicas.	Micromineral provechoso para la depresión. Sólo se consigue con prescripción médica.
Raw liver extract	Según indicaciones de la etiqueta.	Rica fuente de vitaminas y minerales que favorece la reparación del hígado y ayuda a prevenir la anemia. *Ver*

y raw pancreas glandular	Según indicaciones de la etiqueta.	TERAPIA GLANDULAR en la Tercera Parte. Ayuda a prevenir el daño pancreático. Provechoso para la diabetes asociada con el alcoholismo.
S-adenosyl-methionine (SAMe)	Según indicaciones de la etiqueta.	Efecto antioxidante. Puede mejorar la salud del hígado. *Advertencia:* No usar si se sufre de trastornos maníaco-depresivos o se toman antidepresivos.
Vitamin A	25.000 UI al día. Las mujeres embarazadas no deben tomar más de 10.000 UI al día.	Contrarrestan las deficiencias. Cuando hay daño hepático, el organismo no absorbe bien estas vitaminas. Para dosis más altas, la emulsión facilita la asimilación y brinda mayor seguridad. Evite las cápsulas y las tabletas.
Vitamin E	200 UI al día.	Poderoso antioxidante. Usar la variante d-alpha-tocopherol.
Zinc	50 mg al día. No debe tomar más de 100 mg al día de todos los suplementos.	Su deficiencia puede causar cambios patológicos en el estómago similares a los que produce el alcohol.

Hierbas

❑ La alfalfa es buena fuente de minerales.

❑ La raíz de burdock y el red clover limpian el torrente sanguíneo.

❑ La raíz de dandelion y el silymarin (poderoso antioxidante extracto de milk thistle) ayudan a reparar el daño hepático.

❑ La raíz de valeriana tiene un efecto calmante. Es más beneficiosa a la hora de acostarse.

Recomendaciones

❑ Evite *todas* las bebidas alcohólicas. La abstinencia total es una necesidad imperiosa para que recupere el control de su vida y de su salud. Incluso después de haber permanecido sobrio durante varios años, usted no puede empezar a beber de nuevo y aspirar a controlar la bebida.

❑ Busque ayuda de un experto en este problema. Desde hace muchos años, Alcohólicos Anónimos ha desarrollado una excelente labor ayudándoles a los alcohólicos a dejar de beber y a permanecer abstemios. Al-Anon y Alateen son grupos de apoyo para los familiares y amigos de las personas alcohólicas. Los cambios en al conducta son más fáciles con un sistema de apoyo fuerte alrededor de uno mismo. Prácticamente en todas las ciudades y pueblos de los Estados Unidos estos grupos brindan ayuda y orientación. Para obtener información acerca del grupo más cercano a usted, consulte su directorio telefónico o llame a la asociación de salud mental de su localidad.

❑ Hay programas, como Moderation Management, diseñados para ayudar a las personas con problemas de bebida que no son verdaderos alcohólicos a reducir su consumo sin llegar a la abstinencia total. Después de eso no se debe consumir más de cuatro bebidas al día y nunca más de catorce a la semana (tres por día y nueve por semana para las mujeres).

❑ En lo posible, consulte con un médico de orientación nutricional para que determine cuáles son sus requerimientos específicos en esta materia.

❑ Para eliminar las toxinas rápidamente de su organismo, haga un ayuno de limpieza de diez días a base de jugos frescos. *Ver* AYUNOS en la Tercera Parte.

❑ En lo posible, haga una dieta rica en nutrientes a base de alimentos enteros, frescos y cultivados orgánicamente, y siga el programa de suplementación nutricional de esta sección. Sus alimentos principales deben ser frutas y vegetales crudos, granos enteros y legumbres.

❑ Evite las grasas saturadas y los alimentos fritos porque sobrecargan el hígado. Para obtener ácidos grasos esenciales, utilice suplementos de aceite de primrose y pequeñas cantidades de aceites vegetales orgánicos prensados en frío.

❑ No consuma azúcar refinado ni ningún producto que contenga esta clase de azúcar. Con frecuencia, los alcohólicos presentan problemas para metabolizar el azúcar.

❑ Especialmente durante las primeras semanas de recuperación, descanse mucho para que su organismo se limpie y se recupere.

❑ Evite personas, cosas y lugares que hayan estado asociados con su conducta de beber. Entable amistad con personas que no beban. Para que su autoestima mejore y su energía encuentre una salida sana, adquiera un hobby, empiece a practicar algún deporte o haga ejercicio.

❑ En lo posible, evite el estrés. Cultive la paciencia. La necesitará mientras recorre el largo y lento camino hacia su recuperación.

❑ No tome ningún medicamento, excepto los que le ordene su médico.

❑ Si sospecha que una persona que usted conoce está abusando del alcohol, anímela a buscar ayuda profesional.

Aspectos para tener en cuenta

❑ Dependiendo de cada individuo, el tratamiento puede incluir alguno de los siguientes aspectos:

- *Desintoxicación y retiro.* Normalmente lleva entre cuatro y siete semanas y, probablemente, requerirá medicamentos para evitar el delirium tremens (convulsiones por la abstinencia). Los alcohólicos que dejan de beber a menudo experimentan síntomas de retiro o síndrome de abstinencia, especialmente durante la primera semana sin tomar: insomnio, alucinaciones visuales y auditivas, convulsiones, ansiedad aguda, pulso acelerado, respiración profusa y fiebre, entre ellos. Con tiempo y un seguimiento apropiado, los síntomas desaparecen y el alcohólico está libre para iniciar el trabajo de recuperación que le llevará toda la vida.

- *Evaluación médica y tratamiento.* Puede requerir un examen y tratamiento para la presión arterial alta, problemas hepáticos, azúcar alto y enfermedades cardíacas, entre otras.
- *Apoyo psicológico/cuidado psiquiátrico.* Incluye terapia para llegar a las causas más profundas que llevan al abuso del alcohol.
- *Aceptación/abstinencia.* Es necesario aceptar la situación (admitir que se tiene un problema o que se es alcohólico) y tener el deseo de abstenerse para poder curarse.
- *Tratamiento médico.* Existe un medicamento llamado disulfiram (Antabuse) que puede usarse para crear una reacción adversa al consumo de alcohol. Los que toman el medicamento experimentan náusea, vómitos, dolores de cabeza severos, visión borrosa y, a veces, una sensación de muerte inminente cuando toman un traguito de alcohol. Naltrexone (ReVia) es un bloqueador opiáceo usado para bloquear el "placer" del alcohol y reducir así los fuertes deseos de tomar. Normalmente se administra en dosis de 50 mg/día durante doce semanas consecutivas. Acamprosate calcium (Campral) es un nuevo medicamento no adictivo aprobado para el tratamiento de quienes quieren estar sin tomar una vez que han dejado de hacerlo. Se administra en dos cápsulas de 355 mg, tres veces al día, con las comidas. Elimina eficazmente las molestias asociadas al retiro del alcohol. Se cree que actúa sobre el cerebro directamente para reducir los síntomas del síndrome de abstinencia.
- *Cuidados posteriores.* Vigilancia constante para evitar las recaídas y ayudar con los cambios de vida.

❑ La mala nutrición empeora los efectos del alcohol. Las personas alcohólicas tienen un riesgo mucho mayor de desnutrirse que el resto de la población, pues hasta el 50 por ciento de su ingreso calórico proviene del etanol a costa de otros alimentos nutritivos. Estas personas suelen presentar deficiencia de ácido fólico, y la malabsorción causada por insuficiencia pancreática es otro de sus principales problemas.

❑ Abusar del alcohol durante largo tiempo puede llevar a la deficiencia crónica de cinc, probablemente porque aumenta su pérdida a través de la materia fecal y la orina. El cinc desempeña un papel vital en numerosos sistemas enzimáticos del organismo, así como también en la producción de ADN y ARN. Regula los niveles de cobre en el cerebro, reduciendo la ansiedad y la paranoia. La deficiencia de este mineral puede producir anorexia, deterioro de los sentidos del olfato y el gusto, retraso en el crecimiento, problemas del sistema reproductivo, mala cicatrización de las heridas y deterioro de la función inmunológica. Además, por la deficiencia de cinc se pueden presentar cambios estomacales patológicos. La deficiencia de cinc relacionada con el consumo de alcohol acelera el envenenamiento de las células que entran en contacto con el alcohol porque altera el metabolismo de las grasas, los carbohidratos y los nutrientes. Esto conduce a problemas de absorción y otros trastornos nutricionales. Por la deficiencia de cinc, el consumo crónico de alcohol suele disminuir la actividad metabólica.

❑ Un estudio del Department of Health and Human Services reveló que los fumadores de tabaco y los bebedores de alcohol que utilizan regularmente enjuagues bucales con alto contenido de alcohol tienen más probabilidades que las demás personas de contraer cáncer bucal y faríngeo.

❑ El alcohol es una de las sustancias más nocivas que existen para el estómago y el intestino delgado. Reduce la absorción de nutrientes y es una de las pocas sustancias con la capacidad de atravesar el recubrimiento del estómago y hacer daño. Las secreciones gástricas aumentan con el consumo de alcohol, lo que lleva a excesiva acidez y dilución de las enzimas digestivas. Todo esto puede ocasionar gastritis.

❑ El consumo crónico de alcohol altera las membranas de los glóbulos rojos y hace que otros tipos de células — entre ellas las gastrointestinales — pierdan su flexibilidad normal.

❑ Volver a beber, incluso después de años de abstención, equivale a no haber dejado de hacerlo desde el punto de vista del daño que se le ocasiona al hígado.

❑ La droga naltrexone (ReVia) bloquea los efectos placenteros de los opiáceos endógenos, sustancias parecidas al opio que libera el cerebro en reacción al alcohol, y puede ayudar a los bebedores a permanecer sobrios. En dos investigaciones independientes realizadas por la Universidad de Pennsylvania y la Escuela de Medicina de la Universidad de Yale, la probabilidad de ceñirse a su programa de recuperación fue tres veces más alta entre quienes tomaron esta droga que entre los demás pacientes. Sin embargo, esta droga no les conviene a las personas que tienen enfermedades del hígado.

❑ El ácido alfa lipoico (alpha-lipoic acid) es un poderoso antioxidante empleado para el tratamiento de los daños hepáticos causados por el alcohol. Ayuda a proteger el hígado y el páncreas.

❑ En algunos países se ha utilizado con éxito el oxígeno hiperbárico para el tratamiento del alcoholismo (*ver* TERAPIA DE OXÍGENO HIPERBÁRICO en la Tercera Parte).

❑ Una señal de alcoholismo severo son los episodios durante los cuales el individuo bebe de manera compulsiva y descontrolada ("binge drinking"). El "binge drinker" bebe hasta intoxicarse y permanece en ese estado durante varios días. El episodio puede terminar con vómito y pérdida del conocimiento. Por lo general, la persona no recuerda después nada de lo que ocurrió durante el atracón de bebida. En comparación con los demás bebedores, los binge drinkers no sólo suelen tomar cantidades más altas de alcohol, sino que presentan más problemas relacionados con el consumo de esta sustancia. Puede provocar arritmias cardíacas peligrosas.

❑ Investigaciones recientes han encontrado que los hijos de personas alcohólicas tienden más que los hijos de personas no alcohólicas a utilizar drogas, entre ellas cocaína. La probabilidad que tienen estos niños de utilizar drogas es cuatrocientas veces más alta que la de los niños de familias sin antecedentes de alcoholismo.

❑ Estudios efectuados en Suecia revelaron que la mayoría de los bebés de padres alcohólicos que fueron adoptados por familias no alcohólicas llegaron a ser alcohólicos, lo cual muestra una correlación entre la genética y la dependencia a sustancias químicas.

❑ Limitar el consumo de bebidas alcohólicas a la cerveza o el vino no protege contra el alcoholismo ni contra el daño que el alcohol produce. El contenido de alcohol de 12 onzas de cerveza o de 5 onzas de vino es comparable al contenido de 1,5 onzas de licor 80-proof. Al ser más concentrado, el licor llega a la sangre más rápido que el vino o la cerveza.

❑ Los investigadores han descubierto que los niños diagnosticados con el síndrome de hiperactividad y de déficit de atención (ADHD, por sus siglas en inglés), tienen más probabilidades de sufrir problemas con el alcohol y adicciones al tabaco y a las drogas *durante sus vidas*. El estudio fue publicado en *Abnormal miligramos*. Los jóvenes con problemas severos de inatención tenían cinco veces más probabilidades de usar drogas ilegales distintas al alcohol o a la marihuana a edades tempranas. Esto pasó a ser una variable singularmente importante cuando se consideraron además, el trastorno de oposición desafiante (ODD, siglas en inglés) y el trastorno de conducta (CD). El factor de riesgo que presenta la inatención es similar al que ofrece el historial familiar.

❑ El alcohol entra en la sangre con rapidez, ya que puede ser absorbido a través del estómago y el intestino delgado (a diferencia de la comida, que sólo se absorbe por el intestino). Al cuerpo le lleva casi una hora descomponer una unidad de alcohol (más para las personas mayores). Cuantas más bebidas se consuman en una hora, mayor contenido de alcohol en la sangre. Un nivel de alcohol en sangre por encima de 400 mg/dL (miligramos por un décimo de litro) puede poner en riesgo la vida.

❑ Una vez que el alcohol llega a la sangre no se puede hacer nada para acelerar el proceso de eliminación. La idea de que una ducha fría, café o el comer ayuda a recuperar la sobriedad es falsa.

❑ Aunque hay gente que queda dormida cuando toma, el alcohol deprime la parte del sueño conocida como REM (*rapid eye movement* o movimiento rápido de los ojos). El REM es esencial para un ciclo de sueño sano. Si se modifica, el resultado es un deseo de dormir más por la mañana y una sensación de cansancio durante todo el día.

❑ Las "resacas" del día siguiente o *hangovers* se deben a varios factores, como la deshidratación, el exceso de comida o a haber dormido mal. A veces, incluso una pequeña cantidad de alcohol produce efectos molestos al día siguiente. Normalmente, el mejor remedio es el descanso y la rehidratación. Beber un gran vaso de agua antes de acostarse y otro al levantarse ayuda a quitarle peso a "la mañana después". Tomar algún medicamento sin receta (OTC) como acetaminofén, ibuprofeno, naproxin o aspirina antes de sentir los síntomas del hangover a veces ayuda a aliviar el posible dolor de cabeza. Pero hay que tener mucha precaución. Estos productos, en combinación con el alcohol, pueden irritar el estómago y causar toxicidad al hígado. Por eso ahora se exige una etiqueta de advertencia en los analgésicos OTC y de los medicamentos que los contienen, en la que se advierte de no consumirlos cuando se han consumido más de tres bebidas alcohólicas en el día. No es recomendable mezclar alcohol con medicación.

❑ Medicamentos como tranquilizantes, antidepresivos, codeína, morfina, fenobarbital e, incluso, algunos antibióticos pueden formar combinaciones tóxicas con el alcohol. Combinar alcohol con antihistamínicos puede disminuir aún más la actividad funcional del sistema nervioso central.

❑ Durante la recuperación es recomendable evitar los tranquilizantes porque existe el peligro de sustituir una adicción por otra. La abstención debe vivirse sin drogas de ninguna clase.

❑ Las mujeres embarazadas deben evitar *todas* las bebidas alcohólicas.

❑ El alcohol afecta a las personas mayores de forma diferente que a otros grupos. Hay más posibilidades de que cree problemas de absorción de nutrientes. También existe el riesgo de que se mezcle con medicamentos para enfermedades crónicas relacionadas con la vejez. Desgraciadamente, el alcoholismo entre las personas más mayores se da con mayor frecuencia de lo que se piensa y puede existir sin que nos demos cuenta y sin que haya ninguna intervención. Algunos piensan que las personas mayores se han "ganado el derecho" a tomar. La realidad es que estas personas tienen el mismo derecho que las demás a recuperarse.

❑ En contra de lo que se cree, el alcohol no aumenta el deseo sexual, sino que lo deprime. Puede causar disfunción sexual en los hombres y romper el ciclo menstrual en la mujer.

❑ Varios estudios han mostrado que, en cantidades pequeñas, el alcohol puede tener efectos protectores contra las enfermedades cardiovasculares y cancerosas. La cantidad de alcohol adecuada varía de un estudio a otro. La definición aceptada de una ingestión moderada de alcohol, según el U.S. Department of Agriculture, es una bebida o menos por día para las mujeres y dos bebidas o menos por día para los hombres (la bebida entendida como 12 onzas de cerveza, 4 onzas de vino o 1,5 onzas de licor 80-proof). Nadie sugiere que los que no tomen tienen que empezar ahora para proteger sus corazones. Hay otras opciones, como realizar ejercicio con moderación, dejar de fumar y reducir las grasas saturadas de la dieta.

❑ *Ver también* CIRROSIS DEL HÍGADO Y DROGADICCIÓN en la Segunda Parte.

❑ Para más información sobre organizaciones que pueden ofrecer información y ayuda a personas luchando con el alcoholismo, *ver* Organizaciones Médicas y de la Salud en el Apéndice.

ALERGIA A LOS INSECTOS

En los Estados Unidos hay pocos insectos cuya picadura tiene la capacidad de producir reacciones alérgicas: abejas, avispones, yellow jackets, bumblebees, avispas, arañas y hormigas. La picadura de los insectos que pertenecen al grupo de los *himenópteros* — entre el cual están las abejas, las avispas, los avispones y las hormigas — provoca reacciones alérgicas en cinco de cada mil personas. Esas reacciones, que son la manifestación de una alergia al veneno del insecto, no sólo pueden ser peligrosas sino una amenaza para la vida. La mayoría de las reacciones alérgicas a los insectos se deben a picaduras del yellow jacket y la abeja.

Las reacciones alérgicas a las picaduras pueden producir respiración sibilante o asmática, tensión en la garganta, náuseas, diarrea, urticaria, prurito, dolor e inflamación de las articulaciones, inflamación vascular y alteraciones respiratorias. La persona con una alergia moderada puede tener una reacción en pocos minutos, pero si la persona experimenta una reacción muy fuerte al veneno de los insectos, los síntomas pueden tardar más tiempo en aparecer (diez a veinte minutos). Si la reacción se demora pueden aparecer síntomas como fiebre, urticaria, inflamación de las glándulas linfáticas y dolor en las articulaciones. En algunos casos, una persona muy alérgica puede entrar en shock (colapso circulatorio) y morir en cuestión de minutos. Entre las señales de que se está desarrollando una reacción peligrosa están confusión, dificultad para tragar, carraspera, bajada extrema de la presión arterial, hinchazón, ansiedad severa, dificultad respiratoria, edema grave, debilidad y sensación de desastre inminente. Cuando la reacción es demasiado intensa es posible que se cierren las vías respiratorias y que se presente shock, lo que puede conducir a la inconsciencia.

Las picaduras de algunos insectos, como las de los mosquitos, pueden producir reacciones alérgicas que se manifiestan en eccema cutáneo con escamación y picazón. A menos que se especifique otra cosa, las siguientes dosis se recomiendan para personas mayores de dieciocho años. La dosis para los niños de doce a diecisiete años debe equivaler a tres cuartas partes de la cantidad recomendada. Para los niños de seis a doce años debe utilizarse la mitad de la dosis recomendada y para los menores de seis años, una cuarta parte.

NUTRIENTES

SUPLEMENTOS	DOSIS SUGERIDAS	COMENTARIOS
Esenciales		
Quercetin (Activated Quercetin de Source Naturals)	Según indicaciones de la etiqueta	Bioflavonoide excepcional que mitiga las reacciones alérgicas.
Vitamin C con bioflavonoides	5.000–20.000 mg al día divididos en varias tomas. Ver FLUSH DE ÁCIDO ASCÓRBICO en la Tercera Parte	Actúa como antiinflamatorio. Útil para combatir la toxicidad del veneno de los insectos A los niños se les debe dar una variedad de vitamina C buffered, o calcium ascorbate.
Provechoso		
Aller Bee-Gone de CC Pollen	Según indicaciones de la etiqueta.	Combinación especial de hierbas, enzimas y nutrientes que combate los síntomas alérgicos agudos.
Inflazyme Forte de American Biologics	Según indicaciones de la etiqueta.	Potente enzima e inhibidor de las inflamaciones.

Hierbas

❑ La caléndula es una excelente crema de uso tópico sobre las irritaciones de la piel.

❑ Los collares repelentes de pulgas que se les colocan a las mascotas contienen sustancias a base de hierbas, como aceites de cedar, citronella, eucalipto, pennyroyal, rosemary y rue. Estas hierbas también son eficaces repelentes de insectos para los seres humanos.

Advertencia: Evite el uso excesivo o prolongado de pennyroyal, y no lo utilice durante el embarazo.

❑ La lavanda puede aliviar el picor.

❑ El aceite de tea tree se puede aplicar tanto en las áreas de la piel que están expuestas a los insectos como sobre las picaduras. Si el aceite de tea tree puro le parece demasiado fuerte, dilúyalo con un poquito de aceite de canola u otro aceite vegetal de fragancia discreta.

Recomendaciones

❑ Para evitar que lo piquen los insectos cuando esté al aire libre, utilice prendas de vestir sencillas y de colores claros; no utilice prendas floreadas ni oscuras. Tampoco debe utilizar perfume, loción bronceadora, espray para el cabello, joyas ni adornos brillantes. Evite el uso de sandalias y prendas muy sueltas.

❑ Si alguna vez ha presentado una reacción alérgica a la picadura de un insecto, debe tener siempre a mano un kit de epinefrina (adrenalina). Pídale a su médico que se lo prescriba y que le enseñe a usarlo. La epinefrina eleva la presión arterial y acelera la frecuencia cardíaca, lo cual contrarresta la reacción alérgica. La mejor manera de administrarla es con una jeringa que ya viene lista en el kit para ser aplicada. Incluya en su kit de emergencia tabletas antihistamínicas y una tarjeta identificativa con su información médica.

❑ Evite lugares donde haya muchas abejas, como jardines y huertos.

❑ Si un yellow jacket lo está mortificando, no lo aplaste porque esos insectos sueltan una sustancia química que atrae a las avispas y a otros yellow jackets. Lo mejor es dejar tranquilos a esos animalitos o buscar el nido y destruirlo después del oscurecer, cuando son menos activos.

❑ Si uno de esos insectos lo pica, retire el aguijón *inmediatamente y con cuidado*. Nunca trate de extraer el aguijón jalándolo. Lo que se debe hacer es rasparlo con una cuchilla esterilizada. Si no tiene una cuchilla, utilice una uña o incluso una punta de una tarjeta de crédito. Después de una picadura, esté alerta a cualquier reacción. Esas reacciones se presentan en cuestión de minutos u horas, y a veces se complican con mucha rapidez. Si un insecto lo pica y usted no se siente tranquilo, busque ayuda sin demora.

❑ Tan pronto como retire el aguijón y limpie la picadura, pruebe uno de estos remedios caseros para aliviar el dolor y la hinchazón:

- Haga una pasta con un poco de bicarbonato sódico (baking soda) y agua fresca, una aspirina o una tableta de enzima de papaya machacada y aplíquela sobre la picadura.
- Use tabletasde charcoal (se compran en los health food stores) para hacerse una cataplasma. Aplaste dos tabletas y añada seis gotas de goldenseal extract líquido sin alcohol. Aplíquesela en el área afectada con un trozo de gasa o de algodón limpio.. Esto absorbe el veneno y previene la infección. Utilice sólo charcoal recomendado para uso interno..
- Durante ese primer día después de la picadura, aplique cada dos horas una compresa de hielo sobre la picadura por unos minutos cada vez. Reducirá la hinchazón y el dolor de la picadura y evitará la extensión del veneno.
- Aplique lavander oil (aceite de lavanda) a la picadura. Reduce el dolor y la inflamación.
- Machaque unas hojas de plátano y exprima el jugo. Aplicar directamente sobre la picadura. En treinta minutos debería sentir alivio (reducción del dolor e hinchazón).
- Otros remedios a considerar para aliviar el dolor y la hinchazón: pasta de dientes sobre la picadura (efecto refrescante que alivia la zona); loción de calamine; frotar un tenderizer de carne que contenga la enzima papain.
- La *Apis mellifica* es un remedio homeopático útil para estos casos. Si se toma con rapidez luego de una picadura, ayuda a prevenir la hinchazón más fuerte y el shock anafiláctico. Puede utilizarse mientras se espera a recibir atención médica. Otro remedio, la *Silica* es bueno cuando el aguijón ha quedado dentro, haciéndolo salir en unas pocas horas.

Aspectos para tener en cuenta

❑ Un remedio casero que es útil para disuadir a los insectos es aplicarse sobre la piel brewer's yeast o ajo. Comer ajo también sirve para evitar las picaduras de insecto.

❑ Terra Tech distribuye un extractor de ponzoña llamado Lil Sucker. Es tan pequeño que cabe en un bolsillo. Tras la picadura del insecto, produce un vacío que succiona la ponzoña en el curso de dos minutos. El extremo del extractor sirve para sacar el aguijón de las abejas. Para obtener más información sobre este producto, *ver* Fabricantes y Distribuidores, en el Apéndice.

❑ Después de una picadura, administrar antihistamínicos por vía oral o en inyección reduce los síntomas posteriores.

❑ Cuando una persona sufre una reacción alérgica severa, el tratamiento normalmente conlleva una inyección de adrenalina (epinefrina) y resucitación cardiopulmonar. Se pueden recetar corticosteroides para reducir la hinchazón y el picor.

❑ Si le diagnostican una alergia a los insectos, puede que su médico le sugiera una inmunoterapia para aumentar la tolerancia al veneno (se introducen pequeñas dosis en el organismo durante un tiempo hasta que el sistema "aprende" a tolerar la toxina).

❑ *Ver también* PICADURA DE ABEJA, PICADURA DE ARAÑA Y DE ESCORPIÓN y/o PICADURA DE INSECTO en la Segunda Parte.

ALERGIA A LOS PRODUCTOS QUÍMICOS

Cuando el organismo está expuesto a ciertos químicos extraños, a menudo reacciona produciendo anticuerpos para defenderse contra esos invasores. En algunos individuos prácticamente cualquier sustancia produce una reacción. Entre los contaminantes del medio ambiente que suelen ocasionar problemas están la polución del aire, las fumarolas de gas, el aceite o carbón; el formaldehído, cloro, fenol, ácido carbólico o fénico; los insecticidas, desinfectantes, pinturas y esprays para el cabello, productos para la limpieza del hogar, y metales como el níquel, el mercurio, el cromo y el berilio. Las alergias químicas suelen manifestarse como reacciones cutáneas. Otras posibles reacciones alérgicas a productos químicos extraños son ojos llorosos, zumbidos en los oídos, congestión nasal, diarrea, náuseas, trastornos estomacales, asma, bronquitis, artritis, fatiga, eccema, problemas intestinales, depresión y dolor de cabeza. Mientras que en algunas personas la reacción se presenta apenas entran en contacto con el alergeno químico, en otras la comezón puede demorar hasta veinticuatro horas en aparecer después de tener contacto con el agente irritante.

El siguiente programa de suplementación nutricional tiene por objeto protegerlo y ayudarle a manejar los efectos de las alergias a los productos químicos. A menos que se especifique otra cosa, las siguientes dosis se recomiendan para personas mayores de dieciocho años. La dosis para los jóvenes de doce a diecisiete años debe equivaler a tres cuartas partes de la cantidad recomendada. Para los niños de seis a doce años debe utilizarse la mitad de la dosis recomendada y para los menores de seis años, una cuarta parte.

NUTRIENTES

SUPLEMENTOS	DOSIS SUGERIDAS	COMENTARIOS
Muy importantes		
Vitamin A más carotenoid complex con beta-carotene más vitamin E	50.000 UI al día durante 10 días. Luego reducir la dosis hasta 25.000 UI al día. Si está embarazada, no debe tomar más de 10.000 UI al día. 5.000-10.000 UI/día 200 UI/día	Poderosos neutralizadores de los radicales libres y estimulantes del sistema inmunológico. Para facilitar la asimilación, utilizar en emulsión.
Vitamin B complex más extra vitamin B_6 (pyridoxine) más niacinamide	100–200 mg al día de cada vitamina B principal (las cantidades individuales de cada vitamina varían según el complejo). 100 mg 3 veces al día. 500 mg 3 veces al día	Las alergias afectan a la absorción de las vitaminas B Se puede administrar en inyección (con supervisión médica). Antihistamínico natural. Ayuda a desintoxicar al organismo de sustancias extrañas y las elimina por los riñones Favorece la circulación. *Advertencia:* No reemplace la niacinamida por niacina, pues podría causar toxicidad.
Vitamin C con bioflavonoids	5.000–20.000 mg al día divididos en varias tomas. *Ver* FLUSH DE ÁCIDO ASCÓRBICO en la Tercera Parte.	Protegen al organismo contra los alergenos y moderan la reacción inflamatoria.
Importantes		
Coenzyme Q_{10} más Coenzyme A de Coenzyme-A Technologies	60 mg al día. Según indicaciones de la etiqueta.	Ayuda a contrarrestar la histamina, un químico corporal implicado en las reacciones alérgicas. Refuerza la desintoxicación de muchas sustancias por el sistema inmunológico.
Pycnogenol o grape seed extract	Según indicaciones de la etiqueta. Según indicaciones de la etiqueta	Estos poderosos neutralizadores de los radicales libres ayudan a proteger las células.
Selenium	200 mcg al día. No tomar en caso de embarazo.	Esencial para el funcionamiento inmunológico y la protección de las células.
Superoxide dismutase (SOD) o Cell Guard de Biotec Foods	Según indicaciones de la etiqueta. Según indicaciones de la etiqueta.	Poderoso neutralizador de los radicales libres. Complejo antioxidante que contiene SOD.
Zinc más copper	50 mg al día. No tomar más de 100 mg al día de todos los suplementos. 3 mg al día.	Importante para el buen funcionamiento del sistema inmunológico. Para mejor absorción, utilizar OptiZinc o lozenges de zinc gluconate. Debe tomarse de manera balanceada con el cinc. Dosis altas de vitamina C llevan a la pérdida de cobre.
Provechosos		
Aller Bee-Gone de CC Pollen	Según indicaciones de la etiqueta.	Combinación de hierbas, enzimas y nutrientes que combate las alergias.
Dioxychlor de American Biologics	5 gotas en agua 2 veces al día.	Poderoso desintoxicante.
Garlic (Kyolic)	2 cápsulas 3 veces al día.	Poderoso estimulante del sistema inmunológico.
L-Cysteine y L-methionine más L-glutamic acid	500 mg al día de cada uno. Tomar con el estómago vacío. Tomar con agua o jugo. No tomar con leche. Para mejor absorción, tómense con 50 mg de vitamina C.	Excelentes desintoxicantes, en especial del hígado. *Ver* AMINOÁCIDOS en la Primera Parte.
Manganese	Según indicaciones de la etiqueta. No tomar junto con calcio.	Interactúa con el cinc y el cobre. Utilizar manganese chelate.
Pancreatic enzymes y proteolytic enzymes	Según indicaciones de la etiqueta, 3 veces al día con las comidas. Según indicaciones de la etiqueta, 3 veces al día entre comidas	Tanto las enzimas pancreáticas como las enzimas proteolíticas se requieren para la buena digestión y la asimilación de los nutrientes necesarios. Las enzimas proteolíticas también controlan la inflamación.
Raw thymus glandular	Según indicaciones de la etiqueta.	Importante para el funcionamiento del sistema inmunológico.
Taurine Plus de American Biologics	500 mg al día.	El más importante antioxidante y regulador inmunológico, es necesario para la activación de los glóbulos blancos de la sangre y para la función neurológica. Administrar en forma sublingual.

Hierbas

❑ Si le aparece un sarpullido cuando su piel entra en contacto con artículos de metal, como la correa del reloj de pulsera, los broches de algunas prendas, aretes y otros artículos, pruebe Calendula Ointment de Natureworks. Entre las hierbas que mitigan la molestia producida por el sarpullido están caléndula, chamomile, flor de elder y aceite de tea tree.

Recomendaciones

❑ El primer paso para manejar las alergias a los productos químicos es determinar cuál o cuáles químicos producen la reacción alérgica y evitar todo contacto con ellos. Si el origen del problema no es claro, se debe consultar con un especialista en alergias.

❑ Evite los alimentos que hayan sido fumigados o que contengan colorantes artificiales (se encuentran en algunas manzanas y naranjas), agentes que aceleran la maduración o ceras protectoras (se encuentran, entre otros productos, en algunas manzanas y pepinos). Evite todo lo que contenga colorante FD&C Yellow No. 5. Lea cuidadosamente las etiquetas de todos los productos.

❑ Suplemente su dieta con abundante fibra. Una buena fuente de fibra es el salvado de avena. El apple pectin también es un excelente producto para incorporar en la dieta porque elimina metales indeseables que pueden desencadenar reacciones alérgicas.

Nota: La fibra suplementaria no se debe tomar junto con otros suplementos o medicamentos; siempre se debe tomar por separado.

Aspectos para tener en cuenta

❑ El mercurio y la plata que se utilizan en los empastes dentales pueden producir reacciones alérgicas, así como también envenenamiento con metales pesados. *Ver* TOXICIDAD POR MERCURIO en la Segunda Parte.

❑ *Ver también* ENVENENAMIENTO CON PRODUCTOS QUÍMICOS en la Segunda Parte.

ALERGIAS

Una alergia es una reacción inadecuada del sistema inmunológico a una sustancia que generalmente no es perjudicial. El sistema inmunológico es un mecanismo de defensa sumamente complejo que nos ayuda a combatir las infecciones identificando a los "invasores extraños" y movilizando a los glóbulos blancos del organismo para que los ataque. En algunas personas el sistema inmunológico toma erróneamente una sustancia inocua por un invasor, y los glóbulos blancos presentan una reacción exagerada que le hace más daño al organismo que el mismo invasor. Así, la reacción alérgica se convierte en una enfermedad en sí misma. Entre las reacciones más comunes están congestión nasal, tos, respiración sibilante o asmática, picazón, urticaria y otra clase de sarpullidos, dolor de cabeza y fatiga.

Las sustancias que provocan reacciones alérgicas se denominan alergenos. Aunque prácticamente cualquier sustancia puede producirle una reacción alérgica a alguna persona en algún lugar del mundo, los alergenos más comunes son polen, polvo, algunos metales (en especial el níquel), algunos cosméticos, lanolina, pelo de animal, ponzoña de insecto, algunos medicamentos corrientes (como penicilina y aspirina), y químicos de jabones y jabones en polvo.

Mucha gente es alérgica al moho. El moho es un organismo microscópico, ni animal ni insecto, que se desarrolla donde ninguna otra forma de vida puede hacerlo. El moho vive en todos los rincones de las casas: debajo del lavaplatos, en el baño, en el sótano, en el refrigerador y en cualquier otro sitio húmedo y oscuro. También vive en el aire, en el suelo, en las hojas muertas y en otras clases de materia orgánica. Puede ser destructivo, pero también puede ser beneficioso. Ayuda a elaborar queso, a fertilizar los jardines, y acelera la descomposición de desperdicios y hojas muertas. La penicillin se extrae de mohos, pero también pueden provocar reacciones alérgicas

El viento transporta las esporas del moho, las cuales abundan en verano y a principios de otoño. En climas cálidos los mohos se desarrollan todo el año. Cortar el césped, recoger cosechas o caminar entre vegetación alta puede provocar una reacción. Las personas que restauran muebles viejos también corren el riesgo de presentar reacciones alérgicas.

Los alimentos también pueden provocar reacciones alérgicas. Entre los alimentos alergénicos más comunes están el chocolate, los productos lácteos, los huevos, mariscos, pescado y fresas y varios tipos de nueces, maní y walnuts entre ellas. En los niños las alergias se dan normalmente al trigo, leche, maní, huevos, soya y trigo. Normalmente las alergias infantiles a la leche, huevos, soya y trigo desaparecen con el desarrollo del niño. Pero si la alergia es al maní y a otras nueces, al pescado y al camarón, suele seguir viva. Normalmente los adultos no dejan de ser alérgicos una vez que se sufre esa afección.

Alergia a los alimentos e intolerancia a los alimentos son dos cosas distintas. La persona con intolerancia a un alimento no lo puede digerir ni procesar correctamente debido, casi siempre, a la falta de una o más enzimas. En los Estados Unidos, sólo el 1.5 por ciento de los adultos y menos del 6 por ciento de los niños menores de tres años padece una verdadera alergia alimentaria. La alergia alimentaria se presenta cuando el sistema inmunológico del individuo produce anticuerpos contra el alimento ingerido y producen una reacción. Según el doctor Hugh A. Sampson, director del Elliot and Roslyn Jaffe Food Allergy Institute del Mount Sinai School of Medicine, en Nueva York, unos 150 estadounidenses mueren todos los años por reacciones alérgicas severas a los alimentos. Las intolerancias alimentarias pueden dar lugar a alergias si las partículas de comida mal digeridas entran al torrente sanguíneo causando una reacción que se denomina leaky gut syndrome.

No es normal que la comida provoque una respuesta del sistema inmunológico. Cuando alguien tiene una alergia alimentaria, el sistema inmunológico responde inadecuadamente. Primero produce un anticuerpo llamado immunoglobulin E (o IgE) que circula en la sangre. Las personas con alergias alimentarias típicamente heredan una tendencia a desarrollar este anticuerpo contra un alimento concreto. Durante la digestión del alimento problemático, diminutos fragmentos de proteína estimulan a las células a producir el IgE específico contra ese alimento. En ese momento, el IgE se pone en circulación y se adhiere a la superficie de los mastocitos, células que se encuentran en todos los tejidos corporales, pero especialmente en las zonas donde las alergias encuentran su mejor vehículo de expresión (nariz, garganta, pulmones, piel y tracto gastrointestinal). La siguiente vez que ese alimento es ingerido, la proteína reacciona con el específico IeG de los mastocitos estimulando la liberación de químicos como la histamina, que son los causantes finales de la reacción alérgica.

Si los mastocitos liberan los químicos en la nariz o garganta, la persona experimenta picor en la lengua o en la boca y puede notar problemas en la respiración y al tragar. Si los mastocitos actúan en el sistema gastrointestinal, observamos diarrea y dolores abdominales. Y si se activan en la piel, lo que sigue es urticaria y fuertes picores.

Los fragmentos de proteína responsables de la reacción alérgica no se descomponen por su cocinado, y tampoco por las enzimas ni por los ácidos estomacales. Esas proteínas son capaces de cruzar la pared intestinal, viajar por la sangre y provocar alergias en cualquier parte del cuerpo. La aparición de síntomas puede ocurrir en cualquier momento, desde unos pocos minutos a una o dos horas después de la ingestión.

Las alergias cerebrales son las que dan lugar a la inflamación de la pared de ese órgano. Hay familias enteras de alimentos susceptibles de causar este tipo de reacciones alérgicas. Entre los indicadores de que se está produciendo una alergia cerebral están los dolores de cabeza frecuentes y las reacciones agresivas, violentas o esquizofrénicas. Los principales "culpables" normalmente son alimentos como el maíz, el trigo, el arroz, la leche y el chocolate, junto a ciertos productos utilizados como aditivos.

Las investigaciones muestran que la cantidad de personas que sufre alergias está aumentando rápidamente, tanto en los países desarrollados como en el Tercer Mundo y, probablemente, esta tendencia va a continuar. El Dr. Sampson cita también estudios recientes que indican que criarse en una familia numerosa o ser llevado a una guardería de pequeño actúa como factor reductor del riesgo de sufrir una alergia. Esto se atribuye a que el sistema inmunológico está demasiado "ocupado" luchando contra las infecciones y otros factores ambientales como para ocuparse de los alérgenos.

Actualmente, la única forma de combatir las alergias es evitar los alimentos que generan la reacción. Sin embargo, incluso las personas más diligentes para leer las etiquetas y los ingredientes tienen grandes probabilidades de verse expuestas a proteínas que provocan alguna reacción en algún momento. Los fabricantes de productos alimenticios y las asociaciones de consumidores trabajan para aumentar la concienciación del público respecto a la gravedad que suponen las reacciones alérgicas. Asimismo, su esfuerzo se extiende a lograr que las etiquetas de los alimentos informen claramente de los alérgenos que contienen. Un programa de etiquetado alimentario y un "código de prácticas" desarrollados por la National Food Processors Association pide que se informe en un lenguaje claro de la presencia de los ocho alérgenos más importantes. Por ejemplo, hay más de doce maneras de indicar la presencia de proteína de la leche sin emplear la palabra leche. La obligatoriedad de utilizar un lenguaje claro y comprensible regularizaría el uso de la palabra "leche". Otro problema habitual se da con la expresión "producto no lácteo". Esta expresión parece indicar que el alimento no contiene ningún producto derivado de la leche. Sin embargo, las actuales pautas de etiquetado permiten el uso de esa expresión aún cuando entre los ingredientes haya *derivados* de la leche. Además, existen dos excepciones a la regla que exige el listado de todos los ingredientes: En primer lugar, se admite dar una denominación colectiva a sustancias como "especias", "colorantes" y "saborizantes". Y en segunda instancia, hay aditivos que a veces no se mencionan debido a que aparecen en cantidades minúsculas. Por tanto cabe la posibilidad de que haya sustancias alérgenas escondidas bajo el paraguas de una de estas dos excepciones.

Las personas que sufren alergias lo suficientemente graves como para provocar reacciones anafilácticas deberían llevar siempre brazaletes o collarines con su información médica y portar una jeringa de adrenalina (epinephrine) para casos de emergencia. (Normalmente sólo están disponibles con receta médica.) Las reacciones anafilácticas puede ser fatales aunque empiecen con síntomas moderados, como un cosquilleo en la garganta o molestias gastrointestinales. Los síntomas menos severos se pueden tratar con antihistamínicos y broncodilatadores.

Para la mayoría de la gente, las alergias son sólo un aspecto frustrante de la vida. Pero para quienes sufren de asma o quienes tienen reacciones alérgicas graves, las alergias suponen una amenaza para sus vidas. En las personas con asma, la hipersensibilidad a los irritantes suele resultar en secreciones de mucosa y, en los casos más severos, inflamación, edema e inflamación de los bronquios. (*Ver* ASMA en la Segunda Parte). Según el National Institute of Allergy and Infectious Diseases, más de 50 millones de estadounidenses sufren de alergias severas. Las picaduras de insecto provocan reacciones graves en aproximadamente 2 millones y cada año se reportan más de 40.000 episodios de reacciones alérgicas a medicamentos. Las alergias afectan a la calidad de vida y a la productividad, tanto en el trabajo como en los estudios, en la vida familiar y en las actividades deportivas. También pueden causar afecciones secundarias, como sinusitis e infecciones del oído.

Para empeorar las cosas, debido a que los inviernos son cada vez más cálidos y húmedos en muchas partes del mundo, en los últimos años se observa un recrudecimiento de las alergias de temporada. La fiebre del heno (*hay fever*), o rinitis alérgica, es la más común de éstas. Sus síntomas son muy parecidos a los del resfriado común, pero hay algunas diferencias. Generalmente, los síntomas del resfriado desaparecen en una semana o diez días, mientras que con la rinitis pueden permanecer durante semanas o meses. Las secreciones nasales de los resfriados normalmente son acuosas al principio y luego se hacen espesas y amarillentas, mientras que en la alergia se mantienen líquidas y claras, además de sufrir picores en la boca, piel y ojos. Si bien es complicado determinar la causa del resfriado, el de la alergia se identifica fácilmente, uno de los pocos factores positivos que tiene esta afección. Nadie sabe por qué hay gente que es alérgica a ciertas sustancias. Según la Asthma and Allergy Foundation of America, algunas alergias tienen un componente genético. Si un padre tiene alergias, uno de cada tres de sus niños, estadísticamente hablando, tendrá alergias. Si ambos progenitores sufren esta enfermedad, las probabilidades para su prole se elevan a siete de cada diez. También se cree que los bebés que no son alimentados con leche materna son más propensos a ellas. Aunque las personas en edades entre los quince y los veinticinco años son más propensas a las alergias, éstas pueden atacar a cualquier edad. Es posible que el problema tenga componentes emocionales; en especial cuando el sistema inmunológico no funciona bien, el estrés y la ira suelen contribuir a las alergias.

Self-test de alergias a los alimentos

Si usted sospecha que es alérgico a algún alimento específico, un sencillo test puede sacarlo de la duda. Tomarse el pulso después de consumir ese alimento le permitirá saber si está presentando una reacción alérgica. Utilice un reloj con segundero, y siéntese y relájese durante unos cuantos minutos. Cuando esté totalmente relajado, tómese el pulso en la muñeca. Cuente el número de pulsaciones durante sesenta segundos. Un pulso normal presenta entre las siguientes pulsaciones por minuto:

- Recién nacidos: 100-160.
- Niños entre uno y diez años: entre 70 y 120.
- Niños mayores de diez años: entre 60 y 100.
- Adultos: entre 60 y 100.
- Deportistas bien entrenados: entre 40 y 60.

Después de tomarse el pulso, consuma el alimento del cual sospecha. Espere entre quince y veinte minutos y vuélvase a tomar el pulso. Si ha aumentado más de diez pulsaciones por minuto, elimine ese alimento de su dieta durante un mes. Al cabo de ese mes, vuélvase a hacer la prueba.

Para que el resultado del self-test sea confiable, consuma el alimento del cual sospecha en su forma más pura. Por ejemplo, si el test es para comprobar que es alérgico al trigo, es mejor que utilice un poquito de cereal de cream of wheat sin agregarle nada, en vez de consumir pan de trigo, que contiene otros ingredientes además de este cereal. Así usted sabrá que el trigo es el responsable de cualquier reacción que observe (o que deje de observar).

NUTRIENTES

SUPLEMENTOS	DOSIS SUGERIDAS	COMENTARIOS
Muy importantes		
Acidophilus (Probiata de Wakunaga)	Según indicaciones de la etiqueta.	Poderoso estimulante del sistema inmunológico con las enzimas digestivas para mejorar la digestión.
AntiAllergy formula de Freeda Vitamins	Según indicaciones de la etiqueta.	Combinación de quercetin, calcium pantothenate y calcium ascorbate (vitamina C).
Calcium y magnesium	1.500-2.000 mg al día. 750 mg al día.	Ayuda a mitigar el estrés. Utilizar calcium chelate. Debe tomarse de manera equilibrada con el calcio.
Inositol hexaphosphate (IP6) (Cell Forté de Enzymatic Therapy)	Según indicaciones de la etiqueta.	Fortalece el sistema inmunológico.
Kyolic Super Formula 102 de Wakunaga	50 mg 3 veces al día.	Poderoso estimulante del sistema inmunológico con las enzimas digestivas para mejorar la digestión.
Methylsulfonyl-methane (MSM) Multienzyme complex o pancreatin	Según indicaciones de la etiqueta. Según indicaciones de la etiqueta. Tomar con las comidas.	 Mejoran la digestión. *Advertencia:* Si ha sufrido de úlceras, no utilice fórmulas que contengan HCl.
Quercetin (Quercetin-C de Ecological Formulas es buena fuente) más bromelain o Activated Quercetin de Source Naturals	500 mg 2 veces al día. 100 mg 2 veces al día. Según indicaciones de la etiqueta.	Aumenta la inmunidad y disminuye la reacción a ciertos alimentos, al polen y a otros alergenos. Mejora la absorción del quercetin. Contiene quercetin más bromelaína y vitamina C.
Raw adrenal y raw spleen y raw thymus glandulars	500 mg de cada uno 2 veces al día.	Favorecen el funcionamiento inmunológico.

Vitamin B complex	100 mg al día.	Necesario para la buena digestión y el funcionamiento nervioso. Utilizar una fórmula high-stress. Se puede administrar en inyección.
más extra pantothenic acid (vitamin B_5)	100 mg 3 veces al día.	Vitamina antiestrés. Utilizar lozenges o administrar por vía sublingual.
y vitamin B_{12}	300–1.000 mcg 3 veces al día.	Necesario para la adecuada asimilación de los nutrientes. Utilizar lozenges o administrar en forma sublingual.
y vitamin B_6	50 mg tres veces al día.	
Vitamin C con bioflavonoids	5.000–20.000 mg al día divididos en varias tomas. *Ver* FLUSH DE ÁCIDO ASCÓRBICO en la Tercera Parte.	Protegen al organismo contra los alergenos y moderan la reacción inflamatoria.
Importantes		
Liquid Kyolic con B_1 y B_{12} de Wakunaga	Según indicaciones de la etiqueta.	
Natural carotenoid complex (Betatene)	Según indicaciones de la etiqueta.	Neutralizador de los radicales libres que estimula la respuesta inmunológica.
Proteolytic enzymes	Según indicaciones de la etiqueta. Tomar entre comidas con el estómago vacío.	Favorecen la digestión y la destrucción de los radicales libres
Provechosos		
Aller Bee-Gone de CC Pollen	Según indicaciones de la etiqueta.	Combinación de hierbas, enzimas y nutrientes, especial para combatir los ataques alérgicos agudos.
Bee pollen	Empezar con pocos gránulos y aumentar gradualmente la dosis hasta 2 cucharaditas al día.	Fortalece el sistema inmunológico. Utilizar polen puro y crudo, ojalá producido a no más de diez millas de su casa. *Advertencia:* El polen de abeja puede causar reacciones alérgicas en algunas personas. Suspenda su uso si se le presenta sarpullido, respiración sibilante, molestia u otros síntomas.
Coenzyme A de Coenzyme-A Technologies	Según indicaciones de la etiqueta.	
Coenzyme Q_{10}	100 mg al día.	Mejora la oxigenación celular y el funcionamiento inmunológico.
Free-form amino acid complex	Según indicaciones de la etiqueta.	Proporciona proteína de fácil absorción y rápida asimilación. Administrar en forma sublingual.
Glucosamine sulfate	Según indicaciones de la etiqueta.	Importantes para regular las secreciones mucosas del sistema respiratorio.
o N-Acetyl-glucosamine (N-A-G de Source Naturals)	Según indicaciones de la etiqueta.	
Grape seed extract	Según indicaciones de la etiqueta.	
L-cysteine y L-tyrosine	500 mg de cada uno al día con el estómago vacío. Tomar con agua o jugo. No tomar con leche. Para mejor absorción, tomar con 50 mg de vitamina B_6 y 100 mg de vitamina C.	Promueven la curación de los trastornos respiratorios. Provechosos para el estrés y los problemas alérgicos. *Ver* AMINOÁCIDOS en la Primera Parte.
Manganese	4 mg al día durante 3 meses. No tomar junto con calcio.	Componente importante de muchos de los sistemas enzimáticos del organismo. Utilizar manganese chelate.
Multivitamin y mineral complex con calcium y magnesium	Según indicaciones de la etiqueta.	Todos los nutrientes se necesitan de manera equilibrada. Utilizar una fórmula hipoalergénica. Tres nutrientes necesarios para el correcto funcionamiento del sistema inmunológico.
y vitamin D_3	400 IU al día.	
Potassium	99 mg al día.	Necesario para el funcionamiento de las glándulas suprarrenales. Utilizar potassium protinate o chelate.
Proteolytic enzymes	Según indicaciones de la etiqueta. Tomar entre comidas con el estómago vacío.	Favorecen la digestión y la destrucción de los radicales libres.
o Infla-Zyme Forte de American Biologics	Según indicaciones de la etiqueta.	*Advertencia:* Estos suplementos no se deben dar a los niños.
Vitamin A	10.000 UI al día.	Tres nutrientes necesarios para el correcto funcionamiento del sistema inmunológico.
y vitamin E	200 UI al día.	Usar en forma de d-alpha-tocopherol.
y zinc	50 mg al día. No tomar más de 100 mg al día de todos los suplementos.	

Hierbas

- ❑ Allergy Helper de Continental Vitamin Company es una fórmula combinada de hierbas buena para aliviar los síntomas alérgicos.
- ❑ Boswellia (*Boswellia serrata,* también conocida como Indian frankincense) opera al nivel celular reduciendo la inflamación y las reacciones alérgicas.
- ❑ Decongest Herbal Formula de Zand también es un buen producto contra las alergias.
- ❑ Las hojas de eucalipto y/o tomillo (thyme) pueden aliviar la congestión. Dejar remojar una onza de ellas en una taza de agua hirviendo e inhalar el vapor.
- ❑ El té de eyebright reduce los síntomas de la fiebre del heno (ojos llorosos y moquillo constante en los niños).
- ❑ La raíz de goldenseal favorece la absorción de los nutrientes. El goldenseal se emplea vía vaporizador nasal para limpiar el polen de la vía respiratoria y prevenir infecciones.

Advertencia: No tome goldenseal todos los días durante más de una semana seguida, y no lo utilice durante el embarazo Si usted ha tenido alguna enfermedad cardiovascular, diabetes o glaucoma, utilícelo solamente con supervisión médica.

❑ Investigadores japoneses han descubierto que el regaliz (licorice) es útil en caso de alergia. Esta raíz tradicionalmente se ha empleado en Japón para combatir las inflamaciones alérgicas, ya que produce una hormona que actúa como antiinflamatorio y ayuda a restaurar la respiración normal.

Advertencia: Si se abusa, el licorice puede aumentar la presión arterial. No usar durante más de un mes seguido y evitar por completo si se sufre de presión arterial alta.

❑ La ortiga (nettle, también conocida como stinging nettle) reduce la inflamación de las fosas nasales. Asimismo es un poderoso antioxidante que contribuye a prevenir el daño de los radicales libres y a prevenir los ataques alérgicos.

❑ El wild yam estimula la producción de hormonas que reducen la inflamación causada por las alergias. Pero no es para todo el mundo. (*Ver* HIERBAS en la Primera Parte).

❑ La yerba mate ayuda a aliviar los síntomas de alergia. Tomar dos o tres cucharadas pequeñas mezcladas con 16 onzas de agua caliente con el estómago vacío.

❑ Las siguientes flores chinas son buenas para la salud de los senos nasales.

- La flor de magnolia (*Magnolia liliflora,* también conocida como xho yi hua) se usa en la medicina tradicional china para abrir los pasajes nasales y aliviar los dolores de cabeza asociados a la sinusitis.
- La raíz de la scutellaria (*Scutellaria baicalensis*) contiene flavonoides y antioxidantes muy potentes que fortalecen el sistema inmunológico. Inhibe la contracción de los tejidos en caso de reacción alérgica.
- El trichosanth (*Trichosanthes kirilowii*) lleva siglos usándose en China para tratar los problemas del sistema respiratorio.
- La wild angelica (*Angelica dahurica,* también conocida como bai zhi) es especialmente útil para solucionar los problemas de los senos nasales. Se sabe que alivia las molestias alrededor de los ojos cuando se bloquean los senos. Esta hierba normaliza la inflamación, abre los pasajes nasales y promueve la secreción de pus que normalmente se produce con las infecciones de los senos nasales. Otra importante acción de esta hierba es la de equilibrar los niveles de histamina.

❑ La Ayurveda es un sistema de conocimientos médicos originaria de la India. (*Ver* REMEDIOS AYURVÉDICOS en la Tercera Parte). Según esta tradición, algunas respuestas alérgicas surgen por la presencia de ama (toxinas del sistema generadas por alimentos mal digeridos). Las hierbas ayurvédicas picrorrhiza (*Picrorrhiza kurrooa*) y phyllanthus (*Phyllanthus acidus*) suelen ser sugeridas como remedios para refrescar y purificar la sangre y ayudar al hígado a eliminar el ama del cuerpo. La trifala es una fórmula de hierbas ayurvédicas combinadas que se utiliza en ocasiones para combatir las alergias. Se dice que actúa sobre el vata, uno de los tres principios vitales que gobiernan el cuerpo (el vata controla la respiración entre otras funciones) en los intestinos y lo mantienen libre de complicaciones, evitando que se sequen las vías respiratorias altas. Otras hierbas ayurvédicas para las alergias son: amla (Emblica officinalis), guggul (*Commiphora mukul*) y mulethi (*Glycyrrhiza glabra,* mejor conocida como licorice).

❑ Otras hierbas beneficiosas contra las alergias son: burdock, milk thistle, butterbur, dandelion, ginkgo y horseradish.

Recomendaciones

❑ Rote sus alimentos (*ver* Rotación de alimentos: ejemplos de menús diarios, al final de esta sección). Durante cuatro días consuma cada día un grupo distinto de alimentos y luego repita el ciclo. Usted puede elegir todos los alimentos que desee entre los que están permitidos para el día específico, pero es esencial que deje transcurrir cuatro días antes de volver a ingerir una clase particular de alimento.

❑ Si usted sufre de alergia al ragweed (o a otra plantas ramosa similar), no coma melón, cucumber, bananas, sunflower seeds, camomila, ni preparados que contengan echinacea porque pueden agravar los síntomas durante un episodio alérgico.

❑ *Vea* Cómo detectar alergias ocultas a los alimentos en la página 115 y llene el Cuestionario de sensibilidad a los alimentos. Luego omita de su dieta durante treinta días cualquier alimento que haya consumido cuatro veces a la semana, o más, de acuerdo con su registro.

❑ Haga un programa de ayuno. *Ver* AYUNOS en la Tercera Parte. Después de hacer el ayuno, empiece a consumir nuevamente, pero en pequeñas porciones, los "alimentos que se deben evitar" (mencionados antes), como, por ejemplo, una cucharadita. Anote la reacción que presentó después de comer. Si se siente lleno, si le da dolor de cabeza, malestar estomacal, gases, diarrea, palpitaciones, o si se le acelera el pulso después de consumir determinados alimentos, elimínelos de su dieta durante sesenta días y después de ese período vuélvalos a consumir pero en pequeñas cantidades. Si vuelve a experimentar alguna reacción, elimínelos definitivamente de su dieta.

❑ Evite los siguientes alimentos mientras no haya determinado si es alérgico a ellos: bananos, carne de res, cafeína, chocolate, frutas cítricas, maíz, productos lácteos, huevos, oats, ostras, maní, alimentos procesados y refinados, salmón, fresas, tomates, trigo y arroz blanco.

❑ Evite los alimentos que producen mucosa, como los lácteos, el azúcar, el trigo y los aditivos (*ver* más abajo).

❑ Evite todos los productos alimentarios que contengan colorantes artificiales, especialmente FD&C Yellow No. 5. Mucha gente es alérgica a los colorantes de los alimentos. Otros aditivos que conviene evitar son vanillin, benzyldehyde, eucalyptol, monosodium glutamate (MSG), BHT-BHA, benzoates y annatto. Lea cuidadosamente las etiquetas.

❑ Si usted sufre de alergia al ragweed no coma cantaloupe, ya que contiene algunas de las mismas proteínas que el ragweed.

❑ Hágase el test de temperatura axilar para determinar si la actividad de su glándula tiroides está disminuida. *Ver* HIPERTIROIDISMO en la Segunda Parte.

❑ Tome únicamente suplementos hipoalergénicos, pues no contienen sustancias potencialmente irritantes.

❑ Mantenga las habitaciones de su casa libres de polvo y utilice un deshumidificador en el sótano.

❑ Use pintura a prueba de moho y un desinfectante en las paredes y los muebles.

❑ Compre un filtro de aire como el filtro HEPA, capaz de filtrar el polen, los mohos y el polvo. Los filtros estándar que se venden en las tiendas no filtran el polen. Asegúrese de que la etiqueta indica que sí filtra el polen y las esporas de moho.

❑ Dependiendo de la gravedad de sus alergias asegúrese de ponerse pantalones y camisas de manga larga cuando esté al aire libre. En cuanto entre en su casa cámbiese de ropa y báñese. Para ciertas personas sería recomendable una máscara de "alta eficacia" (se encuentra en las farmacias y tiendas de suministros médicos).

❑ La cantidad de polen en el aire durante el verano es mayor entre las 5 a.m. y las 10 a.m. Organice sus actividades al aire libre (y con plantas) teniendo en cuenta esta información. Puede obtener más información sobre la canti dad de polen y moho cerca suyo en el National Allergy Bureau (http://www.aaaai.org/nab/index.cfm?p=pollen).

❑ Si tiene usted alergias crónicas, evite hacer ejercicio en el exterior.

❑ En días de viento, cuando hay más polen en el aire, evite salir de casa si nota que su alergia empeora. La mejor hora para salir es después de una tormenta, cuando los niveles de polen bajan significativamente.

❑ No fume y evite los ambientes donde hay humo de cigarrillo.

❑ No tome aspirina hasta tres horas después de haber comido.

❑ Para las alergias a partículas transmitidas por el aire, utilice un purificador de aire. El purificador de aire personal Air Supply, de Wein Products, es un aparato minúsculo que se lleva colgado en el cuello. Este pequeñísimo aparato crea una barrera invisible de aire puro que protege contra los microorganismos (como virus, bacterias y mohos) y las micropartículas del aire (como polvo, polen y contaminantes). Además, elimina emanaciones, olores y compuestos volátiles dañinos que se encuentran en el aire.

Aspectos para tener en cuenta

❑ Los vaporizadores nasales a base de esteroides pueden ser muy efectivos contra las alergias y cuestan menos que muchas medicinas con receta. Sin embargo, estos productos no alivian el picor de los ojos. Generalmente tienen que pasar unos diez días como máximo para que sean eficaces por lo que es aconsejable empezar a tomarlos una semana antes de que llegue la temporada de fiebre del heno. Asegúrese de hablar primero con su médico porque los últimos estudios sugieren la existencia de una posible relación entre estos vaporizadores y la aparición de glaucoma-a en las personas ancianas.

❑ Las plantas producen oxígeno como parte de su proceso normal de desarrollo y vida, contribuyendo así a eliminar agentes contaminantes del aire en los espacios interiores. Algunas plantas especialmente adecuadas son: areca palm, bamboo palm, Boston fern, dracaena, dwarf date palm, English ivy, ficus alii, lady palm, peace lily, rubber plant y spider plant.

❑ Tanto la digitopuntura como la acupuntura se han mostrado como técnicas de éxito para aliviar los síntomas de alergia. (*Ver* Digitopuntura y Acupuntura *bajo* CONTROL DEL DOLOR en la Tercer Parte).

❑ Según la revista médica *British Medical Journal*, tomar aspirina antes de consumir un alimento alergénico aumenta la absorción de ese alimento. En cambio, tomar Aerobic Bulk Cleanse, de Aerobic Life Industries, combinado con jugo de aloe vera, retarda la absorción de los alimentos que producen reacciones alérgicas. Tomar salvado de avena o guar gum en la mañana hace el mismo efecto. El wheat bran no es conveniente como fuente de fibra para personas propensas a las alergias porque el trigo es altamente alergénico (*ver* SUPLEMENTOS ALIMENTARIOS NATURALES en la Primera Parte para obtener mayores detalles sobre la fibra).

❑ Muchas personas que sufren de alergias recurren actualmente a los remedios homeopáticos, los cuales tratan de estimular las funciones naturales del organismo para que desactive la respuesta alérgica en lugar de enmascarar simplemente los síntomas. A menudo la manera más fácil de aplicar la homeopatía contra las alergias es mediante remedios combinados. BioAllers ofrece una línea de remedios homeopáticos combinados diseñados para combatir alergias específicas. Entre las fórmulas que se ofrecen están: Animal Hair/Dander, Grain/Dairy, Grass Pollen,

Mold/Yeast/Dust, Pollen/Hayfever, Sinus & Allergy Nasal Spray y Tree Pollen Allergy Relief formulas.

❑ Se están realizando investigaciones sobre la capacidad que tiene la coenzima Q_{10} para contrarrestar la histamina en personas que sufren de asma y alergias.

❑ La quercetina (quercetin) es un flavonoide muy potente que se encuentra en las manzanas, bayas, los pomelos, las cebollas, coles, el té y el vino tinto. Recientemente, investigadores de la Nippon Medical School, en Japón, han descubierto que las personas que sufren alergias de temporada y toman este flavonoide, veían como la histamina producida por el cuerpo les descendía en un 96 por ciento. La quercetina se absorbe mejor cuando se toma con bromelaína (bromelain), una enzima que aparece en la piña. Para las alergias pruebe a tomar con las comidas, dos veces al día, una cápsula de 500 miligramos de quercetina junto con una de 100 miligramos de bromelaína y 500 miligramos de vitamina C.

❑ Para encontrar productos útiles para quienes sufren de alergias, visite http://www.allergybuyersclub.com.

Alergia a los sulfitos

Los sulfitos son aditivos alimentarios comunes que se utilizan como agentes sanitarios y preservativos para evitar que los alimentos se decoloren. Se suelen utilizar en los bares de ensaladas de los restaurantes y también en muchos alimentos que venden en los supermercados, como alimentos congelados, frutas secas y algunas frutas y vegetales frescos.

Mucha gente es alérgica a los sulfitos. El tipo de reacción y su severidad varían en las personas sensibles a ellos. Entre las reacciones que se pueden presentar están dificultad respiratoria, shock anafiláctico, dolor de cabeza severo, dolor abdominal, secreción o congestión nasal, enrojecimiento de la cara, oleadas de calor, diarrea, irritabilidad y/o ira. Estos síntomas por lo general se presentan rápidamente: entre veinte y treinta minutos después de consumir los sulfitos.

Los sulfitos no son igual de peligrosos para todo el mundo. Las personas que tienen asma, que han sufrido de alergias o de deficiencia de la enzima hepática sulfito oxidasa pueden ser las más perjudicadas. Los sulfitos han sido implicados en, al menos, trece muertes, por lo menos, en Estados Unidos.

No siempre es fácil determinar si un producto alimentario contiene sulfitos. Las sustancias que contienen sulfitos aparecen en las listas de ingredientes de los alimentos de muchas maneras, como, por ejemplo, "sodium sulfite," "sodium bisulfite," "sodium metabisulfite," "potassium bisulfite,", "potassium metabisulfite" y "sulfur dioxide". Cuando un ingrediente termina en "-sulfite" debe suponerse que es fuente de sulfitos. Si alguna vez usted ha presentado una reacción tras ingerir algún alimento del cual sospechaba que contenía sulfitos, tenga cuidado con los alimentos y las bebidas que se enumeran a continuación, porque generalmente contienen esas sustancias. En los health food stores venden algunos de estos alimentos, pero libres de sulfitos.

ALIMENTOS Y BEBIDAS QUE SUELEN CONTENER SULFITOS

Alimentos frescos y bebidas

Cole slaw dip de aguacate (guacamole)	fruta picada y preparada o ensaladas de vegetales	hongos papas	uvas

Pescados y mariscos

Cangrejos (crabs) clams (almejas) langosta	langostinos mariscos frescos, en especial langostinos	mariscos congelados enlatados o secos ostras	pescado seco scallops (vieiras) sopas enlatadas de mariscos

Alimentos procesados y preparados

Aceitunas alimentos dietéticos procesados azúcar de remolacha	cornstarch frutas glaseadas frutas y vegetales secos congelados o enlatados	mezclas de arroz mezclas de frutos secos mezclas para apanar mezclas secas de aderezo para ensalada	rellenos enlatados para fruit pie salsa de cebolla salsas

azúcar moreno
caramelos
cereales para el desayuno
cerezas maraschino
coco rallado
corn syrup
golosinas duras
gravies
hongos enlatados
horseradish
maple syrup
mermeladas y jaleas
noodles
onion relish
pancake syrup
papas fritas congeladas
pickles
potato chips
sauerkraut
sopas secas o enlatadas
vinagre de vino

Varios

Apple cider
bebidas de fruta
cerveza
colas
cordials
cornmeal
gelatina
jugos de frutas embotellados, enlatados o congelados
jugos de vegetales embotellados, enlatados o congelados
mezclas de té instantáneas
masas congeladas
mezclas para cócteles
productos horneados
vinos

Cómo detectar alergias ocultas a los alimentos

El primer paso para descubrir las alergias ocultas a los alimentos consiste en hacer una lista de alimentos sospechosos. Utilizando el siguiente listado, registre la frecuencia con lar que consume los distintos alimentos. Recuerde anotar cada vez que consuma cualquiera de los alimentos que se enumeran a continuación, y luego sume el consumo semanal de cada uno. Haga esto durante un período de cuatro semanas.

CUESTIONARIO DE SENSIBILIDAD A LOS ALIMENTOS

Clase de alimento	Primera semana	Segunda semana	Tercera semana	Cuarta semana
Aceites				
Aceite de canola	______	______	______	______
Aceite de maíz	______	______	______	______
Aceite de maní	______	______	______	______
Aceite de oliva	______	______	______	______
Aceite de safflower	______	______	______	______
Aceite de semilla de algodón	______	______	______	______
Aceite de sesame	______	______	______	______
Aceite de soya	______	______	______	______
Carnes, aves de corral y pescados				
Bacon	______	______	______	______
Bologna	______	______	______	______
Carne de res	______	______	______	______
Cerdo	______	______	______	______
Cordero	______	______	______	______
Hígado	______	______	______	______
Jamón	______	______	______	______
Luncheon meat	______	______	______	______
Mariscos	______	______	______	______

Clase de alimento	Primera semana	Segunda semana	Tercera semana	Cuarta semana
Pavo				
Pescado				
Pollo				
Salchicha				
Ternera				
Condimentos				
Gravy				
Ketchup				
Mermelada y jalea				
Mostaza				
Pickles				
Pimienta				
Sal				
Salsa				
Salsa de soya				
Edulcorantes				
Aspartame (NutraSweet)				
Azúcar blanco				
Azúcar moreno				
Corn syrup				
Fructosa				
Maple syrup				
Miel				
Sacarina				
Fríjoles y legumbres				
Fríjol blanco				
Kidney beans				
Leche de soya				
Lentejas				
Lima beans				
Mung beans				
Pinto beans				
Semillas de soya				
Tofu y productos a base de tofu				
Frutas y jugos				
Albaricoque				
Banano				
Blackberries				
Blueberries				
Cereza				
Ciruela				

Clase de alimento	Primera semana	Segunda semana	Tercera semana	Cuarta semana
Coco				
Cranberries				
Dátiles				
Durazno				
Fresa				
Frutas secas (la mayoría)				
Higos				
Limón				
Manzana				
Melón				
Naranja				
Nectarina				
Papaya				
Pera				
Piña				
Prune				
Raisins				
Raspberries				
Tangerina				
Toronja				
Uvas				
Granos y productos a base de granos				
Arroz blanco				
Arroz integral				
Buckwheat				
Cereal frío				
Cornmeal				
Mijo				
Oats				
Pancakes				
Pasta				
Productos a base de harina blanca				
Quinoa				
Rye				
Spelt (un cereal)				
Tapioca				
Trigo y productos a base de trigo entero				
Nueces y semillas				
Almendras				
Cashews				
Chestnuts				
Hazelnuts				
Leche de nuez				

Clase de alimento	Primera semana	Segunda semana	Tercera semana	Cuarta semana
Maní				
Mantequilla de maní				
Mantequilla de nuez (excepto de maní)				
Nueces de Brasil				
Pecans				
Pistachos				
Semillas de sesame				
Semillas de sunflower				
Walnuts				
Productos lácteos				
Batido de leche				
Crema agria				
Helado				
Huevos				
Leche de vaca				
Leche de cabra				
Mantequilla				
Margarina				
Queso				
Requesón				
Suero de manteca				
Yogur				
Varios y junk food				
Alimentos fritos				
Bebidas alcohólicas				
Café				
Chicle o goma de mascar				
Chocolate				
Cola				
Café				
Corn chips				
Gelatina con sabor				
Golosinas				
Hamburguesa				
Hamburguesa con queso				
Papas fritas				
Pasteles				
Peppermint				
Pizza				
Popcorn				
Potato chips				
Pudding				
Té				

Clase de alimento	Primera semana	Segunda semana	Tercera semana	Cuarta semana
Vegetales				
Aceitunas				
Aguacate				
Ajo				
Alcachofa				
Apio				
Berenjena				
Bróculi				
Brotes de alfalfa				
Cabbage				
Cebolla				
Col de Bruselas				
Coliflor				
Espárrago				
Espinaca				
Fríjol verde				
Guisantes				
Hongos				
Kale				
Lechuga				
Maíz				
Nabo				
Okra				
Papa				
Pepino				
Peppers				
Perejil				
Rábano				
Remolacha				
Summer squash				
Sweet potatoes				
Swiss chard				
Tomate				
Winter squash				
Zanahoria				
Zucchini				

Registre otros snacks o alimentos que usted consume con frecuencia y que no figuran en esta lista.

Cuando haya terminado el mes durante el cual registró los alimentos, lea la lista y haga otra que incluya todos los alimentos que consumió cuatro o más veces a la semana. Ésta es su lista de alimentos sospechosos.

CÓMO LLEVAR UN DIARIO DE ALIMENTOS

Cuando haya elaborado su lista de alimentos sospechosos, omítalos de su dieta durante treinta días para que su organismo descanse de ellos. Luego, vuelva a introducirlos de uno en uno. Sólo agregue un alimento cada día. A medida que vuelva a introducir alimentos en su dieta, haga un diario de todos los síntomas que experimente. Así mismo, haga un seguimiento de sus reacciones utilizando el Self-test de alergias a los alimentos (*ver* página 178), como en el siguiente ejemplo:

EJEMPLO DE UN DIARIO DE ALIMENTOS

Fecha	Comida	Hora	Alimentos consumidos	Síntomas
4/12	Desayuno	8:39 a.m	leche, tostadas	gases, hinchazón
	Almuerzo	12:30 p.m	sopa de guisantes, ensalada	ninguno

Si presenta alguna reacción desfavorable a alguno de los alimentos que volvió a introducir en su dieta, omítalo durante otros dos meses y luego vuélvalo a consumir pero en pequeña cantidad. Si presenta alguna reacción después de ese nuevo intento, elimine ese alimento de su dieta definitivamente. Utilice el siguiente formulario para registrar las reacciones que se le presenten al volver a introducir en su dieta los alimentos de los cuales había prescindido. Al eliminar alimentos y volver a incorporarlos lentamente en su dieta, usted podrá identificar con exactitud los que le causan problemas.

DIARIO DE ALIMENTOS

Fecha	Comida	Hora	Alimentos consumidos	Síntomas
________	Desayuno			
________	Almuerzo			
________	Comida			
________	Entrada			
________	Desayuno			
________	Almuerzo			
________	Comida			
________	Entrada			
________	Desayuno			
________	Almuerzo			
________	Comida			
________	Entrada			
________	Desayuno			
________	Almuerzo			
________	Comida			
________	Entrada			
________	Desayuno			
________	Almuerzo			
________	Comida			
________	Entrada			

Fecha	Comida	Hora	Alimentos consumidos	Síntomas
________	Desayuno			
________	Almuerzo			
________	Comida			
________	Entrada			
________	Desayuno			
________	Almuerzo			
________	Comida			
________	Entrada			

Medicamentos:

____

____

Hierbas:

____

____

Varios:

____

Al monitorear sus reacciones a los distintos alimentos, es importante tener en cuenta que las alergias alimentarias se pueden manifestar de muchas maneras, de las cuales no todas son obvias. Las siguientes son las manifestaciones más frecuentes de alergias a los alimentos:

- Acné, especialmente espinillas o barros en el mentón o alrededor de la boca.
- Antojos incontrolables de algunos alimentos.
- Artritis.
- Asma.
- Aumento o pérdida excesiva de peso sin explicación aparente.
- Colitis.
- Depresión.
- Dolores de cabeza.
- Dolores en el pecho y en los hombros.
- Fatiga.
- Hemorroides.
- Insomnio.
- Obesidad.
- Problemas de los senos nasales.
- Problemas intestinales.
- Trastornos musculares.
- Úlceras.

Para determinar si usted tiene una alergia, a su médico también le interesará saber si usted presenta alguno de los siguientes síntomas:

- Anemia.
- Babeo excesivo.
- Bed-wetting o enuresis.
- Círculos óscuros debajo de los ojos u ojos hinchados.
- Círculos rojos en las mejillas (como si utilizara colorete, incluso en los niños).
- Congestión nasal o secreción nasal crónica.
- Conjuntivitis.
- Dedos hinchados o manos frías.
- Desequilibrio acido-base.
- Diarrea.
- Dificultades de aprendizaje.
- Dolor en los ojos, lagrimeo.

- Fobias.
- Frecuentes resfriados o infecciones de los oídos, especialmente en los niños.
- Hiperactividad.
- Lagrimeo, prurito y enrojecimiento de los ojos.
- Mala coordinación muscular.
- Olor corporal inusual.
- Pérdida de audición.
- Períodos de visión borrosa.
- Problemas de memoria y concentración.
- Recurrencia de cualquier enfermedad a pesar del tratamiento.
- Retención de líquido.
- Ruidos en los oídos.
- Sensibilidad a la luz.
- Síntomas menstruales agudos.
- Vahídos y sensación de inestabilidad física.

Dieta de Rotacion

Aunque algunas personas presentan una reacción poco después de ingerir por primera vez un alimento, las alergias alimentarias suelen desarrollarse lentamente. La razón es que si uno consume los mismos alimentos todos los días, tarde o temprano el organismo desarrolla intolerancia hacia ellos. Entonces, en vez de nutrir al organismo, esos alimentos producen reacciones perjudiciales. Cuando se ha identificado algún alimento alergénico y se ha evitado entre sesenta y noventa días, habitualmente se puede volver a introducir en la dieta sin experimentar reacciones adversas, siempre y cuando se mantenga una dieta de rotación. El principio en el cual se basa la dieta de rotación es que cada clase de alimento sólo se debe consumir uno de cada cuatro días. Por ejemplo, si usted come fríjoles el lunes, no comerá fríjoles ni el martes, ni el miércoles, ni el jueves. Si come salmón el viernes, lo más pronto que volverá a comer pescado es el martes. Rotar los alimentos de esta manera no sólo hace que uno se sienta mejor, sino que ayuda a estabilizar el peso.

Antes de empezar la dieta de rotación, es importante hacer un ayuno para limpiar el organismo de toxinas y alimentos inconvenientes (ver AYUNOS en la Tercera Parte). Al terminar el ayuno, y durante las siguientes dos semanas, sólo se deben consumir los alimentos que se enumeran a continuación:

- Arroz integral.
- Frutas frescas (excepto naranja).
- Jugos de frutas y vegetales frescos, sin endulzar.
- Pescado a la parrilla, asado al horno o hervido.
- Pollo o pavo asados al horno o a la parrilla.
- Tés de hierbas.
- Vegetales crudos, al vapor o a la parrilla.

Aunque usted piense que esta lista de alimentos no es suficientemente variada, existen muchas frutas y vegetales, además de una gran variedad de pescados. Después de hacer durante dos semanas esta dieta de limpieza, usted puede empezar a consumir alimentos diferentes, pero rotándolos, es decir, consumiendo cada clase de alimento sólo un día de cada cuatro. Los ejemplos de menús diarios le servirán de guía para elaborar sus propios menús de rotación entre distintos alimentos. Desde luego, si usted es sensible a alguno de los alimentos mencionados, reemplácelo por otro que no le haga daño. Usted empezará a sentirse más fuerte después de una semana, o menos, de haber iniciado este programa.

ROTACIÓN DE ALIMENTOS: EJEMPLOS DE MENÚS DIARIOS

Desayuno	Almuerzo	Comida	Entradas
Día 1			
Vaso de agua destilada, jugo de papaya con vitamina C, papaya o durazno fresco, cereal de harina de avena o salvado de avena con una cucharada de miel pura, leche desnatada, té de rose hip.	Tomate relleno con ensalada de atún, o burger de atún sobre pan sin trigo y con tomate, cebolla, brotes de alfalfa y mayonesa sin huevo; limonada fresca.	Pescado blanco o salmón a la parrilla con dill, ensalada de cole slaw o de brotes con tomate, cebolla, apio y mayonesa sin huevo; espárragos al vapor, té de hierbas o limonada. Reemplazos: reemplace los espárragos por coliflor, col de Bruselas o sauerkraut.	Palitos de apio, pecans, papaya o durazno fresco.
Día 2			
Vaso de agua destilada, jugo de manzana con vitamina C, manzana fresca, cereal de cream of wheat con maple syrup puro y leche de soya, té de hierbas.	Pavo tajado y preparado en casa, o pollo sobre pan de whole wheat con lechuga y mostaza, sopa de papa y crackers de trigo (haga la sopa con leche de soya), té de hierbas o jugo de manzana. Reemplazos: Reemplace el pavo o el pollo por burger de soya o por ensalada de huevo sin huevo y con mayonesa sin huevo; y reemplace la sopa de papa por sopa de tofu.	Pavo sin piel al horno, o pollo con jugo de limón, ajo y cebolla en polvo; papa al horno con 2 cucharaditas de aceite de sesame, chives picada y una pizca de cebolla en polvo; ensalada mezclada con rábanos, zucchini, yellow squash, kale y aderezo de aceite de soya, té de hierbas. Reemplazos: reemplace el aceite de soya por vinagreta y el pavo o el pollo por gallinas cornish game.	Manzana, walnuts Reemplazos: manzana al horno con maple syrup puro; crackers de trigo; salsa de manzana sin azúcar con walnuts por encima.
Día 3			
Vaso de agua destilada, jugo de cranberry con vitamina C, banano tajado con leche de almendra, cream of rice o cereal de arroz inflado, té de hierbas.	Medio aguacate relleno de arroz integral cocido, guisantes frescos, chestnuts de agua con una pizca de condimento de hierbas y jugo de limón con almendras plateadas; sopa de arveja seca con crackers de arroz (haga la sopa con leche de arroz).	Vegetales fritos y revueltos con bróculi, green peppers, puerros, pea pods, sweet red peppers, bean sprouts, bamboo shoots y jengibre fresco y rallado, servidos sobre arroz integral cocido; panecillos de arroz inflados con aire con mantequilla de almendra, sustitutivo de café (de un health food store) o té de hierbas.	Almendras crudas, crackers de arroz con mantequilla de almendra, banano tajado.

ROTACIÓN DE ALIMENTOS: EJEMPLOS DE MENÚS DIARIOS

Desayuno	Almuerzo	Comida	Entradas
Día 4			
Vaso de agua destilada, jugo de uva con vitamina C, 2 huevos escalfados o pasados por agua o cereal de maíz, tostada de rye con mermelada de uva sin azúcar, té de hierbas.	Ensalada de huevo con pepino picado, cebollas verdes, aceitunas negras y low-fat cottage cheese con raisins por encima; crackers RyKrisp con mermelada o jalea de uva sin azúcar, sopa de lentejas o ensalada fría de lentejas.	Quiche de espinaca y hongos; ensalada de espinaca fresca con huevos duros, alcachofa, remolacha cruda y rallada, raisins, aceite de oliva, y aderezo de limón; té helado de hierbas con jugo de uva para darle sabor.	Crackers RyKrisp con mermelada de uva sin azúcar, o mantequilla de sesame y semillas de sesame; uvas frescas, raisins, huevos duros.

ALIMENTACIÓN, TRASTORNOS DE LA

Ver ANOREXIA NERVIOSA, BULIMIA, FALTA DE PESO, INAPETENCIA, OBESIDAD.

ALIMENTOS, ENVENENAMIENTO CON

Ver ENVENENAMIENTO CON ALIMENTOS.

ALOPECIA

Ver CAÍDA DEL CABELLO.

ALUMINIO, TOXICIDAD POR

Ver TOXICIDAD POR ALUMINIO.

ALZHEIMER, ENFERMEDAD DE

Ver ENFERMEDAD DE ALZHEIMER.

AMBLIOPÍA

Ver Visión reducida o pérdida de visión en PROBLEMAS OCULARES.

AMIGDALITIS

Amigdalitis significa inflamación de las amígdalas, pequeños órganos compuestos de tejido linfático que se encuentran a ambos lados de la entrada de la garganta. Aunque las bacterias son la causa más común de la inflamación, también puede ser producida por infección viral. Generalmente, los niños más jóvenes tienden a contraer la amigdalitis viral, mientras que los niños más mayores y los adultos suelen sufrir amigdalitis bacteriana — generalmente producida por *estreptococos*. Entre los síntomas están dolor de garganta, dificultad para deglutir o tragar los alimentos, ronquera, tos, y enrojecimiento, dolor e inflamación de las amígdalas. También puede presentarse dolor de cabeza, dolor de oído, fiebre con escalofrío, náuseas y vómito, secreción y obstrucción nasales, e hipertrofia de los nódulos linfáticos de todo el cuerpo.

Este trastorno es mucho más común en los niños, pero se puede presentar a cualquier edad. En los adultos puede indicar que la resistencia del organismo a las enfermedades está más baja de lo normal. Una dieta mal balanceada, alta en carbohidratos refinados y baja en proteínas y otros nutrientes puede predisponer a la amigdalitis. Algunas personas presentan ataques repetidos de amigdalitis que pueden convertirse en una enfermedad crónica. Si no se trata puede derivar en una enfermedad muy seria llamada *peritonsillar abscess*, en la que las vías respiratorias quedan obstruidas y la respiración se hace difícil. La infección puede extenderse también al cuello y al pecho. En general, cuanto más se repiten los ataques, tanto más difícil es curar el problema. Cada vez que se inflaman las amígdalas se acumula tejido cicatricial en ellas. A menos que se especifique otra cosa, las siguientes dosis se recomiendan para personas mayores de dieciocho años. La dosis para los jóvenes de doce a diecisiete años debe equivaler a tres cuartas partes de la cantidad recomendada. Para los niños de seis a doce años debe administrarse la mitad de la dosis recomendada y para los menores de seis años, una cuarta parte.

NUTRIENTES

SUPLEMENTOS	DOSIS SUGERIDAS	COMENTARIOS
Importantes		
Vitamin C con bioflavonoids	5.000–20.000 mg al día. *Ver* FLUSH DE ÁCIDO ASCÓRBICO en la Tercera Parte.	Combate la infección y favorece la respuesta inmunológica.
Zinc lozenges	Tomar 1 lozenge de 15 mg cada 2–3 horas durante la vigilia, por 3 días. Luego	Estimulantes del sistema inmunológico que favorecen la curación.

	reducir la dosis a 1 lozenge 4 veces al día hasta curarse.	
Provechosos		
Acidophilus (Kyo-Dophilus de Wakunaga)	Según indicaciones de la etiqueta. Tomar con el estómago vacío.	Necesario cuando se deben tomar antibióticos.
Chlorophyll	Hacer gargarismos, según indicaciones de la etiqueta.	Por sus efectos antibióticos es útil para curar irritaciones de la boca y la garganta. Utilizar en líquido.
Cod liver oil	Según indicaciones de la etiqueta.	Ayuda a la función inmunológica y a curar los tejidos.
Colloidal silver	Según indicaciones de la etiqueta.	Controla la inflamación y propicia la curación.
Maitake extracto o shiitake extracto o reishi extracto	Según indicaciones de la etiqueta. Según indicaciones de la etiqueta. Según indicaciones de la etiqueta.	Hongos con propiedades antivirales y estimulantes del sistema inmunológico.
Proteolytic enzymes	Según indicaciones de la etiqueta. Tomar entre comidas.	Ayudan a disminuir la inflamación.
Pycnogenol o grape seed extracto	Según indicaciones de la etiqueta. Según indicaciones de la etiqueta.	Antioxidantes que protegen la piel, reducen la inflamación, y fortalecen el sistima inmunológico.
Vitamin A con los caratenoids mezclados, incluyendo beta-carotene	10.000 UI al día durante 3 días. Luego reducir la dosis hasta 5.000 UI al día.	Necesario para la reparación de los tejidos. Favorece la curación. Se recomienda en emulsión para facilitar la asimilación.
Vitamin B complex más extra pantothenic acid (vitamin B_5) y vitamin B_6 (pyridoxine)	50 mg 3 veces al día con las comidas. 100 mg al día. 50 mg al día.	Útil para mantener saludables la boca y la garganta. Interviene en la producción de anticuerpos y facilita la utilización de otras vitaminas. Ayuda a mitigar la inflamación.
Vitamin E	200 UI al día.	Destruye los radicales libres y estimula la función inmunológica.

Hierbas

❑ Los enemas de té de catnip reducen la fiebre. *Ver* ENEMAS en la Tercera Parte.

❑ La camomila alivia el dolor de cabeza y mitiga la fiebre y el dolor.

Advertencia: Esta hierba no se debe utilizar continuadamente pues puede producir alergia al ragweed. Evítela por completo si es alérgico al ragweed.

❑ Una combinación de hierbas que ayuda a fortalecer el sistema inmunológico es ClearLungs, de Natural Alternatives. Además, favorece la reparación de los tejidos y controla la inflamación.

❑ La echinacea combate la infección y fortalece el sistema inmunológico. Prepare té de echinacea y bébalo con la mayor frecuencia que pueda. O tómela en forma de tintura, media cucharilla cada tres o cuatro horas hasta que mejoren los síntomas.

❑ Una infusión caliente de partes iguales de flor seca de elder, peppermint y yarrow alivia el dolor de las amígdalas. Debe beberse varias veces al día.

❑ El aceite de flaxseed reduce la inflamación y ayuda a la recuperación.

❑ El té de marshmallow recubre las membranas mucosas. Remoje tres cucharaditas llenas de brotes de marshmallow en tres tazas de agua fría durante doce horas. Luego caliente y fíltrelas por el pasador. Beber dos o tres tazas al día.

❑ Las cataplasmas de mullein caliente también alivian las molestias. (*Ver* UTILIZACIÓN DE CATAPLASMAS en la Tercera Parte).

❑ Además de ser un poderoso antioxidante y un antibiótico natural, el pau d'arco fortalece el sistema inmunológico.

❑ Preparado con un poquito de alum, el té de sage es un buen gargarismo. También se puede hacer con vinagre de malta caliente para tomar en pequeñas dosis de 2 a 3 onzas.

Advertencia: No utilice sage si sufre de ataques convulsivos de cualquier clase.

❑ Para aliviar el dolor de garganta, utilice extracto de goldenseal o de St. John's wort libre de alcohol. Colóquese debajo de la lengua seis gotas o medio cuentagotas del extracto y déjelo actuar durante unos cuantos minutos antes de tragarlo. Repita el procedimiento cuatro veces al día durante tres días.

Advertencia: No tome goldenseal por vía oral todos los días durante más de una semana seguida, y no lo utilice si está embarazada o amamantando a su bebé. El goldenseal se debe utilizar con cautela cuando hay alergia al ragweed.

❑ El thyme reduce la fiebre y la secreción, y alivia el dolor de cabeza. Es beneficioso para los problemas respiratorios crónicos y para el dolor de garganta.

Recomendaciones

❑ Haga gárgaras con agua salada. Disuelva media cucharadita de sal en una taza de agua caliente y haga gargarismos tres veces al día para reducir la inflamación, aliviar el dolor y controlar la secreción.

❑ Aplique a la zona de la garganta compresas calientes o frías (la que más alivio le ofrezca).

❑ No fume y evite los ambientes donde hay humo de cigarrillo, pues irrita la garganta.

❑ Añada humedad al aire dentro de su casa, bien con un humidificador o con un plato de agua colocado sobre un radiador. También puede hervir un puchero de agua sobre la estufa. Las corrientes de humedad estimulan el flujo de sangre hacia las membranas mucosas y estimulan el proceso curativo.

- ❑ Para aliviar el dolor de la amigdalitis es bueno inhalar aceites esenciales de bergamot, lavanda, árbol de té, tomillo, benzoin y limón.
- ❑ Para aliviar el dolor de las amígdalas, inhale aceites esenciales de bergamot, lavender, tea tree, thyme, benzoin y lemon.
- ❑ Si el dolor de garganta no cede en el curso de dos semanas, consulte con un médico para determinar su causa.
- ❑ Si el médico le prescribe antibióticos para amigdalitis bacteriana, tome yogur y algún suplemento de acidophilus para reemplazar las bacterias "amigables". Sin embargo, el acidophilus y el antibiótico no se deben tomar al mismo tiempo.
- ❑ Descanse y tome abundantes líquidos.

Aspectos para tener en cuenta

- ❑ Hacer durante tres días un ayuno de limpieza a base de jugos y caldo de vegetales puede ser beneficioso (*ver* AYUNOS en la Tercera Parte).
- ❑ Los propóleos de abeja son buenos para tratar la amigdalitis.

  Advertencia: No tomar propóleos si es alérgico a las picaduras de abeja. Tampoco dé este suplemento a un niño pequeño.
- ❑ Cuando salen abscesos puede ser necesario practicar un drenaje quirúrgico.
- ❑ Si la amigdalitis se vuelve recurrente o crónica, puede ser recomendable una amigdalectomía (extracción de las amígdalas). Anteriormente los médicos practicaban esta operación quirúrgica con demasiada frecuencia. Hoy en día se sabe que las amígdalas son importantes para el correcto funcionamiento del sistema inmunológico, y sólo se deben extraer cuando es absolutamente inevitable.

ANEMIA

Millones de estadounidenses sufren de anemia, una reducción de los glóbulos rojos de la sangre o de la cantidad de hemoglobina sanguínea. Este trastorno disminuye la cantidad de oxígeno disponible para las células del organismo. En consecuencia, las células cuentan con menos energía para realizar sus funciones normales. Procesos importantes, como la actividad muscular y la formación y reparación de las células, se vuelven lentos y menos eficaces. Cuando al cerebro le falta oxígeno, las facultades mentales pueden alterarse y se pueden presentar vahídos.

La anemia no es una enfermedad, sino un síntoma de varias posibles enfermedades. Todo lo que acelere la destrucción de los glóbulos rojos de la sangre, o lo que afecte a su producción, puede convertirse en anemia. En algunos casos indica la existencia de artritis, infecciones o incluso ciertas enfermedades graves, como el cáncer. Entre los factores que pueden conducir a esta enfermedad están los siguientes: utilización de drogas, desequilibrios hormonales, inflamación crónica, cirugía, infecciones, úlcera péptica, hemorroides, enfermedad diverticular, excesivo sangrado menstrual, embarazos seguidos, daño hepático, trastornos tiroideos, artritis reumatoide, enfermedades de la médula ósea y deficiencias dietéticas (especialmente de hierro, ácido fólico y vitaminas B_6 y B_{12}). Algunos trastornos hereditarios también causan anemia, entre los cuales están la enfermedad falciforme de las células (sickle cell anemia) y la talasanemía (thalassemia). Sickle cell es un trastorno que afecta a 71.000 personas en los Estados Unidos (la mayoría afroamericanas y de origen mediterráneo). Se trata de una enfermedad hereditaria en la que los glóbulos rojos de la sangre se tornan quebradizos y adoptan forma de media luna. Las crisis, muy dolorosas, ocurren cuando los glóbulos afectados se atoran en las vías sanguíneas, bloqueándolas y produciendo una dolorosa inflamación de las manos y pies. Suele ir acompañado de fiebre, fatiga y síntomas similares a los de la neumonía.

La *anemia perniciosa* es una variante grave de la anemia, cuya causa es la deficiencia de vitamina B_{12}. El tracto intestinal de quienes sufren de anemia perniciosa no puede absorber esta vitamina en ninguna forma. Este tipo de anemia puede venir causado por la absorción, lo mismo que por unos malos hábitos nutricionales, las infecciones gastrointestinales, la enfermedad de Crohn, cirugías gástricas y, a veces, un vegetarianismo demasiado estricto.

La causa más frecuente de anemia es la deficiencia de hierro. El hierro es definitivo en esta enfermedad porque interviene en la producción de hemoglobina, el componente de los glóbulos rojos que se adhiere al oxígeno y lo transporta. El único propósito de los glóbulos rojos de la sangre es oxigenar el organismo, y su vida dura entre noventa y ciento veinte días. Una cantidad insuficiente de hierro afecta a la formación de los glóbulos rojos. La anemia por deficiencia de hierro puede ser causada por ingesta insuficiente y/o mala absorción de este mineral, así como también por la pérdida de grandes cantidades de sangre. Es un tipo de anemia frecuente en mujeres que sufren de menorragia (sangrado menstrual excesivo o prolongado), cuya causa puede ser desequilibrio hormonal, fibromas o cáncer uterino. Las mujeres que utilizan dispositivos intrauterinos como medida anticonceptiva tienen más riesgo de perder grandes cantidades de sangre. Las mujeres que abusan del consumo de medicamentos antiinflamatorios, como aspirina o ibuprofeno, también sufren grandes pérdidas de sangre porque esos medicamentos irritan el aparato digestivo. Tomar mucha aspirina puede ocasionar hemorragias internas, especialmente en las personas de edad avanzada.

De las personas aquejadas por la anemia, el 20 por ciento son mujeres y el 50 por ciento, niños. Ésta suele ser una enfermedad oculta porque sus síntomas frecuentemente pasan inadvertidos. Las primeras señales de anemia son pérdida del apetito, estreñimiento, dolores de cabeza, irritabilidad y/o dificultad para concentrarse. Cuando ya se ha desarrollado, la enfermedad produce síntomas como debilidad, fatiga, frío en las extremidades, depresión, vahídos, palidez generalizada (en particular, uñas pálidas y quebradizas), palidez de labios y párpados, dolor en la boca y, en las mujeres, cese de la menstruación. A veces suele estar asociada a la pérdida de la libido sexual.

La anemia debe ser tomada en serio e investigarse para determinar la causa. Si se detecta, el médico debería realizar un análisis completo de la sangre llamado CBC para determinar sus magnitudes. Este tipo de análisis se emplea para medir la cantidad de glóbulos rojos y de hemoglobina, cuya medida normal se encuentra entre los 12 y 18 gramos por decilitro (g/dL).

Si usted está anémico y su dieta es deficiente en hierro, su médico le puede hacer un sencillo examen llamado ESR (erythrocyte sedimentation rate) para detectar cualquier inflamación latente en su organismo. A menos que se especifique otra cosa, las siguientes dosis se recomiendan para personas mayores de dieciocho años. La dosis para los jóvenes de doce a diecisiete años debe equivaler a tres cuartas partes de la cantidad recomendada. Para los niños de seis a doce años debe administrarse la mitad de la dosis recomendada y para los menores de seis años, una cuarta parte.

NUTRIENTES

SUPLEMENTOS	DOSIS SUGERIDAS	COMENTARIOS
Esencial		
Raw liver extract	500 mg 2 veces al día.	Contiene todos los elementos necesarios para la producción de glóbulos rojos. Utilizar hígado de res criada orgánicamente. Se puede administrar en inyección (con supervisión médica).
Muy importantes		
Blackstrap molases	1 cucharada 2 veces al día para los adultos. 1 cucharilla agregada a la leche para los niños.	Contiene el hierro y las vitaminas esenciales de B. *Ver* Recomendaciones más adelante.
Folic acid más biotin	800 mcg 2 veces al día. 300 mcg 2 veces al día.	Necesarios para la formación de los glóbulos rojos.
Iron	Según indicaciones médicas. Para mejor absorción, tomar con 100 mg de vitamina C.	Para reponer el hierro. Utilizar ferrous gluconate. *Advertencia:* No tome hierro, a menos que le hayan diagnosticado anemia.
o Floradix Iron + Herbs de Salus Haus	2 cucharaditas 2 veces al día.	Contiene hierro no tóxico, de fácil absorción y de origen natural.
Vitamin B_{12} en inyección	2 cc 1 vez por semana, o según indicaciones médicas.	Vitamina esencial para la producción de glóbulos rojos. Además, de suma importancia para descomponer y preparar la proteína para ser usada por las células. Es más eficaz en inyección (con supervisión médica). Si no se consigue en inyección, utilizar lozenges o administrar por vía sublingual.
o vitamin B_{12}	2.000 mcg 3 veces al día.	
Importantes		
Vitamin B complex	50 mg 3 veces al día.	Las vitaminas B actúan mejor cuando se toman al mismo tiempo. Se recomienda por vía sublingual.
más extra pantothenic acid (vitamin B_5)	50 mg 3 veces al día.	Importante para la producción de los glóbulos rojos.
y vitamin B_6 (pyridoxine)	100 mg al día.	Interviene en la reproducción celular. Ayuda a la absorción de la vitamina B_{12}.
Vitamin C	3.000-10.000 mg al día.	Importante para la absorción del hierro.
Provechosos		
Brewer's yeast	Según indicaciones de la etiqueta.	Rico en nutrientes básicos. Buena fuente de vitaminas B.
Coenzyme A de Coenzyme-A Technologies	Según indicaciones de la etiqueta.	
Copper	2 mg al día.	Necesario para la producción de los glóbulos rojos. *Nota:* Si aumenta la cantidad de cinc, aumente de manera proporcional la cantidad de cobre.
y zinc	30 mg al día. No sobrepasar esta dosis.	Debe tomarse de forma equilibrada con el cobre.
Raw spleen glandular	Según indicaciones de la etiqueta.	*Ver* TERAPIA GLANDULAR en la Tercera Parte para conocer sus beneficios.
S-Adenosyl-methionine (SAMe)	Según indicaciones de la etiqueta.	Ayuda a reducir el estrés y la depresión. *Advertencia:* No utilizar si usted tiene trastorno maníaco-depresivo o si toma antidepresivos recetados.
Vitamin A más natural beta-carotene o carotenoid complex (Betatene)	10.000 UI al día. 15.000 UI al día. Según indicaciones de la etiqueta.	Antioxidantes importantes.
Vitamin E	200 UI al día. No tomar junto con suplementos de hierro.	Prolonga la vida de los glóbulos rojos y es importante para su supervivencia. Para facilitar la asimilación, utilizar en emulsión. Usar en forma de d-alpha-tocopherol.

Hierbas

❑ Alfalfa, bilberry, cereza, dandelion, goldenseal, piel de uva, berry de hawthorn, mullein, nettle, raíz de uva de Oregón, pau d'arco, red raspberry, shepherd's purse y yellow dock son hierbas beneficiosas para la anemia.

Advertencia: No consuma goldenseal ni raíz de uva de Oregón durante el embarazo. No tome goldenseal durante más de una semana seguida y utilícelo con supervisión médica si ha tenido alguna enfermedad cardiovascular, diabetes o glaucoma.

❑ Los especialistas en hierbas consideran que el nettle, (*Urtica dioica*) es rico en hierro, vitamina C, clorofila y otros minerales, una planta muy nutritiva y un suplemento eficaz para tratar la anemia.

Recomendaciones

❑ Incluya los siguientes productos en su dieta: manzana, albaricoque, espárrago, banano, bróculi, yema de huevo, kelp, vegetales hojosos, okra, perejil, guisantes, ciruelas, prunes, uva morada, raisins, salvado de arroz, squash, hojas de nabo, granos enteros y batata. Consuma también alimentos ricos en vitamina C para aumentar la absorción del hierro.

❑ Consuma por lo menos una cucharada de blackstrap molasses dos veces al día (a los niños sólo se les debe dar una cucharadita en un vaso de leche o de fórmula dos veces al día). Los blackstrap molasses son buena fuente de hierro y de vitaminas B esenciales.

❑ Consuma con moderación alimentos que contienen ácido oxálico, o exclúyalos de su dieta. El ácido oxálico interfiere la absorción del hierro. Entre los alimentos ricos en ácido oxálico están: almendras, cashews, chocolate, cocoa, kale, ruibarbo, soda, sorrel, espinaca, Swiss chard, y la mayoría de las nueces y los fríjoles.

❑ Evite la cerveza, las golosinas, los productos lácteos, el ice cream y las bebidas gaseosas. Los aditivos de esos alimentos dificultan la absorción del hierro. Por la misma razón se debe evitar el café (contiene polifenoles) y el té (contiene taninos).

❑ Antes de tomar suplementos de hierro, hágase un examen de sangre completo para determinar si tiene deficiencia de hierro. Además de que se ha relacionado con el cáncer, el exceso de hierro puede deteriorar el hígado, el corazón, el páncreas y la actividad de las células del sistema inmunológico. Tome suplementos de hierro solamente con supervisión de un médico calificado.

❑ Como el hierro se pierde a través de la materia fecal, no consuma suplementos ni alimentos ricos en este mineral al mismo tiempo que fibra. Evite el bran como fuente de fibra.

❑ Si usted es vegetariano estricto, esté atento a su dieta. Es conveniente que tome suplementos de vitamina B_{12} (ver VITAMINAS en la Primera Parte).

❑ No fume y manténgase alejado de los ambientes donde hay humo de cigarrillo.

❑ Expóngase lo menos posible al plomo y otros metales tóxicos. *Ver* ENVENENAMIENTO CON PLOMO, TOXICIDAD POR ALUMINIO, TOXCIDAD POR CADMIO y/o TOXICIDAD POR MERCURIO en la Segunda Parte.

❑ No tome calcio, vitamina E, cinc ni antiácidos al mismo tiempo que suplementos de hierro porque pueden interferir la absorción de este mineral.

Aspectos para tener en cuenta

❑ Los alimentos siguientes son de los que más hierro contienen, con un promedio de 5 miligramos por cada porción: kidney beans, pinto beans, hígado (comer sólo el procedente de animales alimentados orgánicamente), blackstrap molasses, salvado de arroz, la parte verde de la remolacha (no la remolacha en sí misma), mustard greens, lentejas, duraznos secos, y jugo de prune. A continuación, una lista de alimentos con un contenido moderadamente alto de hierro (3 a 5 miligramos por cada porción): albaricoques cocidos y desecados, el verde de la remolacha cocido, carne magra de cordero, pavo y ternera, dátiles, lima beans, chile, espinaca cocida y arvejas o guisantes secos y frescos.

❑ Comer pescado junto con vegetales ricos en hierro aumenta la absorción de este mineral. Eliminar de la dieta todos los azúcares también aumenta la absorción del hierro.

❑ La anemia debería desaparecer una vez corregida su causa original.

❑ Los médicos a veces detectan una carencia de vitamina B_{12} al medir los niveles de esta sustancia en el suero, efectuando un análisis completo de las magnitudes sanguíneas o un test de la sangre llamado test de Schilling, el cual evalúa la tasa de absorción de la vitamina B_{12}.

❑ La hydroxyuria (Droxia), un medicamento contra el cáncer, puede prescribirse para las personas con sickle cell que sean mayores de dieciocho años y han experimentado tres o más crisis en el periodo de un año. El medicamento alivia los síntomas pero no cura la enfermedad.

❑ La American Academy of Pediatrics (AAP) recomienda que los niños menores de un año no beban leche de vaca, ya que puede causar anemia al interferir con la absorción del hierro y posiblemente causar derrames internos. La AAP publicó los resultados de un estudio de la Universidad de Iowa en el que se indicaba que las heces de los bebés alimentados con leche de vaca tenían cinco veces más sangre que las de los bebés alimentados con fórmula infantil. Los investigadores concluyeron que la cantidad de hierro perdida era "importante desde el punto de vista nutricional".

Las personas que sufren de anemia perniciosa deben recibir vitamina B_{12} por vía sublingual (se debe dejar disolver debajo de la lengua), o por medio de inyecciones o de enemas de retención. A menos que se corrija la causa de la anemia, este tratamiento debe mantenerse durante toda la vida.

ANGINA DE PECHO

Ver ENFERMEDADES CARDIOVASCULARES.

ANOREXIA NERVIOSA

En 1873 se utilizó por primera vez el término *anorexia nerviosa.* La revista médica *The Lancet* publicó un artículo en el cual un médico denominó así al trastorno del cual sufren las personas que, a pesar de estar delgadas y débiles, insisten en que deben bajar de peso y dejan de consumir la cantidad de alimentos necesarios para seguir con vida.

La anorexia nerviosa es un trastorno psicológico de la alimentación que se caracteriza por el rechazo a la comida hasta el punto de llegar a la inanición. Otros síntomas son un temor intenso a engordar que nunca abandona a la persona, no importa cuán delgada llegue a estar; exceso de actividad y obsesión con el ejercicio físico, sentimientos negativos acerca del propio cuerpo, profundos sentimientos de vergüenza, y abuso del alcohol y/o de las drogas. El 95 por ciento de quienes sufren de anorexia nerviosa son mujeres, condición que suele presentarse por primera vez durante la adolescencia. La escala de este problema, especialmente entre las mujeres jóvenes estadounidenses, ha aumentado espectacularmente durante la última década. Según datos de la National Association of Anorexia Nervosa and Associated Diseases (ANAD), se calcula que ocho millones de estadounidenses (siete millones de mujeres y uno de hombres) luchan contra la anorexia. Los trastornos alimentarios no se limitan a las jóvenes adolescentes; las mujeres de más de cuarenta años también sufren este trastorno. Los médicos sospechan que ello puede deberse a la falta del neurotransmisor serotonina, lo que produce problemas psicológicos relacionados con la anorexia y la bulimia.

Algunas personas aquejadas por la anorexia nerviosa sencillamente dejan de comer; otras se inducen el vómito o toman laxantes inmediatamente después de comer, y otras hacen las tres cosas. La mayoría de las personas que presentan anorexia experimentan una sensación normal de hambre al principio de la enfermedad, pero aprenden a pasarla por alto. A pesar de que rehúsan comer, suelen vivir obsesionadas con la comida y pueden pasar largas horas fantaseando acerca de ella, leyendo recetas de cocina o incluso preparando complicados platos para los demás. Otra característica de la anorexia nerviosa es que las personas que sufren de ella no sólo niegan que tienen un problema, sino que insisten en que no comen porque "no tienen hambre" y en que necesitan perder todavía más peso.

Muchas mujeres anoréxicas también son bulímicas. La *bulimia nerviosa* se define como el consumo de cantidades excesivamente grandes de comida durante lapsos cortos ("binging"), lo cual va seguido de vómito autoinducido o del uso de diuréticos o purgantes. (*Ver* BULIMIA.) Cuando la persona sufre tanto de anorexia como de bulimia, se dice que tiene *bulimarexia.*

La anorexia puede producir falta de peso, debilidad extrema, vahídos o desvanecimientos, fin de la menstruación, inflamación del cuello, úlceras y corrosión del esófago, desgaste del esmalte de los dientes posteriores a causa del vómito, ruptura de vasos sanguíneos en la cara, pulso lento y presión arterial baja. Ha habido casos excepcionales en los cuales cucharas y elementos utilizados para inducir el vómito se han atascado en el tracto digestivo, haciendo inevitable una intervención quirúrgica. Entre los cambios fisiológicos sistémicos que se pueden presentar en las personas anoréxicas están problemas de la glándula tiroides, alteración de la frecuencia cardíaca y secreción irregular de la hormona del crecimiento y de las hormonas cortisol, gonadotropina y vasopresina.

Cuando la conducta anoréxica se prolonga, se presentan complicaciones relacionadas con la inanición. Los desequilibrios electrolíticos generados por los bajos niveles de potasio y sodio producen deshidratación, espasmos musculares y, por último, paro cardíaco. Los laxantes agotan el potasio del organismo. La hipocaliemia (deficiencia de potasio en la sangre) es uno de los problemas más graves que afronta la persona anoréxica. La hipocaliemia crónica puede alterar la frecuencia cardíaca, lo que a su vez puede ocasionar insuficiencia cardíaca y, por último, la muerte.

Al principio se consideraba que la anorexia nerviosa era un problema estrictamente sicológico. Sin embargo, en los últimos años nutricionistas y científicos del campo de la medicina han identificado diversos componentes físicos. Por ejemplo, en personas con trastornos de la alimentación se han descubierto desequilibrios químicos similares a los que se observan en individuos con depresión clínica. Se ha descubierto que algunos casos de anorexia son causados por graves deficiencias de cinc.

Aunque la ciencia hace cada vez más descubrimientos sobre los aspectos fisiológicos de la anorexia nerviosa, los componentes sicológicos de este trastorno siguen siendo importantes. La burla de los compañeros y los padres es un factor de suma importancia en la obsesión de algunas personas con su peso. Muchas personas anoréxicas sienten un gran temor ante la perspectiva de crecer, y las dificultades en la relación madre/hija son muy frecuentes entre las niñas que tienen este problema. Algunas tratan de estar a la altura de lo que sus padres quieren que sean, pero se sienten inadecuadas, es decir, consideran que no son tan bonitas ni tan inteligentes como sus padres desearían que fueran. Por tanto, las niñas que tienen anorexia pueden desarrollar complejos de inferioridad que las llevan a verse gordas y/o feas, y ninguna cantidad de sentido común o de persuasión logra alterar su imagen mental distorsionada.

Aproximadamente el 30 por ciento de la gente que tiene anorexia lucha con su problema toda la vida, mientras que otro 30 por ciento presenta por lo menos un episodio en que su vida corre peligro; el 40 por ciento restante supera el problema. Aunque el individuo se recupere por completo de la fase aguda del trastorno, es posible que le haya causado a su organismo un grave daño. A menos que se especifique otra cosa, las siguientes dosis se recomiendan para personas mayores de dieciocho años. La dosis para los jóvenes de doce a diecisiete años debe equivaler a tres cuartas partes de la cantidad recomendada.

NUTRIENTES

SUPLEMENTOS	DOSIS SUGERIDAS	COMENTARIOS
Muy importantes		
Multivitamin y mineral complex con natural beta-carotene	25.000 UI al día.	Todos los nutrientes son necesarios y se deben tomar en dosis muy altas, pues pasan rápidamente por el tracto gastrointestinal y su asimilación es muy deficiente.
y mixtos carotenoides	Cantidades en un complejo pueden variar.	
y vitamin A	10.000 UI al día.	
y calcium	1.500 mg al día.	
y magnesium	1.000 mg al día.	
y potassium	99 mg al día.	
y selenium	200 mcg al día.	
Zinc	80 mg al día. No tomar más de 100 mg al día de todos los suplementos.	Todas las enzimas importantes para aumentar el apetito y el gusto requieren cinc y cobre. El cinc y el cobre actúan juntos para prevenir la deficiencia de cobre.
más copper	3 mg al día.	
Importantes		
Acidophilus (Probiata de Wakunaga)	Según indicaciones de la etiqueta. Tomar con el estómago vacío para que pase rápidamente al intestino delgado.	Necesario para reemplazar las bacterias "amigables" perdidas por el uso de laxantes y/o por el vómito.
Free-form amino acid complex	Según indicaciones de la etiqueta.	Proporciona proteína de fácil asimilación, necesaria para la reparación de los tejidos.
5-Hydroxy L-tryptophan (5-HTP)	Según indicaciones de la etiqueta.	Ayuda en el tratamiento de la depresión y el nerviosismo.
Gamma-aminobutyric acid (GABA)	Según indicaciones de la etiqueta.	Bajos niveles de este aminoácido se han encontrado en personas que sufren de ansiedad y depresión.
o S-Adenosyl-methionine (SAMe)	Según indicaciones de la etiqueta.	Ayuda a reducir el estrés y la depresión, dando una sensación de bienestar *Advertencia:* No utilizar si usted tiene trastorno maníaco-depresivo o si toma antidepresivos recetados.
Liquid Kyolic con B_1 and B_{12} de Wakunaga	Según indicaciones de la etiqueta	Ayuda a reducir el estrés y la ansiedad.
Multimineral complex	Según indicaciones de la etiqueta.	Necesario para reponer los minerales perdidos.
Primrose oil o flaxseed oil o Kyolic-EPA de Wakunaga	Según indicaciones de la etiqueta.	Importante para todas las funciones corporales. Ayuda en la reparación celular. Reduce la inflamación en las células nerviosas.
Vitamin B complex	100 mg 3 veces al día.	Ayuda a prevenir la anemia y repone las vitaminas B que se han perdido.
Vitamin B_{12} en inyección	1 cc 3 veces por semana, o según indicaciones médicas.	Aumenta el apetito y previene la pérdida de cabello y el daño de muchas funciones del organismo. Si no se consigue en inyección, utilizar lozenges o administrar por vía sublingual.
más liver extract en inyección	2 cc 3 veces por semana, o según indicaciones médicas.	Proporciona vitaminas B y otros nutrientes importantes.
Vitamin C con bioflavonoids	5.000 mg al día divididos en varias tomas.	Necesario para el sistema inmunológico deteriorado y para mitigar el estrés de las glándulas suprarrenales.
Provechosos		
Bio-Strath de Nature's Answer	Según indicaciones de la etiqueta, 3 veces al día.	Tónico a base de hierbas y levadura.
o Floradix Iron + Herbs de Salus Haus	Según indicaciones de la etiqueta, 3 veces al día.	Fuente natural de hierro.
Brewer's yeast	Empezar con 1 cucharadita al día y aumentar poco a poco hasta llegar a 1 cucharada al día.	Contiene un buen balance de vitaminas B.
Kelp	2.000–3.000 mg al día.	Necesario para reponer los minerales.
Proteolytic enzymes	Según indicaciones de la etiqueta. Tomar con las comidas y entre comidas.	Ayudan a la digestión y a la reconstrucción de los tejidos.
Vitamin D_3	600 UI al día.	Necesario para la absorción del calcio y para prevenir la pérdida de hueso.
Vitamin E	200 UI al día.	Provechoso para la curación pues aumenta la absorción del oxígeno en el organismo.

Hierbas

- ❑ Utilice dandelion, milk thistle, red clover y wild yam para reconstruir el hígado y purificar el torrente sanguíneo.
- ❑ Las raíz de ginger, el ginseng, la gotu kola y el peppermint estimulan el apetito.

  Advertencia: No utilice ginseng si su presión arterial es alta.
- ❑ St. John's wort y la kava kava calman el sistema nervioso y ayudan a prevenir la depresión.

Recomendaciones

- ❑ Mientras establece un patrón normal de alimentación, siga una dieta bien balanceada y alta en fibra. Consuma abundantes frutas y vegetales frescos y crudos. Estos alimentos limpian el organismo. Cuando el organismo está limpio, el apetito tiende a normalizarse.
- ❑ Asegúrese de ingerir cantidades suficientes de alimentos con proteínas sanas, como las provenientes del pescado y la soya. La proteína de calidad es importante para reparar los tejidos del cuerpo y restablecer la masa muscular.
- ❑ No consuma azúcar y evite los productos elaborados con harina blanca.
- ❑ Evite los alimentos procesados y el junk food porque sus aditivos tienden a aumentar la aversión a la comida.

- Busque ayuda de uno o más especialistas en trastornos de la alimentación, que conozcan el manejo de los aspectos físicos y sicológicos de la anorexia nerviosa. Además del aspecto nutricional, para que el paciente se recupere por lo general se requiere la ayuda de un sicólogo especializado.
- Las mujeres con baja autoestima tienden a presentar conductas autodestructivas, como involucrarse en relaciones abusivas, presentar trastornos de la alimentación y tener un comportamiento sexual compulsivo. Cultive relaciones positivas, es decir, con personas que lo hagan sentir importante, que lo apoyen y admiren sus logros e intereses. En lo posible, excluya de su vida todo y a todos los que lo hagan sentir menospreciado, y busque ayuda para aprender a manejar las situaciones negativas que son inevitables en la vida. Considere la posibilidad de recibir ayuda psicológica para aprender a gestionar las situaciones negativas imposibles de evitar.

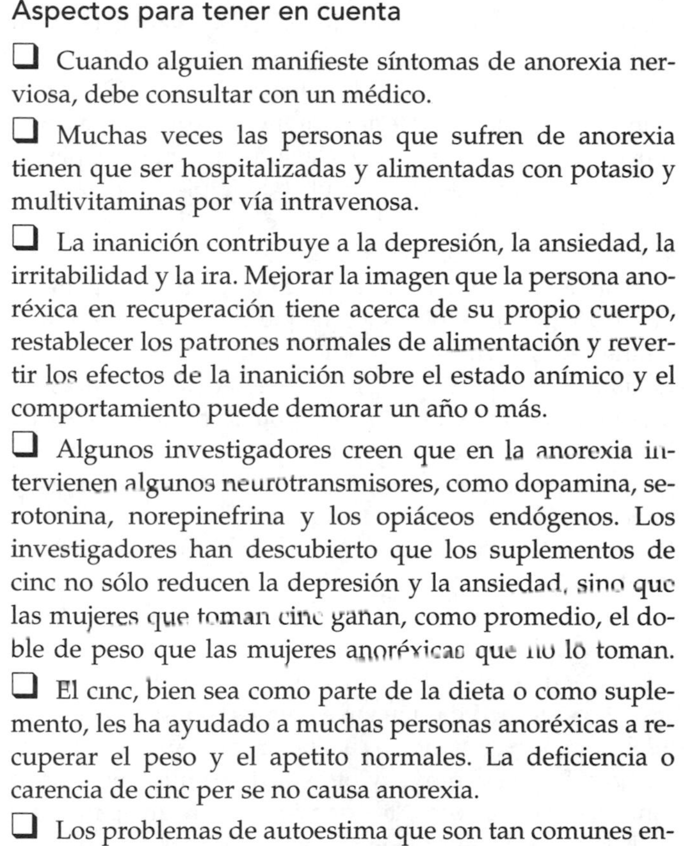

Aspectos para tener en cuenta

- Cuando alguien manifieste síntomas de anorexia nerviosa, debe consultar con un médico.
- Muchas veces las personas que sufren de anorexia tienen que ser hospitalizadas y alimentadas con potasio y multivitaminas por vía intravenosa.
- La inanición contribuye a la depresión, la ansiedad, la irritabilidad y la ira. Mejorar la imagen que la persona anoréxica en recuperación tiene acerca de su propio cuerpo, restablecer los patrones normales de alimentación y revertir los efectos de la inanición sobre el estado anímico y el comportamiento puede demorar un año o más.
- Algunos investigadores creen que en la anorexia intervienen algunos neurotransmisores, como dopamina, serotonina, norepinefrina y los opiáceos endógenos. Los investigadores han descubierto que los suplementos de cinc no sólo reducen la depresión y la ansiedad, sino que las mujeres que toman cinc ganan, como promedio, el doble de peso que las mujeres anoréxicas que no lo toman.
- El cinc, bien sea como parte de la dieta o como suplemento, les ha ayudado a muchas personas anoréxicas a recuperar el peso y el apetito normales. La deficiencia o carencia de cinc per se no causa anorexia.
- Los problemas de autoestima que son tan comunes entre las personas que tienen anorexia suelen comenzar a temprana edad. Un niño al cual se le dice que es estúpido, inútil e indigno de amor tiene altas probabilidades de llegar a creerlo. Así mismo, investigaciones recientes han revelado que muchas niñas estadounidenses (si no la mayoría) sufren una grave pérdida de autoestima a comienzos de su adolescencia, precisamente la etapa en que es más probable que comiencen los trastornos de la alimentación.
- Para más información sobre organizaciones que le pueden ayudar a saber más sobre los trastornos de la alimentación y sus tratamientos, *ver* Organizaciones Médicas y de la Salud en el Apéndice.

ANSIEDAD

Ver TRASTORNO DE ANSIEDAD.

APENDICITIS

La apendicitis es una inflamación del apéndice, un órgano linfoide que que se abre hacia la primera parte del intestino grueso. Durante muchos años se creyó que el apéndice era un órgano residual sin función alguna, pero eso ya no es así. En el feto el apéndice contiene células endocrinas que fabrican hormonas y otros químicos importantes para el organismo.

Se cree que en los adultos jóvenes el apéndice juega un papel en el funcionamiento del sistema inmunológico. Participa en la maduración de los linfocitos B (un tipo de glóbulo blanco) y ayuda a producir un anticuerpo llamado inmunoglobulina A. La causa principal de la apendicitis es una dieta inadecuada, y puede ser bien aguda o bien crónica. La mayoría de los casos lleva consigo un bloqueo del intestino grueso debido a la carencia de fibra en la dieta. El bloqueo detiene el flujo natural de los fluidos, lo cual facilita el crecimiento de bacterias dañinas para el tracto intestinal y provoca la inflamación del apéndice. La apendicitis es poco común en los niños menores de dos años. Las edades de mayor incidencia son entre los quince y los veinticuatro años. El riesgo aumenta después de pasar una enfermedad reciente, especialmente infecciones gastrointestinal o infestaciones parasitarias.

El síntoma más característico es un fuerte dolor abdominal que empieza cerca del ombligo y se traslada hacia la parte derecha del abdomen. El tomar respiraciones profundas, toser, estornudar, moverse o el contacto en la zona, empeora el dolor. Frecuentemente, el dolor viene acompañado de náusea y vómitos mientras que el dolor se hace cada vez más persistente y concentrado. Otros síntomas: diarrea, hinchazón abdominal (en las últimas fases), ligera fiebre (normalmente, menos de 102°F), cifra elevada de glóbulos blancos en la sangre, estreñimiento, imposibilidad de pasar gases, dolor en la micción y sangre en la orina.

La apendicitis aguda es la causa más común de las cirugías abdominales. Sin el tratamiento adecuado, aumentan las probabilidades de que el apéndice inflamado reviente y contamine la cavidad abdominal con materia fecal y produzca una peritonitis. Normalmente no se produce en las personas ancianas. Sin embargo, como los síntomas son más suaves entre las personas de esta franja de edad, el peligro de ruptura — y peritonitis o formación de abscesos — aumenta. Asimismo, a veces los síntomas son difíciles de identificar porque son similares a los de las infecciones de vejiga, a los cálculos renales y a la inflamación del colon, estómago o intestino delgado (o a las infecciones pélvicas y quistes en los ovarios en las mujeres). Las personas ancianas deben prestar mucha atención y cautela ante los posibles síntomas de apendicitis.

Las hierbas y nutrientes recomendados en esta sección tienen como objetivo apoyar la recuperación después de la cirugía. A menos que se especifique otra cosa, las siguientes dosis se recomiendan para personas mayores de dieciocho años. La dosis para los jóvenes de doce a diecisiete años debe equivaler a tres cuartas partes de la cantidad recomendada. Para los niños de seis a doce años debe administrarse la mitad de la dosis recomendada y para los menores de seis años, una cuarta parte.

Hierbas

- ❑ Los tés de alfalfa, agrimony, buckthorn y slippery elm son calmantes.
- ❑ El jugo de aloe (*aloe vera*), extraído de la hoja entera, puede ayudar a reducir los problemas intestinales. Además, es bueno para la salud del colon en general.
- ❑ La echinacea alivia las molestias y refuerza el sistema inmunológico.
- ❑ *Advertencia:* No tome echinacea si tiene un trastorno autoinmune.

Recomendaciones

- ❑ Si usted sospecha que tiene apendicitis, no tome un laxante ni se coloque un paño caliente en la zona, ya que cualquiera de estos remedios puede provocar la ruptura del apéndice. Asimismo, evite los analgésicos porque pueden hacer que el diagnóstico que le hagan sea incorrecto. No coma ni beba. Vea a su médico inmediatamente.

Aspectos para tener en cuenta

Hay dos escuelas de pensamiento sobre el tratamiento de la apendicitis. La mayoría de los expertos médicos recomienda extirpar el apéndice, mientras que otro grupo recomienda tratar de salvarlo como un órgano linfoide. Además, puede ser útil si, más adelante, se hace necesario realizar cirugía reconstructiva de la vejiga. Si usted desarrolla cáncer de la vejiga y tienen que extirpársela, se puede convertir el apéndice en un músculo esfínter y unirlo a una sección del intestino que puede funcionar como una nueva vejiga. Si el apéndice está a punto de reventar, hay que extirparlo inmediatamente. Sin embargo, se trata de un órgano valioso por lo que creemos que no debe eliminare a menos que su médico lo considere absolutamente necesario porque cree que va a reventar. En cualquier caso, no debe permitir que el médico le quite el apéndice durante otra operación por otra razón bajo la excusa de que "ya que estamos por aquí, ¿por qué no?"

Para reducir el riesgo de apendicitis coma una dieta rica en fibra soluble, evite los alimentos fritos y refinados y limite su ingesta de proteína animal a una porción/día.

APETITO, FALTA DE

Ver INAPETENCIA.

ARAÑA, PICADURA DE

Ver PICADURA DE ARAÑA Y DE ESCORPIÓN.

ARRUGAS EN LA PIEL

Las arrugas se forman cuando la piel pierde su elasticidad. Mientras la piel sea elástica, cualquier arruga o pliegue desaparece tan pronto como la persona deja de hacer la expresión que lo originó. Sin embargo, la piel que ha perdido elasticidad retiene las líneas que se forman por ejemplo al reír o al fruncir el ceño, incluso después de adoptar una expresión más natural. Con el tiempo, esas líneas se vuelven profundas y se convierten en arrugas.

Un resultado inevitable del envejecimiento es la formación de cierta cantidad de arrugas; no importa lo que hagamos para evitarlas, si vivimos lo suficiente nuestra piel se arrugará. Al envejecer, las células de la piel comienzan a producir cantidades excesivas de radicales libres — átomos y moléculas inestables que normalmente desaparecen naturalmente por la acción de los antioxidantes contenidos dentro de dichas células. Ocurre que en las células ya muy adultas encontramos una cantidad cada vez menor de antioxidantes. Los radicales libres generados quedan así libres para actuar y dañar las membranas, proteínas y ADN. Estos radicales libres eventualmente descomponen el colágeno (una sustancia proteínica de los tejidos conectivos) y liberan químicos que inflaman la piel. El envejecimiento y las arrugas de la piel se producen como resultado de la combinación de estos fenómenos celulares y moleculares.

Las primeras arrugas suelen aparecer en el delicado tejido que rodea a los ojos (las llamadas "pata de gallina"). Las áreas que se afectan a continuación son las mejillas y los labios. A medida que envejecemos, nuestra piel se va adelgazando y secando, lo cual favorece la aparición de las arrugas. Sin embargo, hay otros factores que determinan tanto la rapidez como la extensión de las arrugas, entre ellos la dieta y la nutrición, el tono muscular, la expresión facial habitual, el estrés, el cuidado adecuado (o inadecuado) de la piel, la exposición a contaminantes ambientales, y los hábitos de vida (por ejemplo, fumar). Es probable que la herencia también intervenga en este problema.

El factor más importante de todos es la exposición al sol. Exponerse al sol no sólo reseca la piel sino que conduce a la producción de radicales libres que dañan las células cutáneas. El sol es el peor enemigo de nuestra piel. Se calcula que el 90 por ciento de lo que consideramos señales de envejecimiento son, en realidad, signos de que nos hemos expuesto demasiado al sol. Exponerse al sol en exceso no significa necesariamente asolearse o broncearse intencionalmente; alrededor del 70 por ciento del daño cutáneo causado por el sol se produce durante actividades cotidianas como conducir automóvil y caminar hacia y desde el automóvil. Los rayos ultravioleta-A (UVA), responsables del daño de la piel, están presentes durante todo el día y en todas las estaciones. Peor aún, aunque los efectos del sol no se manifiesten durante muchos años, son acumulativos. A menos que se especifique otra cosa, las siguientes dosis se recomiendan para personas mayores de dieciocho años. La dosis para los jóvenes de doce a diecisiete años debe equivaler a tres cuartas partes de la cantidad recomendada.

NUTRIENTES

SUPLEMENTOS	DOSIS SUGERIDAS	COMENTARIOS
Muy importantes		
Methylsulfonyl methane (MSM)	Según indicaciones de la etiqueta.	Se ha demostrado que ayudan a prevenir las arrugas de la piel.
Primrose oil o black currant seed oil	1.000 mg 3 veces al día. Según indicaciones de la etiqueta.	Favorecen la curación de la dermatitis, el acné y la mayoría de los trastornos cutáneos. Estos aceites contienen ácido linoleico, necesario para la piel.
Vitamin A más natural carotenoid complex (Betatene)	25.000 UI al día durante 3 meses. Luego, reducir la dosis hasta 15.000 UI al día. Si está embarazada, no debe tomar más de 10.000 UI al día. Según indicaciones de la etiqueta.	Necesario para la curación y la formación de tejido cutáneo nuevo. Antioxidante y precursor de la vitamina A.
Vitamin B complex más extra vitamin B_{12}	Según indicaciones de la etiqueta. 300–1.000 mcg al día.	Vitaminas antiestrés que combaten el envejecimiento. Por vía sublingual son más eficaces.
Importantes		
Kelp	1.000–1.500 mg al día.	Proporciona un adecuado balance de minerales necesarios para el buen tono de la piel.
Selenium	200 mcg al día.	Este antioxidante actúa sinérgicamente con la vitamina E.
Silica	Según indicaciones de la etiqueta.	Importante para la fortaleza y la elasticidad de la piel. Estimula la producción del colágeno.
Tópico vitamin C (Hyper-C Serum de Jason Natural Cosmetics)	Según indicaciones de la etiqueta. Aplicar tópicamente en la cara después del lavado y antes de aplicar crema hidratante para la mejor absorción.	Los estudios han demostrado que la aplicación tópica de vitamina C ayuda a la producción de colágeno, mejora el tono de la piel, y puede reducir ligeramente la apariencia de arrugas finas.
Vitamin C con bioflavonoids	3.000–5.000 mg al día divididos en varias tomas.	Necesarios para la formación del colágeno, la proteína responsable de la flexibilidad de la piel. Combaten los radicales libres y fortalecen los capilares que nutren la piel.
Vitamin E	200 UI al día.	Protege contra los radicales libres que deterioran la piel y contribuyen al envejecimiento. Usar en forma de d-alpha-tocopherol.
Zinc más copper	50 mg al día. No tomar más de 100 mg al día de todos los suplementos. 3 mg al día.	Fortalece y repara los tejidos. Para mejor absorción, utilizar lozenges de zinc gluconate u OptiZinc. Necesario para la producción de colágeno y la salud de la piel. Debe tomarse de manera equilibrada con el cinc.
Provechosos		
Ageless Beauty de Biotec Foods	Según indicaciones de la etiqueta.	Protege la piel contra el daño causado por los radicales libres.
Calcium y magnesium	1.500 mg al día. 750 mg al día.	Su deficiencia contribuye a la fragilidad de la piel. Debe tomarse de forma balanceada con el calcio.
Collagen cream	Aplicar tópicamente, según indicaciones de la etiqueta.	Crema nutritiva, eficaz para la piel muy seca.
Elastin cream	Aplicar tópicamente, según indicaciones de la etiqueta.	Ayuda a corregir las arrugas. Previene la formación de nuevas arrugas.
Flaxseed oil capsules o liquid o Ultimate Oil de Nature's Secret	1.000 mg al día. 1 cucharadita al día. Según indicaciones de la etiqueta.	El flaxseed oil proporciona los ácidos grasos esenciales que se necesitan.
GH3 cream de Gero Vita	Aplicar tópicamente, según indicaciones de la etiqueta.	Excelente para prevenir las arrugas. También sirve para los cambios anormales de color de la piel.
Glucosamine sulfate o N-Acetylglucosamine (N-A-G de Source Naturals)	Según indicaciones de la etiqueta. Según indicaciones de la etiqueta.	Importantes para la producción de piel y tejido conectivo sanos.
Grape seed extract	Según indicaciones de la etiqueta.	Antioxidante que protege la piel contra los daños.
Herpanacine de Diamond-Herpanacine Associates	Según indicaciones de la etiqueta.	Contiene antioxidantes, aminoácidos y hierbas que promueven la salud de la piel.
Pycnogenol	Según indicaciones de la etiqueta.	Neutralizador de los radicales libres que también fortalece el colágeno.
Superoxide dismutase (SOD)	Según indicaciones de la etiqueta.	Destructor de los radicales libres. Atenúa las manchas oscuras que se relacionan con el envejecimiento.
Tretinoin (Retin-A)	Según indicaciones médicas.	Elimina las líneas finas y corrige las arrugas. Excelente para las manchas relacionadas con el envejecimiento, las lesiones precancerosas y la piel deteriorada por el sol. Se consigue únicamente con prescripción médica. Los

		resultados se ven alrededor de 6 meses más tarde.
Vitamin D_3	400 UI al día.	Su deficiencia puede contribuir al envejecimiento de la piel.

Hierbas

❑ La acerola hidrata la piel.

❑ Las siguientes hierbas nutren el cabello, la piel y las uñas: alfalfa, raíz de burdock, borage, chamomile, horsetail, oat straw, red raspberry y thyme.

❑ El aloe vera tiene propiedades calmantes, curativas y humectantes. Para la piel seca, aplíquese gel pura de aloe vera de acuerdo con las indicaciones de la etiqueta.

❑ El comfrey es útil para aliviar la sequedad de la piel.

Advertencia: Recomendado sólo para uso externo. No tomar por vía oral.

❑ El witch hazel es muy buena para el cuidado de la piel.

❑ Otras hierbas beneficiosas para el tono de la piel son semilla de borage, cranberry, flaxseed, raíz de ginger, lemongrass, perejil, lavanda y semilla de pumpkin.

Recomendaciones

❑ Para proporcionarle a su piel los nutrientes que necesita haga una dieta bien balanceada, que incluya una buena variedad de frutas y vegetales, preferiblemente crudos. Consuma también granos enteros, semillas, nueces y legumbres.

❑ Beba por lo menos dos quarts de agua todos los días, incluso si no tiene sed. Esto ayuda a mantener hidratada la piel y a eliminar toxinas, lo cual previene la formación de arrugas.

❑ Consuma aceites vegetales prensados en frío para obtener ácidos grasos. Evite las grasas saturadas y las grasas de origen animal.

❑ No fume. Evite también el alcohol y la cafeína. Todas estas sustancias resecan la piel y la vuelven más propensa a arrugarse. Además, el hábito de fumar implica fruncir los labios cientos de veces al día. Los pliegues que se forman al inhalar con frecuencia se transforman en arrugas a una edad relativamente temprana.

❑ No importa cuál sea su edad ni su tipo de piel, protéjase del sol. Independientemente de la estación o del clima, aplíquese siempre y en todas las áreas que están expuestas al sol — particularmente la cara — un filtro antisolar con SPF (sun protection factor, o factor de protección solar) de por lo menos 15. La exposición al sol es la principal causa del daño cutáneo.

❑ Haga ejercicio con regularidad. Al igual que los demás órganos del cuerpo, la piel obtiene nutrientes del torrente sanguíneo. El ejercico aumenta la circulación de la sangre hacia la piel.

❑ Haga ejercicio con la cara. Siéntese y haga movimientos exagerados con la mandíbula (como si estuviera masticando). Estire los músculos que quedan debajo del mentón y los de la parte anterior del cuello. También es beneficioso tenderse en una tabla inclinada durante quince minutos al día.

❑ No utilice productos tonificantes a base de alcohol, sino witch hazel o aguas con una a base de flores o hierbas.

❑ Preste atención a sus expresiones faciales. Si nota que repetidamente frunce el ceño o hace cualquier otro gesto que pueda llegar a producirle arrugas, haga un esfuerzo consciente por evitarlo.

❑ Acostúmbrese a cuidar su piel y a mantenerla bien hidratada, en especial si es seca. *Ver* PIEL SECA en la Segunda Parte.

❑ No se lave la cara con jabones ásperos ni se aplique cremas limpiadoras gruesas, como cold cream. Más bien, retírese la mugre y el maquillaje con aceites naturales, como aceite de aguacate. Aplíqueselo en la cara con suavidad y enjuáguelo con agua tibia. El producto E•Gem Skin Care Soap, de Carlson Laboratories, también sirve. Utilice varias veces a la semana una esponja facial o un loofah para estimular la circulación y retirar las células cutáneas muertas y secas.

❑ Después de limpiarse la piel, aplíquese una loción hidratante, preferiblemente con la piel todavía húmeda. El producto Vitamin A Moisturizing Gel, de Derma-E Products, es un hidratante, bueno y no grasoso que se absorbe rápidamente y disminuye la aparición de líneas finas en la cara. Se encuentra en los health food stores.

❑ Para proteger la piel del daño que producen los radicales libres, abra una cápsula de ACES + Zinc, de Carlson Labs, y mezcle el contenido con su crema hidratante antes de aplicársela. Haga lo mismo con su filtro antisolar.

❑ No se aplique en el área de los ojos aceites gruesos antes de acostarse porque puede amanecer con los ojos hinchados al día siguiente.

❑ Utilice pocos cosméticos y elíjalos cuidadosamente. No los comparta con nadie y reemplácelos cada tres meses.

Aspectos para tener en cuenta

❑ No siempre es fácil elegir buenos productos para el cuidado de la piel. Nuestra recomendación es que compre productos que contengan ingredientes naturales y que evite los que contienen petrolatum, aceites minerales (mineral oil) o cualquier aceite hidrogenado. Entre los ingredientes que deben incluir sus productos para la piel están los siguientes:

- *Allantoin*, un agente suavizante derivado de la hierba comfrey.

- *Alpha-hydroxy acids,* ácidos naturales de frutas que promueven el desprendimiento de las células muertas de la superficie de la piel y la formación de células nuevas y frescas.
- *Aloe vera,* una hierba rica en nutrientes que suaviza la piel.
- *Árnica,* una hierba con propiedades astringentes y calmantes.
- *Burdock,* una hierba que le ayuda al organismo a eliminar sustancias venenosas de la piel.
- *Caléndula,* una hierba que estimula la formación de células cutáneas y el crecimiento de los tejidos. Además, calma y suaviza la piel sensible.
- *Chamomile,* una hierba antiinflamatoria y antibacteriana que es provechosa para la piel sensible.
- *Collagen* (colágeno), una proteína que se encuentra en el tejido cutáneo joven y saludable.
- *Comfrey,* una hierba que favorece la curación y alivia la piel cuarteada, irritada o manchada.
- *Pepino* (*cucumber*), que contiene aminoácidos y ácidos orgánicos que refrescan la piel y cierran los poros.
- *Ácidos grasos esenciales* (*essential fatty acids*), entre ellos ácidos linoleico, linolénico y arachadonic acids, los cuales suavizan la piel áspera, protegen contra la pérdida de humedad y previenen la invasión de radicales libres.
- *Ginkgo biloba,* un antioxidante que ayuda a que la piel conserve una apariencia juvenil.
- *Glycerine,* un subproducto del jabón que atrae y conserva la humedad de la piel.
- *Ivy,* una hierba que estimula la circulación y ayuda a que otros ingredientes penetren en la piel.
- *Liposomes,* burbujas minúsculas que liberan ingredientes activos muy dentro de la piel.
- *Panthenol* (*provitamin B_5*), un nutriente que aporta humedad y alivia la irritación.
- *Retinoic acid,* una forma de vitamina A que suaviza la piel, promueve la renovación celular y mejora la circulación hacia la piel.
- *Sage,* una hierba con propiedades astringentes que alivia la sequedad y la picazón de la piel.
- *Witch hazel,* un astringente natural que tonifica la piel.
- *Yarrow,* una hierba astringente con propiedades antiinflamatorias que reafirma la piel flácida.

❑ Hay muchos y excelentes tratamientos faciales que se pueden prepar en el hogar para los distintos problemas de la piel. Entre los mejores están:

- *Para darle color a la piel pálida:* triture en el blender alrededor de media taza de fresas y aplíquese esa pasta en la cara. Déjesela durante diez minutos, luego enjuáguese la cara con agua tibia.
- *Para disminuir la hinchazón en el área de los ojos:* pónase sobre los ojos tajaditas de pepino frío durante diez minutos o más, según sus necesidades.
- *Para limpiar los poros:* haga una pasta con tomate y frótesela en la cara.
- *Para proteger la piel del daño causado por los radicales libres:* agrégueles a sus lociones, astringentes y demás productos de belleza unas cuantas gotas de extracto de té verde.
- *Para hidratar la piel:* haga una pasta con uvas (fuente natural de colágeno y alpha-hydroxy acids) y una cantidad suficiente de miel. Aplíquesela en la cara como si fuera una mascarilla y déjesela entre veinte y treinta minutos mientras se relaja. Luego enjuáguese la cara.
- *Para retirar células muertas de la superficie de la piel y mejorar su textura:* frótese la cara suavemente durante pocos minutos con un pequeño puñado de arroz de grano corto que esté seco. Las mujeres japonesas han utilizado esta técnica durante siglos.
- *Para suavizar y nutrir la piel:* haga una pasta con medio aguacate y aplíquesela en la cara. Déjesela hasta que se seque y luego lávese la cara con agua tibia. El aguacate contiene ácidos grasos esenciales y otros nutrientes que ayudan a prevenir las arrugas prematuras.
- *Para reafirmar la piel y cerrar los poros:* bata la clara de un huevo con una pizca de alumbre y aplíqueselo en la cara como una mascarilla. Después de quince a veinte minutos, lávese la cara con agua tibia.

❑ Las líneas de arruga que van de los labios a la nariz pueden deberse a la falta de vitamina B_2 (riboflavina).

❑ Los investigadores que estudian el envejecimiento prematuro han descubierto que la vitamina E ayuda a prevenir las arrugas.

❑ Las máscaras o peelings químicos empleados por muchos dermatólogos y profesionales del cuidado de la piel activan la producción de colágeno en las capas más profundas de la epidermis mediante la destrucción de la capa celular superior. El nuevo colágeno resultante ayuda a mejorar la elasticidad de la piel y a darle una presencia más juvenil. Los peelings químicos pueden causar irritación e hipersensibilidad a los rayos solares.

❑ Los alpha-hydroxy acids (AHAs) son ácidos derivados de varias frutas y actúan de una manera parecida. Sin embargo, son naturales, irritan menos y no crean hipersensibilidad al sol. Glycolic acid (el mejor exfoliante), tartaric acid, citric acid y malic acid son todos AHAs. A pesar de que son menos invasivos que los peelings químicos, pueden irritar las pieles más sensibles y pálidas.

❑ La crema Ester-C Gel con E Skin Recovery Complex de Derma-E Skin Care es un buen producto que combina vitamina C esterificada, vitamina E, borage oil, extracto de té verde y otras hierbas que ayudan a reparar las pieles blandas, avejentadas o dañadas por el sol.

❑ Los dermatólogos buscan constantemente métodos para prevenir o tratar las arrugas, practicando una gran variedad de tratamientos, como peelings químicos, cirugía cosmética, recuperación cutánea por rayos láser, inyecciones locales con toxina botulínica purificada (*purified botulinum toxin,* Botox) y con colágeno o con nuevos rellenos de hyaluronic acid (Restylane), así como la transferencia de grasas, sólo para nombrar unos pocos. Muchos, si no todos, de estos tratamientos pueden provocar efectos secundarios muy molestos. Si usted está pensando en someterse a tratamiento cutáneo, investigue e infórmese bien y evalúe detenidamente todas sus opciones con un dermatólogo calificado.

ARSÉNICO, ENVENENAMIENTO CON

Ver ENVENENAMIENTO CON ARSÉNICO.

ARTERIOSCLEROSIS/ATEROSCLEROSIS

Tanto en la arteriosclerosis como en la aterosclerosis se acumulan depósitos en el interior de las paredes arteriales, lo cual engruesa y endurece las arterias. Mientras que en la arteriosclerosis los depósitos se componen principalmente de calcio, en la aterosclerosis se componen básicamente de sustancias grasas. Las dos enfermedades afectan prácticamente de la misma manera a la circulación, pues elevan la presión arterial y eventualmente producen angina de pecho (dolor en el pecho al hacer algún esfuerzo), ataque cardíaco, accidente cardiovascular y/o muerte cardíaca súbita.

Aunque la arteriosclerosis eleva la presión arterial, la presión arterial alta a su vez puede *producir* arteriosclerosis. Los depósitos de calcio y de material graso se suelen formar en áreas de las arterias ya debilitadas por la tensión o por la presión arterial alta. Al estrecharse las arterias, se eleva aún más la presión arterial. A medida que las arterias pierden flexibilidad y se vuelven menos permeables, las células pueden presentar isquemia (falta de oxígeno) a causa de insuficiencia circulatoria. Las placas de grasa pueden ser estables o inestables. La placa inestable permite que las partículas se separen y provoquen bloqueos aún mayores corriente abajo, en los vasos sanguíneos más pequeños, de modo que su importancia clínica es más inmediata.

Cuando una de las arterias coronarias se obstruye por acumulación de depósitos, o por coágulos sanguíneos que se forman o se adhieren al depósito, el músculo cardíaco queda privado de oxígeno y la persona sufre un ataque cardíaco, llamado también myocardial infarction (MI) o coronary occlusion (infarto del miocardio u oclusión coronaria). Las personas de edad avanzada tienen un mayor riesgo de sufrir este problema. Un accidente cerebrovascular o derrame cerebral ocurre cuando la arteriosclerosis obstruye el suministro arterial de sangre hacia el cerebro.

Se calcula que cada año quedan incapacitados a causa de la enfermedad vascular periférica, también llamada enfermedad arterial perférica, un millón de estadounidenses. Se trata de una dolencia relativamente común en este país, que afecta hasta al 20 por ciento de la población mayor de sesenta y cinco años. La mayoría de esas personas tienen por lo menos un factor de riesgo importante para la aterosclerosis: fumar, antecedentes familiares de este tipo de enfermedades, hipertensión, diabetes o niveles anormales de colesterol. La edad avanzada es uno de los factores que incrementan la probabilidad de contraer estas enfermedades, al igual que la aterosclerosis de las arterias coronarias o cerebrales.

La aterosclerosis periférica, también llamada *arteriosclerosis obliterans,* es una enfermedad vascular periférica que afecta a las extremidades inferiores. En las etapas iniciales de la enfermedad, las principales arterias que transportan sangre a las piernas y a los pies se estrechan a causa de los depósitos de grasa. La aterosclerosis de una pierna o de un pie no sólo limita la movilidad de la persona, sino que puede llevar a la pérdida de la extremidad. Las personas que tienen arterias afectadas en una pierna o en un pie tienen una probabilidad mayor de presentar el mismo problema en otras partes del cuerpo, pero especialmente en el corazón y en el cerebro. Entre los síntomas iniciales de aterosclerosis periférica están dolores musculares, fatiga y dolores parecidos a calambres en los tobillos y en las piernas. Dependiendo de las arterias que estén bloqueadas, también se puede presentar dolor en la cadera y en los muslos.

Un dolor en las piernas (a menudo se siente en las pantorrillas, pero también puede darse en un pie, en la cadera, en los muslos o en las nalgas) al caminar, que mejora rápidamente con el descanso, se llama *intermittent claudication.* Éste suele ser el primer síntoma de la aterosclerosis periférica. Otros síntomas son entumecimiento, debilidad y sensación de peso en las piernas. Estos síntomas se deben a que la cantidad de sangre oxigenada que logra pasar por las arterias obstruidas por la placa es insuficiente para satisfacer las necesidades de los músculos de las piernas durante el ejercicio. Cuanto más cerca esté el problema de la aorta abdominal — la arteria principal que se ramifica en las piernas — tanto más tejido resulta afectado y tanto más peligrosa la condición del paciente.

Self-test de funcionamiento arterial periférico

Hay un sencillo test para determinar si la sangre está fluyendo adecuadamente a través de las arterias de las piernas. En la parte inferior de las piernas hay tres puntos donde se siente la pulsación arterial al tocar suavemente la piel que cubre la arteria. Uno de esos puntos es la parte superior del pie, otro es el lado interno del tobillo, y el tercero es la parte posterior de la rodilla.

Presiónese ligeramente la piel en esos puntos. No sentir ninguna pulsación puede ser señal de que la arteria que irriga la pierna se ha estrechado. En ese caso se debe analizar lo que está sucediendo, para lo cual se requieren exámenes especiales. Consulte con su médico.

NUTRIENTES

SUPLEMENTOS	DOSIS SUGERIDAS	COMENTARIOS
Muy importantes		
Calcium y magnesium más vitamin D_3	1.500 mg al día a la hora de acostarse. 750 mg al día a la hora de acostarse. 400 mg al día.	Necesarios para mantener el tono muscular adecuado en los vasos sanguíneos. Utilizar variedades chelate. Favorece la absorción del calcio.
Coenzyme Q_{10}	100 mg al día.	Aumenta la oxigenación de los tejidos.
Essential fatty acids (flaxseed oil, MaxEPA, u omega-3 oil complex)	Según indicaciones de la etiqueta.	Reducen la presión arterial y el nivel del colesterol. Ayudan a mantener la elasticidad de los vasos sanguíneos. Utilice sólo un producto que contenga vitamina E para evitar que los ácidos grasos esenciales se rancien.
Garlic (Kyolic de Wakunaga)	Según indicaciones de la etiqueta.	Regula los lípidos (grasas).
Multivitamin y mineral complex	Según indicaciones de la etiqueta.	Todos los nutrientes son necesarios para la protección.
Vitamin C (Ester C) con bioflavonoids	5.000–20.000 mg al día divididos en varias tomas. *Ver* FLUSH DE ÁCIDO ASCÓRBICO en la Tercera Parte.	Antioxidantes que actúan como neutralizadores de los radicales libres. Actúan con la vitamina E. Utilizar una variedad buffered.
Importantes		
Choline o lecithin granules o capsules	Según indicaciones de la etiqueta. 1 cucharada 3 veces al día con las comidas. 2.400 mg 3 veces al día con las comidas.	Ayuda a descomponer la grasa y a eliminarla del organismo. El phosphatidyl choline es más eficaz. La lecitina es una buena fuente de colina.
Citrin		*Ver* Hierbas más adelante.
Dimethylglycine (DMG) (Aangamik DMG de FoodScience of Vermont)	125 mg 3 veces al día.	Mejora la oxigenación de los tejidos.
Melatonin	2–3 mg al día, 2 horas o menos antes de acostarse.	Poderoso antioxidante que mejora el sueño.
Multienzyme complex	Según indicaciones de la etiqueta. Tomar con las comidas.	Importante para la buena digestión.
Proteolytic enzymes	Según indicaciones de la etiqueta. Tomar con las comidas.	Ayudan a destruir los radicales libres. Mejoran la digestión.
Pycnogenol o grape seed extract	50 mg 2 veces al día. Según indicaciones de la etiqueta.	Probablemente los neutralizadores más poderosos de los radicales libres. También estimulan la actividad de la vitamina C y fortalecen el tejido conectivo, incluyendo el del sistema cardiovascular.
Provechosos		
L-cysteine y L-methionine más L-carnitine	500 mg al día con el estómago vacío. Tomar con agua o jugo. No tomar con leche. Para mejor absorción, tomar con 50 mg de vitamina B_6 y 100 mg de vitamina C. 500 mg al día con el estómago vacío. 500 mg al día con el estómago vacío.	Ayuda a quemar grasa y a construir músculo. Ayuda a prevenir la acumulación de grasa en las arterias. Protege el corazón y disminuye el nivel de los triglicéridos sanguíneos.
Trimethylglycine (TMG) (anhydrous betaine)	1.000 mg al día en dosis divididas, con las comidas, para el mantenimiento; hasta 2.000 mg para reducir los niveles de homocisteína, bajo la orientación de un profesional de la salud	

Hierbas

- ❑ Las siguientes hierbas son provechosas si sufre de arteriosclerosis: cayenne (capsicum), chickweed, y hawthorn berries.
- ❑ Un extracto de hierbas que inhibe la síntesis de grasas potencialmente nocivas es el citrin (*Garcinia cambogia*).
- ❑ La ginkgo biloba recibe el apelativo de "la maravilla circulatoria de la naturaleza". Puede mejorar la circulación, aumentar el flujo sanguíneo y de oxígeno hacia los brazos, cerebro y corazón.
- ❑ El té verde baja los niveles de colesterol y grasas, disminuyendo así las probabilidades de desarrollar arterioesclerosis. Sugerimos beber entre una y cuatro tazas de té verde al día; también puede tomarlo en extracto. Un reciente estudio realizado en Japón recomienda no sólo té verde sino té negro para reducir la oxidación de las lipoproteínas, una reacción química que contribuye al depósito de las grasas en las arterias.

Recomendaciones

- ❑ Consuma alimentos ricos en fibra, pero pobres en grasa y colesterol. Sus alimentos principales deben ser frutas, vegetales y granos.
- ❑ Para mejorar la circulación, consuma abundantes alimentos ricos en vitamina E. Entre las mejores opciones están vegetales hojosos de color verde oscuro, legumbres, nueces, semillas, soya, wheat germ y granos enteros.
- ❑ Como fuente de grasa dietética, utilice únicamente aceite de oliva puro y prensado en frío, o aceite de canola

sin refinar (en cantidades moderadas). Estos aceites ayudan a bajar el colesterol. No los caliente.

❑ Beba solamente agua destilada al vapor.

❑ No consuma golosinas, chips, alimentos fritos, gravies, alimentos ricos en colesterol, junk food, pies, alimentos procesados, carne roja ni grasas saturadas. Evite la yema de huevo, el ice cream, la sal y todos los productos que contengan harina blanca y/o azúcar. No consuma estimulantes como café, colas y tabaco, elimine de su dieta los alimentos muy condimentados y no consuma bebidas alcohólicas.

❑ Mantenga un peso saludable para su estatura. La obesidad produce cambios desfavorables en los niveles de las lipoproteínas séricas.

❑ Reduzca el estrés y aprenda técnicas para manejarlo cuando sea inevitable. *Ver* ESTRÉS en la Segunda Parte.

❑ Haga ejercicio con moderación pero con regularidad. Caminar todos los días es una buena alternativa.

Advertencia: Si usted es mayor de treinta y cinco años y/o ha llevado una vida sedentaria durante algún tiempo, consulte con su médico antes de empezar cualquier programa de ejercicios.

❑ Hágase chequear periódicamente la presión arterial y, si es necesario, tome medidas para bajarla. *Ver* PRESIÓN ARTERIAL ALTA en la Segunda Parte. Es importante controlar la presión arterial alta.

❑ No fume y evite los ambientes donde hay humo. El humo del cigarrillo contiene grandes cantidades de radicales libres, muchos de los cuales oxidan las lipoproteínas de baja densidad (LDL) o "colesterol malo", lo cual aumenta la probabilidad de que se depositen en las paredes de los vasos sanguíneos. Uno de los factores principales en el desarrollo de la aterosclerosis son los radicales libres. El efecto del humo del cigarrillo puede deberse a la oxidación directa de los lípidos y las proteínas. El humo del cigarrillo también puede producir efectos indirectos, como acabar con diversas defensas antioxidantes, lo cual conduce a que otros procesos celulares (por ejemplo, inflamación) modifiquen las LDL. Además de esto, fumar aumenta los niveles de las LDL, disminuye los niveles de las lipoproteínas de alta densidad (HDL) o "colesterol bueno" y aumenta la tendencia de la sangre a coagularse.

❑ No tome ningún producto que contenga cartílago de tiburón, a menos que su médico se lo haya ordenado específicamente. El cartílago de tiburón puede inhibir la formación de nuevos vasos sanguíneos, el mecanismo que le permite al organismo aumentar la capacidad circulatoria.

Aspectos para tener en cuenta

❑ Debido al gran aumento de nuevos casos de enfermedad arterial periférica (PAD, por sus siglas en inglés), todos los años, la Society of Interventional Radiology recomienda pruebas más intensas por medio de un test llamado *brachial index* (ABI). Este procedimiento es muy sencillo e indoloro, y consiste en medir la presión arterial en las piernas y no en los brazos, lo cual sirve para indicar si el riego sanguíneo está en valores tolerables y para saber si es preciso hacer nuevas pruebas.

❑ Los resultados del estudio Lifestyle Heart Trial, llevado a cabo durante seis años en el California Pacific Medical Center, revelaron que dieciocho de las veintidós personas (82 por ciento) que adoptaron una dieta vegetariana con restricción del consumo de grasa al 10 por ciento del ingreso calórico total, un año más tarde mostraban una reversión significativa de la enfermedad de las arterias coronarias, y mayores beneficios tudavía cinco años más tarde. La dieta también limitaba el colesterol dietético a 5 miligramos por día. En este estudio, fueron los cambios en la composición de la grasa, no los cambios en la cantidad de grasa en la dieta, los que provocaron la disminución de los problemas coronarios y arteriales. El 37 por ciento de las calorías totales de la mayoría de los estadounidenses provienen de las grasas, y su dieta incluye entre 300 y 500 miligramos de colesterol al día.

❑ La dehydroepiandrosterone (DHEA) es una hormona natural que ayuda a prevenir el endurecimiento de las arterias. (*Ver* TERPIA A BASE DE DHEA en la Tercera Parte.)

❑ La terapia de chelation contribuye a deshacer la placa de las arterias y a mejorar la circulación. Entre doss mil y tres mil médicos practican esta terapia en los Estados Unidos. (*Ver* TERPIA DE CHELATION en la Tercera Parte.)

❑ El oxígeno hiperbárico se utiliza en algunos países para el tratamiento de la arteriosclerosis (*Ver* TERPIA DE OXÍGENO HIPERBÁRICO en la Tercera Parte.)

❑ Muchos médicos recomiendan angioplastia o cirugía de bypass cuando las arterias se han endurecido, en particular a quienes sufren de angina de pecho incapacitante. La angioplastia es un procedimiento mediante el cual los desechos y las placas de colesterol se aplanan contra las paredes de las arterias para reabrir los vasos sanguíneos obstruidos. En la cirugía de bypass se toma un vaso sanguíneo sano de otra parte del cuerpo (habitualmente de una pierna) y se inserta haciendo un desvío alrededor de la arteria coronaria enferma. Según un estudio reciente, realizar un bypass mientras el corazón late (en lugar de estar conectado a una corazón-pulmón artificial) lleva a un proceso postoperatorio menos problemático y a estancias hospitalarias más cortas. A menos que el paciente modifique radicalmente su estilo de vida — incluyendo cambios en su nutrición — el proceso morboso (la aterosclerosis) continúa y los depósitos grasos se vuelven a acumular con el tiempo.

❑ Los médicos recetan anticoagulantes, como aspirina, para disminuir la propensión de la sangre a coagularse. Para que esto sea eficaz, se deben evitar los suplementos de vitamina K y los alimentos con alto contenido de esta vitamina. (*Ver* ENFERMEDADES CARDIOVASCULARES en la Segunda Parte.)

❑ Esta enfermedad puede producir impotencia. (*Ver* IMPOTENCIA en la Segunda Parte.)

❑ Los ácidos grasos esenciales omega-3 pueden ser beneficiosos para el sistema cardiovascular. Son precursores de las prostaglandinas, que sirven para reducir la hipertensión, las migrañas, la artritis y otras enfermedades. Los omega-3 se encuentran en los peces de aguas dulces profundas, en el aceite de pescado, de canola, de flaxeed y de walnut. Los datos muestran que las tribus del Ártico, cuyas dietas son ricas en omega-3s tienen niveles muy bajos de arterioesclerosis. En un estudio ciego realizado recientemente en la Universidad de Southampton, en Inglaterra, los sujetos del estudio recibieron cápsulas de ácido esencial graso omega-3, omega 6 y cápsulas que contenían sólo una mezcla de aceites comunes en la dieta occidental. Quienes recibieron el omega-3 mostraron un 50 por ciento de aumento de la placa estable sobre la inestable. Aunque la placa no desapareció, se transformó en un tipo más seguro y estable que no se rompía tan fácilmente, lo cual disminuía el riesgo de ataque súbito al corazón. El estudio apareció publicado en la revista médica británica *Lancet*.

❑ Hay una terapia, llamada external counterpulsation therapy (EECP), que puede ofrecer alivio para quienes sufren de angina de pecho estable y otras afecciones causadas por el bloqueo de los vasos sanguíneos en las extremidades inferiores. Se trata de un procedimiento indoloro y no invasivo, administrado en régimen ambulatorio (outpatient), en el que se atan una especie de bandas inflables alrededor de los gemelos de las piernas, los muslos y las nalgas. Al inflarse las bandas, fuerzan de manera suave a la sangre a moverse desde las extremidades inferiores hacia el corazón. En el curso de cinco tratamientos semanales durante siete semanas, se estimula a los vasos sanguíneos a expandirse y a formar puentes (*bypasses*) naturales alrededor de los vasos bloqueados, restaurando así el flujo sanguíneo al corazón.

ARTICULACIÓN TEMPOROMANDIBULAR, SÍNDROME DE LA

Ver TMJ SYNDROME.

ARTICULACIONES, LESIONES DE LAS

Ver TORCEDURA, DISTENSIÓN Y OTRAS LESIONES DE MÚSCULOS Y ARTICULACIONES.

ARTRITIS

Artritis es la inflamación de una o más articulaciones. Se caracteriza por dolor, anquilosamiento o rigidez, especialmente por las mañanas o durante la actividad física, e inflamación, deformidad y/o limitación de los movimientos. En las articulaciones afectadas pueden aparecer abultamientos y tumores que aumentan el dolor y disminuyen la movilidad. Las articulaciones artríticas pueden producir un sonido parecido al del papel celofán al arrugarse, mientras que las articulaciones afectadas por la osteoartritis producen sonidos parecidos a impactos fuertes, chasquidos y crujidos.

Aunque el término *artritis* literalmente significa "inflamación de las articulaciones" cuando se habla de artritis normalmente nos referimos a un grupo de más de cien enfermedades y dolencias reumáticas que causan dolor, rigidez o anquilosamiento e inflamación de las articulaciones. Ciertas afecciones pueden afectar otras partes del cuerpo, como los músculos, huesos y otros órganos internos, y dar lugar a complicaciones debilitantes e, incluso, peligrosas para la vida del paciente. Si no se diagnostica y no se trata adecuadamente, la artritis puede causar un daño irreparable a las articulaciones.

Más de sesenta y seis millones de estadounidenses sufren de osteoartritis, artritis reumatoide y enfermedades relacionadas, como fibromialgia, gota, lupus, enfermedad de Lyme, artritis juvenil y psoriásica, bursitis, escleroderma, síndrome de Reiter, síndrome de Sjögren, artritis infecciosa y espondilitis anquilosante. De hecho, la artritis y otras enfermedades del sistema musculoesqueletal son la primera fuente de discapacidad en los Estados Unidos.

La artritis no es una enfermedad moderna, ya que lleva con nosotros desde el comienzo de los tiempos. Los arqueólogos han descubierto restos que prueban la existencia de esta dolencia entre los hombres Neanderthal y otros mamíferos prehistóricos, incluso entre los dinosaurios. Sin embargo, la medicina convencional nunca ha sido capaz de explicar definitivamente su desarrollo y funcionamiento.

Estas enfermedades afectan a las articulaciones móviles, o *sinoviales* de las rodillas, las muñecas, los codos, los dedos de las manos y de los pies, las caderas y los hombros. El cuello y la espalda también tienen articulaciones entre las vertebras. Hay seis clases de articulaciones sinoviales, y aunque cada una de ellas permite un movimiento diferente, su estructura fisiológica es básicamente la misma: dos o más huesos movibles contiguos, cuyas superficies están cubiertas por una capa de cartílago rodeado por una cápsula de fluido formada por ligamentos (tejido duro y fibroso). El fluido es secretado por una delgada membrana, la membrana sinovial, que recubre el interior de la cápsula de la articulación. Gracias a este fluido viscoso y al cartílago suave, de textura parecida al caucho y de color blanco azuloso que cubre los extremos de los huesos, normalmente los huesos que se encuentran dentro de la articulación se deslizan suavemente unos sobre otros.

En las articulaciones sanas, la membrana sinovial es delgada, el cartílago que cubre los huesos es suave, y la superficie ósea está cubierta por una delgada capa de líquido sinovial. Pero cuando algo no marcha correctamente, se puede desarrollar artritis. Esta enfermedad se puede

Guía de referencia rápida: las formas más comunes de artris y enfermedades relacionadas

El dolor y la inflamación de las articulaciones pueden tener diversas causas. Los síntomas particulares permiten distinguir entre las diferentes clases de artritis. La siguiente tabla da un vistazo a los distintos tipos de artritis, y sus características.

Artritis juvenil

Este es un término general que se aplica a todos los tipos de artritis que sufren los niños. La artritis reumatoide juvenil es la más prevalente entre los niños, y hay varios tipos principales: poliarticular (afecta a muchas articulaciones), pauciarticular (afecta a unas pocas articulaciones) y sistémica (afecta al cuerpo entero). Los síntomas y señales que indican la presencia de este tipo de artritis varían de un niño a otro y no hay ningún test específico que se pueda hacer para determinar su existencia. Hace falta que la dolencia se manifieste consistentemente durante seis o más semanas consecutivas para poder hacer un diagnóstico correcto. Se cree que la herencia genética juega un papel en esta enfermedad, aunque no es el único factor. Los investigadores creen que este aspecto, junto con otros desconocidos (posiblemente ambientales), se combinan para causar la enfermedad. La Arthritis Foundation dice que la artritis juvenil está más extendida entre los jóvenes que la diabetes o la parálisis cerebral.

Gota

La gota es una enfermedad que causa ataques repentinos de dolor, sensibilidad extrema, calor, hinchazón y rojez en las articulaciones. Normalmente las ataca de una en una, especialmente la del dedo grueso del pie, y viene dada por cristales de ácido úrico que, en forma de agujas, se precipitan desde la sangre y se depositan en la articulación, causando el dolor y la hinchazón que conocemos como gota. La gente que sufre de esta enfermedad no produce una cantidad suficiente de la enzima digestiva uricasa, encargada de oxidar el relativamente insoluble ácido úrico y convertirlo en una sustancia mucho más soluble. Entre los factores que llevan al exceso de ácido úrico y la gota están la obesidad, una dieta inadecuada, comer en exceso, estrés, cirugía, lesiones en las articulaciones, abuso del alcohol, hipertensión, las enfermedades renales y ciertas drogas. (Más detalles en GOTA, en la Segunda Parte.)

Ankylosing spondylitis (espondilitis anquilosante)

Inflamación crónica de la columna vertebral que consiste en que las vértebras se fusionan hasta hacer que la columna se quede rígida. La espondilitis es el resultado de una inflamación que, normalmente, empieza en los tejidos externos de la articulación. Los síntomas más comunes al comienzo de la enfermedad son los dolores en la parte baja de la espalda y una sensación de rigidez, anquilosamiento, que permanece durante meses. Aunque se desconoce la causa de esta enfermedad, según la Arthritis Foundation los científicos han descubierto un nexo genético muy fuerte. La mayoría de las personas que sufren de espondilitis tienen un marcador genético conocido como HLA-B27. (Los marcadores genéticos son moléculas de proteína emplazadas en la superficie de los glóbulos blancos que funcionan como "etiquetas".) El que una persona tenga este marcador no quiere decir que vaya a desarrollar la espondilitis, pero sí tiene una mayor predisposición. La espondilitis anquilosante afecta normalmente a hombres entre los dieciséis y los treinta y cinco años, pero también ataca a mujeres. También puede afectar a otras articulaciones distintas a las de la columna.

Systemic lupus erythematosus

Systemic lupus erythematosus es una enfermedad autoinmune que tiene que ver con la piel, riñones, vasos sanguíneos, articulaciones, sistema nervioso, corazón y otros órganos internos. Los síntomas varían, pero incluyen erupciones cutáneas, artritis, fiebre, anemia, pérdida de cabello, úlceras bucales y sedimentos renales o anormalidades funcionales. En la mayoría de los casos, los síntomas aparecen primero en mujeres en edad de procrear, pero también se presenta en niños o en personas adultas. Los estudios realizados sugieren que hay una tendencia hereditaria a sufrir de lupus, una enfermedad que ataca a las mujeres entre nueve y diez veces más a que a los hombres. Es más común entre las mujeres afroamericanas.

Bursitis, tendinitis y dolor miofascial

La bursitis, tendinitis y los dolores miofasciales son afecciones localizadas, no sistémicas (no afectan al cuerpo entero). La bursitis es una inflamación de la bolsa de líquido lubricante que rodea cada articulación. La tendinitis es una inflamación de los tendones y el dolor miofascial deriva del uso inadecuado de un músculo. Son dolencias que pueden aparecer de repente y que, normalmente, desaparecen a los pocos días o semanas.

Síndrome del túnel carpiano

Dolencia en la que el nervio medio de la muñeca provoca cosquilleo y adormecimiento de los dedos. Puede aparecer repentina o gradualmente, y se asocia normalmente con otra enfermedad, como la artritis reumatoide, aunque también puede presentarse por sí mismo. Si no se trata adecuadamente, el daño al nervio y al músculo puede ser permanente. El diagnóstico y tratamiento temprano generalmente producen excelentes resultados y una recuperación completa.

Síndrome de fibromialgia

Es una condición caracterizada por un dolor muscular generalizado, fatiga y falta de sueño. Se cree que afecta aproximadamente al 2 por ciento de la población estadounidense, unos cinco millones de personas. El nombre de fibromialgia significa "dolor en los músculos, ligamentos y tendones". La enfermedad ataca principalmente a los músculos y a sus uniones con los huesos. Aunque se sufre como si fuera una enfermedad de las articulaciones, según la Arthritis Foundation, en realidad no es una verdadera artritis y no causa deformidad en las articulaciones. Se trata, pues, de una especie de reumatismo muscular y de los tejidos blandos.

Artritis infecciosa

Un tipo de inflamación de las articulaciones causada por infecciones virales, bacterianas o fúngicas. El diagnóstico se hace mediante la extracción y análisis del organismo causante de la infección. Se puede curar con antibióticos.

Osteoartritis (OA)

La osteoartritis es una enfermedad producida por el "uso y desgaste" normal de la vida. Raramente aparece antes de los cuarenta años, pero afecta a casi todo el mundo después de los sesenta. Las mujeres la sufren tres veces más que los hombres, con 20 millones de pacientes en total. Antiguamente, se conocía como "enfermedad degenerativa de las articulaciones". Aparte del "desgaste" normal de la vida, otros factores que contribuyen a su aparición son las lesiones de las articulaciones, la obesidad, y el uso repetido de la articulación. La simple acción de la gravedad causa daños físicos a las articulaciones y los tejidos circundantes. Ello provoca dolor, sensibilidad, hinchazón y una funcionalidad disminuida. Inicialmente, la osteoartritis no es inflamatoria y puede ser tan leve que no nos demos cuenta de que la tenemos hasta que se ve en un rayo-X. Normalmente sólo afecta a una o dos articulaciones, generalmente la rodilla, cadera y mano. El primer síntoma suele ser el dolor, normalmente exacerbado por el uso repetido.

Artritis psoriásica

Una enfermedad similar a la artritis reumatoide. Alrededor del 5 por ciento de la personas con psoriasis (una enfermedad crónica de la piel) desarrollan artritis psoriásica. (*Ver* PSORIASIS en la Segunda Parte.) Con esta afección suele haber inflamación articular y, a veces, también de la columna. Puede afectar a menos articulaciones que la artritis reumatoide y no hay un factor sanguíneo en ella.

Síndrome de Reiter

El síndrome de Reiter conlleva inflamación de las articulaciones, a veces en el punto donde los tendones se unen a los huesos. Este tipo de artritis normalmente surge a consecuencia de una infección intestinal, genital o de tracto urinario. Sus pacientes suelen tener también una o más de estas dolencias: uretritis, prostatitis, cervicitis, cistitis, problemas oculares o llagas en la piel.

Artritis reumatoide (AR)

La artritis reumatoide es una enfermedad autoinmune que se produce cuando el sistema inmunológico ataca equivocadamente el sinovio (el recubrimiento celular dentro de la articulación). Un sistema inmunológico demasiado activo puede ser tan dañino como uno débil. Al igual que en otros trastornos autoinmunes, la artritis reumatoide es una enfermedad que "se ataca a sí misma". El sistema inmunológico identifica la membrana sinovial como si fuera extraña al organismo. El sinovio se inflama y engorda. La inflamación subsecuente daña el cartílago y los tejidos de las articulaciones y los que las rodean. Muchas veces, la superficie ósea queda destruida también porque esa inflamación activa la producción de enzimas que, poco a poco, van digiriendo el tejido anexo. El cuerpo sustituye los tejidos dañados con tejido cicatricial, estrechando así los espacios normales entre las articulaciones y fusionando los huesos entre sí. La artritis reumatoide ocasiona anquilosamiento, hinchazón, fatiga, anemia, pérdida de peso, fiebre y, a menudo, un dolor fortísimo. Esta enfermedad aparece con frecuencia entre personas mayores de cuarenta años. Actualmente hay 2,1 millones de estadounidenses que sufren esta enfermedad, de los cuales el 75 por ciento son mujeres. La artritis juvenil es una variante de la reumatoide que afecta a niños menores de dieciséis años. En Estados Unidos la padecen 71.000 jóvenes, la mayoría del sexo femenino. Normalmente, la aparición de la artritis reumatoide suele estar asociada a situaciones de estrés físico o emocional, mala nutrición o infecciones bacterianas. Los reumatólogos han descubierto que la sangre de muchos pacientes contiene unos anticuerpos llamados factores reumatoides. Este descubrimiento puede servir para diagnosticar la enfermedad. Mientras que la osteoartritis afecta a articulaciones individuales, la artritis reumatoide ataca todas las articulaciones sinoviales del organismo.

Escleroderma

Enfermedad de los tejidos conectivos del organismo que provoca un engordamiento y endurecimiento de la piel. Puede afectar también a las articulaciones, los vasos sanguíneos y los órganos internos. Hay dos tipos de escleroderma: localizado y generalizado.

presentar abruptamente o de manera gradual. Algunas personas experimentan un dolor agudo, quemante, agobiante. Otras afirman que lo que sienten es comparable a un dolor de muela. Al mover la articulación se siente dolor, aunque a veces sólo se presenta anquilosamiento. La inflamación y la deformidad típicas de las articulaciones artríticas pueden originarse en el engrosamiento de la membrana sinovial, en un aumento de la secreción del líquido sinovial, en el ensanchamiento de los huesos o en la combinación de algunos de estos factores. Hay muchas clases de artritis. Para un rápido resumen de sus variantes, vea la Guía de referencia rápida: las formas más comunes de artritis y enfermedades relacionadas, en las páginas 208–209. En esta sección nos referiremos a las más comunes: la osteoartritis (OA) y la artritis reumatoide (AR).

En la osteoartritis, también llamada enfermedad degenerativa de las articulaciones, se produce una degeneración del cartílago que cubre los extremos de los huesos. La causa suele ser una lesión o un defecto en la proteína de la cual está hecho el cartílago. La osteoartritis también se suele relacionar con el deterioro que conlleva el envejecimiento y con deficiencia en la dieta y en el estilo de vida. La superficie del cartílago, que antes era suave, se endurece y produce fricción. El cartílago empieza entonces a deteriorarse, y las superficies de los huesos, que antes eran suaves y permitían que los huesos se deslizaran suavemente, se llenan de hendiduras e irregularidades. La OA no sólo afecta seriamente a las articulaciones que soportan el peso — rodillas, caderas y espalda — sino que normalmente también ataca a las manos y los nudillos. Los tendones, ligamentos y músculos que sostienen la articulación se debilitan y la articulación se deforma, se vuelve rígida y duele. Típicamente hay algo de dolor y rigidez (más rigidez que dolor al principio), pero poca o ninguna inflamación. Si la enfermedad produce algún tipo de incapacidad, no suele ser grave. Sin embargo, aumenta el riesgo de fracturas porque la osteoartritis vuelve quebradizos los huesos. A medida que la enfermedad avanza tienden a desarrollarse crecimientos o abultamientos en los huesos, llamados osteofitos. Estos crecimientos, que se pueden detectar por medio de rayos X, se desarrollan cerca del cartílago degenerado en el cuello o en la parte baja de la espalda. Este problema no afecta a la apariencia del paciente.

La artritis reumatoide (AR) es una enfermedad autoinmune que afecta especialmente a las mujeres y niñas. El sistema inmunológico del organismo identifica erróneamente como elementos "*extraños*" a las membranas sinoviales que secretan el líquido lubricante de las articulaciones, y esto produce inflamación, daño y, eventualmente, destrucción del cartílago. El organismo reemplaza el tejido dañado por tejido cicatricial, lo que hace que los huesos se fundan. Entre los síntomas de la artritis reumatoide estan: anquilosamiento, inflamación, fatiga, anemia, pérdida de peso, fiebre y dolor incapacitante.

La artritis también puede ser causada por infección bacteriana, viral o fúngica de una articulación. Los microorganismos implicados con más frecuencia en esta clase de dolencia son los estreptococos, los estafilococos, los gonococos, los hemophilus o bacilos de la tuberculosis y los hongos como *Candida albicans.* Lo que comúnmente ocurre es que el organismo productor de la infección se moviliza por el torrente sanguíneo desde una infección en cualquier otra parte del cuerpo hasta la articulación, aunque una lesión o una intervención quirúrgica también puede infectar las articulaciones. Entre los síntomas de la artritis infecciosa están enrojecimiento, inflamación, dolor y sensibilidad en la articulación afectada, casi siempre con síntomas sistémicos de infección, como fiebre, escalofrío y dolor en el cuerpo.

Las *espondiloartropatías* (*spondyloarthropathies*) son un grupo de enfermedades reumáticas que afectan a la columna vertebral. La espondilitis anquilosante (ankylosing spondylitis [AS]) es la más común de ellas. En esta enfermedad, algunas articulaciones de la columna vertebral se inflaman, se agarrotan, se vuelven rígidas y luego se funden. Si se limita a la parte inferior de la espalda, la AS prácticamente no restringe el movimiento. No obstante, en algunos casos toda la columna vertebral se vuelve rígida y se encorva. Si se afectan las articulaciones ubicadas entre las costillas y la columna vertebral, se puede presentar dificultad respiratoria porque disminuye la capacidad expansiva de la pared del tórax. Las deformidades posturales no son raras en estos casos. Se calcula que 129 de cada 100.000 mil estadounidenses sufren de espondilitis anquilosante. La incidencia de esta enfermedad es dos veces más alta entre los hombres que entre las mujeres. Curiosamente, a pesar de la diferencia en población, en Canadá la incidencia de la enfermedad es prácticamente similar, en término de personas afectadas, a la de Estados Unidos (en torno a los 300.000).

La gota, una forma aguda de artritis inflamatoria, es más frecuente en personas con sobrepeso y/o que se exceden a menudo en el consumo de alcohol y alimentos enriquecidos. Esta enfermedad ataca generalmente las articulaciones más pequeñas de los pies y las manos, especialmente los dedos gordos de los pies. Depósitos de sales cristalizadas de ácido úrico en la articulación producen inflamación, enrojecimiento y sensación de calor y dolor severo. Aproximadamente un millón de estadounidenses sufren de gota. A diferencia de las demás clases de artritis, ésta afecta de una manera desproporcionada a los hombres: el 90 por ciento de las personas que sufren de gota son hombres (*ver* GOTA en la Segunda Parte).

La artritis puede ser reversible, en incluso curarse, si se aplica la dieta y el estilo de vida apropiados. Cambios en estos aspectos no solo alivian la inflamación y el dolor sino que detienen la degeneración y rejuvenecen las articulaciones afectadas. La mayoría de los suplementos aquí listados se pueden encontrar en los complejos multinutricionales.

NUTRIENTES

SUPLEMENTOS	DOSIS SUGERIDAS	COMENTARIOS
Esenciales		
Bromelain	Según indicaciones de la etiqueta, 3 veces al día. Tomar con las comidas.	Esta enzima estimula la producción de prostaglandinas. Reduce la inflamación y favorece la digestión de las proteínas cuando se toma entre las comidas.
Chondroitin sulfate	500–1.000 mg al día.	Apoyo nutricional para el fortalecimiento de las articulaciones, ligamentos y tendones.
Essential fatty acids (Total EFA and EFA Joint Formula de Health from the Sun, omega-3 y omega-6 oil complexes, salmon oil de Carlson Labs, flaxseed oil, Kyolic-EPA de Wakunaga, or Lyprinol)	Según indicaciones de la etiqueta 2 veces al día. Tomar con las comidas.	Para el suministro de ácidos grasos esenciales que aumentan la producción y la actividad anti-inflamatoria de las prostaglandinas. Ayuda a controlar el dolor y la inflamación de la artritis.
Glucosamine sulfate (GS-500 de Enzymatic Therapy)	Según indicaciones de la etiqueta.	Importantes para la formación de huesos, tendones, ligamentos, cartílagos y líquido sinovial (articular).
o		
o N-Acetylglucosamine (N-A-G de Source Naturals)	500–1.000 mg al día.	
Methylsulfonylmethane (MSM)	500–1.000 mg 3 veces al día.	Un compuesto de azufre necesario para reducir la inflamación y de reparación de las articulaciones y tejidos.
S-Adenosylmethionine (SAMe) (SAMe Rx-Mood de Nature's Plus)	400 mg dos veces al día.	Una deficiencia resulta en la incapacidad de mantener adecuadamente el cartílago. Ayuda para reducir el dolor y la inflamación. *Advertencia:* No utilizar si tiene trastorno maníaco-depresivo o si toma antidepresivos recetados.
Sea cucumber (bêche-de-mer)	Según indicaciones de la etiqueta.	Rica fuente de compuestos lubricantes específicos que se encuentran en abundancia en todos los tejidos conectivos, especialmente en las articulaciones y en el fluido articular. Los resultados se empiezan a ver entre 3 y 6 semanas más tarde.
Silica	Según indicaciones de la etiqueta.	Proporciona silicio, importante para la reconstrucción del tejido conectivo y la formación de los huesos.
Superoxide dismutase (SOD)	Según indicaciones de la etiqueta.	Este antioxidante evita que el fluido de las articulaciones sea destruido por los radicales libres. Se recomienda en forma sublingual. Se puede administrar en inyección (con supervisión médica).
o		
Cell Guard de Biotec Foods	Según indicaciones de la etiqueta.	Complejo antioxidante que contiene SOD.
Trimethylglycine (TMG)	500–1.000 por la mañana	Reduce los niveles de homocisteína.
Vitamin E	200 UI al día.	Poderoso antioxidante que protege a las articulaciones del daño ocasionado por los radicales libres. Aumenta la movilidad de las articulaciones.
Muy importantes		
Boron	3 mg al día. No sobrepasar esta dosis.	Micromineral necesario para la salud de los huesos.
Calcium	2.000 mg al día.	Necesario para prevenir la pérdida de hueso. Utilizar calcium chelate.
y		
magnesium	1.000 mg al día.	Debe tomarse de manera balanceada con el calcio.
más		
copper	3 mg al día.	Cofactor del lysyl oxidase, que fortalece el tejido conectivo.
mas		
vitamin D_3	800 IU al día.	
y		
zinc	50 mg al día. No tomar más de 100 mg al día de todos los suplementos.	Necesario para el crecimiento de los huesos. Las personas artríticas suelen presentar deficiencia de este suplemento. Utilizar zinc picolinate.
Cerasomal-cis-9-cetylmyristoleate (CMO)	300 mg al día,por la mañana y la noche.	Un anti-inflamatorio que reduce la inflamación de las articulaciones. *Advertencia:* No tome este si está embarazada o amamantando a su bebé, o si tiene problemas hepáticos.
Dimethylglycine (DMG) (Aangamik DMG de FoodScience Labs)	125 mg 3 veces al día.	Impide que las articulaciones sufran aún más daño.
Free-form amino acid complex	Según indicaciones de la etiqueta.	Proporciona proteína, que es necesaria para la reparación de los tejidos.
Glucosamine/ Chondroitin MSM Ultra Rx-Joint Cream de Nature's Plus	Según indicaciones de la etiqueta.	Crema tópica para el alivio de las articulaciones inflamadas.
Kelp	Según indicaciones de la etiqueta.	Rica fuente de minerales necesarios para la salud del esqueleto. *Ver* HIERBAS más adelante.
o		
alfalfa		
Multienzyme complex	Según indicaciones de la etiqueta. Tomar con las comidas.	Ayuda a la digestión. *Advertencia:* Si ha tenido úlceras, no utilice productos que contengan HCl.
Selenium	200 mcg al día. Si está embarazada, no exceda del 40 mcg diarios.	Poderoso antioxidante.
Vitamin B complex	50 mg 3 veces al día.	Las vitaminas B son más eficaces cuando se toman al mismo tiempo.
con		
para-aminobenzoic acid (PABA)		Utilizar una fórmula hipoalergénica.
más extra		
vitamin B_3 (niacin)	100 mg 3 veces al día. No sobrepasar esta cantidad.	Útiles para la inflamación.
o		
niacinamide		Aumenta el flujo sanguíneo porque dilata las arterias pequeñas.

más pantothenic acid (vitamin B_5) y más vitamin B_6 (pyridoxine)	500–1.000 mg al día. 50 mg al día.	*Advertencia:* Si tiene algún trastorno hepático, gota o presión arterial alta, absténgase de tomar niacina. Especialmente para la artritis reumatoide. Vital para la producción de esteroides en la glándula suprarrenal. Reduce la inflamación de los tejidos.
Vitamin B_{12} y folic acid	1.000 mcg al día. 400 mcg al día.	Necesarios para la buena digestión, la formación de las células y la producción de mielina (el recubrimiento protector de los nervios). Evitan que los nervios sufran daño.
Vitamin C más bioflavonoids	3.000–10.000 mg al día divididos en varias tomas. 500 mg al día.	Poderoso destructor de los radicales libres que ayuda a aliviar el dolor gracias a su efecto antiinflamatorio. Utilizar una variedad buffered. Intensifican la actividad de la vitamina C.
Vitamin K	Según indicaciones de la etiqueta.	Favorece el depósito de minerales en la matriz ósea.
Provechosos		
Bone Defense de KAL	Según indicaciones de la etiqueta.	Contiene calcio, magnesio, fósforo y otros nutrientes valiosos para la fortaleza de los huesos.
DL-Phenylalanine (DLPA)	500 mg al día cada dos semanas.	Alivia el dolor. *Advertencia:* No utilice este suplemento si está embarazada o lactando, o si sufre de ataques de pánico, diabetes, presión arterial alta o PKU.
EPA Joint Formula de Health from the Sun	Según indicaciones de la etiqueta.	Contiene ácidos grasos esenciales y otros nutrientes importantes que ayudan a mantener saludables el cartílago, tejido conjuntivo y huesos.
Garlic (Kyolic) de Wakunaga	2 cápsulas 3 veces al día con las comidas.	Inhibe la formación de radicales libres, que pueden causarles daño a las articulaciones.
Healthy Joint Image de Coenzyme-A Technologies	Según indicaciones de la etiqueta.	Apoya la función y la salud de los huesos, articulaciones, ligamentos y cartílagos.
L-Cysteine	500 mg 2 veces al día con el estómago vacío. Tomar con agua o jugo. No tomar con leche. Para mejor absorción, tomar con 50 mg de vitamina B_6 y 100 mg de vitamina C.	Para el funcionamiento inmunológico. Fuente de azufre y componente del tejido colágeno. Desintoxicante esencial para la función inmunológica. Fuente de azufre y componente de tejido colágeno. *Ver* AMINOÁCIDOS en la Primera Parte.
L-Histidine	Según indicaciones de la etiqueta.	Contribuye a crear articulaciones y tejido conectivo.
MSM Lotion de Aerobic Life Industries y emu oil	Aplique tópicamente según indicaciones de la etiqueta.	Sirve para tratar la rigidez y el dolor.
o Arthritic Pain Relief Cream de Wakunaga	Según indicaciones de la etiqueta.	
Multivitamin complex con vitamin A y natural betacarotene	 10.000 UI al día. 15.000 UI al día.	Todos los nutrientes son necesarios para la reparación de los tejidos y los cartílagos.
Pregnenolone	Según indicaciones de la etiqueta.	Sirve para tratar el dolor y la inflamación.
Proteolytic enzymes o Infla-Zyme Forte de American Biologics	Según indicaciones de la etiqueta. Tomar entre comidas. Según indicaciones de la etiqueta.	Protegen a las articulaciones del daño que ocasionan los radicales libres.
Pycnogenol o grape seed extract	Según indicaciones de la etiqueta. Según indicaciones de la etiqueta.	Estos poderosos neutralizadores de los radicales libres tienen propiedades antiinflamatorias y fortalecen el tejido conectivo.
Shark cartilage o VitaCarte de Phoenix BioLabs	Empezar con 1 g al día por cada 15 libras de peso corporal y dividir esa dosis en 3 tomas. Al mejorar, reducir la dosis hasta 1 g diario por cada 40 libras de peso corporal. Según indicaciones de la etiqueta.	Sirve para tratar el dolor y la inflamación. Contiene cartílago de bovino, suplemento de demostrada eficacia para la artritis reumatoide.

Hierbas

- ☐ La alfalfa contiene todos los minerales esenciales para la formación de los huesos y puede ser útil para la artritis. Se puede tomar en cápsula o en forma entera y natural. El kelp contiene minerales esenciales y es bueno para la tiroides.
- ☐ La boswellia es una hierba ayurvédica importante en la lucha contra las inflamaciones. Está compuesta de frankincense (*Boswellia serrata*). Ayuda también a restaurar los vasos sanguíneos que rodean los tejidos conectivos inflamados. Elija un producto regularizado que contenga 150 miligramos de boswellic acids por cada tableta o cápsula. La boswellia también se puede usar tópicamente, en forma de crema, para aliviar el dolor. Una buena fuente es Boswellin Cream de Nature's Herbs.
- ☐ Los boswellic acids, un grupo de ácidos asociados con la resina de Boswellia serrata trabajan para inhibir una enzima llamada 5-lipoxygenase (5-LOX), la cual es determinante en la síntesis de leukotrienes. El preparado de hierbas 5-Loxin contiene AKBA, el más potente de los boswellic acids. Es un antiinflamatorio muy fuerte que se utiliza con éxito en el tratamiento de dolores artríticos.
- ☐ El cat's claw ayuda a aliviar el dolor de la artritis. Feverfew y ginger también son útiles para el dolor y la sensibilidad.

Advertencia: No utilice cat's claw ni feverfew durante el embarazo.

❑ El jengibre (ginger) es un poderoso antioxidante con efectos antiinflamatorios. El componente activo es el gingerol. El ginger inhibe las prostaglandinas, que participan en la generación de dolor.

❑ Los hot peppers conocidos como cayenne (capsicum) contienen un compuesto llamado capsaicin que mitiga el dolor, al parecer inhibiendo la liberación de la sustancia P, un neurotransmisor encargado de transmitir sensaciones dolorosas. El capsaicin puede ser absorbido a través de la piel. Haga una pasta mezclando cayenne en polvo con suficiente aceite de wintergreen y aplíquesela en las articulaciones adoloridas, o utilice los peppers de cayenne como cataplasma (*ver* UTILIZACIÓN DE CATAPLASMAS en la Tercera Parte). Al principio puede producir ardor, pero con el uso repetido el dolor disminuye notablemente. El cayenne también se puede tomar en cápsula. (Cool Cayenne de Solaray es una buena fuente).

❑ El Du Huo Jisheng Wan es una medicina china de hierbas patentada cuyos beneficios para los pacientes de artritis han quedado demostrados.

❑ Joint Care de Himalaya Herbal Healthcare es una fórmula Ayurvédica de hierbas combinadas para reforzar la salud de las articulaciones.

❑ La hoja de nettle se emplea en Alemania por sus propiedades antiinflamatorias. El extracto de nettle inhibe las TNF-alpha y IL-1 beta, las moléculas que "dan la señal" de inflamación al organismo. La TNF es una prominente impulsora de las inflamaciones, mientras que la IL participa en la destrucción de los cartílagos y los huesos. El etanercept (Enbrel), es un medicamento con receta médica dirigido a combatir la artritis reumatoide mediante la supresión de la TNF-alpha.

❑ Nexrutine es un extracto vegetal del árbol phellodendron (*Phellodendron amurense*). Este árbol forma parte de la tradición medicinal asiática desde hace más de 1.500 años. Nexrutine es un antiinflamatorio usado para el control natural del dolor desarrollado por Next Pharmaceuticals, Inc. Debido a su mecanismo operativo es ideal para el tratamiento del dolor artrítico. Inhibe la enzima COX-2, bloqueando así de raíz uno de los principales factores del dolor. Además, su uso no hace que las plaquetas de la sangre se adhieran unas a otras lo que reduce el riesgo de problemas cardiovasculares como otros conocidos inhibidores de la COX-2. Tampoco se han observado problemas de estómago durante las pruebas. La dosis normal es entre 250 y 500 miligramos, tres veces al día.

Advertencia: No usar Nexrutine durante el embarazo o la lactancia. Su uso no está dirigido a los niños.

❑ El noni es una planta considerada como "la planta sagrada" para las gentes de la Polinesia (Pacífico Sur). Durante más de 2.000 años se ha utilizado para combatir el dolor, la artritis y otras dolencias.

❑ El extracto de hojas de oliva es bueno para la artritis infecciosa. Los pueblos mediterráneos lo han empleado durante milenios como un antibiótico natural, seguro y eficaz. Componentes naturales de las hojas como la oleuropeína actúan como poderosos agentes destructores de los gérmenes y son capaces de matar los microbios causantes de la artritis. No se conocen efectos secundarios adversos.

❑ Phytodolor de PhytoPharmica o Enzymatic Therapy es una mezcla patentada de cortezas de los árboles ash (fresno) y de aspen (álamo) con goldenrod. Ha sido utilizado en Alemania por más de treinta años tanto para la osteoartritis como la artritis reumatoide. Las investigaciones indican que es seguro y que el estómago lo aguanta bien.

Advertencia: No usarlo en caso de sensibilidad hacia los salicilatos (salicylates).

❑ El turmeric contiene curcumin (curcumina), la cual tiene propiedades antiinflamatorias y analgésicas (alivian el dolor). Es bueno para las dolencias inflamatorias como la artritis. La dosis recomendada son 600 miligramos/día.

❑ La corteza de willow (sauce) también es buena contra el dolor y la inflamación.

❑ El aceite de semilla de borage, en dosis de 1.800 miligramos/día se ha mostrado efectivo para el control del dolor.

❑ Otras hierbas beneficiosas para la artritis son té de brigham, hojas de buchu, raíz de burdock, semilla de apio, corn silk, corteza de willow, yucca, y té de devil's claw, horsetail, nettle y perejil.

Recomendaciones

❑ Consuma más alimentos ricos en azufre, como espárragos, huevos, ajo y cebolla. El azufre es necesario para la reparación y reconstrucción de huesos, cartílagos y tejido conectivo, y favorece la absorción del calcio. Otros alimentos provechosos son vegetales hojosos de color verde, pues aportan vitamina K; vegetales frescos, frutas frescas no ácidas, granos enteros, harina de avena, arroz integral, productos de soya y pescado.

❑ Consuma alimentos que contengan el aminoácido histidina. Entre esos alimentos están arroz, trigo y rye. La histidina es conveniente para eliminar del organismo el exceso de metales. Muchos pacientes de artritis tienen altos niveles de cobre y hierro en su organismo.

❑ Coma frecuentemente piña fresca. La bromelaína, una enzima de la piña, es excelente para reducir la inflamación. Para que sea eficaz, la piña debe ser fresca, pues los procesos de congelación y enlatado destruyen las enzimas.

❑ Consuma todos los días alguna clase de fibra, como flaxseeds trituradas, salvado de avena o salvado de arroz.

❑ Reduzca la grasa de su dieta. No consuma leche ni productos lácteos; así mismo, evite la carne roja. Evite también la cafeína, las frutas cítricas, la páprika, la sal, el tabaco y todo lo que contenga azúcar.

❑ Evite los vegetales solanáceos (peppers, berenjena, tomate, papa blanca). Estos alimentos contienen una sustancia llamada solanina a la cual muchas personas son altamente sensibles, pero, en particular, las que sufren de artritis. La solanina interfiere la acción de las enzimas en los músculos y puede ocasionar dolor y molestia.

❑ Si usted utiliza ibuprofeno u otras drogas antiinflamatorias no esteroides (NSAID por sus siglas en inglés), evite el sodio (sal) porque produce retención de líquido. Divida las dosis de esos medicamentos en varias tomas a lo largo del día, tómeselos únicamente después de comer y utilice algún antiácido una hora después del medicamento. Pídale a su médico que le formule algún agente protector para tomar junto con el medicamento NSAID, especialmente si usted tiene más de sesenta y cinco años o ha presentado sangrado gastrointestinal alguna vez.

❑ No tome suplementos de hierro ni multivitaminas con hierro, pues se sospecha que este mineral está implicado en el dolor, el edema y la destrucción de las articulaciones. En cambio, consuma hierro con los alimentos como, por ejemplo, blackstrap molasses, bróculi, col de Bruselas, coliflor, pescado, lima beans y guisantes.

❑ El boron es importante como micromineral. Se encuentra naturalmente en los frutos no cítricos como ciruelas, uvas rojas, manzanas, peras y aguacates; también en las legumbres y nueces, así como en el vino tinto y el café. Las frutas desecadas contienen cantidades de boron mucho mayores que las frutas frescas. Por ejemplo, las ciruelas frescas contienen 0.45 miligramos/100 gramos. Pero el mismo peso en ciruelas secas (prunes) — unas doce — contiene 2.15 mg de boron. Las necesidades de boron del organismo pueden ser hasta de 9 a 12 mg/día, aunque la mayoría de la gente sólo incluye de forma natural en su dieta entre 1 y 2 miligramos.

❑ Para aliviar el dolor, pruebe las compresas frías de gel. Estas compresas se conservan frías durante bastante tiempo después de congelarlas. Colóquese una compresa en la articulación que esté inflamada. Alterne con calor local.

❑ Los baños calientes pueden ayudar a aliviar el dolor. También son muy beneficiosas las fricciones con limón y las compresas calientes de castor oil. Estas compresas se hacen calentando castor oil en una cacerola sin dejarlo hervir. Introduzca en el aceite un trozo de cheesecloth u otra tela de algodón blanco hasta que se sature. Aplíquese la tela en el área afectada y luego cúbrala con un pedazo de plástico más grande. Coloque un paño caliente sobre el plástico para que la compresa permanezca caliente. Mantenga la compresa en el área afectada entre media hora y dos horas, de acuerdo con sus necesidades.

❑ En la mañana, tome un baño o una ducha caliente para mitigar la rigidez que se experimenta a esas horas del día.

❑ Tome regularmente un complejo de aminoácidos en estado libre (free-form amino acid complex) para favorecer la reparación de los tejidos.

❑ Verifique si tiene alergias alimentarias. Muchas personas que han sufrido de dolor en el cuello y los hombros se han mejorado tras eliminar de su dieta algunos alimentos. Las alergias provocan inflamaciones y pueden agravar los síntomas artríticos, especialmente los de la artritis reumatoide.

❑ Considere la posibilidad de mandarse hacer un análisis del cabello para determinar los niveles de metales tóxicos en su organismo. Se ha encontrado que el nivel de plomo es más alto de lo normal en algunas personas aquejadas por la artritis (*ver* ANÁLSIS DEL CABELLO en la Tercera Parte).

❑ Pase ratos al aire libre para que respire aire fresco y tome el sol. Asolearse promueve la síntesis de vitamina D_3, necesaria para la adecuada formación de los huesos.

❑ Haga ejercicio regularmente y con moderación. El ejercicio es esencial para reducir el dolor de las articulaciones y retardar su deterioro. Las actividades que se realizan con regularidad y que no les imponen estrés a las articulaciones afectadas, sino que fortalecen los huesos, los músculos y los ligamentos adyacentes, son importantes para muchos tipos de artritis. Montar en bicicleta, caminar y hacer ejercicio entre el agua son buenas alternativas. Evite los ejercicios de impacto y los que requieren mover pesos.

❑ Si usted tiene sobrepeso, pierda los kilos que le sobran. El sobrepeso puede producir osteoartritis o agravarla.

Aspectos para tener en cuenta

❑ La sangre demasiado ácida puede hacer que se disuelva el cartílago de las articulaciones. Como resultado de esto, las articulaciones pierden la capacidad de deslizarse suavemente, los huesos raspan unos contra otros, y las articulaciones se inflaman. Todo eso produce dolor. (*Ver* Acidosis en DESEQUILIBRIO ÁCIDO/BASE en la Segunda Parte).

❑ El etanercept (Enbrel) es una sustancia utilizada para el tratamiento de la artritis reumatoide. Aparentemente bloquea la acción del TNF (*tumor necrosis factor*) alpha, una proteína que combate las infecciones y que se relaciona con las inflamaciones. Sin embargo, esta sustancia no afecta al sistema inmunológico y se ha relacionado con varios casos de infecciones graves. El fabricante del medicamento, una compañía de Seattle llamada Immunex ahora añade una advertencia en el paquete en la que se informa a los médicos de las infecciones.

❑ Investigadores del Jefferson Medical College de Filadelfia han identificado un posible componente genético en la osteoartritis. Ellos encontraron que en algunos individuos es defectuoso el gen que les da a las células del cartílago las instrucciones para la fabricación del colágeno, una importante proteína del tejido conectivo. En consecuencia, el colágeno de las articulaciones de esas personas es más propenso al desgaste, lo cual priva a los huesos de su cojín protector.

❑ Un estudio encontró que los pacientes de artritis reumatoide tenían niveles más bajos de ácido fólico, proteína y cinc que las personas saludables. Los investigadores llegaron a la conclusión de que los medicamentos para la artritis habían generado cambios bioquímicos en el organismo de los sujetos aumentando sus requerimientos de ciertos nutrientes.

❑ Un estudio dirigido en los años 1990 por Charles Dinarello, M.D., de la Escuela de Medicina de la Universidad de Tufts encontró que consumir pescado de aguas profundas — ricos en eicosapentaenoic acid (EPA) y docosahexaenoic acid (DHA) — alivia los síntomas de la artritis reumatoide. Por su parte, Joel M. Kremer, investigador del Albany Medical College, dirigió un estudio en el cual veinte personas con artritis reumatoide recibieron dosis diarias de quince cápsulas de un concentrado de aceite de pescado, mientras que otras veinte personas recibieron un placebo. Después de catorce semanas, los grupos se invirtieron. En comparación con los miembros del grupo placebo, las personas que tomaron aceite de pescado reportaron dolor solamente en el 50 por ciento de las articulaciones. El aceite de pescado también retrasó el comienzo de la fatiga. El estudio fue publicado en *American Journal of Clinical Nutrition*.

❑ Los ácidos grasos esenciales Omega-3 que se encuentran en el aceite de pescado alivian los síntomas de la artritis reumatoide mediante la supresión de la respuesta inmunológica que causa la inflamación. Hay muchos estudios en los últimos diez años que muestran que las personas con esta dolencia presentan menos sensibilidad, hinchazón en las articulaciones y anquilosamiento por las mañanas después de tomar durante varios meses suplementos de aceite de pescado (2,5-5 gr/día) con las comidas. Algunas personas, no muchas, han podido incluso reducir o eliminar por completo el uso de medicamentos antiinflamatorios.

❑ El gamma-linolenic acid (GLA), un ácido graso omega-6, puede ser útil para aliviar los síntomas de la artritis reumatoide al suprimir la producción de postglandinas (estimulan la inflamación). Tanto el aceite de primrose como el de borage contienen GLA.

❑ Hoy en día los investigadores están analizando un ungüento que contiene cyclosporine, una droga inmunosupresora que se utiliza para evitar rechazos en pacientes de trasplante de órgano, y para el tratamiento de diversas enfermedades autoinmunes, entre ellas la artritis reumatoide. Utilizar la droga cyclosporine en ungüento al parecer reduce los efectos secundarios potencialmente dañinos que produce por vía oral o por inyección, como daño renal y disminución de la resistencia a las infecciones. Se ha descubierto que el cyclosporine alivia el dolor y la inflamación en aproximadamente el 70 por ciento de las personas que lo usan.

❑ La clamidia, organismo responsable de muchos casos de uretritis, ha sido asociada con una forma de artritis que afecta a mujeres jóvenes. Casi la mitad de las mujeres artríticas que participaron en un estudio y cuya enfermedad no tenía una causa clara, presentaban clamidia en las articulaciones. El 75 por ciento presentaba altos niveles sanguíneos de anticuerpos contra la clamidia.

❑ La mayoría de los quiroprácticos y osteópatas aconsejan a las mujeres que eviten los tacones altos porque someten a las rodillas a un 30 por ciento más de presión compresiva que los zapatos planos o de tacón bajo. Esa presión puede dar lugar a artritis de las rodillas. Cuanto más alto sea el tacón, mayor es la presión.

❑ Los implantes de seno que contienen gel de silicona, al igual que otras prótesis de silicona, pueden producir síntomas parecidos a los de la artritis, como edema en las articulaciones, contracturas, fiebre, fatiga crónica y dolor. Se sabe que la silicona desencadena enfermedades autoinmunes graves como escleroderma y lupus. En algunas mujeres desaparecieron los síntomas artríticos después de que les retiraron los implantes; no obstante, esto no siempre ocurre.

❑ Las mujeres que amamantan a sus bebés tienen menos probabilidades de contraer artritis reumatoide que las que no lo hacen. La doctora Elizabeth Wood Karlson, de Brigham and Women's Hospital, en Boston empleó datos del estudio llamado Nurse's Health Study para explorar la contribución de los factores hormonales en el desarrollo ulterior de la artritis. Las mujeres que dieron el pecho por un periodo total de entre veinte y veintitrés meses en toda su vida observaron una reducción del riesgo del 30 por ciento. En las que lo dieron durante al menos veinticuatro meses, el riesgo era un 50 por ciento menor.

❑ De acuerdo con el Dr. David Pisetsky, de la National Arthritis Foundation, en un estudio de laboratorio que utilizó inyecciones de una proteína llamada anti-TGF-B, el dolor de las articulaciones inflamadas se desvaneció en el 75 por ciento de los sujetos. Esta proteína destruye al TGF-B, un químico que produce el organismo en reacción a las infecciones, el cual causa inflamación y desencadena el edema de manos y pies.

❑ Dos fórmulas eficaces para las articulaciones y los ligamentos son Mobility, de Parametric Associates, y Cosamin, de Nutramax Laboratories. Como normalmente no se encuentran en los health food stores, se deben pedir directamente a los fabricantes (*ver* FABRICANTES Y DISTRIBUIDORES en el Apéndice).

❑ El dimethylsulfoxide (DMSO), un derivado del procesamiento de la madera, es un líquido que se puede aplicar tópicamente para reducir el dolor y la inflamación, así como también para propiciar la curación.

Advertencia: Para el tratamiento de la artritis sólo se debe utilizar el DMSO que venden en los health food stores. El DMSO uso industrial que se consigue en ferreterías y hardware stores no sirve con propósitos curativos. El DMSO puede introducir en los tejidos cualquier contaminante depositado sobre la piel o que contenga el producto.

Advertencia: Utilizar DMSO puede producir un olor corporal a ajo. Este efecto es transitorio y no debe ser causa de preocupación.

❑ El dolor y la inflamación de la artritis a veces responde a la ponzoña de abeja. Esa ponzoña contiene una poderosa sustancia antiinflamatoria que también obra como estimulante del sistema inmunológico. Se administra mediante inyección con aguja hipodérmica.

Advertencia: No tomar este producto si se es alérgico a las picaduras de abeja.

❑ Para calmar el dolor de la artritis, los médicos suelen recetar medicamentos antiinflamatorios no esteroides (NSAIDs), como ibuprofeno (Advil, Nuprin y muchos otros productos), indomethacin (Indocin) y piroxicam (Feldene). Desgraciadamente, estos medicamentos pueden producir efectos secundarios. Aproximadamente una de cada cien personas que toman NSAIDs regularmente para la artritis sufren úlceras estomacales o sangrado gastrointestinal severo. Según algunos cálculos, en Estados Unidos se producen cada años hasta 200.000 casos de sangrado gastrointestinal — incluidas entre diez mil y veinte mil muertes — como resultado de los medicamentos antiinflamatorios no esteroideos que se suelen prescribir para la artritis. Estos medicamentos también tienen la capacidad de afectar a los riñones y al hígado.

❑ Para la úlcera, como ranitidine (Zantac) y sucralfate (Carafate), podrían impedir que se desarrollen úlceras asociadas con la utilización de medicamentos antiinflamatorios no esteroideos (NSAIDs).

❑ El diclofenac sodium (Voltaren) es una droga que los médicos recetan para la artritis y que puede ocasionar graves problemas hepáticos en algunos pacientes. Las personas que toman esta droga deben ser controladas cuidadosamente. Siempre que un médico prescriba esta droga, debería llevar a cabo un estudio del nivel sanguíneo de enzimas hepáticas del paciente.

❑ Para algunos tipos de artritis se pueden recetar medicamentos como hydroxychloroquine (Plaquenil) y gold compound (Ridaura).

❑ A algunos individuos el medicamento para las úlceras sucralfate (Carafate) les proporciona el mismo alivio que la aspirin y otros medicamentos antiinflamatorios, sin perjudicar el recubrimiento del estómago.

❑ Para la osteoartritis es mejor tomar acetaminophen (se encuentra en el Tylenol, el Datril y muchos otros productos) que drogas NSAIDs. Suele ser tan eficaz como el ibuprofeno para aliviar el dolor de la osteoartritis. El acetaminophen es relativamente seguro y no es costoso. Si se ingiere en cantidades muy elevadas o en combinación con alcohol, esta droga puede causar daño hepático.

❑ El síndrome de Kawasaki es una enfermedad infecciosa que puede producir síntomas de artritis en los niños y que suele ir acompañado de conjuntivitis, fiebre, sarpullido rojo en el cuerpo, inflamación y enrojecimiento de la lengua, e inflamación y/o coloración rojiza o purpúrea de las palmas de las manos y las plantas de los pies. Este síndrome, cuya causa se desconoce, afecta principalmente a niños menores de cinco años. La mayoría de los niños se recuperan, aunque algunos quedan con daño cardíaco permanente.

❑ La enfermedad de Lyme se parece mucho a la artritis y produce síntomas similares (*ver* ENFERMEDAD DE LYME en la Segunda Parte).

❑ Systemic lupus erythematosus (SLE), o lupus eritematoso sistémico, es una enfermedad autoinmune que se suele manifestar con síntomas artríticos. Por razones que aún se desconocen, el organismo produce anticuerpos que atacan sus propios tejidos (*ver* LUPUS en la Segunda Parte).

❑ En sus primeras etapas, los síntomas de la colitis ulcerativa pueden parecerse a los de la artritis. Como esto suele ocurrir antes de que se presenten síntomas abdominales, el paciente puede recibir un diagnóstico erróneo y su tratamiento se puede demorar (*ver* COLITIS ULCERATIVA en la Segunda Parte).

❑ Para mayor información sobre la artritis, *ver* Organizaciones Médicas y de la Salud en el Apéndice.

❑ *Ver también* GOTA en la Segunda Parte y CONTROL DEL DOLOR en la Tercera Parte.

ARTRITIS REUMATOIDE

Ver ARTRITIS.

ASMA

El asma es una enfermedad de los pulmones que obstruye las vías respiratorias. y se manifiesta como una reacción excesiva del sistema inmunológico causada, normalmente, por la exposición a un agente alérgeno, una sustancia que el organismo percibe como extraña y peligrosa.

Durante los ataques de asma los músculos de los bronquios (pequeños pasajes de aire de los pulmones) se contraen, presentan espasmos e impiden que el aire salga. Las personas aquejadas de asma describen esos episodios como "una falta de aire". Entre los síntomas característicos del asma están tos, respiración sibilante, sensación de opresión en el pecho y dificultad para respirar. Los ataques pueden durar unos minutos o varias horas.

Los espasmos que caracterizan los ataques agudos no son la causa de la enfermedad, sino un resultado de la inflamación crónica y de la hipersensibilidad de las vías respiratorias a determinados estímulos. Los ataques de asma se producen cuando la persona que es susceptible a ellos entra en contacto con un alergeno o con una sustancia irritante. A pesar de que cualquier clase de alergeno puede precipitar un ataque de asma en las personas susceptibles, entre los más comunes están las infecciones, el uso de aspirina, ibuprofeno, naproxen sodium, el uso de otros medicamentos NSAID o incluso cambios súbitos del tiempo y de la humedad.

Hay dos tipos de asma: alérgico y no alérgico, aunque los dos coinciden a menudo. Entre los alérgenos más comunes están la pelusa de los animales, alérgenos relacionados con las cucarachas, polens, plumas, aditivos alimentarios (monosodium glutamate y sulfites como el sodium metabisulfite), pescado, productos lácteos, nueces, alimentos con levadura, gases contaminantes, moho y humo de tabaco. Pero los ataques de asma pueden producirse por cualquier tipo de alérgeno. Entre los factores que pueden desencadenar ataques no alérgicos están: trastornos adrenales, ansiedad, cambios de temperatura, ejercicio, sequedad o humedad extrema, miedo, risa, bajo nivel de azúcar sanguíneo y estrés. Infecciones respiratorias, como bronquitis, también pueden derivar en ataques de asma.

Sea cual sea el factor desencadenante, los bronquios se inflaman y se obstruyan a causa de las secreciones. Esta inflamación irrita aún más las vías respiratorias, lo que a su vez aumenta la susceptibilidad a la enfermedad. El resultado es que los ataques se vuelven más frecuentes y la inflamación, más severa.

Es difícil hacer un diagnóstico definitivo de asma, ya que sus síntomas se parecen a los de otras enfermedades, como enfisema, bronquitis e infecciones del tracto respiratorio inferior. A fin de distinguir el asma de otras enfermedades, es posible que el médico ordene algunos exámenes de sangre, radiografías de tórax y espirometría (un procedimiento que permite cuantificar el aire que entra y sale de los pulmones). Con un diagnóstico oportuno y un tratamiento adecuado, es posible evitar que el asma se convierta en un peligro para la vida del paciente. Si no se trata adecuadamente, el asma bronquial puede dar lugar a un enfisema pulmonar.

El asma cardíaca produce los mismos síntomas que los demás tipos de asma, pero su causa es la insuficiencia cardíaca. El asma intrínseca, una forma menos común de la enfermedad, por lo general se presenta en la edad adulta, se asocia con otras enfermedades respiratorias como bronquitis o sinusitis, y tiende a aparecer cuando hay alguna infección viral en el tracto respiratorio superior. Quienes padecen de asma intrínseca suelen ser vulnerables a los cambios de clima, al ejercicio, al estrés emocional y a otros factores sicológicos.

A finales de 1999 dos investigadores de Berkeley, California, descubrieron un vínculo hereditario en el asma. Los científicos, por medio de un experimento en el que unieron genes humanos a ratones, determinaron que la actividad asmática podía reducirse si se ralentizaba la acción de dos genes en concreto. Según ellos, el valor de la investigación se centraba en el hecho de que, ahora, los científicos tienen la oportunidad de desarrollar una medicina preventiva contra el asma y no sólo para tratar sus síntomas.

Este avance de la genética aplicada al asma llega en un momento importante, en el que los investigadores médicos ven cada vez con más preocupación el aumento epidémico en la cantidad de casos de asma cada año. Según los National Institutes of Health, el asma afecta ahora a más de 20 millones de personas. Los niños menores de dieciséis y los adultos mayores de sesenta y cinco son los más vulnerables. Casi la mitad de todos los pacientes son menores de diez años, siendo el asma la primera causa de hospitalización en los niños y la primera también de absentismo escolar. Desde 1980 la incidencia de esta enfermedad se ha incrementado un 75 por ciento aunque, desgraciadamente, entre los niños ha subido un 160 por ciento. Las causas de este aumento no están claras, mientras los investigadores tratan de encontrar la respuesta explorando múltiples causas posibles, como la contaminación, el calentamiento global, aditivos en los alimentos, el factor genético, las toxinas y los alérgenos. Recientemente se descubrió que muchos de estos nuevos casos diagnosticados en el Sudoeste de los Estados Unidos, el Caribe y América Central parecen deberse al polvo y las esporas de moho que cruzan el Atlántico desde las regiones subsaharianas. Ello vendría facilitado por los cambios recientes en las corrientes de viento debido a los efectos del calentamiento global. Los especialistas especulan que la creciente contaminación ambiental se refleja en una incidencia más alta de esta enfermedad. Las epidemias de asma relacionadas con contaminación atmosférica — especialmente en ambientes cerrados, donde abundan el polvo y las partículas químicas — son bien conocidas. La exposición a ciertos químicos en el ámbito laboral — por ejemplo, químicos como uretano y poliuretano, que se utilizan en la industria de los adhesivos y el plástico; resinas epoxídicas, que se utilizan en las pinturas, limpiadores líquidos para materiales de soldadura; emanaciones de los talleres textiles; químicos de lavado en seco, y otras sustancias — también representa un gran riesgo.

Las siguientes dosis se recomiendan para personas mayores de dieciocho años. La dosis para los jóvenes de doce a diecisiete años debe equivaler a tres cuartas partes de la cantidad recomendada. Para los niños de seis a doce años debe utilizarse la mitad de la dosis recomendada y para los menores de seis años, una cuarta parte.

NUTRIENTES

SUPLEMENTOS	DOSIS SUGERIDAS	COMENTARIOS
Esenciales		
Flaxseed oill	1.000 mg 2 veces al día antes de las comidas.	Fuentes de ácidos grasos esenciales que se requieren para la producción de prostaglandinas antiinflamatorias.

Pantothenic acid (vitamin B_5)	50 mg 3 veces al día.	Vitamina antiestrés.
Quercetin-C de Ecological Formulas más bromelain o capsules	500 mg 3 veces al día. 100 mg 3 veces al día. 50 mg 3 veces al día.	Poderosos estimulantes del sistema inmunológico. El Quercetin-C tiene efectos antihistamínicos. Estabilizan las células para detener la inflamación. Para mejores resultados, estos suplementos se deben tomar al mismo tiempo.
Vitamin C con bioflavonoids	1.500 mg 3 veces al día.	Necesarios para proteger el tejido pulmonar y controlar la infección. Aumentan el flujo de aire y combaten la inflamación.
Zinc lozenges (pastillas de cinc)	No sobrepasar más de 100 mg al día.	Pueden reducir o detener un ataque antes de que sea grave.
Muy importantes		
Betain hydrochloride con pepson	Según indicaciones de la etiqueta, o según lo prescrito por el médico.	Combate los problemas de malabsorción que pueden causar el síndrome agujereado de la tripa.
Coenzyme Q_{10}	100 mg al día.	Contrarresta la histamina.
Magnesium más calcium	750 mg al día. 1.500 mg al día.	Pueden detener los ataques agudos de asma aumentando la capacidad vital de los pulmones. Dilatan los músculos bronquiales. Utilizar variedades chelate o asporotate.
Multivitamin y mineral complex con selenium vitamin B_{12}	200 mcg al día. Si está embarazada, no debe tomar más de 40 mcg al día. 2.000 mcg al día.	Necesarios para mejorar la función inmunológica. Utilizar una fórmula high-potency. Poderoso destructor de los radicales libres originados en la contaminación atmosférica.
Provechosos		
Bee pollen	Empezar con pocos gránulos y aumentar lentamente hasta 2 cucharaditas al día.	Fortalece el sistema inmunológico. Utilice polen crudo, a poder ser producido a no más de 10 millas de su casa. *Advertencia:* El polen de abeja causa reacciones alérgicas en algunas personas. Suspéndalo si presenta sarpullido, respiración sibilante, molestias u otros síntomas.
Coenzyme A de Coenzyme A Technologies	Según indicaciones de la etiqueta.	Ayuda a desintoxicar el sistema inmune de las sustancias peligrosas
Dimethylglycine (DMG) (Aangamik DMG de FoodScience of Vermont)	Según indicaciones de la etiqueta, 2 veces al día.	Mejora la oxigenación del tejido pulmonar.
Glucosamine sulfate o N-Acetylglucosamine (N-A-G de Source Naturals)	Según indicaciones de la etiqueta. Según indicaciones de la etiqueta.	Importantes para regular la mucosidad del tracto respiratorio.
Kelp	2.000–3.000 mg al día durante 21 días. Luego reducir la dosis hasta 1.000–1.500 mg al día.	Proporciona una cantidad balanceada de minerales.
L-Cysteine	500 mg 2 veces al día con el estómago vacío. Tomar con agua o jugo. No tomar con leche. Para mejor absorción, tomar con 50 mg de vitamina B_6 y 100 mg de vitamina C.	Repara el tejido pulmonar y reduce la inflamación. *Ver* AMINOÁCIDOS en la Primera Parte.
Pycnogenol o grape seed extract	Según indicaciones de la etiqueta. Según indicaciones de la etiqueta.	Poderosos antioxidantes y antiinflamatorios.
S-Adenosylmethionine (SAMe)	Según indicaciones de la etiqueta.	Reduce el estrés y alivia la depresión. Promueve un sentido de bienestar. *Advertencia:* No utilizar si usted tiene trastorno maníaco-depresivo o si toma antidepresivos recetados.
Urban Air Defense de Source Naturals	Según indicaciones de la etiqueta.	Contiene muchos de los nutrientes necesarios mencionados en esta tabla.
Vitamin D	600 UI al día.	Necesario para la reparación de los tejidos.

Hierbas

❑ Asthma-X5 from Olympian Labs es una fórmula de hierbas que contiene coleus forskohlii, feverfew, ginger, té verde, raíz de licorice, lobelia, Mormon tea, schisandra berries y skullcap. La dosis recomendada son entre 500 y 1.000 miligramos, tres veces al día. Para obtener mejores resultados, usar durante unas ocho semanas.

❑ ClearLungs, de RidgeCrest Herbals, es una fórmula china a base de hierbas que despeja las vías respiratorias y facilita la respiración porque disminuye la inflamación y la secreción. Tomar dos cápsulas dos veces al día.

❑ El extracto de lobelia es muy útil en caso de ataques asmáticos; es un relajante de los músculos bronquiales y expectorante.

Advertencia: No tomar por vía oral de forma continuada.

❑ Diversos estudios han mostrado que la boswellia, una hierba india (también conocida como frankincense), reduce los síntomas asmáticos y el número de ataques.

❑ Se dice que el aceite de mullein es un excelente remedio para la congestión bronquial. Este aceite detiene la tos, despeja los bronquios y ayuda a calmar los ataques de asma. Personas que lo han utilizado afirman que el efecto es casi inmediato cuando se toma en té o en jugo de fruta.

❑ El pau d'arco actúa como antibiótico natural y reduce la inflamación. Tome tres tazas de té de pau d'arco todos los días.

❑ Los defensores de la filosofía ayurvédica (originaria de la India Oriental), basada en la conexión mente-cuerpo-tierra, recomiendan las siguientes hierbas contra el asma:

la vasaka (*Adhatoda vasica*) alivia la tos, la bronquitis y otros síntomas asmáticos; la boswellia (*Boswellia serrata*), que ataca los dolores y las inflamaciones; y la tylophora (*Tylophora indica*) para mejorar la respiración. Sabinsa Corporation es una buena fuente donde obtener estas hierbas ayurvédicas

❑ Otras hierbas beneficiosas para el asma son echinacea, raíz de licorice y tabletas de slippery elm bark. Las raíces de licorice, Ginger y elderberry abren las vías respiratorias.

Advertencia: No utilice echinacea si sufre un trastorno autoinmune No utilice licorice diariamente durante más de siete días seguidos, y evítelo completamente si su presión arterial es alta.

Recomendaciones

❑ Los usos homeopáticos de la belladona demuestran que sirve para relajar los bronquiolos de los pulmones, lo que alivia las sibilancias respiratorias en los ataques de asma.

❑ El aceite de semillas de black cumin (*Nigella sativa*) tiene una amplia tradición como tratamiento principal de las alergias en el Medio Oriente. Las mejores semillas provienen de Egipto y contienen más de cien químicos distintos, y entre ellos ácidos grasos esenciales. Las semillas pueden prepararse en forma de té. Basta con mezclar una cucharada de semillas en una taza de agua caliente, dejar reposar durante diez minutos y luego pasar por el colador. Para no perder el aroma, mantener el té cubierto hasta que estamos preparados para tomarlo. Hay cápsulas disponibles de este aceite prensado en frío.

Advertencia: No usar este producto en caso de embarazo. La exposición de la piel al aceite sin diluir puede causar irritación dependiendo de la sensibilidad del individuo.

❑ Su dieta debe constar básicamente de frutas y vegetales frescos, nueces y semillas, harina de avena, arroz integral, y granos enteros. Además, debe ser relativamente alta en proteínas, baja en carbohidratos y no debe contener azúcar. *Ver* HIPOGLICEMIA en la Segunda Parte por las sugerencias que contiene.

❑ Incluya en su dieta ajo y cebolla. Estos alimentos contienen quercetin y aceites de mustard, los cuales inhiben la acción de una enzima que estimula la liberación de químicos con propiedades inflamatorias.

❑ Incluya "green drinks" en su programa de tratamiento. Un producto excelente es Kyo-Green, de Wakunaga. Tómelo tres veces al día, media hora antes de las comidas.

❑ Evite los alimentos que producen gases, como fríjoles, bróculi, coliflor y cabbage, y disminuya la cantidad de bran o tome un complejo enzimático como Be Sure, de Wakunaga of America. Los gases empeoran el asma pues presionan el diafragma.

❑ No consuma ice cream ni tome líquidos demasiado fríos. El frío puede producir espasmos bronquiales.

❑ Para ayudarle a su organismo a eliminar toxinas y secreciones, todos los meses haga durante tres días un ayuno de jugos, o un ayuno con agua destilada y jugo de limón, o una combinación de ambos. *Ver* AYUNOS en la Tercera Parte.

❑ Haga comidas ligeras; las comidas abundantes pueden producir sensación de ahogo pues hacen que el estómago presione el diafragma.

❑ Haga una dieta de eliminación para determinar si hay algún o algunos alimentos que agravan su problema de asma. Entre los alimentos que suelen ser perjudiciales están: alfalfa, maíz, maní, soya, huevos, remolacha, zanahoria, colas, bebidas frías (pueden provocar espasmos-bronquiales), productos lácteos (incluyendo leche y ice cream), pescado, carnes rojas (en especial, cerdo), alimentos procesados, sal, espinaca, pollo y pavo, harina blanca y azúcar blanco (*ver* ALERGIAS en la Segunda Parte).

❑ Todos necesitamos hacer ejercicio para alcanzar y mantener la salud. Si usted nota que al ejercitarse le sobreviene un ataque de asma, pruebe tomando 2.000 miligramos de Vitamina C una hora antes de empezar su actividad. Estudios recientes han mostrado que quienes tomaron vitamina C antes de una actividad deportiva no sufrieron ni tos, ni sibilancias ni problemas para respirar. Las personas que tengan riesgo de cálculos renales o de hemocromatosis (un trastorno relacionado con la absorción de hierro) no deben tomar vitamina C a estas dosis.

❑ Si notamos que el ejercicio provoca una respuesta asmática, compruebe su ingesta de sal. Según al menos un informa, las personas con asma y dietas con alto contenido de sodio (4.000 miligramos/día), tienen más dificultades respiratorias durante el ejercicio y posteriormente que quienes consumen menos sodio (1.500 mg/día). Pregunte a su médico cuál es el nivel adecuado de sodio para usted.

❑ Si usted toma aspirina u otros medicamentos antiinflamatorios no esteroideos (NSAIDs), tómelos con precaución. Drogas contra el dolor, como aspirina, ibuprofeno (Advil y Nuprin, entre otras), naproxen (Naprosyn y Aleve) y piroxicam (Feldene), son responsables de dos terceras partes de las reacciones asmáticas asociadas con los medicamentos, y la aspirina es responsable de la mitad. Los agentes utilizados para la quimioterapia y los antibióticos también desencadenan reacciones asmáticas.

❑ Haga una lista de las cosas que le producen una respuesta asmática y evítelas tanto como pueda. Asimismo, trate de guardar un diario de sus síntomas, medicamento etc. Puede ser una herramienta muy útil para usted y para su médico a la hora de diseñar y mantener un plan de tratamiento óptimo.

❑ También es útil aplicarse compresas de castor oil en la espalda y en el área de los pulmones y los riñones. Estas compresas se hacen calentando castor oil sin dejarlo hervir. Introduzca en el aceite un trozo de cheesecloth u otra tela blanca de algodón hasta que se sature. Coloque la tela sobre el área afectada y cúbrala con un pedazo de plástico más grande. Coloque encima del plástico un paño caliente para que la compresa guarde la temperatura. Mantenga la compresa en ese sitio entre media hora y dos horas, de acuerdo con sus necesidades.

❑ Ponga en práctica métodos de reducción del estrés. El estrés y las emociones fuertes, como preocupación y miedo, pueden precipitar ataques de asma. *Ver* ESTRÉS en la Segunda Parte.

❑ Evite los animales peludos, los aditivos alimentarios BHA y BHT, el colorante de alimentos FD&C Yellow No. 5, el humo del tabaco y otras clases de humo, y el aminoácido triptófano (tryptophan).

❑ Si sospecha que los ácaros o dust mites le producen síntomas asmáticos, haga lo posible por deshacerse de ellos. En el comercio se encuentran aspiradoras que destruyen esos ácaros. Una aplicación de benzyl benzoate en polvo (por ejemplo, X-MITE, de Allersearch) los elimina entre dos y tres meses. Una libra de este polvo alcanza para tratar aproximadamente ciento cincuenta pies cuadrados de alfombra o tela. Si no encuentra el producto en polvo en las farmacias de su localidad, ordénelo a Aller-Guard Corporation. (*Ver* Fabricantes y Distribuidores en el Apéndice).

❑ Considere la posibilidad de quitar todas las alfombras, al menos en el dormitorio. Esto le ayudará a mantener a raya los dust mites, gérmenes y bacteria que agravan el asma. También es útil cubrir los colchones con plástico y lavar las sábanas en agua caliente al menos una vez por semana

Aspectos para tener en cuenta

❑ Hasta hace poco, incluso con un buen plan nutricional, la única manera de evitar las reacciones alérgicas era evitando el agente irritante que la causaba. Actualmente, existen medicamentos antiinflamatorios y broncodilatadores efectivos. Los antiinflamatorios detienen la inflamación rápidamente, aunque sólo de forma temporal; además, si se usan durante largos períodos de tiempo tienen efectos secundarios. La mayor parte de estas medicinas estimulan el sistema nervioso simpático, lo que puede dar lugar a ansiedad, nerviosismo, insomnio y sequedad en la boca. Asimismo, pueden elevar la presión arterial y, a largo plazo, contribuir a posibles problemas renales o hepáticos.

❑ Se ha aprobado un nuevo tratamiento completamente diferente de los existentes hasta ahora. En lugar de combatir los síntomas ataca directamente el problema de la reacción alérgica. Omalizumab (Xolair) es un medicamento diseñado para unirse a los anticuerpos que circulan en la sangre y de esta manera reduce la cantidad de anticuerpos disponibles para unirse a los mastocitos. En última instancia, esto inhibe la liberación de los químicos que causan la respuesta inflamatoria. Así pues, esta es la primera medicación de carácter preventivo disponible para adultos y adolescentes (doce años para arriba) que sufren un asma entre moderado y severo, especialmente aquellos cuyos síntomas no han sido controlados adecuadamente con los inhaladores de corticosteroides existentes.

Hay que aclarar que no se trata de un sustituto y que cualquier sustitución debe hacerse bajo control médico. De todos modos, es un paso en la dirección correcta.

❑ Los casos de asma que son críticos para la vida del paciente, diagnosticados como *status asthmaticus,* requieren hospitalización inmediata, incluso durante días en algunos casos.

❑ Las personas asmáticas pueden tener deficiencia de algunos nutrientes, como vitamina B_6 (piridoxina), vitamina C, magnesio, manganeso, selenio y la enzima glutatión peroxidasa. Estas personas a menudo tienen niveles más bajos de lo normal de ácido hidroclórico gástrico, que es necesario para la buena digestión. El distinguido nutricionista Dr. Jonathan Wright ha tratado el asma con magníficos resultados utilizando una combinación de terapia de reemplazo de ácido gástrico (usualmente en forma de betaine hydrochloride) y suplementos de vitamina B_6, vitamina B_{12} y magnesio.

❑ Según la revista científica *Nutrition Health Review,* una importante causa de los ataques de asma es experimentar sentimientos demasiado intensos de ira, ansiedad y depresión. Infortunadamente, muchos de los medicamentos que se utilizan para controlar y aliviar el asma producen nerviosismo, cambios anímicos e insomnio.

❑ Muchas personas asmáticas son sensibles a los aditivos alimentarios conocidos como sulfitos. Algunas personas han tenido ataques graves después de consumir alimentos con sulfitos. Muchos restaurantes utilizan sustancias que contienen sulfitos — entre ellas sodium bisulfite, potassium metabisulfite, potassium bisulfite y sulfur dioxide — para evitar que los alimentos se decoloren y que se desarrolle bacteria en las ensaladas verdes, la fruta cortada y tajada, los mariscos congelados y otros alimentos. (Para más información, *ver* Alergia a los sulfitos en las páginas 182–183.)

❑ Los medicamentos betabloqueadores, que se utilizan para tratar la presión arterial alta, pueden oprimir los músculos bronquiales y causar problemas sumamente graves para la vida de las personas asmáticas.

❑ Entre los contaminantes del aire que tienen la capacidad de precipitar ataques de asma están: ozono, dióxido de azufre, dióxido de nitrógeno, humo de cigarrillo, monóxido de carbono, hidrocarburos, óxido de nitrógeno y sustancias fotoquímicas.

❑ Inhalar un relajante muscular — como albuterol (Proventil, Ventolin) — utilizando un broncodilatador alivia de inmediato los ataques agudos de asma porque abre los bronquios. Sin embargo, hay que tener en cuenta que los broncodilatadores no tratan el problema de fondo. Ya está disponible una versión nueva.

❑ La FDA ha aprobado una nueva versión de albuterol sulfate HFA (Ventolin) en forma de inhalador (*metered dose inhaler,* MDI) para el asma y las enfermedades pulmonares obstructivas. A diferencia de las versión antigua de Ventolin, este nuevo inhalador emplea un propulsor alternativo llamado hydrofluoroalkane (HFA) en lugar de los tradicionales chlorofluorocarbons (CFCs) que afectan a la capa de ozono. Actualmente hay dos inhaladores de albuterol HFA aprobados en los Estados Unidos. El primero, Proventil HFA, fue aprobado en 1996.

❑ Investigadores de la Universidad de Cornell examinaron a niños de edades comprendidas entre los cuatro y dieciséis años que tomaron parte en el estudio denominado Third National Health and Nutrition Survey. Descubrieron que había una relación entre el uso de antioxidantes betacaroteno y vitamina C y la reducción significativa en la aparición de asma. Esa misma disminución se daba cuando los pacientes ingerían selenium. Por otro lado, en el mismo estudio se llegó a la conclusión de que la vitamina E tiene escasa o ninguna relación con el asma.

❑ Los niños pequeños cuentan ahora con un nuevo medicamento corticosteroide aprobado recientemente. La *budesonide inhalation suspension* (Pulmicort Respules) es una hormona sintética diseñada para ser usada dos veces al día con el objetivo de prevenir los ataques de asma, no para tratar ataques agudos. Estos ataques todavía es mejor tratarlos con un broncodilatador de acción rápida. El medicamento presenta una buena tolerancia general, aunque puede presentar efectos secundarios como infecciones respiratorias, tos y congestión.

Advertencia: Los corticosteroides pueden tener efectos negativos en el crecimiento infantil. No se conoce el efecto en la altura de las personas adultas.

❑ Una variante de la sustancia theophylline, de liberación gradual, comercializada bajo la marca Theo-Dur Sprinkle, se ha usado con buenos resultados. Este medicamento se les administra fácilmente a los niños mezclando el contenido de una cápsula con un alimento suave, como salsa de manzana. La theophylline (teofilina) tiene efectos secundarios en algunos usuarios (taquicardia e insomnio). Algunos médicos creen que es mejor tomar medicamentos inhalados o de uso tópico que en forma de pastilla porque aquellos llegan directamente a los pulmones y bronquios.

❑ Investigadores de la Universidad de Harvard y de la U.S. Environmental Protection Agency (EPA) han demostrado que personas asmáticas que toman café y otras bebidas con cafeína generalmente presentan la tercera parte de los síntomas de las que no toman café ni bebidas con cafeína. Esto se debe probablemente a que la cafeína dilata las vías respiratorias.

❑ De acuerdo con un estudio publicado en la revista científica *Journal of Allergy and Clinical Immunology,* tomar dos cápsulas de aceite de salmón antes de cada comida y comer pescado tres veces por semana puede ser provechoso para las personas asmáticas.

❑ El purificador de aire personal Air Supply, de Wein Products, es un aparato minúsculo que se lleva colgado en el cuello. Crea una barrera invisible de aire puro que protege contra los microorganismos (como virus, bacterias y mohos) y las micropartículas (como polvo, polen y agentes contaminantes) que se encuentran en el aire. Además, elimina del aire emanaciones, olores y compuestos volátiles dañinos.

❑ Es provechoso hacer ejercicio regularmente, aunque puede provocar ataques agudos de asma en algunas personas. Nadie sabe por qué ocurre esto, pero se cree que inspirar grandes cantidades de aire frío y seco durante el ejercicio le hace daño al sistema respiratorio. Por ejemplo, correr induce más ataques de asma que nadar. Una manera de controlar el asma precipitada por el ejercicio es utilizar una máscara que conserve el calor y la humedad, y que además reduzca los efectos adversos de respirar aire frío y seco.

❑ El zanamivir (Relenza), un medicamento antiviral relativamente puede tener efectos negativos para los pacientes de asma. La U.S. Food and Drug Administration apunta que los asmáticos y quienes sufren de enfermedad pulmonar crónica deben utilizarlo con precaución. Si alguien con asma lo toma debe tener cerca un broncodilatador en caso de emergencia. Lo curioso es que aunque la FDA ha aprobado la comercialización de este producto, un panel asesor de la propia FDA desaconsejó dicha aprobación porque, según su opinión, la eficacia general de este medicamento es mínima.

❑ Según un estudio realizado por la Universidad de North Dakota, las personas con asma y artritis mejoraron su salud significativamente con una simple acción: dedicar veinte minutos al día, tres veces a la semana, para escribir. De los setenta pacientes que participaron en el estudio, realizado durante un mes, el 47 por ciento mostró una mejoría clara, mientras que el 24 por ciento mostró mejoría sin escribir. La conclusión de los investigadores fue que el sacar al papel los pensamientos y observaciones alivia el estrés y aligera la mente de las preocupaciones.

❑ Los niños con asma suelen experimentar tratamientos mucho más exitosos mediante el entrenamiento del cuerpo y la mente. Así lo indican numerosos estudios recientes. El especialista Richard Firshein, D.O., radicado en la ciudad de Nueva York, utiliza una técnica para que los niños no entren en pánico cuando perciben que van a tener un ataque asmático. Con mucha calma, guía sus pensamientos para ayudarlos a centrar su atención en imágenes y aromas agradables, como el calor del sol, hot dogs o su mascota favorita. Al mismo tiempo, los ayuda a controlar la respiración. De este modo los pequeños se sienten menos indefensos y temerosos. Los adultos también se pueden beneficiar de esta técnica.

❑ Las plumas de ganso pueden causar y agravar los problemas pulmonares.

❑ El NIOX Nitric Oxide Test System es un test administrado por médicos para medir la eficacia de las medicinas antiinflamatorias.

❑ Para obtener los nombres y direcciones de organizaciones que le pueden dar más información sobre esta enfermedad, *ver* Organizaciones Médicas y de la Salud, en el Apéndice.

ATAQUE CARDÍACO (INFARTO DEL MIOCARDIO)

El corazón es un músculo que bombea sangre a todos los rincones del cuerpo humano. Está compuesto por cuatro cavidades separadas, dos aurículas y dos ventrículos. Entre las cuatro cavidades se encuentran las válvulas que permiten que la sangre fluya en una dirección, siempre para adelante. Con cada latido, el ventrículo derecho bombea sangre desoxigenada a los pulmones mientras el ventrículo izquierdo bombea sangre oxigenada en las arterias para que circule por el cuerpo. El corazón depende de que le llegue sangre oxigenada desde las arterias coronarias (las que rodean el corazón) para obtener el oxígeno y nutrientes que necesita. Si las arterias coronarias están constreñidas por la arterioesclerosis (depósitos grasos en las paredes arteriales), un émbolo (un trozo de tejido o una burbuja de aire en la arteria), o un trombo (un coágulo arterial), el corazón se queda sin oxígeno suficiente y sobreviene un ataque cardíaco.

Cuando el suministro de sangre hacia el corazón se detiene o se reduce drásticamente, el corazón queda privado de oxígeno. Si el flujo sanguíneo no se restablece en el lapso de pocos minutos, partes del músculo cardíaco empiezan a morir y se produce daño permanente del corazón. Este proceso se denomina infarto del miocardio, pero se conoce popularmente como ataque cardíaco. Como esto sucede cuando las arterias coronarias no pueden suministrarle al corazón suficiente oxígeno, los médicos suelen denominar el ataque cardíaco como coronario.

El ataque cardíaco empieza, de manera característica, por un dolor sostenido, profundo y severo en el pecho. Muchas personas que han tenido un ataque cardíaco lo describen como una presión fuerte y subesternal que se percibe como si le estuvieran apretando a uno el pecho. Otros síntomas que se pueden presentar son molestias en los brazos, espalda, cuello, mandíbula o estómago, además de sensación de ahogo y de mareo, sudoración, náuseas y vómito. Además, el ataque cardíaco puede producir arritmia, es decir, ritmo cardíaco irregular. Es importante recordar que los síntomas pueden ser diferentes en los hombres que en las mujeres (dolor de espalda, síntomas parecidos a la gripe y una sensación imperioso de catástrofe). Los síntomas pueden estar presentes hasta doce horas. Además, se pueden presentar palpitaciones anormales, llamadas arritmias. Pero los síntomas no siempre son tan claros, y pueden variar de persona a persona, y de ataque a ataque. Es muy importante recalcar este punto, especialmente en relación a las mujeres, ya que son mucho más propensas a tener síntomas "atípicos", como un dolor entre los omóplatos en lugar de ese dolor fuerte en el pecho descrito arriba. Por esta razón a veces se demoran en buscar tratamiento y ayuda.

Hay tres circunstancias básicas que pueden derivar en un ataque cardíaco. La primera, e indudablemente la más frecuente, es la obstrucción parcial o total de una de las arterias que abastecen de oxígeno al corazón, usualmente a causa de un coágulo sanguíneo. A menudo, tras años de sufrir de enfermedad coronaria, las arterias coronarias se han estrechado. Esto lleva a la acumulación de placa — formada por depósitos grasos ricos en colesterol, proteína, calcio y exceso de células del músculo liso — en las paredes de las arterias. Las paredes arteriales se engruesan e impiden que la sangre fluya hacia el músculo cardíaco. Al volverse ásperas las paredes de las arterias a causa de los depósitos de placa, no sólo las arterias se estrechan sino que se facilita la formación de coágulos en su superficie interna. Cuando un coágulo se desarrolla o se desprende de su lugar de origen y viaja a través de los vasos sanguíneos, puede bloquear completamente una arteria coronaria, lo que da por resultado un ataque cardíaco.

La segunda circunstancia que puede precipitar un ataque cardíaco es la existencia de una arritmia que le impida al corazón bombear suficiente sangre para garantizar su propio abastecimiento. La tercera circunstancia es que un punto débil de un vaso sanguíneo, llamado aneurisma, se reviente y provoque hemorragia interna, lo cual afecta al flujo sanguíneo normal.

Nadie sabe exactamente la razón por la que ciertas personas desarrollan enfermedades cardíacas y otras no, pero sí se han identificado bastantes factores de riesgo y posibles causas. Uno de esos factores de riesgo que más atención recibe últimamente es la homocisteína (homocysteine), un aminoácido compuesto a partir del metabolismo de la metionina, otro aminoácido esencial para un desarrollo y metabolismo normales. La homocisteína se transforma en metionina en un proceso de reciclaje constante, y es esencial que haya un equilibrio apropiado entre ambas. Demasiada homocisteína es tóxico para el sistema vascular, un problema que se asocia con claridad a la ateroesclerosis. Aproximadamente el 20 por ciento de las personas que sufren enfermedades cardíacas tiene niveles excesivos de homocisteína.

Asimismo, otro factor conectado a los problemas cardíacos es la acumulación de grasas en la sangre, especialmente ciertas lipoproteínas y triglicéridos. Las lipoproteínas son moléculas que transportan colesterol en el torrente sanguíneo. Hay dos tipos principales: las lipoproteínas de baja densidad (LDL) y las de alta densidad (HDL). Niveles elevados de LDL pueden dar lugar a acumulaciones de grasa que estrechan las arterias y pueden reducir el flujo de sangre. La lipoproteína (a) es una proteína transportadora de colesterol muy cercana al LDL. Parece ser un factor importante en el desarrollo de la ateroesclerosis, aunque no se sabe con exactitud la razón. Por otro lado, la presencia de niveles altos de HDL apunta a que el colesterol es transportado de vuelta desde las arterias al hígado para su procesamiento por este órgano. Los triglicéridos son lípidos (grasas) que se unen a las proteínas para constituir las lipoproteínas de alta y baja densidad. Al igual que con el LDL, un nivel alto de triglicéridos suele estar relacionado con la ateroesclerosis y los ataques al corazón. El exceso de triglicéridos suele estar conectado con el abuso de alimentos ricos en grasas y de alcohol, así como con la presencia de niveles altos de insulina.

Otro posible factor de las enfermedades cardíacas es la insuficiencia de antioxidantes en el sistema. Estos elementos sirven para desactivar la acción de los radicales libres y ayudar al organismo a eliminar las sustancias tóxicas causantes del deterioro celular. Otro factor de riesgo es la presencia de niveles altos de fibrinógeno (fibrinogen), una proteína coagulante. Con una tasa de fibrinógeno alta es mucho más fácil que se creen coágulos que obstruyan el flujo sanguíneo y den como resultado un derrame cerebral o un ataque al corazón.

Otra área de investigación respecto a los orígenes de las enfermedades cardiovasculares tiene que ver con el papel de las bacterias infecciosas. La presencia del organismo *Helicobacter pylori* (*H. pylori*), aunque normalmente asociado a las úlceras, también se ha relacionado con muchas personas que han sufrido ataques al corazón. La *Chlamydia pneumoniae,* la bacteria responsable de casi el 10 por ciento de los casos de neumonía, también parece aumentar las probabilidades de sufrir trastornos cardíacos. Los investigadores creen que si estas bacterias, aún en pequeñas cantidades, tienen una presencia crónica en el cuerpo, pueden contribuir a una inflamación de baja intensidad de los vasos sanguíneos, lo que los hace más susceptibles de acoger depósitos de placas de grasa. Para apoyar esta hipótesis, se ha descubierto que se puede predecir hasta cierto punto la posibilidad de que un individuo desarrolle problemas cardíacos si su organismo muestra una tasa alta de una sustancia llamada C-reactive protein (CRP). La CRP se libera en el organismo cuando los vasos sanguíneos que llegan al corazón están inflamados y dañados. Otra señal de inflamación es una sustancia llamada intracellular adhesion molecule (ICAM-1) o CD54, un tipo de molécula que se encuentra en la superficie de ciertas células. La ICAM-1 interactúa con otros químicos del cuerpo para activar el proceso inflamatorio. Cuanto más presente esté dicha molécula, más probabilidades hay de sufrir ateroesclerosis, aunque los niveles de CRP siguen siendo considerados un mejor factor de predicción de la inflamación que los de ICAM-1.

Todo lo que le imponga al corazón y/o a los vasos sanguíneos tensión adicional — por ejemplo, una crisis emocional, una comida pesada, hacer demasiado ejercicio físico o levantar un objeto pesado — puede desencadenar un ataque cardíaco, aunque esos factores no son la verdadera causa del problema. Entre las personas más vulnerables a sufrir un ataque cardíaco están las que tienen antecedentes familiares de enfermedad cardíaca, las que fuman y/o abusan de las drogas, las que tienen diabetes, alta presión arterial, niveles altos de colesterol y/o triglicéridos, las que llevan una vida sedentaria, y las que suelen vivir estresadas y/o tienen personalidad "tipo A".

La tercera parte de todos los ataques cardíacos se presentan sin avisar. Al resto de los ataques cardíacos los anteceden meses o años de síntomas, especialmente angina de pecho: un dolor en el pecho que suele aumentar con el estrés o el ejercicio físico, y que disminuye con el descanso. Al igual que el ataque cardíaco, la angina de pecho es producida por falta de oxígeno en el músculo cardíaco, aunque el grado de privación de oxígeno no es tan alto como para dañar el tejido cardíaco. Durante los días o semanas previos al ataque cardíaco, mucha gente se queja de angina de pecho intermitente, sensación de ahogo y/o fatiga inusual. Una sensación constante de acidez estomacal que dura varios días y no mejora con antiácidos puede ser señal de un ataque cardíaco inminente.

Las recomendaciones dietéticas, nutricionales y de estilo de vida que hacemos en esta sección están dirigidas a contribuir a la prevención y/o recuperación de un ataque cardíaco y no se presentan como sustitutos de un tratamiento adecuado en caso de emergencia. Si usted cree que está sufriendo un ataque al corazón, no pierda un instante en buscar ayuda médica. Cualquier demora puede resultar en un grave daño para su corazón.

A menos que se indique otra cosa, las dosis que se recomiendan a continuación son para personas adultas. La dosis para los jóvenes de doce a diecisiete años debe equivaler a tres cuartas partes de la cantidad recomendada; la de los niños de seis a doce años, a la mitad, y la de los menores de seis años, a la cuarta parte.

NUTRIENTES

SUPLEMENTOS	DOSIS SUGERIDAS	COMENTARIOS
Esenciales		
Aerobic Heart de Aerobic Life Industries	Según indicaciones de la etiqueta.	Reduce los niveles de homocisteína. Vital para mantener un corazón sano.
Alpha-linolenic acid (ALA)	Según indicaciones de la etiqueta.	El omega-3 ácidos grasos que pueden disminuir el riesgo de un fatal ataque al corazón en un tercio, según un estudio francés a largo plazo.
Alpha-lipoic acid	Según indicaciones de la etiqueta.	Un antioxidante que reduce los niveles de LDL.

Chinese red yeast rice extract (Extracto de arroz rojo de levadura chino)	Según indicaciones de la etiqueta.	Promueve la circulación de la sangre y regula los niveles de colesterol.
Coenzyme Q_{10}	100 mg al día.	Aumenta la oxigenación del músculo cardíaco y ayuda a prevenir un segundo ataque cardíaco.
o Q-Gel más Coenzyme A de Coenzyme-A Technologies	Según indicaciones de la etiqueta. Según indicaciones de la etiqueta.	Funciona bien con la coenzima Q_{10} para agilizar el metabolismo, reducir la depresión y la fatiga, aumentar de la energía, apoyar a las glándulas suprarrenales, procesar de las grasas, eliminar toxinas del cuerpo, y ayudar al sistema inmunológico.
Grape seed extract	150–300 mg al día.	Poderoso antioxidante. Para mejores resultados, tomar con phosphatidyl choline, componente natural de la lecitina.
Inositol hexaphosphate (IP_6)	Según indicaciones de la etiqueta.	Protege el corazón de la prevención de coágulos sanguíneos y reducir el colesterol y los niveles de triglicéridos.
L-Arginine	Según indicaciones de la etiqueta.	Un aminoácido que aumenta la producción de óxido nítrico, que dilata las arterias para permitir un mejor flujo sanguíneo. *Nota:* Si tiene herpes, no tome la L-arginina sin también de L-lisina.
Lecithin	Según indicaciones de la etiqueta.	
Potassium	99 mg dos veces al día.	Necesarios para mantener el ritmo cardíaco regular. Reduce el colesterol.
S-Adenosyl-methionine (SAMe)	Según indicaciones de la etiqueta.	Un antidepresivo natural. (La depresión se ha relacionado con enfermedades cardíacas.) Reduce los niveles de homocisteína. *Nota:* Si usted toma mismo, tenga cuidado de mantener un equilibrio correcto de vitaminas B_6 y B_{12} y ácido fólico. *Advertencia:* No utilizar si usted tiene trastorno maníaco-depresivo o receta antidepresivos.
o Trimethyglycine (TMG)	Según indicaciones de la etiqueta.	Se convierte en la misma por el cuerpo. Reduce los niveles de homocisteína.
Selenium	300 mcg al día.	Su deficiencia se ha asociado con enfermedades cardíacas.
Vitamin B complex	50 mg de cada uno de los principales vitamina B 3 veces al día. (Importes de vitaminas individuales en un complejo puede variar.)	Vitaminas B funcionan mejor cuando se toman juntos.
más adicional de vitamin B_3 (niacin) y vitamin B_6 (pyridoxine) y vitamin B_{12}	50 mg al día. 50 mg al día. 1.000–2.000 mcg al día.	Vitaminas B que reducen los niveles de homocisteína. Sublingual formas son los mejores.
y folic acid	400 mg al día. Advertencia: Si toma medicamentos anticonvulsivos para la epilepsia, no sobrepasar a 400 mcg de ácido fólico al día de todas las fuentes	Deficiencia de ácido fólico en el músculo del corazón lleva a los enfermedades cardíacas. Bajos niveles de folato puede ser más peligroso que el colesterol alto para las personas con enfermedades cardíacas.
o No Shot B-6/B-12/ Folic de Superior Source	Según indicaciones de la etiqueta.	Una combinación de estos tres importantes vitaminas B.
Vitamin E capsules o liquid vitamin E con tocotrienols	200 UI al día, o 400 UI cada dos días. Según indicaciones de la etiqueta.	Poderoso antioxidante que mejora la circulación y adelgaza la sangre, lo que disminuye el riesgo de que se produzcan coágulos. Usar en forma de d-alpha-tocopherol. Nota: Si usted toma anticoagulantes de prescripción, consulte con su médico antes de tomar suplementos de vitamina E.
Muy importantes		
Acetyl-L-carnitine o L-carnitine más L-cysteine y L-methionine	500 mg al día de cada uno con el estómago vacío. Tomar con agua o jugo. No tomar con leche. Para mejor absorción, tomar con 50 mg de vitamina B_6 y 100 mg de vitamina C. Protegen contra la lipid peroxidation (reacción química de la grasa con un radical libre, que facilita la movilización y el depósito del colesterol en las arterias). Al ayudar a descomponer las grasas evitan su acumulación en las arterias. Esto ayuda a restablecer el flujo sanguíneo hacia el corazón.	Bajan el nivel de los lípidos sanguíneos y elevan el del glutatión y la coenzima Q10 de las células.
Calcium y magnesium	1.500 mg al día. 1.000 mg al día divididos en varias tomas. Tomar entre comidas y a la hora de acostarse.	Importantes para mantener la frecuencia cardíaca y la presión arterial adecuadas. Utilizar variedades chelate.
Cardio Logic de Wakunaga	Según indicaciones de la etiqueta.	
Chromium	100 mcg al día.	Útil para aumentar el nivel del HDL (colesterol "bueno").
Essential fatty acids (Kyolic-EPA de Wakunaga, primrose oil y salmon oil)	Según indicaciones de la etiqueta.	Protegen las células del músculo cardíaco. Reducen los niveles de triglicéridos en la sangre.
Garlic (Kyolic de Wakunaga)	2 cápsulas 3 veces al día.	Beneficioso para el corazón. Promueve la circulación y ayuda a reducir la presión arterial alta.
Glucosamine Plus de FoodScience of Vermont	Según indicaciones de la etiqueta.	Importante para la formación de las válvulas cardíacas.

Heart Science de Source Naturals	Según indicaciones de la etiqueta.	Contiene antioxidantes, agentes que combaten el colesterol, hierbas y vitaminas que promueven el adecuado funcionamiento cardiovascular.
Multienzyme complex	Según indicaciones de la etiqueta. Tomar con las comidas.	Sirve para la digestión y previene la acidez estomacal.
Proteolytic enzymes	Según indicaciones de la etiqueta, 3 veces al día. Tomar entre comidas.	Agentes antiinflamatorios que protegen a las arterias contra el daño ocasionado por los radicales libres.
Sea mussel	Según indicaciones de la etiqueta.	Ayuda al funcionamiento de los sistemas cardiovascular, linfático y endocrino.
7-Keto DHEA	Según indicaciones de la etiqueta.	
Vitamin A con mixed caratenoids	Según indicaciones de la etiqueta. Si está embarazada, no debe tomar más de 10.000 UI al día.	Ayuda a prevenir el daño arterial causado por los radicales libres. Para mejor asimilación, utilizar en emulsión.
Zinc	50 mg al día. No tomar más de 100 mg al día de todos los suplementos.	Debe tomarse de manera equilibrada con el cobre. Ayuda a la utilización de la tiamina. Utilizar una variedad chelate.
más copper	3 mg al día.	Su deficiencia se ha asociado con enfermedades cardíacas.
Importantes		
Dimethylglycine (DMG) (Aangamik DMG de FoodScience of Vermont)	Según indicaciones de la etiqueta.	Mejora la oxigenación del tejido cardíaco.
Vitamin C con bioflavonoids	3.000–6.000 mg al día.	Ayudan a adelgazar la sangre. Previenen la formación de coágulos y el daño causado por los radicales libres.

Hierbas

❑ Alfalfa, semilla de borage, horsetail, nettle y pau d'arco son hierbas ricas en minerales necesarios para regular la frecuencia cardíaca.

❑ Black cohosh, oat straw, passionflower, raíz de valerian, skullcap y wood betony son hierbas calmantes que ayudan a regular las arritmias.

❑ Butcher's broom, berries y hoja de hawthorn, motherwort y red sage fortalecen el músculo cardíaco.

❑ Cayenne (capsicum), raíz de ginger y ginkgo biloba fortalecen el corazón y mitigan el dolor en el pecho.

Advertencia: Si toma anticoagulantes bajo prescripción médica, consulte con su médico antes de tomar ginkgo biloba.

❑ El cordyceps es una hierba de origen chino que reduce el colesterol "malo" (LDL) y la presión arterial.

❑ Gotu kola, primrose y rosemary son hierbas provechosas para controlar la angina de pecho.

❑ El té verde tiene extraordinarias propiedades antioxidantes. Tomar entre diez y veinte tazas al día protege tanto contra las enfermedades del corazón como contra muchas otras dolencias.

Advertencia: Si toma anticoagulantes bajo prescripción médica, consulte con su médico antes de tomar té verde en cápsulas ya que éstas — no el té per se — contienen cantidades significantes de vitamina K (promueve la coagulación de la sangre).

❑ El turmeric contiene curcumin, un antiinflamatorio que rebaja el colesterol en la sangre.

Recomendaciones

❑ Si usted experimenta alguno de los siguientes síntomas, busque cuidados médicos de forma urgente e inmediata.

- Molestias en el centro del pecho que duran más de cinco minutos o que se van y luego vuelven. La molestia puede ser una sensación pesada sobre el pecho, de presión, una sensación de llenura o de dolor.
- Dolor o molestias en uno o ambos brazos, la espalda, el cuello, mandíbula o estómago.
- Dificultad para respirar.
- Sudoración (posiblemente profusa).
- Náusea y/o vómitos.
- Mareos, vértigo.
- Si cree que puede estar sufriendo un infarto, siga las siguientes instrucciones:
- Deje lo que esté haciendo y siéntese.
- Evalúe la situación. Trate de mantener la calma. Si hay alguien cerca de usted, apercíbalo de lo que está sucediendo. Si está usted solo y el dolor continúa después de pasados varios minutos, o si está usted sudando y siente debilidad sin otros síntomas aparentes, llame a los servicios de emergencia y dígale a la persona que conteste la llamada que usted cree que está teniendo un ataque al corazón. No vaya por sí solo al hospital y no se demore en la búsqueda de tratamiento médico.
- Luego de llamar a los servicios médicos, si no es capaz usted de darles su dirección y número de teléfono, quizás sea mejor dejar el teléfono descolgado para que puedan localizar la llamada. Si les ha proporcionado correctamente sus datos (dirección y teléfono), cuelgue el teléfono y llame a un amigo o familiar.
- Si tiene en su poder tabletas de nitroglicerina, tome una cada cinco minutos, hasta un máximo de tres. Si tiene aspirinas en la casa mastique una; esto puede ayudarle a evitar un posible coágulo de sangre.

- Pruebe a emplear una técnica llamada "CPR de tos", una especie de resucitación cardiopulmonar en la que usted mismo se ayuda a mantenerse despierto mediante una tos vigorosa. Esta técnica le puede ayudar a mantenerse consciente hasta que pueda pedir ayuda. Obviamente, se trata de algo que debe aprenderse y practicarse con anterioridad. Si está usted dentro de los grupos en riesgo de sufrir un ataque, hable con su médico sobre este asunto, paciente con riesgo
- Si está usted con un amigo o familiar, pídale que le compruebe el pulso y la respiración a intervalos regulares. Si alguno de estos se detienen, la persona que le acompaña debe practicarle inmediatamente una resucitación cardiopulmonar (*cardiopulmonary resuscitation,* CPR). Asimismo, esa persona debe volver a llamar a los servicios de emergencia para que, cuando llegue la ambulancia, los paramédicos sepan con certeza que realmente se trata de un ataque al corazón.
- Si posteriormente se comprueba que no fue un ataque cardíaco, y quiere quedarse más tranquilo sobre su situación, hable con su médico para que le evalúe su riesgo de sufrir uno.

❑ Si realmente ha sufrido un ataque, o si tiene riesgo de sufrir uno, cambie su dieta. Estas son varias de las medidas dietéticas más importantes:

- Asegúrese de incluir en su dieta una cantidad alta de fibra. Pero no todos los tipos de fibra son buenos para reducir el riesgo coronario. La más beneficiosa parece ser la proveniente de los cereales de grano entero que se consumen para desayunar.
- Coma abundantes alimentos ricos en vitaminas B_6, B_{12} y ácido fólico, necesarios para controlar los niveles de homocisteína. Las vitaminas B_6 y B_{12} se encuentran en forma natural en los vegetales verdes con hojas y en las frutas. El ácido fólico se encuentra en algunos cereales para desayunar, los espárragos, la espinaca, los chickpeas y los fríjoles.
- Incluya en su dieta almendras, brewer's yeast, granos y semillas de sesame.
- Coma cebollas a menudo, especialmente las rojas, porque contienen potentes antioxidantes. Para el máximo beneficio, píquelas bien y déjelas estar unos diez minutos antes de cocinarlas.
- Agréguele a su dieta kelp y vegetales marinos, pues son ricos en minerales necesarios. Tome jugos de vegetales frescos.
- Evite la carne roja, la sal, los azúcares y la harina blanca. Una dieta rica en carnes rojas sube las tasas de homocisteína . Una alternativa son las proteínas de soya, la cual es eficaz para rebajar los niveles de colesterol LDL.
- Evite el consumo excesivo de alcohol, ya que no es bueno para el corazón. Su uso moderado puede ser incluso bueno, pero no empiece a tomar ahora si hasta el momento no lo ha hecho porque el beneficio potencial no lo justificaría.

❑ Aprenda a sustituir con inteligencia, como por ejemplo:

- En lugar de leche y crema entera o "2 percent", use 1 percent leche desnatada.
- En lugar de comidas fritas es mejor cocer, asar, hornear o vaporizarlas.
- En lugar de manteca, mantequilla, aceite de palma o de coco, use para cocinar aceites no saturados como el de maíz, oliva, canola, safflower, sesame, granos de soya, sunflower o maní.
- En lugar de comer las partes más grasosas de la carne seleccione las más magras.
- En lugar de usar un huevo entero, use dos claras.
- En lugar de salsas, mantequilla o sal, emplee hierbas y especias para sazonar las ensaladas y vegetales.
- En lugar de manteca regular y quesos procesados, coma quesos bajos en grasa y sodio.
- En lugar de chips saladas, coma tortillas bajas en grasa y sin sal, lo mismo que los pretzels y el popcorn.
- En lugar de la crema amarga (sour cream) y la mayonesa, use yogur natural, cottage cheese y sour cream bajos en grasa.

❑ Evite la sal, los azúcares y la harina blanca. Los azúcares refinados desencadenan reacciones desfavorables en todas las células porque producen grandes variaciones en el nivel del azúcar sanguíneo. Las alzas de nivel van seguidas de caídas hipoglicémicas, lo que genera una peligrosa inestabilidad en el nivel del azúcar intracelular, que es vital.

❑ Elimine de su dieta los alimentos fritos, el café, el té negro, las colas y los demás estimulantes.

❑ No fume y manténgase alejado de los ambientes donde hay humo de cigarrillo.

❑ Absténgase del alcohol, pues produce efectos tóxicos en el corazón.

❑ Beba únicamente agua destilada al vapor.

❑ Para disminuir el estrés y relajarse, agregue unas cuantas gotas de lavender, sandalwood o aceite esencial de ylang ylang al agua y dese un baño, o sencillamente ponga unas pocas gotas en un pañuelo e inhale el aroma de vez en cuando a lo largo del día.

❑ La *árnica* es un remedio homeopático usado para ayudar en la recuperación de los ataques cardíacos.

❑ Por sus propiedades curativas y fortificantes, tome sorbos de agua de barley a lo largo del día. (*Ver* LÍQUIDOS TERAPÉUTICOS en la Tercera Parte.)

❑ A fin de purificar y desintoxicar su organismo, ayune cada mes durante tres días. (*Ver* AYUNOS en la Tercera Parte, y seguir el programa.)

❑ Si usted cree que corre riesgo de sufrir alguna enfermedad cardiovascular, debería consultar con su médico la posibilidad de hacerse los siguientes tests:

- Anticuerpos, para determinar la presencia de *H. pylori* and *C. pneumoniae*.
- Nivel de antioxidantes.
- C-reactive protein (CRP). Los niveles normales de CRP son 0.8 miligramos por decilitro de sangre (mg/dL) o menos.
- Nivel de fibrinógeno.
- Nivel de lipoproteínas de alta densidad (HDL) y de baja densidad (LDL). Idealmente, el nivel de HDL debe ser de 60 mg/dL *o más*. El nivel deseable de LDL es 130 mg/dL *o menos*.
- Nivel de homocisteína. Debería ser de unos 7 micromoles por litro (μmol/L).
- Lipoproteína(a) (Lp[a]). El nivel normal de Lp(a) es de 30 mg/dL o menos.
- Nivel de la hormona tiroidea. La tiroides secreta las hormonas thyroxine (T_4) y triiodothyronine (T_3). Estas dos hormonas, aparte de otras muchas funciones, mantienen la actividad cardíaca, el ritmo y la fuerza.
- Nivel de triglicéridos. La tasa deseable es de 150 mg/dL o menos. Hasta los 200 se puede considerar aceptable.

Aspectos para tener en cuenta

❑ Las investigaciones realizadas indican que las personas generalmente esperan dos o más horas antes de buscar ayuda médica urgente cuando sienten los primeros síntomas de un ataque al corazón. Quizás sea porque tienen dudas acerca de los síntomas o porque crean que es una falsa alarma. Lo cierto es que actualmente existen medicamentos anticoagulantes y otros que también son efectivos para restablecer el flujo sanguíneo y salvar el músculo cardíaco, pero tienen que administrarse dentro de la primera hora posterior al ataque.

❑ Los ataques al corazón están directamente relacionados con varias otras dolencias, como la arterioesclerosis, problemas circulatorios, hipertensión, colesterol alto y los trastornos cardiovasculares (aneurismas, angina de pecho y arritmias, entre otros). Estas enfermedades se tratan de forma separada a lo largo de la Segunda Parte. Es aconsejable leer todas las secciones relacionadas para comprender mejor todos los aspectos y factores que intervienen y contribuyen a los ataques al corazón.

❑ Las nuevas pautas aconsejan que las mujeres mantengan los niveles de HDL por encima de 50 mg/dL, un 25 por ciento más que las recomendaciones anteriores (40 mg/dL). También se aconseja que las mujeres mantengan los triglicéridos por debajo de 150 mg/dL (antes el límite era 200 mg/dL).

❑ En la página 431–433, se recoge una guía idiomática de los términos utilizados por los médicos para referirse a las enfermedades cardiovasculares. No se trata de una lista definitiva, pero sí creemos que es útil para tener una cierta noción de referencia de los principales términos asociados a los infartos de miocardio.

❑ Es altamente recomendable que al menos una persona de cada hogar esté entrenada en la aplicación de CPR.

❑ Existe una técnica, llamada thermography (termografía) que puede utilizarse para comprobar la presencia de ateroesclerosis mediante la detección de fluctuaciones en la temperatura de las arterias. En las arterias sanas, la temperatura se mantiene constante, mientras que en las que contienen placa, la temperatura es distinta en las áreas enfermas y en las sanas. Otro test que se puede realizar para detectar acumulaciones nocivas de calcio o de placa es el denominado gated helical computerized tomography (GHCT). Pregúntele a su médico si cree que usted debe someterse a este test.

❑ El tirofiban (Aggrastat) es una sustancia inyectable que puede ser útil en la recuperación de los episodios cardíacos agudos, como la angina o el dolor de pecho severos. Se trata de un tipo de agente denominado bloqueador de glicoproteína, y previene la formación de coágulos sanguíneos. Las pruebas llevadas a cabo en Nueva Zelandia indican que la sustancia es más eficaz que la aspirina o la heparina en la prevención de un segundo y fatal ataque cardíaco.

❑ Hay compuestos, conocidos como plant sterols y plant stenols, que reducen los niveles de colesterol LDL y que pueden encontrarse en algunos tipos de margarina y sazonadores de ensaladas. También están disponibles en tableta.

❑ La carnitina, la coenzima Q_{10}, el aceite de pescado, el magnesio, y los antioxidantes son sustancias recomendadas para la prevención de la arritmia cardíaca, la angina de pecho y los infartos de miocardio. La carnitina protege el músculo cardíaco del daño provocado por la mala circulación y el bloqueo parcial de las arterias.

❑ Un estudio realizado en Austria descubrió que toser vigorosamente, (lo que se denomina como "CPR de tos") hasta que llega la ayuda médica puede contribuir a salvar las vidas de quienes sufren un ataque o insuficiencia cardíaca.

❑ Los ácidos grasos omega-3 docosahexaenoic acid (DHA) y eicosapentaenoic acid (EPA) ayudan a reducir el riesgo de infarto.

❑ Ingerir dosis elevadas de vitamina D (más de 1.000 UI/día) puede ser peligroso para las personas que sufren de enfermedades cardíacas. Esta vitamina es tóxica cuando se toma en grandes cantidades y puede provocar hipercalcemia (exceso de calcio en la sangre), lo que puede llevar a la formación de depósitos de ese mineral en las arterias.

❑ Entre los factores de riesgo cardiovascular identificados más recientemente está la proteína C-reactive (CRP), una sustancia producida por el hígado en respuesta a las heridas e infecciones; es una señal de inflamación del cuerpo. Las investigaciones muestran una correlación entre niveles altos de CRP y un riesgo mayor de infarto o derrame cerebral. Aunque las pruebas no son determinantes, algunos investigadores creen que la CRP en sí misma no es factor de riesgo. Lo que puede ocurrir es que tener tasas demasiado elevadas de ese compuesto quizás sea síntoma de que parte del sistema cardiovascular está inflamado, lo que puede provocar el infarto o el derrame. Actualmente se siguen produciendo novedades sobre la CRP y otros nuevos factores de riesgo.

❑ Existe un debate sobre si los estrógenos sintéticos protegen el corazón después de la menopausia. Algunos estudios sugieren que sí, pero hay otros que, en realidad, pueden aumentar el riesgo de ataques cardíacos.

❑ Hay varios medicamentos que pueden prescribirse para las personas con problemas cardíacos :

- Los inhibidores angiotensin-converting enzyme (ACE) inhiben la formación de la hormona angiotensin, la cual estrecha los vasos sanguíneos. Los angiotensin II receptor blockers interfieren con la acción más que con la formación de la misma hormona.
- Normalmente se recetan anticoagulantes para las personas con especial riesgo de sufrir coágulos. Entre ellas están los enfermos que deben pasar mucho tiempo en la cama, como los pacientes de cáncer, de ciertos tipos de arritmias y aquellos que han sido sometidos a una operación de sustitución de una válvula cardíaca. Asimismo, hay nuevos medicamentos que pueden cumplir la misma función, como los que inhiben la acumulación de plaquetas.
- Los betabloqueantes (*beta blockers*) inducen al corazón a latir más despacio y con menos fuerza.
- Los bloqueantes de calcio relajan los músculos de los vasos sanguíneos
- Los inhibidores adrenérgicos centrales (central-acting agents) evitan que el sistema eleve su ritmo cardíaco y se estrechen las vías sanguíneas.
- Los diuréticos (pastillas de agua) ayudan a que los riñones eliminen sodio y agua, reduciendo así el volumen de sangre en el cuerpo y, por tanto, el esfuerzo que tiene que hacer el corazón.

❑ El helidac se usa para tratar *H. pylori*, un factor que actualmente se cree que contribuye a las enfermedades cardíacas. Se trata de un medicamento que requiere receta médica y que contiene tres sustancias diferentes: bismuth subsalicylate (el ingrediente activo de Pepto-Bismol); metronidazole, una sustancia antibacteriana y antiparasítica; y el antibiótico tetracycline.

❑ La mayoría de las personas que tienen un ataque cardíaco experimentan el dolor característico en el pecho (ver página 145). Sin embargo, no todas sienten dolor. Algunas experimentan una especie de indigestión, mientras que otras no presentan ningún síntoma especial. A este fenómeno se le conoce como ataque cardíaco "silencioso". Las personas más propensas a esta clase de ataque cardíaco son las de edad avanzada y las que tienen diabetes.

❑ Hay muchas enfermedades que presentan síntomas similares a los ataques cardíacos, como los ataques a la vejiga, la fibromialgia que causa dolor en el tórax o el reflujo gástrico (GERD). Pero si nota usted dolor en el pecho, debe verle un médico. Un dolor en el pecho o incluso síntomas difíciles de definir pueden estar diciéndole que está sufriendo un infarto de miocardio. Usted no puede permitirse el lujo de ignorarlos.

❑ Las personas con hipertensión deberían evitar los climas fríos. Las temperaturas bajas aumentan la presión arterial y el corazón tiene que trabajar más, con el consiguiente aumento del riesgo de infarto.

Prueba de esfuerzo

Muchos médicos aconsejan que ciertos individuos se sometan a pruebas de esfuerzo para determinar su estado de forma y la salud de su corazón y sistema cardiovascular. En realidad existen varias modalidades de pruebas de estrés. A continuación repasamos algunos puntos importantes sobre estos exámenes:

La prueba más conocida es un test físico en el que el paciente camina sobre un rodillo mecánico que progresivamente, cada tres minutos, va aumentando su grado de inclinación y velocidad. Normalmente el test se detiene cuando la persona evaluada se cansa, comienza a tener dificultades respiratorias o siente presión en el pecho. Su ritmo cardíaco y presión arterial se vigilan constantemente.

Esta prueba tradicional a veces puede combinarse con otras técnicas mediante las que se extraen imágenes del corazón antes y después del ejercicio. A veces se hace un ecocardiograma en ejercicio (en rodillo o bicicleta) conocido informalmente como "eco" para tomar imágenes de ultrasonido del corazón y ver cómo responde.

Otra prueba o test con imágenes es la denominada nuclear thallium o sestamibi. Consiste en introducir una línea intravenosa (IV) en el brazo por la que se inyecta una pequeña cantidad de un material radiactivo antes y después del ejercicio para crear una imagen del suministro de sangre al corazón.

Para quienes no es posible hacer ejercicio, existe la opción de recibir por vía intravenosa dobutamine o diyridamole/adenosine. Con ello se estimula la carga de trabajo del corazón como si estuviera siendo sometido a algún ejercicio físico. Posteriormente se toman imágenes eco o nucleares del músculo cardíaco para determinar si el corazón bombea correctamente y si hay algún problema con el suministro de sangre a las paredes del órgano.

Un angiograma es un examen de los vasos sanguíneos alrededor del corazón; también puede ofrecer información sobre el músculo cardíaco y las válvulas coronarias. A través de la ingle o del brazo se inserta un catéter especial en el cuerpo para hacerlo llegar hasta las arterias que rodean el corazón. A continuación se inyecta un tinte en los vasos sanguíneos y se toman imágenes fotográficas con una máquina de rayos-X para determinar si las arterias están bloqueadas y, si es así, la gravedad de la obstrucción.

Si es necesario, su médico elegirá el test que sea más adecuado para usted en función de sus síntomas, los factores de riesgo y un examen físico. Para mantener un corazón sano es importante hacerse chequeos médicos regulares, practicar ejercicio habitualmente, comer mucha fruta y vegetales y no fumar.

❑ En algunos casos el ataque cardíaco se debe a espasmos de las arterias, que interrumpen abruptamente el flujo de sangre hacia el corazón.

❑ Entre los factores que ayudan a prevenir la arteriosclerosis de las arterias coronarias y el infarto del miocardio están el ejercicio moderado y una dieta adecuada y enriquecida con suplementos nutricionales.

Advertencia: Si usted es mayor de treinta y cinco años y/o ha llevado una vida sedentaria durante algún tiempo, consulte con su médico antes de iniciar cualquier programa de ejercicios.

❑ Estudios han revelado que quienes toman suplementos de coenzima Q_{10} después de un ataque cardíaco tienen menos probabilidades de sufrir otro ataque en el curso de los cinco años siguientes que quienes no toman esa clase de suplementos.

❑ Investigadores han encontrado que consumir solamente 1 onza de walnuts al día (alrededor de siete walnuts) disminuye entre 8 y 10 por ciento el riesgo de ataque cardíaco.

❑ Ataque cardíaco no es lo mismo que insuficiencia cardíaca. Mientras que en la insuficiencia cardíaca el corazón no le aporta al organismo suficiente sangre, en el ataque cardíaco el corazón no recibe suficiente sangre para satisfacer sus necesidades. No obstante, el daño que produce el ataque cardíaco puede conducir a la insuficiencia cardíaca.

❑ Los ataques al corazón no son, como piensan muchos, un trastorno "masculino". De hecho, de todos los estadounidenses que sufren infartos de miocardio, el 44 por ciento de las mujeres fallecen en menos de un año, comparado con el 27 por ciento de los hombres. Los infartos de miocardio, no el cáncer, es la primera causa de mortandad entre las mujeres estadounidenses. Cada año muere el doble de mujeres a causa de los ataques al corazón que debido al cáncer, incluso si sumamos las muertes por todos los tipos de cáncer.

❑ Deficiencias en el funcionamiento de la tiroides pueden aumentar el riesgo de sufrir un ataque al corazón. Un artículo publicado en febrero de 2000 en *Annals of Internal Medicine* informaba que las mujeres que sufren de una enfermedad llamada hipotiroidismo subclínico tenían el doble de probabilidades de sufrir un bloqueo de la aorta y un posible ataque al corazón que las mujeres con una tiroides.

❑ La depresión muchas veces está ligada los ataques de corazón. Por tanto, es muy importante tratar la depresión de forma activa.

❑ *Ver también* ARTERIOSCLEROSIS/ARTEROSCLEROSIS, ENFERMEDADES CARDIOVASCULARES y PROBLEMAS CIRCULATORIOS PRESIÓN ARTERIAL ALTA (HIPERTENSIÓN), COLESTEROL ALTO Y FIEBRE REUMÁTICA en la Segunda Parte.

❑ *Ver también* TERAPIA DE CHELATION en la Tercera Parte.

ATAQUES DE PÁNICO

Ver TRASTORNO DE ANSIEDAD.

ATAXIA

Ver TRASTORNOS RAROS.

ATEROSCLEROSIS

Ver ARTERIOESCLEROSIS/ATEROESCLEROSIS.

ATHLETE'S FOOT

Athlete's foot (tinea pedis), o pie de atleta, es una infección por hongos que se desarrolla en ambientes cálidos y húmedos. Entre las infecciones de la piel producidas por hongos, el pie de atleta es la más común y afecta aproximadamente al 4 por ciento de los estadounidenses, en su mayoría hombres. Los hongos viven especialmente entre los dedos de los pies, y se desarrollan gracias a las células muertas de la piel y a las callosidades de los pies. Algunos de los síntomas del pie de atleta son inflamación, ardor, prurito, descamación, grietas y ampollas.

El hongo causante del pie de atleta se propaga rápidamente cuando los antibióticos, algunas drogas o la radiación destruyen las bacterias beneficiosas. Esta infección es bastante común y altamente contagiosa en lugares cálidos y húmedos, como los gimnasios y los vestuarios de las piscinas.

NUTRIENTES

SUPLEMENTOS	DOSIS SUGERIDAS	COMENTARIOS
Esenciales		
Colloidal silver	Aplicar tópicamente, según indicaciones de la etiqueta.	Antibiótico y desinfectante natural. Destruye los hongos, los virus y los bacterias. Propicia la curación.
Kyo-Dophilus de Wakunaga	Según indicaciones de la etiqueta.	Contiene acidophilus y extracto de ajo maduro, útiles para tratar las enfermedades causadas por hongos.
Muy importante		
Garlic (Kyolic de Wakunaga)	2 cápsulas 3 veces al día.	Ayuda a destruir los hongos.
Importantes		
Vitamin B complex	Según indicaciones de la etiqueta.	Necesario para la salud de la piel. Utilizar una fórmula high-potency sin levadura. Para mejores resultados, administrar en forma sublingual.
Vitamin C más bioflavonoids	3.000–10.000 mg 3 veces al día divididos en varias tomas.	Reduce el estrés y promueve la función inmunológica. Utilizar una variedad buffered.
Zinc	50 mg al día. No tomar más de 100 mg al día de todos los suplementos.	Inhibe el desarrollo de los hongos y estimula el sistema inmunológico.
Provechosos		
Aerobic 07 de Aerobic Life Industries	9 gotas en un vaso de agua 2 veces al día. Aplicar también unas gotas directamente en el área afectada y dejar secar.	Destruye los gérmenes y las bacterias nocivas aportándoles oxígeno a las células.
Essential fatty acids (fish oil de OmegaLife y Ultimate Oil de Nature's Secret)	Según indicaciones de la etiqueta.	Promueven la curación de los problemas cutáneos.
Vitamin A más beta-carotene	50.000 UI al día durante 1 mes. Luego reducir la dosis hasta 25.000 UI. Si está embarazada, no debe tomar más de 10.000 UI al día.	Necesario para curar los tejidos y estimular el sistema inmunológico.
Vitamin E	200 UI al día.	Antioxidante que promueve la salud de la piel. Usar en forma de d-alpha-tocopherol.

Hierbas

❑ Tome todos los días tres tazas de té de pau d'arco. Este té también se puede usar tópicamente. Prepárelo fuerte utilizando seis bolsitas por cada dos quarts de agua caliente. Agregue veinte gotas de Aerobic 07, de Aerobic Life Industries. Para un rápido alivio, introduzca los pies en esta mezcla durante quince minutos tres veces al día.

❑ Para un remedio natural, trocee ajo crudo y envuélvalo en un pequeño trozo de gasa; llévelo dentro del zapato durante unos días y el ajo será absorbido por la piel. Otra posibilidad es espolvorear los pies con ajo en polvo (garlic powder). Existen medicamentos antifúngicos en el mercado, pero para los que desean un remedio natural, el ajo funciona igual de bien.

❑ Bañe sus pies a diario en una mezcla de vinagre y agua (mitad y mitad). Luego séqueselos bien y frótelos con un aceite puro sin procesar, como el de oliva. También puede meter los pies en remojo durante diez minutos en agua templada con dos cucharaditas de sal. Repita esto a diario hasta que se le mejoren los pies.

❑ Otra alternativa es agregarle a un pequeño recipiente con agua veinte gotas de aceite de tea tree, e introducir los pies durante quince minutos tres veces al día. También se puede frotar suavemente el área afectada con unas cuantas gotas de aceite de tea tree sin diluir, después de secarse los pies muy bien. El aceite de tea tree es una manera natural de combatir eficazmente los hongos.

❑ Para aliviar el enrojecimiento, las grietas o el picor, antes de acostarse puede frotarse los pies con aceites de mirra y lavanda.

❑ El extracto de hojas de oliva es un remedio natural excelente y seguro contra las infecciones bacterianas

Recomendaciones

❑ Mantenga secos los pies. Después de bañarse, séquese cuidadosamente entre los dedos. Utilice las toallas solamente una vez y luego lávelas. Use medias absorbentes de algodón.

❑ Ponga al aire sus zapatos y cámbiese de medias todos los días. Lave las medias, las toallas y todo lo que entre en contacto con el área infectada con agua muy caliente y, en lo posible, agréguele al agua chlorine bleach.

❑ Protéjase los pies y evite el contacto directo con pisos de áreas comunales, como vestuarios. En esos lugares debe utilizar zapatos o zapatillas. No comparta con otras personas zapatos, medias, toallas ni nada que tenga contacto con los pies. Vista siempre calzado bien ventilado (sandalias, tenis con aperturas para respirar, zapatos de piel). No use calzado hecho de goma o de vinilo y procure cambiar de calzado a diario. Si se le moja el calzado, cámbieselo inmediatamente.

❑ Si después de cuatro semanas la situación no ha mejorado, si las ampollas o las grietas contienen pus, si tiene fiebre, o si el pie o la pierna está inflamada, visite a su médico. Hay casos graves que requieren atención médica.

Aspectos para tener en cuenta

❑ Hay varios medicamentos, llamados azoles, considerados como de los mejores tratamientos contra el pie de atleta. Entre éstos están el clotrimazole (en Lotrimin AF), miconazole (Micatin, Zeabsorb-AF), y undecylenic acid (Cruex, Desenex). Actualmente también hay disponible una nueva crema de terbinafine (Lamisil), y es completamente efectiva.

❑ El pie de atleta se puede complicar cuando hay infección por hongos en las uñas de los pies (*ver* PROBLEMAS DE LAS UÑAS en la Segunda Parte). Mantenga limpias las uñas de los pies, pero no se las pula con lima de metal pues puede hacerles daño y, por tanto, proporcionarle al hongo un sitio donde desarrollarse. Si las uñas de los pies se le engruesan o decoloran, consulte con un podólogo.

❑ Las personas con infecciones fúngicas recurrentes en los pies a menudo tienen también infecciones por hongos en el área de la ingle. Estas dos áreas deben ser tratadas simultáneamente. Para evitar que el hongo del pie se transmita a la ingle, cuando se vista póngase las medias, limpias, antes que la ropa interior.

❑ *Ver también* CANDIDIASIS e INFECCIONES POR HONGOS en la Segunda Parte.

ATTENTION DEFICIT DISORDER (ADD)/ATTENTION DEFICIT HYPERACTIVITY DISORDER (ADHD)

Ver SÍNDROME DE DÉFICIT DE ATENCIÓN (ADD)/SÍNDROME DE HIPERACTIVIDAD (ADHD).

AUTISMO

El autismo no es una enfermedad, es un trastorno cerebral poco comprendido, que afecta aproximadamente a cuatro de cada diez mil personas. Se calcula que en Estados Unidos hay más de cuatrocientas mil personas autistas. A pesar de los cincuenta años que se lleva investigando este trastorno y sus diversas manifestaciones, los médicos, psicólogos y científicos siguen sin comprenderlo. Según la Autism Society of America, el autismo es la tercera discapacidad mental más común, más aún que el síndrome de Down. Más preocupante aún es el progresivo aumento de la incidencia del autismo en niños consecutivamente más jóvenes especialmente los nacidos entre 1987 y 1992. Este aumento continuó después de 1992 pero los investigadores apuntan que ese aumento no ha sido grande. Los datos analizados sugieren que se trata de un fenómeno real, no una anécdota estadística ni un caso de "traslación de diagnósticos" (casos en los que se diagnostica autismo cuando previamente se había otorgado otra clasificación al trastorno examinado).

No todas las personas autistas responden de igual manera. De hecho, hay tal variedad de trastornos autísticos que se ha acuñado un nuevo término para cubrirlos (Autism Spectrum Disorder, o ASD), en lugar del clásico "autismo" que describe sólo la expresión más severa de este trastorno. Las personas con este problema muestran comportamientos autodestructivos, agresivos y fuera de lo normal. Los casos menos graves tienen la apariencia, al menos para el lego en la materia, de ser trastornos de la personalidad, quizás asociados a algún problema del aprendizaje.

Los hombres tienen tres veces más probabilidades de sufrirlo que las mujeres. Investigaciones recientes sugieren que algunas personas pueden tener una predisposición genética; los científicos creen que las familias con un niño autista tienen un 5 por ciento de probabilidades (una de veinte) de tener un segundo niño autista.

Al principio, un adulto o un niño autista puede parecer mentalmente retrasado, o incluso duro de oído. Pero las personas que conocen los síntomas subrayan que es importante distinguir el autismo de otras afecciones. Físicamente, los autistas no se diferencian de los demás, pero el comportamiento sí los separa desde edades muy tempranas. El autismo se diagnostica habitualmente en la primera infancia (antes de los tres años) y se caracteriza por una marcada indiferencia ante los demás y ante el medio que rodea a la persona. Desde el punto de vista físico, el individuo autista es igual a los demás; sin embargo, desde muy temprana edad presenta conductas evidentemente distintas. Mientras que la mayoría de los bebés disfrutan cuando los levantan y los acarician, los bebés autistas no muestran ningún interés ante las manifestaciones de afecto de los demás. Al ir creciendo no forman vínculos con otras personas como la mayoría de los niños; en cambio, da la sensación de que se refugiaran dentro de sí mismos. Muchos niños autistas también presentan conductas inusuales e impredecibles, como mecerse ininterrumpidamente, golpear con los pies mientras están sentados, o permanecer sentados durante largos períodos en perfecto silencio. Algunos presentan episodios de hiperactividad durante los cuales se muerden y se golpean.

Según el National Institute of Neurological Disorders and Stroke, los criterios usados para diagnosticar el autismo incluyen los siguientes:

- Ausencia — o limitaciones — para los juegos imaginativos y la interacción social.
- Limitaciones para hacer amigos entre sus compañeros.
- Limitaciones para iniciar o sostener una conversación.
- Uso estereotipado, repetitivo, o inusual del lenguaje.
- Patrones restringidos de interés y anormales en cuanto a su intensidad y foco.
- Inflexibilidad respecto a los cambios en sus rutinas
- Preocupación con las partes de los objetos.

Los niños autistas tienen dificultades de aprendizaje; además, no es raro que presenten discapacidad mental. El desarrollo del lenguaje suele ser demorado y, en muchos casos, no existe o está limitado a balbuceos o repetición de sonidos semejantes y carentes de sentido. Mientras que la inteligencia de algunos niños autistas es inferior a lo normal, la de otros se ajusta al rango normal. Aproximadamente la mitad de las población autista logra resultados por debajo de 50 en las pruebas de inteligencia (IQ test), el 20 por ciento consigue entre 50 y 70, mientras que el 30 por ciento supera los 70. Para tener un diagnóstico certero es necesario que el niño sea examinado por un médico experimentado porque se trata de un trastorno complejo para alguien con poca exposición al autismo. Los especialistas aconsejan que sea un equipo multidisciplinar el que intervenga, y que incluya, por ejemplo, un neurólogo, un psicólogo, un pediatra experimentado en temas de desarrollo, un logopeda y un especialista en aprendizaje.

A veces, personas autistas consideradas como sabios atraen una gran atención de los medios y el público en general. Existen numerosas películas, reportajes televisivos y artículos periodísticos en los que se realzan las habilidades extraordinarias de esos individuos, especialmente en disciplinas como las matemáticas, la música, el arte o la memoria. Esa persona puede ser capaz, por ejemplo, de multiplicar y dividir cifras larguísimas, o calcular raíces cuadradas en un abrir y cerrar de ojos, pintar cuadros como Rembrandt sin haber tomado una lección en su vida, memorizar el listín telefónico completo o recitar la fecha de nacimiento de todas y cada una de las personas que ha conocido. Menos del 1 por ciento de la población general es capaz de tamaños logros, pero entre los autistas ese porcentaje sube hasta el 10 por ciento. Nadie sabe por qué, pero una de las teorías es que las personas autistas tienen una capacidad de concentración increíble y son capaces de centrar totalmente su atención en un área específica de interés. La causa del autismo es desconocida. Muchos investigadores creen que puede haber un componente hereditario o ambiental en este trastorno, como ciertos virus o químicos. Algunos expertos opinan que se debe a un desequilibrio neurológico o a una alteración que vuelve al individuo autista exageradamente sensible a los estímulos externos. Los investigadores estudian las diferencias en la manera de funcionar del cerebro en las personas autistas. Diversas teorías sostienen que el desarrollo cerebral de las personas que luego sufren de autismo puede haberse interrumpido en los primeros momentos de vida del feto. Otros estudios apuntan a un problema en la manera en que el cerebro procesa señales clave. Se sabe que el autismo no es causado por el abandono de los padres ni por su conducta, como se creía antes.

Hubo una época en la que se creía que podía haber relación entre el autismo y la vacuna MMR (sarampión-paperas-rubéola) o el preservativo empleado en vacunas thimerosal (ethyl mercury). Un informe publicado en mayo de 2004 por el Institute of Medicine (IOM) Immunization Safety Review Committee, concluyó que no existe tal conexión. Es necesario reseñar que la National Autism Association está en desacuerdo y sigue creyendo que sí existe algún tipo de conexión. Sea cual sea la verdad, como medida precautoria, desde 1999 las farmacéuticas han ido eliminando o reduciendo significativamente la cantidad de thimerosal de sus vacunas.

Los investigadores siguen buscando una causa biológica para el ASD. La aparición de herramientas para poder tomar imágenes del cerebro, como la tomografía computarizada (*computerized tomography*, CT, en inglés), tomografía de emisión de positrones (*positron emission tomography*, PET), tomografía computerizada por emisión de un solo fotón (*single photon emisión computed tomography*, SPECT) y la resonancia magnética (*magnetic resonance imaging*, MRI) ha abierto la puerta a los investigadores para poder examinar en detalle porciones del cerebro nunca vista antes en personas vivas.

De hecho, en lugar de poder apuntar a una sola zona del cerebro, parece que son varias las implicadas en el autismo: el cerebelo, la corteza cerebral, el sistema límbico, el cuerpo calloso, los ganglios basales y el tallo cerebral. Otras investigaciones se centran sobre los neurotransmisores como la serotonina, la dopamina y la epinefrina. Las pruebas apuntan a los factores genéticos, una teoría que cobra fuerza por los estudios realizados con gemelos y otros familiares; según esto, en las personas autistas se da una vulnerabilidad genética subyacente. Estudios recientes con técnicas de neuroimagen muestran que una de las causas parece ser el desarrollo anormal del cerebro durante los primeros meses del bebé. Esto ha dado lugar a una "hipótesis de trastorno en el crecimiento" que responsabiliza del autismo a defectos genéticos en los factores de crecimiento del cerebro.

A menos que se especifique otra cosa, las siguientes dosis se recomiendan para personas mayores de dieciocho años. La dosis para los jóvenes de doce a diecisiete años debe equivaler a tres cuartas partes de la cantidad recomendada. Para los niños de seis a doce años debe utilizarse la mitad de la dosis recomendada y para los menores de seis años, una cuarta parte.

NUTRIENTES

SUPLEMENTOS	DOSIS SUGERIDAS	COMENTARIOS
Muy importantes		
Calcium y magnesium	1.500 mg al día. 1.000 mg al día.	Esenciales para el funcionamiento normal del cerebro y el sistema nervioso.
Choline	500–2.000 mg al día.	Mejora el funcionamiento cerebral y promueve la circulación hacia el cerebro. Utilizar con supervisión médica.
Coenzyme Q_{10}	Según indicaciones de la etiqueta.	Mejora el funcionamiento del cerebro.
Dimethylglycine (DMG) (Aangamik DMG de FoodScience of Vermont)	100 mg al día.	Transporta oxígeno al cerebro. Importante para el funcionamiento normal del cerebro y el sistema nervioso.
Neuro Logic de Wakunaga	Según indicaciones de la etiqueta.	Contiene elementos esenciales para una rápida asimilación de los nutrientes del cerebro. Mejora la función de la neurona.
S-Adenosyl-methionine (SAMe)	Según indicaciones de la etiqueta.	Vital en la fabricación de muchos componentes del

(SAMe Rx-Mood de Nature's Plus)		cuerpo, especialmente las sustancias químicas del cerebro. Un antidepresivo natural. *Advertencia:* No tome si tiene trastorno maníaco-depresivo o si toma antidepresivos recetados.
Vitamin B complex	50 mg 3 veces al día con las comidas.	Esencial para el funcionamiento normal del cerebro y el sistema nervioso. Se recomienda en forma sublingual.
más extra vitamin B_3 (niacin)	50 mg 3 veces al día. No sobrepasar esta dosis.	Mejora la circulación. Provechoso para muchos trastornos sicológicos *Advertencia:* Si tiene algún trastorno hepático, gota o presión arterial alta, no debe tomar niacina.
y niacinamide	300 mg al día.	Favorece la circulación.
y pantothenic acid (vitamin B_5)	500 mg al día.	Ayuda a reducir el estrés.
y vitamin B_6 (pyridoxine)	50 mg 3 veces al día. A menos que el médico lo ordene, esta cantidad no se debe sobrepasar.	Su deficiencia se ha asociado con el autismo.
Vitamin C con bioflavonoids	5.000–20.000 mg al día divididos en varias tomas. *Ver* FLUSH DE ÁCIDO ASCÓRBICO en la Tercera Parte.	Poderosos neutralizadores de los radicales libres.
Provechosos		
L-Glutamine	500 mg al día de cada uno con el estómago vacío. Tomar con agua o jugo. No tomar con leche. Para mejor absorción, tomar con 50 mg de vitamina B_6 y 100 mg de vitamina C.	Aminoácidos necesarios para el funcionamiento normal del cerebro. *Ver* AMINOÁCIDOS en la Primera Parte.
y L-phenylalanine		*Advertencia:* si está embarazada o lactando, o si sufre de ataques de pánico, diabetes, presión arterial alta o PKU, no debe tomar fenilalanina.
y L-tyrosine		
y taurine		
Melatonin	2–3 mg al día para adultos y 1 mg o menos al día para niños. Tomar 2 horas o menos antes de acostarse. Si esta dosis es ineficaz, aumentarla gradualmente hasta que surta efecto.	Provechoso cuando los síntomas incluyen insomnio.
Methylsulfonyl-methane (MSM)	Según indicaciones de la etiqueta.	Aumenta la alerta, calma mental, la capacidad de concentración, y la energía.
Multivitamin y mineral complex	Según indicaciones de la etiqueta.	Todos los nutrientes se necesitan de manera equilibrada. Utilizar una fórmula high-potency.
con vitamin A	15.000 UI al día. Si está embarazada, no debe tomar más de 10.000 UI al día.	
y natural betacarotene	25.000 UI al día.	
y selenium	200 mcg al día.	
y zinc	50 mg al día. No tomar más de 100 mg al día de todos los suplementos.	
RNA	200 mg al día.	Ayudan a reparar y a formar nuevo tejido cerebral.
y DNA	100 mg al día.	*Advertencia:* Las personas que sufren de gota no deben tomar estos suplementos.
Vitamin D_3	400 UI al día.	Protege contra la debilidad muscular y participa en la regulación de los latidos del corazón.

Hierbas

❑ La hierba ginkgo biloba es un poderoso destructor de los radicales libres que protege al cerebro. También mejora la función cerebral aumentando la circulación hacia el cerebro. Tómese en cápsula o en extracto tres veces al día siguiendo las indicaciones de la etiqueta.

Recomendaciones

❑ Siga una dieta alta en fibra que conste entre el 50 y el 75 por ciento de alimentos crudos, entre ellos muchas frutas y vegetales, además de arroz integral, lenteja y papa. Para obtener proteína, consuma fríjoles y legumbres, pescado, nueces y semillas crudas, carne blanca de pavo sin piel o pechuga de pollo, tofu y yogur low-fat.

❑ Elimine de su dieta el alcohol, la cafeína, los alimentos enlatados y empacados, las bebidas carbonatadas, el chocolate, todo el junk food, los alimentos refinados y procesados, la sal, el azúcar, los dulces, las grasas saturadas, las bebidas gaseosas y la harina blanca. Evite los alimentos que contienen colorantes o preservativos artificiales. De igual modo, evite productos como bacon, fiambres variados, alimentos fritos, gravies, jamón, luncheon meats, salchichas y todos los productos lácteos, excepto productos fermentados con bajo contenido de grasa.

❑ Absténgase de consumir trigo y productos a base de trigo.

❑ Beba agua destilada al vapor.

❑ Haga ejercicio con regularidad y moderación.

❑ Haga una dieta de eliminación para comprobar si tiene alguna alergia alimentaria, lo cual puede agravar el problema. *Ver* ALERGIAS en la Segunda Parte.

❑ Hágase un análisis del cabello para descartar envenenamiento por metales pesados. *Ver* ANÁLSIS DEL CABELLO en la Tercera Parte.

❑ Trate de incrementar el suministro de oxígeno hacia el cerebro haciendo ejercicios de respiración profunda. Inspire y sostenga el aire durante treinta segundos cada media hora durante treinta días. Esto promueve una respiración aún más profunda y ayuda a elevar el nivel de oxígeno en el tejido cerebral.

❑ No pase largos períodos sin comer. Hacer comidas pequeñas con frecuencia durante el día es mejor que hacer dos o tres comidas grandes.

Aspectos para tener en cuenta

❑ Médicamente hablando, no hay ninguna cura para las diferencias en el cerebro que provocan el autismo. Sin embargo, los investigadores van encontrando mejores métodos para comprender este trastorno y ayudar a sus pacientes a tratar los diversos síntomas. Algunos de ellos, de hecho, van atemperándose con la edad y otros incluso desaparecen. Con la intervención adecuada se pueden modificar muchos de los comportamientos característicos del autismo, hasta el punto de que la persona autista puede parecer perfectamente normal para quienes no conocen la enfermedad. De todos modos, la mayoría de los autistas sigue mostrando algún síntoma durante toda su vida.

❑ La pubertad puede ser un período difícil para los niños autistas. Muchos experimentan frecuentes y severos problemas de comportamiento, y casi el 20 por ciento comienza a tener ataques convulsivos en este periodo, consecuencia, se cree, de los cambios hormonales.

❑ Durante la madurez, es importante que las personas autistas reciban el entorno doméstico más adecuado a su grado de autismo. Aquellos con un autismo moderado pueden ser capaces de vivir solos, pero otra opción es la de vivir en un hogar residencial, o con los padres. La mejor, incluso única, opción para los que sufren la forma más severa de autismo es vivir en un centro institucional especializado. Algunos autistas no son capaces de adaptarse a un estilo de vida regular, pero otros consiguen ir a la universidad, graduarse, tener un carrera, formar relaciones y casarse.

❑ Las alergias y sensibilidades alimentarias comienzan a recibir más atención que nunca porque las investigaciones y los estudios apuntan a que contribuyen a los comportamientos autistas.

❑ Los investigadores también han detectado la presencia anormal de proteínas en la orina de las personas autistas. Se cree que la acumulación anormal de esta proteína se debe a la incapacidad del cuerpo para descomponer ciertas proteínas de la dieta y convertirlas en aminoácidos. Estas proteínas son el gluten (contenida en el trigo, barley, oats, y otros alimentos) y la caseína (contenida en la leche humana y de vaca). Muchos padres de niños autistas han visto, después de eliminar esos productos de la dieta de sus hijos, mejoras en su salud y comportamiento. Los estudios sugieren de forma convincente que muchos autistas son especialmente sensibles a los productos lácteos y a otros alimentos ingeridos sobre todo en el verano y la primavera. Entre estos alimentos están las fresas y los cítricos, los cuales pueden afectar el sistema inmunológico de las personas autistas. Los médicos creen que muchos problemas — dolores de cabeza, náusea, mojar la cama, quedarse con "la mente en otra parte", los lloros y quejas exageradas, la agresividad y la depresión — pueden agravarse si se toman estos alimentos. La reacción puede ser inmediata o surgir dentro de las 36 horas siguientes a la ingestión del alimento. Además de eliminar esas comidas problemáticas, aumentar la dosis de vitaminas como la C puede ayudar a aliviar los síntomas de alergia y sensibilidad. (*Ver* ALERGIAS en la Segunda Parte).

❑ La secretina es una hormona neurotransmisora del páncreas, hígado y el tracto intestinal superior que lleva años siendo utilizada en forma de inyección para probar y evaluar los problemas intestinales. Según el Center for the Study of Autism, los informes indican que ha producido una mejoría significativa en unos doscientos autistas que la han recibido en los Estados Unidos. En los días siguientes a la infusión de secretina los pacientes tuvieron una mejoría drástica en el habla y el lenguaje, en el sueño, el contacto visual y en la atención. Sin embargo, tres estudios más recientes no han logrado generar los mismos resultados.

❑ Para los niños autistas puede ser beneficioso tomar vitamina B_6 y magnesio, así como otros nutrientes vitales para las reacciones bioquímicas del organismo. Una teoría es que estos niños padezcan del llamado síndrome de leaky gut y su cuerpo no sea capaz de absorber con eficacia los nutrientes de su dieta.

❑ Estudios realizados con niños autistas han comprobado que un número significativo de ellos tienen desórdenes gastrointestinales, incluyendo enfermedad celiaca y otra clase de intolerancias a los alimentos. Allergy induced Autism (AiA), una organización caritativa y de apoyo hacia los autistas con sede en el Reino Unido apunta que en Inglaterra hay algunos niños autistas que toman enzimas para facilitar la digestión de lo que comen.

❑ Altos niveles de cobre en la sangre y en los tejidos pueden tener relación con el autismo y otros problemas mentales, al igual que demasiada exposición al plomo y al mercurio. Al parecer, cantidades excesivas de cobre también contribuyen al autismo. Incluso la exposición moderada de los niños al plomo se ha asociado con alteraciones del desarrollo intelectual y con problemas de conducta.

❑ Los bebés y los toddlers, cuya dieta consiste principalmente en alimentos procesados para bebé, necesitan suplementos de vitaminas y minerales para garantizar que todos sus requerimientos nutricionales sean satisfechos. Las deficiencias nutricionales se relacionan con muchos trastornos sicológicos.

❑ Es difícil predecir lo que les espera a los niños autistas. Hay casos documentados de personas que al parecer se recuperaron del autismo, por lo general después de la adolescencia. Algunos niños progresan, pero inexplicablemente experimentan un retroceso. Muchos logran un poco de autosuficiencia e independencia; sin embargo, la mayor parte de las personas autistas necesitan cuidados durante toda la vida.

❑ *Ver también* HIPERACTIVIDAD E HIPOGLICEMIA en la Segunda Parte.

❑ Para más información sobre el autismo, *ver* Organizaciones Medicas y de la Salud, en el Apéndice.

AZOTE DE SAPO

Ver SHINGLES. *Ver también* shingles en PROBLEMAS OCULARES.

AZÚCAR SANGUÍNEO, PROBLEMAS DE

Ver DIABETES, HIPOGLICEMIA.

BEDSORES

Cuando se ejerce presión en áreas huesudas del cuerpo, la circulación se obstruye. Esto produce la muerte de las células del tejido superficial y lleva a la formación de bedsores, también conocidas como pressure sores, o úlceras por decúbito. Estas úlceras se desarrollan comúnmente en los talones, los glúteos, las caderas, el sacro y los omóplatos. Como sugiere su nombre, tienden a aparecer cuando el paciente guarda cama durante períodos largos. Sin embargo, la gente que utiliza silla de ruedas también pueden presentar este tipo de úlceras. Por lo general, las personas que las tienen también suelen presentar graves deficiencias de muchos nutrientes, en especial de cinc y de vitaminas A, E, B_2 (riboflavina) y C, además de que el pH de su organismo suele ser alto. (*Ver* DESEQUILIBRIO ÁCIDO/BASE en la Segunda Parte).

Cualquier persona que se vea confinada a una cama, sillón o silla de ruedas debido a una enfermedad corre el peligro de sufrir ulceraciones, las cuales pueden ser moderadas o graves. Si la piel se pone roja y no cambia de color aún cuando se haya eliminado la causa de la presión, es una indicación de que la persona puede estar desarrollando un bedsore. Lo mismo se puede decir de la hinchazón o endurecimiento de los tejidos. La acumulación de bedsores puede obligar a realizar una operación quirúrgica para eliminar los tejidos muertos.

NUTRIENTES

SUPLEMENTOS	DOSIS SUGERIDAS	COMENTARIOS
Muy importantes		
Essential fatty acids (flaxseed oil, primrose oil, and salmon oil)	Según indicaciones de la etiqueta.	Necesario para la correcta reproducción de células.
o		
Ultra Omega-3 Fish Oil de Health from the Sun	1 o 2 cápsulas al día con cada comida.	Previene la pérdida de humedad y ayuda en la curación.
Vitamin E	200 UI al día.	Mejora la circulación.
Zinc	50–80 mg al día. No tomar más de 100 mg al día de todos los suplementos.	Importante para la curación de los tejidos.
más copper	3 mg al día.	Debe tomarse de forma balanceada con el cinc.
Importantes		
Free-form amino acid complex	Según indicaciones de la etiqueta.	Aporta proteína necesaria para la curación.
Vitamin B complex	100 mg 2 veces al día con las comidas.	Necesario para la curación y para reducir el estrés.
más extra vitamin B_{12}	2.000 mcg 2 veces al día.	Utilizar lozenges o administrar en forma sublingual.
Vitamin C	3.000–10.000 mg al día divididos en varias tomas.	Favorece la curación, la circulación y la función inmunológica.
Vitamin D	400–1.000 UI al día.	Esencial para la curación. La falta de exposición al sol aumenta la necesidad de este nutriente.
Provechosos		
All-Purpose Bactericide Spray de Aerobic Life Industries	Aplicar tópicamente en las áreas irritadas, según indicaciones de la etiqueta.	Destruye las bacterias nocivas.
o		
colloidal silver	Aplicar tópicamente, según indicaciones de la etiqueta.	Antibiótico natural que destruye bacterias, virus y hongos. Protege contra las infecciones y promueve la curación.
Calcium	2.000 mg al día.	Necesarios para el sistema nervioso central y para evitar que los huesos se debiliten por falta de uso.
y magnesium	1.000 mg al día.	
carotenoid complex	Según indicaciones de la etiqueta.	
Garlic (Kyolic de Wakunaga)	2 cápsulas 3 veces al día con las comidas.	Su efecto antibiótico natural protege contra las infecciones.
Kelp	500–1.000 mg al día.	Proporciona minerales necesarios.
Panoderm I de American Biologics	Aplicar tópicamente, según indicaciones de la etiqueta.	Antioxidante natural que limpia y humecta la piel. Contiene squalene.
Vitamin A	50.000 UI al día durante 1 mes. Luego reducir la dosis hasta 15.000 UI al día. Si está embarazada, no debe tomar más de 10.000 UI al día.	Necesario para la curación del tejido cutáneo. Para facilitar la asimilación, utilizar en emulsión.

Hierbas

❑ Sólo las heridas cerradas deben ser tratadas con ungüentos. Las heridas abiertas deben ser tratadas por un médico o profesional de la salud.

❑ Áloe vera en gel, ungüento, o crema puede aplicarse tópicamente a las bedsores.

❑ Calendula en gel, ungüento, o crema puede aplicarse tópicamente al área afectada. Usar según las indicaciones de la etiqueta.

❑ Para uso externo se puede utilizar ungüento de comfrey o Calendula Ointment de Natureworks.

Nota: El comfrey sólo se recomienda para uso externo.

❑ En té o en extracto, las hierbas goldenseal, myrrh gum, pau d'arco y suma son beneficiosas para las úlceras por decúbito. Los tés de buckwheat y de flor de lime también son provechosos.

Advertencia: No se debe tomar goldenseal durante más de una semana seguida y se debe evitar durante el embarazo. Si usted tiene alguna enfermedad cardíaca, diabetes o glaucoma, utilice esta hierba con supervisión médica.

❑ Haga una pasta mezclando cantidades iguales de goldenseal en polvo o en extracto y aceite de vitamina E con una pequeña cantidad de miel. Aplíquesela en las úlceras frecuentemente. Esta mezcla proporciona rápido alivio y contribuye al proceso de curación. Alterne esta mezcla con miel pura, crema de vitamina E y gel de aloe vera.

Recomendaciones

❑ Haga una dieta sencilla, bien balanceada, con muchas frutas y vegetales crudos de color verde o amarillo para asegurarse el suministro de vitaminas, minerales y fitonutrientes.

❑ Se ha demostrado que los ácidos grasos esenciales (EFAs) juegan un papel integral en la salud de la piel. Tanto por medio de su uso oral como tópico en forma de loción, contribuyen a mantener la integridad y elasticidad de la piel y a prevenir contra su deshidratación y descamación. Estas son algunas excelentes fuentes de EFAs: aceites vegetales naturales de canola, maíz, olive y safflower, y aceites de soya; germen de trigo; semilas comestibles como las de calabaza, sesame y girasol; y aceites de pescado, especialmente el de hígado de bacalao.

❑ Tome muchísimos líquidos aunque no sienta sed. Beba agua destilada al vapor, tés de hierbas y jugos sin azúcar. Los líquidos son fundamentales para la limpieza del colon y el correcto funcionamiento de la vejiga.

❑ Elimine de su dieta las grasas animales, los alimentos fritos, el junk food, los alimentos procesados y el azúcar.

❑ Para obtener fibra, consuma salvado de avena, cascarilla de psyllium, flaxseeds trituradas o Aerobic Bulk Cleanse (ABC), de Aerobic Life Industries. La fibra absorbe las toxinas y previene el estreñimiento.

Nota: La fibra no se debe tomar junto con otros suplementos y medicamentos; siempre se debe tomar por separado.

❑ Asegúrese de que el intestino le funcione diariamente. Los días que no le funcione, utilice un enema. *Ver* ENEMAS en la Tercera Parte.

❑ Para evitar que las bacterias de las úlceras se multipliquen, préstele particular atención al pH de su organismo y manténgalo en 5.5 ó menos. Ponga en un vaso de agua entre dos y tres cucharaditas de apple cider vinegar, agregue un poquito de miel y tome sorbos con las comidas. Para sugerencias adicionales, *ver* ALCALOSIS *bajo* DESEQUILIBRIO ÁCIDO/BASE en la Segunda Parte.

❑ Pruebe a aplicarse en las áreas afectadas aceites esenciales y/o aloe vera mezclado con un poquito de aceite de tea tree. Éste es un buen remedio para la piel, y no sólo ayuda a curar las úlceras sino que previene la formación de nuevas lesiones.

Advertencia: Nunca se aplique estos aceites cerca de los ojos porque causan ardor.

❑ Tome medidas para evitar la aparición de úlceras por decúbito:

- No permita que una persona que está inmovilizada permanezca en la misma posición durante largos períodos; cámbiela de posición cada dos horas.
- Mantenga seca la piel y séquese concienzudamente después de bañarse.
- Todos los días revísese los puntos donde se produce presión para ver si están empezando a ponerse rojos o hay otras señales de posibles úlceras.
- Si el paciente se puede sentar, anímelo a que lo haga tres o cuatro veces al día, o utilice almohadas para sostenerlo.
- Utilizando una esponja y un jabón de hierbas o de vitamina E, lávele todos los días las úlceras al paciente con agua tibia. No utilice jabones ásperos.
- Para favorecer la circulación, masajee suavemente, pero con firmeza, los puntos de presión y otras áreas afectadas.
- Para estimular la circulación y evitar que los vasos sanguíneos se bloqueen, friccione a menudo al paciente con alcohol. Utilice isopropyl alcohol (alcohol para friccionar) y algodón o gasa estéril. Una alternativa es utilizar witch hazel.
- Es importante que a la habitación del paciente postrado en cama entre la mayor cantidad de luz y aire fresco que pueda tolerar.
- El paciente debe utilizar prendas muy sueltas y de materiales completamente naturales. El algodón es una magnífica opción pues permite que el aire penetre en la piel. Se le debe prestar atención a la confección de las prendas, pues dobladillos, pliegues y otros detalles pueden ejercer presión en las áreas sensibles.
- Mantenga la cama del paciente limpia, seca y bien arreglada. Acostarse sobre sábanas arrugadas favorece el desarrollo de úlceras por decúbito.

Aspectos para tener en cuenta

❑ Es muy importante tener una dieta sana; con ella es más difícil que salgan úlceras.

❑ Las personas que sufren de úlceras por decúbito suelen presentar graves deficiencias de muchos nutrientes, especialmente cinc y vitaminas A, E, B_2 (riboflavina) y C. Se debería tomar un buen suplemento multivitamínico y mineral todos los días. Las vitaminas A y E, tomadas en moderación, son útiles para la curación de las bedsores. La vitamina C actúa como antiinflamatorio y es generalmente buena para la salud de la piel y los vasos sanguíneos.

❑ Aunque se pueden prevenir, una vez que se desarrollan las úlceras, pueden mantenerse bajo control con un examen cuidadoso de las áreas afectadas, manteniendo la piel limpia y seca y eliminando la presión de las zonas sensibles. En caso de limitación de la movilidad, puede utilizar una espuma, gel o colchones de aire especiales para aliviar la presión. Asimismo, asegúrese de que la persona inmovilizada sea volteada regularmente.

❑ Existen colchones especialmente diseñados para los enfermos que tienen que guardar cama durante períodos largos. Tienen bolsas de aire diseñadas anatómicamente para distribuir el peso por igual, además de unos acolchamientos especiales a la altura de los talones y los codos para que disminuya la presión en estas áreas sensibles.

❑ Hay también unas vendas absorbentes parecidas a la espuma que se pueden emplear para reducir la presión en las partes más sensibles y estimular la curación.

❑ Un producto que promueve la curación es dimethylsulfoxide (DMSO). Se aplica directamente en el área afectada.

Advertencia: Para fines terapéuticos solamente se debe utilizar el DMSO que venden en los health food stores. El DMSO de uso industrial que se encuentra en otro tipo de tiendas no sirve. La acción del DMSO puede hacer que cualquier contaminante que haya en la piel o en el producto penetre en los tejidos.

Nota: Utilizar DMSO produce olor a ajo en el cuerpo. Este efecto es transitorio y no debe ser motivo de preocupación.

BED-WETTING

Enuresis es el término médico del problema conocido popularmente como bed-wetting. La enuresis consiste en orinar con mucha frecuencia, e involuntariamente, en la cama durante el sueño nocturno. Esto es común en la primera infancia; también se presenta en algunas ocasiones al comienzo de la adultez y es frecuente entre las personas de edad avanzada. Las causas son prácticamente desconocidas. Las teorías más populares sobre las causas de este trastorno se centran en las alteraciones de la conducta, el sueño profundo, el consumo de altas cantidades de líquido antes de acostarse, soñar que se está utilizando el baño, alergias alimentarias, herencia, estrés, algunas deficiencias nutricionales y problemas sicológicos (uno de los factores más frecuentes entre los adultos jóvenes).

En los niños menores de cinco años, la causa más frecuente es, sencillamente, el tamaño de la vejiga: suele ser demasiado pequeña para retener toda la orina que se produce durante la noche. Esta clase de enuresis generalmente se supera. Los niños más grandes mojan la cama de vez en cuando, pero dejan de hacerlo espontáneamente al comienzo de la pubertad. Enfermedades como diabetes e infecciones del tracto urinario pueden ocasionar enuresis. Es aconsejable descartar cualquier otro problema médico subyacente antes de proceder con un tratamiento.

A menos que se especifique otra cosa, las siguientes dosis se recomiendan para personas mayores de dieciocho años. A los jóvenes de doce a diecisiete años se les debe administrar tres cuartas partes de la dosis recomendada. Para los niños de seis a doce años sólo se debe utilizar la mitad y para los menores de seis años, la cuarta parte.

NUTRIENTES

SUPLEMENTOS	DOSIS SUGERIDAS	COMENTARIOS
Muy importante		
Free-form amino acid complex	Según indicaciones de la etiqueta.	Ayuda a fortalecer el músculo de la vejiga. Utilizar un producto de origen vegetal.
Importantes		
Calcium y magnesium	1.500 mg al día. 350 mg al día.	Ayudan a controlar los espasmos de la vejiga
Provechosos		
Multivitamin y mineral complex con vitamin B	Según indicaciones de la etiqueta.	Ayudan a aliviar el estrés. Proporcionan todos los nutrientes necesarios.
Potassium	99 mg al día.	Útil para equilibrar el sodio y el potasio del organismo.
Vitamin A o cod liver oil y vitamin E	Según indicaciones de la etiqueta. Si está embarazada, no debe tomar más de 10.000 UI al día Según indicaciones de la etiqueta 200 UI al día.	Ayudan a normalizar el funcionamiento del músculo de la vejiga.
Zinc	Administrar a los niños 10 mg al día; a los adultos, 80 mg al día. No sobrepasar estas dosis.	Mejora el funcionamiento de la vejiga y del sistema inmunológico.

Hierbas

❑ Para la enuresis es provechoso tomar buchu, corn silk, oat straw, perejil y/o plantain a más tardar a las tres de la tarde para que tengan tiempo de hacer efecto al llegar la hora de acostarse.

Recomendaciones

❑ Consuma más alimentos ricos en vitamina B_2 (riboflavina) y ácido pantoténico (vitamina B_5), como polen de abeja, brewer's yeast, nueces remojadas y spirulina.

Advertencia: Tanto el polen de abeja como el brewer's yeast producen reacciones alérgicas en algunas personas. Empiece con una pequeña cantidad y suspenda el producto si observa algún síntoma de alergia.

❑ No beba ningún líquido treinta minutos antes de acostarse.

❑ Hable con su médico sobre la conveniencia de hacerse un examen para detectar alergias alimentarias. A menudo la causa de este problema es una alergia alimentaria. Elimine de su dieta la leche de vaca, pues es altamente alergénica. Así mismo, omita las bebidas carbonatadas, el chocolate, los carbohidratos refinados (incluyendo el junk food), el ruibarbo y los productos que contengan cafeína o colorantes.

❑ Se ha comprobado que la enuresis crea problemas de autoestima, de atención y de comportamiento en los niños. Por eso es mejor tratarla con simpatía y comprensión. No castigue ni regañe a un niño por mojar la cama, pues sólo logrará agravar el problema. En cambio, déle recompensas por no mojarla.

Aspectos para tener en cuenta

❑ Sabemos de varios casos de enuresis en niños y adultos que se solucionaron en cuestión de días gracias a que empezaron a tomar suplementos de algunos nutrientes, entre ellos magnesio, vitamina B_2 y ácido pantoténico. Además, eliminaron de su dieta todos los alimentos que les causaban alergia y empezaron a tomar suplementos de proteína. La spirulina, el brewer's yeast y el polen de abeja son magníficas fuentes de proteína.

❑ Los suplementos de magnesio son especialmente provechosos para algunas personas. Magnesium citrate es una de las mejores formas de magnesio, pues el organismo lo asimila con facilidad.

❑ Las técnicas de modificación de la conducta son útiles en algunos casos, en particular con niños. Una técnica consiste en utilizar un timbre que se activa tan pronto como el niño empieza a mojar la cama. Con el tiempo, el niño comienza a reaccionar ante las señales de su organismo y a despertarse cuando necesita orinar durante la noche.

❑ La National Kidney Foundation tiene una línea telefónica de ayuda (888-925-3379) donde puede solicitar información y la lista de médicos expertos en este problema más cercanos a su residencia.

BIPOLAR, TRASTORNO AFECTIVO

Ver TRASTORNO MANIACO-DEPRESIVO/TRASTORNO BIPOLAR.

BITOT, MANCHAS DE

Ver Manchas de Bitot en PROBLEMAS OCULARES.

BLEFARITIS

Ver en PROBLEMAS OCULARES.

BOCA Y ENCÍAS, ENFERMEDADES DE

Ver ENFERMEDAD PERIODONTAL, HALITOSIS. *Ver también* Encías sangrantes en PROBLEMAS RELACIONADOS CON EL EMBARAZO.

BOILS

Ver FORÚNCULOS.

BRIGHT, ENFERMEDAD DE

Ver Enfermedad de Bright en ENFERMEDADES DE LOS RIÑONES.

BRONQUITIS

Los pulmones son unos de los órganos más grandes del cuerpo humano. El aire que respiramos entra nuestros cuerpos por medio de la tráquea, la cual está conectada a los bronquios, los canales respiratorios que conducen a los alvéolos pulmonares, donde el aire se intercambia con el dióxido de carbono.

Los médicos usan el término enfermedad pulmonar obstructiva crónica (COPD, según sus siglas en inglés) para describir el daño que el enfisema o la bronquitis crónica causa a los pulmones. El enfisema daña los alvéolos, mientras que la bronquitis afecta a los bronquios. En ambos casos los pulmones tienen problemas para recibir oxígeno suficiente.

Bronquitis es la inflamación u obstrucción de los bronquios, es decir, los conductos respiratorios que conducen a los pulmones. Esa inflamación produce acumulación de mucosidad, además de tos, fiebre, dolor en el pecho y/o en la espalda, fatiga, dolor de garganta, dificultad para respirar y, a menudo, escalofrío y temblor súbitos. La bronquitis se da principalmente en el invierno y empieza con un resfriado.

La bronquitis puede ser aguda o crónica. La bronquitis aguda suele ser producida por una infección bacteriana o viral, por clamidia, micoplasma o una combinación de agentes infecciosos. Normalmente sigue a las infecciones del tracto respiratorio superior, como resfriado o influenza. En la bronquitis aguda, el broncoespasmo se relaciona con infección viral (en vez de bacteriana). La mayoría de los pacientes de bronquitis aguda se recuperan completamente en pocas semanas. No obstante, hay casos en que la bronquitis aguda se puede convertir en neumonía. Las personas que sufren de alguna enfermedad respiratoria crónica u otro problema debilitante de salud tienen más probabilidades de que esto les suceda.

La bronquitis crónica es el resultado de la irritación frecuente de los pulmones a causa de la exposición al humo del cigarrillo u otra clase de emanaciones nocivas. Las alergias también pueden causar bronquitis crónica. Como la bronquitis crónica disminuye el intercambio de oxígeno y dióxido de carbono en los pulmones, el corazón tiene que trabajar más para compensar esa situación. Con el tiempo, esto puede conducir a hipertensión pulmonar, aumento del tamaño del corazón y, por último, insuficiencia cardíaca.

La bronquitis crónica es una de las enfermedades que más atienden los otorrinolaringólogos, los alergólogos y los médicos generales. La medicina ocupacional sabe desde hace mucho tiempo que ambientes desfavorables de trabajo aumentan la probabilidad de presentar infecciones respiratorias. Los factores climáticos y las epidemias de infecciones virales también aumentan el riesgo. Entre la gente que vive o trabaja en medios poco salubres, la sensación de ahogo suele agravarse por la humedad y el frío, por la exposición al polvo, un clima húmedo o, incluso, por infecciones respiratorias de poca importancia.

La bronquitis crónica afecta más a las mujeres que a los hombres, y a personas mayores de cuarenta y cinco años. En 2003, se estima que murieron 1.100 estadounidenses a causa de la bronquitis crónica. La familia de enfermedades pulmonares descritas como "COPD" es la cuarta causa de mortalidad; las estimaciones indican que para el años 2020 será la tercera.

A menos que se especifique otra cosa, las siguientes dosis se recomiendan para personas mayores de dieciocho años. La dosis para los jóvenes de doce a diecisiete años debe equivaler a tres cuartas partes de la cantidad recomendada. Para los niños de seis a doce años debe utilizarse la mitad de la dosis recomendada y para los menores de seis años, una cuarta parte.

NUTRIENTES

SUPLEMENTOS	DOSIS SUGERIDAS	COMENTARIOS
Esenciales		
Colloidal silver	Según indicaciones de la etiqueta.	Antibiótico natural que destruye las bacterias, los virus y los hongos. Promueve la curación.
Pycnogenol	Según indicaciones de la etiqueta.	Elimina las sustancias peligrosas y protege a los pulmones. Un potente antioxidante.
Quercetin-C de Ecological Formulas	500 mg 3 veces al día.	Útil para la bronquitis alérgica. Tiene un efecto antihistamínico.
o		
Activated Quercetin de Source Naturals	Según indicaciones de la etiqueta.	Contiene quercetin, además de bromelaína y vitamina C, que aumentan la absorción.
Vitamin A	20.000 UI 2 veces al día por 1 mes. Luego reducir la dosis hasta 15.000 UI al día. Si está embarazada, no debe tomar más de 10.000 UI al día.	Cura y protege todos los tejidos.
más		
natural beta-carotene	50.000 UI al día.	Necesarios para la protección y la reparación del tejido pulmonar.
o		
carotenoid complex (Betatene)	Según indicaciones de la etiqueta.	
Vitamin C	3.000–10.000 mg al día divididos en varias tomas.	Mejoran la función inmunológica y reducen los niveles de histamina. Utilizar una variedad buffered en polvo.
con		
bioflavonoids (incluyendo rutin)		
Muy importantes		
Coenzyme Q_{10}	60 mg al día.	Mejora la circulación y la respiración.
más		
Coenzyme A de Coenzyme-A Technologies	Según indicaciones de la etiqueta.	Funciona bien con coenzima Q_{10} y elimina las sustancias peligrosas del cuerpo.
Methylsulfonyl-methane (MSM)	Según indicaciones de la etiqueta.	
Proteolytic enzymes con bromelain	Según indicaciones de la etiqueta. Tomar entre comidas.	Ayudan a reducir la inflamación.
Vitamin E	200 UI al día. Tomar con 50–100 mg de vitamina C.	Poderoso neutralizador de los radicales libres. Transporta oxígeno. Necesario para curar los tejidos y mejorar la respiración.
Zinc lozenges	Tomar 1 lozenge de 15 mg 5 veces al día. No tomar más de 100 mg al día de todos los suplementos.	Necesarios para la reparación de todos los tejidos.
Importantes		
Chlorophyll	Según indicaciones de la etiqueta. 3 veces al día.	Mejora la circulación y mantiene los tejidos libres de sustancias tóxicas. Utilizar en líquido o en tableta.
o		
"green drinks" (jugo de wheatgrass fresco, Kyo-Green de Wakunaga)	Según indicaciones de la etiqueta.	Proporcionan clorofila y nutrientes importantes.
Garlic (Kyolic de Wakunaga)	2 tabletas 3 veces al día con las comidas.	Antibiótico natural que reduce la infección y desintoxica el organismo.
Vitamin B complex	100 mg 3 veces al día.	Activa muchas enzimas necesarias para la curación.
Provechosos		
Calcium	1.000 mg al día.	Actúa como un broncodilatador. Utilizar una variedad chelate o asporotate.
y		
magnesium	500 mg al día.	Se debe tomar de forma equilibrada con el calcio.

Maitake extract o shiitake extract o reishi extract	Según indicaciones de la etiqueta. Según indicaciones de la etiqueta. Según indicaciones de la etiqueta.	Intensifican la inmunidad y combaten las infecciones virales.
Multivitamin complex	Según indicaciones de la etiqueta.	Todos los nutrientes son necesarios de manera equilibrada para la curación.
N-Acetylcysteine más L-arginine y L-lysine y L-ornithine	500 mg 2 veces al día con el estómago vacío. Tomar con agua o jugo. No tomar con leche. Para mejor absorción, tomar con 50 mg de vitamina B_6 y 100 mg de vitamina C. 500 mg 2 veces al día con el estómago vacío. 500 mg 2 veces al día con el estómago vacío. 500 mg 2 veces al día con el estómago vacío.	Protege y conserva las células. Contiene azufre, necesario para disminuir la viscosidad de la mucosa bronquial. *Ver* AMINOÁCIDOS en la Primera Parte. Ayuda a desintoxicar el hígado. Necesario para la síntesis de proteína que se requiere para la curación. Baja el nivel del amoníaco sanguíneo, que puede elevarse cuando hay enfermedad respiratoria.
Raw thymus glandular	500 mg 2 veces al día.	Necesario para proteger y estimular la función inmunológica. *Ver* TERAPIA GLANDULAR en la Tercera Parte.
Silica o horsetail	Según indicaciones de la etiqueta.	Actúa como antiinflamatorio y reduce la tos y la secreción. *Ver* Hierbas más adelante.

Hierbas

Las hierbas medicinales han demostrado ser muy efectivas para el tratamiento de la bronquitis. Los siguientes tratamientos pueden ser útiles para aliviar algunos de los síntomas comúnmente asociados a esta enfermedad. En vez de utilizar sólo una de las hierbas que se mencionan en esta sección, altérnelas para beneficiarse de todos sus efectos curativos.

❑ Astragalus, myrrh y pau d'arco son antibióticos naturales.

Advertencia: No utilice astragalus cuando tenga fiebre.

❑ Black radish, chickweed, ginkgo biloba, lobelia y mullein alivian la congestión y mejoran la circulación pulmonar y bronquial.

❑ Boneset contiene polisacáridos inmunoestimulantes que ayudan en caso de inflamación de las membranas mucosas.

Advertencia: No utilice boneset diariamente durante más de una semana, pues a largo plazo puede causar toxicidad.

❑ La boswellia, bromelain, cayenne, ginger y peppermint pueden ser útiles para reducir la inflamación.

❑ Una excelente fórmula a base de hierbas es Bronc-Ease, de Nature's Herbs. Alivia la congestión, la tos y la irritación.

❑ Las hierbas expectorantes como cayenne, elecampane, horehound, hyssop y mullein han mostrado su eficacia para aclarar las congestiones.

❑ Coltsfoot, slippery elm bark y wild cherry bark alivian las molestias de la garganta y calman la tos.

❑ Cordyceps es una hierba de la medicina tradicional china para restablecer la relación entre el yin-yan entre los pulmones y los riñones. Se dice que contiene sustancias inhibidoras que atacan las células pulmonares dañadas y puede retrasar la degeneración de éste órgano. Bai qian (*Cynanchum stautoni*), otra hierba originaria de China, ayuda a expulsar el esputo que obstruye los conductos bronquiales.

❑ La echinacea, el licorice y el siberian ginseng son buenas para fortalecer el sistema inmunológico.

Advertencias: Si se usa en exceso, el licorice puede elevar la presión arterial. No use licorice a diario durante más de siete días seguidos. Evítelo completamente si tiene presión arterial alta. No use siberian ginseng si sufre de hipoglicemia, presión arterial alta o de problemas del corazón.

❑ La echinacea y el extracto de goldenseal ayudan a combatir los virus y las bacterias, y estimulan el sistema inmunológico. Al primer síntoma de enfermedad, llévese a la boca el contenido de medio cuentagotas, manténgalo en la garganta durante diez minutos y luego páseselo. Haga esto cada tres horas mientras los síntomas persistan (pero no más de una semana seguida). Asegúrese de emplear extractos sin alcohol.

❑ Inhalar el vapor de las hojas de eucalipto calma los problemas respiratorios. Para hacer vahos o inhalaciones de eucalipto, hierva 32 onzas de agua, retírela de la estufa y añada entre 6 a 8 gotas de extracto de eucalipto. Cúbrase la cabeza con una toalla y respire profundamente por la nariz. Aguante la respiración tanto tiempo como pueda, sin forzar.

❑ El fenugreek ayuda a reducir la secreción.

❑ La hoja de ginkgo biloba combate los radicales libres y es especialmente bueno para los pulmones.

❑ El goldenseal tiene propiedades antibióticas y es útil para todas las enfermedades en que se presenta inflamación de las membranas mucosas de bronquios, garganta, conductos nasales y senos paranasales. Además de tomar goldenseal por vía oral, coloque un paño empapado en té fuerte de goldenseal debajo de una botella de agua caliente. Coloque tres bolsitas húmedas de goldenseal en cada pulmón, debajo del paño empapado.

Advertencia: No tome goldenseal todos los días durante más de una semana seguida, y no utilice esta hierba durante el embarazo. Si tiene antecedentes de enfermedad cardiovascular, diabetes o glaucoma, utilícela sólo bajo supervisión médica.

❑ La gumplant (*Grindelia squarrosa*) es expectorante y antiespasmódica.

❑ Tomar horsetail en extracto es una buena fuente de sílice, que tiene propiedades antiinflamatorias y expectorantes, además de que reduce la tos.

❑ El Iceland moss es provechoso para la congestión que producen las secreciones.

❑ El American y el Siberian ginseng son particularmente eficaces para los pulmones. Despejan los conductos bronquiales y reducen la inflamación.

Advertencia: No utilice American ginseng si sufre de hipertensión, ni siberian ginseng si tiene hipoglicemia, presión arterial alta o algún problema cardíaco.

❑ Un masaje con aceite esencial de lavanda es bueno para la bronquitis. Asimismo, para aliviar la congestión, ponga cuatro gotas de aceite de lavanda, solo o en combinación con aceites de eucalipto o de limón en un cazo con agua caliente. Ponga la cabeza, cubierta por una toalla, encima del cazo e inhale los vapores.

Advertencia: No tomar aceite de lavanda por vía oral.

❑ Para mejorar la respiración se puede frotar directamente la lobelia sobre el pecho. También se puede emplear como expectorante.

Advertencia: Usar con precaución, ya que puede inducir vómitos. No tomar de forma continuada.

❑ El lomatium (*Lomatium dissectum*) ha sido empleado por los nativos americanos en el tratamiento de la bronquitis. Esta hierba actúa reduciendo la mucosa de los pulmones; además tiene efecto antibacteriano.

❑ Lung Tonic from Herbs, Etc., es una combinación de muchas hierbas orgánicas dirigidas a reforzar los pulmones.

❑ Las hojas de lungwort son ricas en vitamina C y quercetina, y dan tratamiento efectivo a la tos y la mucosa.

❑ El tomillo fortalece los tejidos pulmonares y puede ser administrado a los niños con problemas en ese órgano.

❑ Se ha establecido una relación clara entre los ácidos grasos esenciales omega-3 y la reducción de la bronquitis crónica.

Recomendaciones

❑ Incluya en su dieta ajo y cebolla. Estos alimentos contienen aceites de quercetin y mustard, que inhiben la acción de la lipoxigenasa, una enzima que promueve la liberación de un químico inflamatorio en el organismo. El ajo es, además, un antibiótico natural.

❑ Beba abundantes líquidos. El agua pura, los tés de hierbas y las sopas son buenas opciones.

❑ Evite los alimentos que propician la formación de mucosidad, como productos lácteos, alimentos procesados, azúcar, frutas dulces y harina blanca. Evite también los alimentos que producen gases, como fríjol, cabbage y coliflor, entre otros. Un estudio epidemiológico mostró que cuantos más vegetales se comen, menos bronquitis.

❑ No fume y evite los ambientes donde hay humo. El humo de cigarrillo es sumamente dañino. Si usted tienen bronquitis crónica, no espere mejorarse mientras no evite por completo las sustancias irritantes que hacen que las secreciones obstruyan las vías respiratorias.

❑ Es incorrecto asumir que la bronquitis crónica tiene su origen en el consumo de tabaco. La *Helicobacter pylori* es una infección asociada con la bronquitis crónica.

❑ Apórtele humedad al aire utilizando un humidificador o un vaporizador. También puede hacerlo colocando sobre un radiador una olla con agua. Limpie a menudo el equipo para evitar que se desarrolle bacteria.

❑ Guarde cama al principio de la enfermedad, cuando hay fiebre. Cuando la fiebre le haya pasado y se sienta mejor, alterne entre el descanso y la actividad moderada para evitar que las secreciones se instalen en los pulmones.

❑ Para reducir la inflamación y poder dormir, antes de acostarse colóquese sobre el pecho y la espalda calor húmedo, o una botella de agua caliente. También es una buena idea frotar el pecho primero con aceite de eucalipto.

❑ Para acelerar la recuperación, infle un globo varias veces al día.

❑ Suplemente su dieta con vitamina C.

❑ Cuando tenga bronquitis no utilice medicamentos que suprimen la tos.

❑ No se trague la mucosa.

❑ Consulte con su médico si se le desarrolla una tos severa y/o persistente, si tiene fiebre alta, respiración sibilante o asmática, debilidad y letargo, dificultad para respirar y/o dolor en el pecho, porque podría tratarse de una neumonía (*ver* NEUMONÍA en la Segunda Parte).

❑ Si tiene que ser hospitalizado, primero tendrá que descansar en la cama con varias almohadas para mantenerlo elevado. Esto ayudará a su respiración. No esté tumbado. También es posible que necesite oxígeno, el cual puede ser administrado mediante una mascarilla o por sondas o cánulas nasales. También le extraerán sangre para determinar su contenido de oxígeno.

Aspectos para tener en cuenta

❑ Si la bronquitis tiene origen bacteriano, es necesario seguir un tratamiento con antibióticos para curar la infección y evitar una neumonía.

❑ La dieta, la nutrición y el medio ambiente desempeñan un papel crucial en todas las enfermedades respiratorias. Es más fácil controlar los problemas respiratorios cuando el entorno es salubre.

❑ Los científicos han descubierto muchos nutrientes que fortalecen los pulmones y bronquiolos, aumentando su capacidad para repeler las infecciones. Muchos de estos nutrientes también disminuyen la sensibilidad de los pulmones a las partículas de aire que, a veces, son las que activan la bronquitis.

❑ Cuando el paciente no logra expulsar el esputo, puede ser recomendable una broncoscopia. Este procedimiento permite examinar visualmente el interior de los bronquios del paciente, introduciéndole un tubo flexible. Además, la broncoscopia sirve bien para realizar un examen visual, bien para succionar la secreción, retirar cuerpos extraños, o incluso tomar muestras del tejido bronquial a fin de identificar el organismo causante de la infección.

❑ Para prevenir las enfermedades pulmonares crónicas, los médicos prescriben a menudo el esteroide dexamethasone para reducir la inflamación.

Advertencia: Un estudio realizado durante un largo periodo de tiempo, encontró que tratar a los bebés prematuros con este producto puede dañar sus cerebros y bloquear su crecimiento.

❑ Si la bronquitis no cede en un lapso razonable, puede ser necesario tomarle al paciente una radiografía para descartar cáncer pulmonar, tuberculosis u otras enfermedades que ocasionan síntomas similares.

❑ Las personas con problemas respiratorios crónicos generalmente suelen tomar diversos medicamentos que les ayudan a respirar mejor; por ejemplo, inhaladores, drogas que combaten la ansiedad e, incluso, diuréticos. Es importante hacer ejercicio, pues ayuda a respirar mucho mejor y a resistir las actividades diarias.

❑ Un tratamiento muy común para la bronquitis es utilizar un broncodilatador. Si usted va a utilizar uno, inhale solamente la cantidad recomendada por el médico, pues dosis más altas pueden causar efectos secundarios, como nerviosismo, desasosiego y temblor. Antes de utilizar un inhalador, pídale a su médico que lo instruya sobre los posibles efectos secundarios y las reacciones peligrosas que puede presentar. Además, expóngale sus inquietudes sobre su salud, como un posible embarazo, y póngalo al corriente de las enfermedades que tenga, como diabetes, hipotiroidismo o convulsiones. El médico también debe saber qué drogas ha tomado en el pasado y qué reacciones desfavorables presentó. De igual manera, usted debe informarle si en la actualidad está tomando medicamentos con prescripción médica o sin ella.

❑ El purificador de aire personal Air Supply, de Wein Products, es un aparato pequeñísimo que se lleva colgado en el cuello. Crea una barrera invisible de aire puro que protege contra los microorganismos (como virus, bacterias y mohos) y las micropartículas del aire (como polvo, polen y agentes contaminantes). También elimina olores, emanaciones y compuestos volátiles perjudiciales que se encuentran en el aire. El Air Supply es un objeto muy útil cuando se viaja, especialmente en vuelos largos, cuando el aire se vicia.

❑ *Ver también* ASMA, ENFISEMA, HAY FEVER, NEUMONÍA y SINUSITIS en la Segunda Parte.

BRUXISMO

Bruxismo es el término médico para el rechinamiento de los dientes. El bruxismo se presenta habitualmente durante el sueño y sin que la persona se dé cuenta (aunque los miembros de su familia por lo general sí lo notan). A la larga, rechinar los dientes puede hacer que éstos se aflojen y que las encías retrocedan. Además, como los dientes se pueden desalinear, podría ser necesario ajustar la mordida. Con el tiempo se pueden perder piezas dentales.

El bruxismo se puede presentar cuando los dientes son sensibles al calor y al frío. Las fluctuaciones del azúcar sanguíneo también pueden intervenir en este trastorno. El estrés y la ansiedad son causas frecuentes del bruxismo.

NUTRIENTES

SUPLEMENTOS	DOSIS SUGERIDAS	COMENTARIOS
Esenciales		
Calcium y magnesium	1.500–2.000 mg al día. 750 mg al día.	Su deficiencia se ha asociado con el bruxismo.
Pantothenic acid (vitamin B_5)	500 mg 2 veces al día.	Reduce el estrés.
Vitamin B complex	100 mg 2 veces al día.	Necesario para el correcto funcionamiento de los nervios. Utilizar una fórmula high-stress.
Muy importantes		
Vitamin C con bioflavonoids	3.000–5.000 mg al día.	Aumenta la potencia de la función adrenal. Vitamina antiestrés.
Provechosos		
Chromium	200–400 mcg al día.	Ayuda a normalizar el nivel del azúcar sanguíneo. Este trastorno a menudo se relaciona con hipoglicemia. Utilizar chromium picolinate.
L-Tyrosine	Según indicaciones de la etiqueta.	Un aminoácido que reduce el estrés.
Melatonin	Según indicaciones de la etiqueta.	Ayuda a proporcionar descanso reparador y puede reducir el bruxismo. *Advertencia:* No usar a largo plazo. No para las personas menores de treinta años de edad.
Multivitamin y mineral complex más raw adrenal glandular	Según indicaciones de la etiqueta. Según indicaciones de la etiqueta.	Todos los nutrientes se necesitan para reducir el estrés. Promueve el funcionamiento adrenal. *Ver* TERAPIA GLANDULAR en la Tercera Parte.
S-adenosyl-methionine (SAMe)	Según indicaciones de la etiqueta.	Reduce el estrés y actúa como un antidepresivo. *Advertencia:* Si sufre de trastorno maníaco-depresivo o si toma antidepresivos recetados, no debe tomar SAMe.

Zinc	50 mg al día. No tomar más de 100 mg al día de todos los suplementos.	Refuerza el sistema inmunológico. Reduce el estrés.

Recomendaciones

❑ Adopte una dieta hipoglicémica alta en fibra y en proteína, con abundantes vegetales frescos y frutas ricas en fibra, legumbres, nueces y semillas crudas, carne blanca de pollo o pavo sin pellejo, pescado a la parrilla y granos enteros. Consuma con moderación vegetales que contienen almidón y frutas muy dulces. Haga a lo largo del día entre seis y ocho comidas pequeñas, en vez de dos o tres comidas grandes. A menudo la causa del bruxismo es hipoglicemia relacionada con funcionamiento adrenal disminuido (*ver* HIPOGLICEMIA en la Segunda Parte).

❑ No consuma bebidas alcohólicas porque el alcohol empeora el problema.

❑ Evite la fast food, los alimentos fritos y procesados, la carne roja, el azúcar refinado, las grasas saturadas y todos los productos lácteos, excepto yogur, kéfir y raw cheese. Evite, además, todos los alimentos que contengan químicos y saborizantes, colorantes o preservativos artificiales.

❑ No coma nada dulce seis horas antes de acostarse. Si siente hambre, consuma algún alimento ligero que contenga fibra y proteína.

❑ En lo posible, evite el estrés. Aprenda técnicas de manejo y reducción del estrés. *Ver* ESTRÉS en la Segunda Parte.

❑ Tome suplementos de calcio y ácido pantoténico, de acuerdo con la sección Nutrientes. El calcio suele ser eficaz para el tratamiento de los movimientos musculares involuntarios.

❑ Considere la posibilidad de hacerse un análisis de cabello para saber si tiene algún desequilibrio mineral, como niveles anormales de sodio y potasio. *Ver* ANÁLISIS DEL CABELLO en la Tercera Parte.

❑ *Ver* ALERGIAS en la Segunda Parte para descartar las causas alimentarias.

Aspectos para tener en cuenta

❑ Los dentistas a veces recomiendan para el bruxismo utilizar un retenedor. Aunque esto no cura el problema, sí evita que los dientes se deterioren.

❑ La *Belladonna* es un remedio homeopático conocido por su eficacia contra el bruxismo.

❑ En algunos casos la biorretroalimentación ayuda a superar el bruxismo. (*Ver* Biorretroalimentación *en* CONTROL DEL DOLOR en la Tercera Parte.)

BULIMIA

La bulimia nerviosa es un trastorno de la alimentación que se caracteriza por episodios en los cuales la persona consume de manera descontrolada grandes cantidades de alimentos ricos en calorías ("binging"), seguidos de vómito autoinducido o uso de laxantes para "purgar" el cuerpo de los excesos cometidos durante el episodio. Los episodios de binging/purga varían en frecuencia, de varias veces a la semana a varias veces al día, y la duración puede ir de varios minutos a una hora o dos.

Normalmente, la persona bulímica siente que no tiene control, que no puede dejar de comer hasta que no está completamente llena. Luego se siente totalmente apesadumbrada y avergonzada por estar llena y busca eliminar la comida que acaba de ingerir. Todo esto se realiza en secreto. La bulimia es un grave problema médico y psicológico que se puede complicar peligrosamente. Este trastorno de la alimentación puede derivar en serios problemas de salud, como anemia, malnutrición, pérdida de fluidos, desequilibrio electrolítico, úlceras, sangrado interno, hipoglicemia, perforación estomacal o del esófago, daño renal o hepático, frecuencia cardíaca errática, infertilidad, fin de la menstruación, cálculos en las glándulas salivales, erosión dental y/o de las encías, debilidad del sistema inmunológico, pulso lento, desorientación mental, pérdida de masa muscular y ósea, y baja presión arterial.

Asimismo, si el contenido graso del cuerpo en la mujer desciende por debajo de un nivel mínimo, el cuerpo no produce estrógeno, lo cual puede resultar en destrucción de los tejidos óseos y un mayor riesgo de osteoporosis. Debido a la extrema pérdida de peso, ejercicio, falta de alimentos y/o a la falta de las vitaminas y minerales necesarios, el cuerpo puede necesitar acceder a la masa muscular para obtener energía. Este es un efecto muy peligroso y muy pocas personas con trastornos alimentarios se dan cuenta de ello. Con el tiempo pueden aparecer trastornos que pueden poner en peligro la vida, como cánceres de seno, esófago o intestinos, así como de los órganos reproductivos. También pueden presentarse trastornos renales o de hígado e insuficiencia cardíaca.

Según la National Association of Anorexia Nervosa and Associated Disorders, en los Estados Unidos hay ocho millones de personas con trastornos alimentarios, una cifra que sigue subiendo. La bulimia afecta sobre todo a las mujeres (aunque también la cifra de hombres afectados sigue creciendo), y no distingue edades o estado social. La sociedad actual nos bombardea constantemente con mensajes que alaban la delgadez, cuanto más, mejor para lucir mejor. Nuestros ídolos son actores, actrices, cantantes y modelos que fijan unos estándares de belleza difíciles o imposibles de alcanzar para la mayoría de las personas

Aunque las personas que desarrollan trastornos alimentarios realmente quieren sentirse mejor consigo mismas, ocurre justo lo contrario. Los pacientes de bulimia están obsesionados con su peso, tienen una imagen distorsionada de sus figuras y se dan asco a sí mismos por no tener lo que ellos consideran un "cuerpo perfecto". Otras implicaciones psicológicas comúnmente asociadas a la bulimia son el odio intenso contra cualquiera que interfiera con ellas, ansiedad, depresión, miedo a ser descubiertos, aislamiento, soledad, y comportamientos obsesivos-compulsivos. Las personas con bulimia suelen exhibir otras cualidades extremas, como el abuso del alcohol, del tabaco o de las tarjetas de crédito y shoplifting. Normalmente gastan muchísimo dinero en comida, incluso usan dinero que deberían guardar para otras necesidades. También es posible que eviten sus responsabilidades sociales o laborales para conseguir una oportunidad para atracarse

Aunque no se conoce la causa de este tipo de trastornos, muchos creen que tienen que ver con una mezcla de factores psicológicos, biológicos y sociales.

Hay estudios de familias y gemelos que apuntan a que la herencia genética puede jugar un papel. Psicológicamente hablando, desde que nacemos la comida nos provee seguridad, confort y placer. Los episodios de atracones suelen asociarse con el estrés. Probablemente esta conducta es un intento del individuo bulímico por manejar sus emociones, pues le permite distraer su atención de problemas emocionales desagradables o perturbadores. No es raro que las personas bulímicas vivan obsesionadas con el ejercicio, ya que es un medio para controlar el peso.

Muchas personas bulímicas provienen de familias donde ha habido abuso físico o sexual, o en las cuales había problemas de adicción. Muchas mujeres tuvieron su primer episodio bulímico como resultado del rechazo, real o imaginario, de algún hombre. Otras son perfeccionistas, tienen altas expectativas sobre sí mismas pero baja autoestima. Particularmente cuando las necesidades emocionales básicas de la mujer no fueron satisfechas en su infancia, ella puede llegar a creer que sus problemas se resolverían si se volviera atractiva físicamente (es decir, delgada), y esta obsesión conduce a la bulimia.

Además de lo anterior, hay indicios de que en la bulimia nerviosa también intervienen factores fisiológicos. Por ejemplo, en personas con trastornos alimentarios tienden a verse desequilibrios químicos similares a los que se encuentran en personas con depresión clínica. Todas tienen altos niveles de adrenocorticotropic hormone (ACTH), una hormona producida por la glándula pituitaria que inhibe el funcionamiento de las células T y que, por tanto, disminuye la función inmunológica. Las personas bulímicas también pueden presentar niveles reducidos del neurotransmisor serotonina, lo que contribuye a los antojos incontrolables de carbohidratos simples, precisamente lo que consumen durante sus episodios bulímicos. Algunos investigadores han descubierto que la bulimia está asociada con trastornos del temporal derecho del cerebro.

A diferencia de las personas anoréxicas, cuyo problema de falta de alimentación se evidencia en algún momento, las personas bulímicas pueden ocultar su problema durante largo tiempo, aun durante años, porque su peso suele ser normal (algunas incluso presentan sobrepeso) y sus episodios de comer descontroladamente y purgarse se llevan a cabo en secreto. Entre las señales físicas de la bulimia están hinchazón de las glándulas de la cara y el cuello, erosión del esmalte de las piezas dentales posteriores, ruptura de vasos sanguíneos en la cara; hinchazón de las glándulas salivales, lo que produce una apariencia de "chipmunk"; dolor de garganta constante, inflamación del esófago y hernia hiatal, todas consecuencia del vómito autoinducido. A veces es preciso extraer quirúrgicamente cucharas e implementos utilizados para inducir el vómito. Si el abuso de laxantes forma parte del cuadro, puede presentarse daño intestinal, sangrado rectal y diarrea permanente. La utilización de laxantes también arrastra y elimina del cuerpo el potasio y el sodio, lo cual produce un desequilibrio electrolítico que da por resultado deshidratación, espasmos musculares y, eventualmente, paro cardíaco. Hay otros signos de bulimia, como pérdida de cabello, piel amarillenta o grisácea, arrugas prematuras, mal aliento, pesadillas al dormir, pies y manos siempre fríos, confusión mental, piel seca, debilidad extrema, fatiga muscular y vahídos.

Las personas bulímicas normalmente se sienten muy culpables por su conducta. Por este motivo les ocultan su problema durante años incluso a los hijos y al cónyuge. Entre las señales de que algo marcha mal están ir siempre al baño después de las comidas, desaparición inexplicable de grandes cantidades de alimentos, citas frecuentes con el odontólogo y cambios anímicos.

A menos que se especifique otra cosa, las siguientes dosis se recomiendan para personas mayores de dieciocho años. La dosis para los jóvenes de doce a diecisiete años debe equivaler a tres cuartas partes de la cantidad recomendada.

NUTRIENTES

SUPLEMENTOS	DOSIS SUGERIDAS	COMENTARIOS
Muy importantes		
Multivitamin y mineral complex	Según indicaciones médicas. Tomar con las comidas.	El síndrome bulímico produce graves deficiencias vitamínicas y minerales. Se requieren dosis sumamente altas, pues los nutrientes pasan rápidamente por el sistema gastrointestinal y no son asimilados por completo. No se deben utilizar fórmulas de liberación gradual.
con carotenoids		
y potassium	99 mg al día.	
y selenium	200 mcg al día. Si está embarazada, no sobrepasar 40 mcg al día.	
Zinc	50–100 mg al día. No tomar más de 100 mg al día de todos los suplementos.	Necesario para el metabolismo de la proteína. Favorece el sentido del gusto y abre el apetito. Puede ayudar a reducir la depresión y la ansiedad. Puede mejorar el aumento de peso. Su deficiencia es común en las personas bulímicas.
más copper	3 mg al día.	Debe tomarse de forma balanceada con el zinc.

Importantes		
Acidophilus (Probiata de Wakunaga)	Según indicaciones de la etiqueta. Tomar con el estómago vacío para que pase rápidamente al intestino delgado.	Estabiliza las bacterias intestinales. Protege el hígado.
Calcium y magnesium	1.500 mg al día a la hora de acostarse. 750 mg al día.	Tiene un efecto calmante. Repone la pérdida de calcio. Relaja el músculo liso y es broncodilatador.
Coenzyme A de Coenzyme-A Technologies	Según indicaciones de la etiqueta.	Puede mejorar el metabolismo, reducir la depresión y la fatiga, y aumentar la energía. Ayuda a las glándulas suprarrenales. Asiste a asimilar las grasas y elimina las toxinas del cuerpo. Puede ayudar al sistema inmunológico y mejorar el conjunto de procesos físicos y mentales.
y coenzyme Q_{10}	60–100 mg al día.	Protege el músculo cardíaco y mejora la circulación.
Efalex Focus de Efamol o Attention Focus de Nature's Way o Kyolic-EPA de Wakunaga	Según indicaciones de la etiqueta. Según indicaciones de la etiqueta.	Mejora de los bajos niveles de serotonina que comúnmente se asocia con la bulimia.
5-Hydroxy L-tryptophan (5-HTP de Solaray)	Según indicaciones de la etiqueta.	
Free-form amino acid complex	Según indicaciones de la etiqueta.	Contrarresta la deficiencia de proteína, un problema grave de la bulimia. El organismo utiliza más fácilmente los aminoácidos en estado libre que otras clases de proteína.
Gamma-amino-butyric acid (GABA) compound	Según indicaciones de la etiqueta.	Alivia el estrés. Ayuda en la construcción de los nervios.
más Ester-C con bioflavonoids	3.000 mg al día.	Promueve los tejidos sanos y el crecimiento del colágeno.
Gamma-oryzonol	60 mg al día.	
S-adenosyl-methionine (SAMe)	Según indicaciones de la etiqueta.	Reduce el estrés, la depresión y el dolor. Produce efectos antioxidantes. *Advertencia:* Si sufre de trastorno maníaco-depresivo o si toma antidepresivos recetados, no debe tomar SAMe.
Vitamin B complex	100 mg 3 veces al día.	Esencial para todas las funciones celulares.
Vitamin B_{12} en inyección	1 cc 3 veces a la semana, o según indicaciones médicas.	Necesario para la digestión de los alimentos y la asimilación de todos los nutrientes, incluyendo el hierro. Es más eficaz en inyección (con supervisión médica). Si no se consigue en inyección, utilizar lozenges o administrar en forma sublingual.
o Vitamin B_{12}	Según indicaciones de la etiqueta.	Si las inyecciones no están disponibles, utilizar una forma de rombo o sublingual.
Vitamin C con bioflavonoids	5.000 mg al día divididos en varias tomas.	Necesario para todas las funciones celulares y glandulares.
Provechosos		
Bio-Strath de Bioforce	Según indicaciones de la etiqueta, 3 veces al día.	Aumenta la fortaleza, la energía y el apetito. Ayuda a reparar los tejidos. Contiene las vitaminas B y otros nutrientes necesarios.
o brewer's yeast	Empezar con 1 cucharadita al día y aumentar poco a poco hasta llegar a la dosis recomendada en la etiqueta.	Buena fuente de vitaminas B. *Advertencia:* Si se producen reacciones alérgicas, deje de usar.
Iron (ferrous fumarate de Freeda Vitamins)	Según indicaciones médicas. Para mejor absorción, tomar con 100 mg de vitamina C.	Corrige las deficiencias y aumenta el apetito. *Advertencia:* No tome hierro, a menos que le hayan diagnosticado anemia.
o Flaradix Iron + Herbs de Salus Haus	Según indicaciones de la etiqueta, 3 veces al día.	Fuente natural de hierro de fácil asimilación.
Kelp	2.000–3.000 mg al día.	Proporciona minerales esenciales, en especial yodo.
Proteolytic enzymes	Según indicaciones de la etiqueta.	Importantes para la correcta digestión y asimilación de los nutrientes.
o Infla-Zyme Forte de American Biologics	Tomar con las comidas y entre comidas.	
Silica	Según indicaciones de la etiqueta.	
Vitamin D_3 (cholecalciferol)	600 UI al día.	Necesario para la absorción del calcio y para prevenir la pérdida de hueso, que puede conducir a la pérdida de la dentadura.
Vitamin E	200 UI al día.	Necesario para la reparación de los tejidos. Poderoso antioxidante.
o ACES + Zinc de Carlson Labs	Según indicaciones de la etiqueta.	Proporciona una combinación de antioxidantes.

Hierbas

❑ La raíz de burdock, milk thistle y red clover son buenas para depurar la sangre y proteger el hígado.

❑ Ginger Dry Extract de Sabinsa Corporation ayuda a la digestión.

❑ El licorice es bueno para la función glandular.

Advertencia: En exceso puede aumentar la presión arterial. No usar estar hierba a diario por más de siete días seguidos. Evitar por completo si se sufre de presión arterial alta.

❑ Una combinación de royal jelly en potencia alta y de té de angélica, una vez al día, ha dado buenos resultados.

❑ La hierba St. John's wort es un buen antidepresivo que, además, ayuda a reducir los antojos.

Recomendaciones

❑ Mientras adquiere hábitos alimentarios más saludables, es esencial seguir una dieta bien balanceada y rica en fibra. Coma tantas proteínas vegetales y carbohidratos complejos como sea posible.

❑ No consuma azúcar en ninguna forma. Evite la comida chatarra (junk food) y los productos que contienen almidones pesados y harina blanca. Tenga en cuenta que tras eliminar el azúcar de su dieta probablemente puede sentir síntomas de abstención, como ansiedad, depresión, fatiga, dolor de cabeza, insomnio y/o irritabilidad.

❑ En lugar de hacer tres comidas al día, hágalo con mayor frecuencia pero con porciones más pequeñas. Ello puede ayudarlo a controlar tanto las sensaciones de llenura como los tirones del hambre. Sobre todo, no pase hambre porque eso sólo conduce a que los antojos sean más fuertes. El desayuno es fundamental.

❑ Guarde siempre en su entorno (casa, trabajo, escuela) una variedad de entradas sanas y úselos cuando sienta la punzada del hambre.

❑ Mastique despacio y bien. Deje de comer en cuanto se sienta a disgusto o si nota que va a querer purgarse.

❑ Trate de mantener un diario con la lista de precios de los alimentos que consume. A veces esto ayuda a romper la cadena bulímica. Al ver sobre el papel todo lo que come seguro que se sentirá abrumada; además se dará cuenta de lo que le cuesta económicamente. También puede usar el diario para registrar las circunstancias que la rodean (si está sola, o con quién, lo que está haciendo en ese momento, etc.) y cómo se siente durante, antes y después de comer. De ese modo puede comprender mejor cómo sucede y cómo la hace sentir. También puede ser útil para ayudarla a identificar patrones que la empujan a atracarse: alimentos, situaciones, incluso personas. Una vez que conoce esos elementos "gatillo", evítelos tanto como pueda.

❑ Tomar 5-hydroxy L-tryptophan (5-HTP) mejora los niveles de serotonina y ayuda cuando la bulimia viene asociada a la deficiencia de este químico. Varios estudios han mostrado que puede reducir la ingesta de calorías y aplacar el hambre. Es recomendable hacer análisis de los niveles de eosinófilos cada tres meses cuando se toman dosis altas de 5-http (más de 300 mg/día). Calm de Natural Balance y L-5-HTP de Solaray son buenas fuentes de 5-HTP.

❑ Los antojos pueden disparar un atracón (*binge*). Lo primero que hay que recordar es que los antojos no duran más de unos segundos a diez o veinte minutos. Cuando siente un antojo puede hacer una de estas cosas: comer un snack ligero (una zanahoria o un pomelo), distraerse o enfrentarse directamente al antojo. Para distraerse beba un vaso de agua y luego salga de la zona donde esté: dese un paseo, vaya a otra parte, póngase a trabajar en un hobby o a acabar alguna tarea pendiente. Después de esto, dese una recompensa y cómase una merienda sana.

❑ Ejerza control sobre otras cosas que hace en exceso, bien sea tomar demasiado alcohol, ejercicio, comprar o cualquier otra cosa. La llave de la autoestima está en tomar control de nuestra vida, no en permitir que haya algo que la controle.

❑ Desarrolle y mantenga relaciones con gente positiva que le hacen sentir bien consigo mismo y gente a la que admira. Cualquier persona que sea mala para su salud mental es una pérdida de tiempo y de sentimientos.

❑ Ejercer control sobre el estrés puede ser muy útil para las personas que luchan contra la bulimia. Hacer deporte con moderación, meditar, ejercicios de respiración profunda y de visualización, además del yoga, es bueno para eliminar estrés y para aliviar la depresión.

Aspectos para tener en cuenta

❑ Es incorrecto asumir que la bulimia es "simplemente una adicción a la comida". Sus raíces están ligadas a muchos factores, que varían de un caso a otro, como son la autoestima, y otros aspectos psicológicos, biológicos y sociales.

❑ El plan de tratamiento más completo debe incluir a un psicólogo (para evaluar las implicaciones psicológicas del trastorno en esa persona) y médico (para evaluar y vigilar el estado del paciente). Es probable que se requiera un tratamiento a largo plazo para mejorar la autoestima y asegurarse de que la persona es capaz de recuperarse física y mentalmente.

❑ Según investigadores del National Institute of Mental Health (NIMH) y de la Universidad de Duke, la falta de una hormona que controla el apetito podría explicar por qué las personas bulímicas no se sienten llenas. Al parecer, en estas personas comer no estimula la producción adecuada de la hormona cholecystokinin-pancreozymin (CCK), que se encuentra en el intestino delgado y en el cerebro. Estas personas tienen que atracarse permanentemente de comida a fin de sentirse satisfechas. Sin embargo, se necesitan más investigaciones para comprobar si ésta es la causa de la mayoría de los episodios bulímicos.

❑ Según un artículo publicado en octubre de 1997 en *The Harvard Mental Health Letter*, las mujeres diabéticas y bulímicas a menudo pierden peso después de un atracón reduciendo las dosis de insulina. Esto puede causar daños en los tejidos y aumentar el riesgo de retinopatía diabética, lo cual puede conducir a la ceguera.

❑ Según un estudio realizado por la Facultad de Medicina de la Universidad de Iowa y por la Universidad de Wisconsin, bajar de peso como parte del entrenamiento deportivo puede conducir a la bulimia. Una encuesta a setecientos estudiantes de segunda enseñanza que practicaban lucha grecorromana reveló que el 2 por ciento de esos jóvenes presentaban episodios durante los cuales se atracaban de comida, seguidos de vómito autoinducido, ayuno, ejercicio excesivo o uso de laxantes para evitar subir de peso.

❑ Para obtener más información acerca de los trastornos de la alimentación y su tratamiento, *ver* Organizaciones Médicas y de la Salud en el Apéndice.

BURSITIS

Bursitis significa inflamación de una bursa. Las bursas son pequeñas bolsas llenas de líquido que se encuentran entre los tendones y los huesos en diversas partes del cuerpo. Facilitan el movimiento de los músculos porque amortiguan la fricción entre los huesos y otros tejidos. La inflamación de una bursa produce dolor, sensibilidad al tacto y limitación del movimiento. También se puede presentar enrojecimiento e inflamación.

La causa de la bursitis puede ser una lesión, uso excesivo, reacción a algún alimento, alergias transmitidas por el aire o depósitos de calcio. La rigidez muscular también puede producir bursitis. Las bursas de las articulaciones de la cadera y de los hombros son las que se afectan con más frecuencia, en lo que se denomina bursitis calcificada (normalmente cuando una herida no se ha tratado correctamente y ha dejado tejido cicatricial). La epicondylitis o bursitis epitrochlear es la que afecta a un brazo; también se conoce como "tennis elbow" o "frozen shoulder". Puede originarse como un desgarro menor del tendón y es más frecuente en las personas cuya actividad les exige agarrar objetos repetidamente. La bursitis relacionada con algunos trabajos es muy común, y familiarmente se conoce con nombres como *"housemaid's knee"* y *"policeman's heel"* o, en relación con los mineros del carbón, *"beat knee"* y *"beat shoulder"*. La bursitis trochanteric es la inflamación de la bursa de la cadera, la cual puede surgir por una actividad física constante, por estar parado demasiado tiempo o por una dislocación de la cadera. Normalmente viene acompañada de un profundo dolor que baja por la pierna. Los juanetes, una de las dolencias más comunes de los pies, son en realidad una forma de bursitis causada por fricción. Un zapato apretado puede hacer que se inflame la bursa del dedo gordo del pie.

La bursitis puede afectar a cualquier persona y a cualquier edad. Sin embargo, las personas mayores, especialmente atletas, tienen más probabilidad de sufrir de bursitis. A veces es difícil diferenciar entre bursitis y tendinitis, que es la inflamación de un tendón, normalmente debido a un sobreesfuerzo. La tendinitis afecta comúnmente a los hombros, caderas, tendones de Aquiles y los de los muslos. Mientras que la bursitis se caracteriza por un dolor sordo y persistente que aumenta con el movimiento, la tendinitis produce un dolor agudo con el movimiento, y la rotación del brazo puede ser dificultosa si afecta al hombro. Este problema es peor de noche que durante el día y el dolor normalmente avanza de la parte superior del hombro hasta la zona baja del músculo del hombro que se extiende hacia la espalda. La tendinitis suele aquejar a las personas cuyo trabajo les exige estirarse para realizar determinadas tareas, como trabajadores domésticos y pintores de brocha gorda. Los tendones también se pueden inflamar a causa de depósitos de calcio que presionan contra ellos. A diferencia de la tendinitis, la bursitis suele presentarse con edema y acumulación de fluido.

A menos que se especifique otra cosa, las siguientes dosis se recomiendan para personas mayores de dieciocho años. La dosis para los jóvenes de doce a diecisiete años debe equivaler a tres cuartas partes de la cantidad recomendada. Para los niños de seis a doce años debe utilizarse la mitad de la dosis recomendada y para los menores de seis años, una cuarta parte.

NUTRIENTES

SUPLEMENTOS	DOSIS SUGERIDAS	COMENTARIOS
Muy importantes		
Calcium y magnesium	1.500 mg al día. 750 mg al día.	Necesario para la reparación del tejido conectivo. Debe tomarse de manera equilibrada con el calcio. Sirve para el adecuado funcionamiento muscular. Utilizar magnesium chelate.
Free-form amino acid complex	Según indicaciones de la etiqueta. Tomar con el estómago vacío.	Necesario para la curación.
Multienzyme complex con pancreatin	Según indicaciones de la etiqueta. Tomar con las comidas.	Ayudan a la digestión. Utilizar fórmulas ricas en pancreatina.
Proteolytic enzymes o Infla-Zyme Forte de American Biologics	Según indicaciones de la etiqueta. Tomar entre comidas. 2 tabletas 2–3 veces al día entre comidas.	Contienen una poderosa sustancia antiinflamatoria.
Vitamin A más natural betacarotene o carotenoid complex (Betatene) más selenium	15.000 UI al día. Si está embarazada, no debe tomar más de 10.000 UI al día. 25.000 UI al día. Según indicaciones de la etiqueta. 200 mcg al día. Si está embarazada, no sobrepasar 40 mcg al día.	Necesario para la reparación de los tejidos y el funcionamiento inmunológico. Potentes antioxidantes y precursores de la vitamina A.
Vitamin C con bioflavonoids	3.000–8.000 mg al día divididos en varias tomas.	Reducen la inflamación y refuerzan la función inmunológica. Esenciales para la formación de colágeno, una proteína del tejido conectivo.
Vitamin E	200 UI al día.	Neutralizador de los radicales libres y antiinflamatorio. Usar en forma de d-alpha-tocopherol.
Zinc más copper	50 mg al día. No tomar más de 100 mg al día de todos los suplementos. 3 mg al día.	Importante para todos los sistemas enzimáticos y la reparación de los tejidos. Tomar de manera balanceada con el cinc.
Provechosos		
Boron	3 mg al día. No sobrepasar esta dosis.	Mejora la absorción del calcio.
Coenzyme Q_{10}	60 mg al día.	Provechoso para la circulación.

Glucosamine sulfate o N-Acetylglucosamine (N-A-G de Source Naturals)	Según indicaciones de la etiqueta. Según indicaciones de la etiqueta.	Importantes para la formación del tejido conectivo.
Methylsulfonylmethane (MSM)	Según indicaciones de la etiqueta.	Es terapéutico. Ayuda a aliviar el dolor y mejorar la función inmunológica.
Multivitamin y mineral complex	Según indicaciones de la etiqueta.	Necesario para la reparación de los tejidos.
Pycnogenol o grape seed extract (Vitrenol)	Según indicaciones de la etiqueta. Según indicaciones de la etiqueta.	Poderosos antioxidantes y antiinflamatorios.
Silica o horsetail	Según indicaciones de la etiqueta.	Proporcionan silicio, necesario para reparar el tejido conectivo. *Ver* Hierbas más adelante.
Vitamin B complex	100 mg 2 veces al día.	Importante para la reparación de las células.
Vitamin B_{12} en inyección	Según indicaciones médicas.	Necesario para la correcta digestión y absorción de los alimentos, y para reparar el daño de los nervios. Es más eficaz en inyección (con supervisión médica).
o Vitamin B complex	Según indicaciones de la etiqueta.	Si no se consigue en inyección, utilizar lozenges o administrar en forma sublingual.

Hierbas

❑ Tanto la boswellia como la bromelaína reducen la inflamación.

❑ Una combinación en igual medida de horsetail, meadowsweet y willow bark, tomada tres veces al día, alivia la inflamación. El horsetail proporciona sílice, una forma del micromineral silicio, que es necesaria para la curación y la reparación de los tejidos.

Recomendaciones

❑ Haga una dieta de alimentos crudos durante siete días y a continuación haga un ayuno de limpieza de tres días. *Ver* AYUNOS en la Tercera Parte.

❑ No consuma alimentos procesados ni ninguna forma de azúcar.

❑ Para aliviar el dolor, utilice compresas calientes de castor oil. Ponga castor oil en una cacerola y caliéntelo sin dejarlo hervir. Empape en el aceite caliente un trozo de cheesecloth u otra tela de algodón blanco. Colóquese la tela sobre el área afectada y póngase encima un plástico más grande para que la cubra bien. Coloque un heating pad sobre el plástico para que la compresa permanezca caliente. Mantenga la compresa en el área afectada entre media hora y dos horas, según sus necesidades. Algunos médicos recomiendan compresas de hielo.

❑ Es posible que tenga que suspender todas sus actividades y dedicarse a descansar. Cuando tenga que hacer alguna actividad física, no se exija mucho ni durante períodos largos. Si siente dolor, deténgase.

Aspectos para tener en cuenta

❑ El tratamiento de la bursitis implica eliminar la causa de la lesión (esto significa, por lo general, limitar la actividad y/o inmovilizar el área afectada), curar cualquier infección subyacente y, de ser necesario, retirar quirúrgicamente los depósitos de calcio.

❑ Para calmar el dolor y disminuir el edema se puede aplicar tópicamente dimethylsulfoxide (DMSO), un subproducto del procesamiento de la madera.

Advertencia: Para uso terapéutico sólo se debe utilizar el DMSO que venden en los health food stores. El DMSO de uso industrial que se consigue en otra clase de tiendas no sirve para este propósito. La acción del DMSO puede hacer que cualquier contaminante depositado en la piel o en el producto puede ser absorbido por los tejidos.

Nota: Utilizar DMSO puede producir olor a ajo en el cuerpo. Este efecto es transitorio y no debe ser motivo de preocupación.

❑ *Ver también* CONTROL DEL DOLOR en la Tercera Parte.

CABELLO, CAÍDA DEL

Ver caída del cabello.

CABEZA, DOLOR DE

Ver dolor de cabeza.

CADMIO, TOXICIDAD POR

Ver toxicidad por cadmio.

CAÍDA DEL CABELLO

El término alopecia se refiere a la calvicie o caída del cabello. *Alopecia totalis* significa caída de todo el cabello de la cabeza. *Alopecia universalis* significa caída de todo el cabello corporal, incluyendo pestañas y cejas. Cuando el cabello se cae a parches, se denomina *alopecia areata.* Normalmente esta afección es temporal y raramente conduce a la calvicie. Entre los factores que intervienen en la caída del cabello están la herencia, las hormonas y el envejecimiento. Aunque la causa exacta de la caída del cabello todavía no se conoce, algunos investigadores consideran que el sistema inmunológico toma equivocadamente los folículos pilosos por tejido extraño y, por consiguiente, los ataca. Muchos investigadores opinan que en este trastorno intervienen componentes genéticos.

Un tipo de pérdida de cabello que es menos dramático, pero más común, es la *Androgenetic alopecia* (AGA), o calvicie de patrón masculino. Este tipo de alopecia es frecuente en los hombres y, como su nombre indica, en este trastorno hay una predisposición genética o hereditaria e intervienen los andrógenos u hormonas sexuales masculinas. Investigaciones han indicado que por influencia de los andrógenos, los folículos pilosos de los individuos susceptibles a esta clase de alopecia podrían estar programados para retardar o suspender la producción de cabello.

A veces las mujeres presentan la misma clase de pérdida de cabello, aunque no suele ser tan extensa y sólo se presenta después de la menopausia. Al ir envejeciendo y, en particular, después de la menopausia, el cabello de todas las mujeres se vuelve más delgado. No obstante, en algunas este proceso se inicia en la pubertad. Además, la mayoría de las mujeres pierden algo de cabello dos o tres meses después de dar a luz, porque los cambios hormonales impiden que se produzca la caída normal del cabello durante el embarazo.

El *Demodex follicularum* es una especie de ácaro diminuto que puede ser uno de los factores de la calvicie. Al llegar a la mediana edad, estos ácaros están presentes en prácticamente todos los folículos capilares, aunque en la mayoría de los casos no causan ningún daño. Los investigadores creen que la diferencia entre la gente que pierde el pelo y la que no puede estar en la reacción del cuero cabelludo ante estos ácaros. La reacción del organismo al tratar de expulsarlos puede provocar una inflamación y cerrar los folículos; los folículos mueren, pero también el cabello.

Aparte de la herencia, otros factores propician la caída del cabello. Entre ellos están mala circulación, enfermedad aguda, cirugía, exposición a la radiación, enfermedades cutáneas, pérdida súbita de peso, fiebre alta, deficiencia de hierro, diabetes, enfermedades tiroideas, sustancias como las empleadas en la quimioterapia y para teñir el pelo, estrés, dieta inadecuada, parásitos intestinales y otras infecciones fúngicas y deficiencias vitamínicas.

NUTRIENTES

SUPLEMENTOS	DOSIS SUGERIDAS	COMENTARIOS
Muy importantes		
Essential fatty acids (flaxseed oil, Kyolic-EPA de Wakunaga, primrose oil y salmon oil)	Según indicaciones de la etiqueta.	Mejoran la textura del cabello. Previenen la sequedad y la fragilidad del cabello.
Raw thymus glandular	500 mg al día.	Estimula el funcionamiento inmunológico y mejora la función glandular. *Advertencia:* este suplemento no se le debe dar a los niños.
Ultra Hair de Nature's Plus	Según indicaciones de la etiqueta.	Contiene nutrientes necesarios para estimular el crecimiento del cabello. Si la condición no es aguda, este complejo se puede utilizar solo.
Vitamin B complex		Las vitaminas B son importantes para la salud y el crecimiento del cabello.
con vitamin B_3 (niacin)	50 mg 3 veces al día.	
y pantothenic acid (vitamin B_5)	50 mg 3 veces al día.	
y vitamin B_6 (pyridoxine)	50 mg 3 veces al día.	
más biotin	300 mcg al día. Utilizar también productos para el cuidado del cabello que contengan biotina.	Su deficiencia se ha asociado con trastornos cutáneos y pérdida del cabello.
e inositol	100 mg 2 veces al día.	Vital para el crecimiento del cabello.
y methylsulfonyl-methane (MSM)	Según indicaciones de la etiqueta.	Ayuda en la fabricación de queratina, una proteína que es el principal componente del cabello.
Vitamin C con bioflavonoids	3.000–10.000 mg al día.	Ayuda a mejorar la circulación del cuero cabelludo.
Vitamin E	200 UI al día, o 400 UI cada dos días.	Aumenta la absorción del oxígeno, lo cual mejora la circulación hacia el cuero cabelludo. Mejora la salud y el crecimiento del cabello.
Zinc	50–100 mg al día. No sobrepasar esta dosis.	Estimula el crecimiento del cabello mejorando la función inmunológica. Para mejor absorción, utilizar lozenges de zinc gluconate u OptiZinc.
Importantes		
Coenzyme Q_{10}	60 mg al día.	Mejora la circulación del cuero cabelludo. Aumenta la oxigenación de los tejidos.
mas Dimethylglycine (DMG) (Aangamik DMG de FoodScience Labs)	100 mg al día.	Provechoso para la circulación hacia el cuero cabelludo.
Kelp	500 mg al día.	Proporciona los minerales necesarios para el adecuado crecimiento del cabello.
Provechosos		
Copper	3 mg al día.	Actúa con el cinc para ayudar al crecimiento del cabello. Utilizar una variedad chelate.
Dioxychlor de American Biologics	5 gotas en agua 2 veces al día.	Destruye las bacterias nocivas y les proporciona oxígeno a los tejidos.
Grape seed extract	Según indicaciones de la etiqueta.	Un potente antioxidante que protege a los folículos pilosos de los daños causados por los radicales libres.

L-Cysteine y L-methionine más glutathione	500 mg de cada uno 2 veces al día, con el estómago vacío. Tomar con agua o jugo. No tomar con leche. Para mejor absorción, tomar con 50 mg de vitamina B_6 y 100 mg de vitamina C.	Mejoran la calidad, la textura y el crecimiento del cabello, y ayudan a prevenir su caída. *Ver* AMINOÁCIDOS en la Primera Parte.
Silica (Body Essential Silica gel de NatureWorks o BioSil de Jarrow Formulas)	Según indicaciones de la etiqueta.	Ayuda a mantener el cabello suave y brillante.

Hierbas

❑ Para ayudarle al cabello a crecer, hágase enjuagues con apple cider vinegar y té de sage.

❑ La hierba horsetail es una buena fuente de sílice, necesaria para darle fortaleza y brillo al cabello.

❑ El ginkgo biloba mejora la circulación en el cuero cabelludo.

❑ El té verde, el pygeum y el saw palmetto pueden ser útiles para evitar la caída del cabello.

❑ El aceite de tree tea combate las bacterias y ácaros que participan en la caída del cabello. Dése un masaje con diez gotas sobre el cuero cabelludo antes de aplicarse el champú de la manera que acostumbra habitualmente.

Recomendaciones

❑ Tenga una dieta alta en vegetales y frutas y baja en almidón. Esto puede frenar el proceso de la caída del cabello. Las frutas y vegetales contienen flavonoides, muchos de los cuales son antioxidantes que protegen los folículos y estimulan el crecimiento del cabello.

❑ Consuma abundantes alimentos ricos en biotina y/o tome suplementos de esta sustancia, de acuerdo con las recomendaciones de la sección Nutrientes. La biotina es necesaria para la salud del cabello y de la piel, y a algunos hombres les ayuda a evitar la caída del cabello. Buenas fuentes de biotina son brewer's yeast, arroz integral, bulgur, guisantes, lentejas, oats, soya, semillas de sunflower y walnuts.

❑ Incluya en su dieta alimentos como granos de soya, tempeh y tofu. Al parecer, los alimentos de soya inhiben la formación de dihydrotestosterone, una hormona implicada en el proceso de pérdida del cabello.

❑ No consuma alimentos que contengan huevo crudo. Por un lado corre el riesgo de adquirir alguna infección por *salmonella* (*ver* ENVENENAMIENTO CON ALIMENTOS en la Segunda Parte). Además, el huevo crudo contiene avidina, una proteína que se liga a la biotina e impide que se absorba. En cambio, sí puede consumir huevos cocinados.

❑ Todos los días tiéndase durante quince minutos en una tabla inclinada para que la sangre irrigue al cuero cabelludo. También dése masajes en el cuero cabelludo todos los días.

❑ Use champús y acondicionadores que contengan biotina y sílice. El gel de áloe vera, las vitaminas C y E y el aceite de jojoba también son buenos para el cabello. Los acondicionadores contienen camomila, marigold, gingseng y/passion flower, productos que también ayudan a preservar la salud capilar.

❑ Evite los productos para el cabello que no sean naturales, pues los químicos de los productos sintéticos a menudo ocasionan reacciones alérgicas. No utilice siempre el mismo producto; cambie frecuentemente y sólo compre fórmulas naturales con pH balanceado. La mayoría de las health food stores venden una amplia variedad de productos naturales para el cabello.

❑ El cabello húmedo es frágil. Séqueselo sin frotarlo, cuidadosamente, presionando ligeramente para que la toalla vaya absorbiendo la humedad.

❑ Cúbrase el cabello siempre que vaya a exponerlo a la luz del sol. La exposición excesiva al sol y al agua de mar puede dañarlo.

❑ No se maltrate el cabello. No se lo seque con toalla, y no utilice cepillos o peinillas de cerdas o dientes muy finos. Evite el secador eléctrico y los aparatos que calientan el cabello; deje que se le seque de manera natural. Péinese cuando el cabello esté seco, pues cuando está húmedo tiende a quebrarse. Utilice un trinche para disciplinar el cabello mientras esté húmedo. No se lo peine en colas de caballo, ni trenzas u otros estilos que conllevan estirar el cabello.

❑ No haga dietas drásticas ni ninguna que evite alguno de los grupos alimenticios, ya que ello puede provocar deficiencias en los nutrientes y afectar a la salud capilar.

❑ Si está perdiendo cabello en grandes cantidades, consulte con un médico.

Aspectos para tener en cuenta

❑ Es normal perder cada día entre cincuenta y cien cabellos.

❑ Tomar dosis altas de vitamina A (100.000 UI o más al día) durante períodos prolongados puede precipitar la caída del cabello, pero suspenderla revierte el problema. Por lo regular, el cabello vuelve a crecer cuando se corrige la causa del trastorno.

❑ El embarazo, una excesiva concentración de metales en el organismo y las enfermedades autoinmunes a veces generan alopecia.

❑ El hipotiroidismo puede causar alopecia. (*Ver* HIPOTIROIDISMO en la Segunda Parte).

❑ Los transplantes de cabello pueden ser una buena solución, siempre que se tenga suficiente pelo propio para implantar en la zona calva. Si decide hacerlo, asegúrese de que el médico que haga el procedimiento sea competente y maneje adecuadamente la técnica.

❑ La FDA aprobó el producto Rogaine para el tratamiento de la calvicie de patrón masculino. Este producto es una solución tópica desarrollada por Upjohn Company, y contiene 2 por ciento de minoxidil. Este producto se consigue en las farmacias sin prescripción médica. Sin embargo, según investigadores de la Universidad de Toronto, este medicamento puede producir cambios cardíacos cuando se utiliza durante períodos largos. Además, aunque usar minoxidil hace crecer el cabello, su calidad no es buena y deja de crecer tan pronto como se suspende.

❑ Finasteride (Propecia), es un medicamento que se vende con receta médica y se considera efectivo para los hombres jóvenes con un patrón de pelo recesivo pero que conservan todavía la mitad de su cabello. Normalmente necesita un mínimo de tres meses para ser efectivo, pero deja de ser efectivo cuando no se toma.

❑ En algunos casos de alopecia areata, se suele inyectar cortisona en las zonas calvas con cierta efectividad. La crema Anthralin (Dritho-Scalp) se aplica al cuero cabelludo y se lava al cabo de una hora, estimulando en algunas personas el crecimiento capilar después de unos pocos meses de tratamiento. Si la alopecia areata está muy extendida, existe un tratamiento llamado psoralen plus ultraviolet A radiation therapy (PUVA). Consiste en administrar un medicamento sensibilizador ante la luz y en someterse, posteriormente, a baños de rayos ligeros ultravioleta A.

❑ Las investigaciones realizadas en el Universidad de Cornell apuntan a que en el futuro la terapia de genes estará disponible para estimular el crecimiento del cabello. Los científicos han descubierto que los folículos capilares que se han "apagado" por la acción genética pueden volver a "encenderse".

❑ Para los nombres y direcciones de organizaciones que pueden proporcionar más información sobre la alopecia y sus tratamientos, ver Organizaciones Médicas y de la Salud en el Apéndice.

CALAMBRES

Ver CALAMBRES MUSCULARES, PREMENSTRUAL SYNDROME.

CALAMBRES EN LAS PIERNAS

Ver CALAMBRES MUSCULARES. *Ver también* Calambres en las piernas en PROBLEMAS RELACIONADOS CON EL EMBARAZO.

CALAMBRES MUSCULARES

Normalmente, los músculos se contraen cuando se usan y se estiran cuando acaba el movimiento, u otro músculo se mueve en dirección opuesta. Si el músculo se contrae intensamente sin suficiente estiramiento, el dolor que se experimenta se denomina calambre. Mucha gente sufre calambres musculares de noche, y afectan a los pies y a las piernas, en particular a las pantorrillas. Esta clase de calambres afectan con más frecuencia a las personas de edad avanzada. Los niños a veces presentan ciertos dolores en los músculos y en las piernas llamados "dolores del crecimiento".

La causa más común de los calambres musculares es el desequilibrio electrolítico en los niveles de potasio, calcio y magnesio del organismo, el cual se puede deber al ejercicio excesivo o a una enfermedad. Otra causa común suele ser la deficiencia de vitamina E. La anemia, el tabaquismo, la inactividad, el estar demasiado tiempo tumbado, sentado o parado en una posición, la fibromialgia, la artritis, las alergias, los desequilibrios hormonalese, incluso, la arterioesclerosis, pueden provocar calambres, al igual que la deshidratación, la insolación, el hipotiroidismo, las várices y, con menos frecuencia, la amyotrophic lateral sclerosis (ALS), o enfermedad de Lou Gehrig.

Algunos medicamentos pueden producir calambres como efecto secundario. Utilizar diuréticos para la presión arterial alta o para algunos problemas cardíacos puede ocasionar desequilibrios electrolíticos, lo que a su vez produce calambres musculares. La mala circulación también contribuye a los calambres en las piernas. A menos que se especifique otra cosa, las siguientes dosis se recomiendan para personas mayores de dieciocho años. La dosis para los jóvenes de doce a diecisiete años debe equivaler a tres cuartas partes de la cantidad recomendada. Para los niños de seis a doce años debe utilizarse la mitad de la dosis recomendada y para los menores de seis años, una cuarta parte.

NUTRIENTES

SUPLEMENTOS	DOSIS SUGERIDAS	COMENTARIOS
Esenciales		
Calcium y magnesium	1.500 mg al día. 750 mg o más al día.	Su deficiencia es, por lo general, la causa de calambres en las piernas y los pies durante la noche. Utilizar variedades chelate o citrate.
Vitamin E	200 UI al día o 400 UI cada dos días.	Mejora la circulación. Su deficiencia puede provocar calambres en las piernas estando de pie o caminando. Especialmente provechoso cuando los calambres se relacionan con várices. Utilice en forma de d-alpha-tocopherol.
Muy importantes		
Bone Support de Synergy Plus	Según indicaciones de la etiqueta.	Contiene minerales que ayudan a la absorción del calcio.
o		
Ultra Osteo Synergy de American Biologics	Según indicaciones de la etiqueta.	Proporciona la nutrición útil para renovación de los huesos.

Malic acid y magnesium	Según indicaciones de la etiqueta.	El ácido málico participa en la producción de energía de las células musculares. El magnesio contribuye a la producción de energía celular.
Potassium	99 mg al día.	Necesario para el adecuado metabolismo del calcio y el magnesio. Ayuda a aliviar los calambres musculares.
Silica	Según indicaciones de la etiqueta.	Proporciona silicio, útil para la absorción del calcio.
Vitamin B complex más extra vitamin B_1 (thiamine) y vitamin B_3 (niacin)	50 mg 3 veces al día con las comidas. 50 mg 3 veces al día con las comidas. 50 mg 3 veces al día con las comidas.	Mejora la circulación y la función celular. Estimula la circulación. Ayuda a mantener un tono muscular adecuado. Aumenta la circulación. *Advertencia:* Si tiene algún trastorno hepático, gota o presión arterial alta, no debe tomar niacina.
Vitamin C con bioflavonoids	3.000–6.000 mg al día.	Mejoran la circulación.
Vitamin D_3	400 UI al día.	Necesario para la absorción del calcio.
Importante		
Dimethylglycine (DMG) (Aangamik DMG de FoodScience of Vermont)	Según indicaciones de la etiqueta.	Mejora la oxigenación de los tejidos.
Provechosos		
Coenzyme Q_{10} más Coenzyme A de Coenzyme-A Technologies	100 mg al día. Según indicaciones de la etiqueta.	Mejora la circulación y el funcionamiento cardíaco. Reduce la presión arterial. Mejora la eficacia de coenzyme Q_{10}.
Lecithin granules o capsules	1–2 cucharadas 3 veces al día, antes de las comidas. 1.200–2.400 mg 3 veces al día, antes de las comidas.	Reducen el nivel del colesterol.
Multivitamin y mineral complex	Según indicaciones de la etiqueta.	Todos los nutrientes son necesarios para la salud de los músculos.
Zinc	50 mg al día. No tomar más de 100 mg al día de todos los suplementos.	Necesario para la absorción del calcio y para la actividad de las vitaminas B. Para mejor absorción, utilizar lozenges de zinc gluconate u OptiZinc.

Hierbas

❑ Entre las hierbas provechosas para la circulación están alfalfa, dong quai, bayberry, blessed thistle, cayenne, echinacea, elder flower, extracto de elderberry, ginkgo biloba, horsetail y el azafrán.

❑ Frotar extracto de lobelia en el área afectada ayuda a aliviar los espasmos musculares.

❑ Tomar raíz de valeriana a la hora de acostarse ayuda a relajar los músculos.

❑ Las hierbas horsetail, meadowseet, skullcap y valeriana son buenas para aliviar los calambres musculares.

Recomendaciones

❑ Consuma alfalfa, brewer's yeast, abundantes vegetales hojosos y vegetales de color verde oscuro, cornmeal y kelp.

❑ Para eliminar las toxinas almacenadas en los músculos, tome un vaso grande de agua de buena calidad (de preferencia, agua destilada al vapor) cada tres horas a lo largo del día. Beba mucha aguda para prevenir la deshidratación.

❑ Dése masajes en los músculos y use calor local para mitigar el dolor.

❑ Antes de hacer ejercicio caliente bien; estire después de hacerlo.

❑ Procure no sobrecargar los músculos.

❑ Si está tomando alguna droga diurética para la presión arterial alta o para un problema del corazón, no deje de tomar un suplemento de potasio todos los días.

Nota: No tome suplementos de potasio si el diurético que toma mantiene el potasio. (Háblelo con su médico).

❑ Antes y después de hacer ejercicio vigoroso, fricciónese los músculos con aceite de oliva o de flaxseed puro y sin procesar. Dése un baño de agua caliente y agréguele al agua veinticinco gotas de aceite. Para estos casos también sirve el aceite de canola.

❑ Para aumentar el riego sanguíneo hacia los músculos, antes de acostarse dése un baño caliente con sales minerales.

❑ Antes de acostarse estire suavemente los músculos que tienden a contraerse durante la noche.

❑ Si le dan calambres mientras está activo durante el día, consulte con su médico. Podrían ser señal de mala circulación o de arterioesclerosis (*ver* PROBLEMAS CIRCULATORIOS en la Segunda Parte).

❑ Si los calambres le dan al caminar, y le pasan al descansar, es posible que tenga problemas de circulación. *Ver* ARTERIOESCLEROSIS/ATEROESCLEROSIS en la Segunda Parte y hacer el self-test de funcionamiento arterial.

Aspectos para tener en cuenta

❑ El uso de creatine, específicamente creatine monohydrate, un suplemento muy popular entre los deportistas y culturistas (*body builders*) puede aumentar las probabilidades de sufrir calambres.

Advertencia: El uso de creatine con cimetidine (Tagamet), NSAIDs como ibuprofeno y diuréticos puede causar daños renales.

❑ La hidroterapia (uso terapéutico de agua, vapor o hielo) y la terapia de masajes (manipulación de los músculos y tejidos blandos), pueden ser útiles para controlar los calambres. (*Ver* Hidroterapia y Masaje *bajo* CONTROL DEL DOLOR en la Tercera Parte.)

❑ El Gabapentin (Neurontin) es un medicamento empleado contra la epilepsia, aunque algunos doctores también lo usan para tratar trastornos bipolares. Actualmente está bajo estudio para determinar su eficacia contra los calambres. Extrañamente, se han documentado efectos secundarios de este medicamento, como dolores musculares y molestias (también visión borrosa; manos, pies y piernas hinchadas; temblores y cansancio y debilidad excesivas). Hasta que no haya resultados más claros recomendamos no tomar este medicamento.

CÁLCULOS RENALES

Los cálculos renales son acumulaciones anormales de sales minerales que se alojan en cualquier lugar del tracto urinario y pueden ser una de las afecciones más dolorosas La orina humana se satura en algunas ocasiones de ácido úrico, fosfatos y oxalato de calcio. Sin embargo, gracias a la secreción de diversos compuestos protectores y a los mecanismos naturales que tiene el organismo para controlar el pH de la orina, esas sustancias permanecen suspendidas en solución. Pero cuando los compuestos protectores están sobrecargados o la inmunidad está baja, las sustancias se pueden cristalizar y los cristales empiezan a aglomerarse, lo que eventualmente lleva a la formación de piedras suficientemente grandes como para obstruir el flujo de la orina. Entre los síntomas de los cálculos renales están dolor que irradia de la parte superior de la espalda hacia la parte baja del abdomen y la ingle, micción frecuente, orina con pus y sangre, falta de producción de orina y, a veces, fiebre y escalofrío. En casos leves, los síntomas se parecen a los de una gastroenteritis u otras afecciones gastrointestinales.

Los cálculos pueden ser partículas microscópicas o pueden tener el tamaño de una una. Hay cuatro clases de cálculos renales: cálculos de calcio (compuestos de oxalato de calcio), cálculos de ácido úrico, cálculos de struvite (compuestos de fosfato de magnesio y amonio) y cálculos de cistina.

Se calcula que el 10 por ciento de los estadounidenses presentan cálculos renales en algún momento de su vida. Son más comunes en hombres de raza blanca de treinta a cincuenta años, aunque pueden aparecer tan pronto como los veinte años, si existe predisposición. Son muy poco comunes entre los niños y los afroamericanos. Son más comunes en el sureste de Estados Unidos (los médicos hablan del "cinturón de piedra") que en otras zonas del país. La razón no se conoce, pero existe la teoría de que el clima cálido, que favorece la deshidratación, y/o los hábitos dietéticos podrían ser la causa. Los hombres tienen más probabilidades de sufrir esta dolencia que las mujeres; los varones adultos tienen una tasa de recurrencia del problema del 50 por ciento en los ocho años posteriores al primer episodio.

Alrededor del 80 por ciento de todos los cálculos son de calcio. Altos niveles de calcio en la sangre conducen a la hipercalciuria, es decir, a la absorción excesiva de calcio del intestino, lo cual aumenta la excreción de calcio en la orina. Ese exceso de calcio eventualmente forma un cálculo. Altos niveles de calcio en la sangre también pueden deberse a un mal funcionamiento de las glándulas paratiroides (pequeñas glándulas localizadas en el cuello, que regulan el nivel sanguíneo del calcio), a intoxicación por vitamina D y a mieloma múltiple. El consumo de carbohidratos refinados, especialmente azúcar, puede precipitar la formación de cálculos renales porque el azúcar estimula al páncreas para que libere insulina, lo que a su vez hace que el calcio adicional se elimine en la orina. Otro factor que contribuye a la formación de cálculos renales es la deshidratación crónica o recurrente. Al concentrarse la orina, aumenta la probabilidad de que se formen cálculos.

Los cálculos de ácido úrico se forman cuando el volumen de la orina expulsada es demasiado bajo y/o el nivel de ácido úrico de la sangre es anormalmente alto. Esta última condición se relaciona frecuentemente con los síntomas de la gota. A diferencia de otras clases de cálculos renales, los de struvite no tienen relación alguna con el metabolismo. Estos cálculos son producidos por infecciones. Las mujeres los presentan con frecuencia junto con infecciones recurrentes del tracto urinario. Los cálculos de cistina son producidos por una enfermedad poco común llamada cistinuria, un defecto congénito poco habitual que propicia la formación de cálculos del aminoácido cistina en el riñón o en la vejiga.

Los cálculos de calcio son frecuentes en algunas familias porque la tendencia a absorber demasiado calcio es hereditaria. Además, entre la gente con antecedentes familiares de cálculos renales parece haber una correlación más fuerte de lo normal entre la absorción de vitamina C u ácido oxálico, por una parte, y la excreción de oxalato en la orina, por otra parte. Al parecer, esas personas o bien absorben más oxalato de su dieta, o bien metabolizan mayores cantidades de precursores del oxalato. Los individuos con enfermedad de Crohn o síndrome de intestino irritable, o aquellos cuya dieta es alta en ácido oxálico, tienen más probabilidades de sufrir de cálculos renales porque su condición puede hacer que aumente la excreción de oxalato en la orina. Otros factores de riesgo para los cálculos renales son un bajo volumen de orina, pH corporal bajo, los genes, vivir en un clima tropical y la producción reducida de inhibidores naturales de la formación de cristales.

En la actualidad, los cálculos renales son diez veces más frecuentes que al comienzo del siglo XX. A pesar de que el consumo de alimentos ricos en ácido oxálico (especialmente huevos, pescado y algunos vegetales) ha disminuido notablemente en este país durante ese período, la cantidad de grasas y proteínas de origen animal de la dieta estadounidense promedio ha aumentado significativamente. La proporción entre la proteína vegetal y la proteína animal en la dieta corriente de principios de siglo era de uno a uno. Hoy en día esa proporción es de uno a dos. Existe una relación muy fuerte entre el consumo de proteína de origen animal y la absorción de oxalato.

A menos que se especifique otra cosa, las siguientes dosis se recomiendan para personas mayores de dieciocho años. La dosis para los jóvenes de doce a diecisiete años debe equivaler a tres cuartas partes de la cantidad recomendada. Para los niños de seis a doce años debe utilizarse la mitad de la dosis recomendada y para los menores de seis años, una cuarta parte.

NUTRIENTES

SUPLEMENTOS	DOSIS SUGERIDAS	COMENTARIOS
Muy importantes		
Inositol hexaphosphate (IP_6)	Según indicaciones de la etiqueta.	Muchos estudios han demostrado que el inositol ayuda a prevenir y tratar los cálculos renales.
con inositol	Según indicaciones de la etiqueta.	
L-Methionine	500 mg al día con el estómago vacío. Tomar con agua o jugo. No tomar con leche. Para mejor absorción, tomar con 50 mg de vitamina B_6 y 100 mg de vitamina C.	Disminuye la incidencia de cálculos renales destruyendo los radicales libres que se asocian con la formación de cálculos. *Ver* AMINOÁCIDOS en la Primera Parte.
Magnesium citrate	500 mg al día.	Reduce la absorción del calcio y disminuye el oxalato de la orina, sal mineral común en los cálculos renales.
Vitamin B complex	50 mg 3 veces al día con las comidas.	Las vitaminas B son más eficaces cuando se toman al mismo tiempo.
más extra vitamin B_6 (pyridoxine)	50 mg 2 veces al día.	Cuando se toma con magnesio, reduce el oxalato.
Zinc	50–80 mg al día. No tomar más de 100 mg al día.	Importante inhibidor de la cristalización, que puede conducir a la formación de cálculos. Para mejor absorción, utilizar lozenges de zinc gluconate u OptiZinc.
Provechosos		
Multivitamin complex	Según indicaciones de la etiqueta.	Mantiene el equilibrio de todos los nutrientes.
L-Arginine	500 mg al día. Si usted es propenso a los brotes de herpes, tome con L-lisina.	Útil cuando hay trastornos renales.
Potassium	99 mg al día.	Inhibe la cristalización, que puede conducir a la formación de cálculos. Utilizar potassium citrate.
Proteolytic enzymes	Según indicaciones de la etiqueta. Tomar entre comidas.	Ayudan a normalizar la digestión.
Raw kidney glandular	500 mg al día.	Fortalece los riñones. *Ver* TERAPIA GLANDULAR en la Tercera Parte.
Vitamin A con mixed caratenoids	25.000 UI al día. Si está embarazada, no sobrepasar 10.000 IU daily.	Promueve la curación del recubrimiento del tracto urinario, que resulta afectado por los cálculos renales. Si está embarazada, utilice un complejo carotenoide natural, como Betatene, en vez de vitamina A.
Vitamin C	3.000–6.000 mg al día divididos en varias tomas.	Acidifica la orina. La orina ácida no es el medio adecuado para la formación de cálculos.
Vitamin E	200 UI al día o 400 cada dos días.	Poderoso antioxidante.

Hierbas

- Cuando se toma en cantidades que no producen efectos laxantes, el jugo de aloe vera previene la formación de cálculos y reduce su tamaño durante los ataques agudos.
- Los extractos de ginkgo biloba y de goldenseal estimulan la circulación hacia los riñones y tienen propiedades antiinflamatorias. Estas dos hierbas son poderosos antioxidantes.

Advertencia: No tomar goldenseal oralmente diariamente por más de una semana. No usar durante el embarazo. Usar con cuidado si se es alérgico al ragweed.

- Mezclar tintura de lobelia (tres a cuatro gotas) y tintura de wild yam (quince gotas) en un vaso de agua caliente ayuda a relajar los uréteres, alivia el dolor y agiliza el paso de los cálculos. Tome sorbos de esta mezcla durante todo el día.
- Tomar todos los días té de raíz de marshmallow sirve para purificar los riñones y expulsar los cálculos. Beba un quart cada día.
- La uva ursi mitiga el dolor y la sensación de llenura.
- Otras hierbas que pueden ser eficaces para aliviar los cálculos renales: cleavers, gravel root, horsetail, juniper berries y pipsissewa (también llamada Prince's Pine).

Recomendaciones

- Para aliviar rápidamente el dolor, tómese cada media hora el jugo de medio limón fresco en 8 onzas de agua. Haga esto hasta que el dolor ceda. Puede alternar entre jugo de limón y jugo de manzana fresca.
- Para que los riñones se mantengan funcionando correctamente, beba todos los días mucho agua (por lo menos tres quarts de agua de buena calidad). La medida más importante que se puede tomar para evitar la formación de cálculos renales es aumentar el consumo de agua. El agua diluye la orina y previene la concentración anormal de minerales y sales que producen cálculos. (La deshidratación crónica es uno de los principales factores en las enfermedades renales para entre el 15-20 por ciento de la gente.) Otra medida eficaz es tomar jugo de cranberry sin edulcorar

para acidificar la orina (a menos que usted sea propenso a los cálculos de ácido úrico). Tomar al despertarse un vaso de agua caliente con el jugo de un limón fresco ayuda a prevenir la formación de cálculos. El jugo de limón contiene casi cinco veces más ácido cítrico — una fuente natural de citratos — que el jugo de naranja. Un estudio mostró que las personas que toman limonada a diario redujeron la aparición de cálculos.

❑ Aumente el consumo de alimentos ricos en vitamina A. Esta vitamina es provechosa para el tracto urinario y evita que se formen cálculos. Buenas fuentes de vitamina A son: alfalfa, albaricoque, melón cantaloupe, zanahoria, pumpkin, sweet potato y squash.

❑ Utilice solamente agua destilada para beber y cocinar. Al agua de beber añádale gotas de microminerales.

❑ Minimice su consumo de proteína de origen animal o elimínela totalmente de su dieta. Las dietas ricas en esta clase de proteína promueven la eliminación del calcio, lo cual produce cantidades excesivas de calcio, fósforo y ácido úrico en los riñones. Esto da por resultado dolorosos cálculos renales.

❑ No elimine el calcio de su dieta, ya que es importante para prevenir la osteoporosis, un problema aún mayor que los cálculos renales, especialmente en las mujeres. Ingerir magnesio adicional puede reducir el riesgo de formación de cálculos, ya que aumenta la solubilidad del oxalato de calcio. El pescado, arroz integral, tofu y los granos de soya son naturalmente ricos en magnesio.

❑ Disminuya el consumo de potasio y fosfatos. No utilice sal ni cloruro de potasio, un sustitutivo de la sal, y evite las bebidas carbonatadas.

❑ Pruebe a beber mucho líquido (preferiblemente agua), deje pasar veinte minutos para digerir y luego corra vigorosamente arriba y abajo unas escaleras. Se sabe que esto, en ocasiones, hace que las piedras pequeñas se expulsen naturalmente.

❑ Si no puede expulsar la piedra, vea a su médico. Posiblemente él o ella le pidan una prueba de orina y de rayos-X para obtener un diagnóstico y tratamiento adecuados.

❑ Si en su familia hay un historial de cálculos renales, tome suplementos de calcio *en las comidas*. Cuando consume alimentos ricos en calcio junto con oxalatos, estos se ligan a ese mineral y se expulsan en las heces, reduciendo así el riesgo de formación de piedras.

❑ Sólo las personas con un historial de cálculos renales deben evitar los suplementos de calcio.

❑ Evite los alimentos que contienen ácido oxálico o que estimulan su producción, entre ellos espárragos, remolacha, hojas de remolacha, huevos, pescado, apio, perejil, arándanos, uvas, perejil, ruibarbo, sorrel, espinaca, Swiss chard y vegetales de la familia de la col. También debe evitar el alcohol, la cafeína, el chocolate, la cocoa, los higos secos, las nueces, la pimienta, las semillas de amapola y el té negro (el té verde es un buen sustituto).

❑ Evite por completo el azúcar refinado y los productos que contienen esta clase de azúcar. El azúcar estimula al páncreas para que libere insulina, lo que hace que el calcio adicional sea expulsado en la orina.

❑ Permanezca activo. El torrente sanguíneo de las personas sedentarias tiende a acumular altos niveles de calcio. El ejercicio ayuda a que el calcio pase de la sangre a los huesos, que es donde debe estar.

❑ Si usted tiene antecedentes de cálculos de cistina, evite el aminoácido L-cistina. Si debe tomar algún suplemento con este aminoácido, tome al mismo tiempo por lo menos el triple de vitamina C. De no hacerlo, la cistina podría cristalizarse y formar grandes cálculos que llenarían el interior de los riñones.

❑ Un estudio de la Universidad de Harvard descubrió que el consumo de productos lácteos puede, en realidad, reducir el riesgo de formación de cálculos en lugar de aumentarlo, como se creía antes. También descubrieron que los suplementos de calcio aumentan ligeramente el riesgo, a menos que se tomen en las comidas.

❑ Beber té, café y vino puede reducir el riesgo de cálculos renales, mientras que el jugo de pomelo puede aumentarlo.

❑ En el Japón, la incidencia de cálculos renales ha aumentado continuamente desde mediados de este siglo, cuando la gente empezó a adaptar su dieta a las costumbres de los países industrializados. Los japoneses que actualmente sufren de cálculos renales consumen muchas más proteínas, carbohidratos refinados, grasas y aceites que sus antepasados.

❑ La mayoría de los cálculos renales eventualmente son expulsados sin ayuda. Dependiendo de la clase y el tamaño del cálculo, su médico puede recomendarle varios procedimientos: el llamado electroshock wave lithotripsy (ESWL); el denominado ureterscope calculus removal; o cirugía en túnel (en el que el cirujano abre un pequeño túnel en la piel e inserta un instrumento para extraer el cálculo). Otra opción es el uso de rayos láser o de un aparato diminuto que se inserta por el tracto urinario para ir destruyendo las piedras.

❑ Cuando una persona ha tenido cálculos y se los han tratado, la probabilidad de que se le vuelvan a formar aumenta. La persona que ya ha tenido cálculos tiene entre el 20 y el 50 por ciento de probabilidades de volverlos a presentar en los diez años siguientes. Cuando se presentan por segunda vez, el riesgo aumenta significativamente.

❑ Los medicamentos que contienen fosfato de sodio y celulosa son eficaces para los cálculos de calcio. Para los cálculos que no son de calcio, el citrato de potasio (Urocit-K) es eficaz. Otros medicamentos con receta que pueden prevenir la reaparición de piedras son el allopurinol (Lopurin,

Zyloprim) y el hydrochlorothiazide (Esidrix, HydroDIURIL y otros).

❑ Tomar hasta 100 miligramos de cinc al día ayuda a inhibir la formación de cristales que posteriormente se acumulan y forman cálculos.

Advertencia: Mientras que la cantidad recomendada estimula la función inmunológica, más de 100 miligramos de cinc al día tiende a disminuir la inmunidad.

❑ Un consumo demasiado elevado de vitamina D puede generar exceso de calcio en el organismo.

❑ Para controlar los cálculos de calcio es necesario elevar el pH del organismo, y para controlar los de ácido úrico, es preciso bajarlo (*ver* DESEQUILIBRIO ÁCIDO/BASE en la Segunda Parte).

❑ Aunque la dieta por sí sola no puede hacer que los cálculos renales se eliminen, sí es una gran ayuda para prevenirlos. Los cálculos renales se presentan fundamentalmente entre los miembros de sociedades bien alimentadas, que consumen grandes cantidades de proteína de origen animal. Las dietas vegetarianas son muy beneficiosas para quienes son propensos a los cálculos. Se considera que las dietas vegan, es decir, estrictamente vegetarianas, previenen la formación de cálculos renales porque no contienen ninguna proteína animal ni incluyen prácticamente ningún alimento procesado, además de que son bajas en sodio y altas en fibra y agua.

❑ El tratamiento para los cálculos y para prevenir su desarrollo posterior depende de su naturaleza. Por esta razón, cuando usted expulse un cálculo es muy importante que lo conserve y se lo lleve al médico para que lo mande analizar.

CALLOS Y CALLOSIDADES

Las callosidades son áreas de *hiperqueratosis*, o crecimiento excesivo del tejido cutáneo. La piel se engruesa y se endurece. Las callosidades se suelen formar en los pies y, a veces, en las manos. Los callos son pequeños crecimientos cutáneos en forma de cono que se suelen desarrollar encima de los dedos de los pies, o entre ellos. Pueden ser blandos o duros. Los que se forman entre los dedos de los pies son blandos a causa de la humedad de esa área; los que se forman encima de los dedos del pie son generalmente duros.

Tener un hammertoe o un mallet toe (deformación de los dedos que impide que se estiren) puede dar lugar a una variedad más peligrosa de callosidades llamada intractable plantar keratosis (IPK). Esta callosidad se forma como resultado de un fuerte desequilibrio en el soporte del peso corporal, es decir, cuando se deposita un peso excesivo sobre una zona del pie.

Esos crecimientos causan inflamación y dolor. Más que las callosidades, los callos duelen al tacto. Los callos y las callosidades se suelen desarrollar a causa de la fricción o la presión frecuente, como la que produce utilizar zapatos muy ajustados o realizar algunas tareas repetidamente. Otros factores que pueden tener relación con este problema son infecciones por estafilococo o estreptococo, desalineación de los pies y desequilibrio acidobásico del organismo.

Hierbas

❑ Para mantener a raya las infecciones y acelerar la curación, aplíquese extracto de goldenseal libre de alcohol alternándolo con aceite de tea tree.

Recomendaciones

❑ A fin de equilibrar el pH de su organismo, consuma durante tres días vegetales crudos y jugos. El umeboshi (ciruela japonesa de sal) es provechoso para restablecer rápidamente el equilibrio acidobásico del cuerpo. Se encuentra en los health food stores y en las tiendas asiáticas. Consuma un umeboshi cada tres horas durante dos días.

❑ Evite los alimentos fritos, las carnes, la cafeína, el azúcar y los alimentos muy procesados.

❑ Para tratar los callos y las callosidades, ablande la piel endurecida introduciendo los pies durante quince minutos entre medio galón de agua caliente con dos cucharadas de jabón líquido del Dr. Bronner (se consigue en los health food stores) o jabón líquido suave para vajilla. Luego séquese los pies con una toalla suave y frictiónese el área afectada con varias gotas de aceite de vitamina E. Después púlase *suavemente* la superficie del callo o callosidad utilizando una piedra pómez o una lima especial. Ayudándose con una bolita de algodón o un trocito de gasa, lávese el área afectada con agua y jabón suave, y aplíquese un hidratante Haga esto dos veces al día. Después de hacerse el tratamiento póngase medias blancas de algodón. Esto es eficaz sólo si los callos no son muy gruesos.

❑ Para disminuir la presión, colóquese sobre el callo un corn pad no medicado (pequeño pad acolchado, redondo u ovalado con un hueco en el centro). Estírelo para que quede expuesta un área de por lo menos un octavo de pulgada alrededor del callo. Luego aplíquese aceite de vitamina E sobre el callo, cúbralo con un cuadrito de gasa y envuelva el dedo del pie con cinta adhesiva. Alterne el aceite de vitamina E con aceite de tea tree.

❑ Para los callos que se forman entre los dedos de los pies, aplíquese delicadamente aceite de vitamina E y colóquese encima una bolita de algodón limpio. Utilice solamente algodón puro; no use motas de material sintético para aplicar cosméticos. Después de hacerse este tratamiento, póngase medias blancas de algodón y déjeselas puestas toda la noche. El aceite de vitamina E mezclado con ajo picado es eficaz para ablandar los callos y las callosidades.

❑ Nunca utilice cuchilla ni ningún instrumento afilado para retirarse la piel endurecida, pues puede producirse una infección.

❑ Póngase siempre zapatos adecuados para sus pies.

Aspectos para tener en cuenta

❑ Un remedio eficaz es aplicarse compresas calientes de Epsom salts o de Footherapy solution, de Para Laboratories/Queen Helene.

❑ En el comercio venden pads medicados para el tratamiento de los callos y las callosidades. Sin embargo, como la mayoría de esos productos son bastante agresivos y pueden atacar el tejido sano, se puede presentar una reacción alérgica.

❑ Si sufre de diabetes, quizás tenga que consultar con un médico o podólogo. En las personas diabéticas la mala circulación puede dar paso a problemas en los pies. Si la zona se infecta debe consultar con un profesional.

❑ Si el problema persiste, habla con su médico pare determinar si es necesario hacerse rayos-X y descartar que haya un espolón o crecimiento óseo.

❑ *Ver también* DESEQUILIBRIO ÁCIDO/BASE en la Segunda Parte.

CALOR, OLEADAS DE

Ver en PROBLEMAS RELACIONADOS CON LA MENOPAUSIA.

CALVICIE

Ver CAÍDA DEL CABELLO.

CÁNCER

Nuestro organismo está compuesto de células, cada una de las cuales contiene su propio material genético (ADN) — una larga cadena de moléculas que le indica qué tiene que hacer. En un cuerpo sano, cuando sufrimos una lesión como, por ejemplo, un corte, las células que rodean la cortada se reproducen para reemplazar a las que han sufrido daño. Sin embargo, si las células siguen multiplicándose cuando ya no es necesario se forma una masa de tejido llamada "tumor".

Los tumores pueden ser benignos o malignos. Los tumores benignos no son cancerosos. Pueden aparecer en cualquier parte del organismo y, normalmente, no suponen un peligro para la salud, no sufren metástasis (extensión a otras partes del cuerpo) y, una vez que se eliminan, no vuelven a crecer. Los tumores malignos son cancerosos, normalmente son serios y pueden suponer un grave riesgo para la vida. Estos tumores crecen descontroladamente e interfieren con el funcionamiento normal del metabolismo y de los órganos del cuerpo; asimismo pueden extenderse por todo el cuerpo e invadir otros tejidos.

Si el ADN de una porción celular queda dañado, esa célula puede convertirse en anormal. Cuando la célula anormal se divide va creando nuevas células que contienen una fotocopia del material genético dañado. Este proceso ocurre constantemente en nuestros cuerpos. La mayoría de las veces el organismo es capaz de destruir estas células anormales y guardar una especie de balance celular. Pero si se destruye una parte esencial del ADN y las células anormales no pueden mantenerse bajo control, aparece el cáncer. Todas las células cancerosas tienen dos cosas en común: crecen sin control y tienen la capacidad de extenderse a otras partes del cuerpo a través del sistema linfático, la sangre u otras vías, como el fluido cerebroespinal (la protección acuosa que protege el cerebro y la médula espinal). El sistema inmunológico generalmente no reconoce las células cancerosas como peligrosas ni foráneas al organismo.

No se conoce con exactitud qué ocasiona el daño celular que da origen al cáncer. La cadena de eventos que conduce a esta enfermedad es muy compleja y cada organismo individual reacciona de forma distinta. Se cree que suele ser una combinación de factores genéticos, ambientales, de comportamiento y estilo de vida lo que transforma células normales en anormales, y estas en cáncer. También hay factores llamados inhibidores (como ciertas vitaminas y nutrientes de las frutas y vegetales) que, se cree, frenan este proceso. Otros factores, llamados promotores (como el tabaco o una dieta alta en grasas), pueden contribuir a acelerar el proceso.

Los factores potencialmente cancerígenos pueden clasificarse en tres categorías: externos, internos y de estilo de vida. Los externos incluyen un lugar de trabajo insano, exposición a aire y agua contaminados, químicos, pesticidas y herbicidas. Los factores internos comprenden los genéticos (herencia) y las infecciones. Los factores relacionados con el estilo de vida son aquellos que podemos controlar más fácilmente; los científicos creen que son el principal agente responsable del cáncer. Entre ellos están la dieta, exposición al humo de tabaco, tomar y la exposición al sol. Por ejemplo, las personas que, sin fumar, están expuestas al humo de cigarrillo tienen tasas mucho más altas de cáncer de pulmón que los no fumadores que no lo están (expuestos). El consumo habitual de alcohol aumenta el riesgo de cáncer de boca y garganta. Una dieta alta en grasas y baja en fibra suele estar relacionada con un mayor riesgo de cáncer colorrectal, y suele ser un factor a considerar en el cáncer de seno y de próstata.

Los factores externos y los relacionados con el estilo de vida constituyen el 80 por ciento de las muertes por cáncer en los Estados Unidos. Según cálculos realizados en 2004 anualmente mueren 563.700 personas a causa del cáncer, 1544 al día. A continuación se ofrece un desglose del porcentaje de muertes atribuido a factores relacionados con el estilo de vida según muchos investigadores y profesionales de la salud.

• Mala alimentación y obesidad	30 por ciento.
• Fumar	30 por ciento.
• Factores genéticos	10 por ciento.
• Exposición a carcinógenos en el trabajo	5 por ciento.
• Historial familiar	5 por ciento.
• Falta de ejercicio	5 por ciento.
• Exposición a ciertos virus	5 por ciento.
• Consumo de alcohol	3 por ciento.
• Factores reproductivos	3 por ciento.
• Estatus socioeconómico	3 por ciento.
• Exposición a contaminantes ambientales	2 por ciento.

Muchos expertos creen que lo que tienen en común estos factores es que aumentan la exposición del organismo a los radicales libres. La teoría es que el daño causado por estas sustancias influye significativamente en el desarrollo celular incontrolado, la característica fundamental del cáncer. (*Ver* Radicales libres en Antioxidantes, Primera Parte.) Otros opinan que malos hábitos — fumar, mala alimentación — aumentan el riesgo de cáncer porque debilitan el sistema inmunológico y limitan la capacidad del organismo para destruir las células precancerosas antes de que surja el cáncer. El asumir una mayor concienciación de todos los factores que pueden promover o inhibir el desarrollo del cáncer, y el tomar las acciones apropiadas, nos ayuda a reducir el riesgo de contraer la enfermedad.

Conocemos más de cien tipos de cáncer diferentes, con causas, síntomas y grados de agresividad (la velocidad a que se extienden) distintos. Sin embargo, la mayoría de los cánceres se encuadran en una de las siguientes cuatro categorías.

1. Carcinomas-cánceres que atacan la piel, las membranas mucosas, las glándulas y los órganos internos.
2. Leucemias-cánceres de los tejidos que forman la sangre.
3. Sarcomas-cánceres que afectan los músculos, el tejido conectivo y los huesos.
4. Linfomas-cánceres que afectan al sistema linfático.

Tradicionalmente hay siete señales que pueden avanzar la posible existencia de un cáncer. Son las siguientes:

- Cambios en los hábitos intestinales y de la vejiga.
- Una llaga o úlcera que no acaba de curarse.
- Secreciones o sangrados inusuales.
- Bultos o endurecimientos en el pecho o en otro lugar del cuerpo.
- Indigestión o dificultades para tragar.
- Cambios significativos en una verruga o mancha corporal.
- Tos o ronquera persistente.

Según la American Cancer Society, el 50 por ciento de los hombres y el 33 por ciento de las mujeres estadounidenses sufrirán algún tipo de cáncer en algún momento de sus vidas. La buena noticia es que con los métodos actuales de información y tratamiento, hay millones de personas que conviven con el cáncer — o que se han curado —. Además, adoptando un estilo de vida sano se puede reducir el riesgo de la mayoría de los cánceres.

Según un informe publicado en *Morbidity and Mortality Weekly Report*, en los Estados Unidos viven 9.8 millones de personas que han sobrevivido al cáncer. Se define como sobreviviente del cáncer aquella persona con una longevidad de cinco años o más a partir de la diagnosis.

Actualmente, alrededor del 64 por ciento de los pacientes de cáncer sobrevive cinco años, una tasa que va en aumento desde los 1970 (sólo la mitad llegaba a los cinco años). Las supervivientes de cáncer de seno son el 22 por ciento de ese 64 por ciento, mientras que los de cáncer de próstata constituyen el 17 por ciento; un 11 por ciento ha sobrevivido un cáncer colorrectal. El 61 por ciento de los sobrevivientes tiene más de 65 años, mientras que una de cada seis personas mayores de sesenta y cinco ha sobrevivido algún tipo de cáncer. El 79 por ciento de los niños que sufren un cáncer sobrevive más de cinco años desde el diagnóstico, y el 79 por ciento sigue pasados diez años.

Al igual que todos tenemos una apariencia diferente, también nuestro cuerpo tiene su propia constitución individual. Lo que a unos produce una reacción adversa, otros soportan sin problemas, por eso algunos tratamientos funcionan con unas personas y no con otras. Por eso es importante llevar una dieta adecuada y prevenir los comportamientos que puedan tener incidencia en el cáncer. Si somas capaces de mantener sanos nuestros cuerpos y de evitar los agentes causantes del cáncer que conocemos, ya estaremos preparando una buena defensa contra la enfermedad. Y si usted desarrolla un cáncer, es muy importante que mantenga una salud óptima; si va a luchar y no lleva armas, las posibilidades de salir adelante no son muy altas. Pero las posibilidades de victoria — de derrotar el cáncer — aumentan considerablemente si entra en combate con todo su equipo bien preparado — por medio de una dieta y nutrición lo más sanos posibles.

El programa nutricional y las demás recomendaciones de esta sección están pensados para personas a las que se les ha diagnosticado un cáncer y para quienes buscan mejorar las probabilidades de no contraer esta enfermedad. Siempre que sea posible, las vitaminas deberían administrarse con inyección. Si tiene usted que tomar suplementos por vía oral, hágalo a diario con las comidas (excepto la vitamina E, que debe tomarse antes de las comidas). Use sólo suplementos vitamínicos naturales.

A menos que se especifique otra cosa, las siguientes dosis se recomiendan para personas mayores de dieciocho años. La dosis para los jóvenes de doce a diecisiete años debe equivaler a tres cuartas partes de la cantidad recomendada. Para los niños de seis a doce años debe utilizarse la mitad de la dosis recomendada y para los menores de seis años, una cuarta parte.

SELF-TESTS

Self-test de cáncer de seno

Ver en CÁNCER DE SENO en la Segunda Parte.

Self-test de cáncer de colon

En la mayoría de las farmacias venden kits para detectar sangre en la materia fecal (uno de los primeros síntomas de cáncer de colon). Uno de los tests consiste, sencillamente, en colocar entre el sanitario una tira de papel tratado químicamente después de evacuar el intestino. El papel se vuelve azul cuando la deposición contiene sangre.

Si el resultado es positivo, hágase otro test tres días más tarde. Si vuelve a salir positivo, visite a su médico inmediatamente. La presencia de sangre en la materia fecal *no* significa necesariamente que usted tiene cáncer. Ese resultado puede deberse al consumo de carne roja, a diverticulitis, hemorroides, pólipos, úlceras o inflamación del colon. Alrededor del 10 por ciento de las personas que obtienen un resultado positivo en pruebas de sangre en la materia fecal tienen cáncer.

Self-test de cáncer de testículo

Para detectar posibles protuberancias o nódulos, pálpese suavemente cada testículo utilizando el dedo pulgar y los demás dedos. Asegúrese de chequear la epididimis (la porción con forma de cuerda). Normalmente los testículos se sienten suaves y un poco esponjosos. Si hay una masa, se notará firme pero sin dolor, a menos que el tumor sea sangrante. Si encuentra alguna protuberancia sospechosa, visite a su médico. Es mejor hacer esto después del baño, cuando la piel del escroto está relajada.

NUTRIENTES

SUPLEMENTOS	DOSIS SUGERIDAS	COMENTARIOS
Esenciales		
Coenzyme Q_{10} más	90 mg al día.	Mejora la oxigenación celular.
Coenzyme A de Coenzyme-A Technologies	Según indicaciones de la etiqueta.	Ayuda a la reparación de ADN y ARN. Ayuda al sistema inmunológico para desintoxicar numerosas sustancias peligrosas. Puede racionalizar el metabolismo, aliviar la depresión y la fatiga, y aumentar la energía.
Colostrum (New Life Colostrum de Symbiotics [original y de alta lg fórmulas] o Colostrum Specific de Jarrow Formulas	Según indicaciones de la etiqueta.	Promueve la curación rápida y estimula el sistema inmunológico.
Dimethylglycine (DMG) (Aangamik DMG de FoodScience of Vermont)	Según indicaciones de la etiqueta.	Aumenta la utilización del oxígeno.
Garlic (Kyolic de Wakunaga)	2 cápsulas 3 veces al día.	Mejora el funcionamiento inmunológico.
Inositol hexaphosphate (IP_6)	Según indicaciones de la etiqueta.	Tiene propiedades potentes contra el cáncer.
Melatonin	2–3 mg al día. Tomar 2 horas o menos antes de acostarse.	Poderoso antioxidante que favorece el sueño.
Methylsulfonyl-methane (MSM)	Según indicaciones de la etiqueta.	Un poderoso agente contra el cáncer.
Proteolytic enzymes o Wobenzym N de Marlyn Nutraceuticals	Según indicaciones de la etiqueta. Tomar con las comidas (para ayuda en la digestión de las proteínas) y entre las comidas (para reducir la inflamación). 2–6 tabletas 2–3 veces al día.	Poderosos neutralizadores de los radicales libres.
Selenium	200 mcg al día. No sobrepasar 800 mcg al día de todas las fuentes, incluyendo la dieta. Si está embarazada, no tome más de 40 mcg diarios.	Poderoso neutralizador de los radicales libres. Ayuda a la digestión de la proteína. *Advertencia:* Si está embarazada, o si tiene enfermedad del corazón, los riñones o el hígado, no tome suplementos de selenio.
7-Keto DHEA	Según indicaciones de la etiqueta.	
Shark cartilage (BeneFin)	Para el tratamiento del cáncer, 1 gm al día por cada 2 libras de peso corporal, dividido en 3 tomas. Si no lo tolera por vía oral, administrar mediante enema de retención. Para prevenir el cáncer, 2.000–4.500 mg 3 veces al día.	Se ha demostrado que inhibe e, incluso, que revierte el crecimiento de algunos tipos de tumores. Estimula también el sistema inmunológico.
Superoxide dismutase (SOD)	Según indicaciones de la etiqueta.	Destruye los radicales libres. Se puede administrar en inyección (con supervisión médica).
Vitamin A (Micellized Vitamin A de American Biologics)	50.000 UI al día por 10 días. Luego reducir la dosis hasta 25.000 UI al día. Si está embarazada, no debe tomar más de 10.000 UI al día.	Las personas con cáncer necesitan cantidades más altas de lo normal de este antioxidante. Para dosis altas, la emulsión facilita la asimilación y brinda mayor seguridad. Las cápsulas le imponen más estrés al hígado.

carotenoid complex con beta-carotene y vitamin E	Según indicaciones de la etiqueta. 200 UI al día.	Deficiencia de beta-caroteno se ha relacionado en particular con el cáncer de los pulmones, bronquios y estómago. Poderoso antioxidante que combate el cáncer. Para dosis altas, la emulsión facilita la asimilación y brinda mayor seguridad.
Importantes		
Gifron Maitake D-fraction de Maritake Products	Según indicaciones de la etiqueta.	Contiene una sustancia que previene la carcinogénesis e inhibe el crecimiento de tumores cancerosos. Ayuda al organismo a adaptarse al estrés causado por los tratamientos para el cáncer, como quimioterapia.
Shiitake extract o reishi extract	Según indicaciones de la etiqueta. Según indicaciones de la etiqueta.	Tienen importantes propiedades antitumorales y estimulantes del sistema inmunológico.
Provechosos		
Acidophilus (Probiata de Wakunaga)	Según indicaciones de la etiqueta. Tomar con el estómago vacío.	Tiene efectos antibacterianos en el organismo. Utilizar una fórmula no láctea.
Aerobic 07 de Aerobic Life Industries o Dioxychlor de American Biologics	Según indicaciones de la etiqueta. Según indicaciones de la etiqueta.	Agentes antimicrobianos.
Chromium picolinate	Por lo menos 600 mcg al día.	Ayuda a construir y a mantener la masa muscular. Útil cuando hay atrofia muscular.
Flaxseed oil o Kyolic-EPA de Wakunaga	Según indicaciones de la etiqueta. Según indicaciones de la etiqueta.	Contiene agentes antimicrobianos. Promueve la rápida cicatrización.
Grape seed extract	Según indicaciones de la etiqueta.	Poderoso antioxidante.
Kelp o seaweed	1.000–1.500 mg al día. Según indicaciones de la etiqueta.	Equilibran los minerales e impiden que el organismo sufra daño a causa de la radioterapia.
L-Carnitine	Según indicaciones de la etiqueta.	Protege contra el daño causado por los radicales libres y las toxinas. Utilizar una variedad derivada de hígado de pescado (squalene).
Multienzyme complex	Según indicaciones de la etiqueta, con las comidas.	Ayuda a la digestión. *Advertencia:* Este suplemento no se le debe dar a los niños.
Multimineral complex con calcium y magnesium y potassium más Vitamin D_3	 2.000 mg al día. 1.000 mg al día. 99 mg al día. 400–600 IU al día.	Esenciales para la normal división y función de las células. Utilizar una fórmula completa que contenga todos los minerales y los microminerales más importantes, excepto hierro.
Multivitamin complex	Según indicaciones de la etiqueta, con las comidas.	No se deben utilizar fórmulas de liberación gradual. Utilizar una fórmula que no contenga hierro.
N-Acetylcysteine (NAC) más glutathione y lipoic acid	Según indicaciones de la etiqueta, con el estómago vacío. Tomar con agua o jugo. No tomar con leche. Para mejor absorción, tomar con 50 mg de vitamin B_6 y 100 mg de vitamin C. Según indicaciones de la etiqueta. Según indicaciones de la etiqueta.	Desintoxican el organismo de sustancias nocivas y protegen el hígado y otros órganos. *Ver* AMINOÁCIDOS en la Primera Parte. Esenciales para el funcionamiento del sistema inmunológico. Pacientes con cáncer han demostrado ser deficientes. Puede aumentar los niveles de glutathione.
Raw glandular complex más raw thymus y raw spleen glandular	Según indicaciones de la etiqueta. Según indicaciones de la etiqueta. Según indicaciones de la etiqueta.	Estimula la función glandular, en especial la del timo (sede de la producción de los linfocitos T). *Ver* TERAPIA GLANDULAR en la Tercera Parte.
Taurine Plus de American Biologies	Según indicaciones de la etiqueta.	Fundamento de la reparación de los tejidos y los órganos. Necesaria para la activación de las células blancas de la sangre. Tome el líquido o en forma sublingual.
Vitamin B complex	50 mg de cada clase major de vitamina B 3 veces diariamente. (Cantidad de cada vitamina individual puede variar por complejo.)	Vitaminas B que mejoran la circulación, construyen glóbulos rojos y ayudan al funcionamiento hepático.
Vitamin B_3 (niacin) y choline más vitamin B_{12} y folic acid	100 mg al día. No sobrepasar esta dosis. 500–1.000 mg al día. 2.000 mcg al día. 400–600 mcg al día.	*Advertencia:* Si tiene algún trastorno hepático, gota o presión arterial alta, no debe tomar niacina. Previene la anemia. Utilizar lozenges o administrar en forma sublingual.

Hierbas

❑ Alterne las siguientes hierbas para seguir un programa de prevención o de tratamiento: astrágalo, birch, burdock

Terapias alternativas para el cáncer

Los tratamientos alternativos para el cáncer benefician a un número cada vez más alto de pacientes de esta enfermedad. El propósito de algunos tratamientos alternativos es fortalecer el organismo y controlar los efectos secundarios de los tratamientos convencionales. Hay otro tipo de tratamientos, suaves y no invasivos, que mucha gente prefiere a los tratamientos más ortodoxos.

Aunque existen muchas terapias alternativas, la mayoría comparten algunos aspectos. Por ejemplo, muchas se basan en la creencia de que un cuerpo verdaderamente sano es menos propenso al cáncer, y subrayan el hecho de que el cáncer es el resultado de un problema del sistema inmunológico o de un desequilibrio del organismo. Así pues, por una parte tratan de reducir o eliminar el problema de fondo que se manifestó como cáncer y, por otra parte, tratan de activar los propios procesos curativos del organismo para que el cuerpo se cure a sí mismo.

Por lo general, los tratamientos alternativos son de naturaleza holística. Esto significa que su objetivo es curar todo el cuerpo, y no sólo el área aparentemente afectada por el cáncer. El cáncer se percibe como una enfermedad sistémica que requiere un tratamiento individualizado, dependiendo del paciente. Muchos de esos tratamientos también atienden los aspectos físico, mental, espiritual y emocional del paciente.

CLASES DE TERAPIAS ALTERNATIVAS

La mayor parte de los tratamientos alternativos para el cáncer corresponden a alguna de las siguientes categorías: terapias biológicas y farmacológicas, terapias inmunológicas, terapias a base de hierbas, terapias metabólicas, terapias mente-cuerpo y terapias nutricionales. A pesar de que comparten algunos elementos — por ejemplo, la terapia inmunológica tiene elementos nutricionales — estas categorías destacan el aspecto central del tratamiento y el manejo de cada tipo de terapia. Tenga en cuenta, sin embargo, que la siguiente discusión no menciona todas las terapias que existen actualmente. Sólo pretende familiarizarlo con los distintos enfoques en los cuales se basa la mayor parte de los tratamientos actuales para el cáncer. Tampoco debe tomar este listado como una fuente de recomendaciones de tratamiento. La decisión de seguir un tratamiento alternativo debe tomarse de manera individual por cada persona afectada y sólo después de una investigación y de una reflexión personal muy profundas.

Terapias biológicas y farmacológicas

Estas terapias se valen de sustancias biológicas o de agentes farmacológicos no tóxicos; por ejemplo, medicamentos no tóxicos usualmente de origen biológico, como plantas o células humanas. Cada uno de estos tratamientos funciona de manera distinta. Por ejemplo, la terapia de antineoplaston utiliza derivados de aminoácidos para inhibir el crecimiento de las células cancerosas. El Dr. Stanislaw Burzynski sostiene que los antineoplaston forman parte del sistema de defensa del organismo y parecen estar ausentes en las personas con cáncer. El Dr. Burzynski ha logrado desarrollar antineoplaston sintéticos y administrarlos a sus pacientes. Se cree que la terapia a base de cartílago de tiburón, otro tratamiento de este tipo, funciona bloqueando la angiogénesis, es decir, el desarrollo de nuevos vasos sanguíneos que el tumor requiere para crecer y, por tanto, lo priva de los nutrientes necesarios para su desarrollo.

El inmunólogo ruso Dr. Valentin Govallo desarrolló una teoría en los 1960 llamada VG-100. Según ésta, el cáncer surge cuando un tumor evita y deprime el sistema inmunológico. El Dr. Govallo cree que los extractos de placenta permiten al sistema inmunológico adaptarse y atacar al tumor que, anteriormente, escapó de su vigilancia. Este método se denomina terapia inmuno-placental.

El método Revici ha sido desarrollado por el Dr. Emanuel Revici, y se basa en la premisa de que los tumores son consecuencia de un desequilibrio graso en las células. Tras analizar el tumor, el doctor inserta un compuesto dentro de él para establecer el equilibrio adecuado dentro de las células.

El médico francés Dr. Gaston Naessens desarrolló un tratamiento denominado 714-X, el cual consiste en suministrar inyecciones de alcanfor rico en nitrógeno y sales orgánicas directamente en el sistema linfático. La teoría sobre la que se basa este sistema es que las células cancerígenas segregan una sustancia venenosa que es la que paraliza el sistema inmunológico. El 714-X permite que este sistema se recupere y luche contra el cáncer.

Terapias inmunológicas

Las terapias inmunológicas se basan en la noción de que el cáncer se desarrolla debido a que el sistema inmunológico falla. El propósito de estas terapias es estimular las partes del sistema inmunológico que combaten y destruyen las células del cáncer. Un ejemplo de terapia de esta categoría es el programa integral del Dr. Josef Issels, que combina dietas de desintoxicación, agua no contaminada y vitaminas.

Terapias a base de herbas

Con el propósito de intensificar la capacidad del organismo de eliminar las células cancerosas, esta clase de terapias se valen de remedios a base de hierbas, probablemente la modalidad de tratamiento más antigua que existe. Por ejemplo, a fin de fortalecer el organismo y atacar el cáncer, la terapia Hoxsey — probada por primera vez en los 1920 — utiliza fórmulas a base de hierbas para uso interno y externo, dieta, suplementos vitamínicos y minerales, y sicoterapia.

Terapias metabólicas

Estas terapias se basan en el concepto de que el cáncer es producido por muchos factores y, por tanto, para curar al paciente se debe abordar la enfermedad con un enfoque multifacético. Estas terapias recurren a la desintoxicación, incluyendo limpieza de colon, para eliminar las toxinas del organismo. Así mismo, utilizan dietas anticáncer basadas en alimentos integrales así como vitaminas, minerales y enzimas para purificar a fondo el organismo, reparar el tejido afectado y estimular la función inmunológica. La terapia del Dr. Max Gerson, que se basa en suplementos nutricionales y en una dieta de frutas y vegetales frescos cultivados orgánicamente, es un ejemplo de esta clase de terapias. El tratamiento de Gerson se desarrolló en los 1940 y se basa en la teoría de la desintoxicación. William B. Coley desarrolló las toxinas Coley en los 1890. Este tratamiento —que todavía se utiliza con algunas adaptaciones, utiliza vacunas bacterianas para reforzar el sistema inmunológico. Normalmente se emplea como complemento a los tratamientos convencionales.

Terapias mente-cuerpo

Estos tratamientos se centran en el papel de las emociones, la conducta y la fe en la recuperación de la salud. Algunas de estas terapias buscan aumentar el bienestar emocional y espiritual del individuo por medio de sicoterapia, hipnosis, biorretroalimentación u otras técnicas. Otras terapias de esta clase ponen en práctica técnicas mente-cuerpo para modificar el curso de la enfermedad y aumentar las posibilidades de que el cáncer entre en remisión. Por ejemplo, el Dr. O. Carl Simonton y Stephanie Matthews-Simonton, de California, desarrollaron una técnica de visualización para ayudarles a sus pacientes a aumentar la eficacia de su sistema inmunológico. El yoga se ha convertido en un elemento popular de esta terapia. El Dr. Barrie Cassileth, del Memorial Sloan-Kettering Cancer Center en Nueva York, ha diseñado una serie de tratamientos complementarios para los pacientes de cáncer, entre los que se incluye la terapia de masaje, meditación, musicoterapia, uso de imágenes y técnicas de relajación.

Terapias nutricionales

Desde que las investigaciones empezaron a mostrar la relación que existe entre la dieta y la salud, las terapias para el cáncer que se basan en la nutrición son las que más acogida han tenido. Prácticamente todas las terapias alternativas muestran un énfasis en la dieta como componente importante en la prevención y, posiblemente, cura. Por ejemplo, muchos estudios indican que una dieta alta en grasa aumenta el riesgo de contraer cáncer, mientras que una dieta baja en grasa, alta en fibra, frutas, vegetales frescos y granos enteros le ayuda al organismo a combatir esta enfermedad. Tres de las terapias que corresponden a esta categoría son la de wheatgrass, una dieta a base de wheatgrass y otros alimentos crudos; la dieta macrobiótica, tradicional del Japón y rica en granos enteros y en vegetales, y el régimen Moerman, una dieta sin carne pero con mucha fibra y suplementos nutricionales.

Elección de una terapia alternativa

A menos que usted ya haya elegido una terapia específica, el primer paso para decidir a cuál someterse es obtener información sobre las que hay. Usted encontrará libros actualizados e información adicional y muy completa acerca de los tratamientos alternativos para el cáncer visitando bibliotecas y librerías, y comunicándose con organizaciones relacionadas con esta enfermedad.

Cuando tenga una idea más clara sobre la terapia o terapias que más le convienen, comuníquese con organizaciones educativas y con patient-referral services (organizaciones que asesoran a los pacientes sobre médicos, tratamientos y clínicas que pueden ser útiles para cada caso particular) para pedir información sobre esos tratamientos. (Para más información sobre tratamientos alternativos, *ver* REMEDIOS Y TERAPIAS en la Tercera Parte).

Al indagar sobre una terapia particular, trate de obtener información de gente que se haya sometido a ella. Algunas organizaciones y clínicas alternativas suministran el nombre de pacientes que se han recuperado; llámelos o escríbales. No se disperse; concéntrese en las personas que tienen su mismo tipo de cáncer y pregúnteles cuáles fueron específicamente los tratamientos que más les sirvieron.

Al hacer sus averiguaciones sobre profesionales y clínicas alternativos, pregunte qué resultados han obtenido con el tratamiento de su mismo tipo de cáncer. Tenga en cuenta que una terapia eficaz contra una clase de cáncer no tiene por qué ser eficaz, necesariamente, contra otra. Pida que le muestren estudios, casos documentados y testimonios de pacientes que sustenten esas afirmaciones, y estudie toda la información con una dosis sana de escepticismo. En lo posible, haga que el profesional le dé su opinión sobre lo que usted puede esperar del tratamiento; por ejemplo, mejoría a corto plazo o supervivencia a largo plazo. Por último, analice si la terapia se adecúa a su estilo de vida, personalidad y sistema de creencias. Sea honesto con usted mismo. Algunas terapias pueden exigir un grado de compromiso que usted no está en capacidad de asumir. Otras pueden requerir demasiado tiempo, viajes o dinero para poder realizarse. De todos modos, si tiene usted la fuerza y los recursos para seguir un tratamiento alternativo contra cualquier enfermedad, los beneficios son enormes. Merece la pena averiguar hasta dónde le cubre su seguro en estos tratamientos. Las terapias convencionales y las alternativas (o secundarias) se pueden aplicar conjuntamente; un método no tiene por qué descartar al otro.

root, cat's claw, chaparral, chuchuhuasi (una hierba de los bosques tropicales), cranberry, dandelion, echinacea, fennel, té verde, licorice root, macela, milk thistle, parsley, pau d'arco, clavo rojo y suma.

- ❑ Especias como cardamom, cayenne pepper, ginger, rosemary, sage, tomillo y turmeric tienen propiedades anticancerígenas.
- ❑ Hay docenas de estudios que muestran que el astrágalo es un potente anticancerígeno y refuerzo del sistema inmunológico, ya que estimula la producción por parte del organismo de células T, macrófagos y células asesinas naturales. Según uno de los estudios, el astrágalo consiguió restablecer la función inmunológica en el 90 por ciento de los pacientes de cáncer estudiados. Asimismo, en otros dos estudios, los pacientes de cáncer que recibieron astrágalo tuvieron el doble de probabilidades de sobrevivir que quienes recibieron una terapia estándar.

❑ Muchas personas con cáncer externo, como cáncer de piel, han reaccionado favorablemente a los cataplasmas de comfrey, pau d'arco, ragwort y wood sage. (*Ver* UTILIZACIÓN DE CATAPLASMAS en la Tercera Parte.)

❑ El cat's claw estimula la función inmunológica y tiene propiedades antitumorales. El producto Cat's Claw Defense Complex, de Source Naturals, es una combinación de cat's claw, otras hierbas y nutrientes antioxidantes como betacaroteno, N-acetylcysteine, vitamina C y cinc.

Advertencia: No utilice cat's claw si está embarazada.

❑ La curcumina, un extracto de la especia turmeric, poco a poco está recibiendo más atención por sus propiedades antioxidantes y anticancerígenas. Estudios de laboratorio indican que la curcumina protege contra muchas sustancias carcinógenas y que puede inhibir la rápida división de las células cancerosas.

❑ El té de hierbas essiac, de la firma canadiense Praxea, tiene una larga tradición de ser utilizado contra muchos tipos de cáncer.

❑ El té verde ha conquistado una reputación por sus propiedades anticancerígenas. Contiene una sustancia llamada epigallocatechin-3-gallate (o EGCg). Según un equipo de investigadores suecos, se puede emplear para aislar los vasos sanguíneos que alimentan los tumores.

❑ Se ha comprobado que la pectina cítrica modificada inhibe sustancialmente el desarrollo de las células cancerosas y es especialmente eficaz contra los cánceres de piel y de próstata.

❑ El noni es un fruto parecido a la piña. Los estudios realizados sugieren que no sólo puede ser efectivo para frenar el crecimiento tumoral sino que puede inducir a las células cancerosas a retornar a su estado normal. Esos estudios también muestran que el noni estimula el sistema inmunológico.

❑ Parece ser que el té de ojibwa, una infusión de hierbas de los indios nativos americanos compuesta de sheep sorrel, burdock root, slippery elm bark y turkey rhubarb root tiene efectos curativos en la lucha contra el cáncer.

❑ El extracto de hojas de oliva estimula el sistema inmunológico, con buenos resultados en la lucha contra el cáncer.

❑ El romero (rosemary) está ahora en investigación como un posible agente en la lucha contra el cáncer por sus propiedades antioxidantes, antiinflamatorias y de bloqueo de elementos carcinógenos.

❑ Entre las hierbas ayurvédicas que, se dice, protegen contra el cáncer están: la boswellia (*Boswellia serrata*), el té verde (*Camellia sinensis*) y el haldi (*Curcuma longa*, conocida en inglés como turmeric).

❑ El medicamento chino patentado Dang Gui Longhui Wan (una mezcla tradicional de once hierbas que se prescribe normalmente contra las leucemia mielógena crónica) contiene indirubin (actualmente en estudio por su posible potencial para controlar la división de las células cancerosas).

Recomendaciones

❑ Incluya en su dieta granos enteros, nueces, semillas y arroz integral. Millet, un cereal, es buena fuente de proteína. Consuma trigo, avena y salvado.

❑ Coma abundantes vegetales crucíferos, como bróculi, col de Bruselas, cabbage, espinaca y coliflor. Coma mucho espárrago. Consuma también vegetales amarillos y anaranjados, como zanahoria, pumpkin, squash y batata. También ayudan a combatir el cáncer la manzana, las berries, las nueces de Brasil, el melón cantaloupe, las cerezas, las uvas, las legumbres (incluyendo garbanzo, lenteja y fríjol rojo), naranjas y ciruelas. La mayoría de las bayas (berries) protegen el ADN. Muchos de los pigmentos contenidos en los vegetales y frutas rojos, amarillos, anaranjados y azules son una buena fuente de antioxidantes. Las plantas verdes contienen clorofila, sustancia que ha sido considerada como anticancerígena. El bróculi contiene indole-3-carbinol, (I-3-C), un compuesto cuyo contacto se sabe que erradica muchos tipos de células cancerosas.

❑ Cocine ligeramente todos los brotes (excepto los de alfalfa, que se debe consumir crudos).

❑ Consuma cebolla y ajo, o tome ajo en suplemento. Coma todas las cebollas y ajo que quiera, ya que fortalecen el sistema inmunológico y actúan contra el cáncer. Machaque ajo y déjelo reposar unos diez minutos, ya que eso parece elevar los niveles de allyl sulfide, un componente con propiedades anticancerígenas. Si no le gusta el sabor a ajo natural, tómelo como suplemento.

❑ Procure comer siete porciones de alimentos integrales de grano al día; incluya al menos cinco tipos diferentes en su dieta semanal.

❑ Coma todos los días diez almendras crudas. Las almendras contienen laetrile, una sustancia con propiedades anticancerígenas.

❑ Coma tanto tomate y productos de tomate como pueda, ya que esta hortaliza contiene licopeno, un agente antioxidante, que protege las células de los oxidantes vinculados al cáncer. Incluir abundantes tomates en la dieta reduce el riesgo de cáncer cervical, de próstata, de estómago y de pulmón. Hay informes preliminares que indican que puede ser bueno también para prevenir los cánceres de seno, de esófago, de boca, de colon y de páncreas.

❑ Coma muchas cerezas, tanto frescas como en pasteles, mermeladas y jugos sin azúcar, ya que contienen anthocyanins, unos antioxidantes que pueden prevenir el cáncer y las enfermedades cardiovasculares.

❑ Tome frecuentemente jugo de remolacha (de la raíz y las hojas), de zanahoria (fuente de betacaroteno), de col fresca y de espárrago. También son provechosos todos los jugos oscuros, como los de uva, cereza negra y black currant. El jugo de manzana fresca también es beneficioso. Los jugos de fruta son más provechosos cuando se toman en la mañana; los de vegetales, cuando se toman en la tarde.

❑ Beba únicamente agua de manantial o destilada al vapor. No beba agua del tubo, ya que suele contener muchos contaminantes y su uso se ha asociado con una mayor probabilidad de desarrollar leucemia y cáncer de pulmón, de la vejiga y de seno.

❑ *No* consuma ninguno de los siguientes alimentos: maní, junk food, alimentos refinados y procesados, grasas saturadas, sal, azúcar o harina blanca. En vez de sal, use sal de mar, kelp o un sustitutivo de potasio. Si es necesario, en lugar de azúcar utilice como edulcorante natural una pequeña cantidad de blackstrap molasses o de maple syrup puro. En lugar de harina blanca utilice whole wheat o whole rye. No consuma nada que contenga alcohol o cafeína. Evite todos los tés, excepto los de hierbas.

❑ No consuma ninguna proteína animal; nunca coma luncheon meats, hot dogs o carnes ahumadas o curadas. A medida que vaya mejorando, puede empezar a comer pescado tres veces por semana.

❑ Restrinja el consumo de productos lácteos; basta con un poquito de yogur, kéfir o raw cheese de vez en cuando.

❑ Tenga cuidado con el consumo de pescado de piscifactoría. Un importante estudio publicado en la revista *Science* revelaba que los salmones criados en cautividad tenían niveles más altos de cancerígenos, como PCBs, que el pescado capturado naturalmente.

❑ *Ver* AYUNOS en la Tercera Parte, y seguir el programa.

❑ Una buena bebida limpiadora es la compuesta por el jugo de 2 limones orgánicos, 2 cucharadas de maple syrup de grado puro, 1/4 de cucharilla de cayenne pepper, 1 onza de jugo fresco de wheatgrass y 32 onzas de agua destilada. Si no tiene wheatgrass fresco, un buen sustituto es Sweet Wheat de Sweet Wheat, Inc.

❑ Hágase lavativas de café alternadas con otras compuestas de una taza de agua y una onza de jugo fresco de wheatgrass. Haga esto diariamente para eliminar las toxinas. Las lavativas de wheatgrass contienen muchos nutrientes y enzima, y se emplean en muchos tratamientos alternativos contra el cáncer. Asimismo, para desintoxicar el organismo, hágase dos o tres lavativas semanales de limón y agua o ajo (Kyolic liquid). (*Ver* lavativas en la Tercera Parte).

❑ *No* tome suplementos de hierro. El organismo retiene de manera natural hierro de las células cancerosas para inhibir su desarrollo. Las personas con exceso de hierro en la sangre tienen un riesgo más elevado de contraer cáncer porque el hierro excesivo suprime la acción anticancerosa de los macrófagos (las células que rodean y devoran las bacterias y otros organismos invasores) e interfieren con la actividad de los linfocitos.

❑ Cocine solamente con ollas de vidrio y con utensilios de madera.

❑ Haga ejercicio con regularidad. El cáncer es menos frecuente en las personas activas. El ejercicio también ayuda a combatir la depresión y promueve la oxigenación de los tejidos.

❑ Revise los niveles de radón en su hogar. El radón es un gas radioactivo que se encuentra naturalmente en la corteza terrestre, y ha sido clasificado como carcinógeno por la Environmental Protection Agency (EPA). Los test kits para analizar la presencia de radón se encuentran en ferreterías y tiendas de materiales para el hogar, y son relativamente baratos. Si hay radón en su hogar, normalmente basta con sellar las grietas y mejorar la ventilación del sótano para mejorar la situación.

❑ Por la posibilidad de que haya escapes de radiación de baja intensidad, evite los hornos de microondas. No se siente cerca del televisor; siéntese por lo menos a una distancia de ocho pies. Además, evite los rayos X.

❑ Evite los químicos como esprays para el cabello, compuestos para limpieza, ceras, pintura fresca y pesticidas para jardín. No utilice productos en aerosol. Muchos químicos propician la formación de radicales libres en el cuerpo, los cuales pueden conducir al cáncer. Tener contacto con sustancias químicas debilita aún más el sistema inmunológico de las personas que tienen cáncer, pues su organismo tiene que gastar energía tratando de protegerse de los químicos nocivos, en vez de invertirla en combatir la enfermedad.

❑ Use una cabeza de ducha que filtre el chlorine (cloro) del agua. Hay un producto llamado Showerwise de Waterwise que logra esto. (*Ver* Fabricantes y Distribuidores, en el Apéndice).

❑ Aleje de su vida y de su hogar todas las sustancias cancerígenas conocidas y sospechosas. El libro *The Safe Shopper's Bible*, de David Steinman y Samuel S. Epstein, M.D. (Macmillan, 1995), suministra información sobre la seguridad de muchas clases de productos, entre ellos productos para la limpieza, pinturas, pesticidas, artículos para las mascotas, autopartes, implementos para arte y artesanía, cosméticos, productos para el cuidado personal, así como también alimentos y bebidas. Otra buena fuente de información es el libro de Mary Kerney Levenstein *Everyday Cancer Risks and How to Avoid Them* (Avery Publishing Group, 1992).

❑ No tome medicamentos distintos de los que le haya recetado su médico.

❑ En lo posible, evite el estrés. Aprenda técnicas de relajación y de manejo del estrés (meditación, visualización, respiración profunda y grupos de apoyo) para que pueda afrontar las situaciones difíciles que son inevitables en la vida. (*Ver* ESTRÉS en la Segunda Parte).

Aspectos para tener en cuenta

❑ La dieta macrobiótica les ha dado buenos resultados a muchos pacientes de cáncer.

❑ El médico y especialista alemán Hans Nieper tuvo excelentes resultados con jugo fresco de col cruda y de zanahoria. El Dr. Nieper también usó *Carnivora*, una sustancia derivada de una planta de América del Sur en sus tratamientos contra el cáncer.

❑ El inmunólogo de Nueva York Nicholas Gonzalez ha desarrollado un tratamiento, actualmente bajo revisión por parte de los National Institutes of Health, que incorpora cambios en la dieta, suplementos nutricionales y sistemas de depuración de las toxina, como enemas de café.

❑ Hay varios tipos de setas que pueden ser buenas fuentes de las vitaminas D, B_1 (thiamine), B_2 (riboflavin), B_3 (niacin), minerales y aminoácidos. Todas ellas tienen la capacidad de estimular las células T del sistema inmunológico, las encargadas de destruir las células cancerosas. Los estudios indican que las setas shiitake, zhu ling, enoki, reishi y maitake tienen propiedades anticancerosas.

❑ En casos excepcionales se ha encontrado una relación entre niveles bajos de colesterol y un mayor riesgo de morir por cáncer, posiblemente porque las personas con colesterol alto tienden a consumir más grasas poliinsaturadas, las cuales podrían aumentar el riesgo de cáncer.

❑ La tasa de bocio y de cáncer de seno en Islandia y el Japón es baja. De hecho, entre las mujeres japonesas prácticamente no existe cáncer de seno. La tasa de cáncer de colon en el Japón también es baja. El cáncer de seno se ha relacionado con deficiencia de yodo, y el suelo de Islandia y del Japón es rico tanto en yodo como en selenio. Además, los japoneses consumen grandes cantidades de pescado, lo cual podría ser una variable de importancia. El Cancer Control Convention del Japón ha informado que el germanio podría ser importante para prevenir y curar el cáncer.

❑ Tomar entre siete y diez porciones de frutas y vegetales al día puede reducir el riesgo de cáncer en un 30 por ciento. Actualmente están en estudio las propiedades anticancerosas de muchos fitoquímicos existentes en los alimentos de origen vegetal, como por ejemplo:

- La luteína, de la familia de los carotenoides, está en estudio como nutriente con posibles propiedades anticancerosas. El bróculi y los vegetales verdes con mucha hoja son buenas fuentes de lutein.
- La genisteína y la diadzeina son dos isoflavonas de la soya que actúan como antioxidantes y pueden proteger al organismo frente a diversos tipos de cáncer, especialmente el de próstata, seno, leucemia, glioblastoma multiforme y de vejiga. La fibra soluble de la soya reduce el riesgo de muchos cánceres del sistema digestivo, como el de colon o el del recto. La fibra absorbe agua, diluyendo los carcinógenos del intestino y transportándolos fuera del organismo. Asimismo, estimula el desarrollo de bifidobacterias, las bacterias buenas que contribuyen a la salud del colon. La Mega Soy Formula de Prolongevity es un buen suplemento que contiene una cantidad sustancial de genisteína y otras isoflavonas que ayudan a combatir el cáncer.
- Varios estudios clínicos muestran que el D-glucaric acid, un fitoquímico que se encuentra en el bróculi, las coles de Bruselas y la coliflor, reduce la incidencia de cáncer de seno, pulmón, hígado y de piel. El D-glucaric acid también se encuentra en forma de suplemento en combinación con calcio (calcium D-glucarate).

❑ Un estudio realizado por la Facultad de Medicina de la Universidad de Illinois en un periodo de cuatro años, mostró que la presencia de altos niveles de antioxidantes en el organismo tiene un efecto protector contra los tumores cancerosos.

❑ El calcio puede prevenir el desarrollo de células precancerosas.

❑ El inositol hexaphosphate (IP6), es un tipo de vitamina B que está adquiriendo una reputación en la prevención y tratamiento del cáncer. Se encuentra naturalmente en los granos enteros, frijoles, lentejas, puerco, ternera, cítricos y nueces. Hay evidencia de que no sólo reduce los tumores sino que puede prevenir su crecimiento.

❑ La niacina podría desempeñar un papel preponderante en la prevención y el tratamiento del cáncer.

Cuanto menor sea la concentración de selenio en el suero sanguíneo, mayor es el riesgo de cánceres como la leucemia, de esófago, pulmón, colorrectal, próstata, seno y ovarios. Sin embargo, según la Oficina de Suplementos Dietéticos de los National Institutes of Health, el nivel máximo tolerable para los adultos es de 400 microgramos (mcg) por día. De todos modos, siempre hay que hablar con el médico antes de iniciar los suplementos de selenio. Entre las fuentes alimentarias de selenio están las nueces de Brasil, el atún, la platija (flounder), puerco, pavo, pasta, bagels, frijoles pintos y navy.

❑ Los estudios indican que los suplementos de vitaminas A, C y E pueden disminuir el efecto de la peroxidación de lípidos o la oxidación de las grasas corporales, lo cual conduce a la generación de radicales libres en el organismo.

❑ Actualmente hay investigaciones en curso para determinar los efectos de la vitamina D sobre el cáncer. Los datos preliminares sugieren que la exposición diaria a una cantidad limitada de luz solar (una buena fuente de vitamina D) puede reducir el riesgo de cáncer de seno, colon y próstata.

❑ Gamma E Tocopherol Formula de Prolongevity es un suplemento de vitamina E que contiene gamma-tocopherol,

Señales de peligro y posibles causas de algunos tipos de cáncer

Conocer las señales que pueden anunciar un cáncer y los factores que aumentan el riesgo de contraerlo puede salvar su vida. Según estimaciones de la American Cancer Society, un tercio de las 500.000 muertes relacionadas con el cáncer que se producen al año en EE.UU. están relacionadas con la dieta, y otro tercio con el humo del tabaco. Sea cual sea la edad del paciente, la adopción de unos hábitos de vida saludables es un paso clave para la prevención de esta enfermedad. A continuación ofrecemos una descripción de algunos de los principales tipos de cáncer; se incluye también información sobre las personas afectadas, sus síntomas, la manera de detectarlos y diagnosticarlos y las acciones que pueden reducir el riesgo de contraerlos.

CÁNCER DE VEJIGA

El cáncer de vejiga es el cuarto cáncer más común entre los hombres, el octavo entre las mujeres y el quinto en mortandad en los Estados Unidos. Es cuatro veces más común entre los hombres que entre las mujeres y las persona de raza blanca tienen el doble de posibilidades de sufrirlo que los afroamericanos. Normalmente, se diagnostica más en las personas de edades avanzadas.

Causas y factores de riesgo

No se conoce la causa del cáncer de vejiga, aunque el fumar es el principal factor asociado con este tipo de cáncer. También se han encontrado conexiones entre este tipo de cáncer y la exposición a ciertos químicos, como bencidinas, tintes de anilina y naftalinas. Otros factores contribuyentes: exposición a radiación; genética familiar; posiblemente, un consumo extremadamente alto de sacarina; antecedentes de haber sufrido esquistosomiasis (una enfermedad tropical); infecciones crónicas o inflamaciones del tracto urinario; y el trabajar en contacto con tintes, productos químicos, caucho y cuero.

Señales y síntomas

Frecuentemente, las primeras fases de desarrollo son asintomáticas. Normalmente, la primera señal de alarma es la presencia de sangre en la orina. Otros síntomas pueden ser dolor o escozor (sensación de quemado) al orinar, así como el aumento en la frecuencia de la micción y dificultades para orinar.

Detección y diagnóstico

El cáncer de vejiga se puede detectar por medio de un cistoscopio, examinando las células en la orina o por medio de una pielografía intravenosa (IVP son sus siglas en inglés. Se trata de un rayo-X especial de los riñones). A veces, si el tumor es grande, se puede detectar con un examen rectal o vaginal. Los científicos investigan nuevos tests para detectar la telomerasa, una enzima producida por los tumores de vejiga.

Factores nutricionales y relacionados con la dieta

Los vegetales crucíferos como el bróculi, las coles de Bruselas, los brotes, la col, la coliflor y el kale tienen la reputación de reducir el riesgo de cáncer de vejiga debido a sus propiedades antioxidantes y su contenido de otras sustancias anticancerígenas. La ingesta de las cantidades recomendadas por la USDA de alimentos como manzanas, bayas, cerezas, naranjas, peras y tomates puede reducir el riesgo en un 45%. Beber mucho líquido, especialmente agua pura, ayuda a diluir los carcinógenos y aumentar el flujo de orina, reduciendo el tiempo que se mantienen en la vejiga los carcinógenos y el potencial daño consiguiente.

La vitamina A, el beta-caroteno, la vitamina C, y un complejo de multivitaminas han mostrado que pueden reducir el riesgo de contraer cáncer de vejiga. Incluya en su dieta abundantes cantidades de vitamina E, nueces y aceite de oliva. El dimethylsulfoxide (DMSO) es un disolvente aprobado que se ha demostrado útil para el tratamiento de este cáncer.

Advertencia: Use sólo DMSO de una health food store. El DMSO comercial que se encuentra en ferreterías y tiendas de materiales no es adecuado para uso médico. EL DMSO permite que cualquier contaminante que se adhiera a la piel o se encuentre en el producto penetre en los tejidos.

Nota: El uso de DMSO puede dejar un olor corporal parecido al ajo. Se trata de un efecto temporal que no debe ser motivo de alarma.

CÁNCER DE SENO

Ver CÁNCER DE SENO en la Segunda Parte.

CÁNCER CERVICAL

Este tipo de cáncer es el segundo más común entre las mujeres y constituye el 11 por ciento de todos los cánceres a nivel global. La mayoría de los cánceres del cuello del útero se desarrollan gradualmente a lo largo de varios años, y vienen precedidos de la aparición de células precancerosas (displasia). Si ésta se detecta con rapidez y se extirpa, a menudo es posible prevenir la aparición del cáncer de la cervical.

Causas y factores de riesgo

La mayoría de los cánceres cervicales suelen estar relacionados con infecciones causadas por el virus del papiloma humano (HPV, según sus siglas en inglés), el cual puede transmitirse por medio de la actividad sexual. Otros factores de riesgo asociados con este tipo de cáncer son: haber pasado por cinco o más embarazos; tener relaciones sexuales antes de la edad de dieciocho años; relaciones sexuales sin protección; tener enfermedades de transmisión sexual (por ejemplo, HIV, HPV y herpes genital); tener hijos a edades muy tempranas; tener múltiples compañeros sexuales; infertilidad; un estatus socioeconómico bajo; fumar y deficiencias nutricionales.

Señales y síntomas

El cáncer cervical o del cuello del útero normalmente no presenta síntomas hasta que ya está avanzado. Por eso es muy importante que las mujeres se hagan chequeos pélvicos regulares y *Pap tests* (prueba de Pap). El cáncer puede ocasionar sangrados entre periodos menstruales, después del coito, o descargas de fluidos y secreciones inusuales, así como periodos mensuales muy molestos y dolorosos.

Detección y diagnóstico

La presencia de células anormales se puede detectar con un Pap test, seguido de una biopsia. Las mujeres deberían someterse a chequeos pélvicos y pruebas Pap tan pronto como comienza su vida sexual — o a los dieciocho años. Después de tres exámenes con resultado normal, el médico puede recomendar disminuir la frecuencia del chequeo, a menos que se haya diagnosticado una displasia o exista un riesgo mayor por diferentes razones. Una manera de detectar con prontitud la existencia de cáncer es mediante la presencia de HPV.

Factores nutricionales y relacionados con la dieta

La mejor protección por medio de la dieta consiste en una nutrición baja en carnes grasas (especialmente de cerdo), carnes rojas, quesos y pan blanco, y alta en productos de soya, frutas, vegetales verdes y oscuros, tomates, granos integrales (enteros) y yogurt. También las setas shiitake ofrecen una buena protección.

Si no consume entre tres y cinco porciones de frutas y vegetales al día, debería tomar suplementos de vitamina C (500–1.000 miligramos/día), E, A y betacaroteno (25.000–50.000 UI/día). El ácido fólico, una de las vitaminas B (400–800 microgramos/día) no solo contribuye a la prevención sino que se ha demostrado que puede revertir el proceso precanceroso en las células del cuello uterino. El cartílago de tiburón también puede ser útil para combatir y prevenir este tipo de cáncer.

CÁNCER COLORECTAL

El intestino grueso está compuesto del colon (la parte de arriba, con un tamaño de unos cinco o seis pies) y el recto (las seis u ocho pulgadas inferiores). Aquí es donde se desarrolla la última fase de la digestión y donde se almacenan los residuos sólidos antes de su expulsión. Este tipo de cáncer ocupa el segundo lugar, a continuación del de pulmón, en cuanto a cánceres letales tanto para hombres como mujeres (el cáncer de próstata es el más letal para los hombres y el de seno para las mujeres). Su incidencia ha ido disminuyendo en la última década, principalmente, se cree, por un mayor énfasis en los análisis de prevención y la extirpación de pólipos.

El 10 por ciento de la población mayor de cincuenta años tiene pólipos, una cifra que sube hasta el 30 por ciento para los mayores de sesenta y cinco. Si no se tratan, entre el 8 y el 12 por ciento de los pólipos se convierten en cancerosos. Al crecer, el tumor invade los órganos cercanos a él. Una vez que la enfermedad penetra los nódulos linfáticos o el torrente sanguíneo, casi siempre llega al hígado. La American Cancer Society estima que, cada año, más de 130.000 estadounidenses son diagnosticados con cáncer colorrectal, de los cuales, más de 56.000 morirán. Afecta de igual modo a hombres y a mujeres, y se desarrolla en un periodo de entre diez y quince años sin mostrar síntomas hasta que ya ha avanzado. Si la enfermedad se detecta con suficiente antelación y el tumor no ha sufrido una metástasis, la tasa de supervivencia es bastante alta. Los pacientes cuyos tumores están totalmente localizados en los intestinos tienen entre un 80 y un 90 por ciento de probabilidades de sobrevivir otros diez años. Sin embargo, una vez que se ha extendido al hígado, sólo el 5 por ciento alcanza a vivir cinco años.

La presencia en la sangre de niveles altos de proteína relacionada con los ataques al corazón también podría ser una indicación temprana de la existencia de un cáncer de colon. La sustancia se llama proteína C-reactiva y la genera el hígado para combatir las infecciones que se producen en cualquier punto del organismo.

Causas y factores de riesgo

Algunas formas de cáncer de colon están relacionadas con un defecto genético. No se conocen otras causas. Entre los factores de riesgo asociados con el cáncer colorrectal están: insuficiencia de calcio; pólipos colorrectales; antecedentes familiares de cáncer de colon (síndrome de Lynch); estreñimiento continuado y/o diarrea; historial de sufrir trastornos relacionados con el colon o cáncer del útero y/o de los ovarios (por ejemplo, pólipos, cáncer de colon sin poliposis o enfermedad intestinal inflamatoria); acumulación de toxinas en el colon; diabetes (posiblemente); una dieta alta en grasas animales saturadas y baja en fibra; ingesta de cantidades altas de alimentos asados a la brasa, quemados, ahumados o fritos; obesidad; fumar; consumo de alcohol; cáncer en otra parte del cuerpo. El consumo de carnes blancas cocinadas a temperaturas muy altas y de carnes rojas bien hechas se suele asociar con un aumento del riesgo de cáncer rectal en los hombres. Muchos estudios han mostrado que las personas activas tienen menos probabilidades de tener tumores en el colon que las sedentarias. Asimismo, hay estudios que muestran que las mujeres cuya dieta incluye cantidades altas de carne de res, grasas, postres y granos refinados tienen mayor riesgo de contraer cáncer de colon.

Señales y síntomas

Entre los síntomas de cáncer colorrectal están el sangrado rectal; sangre en las heces; cambios en los hábitos intestinales (diarrea persistente, flatulencia con dolor y/o estreñimiento); dolores abdominales persistentes o hinchazón; anemia o pérdida de peso significante; palidez o fatiga inusuales; y colitis ulcerosa.

Detección y diagnóstico

Los exámenes de colon son la mejor manera de detectar la

presencia de pólipos antes de que se hagan cancerosos. Durante los chequeos regulares (deben ser anuales a partir de los cuarenta años), tanto los hombres como las mujeres deberían hacerse un examen rectal. A partir de los cincuenta años, junto con el examen rectal, se deberían llevar a cabo las siguientes pruebas:

1. Sangre oculta en la sangre (FOBT, según sus siglas en inglés) y sigmoidoscopía flexible (si sale normal, repetir el FOBT anualmente y la sigmoidoscopía flexible a intervalos de 5 años.)
2. Colonoscopia (si sale normal, repetir cada 10 años.)
3. Rayos-X de colon o enema de bario de doble contraste (si sale normal, repetir a intervalos de entre 5 y10 años.) Si tiene usted un historial de enfermedad inflamatoria de los intestinos, debería hacerse una colonoscopia cada uno o dos años. Y si tiene antecedentes familiares de cáncer colorrectal, es posible que se deba a una mutación genética heredada que puede llevar al desarrollo de pólipos y/o cánceres a edades tempranas, incluso durante la adolescencia. Investigue si existen antecedentes de cáncer de colon en su familia y hable con su médico la forma de mantener un seguimiento continuado de su condición y unos chequeos apropiados.
4. La colonoscopia virtual es un nuevo método, asistido por computadora, que permite a los médicos visualizar el colon de una persona tal y como si estuvieran allí. Consiste en insertar un pequeño tubo en el recto y el colon, en llenarlo de aire y en realizar un escáner o resonancia magnética (CAT scan o MRI). Por medio de una imagen tridimensional del colon proyectada en la pantalla computadora el médico "recorre" el colon como si estuviera "planeando" por dentro, observando cualquier bulto que pueda verse canceroso. Se trata de un test no invasivo, realizado en menos de cinco minutos y con muchas menos molestias que los métodos más convencionales de revisión del colon.

Rara vez es necesario sedar al paciente y éste puede volver a su casa el mismo día de la intervención.

Además, en la mayoría de las farmacias se puede adquirir un kit (test kit) para detectar sangre en las heces. (*Ver* Self-test de cáncer de colon en la página 259.)

Factores nutricionales y relacionados con la dieta

Antes se creía que las dietas altas en fibra protegen el colon al reducir el tiempo que las sustancias carcinógenas presentes en las heces están en contacto con la pared intestinal. Actualmente los datos son contradictorios, pero la mayoría de los profesionales de la salud siguen recomendando una dieta alta en fibra, baja en grasa. Hay una fuerte correlación entre las dietas altas en grasa y el cáncer de colon.

La mejor protección desde el punto de vista dietético la ofrece una dieta vegetariana o una baja en consumo de carnes rojas, alcohol y alimentos refinados y alta en vegetales, fruta, soya, pescado y panes y cereales integrales, así como el consumo de productos lácteos descremados o bajos en grasa y el tomar abundantes jugos de frutas y de vegetales. Es recomendable ingerir regularmente ajo, bróculi, col, coliflor, coles de Bruselas, cítricos, melones y vegetales verde oscuro, rojos y amarillos por sus propiedades antioxidantes y compuestos sulfúricos. Los estudios demuestran que al ajo envejecido ralentiza del avance de las células cancerosas en el colon. Se cree que los tomates pueden reducir el riesgo. El consumo de agua clorinada parece estar relacionado con una mayor incidencia de cáncer de colon, mientras que hay estudios que indican que el café puede tener un efecto positivo en la reducción del riesgo del cáncer de colon. Beba leche. Hay estudios que demuestran que tomar dos vasos de leche de ocho onzas al día puede reducir el riesgo de contraer cáncer colorrectal hasta un 15 por ciento.

Hay una correlación entre el consumo de betacaroteno, calcio (1.200 miligramo/día), selenio y las vitaminas C y E, así como el uso a largo plazo de una multivitamina que contenga ácido fólico (más de 400 microgramos/día) y un menor riesgo de cáncer de colon.

Los carotenoides luteína y la zeaxantina ayudan a proteger el colon contra el cáncer. Se encuentran en vegetales verde oscuro como la espinaca, kale, collard greens, kale, mustard greens y turnip greens.

Los probióticos (aparecen en los yogures y en los suplementos) pueden inhibir la aparición de este tipo de cáncer. Existe una correlación entre un mayor riesgo de cáncer de colon y la presencia en el organismo de niveles bajos de vitamina D y, posiblemente, demasiado hierro en las comidas. Se ha demostrado que la quercetina tiene propiedades anticancerosas respecto al cáncer de colon.

CÁNCER ENDOMETRIAL

Ver en ENDOMETROSIS en la Segunda Parte.

CÁNCER DE ESÓFAGO

El cáncer de esófago es más común entre los hombres que entre las mujeres, y más frecuente entre la población afroamericana que caucásica. Los tumores del esófago normalmente surgen en la mitad inferior de ese órgano. El cáncer de esófago es uno de los más mortales, y de los que más está creciendo, en los Estados Unidos. Sus síntomas no suelen aparecer hasta que el cáncer ya está avanzado, cuando las posibilidades de recuperación son escasas.

Causas y factores de riesgo

La causa o causas del cáncer de esófago no son fáciles de entender. Entre los factores de riesgo están el tabaco y/o el alcohol; la edad; los antecedentes personales de haber sufrido esófago de Barrett (una enfermedad precancerosa causada por el reflujo de fluidos gástricos hacia la parte baja del esófago a lo largo de un extenso periodo de tiempo), acalasia (compresión de la parte baja del esófago), tilosis (una enfermedad hereditaria muy rara que consiste en el crecimiento excesivo de la piel de las palmas de las manos y las suelas de los pies), o de membranas esofágicas (pequeños trozos de tejidos que sobresalen en el esófago); un dieta alta en grasa; consumo de alimentos ahumados a la madera; haber ingerido previamente lejía; y reflujo gástrico frecuente. El riesgo generalmente aumenta con la edad. Los fumadores y tomadores empedernidos tienen el riesgo más alto de contraerlo. Las personas que sufren de tilosis tienen prácticamente un 100 por ciento de probabilidades de desarrollar cáncer de esófago y, por tanto, es muy importante que estas personas se hagan chequeos desde edades muy tempranas.

Señales y síntomas

Normalmente es asintomático hasta que el cáncer está avanzando. Cuando se manifiestan, pueden incluir disfagia progresiva (dificultad para tragar), muchas veces acompañada de una sensación de tener algo bloqueando en la garganta o pecho; vómitos y vómitos de sangre; excreciones excesivas de mucosa; y pérdida de peso involuntaria.

Detección y diagnóstico

Hable con su médico inmediatamente si nota la más mínima dificultad al tragar. Una opción que puede tomar el médico es realizar un rayo-X con bario y un examen endoscópico; también puede recomendar una biopsia. Otras posibles pruebas a realizar son una tomografía computerizada (CT scan) o un nuevo tipo de prueba llamada ultrasonido endoscópico (un endoscopio con una sonda ultrasonido).

Factores nutricionales y relacionados con la dieta

El riesgo de contraer este tipo de cáncer puede disminuir con una dieta alta en frutas (también tomates) y vegetales. El pescado, las bayas, las setas y las coles de Bruselas son buenas fuentes de ácidos grasos omega-3, los cuales suelen ofrecer protección también. Se ha encontrado cierta relación entre este tipo de cáncer y el consumo de alimentos salados, pickled y fermentados. Otro factor de riesgo son los alimentos demasiado calientes o demasiado fríos, ya que pueden dañar el esófago.

El té verde contiene un mecanismo que inhibe el cáncer de esófago. Las vitaminas A y C, el selenio y la riboflavina pueden ayudar a proteger contra este cáncer. Asimismo, según varios estudios, la espirulina también parece inhibir el desarrollo de los tumores orales.

CÁNCER DE LA LARINGE

La laringe forma parte del aparato respiratorio, contiene las cuerdas vocales y se ubica entre la faringe y la traquea. Éste es un cáncer que afecta más a los hombres que a las mujeres. Normalmente golpea a partir de los cincuenta años. La mayoría de estos cánceres se desarrollan a partir de las células escamosas, la fina capa celular que recubre la pared de la laringe. Este tipo de cáncer de laringe normalmente se manifiesta como una displasia y se extiende en un periodo largo de tiempo; de hecho, la mayoría de las células precancerosas suelen desaparecer sin necesidad de tratamiento.

Sin embargo, algunas de ellas forman un *carcinoma in situ* (CIS), la forma más temprana de cáncer. Los tumores ubicados en las cuerdas raramente se extienden porque los tejidos conectivos sobre los que se asientan no contienen nódulos linfáticos, pero los tumores de otras partes de la laringe sí son capaces de extenderse en un tiempo corto. El cáncer de la laringe puede tratarse con radiación, especialmente si se diagnostica temprano, y con cirugía (para eliminar parte o toda la laringe). Si ésta se extirpa por completo, hay que aprender una técnica de hablar que conlleva tragar el aire y expulsarlo otra vez de forma muy especial. Se han desarrollado varias técnicas quirúrgicas para reconstruir el tejido laríngeo y permitir que el habla vuelva a ser casi normal. Un método eficaz para mucha gente es el de insertar una prótesis en la zona afectada.

Causas y factores de riesgo

La mayoría de los casos de cáncer de laringe están relacionados con el uso prolongado de tabaco y/o alcohol. Otros factores de riesgo son la inhalación de humos tóxicos; la presencia frecuente de laringitis o de tensión en las cuerdas vocales; y la predisposición hereditaria.

Señales y síntomas

Entre los posibles síntomas de cáncer de laringe están la tos persistente; ronquera; problemas para tragar, a veces incluso con dolores que llegan hasta el oído; irritación crónica en la garganta — a veces tan leve que ni se nota; sangre en la saliva o el esputo; pérdida involuntaria de peso; y problemas para respirar.

Detección y diagnóstico

Si se presentan los síntomas persistentes que hemos descrito más arriba hay que acudir a un médico especialista en la cabeza y el cuello o a un otorrinolaringólogo (*otolaryngologist*). Porque la voz cambie no quiere decir que haya cáncer, pero es mejor prevenir que curar por lo que aconsejamos ir al médico si la ronquera se mantiene dos semanas o más. Para el diagnóstico se realiza una laringoscopia (examen visual de la laringe por medio de un aparato especializado) y una biopsia.

Factores nutricionales y relacionados con la dieta

La dieta debe ser abundante en frutas, vegetales y otros alimentos ricos en vitamina A, las del grupo B y retinoides. Es mejor evitar el alcohol.

Si no tiene posibilidad de adquirir las cantidades adecuadas de estos nutrientes por medio de la dieta, debería tomar suplementos. Asegúrese de que su ingesta diaria de vitamina A no supere las 25.000 UI.

LEUCEMIA

La leucemia es una de las enfermedades que ataca a los tejidos que forman la sangre (médula ósea, sistema linfático, bazo). La leucemia implica que hay una producción anormal de glóbulos blancos que no funcionan correctamente y no mueren de forma normal. La leucemia afecta tanto a los niños como a los adultos, aunque hay variantes más comunes entre grupos étnicos concretos. Así, por ejemplo, es más común entre los blancos que entre los afroamericanos.

Según la American Cancer Society, en 2001 se diagnosticaron 30.000 nuevos casos en los Estados Unidos. Existen cuatro tipos principales de leucemia:

1. *Leucemia linfática aguda* (ALL). La ALL surge en las células de la médula ósea llamadas linfocitos. Un poco más de la mitad de todos los casos de leucemia infantil son por esta variante de la enfermedad. Es el cáncer más común entre los niños y suele avanzar con rapidez.
2. *Leucemia aguda mielogenosa* (AML, *acute myeloid leukemia*). La AML se desarrolla desde los granulocitos o desde los monocitos (tipos de glóbulos blancos de la

sangre). Afecta tanto a niños como a adultos y es responsable de un poco menos de la mitad de los casos de leucemia infantil. La AML progresa con mucha rapidez.

3. *Leucemia linfática crónica* (CLL). La CLL se forma en los linfocitos. Las células se ven maduras pero no funcionan con normalidad. Esta enfermedad es casi exclusiva de los adultos y es la leucemia más común entre éstos. La CLL progresa lentamente.
4. *Leucemia mieloide crónica* (CML). La CML es otra variante de la leucemia mieloide. Se desarrolla a partir de los granulocitos o de los monocitos. La CML ataca a los adultos y su incidencia es un 50 por ciento menor que la CLL. También progresa lentamente.

A pesar de que no se conoce cura alguna, a menudo tanto las transfusiones como la quimioterapia y los trasplantes de médula ósea suelen ser tratamientos efectivos. Entre los tratamientos de última generación están los trasplantes de células madre, los de células sanguíneas del cordón umbilical, la infusión de anticuerpos celulares específicos y la terapia biológica.

Causas y factores de riesgo

Nadie sabe exactamente qué origina la leucemia, pero se sospecha que entre los factores causales están los genéticos, los virus y la exposición a ciertos productos tóxicos. Entre los factores de riesgo conocidos están los antecedentes familiares, la exposición a la radiación, infecciones virales crónicas, la edad, el síndrome de Down, tener hermanos con leucemia, la exposición al virus *human T-cell lymphotropic* (HYVL-1), el uso de tintes comerciales para el cabello y la exposición ambiental al benceno (componente de la gasolina sin plomo) y el radón.

Señales y síntomas

Entre las señales y síntomas de la leucemia están palidez; fatiga; dificultades en la respiración; pérdida de peso; infecciones continuas; sudoración excesiva; fiebre; aparición de moratones con facilidad; dificultad para cicatrizar los cortes; dolores en los huesos y articulaciones; hemorragias nasales; inflamación de los nódulos linfáticos; aumento en la susceptibilidad a las infecciones; y agrandamiento del hígado o el bazo.

Detección y diagnóstico

La leucemia normalmente se diagnostica por medio de análisis de sangre y, posiblemente, una biopsia de médula ósea.

Factores nutricionales y relacionados con la dieta

Los productos de soya, con su contenido de genisteína y otras isoflavonas, puede ofrecer protección contra la leucemia. Entre los alimentos de soya beneficiosos están el tempeh, las nueces tostadas de soya, proteína de soya en polvo y miso. Según numerosos estudios, el bioflavonoide quercetina parece tener importantes propiedades contra la leucemia. La genisteína se ha mostrado eficaz contra la leucemia en pruebas de laboratorio. Se ha encontrado también relación entre la presencia de niveles bajos de selenio y un mayor riesgo de leucemia.

Los bebés amamantados con leche materna tienen menos riesgo de contraer leucemia infantil que quienes no han sido alimentados así.

CÁNCER DE PULMÓN

El cáncer de pulmón es el más letal de todos los cánceres, tanto en hombres como en mujeres. La edad media en la que se suele diagnosticar ronda los sesenta años. Hay dos tipos generales de cáncer de pulmón: el de célula pequeña (o de células de avena), que abarca aproximadamente al 25 por ciento de los casos, y el de célula no pequeña, que incluye al restante 75 por ciento, más o menos. El carcinoma de célula pequeña avanza muy rápido y tiene tendencia a extenderse muy temprano a otras partes del cuerpo. Aparece con frecuencia entre los fumadores.

Hay tres variantes de cáncer de célula pequeña: carcinoma de células escamosas (el más común de los cánceres de pulmón); adenocarcinoma, y carcinoma de células grandes.

Cada año se diagnostican 170.000 nuevos casos de cáncer de pulmón, y casi 160.000 personas mueren por esta enfermedad. Si se detecta antes de que se extienda a los nódulos linfáticos y otros órganos, hay un 50 por ciento de posibilidades de sobrevivir. Sin embargo, la mayoría de los cánceres (aproximadamente el 85 por ciento) no se diagnostican con la necesaria rapidez porque generalmente no producen síntomas visibles, lo que reduce la tasa de supervivencia hasta el 12 por ciento. De todos modos, estos porcentajes están mejorando con el desarrollo de nuevas técnicas de diagnóstico y medicinas.

Causas y factores de riesgo

El tabaco es la causa principal del cáncer de pulmón, estando implicado en más del 80 por ciento de los casos.

Entre los factores de riesgo asociados a esta enfermedad están el consumo de marihuana; exposición al humo de segunda mano; exposición al amianto, níquel, cromatos, radón o materiales radiactivos; consumo de alcohol; bronquitis crónica; antecedentes de tuberculosis; exposición a ciertos químicos carcinógenos en el lugar de trabajo (pesticidas y herbicidas); contaminación; exposición a radón; haber tenido cáncer antes; antecedentes personales de enfermedades pulmonares causadas por la exposición respiratoria a ciertos minerales; tuberculosis; compuestos de arsénico; lesiones pulmonares derivadas de ciertos tipos de neumonía; exposición al polvo de talco crudo (no el que se encuentra en las casas, como el empleado con los niños o en ciertos polvos faciales); y la deficiencia (o exceso) de vitamina A.

Señales y síntomas

El cáncer de pulmón puede ocasionar una tos persistente; esputo con sangre; dolores de pecho; dificultades para respirar; pérdida involuntaria de peso; fiebre por causas desconocidas; ronquera; fatiga; pérdida de apetito; bronquitis o neumonía recurrente; sibilancias al respirar; hinchazón del cuello y cara.

Detección y diagnóstico

Si usted nota alguno de estos síntomas y no se van, hable con su médico. Aunque muchos de ellos son causados a menudo por otras enfermedades, es muy importante hacerse un examen cuanto antes para la detección temprana de un posible tumor. Si su médico sospecha la existencia de cáncer de pulmón, puede ordenar realizar una serie de estudios por imágenes (*imaging screenings*), un análisis de las flemas, una biopsia, una mediastinoscopia, una broncoscopia, una biopsia de la médula ósea, y/o un análisis de sangre. Hay también dos herramientas de diagnóstico mediante imágenes que pueden administrarse en lugar de una biopsia: la Xillix LIFE-Lung Fluorescence Endoscopy System y la Nofetumomab. Otro test por imágenes es el llamado NeoTect. Puede ser útil para diagnosticar el cáncer y, quizás, eliminar la necesidad de realizar una biopsia del tumor sospechoso. Otra posibilidad es aplicar una técnica para escanear el pecho denominada low-dose computed tomography (CT). Los investigadores están examinando la posibilidad de utilizar CAT rutinarios para diagnosticar el cáncer de pulmón con la esperanza de que pueda aumentar sustancialmente la tasa de supervivencia de la enfermedad. Con este tipo de análisis se pueden detectar tumores más pequeños que un grano de maíz, sin que tengan que ser tan grandes como una naranja para su detección. Factores nutricionales y relacionados con la dieta:

Factores nutricionales y relacionados con la dieta

- Las dietas ricas en frutas (también tomates) y vegetales están correlacionadas con un menor riesgo de cáncer de pulmón.
- Las setas shiitake contienen lentinan, un posible protector anticanceroso.
- La genisteína, el antioxidante que se encuentra en el grano de soja, puede tener un efecto inhibidor del desarrollo de las células cancerosas.
- Según muchos investigadores, el alfacaroteno, el betacaroteno y otros carotenoides ayudan a reducir el riesgo de cáncer de pulmón, aunque hay pruebas de que el beta-caroteno quizás aumente el riesgo entre los fumadores, antiguos fumadores y aquellos que han estado expuestos a amianto en sus ámbitos de trabajo.
- Las vitaminas C y E y el betacaroteno actúan de forma combinada, y cuando se toman conjuntamente se compensan sus posibles efectos secundarios. El selenio, el lycopene, la luteína y el glutatión se relacionan con un menor riesgo de cáncer de pulmón, al igual que las vitaminas del grupo B.

Un reciente estudio de la Universidad de Santiago de Compostela, en España, informa que tomar un vaso de vino tinto al día puede reducir el riesgo de contraer cáncer de pulmón (particularmente los hombres) en un 13 por ciento.

LINFOMA

Uno de los elementos más importantes del sistema inmunológico es el sistema linfático, el cual está compuesto de una red de canales que se extiende por todos los tejidos del organismo de la misma manera que las vías sanguíneas. Entre esos canales están los nódulos linfáticos, que se encuentra en el abdomen, pecho, ingle, cuello y axilas. Otras partes del sistema linfático incluyen los adenoides, la médula ósea, el bazo, las amígdalas y la glándula timo (thymus). Los intestinos, la piel y el estómago también contienen tejidos linfáticos. La linfa es un fluido incoloro que contiene linfocitos (combaten las infecciones).

El cáncer que ataca al sistema linfático se suele denominar bien enfermedad de Hodgkin o linfoma no Hodgkin (es decir, todos los otros cánceres del sistema linfático). En los linfomas no Hodgkin (NHL, según sus siglas en inglés), la capacidad del cuerpo para combatir las infecciones se ve drásticamente reducida porque el organismo produce menos glóbulos blancos de lo normal. Además, el cáncer puede extenderse por los vasos linfáticos a otras partes del cuerpo. El NHL puede ser de desarrollo lento o grado bajo, intermedio y desarrollo rápido o grado alto. Tanto el de grado intermedio como el de grado alto se desarrollan rápidamente y pueden ser mortales en el primer o segundo año si no se tratan.

El linfoma no Hodgkin es la quinta causa de mortalidad por cáncer en los Estados Unidos y la cifra de nuevos diagnósticos ha aumentado un 50 por ciento en los últimos quince años. La cantidad real de casos nuevos ha subido, pero las cifras de aumento también reflejan, en parte, la mejoría de los métodos de detección. Aunque este tipo de cáncer puede aparecer a cualquier edad, hay un mayor riesgo para las personas mayores.

Un estudio danés reveló la existencia de una posible vínculo entre la mononucleosis y la enfermedad de Hodgkin. Quienes contraen mononucleosis pueden tener un mayor riesgo de desarrollar ese tipo de cáncer, y ese riesgo dura, parece ser, dos décadas.

Causas y factores de riesgo

Al menos algunos casos de linfoma tienen origen vírico, aunque se desconoce la causa en otros casos. Entre los factores de riesgo están: herencia familiar; disfunciones del sistema inmunológico; exposición a herbicidas, pesticidas o tinte negro para el pelo; dietas con exceso de carne roja; SIDA; terapias inmunodepresoras; haber tenido transplantes de órganos; benceno; y HTVL-1.

Señales y síntomas

Los síntomas del linfoma varían dependiendo de la zona donde se desarrolle el cáncer. Si es en el abdomen, puede provocar náusea, vómitos, agrandamiento y dolores estomacales. Si es en el pecho puede haber problemas para respirar y tos; en el cerebro, causa dolores de cabeza, cambios de visión y convulsiones; en la médula ósea, anemia; en el timo, dificultades respiratorias y sensación de sofoco, además de tos.

Detección y diagnóstico

Se puede hacer una biopsia del tejido linfático para detectar si hay cáncer y, en su caso, de qué tipo. Si usted nota alguno de los síntomas del linfoma no Hodgkin de forma persistente, debe ver a su médico para una evaluación más profunda.

Factores nutricionales y relacionados con la dieta

La dieta debería ser baja en proteínas y grasas animales y alta en fibra. Conviene evitar el alcohol.

CÁNCER DE BOCA

Al año muere 10.000 estadounidenses a causa del cáncer bucal, el doble de hombres que de mujeres, aunque esta tendencia está cambiando. Los tumores de la cavidad oral no son siempre malignos, aunque sí algunos pueden ser precancerosos. La leucoplaquia oral es una afección precancerosa de la boca que ataca especialmente a los fumadores y tomadores. Las personas que han tenido cáncer en la cavidad bucal tienen mayor riesgo de que reaparezca en otras áreas cercanas y deben hacerse chequeos regularmente durante toda la vida.

Causas y factores de riesgo

El tabaco (fumado y masticado) es la principal causa del cáncer bucal. Según la American Cancer Society, el 90 por ciento de las personas que sufren de cáncer de la boca o de la garganta es consumidor de tabaco; el riesgo aumenta con la cantidad de tabaco que se fuma o se masca, además del tiempo que dura el hábito. Otros factores de riesgo comprenden irritantes de la boca, como dientes rotos o dentaduras postizas mal ajustadas o rotas; consumo excesivo de alcohol; uso prolongado de enjuagues bucales con un contenido excesivo de alcohol; higiene dental y bucal pobre; exposición de los labios a los rayos ultravioleta; deficiencias vitamínicas; síndrome de Plummer-Vinson; HPV; y tener deprimido el sistema inmunológico.

Señales y síntomas

Algunos cánceres bucales producen síntomas muy temprano, pero otros sólo se detectan cuando el cáncer está ya avanzado. Entre los síntomas están: ulceraciones crónicas en la boca, lengua y garganta que no acaban de curarse; pérdida de la sensación de la boca o la lengua; manchas descoloridas en la boca o en la lengua; dificultad para tragar y/o sensación de que hay algo que bloquea la garganta; masas en las mejillas o cuello; hinchazón o dificultades para mover la mandíbula; cambios en la voz; y pérdida involuntaria de peso. Hay casos en los que el cáncer de boca puede llegar a confundirse con otras afecciones, como el dolor de muelas.

Detección y diagnóstico

El cáncer bucal se puede detectar temprano si su médico o su dentista realiza chequeos regulares. Si se sospecha que hay cáncer, su médico le referirá a un otorrinolaringólogo (especialista del cuello y la cabeza). El médico quizás realice un examen completo de la cabeza y el cuello; a veces incluye una biopsia y a veces no. Si la probabilidad de que haya cáncer es alta, le harán una panendoscopia, una revisión completa bajo anestesia. Actualmente está en prueba un enjuague con un tinte azulado que ayuda a los dentistas a detectar incluso llagas bucales muy pequeñas.

Factores nutricionales y relacionados con la dieta

Se recomienda una dieta baja en grasas y alta en frutas (también tomates) y vegetales, y poco o nada alcohol. Los ácidos grasos omega-3 que se encuentran en el pescado, bayas, setas y coles de Bruselas también ofrecen protección contra el cáncer de boca. Y los alimentos con alto contenido de fibra, la soya y otras legumbres también reducen el riesgo. En un estudio publicado en *Archives of Otolaryngology-Head and Neck Surgery* se sugiere que tomar suplementos de betacaroteno puede ser bueno contra la leucoplaquia.

Se sabe que hay relación entre las deficiencias vitamínicas y el cáncer de boca. Por otro lado, según varios estudios, la espirulina parece inhibir el desarrollo de estos tumores.

CÁNCER DE OVARIOS

El cáncer de ovarios es un tipo de cáncer mortal, y mata a más mujeres que cualquier otro cáncer del sistema reproductivo. Pero si se diagnostica en una fase temprana, la tasa de supervivencia es muy alta. Desgraciadamente, el cáncer de ovarios se conoce como una enfermedad silenciosa porque no produce ningún síntoma hasta que se encuentra las últimas fases, lo que hace que la tasa de mortalidad sea muy elevada. De los 25,580 nuevos casos esperados en 2004, la expectativa era que muriesen 16.000 mujeres. De todos modos, si se encuentra y se trata pronto, hay 95 por ciento de probabilidades de éxito.

El cáncer de ovarios es el segundo cáncer más común del sistema reproductivo femenino, y afectará, aproximadamente, a 1 de cada 70 mujeres durante el trascurso de sus vidas. El riesgo de contraer cáncer de ovarios aumenta a partir de los cuarenta años; la menopausia eleva aún más ese riesgo.

Causas y factores de riesgo

No se conoce la causa o causas. Entre los factores de riesgo están: no haber estado embarazada ni haber tenido hijos; exposición al amianto o a la radiación; exceso de grasa en la dieta; uso de polvos de talco en la zona genital; antecedentes personales de haber sufrido cáncer de seno, útero, colon (sin pólipos también); infección de HPV; aparición temprana y cese tardío de la menstruación; obesidad; exceso de grasas animales y poca fibra en la dieta. Se sabe que tomar píldoras anticonceptivas reduce el riesgo de cáncer de ovarios entre el 50 y el 60 por ciento.

Señales y síntomas

Con frecuencia no hay síntomas claros hasta que el cáncer se encuentra en las últimas fases de desarrollo. Esos síntomas pueden incluir el agrandamiento del abdomen, diarrea o estreñimiento, micción frecuente y, en casos raros, sangrados vaginales.

Detección y diagnóstico

Cualquier agrandamiento del abdomen o problemas digestivos persistentes que no se puedan explicar por otros motivos deben ser atendidos rápidamente por una ginecólogo. Es aconsejable que las mujeres con antecedentes familiares de cáncer de ovarios se hagan una prueba genética para determinar si el riesgo es real. Asimismo, es bueno hacerse exámenes rutinarios de la pelvis para detectar posibles endurecimientos o tumores; las pruebas de Pap (*Pap smears*) no son muy útiles para detectar esto. Los tumores pueden aparecer también en un ultrasonido transvaginal, pero es necesario hacer una biopsia de confirmación. Los investigadores estudian la posibilidad de habilitar un test de sangre que detecte el cáncer de ovarios y otros cánceres ginecológicos. Las tasas de lysophosphatidic acid (LPA), una sustancia de la sangre, parecen aumentar consistentemente entre las mujeres que sufren de cáncer de ovarios, y esto puede servir de base para dicho test.

Factores nutricionales y relacionados con la dieta

Una buena defensa contra este cáncer es seguir una dieta alta en fibra y baja en grasa animales saturadas. Asimismo, la ingesta de dosis altas de ácido fólico puede reducir el riesgo de contraerlo. La quercetina parece tener propiedades que combaten el cáncer de ovarios. Por otro lado, los niveles bajos de selenio están relacionados con un mayor riesgo de cáncer de ovarios.

Un estudio llevado a cabo en Queensland, Australia, informó que las mujeres que toman más de un vaso de vino tinto al día tienen siete veces menos riesgo de sufrir este cáncer que las que no toman vino tinto.

CÁNCER DE PRÓSTATA

Ver CÁNCER DE PRÓSTATA en la Segunda Parte.

CÁNCER DE PIEL

Ver CÁNCER DE PIEL en la Segunda Parte.

CÁNCER DE ESTÓMAGO

El cáncer de estómago afecta aproximadamente a 8 de cada 100.000 estadounidenses, dos veces más a los hombres que a las mujeres, y es más común entre personas con bajos recursos económicos. El riesgo aumenta a partir de los cuarenta años.

El cáncer de estómago es más común en países como Japón, Chile y Austria, mientras que en los Estados Unidos está en declive, probablemente debido a los estilos de vida y dietas más sanas, así como al aumento del uso de la refrigeración.

El estómago está dividido en cinco porciones y el cáncer puede aparecer en cualquiera de ellas. Dependiendo de la ubicación, pueden aparecer distintos síntomas y resultados. La mayoría de los investigadores están de acuerdo en que el cáncer de estómago se desarrolla lentamente y viene precedido del desarrollo de células precancerosas. El cáncer de estómago tiene la capacidad de expandirse de varias maneras: por medio de la pared estomacal hacia los órganos más cercanos, por la sangre o el sistema linfático, o extendiéndose hasta el esófago o el intestino pequeño.

Causas y factores de riesgo

Algunos casos son probablemente resultado de una infección de *Helicobacter pylori* (H. pylori). En otros casos, la causa es desconocida.

Entre los factores de riesgo están: anemia perniciosa; falta de ácido hidroclorhídrico y fibra en la dieta; exceso de grasa en la alimentación; exceso de alimentos ahumados, salados o escabechados; alimentos altos en almidón; consumo de tabaco y alcohol; antecedentes de cirugías de estómago; gastritis crónica; pólipos en el estómago; la genética; tener sangre del tipo A; antecedentes personales de anemia o gastritis atrófica (enfermedad que consiste en la reducción de las secreciones de ácido gástrico).

Señales y síntomas

Muchas veces no se aprecia ningún síntoma en sus fases iniciales de desarrollo. Una vez desarrollado, los síntomas pueden incluir indigestión, dolor, hinchazón después de comer; dolores que no se van ni con antiácidos; vómitos (también de sangre) luego de comer; heces muy negras; anemia; fatiga; pérdida inesperada de peso.

Detección y diagnóstico

Si usted experimenta algunos de estos síntomas, es muy importante que vea a su médico (especialmente si está dentro de una de las categorías de alto riesgo). Muchos de esos síntomas pueden provenir de otros problemas menos graves, pero si el médico sospecha la presencia de cáncer puede ordenar diversas pruebas, incluyendo tests de sangre en laboratorio y en la materia fecal, así como una endoscopia o una radiografía con bario del tracto intestinal superior (*barium upper GI radiograph*). Para hacer un diagnóstico normal es precisa una biopsia. Un nuevo método para saber qué grado de avance lleva el cáncer es la endoscopia con ultrasonido.

Factores nutricionales y relacionados con la dieta

Es recomendable una dieta alta en frutas (también tomates) y vegetales, arroz, pasta y frijoles, con cantidades limitadas de carne. El bróculi, las cebollas, el ajo y la piña son ricos en compuestos de azufre, los cuales protegen contra el cáncer de estómago. Además, conviene reducir al máximo el consumo de alimentos ahumados, asados a la parrilla, escabechados o curados con sal, así como evitar el alcohol y el tabaco. Los antioxidantes son una buena defensa contra los radicales libres que dañan las células — posiblemente las conviertan en cancerosas. Las vitaminas C, E, el alfacaroteno y el betacaroteno, el selenio y el licopeno (lycopene) son buenas fuentes de protección.

CÁNCER TESTICULAR

El cáncer testicular generalmente ataca a los hombres de entre veinte y treinta y cinco años. A medida que aumenta la edad, disminuye el riesgo. Es más común entre la población afroamericana que entre la caucásica, y su incidencia está en aumento en los últimos años. Los tumores del testículo tienden a crecer muy rápido, doblando su tamaño en veinte o treinta días. También pueden extenderse con facilidad por los nódulos linfáticos. Por eso, este cáncer a menudo se extiende antes de ser diagnosticado, aunque la tasa de supervivencia en caso de diagnóstico a tiempo es muy alta, más del 95 por ciento. Afortunadamente, ahora hay tratamientos capaces de eliminar totalmente cualquier rastro de cáncer testicular, incluso los que se han extendido.

Causas y factores de riesgo

No se conoce la causa cáncer testicular. Lo que sí se sabe es que el criptoquidismo (*cryptorchidism*), o testículos no descendidos, aumenta sustancialmente el riesgo, aún cuando se corrija ese problema con cirugía. Otros factores de riesgo son haber tenido una hernia inguinal durante la niñez y antecedentes personales de sufrir orquitis por paperas.

Señales y síntomas

Entre los síntomas de cáncer testicular están la aparición de bultos en el testículo; agrandamiento del testículo; engordamiento del escroto; acumulación repentina de fluido en el escroto; dolor o molestias en el testículo o en el escroto; ligeros dolores en la parte baja del abdomen, en la espalda o la ingle; agrandamiento y/o hipersensibilidad en los pechos; sangre en el semen.

Detección y diagnóstico

La mejor manera de detectarlo es con un autoexamen mensual (*ver* Self-test de cáncer testicular en la página 259), especialment para los varones entre las edades de quince y cuarenta años. También es recomendable hacerse un chequeo anual con su médico. Si se sospecha que hay cáncer después de examinar una masa, su médico ordenará hacer un ultrasonido testicular y, en última instancia, una biopsia para un diagnóstico completo.

Factores nutricionales y relacionados con la dieta

Se recomienda una dieta baja en grasas y alta en frutas, vegetales y granos. Los tomates y los melones son buenas fuentes de lycopene, el cual puede ser útil para proteger contra el cáncer testicular. Evite el alcohol y las comidas muy grasas.

La vitamina E y otros antioxidantes pueden ayudar a reducir el riesgo. Algunos estudios sugieren que los suplementos de vitamina A pueden elevar el riesgo.

delta-tocopherol, alpha-tocopherol y beta-tocopherol — todas ellas variantes naturales de vitamina E). Este producto ofrece una poderosa protección contra el peligro de los radicales libres.

❑ Los pacientes de cáncer en el curso de tratamientos de quimioterapia y/o radiación, o los que están en proceso de remisión, se benefician del refuerzo que reciben de suplementos nutricionales y unos mejores hábitos alimentarios. Así, tomar aceite de hígado de tiburón antes de las sesiones de radioterapia ayuda a proteger los tejidos sanos de las lesiones colaterales a este tratamiento. El aceite de hígado de tiburón contiene alkylglycerols (AKGs), vitaminas A y E, ácidos grasos omega-3, microminerales y squalene. Un estudio publicado en 1997 en el *European Journal of Cáncer* reportó que la glutamina puede minimizar los efectos adversos de la quimioterapia.

❑ Algunos tipos de cáncer se tratan con quimioterapia y, al parecer, pueden curarse con este tratamiento. La quimioterapia para el cáncer consiste en administrar medicamentos altamente tóxicos para exterminar las células cancerosas. La mayoría de los medicamentos empleados en la quimioterapia destruyen las células normales y provocan efectos secundarios, como caída del cabello, náuseas extremas, vómito, fatiga, debilidad, esterilidad y daño renal y cardíaco. Algunos nutrientes — como el glutatión y las vitaminas B_6 (piridoxina), C y el coenzima Q_{10} — pueden ayudar al organismo a evitar parte del daño que ocasiona este tratamiento.

En algunos casos es recomendable la terapia con radiación. Esto supone dirigir una concentración de rayos-X contra el tumor o las células cancerosas. Este tratamiento tiene efectos secundarios muy desagradables, como fiebre, dolor de cabeza, náuseas, vómitos y pérdida del apetito. El uso moderado de dosis bajas de aspirina puede contribuir a matar las células cancerosas. La revista especializada *The New England Journal of Medicine* ha publicado que aquellos pacientes sometidos a tratamiento por cáncer colorrectal mostraron menores tasas de retorno de la enfermedad cuando tomaron una dosis diaria de aspirina, y que la aspirina reduce el crecimiento de los pólipos en el colon que pueden dar lugar al cáncer. Sin embargo, el estudio Nurses' Health Study realizado en el Boston Brigham and Women's Hospital llegó a una conclusión inesperada, como la de que las mujeres que toman aspirina dos veces al día vieron aumentar el riesgo de cáncer de páncreas.

❑ Los cánceres de pulmón de células no pequeñas, que son los más comunes de los cánceres de pulmón en los Estados Unidos, pueden tratarse con porfimer (Photofrin), gefitinb (Iressa), paclitaxel (Taxol) en combinación con cisplatin (Platinol), una sustancia usada normalmente contra el cáncer, y gemcitabine (Gemzar) en combinación con cisplatin.

❑ El docetaxel (Taxotere) es otro medicamento aprobado para el tratamiento del cáncer de células no pequeñas que no responde al tratamiento de quimioterapia con cisplatin.

❑ La doxorubicin (Adriamycin) es una sustancia muy potente que se emplea en los tratamientos de quimioterapia contra muchos tipos de cáncer. Sin embargo, puede dar lugar a daños cardíacos irreversibles. Se recomienda suplementar con las vitaminas A y E y con selenio para aliviar algunos de sus efectos secundarios más indeseables.

❑ El ONYX-015 es un virus creado genéticamente que está diseñado para infectar y matar las células cancerosas sin dañar a las sanas. Actualmente está siendo estudiado en las universidades de Texas y de Glasgow, Escocia. Otros medicamentos que están en investigación para el tratamiento del cáncer son estos:

- Antiostatin y endostatin, unos agentes anticancerosos que ofrecen muy buenas perspectivas de cara a su uso para frenar el crecimiento de los vasos sanguíneos (que alimentan los tumores).
- BR96-DOX, un medicamento que ataca las células cancerosas sin dañar a las sanas. Su ingrediente activo es la doxorubicin, una sustancia de eficacia probada en los tratamientos de quimioterapia.
- Hydrazine sulfate, un inhibidor de la monoamine oxidase (MAO) y disponible en forma de suplemento dietético. Puede ser útil para neutralizar los efectos frecuentemente asociados con el cáncer, tales como la pérdida de apetito, pérdida de peso y el deterioro muscular. Durante tres décadas se estudió su validez como tratamiento para el cáncer propiamente dicho. También tiene sus propios efectos secundarios como, por ejemplo, náuseas, vómitos, pérdida de la sensación, cosquilleo e inflamación de los nervios de las manos y los pies, así como irregularidades en los niveles de glucosa, alkaline phosphatase y en los análisis de función hepática. También se han reportado mareos, debilidad, somnolencia y picores.
- Interleukin-2 (IL-2), un químico del sistema inmunológico que actualmente se usa contra los cánceres de riñón y de piel, puede también tener propiedades curativas contra otros tipos de cáncer, como la leucemia. Desde su descubrimiento el IL-2 ha reducido la tasa de mortandad por cáncer de riñón en más del 30 por ciento.
- Vacunas para el tratamiento potencial de cánceres ya existentes o para prevenir su reaparición. Funcionan obligando al sistema inmunológico a diferenciar entre las células cancerosas enfermas y las sanas.

❑ La hipertermia es un procedimiento que consiste en dejar los tejidos del cuerpo expuestos a temperaturas extremadamente altas (hasta 106°F). Parece ser que este tratamiento puede ser muy efectivo contra los tumores y puede usarse sólo o en combinación con radiación y otras terapias. Los investigadores creen que el calor puede dañar las células cancerosas o privarlas de los nutrientes necesarios para su supervivencia. Es importante administrar este procedimiento de forma segura, bajo supervisión médica.

❑ Es posible que las terapias convencionales (quimioterapia, radiación y cirugía) no sean tan efectivas en la lucha contra el cáncer de pulmón, páncreas, hígado, huesos y los cánceres avanzados de colon y seno como con otros cánceres.

❑ Se cree que la hormona dehydroepiandrosterone (DHEA) ayuda a prevenir el cáncer al bloquear la enzima que estimula del desarrollo de los tumores. La 7-keto DHEA, es una clase de DHEA que a diferencia de ésta no se transforma en testosterona ni estrógenos. Puede ser una opción más beneficiosa para quienes tienen un alto riesgo de contraer cáncer de seno, uterino, del endometrio y de próstata. (*Ver* TERAPIA CON DHEA en la Tercera Parte).

❑ Hay estudios que muestran que el extracto de grape see no sólo impulsa el desarrollo de células normales, sino que también inhibe el crecimiento celular anormal.

❑ La terapia de oxígeno hiperbárico se ha mostrado eficaz para reducir la muerte de tejidos sanos provocada por la radioterapia. (*Ver* TERAPIA DE OXÍGENO HIPERBÁRICO en la Tercera Parte).

❑ Siguen adelante las investigaciones para determinar los efectos anticancerosos de la hormona melatonina, producida por la glándula pineal. Tiene un poderoso efecto antioxidante y actúa como devoradora de los radicales libres que dañan el ADN. La melatonina puede inhibir el crecimiento de los tumores al interactuar con el interleukin 2 (IL-2); en particular, parece tener efectos beneficiosos con los tumores endocrinos. La variante sintética es preferible a la natural porque ésta última, extraída de glándulas pineales animales, puede contener virus nocivos. La melatonina puede emplearse con diversos tipos de tumores, pero siempre bajo supervisión médica. Parece ser efectiva en los cánceres del sistema reproductivo, tanto femenino como masculino, el cáncer de seno y de próstata. Todavía son necesarios más estudios para determinar los efectos a largo plazo de los suplementos de melatonina.

❑ Se ha comprobado que el cartílago de tiburón es útil para combatir ciertos tipos de cáncer, como el de seno, cuello del útero, páncreas, próstata y sarcoma de Kaposi, un tipo de cáncer de pie. Suprime la angiogénesis (la aparición de nuevos vasos sanguíneos), privando a los tumores cancerosos de alimentos y provocando frecuentemente su reducción y desaparición.

❑ Actualmente, la Universidad de Georgetown y el Cáncer and Therapy Research Center investigan la squalamine, una sustancia presente en los tejidos del tiburón (especialmente el hígado), y su eficacia para frenar el avance de los tumores.

❑ El riesgo de cáncer más evitable es el fumar. El humo de los cigarrillos contiene más de 4.000 sustancias químicas, incluyendo 43 cancerígenos conocidos. También contiene gases venenosos como nitrogen oxide y monóxido de carbono. El cáncer de pulmón apenas existía hasta el siglo

XX, que es cuando el fumar se convirtió en un hábito generalizado. En 2003 se diagnosticaron 171.900 nuevos cánceres de pulmón y hubo 157.000 muertes. Además de cáncer de pulmón, fumar puede causar cáncer del cuello del útero, de los riñones, del páncreas y del estómago. Los efectos cancerígenos del fumar se multiplican con el consumo de alcohol y generalmente su consumo suele ir acompañado uno del otro. Las investigaciones realizadas sugieren que si se deja de fumar cuando aparecen los primeros síntomas precancerosos, los tejidos de los pulmones pueden retornar a la normalidad, a menudo en unos cinco años. Los datos más recientes muestran que las mujeres fumadoras tienen un riesgo mayor de cáncer de pulmón que los hombres. La exposición regular al humo de segunda mano puede aumentar el riesgo de cáncer para el no fumador hasta en un 30 por ciento.

❑ Se ha dicho en algunas ocasiones que los productos lácteos aumentan el riesgo de cáncer. Sin embargo, lo más probable es que sea la grasa la culpable más que la leche. La leche de soya, de arroz y de almendras son buenas alternativas bajas en grasa.

❑ Un estudio publicado en *American Journal of Epidemiology* descarta que haya una relación entre la lactosa y/o la galactosa (azúcares de la leche) y el cáncer de ovarios.

❑ La obesidad puede contribuir al cáncer de colon y de recto en los hombres; en las mujeres, la obesidad se ha asociado con cáncer de vesícula biliar, cuello del útero, útero y seno. Las mujeres con sobrepeso tienen más probabilidad de desarrollar cáncer del endometrio, o recubrimiento uterino, que las demás mujeres, y su pronóstico es malo cuando contraen cáncer de seno. La grasa afecta al nivel de las hormonas sexuales del organismo. Las hormonas producidas por las glándulas suprarrenales se convierten en estrógeno en el tejido graso, de manera que cuanta más grasa tenga su organismo, mayor es el nivel del estrógeno en la mujer. El estrógeno estimula la división de las células del seno y del sistema reproductivo.

❑ El fluoride (sustancia que se encuentra en la pasta de dientes, el agua del grifo y en cualquier producto compuesto de esa agua) puede ser un factor de riesgo de cáncer.

❑ Se ha descubierto que la incidencia de leucemia entre niños que fueron alimentados con leche materna es mucho menor que los alimentados con biberón.

❑ Un grupo de setenta y cinco expertos de la Environmental Protection Agency (EPA) han colocado a los residuos de pesticidas entre los tres principales riesgos de cáncer de origen medioambiental.

❑ El riesgo de cáncer de próstata en los hombres que han sufrido vasectomías puede llegar a ser hasta tres veces mayor que el de aquellos que no han pasado por esa situación.

❑ Orinar frecuentemente puede reducir el riesgo de cáncer de vejiga porque así se expulsan más rápidamente las sustancias peligrosas del organismo.

❑ Se estudia si las líneas eléctricas de alta tensión contribuyen al cáncer. Los investigadores del National Institute of Environmental Health Sciences (NIEHS) han informado de que, aún cuando es una posibilidad, no es muy probable.

❑ Desde que las mujeres se someten a Pap smears, la tasa de mortalidad por cáncer cervical ha caído aproximadamente un 70 por ciento. Sin embargo, estas pruebas no son infalibles — entre el 5 y el 10 por ciento de los resultados pueden dar negativos falsos. La causa más común de estos falsos negativos es un error de muestreo. Esto puede ocurrir tanto por una preparación descuidada (la mujer no debe tener relaciones sexuales ni ducharse la vagina, ni usar cremas, medicinas, espumas o cremas vaginales dos días antes de la prueba. Además, ésta debe hacerse entre diez y veinte días después del periodo menstrual) o por una selección inapropiada de las células. Se deben extraer células de toda la superficie cervical, colocarlas en la bandeja del microscopio y preservarlas inmediatamente.

❑ Algunos tests han mostrado una cierta promesa de mejorar la eficacia de los Pap smear. Dos de ellos son Papnet y AutoPap, dos pruebas computerizadas diseñadas para mejorar la precisión. Otra variante es ThinPrep, una prueba que emplea un método diferente de recolección de células que facilita la detección de anormalidades. Otro test es el llamado Hybrid Capture HPV DNA, para detectar la presencia del virus de papiloma humano (HPV), asociado al cáncer cervical. Es recomendable que las mujeres con un riesgo mayor de sufrir cáncer cervical hablen de estas pruebas con sus médicos. Las investigaciones de pruebas para detectar el cáncer cervical continúan. Por ejemplo, se están haciendo pruebas para determinar la validez de un test de uso doméstico que utiliza una sonda en forma de tampón para medir las células cervicales.

❑ El síndrome de intestino irritable no aumenta el riesgo de cáncer de colon.

❑ Es posible que pronto se cuente con un test más preciso de cáncer de colon que sirva para detectar las mutaciones de las células enfermas en pólipos y cánceres. Este nuevo test debería disminuir la cifra de falsos positivos.

❑ Aquellos hombres que reciben uno de dos tratamientos contra el cáncer testicular parecen presentar un mayor riesgo de leucemia. Un estudio reciente puso de manifiesto el riesgo de quienes reciben radioterapia y Cisplatin, un agente químico usado regularmente en las terapias oncológicas. El estudio también indicó que a mayor dosis, mayor riesgo. Los investigadores se aprestan a apuntar que los beneficios superan con creces el pequeño aumento en el riesgo de leucemia.

❑ La mayoría de la gente desconoce los cánceres de la cabeza y el cuello, a pesar de que es el quinto cáncer más común. Los pacientes que lo sufren tienen una tasa de mortandad elevada. Este tipo de cáncer no incluye los tumores cerebrales y su tratamiento suele incluir la radioterapia, generalmente después de una cirugía. Sin embargo, el tratamiento radiactivo puede tener efectos muy adversos, incluso letales. Uno de los posibles efectos colaterales es la necrosis letal por radiación (muerte de los tejidos) del cerebro. Asimismo, los derrames cerebrales aumentan cinco veces en las personas que han recibido terapia radiactiva para este tipo de cáncer. El derrame cerebral es la causa oficial de muerte entre muchas personas con este cáncer que mueren después de ser sometidas a radioterapia. Por esta razón, las estadísticas de curación del cáncer pueden ser engañosas. Incluso aunque la radiación cure el cáncer, la radioterapia parece causar muchas muertes a largo plazo, aunque los decesos no sean específicamente por el cáncer. Es cierto que cada vez hay más gente que sobrevive pasados cinco años desde el diagnóstico, pero la muerte prematura puede venir causada directamente por las terapias tóxicas empleadas para curar esta enfermedad. No recomendamos que las personas con cáncer del cuello y la cabeza rechacen el tratamiento con radiación, ya que a menudo añade años a la vida. Simplemente, sugerimos que tomen precauciones adicionales para reducir el riesgo de ataque cerebral. (*Ver* ENFERMEDADES CARDIOVASCULARES en la Segunda Parte).

❑ Investigadores del Ireland Cancer Center de University Hospitals de Cleveland y la Escuela de Medicina de la Universidad Case Western Reserve han identificado un gen relacionado con el desarrollo de cáncer de colon (cuando deviene defectuoso y se "apaga" en individuos que no parecen tener antecedentes familiares de la enfermedad). El gen, llamado hMLH1, normalmente actúa para corregir los errores en la replicación de las células. Si se torna defectuoso y deja de funcionar correctamente, puede dar lugar a aun cáncer de colon. Se sabe que este gen puede volverse a "encender" con una sustancia de uso experimental denominada 5-azacytidine. Sin embargo, esta droga es tóxica para los humanos, por lo que los investigadores están trabajando para desarrollar una variante segura. Dicen que si el gen puede volverse a reactivar en las personas con tumores de colon, esos cánceres podrían responder mejor a la quimioterapia y prevenirse la aparición de nuevos tumores.

❑ Hay informes que sugieren que el cáncer es una enfermedad infradiagnosticada. Según una revisión de múltiples autopsias, de aquellos cuerpos donde se encontraron tumores malignos, la mitad de las muertes fueron causadas por un cáncer no diagnosticado.

❑ Hay muchos hospitales, centros de investigación y de tratamiento especializados en el tratamiento del cáncer. Para una lista de organizaciones donde se puede obtener más información y/u opciones de tratamiento, *ver* Organizaciones Médicas y de la Salud, en el Apéndice.

❑ *Ver* CÁNCER DE SENO; CÁNCER DE PRÓSTATA; CÁNCER DE PIEL; y TUMORES en la Segunda Parte.

❑ *Ver también* CONTROL DEL DOLOR en la Tercera Parte.

CÁNCER DE PIEL

El cáncer de piel es el más frecuente en los Estados Unidos. Se estima que 1 millón de estadounidenses reciben el diagnóstico cada año, más del doble que hace veinte años. Debido al espectacular aumento de estas dos décadas, debido principalmente a la exposición excesiva a los rayos ultravioletas solares, el National Cancer Institute advierte que entre el 40 y el 50 por ciento de los estadounidenses mayores de sesenta y cinco años sufrirá, en algún momento, de cáncer de piel.

Hay varios tipos de cáncer de piel. Los dos más comunes son *carcinoma basocelular* y *carcinoma escamocelular.* La mayoría de los enfermos de cáncer de piel tiene alguna de estas dos variantes y tienen altas probabilidades de curarse si se tratan con rapidez. En tercer lugar está el *melanoma maligno,* una enfermedad más grave que las anteriores. Cada año se diagnostican aproximadamente 54.000 nuevos casos de melanoma maligno y mueren unas 7.800 personas

El carcinoma basocelular es el más frecuente de los tres tipos principales de cáncer de piel. Suele desarrollarse después de los cuarenta años y es más prevalente en las personas rubias y de tez blanca. A diferencia de muchos otros crecimientos malignos, éste sólo se propaga después de haber existido durante largo tiempo. El daño celular da por resultado un crecimiento parecido a una úlcera que se desarrolla lentamente a medida que va destruyendo tejido. La primera señal suele ser una protuberancia grande de color aperlado, generalmente en la nariz o en un oído. Alrededor de seis semanas después de aparecer, esa protuberancia se ulcera y presenta un centro húmedo en carne viva, y un borde duro que a veces sangra. Continuamente se forman costras sobre la úlcera que luego se caen, pero la úlcera nunca sana realmente. Aveces los carcinomas basocelulares aparecen en la espalda o en el pecho, y se ven como lesiones planas que crecen lentamente. Este tipo de cáncer no se extiende normalmente por el cuerpo y, generalmente, es curable. Sin embargo, no es infrecuente que haya recaídas, y si no se tratan pueden producir daños importantes a las capas más profundas de la piel y los huesos.

En el carcinoma escamocelular, las células profundas de la piel sufren daño y esto conduce al desarrollo de un tumor o protuberancia debajo de la piel, a menudo en los oídos, las manos, la cara o el labio inferior. La protuberancia puede parecer una verruga o una pequeña mancha ulcerada que nunca sana. Este tipo de cáncer es más frecuente en personas de tez blanca y de más de cincuenta años. Las personas que han trabajado durante mucho tiempo al aire libre y los que viven en climas soleados son más propensas a este tipo de cáncer. Este cáncer es muy curable si se detecta y se trata temprano.

El melanoma maligno es mucho menos frecuente que el carcinoma escamocelular y que el carcinoma basocelular, pero es bastante más grave. En esta clase de cáncer se forma un tumor a partir de las células productoras de pigmento de las capas más profundas de la piel. Se calcula que hasta la mitad de todos los casos de melanoma se originan en lunares. Los miembros de algunas familias parecen tener un riesgo más alto — posiblemente de naturaleza genética — de desarrollar melanomas. Esas personas a menudo presentan lunares extraños, llamadas *nevus displásticos*, que tienen una forma y un color irregulares y pueden alcanzar media pulgada de diámetro. Los nevus displásticos pueden ser precursores del cáncer de piel. Este cáncer puede aparecer también en forma de un nuevo lunar. En los hombres tienden a darse en cualquier lugar desde el cuello a la cintura, mientras que en las mujeres son los brazos y las piernas las zonas más afectadas.

El melanoma puede ser peligroso para la vida cuando no se trata con rapidez, pues se puede extender por el torrente sanguíneo y los vasos linfáticos hacia los órganos internos. Sin embargo, cuando se trata oportunamente hay una probabilidad alta de que el paciente se sane.

Hay cuatro clases de melanomas y cada una tiene características ligeramente distintas:

- *Melanoma maligno extensivo superficial*. Es el melanoma más común. Se presenta sobre todo en mujeres de origen caucásico. Este cáncer de piel suele empezar como un lunar plano en la parte inferior de las piernas o en la parte superior de la espalda, al cual se le desarrolla una superficie elevada e irregular. A medida que crece, sus bordes se vuelven asimétricos y dentados.

- *Melanoma lentiginoso acral*. Es bastante frecuente entre personas de ascendencia africana y asiática. Las lesiones tienen áreas planas de color café oscuro, y porciones elevadas de color marrón oscuro o negro-azuloso. Aparecen con más frecuencia en las palmas de las manos, las plantas de los pies, la matriz de las uñas de manos y pies, y las membranas mucosas.

- *Melanoma del lentigo maligno*. Es más común en las mujeres que en los hombres. Las lesiones se suelen presentar en la cara, el cuello, los oídos u otras áreas que se han expuesto mucho al sol y durante períodos largos. Esta clase de melanoma raras veces se presenta antes de los cincuenta años y suele ser posterior a una etapa precancerosa llamada *lentigo maligno*, que puede durar varios años.

- *Melanoma nodular*. Es una enfermedad que ataca el tejido subcutáneo, sin propagarse antes por la superficie de la piel. Es más común en los hombres que en las mujeres. Las lesiones parecen vesículas de sangre y su color va desde el blanco aperlado hasta el negro-azuloso. Este tipo de melanoma tiende a hacer metástasis (es decir, a reproducirse en otras partes del cuerpo) más pronto que los otros melanomas.

El melanoma tiende a progresar a través de varias fases. Para determinar en qué fase se encuentra se utiliza el llamado *sistema TNM*. La *T* se refiere a *t*umor, la *N* al hecho de que ese tumor se ha extendido a los *n*ódulos linfáticos, y la *M* se refiere a la *m*etástasis o extensión del cáncer a otras partes del cuerpo. Las cuatro fases del melanoma son éstas:

1. Fase uno. Aparece el cáncer en la superficie de la capa más externa de la piel pero no se ha extendido.

2. Fase dos. El cáncer se ha extendido a la capa subyacente de la piel pero no a los nódulos linfáticos.

3. Fase 3. El tumor ha progresado hasta los tejidos inferiores y capas más profundas de la piel. Pueden aparecer tumores adicionales cerca de donde surgió el primero y puede haberse extendido a los nódulos linfáticos próximos al tumor.

4. Fase 4. El cáncer se ha extendido a otras partes del cuerpo, lejos del lugar original del melanoma.

La exposición excesiva a los rayos ultravioleta (UV) del sol es el factor de riesgo más importante en el carcinoma basocelular, el carcinoma escamocelular y el melanoma. Esos rayos alteran el material genético de las células de la piel y dañan el tejido. Además, son nocivos para el mecanismo normal de reparación de la piel. Por lo general, después de la exposición a los rayos ultravioleta ese mecanismo hace que las células dañadas no sólo dejen inmediatamente de reproducirse, sino que mueran, se desprendan y sean reemplazadas por células cutáneas nuevas y sanas. Ésta es la razón por la cual la piel se descama después de las asoleadas. Pero cuando ese sistema de reparación no funciona bien, las células dañadas siguen reproduciéndose y la piel se vuelve propensa a deteriorarse cada vez más con la exposición a los rayos UV. Hay dos tipos de radiación UV: la radiación ultravioleta A (UVA) y la ultravioleta B (UVB). La primera es radiación ultravioleta con una longitud de onda de 320 a 400 nanómetros y atraviesa directamente la capa terrestre de ozono. La UVB es radiación UV con una longitud de onda de 280–320 nanómetros. La capa de ozono absorbe la mayor parte de esta radiación, pero una pequeña cantidad siempre llega a la superficie de la tierra, y aquí es tan peligrosa como la radiación UVA. La exposición al sol no sólo es la causa principal de las arrugas; es, además, responsable del 90 por ciento de la mayoría de los cánceres de piel. Las personas que en su infancia sufrieron quemaduras severas o se ampollaron por el sol tienen el doble de probabilidades de contraer esta enfermedad más tarde en la vida. Las personas que presentan el mayor riesgo de contraer cáncer de piel son las que tienen cabello rubio o rojizo, ojos azules o verdes, tez blanca y que se queman o se cubren de pecas fácilmente cuando se asolean. Esto se debe a que su piel tiene menos pigmento protector. Una señal de que el progresivo deterioro provocado por el sol puede haber alcanzado límites peligrosos es el aumento de las manchas llamadas *queratosis actínica*, o *solar*. Estas manchas aparecen como bultos rugosos o lunares planos. Pueden dar sensación de pico u hormigueo y surgen principalmente en la cara, cuello, cabeza o dorso de la mano. Más tarde, esas manchas se pueden volver duras y de color grisáceo o café. Estas anormalidades no son necesariamente peligrosas pero deben ser examinadas y tratadas, si es necesario, ya que pueden transformarse en cánceres graves.

Aparte de las tres clases principales de cáncer de piel, hay otros cánceres que afectan a la piel con menos frecuencia. La *micosis fungoides* es técnicamente un linfoma (cáncer linfático), pero afecta principalmente a la piel. Al principio se presenta como un sarpullido que rasca y puede durar varios años. Con el tiempo, las lesiones se extienden, se vuelven más firmes y se ulceran. Si no se trata, eventualmente la enfermedad puede invadir los nódulos linfáticos y otros órganos internos. La micosis fungoides es un cáncer raro, de evolución lenta y diagnóstico difícil, especialmente en sus primeras etapas. Una biopsia de piel debería ayudar a hacer un diagnóstico correcto.

Un tipo de cáncer que se ha vuelto cada vez más común es el *sarcoma de Kaposi*. Esta clase de cáncer produce lesiones elevadas de color rosado, rojo, café o purpúreo. Aunque pueden aparecer en cualquier parte del cuerpo, son frecuentes en las piernas, los dedos de los pies, la mitad superior del torso y las membranas mucosas. El sarcoma de Kaposi fue una enfermedad muy poco común y de desarrollo lento, que se presentaba fundamentalmente en hombres mayores de ascendencia mediterránea. Sin embargo, desde que empezó la epidemia de AIDS comenzó a verse cada vez con más frecuencia y se asocia básicamente con el deterioro del sistema inmunológico. Los pacientes de AIDS tienden a presentar una forma más agresiva de este cáncer, que en algún momento ataca a los nódulos linfáticos y otros órganos internos.

En años recientes la incidencia ha aumentado continuamente, y la edad promedio de los pacientes de cáncer de piel es cada vez más baja. La enfermedad se está desarrollando en las mujeres menores de cuarenta años el doble de rápido que en los hombres del mismo grupo de edad. Afortunadamente, el cáncer de piel es curable cuando se trata precozmente. Más del 90 por ciento de todos los casos de cáncer de piel están completamente curados.

A menos que se indique otra cosa, las dosis que se recomiendan a continuación son para personas adultas. La dosis para los jóvenes de doce a diecisiete años debe equivaler a tres cuartas partes de la cantidad recomendada; la de los niños de seis a doce años, a la mitad y la de los menores de seis años, a la cuarta parte.

NUTRIENTES

SUPLEMENTOS	DOSIS SUGERIDAS	COMENTARIOS
Esenciales		
Beta-1, 3-D-glucan	Según indicaciones de la etiqueta.	Pueden estimular las células inmunitarias para digerir los desechos celulares.
Coenzyme Q_{10} más Coenzyme A de Coenzyme-A Technologies	100 mg al día. Según indicaciones de la etiqueta.	Mejora la oxigenación de las células.
Dimethylglycine (DMG) (Aangamik DMG de FoodScience of Vermont)	Según indicaciones de la etiqueta.	Mejora la oxigenación de las células.
Essential fatty acids (primrose oil)	Según indicaciones de la etiqueta, 3 veces al día. Tomar antes de las comidas.	Protegen las células.
Garlic (Kyolic de Wakunaga)	2 cápsulas 3 veces al día.	Mejora el funcionamiento inmunológico.
Histidine	Según indicaciones de la etiqueta.	Pueden contribuir a mejorar la piel de la inmunidad a los daños de los rayos del sol.
Proteolytic enzymes o Wobenzym N de Marlyn Nutraceuticals	Según indicaciones de la etiqueta. Tomar con las comidas. 3–6 tabletas 2–3 veces al día. Tomar entre comidas.	Poderosos neutralizadores de los radicales libres que reducen la inflamación y ayudan a la correcta descomposición y absorción de los nutrientes de los alimentos.
Quercetin	Según indicaciones de la etiqueta.	Un flavonoides que tiene propiedades antioxidantes.
Selenium	200 mcg al día. Si está embarazada, no sobrepasar 40 mg al día.	Poderoso neutralizador de los radicales libres. Protege contra el daño causado por los rayos UV.
Superoxide dismutase (SOD)	Según indicaciones de la etiqueta.	Destruye los radicales libres. Se puede administrar en inyección (con supervisión médica).
Vitamin A más natural beta-carotene o carotenoid complex (Betatene)	50.000–100.000 UI al día por 10 días o durante el tiempo que dure el programa. Si está embarazada, no debe tomar más de 10.000 UI al día. 15.000 UI al día. Según indicaciones de la etiqueta.	Poderosos antioxidantes que destruyen los radicales libres. Para dosis altas, la emulsión facilita la asimilación y brinda mayor seguridad. Precursores de la vitamina A.
Vitamin B complex y/o brewer's yeast	100 mg al día. 2 tabletas de 20 grains, 3 veces al día.	Necesario para la correcta división y función de las células. Buena fuente de vitaminas B.
Vitamin C con bioflavonoids	5.000–20.000 mg al día divididos en varias tomas. *Ver* FLUSH DE ÁCIDO ASCÓRBICO en la Tercera Parte.	Poderosos agentes anticancerígenos. Estimulan la inmunidad.
Vitamin E	200 UI al día.	Promueve la curación y la reparación de los tejidos. Para dosis altas, la emulsión facilita la asimilación y brinda mayor seguridad.

Suplementos	Dosis sugeridas	Comentarios
Importantes		
Maitake extract o reishi extract o shiitake extract	4.000–8.000 mg al día. Según indicaciones de la etiqueta. Según indicaciones de la etiqueta.	Estos hongos contienen sustancias que inhiben el crecimiento y la propagación de tumores cancerosos. Estimulan también la respuesta inmunológica.
Phytocharged nutritional supplements de Schiff	Según indicaciones de la etiqueta.	Estos suplementos dietéticos protegen contra el daño causado por el sol. Promueven la salud.
Pycnogenol o grape seed extract	Según indicaciones de la etiqueta. Según indicaciones de la etiqueta.	Estos antioxidantes protegen contra los cambios oxidativos de la piel inducidos por los rayos UV.
Shark cartilage (BeneFin)	Tomar 1 gm al día por cada 2 libras de peso corporal, dividido en 3 tomas. Si no lo tolera por vía oral, administrar por vía rectal a través de enema de retención.	Se ha demostrado que inhibe e, incluso, que revierte el crecimiento de algunos tipos de tumores. Estimula también el sistema inmunológico.
Zinc	Según indicaciones de la etiqueta. No sobrepasar 100 mg diarios de todos fuentes.	Importante para la actividad de las enzimas; para la división, el crecimiento y la reparación de las células, y para la correcta función inmunológica. Para mejor absorción, utilizar lozenges de zinc gluconate o zinc methionate (OptiZinc).
Provechosos		
Acidophilus	Según indicaciones de la etiqueta. Tomar con el estómago vacío.	Tiene efectos antibacterianos en el organismo. Utilizar una fórmula no láctea.
Aerobic 07 de Aerobic Life Industries o Dioxychlor de American Biologics	Según indicaciones de la etiqueta. Según indicaciones de la etiqueta.	Agentes antimicrobianos.
Concentrace de Trace Minerals Research	Según indicaciones de la etiqueta.	Nutre la piel y el cabello.
Dimethylsulfoxide (DMSO)	Aplicar tópicamente, según indicaciones de la etiqueta.	Promueve la curación. Utilizar únicamente el DMSO que se consigue en los health food stores.
Herpanacine de Diamond-Herpanacine Associates	Según indicaciones de la etiqueta.	Contiene antioxidantes, aminoácidos y hierbas que promueven la salud de la piel.
Kelp	1.000–1.500 mg al día.	Equilibra los minerales. Utilizar kelp en tableta y/o consumir vegetales marinos.
L-Cysteine y L-methionine	Según indicaciones de la etiqueta, con el estómago vacío. Tomar con agua o jugo. No tomar con leche. Para mejor absorción, tomar con 50 mg de vitamina B_6 y 100 mg de vitamina C.	Desintoxican el organismo de las sustancias nocivas. (*ver* AMINOACIDOS en la Primera Parte.) *Ver* AMINOÁCIDOS en la Primera Parte.
Multienzyme complex	Según indicaciones de la etiqueta. Tomar con las comidas.	Ayuda a la digestión.
Multivitamin y mineral complex	Según indicaciones de la etiqueta, con las comidas.	Todos los nutrientes son necesarios de manera equilibrada. No se deben utilizar fórmulas de liberación gradual.
N-Acetylglucosamine (N-A-G de Source Naturals)	Según indicaciones de la etiqueta.	Proporciona glucosamina, que ayuda a formar membranas mucosas y tejido conectivo.
Para-aminobenzoic acid (PABA)	25 mg al día.	Protege contra el cáncer de piel.
Raw glandular complex más raw thymus glandular	Según indicaciones de la etiqueta. Según indicaciones de la etiqueta.	Estimulan la función glandular, en especial la del timo, importante componente del sistema inmunológico.
Taurine	Según indicaciones de la etiqueta.	Fundamento de la reparación de los tejidos y los órganos.
Tea tree		*Ver* Hierbas más adelante.
Vitamin B_3(niacin) más choline y folic acid	100 mg al día. No sobrepasar esta dosis. 500–1.000 mg al día. 400 mcg al día.	Vitaminas B que mejoran la circulación, construyen glóbulos rojos y ayudan al funcionamiento hepático. *Advertencia:* Si tiene algún trastorno hepático, gota o presión arterial alta, no debe tomar niacina.
Vitamin B_{12} en inyección o vitamin B_{12}	Según indicaciones médicas. 1.000 mcg 3 veces al día.	Previene la anemia. Es más eficaz en inyección (con supervisión médica). Si no se consigue en inyección, utilizar lozenges o administrar en forma sublingual.

Hierbas

- ❑ Para la reparación de los tejidos son beneficiosas las hierbas alfalfa, burdock, raíz de dandelion, horsetail, Irish moss, raíz de marshmallow, oat straw, rose hips y yellow dock. Rose hips también es buena fuente de vitamina C.
- ❑ El astragalus genera células anticancerígenas en el organismo y estimula el sistema inmunológico.
- ❑ Bilberry, cayenne (capsicum), ginger, goldenseal, nettle, sarsaparilla y turmeric estimulan el hígado, ayudan a estabilizar la composición de la sangre y pueden retardar la proliferación de las células cancerosas.

❑ La raíz de burdock y el red clover ayudan a limpiar la sangre y los nódulos linfáticos.

❑ Las semillas y la cáscara del Chinese cucumber inhiben las células del cáncer.

❑ Los cánceres de piel a veces reaccionan favorablemente a tratamientos con cataplasmas que combinan comfrey, pau d'arco, ragwort y wood sage. (*Ver* UTILIZACIÓN DE CATAPLASMAS en la Tercera Parte).

❑ Ginkgo biloba, pau d'arco y curcumin (un pigmento natural aislado a partir del turmeric) son potentes antioxidantes con la capacidad de fortalecer el sistema inmunológico.

❑ Estudios han demostrado que el té verde tiene propiedades anticancerígenas. Tome cuatro tazas al día.

❑ La crema de aceite de tea tree aplicada tópicamente obra como antiséptico y antifúngico natural que promueve la curación.

Recomendaciones

❑ Haga una dieta baja en grasa y alta en antioxidantes; por ejemplo, alimentos ricos en betacaroteno, como zanahoria, sweet potato, squash y espinaca; vegetales crucíferos, como bróculi, col de Bruselas, col, kale y nabo, y frutas cítricas.

❑ Esté alerta a las señales de peligro de cáncer de piel:

- Una úlcera abierta que sangra, forma costra y no sana adecuadamente.
- Una mancha rojiza e irritada, usualmente en el pecho, en un hombro, en un brazo o en una pierna. Puede arder o doler, o, por el contrario, no causar ninguna molestia.
- Un crecimiento con el borde elevado y una hendidura en el centro. Al irse agrandando va desarrollando pequeños vasos sanguíneos en la superficie.
- Una lesión parecida a una costra brillante, de color blanco, amarillo o ceroso, y con apariencia tirante.
- Una lesión irregular de "apariencia fea" en la cara, los labios o los oídos que no para de crecer.

❑ Manténgase alejado de las cámaras bronceadoras (*tanning salons*). Hay quienes afirman que esos equipos son más seguros que tomar el sol porque en lugar de emitir rayos ultravioleta-B (UVB), responsables de las quemaduras del sol, emiten rayos ultravioleta-A (UVA), los llamados rayos fríos. Sin embargo, se sabe que al igual que los rayos UVB, los rayos UVA también pueden producir cáncer de piel. No se deje engañar. La principal diferencia entre una y otra radiación es que los rayos UVA pueden penetrar la epidermis más fácilmente y son más propensos a generar daños como las arrugas, pérdida de colágeno y melanoma. Los rayos UVB tienen más probabilidades de quemar la parte externa de la piel y dar lugar a cánceres basocelulares o escamocelulares, operan en una longitud de onda distinta y son más fuertes en altitudes altas y bajas. Un estudio publicado en el *Journal of the National Cancer Institute* reportó que las mujeres que frecuentan los salones de bronceado más de una vez al mes tenían un 55 por ciento más riesgo de contraer melanoma maligno. El estudio reveló también que las mujeres con pelo naturalmente rubio tienen el doble de probabilidades de sufrirlo, y las pelirrojas, cuatro veces más que las mujeres de pelo negro y castaño.

❑ Tenga cuidado con los lunares que aparecen después de los cuarenta años. Así mismo, cuídese de cualquier lunar de apariencia inusual o forma irregular; que presente cambios de tamaño o color; que sea blanco aperlado, translúcido, negro o de varios colores; que tenga crestas en el borde; que se extienda, sangre o rasque, o que permanentemente se irrite con la ropa.

❑ Esté alerta a cualquier secreción producida por un lunar. Haga que un profesional le revise los lunares de carácter sospechoso.

❑ Visite a su médico si se encuentra un crecimiento con alguna de esas características. Detectar el problema a tiempo es la clave para que el tratamiento del cáncer de piel tenga éxito.

❑ Incluya en su dieta abundantes alimentos ricos en vitamina E. Una dieta rica en esta vitamina puede proteger su piel del daño ocasionado por los rayos UV. Buenas fuentes de vitamina E son los espárragos, los vegetales hojosos de color verde, las nueces crudas, el wheat germ y los aceites vegetales orgánicos y prensados en frío.

❑ Incluya abundante vitamina A en su dieta y aplíquese sobre la piel cremas con suplementos de esta vitamina. La vitamina A y otros compuestos similares estimulan la renovación celular porque aumentan la velocidad a la que se dividen las células. Según estudios con animales, se cree que la vitamina A natural también inhibe el crecimiento de tumores en la piel. La aplicación tópica de vitamina A puede saturar fácilmente las capas superiores de la piel.

❑ Para proteger la piel contra el cáncer, tome algunas medidas cuando esté expuesto al sol. Los rayos ultravioleta del sol son más fuertes entre las diez de la mañana y las tres de la tarde. En lo posible, no tome el sol durante esas horas. Cuando esté al aire libre utilice prendas de color claro y de material compacto que no deje pasar el sol, además de sombrero y gafas de sol que bloqueen los rayos ultravioleta. Utilice siempre sunscreen (filtro antisolar). Elija un producto con un SPF (sun protection factor o factor de protección solar) de 15 ó más, que especifique claramente que es *broad-spectrum* (de amplio espectro). El sunscreen se debe utilizar incluso los días nublados; aproximadamente el 85 por ciento de los rayos UV del sol atraviesan las nubes. Aunque el filtro sea resistente al agua, aplíqueselo en toda la piel que esté expuesta al sol, y repita la aplicación cada tres o cuatro horas mientras esté al aire libre (más veces si va a nadar o si perspira mucho; los filtros no pueden anunciarse como *a prueba de* agua, sólo como *resistentes* al agua). Además, protéjase los labios con un lip balm que tenga un SPF de 15 ó más. Con el propósito de que la gente tome consciencia del daño potencial de los rayos UV, la U.S. Environmental Protection Agency y el National Weather Service han elaborado un índice para ser utilizados en los reportes diarios del tiempo y que el público evalúe el grado de peligrosidad que entraña exponerse al sol un día cualquiera. A continuación se expresa el nivel de riesgo asociado a una determinada exposición a los rayos UV según calculado en el índice:

Rayos UV	Nivel de peligro
0–2	mínimo
3–4	bajo
5–6	moderado
7–8	alto
9–10+	muy alto

❑ Si en su familia ha habido casos de melanoma, en lo posible evite el sol y utilice un bloqueador solar todos los días. Manténgase alerta a cualquier lunar o lesión en la piel y hágaselos revisar periódicamente por un médico.

❑ Manténgase alejado de la luz halógena porque también emite radiación UV. La National Foundation for Cancer Research aconseja mantener una distancia de por lo menos veinte pulgadas de las bombillas halógenas de veinte vatios, y de por lo menos tres a seis pies de las bombillas halógenas de treinta y cinco a cincuenta vatios.

Aspectos para tener en cuenta

❑ El origen del cáncer de piel a menudo son los lunares; sin embargo, los lunares no representan necesariamente un riesgo de cáncer. Son sumamente comunes (la mayoría de la gente los tiene) y la mayoría de ellos *no* se vuelven cancerosos.

❑ El tratamiento médico para el cáncer de piel casi siempre implica cirugía. La biopsia (extirpación del crecimiento para ser analizado) cura el cáncer de piel en sus primeras etapas en cerca del 95 por ciento de los casos. Cuando esa intervención se demora puede ser inevitable una cirugía más radical, y cuando el crecimiento es de gran tamaño puede requerirse un injerto de piel. Otros tratamientos para el cáncer de piel son los siguientes:

- *Criocirugía*. Este método utiliza nitrógeno líquido para congelar y exterminar el tejido enfermo, el cual posteriormente se desprende. Este tratamiento se utiliza mucho para personas con problemas de sangrado y/o intolerancia a la anestesia.
- *Electrocirugía*. Mediante este método el cáncer se extrae con una cureta, o cucharilla cortante, y luego una corriente eléctrica quema el borde de la lesión para acabar de extirpar las células cancerosas.
- *Cirugía con láser*. En este método se utilizan rayos láser para extirpar el tejido dañado y cauterizar los vasos sanguíneos circundantes.
- *Técnica de Moh*. El cirujano raspa capa tras capa de tejido canceroso hasta que encuentra tejido sano. Posteriormente cada capa es analizada en el microscopio para comprobar si el cirujano eliminó todo el cáncer quitando sólo la menor piel sana posible. Esta cirugía es más eficaz para cánceres recurrentes y tumores grandes, así como también para casos de cáncer cuya extensión se desconoce.
- *Radioterapia*. Esta técnica implica dirigir rayos X o un haz de electrones al área enferma con el objeto de exterminar el tejido canceroso. Ésta es una buena alternativa cuando la cirugía es arriesgada para el paciente.
- *Peeling químico*. Se aplica un ácido (bien ácido tricloroacético o fenólico) para quemar la capa superior de la piel. Se usa para eliminar cánceres que no se han extendido más allá de esa capa.

❑ Existe un tratamiento, llamado *terapia fotodinámica* que se usa en Europa, Australia y Nueva Zelandia, pero que todavía no ha sido aprobado en los Estados Unidos. Las personas con cáncer basal reciben una crema que contiene methyl aminolevulinate (MAL; se vende bajo la marca Metvix) que se extiende sobre la zona afectada, para luego aplicar un foco de luz concentrada. Los resultados cosméticos parecen ser mucho mejores que con tratamientos quirúrgicos, aunque existen dudas sobre si el cáncer quizá pueda recurrir.

❑ La queratosis actínica se puede tratar con curetaje/electrodesecación, un procedimiento en el que se raspa la lesión y se realiza una biopsia o una dermabrasión para quitar las capas superiores de la piel.

❑ La queratosis seborreica es la aparición de protuberancias de color café en la piel con apariencia escamosa, cerúlea o verrugosa. Da la impresión de que están enterradas en la piel; se dan sobre todo en la espalda y el pecho. Son inofensivas — ni cancerosas ni precancerosas — y generalmente están relacionadas con el envejecimiento. Su origen está en la acumulación irregular, en lugar de una distribución homogénea, de pigmento cutáneo. La tendencia a desarrollar queratosis seborreica viene de herencia. Mucha gente confunde estas manchas con melanoma. Si tiene usted alguna duda sobre alguna mancha o crecimiento de la piel, su dermatólogo debería tomar una muestra de la zona y hacer un análisis para ver si hay células cancerígenas. Entre los tratamientos aplicables, cuando sea necesario, están la criocirugía, curetaje (raspado), quimiocirugía, o electrocirugía. Las queratosis actínicas son más planas y más rojas que las seborreicas y se consideran precancerosas. Tienden a aparecer en zonas de la piel normalmente expuestas al sol.

❑ Cuando el cáncer de piel se detecta al principio y el tratamiento se inicia de inmediato, la mayoría de las personas se curan. No obstante, es preciso someterse a chequeos periódicos durante los cinco años siguientes.

❑ Examínese la piel con frecuencia. La Skin Cancer Foundation recomienda hacerse autoexámenes de todo el cuerpo cada tres meses. Para esto se requiere un espejo de cuerpo entero, un espejo de mano y buena iluminación. Observe si los lunares o marcas de su cuerpo presentan algún cambio, y guíese por la siguiente lista. Es fácil de recordar, pues va en orden alfabético (A-B-C-D):

- Asimetría: los dos lados del lunar deben ser similares. Si no lo son, ese lunar es sospechoso.
- Borde: los bordes del lunar deben ser suaves; no deben ser rugosos ni irregulares.
- Color: es normal que sean de color pardo, café o marrón oscuro. No es normal que sean rojos, blancos, azules o negros.
- Diámetro: sospeche de cualquier lunar cuyo diámetro sea superior a 1/4 de pulgada, o cuyo diámetro esté aumentando.

Además de revisarse periódicamente los lunares, fíjese detenidamente si le han salido manchas o crecimientos extraños. Cualquier irregularidad debe ser evaluada por un dermatólogo.

❑ Antes de los dieciocho años, el individuo promedio ya ha tomado entre el 50 y el 80 por ciento de todo el sol que va a tomar durante su vida. Así pues, aunque el cáncer de piel no es común en los niños, la infancia tiene una influencia decisiva en la tendencia del individuo a desarrollar cáncer de piel más adelante en la vida. Nunca se debe exponer directamente al sol a un bebé menor de seis meses, ni se le debe aplicar sunscreen. Los niños pequeños siempre deben llevar prendas que los protejan del sol cuando están al aire libre. Aunque la exposición al sol debe ser muy limitada, a los niños mayores de seis meses se les puede aplicar sunscreen (fórmulas PABA-free especiales para niños) y deben llevar prendas que los protejan del sol. Los toddlers y los niños más grandes no deben permanecer mucho tiempo al sol, y se les debe aplicar sunscreen regularmente cuando estén al aire libre. Alos niños más grandes se les debe explicar por qué es importante aplicarse periódicamente sunscreen, y se les debe ayudar a convertir esto en un hábito para toda la vida.

❑ Algunos medicamentos vuelven la piel más susceptible al daño ocasionado por el sol. Entre ellos están algunos antibióticos, antidepresivos, diuréticos, antihistamínicos, sedantes, estrógeno y remedios para el acné, como ácido retinoico. Averigüe con su médico o con su farmacéutico si alguno de los medicamentos que está tomando podría producirle ese efecto.

❑ Según un estudio publicado en la revista médica *Journal of the American Academy of Dermatology*, los hombres con alto nivel educativo que trabajan en oficinas tienen el riesgo más alto de presentar melanoma. Los investigadores conjeturan que esto obedece al estilo de vida de esos individuos, quienes no sólo trabajan en el interior y pasan meses enteros alejados del sol, sino que se asolean sólo ocasionalmente y de manera excesiva (por ejemplo, cuando pasan vacaciones en resorts en la playa).

❑ El medicamento tretinoin (Retin-A), que sólo se consigue con receta médica, podría revertir el daño precanceroso de la piel. Los productos para el cuidado de la piel que contienen ácidos alpha-hydroxy, sin receta médica, tienen un efecto similar aunque son menos potentes.

❑ La U.S. Food and Drug Administration aprobó el mercadeo de una línea de ropa que protege contra el sol, fabricada por Sun Precautions, Inc., de Everett (Washington). Esa ropa, que tiene un SPF de 30, se consigue con la marca Solumbra. (*Ver* Fabricantes y Distribuidores, en el Apéndice).

❑ Estudios preliminares acerca de las propiedades inhibidoras del cáncer de piel de sustancias como beta caroteno, ácido fólico, ácido retinoico, vitamina C, vitamina E y algunos minerales han dado resultados alentadores.

❑ Parece que el ajo es eficaz para combatir el carcinoma basocelular porque intensifica la respuesta inmunológica del organismo.

❑ Las tasas de cáncer de piel siguen aumentando a nivel mundial. Se cree que esto puede obedecer a la destrucción de la capa de ozono. Esta capa protege de los rayos solares, pero al hacerse más delgada y al aparecer agujeros, la tierra recibe más de esos rayos.

CÁNCER DE PRÓSTATA

La próstata es una glándula en forma de nuez que se encuentra en la base de la vejiga y rodea la uretra, el tubo a través del cual se elimina la orina. La próstata secreta líquido prostático, que no sólo constituye la mayor parte del fluido eyaculatorio, sino que nutre y transporta el esperma. El cáncer de la próstata es la segunda causa de muerte por cáncer entre los hombres. Esta enfermedad se relaciona básicamente con la edad. Es muy raro que hombres en la tercera o cuarta década de su vida presenten esta clase de cáncer, pero la incidencia aumenta continuamente a partir de los cincuenta y cinco años. Aproximadamente el 80 por ciento de todos los casos corresponden a hombres mayores de sesenta y cinco años; a los ochenta años, el 80 por ciento de los hombres padecen de algún grado de cáncer de próstata. La American Cancer Society calcula que cada año se diagnostican más de 220.000 nuevos casos de cáncer de próstata y mueren 29.000 a causa de esta enfermedad. Un varoncito que nazca hoy tiene una probabilidad del 13 por ciento de desarrollar cáncer de próstata en algún momento de su vida, y una probabilidad del 3 por ciento de morir de esa enfermedad.

Muchos expertos sostienen que todos los hombres presentarían este tipo de cáncer si vivieran lo suficiente. La buena noticia es que las muertes por cáncer de próstata han ido declinado durante los últimos diez años; muchos expertos creen que esto se debe al diagnóstico cada vez más precoz de esta enfermedad. Si se diagnostica suficientemente pronto, el 99,3 por ciento de los enfermos sobrevive.

A pesar de que el cáncer de próstata es relativamente común, afortunadamente en la mayoría de los casos su evolución es lenta. Casi siempre se origina en la parte posterior de la glándula prostática, pero a veces empieza cerca de la uretra. Los vasos linfáticos que conducen desde la glándula a los nódulos linfáticos de la pelvis proporcionan el viaducto por el que se traslada el cáncer a otras partes del cuerpo. En promedio, este cáncer duplica su masa cada seis años (téngase en cuenta que el cáncer de seno por lo general se duplica cada tres años y medio). Entre los síntomas del cáncer de próstata puede haber uno o más de los que se mencionan a continuación: dolor o sensación de ardor durante la micción, micción frecuente, disminución del flujo o de la fuerza conque se expulsa la orina, dificultad para orinar, sangre en la orina, y molestia continua en la parte baja de la espalda, la pelvis o encima del pubis. Sin embargo, en algunos casos la enfermedad es asintomática mientras no ha llegado a una etapa avanzada y/o no se ha propagado al exterior de la glándula. Además, estos síntomas no siempre son producidos por cáncer; la hipertrofia benigna (BPH) o la inflamación de la próstata pueden ser su causa. La evaluación y el diagnóstico profesional son, por tanto, necesarios.

No se conoce la causa exacta del cáncer de próstata, pero se han constatado ciertos patrones de riesgo relacionados con su desarrollo. Los hombres mayores de sesenta años, los varones afroamericanos y los que tienen algún antecedente familiar entre parientes de primer grado (padre, hermano), tienen mayor riesgo de contraerlo. La incidencia es mayor entre hombres casados que solteros, así como entre los hombres que han tenido infecciones recurrentes de la próstata, quienes tienen antecedentes de enfermedades de transmisión sexual y los que han tomado testosterona. La exposición a productos químicos cancerígenos también aumenta el riesgo. Los investigadores han encontrado una relación entre las dietas altas en grasa y bajas en frutas y vegetales y el cáncer de próstata. Esto puede ser debido al hecho de que el consumo de grasa aumenta los niveles de testosterona, lo que estimularía el desarrollo de la próstata y de cualquier célula cancerosa que pudiera existir. Algunos estudios sugieren que la vasectomía puede aumentar el riesgo de cáncer, aunque otros estudios lo niegan.

Hasta el momento no se conoce ninguna manera de prevenir esta enfermedad; no obstante, detectarla precozmente permite empezar a combatir el cáncer antes de que se extienda a otras partes del cuerpo. Un detenido examen rectal de la próstata es la manera más sencilla y menos costosa de detectar el cáncer de la próstata. La American Cancer Society recomienda que a partir de los cuarenta años todos los hombres se practiquen un examen anual. La American Urologic Association recomienda que el examen se haga a partir de los cincuenta años. Una prueba excelente para el cáncer de próstata es un examen de sangre que detecta si el nivel de la sustancia llamada prostate-specific antigen (PSA) está elevado. Esta sustancia es el "marcador tumoral" más importante que hay para diagnosticar el cáncer de próstata y evaluar la eficacia del tratamiento. Un resultado entre 0 y 4 está dentro del rango normal, un resultado entre 4 y 10 levanta las sospechas del médico, mientras que un rango superior a 50 puede indicar que el tumor se ha extendido por todo el cuerpo. Factores distintos del cáncer pueden hacer elevar el nivel del PSA, entre los cuales se cuentan la hipertrofia benigna o la inflamación de la próstata, actividades tan inocuas como montar en bicicleta o, incluso, el mismo examen rectal. Si el nivel del PSA sale alto, se debe repetir la prueba porque entre el 10 y el 20 por ciento de las veces los resultados son falsos positivos o falsos negativos. Hacerse el examen todos los años le ayuda al médico a interpretar mejor los resultados. En los hombres sanos el nivel del PSA tiende a permanecer relativamente estable y sólo asciende gradualmente de año en año, mientras que el cáncer hace que se eleve sumamente rápido.

Cuando el resultado de la prueba del PSA o el examen rectal ha sido anormal, a menudo se recomienda un escanograma de ultrasonido de la próstata para confirmar ese resultado. A veces se requieren otras pruebas diagnósticas bastante costosas, como computerized tomography (CT) scan, escanograma óseo y magnetic resonance imaging (MRI). En última instancia, si los resultados de las diversas pruebas indican la presencia de cáncer, se debe hacer un estudio de los tejidos mediante una biopsia de aguja, preferentemente controlada por ultrasonido para confirmar esos resultados. En algunos casos se requieren varias biopsias. Este procedimiento invasivo puede ocasionar complicaciones; se sabe de casos de sangrado, retención de orina, impotencia y septicemia ("envenenamiento de la sangre"). Otra prueba importante es la llamada Gleason score, la cual mide la probable agresividad del tumor según las características celulares del cáncer. Las células tumorales que parecen más similares a las células normales tienden a ser menos agresivas, mientras que aquellas distribuidas al azar con bordes desiguales tienen más probabilidades de expandirse rápidamente. Las dosis que siguen a continuación son para adultos.

NUTRIENTES

SUPLEMENTOS	DOSIS SUGERIDAS	COMENTARIOS
Esenciales		
Coenzyme Q_{10}	100 mg al día.	Mejora la oxigenación de las células.
más		
Coenzyme A de Coenzyme-A Technologies	Según indicaciones de la etiqueta.	Trabaja eficazmente con la coenzima Q_{10} para ayudar a desintoxicar el sistema inmunológico de muchas sustancias peligrosas.

Colostrum (New Life Colostrum de Symbiotics (original o de alto-Ig fórmula)	Según indicaciones de la etiqueta.	Se ha demostrado que reforzar el sistema inmunológico, quemar grasa, construir músculo magro, tienen un efecto anti-edad.
Dimethylglycine (DMG) (Aangamik DMG de FoodScience of Vermont)	Según indicaciones de la etiqueta.	Aumenta la utilización del oxígeno.
Garlic (Kyolic de Wakunaga)	2 cápsulas 3 veces al día.	
Proteolytic enzymes	Según indicaciones de la etiqueta. Tomar con las comidas.	Controlan la inflamación y destruyen los radicales libres.
Selenium	200 mcg al día.	Poderoso neutralizador de los radicales libres. Ayuda a la digestión de la proteína.
Shark cartilage (BeneFin)	Tomar 1 gm al día por cada 2 libras de peso corporal, dividido en 3 tomas. Si no lo tolera por vía oral, administrar por vía rectal mediante enema de retención.	Inhibe el crecimiento de los tumores y estimula el sistema inmunológico.
Superoxide dismutase (SOD)	Según indicaciones de la etiqueta.	Destruye los radicales libres. Se puede administrar en inyección (con supervisión médica).
Vitamin A	50.000–100.000 UI al día por 10 días o durante el tiempo que dure el programa.	Poderosos antioxidantes que destruyen los radicales libres. Para dosis altas, la emulsión facilita la asimilación y brinda mayor seguridad.
más carotenoid complex		
con adicional lycopene	Según indicaciones de la etiqueta.	Licopeno se ha demostrado a reducir el riesgo de desarrollar cáncer de próstata.
más vitamin E	200 UI al día.	Protege contra el cáncer de próstata. Utilizar en forma de d-alpha-tocopherol.
Vitamin B complex	100 mg al día.	Vitaminas B necesarias para la división normal de las células, para mejorar la circulación, para la construcción de los glóbulos rojos y para ayudar a la función hepática.
más extra vitamin B_3 (niacin)	100 mg al día. No sobrepasar esta dosis.	*Advertencia:* Si tiene algún trastorno hepático, gota o presión arterial alta, no debe tomar niacina.
y choline	500–1.000 mg al día.	
y folic acid	400 mcg al día.	
más vitamin B_6 (pyridoxine)	100 mg al día.	Aumenta la eficacia del cinc.
y vitamin B_{12}	2.000 mcg al día.	Previene la anemia. Utilizar lozenges o administrar en forma sublingual. Se puede administrar en inyección (con supervisión médica).
Vitamin C con bioflavonoids	5.000–20.000 mg al día divididos en varias tomas. *Ver* FLUSH DE ÁCIDO ASCÓRBICO en la Tercera Parte.	Poderosos agentes anticancerígenos.
Vitamin D_3	Según indicaciones de la etiqueta.	Los bajos niveles puede estar asociado con mayor incidencia de cáncer de próstata.
Importante		
Maitake	4.000–8.000 mg (4–8 gm) al día.	Inhibe el crecimiento y la propagación de tumores cancerosos. Estimula la respuesta inmunológica.
Provechosos		
Acidophilus (Kyo-Dophilus de Wakunaga)	Según indicaciones de la etiqueta. Tomar con el estómago vacío.	Tienen efectos antibacterianos en el organismo. Utilizar una fórmula no láctea.
Aerobic 07 de Aerobic Life Industries	Según indicaciones de la etiqueta.	Agentes antimicrobianos.
Berry seeds complex	1-2 comprimidos después de cada comida.	Ayuda a regular la función de las células y suprimir las células cancerosas.
Glutathione	Según indicaciones de la etiqueta.	Protege contra las toxinas ambientales.
más L-Cysteine y L-Methionine	Según indicaciones de la etiqueta, con el estómago vacío. Tomar con agua o jugo. No tomar con leche. Para mejor absorción, tomar con 50 mg de vitamina B_6 y 100 mg de vitamina C.	Aminoácidos que contienen azufre. Desintoxican y protegen el hígado y otros órganos. *Ver* AMINOÁCIDOS en la Primera Parte.
Kelp o seaweed	1.000–1.500 mg al día. Según indicaciones de la etiqueta.	Equilibran los minerales.
L-Carnitine	Según indicaciones de la etiqueta.	Protege contra el daño causado por los radicales libres y las toxinas. Utilizar una variedad que provenga de hígado de pescado (squalene).
Multienzyme complex	Según indicaciones de la etiqueta. Tomar con las comidas.	Mejora a la digestión.
Multiglandular complex	Según indicaciones de la etiqueta.	Estimula la función glandular, en especial la del timo, sede de la producción de los linfocitos T.
más raw thymus glandular	Según indicaciones de la etiqueta.	*Ver* TERAPIA GLANDULAR en la Tercera Parte.
Multienzyme complex	Según indicaciones de la etiqueta. Tomar con las comidas.	Ayuda a la digestión.
Multimineral complex con calcium	Según indicaciones de la etiqueta. 1.500 mg al día.	Esenciales para la normal división y función de las células.
y magnesium	750–1.000 mg al día.	
y potassium	99 mg al día.	
Multivitamin complex	Según indicaciones de la etiqueta.	Muchos de los nutrientes de esta tabla se encuentran en combinaciones multivitamínicas. No se deben utilizar fórmulas de liberación gradual. Usar un producto sin hierro.

Taurine	Según indicaciones de la etiqueta.	Fundamento de la reparación de los tejidos y los órganos.
Zinc	50–100 mg al día. No sobrepasar esta dosis.	Participa en la prevención del cáncer de próstata. Para mejor absorción, utilizar lozenges de zinc gluconate u OptiZinc.

Hierbas

❑ Black radish, dandelion, milk thistle y red clover son útiles para limpiar el hígado y la sangre.

❑ Buchu, carnivora, echinacea, goldenseal, pau d'arco y suma han demostrado tener propiedades anticancergenas. Tómense en té utilizando dos cada vez y alternándolas.

Advertencia: No tome goldenseal oral a diario durante más de una semana seguida. Usar con precaución si es alérgico al ragweed.

❑ Damiana y raíz de licorice sirven para equilibrar las hormonasy para el funcionamiento glandular.

Advertencia: No tomar licorice más de siete días seguidos. Evitar por completo en caso de hipertensión.

❑ Raíz de gravel, hydrangea, oat straw, raíz de perejil, uva ursi y yarrow son diuréticas y disuelven los sedimentos.

❑ Investigadores de la Clínica Mayo han identificado una sustancia del té verde que actúa poderosamente contra las células del cáncer de próstata, eliminándolas. Hay muchos estudios que relacionan el consumo de té verde con un menor riesgo de este tipo de cáncer.

❑ Se ha descubierto que la pectina cítrica modificada inhibe sustancialmente el crecimiento de las células cancerosas y es especialmente efectiva contra el cáncer de próstata.

❑ Pygeum y saw palmetto son beneficiosas. Estudios realizados en Europa indican que el pygeum puede prevenir el cáncer de próstata.

❑ El resveratrol es un fitoquímico derivado de las uvas que ayuda a mantener una próstata sana.

❑ El turmeric es una especie que contiene curcumin, un antioxidante que puede ser efectivo para el control de las células cancerosas en la próstata.

Recomendaciones

❑ Su dieta permanente debe constar de alimentos integrales. Consuma abundantes granos enteros, nueces, semillas crudas, arroz integral, trigo, avena y salvado. El mijo, un cereal, es una buena fuente de proteína. Consuma también abundantes vegetales crucíferos, como bróculi, col de Bruselas, col (cabbage) y coliflor, y vegetales amarillos y anaranjados, como zanahoria, pumpkin, squash y batata. Esta clase de dieta es importante no sólo para prevenir el cáncer, sino también para ayudar a su curación.

❑ Incluya en su dieta manzana, melón cantaloupe fresco, toda clase de berries, nueces de Brasil, cereza, uvas, walnuts, ciruelas y legumbres (incluyendo garbanzo, lenteja y fríjol rojo). Todos estos alimentos ayudan a combatir el cáncer.

❑ Tome todos los días jugos frescos de vegetales y de frutas. Buenas alternativas son los de zanahoria y cabbage.

❑ Incorpore en su dieta alimentos ricos en cinc, como hongos, semillas de pumpkin, mariscos, espinaca, semillas de sunflower y granos enteros. El cinc nutre la glándula prostática y es vital para que el sistema inmunológico funcione adecuadamente.

❑ Coma salmón, caballa, sardinas o arenque. El consumo habitual de estas fuentes de ácidos grasos omega-3 puede rebajar el riesgo de cáncer de próstata. Un estudio encontró relación entre comer pescado más de tres veces a la semana y una reducción del riesgo de cáncer, en comparación con un consumo más infrecuente de pescado.

❑ Beba al menos diez vasos de agua de 8 onzas al día. Esto hidrata el cuerpo, mantiene a la próstata trabajando eficazmente y ayuda a eliminar las toxinas del organismo.

❑ Limite su consumo de productos lácteos. Consuma con moderación productos agrios, como yogur y kéfir low-fat.

❑ Si tiene dificultad para orinar o advierte una mayor tendencia a despertarse durante la noche para orinar, consulte con su médico. Podría tratarse de una obstrucción de la próstata.

❑ Para obtener ácidos grasos esenciales, utilice aceites orgánicos prensados en frío, como aceite de sesame, de safflower y de oliva.

❑ No consuma carne roja. Hay una correlación muy clara entre el alto consumo de carne roja (cinco porciones o más por semana) y el cáncer de próstata.

❑ Elimine de su dieta las bebidas alcohólicas, el café y todos los tés, excepto los de hierbas libres de cafeína. Un estudio llevado a cabo en el Fred Hutchinson Cancer Research Center en Seattle sugiere que tomar un vaso de vino tinto al día puede reducir el riesgo de cáncer de próstata en un 50 por ciento. Seguimos pensando que el consumo de alcohol no es bueno para el organismo y, hasta que no haya pruebas concluyentes, creemos que lo mejor es abstenerse de tomar. Es posible que haya algún elemento en el vino tinto que cause ese efecto, pero desde luego no es el alcohol.

❑ Evite estrictamente los siguientes alimentos: junk food, alimentos procesados y refinados, sal, grasas saturadas, aceites vegetales poliinsaturados, azúcar y harina blanca. En lugar de sal utilice un sustitutivo de kelp o de potasio. Si necesita endulzar algún alimento, en vez de azúcar utilice una pequeña cantidad de blackstrap molasses o de maple syrup puro. Utilice whole wheat o whole rye en lugar de harina blanca.

❑ A menos que se especifique otra cosa en la tabla anterior, tome vitaminas y otros suplementos diariamente con las comidas, a excepción de la vitamina E, que se debe tomar antes de las comidas.

❑ Trate de evitar todos los carcinógenos conocidos. En lo posible, consuma solamente alimentos orgánicos. Evite el humo del tabaco, el aire y el agua contaminados, los químicos dañinos y los aditivos alimentarios. Beba únicamente agua destilada o filtrada por ósmosis reversada, porque el agua de su localidad o de pozo puede contener cloro, fluoride y residuos de químicos agrícolas.

❑ Pruebe a seguir una dieta macrobiótica.

❑ Haga ejercicio regularmente. Los hombre activos tienen mejor salud y corren menos riesgo de sufrir cáncer de próstata.

❑ Mantenga relaciones sexuales con regularidad. La eyaculación activa la próstata, evitando su anquilosamiento e inflamación.

❑ No tome ninguna droga distinta de las que le ha recetado su médico. Antes de decidir a qué tratamiento se va a someter, si es que decide hacerlo, pida consejo y diversas opiniones.

Aspectos para tener en cuenta

❑ Las berries ayudan a proteger el ADN del daño y las mutaciones que pueden derivar en cáncer.

❑ El exceso de calcio en la dieta puede aumentar el riesgo de cáncer de próstata. Esto quizás se daba a que el calcio puede reducir los niveles de vitamina D, la cual se ha demostrado que protege la próstata.

❑ Los hombres que tienen niveles más altos de la enzima enzyme 5-alpha reductase podrían tener un riesgo más elevado de cáncer de próstata. Esta es una enzima que transforma la testosterona en *dihydrotestosterone* (*DHT*), una variante hormonal que promueve el desarrollo de las células de la próstata.

❑ La prolactina es otra hormona que puede alterar las células de la glándula próstata. Hay estudios que demuestran que puede promover el crecimiento de los tumores cancerígenos. Si usted tiene cáncer de próstata, quizás debería considerar hacerse un chequeo de sus niveles de prolactin. Si son elevados, existen medicamentos como bromocriptine (Parlodel), cabergoline (Dostinex), y pergolide (Permax) que ejercen un efecto supresor en la secreción de prolactin por parte de la glándula pituitaria.

❑ Los científicos estudian el papel de la angiogénesis (formación de nuevos vasos sanguíneos a partir de los micro vasos existentes) en el desarrollo del cáncer de próstata.

❑ PC-Spes es un suplemento de hierbas que en su momento se demostró que ayuda a reducir el PSA en hombres con estadios avanzados de cáncer de próstata. Pues bien, este producto ha sido retirado del mercado debido a inconsistencias en su formulación, la adulteración del producto con medicamentos de receta y otras cuestiones. Su fabricante (BotanicLab) ha cerrado sus puertas. La Clínica Mayo recomienda deshacerse de cualquier inventario remanente de este producto y no usarlo.

❑ Continúan las investigaciones para determinar qué genes pueden guardar conexión con el cáncer de próstata heredado. Algunos investigadores creen que los genes mutados BRCA (implicados en algunas variantes de cáncer de seno) podrían aumentar ligeramente el riesgo de cáncer de próstata.

❑ Con todos los tratamientos existentes hoy en día, si a usted le diagnostican un cáncer de próstata es imperativo que se eduque bien sobre las alternativas existentes para su tratamiento. Incluya a su pareja en sus decisiones.

❑ *Watchful waiting* o "espera vigilante" es una opción que no supone tratamiento alguno, sino un seguimiento cercano, apoyo nutricional y cambios en el estilo de vida. Este enfoque cada vez es más preferido si el cáncer está en los primeros estadios. Sólo si aparecen nuevos síntomas o las pruebas indican que van a aparecer, normalmente se pone en marcha un tratamiento. El principal beneficio de este sistema es que se evitan los efectos secundarios de los tratamientos tradicionales. Esto puede ser adecuado para los pacientes más mayores que tienen otros problemas de salud y para quienes están en las primeras fases, no agresivas, del cáncer. El médico seguirá observándole y usted probablemente necesitará que le hagan un PSA y un examen rectal cada seis meses; asimismo, es posible que sea preciso hacer una biopsia anual.

❑ Si el cáncer no se ha extendido más allá de la glándula, se pueden plantear opciones quirúrgicas como una prostatectomía radical (eliminación de toda la glándula y parte de los tejidos a su alrededor) o una resección transuretral de la próstata. En este último procedimiento se inserta un aparato por el extremo del pene y se extirpa el tejido canceroso con un aro de alambre. Aunque es mucho menos invasivo que la prostatectomía, existe el riesgo de dejar algunas de las células cancerosas. A veces se usa radioterapia cuando el cáncer no se ha propagado afuera de la glándula o sólo ha alcanzado los tejidos cercanos.

❑ El objetivo del tratamiento hormonal es tratar de bloquear la producción de testosterona, hormona que nutre el cáncer. Esto se hace mediante orquectomía (extirpación quirúrgica de los testículos) o suprimiendo la producción y la acción de las hormonas. Para suprimir la producción de las hormonas se aplican inyecciones mensuales de goserelin (Zoladex) o de leuprolide (Lupron) — son básicamente la misma droga. Adicionalmente se administra flutamide (Eulexin), bicalutamide (Casodex) o nilutamide (Nilandron) por vía oral. Estas drogas son eficaces para detener la producción de testosterona y disminuir su utilización por parte del organismo. Hay una nueva sustancia, abarelix (Plenaxis), administrada mediante inyección, que rebaja la testosterona más rápidamente, pero algunas personas son alérgicas a ella. Tanto la orquectomía como la supresión hormonal producen impotencia prácticamente en todos los casos. Otros efectos secundarios son la pérdida del apetito sexual, calentones y problemas de erección.

❑ Aquellos pacientes cuyo cáncer no responde a la terapia hormonal pueden notar mejoría con inyecciones de docetaxel (Taxotere) en combinación con el esteroide prednisone.

❑ La criocirugía (también llamada crioterapia o crioablación) es un tratamiento para el cáncer de próstata localizado. En esta técnica, las células cancerosas se congelan por medio de una sonda metálica. Este tipo de tratamiento es menos invasivo que la cirugía radical y se pierde menos sangre. La braquiterapia (una forma de tratamiento radiactivo en el que unas bolitas de material radiactivo se implantan directamente en la próstata) y la terapia neoadjuvant (una combinación de tratamiento hormonal y de radiación) son otras posibilidades en la lucha contra el cáncer de próstata.

❑ En ciertos casos, se emplea finasteride (Proscar), un nuevo y caro medicamento, para tratar la hipertrofia de la próstata. Esta sustancia bloquea las enzimas que convierten la hormona masculina testosterona en dihydrotestosterone, la cual estimula el crecimiento de los tejidos de la próstata. También reduce la cantidad de tejido de la próstata, y esto puede distorsionar los resultados del análisis de sangre usado para detectar el cáncer de próstata.

❑ Los estrógenos se han usado con éxito durante sesenta años para tratar el cáncer de próstata. Sin embargo, pueden conducir al desarrollo de características femeninas secundarias en los varones, como agrandamiento de las mamas. Además, pueden propiciar algunos trastornos cardíacos. Debido a sus efectos secundarios, apenas se usan actualmente.

❑ Para tratar el cáncer de próstata, el Dr. Hans Nieper, especialista alemán en cáncer, utiliza Carnivora, una sustancia derivada de una planta suramericana. Clínicas del mundo entero utilizan jugos frescos de cabbage y de zanahoria para tratar el cáncer. El Institute for Tumor Biology de Friburgo descubrió cómo funciona: La Carnivora bloquea las enzimas conocidas como proteína kinasas de las células tumorales, privándolas de proteínas esenciales. Ello previene la angiogénesis de la metástasis (el crecimiento de vasos sanguíneos que suministran a los tumores), y disminuye el ritmo de mitosis (división celular) del tumor maligno. Además, estimula el sistema inmunológico.

❑ Los jugos de col (cabbage) y zanahoria se han llegado a utilizar en clínicas alternativas de todo el mundo para la terapia contra el cáncer de próstata.

❑ Se cree que la hormona dehydroepiandrosterone (DHEA) ayuda a prevenir el cáncer al bloquear la enzima que estimula el desarrollo de los tumores. La 7-keto DHEA, es una clase de DHEA que a diferencia de ésta parece que no se transforma en testosterona ni estrógenos. Puede ser una opción más beneficiosa para quienes tienen un alto riesgo de contraer cáncer de próstata. (*Ver* TERAPIA CON DHEA en la Tercera Parte).

❑ La S-allyl-mercaptocysteine (SAMC), una sustancia derivada del ajo envejecido, parece disminuir el desarrollo de las células cancerosas en el cuerpo humano. Investigadores del Memorial Sloan-Kettering Cancer Center en la ciudad de Nueva York han descubierto que el SAMC provoca que las células cancerosas descompongan la testosterona entre dos y cuatro veces más rápido de lo normal, y a través de un proceso que no genera dihydrotestosterone (DHT), una variante hormonal estrechamente asociada a la multiplicación de las células de la próstata. La SAMC se encuentra sólo en el extracto de ajo envejecido.

❑ La FDA ha aprobado varias inmunoterapias para el tratamiento del cáncer y otras están siendo estudiadas. En cuanto al cáncer de próstata, una de las terapias consiste en eliminar las células dendríticas, que regulan el sistema inmunológico, del torrente sanguíneo del paciente y tratarlas con antígenos del cáncer de próstata. Estas son posteriormente introducidas en el cuerpo del paciente, donde las células están ahora mejor preparadas para enfrentarse a las células cancerosas. En otros estudios los investigadores usan como base para la vacuna una proteína que es parte del PSA. También se está explorando la investigación de anticuerpos monoclonales y las vacunas de ADN.

❑ Una dieta alta en grasa y baja en fibra no sólo se relaciona con enfermedad cardíaca, sino con cáncer de próstata. Cuando la grasa se cocina se producen reacciones químicas que favorecen la producción de radicales libres, los cuales desempeñan un papel de importancia en algunos tipos de cáncer. Investigadores han formulado la teoría de que una dieta alta en grasa eleva los niveles de testosterona y otras hormonas del organismo, lo que propicia el crecimiento de la próstata y las células cancerosas que pueda contener esa glándula. Tomar grandes cantidades de leche y café también puede aumentar el riesgo de desarrollar cáncer de próstata.

❑ Estudios han revelado que la soya y los productos de soya, como tofu, harina de soya y leche de soya, tienen la capacidad de combatir el cáncer gracias a la presencia de una proteína llamada genistein. Aparentemente, esta proteína retarda el crecimiento del tumor impidiendo que se desarrollen nuevos vasos sanguíneos que podrían nutrirlo. El genistein, que podría ser particularmente eficaz para atacar el cáncer de próstata, también podría ser beneficioso para el cáncer de seno en las mujeres y para el de colon en ambos sexos.

❑ La dieta y la nutrición son importantes tanto para el tratamiento como para la prevención del cáncer de próstata. Una dieta para combatir el cáncer se compone básicamente de arroz integral, frutas y vegetales crudos y frescos, jugos frescos, legumbres, nueces y semillas crudas y granos enteros. Una dieta que busca combatir el cáncer *excluye* el alcohol, el café, los carbohidratos refinados y el té fuerte. Para prevenir la ocurrencia de esta clase de problemas puede servir tomar ya adelante en la vida y con regularidad cinc (50 miligramos al día) y ácidos grasos esenciales (en suplemento o provenientes de aceites prensados en frío, como aceite de sesame, de safflower o de oliva).

❑ *Ver también* PROSTATITIS/HIPERTROFI DE LA PRÓSTATA en la Segunda Parte.

❑ *Ver también* CONTROL DEL DOLOR en la Tercera Parte.

❑ Para más información sobre organismos relacionados con el cáncer de próstata y sus direcciones, *ver* Organizaciones Médicas y de la Salud, en el Apéndice.

CÁNCER DE SENO

El seno es una glándula que contiene conductos para la leche, lóbulos, tejido graso y una red de vasos linfáticos. Los tumores cancerosos pueden aparecer prácticamente en cualquier parte del seno y las mujeres se los suelen detectar cuando advierten una protuberancia. En general, las protuberancias de naturaleza cancerosa son firmes, no desaparecen y usualmente (aunque no siempre) no duelen. A pesar de que la mayoría de las protuberancias o nódulos de los senos no son cancerosos (muchos son quistes o fibromas), la única manera de saberlo es mediante un examen profesional. Las protuberancias que dan la sensación de estar creciendo, y las que no se mueven a pesar de la manipulación, pueden ser cancerosas o, sencillamente, reflejar cambios fibroquísticos normales durante el ciclo menstrual. Para saber de qué se trata es necesaria una biopsia. El cáncer de seno también puede producir una secreción amarillenta, sanguinolenta o translúcida en el pezón.

La gente tiende a pensar que el cáncer de seno es una entidad única. Sin embargo, hay distintas clases, entre las cuales están las siguientes:

- *Adenocarcinoma quístico, sarcoma maligno tipo filodes, carcinoma medular y carcinoma tubular.* Al igual que otros cánceres poco comunes de seno, éstos tienden a ser menos agresivos que los que se presentan con más frecuencia.
- *Carcinoma ductal in situ* (DCIS por sus siglas en inglés). Los médicos creen que esta condición es la forma más precoz del cáncer de seno. El DCIS es un cáncer contenido dentro de los ductos mamarios. Este cáncer se ha extendido extraordinariamente en los últimos veinticinco años. Afortunadamente, la tasa de supervivencia es del 90 por ciento.
- *Carcinoma ductal infiltrante.* Este cáncer se presenta en el recubrimiento de los conductos de la leche e infiltra (invade) el tejido circundante del seno. Alrededor del 80 por ciento de todos los casos de cáncer de seno son carcinomas intraductales infiltrantes.
- *Carcinoma inflamatorio.* En esta clase de cáncer aparece un tumor en el recubrimiento de los conductos de la leche y, a medida que se desarrolla, obstruye los vasos linfáticos y sanguíneos. La piel se engruesa y se enrojece, el seno se vuelve sumamente sensible y se ve como si estuviera infectado. Este tipo de cáncer se propaga muy rápido debido a la abundante irrigación linfática y sanguínea asociada con la reacción inflamatoria.
- *Carcinoma intraductal in situ.* Éste es un cáncer localizado, en el cual las células cancerosas crecen dentro de conductos. Este tipo de cáncer no siempre invade otros tejidos.
- *Carcinoma lobular.* Este tipo de cáncer, que es menos común y aparece en los lóbulos, representa aproximadamente el 9 por ciento de todos los casos de cáncer de seno. El carcinoma lobular se presenta ocasionalmente en los dos senos al mismo tiempo.
- *Enfermedad de Paget del pezón.* Este cáncer es el resultado de la migración hacia el pezón de células de un tumor canceroso subyacente. Los síntomas son escozor, enrojecimiento y dolor en el pezón. La enfermedad de Paget siempre indica la presencia de un carcinoma intraductal primario en algún lugar del tejido del seno.

El cáncer de seno es el cáncer más común entre las mujeres en Estados Unidos (junto con el cáncer de la piel) y la segunda causa de muerte por cáncer (después del de pulmón). Según la American Cancer Society, en el año 2003 se diagnosticaron unos 267.000 cánceres de seno, con unas 39.000 muertes producidas por la enfermedad. Una de cada nueve mujeres sufrirá de este tipo de cáncer en el curso de su vida. Las encuestas muestran que es la enfermedad más temida por las mujeres, pero si se detecta precozmente la tasa de supervivencia más allá de los cinco años es aproximadamente del 95 por ciento.

La causa del cáncer de seno no es una sola, ni es fácil de determinar. De hecho, según algunas informaciones, hasta un 60 por ciento de los cánceres de seno ocurren sin que se conozcan los factores que los desencadenaron. Sin embargo, en muchos casos la responsabilidad le cabe probablemente a la hormona femenina estrógeno. El estrógeno promueve el crecimiento celular del tejido de los senos y de los órganos reproductivos, y el cáncer es, precisamente, el resultado del crecimiento celular descontrolado. Más aún, entre los factores de riesgo de cáncer de seno que se conocen están: primera menstruación antes de los nueve años, inicio de la menopausia después de los cincuenta y cinco años, haber dado a luz por primera vez después de los cuarenta, y no tener hijos o tener pocos. Un común denominador de todos estos factores de riesgo es una mayor exposición de los senos al estrógeno durante períodos más largos. Actualmente, las investigaciones no permiten apuntar claramente a razones medioambientales (exposición a pesticidas y otros contaminantes, por ejemplo) como factor causante del cáncer de seno. Sin embargo, los estudios sobre el posible efecto de los pesticidas continúan, y muchos expertos recomiendan evitar estos productos en la medida de lo posible, ya que sus efectos pueden ser similares a los del estrógeno. Es posible que haya una correlación entre la obesidad y el riesgo de desarrollar cáncer de seno, especialmente para las mujeres mayores de cincuenta años. Sin embargo, esta es una cuestión compleja. El riesgo parece variar según la mujer era obesa desde la niñez o si ganó el peso de adulta. Según un estudio publicado en la revista *Cancer*, las mujeres que ganaron más de veintidós libras desde su adolescencia tenían el doble de probabilidades de contraer cáncer. El riesgo de la obesidad puede estar también relacionado con el estrógeno, ya que las mujeres obesas tienden a tener más estrógeno que las mujeres más delgadas. Otro estudio llevado a cabo en México llegó a la conclusión de que comer muchos carbohidratos eleva el riesgo. En cuanto al papel de una dieta alta en grasas, no hay respuestas concluyentes, aunque muchos médicos creen que se encuentra entre las principales causas de riesgo. Si una mujer come muchas grasas y poca fibra, su cuerpo produce más estrógeno. A pesar de que el cáncer de seno se puede desarrollar a cualquier edad, la enfermedad es más frecuente en las mujeres que han pasado los cuarenta años y, especialmente, en las mujeres posmenopáusicas.

La genética es un factor importante también, ya que hay ciertas variantes de la enfermedad que se pueden ver en familias. Según los investigadores, sólo entre un 5 y un 10 por ciento de los cánceres de seno ocurren en mujeres con una clara predisposición genética a la enfermedad. Los cánceres hereditarios generalmente se desarrollan antes de los cincuenta años. Un estudio realizado en Dinamarca con más de 100.000 mujeres descubrió que por cada 2,2 libras (1 kilo) de aumento en el peso al nacer, el riesgo de cáncer de seno aumentaba un 9 por ciento. Otro estudio mostró que los bebés que pesaban 10 libras tenían el triple de incidentes de cáncer de seno durante su vida que los que pesaron al nacer entre 5,5 y 7,7 libras. Los científicos creen que el mayor crecimiento en el útero podría de alguna manera "programar" a las células de los senos para multiplicarse más rápido, aumentando así las probabilidades de hacerse cancerosas.

Los hombres también pueden contraer cáncer de mama, pero esos casos representan menos del 1 por ciento de la totalidad. Sin embargo, aunque se presenta mucho menos frecuentemente, el cáncer de mama en los hombres se suele diagnosticar en etapas más avanzadas y, por tanto, más graves. Esto se debe a que tanto para el paciente como para el médico es muy difícil imaginar que esta enfermedad pueda aquejar a un hombre. Cada año en los Estados Unidos se diagnostican unos 1.500 casos de cáncer de seno en hombres, y 400 mueren por ello. En general las tasas de curación son las mismas en hombres que en mujeres.

Es muy importante detectar el cáncer de seno en su etapa inicial, cuando hay más probabilidades de poderlo curar. Hacer cambios saludables en la dieta y el estilo de vida, examinarse los senos con regularidad (*ver* Autoexamen de los senos más adelante) y hacerse mamografías periódicamente son medidas que pueden aumentar sus probabilidades de evitar el cáncer de seno o, si ya lo tiene, de superarlo.

Autoexamen de los senos

A partir de los veinte años, es importante examinarse los senos cada mes. Se recomienda hacerlo en el mismo momento del ciclo menstrual, preferiblemente la primera semana después de concluir el período. No se los examine durante el período menstrual. Antes del período, por lo regular a los senos les salen nódulos, se hinchan y duelen. Esto suele decrecer generalmente después del período menstrual. Como preparación para la lactancia, durante el embarazo los senos se agrandan y se endurecen. Familiarícese con sus senos para que pueda detectar cualquier cambio, como el aumento de tamaño de cualquier bulto o protuberancia que pueda notar. La mujer que conoce bien sus senos advierte más fácilmente cualquier cambio por leve que sea. Si observa cualquier cambio en sus senos, hable con su médico. Si queda con alguna inquietud después del examen, consulte con un especialista. Como los hombres también pueden sufrir cáncer de mama, es importante que aprendan a autoexaminarse. El siguiente es el procedimiento recomendado para autoexaminarse los senos:

1. Colóquese parada frente a un espejo, levante las manos por encima de la cabeza y júntelas. Observe la forma de sus senos. Coloque las manos en la cadera, presiónelas y fíjese si hay irregularidades o irritaciones en la piel, si los pezones están un poco desplazados, si un seno se ve distinto del otro, y si hay hinchazón en partes del seno, si siente dolor en los pezones, nota acurvamiento hacia dentro de éstos, alguna secreción (aparte de leche), o alguna escamosidad rojiza o engrosamiento en la piel y en los pezones.
2. Levante una mano por encima de la cabeza. Con la otra mano explórese firmemente el seno. Empezando en la parte exterior y con movimiento circular, váyase acercando poco a poco al pezón. No se apresure cuando se esté examinando el área entre el pezón y la axila, y pálpese también la axila. En las axilas hay nódulos linfáticos; al tocarlos se mueven libremente, se sienten suaves y no duelen. Esté atento a cualquier nódulo que no se mueva y que se sienta duro. Los cánceres suelen agarrarse al músculo que se encuentra debajo de la piel. Cuando se haya examinado un seno, repita el procedimiento en el otro.
3. Acuéstese sobre la espalda y repita el paso número dos. Las protuberancias se detectan más fácilmente en esta posición. Además, oprímase suavemente cada pezón y fíjese si sale sangre o si hay alguna secreción acuosa amarillenta o rosácea.

Además del autoexamen mensual, la American Cancer Society recomienda que las mujeres de veinte a cuarenta años se hagan examinar los senos por un médico una vez cada tres años como mínimo. Después de los cuarenta años, el examen se debe hacer anualmente. Las mujeres se deben hacer su primera mamografía a los cuarenta años. Después de esa edad, la mamografía se debe hacer una vez por año.

El programa que se recomienda a continuación ha sido concebido para las mujeres a las cuales les han diagnosticado cáncer de seno, y también para las que desean aumentar sus probabilidades de evitar esa enfermedad.

NUTRIENTES

SUPLEMENTOS	DOSIS SUGERIDAS	COMENTARIOS
Esenciales		
Coenzyme Q_{10}	100 mg al día.	Mejora la oxigenación celular. Hay más pruebas que apoyen la teoría de que la coenzima Q_{10} reduce el riesgo de cáncer de seno.
Colostrum (New Life Colostrum de Symbiotics (original o de alto-Ig fórmula) o Colostrum Specific de Jarrow Formulas	Según indicaciones de la etiqueta.	Promueve la rápida curación y estimula el sistema inmunológico.
Dimethylglycine (DMG) (Aangamik DMG de FoodScience of Vermont)	Según indicaciones de la etiqueta.	Mejora la oxigenación celular.
Essential fatty acids (Kyolic-EPA de Wakunaga, black currant seed oil, borage oil y flaxseed oil)	Según indicaciones de la etiqueta.	Necesarios para la correcta reproducción de las células.
Garlic (Kyolic de Wakunaga)	2 cápsulas 3 veces al día.	Mejora la función inmunológica.
Germanium	200 mg al día.	Este poderoso estimulante del sistema inmunológico inhibe el desarrollo del cáncer mejorando la oxigenación celular.
Melatonin	3–50 mg a la hora de acostarse.	Bloquea los receptores de estrógeno en sitios de células del cáncer de seno.
Multimineral complex		Esenciales para la normal división y función de las células. Utilizar una fórmula completa que contenga todos los nutrientes y los microelementos importantes, pero que no contenga hierro.
con calcium	2.000 mg al día.	Fortalece la inmunidad.
y magnesium	1.000 mg al día.	
y potassium	99 mg al día.	
y zinc	50 mg al día.	
Multivitamin complex	Según indicaciones de la etiqueta. Tomar con las comidas.	Todos los nutrientes son necesarios de manera equilibrada. No se deben utilizar fórmulas de liberación gradual o que contenga hierro.
Natural beta-carotene o carotenoid complex (Betatene)	10.000 al día. Según indicaciones de la etiqueta.	Un potente antioxidante que destruye los radicales libres.
Proteolytic enzymes (Wobenzym N de Marlyn Nutraceuticals o Inflazyme Forte de American Biologics)	2 comprimidos entre las comidas (para reducir la inflamación) y 2 más con las comidas (para ayudar a la digestión). Al tomar con las comidas, lo mejor es tomar junto con alimentos con proteínas.	Poderoso neutralizador de los radicales libres. Reducir la inflamación.
más multienzyme complex	Según indicaciones de la etiqueta.	
Selenium	200–400 mcg al día.	Poderoso neutralizador de los radicales libres, que pueden dañar el cuerpo. También se ha encontrado que ayuda a prevenir el desarrollo de ciertos tipos de tumores, incluidos los tumores de seno.
Shark cartilage	Para tratar el cáncer, tomar 1 gm al día por cada 2 libras de peso corporal, dividido en 3 tomas. Si no lo tolera por vía oral, administrar mediante enema de retención. Para prevenir el cáncer, 2.000–4.500 mg 3 veces al día.	Inhibe el crecimiento de los tumores y estimula el sistema inmunológico.
Superoxide dismutase (SOD)	Según indicaciones de la etiqueta.	Destruye los radicales libres. Se puede administrar en inyección (con supervisión médica).
Vitamin B complex	100 mg 3 veces al día.	Mejora la circulación, construye glóbulos rojos y ayuda al funcionamiento hepático. Necesario para la normal división y función de las células.
más extra vitamin B_3 (niacin)	100 mg al día. No sobrepasar esta dosis.	Participa en la regulación de la producción de las enzimas y las hormonas. *Advertencia:* Si tiene algún trastorno hepático, gota o presión arterial alta, no debe tomar niacina.
y choline	100 mg 3 veces al día.	Reduce la producción de estrógeno.
más vitamin B_{12}	2.000 mg al día.	Previenen la anemia y ayudan a la correcta digestión y absorción de los nutrientes. Se pueden administrar en inyección (con supervisión médica). Si no se consiguen en inyección, administrar en forma sublingual.
y folic acid	400–800 mcg al día.	
más brewer's yeast	Según indicaciones de la etiqueta.	Ayuda a reducir la producción de estrógenos. Fuente de vitaminas B.
Vitamina C con bioflavonoids	5.000–20.000 mg al día divididos en varias tomas. (*Ver* FLUSH DE ÁCIDO ASCÓRBICO en la Tercera Parte.)	Poderosos agentes anticancerígenos.
más extra quercetin	400 mg 3 veces al día o según indicaciones de la etiqueta.	
Vitamin E	200 UI al día.	Su deficiencia se ha asociado con cáncer de seno. Ayuda a la producción de hormonas y a la función inmunológica. Para dosis altas, la emulsión facilita la asimilación y brinda mayor seguridad. Usar en forma de d-alpha-tocopherol.
Importante		
Maitake	4.000–8.000 mg al día.	Inhibe el crecimiento y la propagación de tumores cancerosos. Estimula también la respuesta inmunológica.

Vitamin D_3	Según indicaciones de la etiqueta.	Inhibe la división y el crecimiento de las células. Los bajos niveles de vitamina D se han relacionado con mayores tasas de cáncer de seno.
Provechosos		
Acidophilus (Kyo-Dophilus o Probiata de Wakunaga)	Según indicaciones de la etiqueta.	Repone las bacterias "amigables" del colon. Utilizar una fórmula no láctea.
Aerobic 07 de Aerobic Life Industries o Dioxychlor de American Biologics	Según indicaciones de la etiqueta. Según indicaciones de la etiqueta.	Agentes antimicrobianos.
Kelp o seaweed	1.000–1.500 mg al día. Según indicaciones de la etiqueta.	Equilibran los minerales.
L-Carnitine	Según indicaciones de la etiqueta.	Protege la piel después de la mastectomía y/o la radioterapia. Utilizar una variedad que provenga de hígado de pescado (squalene).
L-Cysteine y L-methionine y glutathione más Taurine Plus de American Biologics	Según indicaciones de la etiqueta. Tomar con agua o jugo. No tomar con leche. Para mejor absorción, tomar con 50 mg de vitamina B_6 y 100 mg de vitamina C. Según indicaciones de la etiqueta.	Desintoxican el organismo de sustancias nocivas. *Ver* AMINOÁCIDOS en la Primera Parte. Fundamento de la reparación de los tejidos y los órganos. Administrar en forma sublingual.
Pycnogenol	Según indicaciones de la etiqueta.	Podoroso antioxidante.
Raw glandular complex más raw thymus y raw adrenal glandular	Según indicaciones de la etiqueta. Según indicaciones de la etiqueta. Según indicaciones de la etiqueta.	Estimulan la función glandular, en especial la del timo, sede de la producción de los linfocitos T. *Ver* TERAPIA GLANDULAR en la Tercera Parte.
S-Adenosyl-methionine (SAMe)	Según indicaciones de la etiqueta.	Ayuda a aliviar el estrés, la depresión y el dolor, y produce efectos antioxidantes. En pruebas de laboratorio, se ha encontrado útil para inhibir el crecimiento de las células del cáncer de seno. *Advertencia:* Si sufre de trastorno maníaco-depresivo o si toma antidepresivos recetados, no debe tomar SAMe.

Hierbas

❑ La raíz de astragalus y la echinacea mejoran la función inmunológica. Estas hierbas son más eficaces cuando se rotan, y no se deben tomar más de siete a diez días seguidos.

Advertencia: No utilice astragalus cuando tenga fiebre.

❑ La raíz de burdock, la raíz de dandelion, el milk thistle y el red clover protegen el hígado y ayudan a purificar el torrente sanguíneo.

❑ El ginkgo biloba mejora la circulación y el funcionamiento cerebral.

❑ La raíz de licorice ayuda a que los órganos se mantengan funcionando correctamente.

Advertencia: Cuando se utiliza en exceso, el licorice puede elevar la presión arterial. No utilice esta hierba todos los días durante más de siete días seguidos. Evítela por completo si su presión arterial es alta.

❑ Tome tés de hierbas como bilberry, raíz de burdock, ginger, té verde, peppermint y red clover en lugar de té normal.

❑ Black cohosh, chasteberry, red clover y turmeric son hierbas altas en fitoestrógenos. Estas sustancias son variantes del estrógeno más débiles que los estrógenos del organismo, aunque son capaces de bloquear los estrógenos más fuertes y dañinos (son capaces de insertarse en los mismos receptores de las células del seno que los estrógeno, privándolos de su capacidad de acumularse en esta zona del cuerpo). Los fitoestrógenos también expanden la duración del ciclo menstrual, lo que posiblemente acorta la exposición al estrógeno a lo largo de la vida.

❑ El chaste tree berry (también conocido como vitex), ginseng y los extractos de soya pueden llegar a inhibir el desarrollo de células cancerosas en los senos.

❑ Curcumin (pigmento amarillo que se encuentra en el turmeric) es el ingrediente principal del curry. Es un poderoso antiinflamatorio que protege contra la pérdida de calcio de nuestros huesos.

❑ El calcium D-glucarate es un extracto botánico que se encuentra en los pomelos, manzanas, naranjas, bróculi y coles de Bruselas. Los científicos están descubriendo que parece proteger del cáncer y de otras enfermedades mediante un mecanismo distinto al empleado por los antioxidantes, como la vitamina C, los carotenoides y el ácido fólico. Estos antioxidantes vitamínicos funcionan neutralizando el daño de los radicales libres tóxicos en el organismo. Por otro lado, hay otros mecanismos que ayudan al cuerpo a purificarse por sí solo.

❑ La glucuronidación es un proceso de desintoxicación que ocurre cuando se combinan toxinas o carcinógenos con sustancias solubles en agua, lo que facilita su eliminación del organismo. Se ha demostrado que el D-glucarate refuerza este proceso mediante la inhibición de un enzima llamado beta-glucuronidase.

- El extracto de rosemary es un antioxidante muy potente que contribuye a eliminar los estrógenos; también es posible que inhiba el desarrollo de los tumores de seno.
- El lycopene podría reducir el riesgo de cáncer de seno.
- Se ha demostrado que el sulphoraphane, una sustancia extraída de los brotes del bróculi, estimula la producción de enzimas desintoxicantes que ayudan al cuerpo humano a eliminar los xenoestrógenos. Es también un potente antioxidante.
- El extracto de té verde contiene catechins y flavonoides, y puede ayudar a proteger contra el cáncer de seno ligado al exceso de estrógeno.
- El ajo se conoce tradicionalmente como un nutriente que ayuda a prevenir el cáncer.
- La silymarin es un extracto antioxidante del milk thistle que ha mostrado utilidad en la lucha contra el cáncer. Además, protege el hígado.

Recomendaciones

- Haga una dieta basada en frutas y vegetales frescos, granos, legumbres, nueces crudas (excepto maní) y semillas, además de productos agrios, como yogur low-fat. De gran importancia son los vegetales crucíferos, como bróculi, col de Bruselas, cabbage y coliflor, y los vegetales de color amarillo o anaranjado, como zanahoria, pumpkin, squash, sweet potato y batata. Consuma los vegetales crudos o cocidos ligeramente al vapor. En cuanto a los granos, consuma arroz integral, mijo, avena y trigo. Consuma solamente granos enteros. En lo posible, aliméntese sólo con productos cultivados orgánicamente. Los pesticidas y otros químicos se han relacionado con el cáncer de seno (podrían imitar el efecto del estrógeno en el organismo).
- Incluya productos de soya en su dieta. La fibra y la soya normalmente se asocian con un menor riesgo de cáncer de seno. Algunas buenas fuentes de soya son los granos de soya, el tempeh, la leche de soya, las nueces de soya, el tofu y el polvo de soya.
- Incluya en su dieta manzanas, cerezas, uvas, ciruelas y todas las berries, siempre y cuando sean frescas.
- Coma cebolla y ajo, o tome suplementos de ajo.
- Asegúrese de que su dieta le reporta cantidades adecuadas de ácidos grasos esenciales (EFAs). Los ácidos grasos omega-3 EFA (se encuentran en el pescado y en el flaxseed), y los omega 9 (en el aceite de oliva), disminuyen el riesgo de cáncer. Comer salmón semanalmente y atún tres veces a la semana proporciona una buena cantidad de ácidos grasos. Los suplementos de aceite de pescado procesado también son una buena idea, pero es mejor evitar el aceite de hígado de bacalao, ya que tiene niveles demasiado altos de vitamina A y D. Algunos informes sugieren que el aceite de pescado podría retrasar el crecimiento tumoral. El aceite de flaxseed se puede regar sobre la comida.
- Haga a diario un jugo usando una combinación de bróculi fresco orgánico, zanahorias, coliflor, kale, vegetales verdes hojosos y una manzana. Estos productos tiene muchos fitoquímicos, como el indole-3-carbinol (I-3C) y ayudan a combatir el cáncer de seno. Se ha demostrado que el fitoquímico I-3C desintoxica los xenoestrógenos por medio del hígado e incluso revierte Pap smears anormales.
- Limite su ingesta de alimentos grasos, asados o pasados a la parrilla, ya que se han establecido vínculos entre ellos y un mayor riesgo de cáncer de seno.
- Beba únicamente agua de manantial o destilada al vapor. Nunca beba agua del tubo. Tome también jugos frescos de vegetales y frutas preparados en casa. En las mañanas, tome jugos de frutas; en las tardes, de vegetales.
- Si consume carne, pollo y productos lácteos, selecciones marcas que no tengan hormonas. Estos alimentos pueden contener residuos de hormonas estrogénicas dadas a los animales para promover su desarrollo. Algunos estudios indican que la carne roja muy hecha puede estar relacionada con un mayor riesgo de cáncer de seno. El yogur bajo en grasa y sin edulcorar es una fuente aceptable de proteínas.
- No consuma alcohol, cafeína, junk food, alimentos procesados o refinados, grasas saturadas, sal, ni harina blanca. Los estudios demuestran que aquellas mujeres que consumieron más carbohidratos (62 por ciento de su ingesta calórica total) tienen el doble de posibilidades de padecer un cáncer de seno que aquellas que comen menos carbohidratos. Además, no todos los carbohidratos son necesariamente malos. El mayor riesgo proviene de la sucrosa (azúcar de mesa) y la fructosa (en mayoría de las bebidas non diet). Obviamente, es bueno evitar los azúcares refinados y las sodas.
- Todos los días tome algún suplemento de fibra. La fibra evita que el torrente sanguíneo absorba los desechos tóxicos. La cáscara de psyllium es una rica fuente de fibra. Para curarse, es importante que el colon permanezca limpio y que el intestino funcione todos los días. (*Ver* AYUNOS, ENEMAS Y LIMPIEZA DEL COLON en la Tercera Parte.)

  Nota: Siempre tome los suplementos de fibra separadamente de otros suplementos y medicamentos.
- No tome suplementos que contengan hierro porque los tumores pueden aprovecharlo para crecer más.
- Si usted no está amamantando y experimenta picazón, enrojecimiento y dolor en los pezones, hágase examinar por un médico. Podrían ser síntomas de la enfermedad de Paget.
- Si está en tratamiento para el cáncer de seno y se siente deprimida o asustada, tenga en cuenta que cuando deje de tomar medicamentos (especialmente cuando termine la quimioterapia) se empezará a sentir mejor y a ver la vida con otro enfoque. Piense en todas las mujeres — incluidas muchas mujeres influyentes y reconocidas a nivel mundial — que han tenido cáncer de seno y hoy en día llevan una vida normal y feliz.

Aspectos para tener en cuenta

❑ Las mamografías pueden detectar tumores pequeños y anormalidades en los senos antes de que se puedan sentir; es entonces cuando son más tratables. La mamografía debería hacerse dentro de los primeros catorce días de su ciclo menstrual, cuando los senos suelen estar menos hinchados. El día de la prueba no deben usarse ni antiperspirantes, ni desodorantes ni polvos, ya que pueden interferir con la medición.

❑ Las mujeres, especialmente las premenopáusicas menores de cuarenta años que comieron pescado capturado deportivamente mostraron el doble de riesgo que aquellas que no comieron este tipo de pescado. Y las mujeres que comieron pescado capturado en los Grandes Lagos tenían un 74 por ciento más de riesgo. Los carcinógenos que tienden a acumularse en la carne del pescado pueden ser la causa. Estos carcinógenos incluyen carbohidratos halogenados como PCBs, DDT y PBDFs.

❑ Para evaluar la posible ruptura de un implante de silicona se pueden usar equipos de resonancia magnética (magnetic resonance imaging, MRI). Aunque ya no se emplean, excepto en estudios clínicos, muchos miles de mujeres siguen necesitándolos. Los médicos normalmente recomiendan la eliminación de los implantes rupturados, independientemente de que sean de silicona o de alguno de los rellenos salinos más modernos.

❑ Las imágenes termográficas de los senos detectan el calor emitido por los tumores malignos porque éstos tienen más vasos sanguíneos para generar ese calor. Cuando se usan en combinación con la mamografía (arriba), la tasa de detección es superior al 95 por ciento.

❑ Un estudio mostró que las mujeres que tomaron aspirina al menos cuatro veces a la semana durante al menos tres meses presentaron un 30 por ciento menos probabilidades de desarrollar cáncer de seno relacionado con el estrógeno y la progesterona que aquellas que no tomaron aspirina. El estudio fue publicado en el *Journal of the American Medical Association* en mayo de 2004 y dirigido por los investigadores Mary Beth Terry, Ph.D. y el doctor Alfred Neugut, Ph.D., de la Universidad de Columbia. Los investigadores sospechan que la aspirina interfiere con la producción de estrógeno.

❑ Existe una técnica que puede reducir el número de biopsias innecesarias cuando se trata de implantes, tejidos densos y pacientes con alto riesgo de cáncer. La alternativa a las mamografías es el MRI, y este método es el empleado en la mayor parte de los estados porque las mamografías dejan más margen al error y a no detectar el cáncer en las mujeres. Sin embargo, el MRI tiene un problema, y es que marca muchos puntos que, tras la biopsia, resultan ser benignos. Hay una nueva versión de software de MRI llamado CADstream que, aplicado junto con las inyecciones tintadas, ha mostrado resultados muy prometedores. En un estudio de la Facultad de Medicina de la Universidad de Washington, dicho software no dejó de diagnosticar ningún cáncer y excluyó la mitad de las marcas al considerarlas benignas, evitando así el tener que hacer biopsias para cada una de ellas.

❑ En años recientes ha habido un gran aumento en el uso de la terapia de reemplazo hormonal (HRT). Consiste en la combinación de estrógeno sintético y progestin, y fue diseñada para ayudar a combatir los síntomas de la menopausia (pérdida ósea, sudoración nocturna, calentones, etc.). Un estudio publicado en la American Medical Association descubrió varios problemas importantes con el uso de este tipo de terapia. De hecho, el estudio se dio por terminado a los cinco años (originalmente se diseñó para 8.5 años) porque las mujeres en el grupo de tratamiento vieron aumentado su riesgo de contraer cáncer de seno invasivo un 26 por ciento. El estudio también descubrió que las mujeres que recibieron HRT tenían un 29 por ciento más de probabilidades de sufrir un derrame cerebral. Asimismo, el riesgo de sufrir enfermedades de la vesícula biliar y del hígado también fue mayor, al igual que el de sufrir coágulos. Hay pruebas suficientes de que los riesgos de la HRT superan con creces sus posibles beneficios. Los millones de mujeres que recibieron o reciben HRT deberían considerar tomar nutrientes para limpiar sus cuerpos de los estrógenos y, poco a poco, ir dejando esa terapia.

❑ Las mujeres postmenopáusicas que tomaron el medicamento Letrozole experimentaron una reducción de la recurrencia del cáncer de seno del 43 por ciento, en contraposición al 13 por ciento de mujeres del grupo placebo. Se suele recomendar tomar Letrozole en combinación con tamoxifen, el tratamiento actual post-cáncer. El tamoxifen bloquea la producción de estrógeno, pero se vuelve inactivo después de cinco años más o menos. El Letrozole, por otra parte, suprime la producción de estrógeno y debe usarse después de un periodo de tratamiento con tamoxifen. Los resultados del estudio fueron tan persuasivos que éste fue abandonado antes de su conclusión, lo cual entra dentro del protocolo habitual, para que las participantes en la investigación pudieran beneficiarse del tratamiento con ese medicamento. Otros estudios con medicamentos similares, el exemestane, mostraron resultados similares. El exemestane se vende bajo la marca Aromasin.

❑ El kit de autoexamen Bosom Buddies de Jason Natural Cosmetics incluye una crema hidratante, una planilla que describe cómo hacerse el autoexamen, un cuaderno de anotación de los autoexámenes y una botella de crema relajante de los senos. El kit se vende en health food stores.

❑ El estudio de la relación entre ejercicio y cáncer es algo relativamente reciente. Algunos estudios sugieren que hacer ejercicio con regularidad durante la juventud podría ofrecer una protección contra el cáncer para toda la vida. Incluso la actividad física moderada durante la madurez puede rebajar el riesgo de cáncer. Una investigación publicada en la revista *Journal of the American Medical Association* realizó un seguimiento a 75,000 mujeres de edades comprendidas entre los cincuenta y los setenta y nueve años dentro del estudio denominado Women's Health Initiative Cohort Study. Según el estudio, durante los cinco años que duró, las mujeres que practicaron el equivalente de 1.25 a 2.5 horas de ejercicio de caminar rápidamente vieron disminuir su riesgo un 18 por ciento en comparación con las mujeres inactivas. Las mujeres que hicieron ese ejercicio hasta llegar a las 10 horas, vieron disminuir su riesgo un poco más que las del grupo de 1.25 a 2.5. Aunque no sea parte de este estudio, la práctica de ejercicio en el exterior, donde se está expuesto al sol (aunque no demasiado), aumenta los niveles de vitamina D. La falta de vitamina D se ha visto asociada a un mayor riesgo de cáncer.

❑ Técnicas de relajación como escribir, meditar, el yoga o las terapias de masaje, ayudan a combatir el cáncer de seno.

❑ Genomic Health de Redwood City, California, ha creado un nuevo test que podría llegar a ser beneficioso para aquellos pacientes a quienes se les ha detectado el cáncer precozmente y deben tomar decisiones sobre su tratamiento. El test examina veintiún genes diferentes que se cree juegan un papel en el desarrollo de las células cancerosas y los utiliza como "predictores" de si el tumor volverá cuando concluya el tratamiento inicial. El objetivo del test es, pues, determinar de antemano si es preciso o no administrar quimioterapia en casos individuales. Aún cuando es una herramienta prometedora, muchos médicos se mantienen escépticos respecto a este método experimental sin que haya estudios que confirmen su validez. El test se comercializa bajo la marca OncotypeDX.

❑ Hay un gran debate sobre el efecto de la ingesta de grasa en el riesgo de tener cáncer de seno. National Women's Health Network pide a las mujeres que limiten su ingesta de grasas al 20 por ciento de las calorías totales que consuman. Las grasas saturadas no deberían superar el 5 por ciento de las calorías.

❑ El estudio más grande que jamás se haya hecho sobre la salud femenina, el Women's Health Initiative Cohort Study, abarcó a 162,000 participantes. Algunos de sus resultados, presentados en la conferencia de la American Society for Reproductive Medicine, muestran que tomar píldoras anticonceptivas durante los años fértiles no era tan dañino como se pensó en su momento. De hecho, el estudio reflejó que su uso disminuye el riesgo de ataque cardíaco, derrame cerebral, hipertensión y otras enfermedades cardiovasculares en un 8 por ciento. Asimismo, el riesgo de desarrollar cualquier tipo de cáncer disminuía un 7 por ciento. Los científicos creen que es el tipo de hormonas y el periodo de la vida en que se toman lo que determina su bondad en un momento dado o su efecto dañino en otro.

❑ La exposición frecuente a los rayos-X se relaciona con un mayor riesgo de cáncer de seno.

❑ El uso prolongado y desde muy temprano de tintes oscuros para el cabello también aumenta el riesgo de desarrollar cáncer de seno.

❑ Los nuevos métodos de detección del cáncer de seno aumentan las probabilidades de diagnosticarlo temprano. Se pueden practicar biopsias de seno mínimamente invasivas (MIBB) sin que prácticamente sea necesario ningún plazo de recuperación. Los ultrasonidos y ultrasonidos de alta resolución ofrecen una alternativa segura a los rayos-X ofrecen imágenes digitales de gran precisión. Las resonancias magnéticas (MRI) pueden crear imágenes tridimensionales y ser útiles para detectar rupturas en los implantes de silicona.

❑ Los escáners de mamografías computerizadas pueden aumentar las probabilidades de curación porque advierten al radiólogo de la presencia de zonas sospechosas en las mamografías. El software computacional analiza el contenido de la mamografía e "ilumina" o subraya las zonas de la misma que parecen sospechosas luego de que el radiólogo haya hecho la evaluación inicial. Se ha demostrado que el aparato mejora la tasa de detección de los radiólogos de unos ochenta cánceres de cada cien a unos ochenta y ocho de cada cien.

❑ Las predicciones son que el uso rayos-X digitales reducirá significativamente el número de cánceres de seno sin detectar.

❑ Un método para detectar si el cáncer se ha extendido a los nódulos linfáticos llamado biopsia de nódulo centinela permite a los médicos ubicar el primer nódulo linfático dentro del cual desemboca el tumor (nódulo centinela) y extirpar sólo los nódulos con más probabilidades de contener células cancerosas.

❑ Si tiene usted antecedentes familiares de cáncer de seno, es recomendable hacerse una prueba genética. Más de la mitad de las mujeres con ciertas mutaciones genéticas desarrollan cáncer de seno antes de los setenta años. Las pruebas genéticas pueden determinar si tiene usted una mutación genética pero no pueden predecir si desarrollará cáncer o no. Hable con su médico si piensa hacerse esta prueba. Es cara, las aseguranzas no siempre la pagan y, si los resultados son positivos, pueden denegarle cobertura.

❑ Se ha descubierto que la gente que sufre de cáncer de seno tiene niveles más bajos de lo normal de vitamina E y del mineral selenio, dos importantes antioxidantes que obran juntos para neutralizar a los radicales libres. Algunas investigaciones también han revelado que los pacientes de cáncer de pulmón, vejiga, seno, colon y piel presentan niveles de vitamina A inferiores a lo normal.

❑ La relación entre el cáncer de seno y el consumo de alcohol es clara. La revista médica *New England Journal of Medicine* ha indicado que consumir solamente tres bebidas alcohólicas por semana aumenta en 50 por ciento la probabilidad de contraer cáncer de seno. La American Cancer Society (ACS) calcula que quienes toman entre dos y cinco bebidas al día aumentan su riesgo de cáncer 1.5 veces más que las mujeres que no toman. La ACS recomienda limitar la ingesta de alcohol a dos bebidas, dos veces a la semana.

❑ Es difícil evaluar si la DHEA es eficaz para prevenir al cáncer de seno porque los estudios realizados han aportado pruebas contradictorias sobres este punto. La 7-keto DHEA, es una descendiente natural de la DHEA — también más fuerte — que, a diferencia de ésta, no se transforma en testosterona ni estrógenos. Puede ser una opción más beneficiosa que la DHEA para combatir el cáncer de seno.

❑ La falta de niveles adecuados de vitamina B_{12} se ha relacionado con un mayor riesgo de cáncer de seno.

❑ Hay estudios que muestran que la genistein, que se encuentra en la soya, inhibe la formación de nuevos tumores y frena el avance de los ya existentes.

❑ La crema de progesterona Pro Fem es una crema natural que se aplica directamente sobre el seno para su absorción a través de la grasa de la piel. La progesterona puede ayudar a reducir el riesgo de cáncer de seno. Breast Health de NaturalMax es un suplemento diseñado para actuar como defensa contra el cáncer. Contiene diversos extractos de hierbas, fitoquímicos y nutrientes, como la genistein, black currant blend, bróculi secado en frío, gotu kola, indole-3-carbinol, saw palmetto y lycopene.

Advertencia: No usar estos productos durante el embarazo ni en la lactancia.

❑ El raloxifene (Evista) es un medicamento nuevo, similar al tamoxifen. Los resultados de dos pruebas clínicas indican que es al menos tan eficaz como éste en la prevención del cáncer de seno, con el añadido de que no aumenta el riesgo de cáncer uterino, como sí hace el tamoxifen. Sin embargo, estas conclusiones son preliminares ya que han sido obtenidas en investigaciones que no estaban centradas en la prevención del cáncer, y los estudios no abarcaron tanto tiempo como los estudios de tamoxifen. Por otra parte, el raloxifene mantiene los mismos riesgos de coágulo que aquel. La FDA todavía no ha aprobado el medicamento como agente de prevención del cáncer; sin embargo sí se ha aprobado para la prevención de la osteoporosis en las mujeres menopáusicas.

❑ Epirubicin (Ellence) es un medicamento de quimioterapia usado para combatir los primeros estadios del cáncer de seno cuando se ha extendido a los nódulos linfáticos.

❑ Capecitabine (Xeloda) es un medicamento aprobado para casos avanzados en los que no hay ningún otro tratamiento alternativo. Fue aprobado por un procedimiento acelerado aplicado a ciertos medicamentos que son usados para el tratamiento de afecciones con riesgo para la vida. Este medicamento es aplicable específicamente a pacientes con tumores resistentes a otros tratamientos. En estudios realizados, se comprobó que el medicamento efectivamente redujo algunos tumores en pacientes. Entre los posibles efectos secundarios están la diarrea, náusea, vómitos, fatiga, inflamación dolorosa de la boca y dolorosos sarpullidos e hinchazón en pies y manos.

❑ La FDA ha aprobado las sustancias capecitabine (Xeloda) por vía oral y docetaxel (Taxotere), un medicamento que se administra por vía intravenosa para su uso combinado en la lucha contra el cáncer avanzado. Esto se hace para continuar tratamiento con algún medicamento que contenga anthracycline, como el doxorubicin (Adriamycin). Los médicos limitan los tratamientos con anthracycline a las situaciones de vida o muerte. La FDA aprobó esta combinación después de un estudio de 511 pacientes de cáncer que mostraron mejoría en las tasas de respuesta, periodo de tiempo pasado hasta que la enfermedad empeora y en las tasas de supervivencia. La capecitabine y el docetaxel suele asociarse por separado a la aparición de efectos secundarios como síntomas gastrointestinales, náusea, vómitos e inflamación dolorosa de la boca. Si aparecen efectos secundarios, puede ser necesario reducir las dosis o interrumpir el tratamiento. Las dosis también tienen que ser modificadas para las personas con problemas renales. La interacción entre la capecitabine y los anticoagulantes derivados del coumarin (Coumadin) pueden causar sangrados graves y deben vigilarse estrechamente.

❑ Antes los médicos creían que se podía controlar la progresión del cáncer con una cirugía extensa. Hoy en día, sin embargo, consideran que las células cancerosas pueden separarse del tumor principal durante la cirugía y expandirse por el torrente sanguíneo, incluso en las primeras fases de la enfermedad. Estas células son asintomáticas y no se perciben ni por examinación, ni por rayos-X, ni por otros métodos de diagnóstico por imagen. La terapia adyuvante — uso de medicamentos después de la cirugía — sí se puede aplicar para matar estas células. Su médico puede recomendar si es necesaria o no esta terapia para su caso individual. Los medicamentos aprobados por la FDA mejoran las posibilidades de tratar el cáncer de seno con éxito.

Entre ellos están:

- Capecitabine (Xeloda).
- Docetaxel (Taxotere). Puede usarse si el cáncer avanzado localmente o metastatizado ha progresado a pesar de su tratamiento con otros medicamentos.
- Paclitaxel (Taxol). Se puede usar tanto para el tratamiento del cáncer avanzado y metastatizado y la prevención de recaídas. Un estudio reciente realizado con un gran número de pacientes muestra que sus beneficios son mayores cuando se administra una vez por semana que cada tres semanas (el protocolo anterior).
- Tamoxifen (Nolvadex).
- Trastuzumab (Herceptin). Es un régimen de terapia inmunológica que se puede administrar por sí solo cuando otos mediamentos no han funcionado, o como primera línea de tratamiento en combinación con otros medicamentos.

- Anastrozole (Arimidex). Puede usarse en lugar del tamoxifen y tiene menos efectos secundarios. El anastrozole opera cerrando el "grifo" de la hormona estrógeno.

Además, se puede utilizar cyclophosphamide (Cytoxan) y doxorubicin (Adriamycin), con o sin fluorouracil (Adrucil). La quimioterapia se administra por ciclos, seguidos de periodos de recuperación. Dependiendo del avance del cáncer, los tratamientos pueden durar entre tres y seis meses.

❑ El fentanyl (Actiq) es una sustancia que se suele prescribir para los pacientes con dolores fuertes. Es un narcótico más potente que la morfina y viene en forma de lozenge edulcorado.

❑ Después de la cirugía, el tumor se analiza para determinar su naturaleza y evaluar la presencia de una sustancia llamada proteína receptora de estrógeno, que revela si el cáncer es dependiente del estrógeno. Si el análisis del tumor indica que es dependiente del estrógeno, la droga tamoxifen es una alternativa para la quimioterapia convencional.

❑ La mayoría de las mujeres con cáncer de seno se someten a algún tipo de cirugía, dependiendo del estadio de la enfermedad en el que se encuentran. En las últimas décadas han aumentado notablemente las alternativas para el tratamiento quirúrgico del cáncer de seno. Hoy en día, la cirugía considera importante conservar el seno siempre que sea posible. Entre las alternativas quirúrgicas para el cáncer de seno están las siguientes:

- *Lumpectomía*, también conocida como mastectomía segmentaria o tilectomía, es un procedimiento para extirpar el tumor y una pequeña cantidad de tejido circundante. Éste es el procedimiento quirúrgico menos extensivo para el cáncer de seno.
- *Cuadrantectomía*, también conocida como mastectomía parcial. Mediante este procedimiento se extirpa el cuadrante del seno en el cual se encontró el tumor, además de una porción de piel y de recubrimiento del músculo pectoral que se encuentra debajo del tumor.
- *Mastectomía simple*. El objetivo de este procedimiento es extirpar todo el seno y tomar una muestra de los nódulos linfáticos de la axila.
- *Mastectomía radical modificada*, también llamada mastectomía total. Mediante este procedimiento quirúrgico se extirpa todo el seno y todos los nódulos linfáticos de la axila. En algunos casos, también se extirpan los músculos pectorales.
- *Mastectomía radical*, o mastectomía radical de Halsted. Con este procedimiento quirúrgico se extirpa todo el seno, todos los nódulos linfáticos de la axila y los músculos pectorales subyacentes. Éste solía ser el procedimiento estándar para la cirugía de cáncer de seno, pero en la actualidad raramente se practica porque los médicos creen que una mastectomía radical modificada es igualmente eficaz.
- *Mastectomía bilateral profiláctica*. Se trata de un procedimiento quirúrgico no muy común; normalmente se realiza a mujeres con un riesgo especialmente alto de cáncer de seno. Se extirpan los dos senos sanos para prevenir la aparición del cáncer. Generalmente se practica a mujeres que tienen un defecto congénito que eleva un 85 por ciento su riesgo de contraer cáncer antes de los setenta años. Investigadores de la Clínica Mayo han descubierto que puede reducir el riesgo de contraer cáncer hasta un 90 por ciento, y las muertes por el cáncer por encima del 80 por ciento.

❑ No existe un único procedimiento generalizable a todas las personas que tienen cáncer de seno. El paciente y su cirujano deben basar su decisión en la condición médica del paciente y en sus inquietudes particulares. En la elección del paciente influyen sus creencias personales, las consecuencias que la cirugía tendría en su imagen corporal, consideraciones de índole emocional y financiera, y el acceso que tenga a cuidados médicos. Dependiendo del tipo de cirugía, siempre existe la posibilidad de reconstruir posteriormente el seno.

❑ Cuando el cáncer de seno se detecta al principio — es decir, cuando aún no ha invadido el tejido vecino — la tasa de curación es de aproximadamente 100 por ciento simplemente con cirugía. Los tumores de un centímetro o menos tienen un pronóstico particularmente favorable: menos del 10 por ciento de probabilidad de que se vuelva a presentar en el curso de los siguientes diez años. En general, cuanto mayor es el tamaño del tumor y el compromiso de los nódulos linfáticos, tanto más alto es el riesgo de que se vuelva a desarrollar. Los estudios demuestran que la aplicación de terapias radiactivas después de la cirugía aumenta la tasa de supervivencia un 8,5 por ciento, reduciendo también las probabilidades de una recaída

❑ Para las mujeres que han tenido una mastectomía existe la posibilidad de acogerse a una operación de reconstrucción del seno. Hay un método de reconstrucción que requiere desarrollar tejidos nuevos a partir de una muestra de grasa o de las células de los vasos sanguíneos extraída del muslo o del glúteo. Además, se pueden añadir hormonas de crecimiento para impulsar el desarrollo de los nuevos tejidos. Este método ha sido creado por ReproGenesis con la colaboración de investigadores de las universidades de North Carolina y Michigan y puede ser una buena opción para las mujeres que estén sopesando la posibilidad de reconstruirse el seno.

❑ La técnica RODEO (*rotating delivery of excitation off resonance*) podría estar disponible muy pronto para tratar el cáncer de seno sin cirugía, radiación ni quimioterapia. Es una lumpectomía láser dirigida por un MRI (resonancia magnética) que destroza el cáncer en su fase inicial.

❑ Una aproximación relativamente novedosa al tratamiento de cáncer de seno combina dosis altas de quimioterapia y trasplante de médula ósea. Los médicos primero extraen y congelan una pequeña cantidad de médula y luego administran dosis sumamente altas de quimioterapia para erradicar las células cancerosas. Posteriormente la médula se le vuelve a inyectar al paciente para reemplazar la que fue destruida por la quimioterapia. Este tratamiento se probó en la Universidad de Duke en mujeres con cáncer de seno avanzado que se había propagado a los nódulos linfáticos de las axilas. Después de dos años, el 72 por ciento de esas mujeres no presentaban cáncer, mientras que el 38 por ciento de las que se sometieron a la quimioterapia convencional sí presentaban esta enfermedad. Sin embargo, este tratamiento es muy costoso; puede pasar de cien mil dólares y muchas compañías de seguros no lo pagan porque consideran que todavía está en etapa "experimental". Además, desde el punto de vista físico es una prueba muy dura para las mujeres que se someten a él. Es un procedimiento muy arriesgado, de carácter experimental todavía para la mayoría de los expertos, aunque muchas mujeres con cáncer avanzado mantienen la esperanza de que las pueda ayudar. Los científicos del Centro Médico de la Universidad de Duke han identificado algunas características que pueden servir de ayuda a médicos y pacientes a la hora de decidir si el transplante de médula es una opción. Los mejores candidatos para este tratamiento son:

- Quienes empiezan el tratamiento antes de que el cáncer se ha ya metastatizado más allá de la pared torácica y los nódulos linfáticos.
- Quienes no han hecho nunca quimioterapia.
- Quienes tienen tumores metastatizados con receptores positivos de estrógeno y han sido tratados con tamoxifen.
- Quienes tengan tumores metatizados pero sean todavía pequeños.

❑ En todas las modalidades quirúrgicas para el cáncer de seno es posible que se extirpen algunos de los nódulos linfáticos de la axila, o todos ellos. Esto se hace con el propósito de investigar si el cáncer se ha extendido. Si se ha extendido a los nódulos linfáticos, el paciente deberá someterse a terapia postoperatoria, que puede implicar radiación, quimioterapia o terapia hormonal. Después de la lumpectomía o de la cuadrantectomía siempre se requiere radioterapia para garantizar la erradicación de todas las células cancerosas.

❑ Después de la cirugía a las mujeres se les suele aconsejar que no muevan ni levanten objetos pesados, que vistan prendas sueltas, que utilicen guantes y que no se expongan demasiado al sol. A algunas mujeres a las cuales les han extirpado los nódulos linfáticos durante la cirugía de cáncer de seno se les hincha el brazo del lado de la cirugía (linfedema) debido a la acumulación de fluido linfático. No es infrecuente que ocurra. Puede aparecer después de la cirugía, o meses, incluso años después, y puede sobrevenir como consecuencia de una lesión (o uso excesivo) del brazo, incluso por una infección. Para reducir el riesgo de linfedema, evite cualquier tipo de tratamiento sanguíneo, quimioterapia o de presión arterial sobre el brazo afectado. Esto ocurre con frecuencia. Normalmente se recomienda hacer algunos ejercicios con el brazo para evitar la rigidez y promover la curación. Si se presenta hinchazón, enrojecimiento o dolor inusual en la mano o en el brazo, se debe consultar con el médico.

❑ El Johns Hopkins Breast Center ofrece la opción de realizar una mastectomía en régimen ambulatorio para los pacientes de cáncer. Aquí los pacientes y sus familias se someten a un simulacro de operación para que conozcan desde cómo se verá el quirófano el día de la operación hasta la apariencia de las heridas después de la misma.

❑ Con el descubrimiento de dos "genes del cáncer de seno" (BRC1 y BRC2), la terapia genética está actualmente recibiendo más atención. De todos modos se encuentra en sus fases iniciales y todavía son necesarias muchas más investigaciones.

❑ La biopsias menos invasivas son aquellas que se hacen mediante aspiración con una aguja fina (se quitan células del bulto en el seno) y las biopsias estereotácticas del núcleo, en las que con la ayuda de una aguja más grande guiada por una computadora se eliminan tejidos sospechosos vistos en la mamografía.

❑ La combinación de un MRI con una extirpación y extracción automática del tejido (ATEC por sus siglas en inglés) permite hacer biopsias no quirúrgicas a muchas mujeres, especialmente aquellas cuyos tejidos son más densos y tienden a enmascarar los crecimientos sospechosos en las mamografías. Básicamente, se trata de una biopsia asistida por aspiración, y allí donde el bulto sospechoso tiene unos 2 cm de diámetro (unos $^{3}/_{4}$ de pulgada) se puede extirpar completamente. Una vez sacada la aguja, basta con una curita para cubrir la zona de entrada.

❑ Un nuevo estudio concluye que las mujeres postmenopáusicas que toman en exceso tienen más probabilidades de sufrir cáncer de seno. Las que toman con moderación tienen mucho menor riesgo (12 por ciento) de contraer la enfermedad. El estudio de la Universidad de Lund, en Suecia, concluyó que el límite son 1,5 vasos de vino al día. Las bebedoras moderadas, en promedio, bebían menos que eso.

❑ Aún cuando el tratamiento tenga éxito inicialmente, el cáncer de seno puede volver (la media es de uno cada tres casos). Pero los avances en las medicinas, tratamientos y técnicas de diagnóstico han mejorado las perspectivas de vida para muchas mujeres, y según la ACS son responsables del descenso en las tasas de mortalidad por esta enfermedad.

❑ Para conocer las agencias y entidades que ofrecen información y servicios sobre el cáncer de seno, *ver* Organizaciones Médicas y de la Salud, en el Apéndice.

CANDIDIASIS

Candida albicans es un hongo unicelular que vive en los intestinos y el tracto genital. Si está presente en cantidades desproporcionadas, produce la infección llamada candidiasis. La vaginitis, la quemadura de los pañales y algunas infecciones bucales, como el thrush, son manifestaciones del cándida.

Debido a que la candidiasis puede afectar a diversas partes del organismo — las más frecuentes son la boca, los oídos, la nariz, las uñas, el tracto gastrointestinal y la vagina — sus síntomas son muchos y muy variados. Entre ellos están estreñimiento, diarrea, colitis, dolor abdominal, dolores de cabeza, mal aliento, prurito rectal, impotencia, pérdida de memoria, cambios anímicos, prostatitis, aftas, acidez estomacal recurrente, dolores en músculos y articulaciones, dolor de garganta, congestión, tos persistente, adormecimiento de la cara o las extremidades, sensación de hormigueo, acné, sudor nocturno, prurito severo, obstrucción de los senos paranasales, PMS, ardor en la lengua, placas blancas en la lengua y en la boca, fatiga extrema, vaginitis, infección en los riñones y la vejiga, artritis, depresión, hiperactividad, hipotiroidismo, problemas adrenales e, incluso, diabetes. Los síntomas suelen empeorar cuando la persona está en un lugar húmedo y mohoso, y después de consumir alimentos con azúcar y/o levadura. Debido a que sus síntomas son tan abundantes y variados, esta enfermedad se suele diagnosticar mal.

Cuando el hongo infecta la cavidad bucal, se denomina thrush. El thrush se caracteriza por la formación de úlceras blancas en la lengua, las encías y el interior de las mejillas. En los bebés, las placas blancas del thrush oral parecen restos de leche. El thrush oral se puede transmitir a los pezones de la madre a través del amamantamiento. Esto puede conducir a una situación en que la madre infecta al bebé y el bebé infecta a la madre continuamente. El thrush, que también puede afectar a los glúteos del bebé, se confunde a veces con diaper rash (pañalitis). La infección por cándida también puede manifestarse en el pie de atleta o en el jock itch. *Candidiasis sistémica* es la proliferación de cándida en todo el cuerpo. En los casos más graves, la cándida viaja por el torrente sanguíneo e invade todos los órganos del cuerpo hasta que produce un tipo de envenenamiento sanguíneo llamado *septicemia por cándida*. Esta enfermedad casi siempre se presenta en etapas avanzadas de enfermedades graves, como AIDS o cáncer.

La candidiasis afecta tanto a los hombres como a las mujeres; sin embargo, pocas veces se transmite por vía sexual. Es sumamente frecuente en los bebés (una madre que tenga la infección se la puede pasar a su hijo recién nacido) y en las personas cuyo sistema inmunológico está débil. Cuando prolifera, este hongo libera toxinas que debilitan aún más el sistema inmunológico. Otros factores que aumentan la probabilidad de contraer una infección por hongos son el embarazo y el uso de medicamentos corticosteroides.

A menudo, la gente que tiene infecciones por cándida suele presentar también alergias alimentarias. Como resultado de la combinación de una o más alergias a los alimentos y *Candida albicans* se puede desarrollar thrush oral, pie de atleta, ringworm (tiña u hongos), jock itch, hongos en las uñas de las manos o de los pies e, incluso, pañalitis (quemadura del pañal). Los síntomas de algunas alergias alimentarias y los de la intolerancia a ciertas sustancias del medio ambiente se parecen mucho a los síntomas de la candidiasis. Para complicar aún más la situación, algunas personas que sufren de cándida también desarrollan intolerancia a determinadas sustancias ambientales. Muchas no toleran el contacto con el caucho, los productos derivados del petróleo, el tabaco, los gases de escape y los olores de muchos químicos.

Las levaduras, entre ellas la cándida, se nutren de azúcar. Si el equilibrio ácido/base del cuerpo se rompe por cualquier razón, las bacterias amigas (como los *lactobacilli*) encargadas de metabolizar los azúcares no pueden realizar su trabajo correctamente y aparece el riesgo que el *cándida albicans* se reproduzca.

Algunas mujeres notan más vaginitis durante el embarazo o cuando usan anticonceptivos. Esto se debe, probablemente, al aumento de azúcar (glicógeno) en la vagina por los cambios hormonales. Otra causa común es el uso de antibióticos, que matan tanto las bacterias malas como las buenas.

Cualquier cosa que deprima el sistema inmunológico, como el HIV y el SIDA, puede dar lugar también a este tipo de infecciones. De hecho, se dice que la candidiasis raramente se da en personas con una buena dieta baja en azúcares y levaduras. El debate perdura sobre si la candidiasis existe en el cuerpo como causa o como resultado de trastornos inmunológicos.

A menos que se indique otra cosa, las dosis que se recomiendan a continuación son para personas adultas. La dosis para los jóvenes de doce a diecisiete años debe equivaler a tres cuartas partes de la cantidad recomendada; la de los niños de seis a doce años, a la mitad, y la de los menores de seis años, a la cuarta parte.

NUTRIENTES

SUPLEMENTOS	DOSIS SUGERIDAS	COMENTARIOS
Muy importantes		
Acidophilus (Kyo-Dophilus de Wakunaga)	Según indicaciones de la etiqueta. Tomar con el estómago vacío.	Combaten la infección por cándida. Utilizar una fórmula no láctea.
o		
Bio-Bifidus de American Biologics	Según indicaciones de la etiqueta.	
o		
Eugalan Forte de Bio Nutritional	Según indicaciones de la etiqueta.	

Caprylic acid (Caprystatin de Ecological Formulas, Capralin de Synergy Plus)	Según indicaciones de la etiqueta.	Agente antifúngico que destruye la candida.
Dioxychlor de American Biologics	5 gotas en agua 2 veces al día.	Producto estabilizado de oxígeno que destruye los hongos y conserva las bacterias "buenas".
Essential fatty acids (black currant seed oil y flaxseed oil son buenas fuentes)	Según indicaciones de la etiqueta.	Importantes para curar las células y para evitar que los hongos las destruyan.
Garlic (Kyolic de Wakunaga)	2 cápsulas 3 veces al día. Para la vaginitis por cándida utilizar Kyolic vaginal suppositories, según indicaciones de la etiqueta.	Inhibe la actividad del microorganismo infeccioso.
Quercetin	500 mg 2 veces al día, 30 minutos antes de las comidas.	Acelera la curación y disminuye la inflamación y los efectos de las alergias alimentarias.
más bromelain	100 mg 2 veces al día, 30 minutos antes de las comidas.	Mejora la absorción del quercetin.
o Activated Quercetin de Source Naturals	Según indicaciones de la etiqueta.	Contiene quercetin, bromelaína y vitamina C, los cuales aumentan la absorción.
Vitamin B complex	100 mg 3 veces al día.	Las vitaminas B son necesarias para todas las funciones corporales, para la resistencia a las infecciones y para todos los sistemas enzimáticos. El complejo B es importante para el funcionamiento del cerebro. Utilizar una fórmula sin levadura. Se puede administrar en inyección (con supervisión médica).
más extra biotin	50 mcg 3 veces al día.	Necesario para la salud de la piel.
más vitamin B_{12}	2.000 mcg 3 veces al día.	Importante para la digestión. Necesario para el metabolismo de los carbohidratos, las grasas y las proteínas. Utilizar lozenges o administrar en forma sublingual.
Importante		
Calcium	1.500 mg al día.	Las personas que tienen este trastorno suelen presentar deficiencia de calcio. Utilizar calcium citrate.
y magnesium	750–1.000 mg al día.	Debe tomarse de manera equilibrada con el calcio.
y vitamina D_3	400 UI al día.	Aumenta la absorción del calcio.
Provechosos		
Coenzyme A de Coenzyme-A Technologies	Según indicaciones de la etiqueta.	Elimina las toxinas del cuerpo.
y Coenzyme Q_{10}	100 mg al día.	Mejora la oxigenación de los tejidos.
Colloidal silver	Según indicaciones de la etiqueta.	Puede ayudar en la curación.
Free-form amino acid complex	Según indicaciones de la etiqueta. Tomar entre comidas con el estómago vacío.	Reconstruye el tejido que ha sufrido daño. Para mejor absorción, tomar en forma sublingual.
Glutathione	500 mg 2 veces al día.	Necesario para el funcionamiento del cerebro. La cándida altera la función cerebral.
Grapefruit seed extract	Según indicaciones de la etiqueta. Diluir siempre antes de utilizar.	Elimina del organismo los microorganismos potencialmente nocivos.
L-Cysteine	500 mg 2 veces al día con el estómago vacío. Tomar con agua o jugo. No tomar con leche. Para mejor absorción, tomar con 50 mg de vitamina B_6 y 100 mg de vitamina C.	Poderoso antioxidante y destructor de los radicales libres. *Ver* AMINOÁCIDOS en la Primera Parte.
Multivitamin and mineral complex con		Todos los nutrientes son necesarios para el correcto funcionamiento inmunológico y para la reparación de todos los tejidos y del recubrimiento del intestino. Crean resistencia a las infecciones. Utilizar una fórmula que contenga cinc y hierro, pero que no contenga levadura.
vitamina A	25.000 UI al día. Si está embarazada, no debe tomar más de 10.000 UI al día.	
y mixed carotenoids	15.000 UI al día.	
y selenium	200 mcg al día. Si está embarazada, no debe tomar más de 40 mcg al día.	
New Life Colostrum de Symbiotics	Según indicaciones de la etiqueta.	Poderoso potenciador de la respuesta inmune.
Orithrush de Ecological Formulas	Utilizar como ducha o enjuague bucal.	Destruye la cándida.
Vitamin C con bioflavonoids	1.000 mg 3 veces al día.	Aumenta la inmunidad y protege a los tejidos del daño ocasionado por las toxinas que libera la cándida. Utilizar una variedad esterified.
Vitamin K	Según indicaciones de la etiqueta.	Para restablecer el equilibrio de la vitamina K (molestia por el uso de antibióticos o sobrecrecimiento del candida) "malo".

Hierbas

- Hay datos que indican que el jugo de áloe vera estimula la capacidad de los glóbulos blancos para matar las células levaduriformes.
- Kolorex es un compuesto de hierbas patentado de Forest Herbs Research que contiene extractos de aniseed y una hierba común en Nueva Zelandia llamada horopito (*Pseudowintera coloratta*). El horopito contiene un agente fungicida muy fuerte llamado polygodial. Los experimentos de laboratorio muestran que Kolorex es eficaz para controlar el *Candida albicans*.

❑ El extracto de hoja de olivo con oeluropein es un potente curador de infecciones microbiales.

❑ El pau d'arco (conocido también como lapacho o taheebo) contiene un agente antibacteriano y antifúngico, a pesar de que es alcaloide y a un pequeño porcentaje de gente no le conviene utilizarlo. Si a usted no le hace bien el té de pau d'arco, tome té de clove. Conviene alternar entre los dos porque el té de clove tiene algunas ventajas sobre el de pau d'arco, y viceversa. Para hacer té de pau d'arco, hierva durante cinco minutos dos cucharadas de hierba en un quart de agua destilada. Déjelo enfriar y guárdelo en el refrigerador, sin deshacerse de las hojas. Si quiere, cuélelo antes de beberlo. Tome diariamente entre tres y seis tazas.

❑ Una buena alternativa cuando el pau d'arco deja de hacer efecto es tomar té de maitake. Mientras que el pau d'arco se tiene que hervir, el maitake se prepara como cualquier té. Rotar los programas de tratamiento es muy beneficioso porque, a causa de mutaciones genéticas, hay cepas de cándida muy resistentes que, además, se desarrollan a grandes velocidades.

❑ El aceite de wild orégano es un poderoso antiséptico, capaz de matar a muchos tipos de hongos.

Recomendaciones

❑ Consuma vegetales, pescado y granos libres de gluten, como arroz integral y mijo.

❑ Consuma yogur natural y fíjese que contenga cultivos de bacilos vivos. Para la candidiasis vaginal, aplíquese yogur sin procesar y sin edulcorantes directamente en la vagina o combine un poco de este yogur con agua y riéguese la zona vaginal con la mezcla dos veces al día o hasta que vea una mejora. También puede abrir dos cápsulas de acidophilus y añadir el contenido a la mezcla. Esto ayuda a inhibir el desarrollo del hongo.

❑ Para ayudar a restaurar el equilibrio normal de la flora del intestino y la vagina, tome suplementos de acidophilus o de bifidus.

❑ Todos los días consuma alguna clase de fibra. El oat bran y el flax seed son una buena fuente de fibra.

❑ Beba solamente agua destilada.

❑ Excluya de su dieta las frutas, el azúcar y las levaduras. Como la cándida prospera en medios dulces, su dieta debe ser baja en carbohidratos y no debe incluir productos con levadura ni con azúcar de ninguna clase.

❑ Evite el queso maduro, el alcohol, los productos horneados, el chocolate, las frutas secas, los alimentos fermentados, todos los granos que contengan gluten (wheat, oats, rye y barley), el jamón, la miel, las mantequillas de nuez, los pickles, la papa, los champiñones crudos, la salsa de soya, los brotes y el vinagre.

❑ Elimine de su dieta durante un mes las frutas cítricas y ácidas, como naranja, toronja, limón, tomate, piña y lima. Luego introduzca en su dieta unas pocas frutas de esta clase dos veces por semana. Aunque se suele creer que estas frutas son ácidas, en realidad aumentan la alcalinidad del organismo y la cándida prospera en ese medio.

❑ Para reemplazar las bacterias intestinales "amigables", una vez al mes hágase un enema de retención de *L. bifidus*. *Ver* ENEMAS en la Tercera Parte.

❑ Tome únicamente suplementos hipoalergénicos.

❑ Para evitar una nueva infección, cambie su cepillo de dientes cada treinta días. Ésta es una buena medida para prevenir las infecciones bucales por hongos y bacterias.

❑ Utilice ropa interior de algodón blanco. Las fibras sintéticas hacen que aumente la perspiración, lo cual crea un ambiente favorable para la cándida, y atrapan las bacterias, lo que puede provocar una infección secundaria. Cámbiese la ropa interior todos los días.

❑ No utilice corticosteroides ni anticonceptivos orales mientras su problema de candidiasis no haya mejorado. Los anticonceptivos orales pueden alterar el equilibrio de los microorganismos del organismo, y esto puede conducir a la proliferación de *Candida albicans*.

❑ Evite los productos químicos para la limpieza del hogar, el agua tratada con cloro, las mothballs (bolas de naftalina), los textiles sintéticos y los lugares húmedos y mohosos, como los sótanos.

❑ Si usted presenta infecciones crónicas por cándida, consulte con su médico. Esas infecciones podrían ser señal de alguna enfermedad que le proporciona a la cándida un medio favorable para su desarrollo, como diabetes o alteración del sistema inmunológico.

Aspectos para tener en cuenta

❑ Todas las personas que toman antibióticos o que siguen tratamientos de quimioterapia durante largos períodos corren un riesgo alto de presentar candidiasis severa. Tomar antibióticos también puede conducir a la deficiencia de vitamina K, la cual es fabricada por las bacterias "buenas" del intestino. El equilibrio de la vitamina K se puede restablecer consumiendo gran cantidad de vegetales hojosos, alfalfa, fresas, granos enteros y yogur.

❑ Cuando un bebé lactante adquiere thrush oral o su madre thrush en los pezones, ambos deben seguir un tratamiento para erradicar la infección. Esto es necesario aunque parezca que sólo uno de ellos ha contraído la infección.

❑ Como no existe una prueba sencilla y definitiva para determinar la presencia de la cándida, es difícil saber si ese microorganismo es el causante de la pañalitis del bebé.

❑ Es recomendable que cualquier persona con síntomas de infección por cándida se haga una prueba de alergias (*ver* ALERGIAS en la Segunda Parte).

❑ El tratamiento médico para la candidiasis vulvovaginal puede requerir medicamentos fungicidas, como crema de butoconazole, tabletas vaginales de clotrimazole, supositorios o crema de miconazole, tabletas vaginales de nystatin, crema o ungüento de tioconazole o tabletas orales de fluconazole. La mayoría de estos productos se pueden encontrar actualmente sin prescripción médica, pero recomendamos que sólo las mujeres a las que se les han diagnosticado candidiasis hagan uso de ellos. Infortunadamente, utilizar esos productos, en especial si se usan con mucha frecuencia, puede llevar al desarrollo de cepas levaduriformes más resistentes a los medicamentos. En esos casos se requieren dosis más altas, lo que a su vez debilita todavía más el sistema inmunológico. Muchos médicos ya no utilizan nystatin ni antibióticos porque debilitan el sistema inmunológico y pueden deteriorar algunos órganos. Otros médicos solamente los recetan para tratamientos cortos. Si usted se automedica con estos productos y los síntomas perduran o recurren en dos meses, es aconsejable que vea a un médico.

❑ El colloidal silver es un antiséptico natural de amplio espectro que combate la infección, controla la inflamación y promueve la curación. Es un líquido dorado transparente que se compone en un 99.9 por ciento de partículas de plata pura de aproximadamente 0.001 a 0.01 micras (1/1.000.000 a 1/100.000 milímetros) de diámetro que están suspendidas en agua pura. El colloidal silver se puede administrar por vía oral o intravenosa, o se puede aplicar tópicamente.

❑ Altos niveles de mercurio en el organismo pueden promover la candidiasis. Las sales de mercurio inhiben el desarrollo de las bacterias "amigables" que son necesarias para el intestino. Una medida conveniente es hacerse un análisis del cabello para conocer el nivel de los metales tóxicos del organismo (*ver* ANÁLISIS DEL CABELLO en la Tercera Parte).

❑ Tanto la infección sistémica por hongos (candidiasis) como el SIDA producen síntomas de inmunosupresión. Como los síntomas son parecidos, los errores de diagnóstico son frecuentes. Las infecciones severas por hongos son comunes en los pacientes de AIDS.

❑ Para los casos leves es beneficioso el producto Candida Forte, de Nature's Plus.

❑ La candidiasis puede tener relación con la hipoglicemia (*ver* HIPOGLICEMIA en la Segunda Parte).

❑ *Ver también* INFECCIONES POR HONGOS en la Segunda Parte.

CANKER SORES

Canker sores, o aftas, son pequeñas inflamaciones que pueden transformarse en úlceras. Aparecen en la lengua, los labios, las encías o el interior de las mejillas. Las aftas empiezan como unas manchas ulceradas. Después, la úlcera se cubre de una mezcla coagulada y amarillenta de fluidos, bacterias y glóbulos blancos sanguíneos. Una sensación de ardor y hormigueo suele preceder al desarrollo del afta. Estas úlceras son diferentes de las ampollas causadas por la fiebre. El virus tipo 1 del herpes simple es la causa de las ampollas, aunque se confunde con frecuencia con las aftas, cuando éstas son más una inflamación que una infección.

Las aftas pueden ser tan pequeñas como la cabeza de un alfiler o tan grandes como un quarter. Aparecen súbitamente y casi siempre desaparecen de la misma manera. Suelen durar entre cuatro y veinte días. Mientras que algunos expertos consideran que estas dolorosas úlceras de las mucosas bucales son contagiosas, otros opinan lo contrario. Las aftas se presentan con más frecuencia en las mujeres. Entre los diversos factores que pueden desencadenarlas están mala higiene dental, irritación ocasionada por tratamientos odontológicos, alergias alimentarias, deficiencias nutricionales, desequilibrios hormonales, infecciones virales, enfermedad inmunológica (como el SIDA), trauma (como el que ocasiona morderse la parte interna de la mejilla o utilizar un cepillo dental de cerdas duras), estrés y/o fatiga. Las aftas también pueden ser producidas por una reacción inmunológica anormal a las bacterias normales de la boca, y de vez en cuando se relacionan con la enfermedad de Crohn, que afecta al intestino. En algunas personas se ha encontrado una relación entre las aftas y deficiencias de hierro, lisina, vitamina B_{12} y ácido fólico.

A menos que se indique otra cosa, las dosis que se recomiendan a continuación son para personas adultas. La dosis para los jóvenes de doce a diecisiete años debe equivaler a tres cuartas partes de la cantidad recomendada; la de los niños de seis a doce años, a la mitad y la de los menores de seis años, a la cuarta parte.

NUTRIENTES

SUPLEMENTOS	DOSIS SUGERIDAS	COMENTARIOS
Muy importantes		
Acidophilus (Probiata de Wakunaga)	Según indicaciones de la etiqueta. Tomar con el estómago vacío.	Ayuda a mantener el equilibrio saludable de la flora intestinal (bacterias "amigables"). Utilizar una variedad high-potency en polvo.
L-Lysine	500 mg 3 veces al día con el estómago vacío. Tomar con agua o jugo. No tomar con leche. Para mejor absorción, tomar con 50 mg de vitamina B_6 y 100 mg de vitamina C.	Su deficiencia puede ocasionar úlceras en la boca y alrededor de ella. *Ver* AMINOÁCIDOS en la Primera Parte. *Advertencia:* No debe tomar lisina durante más de seis meses seguidos.
Vitamin B complex	50 mg 3 veces al día.	Las vitaminas B son fundamentales para la función inmunológica y la curación.
más extra vitamin B_3 (niacin)	50–100 mg 3 veces al día. No sobrepasar esta dosis.	Su deficiencia se ha asociado con úlceras en la boca. *Advertencia:* Si tiene algún trastorno hepático, gota o presión arterial alta, no debe tomar niacina.
y pantothenic acid (vitamin B_5)	50–100 mg 3 veces al día.	Vitamina antiestrés necesaria para la función adrenal.

y vitamin B_{12} y folic acid	1.000–2.000 mcg al día con el estómago vacío. 400 mcg al día.	Utilizar lozenges o administrar en forma sublingual. Utilizar lozenges o administrar en forma sublingual.
Vitamin C con bioflavonoids	3.000–8.000 mg al día divididos en varias tomas.	Combaten la infección y estimulan el sistema inmunológico. Utilizar una variedad buffered.
Importante		
Zinc lozenges	Tomar 1 lozenge de 15 mg cada 3 horas durante la vigilia, por 2 días. No tomar más de 100 mg al día.	Mejoran la función inmunológica y ayudan a la curación.
Provechosos		
Garlic (Kyolic de Wakunaga)	3 cápsulas 3 veces al día.	Antibiótico y estimulante natural del sistema inmunológico.
Hierro	Según lo prescrito por su médico.	Puede ser útil si las aftas están relacionadas con la deficiencia de hierro. *Advertencia:* No tome un suplemento de hierro a menos que su médico considera que tiene una deficiencia de hierro.
Multivitamin y mineral complex	Según indicaciones de la etiqueta.	El equilibrio mineral siempre es importante.
Vitamina A con mixed caratenoids	50.000 UI al día por 10 días. Luego reducir la dosis hasta 25.000 UI al día. Si está embarazada, no debe tomar más de 10.000 UI al día. Aplicar también algunas gotas de aceite de vitamina A directamente en el área afectada.	Acelera la curación, en especial la de las membranas mucosas. Para facilitar la asimilación, utilizar en emulsión.

Hierbas

❑ La alfalfa, calendula, capsicum, comfrey, ajo y menta son beneficiosas para el tratamiento de estas úlceras.

Nota: No ingerir comfrey. Sólo para uso externo.

❑ Utilice burdock, goldenseal, té de pau d'arco y red clover para purificar el torrente sanguíneo y reducir la infección.

Advertencia: No tome goldenseal todos los días durante más de una semana seguida. Las mujeres embarazadas no deben utilizar esta hierba. Si usted ha tenido problemas cardiovasculares, diabetes o glaucoma sólo la debe utilizar con supervisión médica.

❑ Para acelerar la curación, aplíquese suavemente en la lesión extracto de goldenseal o aceite de tea tree dos veces al día y a la hora de acostarse. Para utilizarlos como enjuague bucal, agregue tres gotas a 4 onzas de agua. Antes de cepillarse los dientes, añada una o dos gotas a su dentífrico. Utilice extracto de goldenseal sin alcohol.

❑ El té de red raspberry contiene valiosos flavonoides y es muy provechoso en estos casos.

❑ Los enjuagues de rockrose, conocida también como sun rose, sirven para aliviar el dolor y curar las úlceras.

❑ El enjuague de whitewash es un buen antiséptico. Para alivio temporal se pude frotar un poco aceite de wintergreen sobre la herida.

Recomendaciones

❑ Consuma abundantes ensaladas con cebolla cruda. La cebolla contiene azufre y tiene propiedades curativas.

❑ Incluya en su dieta yogur y otros productos agrios, como kéfir, cottage cheese y buttermilk.

❑ Evite el azúcar, las frutas cítricas y los alimentos procesados y refinados.

❑ Durante dos semanas no coma pescado ni carne de ninguna clase. La proteína de origen animal aumenta la acidez del organismo, condición que retarda la curación.

❑ Evite el chicle o goma de mascar, los lozenges, los enjuagues bucales, el tabaco, el café, las frutas cítricas y cualquier otro alimento que le produzca aftas.

❑ Considere la posibilidad de tomar remedios homeopáticos como *Belladona, Echinacea* y *Borax;* estos agentes se usan con frecuencia para tratar las aftas.

❑ Si le salen aftas frecuentemente, compruebe si tiene alguna deficiencia nutricional.

❑ Para evitar que le salgan aftas, es importante conservar un balance mineral, ácido y alcalino adecuado en el organismo. (*Ver* Self-test de acidez y alcalinidad en DESEQUILIBRIO ÁCIDO/BASE en la Segunda Parte. Hágase un examen de cabello para determinar el nivel de los minerales. *Ver* ANÁLISIS DEL CABELLO en la Tercera Parte.)

❑ No tome suplementos de hierro, a menos que su médico se los ordene. Obtenga el hierro en fuentes alimentarias naturales.

❑ Si tiene alguna úlcera en la mucosa bucal que no le ha sanado, es importante que consulte con su odontólogo.

Aspectos para tener en cuenta

❑ El estrés y las alergias son probablemente las causas más frecuentes de úlceras abiertas en la boca.

❑ Algunos médicos recetan para las aftas enjuagues bucales con tetracycline, un antibiótico.

❑ Si usted nota que le salen aftas con frecuencia es posible que la culpa la tenga su pasta de dientes. Pruebe con dentífrico que no contenga el detergente lauryl sulfate, ya que este producto puede hacer que se seque la superficie mucosa de la boca, dejándola vulnerable al ataque de los alimentos ácidos. No use el mismo cepillo por más de un mes. Cuando comiencen a sanarse las úlceras en las encías, es mejor usa un cepillo muy suave.

- La droga Zilactin es un ungüento gelatinoso que se aplica directamente en la úlcera. Se adhiere al afta y alivia el malestar que producen los alimentos irritantes.
- *Ver también* COLD SORES en la Segunda Parte.

CARA, PROBLEMAS CUTÁNEOS EN LA

Ver ACNÉ, ARRUGAS EN LA PIEL, PIEL GRASOSA, PIEL SECA, PSORIASIS, ROSÁCEA.

CARIES DENTAL

La caries dental es, con el resfriado común, el problema de salud más frecuente en los seres humanos. No es un proceso natural, como mucha gente cree, sino una enfermedad bacteriana que puede pasar al torrente sanguíneo y causar otros problemas. Las bacterias de la boca se combinan con mucosidad y restos de alimentos y forman una masa viscosa llamada placa, que se adhiere a la superficie de los dientes. Las bacterias de la placa se nutren de azúcares sin digerir y producen un ácido que desgasta el calcio y el fosfato de la dentadura. Si los depósitos viscosos no se eliminan, poco a poco erosionan los dientes. Primero se erosiona el esmalte (la capa exterior) y después, la dentina (materia dura y blanca de la que están formados los dientes). Cuando la caries no se controla suele avanzar hacia la pulpa, que contiene el nervio central del diente. Cuando esto sucede, se presenta dolor de muela. Esta situación lleva fácilmente a infecciones y a la formación de abscesos.

La caries dental depende de tres factores: la presencia de bacterias, la disponibilidad de azúcares para la nutrición de las bacterias y la vulnerabilidad del esmalte dental. La mala nutrición y la higiene oral inadecuada son, quizás, los factores responsables de la mayoría de las caries dentales. Las personas más propensas a presentar caries son las que consumen grandes cantidades de carbohidratos refinados — especialmente alimentos pegajosos que se adhieren a la superficie de los dientes — y las que consumen snacks frecuentemente y no se lavan los dientes después. Otras personas muy propensas a la caries dental son las que, por razones que todavía no son claras, tienen demasiado ácida la saliva y/o niveles más altos de lo normal de bacterias en la boca.

La caries dental casi nunca produce síntomas mientras no está muy avanzada. Pero cuando se encuentra en una etapa avanzada, los dientes se vuelven sensibles al calor, al frío y al azúcar. En etapas posteriores se puede presentar dolor de muela.

A menos que se especifique otra cosa, las siguientes dosis se recomiendan para personas mayores de dieciocho años. La dosis para los jóvenes de doce a diecisiete años debe equivaler a tres cuartas partes de la cantidad recomendada. Para los niños de seis a doce años debe utilizarse la mitad de la dosis recomendada y para los menores de seis años, una cuarta parte.

NUTRIENTES

SUPLEMENTOS	DOSIS SUGERIDAS	COMENTARIOS
Importantes		
Acidophilus (Kyo-Dophilus de Wakunaga)	Según indicaciones de la etiqueta.	Importante cuando se toman antibióticos. Protege a las bacterias "amigables" del colon. Utilice una fórmula no láctea.
Calcium y magnesium	1.500 mg al día. 750 mg al día.	Necesario para tener dientes fuertes y sanos. Debe tomarse de manera equilibrada con el calcio.
Grape seed extract	Según indicaciones de la etiqueta.	Poderoso antioxidante y antiinflamatorio.
L-Tyrosine	Según indicaciones de la etiqueta, con el estómago vacío. Tomar con agua o jugo. No tomar con leche. Para mejor absorción, tomar con 50 mg de vitamina B_6 y 500 mg de vitamina C.	Alivia el dolor y la ansiedad. *Ver* AMINOÁCIDOS en la Primera Parte. *Advertencia:* Si está tomando algún inhibidor MAO para la depresión, no debe utilizar este suplemento.
Vitamin A con mixed caratenoids, incluyendo beta-carotene	10.000 UI al día.	Importante para la curación y la estructura de la dentadura.
Vitamin B complex	Según indicaciones de la etiqueta.	Ayuda a mantener la salud de los nervios y las encías. Es más eficaz en forma sublingual.
Vitamin C con bioflavonoids	3.000 mg al día, divididos en varias tomas.	Protege contra la infección y la inflamación. *No se debe* utilizar una variedad masticable, ya que puede erosionar el esmalte de los dientes.
Vitamin D_3	400 mg al día.	Necesario para la absorción del calcio y la curación del tejido de las encías.
Vitamin E	200 UI al día.	Promueve la curación.
Vitamin K	Según indicaciones de la etiqueta.	Puede ayudar a prevenir la caries dental.
Provechosos		
Coenzyme Q_{10}	Según indicaciones de la etiqueta.	Proporciona la energía necesaria para el crecimiento de las encías y la curación de las células de tejido de las encías.
más Coenzyme A de Coenzyme-A Technologies	Según indicaciones de la etiqueta.	Trabaja eficazmente con la coenzima Q_{10} para apoyar el sistema inmunológico de la destoxicación de muchas sustancias peligrosas.

Multivitamin y mineral complex	Según indicaciones de la etiqueta.	Todos los nutrientes son necesarios de manera equilibrada.
S-Adenosyl-methionine (SAM Rx-Mood from Nature's Plus)	400 mg dos veces al día.	Deficiencia resulta en una incapacidad para mantener el cartílago. Ayuda para reducir el dolor y la inflamación. *Advertencia:* Si sufre de trastorno maníaco-depresivo o si toma antidepresivos recetados, no debe tomar este suplemento.
Shark cartilage	Comience con 1 gramo por cada 15 libras de peso corporal al día, divididos en 3 tomas. Cuando se logra el alivio, reducir la dosis de 1 gramo por cada 40 libras de peso corporal al día.	Trata el dolor y la inflamación. Ayuda en la reparación de las articulaciones y los huesos.
Zinc	30 mg al día. No tomar más de 100 mg al día de todos los suplementos.	Estimula la función inmunológica. Para mejor absorción, utilizar lozenges de zinc gluconate u OptiZinc.

Hierbas

❑ Caléndula, chamomile, peppermint y yarrow son antiinflamatorios naturales.

❑ El aceite de clove es útil para el dolor de muela. Aplíquese una o dos gotas en la pieza dental afectada con la ayuda de una motica de algodón. Si le parece que el aceite de clove es demasiado fuerte, dilúyalo con aceite de oliva.

❑ El extracto de goldenseal sin alcohol es provechoso como enjuague bucal antibacteriano. Si hay inflamación, ponga unas pocas gotas de extracto de goldenseal en una motica de algodón estéril y colóquesela en el área afectada al momento de irse a dormir. Déjesela toda la noche. Haga esto tres noches seguidas para destruir las bacterias y reducir la inflamación.

❑ Kava kava, St. John's wort, white willow bark y wintergreen tienen propiedades analgésicas. White willow bark también tiene propiedades antiinflamatorias.

❑ Sage es buena por sus propiedades antiinflamatorias. Hierva dos cucharadas de hojas de esta hierba secas en una taza de agua. Deje remojar durante veinte minutos y luego cuele la mezcla. Deje enfriar hasta una temperatura deseable; enjuáguese la boca con la mezcla varias veces al día.

❑ El thyme (tomillo) es un antiséptico natural que reduce los niveles de bacterias en la boca.

Recomendaciones

❑ Consuma frutas y vegetales crudos en abundancia, pues contienen minerales que impiden que la saliva se vuelva demasiado ácida.

❑ Evite las bebidas carbonatadas porque son ricas en fosfatos, que promueven la pérdida de calcio del esmalte dental.

❑ Evite los azúcares refinados.

❑ No fume.

❑ Adquiera buenos hábitos de higiene oral. Cepíllese los dientes después de comer y utilice dental floss diariamente. Ésta es la única manera de eliminar la placa causante de las caries. En el comercio se consiguen enjuagues bucales que facilitan la eliminación de la placa con el cepillado y el uso del dental floss. No se cepille los dientes durante demasiado tiempo ni demasiadas veces, como mucho dos o tres veces al día, ya que ello puede hacer que las encías retrocedan y queden expuestas las raíces de los dientes, mucho más propensas a la caries que el resto de la pieza. Use cepillos blandos y cámbielos cada mes.

❑ No utilice suplementos masticables de vitamina C porque pueden erosionar el esmalte dental. En cambio, los que venden en tableta o en polvo no tienen ese problema.

❑ Para calmar el dolor de muela o los abscesos hasta que vaya a su odontólogo, enjuagándose el área afectada con agua caliente salada (agregue media cucharadita de sal a 8 onzas de agua templada).

Aspectos para tener en cuenta

❑ Stim U-Dent es un producto que se encuentra en las farmacias y es beneficioso para proteger las encías masajeadas y limpias. También ayuda a eliminar la placa. Antes de usarlo, y para prevenir los daños a sus encías, remójelo en agua o aguántelo en la boca hasta que se ablande. Frótese bien entre todos sus dientes.

❑ Conviene hacerse chequear por el odontólogo por lo menos una vez al año.

❑ Los científicos están investigando el efecto de añadir extracto de cranberry a los dentífricos y enjuagues. Los datos obtenidos por la Universidad de Tel Aviv, en Israel, sugieren que las cranberries tienen una sustancia que puede reducir la formación de placa.

❑ Investigadores británicos creen que han descubierto una vacuna que previene la caries al eliminar las bacterias de la boca. La División Científica de la American Dental Association (ADA) es optimista sobre sus avances y observa con optimismo sus avances.

❑ En la actualidad, la única manera que se conoce de detener la caries dental cuando ya ha empezado es eliminar el área cariada y rellenarla con un empaste o calza dental. Para hacer estos empastes se utilizan muchos materiales; sin embargo, el más común es la amalgama de "plata". Las amalgamas varían, pero prácticamente todas contienen 50 por ciento de mercurio, un metal tóxico. Hay también opciones no tóxicas para los empastes dentales, entre ellas materiales a base de oro y de materiales cerámicos llamados composites. Antes de iniciar el tratamiento, expóngale a su dentista sus inquietudes sobre los materiales que piensa utilizar.

❑ En otra época se creía que las manipulaciones y los tratamientos de los dientes creaban un riesgo de endocarditis, una infección del corazón, para algunas personas. La American Heart Association todavía cree que existe ese riesgo cuando se procede a la limpieza de dientes u otros trabajos dentales, a pesar de que no hay pruebas concluyentes. La endocarditis raramente se produce en gente con corazones normales. Si embargo, si usted tiene ciertos problemas de salud anteriores, puede que el riesgo de que las bacterias entren en su sangre es mayor. Algunos de las factores que lo hacen más vulnerable son, por ejemplo, el tener una válvula cardíaca artificial (prótesis), haber tenido endocarditis anteriormente, válvulas cardíacas dañadas (lesionadas) por fiebre reumática, defectos congénitos del corazón o de las válvulas, cardiomiopatía hipertrófica (corazón agrandado). Algunos defectos cardíacos congénitos, como el defecto de septo ventricular, el defecto de septo auricular y la patent ductus arteriosus pueden repararse mediante cirugía. Si se consigue, el paciente ya no tiene un mayor riesgo de sufrir endocarditis debido a la manipulación dental.

❑ El fluoride aumenta la resistencia contra la caries y se añade a muchos dentífricos y sistemas de abastecimiento de agua públicos, como se vio en AGUA, en la Primera Parte. Muchos odontólogos recomiendan hacerse rutinariamente tratamientos con fluoride para prevenir las caries, especialmente en los niños. A pesar de que el fluoride es una sustancia derivada del flúor, un químico mortífero, se cree que no es peligroso en pequeñas cantidades, como las que se usan en el agua y en los dentífricos. Sin embargo, todavía hay dudas sobre los posibles efectos cancerígenos del fluoride. Si a usted le preocupa esta cuestión, probablemente considere esta sustancia en todas sus formas como contaminante. Estudios epidemiológicos con seres humanos y animales para analizar los efectos del fluoride no han arrojado resultados concluyentes en cuanto a su capacidad de producir cáncer, pero hay aspectos preocupantes que pueden hacer evitar usar productos o tratamientos con flúor, por ejemplo usando pasta de dientes natural y bebiendo agua natural (lo que siempre es buena idea, de todas formas).

❑ Siete de cada diez estadounidenses se someten a rayos-X para tratamientos dentales cada años. Estos análisis pueden ser útiles, incluso salvar vidas, como métodos de diagnóstico. Pero a veces se ordenan cuando no son necesarios. Otras veces, no se toman las precauciones debidas y la gente queda expuesta mucho más de lo necesario. Nuestro consejo es evitar los rayos-X al máximo, especialmente cuando se hacen por razones no esenciales. Un rayo-x dental le puede exponer a unos 3 milirems de radiación, la mitad de lo que recibe naturalmente si viaja por avión de punta a punta del país.

❑ La tecnología abrasiva de aire elimina la caries mediante un chorro de polvo sin perforaciones ni vibraciones.

❑ La tecnología láser también es una alternativa al taladro dental convencional.

CASPA

La caspa es un problema muy común del cuero cabelludo que se presenta cuando las células muertas se desprenden y producen molestas escamas blancas. La causa más frecuente de la caspa es la grasa de la piel, no su sequedad, y se produce al sustituirse las células cutáneas viejas por otras nuevas. Algunas personas tienden a generar y a desechar esas células más rápido que otras. Las investigaciones recientes indican que los casos más serios de caspa con descamación, normalmente relacionados con la seborrea (un tipo de dermatitis), son consecuencia del desarrollo del organismo *Pityrosporum ovale*, el cual vive naturalmente en la piel. Factores como los traumas, enfermedades, desequilibrios hormonales, consumo inadecuado de carbohidratos y consumo de azúcar pueden precipitar la aparición de la caspa. Otros factores que se han asociado con este trastorno son deficiencias de nutrientes, como vitaminas del complejo B, ácidos grasos esenciales y selenio. La caspa es normalmente peor durante el invierno. Se trata de un problema sobre todo irritante y estético, pero raramente se convierte en algo grave. No existe cura, aunque sí se puede minimizar.

Nutrientes

SUPLEMENTOS	DOSIS SUGERIDAS	COMENTARIOS
Muy importantes		
Essential fatty acids (flaxseed oil, primrose oil y salmon oil)	Según indicaciones de la etiqueta.	Ayudan a aliviar el prurito y la inflamación. Esenciales para la salud de la piel y del cuero cabelludo.
Kelp	1.000–1.500 mg al día.	Proporciona los minerales necesarios, en especial yodo, para promover el crecimiento del cabello y la curación del cuero cabelludo.
Selenium	200 mcg al día. Si está embarazada, no sobrepasar 40 mcg al día.	Este importante antioxidante ayuda a controlar la resequedad del cuero cabelludo.
Vitamin B complex	100 mg 2 veces al día con las comidas.	Las vitaminas B son necesarias para la salud de la piel y del cabello.
más extra vitamin B_6 (pyridoxine)	50 mg 2 veces al día.	Utilizar una fórmula high-stress. Se absorbe más eficazmente en forma sublingual.
y vitamin B_{12}	1.000–2.000 mcg al día.	
Vitamin E	200 UI al día.	Mejora la circulación. Usar en forma de d-alpha-tocopherol.

Zinc lozenges	Tomar 1 lozenge de 15 mg 5 veces al día, por 1 semana. No tomar más de 100 mg al día de todos los suplementos.	El metabolismo de la proteína depende del cinc. La piel está compuesta principalmente de proteína.
Importantes		
Free-form amino acid complex (Amino Balance de Anabol Naturals)	Según indicaciones de la etiqueta.	Necesario para la reparación de todos los tejidos y para el adecuado crecimiento del cabello. Utilizar una fórmula que contenga tanto los aminoácido esenciales como los no esenciales.
L-Cystine	500 mg al día con el estómago vacío. Tomar con agua o jugo. No tomar con leche. Para mejor absorción, tomar con 50 mg de vitamina B_6 y 100 mg de vitamina C.	Necesario para la flexibilidad de la piel y para la textura del cabello. *Ver* AMINOÁCIDOS en la Primera Parte.
Vitamin A	Hasta 20.000 UI al día. Si está embarazada, no debe tomar más de 10.000 UI al día.	Ayuda a prevenir la resequedad de la piel. Útil para curar los tejidos.
más mixed carotenoids	15.000 UI al día.	Antioxidantes y precursores de la vitamina A.
Vitamin C con bioflavonoids	3.000–6.000 mg al día divididos en varias tomas.	Estos importantes antioxidantes previenen el daño de los tejidos del cuero cabelludo y ayudan a la curación.
Provechosos		
Lecithin granules	1 cucharada 3 veces al día antes de las comidas.	Protegen el cuero cabelludo y fortalecen las membranas celulares del cuero cabelludo y el cabello.
o capsules	1.200 mg 3 veces al día antes de las comidas.	

Hierbas

- Es útil enjuagar el cabello con una infusión de chaparral o de thyme.
- El gel de áloe vera es un poderoso antiséptico y antiinflamatorio. Dos aplicaciones diarias del gel puro o de un champú que contenga áloe vera debería ayudar.
- Dandelion, goldenseal y red clover son hierbas provechosas para quienes sufren de caspa.

Advertencia: No se debe tomar goldenseal diariamente por más de una semana seguida, y no se debe utilizar durante el embarazo. Si usted ha tenido alguna enfermedad cardiovascular, diabetes o glaucoma sólo debe utilizar esta hierba con supervisión médica.

Recomendaciones

- Haga una dieta que consista entre el 50 y el 75 por ciento de alimentos crudos. Consuma productos agrios, como yogur.
- Evite los alimentos fritos, los productos lácteos, el azúcar, la harina, el chocolate, las nueces y los mariscos.
- *Ver* AYUNOS en la Tercera Parte y seguir el programa una vez por mes.
- Antes de lavarse el cabello, masajéese el cuero cabelludo con el jugo de medio limón mezclado con aproximadamente ocho cucharadas de pure organic peanut oil. Déjeselo entre cinco y diez minutos. Luego, lávese el cabello con champú.
- Después del champú no se enjuague el cabello con agua, sino con una mezcla de vinagre y agua. Utilice un cuarto de taza de vinagre por cada quart de agua.
- Si el médico le receta antibióticos, tome cantidades adicionales de vitaminas del complejo B. Tome, además, algún suplemento de acidophilus para reemplazar las bacterias "amigas" que son destruidas por los antibióticos.
- No se rasque el cuero cabelludo. Lávese el cabello con frecuencia y utilice un champú que no sea grasoso. Utilice para el cabello solamente productos naturales que no contengan químicos. No use jabones fuertes ni se aplique cremas o ungüentos grasosos. Masajéese el cuero cabelludo antes de lavarse el pelo.
- Evite el uso diario de champús con selenio, aunque ayuden a controlar la caspa.
- Si la caspa es un problema recurrente, si aparece en otras zonas de su cuerpo o los síntomas han empeorado, consulte con su médico.

Aspectos para tener en cuenta

- Algunas personas han encontrado que asolearse disminuye la caspa; otras, que agrava el problema.
- Es mejor no utilizar productos para la caspa que se consiguen sin prescripción médica. Suelen ser más dañinos que beneficiosos.
- El Nizoral A-D es un champú anticaspa antifúngico.
- Para combatir la caspa, los dermatólogos usualmente recetan lociones limpiadoras que contienen azufre y resorcinol, o un medicamento llamado Diprosone, de Schering-Plough.
- *Ver también* SEBORREA en la Segunda Parte.

CATARATAS

Ver problemas oculares.

CATARRO

Ver resfriado común.

CIÁTICA

Ver dolor de espalda.

CIRCULACIÓN, PROBLEMAS DE

Ver problemas circulatorios.

CIRROSIS DEL HÍGADO

La cirrosis del hígado es una enfermedad inflamatoria y degenerativa que produce endurecimiento y cicatrización de las células hepáticas. Como la cicatrización del tejido deteriora el funcionamiento del hígado, la sangre deja de circular normalmente a través de ese órgano.

La causa más frecuente de la cirrosis hepática es el consumo excesivo de alcohol. Las lesiones hepáticas derivadas del consumo de alcohol son las cuarta causa de muerte entre las personas de veinticinco a sesenta y cuatro años en las zonas urbanas de los Estados Unidos Una causa menos frecuente es la hepatitis viral C (HCV). Se calcula que en este país hay cuatro millones de personas con hepatitis C y el 85 por ciento acabará sufriendo una enfermedad hepática crónica, incluyendo la cirrosis. Se cree que la principal causa del aumento de infecciones de hepatitis C son las transfusiones de sangre hechas antes de que fuera normal hacer análisis de detección del virus. La mala nutrición y la inflamación crónica también pueden conducir al mal funcionamiento del hígado.

Algunos de los síntomas de la cirrosis del hígado en sus primeras etapas son estreñimiento o diarrea, fiebre, problemas estomacales, fatiga, debilidad, falta de apetito, pérdida de peso, prurito generalizado, aumento del tamaño del hígado, vómito, enrojecimiento de las palmas de las manos, inflamación de piernas y abdomen. Cuando la enfermedad ya está muy avanzada se puede presentar anemia, moratones por sangrado subcutáneo, ictericia y edema. Las personas con cirrosis alcohólica puede que no desarrollen ningún síntoma, o lo hagan muy lentamente. Unos 30.000 estadounidenses mueren cada año por esta enfermedad.

La cirrosis presenta numerosas complicaciones y, a medida que avanza, el hígado deja de funcionar. Esto provoca:

- Presión arterial alta en las venas que conectan el sistema digestivo con el hígado. Es lo que se denomina *hipertensión portal*. Un efecto posible es el adelgazamiento de las paredes sanguíneas y el aumento de riesgo de ruptura en el esófago y estómago.
- Acumulación de fluidos en el abdomen (se llama *ascitis*) o en las piernas y pies (*edema*). La ascitis grave dificulta la respiración ya que produce presión sobre el diafragma y puede causar envenenamiento.
- Lesiones renales, las cuales surgen cuando hay enfermedad hepática.
- Se puede generar encefalopatía, enfermedades del cerebro, porque las toxinas depuradas por el hígado no se eliminan y puede llegar hasta el cerebro, causando ansiedad, letargo, desorientación y coma.

Una vez que se manifiesta, la cirrosis normalmente es permanente, pero se puede ralentizar su avance con una abstinencia total de alcohol, cambiando a una dieta abundante en vegetales frescos y frutas, además de granos enteros y vigilando que cualquier medicamento que se consuma no sea dañino para el hígado. Algunas drogas y medicamentos son más peligrosas en combinación que tomadas individualmente. Asimismo, hay muchos suplementos y hierbas que pueden ser malos para el hígado. Hable con su médico o farmacéutico para informarse de las posibles contraindicaciones y efectos secundarios.

NUTRIENTES

SUPLEMENTOS	DOSIS SUGERIDAS	COMENTARIOS
Esenciales		
Liquid Kyolic con B_1 y B_{12} de Wakunaga	Según indicaciones de la etiqueta.	Un excelente desintoxicante del hígado.
Phosphatidyl choline más	Según indicaciones de la etiqueta.	Provechosos para el hígado grasoso.
choline e	Según indicaciones de la etiqueta.	
inositol		
Primrose oil	500 mg 2 veces al día con las comidas.	Previene el desequilibrio de los ácidos grasos, condición frecuente cuando hay cirrosis hepática.
o		
Total EFA de Health from the Sun	Según indicaciones de la etiqueta.	
Vitamin B complex	100 mg 3 veces al día.	Las vitaminas B son necesarias para la correcta digestión, para la absorción de los nutrientes y para la formación de glóbulos rojos. Utilizar una fórmula high potency. Puede ser necesario aplicar en inyección (con supervisión médica).
más extra vitamin B_{12}	1.000 mcg 2 veces al día.	Previene la anemia y protege los nervios contra el deterioro. Utilizar lozenges o administrar en forma sublingual.
y folic acid	200 mcg al día.	Corrige las deficiencias.
Muy importantes		
Bifido Factor de Natren	Según indicaciones de la etiqueta. Tomar con el estómago vacío.	Repara las células hepáticas y ayuda a la curación.
o		
Kyo-Dophilus de Wakunaga	2 o 3 cápsulas 3 veces al día.	Flora del intestino delgado cultivada por el hombre, principalmente para mejorar la asimilación de los nutrientes. Desintoxica el organismo de amoníaco.

Garlic (Kyolic de Wakunaga)	2 cápsulas 3 veces al día con las comidas.	Desintoxica el hígado y el torrente sanguíneo.
Inflazyme Forte de American Biologics	Según indicaciones de la etiqueta.	Estas enzimas potentes y equilibradas inhiben la inflamación.
L-Arginine más L-cysteine y L-methionine más L-carnitine más glutathione	500 mg al día de cada uno, con el estómago vacío. Tomar con agua o jugo. No tomar con leche. Para mejor absorción, tomar con 50 mg de vitamina B_6 y 100 mg de vitamina C.	Ayudan a desintoxicar el organismo de amoníaco, un subproducto de la digestión de la proteína que se puede acumular cuando el hígado no funciona correctamente. Ayuda a desintoxicar las toxinas nocivas. Ayuda a prevenir la acumulación de grasa en el hígado. Este poderoso antioxidante protege contra el cáncer de hígado.
Lecithin granules o capsules	1 cucharada 3 veces al día con las comidas. 2.400 mg 3 veces al día con las comidas.	Poderosos emulsificantes de la grasa.
Multienzyme complex con betaine e hydrochloric acid (HCl) más ox bile extract	Según indicaciones de la etiqueta. Tomar con cada comida. Según indicaciones de la etiqueta.	Necesarios para la digestión, a fin de reducir el estrés del hígado. Reemplaza las enzimas digestivas que la vesícula biliar normalmente produce.
New Life Colostrum de Symbiotics	Según indicaciones de la etiqueta.	Mejora la función del sistema inmunológico y protege el hígado.
Probiata de Wakunaga	Según indicaciones de la etiqueta.	Una fórmula acidófila (sin láctea, sin refrigeración) que actúa como desintoxicante.
Raw liver extract	Según indicaciones de la etiqueta.	Previene la anemia y ayuda a regenerar el hígado. *Ver* TERAPIA GLANDULAR en la Tercera Parte.
S-Adenosyl-methionine (SAMe)	Según indicaciones de la etiqueta.	Proporciona efectos antioxidantes que mejoran la salud del hígado. *Advertencia:* Si sufre de trastorno maníaco-depresivo o si toma antidepresivos recetados, no debe tomar este suplemento.
Taurine Plus de American Biologics	20 gotas 3 veces al día.	Es el antioxidante más importante para la salud y para reducir el estrés que le imponen al organismo los radicales libres. Administrar en forma sublingual.
Importantes		
Alfalfa		*Ver* Hierbas más adelante.
Calcium y magnesium	1.500 mg al día divididos en varias tomas, después de las comidas y a la hora de acostarse. 750 mg al día.	Promueven la curación de los tejidos. Beneficiosos para el sistema nervioso. Utilizar variedades chelate.
Dimethylglycine (DMG) (Aangamik DMG de FoodScience of Vermont)	Según indicaciones de la etiqueta.	Proporciona oxígeno para la curación.
Vitamin C con bioflavonoids	3.000–8.000 mg al día divididos en varias tomas.	Importante antioxidante. Utilizar una variedad buffered.
Provechosos		
Alpha-lipoic acid	400 mg al día.	Actúa como un potente antioxidante y equilibra los niveles de azúcar en la sangre.
Coenzyme Q_{10} más Coenzyme A de Coenzyme-A Technologies	100 mg al día. Según indicaciones de la etiqueta.	Promueve la oxigenación. Funciona con la coenzima Q_{10} y elimina sustancias tóxicas del cuerpo.
Free-form amino acid complex	Según indicaciones de la etiqueta.	Buena fuente de proteína que no estresa el hígado.
Grape seed extract o Pycnogenol	Según indicaciones de la etiqueta.	Podoroso antioxidante. El hígado ayuda a eliminar sustancias tóxicas del cuerpo.
Inositol hexaphosphate (IP_6) (Cell Forté con IP-6 and Inositol de Enzymatic Therapy)	Según indicaciones de la etiqueta.	Ayuda a reducir la acumulación de grasas en el hígado.
Selenium	200 mcg al día. Si está embarazada, no tomar más de 40 mcg al día.	Buen desintoxicante.
Vitamin A (Micellized Vitamin A emulsion de American Biologics) más vitamin D y vitamin E	Según indicaciones de la etiqueta. No tomar más de 10.000 UI al día. Según indicaciones de la etiqueta. Según indicaciones de la etiqueta.	Necesario para la curación. Para dosis altas, la emulsión facilita la asimilación y brinda mayor seguridad. *Advertencia:* No debe reemplazar la emulsión por vitamina A en píldora. Las píldoras le imponen más estrés al hígado. Corrige las deficiencias. Este poderoso antioxidante ayuda a la circulación. Use en forma de d-alpha-tocopherol.
Zinc	50 mg al día. No tomar más de 100 mg al día de todos los suplementos.	Necesario para el sistema inmunológico y la curación. Para mejor absorción, utilizar lozenges de zinc gluconate u OptiZinc.

Hierbas

❑ La alfalfa contribuye a la salud del tracto digestiv una buena fuente de vitamina K. Esta hierba ay venir el sangrado que suele ser consecuenc ciencia de vitamina K y que es com hepática. Se puede tomar en tableta o e

❑ tom

❑ El aloe vera sirve para purificar y curar el tracto digestivo. Tome un cuarto de taza de jugo de aloe vera todas las mañanas y todas las noches. Un buen producto es George's Aloe Vera Juice, de Warren Laboratories. Si desea, lo puede tomar con una taza de té de hierbas.

❑ La raíz de burdock, dandelion y red clover ayudan al hígado a restablecerse porque purifican el torrente sanguíneo.

❑ Estudios científicos han demostrado que el silymarin (extracto de milk thistle) repara y rejuvenece el hígado. Tome 200 miligramos de silymarin tres veces al día. Liv-R-Actin de Nature's Plus también es una buena fuente de milk thistle.

❑ Otras hierbas beneficiosas para las personas con cirrosis del hígado son barberry, black radish, burdock, celandine, echinacea, fennel, frine tree, goldenseal, hops, horsetail, Irish moss, red clover, rose hips, suma, thyme y wild Oregon grape.

Advertencia: No tome barberry, celandine, goldenseal o wild Oregon grape durante el embarazo. No tome goldenseal a diario por más de una semana cada vez y siempre bajo supervisión médica si tiene antecedentes de enfermedad cardiovascular, diabetes o glaucoma.

Recomendaciones

❑ Obtenga proteínas de fuentes vegetales, no de alimentos animales.

❑ Consuma una dieta en la que el 75 por ciento de los alimentos sean crudos. Si la cirrosis es severa consuma solo vegetales frescos y fruta, con sus jugos, durante dos semanas.

❑ Incluya en su dieta lo siguiente: almendras, brewer's yeast, granos, semillas, leche de cabra cruda y productos derivados de ella. Las nueces deben estar crudas y conservadas en paquetes herméticos.

❑ Aumente el consumo de alimentos ricos en potasio, como almendra, banano, blackstrap molasses, brewer's yeast, dulse, kelp, prunes, raisins, rice bran, wheat bran.

❑ Coma alimentos abundantes en vitamina K. Los enfermos de cirrosis normalmente tienen deficiencia de vitamina K. Los brotes de alfalfa y los vegetales verdes con muchas hojas suelen ser buenas fuentes de esta vitamina.

❑ Incluya en su dieta legumbres (kidney beans, arvejas o guisantes, granos de soya) y semillas. Estos alimentos contienen el aminoácido arginina, el cual ayuda a eliminar el amoníaco, uno de los residuos del proceso digestivo.

❑ Tome jugos de vegetales frescos (remolacha, zanahoria, extracto de dandelion) y otras "bebidas verdes".

Tome mucha agua, especialmente destilada al vapor o sorbos de agua de cebada a lo largo del día. (*Ver* LÍQUIDOS TERAPEÚTICOS en la Tercera Parte). Los suplementos se deben tomar siempre con un buen vaso de agua.

❑ Emplee sólo aceites vegetales prensados en frío como fuente de grasas. Use aceite sólo como condimento (ensaladas) no para cocinar.

❑ Limite el consumo de pescado — haddock, bluefish, salmón y sardinas — a un máximo de dos porciones por semana y cómalo bien hecho, nunca crudo ni poco hecho. Si el hígado está dañado no puede procesar la vitamina A que contienen estos alimentos. Evite el aceite de hígado de bacalao.

❑ Mantenga limpio el colon. Las toxinas que se acumulan en el hígado tienen que eliminarse por el colon y los riñones. (*Ver* LIMPIEZA DE COLON, en la Tercera Parte).

❑ Evite los alimentos que producen estreñimiento. El hígado tiene que trabajar el doble cuando hay estreñimiento. Asegúrese de que su dieta incluya una buena cantidad de colina, inositol y lecitina, así como también fibra y sustancias que aumentan el volumen de las deposiciones.

❑ No use laxantes excesivamente fuertes. Es mejor usar lavativas (enemas) de limón dos veces a la semana. También puede alternar lavativas de wheatgrass con los de café durante dos semanas; ambos son buenos para desintoxicar el sistema. (*Ver* ENEMAS en la Tercera Parte).

❑ No tome drogas de ningún tipo (con receta o sin ella), salvo las prescritas por un médico. Algunas medicinas sin receta, incluso las dirigidas a los niños, contienen alcohol en forma de propylene glycol. Este producto puede causar problemas de hígado y crear un estado similar al de la embriaguez.

❑ Lea todas las etiquetas de los alimentos con cuidado. Evite casi todas las grasas. No coma nada de esto: mantequilla, margarina, shortening vegetal ni ninguna grasa solidificada; alimentos fritos y grasosos, quesos derretidos o duros; nueces y aceites recalentados (bien durante su elaboración o al cocinar); papas fritas; y todos los alimentos refinados y procesados. Todos ponen demasiado estrés sobre el hígado, hacen que trabaje en exceso y lo dañan.

❑ No fume y evite humo de segunda mano.

❑ No consuma alcohol y elimine de su dieta los productos animales, dulces, leche, pasteles, pimienta, sal, especias, los estimulantes (también la cafeína y las colas), arroz blanco y los productos que contengan azúcar y/o harina blanca, así como las comidas picantes y fritas. Prácticamente todas las comidas preparadas contienen alguno o varios de esos elementos.

Aspectos para tener en cuenta

❑ Si la cirrosis alcohólica se detecta temprano y el enfermo deja de consumir alcohol, se puede detener el daño al hígado.

El hígado

Con un peso aproximado de cuatro libras, el hígado es la glándula más grande del cuerpo y el único órgano interno que se regenera cuando una parte sufre daño. Hasta el 25 por ciento del hígado se puede extraer y, en un corto lapso, vuelve a crecer hasta alcanzar la forma y el tamaño originales.

De las muchas funciones que le corresponden al hígado, quizás la más importante es la producción de bilis. Este líquido se almacena en la vesícula biliar y se libera de acuerdo con las necesidades de la digestión. La bilis es necesaria para la digestión de las grasas, y las descompone en pequeños glóbulos. Además, convierte el betacaroteno en vitamina A, facilita la asimilación del calcio e interviene en la absorción de las vitaminas solubles en grasa (A, D, E y K). La bilis también promueve la perístasis intestinal, lo cual contribuye a prevenir el estreñimiento.

Cuando los nutrientes ya han sido absorbidos por el torrente sanguíneo a través de la pared intestinal, son transportados al hígado por la vena porta. El hígado extrae del torrente sanguíneo nutrientes como hierro y vitaminas A, B_{12} y D, y los almacena para utilizarlos posteriormente. Esas sustancias almacenadas son utilizadas en actividades cotidianas y en épocas de estrés físico. El hígado cumple una función importante en el metabolismo de las grasas, en la síntesis de ácidos grasos a partir de los aminoácidos y los azúcares; en la producción de lipoproteínas, colesterol y fosfolípidos, y en la oxidación de la grasa para producir energía. A partir del cromo y el glutatión, el hígado produce una sustancia llamada glucose tolerance factor (GTF), o factor de tolerancia a la glucosa. Junto con la insulina, la sustancia GTF regula el nivel del azúcar sanguíneo. Los azúcares que no se requieren para producir energía de manera inmediata son convertidos en glicógeno en el hígado; el glicógeno se almacena en el hígado y en los músculos y se vuelve a convertir en azúcar cuando se necesita para producir energía. El exceso de alimentos se convierte en grasa en el hígado, y esa grasa es transportada después al tejido graso del organismo para ser almacenada.

Además del importante papel que desempeña en la digestión y en la producción de energía, el hígado desintoxica al organismo. La digestión de las proteínas y la fermentación bacteriana de los alimentos en el intestino producen amoníaco. El hígado desintoxica al organismo de los efectos tóxicos del amoníaco. El hígado combina sustancias tóxicas (entre ellas productos metabólicos de desecho, residuos de insecticidas, drogas, alcohol y otros químicos dañinos) con sustancias menos tóxicas. Esas sustancias se expulsan después por los riñones. Así pues, para que el hígado funcione correctamente es indispensable que los riñones y los intestinos también funcionen bien.

Por último, el hígado también regula la función tiroidea convirtiendo la tiroxina (T4), una hormona tiroidea, en su forma más activa, triyodotironina (T3). Cuando el hígado no hace esta conversión adecuadamente, se puede presentar hipotiroidismo. El hígado también descompone hormonas como adrenalina, aldosterona, estrógeno e insulina cuando ya han cumplido su labor.

❑ Una investigación encontró que las personas que sufren de cirrosis del hígado tienen un desequilibrio de los ácidos grasos esenciales, que son necesarios para proteger las células. Después de tomar diez cápsulas de aceite de primrose todos los días durante tres semanas, el equilibrio de los ácidos grasos de esas personas mostró una notable mejoría.

❑ Estudios con animales indican que la dieta típica de Estados Unidos es perjudicial para el hígado. Una dieta inadecuada conduce a alergias, trastornos digestivos, bajo nivel de energía e incapacidad del organismo para desintoxicarse de las sustancias nocivas.

❑ Las cuatro razones principales por las cuales el hígado no funciona bien son las siguientes:

1. *Acumulación de venenos.* Los insecticidas, los preservativos y otras toxinas se acumulan en el hígado y le causan daño. Aunque una toxina particular no se acumule en el hígado, la función hepática puede sufrir si esa toxina afecta a otro órgano, especialmente el páncreas y/o los riñones.
2. *Dieta inadecuada.* Una dieta baja en proteína y alta en carbohidratos y grasas — especialmente grasas saturadas e hidrogenadas y alimentos fritos — es perjudicial para el hígado y no suministra los elementos constitutivos de las proteínas que son necesarios para la reparación hepática. Entre los alimentos que no conviene consumir están los alimentos procesados, el junk food, los productos a base de harina blanca refinada, los productos a base de azúcar blanco, y los alimentos que imitan la apariencia y el sabor de productos originales, pero que carecen de vitaminas, minerales y enzimas naturales.
3. *Comer en exceso.* Comer en exceso es, quizás, la causa más frecuente del mal funcionamiento del hígado. Comer de manera excesiva le exige trabajo adicional al hígado, un esfuerzo que se traduce en fatiga hepática. Además, el hígado tiene que desintoxicar al organismo de todos los químicos de los alimentos que consumimos cada día. Cuando el hígado está sobrecargado deja de desintoxicar adecuadamente al organismo de las sustancias nocivas.
4. *Medicamentos.* Los medicamentos le exigen un gran esfuerzo al hígado. Como las drogas no son sustancias na-

turales sino sustancias extrañas al organismo, el hígado debe trabajar más de lo normal para eliminar esas toxinas. El hígado neutraliza los efectos de los medicamentos en el organismo. El alcohol es particularmente tóxico para ese órgano. Cada vez que le entra al hígado una cantidad excesiva de alcohol, su capacidad de funcionar se afecta. Otras sustancias que contribuyen al mal funcionamiento hepático son los anticonceptivos orales y la cafeína.

❑ *Ver también* ALCOHOLISMO y HEPATITIS en la Segunda Parte.

CISTITIS (INFECCIÓN DE LA VEJIGA)

Los riñones, uréteres, vejiga, pene y uretra juegan un papel clave en el filtro y expulsión del material de desecho (orina) del cuerpo. La cistitis, o infección de la vejiga, la uretritis (infección de la uretra) y la pielonefritis aguda (infección de los riñones) son más frecuentes en las mujeres. Todas estas afecciones pueden aparecer en los hombres también y pueden ser síntoma de problemas más graves, como los de la próstata. La uretritis en los hombres generalmente es resultado del contacto sexual. Hay muchas afecciones de los riñones, vejiga y uretra que se describen como infecciones del tracto urinario, o ITU. La mayoría de las ITU se concentran en la vejiga y la uretra.

Las infecciones de la vejiga se caracterizan por un deseo urgente de expulsar la orina. La micción suele ser frecuente y dolorosa; incluso muy poco después de vaciar la vejiga se experimenta de nuevo la necesidad de orinar. Por lo regular, la apariencia de la orina es turbia y el olor, fuerte y desagradable. Los niños con infección de la vejiga a menudo se quejan de dolor en la parte baja del abdomen y de ardor al orinar. La orina puede contener sangre. Aunque la cistitis es más una molestia que una enfermedad grave, cuando no se trata puede llegar a convertirse en una infección renal.

Las infecciones del tracto urinario son responsables de más de 8 millones de visitas anuales al médico. Aproximadamente el 85 por ciento de todas las infecciones del tracto urinario son producidas por el bacilo *Escherichia coli*, que se suele encontrar en el intestino. La clamidia también puede causar problemas de vejiga.

Tanto hombres como mujeres pueden sufrir esta enfermedad. En las mujeres, bacterias originadas en contaminación fecal o en secreciones vaginales pueden llegar hasta la vejiga viajando por la uretra. La cistitis, pielonefritis y uretritis son mucho más frecuentes en las mujeres que en los hombres por la proximidad del ano, la vagina y la uretra, y porque la uretra de las mujeres es corta. Todo esto facilita la transmisión de bacterias desde el ano hacia la vagina y la uretra, y de ésta a la vejiga. En los hombres, las bacterias llegan a la vejiga bien ascendiendo por la uretra, o bien migrando desde la glándula prostática cuando está infectada. Mientras que en las mujeres las infecciones de la vejiga son relativamente comunes, en los hombres pueden indicar que existe un problema mucho más grave, como prostatitis.

Muchos factores aumentan la probabilidad de adquirir una infección en la vejiga, como el embarazo, las relaciones sexuales, el uso del diafragma y enfermedades sistémicas, como la diabetes. Otros factores que influyen son estrechez de la uretra a causa de infecciones anteriores, y anormalidades estructurales u obstrucción del tracto urinario que impiden el flujo libre de la orina. El cáncer de vejiga, el cual es más común en hombres que en mujeres, frecuentemente causa infecciones de vejiga. (*Ver* CÁNCER en la Segunda Parte).

A menos que se especifique otra cosa, las siguientes dosis se recomiendan para personas mayores de dieciocho años. La dosis para los jóvenes de doce a diecisiete años debe equivaler a tres cuartas partes de la cantidad recomendada. Para los niños de seis a doce años debe utilizarse la mitad de la dosis recomendada y para los menores de seis años, una cuarta parte.

Self-test para detectar infecciones del tracto urinario

Hay un kit doméstico, aprobado por la FDA, que se utiliza para determinar si existe infección urinaria. Los productos Multistix 7 y Multistix reagent strips, fabricado por Bayer, y Chemstrip 2LN y Chemstrip 6, 7, 8, 9 o 10SG, de Roche, están disponibles en las farmacias. Estos productos analizan la presencia de leucocitos (glóbulos blancos, o pus), un indicador de infección. Si el farmacéutico no los tiene en inventario, puede pedir que se los traigan.

Nutrientes

SUPLEMENTOS	DOSIS SUGERIDAS	COMENTARIOS
Muy importantes		
Colloidal silver	Según indicaciones de la etiqueta.	Antibiótico natural. Destruye las bacterias, los virus y los hongos. Promueve la curación.
Garlic (Kyolic de Wakunaga)	2 cápsulas 3 veces al día.	Antibiótico natural. Aumenta la inmunidad.
Vitamin C	4.000–5.000 mg al día. divididos en varias tomas	Produce efectos antibacterianos porque acidifica la orina.
más bioflavonoids	1.000 mg al día.	Importantes para el funcionamiento inmunológico.
Importantes		
Acidophilus (Kyo-Dophilus de Wakunaga)	Según indicaciones de la etiqueta. Tomar con el estómago vacío. Utilizar también como ducha agregando 1 cucharada a 32 onzas de agua tibia.	Necesario para restaurar las bacterias "amigables". Especialmente importante cuando se prescriben antibióticos.

Calcium y magnesium	1.500 mg al día. 750–1.000 mg al día.	Disminuye la irritabilidad de la vejiga. Es más eficaz cuando se encuentra en equilibrio con el calcio. Utilizar magnesium chelate.
Dioxychlor de American Biologics	10 gotas 2 veces al día. Utilizar también como ducha agregando 30 gotas a 32 onzas de agua tibia.	Importante agente antibacteriano, antifúngico y antiviral.
Multivitamin y mineral complex con vitamin A y con carotenoids	 10.000 UI al día. 15.000 UI al día.	Necesarios para obtener vitaminas y minerales esenciales de manera equilibrada. Utilizar una variedad hipoalergénica y de alta potencia.
N-Acetylcysteine	500 mg 2 veces al día con el estómago vacío.	Poderoso desintoxicante que neutraliza a los radicales libres.
Potassium	99 mg al día.	Reemplaza el potasio perdido por micción frecuente.
Vitamin B complex	50–100 mg 2 veces al día con las comidas.	Necesario para la correcta digestión. Se requieren dosis altas cuando se están utilizando antibióticos.
Vitamin E	200 UI al día.	Combate las bacterias infecciosas. Use en forma de d-alpha-tocopherol.
Zinc más copper	50 mg al día. No tomar más de 100 mg al día de todos los suplementos. 3 mg al día.	Importante para la reparación de los tejidos y para la inmunidad. Necesario para equilibrar con el cinc.

Hierbas

❑ Una de las mejores hierbas para las infecciones de la vejiga es cranberry. El jugo de cranberry de buena calidad produce ácido hipúrico en la orina, lo cual la acidifica e inhibe el desarrollo de bacterias. Otros componentes del jugo de cranberry impiden que las bacterias se adhieran al recubrimiento de la vejiga. Tome todos los días un quart de jugo de cranberry. Compre jugo puro y sin endulzar. Si no consigue jugo de cranberry, reemplácelo por cápsulas de cranberry. Tome siempre esas cápsulas con un vaso de agua grande. No compre cóctel de jugo de cranberry porque contiene muy poco jugo de cranberry puro (menos del 30 por ciento algunas veces) y, en cambio, contiene corn syrup rico en fructosa u otros edulcorantes.

❑ Las hojas de birch son un diurético natural y mitigan el dolor producido por las infecciones de la vejiga.

❑ El té y el extracto de dandelion son diuréticos, purifican el hígado y alivian las molestias.

❑ La hydrangea estimula la función renal y ayuda a que los riñones se mantengan limpios.

❑ Los diuréticos contribuyen a purificar el organismo. Además, alivian la falsa sensación de que se necesita orinar de urgencia porque promueven la eliminación de fluidos de los tejidos. Combinar estas hierbas suele ser lo más eficaz para lavar los riñones y reducir esa sensación.

❑ Las blueberries frescas son un antioxidante muy eficaz porque contienen antocianidinas (*anthocyanidins*). Pueden ser tan beneficiosas como las cranberries para prevenir las infecciones del tracto urinario. También es buena la bilberry, un tipo de blueberry.

❑ El goldenseal sirve para las infecciones de la vejiga cuando hay sangrado, y es un agente antimicrobiano muy eficaz.

Advertencia: No tome goldenseal todos los días durante más de una semana seguida y no lo use durante el embarazo. Si ha tenido alguna enfermedad cardiovascular, diabetes o glaucoma, utilícelo sólo con supervisión médica.

❑ Buchu es útil para las infecciones de la vejiga que producen ardor al orinar.

❑ Los productos Kidney Bladder, de Nature's Way, y SP-6 Cornsilk Blend, de Solaray, son fórmulas a base de hierbas que tienen efectos diuréticos y reducen los espasmos de la vejiga. Tome dos cápsulas dos veces al día.

❑ La raíz de marshmallow aumenta la acidez de la orina y, en consecuencia, inhibe el desarrollo de las bacterias. Tome un quart de té de marshmallow todos los días. Ayuda a fortalecer la vejiga y a purificarla.

❑ En pequeña cantidad y diluido con otros tés de hierbas, el té de uva ursi (bearberry, una clase de cranberry) obra como antiséptico y diurético suave. Es eficaz contra la *E. coli.*

❑ Otras hierbas provechosas son raíz de burdock, berries de juniper, kava kava, echinacea, flower root, stinging nettle, cleavers plant, yarrow, agua de cebada, tés de hierbas y rose hips.

Advertencia: La hierba kava kava puede producir somnolencia. Si eso le ocurre, descontinúe su uso o disminuya la dosis.

Recomendaciones

❑ Beba líquidos en abundancia, especialmente jugo de cranberry. (*Ver en* Hierbas, arriba). Cada hora tome por lo menos un vaso de 8 onzas de agua de buena calidad. Esto es sumamente beneficioso para las infecciones del tracto urinario. Es mejor tomar agua destilada al vapor que agua del tubo.

❑ Incluya en su dieta apio, perejil y watermelon. Estos alimentos son diuréticos y limpiadores naturales. Los extractos y los jugos de apio y de perejil se consiguen en los health food stores, o se pueden preparar en la casa utilizando un exprimidor.

❑ Evite las frutas cítricas porque aumentan la alcalinidad de la orina, un medio propicio para el desarrollo de las bacterias. En cambio, aumentar la acidez de la orina inhibe el desarrollo de las bacterias. (*Ver* Acidosis en DESEQUILIBRIO ÁCIDO-BASE en la Segunda Parte; contiene una lista de alimentos que aumentan la acidez).

❑ Manténgase alejado del alcohol, la cafeína, las bebidas carbonatadas, el café, el chocolate, los alimentos refinados y procesados y los azúcares simples. Los químicos de los alimentos, las drogas y el agua impura producen efectos adversos en la vejiga.

❑ Haga una dieta de limpieza de un día a tres días de duración.

❑ Tome con cada comida dos cucharaditas de whey powder, o dos tabletas o cápsulas de acidophilus. Esto es de gran importancia si está tomando antibióticos.

❑ Dese todos los días dos baños de asiento con agua caliente, de veinte minutos cada uno. Los baños de asiento mitigan el dolor de la cistitis. Un excelente producto que se encuentra en los health food stores es Batherapy. Otra opción es agregarle una taza de vinagre al baño de asiento una vez al día. Las mujeres deben levantar las rodillas y separarlas para que el agua entre a la vagina. Esto se debe alternar con un baño que contenga dos dientes de ajo triturado o la cantidad equivalente de jugo de ajo. (*Ver* BAÑOS DE ASENTO en la Tercera Parte.)

❑ Hágase duchas de acidophilus siguiendo las recomendaciones de Nutrientes, arriba. Si tiene cistitis y vaginitis, alterne con duchas de apple cider vinegar.

❑ Evite el exceso de suplementos de cinc y de hierro mientras no esté completamente curado. Por una parte, una dosis superior a 100 miligramos de cinc al día puede debilitar el sistema inmunológico; por otra, las bacterias utilizan hierro para desarrollarse. Cuando hay infección bacteriana el organismo almacena el hierro en el hígado, el bazo y la médula ósea para impedir que las bacterias se desarrollen aún más.

❑ No se demore en vaciar la vejiga. Orinar "por reloj" cada dos o tres horas (durante el día) es muy provechoso.

❑ Mantenga limpias y secas las áreas genital y anal. Las mujeres se deben limpiar de adelante hacia atrás tan pronto como les funcione el intestino o la vejiga. Además, deben vaciar la vejiga antes y después de hacer ejercicio, y antes y después de las relaciones sexuales. Así mismo, se deben lavar la vagina después del coito.

❑ Utilice ropa interior de algodón blanco; no utilice ropa interior de nailon.

❑ Después de nadar póngase ropa seca lo más pronto posible. No se quede largo rato con un traje de baño mojado.

❑ No utilice esprays para la higiene femenina, duchas empacadas, espumas para el baño, tampones, toallas sanitarias ni papel higiénico con fragancia. Los químicos que contienen esos productos pueden producir irritación.

❑ Si usted sufre de infecciones frecuentes del tracto urinario, utilice toallas sanitarias en vez de tampones.

❑ Si siente dolor al orinar pero el cultivo de bacterias es negativo, suspenda el uso de todos los jabones y utilice solamente agua para lavarse el área vaginal. Algunas personas son sensibles al jabón y sólo deben utilizar jabones 100 por ciento naturales (se consiguen en los health food stores).

❑ Si hay sangre en la orina, consulte con su médico. Podría tratarse de un problema de salud que amerite atención profesional.

Aspectos para tener en cuenta

❑ Tanto para combatir como para prevenir problemas bacterianos es importante que el sistema inmunológico funcione de manera óptima.

❑ La cafeína produce contracciones de los músculos que rodean el cuello de la vejiga, y esto puede provocar dolorosos espasmos de la vejiga.

❑ Retener habitualmente la orina en la vejiga durante períodos largos aumenta el riesgo de que la mujer adquiera una infección del tracto urinario, y puede aumentar el riesgo de cáncer de vejiga.

❑ Un factor que aumenta la tendencia a desarrollar infecciones en la vejiga es el encogimiento de las membranas de la uretra y la vagina. Esto se presenta generalmente después de la menopausia como resultado de la disminución del nivel de estrógeno en el organismo. Cuando la uretra se ha contraído, se puede dilatar.

❑ Las alergias a los alimentos a menudo producen síntomas parecidos a los de las infecciones de la vejiga. El test de alergias alimentarias ayuda a determinar qué alimentos están causando la reacción alérgica. (*Ver* ALERGIAS en la Segunda Parte.)

❑ Cocinar con ollas de aluminio a veces produce síntomas de cistitis. El cadmio, un metal tóxico, también puede ocasionar problemas urinarios.

❑ Si tiene problemas para controlar su vejiga, una buena opción es la estimulación del nervio sacro, un nuevo implante diseñado para tratar los problemas de vejiga. Se trata de un pequeño aparato que envía señales electrónicas a los nervios conectados a la vejiga, lo cual ayuda a prevenir la incontinencia y mejora sustancialmente la calidad de vida.

❑ Las mujeres que sufren de infecciones urinarias frecuentes se ven obligadas a mantener un régimen continuado de antibióticos en pequeñas dosis. Investigadores de la Escuela de Medicina de la Universidad de Wisconsin probaron con éxito la primera vacuna para prevenir las ITU frecuentes. Un grupo de mujeres recibió como tratamiento supositorios vaginales con una vacuna que contenía bacterias inactivas y otro grupo recibió un placebo. Las mujeres que recibieron seis tratamientos con la bacteria inactiva en el curso de catorce semanas tuvieron cuatro veces menos infecciones que las que recibieron el placebo. El 55 por ciento no tuvo infecciones durante los seis meses que duró el estudio.

❑ Un antiséptico natural de amplio espectro que combate la infección, controla la inflamación y promueve la curación es el colloidal silver. Es un líquido dorado transparente compuesto en un 99.9 por ciento de partículas de plata pura de aproximadamente 0.001 a 0.01 micras (1/1.000.000 a 1/100.000 milímetros) de diámetro que están suspendidas en agua pura. Se puede administrar por vía oral o intravenosa. También se puede aplicar tópicamente. El colloidal silver se encuentra en los health food stores.

❑ Para el tratamiento de la cistitis pueden ser necesarios antibióticos y analgésicos, especialmente cuando la infección es recurrente y/o produce dolor. Sin embargo, no se debe recurrir a ellos muy a menudo. Los antibióticos alteran la flora interna y pueden contribuir a que la infección se vuelva recurrente porque favorecen el desarrollo de cepas de bacterias resistentes a ellos. De hecho, como en el curso de los años se ha abusado tanto de los antibióticos, se calcula que entre el 50 y el 80 por ciento de las bacterias de nuestro organismo ahora son resistentes a los antibióticos comunes, como sulfas y tetracycline. Esto ha obligado a los médicos a recetar antibióticos más fuertes y potencialmente más peligrosos por los efectos secundarios adversos que pueden producir. Los tratamientos a base de productos naturales son mejores para la mayoría de las infecciones de la vejiga.

❑ La cistitis recurrente puede ser síntoma de un problema de salud más grave, como cáncer de vejiga, una anomalía anatómica o deficiencia inmunológica. Lo más indicado en estos casos es hacerse una cistoscopia, que es un sencillo examen visual de la vejiga.

❑ *Ver también* ENFERMEDADES DE LOS RIÑONES, PROSTATITIS Y VAGINITIS en la Segunda Parte.

❑ Para fuentes e información adicional sobre las infecciones de vejiga, *ver* Organizaciones Médicas y de la Salud, en el Apéndice.

CLAMIDIA

Según los U.S. Centers for Disease Control and Prevention (CDC), la infección por clamidia transmitida sexualmente es la enfermedad de transmisión sexual más frecuente en Estados Unidos. Se contrae o se transmite mediante el contacto sexual oral, anal o vaginal con alguien infectado. Se calcula que el número de casos de infección por clamidia transmitida sexualmente es el doble que el de la gonorrea. Cada año se diagnostican alrededor de tres millones de casos nuevos, y se calcula que cincuenta mil mujeres quedan estériles a causa de esta enfermedad. Aproximadamente el 18 por ciento de los adolescentes estadounidenses han tenido alguna infección por clamidia, y un estudio reciente encontró que el 50 por ciento de la población estudiantil femenina de una universidad había tenido la infección. El grupo más afectado es de edades comprendidas entre los quince y diecinueve años; el grupo desde los veinte a los veinticuatro es el segundo.

Entre los síntomas de la infección por clamidia están inflamación genital, secreción vaginal o uretral, dificultad para orinar, coito doloroso y escozor en el área inflamada. Los síntomas aparecen entre una y tres semanas después del contacto sexual. Tanto los hombres como las mujeres pueden presentar estos síntomas. Sin embargo, el 50 por ciento de los hombres y el 75 por ciento de las mujeres que tienen clamidia no experimentan ningún síntoma. Esto es lamentable, pues cuando la infección por clamidia no se trata produce esterilidad en aproximadamente el 30 por ciento de las mujeres. Además, se puede presentar enfermedad pélvica inflamatoria y el sistema reproductivo puede sufrir un daño irreparable, lo que podría exigir una histerectomía. Además, las mujeres infectadas tienen entre tres y cinco veces más probabilidades de contraer HIV si quedan expuestas al virus. Los bebés de madres que han tenido clamidia pueden sufrir de neumonía o conjuntivitis (infección de los ojos). Ambas afecciones requieren antibióticos.

En los hombres, la clamidia puede ocasionar prostatitis e inflamación de las vesículas seminales. Entre los síntomas de la prostatitis están dolor al orinar y secreción uretral mucosa y de consistencia acuosa. También puede haber dolor e inflamación testicular.

El diagnóstico de la infección por clamidia se basa en análisis bacteriológicos de la orina o de las secreciones vaginal o uretral. Actualmente existen también otros tests que pueden suplementar e incluso reemplazar la cultura tradicional.

Nutrientes

SUPLEMENTOS	DOSIS SUGERIDAS	COMENTARIOS
Importantes		
Garlic (Kyolic de Wakunaga)	2 cápsulas 3 veces al día.	Antibiótico natural. Ayuda a la curación.
Vitamin B complex	50–100 mg 3 veces al día con las comidas.	Necesario para el correcto funcionamiento del hígado y el tracto gastrointestinal.
Vitamin C	1.500 mg 4 veces al día.	Este estimulante del sistema inmunológico ayuda a la curación. Utilizar una variedad buffered.
Vitamin E	200 UI al día. Se puede aplicar el contenido de una cápsula directamente en l a zona inflamada.	Necesario para proteger los glóbulos rojos. Aumenta la inmunidad. Use en forma de d-alpha-tocopherol.

Provechosos		
Acidophilus (Probiata de Wakunaga)	Según indicaciones de la etiqueta. Tomar con el estómago vacío.	Repone las bacterias "amigables" destruidas por los antibióticos. Utilice una fórmula sin láctea.
Bio-Bifidus de American Biologics	Utilizar como ducha vaginal, según indicaciones de la etiqueta.	Reemplaza la flora normal de la vagina y el intestino.
Coenzyme Q_{10}	60 mg al día.	Poderoso antioxidante y estimulante del sistema inmunológico que favorece la curación.
más Coenzyme A de Coenzyme-A Technologies	Según indicaciones de la etiqueta.	Funciona con la coenzima Q_{10} y ayuda en la desintoxicación de muchas sustancias peligrosas.
Dioxychlor de American Biologics	Según indicaciones de la etiqueta.	Importante agente antibacteriano, antifúngico y antiviral.
Kelp	2.000–3.000 mg al día.	Rica fuente de minerales.
Multivitamin complex con mixed carotenoids	Según indicaciones de la etiqueta.	Necesarios para la curación de todos los tejidos del organismo. Utilizar una fórmula de alta potencia.
Zinc	50 mg al día. No tomar más de 100 mg al día de todos los suplementos.	Importante para el funcionamiento inmunológico y la curación. Para mejor absorción, utilizar lozenges de zinc gluconate u OptiZinc.
más copper	3 mg al día.	Necesario para equilibrar con el cinc.

Hierbas

❑ El astragalus, la echinacea, el goldenseal, el pau d'arco y el red clover ayudan a la curación.

Advertencia: No utilice goldenseal todos los días durante más de una semana seguida, y no lo use si está embarazada. Si ha tenido alguna enfermedad cardiovascular, diabetes o glaucoma debe utilizar esta hierba solamente con supevisión médica.

Recomendaciones

❑ Su dieta debe constar básicamente de vegetales y frutas frescos, además de arroz integral, semillas y nueces crudas, pavo, pescado blanco y granos enteros.

❑ Evite los alimentos muy procesados y fritos, así como también el junk food y el pollo. Alrededor de la tercera parte de todos los pollos que se venden en este país contienen bacterias patógenas, como salmonella. En cambio, este tipo de bacterias no se encuentran en el pavo.

❑ Beba únicamente agua destilada al vapor, jugos sin azúcar y tés de hierbas.

❑ Tome acidophilus para restablecer las bacterias "amigas" destruidas por los antibióticos.

❑ Si tiene síntomas de infección por clamidia, no demore en consultar con un médico. Las complicaciones aumentan a medida que pasa el tiempo.

Aspectos para tener en cuenta

❑ Si usted tiene menos de treinta y cinco años y tiene más de un compañero sexual, debe hacerse una vez al año un examen para detectar posibles infecciones.

❑ Para evitar que los miembros de la pareja se transmitan indefinidamente la enfermedad, las dos personas deben someterse a tratamiento para la clamidia (las secreciones de los dos sexos son parecidas, y la enfermedad se transmite por esas secreciones durante el contacto sexual). Antibióticos como tetracycline y doxycycline (Doryx y Vibramycin, entre otros) matan la bacteria. Otra opción es tomar por vía oral una dosis única de azithromycin (Zithromax). Aunque este medicamento es relativamente costoso (una dosis única cuesta lo mismo que el tratamiento de doxycycline para una semana), vale la pena por la comodidad que implica una sola dosis.

❑ La clamidia se ha relacionado en mujeres jóvenes con un tipo de artritis. Un estudio encontró el microorganismo en las articulaciones de casi el 50 por ciento de las pacientes de artritis cuya causa no se había podido determinar.

❑ Actualmente hay tres métodos aprobados por la FDA para hacer la prueba de clamidia:

1. *Direct fluorescent antibody test*. En este método se emplea una técnica llamada *staining*, que facilita la detección de la clamidia con el microscopio. Se puede extraer un cultivo de los ojos, cuello del útero o pelvis.
2. *Enzyme immunoassay*. Se puede hacer sin equipos de laboratorio especializados. Los resultados se procesan antes que con los cultivos tradicionales.
3. *Muestra de orina*. Muy fiable y mucho menos invasivo que las muestras genitales.

❑ Para más información sobre la enfermedad puede llamar a la línea informativa de los Centers for Disease Control and Prevention. (*Ver* Organizaciones Médicas y de la Salud, en el Apéndice.)

❑ *Ver también* SEXUALLY TRANSMITTED DISEASES en la Segunda Parte.

COBRE, DEFICIENCIA DE

Ver DEFICIENCIA DE COBRE.

COBRE, TOXICIDAD POR

Ver TOXICIDAD POR COBRE.

COLD

Ver RESFRIADO COMÚN.

COLD SORES

Los cold sores, o calenturas, son causados por el virus I del herpes simple (HSV-1). Está relacionado, aunque es distinto, con el virus del herpes. Suelen aparecer entre tres y diez días después del contacto con el virus y pueden durar hasta tres semanas. El virus permanece en el organismo y entra en el sistema nervioso cerca de los labios. Allí permanece en estado de "hibernación" hasta que despierta por el efecto de una fiebre, un catarro u otra infección viral, o por la exposición al sol, viento, estrés, menstruación, altos niveles del aminoácido arginine o el debilitamiento del sistema inmunológico. Los fuegos son altamente contagiosos y comunes. Los estudios muestran que entre el 30 y el 60 por ciento de los niños son portadores del virus para la edad de diez años.

Se dice que hay seis fases de desarrollo de un cold sore. En la primera, no se ve pero hay una sensación de picor en la zona afectada. En la segunda, comienza a haber inflamación y enrojecimiento de la zona afectada. La tercera fase es en la que empiezan a salir calenturas o sores. La cuarta fase es la más dolorosa; generalmente empieza al cuarto día, cuando se forma una costra blanda o llaga. De aquí se pasa al quinto estadio, con una costra dura sobre la llaga. Esta fase dura cuatro días. La sexta y última se produce alrededor del décimo día, cuando sólo queda una mancha rojiza y ligeramente hinchada, pero sin la costra dura. Así pues, un brote de cold sores durará, aproximadamente, unos diez días, dependiendo de su gravedad.

A menos que se especifique otra cosa, las siguientes dosis se recomiendan para personas mayores de dieciocho años. La dosis para los jóvenes de doce a diecisiete años debe equivaler a tres cuartas partes de la cantidad recomendada. Para los niños de seis a doce años debe utilizarse la mitad de la dosis recomendada y para los menores de seis años, una cuarta parte.

Nutrientes

SUPLEMENTOS	DOSIS SUGERIDAS	COMENTARIOS
Esenciales		
Herpanacine de Diamond-Herpanacine Associates	Según indicaciones de la etiqueta.	
L-Lysine	500 mg 2 veces al día.	Combate el virus causante de los fuegos, o herpes labial. *Advertencia:* No se debe tomar lisina por más de seis meses seguidos. Si está embarazada o amamantando a su bebé, no debe tomar píldoras de lisina.
L-Lysine cream	Aplicar tópicamente, según indicaciones de la etiqueta.	Este aminoácido combate el virus del herpes. *Ver* AMINOÁCIDOS en la Primera Parte.
Vitamin B complex	100–150 mg 2 veces al día.	Importante para la curación y el funcionamiento inmunológico. Utilizar una fórmula high-stress.
Zinc lozenges	Tomar 1 lozenge de 15 mg cada 3 horas durante la vigilia, por 2 días. Luego tomar 2 lozenges al día hasta curarse. No tomar más de 100 mg al día de todos los suplementos.	Estimulan la función inmunológica y combaten el virus. Cuando se toma en lozenge, el cinc se absorbe rápidamente.
Muy importantes		
Acidophilus o Kyo-Dophilus de Wakunaga	Según indicaciones de la etiqueta. Tomar con el estómago vacío.	Inhibe los organismos patógenos.
Colloidal silver	Administrar por vía oral o aplicar tópicamente, según indicaciones de la etiqueta.	Este antiséptico y antibiótico destruye las bacterias, los virus y los hongos, y promueve la curación.
Garlic (Kyolic de Wakunaga)	2 cápsulas 3 veces al día.	Antibiótico natural. Aumenta la inmunidad.
Vitamin C	3.000–6.000 mg al día divididos en varias tomas.	Combate el virus y estimula el funcionamiento inmunológico. Utilizar una variedad buffered.
Importantes		
Calcium y magnesium	1.500 mg al día. 750–1.000 mg al día.	Ayudan a aliviar el estrés.
Essential fatty acids	Según indicaciones de la etiqueta.	Promueven la curación de la piel.
Provechosos		
Herp-Eeze de Olympian Labs	Según indicaciones de la etiqueta.	
Maitake extract o shiitake extract o reishi extract	Según indicaciones de la etiqueta. Según indicaciones de la etiqueta. Según indicaciones de la etiqueta.	Combaten los virus y crean resistencia a las enfermedades.
Multivitamin y mineral complex	Según indicaciones de la etiqueta.	Todos los nutrientes son necesarios de manera equilibrada.
Vitamin A más carotenoid complex y vitamin E	25.000 UI al día. Si está embarazada, no debe tomar más de 10.000 UI al día. 200 UI al día.	Necesarios para la curación de los tejidos de la boca y los labios. Para dosis altas, la emulsión facilita la asimilación y brinda mayor seguridad.

Hierbas

- ❑ Las hierbas echinacea, goldenseal, pau d'arco y red clover ayudan a curar los fuegos. La echinacea estimula el sistema inmunológico y puede prevenir la aparición de cold sores.

Advertencia: No se debe tomar goldenseal todos los días durante más de una semana seguida, y se debe evitar durante el embarazo. Si usted tiene antecedentes de enfermedad cardiovascular, diabetes o glaucoma, use esta hierba únicamente con supervisión médica.

❑ El bálsamo de limón (*lemon balm*) contiene altas concentraciones de polifenoles y parece minimizar los brotes. Puede aplicarse en forma de crema. También se puede hacer una infusión de té de bálsamo de limón y aplicarla directamente sobre la llaga. Y si se ingiere, este bálsamo tiene propiedades antivirales.

❑ El extracto de oja de olivo también es un buen antibiótico natural contra las infecciones virales.

Recomendaciones

❑ Coma muchos vegetales frescos, yogur y otros productos agrios.

❑ Si le salen fuegos a menudo, hágase chequear el funcionamiento de la glándula tiroides. (*Ver* HIPOTIROIDISMO en la Segunda Parte.)

Aspectos para tener en cuenta

❑ El medicamento acyclovir (Zovirax) se suele recetar para las calenturas, bien como cápsula, en forma líquida o bien aplicado tópicamente.

❑ Según estudios realizados, la crema de penciclovir (Denavir) reduce la duración de la infección en un día como promedio.

❑ La FDA ha aprobado un nuevo medicamento sin receta llamado docosanol (Abreva) para reducir el tiempo de curación y la duración de los síntomas de los fuegos. El medicamento contiene 10 por ciento de docosanol, un agente antiviral. Es una medicina de uso tópico que se aplica sobre la herida cinco veces al día para los adultos y niños mayores de doce años. Los niños más pequeños no deben utilizarla sin supervisión médica.

❑ Se pueden practicar técnicas de relajación y visualización (imaginar el virus siendo destruido por los glóbulos blancos, por ejemplo) para rebajar la gravedad de los cold sores.

❑ Si usted es propenso a las alergias, es probable que su sistema inmunológico no esté funcionando bien y que también sea susceptible a los fuegos. *Ver* ALERGIAS en la Segunda Parte.

❑ *Ver también* INFECCIONES POR EL VIRUS DEL HERPES en la Segunda Parte.

COLESTEROL ALTO

Se considera que tener un nivel alto de colesterol en la sangre, especialmente del componente LDL (lipoproteínas de baja densidad), contribuye a la formación de placa en las arterias e impide el flujo de sangre al cerebro, los riñones, genitales, extremidades y corazón. Es una de las principales causas de enfermedades cardiovasculares porque el colesterol produce depósitos en las arterias. Otras enfermedades en las que el colesterol puede jugar un papel son: cálculos renales, impotencia (normalmente es el medicamento prescrito para tratar el colesterol el que la causa), trastornos mentales e hipertensión.

El colesterol es un elemento esencial de toda estructura celular y necesario para el funcionamiento correcto del cerebro y los nervios. También forma la base para la fabricación de las hormonas sexuales. El colesterol se crea en el hígado y es transportado por el torrente sanguíneo a los lugares donde es necesario. Es una sustancia grasa y, dado que la sangre es fundamentalmente agua, tiene que "atarse" a otras moléculas llamadas lipoproteínas para poder trasladarse. Las lipoproteínas de baja densidad (LDL) son las que mayor participación tienen en el transporte del colesterol por la sangre. Se cree que el LDL estimula el depósito de colesterol en las arterias, por lo que se denomina "colesterol malo". Las lipoproteínas de alta densidad (HDL), por otra parte, se denominan "colesterol bueno" porque trasladan el colesterol innecesario desde las células al hígado, donde se descompone antes de ser expulsado del organismo. Si todo funciona correctamente, el sistema se mantiene balanceado.

Sin embargo, si se acumula demasiado colesterol para que las HDL lo puedan transportar, o si no hay suficiente HDL para hacer esa labor, se pueden formar placas que se adhieren a las paredes arteriales y causar trastornos cardiovasculares.

Es importante distinguir entre el colesterol serum y el de la dieta. El primero es el que se encuentra en el torrente sanguíneo, mientras que el segundo es el presente en los alimentos. Cuando éste es excesivo, puede acumularse en la sangre, pero no es ésa la única causa. De hecho, siempre habrá una cantidad de colesterol en sangre aunque no se consuma ningún alimento con colesterol ya que la sangre lo produce.

El nivel de colesterol está muy influenciado por la dieta, pero también por la herencia genética. El consumo de alimentos altos en colesterol y/o grasa saturada aumenta el colesterol, mientras que una dieta vegetariana, ejercicio regular y los nutrientes niacina y vitamina C pueden contribuir a reducirlo.

El National Cholesterol Education Program estableció en 200 miligramos por decilitro de sangre (mg/g/dl) el nivel "seguro" del colesterol total de la sangre (incluyendo LDL y HDL). Un rango de entre 200 y 239 es el mínimo deseable; sin embargo, ya un nivel superior a 200 conlleva un mayor riesgo de sufrir alguna enfermedad cardíaca. Se considera que por encima de 240 ese riesgo es alto.

El nivel normal de las HDL para los hombres adultos en Estados Unidos es entre 45 y 50 mg/dl y para las mujeres, entre 50 y 60 mg/dl. Se ha indicado que niveles más altos, por ejemplo 70 u 80 mg/dl, podrían proteger contra las enfermedades del corazón. Se considera que un nivel de HDL inferior a 35 mg/dl representa un riesgo para la salud. Así pues, si usted tiene el colesterol en 200, el nivel de HDL en 80 y el de LDL en 120, tiene poco riesgo de contraer una enfermedad cardíaca. En cambio, si su nivel de HDL está por debajo de 35, aunque su colesterol total sea de 200 se considera que usted tiene alto riesgo de desarrollar una enfermedad cardiovascular. En otras palabras, a medida que el nivel de HDL baja, la probabilidad de sufrir del corazón aumenta, incluso si el nivel del colesterol total es bajo.

Self-test para determinar el nivel del colesterol

Usted puede chequearse el colesterol en su hogar utilizando un test llamado Advanced Care Cholesterol Kit, producido por Johnson & Johnson, que se consigue en las farmacias sin prescripción médica y da el resultado quince minutos después. Tenga en cuenta que los resultados pueden quedar distorsionados si espera más de cinco minutos luego de extraer la sangre o si hace el test cuatro horas después de haber tomado 500 miligramos de vitamina C, o después de tomar acetaminophen. Este test muestra solo el nivel de colesterol y tiene un porcentaje de fiabilidad del 97 por ciento.

Este test incluye pads del tamaño de una tarjeta de crédito que tienen un área con un reactivo químico. Cuando se deja caer una gota de sangre en la superficie del pad, esa sustancia química reacciona porque entra en contacto con algunas enzimas de la sangre y el área tratada cambia de color. El color se compara entonces con una tabla codificada de colores que trae el kit, lo que permite conocer el nivel del colesterol sanguíneo.

Si su colesterol es alto, siga las pautas nutricionales y las recomendaciones de esta sección; además, consulte con su médico.

A menos que se especifique otra cosa, las siguientes dosis se recomiendan para personas mayores de dieciocho años. La dosis para los jóvenes de doce a diecisiete años debe equivaler a tres cuartas partes de la cantidad recomendada. Para los niños de seis a doce años debe utilizarse la mitad de la dosis recomendada y para los menores de seis años, una cuarta parte.

Nutrientes

SUPLEMENTOS	DOSIS SUGERIDAS	COMENTARIOS
Muy importantes		
Apple pectin	Según indicaciones de la etiqueta.	Reduce el nivel del colesterol ligando grasas y metales pesados.
Calcium	Según indicaciones de la etiqueta.	Previene la hipocalcemia o bajo nivel de calcio. Utilizar calcium aspartate.
Chinese red yeast rice extract	Según indicaciones de la etiqueta.	Tiene propiedades para bajar el colesterol.
Chromium picolinate	400–600 mcg al día.	Baja el nivel total del colesterol y mejora la proporción entre las HDL y las LDL.
Coenzyme Q_{10} más Coenzyme A de Coenzyme-A Technologies	60 mg al día. Según indicaciones de la etiqueta.	Mejora la circulación.
Fiber (oat bran y guar gum)	Según indicaciones de la . etiqueta, media hora antes de la primera comida del día. No tomar al mismo tiempo con otros suplementos o medicamentos	Ayuda a disminuir el colesterol.
Garlic (Kyolic de Wakunaga)	2 cápsulas 3 veces al día.	Reduce el nivel del colesterol y la presión arterial.
L-Carnitine	Según indicaciones de la etiqueta.	Estudios realizados con 4 gramos de carnitina al día durante 12 meses mostró que redujo las tasas de mortalidad y redujo los niveles de colesterol en personas que habían tenido ataques al corazón.
Lecithin granules o capsules	1 cucharada 3 veces al día antes de las comidas. 1.200 mg 3 veces al día antes de las comidas.	Reducen el colesterol. Emulsificantes de la grasa.
Lipotropic factors	Según indicaciones de la etiqueta.	Estas sustancias evitan el desarrollo de depósitos de grasa (como los que se presentan en la aterosclerosis).
Vitamin A with mixed caratenoids	Según indicaciones de la etiqueta.	
Vitamin B complex más extra vitamin B_1 (thiamine)	Según indicaciones de la etiqueta. Según indicaciones de la etiqueta.	Las vitaminas B son más eficaces cuando se toman al mismo tiempo. Importante para controlar el nivel del colesterol.
Vitamin B_3 (niacin)	300 mg al día. No sobrepasar esta dosis.	Reduce el colesterol. No utilizar fórmulas de liberación gradual ni reemplazar la niacina por niacinamida. *Advertencia:* Si tiene algún trastorno hepático, gota o presión arterial alta, no debe tomar niacina.
Vitamin C con bioflavonoids	3.000–8.000 mg al día divididos en varias tomas.	Reduce el colesterol.
Vitamin E emulsion	200 UI al día.	Mejora la circulación. La emulsión acelera la asimilación. Use en forma de d-alpha-tocopherol.
Provechosos		
Essential fatty acids (black currant seed oil, borage oil y primrose oil, o Kyolic-EPA de Wakunaga)	Según indicaciones de la etiqueta. Tomar con vitamina E, como se recomendó anteriormente.	Reducen el nivel de las LDL y adelgazan la sangre.
Heart Science de Source Naturals	Según indicaciones de la etiqueta.	Contiene antioxidantes que reducen el colesterol, además de hierbas, vitaminas y otros nutrientes que protegen el corazón y que promueven una sana función cardiovascular.

Proteolytic enzymes	Según indicaciones de la etiqueta. Tomar con las comidas y entre comidas.	Ayudan a la digestión. *Advertencia:* Este suplemento no se le debe dar a los niños.
Selenium	200 mcg al día. Si está embarazada, no sobrepasar 40 mcg al día.	Su deficiencia se ha asociado con enfermedades del corazón.
Shiitake extract o reishi extract	Según indicaciones de la etiqueta. Según indicaciones de la etiqueta.	Ayudan a controlar y a bajar el nivel del colesterol.

Hierbas

❑ Cayenne (capsicum), goldenseal y berries de hawthorn ayudan a bajar el colesterol.

Advertencia: No se debe tomar goldenseal todos los días durante más de una semana seguida, y se debe evitar durante el embarazo. Se debe utilizar con cautela cuando hay alergia al ragweed.

❑ La spirulina, tomada a diario, rebaja el colesterol según estudios realizados.

❑ Se ha probado que la canela reduce el colesterol. En vez del producto usado en cocina, tome Cinnulin P, de Nutrivitals.

Recomendaciones

❑ Incluya en su dieta los siguientes alimentos que ayudan a bajar el colesterol: almendras, manzana, banano, zanahoria, pescado de agua fría, fríjol seco, ajo, toronja, oats, salmón, fresas, nueces y aceite de oliva.

❑ Consuma abundante fibra. Las frutas, los vegetales y los granos enteros son ricos en fibra. La fibra dietética soluble en agua es muy importante para reducir el nivel del colesterol sanguíneo y se encuentra en fríjol, barley, brown rice, frutas, glucomannan, guar gum y oats. El oat bran y el brown rice bran son los mejores alimentos para bajar el colesterol. Los cereales de grano entero (consumidos con moderación) y el brown rice también son provechosos. Como la fibra absorbe los minerales de los alimentos en los cuales se encuentra, es necesario tomar cantidades adicionales de minerales independientemente de la fibra.

❑ Tome jugos frescos, especialmente de zanahoria, apio y remolacha. El jugo de zanahoria ayuda a lavar la grasa de la bilis del hígado y esto contribuye a bajar el nivel del colesterol.

❑ Haga cada mes un ayuno de spirulina, con jugo de zanahoria y de apio o limón y agua destilada al vapor. (*Ver* AYUNOS en la Tercera Parte.)

❑ Utilice solamente aceites prensados en frío y sin refinar. Estos aceites nunca son sometidos a temperaturas superiores a 110ºF durante el procesamiento, que es la temperatura a partir de la cual empieza la destrucción de las enzimas. Use aceites vegetales que sean líquidos a temperatura ambiente, como aceite de oliva, de soya, de flaxseed, de primrose y de semilla de black currant. Se recomienda el aceite de oliva.

❑ No consuma ninguna nuez, excepto walnuts, pecans y almendras crudas y sin salar. Las almendras son ricas en arginine. Un estudio mostró que rebajaron el nivel de colesterol en dieciséis puntos a lo largo de un periodo de cuatro semanas.

❑ Reduzca la cantidad de grasa saturada y colesterol de su dieta. Todas las grasas de origen animal y los aceites de coco y de palm kernel son grasas saturadas. Elimine de su dieta todas las grasas hidrogenadas y las grasas y los aceites endurecidos, como margarina, manteca de cerdo y mantequilla. No consuma grasas calentadas ni aceites procesados, evite los productos de origen animal (especialmente cerdo y productos a base de carne de cerdo) y los alimentos fritos o grasosos. Lea siempre las etiquetas de los productos detenidamente. Sí puede consumir, pero con moderación, leche non-fat, low-fat cottage cheese y carne blanca sin piel (preferiblemente de pavo).

❑ No consuma alcohol, tortas, golosinas, bebidas carbonatadas, café, gravies, creamers no lácteos, pies, alimentos procesados o refinados, carbohidratos refinados, té, tabaco ni pan blanco.

❑ Haga ejercicio regularmente pero con moderación. Antes de iniciar cualquier programa de ejercicios debe consultar con el médico.

❑ Trate de evitar el estrés y la tensión. Aprenda técnicas de manejo del estrés. (*Ver* ESTRÉS en la Segunda Parte.)

Aspectos para tener en cuenta

❑ El colesterol alto está directamente relacionado con enfermedades como la de Alzheimer, arterioesclerosis, trastornos cardiovasculares, problemas circulatorios, ataques al corazón, hipertensión y osteoporosis. Estas afecciones se tratan de forma separada en la Segunda Parte. Para conocer lo mejor posible los factores que influyen el colesterol alto, es aconsejable visitar todas las secciones donde se tratan estas enfermedades interrelacionadas.

❑ La carne y los productos lácteos son fuentes muy importantes de colesterol. Los vegetales y las frutas no contienen colesterol.

❑ Mucha gente usa margarina o shortening vegetal como sustitutivos de la mantequilla porque no contienen colesterol. Sin embargo, esos productos contienen compuestos llamados cis-fatty acids y trans-fatty acids, que se oxidan cuando se exponen al calor y luego bloquean las arterias. Esos compuestos se han asociado con la formación de los nocivos radicales libres.

¿Qué es el colesterol?

Déle una ojeada a cualquier diario o revista y lo más probable es que se refiera al colesterol. Hoy en día prácticamente a todo el mundo le interesa bajar su nivel de colesterol, y la mayoría de la gente desea saber cómo lograrlo. Lo primero que hay que saber es cómo se produce y cómo lo utiliza el organismo.

El colesterol es una sustancia cristalina que técnicamente está clasificada como un esteroide. Sin embargo, como es soluble en grasa y no en agua, al igual que todas las grasas también está clasificada como un lípido. El colesterol se encuentra de forma natural en el cerebro, los nervios, el hígado, la sangre y la bilis tanto de los seres humanos como de los animales vertebrados. Por esta razón, las personas que desean bajar el nivel del colesterol deben evitar la carne y los alimentos que contienen productos de origen animal o que se derivan de ellos.

A pesar de su mala reputación, el colesterol es necesario para que el organismo funcione correctamente. El hígado produce alrededor del 80 por ciento del colesterol total del organismo; el 20 por ciento restante procede de la dieta. El colesterol interviene en las hormonas sexuales y en el proceso digestivo, y las células lo utilizan para construir sus membranas. El colesterol viaja desde el hígado hasta los diversos tejidos del organismo a través del torrente sanguíneo por medio de una clase especial de moléculas de proteína llamadas lipoproteínas. Las células toman lo que necesitan y el resto permanece en el torrente sanguíneo mientras otras lipoproteínas lo recogen para devolverlo al hígado.

Hay dos clases principales de lipoproteínas: LDL (low-density lipoproteins, o lipoproteínas de baja densidad) y HDL (high-density lipoproteins, o lipoproteínas de alta densidad). Las LDL se conocen popularmente como "colesterol malo"; las HDL, como "colesterol bueno". Conocer la función de cada clase de lipoproteínas permite entender esto. Las lipoproteínas de baja densidad están sobrecargadas de colesterol porque son las moléculas que lo transportan desde el hígado hasta las células del organismo. Por otra parte, las lipoproteínas de alta densidad llevan relativamente poco colesterol y circulan por el torrente sanguíneo eliminando el exceso de colesterol de la sangre y los tejidos. Cuando las HDL ya han viajado por el torrente sanguíneo y han recogido el exceso de colesterol, lo devuelven al hígado, donde nuevamente se incorpora en las LDL para ser llevado a las células. Cuando este proceso marcha bien, este sistema permanece en equilibrio. Pero cuando las HDL tienen que hacerse cargo de cantidades demasiado altas de colesterol, o cuando no hay suficientes lipoproteínas de alta densidad para cumplir esta labor, el colesterol puede formar placa y adherirse a las paredes de las arterias, lo que eventualmente puede conducir a enfermedades del corazón.

La manera exacta en que las lipoproteínas cumplen sus funciones no se conoce. Tampoco se sabe si trabajan con otros elementos del organismo, o cómo lo hacen. Lo que sí se sabe es que las personas con niveles altos de HDL y niveles relativamente bajos de LDL tienen menos riesgo de enfermarse del corazón. La obstrucción arterial puede mejorar en las personas que ya han tenido ataque cardíaco o bloqueo de las arterias cuando se logra elevar el nivel de las HDL y disminuir el de las LDL.

Debido a que las LDL son tan indeseables, es fundamental conocer la manera en que la dieta afecta al nivel del colesterol. Es apenas lógico hacer el esfuerzo de reducir el consumo de productos de origen animal y, por tanto, disminuir el nivel del colesterol. Sin embargo, el que proviene de la dieta es sólo una parte de la historia; hay otras sustancias que afectan al nivel del colesterol. Por ejemplo, se ha demostrado que las grasas saturadas elevan ese nivel incluso más que el colesterol proveniente de la dieta. Por tanto, si en la etiqueta de un producto dice "No cholesterol", ese producto podría afectar de todas maneras al nivel del colesterol. Hay otras sustancias que también contribuyen a elevarlo. El azúcar y el alcohol elevan el nivel del colesterol natural (el que el organismo produce). Aunque necesitamos esa sustancia, no conviene que nuestro organismo la produzca en grandes cantidades, que es lo que ocurre cuando consumimos azúcar y alcohol. El estrés también da por resultado sobreproducción de colesterol natural. En consecuencia, prevenir (o combatir) las enfermedades cardíacas exige una aproximación amplia, que abarque tanto el manejo de la dieta (evitando el consumo de productos de origen animal, grasas saturadas, azúcar y alcohol) como el manejo del estrés.

- ❑ El café puede elevar el nivel del colesterol sanguíneo y duplicar el riesgo de enfermedad cardíaca cuando se consume en grandes cantidades. Según un informe publicado en la revista médica *The New England Journal of Medicine* que se basó en la observación de quince mil bebedores de café, a medida que aumenta el consumo también aumenta la cantidad de colesterol en la sangre.
- ❑ Los sustitutivos de la crema (creamers no lácteos para el café) son una mala alternativa para los productos lácteos ricos en colesterol. Muchos de esos productos contienen aceite de coco, que es grasa altamente saturada. Es preferible utilizar leche de soya o de almendra.
- ❑ El organismo necesita grasa, pero debe ser la adecuada. Las grasas buenas proporcionan ácidos grasos esenciales, que son de suma importancia para la salud. Las grasas aportan energía, permanecen en el tracto digestivo más tiempo que las proteínas o los carbohidratos, y hacen que la persona se sienta satisfecha. Actúan como lubricantes intestinales, generan calor corporal y movilizan en el organismo las vitaminas solubles en grasa (A, D, E y K). La

mielina, el recubrimiento protector de las fibras nerviosas, se compone de grasas, al igual que todas las membranas celulares. Infortunadamente, la mayoría de los estadounidenses consumen cantidades muy altas de grasas perjudiciales, es decir, grasas saturadas, hidrogenadas y calentadas. El consumo de esta clase de grasas se ha relacionado con la obesidad, las enfermedades cardiovasculares y algunos tipos de cáncer.

❑ Se ha visto que la terapia a base de la hormona del crecimiento humano disminuye los niveles del colesterol. (*Ver* TERAPIA CON HORMONA DEL CRECIMIENTO en la Tercera Parte.)

❑ Muchos restaurantes de fast food utilizan sebo de res (grasa) para preparar las hamburguesas, el pescado, el pollo y las papas a la francesa. Esos alimentos fritos no sólo contienen grandes cantidades de colesterol, sino que la grasa es calentada a altas temperaturas para freírlos, lo que genera oxidación y formación de radicales libres. Calentar la grasa, especialmente fritar alimentos en grasa, también produce trans-fatty acids tóxicos. Estas sustancias se comportan como las grasas saturadas en el sentido de que bloquean las arterias y elevan el nivel del colesterol sanguíneo.

❑ Hay medicamentos que pueden elevar el nivel del colesterol. Entre ellos se cuentan algunos medicamentos esteroides; anticonceptivos orales; furosemide (Lasix) y otros diuréticos, y levadopa (L-dopa, que se consigue con los nombres comerciales Dopar, Larodopa y Sinemet), que se utiliza para el tratamiento de la enfermedad de Parkinson. Los betabloqueantes, que suelen prescribir los médicos para la presión arterial alta, pueden alterar la proporción entre las LDL (low-density lipoproteins, o lipoproteínas de baja densidad) y las HDL (high-density lipoproteins, o lipoproteínas de alta densidad) de la sangre. Hable con su médico si toma alguno de estos productos o cualquier otro que pueda afectar a sus niveles de colesterol.

❑ Algunas personas afirman que tomar tabletas de charcoal baja el colesterol sanguíneo. Sin embargo, el charcoal absorbe buenos nutrientes además del colesterol. El activated charcoal no se debe tomar todos los días, ni junto con otros suplementos o drogas. Otros "expertos" recomiendan tomar cápsulas de aceite de pescado para bajar el colesterol; no obstante, el aceite de pescado es 100 por ciento grasa y no hay evidencia de que este aceite reduzca la grasa sanguínea.

❑ Al parecer, el aceite virgen puro de oliva baja el nivel del colesterol. Es probable que la razón por la cual los habitantes de Italia y de Grecia presentan niveles tan bajos de colesterol sea su dieta, que es rica en ácidos grasos monoinsaturados e incluye mucho aceite de oliva.

❑ Estudios han revelado que las dietas del llamado Tercer Mundo, que consisten en granos, frutas y vegetales, derivan en niveles bajos de colesterol. En cambio, las tasas de enfermedad cardíaca y circulatoria en Estados Unidos y en los países del norte de Europa, donde se consumen grandes cantidades de carne y productos lácteos, son sumamente altas. Incluso niños de esos países presentan síntomas de enfermedad vascular progresiva por hipercolesterolemia (exceso de colesterol en la sangre).

❑ En el mercado se pueden conseguir con receta médica varias drogas para bajar el colesterol. Esas drogas son costosas y pueden ocasionar graves efectos secundarios. Nosotros consideramos que sólo se deben utilizar como último recurso. La manera más sensata de mantener la grasa sanguínea en un nivel seguro es eliminando de la dieta las grasas de origen animal (incluyendo la carne, la leche y todos los productos lácteos), y consumiendo grandes cantidades de fibra y alimentos que aumentan el volumen de la materia fecal (granos enteros, frutas y vegetales).

❑ La luz solar, o su falta, mejor dicho, tiene efectos adversos sobre el nivel de colesterol.

❑ Reducir el colesterol puede frenar el bloqueo arterial.

❑ Algunas personas tienen un problema hereditario que no les permite reducir el nivel de las LDL ni siquiera haciendo una dieta completamente sana. Algunos investigadores están desarrollando un dispositivo que trabaja con una enzima para descomponer esas lipoproteínas y acelerar su eliminación antes de que puedan fijarse a las paredes arteriales y formar placa. Ese dispositivo se implantaría debajo de la piel para controlar los niveles sanguíneos de las LDL.

❑ Hay teorías contrapuestas sobre el colesterol alto. Algunos médicos creen que no tiene nada que ver con las enfermedades cardiovasculares, que nunca se ha establecido una relación directa. Estudios realizados en India, Guatemala, Polonia y los Estados Unidos aseguran que no hay conexión entre la ateroesclerosis y los niveles de colesterol. De todos modos, probablemente es mejor tomarse en serio los niveles de colesterol, así como considerar otros tests que puedan ayudar a determinar la probabilidad de desarrollar una enfermedad cardíaca, como se indicó en ATAQUE CARDÍACO (INFARTO DEL MIOCARDIO), en la Segunda Parte.

❑ *Ver también* ARTERIOSCLEROSIS/ATEROSCLEROSIS; ENFERMEDADES CARDIOVASCULARES; PROBLEMAS CIRCULATORIOS; ATAQUE CARDÍACO E HIPERTENSION en la Segunda Parte.

❑ *Ver también* TERAPIA DE CHELATION en la Tercera Parte.

CÓLICOS MENSTRUALES

Ver en PREMENSTRUAL SYNDROME.

COLITIS

Ver COLITIS ULCEROSA.

COLITIS ULCEROSA

La colitis ulcerosa es una enfermedad crónica en la cual las membranas mucosas del recubrimiento del colon se inflaman y se ulceran, lo que produce diarrea sanguinolenta, dolor, gases, sensación de llenura y, en algunas ocasiones, endurecimiento de la material fecal. En este caso, los músculos del colon deben trabajar más arduamente para movilizar la materia fecal endurecida a través del colon. Esto puede hacer que el recubrimiento mucoso de la pared del colon se abulte y desarrolle pequeños sacos llamados divertículos. Aunque esto se puede presentar en cualquier parte del colon, el sitio más frecuente es la sección inferior izquierda del intestino grueso, llamada colon *sigmoide* (en forma de S). La *enteritis* y la *ileítis* son dos clases de inflamación del intestino delgado que con frecuencia se relacionan con la colitis.

La colitis ulcerosa puede ser desde relativamente leve hasta grave. A menudo se presentan complicaciones como diarrea y sangrado. Un problema mucho menos común es megacolon tóxico, en el cual la pared del intestino se debilita, se dilata y corre el riesgo de perforarse.

La causa o causas de la colitis son desconocidas, pero entre los factores que posiblemente contribuyen a ella están malos hábitos alimentarios, estrés y alergias a algunos alimentos. La colitis también puede ser producida por agentes infecciosos, como bacterias. Este tipo de colitis se relaciona a menudo con la utilización de antibióticos, que alteran la flora intestinal y favorecen la proliferación de microorganismos que normalmente permanecen bajo control. Los síntomas pueden ir desde diarrea hasta trastornos graves relacionados con la colitis ulcerosa.

A menos que se especifique otra cosa, las siguientes dosis se recomiendan para personas mayores de dieciocho años. La dosis para los jóvenes de doce a diecisiete años debe equivaler a tres cuartas partes de la cantidad recomendada. Para los niños de seis a doce años debe utilizarse la mitad de la dosis recomendada y para los menores de seis años, una cuarta parte.

Nutrientes

SUPLEMENTOS	DOSIS SUGERIDAS	COMENTARIOS
Esenciales		
Iron (Hierro)	Según lo indicado por el médico.	Por lo general, agotado en las personas con enfermedad inflamatoria crónica intestinal. *Advertencia:* No tome este suplemento a menos que le hayan diagnosticado anemia.
Proteolytic enzymes	Según indicaciones de la etiqueta. Tomar entre comidas.	Vitales para la correcta digestión de las proteínas. Ayudan a controlar la inflamación.
más multienzyme complex con pancreatin	Según indicaciones de la etiqueta. Tomar después de las comidas.	Enzimas antiinflamatorias. Utilizar una fórmula alta en pancreatina y baja en hydrochloric acid (HCl).
Vitamin B complex	Según indicaciones de la etiqueta.	Esencial para la descomposición de grasas, proteínas y carbohidratos, y para la correcta digestión. Utilizar una fórmula hipoalergénica.
más extra vitamin B_6 (pyridoxine)	50 mg 2 veces al día.	
y vitamin B_{12}	1.000 mcg 2 veces al día.	Para mejor absorción, tomar en forma sublingual.
y folic acid	400 mcg 2 veces al día.	
Muy importantes		
Acidophilus (Kyo-Dophilus de Wakunaga) o bifidus (Bio-Bifidus de American Biologics)	Según indicaciones de la etiqueta, 2 veces al día. Tomar con el estómago vacío.	Normalizan las bacterias intestinales. Si no tolera la leche, utilizar una fórmula no láctea.
Aerobic Bulk Cleanse (ABC) de Aerobic Life Industries	1 cucharada en agua o jugo con el estómago vacío, por la mañana. Tomar rápidamente antes de que se espese. No tomar al mismo tiempo con otros suplementos o medicamentos.	Mantienen las paredes del colon libres de desechos tóxicos.
o psyllium husk	Según indicaciones de la etiqueta.	
Free-form amino acid complex	Según indicaciones de la etiqueta, 2 veces al día. Tomar con el estómago vacío.	Suministra la proteína necesaria.
L-Glutamine	500 mg 2 veces al día con el estómago vacío. Tomar con agua o jugo. No tomar con leche. Para mejor absorción, tomar con 50 mg de vitamina B_6 y 100 mg de vitamina C.	Importante combustible metabólico para las células intestinales. Protege la vellosidad del intestino que contribuye a la absorción. *Ver* AMINOÁCIDOS en la Primera Parte.
Vitamin A con mexed carotenoids, incluye natural beta-carotene	25.000 UI al día. Si está embarazada, no debe tomar más de 10.000 UI al día.	Este antioxidante protege las membranas mucosas y ayuda a la curación.
y vitamin E	200 UI al día.	Este antioxidante promueve la curación. Su deficiencia se ha asociado con cáncer del intestino. Use en forme de d-alpha-tocopherol.
Provechosos		
Aerobic 07 de Aerobic Life Industries	Según indicaciones de la etiqueta, 2 veces al día.	Le proporciona oxígeno estabilizado al colon y destruye las bacterias indeseables.
o Dioxychlor de American Biologics	10–20 gotas en forma sublingual 1–2 veces al día.	Importante agente antibacteriano, antifúngico y antiviral.
Colloidal silver	Según indicaciones de la etiqueta.	Este antiséptico natural de amplio espectro combate la infección, reduce la inflamación y promueve la curación. Pueden tomarse por vía oral o de aplicación tópica.

Essential fatty acids (flaxseed oil o primrose oil)	Según indicaciones de la etiqueta.	Importantes para la formación de las células. Protegen el recubrimiento del colon.
Garlic (Kyolic de Wakunaga)	2 cápsulas 3 veces al día con las comidas.	Este antibiótico natural tiene efectos curativos en el colon.
Glucosamine sulfate o N-Acetylglucosamine (N-A-G de Source Naturals)	Según indicaciones de la etiqueta. Según indicaciones de la etiqueta.	Importantes componentes de las mucosas protectoras del tracto digestivo.
Multimineral complex con calcium y chromium y magnesium y zinc	Según indicaciones de la etiqueta.	La malabsorción de estos minerales esenciales es frecuente cuando hay colitis. El calcio también es necesario para prevenir el cáncer, que se puede desarrollar a causa de la irritación constante. Utilizar una fórmula de alta potencia.
Raw thymus glandular	500 mg 2 veces al día.	Importante para el funcionamiento inmunológico. *Ver* TERAPIA GLANDULAR en la Tercera Parte.
VitaCarte de Phoenix BioLabs o shark cartilage	Según indicaciones de la etiqueta. Según indicaciones de la etiqueta.	Contiene cartílago de bovino puro, que puede ser eficaz para mejorar la colitis ulcerosa.
Vitamin C con bioflavonoids	3.000–5.000 mg al día divididos en varias tomas.	Necesarios para la función inmunológica y para la curación de las membranas mucosas. Utilizar una variedad buffered.

Hierbas

❑ El producto Aerobic Bulk Cleanse (ABC), de Aerobic Life Industries, contiene hierbas curativas que limpian el colon. Debe tomarse antes de las comidas mezclado con un jugo de partes iguales de jugo de fruta o vegetal y aloe vera.

Nota: Este producto nunca se debe tomar al tiempo con otros suplementos o medicamentos.

❑ La alfalfa en cápsula o en líquido proporciona vitamina K y clorofila, que son necesarias para la curación. Tómese tres veces al día de acuerdo con las indicaciones de la etiqueta.

❑ El aloe vera ayuda a sanar el colon y, por tanto, mitiga el dolor. Tome media taza de jugo de aloe vera por la mañana y media taza por la noche.

❑ Las hierbas boswellia, bromelain, hojas de buchu y turmeric (curcumin) reducen la inflamación.

❑ La raíz de burdock, milk thistle y red clover ayudan a limpiar la sangre. El milk thistle también mejora el funcionamiento del hígado.

❑ Las hierbas chamomile, dandelion, feverfew, papaya, red clover y slippery elm son provechosas para la colitis, al igual que el extracto o el té de yarrow y el té de pau d'arco.

Advertencia: No tome chamomile permanentemente y evite esta hierba por completo si es alérgico al ragweed. La hierba feverfew no se debe utilizar durante el embarazo.

❑ El té de lobelia es provechoso. También se puede utilizar en enema para la inflamación del colon y proporciona rápido alivio. *Ver* ENEMAS en la Tercera Parte.

Advertencia: No utilice lobelia por vía oral de modo permanente.

❑ El nettle y la quercetina ayudan a inhibir las reacciones alérgicas.

Recomendaciones

❑ No utilice prendas que le aprieten la cintura.

❑ Para el dolor agudo, tome un buen vaso de agua. Esto ayuda a extraer de las fisuras y hendiduras del colon las partículas que han quedado atrapadas, lo cual alivia el dolor.

❑ Durante los ataques de colitis y mientras el dolor no haya cedido, consuma solamente alimentos blandos. Coloque en el blender oat bran o vegetales cocidos al vapor. Agregue todos los días una cucharada de oat bran o de rice bran al cereal y al jugo para aportarle a la materia fecal el volumen necesario para limpiar el colon. O agregue una cucharada de Aerobic Bulk Cleanse al jugo y bébalo con el estómago vacío apenas se levante por la mañana.

❑ Durante dos semanas consuma junior baby foods. La comida para bebé es fácil de digerir. Los productos de Earth's Best para bebé son orgánicos y se consiguen en muchos health food stores y supermercados. (*Ver* Fabricantes y Distribuidores, en el Apéndice.) Mientras esté a dieta de alimentos para bebé, consuma fibra adicional, como glucomannan.

❑ El glucomannan debe tomarse entre media hora y una hora antes de las comidas con un vaso grande de líquido.

Nota: Siempre tome la fibra suplementaria separada de otros suplementos o medicamentos.

❑ Haga ejercicios de estiramiento y tome enzimas proteolíticas para mejorar la digestión.

❑ Hágase enemas de limpieza utilizando $^1/_2$ galón de agua tibia. Estos enemas liberan el colon de alimentos sin digerir y reducen el dolor. Utilice jugo de wheatgrass para hacerse enemas de retención. Si tiene muchos gases y sensación de llenura, utilice un enema de *L. bifidus*. *Ver* ENEMAS en la Tercera Parte.

Dieta para la colitis

La colitis ulcerosa puede ser una enfermedad sumamente dolorosa e, incluso, temporalmente incapacitante. La dieta es quizás el factor más importante para que el paciente mejore y se mantenga bien de salud. La nutricionista y autora Shari Lieberman brinda las siguientes pautas para la gente que sufre de colitis:

- Lo más importante es que usted mantenga un diario de los alimentos que consume y de los síntomas que experimenta. Esto le permite saber qué alimentos lo hacen sentir peor y cuáles, mejor. A algunas personas solamente les hacen daño determinados alimentos, como productos lácteos o productos a base de levadura o de trigo. Al revisar su registro diario, usted captará qué alimento o alimentos han empeorado su condición o lo han hecho sentir mejor.
- Haga una dieta baja en carbohidratos y alta en proteína de origen vegetal. Incluya en su dita alfalfa o barley. Entre las fuentes de proteína indicadas en estos casos están el pescado, el pollo y el pavo (sin piel) asados al horno o a la parrilla.
- Consuma muchos vegetales. Si no le agradan crudos, cómalos ligeramente cocidos al vapor.
- Haga una dieta alta en fibra. Consuma oat bran, brown rice barley y otros granos enteros, lentejas y productos de este tipo, como rice cakes. Asegúrese de cocinar bien los granos.
- Excluya de su dieta las grasas y los aceites y no consuma leche ni queso con alto contenido de grasa. La grasa y el aceite exacerban la diarrea, que es característica de la colitis.
- Por sus propiedades curativas y antibióticas, incluya ajo en su dieta.
- Cuando tenga que cocinar algún alimento, áselo al horno o a la parrilla; no lo prepare frito ni salteado. Evite las salsas a base de mantequilla.
- Evite las bebidas carbonatadas, los alimentos muy condimentados y todo lo que contenga cafeína porque irritan el colon. Evite, así mismo, la carne roja, el azúcar y los alimentos procesados.
- Reemplace el queso de leche por queso de soya, y la leche de vaca por leche de arroz o de soya. Si usted consume productos lácteos, utilice variedades nonfat. Si tiene intolerancia a la lactosa, tome leche libre de lactosa. Muchas personas con intolerancia a la lactosa toleran bien el yogur low-fat.
- A fin de reemplazar los fluidos perdidos a causa de la diarrea, beba todos los días por lo menos ocho vasos de agua de 8 onzas cada uno. También son provechosos los jugos de zanahoria y de cabbage, y los "green drinks". Otra posibilidad es agregarles a los jugos clorofila líquida.
- No coma fruta con el estómago vacío. Consuma la fruta al final de la comida. Los jugos de fruta se deben diluir con agua y se deben tomar durante las comidas o después de ellas.

❑ Para manejar la colitis ulcerosa a largo plazo, así como también para prevenir nuevos ataques, ver más arriba Dieta para la colitis, y seguir esas pautas.

❑ *Ver* AYUNOS en la Tercera Parte y seguir el programa una vez al mes

Aspectos para tener en cuenta

❑ A las personas que sufren de colitis les conviene hacerse un test de sensibilidad a los alimentos. Nosotros hemos sido testigos de la mejoría que han experimentado muchas personas que sufren de colitis al hacer cambios en su dieta y en su estilo de vida.

❑ Administrar magnesio con vitamina B_6 por vía intravenosa controla los ataques de espasticidad del colon, pues relaja los músculos de las paredes intestinales.

❑ La deficiencia de vitamina K se ha asociado con la colitis ulcerosa. La vitamina K se encuentra en la alfalfa y en los vegetales hojosos de color verde oscuro. Las sulfas y el aceite mineral acaban con la vitamina K.

❑ Cuando surgen complicaciones graves y los tratamientos corrientes no son eficaces, puede ser necesaria una cirugía.

❑ La colitis ulcerosa y la enfermedad de Crohn se clasifican como enfermedades inflamatorias del intestino. El síndrome de intestino irritable (IBS según sus siglas en inglés), aunque es capaz de producir síntomas similares, no genera inflamación. (*Ver* SÍNDROME DE INTESTINO IRRITABLE en la Segunda Parte).

❑ Los primeros síntomas de la colitis ulcerosa suelen parecerse a los de la artritis: dolor leve pero generalizado, y dolor en las articulaciones. Estos síntomas pueden ir o no acompañados del malestar abdominal que es típico de la colitis. Si usted empieza a presentar síntomas como de artritis, podría servirle modificar la dieta y ver si esto le da buen resultado. *Ver* Dieta para la colitis en esta página.

❑ Cualquier persona que haya tenido colitis ulcerosa durante por lo menos cinco años — incluso si ha sido leve o ha estado inactiva durante un largo tiempo — debe hacerse una colonoscopia regularmente, pues las personas que sufren de esta enfermedad tienen un riesgo mucho más alto de contraer cáncer de colon que el resto de la población. La colonoscopia es un examen que se practica con un instrumento largo y flexible, que le permite al médico explorar visualmente el interior del colon.

❑ *Ver también* DIVERTICULITIS y SÍNDROME DE MALABSORCIÓN en la Segunda Parte.

COLORBLINDNESS

Ver PROBLEMAS OCULARES.

CONGESTIÓN NASAL

Ver Hemorragia y congestión nasales en PROBLEMAS RELACIONADOS CON EL EMBARAZO.

CONJUNTIVITIS

Ver en PROBLEMAS OCULARES.

CONSTIPATION

Ver ESTREÑIMIENTO.

CONTUSIONES

Las contusiones se presentan cuando el tejido que se encuentra debajo de la piel sufre alguna lesión. La piel no se rompe, pero debajo de ella se rasgan los delicados capilares (pequeños vasos sanguíneos) y la sangre se derrama en esa zona, lo cual causa dolor, inflamación y "moretones" (manchas amoratadas que van cambiando de color a medida que la sangre se absorbe bajo la piel: empiezan rojas, luego medio azules y finalmente amarillentas). Cuando nos golpeamos contra un objeto duro es normal que nos salga una contusión en la parte del cuerpo que sufrió el golpe. Sin embargo, hay varios factores que predisponen a algunas personas a presentar contusiones con más facilidad de lo normal. La gente que no consume suficientes alimentos frescos y crudos que le proporcionan al organismo nutrientes importantes es más propensa a las contusiones. Otros factores que aumentan la tendencia a las contusiones pueden ser las deficiencias nutricionales, especialmente de vitamina C, o trastornos de la coagulación que debilitan y adelgazan las paredes de las venas, haciéndolas propensas a rasgarse al más mínimo contacto o golpe, como sentarse sobre la mesa o ser agarrado por el brazo. Los moretones que salen con mucha facilidad pueden explicarse también por factores como el fumar en exceso o la menstruación. También puede ser síntoma de la presencia de otras enfermedades, como el AIDS (los moretones causados por el AIDS no se van), alergias, anemia, obesidad, cáncer, leucemia mielocítica, hemofilia, infecciones y funcionamiento anormal de las plaquetas debido a trastornos renales o hepáticos.

A menos que se especifique otra cosa, las siguientes dosis se recomiendan para personas mayores de dieciocho años. La dosis para los jóvenes de doce a diecisiete años debe equivaler a tres cuartas partes de la cantidad recomendada. Para los niños de seis a doce años debe utilizarse la mitad de la dosis recomendada y para los menores de seis años, una cuarta parte.

Nutrientes

SUPLEMENTOS	DOSIS SUGERIDAS	COMENTARIOS
Muy importantes		
Multivitamin y mineral complex con zinc	Según indicaciones de la etiqueta.	
Vitamin C con bioflavonoids	3.000–10.000 mg al día divididos en varias tomas.	Ayudan a prevenir las contusiones proporcionando oxígeno a las células lesionadas y fortaleciendo las paredes capilares.
Vitamin K	Según indicaciones de la etiqueta.	Necesario para la coagulación de la sangre y la curación. Ver Hierbas más adelante.
Importantes		
Inositol hexaphosphate (IP_6) (Cell Forté with IP-6 de Enzymatic Therapy o IP6 de Jarrow Formulas)	Según indicaciones de la etiqueta.	Poderoso antioxidante. Previene los coágulos de sangre.
Vitamin E	200 UI al día	Poderoso antioxidante. Mejora la circulación en los tejidos corporales. Use en forma de d-alpha-tocopherol.
Provechosos		
Coenzyme Q_{10}	60 mg al día.	Esencial para la generación y la regeneración de las células corporales.
Dimethylglycine (DMG) (Aangamik DMG de FoodScience of Vermont)	100 mg al día.	Mejora el metabolismo del oxígeno de las células y los tejidos.
Iron (ferrous fumarate de Freeda Vitamins) o Floradix Iron + Herbs de Salus Haus	Según indicaciones médicas. Para mejor absorción, tomar con 100 mg de vitamina C. Según indicaciones de la etiqueta.	Corrige las deficiencias. *Advertencia:* No tome hierro, a menos que le hayan diagnosticado anemia. Suplemento natural de hierro.

Multienzyme complex más proteolytic enzymes	Según indicaciones de la etiqueta. Tomar con las comidas. Según indicaciones de la etiqueta. Tomar entre comidas.	Previenen la inflamación en las áreas con contusiones.
Pycnogenol o grape seed extract	Según indicaciones de la etiqueta. Según indicaciones de la etiqueta.	Estos poderosos antioxidantes protegen el tejido cutáneo.
Vitamin B complex	100 mg 2 veces al día.	Ayudan a proteger los tejidos.
Vitamin D más calcium y magnesium	400–800 UI al día. 2.000 mg al día. 1.000 mg al día.	Ayudan a proteger la piel. Necesarios para la formación de las células sanguíneas.

Hierbas

❑ La alfalfa aporta vitamina K y minerales necesarios para la curación de las contusiones. Debe tomarse en tableta siguiendo las indicaciones de la etiqueta.

❑ Tanto el bluebottle, el buchu como la raíz de comfrey se han mostrado eficaces para reducir la hinchazón, el dolor y la descoloración en algunas personas. Prepare un té con estas hierbas, humedezca un paño y manténgalo sobre la contusión unos veinte minutos. Repítalo unas dos o tres veces al día.

❑ Hay un ungüento compuesto de una parte de cayenne pepper y cinco partes de Vaseline derretida que se emplea con éxito en Taiwan y China. Revuelva bien la mezcla y manténgala fresca. Aplíquelo una vez al día o cada dos días.

❑ Buenas fuentes de hierro son dandelion y yellow dock.

❑ El aceite de orégano, aplicado tópicamente ha dado algunos resultados positivos con las contusiones.

❑ Las hojas frescas de perejil aplastadas y aplicadas directamente sobre la contusión suelen facilitar la descoloración en unos pocos días.

❑ El wild pansy es bueno como tratamiento tópico de los moretones.

❑ Otras hierbas útiles son bilberry, extracto de ajo, black walnut, horsetail y rose hips.

Recomendaciones

❑ Para minimizar las contusiones, tan pronto como se golpee o se lesione, colóquese una compresa de hielo en el área afectada y manténgala en ese lugar durante treinta minutos. Esto detiene la hemorragia porque contrae las venas. Si la contusión es severa, una opción es colocar hielo en la zona cada dos o tres horas (mientras esté despierto) por un periodo de veinticuatro a cuarenta y ocho horas, y luego cambiar a unos quince minutos de aplicación de calor, tres veces al día. La zona lesionada debe elevarse por encima del nivel del corazón, siempre que se pueda, para que el flujo de sangre salga de la zona afectada y reducir el moretón.

❑ Si la contusión es una zona que exige la colocación de una compresa flexible, llene una bolsa de agua o un guante de látex quirúrgico con una mezcla de agua (dos partes) y alcohol de frotar (una parte) y colóquela en la nevera. Esa bolsa se amoldará a su cuerpo y no "sudará", como hacen la mayoría de las compresas de hielo. Por ejemplo, esto es ideal para los ojos morados. Otra buena opción para los moretones en los ojos es una bolsa de guisantes o arvejas congelados, ya que se adaptan a la zona y se pueden reutilizar. Pero luego no coma esos guisantes, ya que no es bueno consumirlos una vez que se han derretido y vuelto a congelar.

❑ Para reducir el dolor, la hinchazón o descoloración del ojo morado, póngase inmediatamente una compresa fría. Desgraciadamente, si la descoloración ha comenzado antes de colocarse la compresa, hay poco que se puede hacer para aliviar la contusión.

❑ Frotar una bola de algodón esterilizado y mojado con witch hazel destilado ayuda a detener la hinchazón.

❑ Para reducir la descoloración y la molestia pruebe poniendo tiras de papa cruda sobre la lesión durante una hora.

❑ Coma alimentos frescos, sin cocinar. Quienes no lo hacen, son más propensos a las contusiones.

❑ Coma alimentos ricos en cinc, como pollo, huevos, granos de soja y wheat germ. El cinc es importante para fortalecer las paredes de los vasos sanguíneos y estimular la coagulación.

❑ Si sufre contusiones con facilidad, pruebe tomando vitamina C con flavonoides. A veces las deficiencias de estas sustancias son las que provocan las contusiones.

❑ Incluya en su dieta abundantes vegetales hojosos de color verde oscuro, buckwheat y frutas frescas. Estos alimentos son ricos en vitamina C y bioflavonoides, los cuales ayudan a prevenir las contusiones. Vegetales hojosos, como el kale, bróculi, coles de Bruselas y la col son también buenas fuentes de vitamina K, que se requiere para la coagulación de la sangre y la curación.

❑ No tome aspirina, ibuprofeno (como Advil, Nuprin y otros) para el dolor, ya que pueden agravar la descoloración por su acción anticoagulante. Es mejor tomar acetaminophen (Tylenol, por ejemplo). Siga las instrucciones de la etiqueta.

❑ No tome medicamentos antiinflamatorios que no sean esteroides (NSAIDs).

❑ Si usted presenta contusiones con mucha frecuencia, consulte con un médico.

Aspectos para tener en cuenta

❑ Las contusiones acompañadas de encías hinchadas o sangrantes pueden ser indicativas de una deficiencia en vitamina C, ácido fólico o riboflavina.

❑ Estudios han revelado que las personas con deficiencia de vitamina C desarrollan contusiones más fácilmente que las demás, probablemente a causa de que sus vasos sanguíneos son más débiles. Otros estudios han mostrado que la vitamina C reduce el tiempo que tarda en desaparecer el moretón.

❑ El "ojo morado" es en realidad una contusión en la mejilla, ceja o pestañas. Cualquier impacto suficientemente fuerte para crear un moretón en esa zona puede causar daño al propio ojo. Si el ojo se cierra no debería forzarse a abrirse. Si se ve doble o la visión es borrosa, hay que acudir al oftalmólogo, quien puede prescribir un antibiótico y/o un parche en el ojo para protegerlo mientras se cura.

❑ Si la contusión no empieza a curarse en una semana, quizás lo mejor sea ir a ver al médico.

❑ Algunas personas sufren contusiones debido a tomar medicamentos que interfieren con la coagulación normal. Entre esos medicamentos están los anestésicos locales, anticoagulantes con receta, antidepresivos, antihistaminas, aspirina, cortisona y penicilina. Si usted nota que después de tomar estas sustancias le salen moretones sin causa aparente, hable con su médico para que decida si debe o no cambiar su tratamiento.

❑ Si le salen moretones bajo las uñas, esto puede ser una señal temprana de melanoma de la piel. Hable con su médico.

CONVULSIONES

Ver en EPILEPSIA.

CORAZÓN, ENFERMEDADES DEL

Ver ATAQUE CARDÍACO, ENFERMEDADES CARDIOVASCULARES.

CÓRNEA, ULCERACIÓN DE LA

Ver Ulceración de la córnea en PROBLEMAS OCULARES.

COSTILLAS, DOLOR EN LAS

Ver Dolor en las costillas en PROBLEMAS RELACIONADOS CON EL EMBARAZO.

CRECIMIENTO, PROBLEMAS DE

Ver PROBLEMAS DE CRECIMIENTO.

CROHN, ENFERMEDAD DE

Ver ENFERMEDAD DE CROHN.

CRUP

El crup, o laringotraqueobronquitis, es una infección respiratoria que produce estrechamiento de la laringe o de la tráquea (la parte superior del conducto respiratorio, junto a las cuerdas vocales) a causa de la inflamación. La laringe presenta espasmos y el paciente experimenta dificultad para respirar, tos seca, ronquera, opresión pulmonar y sensación de asfixia. La secreción mucosa también puede aumentar, lo que obstruye aún más las vías respiratorias.

Al principio, el crup tiene todas las características del resfriado común. Comienza con congestión, moquillo líquido por la nariz y una tos que se convierte en la tos áspera particular de esta afección. Una de las características del crup es un resuello ronco y sibilante que se produce cuando la persona inspira aire a través de las vías respiratorias obstruidas y sobre las cuerdas vocales inflamadas.

El crup se presenta con más frecuencia en los niños pequeños de entre tres meses y tres años de edad, cuyas vías respiratorias son mucho más estrechas que las de los adultos. En los Estados Unidos, cada año sufren de crup unos 275.000 niños menores de seis años. Los ataques de crup usualmente se presentan por la noche. En el pasado esta enfermedad se asociaba al sarampión, pero ahora que la vacunación es generalizada entre los niños ocurre con mucha menos frecuencia. El virus normalmente desaparece al cabo de cinco o seis días.

Nutrientes

SUPLEMENTOS	DOSIS SUGERIDAS	COMENTARIOS
Esenciales		
Vitamin C con bioflavonoids	Para niños entre 6–12 meses: 60 mg 4 veces al día. Para niños entre 1–4 años: 100 mg 4 veces al día. Para niños mayores de 4 años: 500 mg 4 veces al día.	Ayuda a controlar la infección y la fiebre estimulando el sistema inmunológico.
Zinc	Para niños entre 6–12 meses: 5 mg al día por 3 días. Para niños entre 1–3 años: 5 mg 2 veces al día por 3 días. Para niños mayores de 3 años: 5 mg 3 veces al día por 3 días.	Promueven el funcionamiento inmunológico. Necesarios para la curación. Las lozenges aceleran la absorción.
Muy importantes		
Vitamin A con mixed caratenoids	2.000 UI al día.	Necesario para la curación de las membranas mucosas. Utilizar en emulsión.
Vitamin E	Para niños entre 4–8 años: 50 mg al día. Para niños entre de 9–13 años: 100 mg al día.	Destruye los radicales libres y transporta oxígeno a todas las células. Utilizar en emulsión.

Importante		
Cod liver oil	1 cucharada 2 veces al día mezclado con jugo.	Se puede administrar a los niños en vez de vitamina A.

Hierbas

❑ Las hierbas echinacea, fenugreek, goldenseal y thyme son beneficiosas para el crup. Cuando hay fiebre se debe tomar tintura de echinacea. Agregue quince gotas a algún líquido para darle al niño cada tres a cuatro horas.

Advertencia: No tome goldenseal todos los días durante más de una semana seguida, y no lo utilice durante el embarazo. Si tiene antecedentes de enfermedad cardiovascular, diabetes o glaucoma, utilícelo sólo con supervisión médica.

❑ Coloque unas cuantas gotas de aceite de eucalipto en un vaporizador para que el niño inhale el vapor. Es más fácil si el aire está humidificado.

❑ Cuando los niños tienen crup se les deben dar baños muy calientes de ginger en hierba; inmediatamente después se deben envolver en una toalla gruesa o en una cobija y se deben acostar en la cama para que perspiren. Esto ayuda a ablandar las secreciones y a eliminar las toxinas del organismo. Otra posibilidad es que el niño permanezca en el baño lleno de vapor durante diez o quince minutos. La humedad facilita la respiración.

❑ Un producto bueno para la congestión es Fenu-Thyme combination, de Nature's Way Products.

Recomendaciones

❑ Cuando los niños tienen crup deben tomar abundantes líquidos para ablandar la mucosidad. Buenas opciones son agua destilada al vapor, tés de hierbas y sopas hechas en casa.

❑ Sobre el pecho y la espalda se deben aplicar compresas calientes de cebolla tres veces al día. Haga las compresas colocando tajadas de cebolla sobre un lienzo u otra tela. Luego aplique la compresa y cúbrala con un paño caliente (*heating pad*). Las compresas de cebolla abren los poros y alivian la congestión.

❑ Cuando un niño tiene crup y está respirando con mucha dificultad, llévelo a la sala de urgencias del hospital más cercano para que lo traten y le tomen radiografías de la laringe. Es probable que necesite oxígeno. Los casos leves de crup se pueden tratar en el hogar, pero los padres deben permanecer alerta por si la respiración del niño se dificulta cada vez más.

Aspectos para tener en cuenta

❑ El crup es una infección viral, por lo que los antibióticos no sirven.

❑ Un estudio publicado en el *New England Journal of Medicine* por el Dr. David W. Johnston y otros colegas, describió un tratamiento que consistía en usar racepinphrine y una sola dosis de budesonide nebulizada (4 mg) en contraposición a un placebo y al tratamiento tradicional con dexamethasone intramuscular (0.6 mg por kg de peso corporal). Los resultados indicaron que ambos tratamientos ayudaron, pero el de dexamethasone fue mucho más efectivo.

❑ El aire fresco puede ayudar al niño a respirar porque reduce la inflamación de la traquea y la laringe.

CULEBRILLA

Ver SHINGLES. *Ver también* Shingles en PROBLEMAS OCULARES.

CUSHING, SÍNDROME DE

Ver en TRASTORNOS DE LAS GLÁNDULAS SUPRARRENALES.

DALTONISMO

Ver en PROBLEMAS OCULARES.

DEBILIDAD DEL SISTEMA INMUNOLÓGICO

La medicina convencional combate la enfermedad directamente por medio de medicamentos, cirugía, radiación y otra clase de terapias. Sin embargo, la verdadera manera de gozar de buena salud es conservando saludable nuestro sistema inmunológico para que funcione de manera adecuada. El sistema inmunológico es responsable tanto de combatir los microorganismos que causan las enfermedades como de manejar el proceso de curación. Este sistema es la clave para combatir todas las agresiones que sufre nuestro organismo, desde la pequeña cortadura al afeitarnos hasta la multitud de virus que, al parecer, hay en estos días. Incluso el proceso de envejecimiento podría relacionarse más con el funcionamiento del sistema inmunológico que con el paso del tiempo.

El debilitamiento del sistema inmunológico se traduce en mayor susceptibilidad a prácticamente cualquier clase de enfermedad. Entre las señales de que la función inmunológica está alterada se cuentan fatiga, desgano, infecciones frecuentes, inflamación, reacciones alérgicas, cicatrización lenta de las heridas, diarrea crónica e infecciones que demuestran que algún microorganismo normal del cuerpo está proliferando, como thrush oral, candidiasis sistémica o infección vaginal por hongos. Algunos cálculos indican que los adultos sanos de nuestra sociedad presentan, en promedio, dos resfriados al año. Las personas que contraen un número significativamente más alto de resfriados y enfermedades infecciosas posiblemente tienen algún problema inmunológico. Entender algunos aspectos básicos del sistema inmunológico y su funcionamiento, así como también el papel que desempeña en nuestra salud, nos permite asumir la responsabilidad de nuestra propia salud.

En términos sencillos, la tarea del sistema inmunológico consiste en identificar las cosas que son "propias" (es decir, que de manera natural le pertenecen al organismo) y las que son "ajenas" (es decir, todo lo que es extraño o peligroso) y luego neutralizar o destruir lo que es ajeno al organismo. El sistema inmunológico se diferencia de los demás sistemas del organismo en que no es un grupo de estructuras físicas, sino un sistema de interacciones complejas que involucra muchos y diferentes órganos, estructuras y sustancias, entre ellas los glóbulos blancos de la sangre, la médula ósea, los vasos y órganos linfáticos, las células especializadas de varios tejidos corporales, y las sustancias especializadas presentes en la sangre, llamadas factores séricos. Lo ideal es que todos esos componentes trabajen juntos para proteger el organismo contra las infecciones y las enfermedades.

El sistema inmunológico humano es funcional en el momento del nacimiento, pero aún no se desempeña bien. Es lo que se llama *inmunidad innata*. La inmunidad se desarrolla a medida que el sistema madura y que el organismo aprende a defenderse contra diversos invasores, llamados antígenos. Esto se llama *inmunidad adaptiva*.

El sistema inmunológico tiene la capacidad de identificar y recordar antígenos específicos con los cuales ha estado en contacto, y lo hace a través de dos mecanismos fundamentales: *inmunidad mediada por células e inmunidad humoral*.

En la inmunidad mediada por células, los glóbulos blancos llamados linfocitos T identifican y luego destruyen células cancerosas, virus y microorganismos como bacterias y hongos. Los linfocitos T, o células T, maduran en la glándula timo (thymus) — de ahí la letra T. El timo, pequeña glándula ubicada detrás del esternón, es una de las principales glándulas del sistema inmunológico. En el timo, todas las células T se programan para identificar clases particulares de invasores enemigos. Pero el timo no convierte en células T absolutamente a todas las que podrían llegar a serlo. Aquellas cuya programación es imperfecta son eliminadas. Las que tienen éxito son liberadas en el torrente sanguíneo para buscar y destruir antígenos que correspondan a su programación. En parte, esas células atacan a los antígenos mediante la secreción de citoquinas, una clase de proteínas. El interferón es una de las citoquinas más conocidas.

La inmunidad humoral implica la producción de anticuerpos. Los anticuerpos no son células sino proteínas especiales cuya estructura química está creada para encajar en la superficie de antígenos específicos. Cuando los encuentran, los anticuerpos atacan a las células invasoras o alertan a los glóbulos blancos para que las ataquen. Los anticuerpos son producidos por otro grupo de glóbulos blancos, los linfocitos B, que son fabricados por la médula ósea, donde también maduran. Cuando un linfocito B encuentra un antígeno particular, crea un anticuerpo para combatirlo y guarda una copia del mismo para poder reproducirlo en caso de que se vea expuesto al mismo antígeno en el futuro. Para que esto funcione es necesario que todas las células B tengan la capacidad de producir una cantidad casi infinita de anticuerpos distintos para atacar cualquier antígeno que encuentren. Esto es posible gracias a un mecanismo conocido como "genes saltarines". Dentro de las células B, los genes que definen la estructura química de la proteína que se va a producir se barajan y se mezclan en una cantidad astronómica de combinaciones distintas. En consecuencia, cualquier célula B puede producir una molécula de anticuerpo para combatir prácticamente a cualquier invasor. El fenómeno de la inmunidad humoral es lo que hace posible la inmunización.

Por el papel crucial que desempeñan en todos los aspectos de la inmunidad, tanto mediada por células como humoral, los glóbulos blancos de la sangre son considerados la primera línea defensiva del organismo. Los glóbulos blancos son más grandes que los glóbulos rojos. Además, se pueden mover independientemente en el torrente sanguíneo y pueden atravesar las paredes celulares. Esto les permite movilizarse rápidamente hasta el lugar de la lesión o de la infección. Los glóbulos blancos tienen varias categorías y a cada una le corresponde una función específica. Entre ellas están:

- *Granulocitos*. Hay tres clases de granulocitos:

1. *Neutrófilos*. Son los glóbulos blancos más abundantes y su función es ingerir y destruir microorganismos, como bacterias.

2. *Eosinófilos*. Ingieren y destruyen combinaciones antígeno-anticuerpo (que se forman cuando los anticuerpos interceptan antígenos) y moderan la hipersensibilidad (reacciones alérgicas) produciendo una enzima que descompone la histamina. Las personas que sufren de alergias suelen presentar niveles altos de eosinófilos en la sangre, quizás porque su organismo está intentando dominar la reacción alérgica.

3. *Basófilos*. Al entrar en contacto con antígenos segregan compuestos como heparina o histamina.

- *Linfocitos*. La tarea de los linfocitos es desarrollar clases específicas de inmunidad. Tres clases importantes de linfocitos son las células T, las células B y las células NK:

1. *Células T*. Maduran en el timo y desempeñan una importante función en la inmunidad mediada por células.

2. *Células B*. Maduran en la médula ósea y su labor es producir anticuerpos.

3. *Células NK (natural killer, o destructoras naturales)*. Destruyen células del organismo que se han infectado o que se han vuelto cancerosas.

- *Monocitos*. Los monocitos son las células más grandes de la sangre y actúan como "recolectores de basura" del organismo. Estas células se tragan y digieren las partículas extrañas y las células deterioradas o viejas, incluyendo células tumorales. Después de circular en el torrente sanguíneo alrededor de veinticuatro horas, la mayoría de los monocitos entran en los tejidos, donde cumplen funciones similares. En ese momento se denominan macrófagos.
- Otro importante componente de la inmunidad es el sistema linfático. Este sistema está constituido por órganos (entre ellos el bazo, el timo, las amígdalas y los nódulos linfáticos) y por fluido, llamado linfa, que circula por los vasos linfáticos y baña las células del organismo. El sistema linfático realiza una especie de labor de limpieza continua a nivel celular. El sistema linfático drena el fluido de los espacios intercelulares llevándose los productos de desecho y las toxinas de los tejidos. Antes de regresar a la circulación venosa, la linfa fluye por los nódulos linfáticos, donde los macrófagos filtran el material indeseable.
- Otros elementos del sistema inmunológico son el bazo, la glándula timo y la médula ósea. El bazo filtra la sangre y elimina los glóbulos rojos que necesitan recambio. El bazo está habitado por macrófagos, células dendríticas (glóbulos blancos que recogen trozos de antígenos para que las células T aprendan a reconocerlos), glóbulos rojos, células destructoras y células B y T. En el bazo, los antígenos son arrastrados a las células B, las cuales los utilizan para aprender a fabricar la respuesta más adecuada. Las personas a las que han extirpado el bazo tienden a ser más propensas a enfermar porque su organismo no puede desempeñar estas funciones.
- Las células T juegan un papel en el proceso inmunológico al liberar interleukin-1, interleukin-2 e interferón. También activan las células B para que produzcan anticuerpos. La médula ósea produce nuevos glóbulos blancos, plaquetas, células B, células destructoras, granulocitos y timocitos. Todos los glóbulos blancos están hechos de células madre. Las células madre son células embriónicas con la capacidad de transformarse en cualquier tipo de célula. Algunos de los glóbulos blancos creados en la médula ósea la abandonan y maduran en otras zonas del organismo, mientras que otros se quedan a madurar donde están y apoyan el sistema inmunológico. Todas las células de este sistema provienen originalmente de la médula ósea. El apéndice y las amígdalas también refuerzan el sistema inmunológico.
- A pesar de lo maravilloso que es, el sistema inmunológico sólo puede funcionar correctamente cuando se le prodiga la atención que requiere. Esto significa proporcionarle los nutrientes y el medio adecuados, y evitar todo lo que tienda a debilitar la inmunidad. Muchos elementos del medio ambiente en que vivimos comprometen la capacidad defensiva de nuestro sistema inmunológico. Los productos químicos para la limpieza del hogar, el uso exagerado de antibióticos y otros medicamentos, los antibióticos, pesticidas y aditivos de los alimentos que consumimos, y la exposición a contaminantes ambientales son factores que le imponen grandes exigencias al sistema inmunológico. Otro factor que afecta adversamente al sistema inmunológico es el estrés. El estrés desencadena una serie de reacciones bioquímicas que, al fin y al cabo, suprimen la actividad normal de los glóbulos blancos, le exigen demasiado esfuerzo al sistema endocrino y terminan por agotar las reservas de valiosos nutrientes del organismo. Todo esto altera la capacidad curativa del organismo y le resta capacidad defensiva contra las infecciones.
- Una adecuada función inmunológica es un complejo acto de equilibrio. Aunque una inmunidad deficiente nos predispone a contraer enfermedades infecciosas de toda clase, también es posible enfermarse cuando la respuesta inmunológica es demasiado fuerte o va dirigida a un objetivo inapropiado. Distintas enfermedades se relacionan con una actividad inadecuada del sistema inmunológico, entre ellas alergias, lupus, anemia perniciosa, enfermedad cardíaca reumática, artritis reumatoidea y, posiblemente, diabetes. Por tanto, se conocen como enfermedades autoinmunes, es decir, enfermedades en las cuales el organismo se ataca a sí mismo.
- A pesar de que es mucho lo que se sabe acerca del funcionamiento del sistema inmunológico, es más lo que queda por aprender. Hace menos de quince años médicos e investigadores empezaron a estudiar y a dilucidar muchas facetas de este complejo sistema. Hoy en día, la inmunología (el estudio del sistema inmunológico) es una de las ramas de la medicina que están avanzando más rápidamente.

El propósito del siguiente programa de suplementos es fortalecer el sistema inmunológico alterado por enfermedad, estrés, mala nutrición, hábitos inadecuados, quimioterapia, o por la combinación de uno o más de estos factores. Las siguientes dosis se recomiendan para personas mayores de dieciocho años. La dosis para los jóvenes de doce a diecisiete años debe equivaler a tres cuartas partes de la cantidad recomendada. Para los niños de seis a doce años debe utilizarse la mitad de la dosis recomendada y para los menores de seis años, una cuarta parte.

Nutrientes

SUPLEMENTOS	DOSIS SUGERIDAS	COMENTARIOS
Acetyl-L-carnitine	Según indicaciones de la etiqueta.	Transporta energía, facilita el metabolismo y protege el corazón y las membranas celulares.

Acidophilus (Kyo-Dophilus de Wakunaga)	Según indicaciones de la etiqueta. Tomar con el estómago vacío.	Restaura las bacterias importantes del tracto intestinal.
Aerobic 07 de Aerobic Life Industries	9 gotas en agua 2 veces al día.	Oxigenan los tejidos. Matan las bacterias nocivas y los virus.
Béres Drops Plus de BDP America	Según indicaciones de la etiqueta.	Contienen minerales y microelementos que estimulan y nutren el sistema inmunológico.
Beta-1, 3-glucan	Según indicaciones de la etiqueta.	
Body Language Super Antioxidant de Oxyfresh	Según indicaciones de la etiqueta.	Protege al organismo del daño causado por los radicales libres, el estrés ambiental y los contaminantes.
Bovine colostrum	Según indicaciones de la etiqueta.	Contiene inmunoglobulinas y factores que estimulan los anticuerpos. Aumenta la inmunidad.
Coenzyme Q_{10} más Coenzyme A de Coenzyme-A Technologies	100 mg al día. Según indicaciones de la etiqueta.	Refuerza el sistema inmunológico. Aumenta el oxígeno para proteger las células y la función cardíaca.
Essential fatty acids (Ultimate Oil de Nature's Secret)	Según indicaciones de la etiqueta.	Elementos sumamente importantes para la dieta. Necesarios para la salud del sistema inmunológico.
Free-form amino acid complex (Amino Balance de Anabol Naturals)	Según indicaciones de la etiqueta, con el estómago vacío.	La manera en que esta proteína se descompone permite su utilización por parte del organismo. Utilizar una fórmula que contenga todos los aminoácidos esenciales.
Garlic (Kyolic de Wakunaga)	2 cápsulas 3 veces al día.	Estimula el funcionamiento del sistema inmunológico.
Glutathione	Según indicaciones de la etiqueta.	Inhibe la formación de radicales libres, ayuda a la integridad de los glóbulos rojos de la sangre y protege las células inmunológicas.
Kelp	2.000–3.000 mg al día.	Proporciona minerales necesarios de manera balanceada para la integridad del sistema inmunológico.
Kyo-Green de Wakunaga	Según indicaciones de la etiqueta.	Proporciona nutrientes y clorofila, necesarios para la reparación de los tejidos. Limpia la sangre. Importante para la respuesta inmunológica.
L-Arginine y L-ornithine	Según indicaciones de la etiqueta, con el estómago vacío. Tomar con agua o jugo. No tomar con leche. Para mejor absorción, tomar con 50 mg de vitamina B_6 y 100 mg de vitamina C.	Estimulan el sistema inmunológico y retardan el crecimiento de los tumores y el desarrollo del cáncer. Necesarios para el sistema inmunológico. *Ver* AMINOÁCIDOS en la Primera Parte.
L-Cysteine y L-methionine más L-lysine	500 mg de cada uno 2 veces al día, con el estómago vacío.	Destruyen los radicales libres y los virus. Protegen las glándulas y el hígado. *Ver* AMINOÁCIDOS en la Primera Parte.

Lecithin granules o capsules	1 cucharada 3 veces al día con las comidas. 1.200 mg 3 veces al día con las comidas.	Ayudan a proteger las células.
Maitake extract o reishi extract o shiitake extract	Según indicaciones de la etiqueta. Según indicaciones de la etiqueta. Según indicaciones de la etiqueta.	Estos hongos aumentan la inmunidad y combaten las infecciones virales y el cáncer.
Manganese	2 mg al día.	Necesario para el correcto funcionamiento del sistema inmunológico. Junto con las vitaminas B, proporcionan una sensación generalizada de bienestar.
Multivitamin y mineral complex	Según indicaciones de la etiqueta.	Todas las vitaminas y los minerales son necesarios de manera equilibrada. Use una fórmula de alta potencia.
Proteolytic enzymes o Infla-Zyme Forte de American Biologics o Wobenzym N de Marlyn Nutraceuticals	Según indicaciones de la etiqueta. 4 tabletas 3 veces al día con las comidas. 3–6 tabletas 2–3 veces al día, entre comidas.	Ayudan a la correcta descomposición de las proteínas, las grasas y los carbohidratos, lo cual mejora la absorción de los nutrientes. Destruye los radicales libres y ayuda a la correcta descomposición y absorción de los alimentos.
Pycnogenol y/o grape seed extract	Según indicaciones de la etiqueta, 3 veces al día con las comidas. Según indicaciones de la etiqueta.	Bioflavonoide excepcional que aumenta la inmunidad. Poderoso antioxidante. Uno de los más poderosos antioxidantes. Protege las células.
Quercetin más bromelain	Según indicaciones de la etiqueta. Según indicaciones de la etiqueta.	Ayuda a prevenir las reacciones a ciertos alimentos, al polen y a otros alergenos. Aumenta la inmunidad. Aumenta la eficacia del quercetin.
Raw thymus glandular más multiglandular complex con raw spleen glandular	Según indicaciones de la etiqueta. Según indicaciones de la etiqueta. Según indicaciones de la etiqueta.	Aumentan la producción de las células T. Los mejores son los que provienen de glándulas de cordero.
Selenium	200 mcg al día. Si está embarazada, no sobrepasar de 40 mcg diarios.	Importante destructor de los radicales libres.
Squalene (shark liver oil)	Según indicaciones de la etiqueta.	Ayuda a la reconstrucción y al funcionamiento de las células. Tiene propiedades anticancerígenas.
Superoxide dismutase (SOD) más dimethylglycine (DMG) (Aangamik DMG de FoodScience of Vermont)	Según indicaciones de la etiqueta. Según indicaciones de la etiqueta.	Mejoran la oxigenación de los tejidos.

Taurine Plus de American Biologics	Según indicaciones de la etiqueta.	Antioxidante y regulador inmunológico necesario para la activación de los glóbulos blancos de la sangre y para la función neurológica.
Vitamin A	10.000 UI al día.	Necesario para el correcto funcionamiento del sistema inmunológico.
más natural carotenoid complex con beta-carotene	Según indicaciones de la etiqueta.	Poderosos antioxidantes y neutralizadores de los radicales libres. Aumentan la inmunidad y pueden proteger contra el cáncer y las enfermedades cardíacas.
Vitamin B complex	100 mg 3 veces al día con las comidas.	Vitaminas antiestrés, especialmente importantes para el funcionamiento normal del cerebro. Se puede administrar en inyección (con supervisión médica). Si no se consigue en inyección, administrar en forma sublingual.
más extra vitamin B_6 (pyridoxine)	50 mg 3 veces al día.	
y vitamin B_{12}	1.000–2.000 mcg al día.	Las vitaminas B_6 y B_{12} refuerzan los aminoácidos y son necesarias para mejorar la absorción de los aminoácidos. Necesarias también para la correcta función enzimática del organismo.
más raw liver extract	Según indicaciones de la etiqueta.	Buena fuente de vitaminas B y hierro. Se puede administrar en inyección (con supervisión médica).
Vitamin C con bioflavonoids	5.000–20.000 mg al día divididos en varias tomas. *Ver* FLUSH DE ÁCIDO ASCÓRBICO en la Tercera Parte.	Estos importantes antioxidantes disminuyen la susceptibilidad a las infecciones.
Vitamin E	200 UI al día.	Este antioxidante forma parte integral del sistema de defensa del organismo. Para facilitar la asimilación, utilizar en emulsión.
Zinc	50–80 mg al día. No sobrepasar esta dosis.	Muy importante para el sistema inmunológico. Utilizar zinc chelate.
más copper	3 mg al día.	Debe tomarse de manera equilibrada con el cinc.

Hierbas

❑ El astragalus mejora la función inmunológica y genera células anticancerosas en el organismo. Es, además, un poderoso antioxidante y protege el hígado contra las toxinas.

Advertencia: Esta hierba no se debe tomar cuando hay fiebre.

❑ Bayberry, fenugreek, hawthorn, horehound, raíz de licorice y red clover intensifican la respuesta inmunológica.

Advertencia: En grandes cantidades, el licorice puede elevar la presión arterial. Esta hierba no se debe utilizar todos los días durante más de una semana seguida. Debe evitarse cuando la presión arterial es alta.

❑ BioStrath es un compuesto tónico de hierbas producido por Nature's Answer que contiene vitaminas, minerales y aminoácidos esenciales, además de adenosine triphosphate (ATP), una fuente clave de energía celular. Este suplemento es bueno para luchar contra las enfermedades y la vitalidad a largo plazo.

❑ Black radish, dandelion y milk thistle ayudan a purificar el hígado y la sangre. El hígado es *el* órgano de la desintoxicación y debe funcionar de manera óptima.

❑ La semilla de boxthorn, el ginseng, la suma y la wisteria contienen germanio, un microelemento que favorece el funcionamiento del sistema inmunológico y tiene propiedades anticancerosas.

Advertencia: Si su presión arterial es alta, no utilice ginseng.

❑ La echinacea fortalece el sistema inmunológico y mejora la función linfática. El suplemento Echinacea, de Bioforce USA ha sido estudiado respecto a la reducción de los síntomas del resfriado común y los resultados mostraron un 60 por ciento más de eficacia que un placebo.

Advertencia: No usar esta hierba en caso de trastornos autoinmunes.

❑ Esberitox, de Enzymatic Therapy es una combinación de diferentes hierbas designadas para promover la salud del sistema inmunológico. También es eficaz contra el resfriado común.

❑ El ginkgo biloba es beneficioso para las células del cerebro, ayuda a la circulación y es un poderoso antioxidante.

❑ El goldenseal fortalece el sistema inmunológico, purifica el organismo y tiene propiedades antibacterianas.

Advertencia: No tome goldenseal por vía oral todos los días durante más de una semana seguida, y no lo utilice durante el embarazo. El goldenseal se debe usar con precaución cuando hay alergia al ragweed.

❑ ImmunoCare, de Himalaya Herbal Healthcare es una fórmula que combina hierbas ayurvédicas susceptibles de proteger los glóbulos blancos.

❑ El ligustrum (conocido en la herbología de China como *nu zhen zi*) aumenta la producción de linfocitos por parte de la médula ósea y facilita su maduración hasta convertirse en células T. Es una hierba provechosa para la salud del timo y del bazo e inhibe el crecimiento de los tumores.

❑ Moducare, de Essential Sterolin Products, ha demostrado su eficacia a la hora de balancear la actividad de las células T, con el potencial que esto tiene para mejorar la función del sistema inmunológico. Este suplemento también mejora los síntomas de varios trastornos autoinmunes. Moducare es una mezcla de sitosterol y sitosterolin

(100 a 1) derivada de un remedio tradicional sudafricano. La dosis normal es tres cápsulas de 20 miligramos por día.

❑ En lugar de tomar shiitake, reishi y otros hongos por separado, puede tomarlos en fórmulas combinadas, como Mushroom Optimizer, de Jarrow Formulas. Este producto combina reishi, turkeytail, maitake, cordyceps, blazei, shiitake y extracto de white woodear para resolver los problemas del sistema inmunológico.

❑ Oil of Oregano, de Nature's Answer está lleno de vitaminas y minerales, y contiene compuestos de thymol y carvacrol que desaniman el crecimiento de microorganismos, virus y parásitos.

❑ Picrorrhiza, una hierba de la India utilizada en la medicina ayurvédica, es un poderoso estimulante de la respuesta inmunológica porque intensifica todos los aspectos de esta función.

❑ La hierba St. John's wort es un purificador natural de la sangre y combate virus como el del HIV y el de Epstein-Barr.

Recomendaciones

❑ Haga un inventario de todos los factores que pueden constituir una amenaza para su sistema inmunológico y tome medidas para corregirlos. Dos de los principales supresores de la función inmunológica son el estrés y una dieta inadecuada, especialmente una dieta alta en grasa y en alimentos procesados y refinados.

❑ Proporciónele a su sistema inmunológico cantidades apropiadas de nutrientes para promover su correcto funcionamiento. Entre los más importantes están:

- Vitamina A. Es la vitamina antiinfecciones. Cuando se utiliza bien y en dosis moderadas, esta vitamina raras veces es tóxica y es muy importante para el sistema defensivo del organismo.

- Vitamina C. Es probablemente la vitamina más importante para el sistema inmunológico. Es esencial para la formación de hormonas adrenales y la producción de linfocitos. También tiene efectos directos sobre las bacterias y los virus. La vitamina C se debe tomar con bioflavonoides, sustancias vegetales naturales que aumentan la absorción de la vitamina C y refuerzan su acción.

- Vitamina E. Es un antioxidante fundamental y neutralizador de los nocivos radicales libres que interactúa con el mineral selenio y con las vitaminas A y C. La actividad de la vitamina E forma parte integral del sistema defensivo del organismo.

- El cinc intensifica la respuesta inmunológica y promueve la curación de las heridas cuando se utiliza en dosis adecuadas (100 miligramos o menos al día). También sirve para proteger el hígado. Dosis diarias superiores a 100 miligramos deprimen a función inmunológica.

❑ Empiece una dieta a base de frutas y vegetales frescos (de preferencia crudos), nueces, semillas, granos y otros alimentos ricos en fibra.

❑ Incluya en su dieta chlorella, ajo y pearl barley. Estos alimentos contienen germanio, un microelemento beneficioso para el sistema inmunológico. Agréguele también a su dieta kelp rojo gigante o kelp marrón. El kelp contiene yodo, calcio, hierro, caroteno, proteína, riboflavina y vitamina C, nutrientes necesarios para la integridad funcional del sistema inmunológico.

❑ Consuma "green drinks" todos los días.

❑ Evite los productos de origen animal, los alimentos procesados, el azúcar y la soda.

❑ Ayune una vez al mes para liberar a su organismo de toxinas que pueden debilitar el sistema inmunológico. (*Ver* AYUNOS en la Tercera Parte).

❑ Utilice spirulina, especialmente cuando esté ayunando. La spirulina es un alimento naturalmente digerible que ayuda a proteger el sistema inmunológico. Aporta muchos nutrientes necesarios para purificar y curar.

❑ Duerma todas las noches un número suficiente de horas. En lo posible, evite el estrés.

❑ Haga ejercicio con regularidad y moderación. El ejercicio reduce el estrés y mejora el estado de ánimo, lo cual es beneficioso para la respuesta inmunológica. Además, el ejercicio estimula la producción de linfocitos T.

❑ Coma con moderación.

❑ No fume ni tome bebidas que contengan alcohol o cafeína.

❑ No tome drogas ni medicamentos distintos de los que le ha recetado su médico.

Aspectos para tener en cuenta

❑ La marihuana debilita el sistema inmunológico. El delta-9 tetrahydrocannabinol (THC), el compuesto más activo de la marihuana, altera la respuesta inmunológica normal porque les resta a los glóbulos blancos entre el 35 y el 40 por ciento de eficacia.

❑ Los empastes dentales de amalgama de mercurio se han relacionado con debilitamiento del sistema inmunológico. Los metales tóxicos debilitan el sistema inmunológico. El análisis del cabello es útil para comprobar si existe intoxicación por metales pesados. (*Ver* TOXICIDAD POR MERCURIO en la Segunda Parte y ANÁLISIS DEL CABELLO en la Tercera Parte.)

❑ El estado mental de la persona puede afectar a su sistema inmunológico. Una actitud mental positiva es importante para fortalecer el sistema inmunológico. (*Ver*

DEPRESIÓN, ESTRÉS y/o TRASTORNO DE ANSIEDAD en la Segunda Parte.)

- Cuando el funcionamiento de la glándula tiroides es lento se produce deficiencia inmunológic. (*Ver* HIPOTIROIDISMO en la Segunda Parte.)
- Las alergias alimentarias y las reacciones desfavorables a los alimentos pueden estresar el sistema inmunológico. (*Ver* ALERGIAS en la Segunda Parte.)
- Investigaciones han revelado que la hormona dehydroepiandrosterone (DHEA) puede mejorar el funcionamiento del sistema inmunológico. *Ver* TERAPIA S BASE DE DHEA en la Tercera Parte.)
- Otra hormona natural que fortalece el sistema inmunológico es human growth hormone (HGH), u hormona del crecimiento humano. Los tratamientos a base de esta hormona requieren supervisión médica. (*Ver* TERAPIA CON HORMONA DE CRECIMIENTO en la Tercera Parte.)
- *Ver también* AIDS en la Segunda Parte.

DEFICIENCIA DE COBRE

El cobre es un micromineral esencial. Incluso una pequeña deficiencia de cobre afecta a la capacidad de los glóbulos blancos de la sangre de combatir las infecciones. El cobre es necesario para la adecuada absorción del hierro y se encuentra fundamentalmente en los alimentos que contienen hierro. Cuando el organismo no obtiene suficiente cobre, la producción de hemoglobina se reduce y puede presentarse anemia por deficiencia de cobre.

Varias reacciones enzimáticas requieren cobre. Este micromineral es necesario para la formación de elastina y colágeno, para catalizar las reacciones proteínicas y para transportar oxígeno. Además, el organismo lo utiliza para el metabolismo de los ácidos grasos esenciales. La deficiencia de cobre produce diversos síntomas, entre ellos diarrea, utilización ineficaz del hierro y las proteínas, y alteración del crecimiento. En los bebés, la deficiencia de cobre puede afectar al desarrollo de los tejidos nervioso, óseo y pulmonar; además, la estructura de esas partes del organismo puede verse alterada.

Dado que el organismo no produce cobre, éste debe adquirirse por medio de la dieta. El exceso de cobre da lugar a la toxicidad o sobrecarga por cobre. (*Ver* TOXICIDAD POR COBRE en la Segunda Parte.) Para que el organismo funcione bien, tiene que haber un equilibrio entre el cobre y el cinc; su desequilibrio puede conducir a problemas tiroideos. Además, niveles bajos (o altos) de cobre pueden repercutir en problemas mentales y emocionales. Por ejemplo, la deficiencia de cobre podría tener relación con la anorexia nerviosa.

La FDA nunca ha hecho pública la cantidad adecuada de cobre que se debe ingerir al día (RDA), pero el National Research Council recomienda entre 1,5 y 3 mg/día para adultos; 1,5 a 2,5 mg para niños; y 0,4 a 0,6 mg para bebés menores de seis meses. Con una dieta adecuada y normal, la mayoría de nosotros recibiremos la cantidad adecuada.

Es más probable que presenten deficiencia de cobre los bebés alimentados únicamente con leche de soya, las personas que sufren de esprúe o disentería catarral (forma crónica de malabsorción), las que tienen enfermedad renal, y las que toman de manera habitual dosis excesivamente altas de cinc. La utilización a largo plazo de anticonceptivos orales puede alterar el balance del cobre en el organismo, lo que se traduce en niveles excesivamente altos o excesivamente bajos de cobre. El nivel del cobre se puede determinar mediante examen de sangre, examen de orina y análisis de cabello. Determinar el nivel y la proporción de los minerales es la base de cualquier programa nutricional cuyo objetivo sea balancear la química del organismo.

A menos que se especifique otra cosa, las siguientes dosis se recomiendan para personas mayores de dieciocho años. La dosis para los jóvenes de doce a diecisiete años debe equivaler a tres cuartas partes de la cantidad recomendada. Para los niños de seis a doce años debe utilizarse la mitad de la dosis recomendada y para los menores de seis años, una cuarta parte.

Nutrientes

SUPLEMENTOS	DOSIS SUGERIDAS	COMENTARIOS
Importantes		
Copper	5 mg al día por 1 mes. Luego reducir la dosis a 3 mg al día.	Restaura el cobre del organismo. Utilizar copper amino acid chelate.
Zinc	30 mg al día. No sobrepasar esta dosis.	Debe tomarse de manera equilibrada con el cobre. Utilizar zinc chelate.
Provechosos		
Iron	Según indicaciones médicas. Para mejor absorción, tomar con 100 mg de vitamina C.	La deficiencia de cobre puede causar anemia. Utilizar una variedad chelato. *Advertencia:* No tome hierro a menos que le hayan diagnosticado anemia.
Multivitamin y mineral complex	Según indicaciones de la etiqueta.	Todos los nutrientes son necesarios de manera equilibrada.

Recomendaciones

- Si usted sospecha que su organismo es deficiente en cobre, aumente su consumo de alimentos ricos en este micromineral esencial, como legumbres (especialmente soya), nueces, cocoa, pimienta negra, mariscos, raisins, molasses, aguacate, granos enteros y coliflor. Las mujeres embarazadas, en particular, deben asegurarse de mantener una dieta equilibrada que contenga estos alimentos.

❑ La deficiencia de cobre se puede confirmar con un análisis de cabello. (*Ver* ANÁLISIS DEL CABELLO en la Tercera Parte.) Si se confirma la deficiencia, siga el plan de suplementos de esta sección para restablecer el equilibrio mineral.

Aspectos para tener en cuenta

❑ Existe relación entre la deficiencia de cobre y el vivir en zonas en que el terreno (y los alimentos ahí cultivados) también tiene esta deficiencia. En 1984, Leslie M. Levay, Director de Investigación y Oficial Médico de Investigaciones del U.S. Agricultural Research Service's Trace Elements and Cardiovascular Health Laboratory en Grand Forks, Dakota del Norte, encontró que alrededor de un tercio de las 849 personas examinadas presentaba una ingesta de cobre de menos 1 miligramo al día.

❑ *Patent ductus arteriosus*, o ducto arterioso patente, es un defecto congénito en el cual el ductus arteriosus, o vaso arterial fetal, no se cierra normalmente poco después del nacimiento. Esto produce flujo de sangre entre la arteria pulmonar, que va a los pulmones, y la aorta, que lleva sangre oxigenada al resto del organismo. En un experimento publicado por la revista médica *Developmental Pharmacology and Therapy*, el ductus arteriosus del 100 por ciento de las crías de un grupo de ratas con deficiencia de cobre seguía abierto, mientras que sólo seguía abierto en el 20 por ciento de las crías de un grupo control que no presentaba deficiencia de cobre.

DÉFICIT DE ATENCIÓN

Ver HIPERACTIVIDAD.

DEMENCIA SENIL

Ver SENILIDAD.

DEPENDENCIA DEL TABACO

Al fumar, una persona inhala más de 4.000 sustancias químicas, incluyendo la nicotina, una sustancia tremendamente adictiva que aumenta los niveles de varios químicos cerebrales asociados con la sensación de placer, como la serotonina, la dopamina y la norepinefrina. El tabaco se ha utilizado durante siglos para modificar el estado de ánimo y se ha ingerido de varias maneras, entre ellas masticado, aspirado por la nariz y fumado. En la actualidad, el tabaco se consume especialmente fumando cigarrillo.

La nicotina es un estimulante del sistema nervioso central; al ingerirla aumenta la producción de adrenalina y se elevan la presión arterial y la frecuencia cardíaca. La nicotina también altera la tasa metabólica general, la temperatura corporal, el grado de tensión muscular y los niveles de algunas hormonas. Esos cambios, y otros más, le producen al fumador una sensación placentera que a menudo — y paradójicamente — percibe como relajación.

Esa sensación placentera es uno de los factores que hacen del tabaco una sustancia tan adictiva. Otro factor es que la tolerancia a los efectos de la nicotina se desarrolla bastante rápido. Esto significa que para lograr el efecto deseado casi de inmediato se requieren dosis más altas, lo que impulsa al individuo a fumar más, lo que a su vez aumenta la probabilidad de que desarrolle una adicción. Cuando la persona se vuelve adicta, su organismo empieza a depender de la presencia de la nicotina. Si la persona se abstiene de fumar, se presentan síntomas de abstención. Entre ellos están irritabilidad, frustración, ira, ansiedad, dificultad para concentrarse, desasosiego, aumento del apetito, dolor de cabeza, cólicos estomacales, disminución de la frecuencia cardíaca, aumento de la presión arterial y, más que todo, un deseo irresistible de fumar.

Cuando se ha adquirido el hábito de fumar, es muy difícil dejarlo. Algunos expertos en la materia afirman que la adicción al tabaco es más difícil de superar que la adicción a la heroína o a la cocaína. Esto obedece a que fumar crea dependencia física y sicológica. Es más fácil superar la adicción física que la dependencia sicológica. A pesar de lo desagradables que son, los síntomas físicos de la abstención no suelen durar más de unas cuantas semanas. En cambio, el deseo intenso e irresistible de fumar — que puede durar bastante tiempo — es más de origen sicológico, y dominarlo requiere un esfuerzo continuo. La adicción a la nicotina se relaciona estrechamente con diversas actividades que producen placer. Llega un momento en que la persona ya no puede tomar café en la mañana, leer el diario, trabajar ni interactuar con otras personas, entre otras actividades, sin tener un cigarrillo en la mano. Como si esto fuera poco, fumar es una excusa para descansar unos minutos, especialmente en épocas de estrés, y ayuda a restarles tensión a las situaciones difíciles. Además, muchos fumadores sienten temor de lo que les podría pasar si dejaran de fumar: les temen a los síntomas de abstención, a aumentar de peso o a perder capacidad de concentración. Todos esos factores se combinan para que dejar de fumar sea una meta difícil.

Aunque es difícil dejar de fumar, mucha gente lo logra todos los días. Ciertamente, no faltan razones para dejar el cigarrillo. El cigarrillo contribuye aproximadamente al 17 por ciento de todas las muertes que se producen en Estados Unidos cada año; es decir, este hábito se relaciona con la muerte de cuatrocientas cuarenta mil personas cada año. Este número es más alto que el de las muertes relacionadas con alcohol, drogas ilícitas, accidentes de tránsito, suicido y homicidio combinadas. Se calcula que fumar es la causa de la tercera parte de todas las muertes por cáncer, de la cuarta parte de los ataques cardíacos fatales y del 85 por ciento de las muertes por enfermedad pulmonar obstructiva crónica. Fumar es la causa de, por lo menos, el 85 por ciento de los casos de cáncer de pulmón. Muchos otros problemas de salud se han asociado con el hábito de fumar, entre ellos angina de pecho, arteriosclerosis, cataratas, bronquitis crónica, cáncer colorrectal, diarrea, enfisema, acidez estomacal, presión arterial alta, impotencia, úlcera péptica, afecciones respiratorias, incontinencia urinaria, trastornos circulatorios y cáncer de la boca y la garganta, especialmente entre los fumadores de cigarrillo que también consumen alcohol y/o utilizan enjuagues bucales que contienen alcohol. Fumar aumenta el riesgo de atrapar resfriados y hace que la recuperación sea más lenta. El humo del tabaco paraliza los cilios (pestañas vibrátiles que recubren el interior de la nariz y la garganta), lo que reduce su capacidad de movilizar las secreciones hacia el exterior y, por tanto, de expulsar los virus del resfriado que han quedado atrapados allí.

Desde hace mucho tiempo se sabe que la nicotina es una toxina mortal. Introducir directamente en el torrente sanguíneo una gota de nicotina líquida del tamaño de la cabeza de un alfiler tendría un efecto fatal. Las dosis de nicotina que suelen administrarse los fumadores hacen que el corazón se acelere y trabaje más, lo que aumenta la probabilidad de enfermedad cardíaca. Además, estrecha los vasos sanguíneos periféricos, lo que redunda en endurecimiento de las arterias y contribuye a enfermedades circulatorias, como el fenómeno de Raynaud. Pero la nicotina no es el único ingrediente del cigarrillo que representa un peligro para la salud. En total, se han identificado más de cuatro mil sustancias químicas en el humo del cigarrillo, y se sabe que por lo menos cuarenta y tres de ellas producen cáncer en los seres humanos. El humo del cigarrillo contiene monóxido de carbono, benceno, cianuro, amoníaco, nitrosamina, vinyl chloride, partículas radiactivas y otros conocidos irritantes y carcinógenos. El monóxido de carbono se une a la hemoglobina e interfiere el transporte del oxígeno en el organismo. El monóxido de carbono también promueve la formación de depósitos de colesterol en las paredes arteriales. Estos dos factores aumentan el riesgo de ataque cardíaco y de accidente cardiovascular. El cianuro de hidrógeno causa bronquitis porque inflama el recubrimiento de los bronquios. A largo plazo, fumar disminuye de manera impresionante el flujo sanguíneo hacia el cerebro. Los hombres que han fumado durante años tienen más probabilidad de presentar presión arterial anormalmente baja en el pene, lo que contribuye a la impotencia. La razón es, probablemente, que fumar daña los vasos sanguíneos, entre ellos los pequeños vasos que irrigan el pene. Fumar también contribuye a la esterilidad; al esperma de los fumadores se le dificulta más que al de los no fumadores penetrar el óvulo y, por tanto, fertilizarlo.

Las mujeres fumadoras tienden a presentar la menopausia a más temprana edad que las no fumadoras; además, tienen un riesgo más alto de sufrir de osteoporosis después de la menopausia y de desarrollar cáncer cervical o uterino. Así mismo, esas mujeres son menos fértiles y sus embarazos son más complicados. Entre las mujeres fumadoras se presentan más casos de aborto espontáneo, muerte fetal y parto prematuro. Sus bebés suelen ser más pequeños y menos saludables que los de las mujeres que no fuman. En comparación con los bebés de madres no fumadoras, los de madres que fumaron durante el embarazo y después del parto tienen tres veces más probabilidades de morir de SIDS (sudden infant death syndrome, o síndrome de muerte infantil súbita).

Los niños cuyo padre fuma también presentan más problemas de salud. Estudios han revelado que estos niños tienen un riesgo más alto de lo normal de desarrollar cáncer de cerebro y leucemia.

Fumar produce efectos perjudiciales en la nutrición. Los fumadores descomponen la vitamina C aproximadamente el doble de rápido que los no fumadores. Esto priva al organismo de la cantidad adecuada de uno de los antioxidantes más poderosos que están a nuestra disposición. Fumar también puede agotar las existencias de otras vitaminas antioxidantes. El humo del cigarrillo tiene altas concentraciones de nitrogen dioxide ozone, un compuesto que oxida las vitaminas antioxidantes y que es conocido por su capacidad para hacerle daño al ADN. Todo esto acelera el proceso de envejecimiento.

Por último, fumar se ha convertido en un problema social. A las personas que no fuman les preocupa cada vez más el efecto del humo ajeno en su propia salud. Hay abundante evidencia de que el humo que respira el fumador pasivo puede ser incluso más dañino que el que respira el mismo fumador. Hoy en día está prohibido fumar en muchas oficinas y edificios públicos.

A pesar de que actualmente se conoce muy bien el peligro que entraña fumar, mucha gente sigue haciéndolo. ¿Por qué? Muchas personas empezaron a fumar antes de que el público en general se enterara de los riesgos que conlleva; otras empiezan a fumar en la adolescencia, época en la cual el individuo se siente invulnerable y es más propenso a involucrarse en actividades de riesgo (especialmente si cree que es una actividad "adulta", si le sirve para ser aceptado en un grupo social particular y/o si con esa conducta desafía a sus padres). Sin embargo, las encuestas muestran invariablemente que no importa cuándo o por qué razón la persona empezó a fumar, la mayoría de los fumadores no lo hacen porque quieren sino porque son adictos al cigarrillo (más del 50 por ciento de las personas encuestadas dijeron que quisieran no haber empezado nunca a fumar).

La buena noticia es que esta adicción se puede superar y que los beneficios para la salud empiezan a experimentarse casi de inmediato. Sólo veinticuatro horas después del último cigarrillo, la presión arterial y el pulso vuelven a la normalidad, al igual que los niveles de oxígeno y monóxido de carbono de la sangre. Una semana más tarde empieza a descender el riesgo de sufrir ataque cardíaco, los sentidos del olfato y el gusto mejoran y la respiración se vuelve más fácil.

Mientras trabaja por abandonar el hábito de fumar, trate de seguir las sugerencias nutricionales y dietéticas que le brindamos a continuación; su propósito es ayudarle a corregir las deficiencias y los daños producidos por el cigarrillo. También se recomiendan para quienes no pueden evitar ser fumadores pasivos.

A menos que se especifique otra cosa, las siguientes dosis se recomiendan para personas mayores de dieciocho años. La dosis para los jóvenes de doce a diecisiete años debe equivaler a tres cuartas partes de la cantidad recomendada.

Nutrientes

SUPLEMENTOS	DOSIS SUGERIDAS	COMENTARIOS
Esenciales		
Coenzyme Q_{10}	200 mg 2 veces al día.	Favorece el flujo de oxígeno hacia el cerebro. Protege el tejido cardíaco. Este antioxidante protege las células y los pulmones.
más Coenzyme A de Coenzyme-A Technologies	Según indicaciones de la etiqueta.	
Oxy-5000 Forte de American Biologics	2 tabletas 3 veces al día.	Poderoso antioxidante. Destruye los radicales libres del humo.
Pycnogenol	Según indicaciones de la etiqueta.	Poderosos antioxidantes y neutralizadores de los radicales libres.
o grape seed extract	Según indicaciones de la etiqueta.	
Vitamin B complex	100 mg al día.	Necesario para los sistemas enzimáticos de las células, que suelen afectarse en las personas que fuman. Administrar en forma sublingual.
más extra vitamin B_{12}	1.000 mcg 2 veces al día.	Aumenta la energía. Necesario para la función hepática. Utilizar lozenges o administrar en forma sublingual.
y folic acid	400 mcg al día.	Necesario para la formación de glóbulos rojos de la sangre. Importante para la saludable división y duplicación de las células.
Vitamin C con bioflavonoids	5.000–20.000 mg al día. *Ver* FLUSH DE ÁCIDO ASCÓRBICO en la Tercera Parte.	Este importante antioxidante protege contra el daño de las células. Fumar agota de manera drástica las existencias de vitamina C del organismo.
Vitamin E	200 UI al día.	Uno de los antioxidantes más importantes, necesario para proteger a las células y a los órganos del daño causado por el humo.
Muy importantes		
Vitamin A	25.000 UI al día. Si está embarazada, no debe tomar más de 10.000 UI al día.	Estos antioxidantes ayudan a la curación de las membranas mucosas.
y natural betacarotene	15.000 UI al día.	Importantes para la protección de los pulmones.
o carotenoid complex (Betatene)	Según indicaciones de la etiqueta.	
Zinc	50–80 mg al día. No tomar más de 100 mg al día de todos los suplementos.	Importante para la función inmunológica. Para mejor absorción, utilizar lozenges de zinc gluconate u OptiZinc.
Provechosos		
Body Language Super Antioxidant de Oxyfresh	Según indicaciones de la etiqueta.	Contiene vitaminas y hierbas antioxidantes que protegen contra el daño causado por los radicales libres.
Cell Guard de Biotec Foods	Según indicaciones de la etiqueta.	Proporciona altos niveles de enzimas antioxidantes para la salud de las células.
Dimethylglycine (DMG) (Aangamik DMG de FoodScience of Vermont)	Según indicaciones de la etiqueta.	Desintoxica el organismo y le ayuda a mantener un alto nivel de energía.
Herpanacine de Diamond-Herpanacine Associates	Según indicaciones de la etiqueta.	Desintoxica el organismo, equilibra el sistema nervioso y estimula la inmunidad.
L-cysteine y L-methionine y	Según indicaciones de la etiqueta, con el estómago vacío.	Estos poderosos desintoxicantes protegen a los pulmones, al hígado, al cerebro y a los tejidos del humo del cigarrillo.
L-cysteine	Tomar con agua o jugo. No tomar con leche. Para mejor absorción, tomar con 50 mg de vitamina B_6 y 100 mg de vitamina C.	
más glutathione	Según indicaciones de la etiqueta.	Protege el hígado.
Maitake extract	1.000–4.000 mg al día.	Inhibe la carcinogénesis y protege contra las metástasis originadas en los pulmones.
Multivitamin y mineral complex	Según indicaciones de la etiqueta.	Necesario para la función inmunológica.
con selenium	200 mcg al día. Si está embarazada, no debe tomar más de 40 mcg al día.	Ayuda a prevenir el daño de las células.
Raw thymus glandular	Según indicaciones de la etiqueta.	Mejora el funcionamiento inmunológico.

Hierbas

❑ La raíz de burdock y el red clover ayudan a limpiar la sangre y eliminar toxinas.

❑ Cayenne (capsicum) desensibiliza las células del tracto respiratorio a los agentes irritantes del humo del cigarrillo.

❑ Catnip, hops, lobelia, skullcap y/o raíz de valeriana mitigan el nerviosismo y la ansiedad que pueden acompañar el abandono de la nicotina.

Advertencia: No se debe tomar lobelia por vía oral de manera permanente.

❑ La raíz de dandelion y el milk thistle protegen el hígado contra las toxinas nocivas del humo del cigarrillo.

❑ El ginger produce perspiración, lo que le ayuda al organismo a eliminar parte de los venenos que ha recibido con el humo del cigarrillo. También alivia la irritación estomacal que a veces se experimenta al utilizar cayenne o lobelia.

❑ El slippery elm alivia la congestión pulmonar y la tos.

Recomendaciones

❑ Consuma más espárrago, bróculi, col de Bruselas, cabbage, coliflor, espinaca, sweet potato y nabo.

❑ Coma muchos granos, nueces, semillas y brown rice sin descascarillar. El millet, un cereal, es buena fuente de proteína. Coma wheat, oat y bran. También es provechoso consumir vegetales amarillos y anaranjados, como zanahoria, pumpkin, squash y batata. Otros alimentos beneficiosos son manzana, berries, nueces de Brasil, melón cantaloupe, cereza, uvas, legumbres (incluyendo garbanzo, lenteja y fríjol rojo) y ciruela.

❑ Coma cebolla y ajo, o tome ajo en suplemento.

❑ Como medida preventiva contra el cáncer de pulmón, tome todos los días jugo fresco de zanahoria. Tome también jugo fresco de remolacha (preparado con las raíces y las hojas) y jugo de espárrago. Todos los jugos de color oscuro son provechosos, al igual que los black currants. El jugo de manzana es beneficioso cuando es fresco. Tome jugos de fruta en la mañana y jugos de vegetales en la tarde.

❑ Cocine ligeramente todos los brotes, excepto los de alfalfa, que se deben comer crudos.

❑ *No* consuma junk food, alimentos refinados o procesados, grasas saturadas, sal, azúcar ni harina blanca.

❑ Reemplace la sal por algún sustitutivo de kelp o de potasio. Si no puede prescindir del dulce, utilice una *pequeña* cantidad de blackstrap molasses o de maple syrup puro como edulcorante natural. Reemplace la harina blanca por whole wheat o rye. Elimine de su dieta el alcohol, el café y todos los tés, excepto los de hierbas.

❑ No consuma ninguna proteína de origen animal, excepto pescado a la parrilla (máximo tres porciones a la semana). *Nunca* consuma luncheon meat, hot dogs ni carnes ahumadas o curadas. Limite su consumo de productos lácteos a una pequeña cantidad de yogur low-fat, kéfir o raw cheese, y sólo de vez en cuando.

❑ No consuma maní. Reduzca su consumo de productos de soya, pero no los elimine por completo de su dieta pues contienen inhibidores enzimáticos.

❑ Tenga en cuenta que el deseo irresistible de fumar suele durar únicamente entre tres y cinco minutos. Saber esto es una gran ayuda para abstenerse de fumar. Además, recuerde que a medida que pasan los días se vuelve más fácil dejar el hábito. Cuando sienta un antojo incontrolable de fumar salga a caminar, haga un poco de ejercicio o dedíquese a algo que distraiga momentáneamente su atención.

❑ Para agilizar la eliminación de toxinas, *ver* AYUNOS en la Tercera Parte y seguir el programa.

❑ Hágase todos los días un enema de café. Hágase dos o tres veces a la semana enemas de limpieza con limón y agua, o con ajo y agua. (*Ver* ENEMAS en la Tercera Parte).

❑ Tome solamente agua destilada al vapor o agua de manantial.

❑ En lo posible, evite el estrés.

❑ Si está tomando algún medicamento, hable con su médico para que él decida si debe modificar la dosis cuando deje de fumar. El tabaco afecta a la absorción y la utilización de muchas drogas, entre ellas insulina, drogas para el asma, algunos antidepresivos, medicamentos para la presión arterial y analgésicos.

Aspectos para tener en cuenta

❑ Al parecer, la dificultad para abandonar el cigarrillo no se relaciona tanto con la cantidad de paquetes que la persona fuma al día, como con la edad a la cual empezó a fumar.

❑ Muchas personas han logrado dejar de fumar haciendo un ayuno a base de jugos frescos y agua destilada al vapor, únicamente. El ayuno a base de jugos frescos elimina rápidamente del organismo la nicotina y otras sustancias químicas dañinas. Hacer un ayuno de cinco días a base de jugos frescos produce resultados sorprendentes.

❑ En el comercio hay varios productos naturales que ayudan a aliviar los síntomas de abstención, como Smoking Withdrawal, de Natra-Bio Homeopathic.

❑ La falta de beta-caroteno y de vitaminas del complejo B se ha relacionado con cáncer de pulmón y de garganta.

❑ Un estudio copatrocinado por los gobiernos de Gran Bretaña y Noruega encontró que el ADN tomado de pulmones de mujeres fumadoras presentaba un daño significativamente mayor que el ADN tomado de pulmones de hombres fumadores. El daño sufrido por el ADN es un marcador de mayor riesgo de cáncer.

❑ Según investigaciones realizadas en la Universidad de Indiana, tomar seis tazas de té al día protege los pulmones de los efectos tóxicos del humo de tabaco hasta un 50 por ciento.

❑ Los resultados de los estudios realizados en la Universidad de Toronto, Canadá, sugieren que el methoxsalen (8-MOP, Oxsoralen-Ultra), una sustancia empleadas a veces para tratar la psoriasis, puede contribuir a reducir la cantidad de cigarrillos que consume un fumador porque bloquea la enzima que facilita el metabolismo de la nicotina.

❑ Según investigadores del Medical College de Wisconsin, fumar un paquete de cigarrillos o más al día triplica el riesgo de necesitar cirugía de hernia discal, mientras que dejar de fumar disminuye ese riesgo.

❑ De acuerdo con un estudio publicado en la revista médica *Archives of Internal Medicine*, fumar aumenta en 30 por ciento el riesgo de padecer de leucemia.

❑ Los que quieren dejar de fumar pueden encontrar fuentes alternativas de nicotina, bien en forma de parche, como goma de mascar, en forma de spray o como inhalador. Algunos de estos métodos se obtienen sin receta, mientras que otros requieren prescripción médica.

❑ Buproprion (Zyban) es un antidepresivo que actúa sobre el cerebro igual que la nicotina. Puede ayudar a algunas personas a dejar de fumar. Además, si a usted le preocupa la posibilidad de ganar peso si deja de fumar, esta sustancia le puede ayudar a limitar esa ganancia.

❑ Un procedimiento de diagnóstico llamado *sputum cytology* test puede detectar el cáncer antes que otros exámenes e, incluso, antes de que haya síntomas. Mediante este procedimiento se examina esputo expulsado de los pulmones y los bronquios para determinar si hay indicios de células tumorales.

DEPRESIÓN

Todos los años, la depresión afecta al 22 por ciento de los estadounidenses mayores de edad (uno de cada cinco adultos), convirtiendo este trastorno en uno de los más comunes en los Estados Unidos. Incide tanto en los mayores como en los jóvenes, pero afecta a las mujeres el doble que a los hombres . La depresión es una enfermedad que compromete todo el organismo: el cuerpo, el sistema nervioso, el estado de ánimo, los pensamientos y el comportamiento. Afecta a la manera en que comemos y dormimos, a lo que sentimos sobre nosotros mismos y a nuestras reacciones y pensamientos acerca de los demás y de las cosas que nos rodean. Los síntomas pueden durar semanas, meses o, incluso, años. Hay muchas clases de depresión y difieren en número de síntomas, severidad y persistencia.

Las personas deprimidas suelen aislarse de los demás. Se vuelven indiferentes a todo lo que las rodea y pierden la capacidad de experimentar placer. Entre los síntomas de la depresión están fatiga crónica, alteraciones del sueño (insomnio o exceso de sueño), cambios en los patrones de alimentación, dolor de cabeza, dolor de espalda, trastornos digestivos, desasosiego, irritabilidad, pérdida de interés en los pasatiempos favoritos y sentimientos de inferioridad. Muchas personas deprimidas piensan en la muerte y consideran la posibilidad de suicidarse. Todo se percibe sombrío y se tiene la sensación de que el tiempo pasa muy despacio. La persona deprimida puede o bien sentir ira, irritabilidad, tristeza y desesperación de manera crónica, o bien manifestar muy pocas o ninguna emoción. Algunas personas deprimidas tratan de "dormir" la depresión, o pasan el tiempo sentadas o acostadas, indiferentes ante todo.

Según un estudio realizado por investigadores holandeses, las personas mayores que sufren de ateroesclerosis son más propensas a sufrir una depresión que aquellas que no padecen esta enfermedad coronaria. El estudio, publicado en *Archives of General Psychiatry*, sugiere que existe relación entre la depresión y la presencia de trastornos vasculares como el endurecimiento de las arterias o la existencia de depósitos de calcio. Una de las teorías es que la ateroesclerosis afectaría al cerebro provocando la depresión. La depresión *no* es una consecuencia normal del hacerse mayor, sino que es una enfermedad tratable que afecta a más de seis millones de los más de 40 millones de estadounidenses mayores de sesenta y cinco años, según datos de la American Association for Geriatric Psychiatry.

Existen tres grandes tipos de depresión clínica: trastorno depresivo grave, trastorno distímico y depresión bipolar (la fase depresiva del trastorno bipolar). Estos tres tipos presentan variaciones en la cifra de síntomas mentales asociados a ellos, su gravedad y persistencia. A diferencia del trastorno depresivo grave, el trastorno distímico — una forma crónica, aunque menos severa de depresión — no se manifiesta en forma de episodios más o menos discretos, sino que es una enfermedad caracterizada por síntomas más leves pero que se mantienen durante años. Normalmente no interfiere con las tareas de la vida diaria, pero quienes la sufren sienten que pocas veces funcionan al máximo de su capacidad.. El trastorno bipolar suele empezar con episodios depresivos que van evolucionando hasta que la depresión empieza a alternar con episodios de manía, caracterizada por irritabilidad, desasosiego y un comportamiento anormal y permanentemente acelerado. Por esta razón, la depresión bipolar se conoce comúnmente como *trastorno maniaco-depresivo*. Otros síntomas de manía pueden ser: autoestima exageradamente inflada, reducida necesidad de dormir, ganas constantes de hablar, pensamientos desbocados, agitación física y tomar riesgos excesivos. El trastorno bipolar requiere un tratamiento distinto a las otras dos variantes de depresión, por lo que es extremadamente importante diagnosticarlo correctamente. (*Ver* TRASTORNO MANÍACO-DEPRESIVO/TRASTORNO BIPOLAR en la Segunda Parte). En esta sección nos concentraremos en varias clases de depresión unipolar.

Las causas de la depresión no se conocen completamente pero es muy probable que sean muchas y muy variadas. Diversos factores pueden precipitar la depresión, entre ellos tensión, estrés, acontecimientos traumáticos, desequilibrios químicos del cerebro, disfunción tiroidea, deficiencias nutricionales, dieta inadecuada, consumo de azúcar, mononucleosis, falta de ejercicio, endometriosis, cualquier problema físico grave, o alergias. Entre las causas más frecuentes de depresión están las alergias a los alimentos y la hipoglicemia (bajo nivel de azúcar en la sangre).

La herencia desempeña un papel importantísimo en esta enfermedad. Hasta el 50 por ciento de quienes presentan episodios depresivos recurrentes tienen al menos un progenitor que ha sufrido también de depresión. Las personas con depresión pueden tener tasas de mortandad más altas también. Un estudio reciente basado en la Women's Health Initiative, la mayor investigación jamás realizada sobre la salud de la mujer en los Estados Unidos , muestra que las mujeres con depresión tienen un 50 por ciento más probabilidades de morir de un infarto de miocardio, y el 30 por ciento tenía más probabilidades de morir de otras causas, que las mujeres no deprimidas — a pesar de que la depresión pueda ser leve o moderada y estar bajo tratamiento. Se desconoce, de momento, la razón de este hecho.

Cualquiera que sea el factor que desencadene la depresión, ésta empieza con una alteración en el área del cerebro que controla el estado de ánimo. La mayoría de la gente es capaz de manejar las fuentes de estrés de la vida diaria y su organismo se ajusta a esas presiones. Pero cuando el estrés es demasiado intenso para el individuo y su mecanismo de ajuste no reacciona, puede presentarse un episodio depresivo.

Quizás la depresión más común es la *distimia*, un tipo de depresión crónica y de baja intensidad. La distimia se caracteriza por síntomas depresivos recurrentes y/o de larga duración, que a pesar de no ser necesariamente incapacitantes sí impiden que la persona se desempeñe normalmente e interfieren sus relaciones sociales y su capacidad de disfrutar la vida. Estudios han encontrado que esta clase de depresión suele originarse (de modo inconsciente) en un estilo de pensamiento negativo. La *depresión doble* es una forma de distimia en la cual el individuo con depresión crónica de baja intensidad presenta periódicamente episodios de depresión severa, después de los cuales vuelve a su estado "normal" de depresión leve.

Algunas personas se deprimen más durante el invierno, cuando los días son más cortos y más oscuros. Este trastorno se conoce como *seasonal affective disorder* (SAD), o trastorno afectivo estacional. Las mujeres son más propensas a sufrir de este tipo de depresión que los hombres. Las personas que presentan este trastorno en los meses de invierno pierden la energía, sufren ataques de pánico, aumentan de peso como resultado de los antojos incontrolables de alimentos inadecuados, duermen demasiado y pierden parte del impulso sexual. Muchas personas se deprimen en la época de las fiestas de fin de año, y aunque en la mayoría de ellas quizás sólo se trata de "holiday blues", algunas podrían sufrir de trastorno afectivo estacional. Los suicidios tienden a aumentar en esa época del año.

Los alimentos que consumimos influyen notablemente en el comportamiento de nuestro cerebro. Nosotros creemos que una dieta inadecuada, en especial consumir constantemente junk food, es una causa frecuente de depresión. Los alimentos que consumimos controlan el nivel de los neurotransmisores, las sustancias químicas del cerebro que regulan nuestra conducta y que se relacionan estrechamente con nuestro estado de ánimo. Los neurotransmisores que más se asocian con el estado anímico son dopamina, serotonina y norepinefrina. Cuando el cerebro produce serotonina, la tensión disminuye. Cuando produce dopamina o norepinefrina, tendemos a pensar y a actuar con más rapidez y, en general, a estar más alerta.

Los neurotransmisores revisten la mayor importancia desde los puntos de vista neuroquímico y fisiológico. Estas sustancias conducen los impulsos entre las células nerviosas. La serotonina, por ejemplo, juega un papel en el estado de ánimo, el sueño y el apetito. Bajos niveles de serotonina pueden conducir a depresión, ansiedad y trastornos del sueño. La sustancia que procesa la serotonina es el aminoácido triptófano. Consumir triptófano aumenta la cantidad de serotonina que produce el cerebro. Como los carbohidratos complejos (no carbohidratos simples como la fructosa, sucrosa y lactosa) elevan el nivel de triptófano en el cerebro y, por tanto, la producción de serotonina, consumir este tipo de carbohidratos produce efectos calmantes. Por otra parte, los alimentos ricos en proteína estimulan la producción de dopamina y de norepinefrina, neurotransmisores que promueven el estado de alerta.

La American Psychiatry Society calcula que entre el 80 y 90 por ciento de los casos de depresión se pueden tratar con eficacia, pero dos tercios de las personas que la sufren no reciben el cuidado necesario. Mucha gente no busca tratamiento porque se sienten avergonzados, o sin ganas de nada. En muchos casos, las personas con una depresión grave sólo buscan ayuda cuando se desmoronan por completo o son hospitalizadas luego de un intento de suicidio (se calcula que el 15 por ciento de las depresiones crónicas acaban en suicidio). Es muy importante tener un sistema de apoyo por parte de los amigos y la familia para que la persona con depresión reciba tratamiento contra la enfermedad.

Según el National Institute of Mental Health (NIMH), la mayor parte de la gente que sufre una enfermedad depresiva no recibe el tratamiento que necesita, a pesar de que la mayoría — incluso quienes tienen depresión severa — puede mejorar si la recibe. Sin tratamiento (la nutrición es muy importante) los síntomas pueden durar semanas, meses o años. Con tratamiento muchas personas ven aliviados los síntomas y pueden vivir una vida normal y sana.

Los siguientes nutrientes son provechosos para las personas que sufren de depresión. A menos que se especifique otra cosa, las siguientes dosis se recomiendan para personas mayores de dieciocho años. La dosis para los jóvenes de doce a diecisiete años debe equivaler a tres cuartas partes de la cantidad recomendada. Para los niños de seis a doce años debe utilizarse la mitad de la dosis recomendada y para los menores de seis años, una cuarta parte.

Nutrientes

SUPLEMENTOS	DOSIS SUGERIDAS	COMENTARIOS
Esenciales		
Essential fatty acids (Kyolic-EPA de Wakunaga, salmon oil, flaxseed oil, o primrose oil)	Según indicaciones de la etiqueta. Tomar con las comidas.	Ayudan a la transmisión de los impulsos nerviosos. Necesarios para el funcionamiento normal del cerebro.
5 Hydroxytryptophan (5-HTP)	Según indicaciones de la etiqueta.	Aumenta la producción de serotonina en el cuerpo. No debe utilizarse con otros antidepresivos.
L-Tyrosine	Hasta 50 mg al día por cada libra de peso corporal. Para mejor absorción, tomar con el estómago vacío y con 50 mg de vitamina B_6 y 100–500 mg de vitamina C. Es más eficaz cuando se toma a la hora de acostarse.	Alivia el estrés estimulando la producción de adrenalina. Aumenta también el nivel de dopamina, que influye en el estado de ánimo. *Ver* AMINOÁCIDOS en la Primera Parte. *Advertencia:* Si está tomando algún inhibidor MAO para la depresión, no debe tomar tirosina.
S-adenosyl-methionine (SAMe) (SAMe Rx-Mood de Nature's Plus)	Según indicaciones de la etiqueta.	Funciona como un antidepresivo. *Advertencia:* Si sufre de trastorno maníaco-depresivo o si toma antidepresivos recetados, no debe tomar SAMe.
Sub-Adrene de American Biologics	Según indicaciones de la etiqueta.	Este suplemento dietético refuerza la función adrenal.
Taurine Plus de American Biologics	Según indicaciones de la etiqueta.	Importante antioxidante y regulador inmunológico, necesario para la activación de los glóbulos blancos y para la función neurológica. Administrar en forma sublingual.
Vitamin B complex en inyección	2 cc por semana, o según indicaciones médicas.	Las vitaminas B son necesarias para el funcionamiento normal del cerebro y el sistema nervioso. Si la depresión es aguda, se recomienda en inyección (con supervisión médica). Todos los inyectables se pueden combinar en una sola inyección.
más extra vitamin B_6 (pyridoxine)	1/2 cc por semana, o según indicaciones médicas.	Necesario para el funcionamiento normal del cerebro. Puede ayudar a aliviar la depresión.
y vitamin B_{12}	1 cc por semana, o según indicaciones médicas.	Asociado con la producción del neurotransmisor acetilcolina.
o vitamin B complex	Según indicaciones de la etiqueta.	Si no se consigue en inyección, se recomienda administrar en forma sublingual.
más extra pantothenic acid (vitamin B_5)	500 mg al día.	Las más poderosas vitaminas antiestrés.
y vitamin B_6 (pyridoxine)	50 mg 3 veces al día.	
más vitamin B_3 (niacin)	50 mg 3 veces al día. No sobrepasar esta dosis.	Mejora la circulación cerebral. *Advertencia:* Si tiene algún trastorno hepático, gota o presión arterial alta, no debe tomar niacina.
y vitamin B_{12}	1.000–2.000 mcg al día.	
y folic acid	400 mcg al día.	Se ha encontrado que es deficiente en las personas que tienen depresión.
Zinc	50 mg al día. No tomar más de 100 mg al día de todos los suplementos.	Se ha encontrado deficiencia de este suplemento en las personas que tienen depresión. Para mejor absorción, utilizar lozenges de zinc gluconate u OptiZinc.
Importantes		
Choline	100 mg de cada uno 2 veces al día.	Importantes para el funcionamiento del cerebro y para la transmisión de los impulsos nerviosos. *Advertencia:* Si sufre de trastorno afectivo bipolar, no debe tomar estos suplementos.
e inositol	Según indicaciones de la etiqueta.	
o lecithin		
Provechosos		
Calcium	1.500–2.000 mg al día.	Tiene efectos calmantes. Necesario para el sistema nervioso.
y magnesium	1.000 mg al día.	Actúa con el calcio. Utilizar magnesium asporotate o magnesium chelate.
Chromium	300 mcg al día.	Ayuda a movilizar las grasas para producir energía.
Gamma-aminobutyric acid (GABA)	750 mg al día. Para mejores resultados, tomar con 200 mg de niacinamida.	Tiene efectos tranquilizantes parecidos a los del diazepam (Valium) y otros tranquilizantes. *Ver* AMINOÁCIDOS en la Primera Parte.
Lithium	Según indicaciones médicas.	Este micromineral se utiliza para tratar la enfermedad maniaco-depresiva (trastorno afectivo bipolar). Se consigue con prescripción médica únicamente.
Megavital Forte de Futurebiotics	Según indicaciones de la etiqueta.	Esta fórmula equilibrada de vitaminas y minerales aumenta la energía y la sensación de bienestar. Corrige las deficiencias vitamínicas y minerales que se suelen asociar con la depresión.
o multivitamin y mineral complex	Según indicaciones de la etiqueta.	
Nicotinamide adenine dinucleotide (NADH)	5–15 mg al día.	

Vitamin C	2.000–5.000 mg al día divididos en varias tomas.	Necesario para el funcionamiento inmunológico. Ayuda a prevenir la depresión.
con rutin	200–300 mg al día.	Bioflavonoide derivado del buckwheat. Aumenta la absorción de la vitamina C.

Hierbas

❑ Balm, también conocido como lemon balm, es beneficioso para los órganos estomacales y digestivos durante las situaciones que producen estrés.

❑ El ginger, el ginkgo biloba, la raíz de licorice, el oat straw, el peppermint y el Siberian ginseng pueden ayudar en caso de depresión.

Advertencia: No utilice licorice todos los días durante más de una semana seguida. Evite esta hierba por completo si tiene presión arterial alta. No use Siberian ginseng si sufre de hipoglicemia, presión arterial alta o problemas del corazón.

❑ La kava kava alivia la depresión y tiene efectos calmantes.

Advertencia: Esta hierba puede producir somnolencia. Si esto le sucede, suspéndala o reduzca la dosis. No tome kava en caso de embarazo o de lactancia, ni si está usted tomando antidepresivos. El uso continuado puede dar lugar a piel seca y escamada, y a la decoloración amarillenta del pelo y las uñas.

❑ La acción de la hierba St. John's wort es similar a la de los inhibidores MAO, pero menos fuerte.

Advertencia: No tomar si se está en tratamiento con antidepresivos de prescripción o con cualquier medicamento que interactúe con los inhibidores MAO (monoamine oxidase). Usar con precaución en caso de embarazo.

Recomendaciones

❑ Adopte una dieta en la cual abunden las frutas y los vegetales crudos, la soya y los productos de soya, el brown rice, el millet y las legumbres. Las dietas muy bajas en carbohidratos complejos pueden agotar la serotonina del organismo y causar depresión.

❑ Si se siente nervioso y quiere relajarse, consuma más carbohidratos complejos. Para aumentar el estado de alerta, consuma alimentos proteínicos que contengan ácidos grasos esenciales, como salmón y pescado blanco. Si desea sentirse más animado, le convienen los alimentos ricos en triptófano y proteína, como pavo y salmón. Los ácidos grasos omega-3 son muy necesarios para mantener cuerpo y mente sanos; diversos estudios han demostrado que su carencia puede provocar trastornos en el estado de ánimo.

❑ El ácido graso omega-3 DHA (docosahexaenoic acid), el cual se encuentra en muchos peces de agua fría como el salmón, al atún y la caballa, tiene efectos protectores para el corazón. Investigaciones con ratones genéticamente tratados realizadas por científicos de la Escuela de Medicina de la Universidad de California-Los Ángeles han descubierto que cuando se les aporta una dieta rica en DHA sus células cerebrales sufren menos daño que los animales alimentados con una dieta de aceite de safflower, que es bajo en ácidos grasos omega-3. Recomendamos comer al menos dos platos de pescado rico en estos ácidos (no frito) a la semana. Este alimento, además de ser bueno para la salud cardiovascular, puede ser beneficioso para combatir la depresión y el Alzheimer. Asimismo, la depresión postparto también puede estar conectada con bajos niveles de DHA.

❑ Evite las sodas diet y los productos que contienen el edulcorante aspartame (NutraSweet, Equal y otros productos). Ese aditivo puede bloquear la formación de serotonina y causar dolores de cabeza, insomnio y depresión en aquellos individuos que ya tienen menos serotonina que la deseable.

❑ Excluya de su dieta los productos que contienen wheat. El gluten del wheat se ha relacionado con algunos trastornos depresivos.

❑ Limite el consumo de suplementos que contengan el aminoácido fenilalanina. Este aminoácido contiene el químico fenol, que es altamente alergénico. La mayoría de las personas que se deprimen son alérgicas a determinadas sustancias. Si usted toma algún suplemento que combina diversos aminoácidos en estado libre (combination free-form amino acid supplement), busque un producto que no contenga fenilalanina, como el que produce Ecological Formulas. También debe evitar el edulcorante artificial aspartame (Equal, NutraSweet), ya que uno de sus principales componentes es el aminoácido fenilalanina.

❑ Evite los alimentos ricos en grasas saturadas. Consumir carne o alimentos fritos, como hamburguesas y papas a la francesa, produce pereza, lentitud mental y fatiga. Esas grasas interfieren el flujo sanguíneo porque obstruyen las arterias y los pequeños vasos sanguíneos, vuelven pegajosas las células sanguíneas y hacen que tiendan a aglomerarse, lo que afecta a la circulación, especialmente hacia el cerebro.

❑ Evite el azúcar en todas sus formas. El organismo reacciona más rápido ante el azúcar que ante los carbohidratos complejos. El aumento de energía que se experimenta tras consumir carbohidratos simples (azúcares) va seguido rápidamente de fatiga y depresión. Stevia es un edulcorante natural concentrado derivado de un arbusto que crece en América del Sur y no tiene el mismo efecto sobre el cuerpo que el azúcar; tampoco tiene los efectos secundarios asociados con los sustitutos artificiales del azúcar.

❑ Evite el alcohol, la cafeína y los alimentos procesados.

❑ Hágase algunos exámenes para saber si tiene alguna alergia alimentaria que pudiera contribuir a su depresión. (*Ver* ALERGIAS en la Segunda Parte).

❑ Hágase un examen de cabello para comprobar si su depresión se debe a intoxicación por metales pesados. (*Ver* ANÁLISIS DEL CABELLO en la Tercera Parte.)

¿Puede Causar Depresión La Falta De Testosterona?

La deficiencia o falta de testosterona es un factor que contribuye a la aparición de problemas cardíacos, depresión y muchas otras enfermedades relacionadas con el envejecimiento en los hombres. Esta es una opinión relativamente nueva pero hay pruebas que la apoyan. Muchas personas tienen dudas sobre la testosterona debido a las informaciones que aparecen en los medios sobre su (mal) uso en los deportes. Pero hay más de un tipo de testosterona, y uno de ellos es benéfico. Primero de todo, es cierto que los esteroides anabolizantes son "malos" a largo plazo. Sus moléculas se asemejan a las de la testosterona natural pero son químicamente distintas y no reaccionan de la misma manera en el cuerpo. La metiltestosterona puede ser el peor de estos esteroides.

En el cuerpo humano la testosterona natural se manifiesta de forma libre (no está unida a nada más), o unida a una molécula llamada *sex hormone binding globulin* (SHBG). Aunque la cantidad total de testosterona — medida con su correspondiente test — permanece igual a medida que la persona envejece, más y más de esa testosterona va a ser SHBG. La testosterona que está unida no puede interactuar con los receptores de testosterona y es, por tanto, biológicamente inerte. La cantidad de testosterona libre y activa decrece con la edad. De todos modos, esta testosterona libre es importante para la salud de muchas maneras. Los hombres con niveles bajos de testosterona libre son más propensos a tener exceso de azúcar en sangre, colesterol y triglicéridos altos, hipertensión, obesidad en general y abdominal en particular, altos niveles de factores coagulantes y bajo nivel de inhibidores de la coagulación. Hay datos que indican que la osteoporosis, que afecta a millones de hombres, y la depresión están relacionados con la presencia de niveles bajos de testosterona. Aparte de la terapia de testosterona, siempre bajo supervisión médica, existe un producto de hierbas, el bioflavonoide chrysin, extraído de la planta *Passiflora coerula* (un tipo de passionflower), que puede ayudar al cuerpo a producir testosterona naturalmente. Otro producto útil es un extracto elaborado a partir de la raíz de nettle (*Urtica dioica*), el cual se une a las SHBG mejor que la propia testosterona, contribuyendo así a elevar los niveles de testosterona libre. Si usted decide usar este remedio, asegúrese de emplear un producto hecho a partir de la raíz, no del tallo ni de las hojas.

Una advertencia: los hombres con cáncer — o posible cáncer — de próstata no deben tomar ninguna hierba que aumente el suministro de testosterona porque ello puede fomentar dicho cáncer.

❑ Mantenga activa su mente, descanse mucho y haga ejercicio con regularidad. Estudios han demostrado que el ejercicio — como caminar, nadar o cualquier actividad que la persona disfrute — es muy importante para todas las clases de depresión. Evite las situaciones estresantes.

❑ Aprenda a reconocer y a "reestructurar" sus patrones negativos de pensamiento. Trabajar con un profesional idóneo no sólo puede ayudarle a modificar hábitos muy arraigados, sino que se puede convertir en una experiencia sumamente gratificante para usted (los sicoterapeutas de orientación cognoscitiva-comportamental se especializan en esta clase de trabajo). Llevar un diario también ayuda bastante, pues permite reconocer los pensamientos distorsionados y desarrollar un estilo de pensamiento más positivo.

❑ Si sufre depresión por una situación concreta, como la muerte de un familiar cercano o la ruptura de una relación, por ejemplo, pruebe a tomar *Ignatia amara*. Es un tratamiento homeopático derivado de la planta Saint Ignatius que ayuda a controlar las emociones durante periodos de extremo dolor emocional e histeria.

❑ Si su depresión se relaciona con la estación del año, la terapia a base de luz puede ser beneficiosa para usted. Para obtener información sobre productos para los tratamientos a base de luz puede ponerse en contacto con The SunBox Company o con Apollo Health. (*Ver* Fabricantes y Distribuidores, en el Apéndice.)

❑ *Ver* HIPOTIROIDISMO en la Segunda Parte y hacerse el examen axilar para comprobar si hay deficiencia tiroidea. Si su temperatura corporal es baja, consulte con un médico. El hipotiroidismos es la causa de muchos trastornos depresivos.

❑ Pruebe a utilizar el color para mitigar la depresión. (*Ver* TERAPIA A BASE DE COLOR en la Tercera Parte.)

Aspectos para tener en cuenta

❑ Encontrar el tratamiento adecuado puede ser tan complicado como convencer a la persona de que necesita ayuda. Pero, según National Institutes of Mental Health, la depresión clínica es una de las enfermedades más tratables. Actualmente, la mayoría de los pacientes de depresión pueden ser tratados con antidepresivos, terapia de "conversación" (psicoterapia) o una combinación de ambas. Los expertos coinciden en que el éxito del tratamiento también depende de la rapidez con que se ataque el problema: cuanto antes se haga, más posibilidades hay de prevenir recaídas graves. Los nuevos medicamentos, como los inhibidores selectivos de recaptación de serotonina (SSRI según sus siglas en inglés) parecen ser beneficiosos. (*Ver* Categorías de medicinas antidepresivas, la página 345) Los SSRI generalmente tienen menos efectos secundarios que los medicamentos precedentes, lo que facilita el tratamiento, especialmente para las personas ancianas. Ambas generaciones de medicamentos son eficaces para aliviar la depresión, aunque es difícil predecir qué individuos responderán a un medicamento y no a otro, o quién sufrirá algún efecto secundario.

❑ El trastorno afectivo estacional se puede tratar con terapia de luz, que consiste en exponer al individuo a la luz de cierta frecuencia emitida por una caja especial por periodos de entre quince minutos y dos horas al día. Esta terapia es eficaz porque, en los días oscuros el cuerpo (la glándula pineal del cerebro) genera más melatonina que en días claros y brillantes. La melatonina parece provocar síntomas depresivos en las personas. La mayoría de las compañías de seguros ya aceptan el uso de estas cajas de luz especiales.

❑ La depresión atípica es una enfermedad común que afecta a 40 millones de estadounidenses, aunque todavía no se diagnostica correctamente. Existen dudas sobre su clasificación, pero se cree que puede ser una forma de depresión bipolar. Entre sus síntomas están los cambios en el estado de ánimo, las ansias por comer carbohidratos, ganancia de peso, sensibilidad al rechazo y letargo. En un estudio publicado en junio de 2004, la suplementación diaria con chromium picolinate redujo los síntomas significativamente, especialmente las ansias por comer carbohidratos. No se observaron efectos secundarios distintos a los del placebo. El estudio se presentó en la conferencia de la Nueva Unidad de Evaluación Clínica de los National Institutes of Mental Health (NIMH). Las personas que sufren depresión atípica muchas veces encuentran dificultades para mantener la medicación que se les prescribe actualmente debido a sus efectos secundarios más comunes (ganancia de peso, disfunción sexual).

❑ La pregnenolone es una hormona natural que puede mejorar la función cerebral y mejorar el ánimo, la memoria y la capacidad de pensar. (*Ver en* SUPLEMENTOS ALIMENTARIOS NATURALES, en la Primera Parte.)

❑ La depresión no es algo que acompaña al envejecimiento de forma natural, pero sí suele estar asociada a problemas nutricionales que afloran con más fuerza en la vejez, como la carencia de vitamina B y otros malos hábitos en la dieta. Las personas mayores con depresión pueden mejorar con el tratamiento lo mismo que cualquier otra persona de cualquier edad.

❑ La tirosina es necesaria para el funcionamiento del cerebro. Este aminoácido interviene directamente en la producción de norepinefrina y dopamina, dos neurotransmisores esenciales que se sintetizan en el cerebro y en la médula adrenal. La falta de tirosina puede conducir a deficiencia de norepinefrina en algunas áreas del cerebro, lo que deriva en trastornos emocionales, como depresión. Los efectos del estrés se pueden prevenir o revertir con este aminoácido esencial, que se puede obtener en la dieta o en forma de suplemento. Las espinacas, frijoles y mustard greens son buenas fuentes de tirosina.

Categorías de Medicinas Antidepresivas

A continuación se muestra una guía de referencia de las principales categorías de antidepresivos en uso actualmente según su método de actuación. Se incluyen los nombres genéricos y de marca.

CATEGORÍA DE ANTIDEPRESIVO	NOMBRE GENÉRICO	NOMBRE (S) DE MARCA
Inhibidor de monoamino oxidasa (MAOI)	Isocarboxazid	Marplan
	Phenelzine	Nardil
	Tranylcypromine	Parnate
Tricíclico	Amoxapine	Asendin
	Desipramine	Norpramin
		Pertofrane
	Doxepin	Sinequan
	Maprotiline	Ludiomil
	Nortriptyline	Aventyl
		Pamelor
	Protriptyline	Vivactil
Bloqueador del transporte de la serotonina (inhibidor selectivo de recaptación de serotonina o SSRI)	Amitriptyline	Elavil
	Citalopram	Celexa
	Clomipramine	Anafranil
	Fluoxetine	Prozac
	Fluvoxamine	Luvox
	Imipramine	Tofranil
	Paroxetine	Paxil
	Sertraline	Zoloft
	Trimipramine	Surmontil
	Venlafaxine	Effexor
Bloqueador del transporte de la dopamina	Buproprion	Wellbutrin
Bloqueador del receptor de la serotonina 5-HT-2A	Mirtazapine	Remeron
	Nefazodone	Serzone
	Trazodone	Desyrel

Advertencia: Si está tomando algún inhibidor MAO para la depresión, no tome suplementos de tirosina y evite los alimentos que contengan tirosina, pues la interacción de la droga y la dieta puede elevar su presión arterial abrupta y peligrosamente. Pídale a su médico o a un nutricionista calificado que lo oriente acerca de su dieta y sus medicamentos.

❑ Estudios preliminares con dehydroepiandrosterone (DHEA) — una hormona producida naturalmente por el organismo — han dado señales prometedoras en el tratamiento de la depresión. En uno de esos estudios, casi todos los pacientes que tomaron DHEA durante seis semanas mejoraron significativamente, y aproximadamente la mitad de ellos dejaron de ser catalogados como clínicamente deprimidos.

❑ Algunos estudios han mostrado que el selenio mejora el ánimo y reduce la ansiedad. Este efecto fue más notorio en personas cuya dieta era baja en selenio.

❑ El ejercicio vigoroso es un antídoto eficaz contra los episodios depresivos. Durante el ejercicio el cerebro produce sustancias químicas que combaten el dolor, llamadas endorfinas y encefalinas. Algunas endorfinas y otros químicos cerebrales que se liberan durante el ejercicio también producen un estado de euforia natural. La mayoría de la gente que hace ejercicio con regularidad afirma que se siente realmente bien después. Ésta podría ser la razón por la cual el ejercicio es la mejor manera de librarse de la depresión.

❑ La música tiene poderosos efectos en el estado emocional y puede ser útil para combatir la depresión. (*Ver* TERAPIAS CON MÚSICA Y SONIDO en la Tercera Parte.)

❑ Una investigación encontró que el nivel sanguíneo de ácido fólico de personas que sufrían de depresión era más bajo que el de personas que no presentaban depresión. Otros estudios han revelado que el nivel del cinc tiende a ser significativamente más bajo de lo normal en las personas deprimidas.

❑ Puede ser posible diagnosticar la depresión midiendo las glándulas adrenales mediante un escaneado (computerized tomography [CT] scan). Investigadores de la Universidad de Duke encontraron que las glándulas suprarrenales de la gente que presenta depresión clínica son más grandes que las de las personas que no la sufren.

❑ Para tratar la depresión se suelen prescribir distintos medicamentos. Los antidepresivos combaten la depresión modificando el balance de los neurotransmisores cerebrales. Entre los medicamentos antidepresivos están los siguientes:

- *Inhibidores de la monoamino oxidasa (MAO).* Estas drogas aumentan la disponibilidad cerebral de neurotransmisores que elevan el estado de ánimo porque bloquean la acción de la enzima monoamino oxidasa, que normalmente descompone esos neurotransmisores. Entre los inhibidores MAO están isocarboxazid (Marplan), phenelzine (Nardil) y tranylcypromine (Parnate). Entre los efectos secundarios que se pueden presentar están agitación, elevación de la presión arterial, sobreexcitación y cambios en la frecuencia cardíaca. Los inhibidores MAO tienen la capacidad de interactuar de manera peligrosa con otras sustancias, como drogas y alimentos. Las personas que toman inhibidores MAO no deben consumir por ningún motivo alimentos que contienen el químico tyrosine. Lea con mucha atención la información sobre contraindicaciones que acompaña el medicamento cuando lo adquiera. También debe evitar los remedios para el resfriado y las alergias sin prescripción médica.
- *Tricíclicos.* Estos medicamentos actúan inhibiendo la reabsorción de los neurotransmisores serotonina, norepinefrina y dopamina, lo cual hace que las células nerviosas dispongan de más mensajeros químicos que mejoran el estado emocional. Entre estas drogas están amitriptyline (Elavil, Endep), desipramine (Norpramin, Pertofrane), imipramine (Janimine, Tofranil) y nortriptyline (Aventyl, Pamelor). Algunos de los efectos secundarios son visión borrosa, estreñimiento, resequedad de la boca, frecuencia cardíaca irregular, retención de orina e hipotensión ortostática (caída severa de la presión arterial cuando la persona se sienta después de estar acostada, o cuando se para después de estar sentada, lo que puede producir vahídos, caídas y fracturas).
- *Tetracíclicos.* La acción de estos medicamentos es similar a la de los tricíclicos, pero su estructura química es un poco distinta y, al parecer, producen menos efectos secundarios. El maprotilene (Ludiomil) es un antidepresivo tetracíclico.
- *Otros medicamentos.* Durante los últimos años han aparecido varios medicamentos conocidos como antidepresivos "de segunda generación". Aunque no se ha demostrado que estas nuevas drogas sean más eficaces que las demás, sí tienden a causar menos efectos secundarios desfavorables. Entre esos medicamentos están amoxapine (Asendin), fluoxetine (Prozac) y sertraline (Zoloft), que bloquean específicamente la reabsorción del neurotransmisor serotonina, pero que, a diferencia de los tricíclicos, no afectan a la absorción de la norepinefrina ni de la dopamina. Otros medicamentos nuevos son buproprion (Wellbutrin), cuya función parece ser inhibir la recaptación de la dopamina pero no la de la serotonina ni la de la norepinefrina, y trazodone (Desyrel), un antidepresivo con propiedades estimulantes que también inhibe la reabsorción de la dopamina.

❑ La FDA ha aprobado Paxil (paroxetine) para el tratamiento de los trastornos de ansiedad generalizados (GAD, según sus siglas en inglés). La medicina ya está aprobada para el tratamiento de la ansiedad social, depresión, trastornos de pánico y obsesivos-compulsivos. Según el National Institute of Mental Health este tipo de trastornos de ansiedad afectan a cuatro millones de adultos en los Estados Unidos — el doble de mujeres que de hombres. Las personas con GAD experimentan pensamientos exagerados y preocupantes, y tensión respecto a situaciones corrientes de la vida; suelen durar un mínimo de seis meses. GAD suele ir acompañado normalmente de síntomas físicos como temblores, fatiga, tensión muscular, dolores de cabeza y náusea. No se ha evaluado la eficacia de Paxil en los tratamientos durante un tiempo prolongado (más de 8 semanas) ni su efecto sobre niños y adolescentes con GAD.

Advertencia: Paxil no debe ser utilizado para el tratamiento de trastornos depresivos graves en niños o adolescentes. Cualquier antidepresivo tiene que tomarse con precaución, tanto si lo toman adultos como niños. Nunca deje de tomar los antidepresivos con los que esté siendo tratado sin antes consultar con su médico.

❑ Los medicamentos esteroides y los anticonceptivos orales pueden hacer descender los niveles de serotonina en el cerebro.

❑ Prozac y otros "inhibidores selectivos de recaptación de serotonina" actúan para aumentar la actividad de la serotonina, mientras que el 5-hydroxy L-tryptophan (5-HTP) trabaja para estimular la producción de serotonina por el propio organismo.

❑ Un estudio publicado en la revista científica *British Medical Journal* sugiere que los extractos de St. John's wort pueden ser eficaces como medicamentos con prescripción médica contra la depresión moderada y grave. St. John's Wort es el antidepresivo más recetado en Alemania, pero en los Estados Unidos se considera un suplemento dietético (la FDA no ha dado su aprobación de que es un medicamento seguro y eficaz). Hay numerosos estudios en marcha para determinar la eficacia y seguridad a largo plazo de este producto. Investigaciones publicadas recientemente en *British Medical Journal* indican que en Alemania se realizó un estudio en el que se comparó St. John's Wort con Paxil y el suplemento demostró ser tan eficaz como el medicamento y, además, produjo menos efectos secundarios.

❑ Los fumadores tienen más probabilidades de estar deprimidos que quienes no fuman. Tanto unos como otros pueden beneficiarse del uso de Zyban (una preparación de buproprion de descarga sostenida que también se comercializa con el nombre de Wellbutrin SR). Zyban es un antidepresivo aprobado también para ayudar a dejar de fumar. El buproprion eleva los niveles de dopamina y norepinefrina — sustancias que también aumentan en el organismo con el consumo de nicotina en el tabaco — y permite a los pacientes obtener la misma sensación que produce esa sustancia, al tiempo que reducen su adicción a ella.

❑ Los fumadores tienen más probabilidades de deprimirse que los no fumadores.

❑ Las alergias, la hipoglicemia, el hipotiroidismo y/o la malabsorción de los nutrientes pueden causar depresión o contribuir a ella. El ingreso de vitamina B_{12} y de ácido fólico al organismo de las personas que presentan estos trastornos está bloqueado, lo que puede conducir a la depresión.

❑ La gente que se deprime tiene más probabilidades de presentar alteraciones del metabolismo del calcio que la gente que no se deprime.

❑ No cabe duda de que la actitud mental influye en la salud. Todas las investigaciones sobre este tema indican que las personas optimistas no sólo son más felices sino más saludables: padecen menos enfermedades, se recuperan más rápido de las enfermedades y de las cirugías y su sistema inmunológico es más fuerte.

❑ Hay muchos grupos y organizaciones que ofrecen información sobre la depresión. (*Ver* Organizaciones Médicas y de la Salud, en el Apéndice.)

DERMATITIS

Dermatitis es un término general que se aplica a cualquier inflamación de la piel. Existen diversos tipos: dermatitis atópica, dermatitis numular, dermatitis seborreica, dermatitis por contacto irritante y dermatitis por contacto alérgico. A veces se confunde la dermatitis con el eccema, términos que se utilizan indistintamente, aunque muchos hablan de eccema para referirse a la dermatitis atópica. La inflamación de la piel que acompaña a la dermatitis (o eccema) produce descamación, engrosamiento, costras, supuración, cambios de color y, a menudo, comezón.

El eccema puede aparecer a raíz de varios problemas subyacentes. Uno de los que se cita con frecuencia es la hipoclorhidria (bajos niveles de ácido hidroclorhídrico en el estómago). También se suele hacer referencia a una condición llamada *"leaky gut syndrome"* (algo así como síndrome de tripa goteante), en el que los intestinos se hacen porosos y dejan que las partículas de los alimentos penetren directamente al torrente sanguíneo, provocando alergias. Entre las posibles causas de esta condición están la candidiasis, alergias alimentarias y una debilidad genética en el enzima delta-6 desaturase (convierte los ácidos grasos esenciales en prostaglandinas antiinflamatorias). Muchos casos de dermatitis se deben a alergias. Este tipo de trastorno se conoce como dermatitis alérgica o dermatitis por contacto. Puede presentarse como resultado del contacto con perfumes, cosméticos, caucho, ungüentos y cremas medicadas, plantas como poison ivy, y/o metales o aleaciones utilizados en joyería (como oro y plata) o en cremalleras, como níquel. Algunas personas que sufren de dermatitis también son sensibles a la luz del sol. No importa cuál sea el agente irritante, si la piel permanece en contacto con él, lo más probable es que la dermatitis se extienda y se agrave. El estrés, especialmente la tensión crónica, puede producir dermatitis o exacerbarla.

La dermatitis atópica (AD, según sus siglas en inglés; también denominada eccema atópico o eccema infantil cuando afecta a los niños) suele darse en personas propensas a las alergias. En los niños suele aparecer normalmente durante el primer año y casi siempre en los primeros cinco años de vida. Más de la mitad de los niños que la sufren mejoran para los dieciocho meses. Aparece de manera característica en el rostro, el lado interno de los codos y la parte posterior de las rodillas. Los factores que la provocan varían de persona a persona, pero tienden a incluir el tiempo muy frío o muy cálido, atmósfera muy seca y la exposición a factores alérgenos, estrés e infecciones (resfriados). Si otros miembros de la familia han tenido fiebre del heno, o hay fever, asma o dermatitis atópica aumentan las probabilidades de que otro bebé sufra esta afección.

La dermatitis numular (en "forma de moneda") es una enfermedad crónica que se caracteriza por lesiones circulares en las extremidades. Parece que es causada por alergia al níquel y se suele asociar con la sequedad de la piel. La dermatitis herpetiforme se relaciona con afecciones intestinales e inmunológicas y es un tipo de dermatitis sumamente pruriginoso, es decir, causa una intensa picazón. Consumir productos lácteos y/o gluten puede desencadenar este tipo de dermatitis. La *seborrea* es una forma de dermatitis que afecta más que todo al cuero cabelludo y/o a la cara. A menos que se especifique otra cosa, las siguientes dosis se recomiendan para personas mayores de dieciocho años. La dosis para los jóvenes de doce a diecisiete años debe equivaler a tres cuartas partes de la cantidad recomendada. Para los niños de seis a doce años debe utilizarse la mitad de la dosis recomendada y para los menores de seis años, una cuarta parte.

Nutrientes

SUPLEMENTOS	DOSIS SUGERIDAS	COMENTARIOS
Esenciales		
Betaine HCl	Según indicaciones de la etiqueta.	Una forma de ácido clorhídrico. Las personas con dermatitis suelen tener bajos niveles de ácido clorhídrico. *Advertencia:* Si usted sufre de acidez estomacal, no debe tomar este suplemento.
OptiMSM	Según indicaciones de la etiqueta.	
Vitamin B complex	50–100 mg 3 veces al día con las comidas.	Necesario para la salud de la piel y para la circulación. Ayuda a la reproducción de todas las células. Utilizar una fórmula high-stress libre de levadura. Se recomienda en forma sublingual.
más extra vitamin B_3 (niacin)	100 mg 3 veces al día. No sobrepasar esta dosis.	Importante para la correcta circulación y para la salud de la piel. *Advertencia:* Si tiene algún trastorno hepático, gota o presión arterial alta, no debe tomar niacina.
y vitamin B_6 (pyridoxine)	50 mg 3 veces al día.	Su deficiencia se ha asociado con trastornos cutáneos.
y vitamin B_{12}	1.000–2.000 mcg al día.	Ayuda a la formación de las células y a su longevidad. Utilizar lozenges o administrar en forma sublingual.
más biotin	300 mg al día.	Su deficiencia se ha asociado con dermatitis.
Importantes		
Essential fatty acids (black currant seed oil, flaxseed oil, primrose oil y salmon oil)	Según indicaciones de la etiqueta.	Promueven la lubricación de la piel.
Kelp	1.000 mg al día, o según indicaciones de la etiqueta.	Contiene yodo y otros minerales necesarios para la curación de los tejidos.
Vitamin C	Según indicaciones de la etiqueta.	Inhibe la inflamación y estabiliza las membranas celulares.
Vitamin E	200 UI al día.	Alivia el prurito y la resequedad. Use en forma de d-alpha-tocopherol.
Zinc	100 mg al día. No sobrepasar esta dosis.	Ayuda a la curación y favorece la función inmunológica. Para mejor absorción, utilizar lozenges de zinc gluconate u OptiZinc.
Provechosos		
Aller Bee-Gone de CC Pollen	Según indicaciones de la etiqueta.	Provechoso para la dermatitis alérgica. Combinación de hierbas, enzimas y nutrientes, especial para combatir los episodios alérgicos.
Borage oil y flaxseed oil (EFA Derma-Skin Formula de Health from the Sun)	Según indicaciones de la etiqueta.	
Coenzyme Q_{10} más Coenzyme A de Coenzyme-A Technologies	Según indicaciones de la etiqueta. Según indicaciones de la etiqueta.	
Free-form amino acid complex	Según indicaciones de la etiqueta, con el estómago vacío.	Suministra proteína, importante para la construcción y la reparación de todos los tejidos. Utilizar una fórmula que contenga tanto los aminoácidos esenciales como los no esenciales.
Herpanacine de Diamond-Herpanacine Associates	Según indicaciones de la etiqueta.	Contiene antioxidantes, aminoácidos y hierbas que promueven la salud general de la piel.
Kyo-Dophilus de Wakunaga	Según indicaciones de la etiqueta.	
Kyolic-EPA de Wakunaga	Según indicaciones de la etiqueta.	
Shark cartilage	Tomar 1 gm al día por cada 15 libras de peso corporal, dividido en 3 tomas.	Reduce la inflamación cuando hay eccema.
Vitamin A emulsion	100.000 UI al día por 1 mes. Luego reducir hasta 50.000 UI al día por 2 semanas. De nuevo reducir la dosis hasta 25.000 UI al día. Si está embarazada, no debe tomar más de 10.000 UI al día.	Necesarios para la suavidad de la piel. Ayudan a prevenir la resequedad. Para dosis altas, la emulsión facilita la asimilación y brinda mayor seguridad.
o capsules	5.000 UI al día.	
más carotenoid complex	25.000 UI al día.	Antioxidante y precursor de la vitamina A.
Vitamin D_3	400–1.000 UI al día.	Ayuda a la curación de los tejidos

Hierbas

❑ Blackthorn, blueberry leaf, hawthorn berry y rue contienen flavonoides que son excelentes para reducir la inflamación.

❑ La camomila puede tomarse oralmente o como friegas sobre la piel. Reduce la inflamación.

❑ Las cataplasmas que combinan chaparral, dandelion y raíz de yellow dock son provechosas. *Ver* UTILIZACIÓN DE CATAPLASMAS en la Tercera Parte.

Nota: El chaparral sólo se recomienda para uso externo.

❑ Las siguientes hierbas se pueden utilizar en té o en cápsula: dandelion, goldenseal, myrrh, pau d'arco y red clover. Se deben alternar para obtener mejores resultados.

Advertencia: El goldenseal no se debe tomar todos los días durante más de una semana seguida, y no se debe utilizar durante el embarazo. Si hay antecedentes de enfermedad cardiovascular, diabetes o glaucoma, sólo se debe utilizar con supervisión médica.

❑ Para aliviar el prurito y propiciar la curación, mezcle goldenseal root powder con aceite de vitamina E y luego agregue un poquito de miel hasta que adquiera una consistencia casi líquida. Aplíquese esta mezcla en el área afectada.

❑ La gotu kola contiene antioxidantes potentes y promueve la formación de lípidos y proteínas esenciales para una piel sana.

❑ El extracto de grape seed contiene proantocianidinas oligoméricas (OPCs en inglés) que reducen la inflamación y eliminan las toxinas del organismo.

❑ La raíz de Oregon grape desintoxica el organismo y reduce la inflamación.

❑ Puede usarse wild pansy (*Viola tricolor*) externamente para tratar los moretones y otros problemas de la piel. Es especialmente buena contra la psoriasis y el acné; puede emplearse también contra el eccema y la costra láctea (irritación del cuero cabelludo) en los bebés.

Recomendaciones

❑ Incluya en su dieta arroz integral y mijo.

❑ Evite los huevos, los cacahuetes, los alimentos de soya, el trigo, los productos lácteos, el azúcar, la harina blanca, las grasas y los alimentos fritos y procesados.

❑ Elimine de su dieta durante seis semanas los alimentos que contienen gluten. Luego vuélvalos a introducir en su dieta de uno en uno y observe si la situación cambia. Eliminar el gluten suele ser una medida eficaz para controlar la dermatitis. *Ver* ENFERMEDAD CELIACA en la Segunda Parte para conocer la dieta que se recomienda en estos casos.

❑ No consuma alimentos que contengan huevo crudo, pues tiene avidina, una proteína que se liga a la biotina e impide que ésta se absorba. La biotina es necesaria cuando hay problemas de piel y de cuero cabelludo.

❑ Trate de mantener su casa humidificada y tome menos baños y duchas, ya que éstos roban a la piel sus aceites naturales.

❑ Use a diario una loción hidratante sin aroma.

❑ Para la dermatitis del cuero cabelludo, hágase una infusión potente de alguno de estos tés concentrados: rosemary, comfrey, aceite de tea tree (añada el aceite después de hacer el té), dried nettels y witch hazel, y aplíquela al cuero cabelludo después de limpiárselo con champú inodoro. Déjelo reposar sobre el cuero cabelludo durante diez o quince minutos.

❑ Después de que la piel entre en contacto con el agua o con irritantes, dése un masaje con crema antiséptica de aceite de te tree.

❑ Mantenga limpio el colon. Utilice algún suplemento de fibra, como flaxseeds, cáscara de psyllium (psyllium husk) o Aerobic Bulk Cleanse (ABC), de Aerobic Life Industries. Hágase de vez en cuando enemas de limpieza a fin de eliminar las toxinas y, por tanto, acelerar la curación. *Ver* LIMPIEZA DEL COLÓN y ENEMAS en la Tercera Parte.

Nota: La fibra en suplemento no se debe tomar junto con otros suplementos y medicamentos, sino por separado.

Aspectos para tener en cuenta

❑ Los químicos de las espumas para el baño no sólo pueden provocar dermatitis, sino irritar el tejido del tracto urinario inferior hasta el punto de que se presente sangre en la orina. Es más probable que esto ocurra cuando la persona permanece dentro del agua con espuma durante ratos muy largos.

❑ El aceite de primrose y la vitamina B_6 (piridoxina) son beneficiosos para los infantes que sufren de dermatitis.

❑ Las alergias alimentarias pueden producir dermatitis (*ver* ALERGIAS en la Segunda Parte).

❑ *Ver también* infecciones por hongos, urticaria, poison ivy/poison oak/poison sumac, psoriasis, rosácea, sarna y/o seborrea en la Segunda Parte.

DERRAME CEREBRAL

Ver ENFERMEDADES CARDIOVASCULARES, OBESIDAD, PRESIÓN ARTERIAL ALTA.

DESPRENDIMIENTO DE LA RETINA

Ver Visión reducida o pérdida de la visión en PROBLEMAS OCULARES.

DESEQUILIBRIO ÁCIDO-BASE

La acidez y la alcalinidad se cuantifican de acuerdo con la escala del pH (potencial de hidrógeno). Cuando el pH del agua es 7.0, se considera neutral, es decir, ni ácida ni alcalina. Cualquier cosa con un pH inferior a 7.0 es ácida, mientras que cualquiera con un pH superior a 7.0 es alcalina. El pH ideal para el cuerpo humano está entre 6.0 y 6.8 (el cuerpo humano es ligeramente ácido por naturaleza). Los valores inferiores a 6.3 se consideran ácidos, mientras que los valores superiores a 6.8 se consideran alcalinos.

Self-test de acidez y alcalinidad

Esta prueba sirve para determinar si los fluidos corporales son demasiado ácidos o demasiado alcalinos.

Compre en cualquier farmacia papel especial para determinar el pH y aplíquele saliva u orina. El papel cambia de color para indicar si su organismo es demasiado ácido o demasiado alcalino. El papel tornasol rojo se vuelve azul en un medio alcalino, y el papel tornasol azul se vuelve rojo en un medio ácido. Hágase siempre esta prueba antes de comer o, por lo menos, una hora después de comer.

Si la prueba indica que su organismo es demasiado ácido, consulte las recomendaciones que damos en Acidosis (abajo). Si su cuerpo es demasiado alcalino, vea Alcalosis.

Acidosis

La acidosis es una alteración en la cual la química del organismo se desequilibra y se vuelve demasiado ácida. Algunos de los síntomas de la acidosis son suspiros frecuentes, insomnio, retención de líquido, fatiga ocular, artritis reumatoidea, migrañas y presión arterial anormalmente baja; materia fecal dura, seca y de muy mal olor, acompañada de una sensación de ardor en el ano; estreñimiento y diarrea intermitentes, dificultad para tragar, ardor en la boca y/o

Alimentos que aumentan la acidez y la alcalinidad

Una regla básica para lograr y mantener el equilibrio de pH es comer un 80 por ciento de alimentos alcalinos y un 20 por ciento ácidos cada día. Si una prueba de pH indica que su cuerpo es demasiado ácido, debe comer más comidas alcalinas y omitir algunas ácidas hasta que las pruebas indiquen que ha vuelto a la normalidad. Por otro lado, si su organismo es demasiado alcalino, tiene que hacer lo contrario (menos alimentos alcalinos y más ácidos). La lista que incluimos es una buena guía de alimentos alcalinos y que aumentan la acidez. Los más neutrales son los que aumentan ligeramente la acidez y la alcalinidad. Hay un papel especial para hacer la prueba, papel tornasol (nitrazine paper) y se puede adquirir en cualquier farmacia. Si su farmacia local no lo tiene, y tampoco tiene las tiritas de prueba de orina para medir el pH, pregunte en una compañía de suministros médicos (listado en las Páginas Amarillas bajo Reparaciones, Suministros y Equipos Médicos-*Medical Equipment Supplies and Repair*), en la farmacia de un hospital. También puede ponerse en contacto con Trimedica o Växa International Inc. Su información aparece en la lista de Organizaciones médicas y de salud, en el Apéndice del libro. Trimedica también elabora un producto llamado Acid/Alkaline Placemat que crea una tabla de acidez y alcalinidad de los diferentes alimentos.

Alimentos que aumentan la acidez

Aceitunas
Alcohol
Avena
Aves de corral
Azúcar; todos los productos que contienen azúcar
Café
Carne
Ciruelas
Cocoa
Col de Bruselas
Cornstarch (Maizena)
Cranberries
Chickpeas
Espárragos
Frijoles
Gaseosas
Harina; productos a base de harina
Huevos
Ketchup
Leche
Legumbres
Lentejas
Mariscos
Mostaza
Noodles
Pasta
Pescado
Pimienta
Prunes
Sauerkraut
Té
Vinagre
Vísceras

Nota: La aspirina, el tabaco y la mayoría de las drogas también aumentan la acidez.

Alimentos que aumentan ligeramente la acidez

Coco seco
Frutas enlatadas o glaseadas
Frutas secas o con preservativos (la mayoría)
Granos (la mayoría)
Ice cream (helado de crema)
Ice milk (helado de leche)
Lamb's quarters (hoja verde que se utiliza en las ensaladas)
Mantequilla
Nueces y semillas (la mayoría)
Perejil
Quesos

Alimentos que aumentan la alcalinidad

Aguacate
Brotes
Cebolla
Ciruelas umeboshi
Coco fresco
Dátiles
Frutas frescas (la mayoría)
Horseradish
Maíz
Miel
Maple syrup
Melaza
Productos de soya
Raisins
Vegetales frescos (la mayoría, especialmente el kudzu, la cebolla, las papas y la rutabaga)
Watercress

Nota: Todos los vegetales, especialmente los crudos, equilibran los niveles ácido-alcalinos de la sangre. Aunque usted piense que las frutas cítricas aumentan la acidez, la verdad es que el ácido cítrico que contienen aumenta la alcalinidad.

Alimentos que aumentan ligeramente la alcalinidad

Almendras
Blackstrap molasses
Chestnuts
Lima beans
Mijo
Nueces de Brasil
Productos a base de leche agria

debajo de la lengua, dentadura sensible al vinagre y a las frutas ácidas, y protuberancias en la lengua o en el paladar.

Hay dos clasificaciones de acidosis: respiratoria y metabólica. La acidosis respiratoria está causada por la interrupción del control que el cuerpo ejerce sobre los ácidos, resultando en una sobreabundancia de fluidos acídicos o en el vaciado de la base alcalina. Simplemente, sucede si los pulmones no son capaces de eliminar el dióxido de carbono. La acidosis respiratoria puede ser producto del asma, la bronquitis crónica o la obstrucción de las vías respiratorias. Puede ser moderada o grave.

La acidosis metabólica ocurre cuando se producen cambios químicos en el cuerpo que alteran el equilibrio ácido-base, creando una cantidad excesiva de ácido en los fluidos del organismo. La diabetes mellitus, los fallos renales, el uso de cantidades excesivas de aspirina y las enfermedades metabólicas son algunas de las causas de la disminución de la base alcalina del cuerpo. Otros factores pueden ser: trastornos adrenales y hepáticos, úlceras de estómago, mala dieta, malnutrición, obesidad, ketosis, ira, estrés, miedo, anorexia, toxemia, fiebre y el consumo excesivo de niacina y vitamina C.

Nutrientes

SUPLEMENTOS	DOSIS SUGERIDAS	COMENTARIOS
Muy importantes		
Tri-Salts de Ecological Formulas	Según indicaciones de la etiqueta.	Equilibra el pH del organismo.
Provechosos		
Buffer pH+ de Växa International	Según indicaciones de la etiqueta.	Ayuda a normalizar la acidez del cuerpo.
Coenzyme A de Coenzyme-A Technologies	Según indicaciones de la etiqueta.	Refuerza la capacidad del sistema inmunológico para desintoxicarse de muchas sustancias nocivas.
Kelp	1.000–1.500 mg al día.	Reduce la acidez del organismo. Ayuda a mantener un adecuado equilibrio mineral
Multi-Zyme de FoodScience of Vermont	Según indicaciones de la etiqueta.	Contiene HCl. Provechoso en caso de estómago con pocos ácidos.
Oxy-Caps o Oxy-Max de Earth Bounty	Según indicaciones de la etiqueta. Según indicaciones de la etiqueta.	Aumenta la resistencia y la vitalidad. Nutre las células añadiendo oxígeno a la vez que reduce el alto contenido ácido del organismo. Propiedades antibacterianas, antivirales y antihongos excepcionales. Ayuda a normalizar las bacterias "buenas" y a mantener el equilibrio ácido-alcalino.
Phosphorus	Según indicaciones de la etiqueta.	Un mineral que ayuda a convertir los alimentos en energía.
Potassium	99 mg al día.	Acelera el metabolismo. Contribuye a equilibrar el pH sanguíneo.
S-Adenosyl-methionine (SAMe)	Según indicaciones de la etiqueta.	Ayuda a reducir el estrés. Promueve una sensación de bienestar. *Advertencia:* No usar en caso de trastornos maníaco-depresivos o si se están tomando antidepresivos.
Vitamin A	50.000 UI al día durante un mes. Luego reducir la dosis hasta 25.000 UI al día. Si está embarazada, no debe tomar más de 10.000 UI al día.	Ayuda a proteger las membranas mucosas.
Vitamin B complex	100 mg de cada vitamina B importante 2 veces al día. (Las cantidades individuales de cada vitamina varían en cada complejo).	Necesario para una buena digestión.

Hierbas

❑ Para aliviar la acidosis, tome elder bark, hops y willow.

❑ Aplíquese compresas de ginger en el área de los riñones.

Recomendaciones

❑ Haga una dieta que consista en un 50 por ciento de alimentos crudos. Los alimentos crudos mantienen el equilibrio ácido-alcalino y son ricos en nutrientes fácilmente asimilables por el organismo. Alimentos recomendados: manzana, aguacate, banano, toronja, uva, limón, pera, piña, fresas, bayas de todo tipo y todos los vegetales. Los vegetales y las frutas frescas, especialmente las cítricas, disminuyen la acidosis. Empiece con una cantidad pequeña de frutas cítricas y aumente poco a poco la cantidad.

❑ Mastique despacio y no se pase. Asegúrese de que los alimentos están bien mezclados con la saliva hasta que tienen una consistencia líquida antes de masticar. No beber durante las comidas.

❑ Tenga cuidado al preparar los alimentos cocinados. Limpie las superficies donde va a manejar la fruta y los vegetales. Separe los vegetales y la carne para evitar la contaminación de la carne cruda. No cocine los vegetales en exceso porque pierden sabor y valor nutritivo. No abuse de las comidas preparadas; tienen poco valor nutritivo y hacen trabajar mucho al sistema digestivo. Las comidas cocinadas y preparadas tienden a hacer el cuerpo más ácido. También evite comer antes de acostarse porque el cuerpo se ve obligado a trabajar en la digestión y no en la restauración.

❑ Tome caldo de papa todos los días. Encontrará la receta en LÍQUIDOS TERAPÉUTICOS en la Tercera Parte.

❑ Evite la proteína de origen animal (en especial, las carnes de res y de cerdo), los alimentos procesados y el junk food, y disminuya el consumo de alimentos cocidos. Una vez ingeridos, los alimentos cocidos y procesados se vuelven ácidos en el organismo.

❑ Evite los frijoles, los cereales, las crackers, los huevos, los productos a base de harina, los granos, los alimentos grasosos, los macarrones y el azúcar. Las ciruelas, las prunes y las cranberries no se oxidan y, por tanto, permanecen ácidas en el organismo. Evite estos alimentos mientras la situación no haya mejorado.

❑ Disminuya el consumo de vitamina C durante algunas semanas, pues el exceso de esta vitamina propicia la acidosis. Para no aumentar la acidez, cuando tome vitamina C utilice una variedad buffered (que no forme ácido).

❑ La acidez estomacal y la indigestión pueden ser resultado de una pobre digestión de los alimentos. Si usted sufre de acidez, pruebe tomar una o dos pequeñas cucharadas de vinagre de sidra (*cider vinegar*) natural mezcladas con agua. Cuando lo trague puede causar una sensación de quemazón pero en unos veinte minutos aproximadamente notará alivio. Si el vinagre de sidra funciona, posiblemente quiere decir que le falta ácido en el estómago (el vinagre compensa esa falta). En este caso considere tomar enzimas digestivos en suplemento que contengan ácido hidroclorhídrico (HCI). Es importante tener ácido en el estómago para poder descomponer la comida y prevenir la acción de los gérmenes irritantes de los intestinos.

❑ Haga ejercicios de respiración profunda.

❑ Contrólese el pH de la orina todos los días utilizando papel tornasol especial. Vea el listado de los alimentos que forman ácido y evítelos hasta que se le corrija el pH.

Aspectos para tener en cuenta

❑ El fósforo y el azufre actúan como amortiguadores para sostener el pH. El azufre se puede tomar como suplemento.

❑ Las ciruelas (plums) Umeboshi contienen muchos minerales alcalinos para tratar la acidosis. Puede probar comer una cada cuatro horas (cuatro ciruelas al día) durante tres días y luego baje a una por día.

Alcalosis

La alcalosis es lo contrario de la acidosis, es decir, cuando hay alcalosis el cuerpo es demasiado alcalino. Este trastorno es menos común que la acidosis y sobreexcita el sistema nervioso. Los nervios periféricos son los que primero se afectan. Este trastorno puede manifestarse con síntomas como nerviosismo extremo, hiperventilación e, incluso, convulsiones. Otros síntomas son dolores musculares, crujidos en las articulaciones, bursitis, somnolencia, ojos saltones, hipertensión, hipotermia, edema, alergias, calambres nocturnos, asma, indigestión crónica, tos nocturna, vómito, sangre espesa y coagulación sanguínea demasiado rápida, problemas menstruales, deposiciones duras y secas, prostatitis, y engrosamiento de la piel con sensación de ardor y prurito. La alcalosis puede producir acumulación de calcio en el organismo, situación que puede derivar, por ejemplo, en espolones óseos.

La alcalosis a menudo se presenta como resultado del consumo excesivo de medicamentos alcalinos, como bicarbonato de sodio, que se utiliza para tratar la gastritis o las úlceras pépticas. También puede deberse a un exceso de vómito, colesterol alto, desequilibrios endocrinos, dieta inadecuada, diarrea y osteoartritis.

A menos que se especifique otra cosa, las siguientes dosis se recomiendan para personas mayores de dieciocho años. La dosis para los jóvenes de doce a diecisiete años debe equivaler a tres cuartas partes de la cantidad recomendada. Para los niños de seis a doce años debe utilizarse la mitad de la dosis recomendada y para los menores de seis años, una cuarta parte.

Nutrientes

SUPLEMENTOS	DOSIS SUGERIDAS	COMENTARIOS
Provechosos		
Alfalfa		*Ver* Hierbas más adelante.
Betaine hydrochloride (HCl)	Según indicaciones de la etiqueta.	Enzima digestiva que libera ácido en el tracto digestivo.
Coenzyme-A de Coenzyme-A Technologies	Según indicaciones de la etiqueta.	Refuerza la capacidad desintoxicadora del sistema inmunológico para muchas sustancias.
L-Cysteine	500 mg 2 veces al día con el estómago vacío. Tomar con agua o jugo. No tomar con leche. Para mejor absorción, tomar con 50 mg de vitamina B_6 y 100 mg de vitamina C.	Necesario para producir glutatión, un importante químico con propiedades desintoxicantes. También sirve para acidificar los tejidos. *Ver* AMINOÁCIDOS en la Primera Parte.
Methylsulfonyl-methane	Según indicaciones de la etiqueta.	Mineral que aumenta la acidez y ayuda a corregir el equilibrio del pH.
Raw kidney glandular	500 mg al día.	Estimula la función renal.
S-Adenosyl-methionine	Según indicaciones de la etiqueta.	Buena para el sistema nervioso y la fatiga crónica. *Advertencia:* No usar si se sufre de trastornos maníacos-depresivos o se toman antidepresivos.
Selenium	200 mcg al día. En caso de embarazo no superar los 40 mcg/día.	Protege contra los radicales libres que se producen cuando hay alcalosis.
Vitamin B complex	100 mg al día. (Las cantidades individuales de cada vitamina varían en cada complejo)	Esencial para un pH estable y normal.
más extra vitamin B_6 (pyridoxine)	50 mg 3 veces al día.	Necesario para la producción de hydrochloric acid (HCl). También alivia la retención de líquidos.

Vitamin C con rose hips y citrus bioflavonoids	3.000–6.000 mg al día divididos en varias tomas.	Potentes antioxidantes. Neutralizan a los radicales libres.
Vitamin D_3	400 IU/día.	Necesaria para la absorción y utilización de calcio y fósforo en el tracto intestinal.
Vitamin E	Según indicaciones de la etiqueta.	Potente antioxidante. Tomar en forma de d-alpha-tocopherol.

Hierbas

- La alfalfa es beneficiosa para el tracto digestivo. Es una buena fuente de vitamina K y otros nutrientes. Además de tomar suplementos, consuma alfalfa natural, como brotes.

Recomendaciones

- El 80 por ciento de su dieta debe consistir en granos y debe incluir frijoles, pan, brown rice, crackers, lentejas, macarrones, nueces, salsa de soya y cereales de grano entero. El 20 por ciento restante debe incluir frutas y vegetales frescos, así como pescado, pollo, huevos y queso natural.
- No utilice antiácidos ni suplementos minerales, excepto los que se mencionan atrás y sólo durante dos semanas.
- Evite el sodio.
- Durante dos semanas no ingiera dosis altas de vitaminas y minerales.
- Controle el pH de su orina todos los días utilizando papel tornasol. En el self-test de acidez y alcalinidad encontrará una lista de alimentos que aumentan la alcalinidad, los cuales deberá evitar mientras su pH no haya sido corregido.

Aspectos para tener en cuenta

- La manera de respirar puede afectar al equilibrio ácido-base del organismo. La hiperventilación prolongada puede ocasionar alcalosis temporalmente, lo cual genera ansiedad y la sensación de que falta el aire, a pesar de que en realidad nada está obstruyendo la respiración. Si esto le ocurre, espire entre una bolsa de *papel* y luego inspire el aire de la bolsa. Esto ayuda a corregir el desequilibrio químico.

DIABETES

La diabetes es una enfermedad en la que el cuerpo bien no produce o no puede producir adecuadamente la hormona pancreática insulina. Esta hormona regula la cantidad de glucosa (azúcar) en la sangre y la velocidad a la que es absorbida por las células, las cuales la necesitan para generar energía. Asimismo, la glucosa es el único alimento del cerebro, por lo que es necesario mantener un cierto nivel saludable para que éste órgano funcione normalmente. Después de hacer una comida con proteínas o carbohidratos, lo normal es que el azúcar en sangre suba a niveles entre 120 y 130 miligramos por decalitro (mg/dL), pero generalmente no por encima de 140 mg/dL. Este aumento estimula la liberación de insulina por parte de las células pancreáticas llamadas células beta. La insulina "abre las puertas" de las células de todo el cuerpo para permitir que entre en ellas la glucosa. Cuando esto ocurre, el nivel de azúcar sanguíneo retorna a su nivel normal y se equilibra el flujo de insulina — hasta que se vuelven a ingerir carbohidratos o proteínas. Todos los días, a cada hora, los niveles de azúcar van variando, incluso en las personas que no tienen diabetes. Si ese nivel es demasiado bajo y se produce hipoglicemia, las facultades para operar racionalmente pueden quedar disminuidas. Si el nivel es demasiado alto (hiperglicemia), la persona tiene diabetes.

Cuando se tiene diabetes, la glucosa se acumula en el torrente sanguíneo en lugar de ser absorbida y usada por las células; esto es lo que genera la hiperglicemia. Si no se controla adecuadamente, la diabetes puede provocar problemas cardiovasculares, renales, edema, daños a los nervios e infecciones bucales, en las encías, pulmones, piel, pies, vejiga y área genital. Pueden aparecer úlceras en la piel que no se acaban de curar adecuadamente.

Según datos publicados por la American Diabetes Association (ADA), en Estados Unidos hay 18.2 millones de personas (6.3 por ciento de la población) con diabetes, lo que convierte a la enfermedad en la sexta causa de ceguera de personas con edades comprendidas entre los veinte y setenta y cuatro años. La tasa de mortalidad en la población afroamericana es un 27 por ciento mayor que entre las personas de raza blanca que también sufren la enfermedad. Desgraciadamente, dos terceras partes de las personas a las que se les diagnostica creen que no hay relación entre la diabetes y un riesgo mayor de contraer problemas cardiovasculares, como afecciones cardiacas o derrames cerebrales. Los diabéticos deben controlar su azúcar, pero también el colesterol y la presión arterial.

Hay dos grandes clases de diabetes: diabetes tipo 1 (o diabetes mellitus insulino-dependiente [IDDM, según sus siglas en inglés] y la de tipo 2 o mellitus insulino-independiente [NIDDM].

La diabetes tipo I afecta a entre el 5 y el 10 por ciento de los diabéticos, y normalmente se presenta a una edad muy temprana. Se trata de una enfermedad autoinmune en la que el sistema inmunológico ataca y destruye las células beta del páncreas, las que producen la insulina. Los expertos creen que esto puede deberse a una respuesta inmune después de pasar una infección viral o a alguna causa nutricional.

La diabetes tipo II es, por mucho, la más común y afecta a entre el 90 y el 95 por ciento de los diabéticos. En este caso el páncreas sí produce pequeñas cantidades de insulina pero no la suficiente para nutrir a las células. Además, es posible que las propias células se hagan resistentes a los efectos de la poca insulina que puede haber en el torrente sanguíneo. De hecho, se cree que hay unos 5.2 millones de estadounidenses que sufren la enfermedad pero que no han sido diagnosticados. Este tipo de diabetes normalmente aparece en la edad adulta aunque, desgraciadamente, cada vez es más común entre la gente joven. El primer estudio clínico apoyado por el National Institute of Diabetes and Digestive and Kidney Diseases (NIDDK) se ha puesto en marcha en doce centros médicos de todo el país. El estudio, previsto para llevarse a cabo durante cinco años y denominado Treatment Options for type 2 Diabetes in Adolescents and Youth (TODAY), comparará tres tratamientos de la diabetes tipo II en niños y adolescentes para determinar la forma en que cada uno de ellos regula los niveles de glucosa y por cuánto tiempo lo hace. Estos tratamientos comprenden tanto medicamentos aprobados por la FDA como cambios en el estilo de vida. TODAY es el primer estudio clínico dirigido a mostrar los efectos de la pérdida de peso mediante el ejercicio físico y la reducción en la ingestión de calorías por los jóvenes con diabetes II.

Finalmente se ha reconocido que la obesidad y la diabetes tipo II están entre los retos sanitarios más importantes a los que se enfrenta la juventud estadounidense. Durante los últimos 30 años la cifra de niños con sobrepeso se ha más que duplicado. Entre los factores de riesgo de esta enfermedad que se conocen están la edad (a mayor edad, más riesgo); sobrepeso, medido por un índice de masa corporal (BMI, según sus siglas en inglés) de 25 o más (23 o más para los asiáticoamericanos y 26 o más para las personas de raza polinésica — islas del Pacífico); presión sanguínea de 140/90 mm/Hg o más; niveles anormales de grasa en la sangre, incluyendo niveles de HDL (colesterol "bueno") de menos de 40 mg/dL para los hombres y menos de 50 mg/dL para las mujeres, y triglicéridos iguales o superiores a 250 mg/dL; tener un padre, hermano o hermana con diabetes; la procedencia étnica (los afroamericanos, indios americanos y de Alaska, los asiáticoamericanos, polinesios e hispanos tienen un riesgo mayor que los blancos); un peso al nacer inferior a 5.5 libras, o superior a 9 libras; haber sufrido diabetes durante el embarazo o dar a luz a un bebé de 9 libras o más; y la inactividad, definida como hacer ejercicio físico menos de tres veces a la semana. Los datos epidemiológicos recogidos en todo el mundo muestran que los Estados Unidos no es el único país con este problema. Durante los próximos treinta años, se prevé que la diabetes aumentará un 30 por ciento en Gran Bretaña, entre un 72-78 por ciento en Nueva Zelanda y Australia y un increíble 184 por ciento en México.

La diabetes gestacional es un tipo de diabetes que surge durante el embarazo, y afecta al 4 por ciento de las mujeres embarazadas. Los cambios hormonales que se producen durante los nueve meses pueden afectar la resistencia del organismo a la insulina. Normalmente esta condición desaparece después del parto, pero también es una pista de que la mujer que la sufre tiene más probabilidades de contraer diabetes tipo II más adelante.

La tolerancia alterada a la glucosa (IGT según sus siglas en inglés) es un problema que afecta a aproximadamente el 11 por ciento de los adultos estadounidenses. La gente que tiene IGT muestra unos niveles de glucosa en sangre por encima de lo normal, aunque sin llegar a registros diabéticos. Sin embargo, más o menos el 7 por ciento de las personas con IGT acaban desarrollando diabetes tipo II.

Las personas con diabetes pueden tener episodios de hipoglicemia e hiperglicemia. Los síntomas de hiperglicemia (exceso de azúcar en la sangre) a menudo incluyen fatiga, constante necesidad de orinar, sed extrema, sensación constante de hambre, pérdida de peso y de vista. Los episodios de hipoglicemia (menos azúcar en sangre de la normal), pueden ocurrir repentinamente cuando se salta una comida, por el exceso de ejercicio o en reacción a un exceso de insulina.

Las señales iniciales de hipoglicemia son hambre, mareos, sudores, confusión, palpitaciones y pérdida de sensación u hormigueo en los labios. Si no se trata adecuadamente, el individuo puede experimentar visión doble, temblores y desorientación, puede actuar de forma rara y, eventualmente, puede caer en un coma.

La diabetes no tiene cura pero sí se puede controlar. El principal riesgo estriba no tanto en la propia enfermedad, sino en las complicaciones que pueden surgir si los niveles de insulina no se mantienen constantes. El exceso de azúcar en sangre por un periodo prolongado puede dar lugar, con el tiempo, a la aparición de ceguera, problemas renales, enfermedades cardíacas, amputaciones de las extremidades y daños a los nervios. De hecho, la diabetes es la principal causa de ceguera en los adultos de edades comprendidas entre los veinte y los setenta y cuatro años, además de ser la causa del 40 por ciento de las enfermedades renales. Las enfermedades cardiovasculares son entre dos y cuatro veces más frecuentes entre los diabéticos, siendo la primera causa de mortalidad relacionada con la diabetes. El riesgo de derrames cerebrales también se multiplica (entre dos y cuatro veces más) cuando se tiene diabetes, y entre el 60 y el 65 por ciento de los pacientes tienen hipertensión. Si no se trata, la diabetes puede dar lugar a cetoacidosis diabética (DKA, según sus siglas en inglés) o síndrome hiperosmolar. La DKA ocurre cuando el cuerpo se queda tan bajo de insulina que comienza a utilizar como energía la grasa acumulada en el cuerpo. Cuando esta grasa se descompone, se generan residuos de sustancias llamadas cetonas, las cuales, en exceso, pueden hacer que el cuerpo se haga excesivamente ácido. La cetoacidosis normalmente se presenta en personas con diabetes I. Entre sus síntomas están las náuseas, problemas respiratorios, mal aliento y confusión que puede progresar hasta un coma. El síndrome hiperosmolar es producto de la combinación de niveles muy altos de azúcar en la sangre (pero sin la presencia de cetonas) y deshidratación. Es más común en personas mayores con tipo II que toman medicamentos esteroides. La condición también puede ser motivada por el estrés o por una enfermedad grave. Con el síndrome hiperosmolar los niveles de azúcar sanguíneo son tan altos que la sangre se pone gruesa. Síntomas: confusión, cansancio y coma. A veces, el síndrome hiperosmolar es la primera indicación de la existencia de diabetes en los adultos. Cualquiera de estas enfermedades exige la atención inmediata de un médico. La diabetes a menudo puede detectarse con un análisis de orina.

Para el tratamiento y control de la enfermedad es absolutamente clave vigilar regularmente los niveles de azúcar sanguíneo. Las investigaciones muestran que las personas que mantienen el nivel de azúcar en sangre dentro de los parámetros personales que les ha asignado su doctor tienen buenas probabilidades de reducir el riesgo de otras complicaciones. En muchos casos, los cambios drásticos en el modo de vida, la dieta y los hábitos de ejercicio pueden prevenir, reducir o retrasar el riesgo de contraer diabetes en edad adulta [NIDDM].

Self-tests de diabetes

Hay varias maneras de saber si usted tiene diabetes. Los tests para detectar diabetes tipo I también son utilizados por quienes ya han sido diagnosticados para chequear su nivel de azúcar sanguíneo. Los tests hechos en casa tienden a ser menos fiables que los hechos en el consultorio médico.

Diabetes Tipo I

Para detectar diabetes tipo I:

1. Compre en una farmacia las tiras plásticas de glucosa tratadas químicamente.
2. Pínchese un dedo y coloque una gota de sangre en una punta de la tira plástica.
3. Espere un minuto y luego compare el color de la tira con la tabla de colores, la cual muestra varios niveles de glucosa.

En el comercio también se consiguen dispositivos electrónicos que analizan la tira especial y generan una lectura numérica del nivel de glucosa. Actualmente hay más de cien instrumentos diferentes de self-test para chequear la glucosa. Muchos de ellos pueden conseguirse con grandes descuentos si se adquieren con prescripción médica. Lo único que usted tiene que hacer es pincharse un dedo con la aguja especial que trae el kit, aplicar una gota de sangre en la tira y colocarla en la máquina para que la analice. Este test muestra inmediatamente el nivel del azúcar sanguíneo y lo guarda para referencia futura. Todas las personas diabéticas deben tener este dispositivo en su hogar.

La siguiente es una guía aproximada de los niveles de azúcar en ayunas para las personas que no han sido diagnosticadas como diabéticas. Los niveles de azúcar en ayunas deben comprobarse entre seis y ocho horas después de comer. La medida es en miligramos de glucosa por un decilitro (mg/dL) de sangre.

- 70–100: Normal.
- 100–125: Tolerancia a la glucosa comprometida/al borde.
- 126 y más durante un periodo de dos-tres días: Posible diabetes.

Si usted se hace un test al azar, sin haber ayunado, cualquier resultado menor a100 mg/dL se considera normal. Si la cifra oscila entre 100 y 199 mg/dL, indica que hay prediabetes. Un nivel de azúcar en sangre de 200 mg/dL o más, es una señal de diabetes.

Las tablas se publican a menudo con cifras diferentes. Esas podrían ser las utilizadas por los diabéticos a quienes se ha diagnosticado la enfermedad y marcan los objetivos ideales. Como tales, serán algo mayores. (*Ver* la Guía de referencia rápida: Objetivos para un adecuado control de la glucosa en sangre, más abajo).

Aún hay otro test que se utiliza normalmente como herramienta para gestionar la diabetes más que como test de análisis. Se trata del test de laboratorio hemoglobina A1c, y se basa en la noción de que el azúcar es pegajoso y cuanto más tiempo permanece en el sistema, más difícil es eliminarlo. Los glóbulos rojos normalmente viven tres meses, tiempo durante el cual circulan por el torrente sanguíneo sin parar. Al circular, el azúcar se va adhiriendo a ellos y, si se puede medir, nos dirá la cantidad de azúcar que ha circulado en la sangre durante la vida de esas células, o tres meses más o menos. El rango normal para este test es de 4 a 5.9 por ciento, pero si la diabetes está mal controlada puede llegar hasta 8 por ciento. Los enfermos que tienen la enfermedad bajo control normalmente muestran alrededor del 7 por ciento o menos. La correlación entre el nivel promedio de azúcar en sangre en mg/dL y A1c es como sigue:

- A1c de 6: 135 mg/dL
- A1c de 7: 170 mg/dL
- A1c de 8: 205 mg/dL
- A1c de 9: 240 mg/dL
- A1c de 10: 275 mg/dL
- A1c de 11: 310 mg/dL
- A1c de 12: 345 mg/dL

Diabetes Tipo II

Las personas que sufren de diabetes tipo II por lo general no perciben el sabor dulce. Esta anormalidad desempeña un papel importante en la percepción que estas personas tienen del sabor de sus alimentos, e influye en la manera en que acatan los aspectos dietéticos de su tratamiento. Como nuestra sociedad es adicta al azúcar, esta percepción distorsionada de los sabores está muy generalizada entre la población. La siguiente prueba sirve para detectar posibles distorsiones en la percepción de los sabores dulces.

1. No consuma estimulantes (café, té, soda), golosinas ni alimentos dulces durante la hora previa al test.
2. Llene siete vasos idénticos con 8 onzas de agua cada uno y márquelos así: sin azúcar, un cuarto de cucharadita de azúcar, media cucharadita de azúcar, una cucharadita de azúcar, una y media cucharadita de azúcar, dos cucharaditas de azúcar y tres cucharaditas de azúcar. Luego agréguele a cada vaso la cantidad respectiva de azúcar y pídale a alguien que cambie el orden de los vasos y oculte las etiquetas.
3. Con un pitillo tome un sorbo de agua de cada vaso y luego anote cuánta azúcar cree que contiene. Entre un sorbo y otro, enjuáguese la boca con agua pura.

La gente que no es diabética suele percibir el sabor dulce cuando se agrega una cucharadita de azúcar, o menos, a 8 onzas de agua. En cambio, las personas cuya diabetes se desarrolló en la edad adulta no suelen advertir el sabor dulce mientras no se le agregue al agua entre una y media y dos cucharaditas de azúcar.

A menos que se especifique otra cosa, las siguientes dosis se recomiendan para personas mayores de dieciocho años. La dosis para los jóvenes de doce a diecisiete años debe equivaler a tres cuartas partes de la cantidad recomendada. Para los niños de seis a doce años debe utilizarse la mitad de la dosis recomendada y para los menores de seis años, una cuarta parte.

Nutrientes

SUPLEMENTOS	DOSIS SUGERIDAS	COMENTARIOS
Esenciales		
Alpha-lipoic acid	Según indicaciones de la etiqueta.	Para el tratamiento del daño nervioso periférico en pacientes diabéticos. Ayuda a controlar los niveles de azúcar en la sangre.
Chromium picolinate	400–600 mcg al día.	Aumenta la eficacia de la insulina, la cual baja el nivel del azúcar sanguíneo.
o Diabetic Nutrition Rx de Progressive Research Labs	Según indicaciones de la etiqueta.	Combinación de chromium picolinate, vanadyl sulfate y otras vitaminas y minerales que actúan sinérgicamente para regular el nivel del azúcar sanguíneo y para corregir las deficiencias.
o brewer's yeast con chromium adicional	Según indicaciones de la etiqueta.	*Advertencia:* Si tiene diabetes, consulte con su médico antes de tomar algún suplemento que contenga cromo.
Garlic (Kyolic de Wakunaga)	2 cápsulas por la mañana y 2 por la noche.	Estabiliza el azúcar sanguíneo, aumenta la inmunidad y mejora la circulación.
L-Carnitine	500 mg 2 veces al día con el estómago vacío. Tomar con agua. No tomar con leche. Para mejor absorción, tomar con 50 mg de vitamina B_6 y 100 mg de vitamina C.	Moviliza la grasa.
más L-glutamine	500 mg 2 veces al día con el estómago vacío.	Reduce los antojos incontrolables de azúcar.
más taurine	500 mg 2 veces al día con el estómago vacío.	Ayuda a liberar insulina.
Quercetin (Activated Quercetin de Source Naturals, Quercetin-C de Ecological Formulas)	100 mg 3 veces al día.	Protege a las membranas del cristalino del ojo de la acumulación de polyols, que se origina en el alto nivel de glucosa.
Raw adrenal glandular	Según indicaciones de la etiqueta.	Ayudan a reconstruir y a nutrir estos órganos.
y raw pancreas glandular	Según indicaciones de la etiqueta.	*Ver* TERAPIA GLANDULAR en la Tercera Parte.
y thyroid glandulars	Según indicaciones de la etiqueta.	
Vanadium	Según indicaciones de la etiqueta.	
Vitamin B complex	50 mg 3 veces al día. No tomar más de 300 mg al día de todos los suplementos.	Las vitaminas B son más eficaces cuando se toman juntas.
más extra biotin	50 mg al día.	Mejora el metabolismo de la glucosa.
e inositol	50 mg al día.	Importante para la circulación y para prevenir la aterosclerosis.
Vitamin B_{12}	Según indicaciones médicas o de la etiqueta.	Necesario para prevenir la neuropatía diabética. Es más eficaz en inyección (con supervisión médica). Si no se consigue en inyección, utilizar lozenges o administrar en forma sublingual.
más folic acid		
Zinc	50–80 mg al día. No tomar más de 100 mg de todos los suplementos.	Su deficiencia se ha asociado con diabetes. Para mejor absorción, utilizar lozenges de zinc gluconate u OptiZinc.
Muy importantes		
Coenzyme Q_{10}	80 mg al día.	Mejora la circulación y estabiliza el azúcar sanguíneo.
más Coenzyme A de Coenzyme-A Technologies	Según indicaciones de la etiqueta.	
Magnesium	750 mg al día.	Importante para los sistemas enzimáticos y para el equilibrio del pH. Protege contra el espasmo de las arterias coronarias que se presenta en la arteriosclerosis.
Manganese	5–10 mg al día. No tomar junto con calcio.	Necesario para la reparación del páncreas. Cofactor de las enzimas clave del metabolismo de la glucosa. Su deficiencia es común en personas con diabetes.
Psyllium husks o Aerobic Bulk Cleanse (ABC) de Aerobic Life Industries	Según indicaciones de la etiqueta. Tomar con un vaso grande de agua. No tomar al tiempo con otros suplementos o medicamentos.	Buenas fuentes de fibra. Movilizan la grasa.

Guía de referencia rápida: Objetivos para un adecuado control de la glucosa en sangre

Cuándo Chequear	Objetivo Para Personas No Diagnosticadas Con Diabetes	Objetivo Para Personas Con Diabetes
Antes del desayuno (en ayunas)	Menos de 110 mg/dL	90–130 mg/dL
Antes de comer, cenar o snack	Menos de 110 mg/dL	90–130 mg/dL
Dos horas después de las comidas	Menos de 140 mg/dL	Menos de 160 mg/dL
Al acostarse (noche)	Menos de 120 mg/dL	110–150 mg/dL
A cualquier hora (A1c hemoglobina)	Menos del 6 por ciento	7 por ciento

Importantes		
Vitamin A	15.000 UI al día. Si está embarazada, no debe tomar más de 10.000 UI al día.	Importante antioxidante, necesario para mantener la salud de los ojos. Para mejor absorción, utilizar en emulsión.
Vitamin C	3.000–6.000 mg al día.	Su deficiencia les puede causar problemas vasculares a las personas diabéticas.
Vitamin E	200 UI o más al día.	Mejora la circulación y previene las complicaciones gracias a sus propiedades antioxidantes.
Provechosos		
Calcium	1.500 mg al día.	Importante para el equilibrio del pH.
Copper complex	Según indicaciones de la etiqueta.	Ayuda al metabolismo de las proteínas y a muchos sistemas enzimáticos.
Maitake extract	1–4 gm (1.000–4.000 mg) al día.	Puede ayudar a normalizar el nivel del azúcar sanguíneo.
Multienzyme complex más proteolytic enzymes	Según indicaciones de la etiqueta. Tomar con las comidas. Según indicaciones de la etiqueta. Tomar entre comidas.	Ayudan a la digestión. La correcta digestión es esencial para el manejo de la diabetes.
Pantethine	Según indicaciones de la etiqueta.	
Pycnogenol o grape seed extract	Según indicaciones de la etiqueta. Según indicaciones de la etiqueta.	Estos poderosos antioxidantes aumentan la actividad de la vitamina C y fortalecen el tejido conectivo, incluyendo el del sistema cardiovascular.

Hierbas

❑ El té de beanpod, hecho de frijoles de diversos tipos (kidney, blancos, navy, lima y northern beans), desintoxica el páncreas.

❑ El melón amargo (*Momordica charantia*), gudmar (*Gymnema sylvestre*) y gulvel (*Tinospora cordifo*) son remedios de hierbas empleados en la medicina ayurvédica para regular el nivel de azúcar en la sangre.

❑ Las cedar berries son un magnífico alimento para el páncreas.

❑ La raíz de dandelion protege el hígado, órgano que convierte los nutrientes en glucosa.

Nota: Si usted sufre de problemas de vesícula, evite tomar dandelion en grandes cantidades.

❑ Se ha demostrado que las semillas de fenugreek reducen el colesterol y los niveles de azúcar en sangre. Puede adquirirse bajo la marca Sugar-Down.

❑ Se considera que el té de ginseng baja el nivel del azúcar sanguíneo.

Advertencia: No utilice esta hierba si su presión arterial es alta.

❑ El huckleberry estimula la producción de insulina.

❑ Se ha descubierto que las juniper berries reducen los niveles de glucosa.

❑ Otras hierbas provechosas para la diabetes son bilberry, buchu, raíz de dandelion, goldenseal y uva ursi.

Advertencia: No tome goldenseal todos los días durante más de una semana seguida y no lo utilice durante el embarazo. Si usted tiene antecedentes de enfermedad cardiovascular, diabetes o glaucoma sólo lo puede usar con supervisión médica.

Recomendaciones

❑ Hay diversas opiniones respecto a la relación ideal de carbohidratos, proteínas y grasas en la dieta para prevenir y tratar la diabetes. Sin embargo, se puede afirmar con seguridad que los carbohidratos estimulan la producción de insulina. Cuantos más carbohidratos se consumen, más insulina se produce. La actual epidemia de obesidad y diabetes en los Estados Unidos indica que estamos pidiendo a nuestros cuerpos que quemen el combustible equivocado, en este caso carbohidratos refinados. El doctor Gerald Reaven, de la Universidad de Stanford, sugiere que una dieta que consiste en 45 por ciento carbohidratos, 40 por ciento grasas "buenas" (poliinsaturadas) y15 por ciento proteína beneficiaría a las personas con resistencia a la insulina, la precursora de la diabetes. Se estima que hay entre 70 y 80 millones de estadounidenses afectados por el síndrome de resistencia a la insulina. Medicamentos como la metformina (Glucophage) y la rosiglitazona (Avandia) se prescriben para combatir esa resistencia.

❑ Haga una dieta baja en grasa y alta en fibra, que incluya muchas frutas y vegetales crudos, así como también jugos frescos de vegetales. Este tipo de dieta reduce la necesidad de insulina y baja el nivel de la grasa sanguínea. La fibra reduce las subidas del azúcar sanguíneo. Como snack, consuma crackers de oat bran o de rice bran con mantequilla de maní o queso. También son beneficiosas las legumbres, los vegetales de raíz y los granos enteros. Recuerde que debe regular su ingesta de carbohidratos complejos.

❑ Casi tan importante como la cantidad de carbohidratos consumidos es el tipo de carbohidratos que se consume. Alimentos altamente glicémicos como el arroz blanco, los productos de harina blanca, la pasta, los vegetales con almidón y muchas comidas procesadas se transforman rápidamente en azúcar durante la digestión, aumentando los niveles de insulina. Los carbohidratos encontrados en los alimentos de glicemia baja, como el espárrago, bróculi, col, fríjol verde y otros vegetales bajos en almidón y las frutas se convierten en azúcar más lentamente, lo que eleva los niveles de insulina sólo gradualmente. Lo mejor es evitar los alimentos "blancos".

❑ Suplemente su dieta con spirulina porque ayuda a estabilizar los niveles del azúcar sanguíneo. Otros alimentos que producen el mismo efecto son berries, brewer's yeast, productos lácteos (especialmente queso), yema de huevo, pescado, ajo, kelp, sauerkraut, soya y vegetales.

❑ Obtenga la proteína en fuentes vegetales, como granos y legumbres. Otras fuentes aceptables de proteína son el pescado y los productos lácteos bajos en grasa. La función renal en las personas con diabetes tipo 2 parece ser que sale beneficiada cuando toma proteína de soya dietética, la cual también aumenta los niveles de colesterol "bueno".

❑ Evite las grasas saturadas, las grasas transaturadas (trans), los aceites hidrogenados o parcialmente hidrogenados y los azúcares simples (excepto cuando se necesiten para equilibrar una reacción a la insulina). A pesar de que la ingesta total de grasa no parece afectar las probabilidades de desarrollar diabetes, las grasas trans y los aceites hidrogenados pueden aumentar espectacularmente ese riesgo. Entre las grasas consideradas "buenas" están el aceite de oliva virgen, el aceite de pescado, el de almendra, la mantequilla, los aguacates, las nueces y los aceites de semillas, como sésamo, flax, girasol (sunflower) y calabaza.

❑ Antes de hacer ejercicio consuma más carbohidratos o reduzca la dosis de insulina. El ejercicio produce un efecto parecido al de la insulina. Pídale orientación a su médico sobre lo que más le conviene.

❑ No tome cápsulas ni suplementos de aceite de pescado que contengan grandes cantidades de para-aminobenzoic acid (PABA), y evite la sal y los productos de harina blanca. Estos productos elevan el nivel del azúcar sanguíneo.

❑ No tome suplementos que contengan el aminoácido cisteína. Este aminoácido puede destruir los enlaces de la hormona insulina, y afecta a la capacidad de las células de absorber la insulina.

❑ No tome cantidades excesivamente altas de vitaminas B_1 (tiamina) y C porque pueden bloquear la acción de la insulina. Sin embargo, estas vitaminas se pueden tomar en cantidades normales.

Nota: Consulte la tabla de Nutrientes en esta sección.

❑ Si presenta síntomas de hiperglicemia, vaya sin demora a la sala de urgencias del hospital más cercano porque es una situación potencialmente peligrosa. Es posible que le tengan que administrar fluidos, electrolitos e insulina por vía intravenosa.

❑ No tome grandes cantidades de vitamina B_3 (niacina). Sin embargo, tomar por vía oral pequeñas cantidades (entre 50 y 100 miligramos al día) puede ser provechoso.

❑ La deficiencia de cromo puede ser un factor importante en la diabetes tipo 2. Además, el cromo puede ayudar a mejorar la composición del cuerpo, esto es, la relación grasa-músculo. El cromo no está generalmente disponible en las plantas que sirven de alimento, ya que éstas no lo necesitan y, por tanto, no lo concentran. La cerveza, los granos integrales, el queso, bróculi, carne y brewer's yeast son buenas fuentes dietéticas pero no son las adecuadas para los diabéticos. Las formas inorgánicas del cromo se absorben mal. El chromium picolinate es una forma orgánica eficaz que se encuentra como suplemento. (*Ver* tabla de Nutrientes en esta sección para dosis y detalles).

❑ Si usted tiene un hijo diabético, asegúrese de que su maestro sepa qué debe hacer en caso de que presente señales de hipoglicemia o hiperglicemia.

❑ Si usted experimenta síntomas de hipoglicemia, consuma inmediatamente jugo de fruta, algún refresco o cualquier cosa que contenga azúcar. Si eso no le surte efecto durante los veinte minutos siguientes, vuelva a ingerir algo dulce. Si la segunda vez tampoco se siente mejor, o si no puede tragar el alimento, busque ayuda médica de inmediato y/o aplíquese una inyección de glucagon. Todas las personas que tienen diabetes dependiente de la insulina deben llevar siempre consigo un kit de glucagon y deben saber cómo utilizarlo.

❑ Evite el tabaco en todas sus formas porque constriñe los vasos sanguíneos e inhibe la circulación. Mantenga sus pies limpios, secos y calientes, y utilice solamente medias de algodón blanco y zapatos cómodos. Dos factores importantes en el desarrollo de úlceras en los pies de las personas diabéticas son falta de oxígeno (por mala circulación) y daño de los nervios periféricos (con la consiguiente pérdida de la sensación de dolor). En lo posible, evite lesionarse y tome medidas para mejorar la circulación de los pies y las piernas. *Ver* PROBLEMAS CIRCULATORIOS en la Segunda Parte.

Aspectos para tener en cuenta

❑ Para compensar por la falta de producción de insulina, una persona con diabetes tipo 1 debe inyectarse insulina todos los días. Las inyecciones son necesarias porque la insulina no puede pasar al tracto gastrointestinal desde el torrente sanguíneo si se toma oralmente. También hay disponibles las llamadas bombas y "lápices" de insulina (jeringuilla cargadas de insulina desechables y de uso individual). El control de la diabetes I es un reto tan complejo que es imperativo que la persona que la sufre tenga una buena relación con el médico que le prescriba la insulina. En el mercado estadounidense hay muchas formulaciones de insulina. Una tabla en esta sección muestra lo que está disponible hoy día.

❑ Desde 1982, la mayoría de los preparados de insulina preparados más recientemente se ha elaborado insertando porciones de ADN (ADN recombinante) en bacterias o levaduras especialmente cultivadas en laboratorios. Este proceso permite a las bacterias o a las células de levadura producir insulina humana completa. La insulina humana recombinante prácticamente ha sustituido por completo la insulina derivada de los animales, como la de puerco o vacuno. Recientemente, han aparecido análogos de insulina que tienen una estructura ligeramente distinta a la humana (normalmente por uno o dos aminoácidos). Esto cambia los plazos de activación y de efecto máximo. Acuda a la tabla de referencia más adelante para información sobre los preparados de insulina más comunes.

❑ El estricto control de la glucosa en la diabetes tipo 1 también reduce el riesgo de ateroesclerosis, según un estudio publicado en *The New England Journal of Medicine.* Se descubrió que el control intensivo de la glucosa reduce significativamente las lesiones a los ojos, nervios y riñones. Asimismo, los investigadores concluyeron que ese control también beneficia al corazón. Para llevar un control estricto de la glucosa es preciso tomar, al menos, tres inyecciones al día, o usar una bomba de insulina, además de un seguimiento muy frecuente.

❑ La FDA ha aprobado la pramlintida (Symlin), un nuevo médicamente para personas con diabetes que no tienen problemas para controlar adecuadamente los niveles de glucosa con insulina. La idea es utilizarlo conjuntamente con insulina para rebajar la glucosa sanguínea durante las tres horas posteriores a las comidas. La pramlintida debe guardarse por separado de la insulina y no mezclarse nunca. Asimismo, la misma jeringa nunca debe emplearse para administrar ambas sustancias; es preciso prevenir la alteración de la actividad de la insulina.

❑ La gastroparesia, una dolencia que afecta hasta al 75 por ciento de la gente con diabetes, causa sensación de hinchazón, pérdida de apetito, vómitos y deshidratación. Con esta enfermedad, el flujo de alimentos desde el estómago al intestino queda bloqueado o frenado. Al romperse el ritmo del proceso digestivo es más complejo controlar el azúcar mediante la toma de medicamentos. Investigadores de la Escuela de Medicina de la Universidad Johns Hopkins han descubierto que el sildenafil (Viagra) puede ser un remedio eficaz para combatir este problema. El sildenafil parece relajar los músculos del sistema digestivo.

❑ El caiapo es un extracto de la papa dulce blanca que en Japón se toma como suplemento y cuya eficacia y tolerancia han sido estudiados recientemente. El Dr. Bernard Ludvik, de la Escuela de Medicina de la Universidad de Viena, descubrió que las personas con diabetes tipo 2 mejoraron en cuanto a sus niveles de azúcar y colesterol cuando tomaron caiapo. Las personas que tomaron un placebo no experimentaron cambios significativos.

❑ La canela es una especia solo superada por la pimienta y la mostaza en cuanto a popularidad que puede resultar ser un tratamiento antidiabético posible y agradable. En un pequeño estudio se comprobó que tomar una o dos cucharaditas diarias en forma de cápsula reduce el azúcar en sangre, los triglicéridos y el colesterol. Aunque la canela se conoce sobre todo por su uso en repostería, también es una especia excelente para los tés, carnes y vegetales, así como para las frutas como el banano, la manzana o el durazno. De todos modos, no es aconsejable ingerir continuamente la canela de mesa debido al alto potencial tóxico de ciertos compuestos de canela. Es más seguro usar un extracto acuoso, como Cinnulin PF de nutraVitals, el cual contiene los polímeros activos de tipo A que parecen ser los compuestos benéficos encontrados en la especia, pero sin los agentes tóxicos que tiene la canela de mesa. Esos polímeros de tipo A actúan para que los puntos receptores de insulina sean más sensibles a esta sustancia. El Cinnulin PF se toma en dosis de 125 a 250 miligramos dos o tres veces al día para obtener mejores resultados.

❑ Reduzca el consumo de refrescos con azúcar. Esa es la conclusión de un estudio publicado en el *Journal of the American Medical Association*. Las mujeres que toman más de una bebida azucarada al día tenían más del doble de pro-

Medicamentos orales para la diabetes tipo 2

La diabetes tipo II puede controlarse con diferentes medicamentos. A continuación, mostramos una guía de referencia rápida de los principales medicamentos usados actualmente para este propósito, así como una descripción de su efecto en el organismo, sus nombres genéricos y comerciales, junto a comentarios generales.

Efecto en el organismo	Nombre genérico	Nombre(s) comercial(es)	Comentarios
Sulfonylureas			
Estimula las células betas para liberar más insulina.	Chlorpropamide	Diabinese	Tomados una o dos veces a diario antes de comidas. Medic. de primera generación.
	Glipizid	Glucotrol	Medic. de segunda-generación. Usados en dosis más pequeñas que los agentes de primera generación.
	Glyburide	DiaBeta Micronase Glynase	Medic. de segunda generación. Dosis más pequeñas.
	Glimepiride	Amaryl	Medic. de segunda generación. Dosis más pequeñas.
Meglitinides			
Estimula el páncreas para liberar más insulina.	Repaglinide	Prandin	Tomados antes de cada comida (3).
Nateglinides			
Operan parecido a sulfonylureas.	Nateglinide	Starlix	Tomados antes de cada comida (3).
Biguanides			
Sensibilizan el cuerpo a la insulina ya presente.	Metformin Metformin Extended Release Metformin con Glyburide	Glucophage Glucophage XR Glucovance	Tomados dos veces al día (a diario), con comida para mejores resultados.
Thiazolidinediones (Glitazones)			
Mejoran la función de la insulina en músculos y grasa. Reducen resistencia a insulina.	Rosiglitazone Pioglitazone	Avandia Actos	Tomados una o dos veces al día con comida. Posibles efectos secundarios sobre hígado: raros pero graves.
Alpha-Glucose Inhibitors			
Bloquean o frenan descomposición de almidón y azúcar; frenan subida del azúcar después de comer.	Acarbose Miglitol	Precose Glyset	Deben tomarse con el primer bocado en las comidas.

babilidades de desarrollar diabetes que las otras. Incluso considerando el resto de factores — peso, dieta y estilo de vida — los científicos encontraron que el grupo que tomó esas bebidas tenía 1.3 más probabilidades de contraer la enfermedad. La hipótesis es que, además de las calorías de más, el mayor riesgo podría ser atribuible a la gran cantidad de azúcares ingeridos que se absorben con gran rapidez causando aumentos dramáticos en la glucosa y la insulina. Ni los refrescos diet ni los jugos de fruta mostraron el mismo problema, pero sí lo hizo el ponche de frutas (fruit punch) edulcorado.

❑ Las personas que sufren de diabetes tipo II son las que más dificultad tienen para percibir el sabor dulce de los alimentos, y esto lleva a que no bajen de peso fácilmente. Como no reconocen el sabor dulce, suelen consumir productos azucarados sin apreciar su sabor. Las personas que tienen diabetes tipo II pueden controlar su problema y evitar los tratamientos a base de medicamentos o de insulina aprendiendo más acerca de los alimentos, eligiendo sus alimentos más cuidadosamente y adquiriendo el hábito de leer las etiquetas de los productos.

❑ Tomar más magnesio reduce el riesgo de la diabetes tipo II. La revista *Diabetes Care* publicó una estudio según el cual las mujeres con sobrepeso que consumieron grandes cantidades de magnesio mostraron un 22 por ciento menos probabilidades de desarrollar diabetes tipo II que las mujeres que consumieron cantidades menores. Una dieta rica en nueces, granos enteros (integrales) y vegetales ricos en magnesio puede resultar beneficiosa.

❑ La diabetes tipo II puede controlarse con modificaciones dietéticas y ejercicio. Si la dieta no da resultados se puede tratar con inyecciones de insulina. La obesidad es uno de los factores que más inciden en la diabetes tipo II y, a menudo, bajar de peso suele ser lo único que se requiere para mantener la enfermedad bajo control.

❑ Anteriormente se creía que los diabéticos deben evitar las comidas dulces. Esto sigue siendo así cuando hay exceso de peso, pero los estudios realizados muestran que el azúcar — un carbohidrato simple — no es lo que causa el mayor aumento de glucosa en la sangre. Así, comer papas asadas, o incluso algunos cereales del desayuno, pueden provocar un aumento mayor en los niveles de azúcar en sangre. Por ejemplo, las zanahorias aumentan el nivel de azúcar más que el helado. El organismo transforma rápidamente los carbohidratos en glucosa. Este es el principio en el que se basan muchas dietas que propugnan aumentar el consumo proteínas y reducir los carbohidratos. Es por ello esencial que los diabéticos midan su ingesta de carbohidratos simples y complejos, no sólo los provenientes del azúcar.

❑ Los inhaladores de insulina son un fenómeno nuevo. La dosis se inhala por la boca, llega a los pulmones, y desde allí, bien seca o disuelta, la insulina entra en el torrente sanguíneo. Este método tiene ventajas evidentes respecto a las inyecciones. Las desventajas tienen que ver con la posibilidad de no administrar las dosis adecuadas o en la forma adecuada. Los inhaladores sólo hacen llegar un máximo del 10 por ciento del medicamento a los pulmones, encareciendo así el tratamiento porque se necesita más insulina para conseguir el efecto deseado. También es importante el tamaño de las partículas inhaladas; si son demasiado pequeñas, el medicamento se aglomera, y si son demasiado grandes, no llegan a los pulmones.

❑ Hay también un aparato semiautomático, llamado SofTact, que se emplea para medir la glucosa sin salir de casa. El instrumento actúa succionando ligeramente la piel mientras una especie de aguja penetra el punto de succión y extrae una muestra de sangre. A continuación, el aparato traslada la muestra a una tira biosensora que ofrece el resultado en menos de 20 segundos. Este instrumento puede aplicarse en el antebrazo o en la parte superior del brazo, y lo fabrica Abbott Laboratories.

❑ MiniMed ha puesto a la venta un sistema de monitoreo continuado de la glucosa llamado CGMS(r) System Gold(tm). Chequea el nivel de glucosa cada cinco minutos por periodos de hasta tres días. Los datos pueden luego ser transferidos a una computadora para su revisión por un médico. Este aparato debería utilizarse en conjunción con los tradicionales punciones en los dedos para extraer muestras de sangre para calibrar los resultados.

❑ También hay disponible un instrumento láser portable y operado con baterías llamado Lasette para extraer sangre sin las lancetas habituales. El fabricante es Cell Robotics International, Inc.

❑ El Q-103 Needle Management System es un sistema para manejar agujas que sirve para extraer ciertas agujas hipodérmicas de las jeringuillas utilizadas para inyectar insulina, y almacenarlas seguramente para su desecho posterior. El aparato tiene cabida para 5,000 agujas, y es fabricado por QCare International LLC.

❑ La FDA recién aprobó un aparato parecido a un reloj de muñeca que sirve para monitorear la glucosa y dirigido especialmente a niños y adolescentes. El mecanismo se llama GlucoWatch G2 Biographer, y es fabricado por Cygnus, Inc.; anteriormente fue aprobado para el uso por adultos. Mientras se lleva el aparato en la muñeca, éste extrae fluido a través de la piel y va midiendo y mostrando el nivel de glucosa. Es posible realizar hasta seis mediciones indoloras por hora durante un periodo de 13 horas. El aparato debe calentarse y calibrarse con una punción y extracción de sangre previa.

❑ Asimismo, hay en el mercado una crema para heridas llamada Apligraf. Ayuda a curar úlceras diabéticas en los pies, llagas abiertas que pueden acabar en amputación. Fabricado por Organogenesis, Inc.

Preparados de insulina para la diabetes tipo I

La diabetes tipo I se controla con inyecciones de la hormona insulina, así como cuidando la dieta y otros aspectos del estilo de vida. No todas las insulinas son iguales, y encontrar la adecuada para cada paciente puede exigir hacer diversas pruebas. Las diferencias principales tienen que ver con la rapidez con que causan efecto y el periodo de tiempo que se mantienen activas en el organismo. A continuación, una guía de referencia rápida sobre los principales tipos de insulina disponibles.

EJEMPLOS	INICIO DE EFECTO	MÁXIMO EFECTO	DURACIÓN DE EFECTO
Long-Acting Insulin			
Humalog (Lispro)	15 minutos	30–90 minutos	3–5 horas
NovoLog (Aspart)	15 minutos	40–50 minutos	3–5 horas
Insulina de efecto corto (Regular)			
Humulin R	30–60 minutes	50–120 minutos	5–8 horas
Novolin R	30–60 minutes	50–120 minutos	5–8 horas
Insulina de efecto intermedio (NPH)			
Humulin L	1–2.5 horas	7–15 horas	18–24 horas
Humulin N	1–3 horas	8 horas	20 horas
Novolin N	1–3 horas	8 horas	20 horas
Combinaciones de insulinas de efecto corto e intermedio			
Humulin 50/50 Humulin 70/30 Humalog Mix 75/25 Humalog Mix 50/50 Novolin 70/30 Novolog Mix 70/30			El inicio, la duración y máximo efecto de estos compuestos refleja una combinación de los componentes de efecto intermedio y corto — o rápido — con un efecto máximo.
Insulina de efecto largo			
Ultralente	4–8 horas	8–12 horas	36 horas
Lantus (Glargine)	1 hora	Ninguno	24 horas

❑ Algunos estudios indican que la hormona dehydroepiandrosterone (DHEA) podría ayudar a prevenir la diabetes. (*Ver* TERAPIA A BASE DE DHEA en la Tercera Parte.)

❑ El hipotiroidismo parece ser una de las causas principales de la diabetes. El conocido investigador y autor Stephen Langer, M.D., ha observado que, junto con otras complicaciones propias de la diabetes, las neuropatías desaparecen cuando se administra hormona tiroidea. Muchas de las complicaciones de la diabetes y del hipotiroidismo son consecuencia del bloqueo de las arterias, lo cual no sólo impide que la sangre transporte nutrientes y oxígeno, sino que elimine material de desecho.

❑ La posible causa de muchos de los efectos de la diabetes a largo plazo es el proceso de glycosylation, o unión de la glucosa y otros azúcares con proteínas de la sangre, de las células nerviosas y del cristalino del ojo. Investigadores de la Escuela de Ciencias Biológicas de la Universidad de Surrey y de la Academic Unit of Diabetes and Endocrinology del Whittington Hospital de Londres han demostrado que la vitamina C puede tener la capacidad de inhibir este proceso destructivo. Ellos sostienen que si el proceso de glycosylation forma parte del fenómeno normal del envejecimiento, entonces tomar suplementos de vitamina C podría retardar ese proceso.

❑ La terapia magnética suele ser útil para algunos pacientes para aliviar el dolor de pies asociado a la enfermedad. (*Ver* Terapia magnética bajo COLTROL DEL DOLOR en la Tercera Parte.)

❑ Las mujeres diabéticas que desean tener un hijo deben hacerse chequear el nivel del azúcar sanguíneo mucho antes de quedar embarazadas. El riesgo más alto de desarrollar defectos de nacimiento se presenta entre cinco y ocho semanas después de la concepción, es decir, antes de que la mayoría de las mujeres se enteren de que están embarazadas. Teniendo en cuenta que controlar el nivel del azúcar sanguíneo suele tomar unos meses, si la mujer empieza a chequeárselo al quedar embarazada, quizás sea demasiado tarde, ya que el daño puede producirse para cuando ya lo tenga bajo control.

❑ La principal causa de ceguera en Estados Unidos es el daño retiniano causado por la diabetes. Sin embargo, con el desarrollo de la cirugía con rayo láser la incidencia de ceguera causada por retinopatía diabética ha descendido. Si no se trata la retinopatía en sus últimas fases, casi el 50 por ciento de los enfermos acaban ciegos en cinco años. De los que reciben tratamiento láser, sólo un 5 por ciento pierde la vista. Las personas diabéticas deberían hacerse examinar la retina una vez al año.

❑ La nefropatía diabética — daño renal producido por la diabetes — es una enfermedad bastante común y una de las principales causas de muerte entre las personas diabéticas. Es importante hacerse examinar la función renal periódicamente. Controlar las fluctuaciones del azúcar sanguíneo ayuda a disminuir el riesgo de estas complicaciones. Para prevenir y tratar la nefropatía diabética se recomienda hacer una dieta baja en proteína; menos de 40 gramos de proteína al día es lo recomendable.

❑ La neuropatía diabética (daño a los nervios causado por la diabetes) suele afectar a los nervios periféricos, como los de los pies, las manos y las piernas. Entre los síntomas están adormecimiento, hormigueo y dolor. Se ha comprobado que dos medicamentos comúnmente prescritos para tratar la depresión, amitriptyline y desipramine, son útiles para el tratamiento de esta afección. Lo que hacen es aumentar los niveles del neurotransmisor que traslada los mensajes entre las células, lo que amplifica las sensaciones. La neuropatía autonómica puede llevar a la acumulación de jugos gástricos en el estómago. El exceso de ácido en el estómago puede provocar náuseas y diarrea, pero se puede aliviar con antibióticos e ingiriendo porciones más pequeñas — y bajas en grasas — en las comidas. Para los hombres, la neuropatía o problemas circulatorios pueden provocar disfunción eréctil (ED en inglés). El sildenafil (Viagra) puede ayudar a aliviar este problema. Lo más probable es que su médico quiera hacerle una prueba de estrés antes de recetarle este medicamento.

❑ En una investigación, grandes cantidades de niacina elevaron hasta un 16 por ciento el nivel del azúcar sanguíneo de un grupo de diabéticos no dependientes de la insulina. A la larga, esto puede crear dependencia de la insulina o del medicamento. La niacina también puede elevar el nivel del ácido úrico de la sangre, lo que puede indicar que hay disfunción renal y mayor riesgo de desarrollar gota. Sin embargo, la niacinamida, una forma de niacina, retarda la destrucción y favorece la regeneración de las células pancreáticas beta, que producen insulina, y en consecuencia puede ser beneficiosa para las personas con diabetes tipo I.

❑ Niveles elevados de glucosa en el cristalino del ojo pueden conducir a la acumulación de sustancias llamadas polyols, cuya presencia puede llegar a deteriorar el cristalino. Aunque el nivel de la glucosa se normalice, pueden persistir concentraciones elevadas de polyols como resultado de haber mantenido niveles de glucosa altos. Los flavonoides, como el quercetin, ayudan a inhibir la acumulación de polyols.

❑ La diabetes y la presión arterial alta suelen ir juntas, y ambas pueden derivar en enfermedad renal. En un estudio reciente, el riesgo de contraer una grave enfermedad de los riñones se redujo a la mitad en personas diabéticas con presión arterial alta que tomaron medicamentos llamados *angiotensin converting enzyme (ACE) inhibitors*.

❑ Es común entre los diabéticos sufrir enfermedades de las arterias coronarias. Las mujeres diabéticas tienen un riesgo particularmente alto. Un estudio llevado a cabo a lo largo de dieciséis años y publicado en *Circulation: Journal of the American Heart Association* por el doctor Frank B. Hu, eminente autor y profesor asociado de Nutrición y Epidemiología en la Escuela de Salud Pública de la Universidad de Harvard, indica que las mujeres con diabetes tipo II que consumieron pescado cinco veces o más a la semana mostraron una reducción del 64 por ciento en la incidencia de enfermedades coronarias y del 52 por ciento en mortalidad total, comparado con las mujeres que consumieron pescado menos de una vez al mes. Esto se atribuyó a la mayor presencia en la dieta de ácidos grasos omega-3. Debido a la preocupación existente respecto a la existencia de toxinas ambientales en el pescado fresco, una buena opción puede ser recurrir a suplementos de aceite de pescado. El Dr. Hu no estudió los suplementos per se, pero tampoco ha descartado su potencial beneficio teórico si se emplean como sustitutos. Es probable que los ácidos grasos omega-3 tendrían el mismo efecto en los hombres.

❑ Investigadores del Centro de Ciencias de la Salud de la Universidad de Colorado descubrieron que en comparación con los diabéticos no fumadores, los diabéticos que fuman tienen entre el doble y el triple de probabilidades de sufrir problemas renales, lo que con frecuencia exige diálisis o trasplante. Fumar constriñe los vasos sanguíneos, y entre los diabéticos esto significa que grandes moléculas de proteína son expulsadas de los vasos sanguíneos e impelidas hacia los riñones. Esta situación eventualmente conduce a falla renal.

❑ En ocasiones se prescribe rosiglitazone (Avandia) para la diabetes de tipo II. Este medicamento regula el azúcar sanguíneo al ajustar la sensibilidad de los tejidos grasos y musculares a la insulina producida por el propio organismo.

❑ Clinalfa, una filial de Merck, está realizando diversos ensayos para desarrollar una vacuna contra la diabetes. Esta vacuna contiene una molécula similar a una parte de las células del páncreas que producen insulina. Al añadir esta molécula a la sangre humana, se forma una barrera protectora contra los leucocitos, las células encargadas normalmente de destruir las células productoras de insulina.

De hecho, la vacuna llegaría a inocular contra la diabetes a quien la reciba, posiblemente para toda la vida.

❑ Las personas con diabetes que sufren dolores asociados a los daños ocasionados al sistema nervioso por la enfermedad (neuropatía diabética periférica) cuentan con otra opción de tratamiento, el primer medicamento aprobado por la FDA para aliviar las sensaciones de quemazón, picor y adormecimiento en las extremidades que, normalmente, acompañan esta enfermedad. El medicamento se llama duloxetine (Cymbalta) y fue aprobado en septiembre de 2004 para tratar estas complicaciones, que son las más comunes de la diabetes. En los ensayos clínicos, las personas tratadas con Cymbalta reportaron menos dolor que quienes recibieron un placebo. El 58 por ciento de quienes recibieron el nuevo medicamento, tuvieron una reducción en el dolor de hasta un 30 por ciento. Sólo el 34 por ciento de las personas tratadas con el placebo sintieron una mejoría en los síntomas. Los efectos secundarios más frecuentes son náuseas, sequedad en la boca, estreñimiento y diarrea. En algunos casos, los pacientes experimentaron mareos y sofocos.

❑ Los días en que hay excesivo número de partículas en el aire procedentes del polvo y de la contaminación, los diabéticos tienen el doble de probabilidades de ser hospitalizados con problemas cardiovasculares. La exposición a estas partículas puede afectar al ritmo cardíaco y aumentar la inflamación del corazón. Esto hace que los diabéticos con problemas cardiovasculares tengan un mayor riesgo. Si es usted diabético, inspeccione la calidad de aire y no salga a la calle cuando la situación del aire es peligrosa.

❑ Muchos de los nutrientes que se recomiendan para las personas que sufren diabetes están disponibles en forma de combinaciones de suplementos. Una de las compañías que produce una línea de suplementos especiales para diabéticos es Progressive Research Labs, de Houston.

❑ Es vital que los diabéticos cuiden sus pies. Las lesiones nerviosas pueden hacer que los pies pierdan sensibilidad, y una vez que la piel se erosiona puede ser difícil curar las úlceras. Entre los tratamientos para los diabéticos con problemas de pies están el becaplermin (Regranex), un gel de uso tópico que estimula el crecimiento de los tejidos de la herida. Otro medicamento es Dermagraft, un sustituto de la piel empleado para ayudar a cerrar las heridas provocadas por las úlceras de los pies y recrear y sustituir los tejidos dañados.

❑ Las personas con diabetes deben siempre tener cuidado con los niveles de colesterol y de grasa en la sangre. Los niveles óptimos de colesterol son: para el LDL ("colesterol malo"), menos de 130; HDL ("colesterol bueno"), 60 o más; triglicéridos, 150 o menos. Es posible que, si sufre usted de diabetes, su doctor le marque niveles diferentes.

❑ Para obtener más información sobre la diabetes y sus posibles complicaciones, comuníquese con las entidades comprendidas en la sección Organizaciones Médicas y de la Salud, en el Apéndice:

DIARREA

La diarrea se caracteriza por deposiciones frecuentes y de consistencia acuosa. Entre los síntomas de la diarrea están vómito, cólico, sed y dolor abdominal. A algunas personas también les da fiebre. La diarrea rara vez es una enfermedad grave, excepto con los niños y las personas ancianas. La diarrea causa pérdida de fluidos y electrolitos (minerales), lo que puede dar lugar a problemas. La diarrea puede ser un problema de salud en sí mismo, o puede ser síntoma de otros trastornos. Entre las posibles causas de la diarrea — que son muchas — están la digestión incompleta de los alimentos, envenenamiento con alimentos, las alergias alimentarias, el consumo excesivo de alcohol; infecciones bacterianas, virales o de otro tipo; y el consumo de agua contaminada. La cafeína, el magnesio, los laxantes y el sorbitol (en niños pequeños) se sabe que causan diarrea a ciertas personas. Ciertos medicamentos, como los antibióticos tetraciclina, clindamicina (Cleocin) o ampicilina también pueden causar diarrea. Las enfermedades del páncreas, el cáncer, la enfermedad inflamatoria del intestino — colitis ulcerosa — y la enfermedad de Crohn pueden provocar problemas intestinales de este tipo. También el estrés emocional puede causar diarrea. La diarrea aguda que va acompañada de fiebre y de mucosidad o sangre en la deposición puede ser señal de infección o de parásitos intestinales.

A menos que se especifique otra cosa, las siguientes dosis se recomiendan para personas mayores de dieciocho años. La dosis para los jóvenes de doce a diecisiete años debe equivaler a tres cuartas partes de la cantidad recomendada. Para los niños de seis a doce años debe utilizarse la mitad de la dosis recomendada y para los menores de seis años, una cuarta parte.

Nutrientes

SUPLEMENTOS	DOSIS SUGERIDAS	COMENTARIOS
Muy importantes		
Aerobic Bulk Cleanse (ABC) de Aerobic Life Industries o psyllium seeds	Según indicaciones de la etiqueta. 4 cápsulas al día a la hora de acostarse.	Ayudan a la formación de materia fecal, aportando volumen.
Charcoal tablets	4 tabletas con agua cada hora hasta que la diarrea esté bajo control. No tomar junto con otros suplementos o medicamentos.	Absorben las toxinas del colon y el torrente sanguíneo. *Advertencia:* No tome más de tres días por la vigilia.
Essential fatty acids	Según indicaciones de la etiqueta.	Ayudan a la formación de materia fecal.

Kelp	1.000 mg al día.	Reemplaza los minerales perdidos por la diarrea.
L-Glutamine	Según indicaciones de la etiqueta.	
Potassium	99 mg al día.	Reemplaza el potasio perdido a través de las deposiciones acuosas.
ProFlora whey de Wakunaga	Según indicaciones de la etiqueta.	Esencial para mantener el correcto pH de la flora del colon. Alivia la diarrea rápidamente.
Importantes		
Acidophilus (Kyo-Dophilus o Probiata de Wakunaga)	1 cucharadita en agua destilada 2 veces al día, con el estómago vacío.	Reemplaza las bacterias "amigables" perdidas. Utilizar una variedad no láctea en polvo.
Colloidal silver	Según indicaciones de la etiqueta.	
Garlic (Kyolic de Wakunaga)	2 cápsulas 3 veces al día.	Mata las bacterias y los parásitos. Aumenta la inmunidad.
Provechosos		
Calcium	1.500 mg al día.	Reemplaza el calcio perdido. Ayuda también a formar materia fecal.
y magnesium	1.000 mg al día.	Necesario para la absorción del calcio. Promueve el equilibrio del pH.
y vitamin D	400 UI al día.	Necesario para la absorción del calcio.
Multienzyme complex con pancreatin	Según indicaciones de la etiqueta. Tomar con las comidas.	Necesarios para normalizar la digestión.
Vitamin B complex	100 mg 3 veces al día.	Todas las vitaminas B son necesarias para la digestión y la absorción de los nutrientes.
más extra vitamin B_1 (thiamine)	200 mg al día por 2 semanas.	Para mejor absorción se recomiendan en forma sublingual.
y vitamin B_3 (niacin)	50 mg al día.	Puede ser necesario aplicarlos en inyección (con supervisión médica).
y folic acid	50 mg al día.	
Vitamin C con bioflavonoids	500 mg 3 veces al día.	Necesario para la curación y la inmunidad. Utilizar una variedad buffered.
Vitamin E	200 UI al día.	Protege las membranas mucosas que recubren la pared del colon.
Zinc	50 mg al día. No tomar más de 100 mg al día de todos los suplementos.	Ayuda a reparar el daño tisular del tracto digestivo y mejora la respuesta inmunológica. Para mejor absorción, utilizar lozenges de zinc gluconate u OptiZinc.

Hierbas

❑ Si usted sufre ocasionalmente de diarrea, utilice blackberry root bark, chamomile, pau d'arco y/o hojas de raspberry. Estas hierbas se pueden tomar en té o mezcladas con salsa de manzana, banano, piña o jugo de papaya.

Advertencia: No utilice chamomile de manera permanente y evite esta hierba si es alérgico al ragweed.

❑ Es provechoso tomar cápsulas de cayenne (capsicum) dos o tres veces al día.

❑ El té de fenugreek lubrica los intestinos y baja la fiebre.

❑ El té de ginger sirve para los cólicos y el dolor abdominal.

❑ El extracto de semilla de pomelo (grapefruit seed extract) tiene propiedades antiparásitos.

❑ El té de raíz de marshmallow (también conocido como té de malva) ayuda a calmar el estómago y alivia los problemas intestinales.

❑ El té o el extracto de slippery elm bark alivia el malestar del tracto digestivo.

❑ El aceite de wild oregano contiene agentes antibacterianos, antifúngicos, antiparásitos y antivirales.

Recomendaciones

❑ Tome mucho líquido, como bebida caliente de carob, jugo de zanahoria y "green drinks", así como también abundante agua de buena calidad. La pérdida de fluidos que conlleva la diarrea puede causar deshidratación y pérdida de minerales importantes, como sodio, potasio y magnesio. Se puede sustituir la gelatina líquida, el caldo simple, sodas como el ginger ale o la cola y el té débil con miel por agua, si es necesario. El jugo de zanahorias es también bueno, y hace que la heces sean menos acuosas. No beba jugo de manzana, ya que puede empeorar la diarrea.

❑ Evite los alimentos altos en fibra porque pueden estresar el sistema digestivo. En su lugar, limítese a los que son fáciles de digerir, como las papas cocidas, arroz, bananos, apple sauce y tostadas.

❑ Beba todos los días tres tazas de agua de arroz. El agua de arroz se prepara hirviendo media taza de arroz integral en tres tazas de agua durante cuarenta y cinco minutos. Cuele el arroz y beba el agua. Después consuma también el arroz. El arroz ayuda a formar materia fecal y aporta las vitaminas B que son necesarias en estos casos.

❑ No consuma ningún producto lácteo (excepto productos agrios low-fat). Los productos lácteos son altamente alergénicos. Más aún, la diarrea hace que se pierda temporalmente la enzima necesaria para digerir la lactosa (azúcar de la leche). Restrinja el consumo de grasas y de alimentos que contengan gluten, como barley, oats, rye y wheat. Elimine de su dieta el alcohol, la cafeína y los alimentos condimentados.

❑ Cuando la diarrea es moderada se debe dejar que evolucione. Es la manera en que el organismo elimina toxinas, bacterias y otras sustancias ajenas a él. No tome ningún medicamento para detener la diarrea durante por lo menos dos días. Haga estrictamente una dieta líquida durante veinticuatro horas para que el intestino descanse.

❑ Una posibilidad a considerar son los remedios homeopáticos. El *Arsenicum album* es un remedio que actúa contra la diarrea con ardor de estómago que se produce durante las noche. El *Podophyllum* se emplea contra las heces acuosas. El azufre es excelente para la diarrea repentina. La pectina también se utiliza para contrarrestar la diarrea.

❑ Consulte con su médico si la diarrea le dura más de dos días, si la deposición contiene sangre o tiene la apariencia de alquitrán negro, si usted tiene más de 101°F de fiebre, si tiene dolor abdominal o rectal severo, si presenta deshidratación manifestada en resequedad de la boca o en piel arrugada, o si la micción se ha reducido o se ha detenido. Si el bebé tiene el pañal seco por más de cuatro horas y tiene, además, fiebre, es aconsejable hablar con su médico y/o pediatra.

Aspectos para tener en cuenta

❑ Un producto rico en proteína que sirve para detener la diarrea es el carob powder.

❑ Cuando se viaja al extranjero no beba agua si no está seguro de que es buena. Evite los cubitos de hielo, los vegetales crudos, los lácteos y la fruta sin pelar. Use agua embotellada para cepillarse los dientes. La diarrea es bastante común cuando se viaja a otros países, por lo que es aconsejable llevarse ciertos preparados desde los Estados Unidos. El probiótico lactobacillus GG es una alternativa natural a los antibióticos y al bismuth subsalicylate (Pepto-Bismol).

❑ La diarrea crónica en los niños muy pequeños se manifiesta en cinco o más deposiciones diarias de consistencia acuosa. Los bebés que tienen diarrea se pueden deshidratar con mucha rapidez y deben ser evaluados por un médico.

❑ El Gobierno de los Estados Unidos (FDA y National Centers for Disease Control and Prevention) detuvieron la aplicación de una vacuna contra el rotavirus (virus que es una de las causas más comunes de la diarrea, especialmente en bebés y niños pequeños), a raíz de que se encontrase una conexión entre dicha vacuna y un trastorno raro de los intestinos llamado intususcepción (*intussusception*). El caso sigue siendo investigado.

❑ Cuando la diarrea es crónica o recurrente, la causa puede ser una alergia alimentaria, una infección o parásitos intestinales. Una prueba de alergia le ayudará a determinar si tiene alguna alergia alimentaria. Para saber si hay parásitos o alguna infección, hágase un cultivo de materia fecal.

DIENTES, RECHINAMIENTO DE LOS

Ver BRUXISMO.

DISPEPSIA

Ver INDIGESTIÓN.

DISTIMIA

Ver DEPRESIÓN.

DISTONIA

Ver TRASTORNOS POCO COMUNES.

DIVERTICULITIS

La Diverticulitis es una enfermedad en la cual se inflaman y se infectan los divertículos, una especie de bolsitas del tamaño de un guisante o de una uva que se forman en la pared intestinal.

Los divertículos se suelen formar cuando la persona sufre de estreñimiento. La dieta baja en fibra, que es usual en los países industrializados, como Estados Unidos, contribuye a la Diverticulitis. Cuando no hay fibra para ablandar la materia fecal y agregarle volumen, su movilización por el intestino se vuelve difícil. En este caso se debe ejercer una presión muy fuerte para movilizar por el intestino pequeñas porciones de materia fecal dura y seca. Esta gran presión puede llevar a la formación de sacos o divertículos en puntos débiles de la pared del colon. Una vez formados, los divertículos no desaparecen aunque, por sí solos, no producen ningún síntoma.

Mucha gente tiene diverticulosis (las protuberancias en forma de saco), pero no llega a desarrollar Diverticulitis (inflamación de las protuberancias). Ahora bien, si esas bolsas se inflaman o se infectan, el resultado puede ser serio, con fiebre, escalofríos, náusea y dolores.

La Diverticulitis puede ser aguda o crónica. Entre sus síntomas están cólicos, sensación de hinchazón en el abdomen, molestias en el lado izquierdo del abdomen que ceden al expulsar los gases o al evacuar el intestino, estreñimiento o diarrea, náuseas y una necesidad continua de evacuar. También es posible que la deposición contenga sangre. La peritonitis es una inflamación del tejido que cubre la cavidad abdominal, y puede surgir cuando se rompe un divertículo y los contenidos intestinales se vuelcan en el abdomen. Las paredes del intestino grueso se van debilitando con la edad, por lo que esta enfermedad normalmente recae principalmente en las personas mayores y no tanto en las jóvenes. Afecta a millones de estadounidenses, pero muchos ni siquiera saben que tienen esta enfermedad porque o bien no experimentan síntomas, o bien piensan que sus síntomas se deben a simple indigestión.

Aunque no se conoce la causa, se sabe que fumar y exponerse frecuentemente a situaciones de estrés agrava los síntomas. De hecho, la diverticulitis es un ejemplo clásico de enfermedad asociada con el estrés. Los malos hábitos alimentarios complican aún más el problema. Entre los factores que aumentan la probabilidad de sufrir de diverticulitis están dieta inadecuada, antecedentes familiares de la enfermedad, trastornos de la vesícula biliar, obesidad y enfermedad de las arterias coronarias.

Existen varios exámenes para diagnosticar la diverticulitis. El enema de bario es un procedimiento mediante el cual después de llenar el colon de bario líquido se toman radiografías para determinar si hay divertículos en la pared del colon, si el colon se ha estrechado, o si existen otras anomalías. La sigmoidoscopia le permite al médico inspeccionar el sigma — la parte inferior del colon — insertando en el recto un tubo iluminado, delgado y flexible. Si es necesario, se extraen muestras de tejido para ser analizadas. Para examinar otras áreas del colon puede ser necesario hacer una colonoscopia, un procedimiento parecido a la sigmoidoscopia, pero que permite revisar todo el colon.

A menos que se especifique otra cosa, las siguientes dosis se recomiendan para personas mayores de dieciocho años. La dosis para los jóvenes de doce a diecisiete años debe equivaler a tres cuartas partes de la cantidad recomendada. Para los niños de seis a doce años debe utilizarse la mitad de la dosis recomendada y para los menores de seis años, una cuarta parte.

Nutrientes

SUPLEMENTOS	DOSIS SUGERIDAS	COMENTARIOS
Esenciales		
Bio-Bifidus de American Biologics y Kyo-Dophilus de Wakunaga	Según indicaciones de la etiqueta. Según indicaciones de la etiqueta. Tomar con el estómago vacío.	Reemplaza la flora del intestino delgado, principalmente para mejorar la asimilación. Reemplaza la flora del intestino para mejorar la eliminación y la asimilación.
Fiber (oat bran, psyllium, flaxseeds molidos y Aerobic Bulk Cleanse [ABC] de Aerobic Life Industries)	Según indicaciones de la etiqueta. Tomar 1 hora antes de las comidas con un vaso grande de líquido. No tomar junto con otros suplementos o medicamentos.	Evita el estreñimiento. Previene la infección impidiendo que se acumulen desechos en los sacos de la pared del colon.
Vitamin B complex	100 mg 3 veces al día	Necesario para todos los sistemas enzimáticos del organismo y para la correcta digestión. Utilizar una fórmula hipoalergénica.
Muy importantes		
Multienzyme complex con pancreatin	Según indicaciones de la etiqueta. Tomar con las comidas.	Necesarios para descomponer la proteína. Utilizar una fórmula alta en pancreatina.
ProFlora whey de Wakunaga	2–3 cucharadas diarios.	Ayuda a prevenir el estreñimiento y previene la infección por el mantenimiento de un adecuado equilibrio de pH en el colon.
Proteolytic enzymes	Según indicaciones de la etiqueta. Tomar entre comidas.	Ayudan a la digestión y reducen la inflamación del colon.
Importantes		
Dioxychlor de American Biologics	Según indicaciones de la etiqueta.	Importante agente antibacteriano, antifúngico y antiviral.
Essential fatty acids (flaxseed oil, primrose oil, salmon oil o Kyolic-EPA de Wakunaga)	Según indicaciones de la etiqueta, 3 veces al día antes de las comidas.	Mejoran la función linfática y ayudan a proteger las células que recubren la pared del colon.
Garlic (Kyolic de Wakunaga)	2 cápsulas 3 veces al día con las comidas.	Ayuda a la digestión y destruye las bacterias indeseables y los parásitos. Utilizar una fórmula sin levadura.
Kyo-Green de Wakunaga	Según indicaciones de la etiqueta.	
L-Glutamine	500 mg 2 veces al día con el estómago vacío. Tomar con agua o jugo. No tomar con leche. Para mejor absorción, tomar con 50 mg de vitamina B_6 y 100 mg de vitamina C.	Combustible metabólico de suma importancia para las células intestinales. Protege la vellosidad del intestino que contribuye a la absorción. *Ver* AMINOÁCIDOS en la Primera Parte.
Vitamin K o alfalfa	100 mcg al día.	Su deficiencia se ha asociado con trastornos intestinales. *Ver* Hierbas más adelante.
Provechosos		
Free-form amino acid complex (Amino Balance de Anabol Naturals)	Tomar con el estómago vacío media hora antes de las comidas, según indicaciones de la etiqueta	Suministra proteína, necesaria para la curación y la reparación de los tejidos.
Raw thymus glandular	Según indicaciones de la etiqueta.	*Ver* TERAPIA GLANDULAR en la Tercera Parte para conocer sus beneficios. *Advertencia:* Este suplemento no se les debe dar a los niños.
Vitamin A con mixed caratenoids	25.000 UI al día. Si está embarazada, no debe tomar más de 10.000 UI al día.	Protege y cura el recubrimiento del colon.
Vitamin C con bioflavonoids	3.000–8.000 mg al día divididos en varias tomas.	Reduce la inflamación y estimula la respuesta inmunológica. Utilizar una variedad buffered.
Vitamin E	Hasta 200 UI al día.	Este poderoso antioxidante protege las membranas mucosas.

Hierbas

❑ La alfalfa es una buena fuente natural de vitamina K y de minerales importantes de los cuales suelen presentar deficiencia las personas que sufren de enfermedades intestinales. Además, la alfalfa contiene clorofila, que ayuda a la curación. Tome todos los días 2.000 miligramos en cápsula o en extracto.

❑ El aloe vera promueve la curación de las áreas inflamadas. También ayuda a prevenir el estreñimiento. Tome media taza de jugo de aloe vera tres veces al día. Si se desea, se puede mezclar con una taza de té de hierbas.

❑ El producto Bio Rizin, de American Biologics, es un extracto de licorice que mejora la función glandular y es útil para mitigar los síntomas alérgicos. Tome entre diez y veinte gotas dos veces al día.

❑ El pau d'arco tiene propiedades antibacterianas, limpiadoras y curativas. Tome dos tazas de té de pau d'arco todos los días.

❑ Otras hierbas beneficiosas para la diverticulitis son cayenne (capsicum), chamomile, goldenseal, papaya, red clover, corteza de slippery elm y extracto o té de yarrow. La corteza interior de slippery elm es muy fibrosa y contienen grandes cantidades de un laxante ligero que alivia el sistema digestivo, a la vez que lo mantiene en funcionamiento. La FDA ha declarado que este producto es seguro y eficaz para una digestión suave. Prepárelo como oatmeal y añada leche o agua caliente a la corteza en polvo para completar el cereal. También está disponible en cápsulas.

Advertencia: No utilice chamomile permanentemente pues puede producir alergia al ragweed. Evite esta hierba por completo si es alérgico al ragweed. No tome goldenseal durante más de una semana seguida y evítelo durante el embarazo. Si usted ha tenido enfermedad cardiovascular, diabetes o glaucoma, utilice goldenseal sólo con supervisión médica.

Recomendaciones

❑ La clave para controlar la diverticulitis es consumir una cantidad adecuada de fibra y mucha agua de buena calidad. Usted necesita por lo menos 30 gramos de fibra al día. Es posible que le convenga suplementar su dieta con algún producto que aumente el volumen de la materia fecal y/o que la ablande, y que contenga methylcellulose o psyllium, pues estas sustancias no producen tantos gases en el colon como otras fuentes de fibra, en especial el wheat bran. Tome todos los días por lo menos ocho vasos de agua de 8 onzas cada uno. Puede tomar tés de hierbas, caldos y jugos frescos para reemplazar parte del agua. El líquido ayuda a mantener los divertículos libres de desechos tóxicos y, por tanto, previene la inflamación.

❑ Haga una dieta baja en carbohidratos y alta en proteínas. Los productos vegetales y el pescado son buenas opciones. No consuma granos, semillas ni nueces, excepto brown rice bien cocido. Esos alimentos son difíciles de digerir y tienden a quedar atrapados en las hendiduras de la pared del colon, lo que se traduce en gases y sensación de llenura. Elimine también de su dieta los productos lácteos, la carne roja, los productos que contienen azúcar, los alimentos fritos, las especias y los alimentos procesados.

❑ Consuma abundantes vegetales hojosos de color verde, pues son buena fuente de vitamina K. Obtener esta vitamina en la dieta reviste particular importancia para quienes tienen problemas intestinales.

❑ Por sus propiedades curativas y desintoxicantes, consuma ajo.

❑ Durante los ataques agudos de diverticulitis, quizás su médico le recomiende hacer temporalmente una dieta baja en fibra. Pero cuando la inflamación ceda, vuelva a incorporar gradualmente en su dieta alimentos ricos en fibra.

❑ Tan pronto como le empiece un ataque de dolor, hágase un enema de limpieza utilizando dos quarts de agua tibia y el jugo de un limón fresco. Esto ayuda a extraer del colon alimentos que no han sido digeridos y que han quedado atrapados, lo que alivia el dolor. *Ver* ENEMAS en la Tercera Parte.

❑ Cuando tenga un ataque agudo, tome cuatro tabletas o cuatro cápsulas de charcoal con un buen vaso de agua para absorber los gases que están atrapados. Las tabletas de charcoal se consiguen en los health food stores. El charcoal no se debe tomar al tiempo con otros medicamentos o suplementos, ni durante períodos prolongados, pues junto con los gases también absorbe nutrientes beneficiosos.

❑ Durante los ataques severos, utilice suplementos vitamínicos en forma líquida para facilitar la asimilación, y use el blender para hacer puré con los vegetales y las frutas. Consuma únicamente vegetales cocidos al vapor. Los alimentos para bebé ayudan mientras se cura completamente. La compañía Earth's Best produce alimentos orgánicos para bebé, que se pueden comprar en los health food stores y en algunos supermercados. Agrégueles fibra en suplemento a los productos para bebé. A medida que se vaya mejorando, incorpore poco a poco en su dieta frutas y vegetales crudos. Tome jugo de zanahoria, jugo de cabbage y "green drinks". También puede tomar líquido de clorofila o alfalfa líquida en jugo.

❑ Para aliviar el dolor, masajéese el lado izquierdo del abdomen. Párese y haga ejercicios de estiramiento.

❑ Las tabletas de clay son provechosas. Tómeselas con el estómago vacío en el momento de levantarse y siga las indicaciones de la etiqueta.

❑ Fíjese todos los días si la deposición contiene sangre. Si es de color negro, llévele una muestra al médico para hacerla analizar.

❑ Trate de evacuar el intestino todos los días a la misma hora. Apenas se levante, y antes de desayunarse, tome fibra y acidophilus para ayudarle al intestino a moverse en ese momento.

Nota: La fibra en suplemento no se debe tomar al tiempo con otros suplementos o medicamentos.

- No use laxantes en exceso porque pueden irritar la pared del colón.

Aspectos para tener en cuenta

- Las alergias a los alimentos suelen producir trastornos intestinales. Es conveniente hacerse una prueba de alergias.
- Si los divertículos se le infectan, el médico seguramente le prescribirá antibióticos. En ese caso, no deje de consumir abundantes productos agrios y algún tipo de acidophilus no lácteo.
- No abuse de los laxantes pues pueden irritar la pared del colon.
- Una medida muy provechosa es ayunar. *Ver* AYUNOS en la Tercerea Parte.
- *Ver también* colitis ulcerosa, enfermedad de crohn, síndrome de intestino irritable y colitis ulcerosa en la Segunda Parte.

DOLOR DE CABEZA

Prácticamente a todo el mundo le ha dado dolor de cabeza alguna vez. Los dolores de cabeza son muy comunes, y tan difíciles de curar como el resfriado o la gripe. Entre las causas más frecuentes del dolor de cabeza están estrés, tensión, ansiedad, alergias, estreñimiento, consumo de café, fatiga ocular, hambre, presión en los senos nasales, tensión muscular, desequilibrios hormonales, temporomandibular joint (TMJ) syndrome, trauma en la cabeza, deficiencias nutricionales, consumo de alcohol, medicamentos o tabaco, fiebre y exposición a agentes irritantes como polución, perfumes y lociones para después de afeitarse. (*Ver* Clases de dolores de cabeza, en esta sección.) Las migrañas resultan de trastornos en el riego sanguíneo a la cabeza. (*Ver* MIGRAÑA en la Segunda Parte.)

Expertos en este problema calculan que alrededor del 90 por ciento de todos los dolores de cabeza son producidos por tensión y que el 6 por ciento son migrañas. Desde luego, la causa de los dolores de cabeza por tensión es la tensión muscular. Otra variante son los dolores de cabeza en cluster: dolores fuertes y recurrentes que afectan casi a un millón de estadounidenses. Son considerados los dolores de cabeza más severos.

Los dolores de cabeza pueden ser señal de que existe un problema de salud latente. La gente que a menudo experimenta dolor de cabeza puede estar reaccionando a determinados alimentos y aditivos alimentarios, como wheat, chocolate, monosodium glutamate (MSG), sulfitos (utilizados en los restaurantes y en los bares de ensaladas), azúcar, hot dogs, luncheon meats, productos lácteos, nueces, ácido cítrico, alimentos fermentados (quesos, sour cream, yogur), alcohol, vinagre y/o alimentos marinados. Otras posibles causas son anemia, problemas intestinales, trastornos cerebrales, bruxismo (rechinamiento de los dientes), hipertensión (presión arterial alta), hipoglicemia (bajo nivel de azúcar sanguíneo), sinusitis, desalineación de la columna vertebral, dosis excesivas y tóxicas de vitamina A, deficiencia de vitamina B y enfermedades de los ojos, la nariz y la garganta. La deshidratación también provoca dolor de cabeza, muchas veces acompañados de una sensación de sofoco, calor en la cara y pesadez en la cabeza.

A menos que se especifique otra cosa, las siguientes dosis se recomiendan para personas mayores de dieciocho años. La dosis para los jóvenes de doce a diecisiete años debe equivaler a tres cuartas partes de la cantidad recomendada. Para los niños de seis a doce años debe utilizarse la mitad de la dosis recomendada y para los menores de seis años, una cuarta parte.

Clases de Dolores de Cabeza

Hay muchas clases de dolores de cabeza y tanto sus causas como sus síntomas específicos son diferentes. El tratamiento apropiado depende de la clase de dolor de cabeza. La siguiente tabla enumera algunos de los dolores de cabeza más comunes y sus posibles tratamientos.

Nutrientes

SUPLEMENTOS	DOSIS SUGERIDAS	COMENTARIOS
Provechosos		
Bromelain	500 mg según la necesidad.	Esta enzima ayuda a regular la reacción inflamatoria.
Calcium y magnesium	1.500 mg al día. 1.000 mg al día.	Estos minerales ayudan a aliviar la tensión muscular. Utilizar variedades chelate.
Coenzyme Q_{10} más Coenzyme A de Coenzyme-A Technologies	30 mg 2 veces al día. Según indicaciones de la etiqueta.	Mejora la oxigenación de los tejidos.
Dimethylglycine (DMG) (Aangamik DMG de FoodScience of Vermont)	125 mg 2 veces al día.	Mejora la oxigenación de los tejidos. Administrar en forma sublingual.
DL-Phenylalanine (DLPA)	750 mg al día.	Alivia el dolor. *Advertencia:* Si está embarazada o lactando, o si sufre de ataques de pánico, diabetes, presión arterial alta o PKU, no debe tomar este suplemento.
5-Hydroxy L-tryptophan (5-HTP)	Según indicaciones de la etiqueta.	
Glucosamine sulfate	Según indicaciones de la etiqueta.	Alternativa natural para reemplazar la aspirina y otros medicamentos antiinflamatorios no esteroides.

L-Tyrosine más	Según indicaciones de la etiqueta.	Alivian los dolores de cabeza en cluster. *Advertencia:* Si está tomando algún inhibidor MAO para la depresión, no debe tomar tirosina.
L-glutamine más	500 mg 2 veces al día.	
quercetin	500 mg 2 veces al día.	
Methylsulfonyl-methane (MSM)	Según indicaciones de la etiqueta.	Alivia el dolor.
Potassium	99 mg al día.	Contribuye al equilibrio entre el sodio y el potasio, lo cual se requiere para evitar la retención de líquidos. La retención de líquidos le puede imponer demasiada presión al cerebro.
Primrose oil	500 mg 3–4 veces al día.	Proporciona ácidos grasos esenciales, que favorecen la buena circulación, ayudan a regular la reacción inflamatoria y alivian el dolor.
Vitamin B_3 (niacin) y niacinamide	Hasta 300 mg combinados al día. No sobrepasar esta dosis. Mantenga la dosis que le proporciona alivio.	Mejoran la circulación y ayudan al funcionamiento del sistema nervioso. Se recomienda supervisión profesional. *Advertencia:* Si tiene algún trastorno hepático, gota o presión arterial alta, no debe tomar niacina.
Vitamin B complex	50 mg de cada vitamina B importante 3 veces al día.(Las cantidades individuales de cada vitamina varían en cada complejo).	Las vitaminas B son más eficaces cuando se toman juntas. Utilizar una fórmula que no contenga levadura. Para casos agudos se recomienda en inyección (con supervisión médica).
más extra vitamin B_6 (pyridoxine)	50 mg 3 veces al día.	Elimina el exceso de agua de los tejidos.
Vitamin C con bioflavonoids	2.000–8.000 mg al día divididos en varias tomas.	Protegen contra los efectos nocivos de la contaminación y ayudan a la producción de hormonas antiestrés. Utilizar una variedad esterified o buffered.
Vitamin E	200 UI al día o 400 IU cada dos días.	Mejora la circulación.

Hierbas

❑ La cayenne adelgaza la sangre, lo que reduce el dolor y permite el benéfico riego sanguíneo.

❑ La chamomile relaja los músculos y alivia la tensión.

❑ Las siguientes hierbas ayudan a aliviar el dolor de cabeza: brigham, raíz de burdock, fenugreek, feverfew, goldenseal, lavender, lobelia, marshmallow, mint, rosemary, skullcap y thyme.

Advertencia: No utilice feverfew durante el embarazo. La hierba goldenseal no se debe administrar por vía oral todos los días durante más de una semana seguida, no se debe usar durante el embarazo, y se debe utilizar con precaución cuando hay alergia al ragweed. No tome lobelia por vía oral de manera permanente.

❑ Haga un emplasto con ginger, aceite de peppermint y aceite de wintergreen. Fróteselo en la nuca y en las sienes para aliviar el dolor de cabeza causado por la tensión muscular. Para los dolores de cabeza relacionados con los senos nasales, aplíquese el emplasto localmente.

❑ El extracto de ginkgo biloba mejora la circulación hacia el cerebro y es útil para algunos dolores de cabeza.

❑ El guaraná puede aliviar los dolores cluster.

❑ Varios estudios clínicos han demostrado que el ginger ayuda a aliviar el dolor.

❑ Un buen remedio para los dolores por congestión de los senos nasales es el jamaica dogweed.

❑ La kava kava ayuda en los dolores por tensión.

❑ El meadowsweet es un agente antiinflamatorio.

❑ La flor de periwinkle ayuda a aumentar el flujo de oxígeno al cerebro, lo que contribuye a aliviar el dolor de cabeza.

❑ La hierba skullcap actúa como un agente antiespasmódico y tiene efectos sedantes. Es buena contra los dolores de cabeza relacionados con la tensión muscular y los espasmos.

❑ La raíz de valeriana es un buen sedante para aliviar los dolores de cabeza.

Recomendaciones

❑ Haga una dieta bien balanceada. Evite el chicle, el ice cream, las bebidas heladas, la sal y la excesiva exposición al sol.

❑ Haga ejercicios de respiración profunda. La falta de oxígeno produce dolor de cabeza. (*Ver* Ejercicios de respiración en CONTROL DEL DOLOR, en la Tercera Parte.)

❑ Elimine de su dieta los alimentos que contienen tiramina y el aminoácido fenilalanina. Luego vuélvalos a introducir en su dieta de uno en uno, y fíjese cuál es el que le produce dolor de cabeza. La fenilalanina se encuentra en el aspartame (Equal, NutraSweet y otros productos), en el monosodium glutamate (MSG) y en los nitritos (preservativos que se encuentran en hot dogs y luncheon meats). Entre los alimentos que contienen tiramina están bebidas alcohólicas, banano, queso, pollo, chocolate, frutas cítricas, carnes frías (embutidos), arenque, cebolla, mantequila de maní, cerdo, pescado ahumado, sour cream, vinagre, vino y productos con levadura recién horneados. La tiramina eleva la presión arterial y esto conduce a dolores de cabeza leves pero constantes.

❑ Mantenga buenos hábitos posturales.

❑ Siempre se debe tratar la causa del dolor de cabeza y no el síntoma. Depender a largo plazo de la aspirina, el acetaminofén y otros analgésicos que se consiguen sin receta médica puede empeorar el dolor de cabeza crónico, pues inhibe la capacidad natural del cerebro de combatir el do-

Clases de dolores de cabeza

Hay muchas clases de dolores de cabeza y tanto sus causas como sus síntomas específicos son diferentes. El tratamiento apropiado depende de la clase de dolor de cabeza. La siguiente tabla enumera algunos de los dolores de cabeza más comunes y sus posibles tratamientos.

Clase de dolor de cabeza	Síntomas	Causas	Tratamiento
Bilioso	Dolor leve pero constante (dull) en la frente, y palpitante (throbbing) en las sienes.	Indigestión, exceso de comida, falta de ejercicio.	Mantener limpio el colon suele ser una medida provechosa (*ver* LIMPIEZA DEL COLON en la Tercera Parte).
En cluster	Dolor severo y palpitante (throbbing) en un lado de la cabeza, enrojecimiento de la cara, lagrimeo y congestión nasal entre 1 y 3 veces al día durante varias semanas o meses, que puede durar entre pocos minutos y varias horas. Uno de los dolores más incapacitantes.	Estrés, alcohol, fumar.	Tome suplementos de L-tyrosine, DL-phenylalanine, extracto de ginkgo biloba, L-glutamine, quercetin. *Advertencia:* si está tomando algún inhibidor MAO para la depresión, absténgase de tomar L-tyrosine. No tome fenilalanina si está embarazada o si sufre de ataques de pánico, diabetes, presión arterial alta o phenylketonuria (PKU).
En las sienes	Dolor punzante (jabbing) y quemante (burning); dolor en las sienes o en los oídos al masticar; pérdida de peso; problemas de visión.Es más común después de los 55 años. Si no se trata, puede ocasionar ceguera, derrame cerebral, infarto de miocardio, rasgamiento de la aorta.	Inflamación de las arterias temporales.	Hable con un médico sobre la terapia a base de esteroides.
Menstrual	Dolor parecido al de la migraña que se presenta poco antes, durante o después de la menstruación, o en medio del ciclo menstrual durante la ovulación.	Oscilaciones en el nivel del estrógeno.	Tome suplementos de vitamina B_6 y potasio, así como también cantidades adicionales de magnesio.
Migraña clásica	Similares a los de la migraña común, pero precedidos de auras como alteraciones visuales, adormecimiento de brazos y piernas, percepción de olores extraños, alucinaciones.	Excesiva dilatación o contracción de los vasos sanguíneos del cerebro.	*Ver* MIGRAÑA en la Segunda Parte.
Migraña común	Dolor severo y palpitante (throbbing) por lo general en un solo lado de la cabeza, náuseas, vómito, frío en las manos, vahídos, sensibilidad a la luz y a los sonidos.	Excesiva dilatación o contracción de los vasos sanguíneos del cerebro.	*Ver* MIGRAÑA en la Segunda Parte.
Por abstención de cafeína	Dolor palpitante (throbbing) producido por dilatación de los vasos sanguíneos.	Abstinencia de cafeína.	Consuma una pequeña cantidad de cafeína y luego déjela poco a poco por completo.
Por aneurisma	Los síntomas iniciales son similares a los cluster y a las migrañas. Si se rompe un aneurisma, puede causar dolor extremo, visión doble, cuello rígido, derrame cerebral e inconsciencia	Una inflamación parecido a un globo o un punto débil en la pared de un vaso sanguíneo; hipertensión.	Mantener baja la presión arterial. Si se descubre a tiempo, puede ser necesaria cirugía.
Por artritis	Dolor en la parte posterior de la cabeza o el cuello que empeora con el movimiento; inflamación de las articulaciones y de los músculos del hombro y/o del cuello.	Desconocidas.	Tome suplementos de feverfew. *Advertencia:* no utilice esta hierba durante el embarazo.

Por congestión de los senos paranasales	Dolor parecido a un mordisco (gnawing) que se presenta con molestia permanente en el área de los senos paranasales, y que suele aumentar al avanzar el día. Puede presentarse con fiebre y secreción incolora.	Alergias, infección, pólipos nasales, alergias alimentarias. Suele ser producido por bloqueo de los conductos o por infección aguda de los senos paranasales.	Aumente el consumo de vitaminas A y C y aplíquese calor húmedo para facilitar el drenaje de las secreciones de los senos paranasales.
Por consumo de alcohol	Parecidos a los de la migraña, con dolor palpitante (throbbing) y náuseas.	El alcohol produce . deshidratación y dilatación de los vasos sanguíneos del cerebro.	Tome mucha agua de buena calidad y suplementos del complejo vitamínico B. Aplíquese hielo en el cuello.
Por esfuerzo físico	Dolor de cabeza generalizado durante o después de un esfuerzo físico (como correr o tener una relación sexual), o de un esfuerzo pasivo (como estornudar o toser).	Usualmente se relacionan con migraña o con dolores en cluster. Cerca del 10 por ciento se relacionan con enfermedades orgánicas, como tumores o malformación de los vasos sanguíneos.	Tome suplementos nutricionales y aplíquese compresas de hielo en el sitio donde experimenta el dolor. Si el dolor desaparece después del ejercicio, hable con su médico.
Por fatiga ocular	Suele ser un dolor bilateral y frontal.	Desequilibrio de los músculos oculares; problemas de visión sin corregir, astigmatismo.	Hágase corregir los problemas visuales.
Por fiebre	El dolor de cabeza evoluciona con la fiebre a causa de la inflamación de los vasos sanguíneos de la cabeza.	Infección.	Reduzca la fiebre y aplíquese compresas de hielo.
Por hambre	Se presenta poco antes de la hora de comer por caída del nivel del azúcar sanguíneo, tensión muscular y dilatación de los vasos sanguíneos.	Saltarse comidas, hacer dietas muy estrictas.	Tome sus comidas con regularidad y consuma cantidades adecuadas de proteínas y de carbohidratos complejos.
Por hipertensión	Dolor leve pero constante (dull) en un área extensa de la cabeza, que empeora con el movimiento o con el esfuerzo físico.	Presión arterial excesivamente alta.	Contrólese la presión arterial.
Por problemas de la articulación temporomandibular (TMJ)	Dolor en las sienes, encima de los oídos o en la cara; dolor en las sienes al despertarse.	Estrés, contracción de un lado de la cara, maloclusión (cierre defectuoso de los dientes superiores sobre los inferiores), apretar las mandíbulas con fuerza, mascar chicle.	Reduzca el estrés, practique técnicas de relajación y de biorretroali mentación, tome suplemen tos nutricionales y colóquese compresas de hielo.
Por problemas vasculares	Dolor palpitante (throbbing) en un lado de la cabeza y sensibilidad a la luz; náuseas frecuentes; relacionado con los dolores cluster y las migrañas.	Trastornos de los vasos sanguíneos.	Estar tumbado y mantener controlada la presión sanguínea.
Por tensión	Dolor constante en un área de la cabeza o en toda la cabeza; músculos adoloridos con puntos de activación en el cuello y en la parte alta de la espalda; aturdimiento, vahídos. Es el dolor de cabeza más común.	Estrés emocional, ansiedad, preocupación, depresión, ira, alergias a los alimentos, mala postura, respiración poco profunda.	Aplíquese compresas de hielo en el cuello y en la parte superior de la espalda; tome suplementos de vitamina C con bioflavonoides, DLPA, bromelaína, magnesio, ginger y aceite de primrose para aliviar los espasmos musculares.
Por tumores	Dolor cada vez mayor, problemas de visión, habla y equilibrio; cambios en la personalidad.	Normalmente desconocidas.	Cirugía y/o radiación.
Tic douloureux	Dolores breves y punzantes (jabbing) en el área de la boca, la quijada o la frente. Es más frecuente en las mujeres mayores de 55 años.	Desconocidas.	Tome suplementos nutricio nales. Algunos casos requie ren cirugía.

lor. Si usted utiliza analgésicos sin prescripción médica más de cuatro veces por semana, pídale a su médico que le recomiende otras maneras de controlar el dolor.

❑ Consuma fibra todos los días y hágase un enema una vez por semana. *Ver* LIMPIEZA DEL COLON y ENEMAS en la Tercera Parte.

Nota: La fibra en suplemento no se debe tomar junto con otros suplementos y medicamentos, sino por separado.

❑ Si nota que le va a entrar dolor de cabeza, beba un vaso de agua grande cada tres horas hasta que desaparezcan los síntomas.

❑ Apenas lo ataque un dolor de cabeza, hágase un enema de limpieza para eliminar toxinas que causan muchos dolores de cabeza. Cuando no se eliminan, el torrente sanguíneo puede absorber esas toxinas, que empiezan a circular por todo el organismo. Si el ayuno le produce dolor de cabeza, hágase un enema de retención de café. *Ver* ENEMAS en la Tercera Parte.

❑ Aplíquese compresas frías en el punto desde el cual irradia el dolor. Esto ayuda a aliviar el dolor de cabeza porque constriñe los vasos sanguíneos y calma los espasmos musculares. Introduzca en el congelador un paño húmedo durante diez minutos o utilice una compresa de gel fría.

❑ Utilice un heating pad, una botella de agua caliente o una toalla caliente para relajar los músculos del cuello y de los hombros. La tensión excesiva en esos músculos precipita dolores de cabeza por contracción muscular.

❑ Use un remedio homeopático adecuado para los particulares síntomas que padece. La *Belladona* es buena para dolores severos y repentinos en la parte derecha del cuerpo. *Natrum muriatocum* es recomendable para los dolores por tensión y los que ocurren de forma periódica. *Arsenicum album, Kali bichromium, Mecurius solubilis* y *Pulsatilla* estimulan la limpieza de los senos nasales.

❑ La digitopuntura ayuda en los dolores por tensión. Con el dedo pulgar apriete firmemente durante un par de minutos en la base de la cabeza, bajo el cráneo

❑ Si padece un dolor de cabeza que no se va sino que va empeorando durante el curso de una semana, hable con su médico porque puede ser señal de algún problema orgánico subyacente, como un tumor, por ejemplo.

❑ Para los dolores de cabeza producidos por congestión de los senos nasales, pruebe a hacerse un masaje. Aplicar presión en áreas específicas de la cabeza despeja los senos nasales y disminuye la tensión. Masajéese las mejillas y los huesos que rodean los ojos tanto por encima como por debajo. Incline un poco la cabeza hacia adelante para facilitar el drenaje de los senos nasales. También es provechoso aplicarse en los senos nasales compresas calientes o inhalar vapor.

❑ Para evitar el dolor de cabeza, haga comidas pequeñas y consuma algún alimento entre las comidas para prevenir las oscilaciones fuertes del azúcar sanguíneo. Incluya en su dieta almendras, leche de almendra, berros, perejil, fennel, ajo, cerezas y piña.

❑ Trate de dormir un número suficiente de horas todas las noches. El inositol, el triptófano y/o el calcio ayudan a dormir bien cuando se toman a la hora de acostarse. También ayuda comer media toronja. No consuma frutas dulces ni ningún producto dulce después de las cinco de la tarde.

❑ Si usted toma anticonceptivos orales y sufre de dolores de cabeza, hable con su médico sobre la posibilidad o bien de sustituir sus anticonceptivos por una fórmula baja en estrógeno, o bien de suspender las píldoras durante un tiempo. Los anticonceptivos orales pueden producir deficiencia de vitamina B_6, lo que ocasiona dolores de cabeza y migrañas.

❑ Si tiene que consumir algún alimento del cual sospecha que le produce intolerancia, utilice tabletas de charcoal (se compran en los health food stores). Tome cinco tabletas durante la hora anterior a comer y tres tabletas después de comer. Tan pronto como le sea posible, hágase un enema de limpieza y un enema de retención de café. Si le da dolor de cabeza severo tras consumir algún alimento, los enemas lo aliviarán rápidamente porque eliminan las sustancias alergénicas. Sin embargo, no tome tabletas de charcoal todos los días porque también absorben los nutrientes beneficiosos.

❑ Si presenta cualquiera de los siguientes síntomas junto con el dolor de cabeza, consulte con su médico: visión borrosa, confusión, pérdida del habla, fiebre y rigidez del cuello, sensibilidad a la luz, presión detrás de los ojos que cede al vomitar, presión en el área de los senos nasales, palpitaciones en la cabeza y en las sienes, taquicardia, percepción alterada de los colores y sensación de que la cabeza va a explotar. Busque sin demora atención médica si lo ataca súbitamente un dolor de cabeza tan severo que parece un "trueno"; también acuda al médico si le da dolor de cabeza tras sufrir alguna lesión en la cabeza, aunque sólo se trate de una caída o de un chichón leve. El dolor de cabeza crónico que empeora después de toser, del esfuerzo físico o de un movimiento abrupto también es motivo de consulta médica.

❑ Si sus dolores de cabeza no son, sencillamente, dolores ocasionales producidos por tensión, lleve un diario durante por lo menos dos meses para facilitar el diagnóstico médico. Anote la hora, la severidad, la ubicación y la duración de cada dolor de cabeza. Además, describa el dolor: palpitante (throbbing) o leve pero constante (dull).

❑ Si cada vez que hace ejercicio se le pone dolor de cabeza, vea a su médico para descartar problemas de corazón. El dolor de cabeza que surge con el ejercicio y desaparece al acabar puede ser un dolor cardíaco.

Aspectos para tener en cuenta

❑ A menudo las alergias suelen causar dolor de cabeza. Llevar un diario de alergias a los alimentos es una gran ayuda para identificar los que le hacen daño. (*Ver* ALERGIAS en la Segunda Parte).

❑ La desalineación de la columna vertebral, cuya causa suelen ser los pies planos o la utilización de tacones altos, disminuye el flujo sanguíneo hacia el cerebro. La quiropráctica sirve en estos casos.

❑ Hacer ejercicio con regularidad previene los dolores de cabeza por tensión, y además reduce la frecuencia y la severidad de las migrañas. Sin embargo, el ejercicio puede empeorar los dolores de cabeza de origen orgánico. Antes de empezar a hacer ejercicio para controlar el dolor, hable con su médico acerca de sus dolores de cabeza.

❑ Una manipulación quiropráctica rutinaria y un masaje muscular profundo en el cuello pueden reducir la frecuencia de los dolores y la necesidad de tomar medicamentos analgésicos.

❑ Investigadores están estudiando la posibilidad de que en los dolores de cabeza severos intervengan el nervio trigémino (el nervio encargado de la sensación de la cara, la boca y la cavidad nasal) y el químico cerebral serotonina. Las alteraciones en los niveles de serotonina se asocian con la mayoría de los dolores de cabeza. En la migraña, el nivel de la serotonina se eleva antes de que comience el dolor y desciende durante la fase dolorosa. En el dolor de cabeza por tensión crónica, el nivel de la serotonina permanece bajo todo el tiempo. Como resultado del bajo nivel de la serotonina, un impulso se moviliza a lo largo del nervio trigémino hasta los vasos sanguíneos de las meninges, la membrana que envuelve y protege el cerebro. Esto hace que los vasos sanguíneos de las meninges se dilaten y se inflamen, lo que se traduce en un dolor de cabeza.

❑ A menudo los médicos recetan sumatriptan (Imitrex) para las migrañas. Este medicamento, que es inyectable, actúa aumentando la cantidad de serotonina en el cerebro. Es un medicamento costoso (lo venden en forma de kit para ser utilizado en el hogar). Entre los efectos secundarios que se pueden presentar están aumento de la frecuencia cardíaca, elevación de la presión arterial y sensación de opresión en el pecho, la mandíbula o el cuello.

❑ Algunos médicos prescriben lidocaína (Anestacon, Xylocaine) para los dolores de cabeza en cluster. Las gotas nasales proporcionan alivio en pocos minutos.

❑ En un estudio, veinte adultos que habían presentado durante mucho tiempo dolores de cabeza en cluster se introdujeron en la nariz una solución de capsaicin todos los días durante cinco días. Diez días después de la última dosis, los ataques de dolor descendieron en un 67 por ciento.

❑ Las investigaciones muestran que dormir en una habitación fresca puede prevenir los dolores cluster. Cuando la temperatura ambiente es más alta, los vasos sanguíneos se dilatan y los dolores son más frecuentes.

❑ Un estudio informó de que tomar 10 miligramos de melatonina antes de acostarse era eficaz para reducir la frecuencia de dolores cluster episódicos. Sin embargo, los dolores en cluster crónicos no se vieron mejorados por este tratamiento.

❑ Entre los diagnósticos equivocados de dolor de cabeza están problemas de los senos nasales, alergias y temporomandibular joint (TMJ) syndrome. Lo que mucha gente toma por dolores de cabeza relacionados con los senos nasales son, en realidad, migrañas. Aunque las infecciones de los senos nasales pueden producir dolores de cabeza breves pero intensos, es más probable que los dolores recurrentes se deban a tensión, o que sean migrañas o dolores de cabeza en cluster. El dolor en la cara, en las sienes o encima de los oídos se diagnostica a veces como dolor de cabeza producido por temporomandibular joint (TMJ) syndrome, es decir, por la desalineación de la articulación de la mandíbula. Sin embargo, éstos también pueden ser dolores de cabeza comunes desencadenados o agravados por el problema de la articulación.

❑ A las mujeres que sufren de migrañas les ayuda aplicarse tópicamente una crema de progesterona.

❑ El envenenamiento por monóxido de carbono puede causar dolores de cabeza, además de náusea, vómitos y problemas neurológicos. Unos 200 estadounidenses mueren cada año y otros 10.000 tienen que ser atendidos en las salas de emergencia debido a la exposición al monóxido de carbono de cocinas, calentadores y estufas de gas. Los primeros síntomas de envenenamiento a veces suelen confundirse. Una manera de protegerse es invirtiendo en un detector de monóxido de carbono que puede adquirirse en ferreterías (hardware stores).

❑ *Ver también* HIPOGLICEMIA, MIGRAÑA y TMJ SYNDROME en la Segunda Parte.

❑ *Ver también* CONTROL DEL DOLOR en la Tercera Parte.

❑ Para obtener los nombres y direcciones de entidades a las que acudir en busca de más información, ver Organizaciones Médicas y de la Salud, en el Apéndice.

DOLOR DE ESPALDA

El dolor de espalda afecta casi al 80 por ciento de los adultos en algún momento de su vida — especialmente en la parte baja de la espalda. Puede ser agudo o crónico, y es una de las causas más frecuentes de hospitalización en Estados Unidos, sobre todo por lesiones causadas al intentar mover o levantar objetos pesados, y también por heridas causadas a la espina dorsal. Además de esto, el dolor de espalda puede tener diversas causas, entre ellas problemas de los músculos, los tendones, los huesos, los ligamentos o algún órgano, como el riñón. También puede aparecer sin causa aparente.

Durante mucho tiempo se creyó que el dolor de espalda era producido por la degeneración de la columna vertebral o por alguna lesión, en especial daño de los discos intervertebrales. Los discos intervertebrales son estructuras localizadas entre las vértebras, que actúan como amortiguadores. Cada disco consiste en una capa exterior sólida y fibrosa que protege la parte interior encargada de la amortiguación, que es blanda. Con el paso del tiempo, los discos empiezan a mostrar signos de envejecimiento y pueden lesionarse. Cuando un disco empieza a degenerarse, cualquier esfuerzo — incluso uno tan insignificante como estornudar — puede hacer que el disco se hernie, es decir, que la materia blanda del interior se salga y presione la médula espinal. Este problema se suele denominar equivocadamente "slipped disk". La hernia discal, slipped disk y prolapso discal son términos para denominar el mismo problema, un dolor de espalda intermitente o constante, pero severo en la zona lumbar. Este dolor es particularmente fuerte cuando hay presión contra los nervios ciáticos. Es lo que se suele denominar ciática. Los nervios ciáticos, los más largos del cuerpo, son responsables de la transmisión de las señales desde la parte inferior del cuerpo y cualquier presión sobre ellos, normalmente debido a un disco que sobresale de la vértebra, resulta en un dolor muy fuerte en piernas y pies. Hay personas que experimentan un entumecimiento que las debilita y casi les impide andar; otras notan una sensación de hormigueo en los dedos de los pies o en la pierna. Algunos acaban perdiendo el control de los esfínteres debido a la inflamación de la médula, pero esto es más infrecuente. Sin embargo, no todos los dolores de espalda se deben a enfermedad de los discos intervertebrales. Hay que tener en cuenta que los discos intervertebrales de la mayoría de las personas mayores de cuarenta años — experimenten o no dolor de espalda — presentan algún grado de degeneración. Más aún, la mayor parte de los discos herniados o degenerados no producen síntomas.

Hoy en día se considera que la causa principal del dolor de espalda es, sencillamente, el esfuerzo muscular excesivo. Aunque los síntomas se pueden presentar de manera súbita y pueden ser sumamente dolorosos, se trata de un problema cuya evolución demora largo tiempo. Cuando los músculos se contraen, se produce ácido láctico y ácido pirúvico como subproducto de la actividad muscular. La presencia de ácido láctico en los músculos es la causa del cansancio muscular que solemos experimentar después de cualquier actividad física intensa. Cuando niveles altos de esos ácidos se acumulan en los músculos se puede producir irritación, que eventualmente se convierte en dolor e interfiere la conducción de los impulsos eléctricos en el tejido muscular. Esto da lugar a un fenómeno llamado *delayed-onset muscle soreness* (DOMS). La deshidratación a menudo complica los problemas relacionados con la acumulación de ácido.

La fibrositis es una molestia en el cuello, tronco y hombros causada por la inflamación de los tejidos conectivos, y también puede ser causa de los dolores de espalda. Normalmente surge en personas mayores y se cree que es debida al estrés, tensión, alergias o fibromialgias y no a ninguna lesión concreta.

Lumbago es un término popular referido al dolor en la parte baja de la espalda, cerca de la pelvis.

Durante el embarazo son normales los dolores de espalda porque los músculos abdominales se estiran a medida que el útero se agranda, lo que hace que los músculos de la espalda de acortan y se tensan. Junto a esto, la espina dorsal tiene que soportar mayor peso, por lo que suelen venir los cambios de postura y los dolores de espalda subsiguientes.

En la mayoría de los dolores de espalda también intervienen factores sicológicos, como problemas emocionales profundos y/o dificultad para manejar el estrés. Otros factores que se relacionan con el dolor de espalda son mala postura, calzado inapropiado, hábitos inadecuados al caminar, levantar mal los objetos pesados, ejercicio físico excesivo, deficiencia de calcio, sentarse de manera desgarbada y dormir sobre un colchón demasiado blando. Los problemas de los riñones, de la vejiga y de la próstata también pueden conducir a dolores de espalda, al igual que el estreñimiento y los trastornos pélvicos de la mujer. Entre los trastornos crónicos que pueden ocasionar dolor de espalda están artritis, reumatismo, enfermedad de los huesos y curvatura anormal de la columna vertebral. Las fracturas no suelen ser la causa del dolor de espalda.

Lo cierto es que la gran mayoría de dolores de espalda no se pueden explicar y no se deben a que haya discos protuberantes, ni osteoporosis, ni artritis ni malas posturas u otra posible causa discernible. Por eso, lo mejor es tomárselos seriamente y consultar con un médico.

Nutrientes

SUPLEMENTOS	DOSIS SUGERIDAS	COMENTARIOS
Muy importantes		
Calcium	1.500–2.000 mg al día.	Necesario para la fortaleza de los huesos. Para asegurar la absorción, utilizar una mezcla de tres formas distintas: calcium carbonate, calcium chelate y calcium asporotate.
y magnesium	700–1.000 mg al día.	Actúa con el calcio. Utilizar magnesium chelate. Ayuda a la absorción del calcio y el magnesio.
y vitamin D	400 UI al día.	

DL-Phenylalanine (DLPA)	Tomar todos los días en semanas alternas, según indicaciones de la etiqueta.	Ayuda a aliviar el dolor. *Advertencia:* Si está embarazada o lactando, o si sufre de ataques de pánico, diabetes, presión arterial alta o PKU, no debe tomar este suplemento.
Multivitamin y mineral complex		Proporcionan nutrientes de manera equilibrada, lo cual es importante para la curación, la formación y el metabolismo de los huesos y el tejido conectivo.
con vitamin A	15.000 UI al día. Si está embarazada, no debe tomar más de 10.000 UI al día.	
y natural beta-carotene	15.000 UI al día.	
y vitamin E	400-800 UI al día.	
Silica o horsetail	Según indicaciones de la etiqueta, 3 veces al día.	Proporciona silicio, que mejora la absorción del calcio. *Ver* Hierbas más adelante.
Vitamin B_{12}	2.000 mg al día.	Ayuda a la absorción del calcio y a la digestión. Utilizar lozenges o administrar en forma sublingual.
o vitamin B_{12} injections	Según lo prescrito por el médico.	Requiere visita al médico.
Zinc	50 mg al día. No tomar más de 100 mg al día de todos los suplementos.	Necesario para la síntesis de la proteína y para la formación del colágeno. Promueve la salud del sistema inmunológico.
más copper	3 mg al día.	Actúa de manera equilibrada con el zinc y la vitamina C para formar elastina. Necesario para la salud de los nervios.
Importantes		
Boron	3 mg al día. No sobrepasar esta dosis.	Mejora la absorción del calcio. Tome únicamente hasta curarse, excepto si es menor de 50 años.
Chondroitin sulfate (CS)	Según indicaciones de la etiqueta.	
y bovine cartilage	Según indicaciones de la etiqueta.	
o shark cartilage	Según indicaciones de la etiqueta.	
and glucosamine sulfate		
Free-form amino acid complex	Según indicaciones de la etiqueta.	Esencial para la reparación de los tejidos y los huesos.
L-Proline	500 mg al día con el estómago vacío. Tomar con agua o jugo. No tomar con leche. Para mejor absorción, tomar con 50 mg de vitamina B_6 y 100 mg de vitamina C.	Cura los cartílagos y fortalece los músculos y los tejidos. *Ver* AMINOÁCIDOS en la Primera Parte.
Manganese	2–5 mg al día. No tomar junto con calcio.	Ayuda a curar los cartílagos y los tejidos del cuello y la espalda. Utilizar manganese gluconate.
Methylfulonyl-methane (MSM)	Según indicaciones de la etiqueta.	
S-Adenosyl-methionine (SAMe)	Según indicaciones de la etiqueta.	Derivado de la metionina. Alivia el dolor de artritis. *Advertencia:* Si sufre de trastorno maníaco-depresivo o si toma antidepresivos recetados, no debe tomar SAMe.
Provechosos		
Essential fatty acids (flaxseed oil)	Según indicaciones de la etiqueta. Tomar con las comidas.	Necesarios para la reparación y la flexibilidad de los músculos.
Glucosalage S04 (Extra Strength) de Olympian Labs	Según indicaciones de la etiqueta.	Proporciona glucosamina, importante componente de muchos tejidos corporales, incluyendo huesos y tejido conectivo.
Glucosamine & Chondroitin de Amerifit	Según indicaciones de la etiqueta.	
Multienzyme complex con bromelain y pancreatin	Según indicaciones de la etiqueta. Tomar con las comidas.	Ayudan a la digestión y alivian la tensión muscular y la inflamación.
Vitamin B complex	Según indicaciones de la etiqueta, 3 veces al día.	Necesario para mitigar el estrés de los músculos de la espalda. Utilizar una fórmula de alto estrés con extra vitamin B_6 (pyridoxine) y vitamina B_{12}.
Vitamin C con bioflavonoids	3.000–10.000 mg al día.	Esenciales para la formación del colágeno, que mantiene unidos los tejidos. Necesarios para la reparación de los tejidos. Alivian la tensión de la espalda.

Hierbas

❑ El producto Arth-X, de Trace Minerals Research, es una fórmula que contiene hierbas, minerales marinos, calcio y otros nutrientes provechosos para los huesos y las articulaciones.

❑ Horsetail es buena fuente de sílice, que es necesaria para los huesos y el tejido conectivo.

❑ Otras hierbas convenientes para el dolor de espalda son alfalfa, burdock, oat straw, slippery elm y white willow bark. Se pueden tomar en cápsula o en extracto, y también en té.

Recomendaciones

❑ Evite todas las carnes y los productos con proteína animal mientras no se haya mejorado. Los alimentos de origen animal contienen ácido úrico, que les impone a los riñones un esfuerzo excesivo que puede contribuir al dolor de espalda. No consuma gravies, aceites, grasas, azúcar ni alimentos demasiado procesados.

❑ Haga un ayuno. (*Ver* AYUNOS en la Tercera Parte).

❑ Tan pronto como experimente dolor tómese dos vasos grandes de agua de buena calidad. Esto suele proporcionar alivio en cuestión de minutos. Los dolores musculares y de espalda a veces se relacionan con deshidratación. El organismo necesita como mínimo ocho vasos de agua de 8 onzas cada uno todos los días para evitar la acumulación de desechos ácidos en los músculos y otros tejidos.

❑ Si el dolor se presenta tras una lesión o un movimiento abrupto, aplíquese hielo durante las primeras cuarenta y ocho horas, y luego aplíquese calor. Utilice una cama dura. Para levantarse de la cama, dese vuelta hasta quedar de lado, encoja las rodillas, impúlsese para sentarse y también para incorporarse.

❑ Para aliviar el dolor muscular de la espalda, dese un baño largo de agua bien caliente o aplíquese un heating pad directamente en la espalda. Cuidado de que no esté excesivamente caliente.

❑ El remedio homeopático *Rhus toxicodendron* ayuda a aliviar la rigidez. Siga las indicaciones al tomarlo.

❑ Cuando el dolor agudo haya cedido, haga ejercicios para fortalecer los músculos abdominales. Estos ejercicios sirven para prevenir nuevos episodios de dolor, pues los músculos abdominales ayudan a sostener la espalda. Los sit-ups fortalecen estos músculos; nunca se deben hacer con las piernas estiradas en el suelo, sino con las rodillas dobladas.

❑ Cuando esté sentado, mantenga las rodillas un poquito más elevadas que las caderas, y apoye los pies en el suelo. Colocar una almohada bajo los pies puede ayudar a esta postura.

❑ Al cargar alguna cosa en los hombros, cambie de hombro de vez en cuando. Cargar bolsos pesados en el hombro puede producir dolor de cuello, de espalda y de hombro.

❑ Aprenda a reconocer el estrés y a manejarlo. Las técnicas de relajación son una gran ayuda.

❑ Empuje los objetos pesados; nunca los tire hacia usted.

❑ Utilice zapatos cómodos y bien fabricados. Cuanto más alto es el tacón de los zapatos, tanto mayor es el riesgo de sufrir de dolor de espalda.

❑ Cuando tenga que permanecer sentado durante un rato largo, no se quede en la misma posición. Muévase y cambie de posición.

❑ Nunca se agache sin doblar las rodillas. Levante los objetos ayudándose con las piernas, los brazos y el abdomen, no con los músculos de la región lumbar. No levante objetos que pesen más de veinte libras. Si tiene que realizar alguna actividad cerca del piso, no doble la cintura. Lo que debe hacer es ponerse en cuclillas.

❑ No duerma sobre el abdomen con la cabeza sobre una almohada. Más bien, haga que su espalda descanse tendiéndose de lado con las piernas recogidas. De esta manera las rodillas quedan más o menos una pulgada más altas que la cadera. Duerma sobre un colchón duro y apoye la cabeza en una almohada. Si su colchón no es suficientemente duro, coloque una tabla entre el colchón de resortes y el colchón corriente.

❑ Mantenga un peso saludable y haga ejercicio con moderación y regularidad. La falta de ejercicio causa dolor de espalda. Entre las actividades convenientes para la espalda están nadar, montar en bicicleta, caminar y remar. Si tiene problemas de espalda, evite las siguientes actividades:

- *Béisbol, baloncesto, fútbol*. Las reacciones veloces que exigen estos deportes implican girar y brincar de manera abrupta.
- *Bowling*. Levantar un objeto pesado mientras la persona se inclina y gira es forzar demasiado la espalda.
- *Golf*. El movimiento giratorio que requiere el swing y la tendencia del cuerpo a inclinarse a la altura de la cintura le imponen un gran estrés a la parte baja de la espalda.
- *Tenis*. Este deporte le exige a la espalda esforzarse mucho porque el jugador debe detenerse y moverse de manera constante y a gran velocidad.
- *Levantamiento de pesas*. Éste es el deporte que tiene más probabilidades de hacer daño, pues le exige un esfuerzo enorme a la parte baja de la espalda y de la columna vertebral.

❑ Si el dolor le dura más de setenta y dos horas, si irradia a las piernas o si se le presentan otros síntomas como pérdida inexplicable de peso, consulte con su médico. Si su dolor de espalda es crónico, consulte con un médico especializado en este problema y, especialmente, con uno que no se precipite a recomendarle una cirugía.

❑ Si al dolor se le añade fiebre, pérdida de peso o si tiene un historial de cáncer, problemas de control de los esfínteres, adormecimiento en la zona genital y parte baja de la espalda o pérdida de sensación en las piernas o pies, vea a su médico.

❑ Si siente dolor en un lado de la región lumbar, si se siente enfermo y tiene fiebre, visite a su médico inmediatamente.

❑ Si el dolor se le presenta después de haber sufrido una lesión y va acompañado de pérdida súbita del control de la vejiga o del intestino; si tiene dificultad para mover alguna extremidad, o si siente dolor, adormecimiento u hormigueo en una extremidad, no se mueva y pida ayuda médica inmediatamente. Es posible que se haya lesionado la médula espinal.

Aspectos para tener en cuenta

❑ La gente que necesita ayuda profesional para el dolor de espalda tiene que elegir entre una inmensa variedad de especialistas e internistas. Los problemas de espalda complicados se están convirtiendo en una subespecialidad. Los verdaderos especialistas se dedican en la actualidad a los pacientes que sólo presentan problemas de espalda. Para el tratamiento del dolor de espalda, consulte con cualquiera de los siguientes profesionales:

- *Acupuntores*. La acupuntura es un tratamiento aprobado por la Organización Mundial de la Salud para el tratamiento del dolor de espalda. (*Ver* CONTROL DEL DOLOR en la Tercera Parte.)
- *Quiroprácticos*. Tienen licencia para manipular la columna vertebral y suelen recomendar cambios en la nutrición y en el estilo de vida. Para corregir el problema, los quiroprácticos manipulan a gran velocidad el cuello y la espalda. Según un informe del U.S. Agency for Health Care Policy and Research publicado en 1994, la manipulación de la columna vertebral podría ser el tratamiento más eficaz para el dolor de espalda agudo. Como los quiroprácticos no son médicos, no están autorizados para recetar medicamentos ni para operar. Un buen quiropráctico recomienda un médico cuando el caso lo requiere.
- *Kinesiólogos*. A veces también pueden aliviar los problemas de espalda. Al probar la respuesta muscular, los especialistas pueden apuntar al origen del dolor, y utilizan varios métodos, incluso la manipulación suave, para su tratamiento.
- *Magnetoterapeutas*. La terapia magnética está ganando apoyo en algunos sectores. Se ha desarrollado un parche acolchado magnético que aporta alivio para el dolor crónico después de dormir con él sólo durante un corto tiempo. Los experimentos muestran que este apoyo magnético ha sido beneficioso para quienes juegan al golf.
- *Masajistas terapéuticos*. Utilizan técnicas diferentes para reducir la tensión muscular, como amasar y comprimir los músculos y los tendones. Estas técnicas favorecen la circulación y le ayudan al organismo a deshacerse de desechos celulares, lo que acelera la reparación de los tejidos y la curación de los problemas de espalda. (*Ver* Masaje en CONTROL DEL DOLOR, en la Tercera Parte.)
- *Cirujanos ortopédicos*. Son médicos y, en consecuencia, prescriben medicamentos (analgésicos, relajantes musculares y drogas antiinflamatorias), reposo en cama y terapia física para algunos casos de dolor de espalda. Debido a que estos médicos pueden operar, tienden a recomendar la cirugía más que otros profesionales.
- *Expertos en vertebroplastia*. La vertebroplastia es un tratamiento para las fracturas de compresión vertebral que ha sido útil para dar alivio a algunas personas, aunque todavía se considera un tratamiento nuevo y experimental. Es un tratamiento ambulatorio que consiste en perforar la piel con una aguja para llegar a la vértebra afectada y llenarla con una sustancia similar al cemento llamada methylmethacrylate. Cuando la sustancia se endurece (en unos quince-veinte minutos), refuerza la parte de la espalda que está debilitada.
- *Osteópatas*. Pueden recetar drogas y operar, pero por su filosofía sobre el tratamiento suelen empezar con manipulación o terapia física.
- *Fisiatras*. Estos médicos, especializados en rehabilitación física, tratan el dolor de espalda con diversas terapias físicas. Así mismo, prescriben aparatos ortopédicos para la espalda que reducen la presión en la columna vertebral, y recomiendan cambios en el estilo de vida del paciente. Los fisiatras no están autorizados para operar y se inclinan menos a la hospitalización que los demás profesionales y médicos. Es reconocida su habilidad para tratar problemas de espalda, como dolor en la parte baja y hernia discal.
- *Fisioterapeutas*. Su especialidad es fortalecer los músculos y corregir problemas de movilidad de las articulaciones y de la columna vertebral. No son médicos y su actividad se limita estrictamente a la terapia física.

❑ Existe la teoría de que los dolores de espalda pueden estar causados por la represión del sentimiento de enojo. Esta es una opción a explorar con un psiquiatra u otro profesional de la salud mental.

❑ Cuando hay problemas de ciática, el reposo en cama hace poco efecto. Las consecuencias a corto y largo plazo de la ciática son las mismas, tanto si se guarda reposo como si se continúa con la rutina habitual.

❑ Cuando hay señales de que el daño nervioso está avanzando rápidamente (aumento de la debilidad de una pierna o pérdida de la función de la vejiga o del intestino), la cirugía de la columna vertebral se convierte en una posibilidad que no hay que descartar. También se debe pensar en la cirugía cuando el dolor no cede o cuando empeora cada vez más. La cirugía conlleva riesgos; siempre existe la posibilidad de que se produzca daño permanente o de que la movilidad quede restringida.

❑ De acuerdo con datos del Gobierno de Estados Unidos, la cirugía sólo beneficia a una de cada cien personas que sufren de dolor de espalda. La cirugía de columna sólo sirve para cuatro categorías de problemas:

1. Desplazamiento de un disco (hernia discal).
2. Movimiento doloroso (y anormal) de una vértebra en relación con otra.
3. Estrechamiento de la columna vertebral alrededor de la médula espinal por crecimiento óseo (estenosis espinal).
4. Algunos casos en los cuales la desalineación de una vértebra en relación con otra (espondilolistesis) produce dolor.

❑ Antiguamente, la fusión de una sección de la espina dorsal o la eliminación de un disco dañado requería de una cirugía muy seria. Se necesitaba hasta un año para recuperarse de la operación. Actualmente, un nuevo procedimiento, llamado *minimal access spinal technologies* (MAST), permite realizar la operación con pequeñas incisiones que ni siquiera requiren cortar el tejido muscular. Las personas que absolutamente necesiten cirugía deberían explorar esta posibilidad. La recuperación dura de días a semanas en lugar de meses-años, como antes.

❑ A pesar de que los rayos X forman parte del procedimiento diagnóstico estándar para el dolor de espalda, infortunadamente las radiografías muestran muy pocos problemas de espalda. Si la causa del dolor es esfuerzo muscular excesivo o hernia discal, las radiografías no sirven para hacer el diagnóstico, pues los discos, los músculos y los ligamentos están constituidos por tejido blando. La exposición a los rayos X es peligrosa para las mujeres embarazadas.

❑ Procedimientos de diagnóstico novedosos como computerized tomography (CT) y magnetic resonance imaging (MRI) permiten ver los discos intervertebrales. Sin embargo, el Dr. Richard A. Deyo, profesor de Medicina y Servicios de Salud de la Escuela de Medicina y Salud Pública de la Universidad de Washington, ha señalado que entre el 20 y el 30 por ciento de las personas aquejadas por el dolor de espalda presentan hernia discal que no es el origen de su dolor. Si los procedimientos mencionados revelan ese problema, la persona puede terminar sometiéndose a una cirugía para un problema que, a pesar de existir, no es la verdadera causa de su dolor.

❑ Si el dolor le sobreviene después de levantar un objeto pesado, toser o hacer un ejercicio particularmente fuerte, y le impide moverse o compromete una pierna de arriba abajo, es posible que se le haya herniado un disco.

❑ Estudios epidemiológicos realizados en Estados Unidos, así como también estudios de gemelos fumadores y no fumadores efectuados en Escandinavia, han demostrado que fumar agrava los problemas de los discos intervertebrales.

❑ Numerosos estudios han revelado que, en comparación con las personas que son tratadas para el dolor de espalda en hospitales, las que se someten a tratamiento en clínicas especializadas en quiropráctica se recuperan más rápido y a menor costo. Además, terminan con menos dolor y más movilidad.

❑ *Ver también* en PROBLEMAS RELACIONADOS CON EL EMBARAZO en la Segunda Parte.

❑ *Ver también* CONTROL DEL DOLOR en la Tercera Parte.

DOLOR DE GARGANTA

El dolor de garganta es uno de los problemas de salud más comunes. Se caracterizan por una sensación de quemazón y/o de carraspera en la parte trasera de la garganta. La mayoría de los dolores de garganta son producidos por infecciones virales, como las que causan el resfriado común, aunque también pueden ser causados por infecciones bacterianas (especialmente *estreptococos*) y por cualquier agente que irrite la delicada membrana mucosa del fondo de la garganta y de la boca. Asimismo, puede venir causados por cualquier cosa que irrite las sensibles membranas mucosas de la garganta y la boca. Entre esos agentes irritantes están medicamentos, cirugías, radioterapia, polvo, humo, emanaciones, alimentos o bebidas demasiado calientes, infecciones de la dentadura o de las encías, y abrasiones. La tos crónica y hablar en voz demasiado alta también pueden irritar la garganta.

El dolor de garganta agudo suele evolucionar en el curso de unos pocos días a unas pocas semanas. Aunque generalmente el dolor de garganta no es un problema grave, suele ser el primer síntoma de otro problema de salud, como resfriado, influenza, mononucleosis, virus de Epstein-Barr, herpes simple y muchas enfermedades de la infancia, entre ellas sarampión y varicela. Con menos frecuencia es señal de síndrome de fatiga crónica, difteria, inflamación de la epiglotis, gingivitis, cáncer de la laringe o absceso en las amígdalas.

A menos que se indique otra cosa, las dosis que se recomiendan a continuación son para personas adultas. La dosis para los jóvenes de doce a diecisiete años debe equivaler a tres cuartas partes de la cantidad recomendada; la de los niños de seis a doce años, a la mitad y la de los menores de seis años, a la cuarta parte.

Nutrientes

SUPLEMENTOS	DOSIS SUGERIDAS	COMENTARIOS
Provechosos		
Acidophilus (Kyo-Dophilus de Wakunaga)	Según indicaciones de la etiqueta. Tomar con el estómago vacío.	Repone las bacterias "amigables". Especialmente importante cuando se prescriben antibióticos.
Bee propolis	Según indicaciones de la etiqueta.	Protege las membranas mucosas de la boca y la garganta.
Colloidal silver	Según indicaciones de la etiqueta. Antes de tragar, haga gárgaras con la plata coloidal.	Un potente antibiótico sin efectos secundarios conocidos.
Garlic (Kyolic de Wakunaga)	2 cápsulas 3 veces al día con las comidas.	Mejora la función inmunológica.
o		
Kyo-Green de Wakunaga	Según indicaciones de la etiqueta.	Contiene enzimas, aminoácidos, vitaminas, minerales y clorofila, que ayudan a la curación.
Maitake	Según indicaciones de la etiqueta.	Aumentan la inmunidad y combaten las infecciones virales.
o		
shiitake extract	Según indicaciones de la etiqueta.	
o		
reishi extract	Según indicaciones de la etiqueta.	
Multivitamin y mineral complex	Según indicaciones de la etiqueta.	Mantiene el equilibrio de todos los nutrientes necesarios.

Vitamin A emulsion	100.000 UI al día por 1 semana. Luego reducir hasta 50.000 UI al día por 1 semana. De nuevo reducir hasta 25.000 UI al día. Si está embarazada, no debe tomar más de 10.000 UI al día.	Ayudan a la curación y refuerzan el funcionamiento inmunológico. Para dosis altas, la emulsión facilita la asimilación y brinda mayor seguridad.
o capsules	50.000 UI al día por 1 semana. Luego reducir hasta 25.000 UI al día por 1 semana. De nuevo reducir hasta 10.000 UI al día. Si está embarazada, no debe tomar más de 10.000 UI al día.	
más carotenoid complex con beta-carotene	Según indicaciones de la etiqueta.	Brinda importante protección antioxidante. Aumenta la inmunidad.
Vitamin C	5.000–20.000 mg al día divididos en varias tomas. *Ver* FLUSH DE ÁCIDO ASCÓRBICO en la Tercera Parte.	Tiene propiedades antivirales.
Vitamin E	200 UI al día.	Promueve la curación y la reparación de los tejidos. Use en forma de d-alpha-tocopherol.
Zinc lozenges	Según indicaciones de la etiqueta.	Alivian el dolor y mejoran la función inmunológica. Provechosos para la curación.

Hierbas

❑ Se sabe que el bee pollen, el blackberry, la calendula y la cayenne han llegado a aliviar o curar el dolor de garganta.

❑ Los enemas de té de catnip ayudan a bajar la fiebre. (*Ver* ENEMAS en la Tercera Parte.)

❑ La echinacea y el goldenseal combaten las infecciones bacterianas y virales.

Advertencia: No se debe tomar goldenseal por vía oral todos los días durante más de una semana seguida, y se debe evitar durante el embarazo. Además, se debe usar con precaución cuando hay alergia al ragweed.

❑ Los gargarismos de fenugreek alivian el dolor de garganta y reducen el dolor de las amígdalas inflamadas. Agregue veinte gotas de extracto a una taza de agua y haga gargarismos tres veces al día.

❑ La hierba lungwort calma la irritación de la garganta. El slippery elm alivia la carraspera y la irritación de la boca. El licorice mitiga el dolor y la carraspera. El licorice y el slippery elm se pueden encontrar en forma de lozenge.

Advertencia: No utilice licorice todos los días durante más de siete días seguidos, y evítelo si su presión arterial es alta.

❑ El té de raíz de marshmallow alivia la irritación y la picazón de la garganta.

❑ El té de hoja de raspberry alivia el dolor de garganta y los fuegos.

❑ Las cataplasmas de mullein caliente mitigan el dolor de garganta. (*Ver* UTILIZACIÓN DE CATAPLASMAS en la Tercera Parte).

❑ Se ha comprobado que el extracto de olive leaf es un buen remedio contra el dolor de garganta.

❑ Singer's Saving Grace from Herbs, Etc. es un aerosol para la garganta que combina echinacea, licorice y ginger.

Recomendaciones

❑ Asegúrese de cocer bien los alimentos hasta que estén bien hechos. Una buena manera de cocinar y mantener la humedad es escaldando o pasando al vapor la comida.

❑ Corte la comida en trozos muy pequeños o, si es necesario, bátala o haga purés. Esto limita la irritación de la garganta. Asegúrese de masticar bien antes de tragar.

❑ Una manera de aliviar las molestias es comiendo paletas heladas, helado, yogurt o sorbetes.

❑ Evite los alimentos picantes, calientes, salados o ácidos, ya que pueden provocar irritación.

❑ Si le cuesta mucho tragar y no absorbe las cantidades apropiadas de nutrientes, pruebe tomando una bebida instantánea para el desayuno.

❑ Si el médico le receta antibióticos para una infección bacteriana en la garganta, consuma yogur y tome algún suplemento de acidophilus para reemplazar las bacterias "amigables". Sin embargo, no tome el antibiótico y el acidophilus al mismo tiempo.

❑ Un remedio provechoso es tomar sorbos de vitamina C líquida, que se prepara disolviendo en agua o jugo vitamina C en polvo. Pase cada sorbo lentamente.

❑ Alterne los gargarismos de líquido de clorofila y sal marina (media cucharadita en un vaso de agua caliente) cada pocas horas.

❑ Tome abundantes líquidos. Lo mejor es tomar jugos frescos.

❑ Para recubrir la garganta y aliviar el dolor, mezcle miel cruda y jugo de limón.

❑ Pruebe con algún remedio homeopático para aliviar los síntomas. *Aconite, Belladonna, Ferrum phosphoricum*, y *Gelsemium* son algunos de los remedios utilizados para tratar el dolor de garganta.

❑ *Ver* AYUNOS en la Tercera Parte. Siga el programa.

❑ *Ver* AYUNOS en la Tercera Parte y seguir el programa.

❑ Si usted fuma, deje ese hábito. Fumar es una de las principales causas de dolor de garganta. (*Ver* DEPENDENCIA DEL TABACO en la Segunda Parte).

❑ El roncar puede empeorar los dolores de garganta. Si usted ronca, pruebe a dormir de lado o a ponerse una tirita adhesiva para mantener abiertos los conductos nasales; se pueden encontrar en farmacias y supermercados.

❑ Vaya a ver al médico si nota que el dolor de garganta viene acompañado de cualquiera de los siguientes síntomas:

- Fiebre alta o persistente. Una fiebre superior a los 102°F requiere el examen de un médico.
- Sarpullidos o erupciones. Esto puede ser síntoma de que hay una infección en la garganta o de alguna otra afección grave.
- Fuerte dolor de cabeza y rigidez en el cuello. Esto puede significar meningitis.
- Ronquera prolongada. Puede ser síntoma de algún problema subyacente como cáncer de garganta o de la boca.

Aspectos para tener en cuenta

❑ Un cosquilleo permanente o una tos crónica puede ser indicación de alguna alergia alimentaria.

❑ Cuando el dolor de garganta es recurrente o dura más de dos semanas, es posible que haya una enfermedad latente, como mononucleosis.

❑ Muchas infecciones y dolores de garganta provienen de bacterias de los cepillos de dientes. Los cepillos de dientes se deben cambiar una vez al mes y después de cualquier enfermedad infecciosa. Cuando no esté utilizando el cepillo, manténgalo entre hydrogen peroxide o entre grapefruit seed extract, a fin de exterminar los gérmenes (si utiliza hydrogen peroxide, enjuague bien el cepillo antes de usarlo).

❑ Respirar aire seco a veces perjudica la garganta. Un humidificador o vaporizador pueden ayudar a añadir humedad al aire.

❑ *Ver también* AMIGDALITIS, MONONUCLEOSIS, RESFRIADO COMÚN y SINUSITIS en la Segunda Parte.

DOWN, SÍNDROME DE

Ver SÍNDROME DE DOWN.

DROGADICCIÓN (ABUSO DE SUSTANCIAS)

Se habla de adicción cuando el organismo se acostumbra tanto a la sustancia externa que no puede funcionar adecuadamente cuando no dispone de esa sustancia. No todas las personas que consumen drogas, legales o ilegales, se hacen adicta a ellas. Las tres drogas más comúnmente usadas — alcohol, tabaco y cafeína — son legales y libres de consumir, pero no suponen un problema de adicción para todos los que las toman. Se puede beber y no ser alcohólico; hay gente que fuma sólo los fines de semana o en ocasiones especiales. Mucha gente bebe café y no ansía tomarlo a todas horas.

Gran parte de las investigaciones actualmente se centran en determinar por qué hay gente que sí se hace adicta y gente que no. Tanto científicos como nutricionistas ofrecen algunas respuestas a esta cuestión tan compleja de la dependencia química.

Según la mayoría de los estudios, la razón de la adicción se ubica en el cerebro. Un grupo de químicos llamados neurotransmisores son los encargados de trasladar las señales entre las neuronas del cerebro. De estos neurotransmisores, la dopamina juega un papel crucial en la transmisión de sensaciones de satisfacción, excitación y recompensa. Así, siempre que experimentamos estas sensaciones tenemos ganas de repetirlas haciendo la cosa que nos las provocó en primer lugar. Esto puede explicar el comportamiento repetitivo inherente a la conducta adictiva.

El alcohol, la nicotina, la marihuana, la cocaína y las anfetaminas son algunas de las sustancias que aumentan los niveles de dopamina en el cerebro. Cuanto más se usan, y más profundamente se asocian estas sustancias con las sensaciones de placer y recompensa, mayor es la dependencia. También se cree que las personas adictas a una sustancia, eventualmente encuentran menos placer en otras cosas que antes sí les gustaban.

Escáners cerebrales (*positron-emission tomography*, PET) realizados a personas con adicción han mostrado que sus cerebros reflejan una menor respuesta a otras actividades placenteras, como escuchar su música favorita, que los escáners realizados a personas no involucradas en el abuso de sustancias.

El placer que siente al adicto por el consumo de la sustancia es tan fuerte que resulta muy difícil de erradicar; incluso después de años de abstinencia, hay factores que pueden volver a empujar a la persona a la adicción. Las investigaciones muestran que el abuso de las drogas durante largo tiempo ocasiona cambios significativos en la función cerebral que persisten mucho tiempo después de que el individuo deja de tomar drogas.

Entre las señales de drogadicción están disminución del deseo de trabajar y/o de interactuar con los demás, somnolencia excesiva, falta de atención, oscilaciones frecuentes del estado anímico, desasosiego, cambio de personalidad y pérdida del apetito. Las personas adictas a las drogas pueden desear estar solas y se irritan con facilidad. Entre los síntomas del llamado síndrome de abstención o abstinencia (cuando se deja de tomar la droga) están dolor de cabeza, insomnio, sensibilidad a la luz y al ruido, diarrea, oleadas de calor y de frío, sudor, depresión profunda, irritabilidad, pensamiento irracional y desorientación. Esto explica por qué la vida de los individuos adictos a alguna droga termina reducida a evitar el tormento de la abstención, es decir, a asegurarse el suministro ininterrumpido de esa sustancia. Esa necesidad de obtener la droga a toda costa conduce, a la larga, a la desintegración de la vida normal: relaciones interpersonales desbaratadas, pérdida del empleo e, incluso, conducta criminal.

La dependencia química atrapa a cada persona a un ritmo diferente y las investigaciones sugieren que la susceptibilidad a la adicción puede ser, en parte, hereditaria. El problema de la tolerancia a las drogas complica aún más el fenómeno de la adicción. Un estudio científico aparecido en *Journal of Abnormal Psychology* muestra que los niños diagnosticados con síndrome de hiperactividad (ADHD, por sus siglas en inglés) tienen más probabilidades de tener problemas relacionados con el alcohol y adicciones al tabaco y las drogas en etapas posteriores de su vida. Los jóvenes con problemas graves de inatención tenían cinco veces más probabilidades de usar drogas ilegales (aparte del alcohol o la marihuana) a edades tempranas. Esta variables resultó ser especialmente importante, incluso con la presencia de otros trastornos como el de la oposición desafiante (ODD, en inglés) o el de conducta (CD). El factor de riesgo de la inatención resultó tan significativo para predecir la adicción como el historial familiar. A medida que pasa el tiempo, el individuo necesita cantidades cada vez más altas de la droga para obtener el efecto que desea y para evitar que se le presenten los síntomas de la abstención. Algunas personas ingieren dosis tan elevadas que mueren o terminan al borde de la muerte. Además, el componente sicológico de la adicción suele ser tan poderoso como el componente físico.

El siguiente programa nutricional fue concebido para ayudarles a las personas que se están recuperando de la adicción a las drogas. A menos que se especifique otra cosa, las dosis recomendadas son para adultos. A los menores de diecisiete años se les debe administrar entre la mitad y tres cuartas partes de la cantidad recomendada.

Nutrientes

SUPLEMENTOS	DOSIS SUGERIDAS	COMENTARIOS
Muy importantes		
Essential fatty acid complex	Según indicaciones de la etiqueta.	
Liquid Kyolic with B_1 and B_{12} de Wakunaga	Según indicaciones de la etiqueta.	Combate el estrés y protege el hígado.
Neuro Logic de Wakunaga	Según indicaciones de la etiqueta.	
Vitamin B complex en inyección	2 cc al día, o según indicaciones médicas.	Necesarios para reparar el hígado cuando está bajo estrés. En inyección (con supervisión médica) son muy eficaces. Si no se consiguen en inyección, administrar en forma sublingual.
más extra vitamin B_{12}	1 cc al día, o según indicaciones médicas.	Puede dar el mismo impulso de energía como una taza de café.
vitamin B complex	100 mg al día.	
más extra pantothenic acid (vitamin B_5)	500 mg tres veces al día.	Esencial para las glándulas suprarrenales y para reducir el estrés.
y vitamin B_3 (niacinamide)	500 mg tres veces al día.	*Advertencia:* No se debe reemplazar la niacinamida por niacina. No se debe tomar niacina en dosis muy altas.
Importantes		
Calcium	1.500 mg a la hora de acostarse.	Nutren el sistema nervioso central y ayudan a controlar los temblores calmando al organismo. Utilizar variedades chelate.
y magnesium	1.000 mg a la hora de acostarse.	
Free-form amino acid complex	Según indicaciones de la etiqueta, con el estómago vacío.	Aporta proteína necesaria y de fácil asimilación.
más extra L-glutamine	500 mg 3 veces al día con el estómago vacío.	Atraviesa la barrera hematoencefálica y promueve el correcto funcionamiento mental. Aumenta el nivel de gammaaminobutyric acid (GABA), que tiene efectos calmantes.
y L-tyrosine	500 mg 2 veces al día con el estómago vacío. Tomar estos suplementos con agua o jugo, no con leche. Para mejor absorción, tomar con 50 mg de vitamina B_6 y 100 mg de vitamina C.	Tomadas cada 4 horas, la raíz de valerian y la tirosina han dado buenos resultados para dejar la cocaína. *Ver* AMINOÁCIDOS en la Primera Parte. *Advertencia:* Si está tomando algún inhibidor MAO para la depresión, no debe tomar este suplemento.
Gamma-amino-butyric acid (GABA)	Según indicaciones de la etiqueta, con el estómago vacío.	Este suplemento es relajante. Disminuye los antojos incontrolables. *Ver* AMINOÁCIDOS en la Primera Parte.
Glutathione	Según indicaciones de la etiqueta.	Reduce el carácter tóxico de las drogas y, por tanto, sus efectos nocivos en el organismo. También disminuye el deseo de consumir drogas o alcohol.
Lithium	Según indicaciones médicas.	Este micromineral ayuda a aliviar la depresión. Se consigue con prescripción médica únicamente.
L-Phenylalanine	1.500 mg al día al despertarse.	Necesario como combustible cerebral. Utilizar para los síntomas de abstención. *Advertencia:* Si está embarazada o lactando, o si sufre de ataques de pánico, diabetes, presión arterial alta o PKU, no debe tomar este suplemento.
S-Adenosyl-methionine (SAMe)	Según indicaciones de la etiqueta.	Ayuda a aliviar el estrés, la depresión y el dolor. Produce efectos antioxidantes que pueden mejorar la salud del hígado. *Advertencia:* Si sufre de trastorno maníaco-depresivo o si toma antidepresivos recetados, no debe tomar SAMe.

Sustancias que despojan al organismo de nutrientes

Muchas sustancias agotan las reservas del organismo de diversos nutrientes. Utilice la siguiente lista como guía para determinar qué suplementos necesita como resultado de la utilización de drogas prescritas o compradas sin receta médica, incluyendo alcohol y cafeína.

Sustancia	Nutrientes agotados
Allopurinol (Zyloprim)	Hierro.
Antacids	Vitaminas del complejo B; calcio; fosfato, vitaminas A y D.
Antibioticos en general (*ver también* isoniazid, penicillin, sulfadrugs y trimethoprim)	Vitaminas del complejo B; vitamina K; bacterias "amigables".
Antihistamines	Vitamina C.
Aspirina	Vitaminas del complejo B; calcio; ácido fólico; hierro; potasio; vitaminas A y C.
Barbiturates	Vitamina C.
Beta-blockers (Corgard, Inderaly Lopressor, entre otros)	Colina; cromo; ácido pantoténico (vitamina B_5).
Caffeine	Biotina; inositol; potasio; vitamina B_1 (tiamina); cinc.
Carbamazepine (Atretol, Tegretol)	Diluye el sodio de la sangre.
Chlorothiazide (Aldoclor y Diuril, entre otras)	Magnesio; potasio.
Cimetidine (Tagamet)	Hierro.
Clonidine (Catapres, Combipres)	Vitaminas del complejo B; calcio.
Corticosteroids en general (*ver también* prednisone)	Calcio; potasio; vitaminas A, B_6, C y D; cinc.
Digitalis preparations (Crystodigin y Digoxin, entre otras)	Vitaminas B_1 (tiamina) y B_6 (piridoxina); cinc.
Diuretics en general (*ver también* chlorothiazide, spironolactone, thiazide diuretics y triamterene)	Calcio; yodo; magnesio; potasio; vitaminas B_2 (riboflavina) y C; cinc.
Estrogen preparations	Ácido fólico; vitamina B_6 (piridoxina).
Ethanol (alcohol)	Vitaminas del complejo B: magnesio; vitaminas C, D, E y K.
Fluoride	Vitamina C.
Glutethimide (Doriden)	Ácido fólico; vitamina B_6 (piridoxina).
Guanethidine (Esimil, Ismelin)	Magnesio; potasio; vitaminas B_2 (riboflavina) y B_6 (piridoxina).
Hydralazine (Apresazide y Apresoline, entre otras)	Vitamina B_6 (piridoxina).
Indomethacin (INH y otras)	Vitaminas B_3 (niacina) y B_6 (piridoxina).
Laxatives (excluyendo las hierbas)	Potasio; vitaminas A y K.
Lidocaína (Xylocaine)	Calcio; potasio.
Nitrate/nitrite coronary vasodilators	Niacina; pangamic acid; selenio; vitaminas C y E.
Oral contraceptives	Vitaminas del complejo B; vitaminas C, D y E.
Penicillin preparations	Vitamina B_3 (niacina); niacinamida; vitamina B_6 (piridoxina).
Phenobarbital preparations	Ácido fólico; vitamina B_6 (piridoxina); vitamina B_{12}; vitaminas D y K.
Phenylbutazone	Ácido fólico; yodo.
Phenytoin (Dilantin)	Calcio; ácido fólico; vitaminas B_{12}, C, D y K.
Prednisone (Deltasone y otras)	Potasio; vitaminas B_6 (piridoxina) y C; cinc.
Quinidine preparations	Colina, ácido pantoténico (vitamina B_5); potasio; vitamina K.
Reserpine preparations	Fenilalanina; potasio; vitaminas B_2 (riboflavina) y B_6 (piridoxina).
Spironolactone (Aldactone y otras)	Calcio; ácido fólico.
Sulfa drugs	Para-aminobenzoic acid (PABA); bacterias "amigables".
Synthetic neurotransmitters	Magnesio; potasio; vitaminas B_2 (riboflavina) y B_6 (piridoxina).
Thiazide diuretics	Magnesio; potasio; vitamina B_2 (riboflavina); cinc.
Tobacco	Vitaminas A, C y E.
Triamterene (Dyrenium)	Calcio; ácido fólico.
Trimethoprim (Bactrim y Septra, entre otras)	Ácido fólico.

Vitamin C	2.000 mg cada 3 horas.	Desintoxica el organismo y disminuye los antojos incontrolables de droga. Utilizar una variedad buffered, como sodium ascorbate. Puede ser necesario administrarlo por vía intravenosa (con supervisión médica).
Zinc	Según indicaciones de la etiqueta. No sobrepasar 100 mg al día de todas fuentes.	Promueve un sistema inmunológico saludable. Protege el hígado de los daños.
Provechosos		
5-Hydroxytryptophan (5-HTP)	Según indicaciones de la etiqueta.	
Multivitamin y mineral complex	Según indicaciones de la etiqueta.	Todos los nutrientes son necesarios en grandes cantidades. Utilice una fórmula de alta potencia.

Hierbas

❑ La raíz de burdock y el red clover ayudan a limpiar la toxinas del torrente sanguíneo.

❑ El Siberian ginseng les ayuda a las personas con síntomas de abstención de la cocaína.

Advertencia: No utilice esta hierba si sufre de hipoglicemia, presión arterial alta o enfermedad cardíaca.

❑ Milk thistle ayuda a desintoxicar el hígado.

❑ Una hierba china llamada pueraria se viene usando durante siglos para contrarrestar el síndrome de abstinencia.

❑ La hierba St. John's wort es un buen antidepresivo y puede ayudar con los síntomas de la abstinencia.

❑ La raíz de valerian produce efectos calmantes. Se ha visto que cuando se utiliza con el aminoácido tirosina es provechosa para quienes experimentan síntomas de abstención de la cocaína.

Recomendaciones

❑ Haga una dieta bien balanceada y rica en nutrientes, en la que predominen los alimentos frescos y crudos.

❑ Agréguele a su dieta bebidas ricas en proteína.

❑ Evite los alimentos muy procesados, el azúcar en todas sus formas y el junk food. Esos alimentos son fuentes inmediatas de energía, pero su consumo va seguido de un desánimo que puede aumentar el antojo incontrolable de consumir drogas.

❑ *Ver* AYUNOS en la Tercera Parte y seguir las instrucciones.

❑ Considere la posibilidad de consultar con un acupuntor calificado. La acupuntura ha sido muy útil en determinados casos para ayudar a los adictos a reducir el estrés, la ansiedad y las ansias incontrolables de tomar drogas.

Aspectos para tener en cuenta

❑ No existe ningún tratamiento que sirva por sí solo para todas las personas drogodependientes. Cada una necesita un tratamiento individualizado que responda a sus necesidades y problemas.

❑ Para minimizar los síntomas de abstención, cualquier droga se debe abandonar poco a poco. La dosis se debe reducir gradualmente y a lo largo de por lo menos cuatro semanas o más. Ésta es una labor que prácticamente nunca se logra sin ayuda; por lo general se requiere hospitalización y/o ayuda profesional.

❑ La mayoría de las personas son conscientes de que una sobredosis puede matar, pero muchas no se dan cuenta de que estos venenos también matan de otras maneras. Usar cocaína y heroína puede producir angina de pecho, ataque cardíaco, espasmos de las arterias coronarias y daño del músculo cardíaco que pone en peligro la vida. De una u otra manera, todas las drogas debilitan el sistema inmunológico. El uso crónico de marihuana puede disminuir la función inmunológica hasta en un 40 por ciento, porque daña los glóbulos blancos de la sangre y los destruye. Cuando el sistema inmunológico está débil, el organismo se vuelve propenso a toda clase de enfermedades infecciosas y degenerativas.

❑ A veces se prescribe el narcótico sintético buprenorfina (Buprenex), — bien por sí sola o en combinación con naxolona, un medicamento que previene los "subidones" provocados por los narcóticos — para el tratamiento de personas adictas a los opiáceos. Este tratamiento ha tenido un cierto éxito. La buprenorfina se debe usar con prescripción médica. Asimismo, a veces se prescribe metadona como sustituto de los opiáceos ilegales.

❑ Entre las personas que utilizan drogas es frecuente la malnutrición. Debido a que las drogas despojan al organismo de nutrientes necesarios, los adictos deben tomar dosis altas de suplementos nutricionales.

❑ Investigaciones han descubierto que en comparación con los hijos de personas no alcohólicas, los hijos de alcohólicos son más propensos a utilizar drogas, entre ellas cocaína. La probabilidad de que estas personas utilicen drogas es cuatrocientas veces más alta que la de individuos sin antecedentes familiares de adicción al alcohol.

❑ Una persona puede ser adicta a sustancias que no son ilegales. Muchas son adictas a la nicotina, a la cafeína, a las colas, al alcohol, al azúcar e, incluso, a algunos alimentos. Aunque esas adicciones no suelen representar un riesgo tan grande para la salud, de todos modos la abstención es sumamente difícil. Quienes utilizan esas sustancias también suelen ser más propensas a enfermarse, porque esas sustancias adictivas agotan las reservas del organismo de nutrientes importantes. (*Ver* Sustancias que despojan al organismo de nutrientes en la página 383.)

❑ Un problema creciente entre los drogodependientes actualmente, especialmente para aquellos que usan sustancias intravenosas y comparten jeringuillas, es el SIDA. (*Ver* AIDS en la Segunda Parte.) Desgraciadamente, en los casos de adicción más profunda, ni siquiera esto es suficiente para desanimarlos a seguir consumiendo drogas.

❑ *Ver también* ALCOHOLISMO y DEPENDENCIA DEL TABACO en la Segunda Parte.

ECCEMA

Ver DERMATITIS.

EDEMA

El edema es la acumulación anormal de fluido en los espacios entre las células de los tejidos blandos del organismo. El edema se puede presentar en cualquier parte del cuerpo, aunque es más usual en la cara, brazos y cuello; también puede abarcar los pies y los tobillos (esto último se denomina edema dependiente). El edema periorbital es la hinchazón alrededor de los ojos. La cornea opaca es el edema de la cornea, y el edema generalizado se llama anasarca. La preeclampsia es una afección que se da en, aproximadamente, el 5 por ciento de las mujeres, creando hipertensión, acumulación de fluido en los tejidos y albuminuria (proteína en la orina).

Las causas subyacentes del edema pueden ser serias y esta condición puede apuntar la existencia de una enfermedad grave, como el SIDA (AIDS), cirrosis hepática, fallo cardiaco congestivo, diabetes o síndrome de vena cava (estrechamiento de la vena que traslada la sangre de la parte superior del cuerpo al corazón). Más simplemente, el edema puede surgir como resultado de una infección o de pasar demasiado tiempo en la cama.

La retención de líquidos también puede tener origen alérgico. A menos que se especifique otra cosa, las siguientes dosis se recomiendan para personas mayores de dieciocho años. La dosis para los jóvenes de doce a diecisiete años debe equivaler a tres cuartas partes de la cantidad recomendada. Para los niños de seis a doce años debe utilizarse la mitad de la dosis recomendada y para los menores de seis años, una cuarta parte.

Nutrientes

SUPLEMENTOS	DOSIS SUGERIDAS	COMENTARIOS
Muy importantes		
Free-form amino acid complex	Según indicaciones de la etiqueta.	La inadecuada asimilación de la proteína suele causar edema. La deficiencia de proteína se ha asociado con retención de líquidos.
Vitamin B complex	50–100 mg 2 veces al día con las comidas.	Las vitaminas B son más eficaces cuando se toman juntas.
más extra vitamin B_6 (pyridoxine)	50 mg 3 veces al día.	Disminuye la retención de líquidos.
Importantes		
Alfalfa		*Ver* Hierbas más adelante.
Calcium	1.500 mg al día.	Reemplazan los minerales que se pierden cuando se corrige el edema.
y magnesium	1.000 mg al día.	
Silica	Según indicaciones de la etiqueta.	Diurético natural.
Provechosos		
Bromelain	Según indicaciones de la etiqueta, 3 veces al día.	Esta enzima, derivada de la piña, ayuda a la digestión y sirve para las alergias.
Garlic (Kyolic de Wakunaga)	2 cápsulas 3 veces al día con las comidas.	Desintoxicante.
Kelp	1.000–1.500 mg al día.	Proporciona los minerales necesarios.
Kidney-Liver Complex #406 de Enzymatic Therapy	Según indicaciones de la etiqueta.	Mejora el funcionamiento de los riñones.
Potassium	99 mg al día.	Muy importante cuando se toman diuréticos.
Pycnogenol	Según indicaciones de la etiqueta.	Este poderoso antioxidante fortalece el tejido del sistema circulatorio.
Superoxide dismutase (SOD)	Según indicaciones de la etiqueta.	Provechoso para los trastornos cardíacos y hepáticos.
Taurine	Según indicaciones de la etiqueta.	Ayuda al funcionamiento cardíaco.
Vitamin C con bioflavonoids	3.000–5.000 mg al día divididos en varias tomas.	Esencial para la función adrenal y para la producción de hormonas adrenales, que son vitales tanto para el adecuado equilibrio de los fluidos como para controlar el edema.
Vitamin E	200 UI o más al día.	Ayuda a la circulación.

Hierbas

❑ La alfalfa es una buena fuente de minerales importantes. Además, contiene clorofila, un poderoso desintoxicante. Tome entre 2.000 y 3.000 miligramos al día divididos en varias tomas.

❑ Hawthorn berries, horsetail, juniper y uva ursi son diuréticos. Al aumentar la orina, se reduce el riesgo de edema.

❑ Se ha comprobado que el horse chestnut es útil para tratar los edemas.

❑ Otro yerba beneficiosa para tratar los edemas: rose hips.

❑ El producto SP-6 Cornsilk Blend, de Solaray, contiene corn silk y otras hierbas que le ayudan al organismo a expulsar el exceso de fluido. Tome dos cápsulas tres veces al día.

❑ Otras hierbas beneficiosas si sufre de edema son butcher's broom, raíz de dandelion, horsetail, berries de juniper, lobelia, marshmallow, perejil y té de pau d'arco.

Advertencia: No se debe tomar lobelia por vía oral de manera permanente.

Recomendaciones

❑ Es importante que su dieta contenga mucha fibra.

❑ Para obtener proteína, consuma huevos, pescado blanco a la parrilla, y pollo o pavo sin piel y preparado a la parrilla. Consuma pequeñas cantidades de buttermilk, cottage cheese, kéfir y yogur low-fat.

❑ Consuma kelp por su riqueza mineral.

❑ Evite el alcohol, la proteína de origen animal, la carne de res, la cafeína, el chocolate, los productos lácteos (excepto los que se enumeraron antes), los mariscos secos, los alimentos fritos, las gravies, las aceitunas, los pickles, la sal, la salsa de soya, el tabaco, la harina blanca y el azúcar blanca.

❑ Si se le hinchan las piernas y los pies, procure estar sentado con los pies elevados tanto cuanto pueda. Suele ser bueno ponerse unas medias de compresión.

❑ Haga ejercicio todos los días y tome baños calientes o saunas dos veces por semana.

❑ Evite el estrés.

❑ *Ver* AYUNOS en la Tercera Parte y seguir el programa. Ayunar sirve para eliminar de los tejidos el exceso de fluido.

❑ Si se le forman hoyuelos cuando se oprime con un dedo los pies o los tobillos, consúltele al médico pues podría ser señal de un problema grave de salud.

Aspectos para tener en cuenta

❑ Según la medicina tradicional china, evitar los alimentos crudos, las bebidas frías y los alimentos grasosos ayuda a prevenir la retención de fluidos.

❑ Es conveniente hacerse exámenes para detectar posibles alergias a los alimentos (*Ver* ALERGIAS en la Segunda Parte).

❑ *Ver también en* PROBLEMAS RELACIONADOS CON EL EMBARAZO en la Segunda Parte.

EMBARAZO, PROBLEMAS RELACIONADOS CON EL

Ver PROBLEMASRELACIONADOS CON EL EMBARAZO.

ENCÍAS SENSIBLES

Ver ENFERMEDAD PERIODONTAL. *Ver también* Encías sangrantes *en* PROBLEMAS RELACIONADOS CON EL ENMBARAZO.

ENCÍAS Y BOCA, ENFERMEDADES DE

Ver ENFERMEDAD PERIODONTAL, HALITOSIS. *Ver también* Encías sangrantes *en* PROBLEMAS RELACIONADOS CON EL EMBARAZO.

ENDOMETRIOSIS

La endometriosis es el crecimiento anormal de las células del endometrio (el recubrimiento del útero). Algunas de estas células, en lugar de ser expulsadas del organismo durante el ciclo menstrual, prosiguen con su ciclo en otras partes del cuerpo. Al no encontrar manera de salir del cuerpo, ese material se va acumulando y adosándose a otros órganos del bajo abdomen, como los ovarios o los intestinos. La endometriosis produce una gran cantidad de síntomas diferentes, entre ellos dolor incapacitante en el útero, la parte baja de la espalda y la cavidad pélvica antes y durante la menstruación; dolor intermitente durante todo el ciclo menstrual, dolor durante las relaciones sexuales, sangrado excesivo durante la menstruación con grandes coágulos y fragmentos de tejido; náuseas, vomito y estreñimiento durante la menstruación, disquecia (dificultad para evacuar por la debilidad de los músculos pélvicos y el esfínter anal), disuria (dolor al orinar) y, en algunos casos, infertilidad. Como el sangrado menstrual suele ser tan abundante, es frecuente la anemia por deficiencia de hierro. Las mujeres cuyo ciclo es inferior a veintisiete días y aquellas cuyo período menstrual es superior a una semana son las que más riesgo tienen de presentar anemia

Los crecimientos de tejido endometrial por fuera de la cavidad uterina suelen presentarse en los ovarios, las trompas de Falopio, la vejiga, el intestino, el piso de la pelvis y/o el peritoneo (la membrana que recubre las paredes de la cavidad abdominal), así como también en el interior de la musculatura del útero. El lugar donde se desarrolla con más frecuencia la endometriosis es el fondo de la cavidad peritoneal pélvica, o cul-de-sac. La presencia de crecimientos endometriales por fuera del área pélvica no es común.

Durante el ciclo menstrual normal, las condiciones hormonales siempre cambiantes propician el crecimiento del endometrio en preparación para un posible embarazo. Ese mismo ciclo conduce a la maduración de un folículo de uno de los ovarios y a la liberación de un óvulo. Tejidos de la trompa de Falopio en forma de dedos minúsculos atrapan el óvulo, y los pequeños cilios (especie de pestañas vibrátiles) del interior de la trompa lo transportan hacia el útero, cuyo recubrimiento en ese momento está esponjoso y bien irrigado de sangre. Si el óvulo no es fertilizado en el curso de las veinticuatro horas siguientes a su liberación, aproximadamente, el recubrimiento del útero se "muere", se desprende y se expulsa por la vagina durante la menstruación.

Aunque no se asienten en el útero, los crecimientos anormales de endometriosis también reaccionan a los cambios hormonales que controlan la menstruación. Al igual que el recubrimiento uterino, esos fragmentos forman tejido cada mes, luego se descomponen y sangran. Pero a diferencia del recubrimiento del útero, la sangre de esos crecimientos no tiene manera de salir del cuerpo. El tejido circundante absorbe esa sangre, un proceso comparativa-

Teoría alternativa sobre la endometriosis y su tratamiento

David Redwine, M.D., del St. Charles Medical Center en Bend, Oregon, propuso una teoría alternativa sobre el origen de la endometriosis. El Dr. Redwine no está de acuerdo con los obstetras y ginecólogos que se han adherido a la teoría del reflujo menstrual como causa de la endometriosis. Él propone que la endometriosis es un defecto congénito. Durante el desarrollo del feto, las células destinadas a formar parte de los órganos reproductivos en la mujer se diferencian y migran hacia el lugar adecuado. Pero cuando los mecanismos que controlan ese proceso no funcionan correctamente, algunas células endometriales se "quedan atrás" en lugares donde no les corresponde estar, y allí se instalan y se desarrollan.

Inicialmente, esos trozos minúsculos de tejido mal ubicado son incoloros, pero con el tiempo ese tejido empieza a transformarse en las lesiones conocidas como endometriosis, en parte, probablemente, como resultado de la estimulación de las hormonas sexuales. Las lesiones empiezan, entonces, a cambiar de color, y poco a poco se oscurecen hasta que adquieren el aspecto oscuro característico de los crecimientos que se ven, fundamentalmente, en mujeres que están en la tercera década de su vida. Sin embargo, antes de llegar a ese estadio, los crecimientos son de color blanco, amarillo, rojo o marrón. Así pues, de acuerdo con el Dr. Redwine los crecimientos endometriales sólo se propagan en apariencia, porque siempre han estado allí, incluso desde antes del nacimiento, pero no se reconocen mientras no adquieren un color suficientemente oscuro. Y este proceso toma tiempo.

Con base en su teoría sobre esta enfermedad, el Dr. Redwine desarrolló un tratamiento para la endometriosis que consiste en extraer los crecimientos quirúrgicamente. Utilizando un laparoscopio, el cirujano examina en detalle toda la cavidad pélvica y la superficie peritoneal en busca de posibles lesiones endometriales. Luego extrae todos los crecimientos sospechosos. Cada lesión es sometida a biopsia y una muestra del tejido se analiza en un laboratorio para determinar si su origen es o no endometrial. El Dr. Redwine afirma que mediante este método de identificación él ha comprobado el origen endometrial de lesiones de color distinto del negro "powder-burn", considerado característico de la enfermedad.

Muchas mujeres que se someten a cirugía para la endometriosis vuelven a presentar la enfermedad posteriormente. Esto parece respaldar la noción de que la endometriosis es una enfermedad progresiva que tiende a presentarse nuevamente a pesar del tratamiento. No obstante, el Dr. Redwine insiste en que la razón por la cual tantas mujeres vuelven a presentar problemas de endometriosis es que la cirugía tradicional sólo extrae una parte de los crecimientos endometriales. La mayoría de los cirujanos sólo extraen las lesiones "típicas", es decir, las de color negro "powder-burn", y los quistes "de chocolate". El Dr. Redwine calcula que un cirujano que sólo extraiga las lesiones de color negro puede dejar en el organismo de la mujer entre el 50 y el 60 por ciento de la enfermedad. Él ha encontrado que sólo el 40 por ciento de sus pacientes presentan las lesiones típicas, y que el 60 por ciento presentan lesiones "atípicas", es decir, de diversos colores. El Dr. Redwine también considera que la endometriosis es curable siempre y cuando se extraigan *todas* las lesiones, es decir, tanto las típicas como las atípicas, y no sólo las que se encuentran en el interior de la cavidad pélvica, sino también las que se han asentado en el peritoneo. Sus estudios de seguimiento indican que después de la cirugía aproximadamente el 75 por ciento de sus pacientes experimentan un alivio total de sus síntomas, y que el 20 por ciento experimentan una mejoría tan notable que pasan de un dolor incapacitante a experimentar solamente un dolor mínimo. Apenas el 5 por ciento de sus pacientes no experimentan mejoría. El tratamiento del Dr. Redwine está siendo utilizado en la actualidad por varios cirujanos ginecológicos en Estados Unidos.

La tabla siguiente muestra algunas de las diferencias básicas entre la teoría del Dr. Redwine y la teoría médica convencional.

COMPARACIÓN ENTRE TEORÍAS SOBRE LA ENDOMETRIOSIS

Teoría convencional	Teoría del Dr. Redwine
Causada por menstruación retrógrada.	Causada por un defecto en la diferenciación celular del embrión.
Enfermedad progresiva que afecta básicamente a mujeres mayores de 30 años.	Enfermedad estática que afecta a mujeres de todas las edades.
Relacionada con la menstruación.	Sin relación con la menstruación.
Produce infertilidad.	Puede tener relación con la infertilidad, pero no es su causa.
Las lesiones sangran cada mes.	Las lesiones no sangran.
La mayoría de las lesiones son de color negro.	Las lesiones pueden ser transparentes, blancas, rosáceas, rojas, marrón, negras o de varios colores. La mayoría no son negras.
Los crecimientos peritoneales no se consideran de origen endometrial.	Se ha comprobado que los crecimientos peritoneales son de origen endometrial.

La reaparición de los síntomas es frecuente tras la extirpación quirúrgica de las lesiones.	La reaparición de los síntomas después de la cirugía no es frecuente si se extirpan tanto las lesiones típicas como las atípicas.
Se recomienda la histerectomía para casos severos. La cirugía no siempre proporciona una mejoría total.	La extirpación quirúrgica de las lesiones típicas y atípicas es el tratamiento indicado para esta enfermedad, y proporciona alivio total hasta en el 75 por ciento de los casos.

Para mayor información sobre el Dr. Redwine y su tratamiento para la endometriosis, escriba a Endometriosis Treatment Program. (*Ver* Endometriosis Association en Organizaciones Médicas y de la Salud, en el Apéndice.)

mente lento. Mientras tanto, la sangre se acumula en cavidades del organismo. Toda la secuencia, desde el sangrado hasta la absorción, puede ser dolorosa.

Con cada ciclo menstrual los crecimientos aumentan más de tamaño. Además, pueden originar nuevos crecimientos y formar adherencias y tejido cicatricial que se adhiere a los órganos pélvicos y los une. Este proceso contribuye al dolor de la endometriosis y puede ocasionar dolores severos en embarazos posteriores, pues el útero se agranda y hace que los órganos de la cavidad abdominal cambien de posición. En algunas ocasiones la sangre se acumula y forma quistes, o sacos. Los quistes endometriales, o quistes "de chocolate", son frecuentes en los ovarios. Generalmente contienen cantidades moderadas de sangre oxidada, que les da el aspecto de syrup de chocolate. Cuando un quiste se revienta se puede producir un dolor severo.

Nadie sabe cuál es exactamente la causa de la endometriosis, pero hay varias teorías a este respecto. La teoría del *reflujo menstrual* fue propuesta por el Dr. John Sampson en 1920. Según esta teoría, el flujo menstrual se devuelve a las trompas de Falopio y cae a la cavidad peritoneal, donde las células endometriales se instalan y se desarrollan. Aunque esta teoría pretende explicar la causa de la endometriosis, nunca se ha comprobado. Según otra popular teoría, la endometriosis se produce cuando células endometriales se propagan a otras partes del organismo a través de conductos sanguíneos y linfáticos. Otra teoría postula que esta enfermedad es un trastorno congénito. (*Ver* Teoría alternativa sobre la endometriosis y su tratamiento en la página anterior.)

A pesar de la falta de acuerdo sobre la causa de la endometriosis, hoy en día se sabe más acerca de esta enfermedad que nunca. Por ejemplo, las investigaciones han señalado que la endometriosis puede aparecer de forma espontánea debido a la exposición a contaminantes ambientales como polychlorinated biphenyls (PCBs) y dioxin, dos tipos de materiales de desecho altamente peligrosos.

Esta puede ser la razón del aumento en la incidencia de esta enfermedad en las últimas décadas. La mayor parte de las mujeres que sufren de endometriosis nunca han estado embarazadas, y hasta el 30 o 40 por ciento de las mujeres que presentan infertilidad tienen endometriosis. Según la Endometriosis Association, las mujeres que contraen la enfermedad tienen un historial de infecciones vaginales, hay fever, eccema y alergias alimentarias. Asimismo, parece haber un componente familiar que aumenta la vulnerabilidad. Según el *Journal of the American Medical Association*, en los Estados Unidos hay entre 5 y 7 millones de mujeres, muchas de ellas jóvenes, que sufren la enfermedad. Desgraciadamente, muchas de ellas no reciben tratamiento porque perciben los síntomas, equivocadamente, como propios de la incomodidad de la menstruación.

La laparoscopia es el procedimiento más utilizado para diagnosticar la endometriosis y generalmente no requiere hospitalización. Este procedimiento implica introducir por una pequeña incisión en el ombligo un minúsculo tubo óptico (laparoscopio o una versión más pequeña, el microlaparoscopio) que le permite al médico explorar el interior de la cavidad abdominal.

El programa nutricional y las recomendaciones que siguen ayudan a mantener la endometriosis bajo control cuando es diagnosticada en sus primeras etapas.

Nutrientes

SUPLEMENTOS	DOSIS SUGERIDAS	COMENTARIOS
Muy importantes		
Vitamin E	200 UI al día.	Ayuda al equilibrio hormonal.
Vitamin K o alfalfa	200 mcg al día.	Necesario para la coagulación normal de la sangre. *Ver* Hierbas más adelante.
Importantes		
Essential fatty acids (primrose oil y Kyolic-EPA de Wakunaga)	1.500 mg al día.	Proporcionan ácidos grasos esenciales, como gamma-linolenic acid (GLA).
Iron o Floradix Iron + Herbs de Salus Haus	Según indicaciones médicas. Según indicaciones de la etiqueta.	Su deficiencia es común en personas que tienen este trastorno. Utilizar ferrous fumarate. *Advertencia:* No tome hierro a menos que le hayan diagnosticado anemia. Fuente de hierro no tóxico, de fácil asimilación.
Vitamin B complex más extra pantothenic acid (vitamin B_5) y vitamin B_6 (pyridoxine)	Según indicaciones de la etiqueta. 50 mg 3 veces al día. 25 mg 3 veces al día.	Promueve la producción de células sanguíneas y el adecuado equilibrio hormonal. Alivia el estrés. Necesario para la correcta función adrenal. Ayuda al organismo a eliminar el exceso de fluidos.

Vitamin C con bioflavonoids	2.000 mg 3 veces al día.	Importantes para la curación. Utilizar una variedad buffered.
Zinc	50 mg al día. No tomar más de 100 mg al día de todos los suplementos.	Repara los tejidos. Provechoso para la función inmunológica. Para mejor absorción, utilizar lozenges de zinc gluconate u OptiZinc.
Provechosos		
Beta-1,3-D glucan	Según indicaciones de la etiqueta.	
Calcium y magnesium	1.500 mg al día. 1.000 mg al día a la hora de acostarse.	Proporcionan los minerales necesarios. Utilizar variedades chelate.
Kelp	1.000–1.500 mg al día.	Proporciona los minerales necesarios.
Multivitamin y mineral complex	Según indicaciones de la etiqueta.	Todos los nutrientes son necesarios para la reparación y la curación.

Hierbas

❑ La alfalfa es buena fuente de vitamina K (necesaria para la coagulación de la sangre y la curación) y de minerales necesarios, entre ellos hierro. Muchas mujeres que sufren de endometriosis presentan deficiencia de hierro.

❑ Hierbas con propiedades antibióticas y antitumorales son astragalus, ajo, goldenseal, myrrh gum, pau d'arco y red clover.

❑ La raíz de burdock, el dong quai y la hoja de red raspberry ayudan a equilibrar las hormonas.

❑ El nettle es rico en hierro.

Recomendaciones

❑ Modifique su dieta para que el 50 por ciento consista en vegetales y frutas crudos. Además, consuma únicamente productos a base de granos enteros (no consuma productos que contengan harina refinada), nueces y semillas crudas.

❑ Incluya en su dieta "green drinks" preparados con vegetales hojosos de color verde oscuro.

❑ Evite el alcohol, la cafeína, la grasa de origen animal, la mantequilla, los productos lácteos, los alimentos fritos, los alimentos que contienen aditivos, las grasas endurecidas, el junk food, el fast food, las carnes rojas, las aves de corral (excepto las que han sido criadas orgánicamente y no tienen piel), los alimentos refinados y procesados, la sal, los mariscos y el azúcar.

❑ Ayune durante tres días cada mes antes de que se inicie el período menstrual. Tome agua destilada al vapor y jugos frescos. *Ver* PREMENSTRUAL SYNDROME en la Segunda Parte y AYUNOS en la Tercera Parte.

❑ Para aliviar el dolor, utilice un heating pad, una botella de agua caliente o dese un baño caliente. El calor relaja los músculos encalambrados que producen dolor.

❑ Si usted está tomando medicamentos para la endometriosis, infórmele a su médico inmediatamente si aparecen síntomas nuevos o si los síntomas empeoran, pero especialmente si experimenta dificultad para respirar o dolor en el pecho o en las piernas. Esos síntomas podrían indicar la presencia de un coágulo sanguíneo. Es importante que se haga chequear con frecuencia para detectar posibles efectos secundarios, como adelgazamiento de los huesos. No obstante, tenga en cuenta que los síntomas de la endometriosis suelen empeorar temporalmente cuando la mujer empieza a tomar medicamentos.

Aspectos para tener en cuenta

❑ Es beneficioso caminar o hacer ejercicios de estiramiento todos los días, pero con moderación.

❑ Si usted sospecha que tiene endometriosis, no demore en consultar con un ginecólogo para empezar a controlar la enfermedad lo antes posible.

❑ El tratamiento médico para la endometriosis depende de lo avanzada que esté la enfermedad. Los médicos prescriben con frecuencia un medicamento llamado danazol (Danocrine), que "corta" los ciclos hormonales normales en un intento por controlar el dolor y el sangrado, así como también para evitar la propagación del tejido anormal e inducir la curación y la disminución del tamaño de los crecimientos. Algunos médicos recetan anticonceptivos orales (píldoras) por la misma razón, básicamente. Se ha demostrado que el danazol mejora los síntomas en el 89 por ciento de las mujeres que lo utilizan, y que reduce el tamaño y la cantidad de los crecimientos. Entre los efectos secundarios de esta sustancia están el aumento de peso y el agravamiento de la voz, aunque , no obstante, suelen revertirse cuando se deja de tomar. Sin embargo, los síntomas de la enfermedad pueden volver a aparecer cuando el medicamento se suspende.

❑ El raloxifene (Evista) es un médicamente aprobado inicialmente para prevenir la pérdida de ósea en las mujeres, pero puede bloquear la elaboración de estrógeno en la cobertura del útero previniendo así el crecimiento de la endometriosis.

❑ Se pueden utilizar también las versiones sintéticas de una hormona reproductiva que libera gonadotropina (GnRH), como leuprolide (Lupron), nafarelin (Synarel) y goserelin (Zoladex). Cuando se toman durante seis meses pueden ayudar a aliviar los síntomas de la endometriosis durante un año o más. Funcionan porque detienen la producción de estrógeno. Los efectos secundarios de la GnRH son los mismos que los de la menopausia.

❑ Cuando la endometriosis es severa e incapacitante, o cuando la terapia a base de medicamentos es ineficaz y la mujer no desea tener más hijos, lo recomendable es la histerectomía. Sin embargo, esta operación no siempre produce alivio de los síntomas, en particular cuando hay crecimientos de tejido endometrial en toda la región pélvica.

❑ Una alternativa menos traumática que la histerectomía para los casos más leves es la laparoscopia con cirugía láser para identificar y vaporizar las adherencias, los quistes y los crecimientos endometriales. Debido a que este procedimiento no se ha perfeccionado por completo, podría ser necesario repetirlo. Sin embargo, esta técnica está progresando rápidamente y es probable que tener que repetir el procedimiento muy pronto será cosa del pasado.

❑ Según un informe publicado en la revista médica *Journal of the American Medical Association*, el ejercicio físico intenso reduce el nivel de estrógeno en el organismo, lo que podría ayudar a suprimir los síntomas de la endometriosis. De acuerdo con un estudio sobre la endometriosis dirigido por Daniel W. Cramer, de Brigham and Women's Hospital y la Facultad de Medicina de Harvard, cuanto más ejercicio aeróbico haga la mujer y cuanto más temprano comience a hacerlo, tanto menor es el riesgo de que desarrolle la enfermedad. El mismo estudio encontró que, en comparación con el riesgo promedio de desarrollar endometriosis, el de las mujeres que hacen más de siete horas de ejercicio a la semana es del 20 por ciento. Infortunadamente, en el estudio mencionado el efecto positivo se limitó a las mujeres que empezaron a hacer ejercicio antes de los veintiséis años.

❑ Al depender la endometriosis de los ciclos hormonales, e interrumpir el embarazo temporalmente esos ciclos, muchas mujeres encuentran que los síntomas mejoran durante la gestación. En algunos casos la mejora es permanente, presumiblemente porque la disrupción del ciclo de crecimiento, sangrado y cicatrizado permite que las adherencias se curen y se desprendan. Sin embargo, en otros casos el alivio es sólo momentáneo y una vez que el ciclo retorna a la normalidad los síntomas de endometriosis vuelven a aparecer.

❑ Algunos investigadores del campo de la nutrición han postulado la teoría de que la endometriosis se relaciona la con incapacidad del organismo de absorber adecuadamente el calcio. Otra teoría se refiere a las alergias alimentarias, y recomienda eliminar todos los alimentos alérgenos de la dieta, además de administrar tratamiento — nystin — para la cándida.

❑ La endometriosis puede tener relación con las dioxinas, unos hidrocarbonos clorinados que se encuentran en los productos de higiene femenina como resultado del proceso de blanqueo. Las dioxinas pueden penetrar en el cuerpo y acumularse en el tejido graso. Otra fuente de dioxinas son los pesticidas, así como los residuos líquidos de algunas incineradoras de residuos.

❑ La endometriosis es una afección benigna (no cancerosa), pero los estudios muestran que las mujeres que la padecen tienen un riesgo mayor de sufrir cáncer de seno, melanoma, linfoma y cáncer de los ovarios que las mujeres que no la sufren.

❑ La adenomiosis es, en algunos aspectos, una afección similar a la endometriosis pero limitada al útero. Es común entre mujeres que han tenido varios niños. La pared uterina no se contrae como debería y la sangre continúa fluyendo después de la menstruación. Se suele corregir con una operación de treinta minutos (no requiere hospitalización) llamada ablación endometrial. Consiste en insertar un globo en el útero y llenarlo con agua. El agua se calienta, los vasos sanguíneos quedan sellados y se detienen los sangrados.

❑ Para obtener más información sobre la endometriosis, comuníquese con Endometriosis Association. (*Ver* Organizaciones Médicas y de la Salud, en el Apéndice.)

ENFERMEDAD CELIACA

La enfermedad celiaca (también llamada esprúe celiaco) es un trastorno poco común causado por intolerancia al gluten, un componente del wheat, el rye, el barley y los oats, así como granos híbridos como el triticale y el kamut. La causa se desconoce, aunque sí se sabe que afecta principalmente a personas caucásicas de origen europeo. En las personas que tienen enfermedad celiaca el consumo de gluten provoca daños al intestino delgado. El cuerpo responde al gluten como si éste fuera un antígeno y al ser absorbido por le intestino lanza un ataque al sistema inmunológico. La vellosidad que recubre el intestino delgado sufre daño y destrucción, lo cual afecta a la capacidad del organismo de absorber nutrientes vitales. La malabsorción se convierte en un problema grave y la pérdida de vitaminas, minerales y calorías conduce a la malnutrición, a pesar de una dieta adecuada. La diarrea complica aún más el problema. Como la enfermedad celiaca altera la digestión, pueden desarrollarse alergias a algunos alimentos.

La enfermedad celiaca afecta tanto a los adultos como a los niños y puede presentarse a cualquier edad. Suele aparecer cuando al niño se le dan cereales por primera vez, alrededor de los tres o cuatro meses de edad. En otros casos, la enfermedad puede sobrevenir por estrés emocional o trauma físico, como el embarazo o una operación quirúrgica. Los primeros síntomas son diarrea, pérdida de peso y deficiencias nutricionales, como anemia. Otros síntomas son náuseas, inflamación abdominal; deposiciones abundantes, fétidas y a menudo pálidas y/o ligeramente amarillosas que flotan; depresión, fatiga, irritabilidad, calambres musculares y pérdida muscular, y dolor en las articulaciones y/o en los huesos. Los infantes y los niños pueden presentar problemas de crecimiento, vómito e intenso escozor en la piel, al igual que una erupción cutánea roja y pruriginosa llamada dermatitis herpetiforme. Los bebés que tienen enfermedad celiaca suelen perder peso o aumentar de peso más lentamente de lo normal. Los infantes pueden presentar inapetencia, gases y deposiciones fétidas. Además, se ven anémicos y mal nutridos, y se le pueden desarrollar úlceras en la boca.

Como ésta es una enfermedad muy poco frecuente y muchos síntomas se asemejan a los de otras enfermedades, a menudo diagnostican mal la enfermedad celiaca. Por ejemplo, se suele diagnosticar equivocadamente como síndrome de intestino irritable, úlceras gástricas o anemia. Muchas personas deben esperar largo tiempo antes de obtener un diagnóstico correcto, siendo el tiempo promedio unos once años. Los avances en las técnicas para analizar la sangre han facilitado su detección. La diagnosis por análisis sanguíneo debe ir seguida de una biopsia de tejidos intestinales, la cual se suele practicar normalmente en régimen ambulatorio, sin necesidad de estancia en el hospital. La enfermedad celiaca es hereditaria; si un miembro de la familia la tiene, el resto de los miembros debería someterse a pruebas para determinar si también la sufren o no.

La enfermedad celiaca es mucho más común de lo que se creía, y afecta a 2,2 millones de estadounidenses. Investigaciones llevadas a cabo por el Celiac Disease Program de la Universidad de Chicago indican que 1 de cada 133 personas sanas en apariencia puede estar afectada. Entre aquellos que tienen síntomas asociados a ella la proporción puede llegar a 1 entre 56. (La incidencia puede ser mayor en muchas zonas de Europa.)

No se conoce cura para esta enfermedad, pero puede controlarse si se mantiene una dieta sin gluten de por vida.

A menos que se indique otra cosa, las dosis que se recomiendan a continuación son para personas adultas. La dosis para los jóvenes de doce a diecisiete años debe equivaler a tres cuartas partes de la cantidad recomendada; la de los niños de seis a doce años, a la mitad y la de los menores de seis años, a la cuarta parte.

Nutrientes

SUPLEMENTOS	DOSIS SUGERIDAS	COMENTARIOS
Esenciales		
Essential fatty acids (Kyolic-EPA de Wakunaga, flaxseed oil oprimrose oil)	Según indicaciones de la etiqueta.	Necesarios para las vellosidades del intestino.
Free-form amino acid complex	Según indicaciones de la etiqueta.	Suministra proteína de fácil disponibilidad para el organismo.
Glutathione	500 mg 3 veces al día.	
Kyo-Dophilus de Wakunaga	Según indicaciones de la etiqueta.	
Liquid Kyolic con B_1 y B_{12} de Wakunaga	Según indicaciones de la etiqueta.	
Multivitamin y mineral complex		Todos los nutrientes son necesarios de manera equilibrada. Utilizar solamente un producto que no contenga trigo ni levadura.
con vitamin A	15.000 UI al día. Si está embarazada, no debe tomar más de 10.000 UI al día.	
y mixed caratenoids	10.000 UI al día.	
y vitamin E	200 UI al día.	
Vitamin B complex en inyección	2 cc por semana, o según indicaciones médicas.	Necesarios para la correcta digestión. Son más eficaces en inyección (con supervisión médica), pues no pasan por el sistema digestivo.
más extra vitamin B_6 (pyridoxine)	1/2 cc por semana, o según indicaciones médicas.	
o vitamin B complex	Según indicaciones de la etiqueta.	Si no se consigue en inyección, se recomienda en forma sublingual. Utilizar un producto que no contenga trigo ni levadura.
Vitamin B_{12}	1.000–2.000 mcg al día.	La enfermedad celiaca produce malabsorción de la vitamina B_{12}.
y folic acid	400–800 mcg al día.	Puede ser necesario aplicarlo en inyección. Si no se consigue en inyección, utilizar lozenges o administrar en forma sublingual.
Importantes		
N-Acetylgluco samine (N-A-G de Source Naturals)	Según indicaciones de la etiqueta.	Constituye la base de la compleja estructura molecular de las membranas mucosas del recubrimiento intestinal.
Vitamin K	Según indicaciones de la etiqueta.	Las vitaminas solubles en grasa no se absorben bien cuando hay enfermedad celiaca.
o alfalfa		*Ver* Hierbas más adelante.
Zinc lozenges	Tomar 1 lozenge de 15 mg, 5 veces al día. No tomar más de 100 mg al día de todos los suplementos.	Necesarios para la inmunidad y la curación.
más copper	3 mg al día.	Debe tomarse de manera equilibrada con el cinc.
Provechosos		
Magnesium	750 mg al día.	Ayuda a mantener el equilibrio del pH del organismo. Su deficiencia es común en personas con esta enfermedad.
más calcium	1.500 mg al día.	Actúa con el magnesio.
Proteolytic enzymes	Según indicaciones de la etiqueta, 3 veces al día. Tomar entre comidas, con el estómago vacío.	Enzimas digestivas adicionales pueden ser necesarias para ayudar a la descomposición y a la absorción de los alimentos.
Psyllium seed o flaxseed	Según indicaciones de la etiqueta.	Productos de fibra que el intestino no absorbe. Tomar con grandes cantidades de agua porque, cuando está seca, el volumen de la fibra aumenta varias veces.
o Aerobic Bulk Cleanse (ABC) de Aerobic Life Industries	No tomar junto con otros suplementos o medicamentos.	

Vitamin C con bioflavonoids	2.000–5.000 mg al día divididos en varias tomas.	Estimula el funcionamiento inmunológico.
Vitamin D_3	Según indicaciones de la etiqueta.	

Hierbas

- La alfalfa suministra vitamina K, de la cual suelen presentar deficiencia las personas que sufren de enfermedad celiaca. Tome entre 2.000 y 3.000 miligramos al día en tableta.
- El extracto de olive leaf y/o el goldenseal son buenos para controlar las infecciones.

Advertencia: No tome goldenseal todos los días durante más de una semana seguida y nunca durante el embarazo. Si tiene antecedentes de enfermedad cardiovascular, diabetes o glaucoma, tome goldenseal sólo bajo supervisión médica.

Recomendaciones

- Consuma vegetales frescos, legumbres (como lenteja, fríjol y garbanzo), rice bran, nueces, semillas de sunflower, raisins, higos, y frutas con "semillas" como fresas, raspberries y blackberries.
- Incluya en su dieta blackstrap molasses, que es rico en hierro y vitaminas B. Las personas que tienen enfermedad celiaca necesitan fibra y alimentos ricos en hierro y en vitaminas B.
- No consuma productos dulces, alimentos procesados, productos lácteos, cubos para preparar consomé, chocolate ni aderezos embotellados para ensalada.
- Como la enfermedad celiaca afecta a la absorción de las vitaminas B y de las vitaminas solubles en grasa (A, D, E y K), es preciso tomar estos nutrientes. Es importante saber que el gluten se encuentra en muchos suplementos nutricionales. Lea las etiquetas cuidadosamente y compre sólo suplementos hipoalergénicos, wheat-free y yeast-free.
- Cuando un niño presente síntomas de enfermedad celiaca, retírele de la dieta todos los alimentos que contengan gluten y observe si mejora. También suspéndale la leche, pues con la enfermedad celiaca suele desarrollarse intolerancia a la lactosa. La enfermedad puede presentarse en los primeros meses de vida, dependiendo de la dieta del niño.
- Evite absolutamente todos los alimentos que contengan gluten. No consuma productos que contengan barley, oats, rye ni wheat. Sí puede comer, en cambio, arroz y maíz. Reemplace la harina de wheat por arroz, papa, cornmeal y harina de soya. Lea con detenimiento todas las etiquetas. Esté atento a las fuentes "ocultas" de gluten, como proteína vegetal hidrolizada, proteína vegetal texturizada y todos los derivados del wheat, el rye, los oats y el barley (incluyendo malta), modified food starch, algunas salsas a base de soya, vinagres de granos, aditivos, excipientes y "saborizantes naturales". No consuma hot dogs, gravies, luncheon meat, cerveza, mustard, ketchup, creamers no lácteos, vinagre blanco, curry en polvo ni condimentos. En los health food stores se consiguen productos sin gluten.

Aspectos para tener en cuenta

- Si su hijo tiene problemas de desarrollo podría sufrir de esta enfermedad. Entre sus manifestaciones están irritabilidad, fatiga y/o cambios en el comportamiento, y no siempre hay problemas digestivos. De todos modos, la enfermedad se expresa de forma distinta en cada persona.
- Cuando se sospeche que existe enfermedad celiaca, una biopsia intestinal permite hacer un diagnóstico definitivo.
- Cuando a un niño se le llena el cuerpo de vesículas y úlceras se le deben hacer exámenes para determinar si se trata de enfermedad celiaca.
- Es complicado embarcarse en una dieta sin gluten porque este producto se encuentra en tantos y tantos alimentos, como la pasta, la mayoría de los granos, cereales y las comidas procesadas. Sin embargo, la gente con enfermedad celiaca puede comer muchas cosas y mantener una dieta equilibrada que incluya panes y pastas hechas de papas, arroz, soya y harina de fríjol. Muchas health food stores y tiendas especializadas venden productos sin gluten. Grainaissance es líder en la industria de los productos sin gluten y sin lácteos. Los cuadrados de arroz Mochi (*bake-and-serve*) y los Amazake Rice Shakes no llevan ni gluten ni productos lácteos. Enjoy Life Foods vende diversos productos ideales (cereales para el desayuno, por ejemplo) para quienes siguen esta dieta. Masuya tiene Rice Sembei Snacks de diferentes sabores sin gluten. Mrs. Leepers distribuye una línea de pastas elaboradas con arroz orgánico libre de gluten, wheat y casein. La pasta de arroz no lleva gluten. Nature's Path comercializa varios productos sin gluten. U.S. Mills ofrece cereales sin wheat ni gluten bajo las marcas Erewhon y New Morning.
- Diversos estudios sugieren que las personas con enfermedad celiaca pueden consumir oats. Sin embargo, los oats se mezclan con frecuencia con otros cereales y es difícil determinar si los oats que se van a consumir están libres de gluten. Siga en este punto lo que le recomiende su médico o su dietista.
- Es posible que haya que eliminar los productos lácteos de la dieta debido a una deficiencia secundaria de lactasa. (*Ver* INTOLERANCIA A AL LACTOSA en la Segunda Parte.)
- El Dr. Martin F. Kagnoff, , de la Universidad de California en San Diego, afirma que la herencia es un factor crucial en el desarrollo de esta enfermedad. También sostiene que el esprúe a veces se contrae en la infancia pero se desvanece en la adolescencia, y que en algunos casos vuelve a aparecer en la tercera o cuarta década de la vida.

Entre los factores que pueden desencadenar la enfermedad celiaca están estrés emocional, trauma físico, infección viral, embarazo o cirugía.

❑ La deficiencia de vitamina K producida por la enfermedad celiaca puede conducir a hipoprotrombinemia (falta de factores de coagulación en la sangre). Las bacterias "amigables" del intestino producen una forma de vitamina K; otra forma de vitamina K se encuentra en algunos alimentos, especialmente en vegetales hojosos, alfalfa, tomate, fresa, granos enteros y yogur. Las bacterias del yogur y el acidophilus ayudan a restablecer la flora intestinal necesaria para la producción de vitamina K.

❑ Un informe publicado en la revista médica inglesa *The Lancet* se refirió a una posible relación entre la enfermedad celiaca y la epilepsia. Teorías sobre la relación entre las dos enfermedades postulan que el gluten del wheat produce sustancias parecidas a las endorfinas que podrían afectar al metabolismo cerebral. Otra posibilidad es que la enfermedad celiaca aumente la permeabilidad intestinal, lo que a su vez facilita la absorción de sustancias que podrían afectar a la química del cerebro.

❑ Por la deficiencia de lactasa que produce la enfermedad celiaca, puede ser necesario retirar de la dieta la leche y los productos a base de leche. (*Ver* INTOLERANCIA A LA LACTOSA en la Segunda Parte.)

❑ Se ha observado que la esquizofrenia es más frecuente entre las personas que sufren de enfermedad celiaca. (*Ver* ESQUIZOFRENIA en la Segunda Parte.)

❑ Para obtener más información sobre la enfermedad celiaca, comuníquese con Celiac Disease Foundation. (*Ver* Organizaciones Médicas y de la Salud, en el Apéndice.) También hay buenos libros sobre este tema.

❑ *Ver también* ALERGIAS y SÍNDROME DE MALABSORCIÓN en la Segunda Parte.

ENFERMEDAD DE ADDISON

Ver en TRASTORNOS DE LAS GLÁNDULAS SUPRARRENALES

ENFERMEDAD DE ALZHEIMER

La enfermedad de Alzheimer es una clase común de demencia, o deterioro de las funciones intelectuales. En la actualidad más de cuatro millones de estadounidenses sufren de esta enfermedad, que aflige al 10 por ciento de todas las personas mayores de sesenta y cinco años, y al 50 por ciento de las personas mayores de ochenta y cinco años. Sin embargo, la enfermedad de Alzheimer no afecta únicamente a la gente de edad avanzada; puede atacar a una persona de cuarenta años.

Esta enfermedad fue identificada en 1907 por el neurólogo alemán Alois Alzheimer. Se caracteriza por deterioro mental progresivo que llega hasta el punto de interferir el desempeño social y laboral del individuo. La enfermedad de Alzheimer es progresiva e irreversible. El deterioro en partes críticas del cerebro puede preceder a la aparición de los primeros síntomas entre veinte y cuarenta años. Con el avance de la enfermedad, se produce pérdida de la memoria, especialmente a corto plazo. La persona puede recordar cosas lejanas en el tiempo pero no un programa de televisión recién visto. En esta fase suele aparecer la desorientación. Asimismo, puede aparecer disfasia (incapacidad para encontrar la palabra adecuada), y los cambios de estado de ánimo pueden ser impredecibles y repentinos. En su fase final, el Alzheimer crea confusión severa, desorientación y posiblemente alucinaciones y fantasías. Algunas personas se tornan violentas y enrabietadas, mientras que otras son dóciles y pasivas. Es en esta fase cuando los enfermos pueden perder la noción del espacio y andar sin rumbo, experimentar incontinencia y descuidar su higiene personal. Dado que estos síntomas resultan de cambios en el cerebro del paciente, la persona ni quiere hacerlo ni puede controlarlo.

Hoy en día se sabe que la enfermedad de Alzheimer — que antes era considerada un fenómeno sicológico — es una enfermedad degenerativa que se caracteriza por una serie de cambios fisiológicos en el cerebro. Las fibras nerviosas del hipocampo, el centro cerebral de la memoria, se enmarañan y la transmisión de la información hacia y desde el cerebro deja de funcionar correctamente. Es imposible formar nuevos recuerdos, y los recuerdos anteriores ya no se pueden traer a la mente. Otra característica de la enfermedad es la acumulación en el cerebro de placas compuestas principalmente de una sustancia llamada betaamiloide, que contiene proteína. Los científicos creen que las placas se acumulan en las células nerviosas y las deterioran.

A mucha gente le preocupa que sus eventuales olvidos se deban al Alzheimer. A casi todos se nos olvida de vez en cuando dónde dejamos las llaves u otros objetos de uso cotidiano; sin embargo, esos olvidos no significan que tengamos la enfermedad. Un buen ejemplo de la diferencia entre el olvido y la demencia es el siguiente: olvidar dónde pusimos las gafas es olvido; no recordar que utilizamos gafas puede ser señal de demencia.

Algunas enfermedades producen síntomas muy parecidos a los de la enfermedad de Alzheimer. La arteriosclerosis (endurecimiento de las arterias) puede producir demencia, pues corta gradualmente el suministro de sangre hacia el cerebro. La demencia también puede ser causada por muerte del tejido cerebral originada en derrames cerebrales repetidos y de poca gravedad, o por la presión que ejerce la acumulación de líquido en el cerebro. Otras condiciones que pueden producir síntomas parecidos a los de la demencia son la presencia de pequeños coágulos sanguíneos en los vasos que irrigan el cerebro, tumor cerebral, hipotiroidismo y sífilis avanzada. Además, la persona promedio de más de sesenta y cinco años toma entre ocho y diez medicamentos, contando los que se consiguen sin prescripción médica. Las reacciones a los medicamentos, junto con una

Relación entre la enfermedad de Alzheimer y el aluminio

Autopsias realizadas a personas que han muerto por la enfermedad de Alzheimer han revelado acumulación de aluminio en las células nerviosas del cerebro hasta cuatro veces más alta de lo normal. Concentraciones particularmente elevadas se han encontrado en la región del hipocampo, que desempeña un papel fundamental en la memoria.

A principios de 1989, la revista médica británica *The Lancet* publicó las conclusiones de un estudio realizado por el gobierno de Gran Bretaña: el riesgo de contraer la enfermedad de Alzheimer es 50 por ciento más alto en áreas de Gran Bretaña donde el agua potable contiene altos niveles de aluminio. La amenaza que representa el aluminio puede aumentar con la deficiencia crónica de calcio, pues el calcio tiene la capacidad de modificar la manera en que el organismo utiliza los minerales, lo que redunda en una mayor acumulación de aluminio.

Mientras que los británicos deben cuidarse del agua que beben, los estadounidenses deben cuidarse del aluminio que contienen muchísimos productos. A pesar de la controversia sobre si la acumulación de aluminio en las neuronas es la causa o el resultado de la alteración neuronal, nosotros pensamos que lo mejor es evitar el aluminio al máximo. Le recomendamos que revise la siguiente guía y que retire después de su gabinete de medicamentos y de su cocina los artículos que contengan derivados del aluminio potencialmente peligrosos.

Aditivos Alimentarios

Los fabricantes les agregan aluminio a muchos de los alimentos que los estadounidenses consumen todos los días. Las mezclas para torta, las masas congeladas, la levadura y el queso procesado y tajado contienen entre 5 y 50 miligramos de fosfato de sodio y aluminio por cada porción de tamaño promedio. Una cucharadita de baking powder contiene entre 5 y 70 miligramos de sulfato de sodio y aluminio. Los food starch modifiers y los anti-caking agents (aditivos químicos para que los productos se vean esponjosos y frescos) contienen cantidades variables de otros compuestos de aluminio. Las sales para encurtir pueden contener uno de dos compuestos de aluminio: sulfato de aluminio y amonio, o sulfato de aluminio y potasio. Si usted consume fast food, debe tener en cuenta que el queso procesado que utilizan para las hamburguesas con queso contiene aluminio para que el queso derrita.

Antiácidos

Varias docenas de antiácidos contienen hidróxido de aluminio, una sal de aluminio. Entre esos productos se cuentan algunos muy conocidos a nivel nacional, como Di-Gel en líquido, Gaviscon en tableta, Gelusil en líquido y en tableta, Extra Strength Maalox, Mylanta, Mylanta Double Strength en líquido y en tableta, y Tempo Soft Antacid. Las concentraciones de aluminio varían. Si usted utiliza antiácidos, lea cuidadosamente las etiquetas de los productos. Los antiácidos que contienen aluminio deben incluirlo en su lista de ingredientes. En el comercio se consiguen más de veinte antiácidos que no contienen aluminio, como Alka-Seltzer, Alka-Mints, Di-Gel en tableta, Maalox en caplet, Mylanta en gelcap, Rolaids en tableta, Titralac y Tums E-X.

Aspirina Buffered

Otra fuente de aluminio es aspirina buffered, ya que cada dosis contiene entre 14.4 y 88 miligramos de este metal. Remedios como Arthritis Pain Formula, Arthritis Strength Bufferin, Ascriptin, Bufferin, Cope y Vanquish contienen uno de dos compuestos: hidróxido de aluminio o aluminum glycinate. Al igual que muchos otros analgésicos, la aspirina corriente no contiene aluminio.

Champús

Numerosos champús anticaspa, como Selsun Blue, contienen silicato de magnesio y aluminio. Un ingrediente de muchísimos champús conocidos en todo el país es aluminum lauryl sulfate. Nuestra recomendación es, como siempre, que lea la etiqueta del producto antes de comprarlo.

Desodorantes

Muchos desodorantes y antiperspirantes, al igual que algunos polvos para la piel, contienen clorhidrato de aluminio. El cerebro absorbe fácilmente esta forma de aluminio a través de los conductos nasales.

Duchas

Muchas preparaciones para duchas contienen sales de aluminio. Entre ellas están algunas tan publicitadas a nivel nacional como Massengil en polvo. Todavía no existen datos científicos sobre la cantidad de estas sustancias que el organismo absorbe. Los productos que se consiguen sin receta médica se pueden reemplazar por una solución de vinagre y agua hecha en casa.

Envases

Los envases encerados recubiertos en aluminio, que se utilizan especialmente para los jugos de naranja y de piña, hacen que el jugo absorba el aluminio. La cerveza y las gaseosas que se consiguen en latas de aluminio también absorben pequeñas cantidades de este metal. Es preferible comprar bebidas embotelladas.

Remedios Antidiarréicos

En el comercio venden sin prescripción médica más de una docena de remedios contra la diarrea que contienen sales de aluminio, como caolín, silicato de aluminio y magnesio, y attapulgite, en dosis de 100 a 600 miligramos por tableta. Entre los remedios más conocidos que contienen estas sustancias están Donnagel, Kaopectate, Pepto-Bismol en líquido y Rheaban. Los productos que contienen el nuevo agente antidiarréico loperamide (Imodium AD, entre otros) no suelen contener aluminio.

Utensilios De Cocina En Aluminio

Los utensilios de aluminio contribuyen de manera importante al aluminio que se obtiene en la dieta. Según un estudio del Medical Center de la Universidad de Cincinnati, cocinar tomates en olla de aluminio duplica el contenido de aluminio de los tomates entre 2 y 4 miligramos por porción.

dieta poco nutritiva, suele afectar adversamente a la gente no sólo desde el punto de vista físico, sino también mental.

La causa o causas exactas de la enfermedad de Alzheimer no se conocen, pero algunas investigaciones han descubierto varias claves interesantes, muchas de las cuales tienen que ver con deficiencias nutricionales. Por ejemplo, el organismo de quienes sufren de esta enfermedad tiende a presentar niveles bajos de vitamina B_{12} y cinc. Las vitaminas B son importantes para el funcionamiento cognoscitivo, y un hecho bastante conocido es que los alimentos procesados que tanto abundan en la dieta moderna son despojados de estos nutrientes esenciales. El desarrollo de las neurofibrillas y de las placas amiloides en el cerebro, que son características de la enfermedad de Alzheimer, se han asociado con deficiencia de cinc. La malabsorción de los nutrientes, un problema frecuente entre las personas de edad avanzada, las vuelve propensas a otras deficiencias nutricionales, y el alcohol y muchas drogas contribuyen a agotar aún más las vitaminas y los minerales del organismo.

Tanto el nivel de los carotenoides (incluyendo el betacaroteno) como el de las vitaminas antioxidantes A y E son bajos en los pacientes de la enfermedad de Alzheimer. Estos nutrientes actúan como neutralizadores de los radicales libres y, por tanto, su deficiencia aumenta el daño que sufren las células cerebrales a causa de la oxidación. Aparte de esto, se han encontrado deficiencias de boro, potasio y selenio en la gente que sufre de esta enfermedad.

Investigaciones también han mostrado que existe una relación entre la enfermedad de Alzheimer y concentraciones elevadas de aluminio en el cerebro. Autopsias de personas que murieron de esta enfermedad revelan cantidades excesivas de aluminio en el hipocampo y en la corteza cerebral, la capa externa de materia gris encargada de las funciones cerebrales superiores como el pensamiento abstracto, el raciocinio, la memoria y el lenguaje

Es posible que la exposición a cantidades excesivas de aluminio, especialmente en combinación con una falta de vitaminas, minerales y antioxidantes esenciales predisponga a contraer la enfermedad. Sin embargo, un estudio publicado en *Archives of Neurology* en mayo de 1998 demostró que no hay mayor correlación entre la densidad de los nudos neurofibrilares en los lóbulos temporal y frontal del córtex y la presencia de aluminio. Además, el estudio demostró que el fluido cerebroespinal de los pacientes de Alzheimer no presenta niveles elevados de aluminio.

El aluminio no es el único metal que se ha asociado con la enfermedad de Alzheimer. En el cerebro de pacientes de esta enfermedad se han hallado concentraciones más altas de lo normal de mercurio, un metal tóxico. El mercurio que se desprende de las amalgamas dentales es el principal medio de exposición de la mayoría de la gente a este metal, y se ha encontrado una correlación directa entre la cantidad de mercurio inorgánico en el cerebro y la cantidad de amalgamas en la dentadura. El mercurio de las amalgamas dentales pasa a los tejidos del organismo, donde se acumula después de un tiempo. No se puede descartar la posibilidad de que la exposición al mercurio, especialmente al de las amalgamas dentales, sea uno de los factores que más contribuyen a la enfermedad de Alzheimer.

❑ Muchos pacientes de Alzheimer tienen antecedentes familiares de este trastorno, lo que sugiere que la herencia puede ser un factor. Llegados a la edad de noventa años, el riesgo de desarrollar la enfermedad es al menos del 50 por ciento para quienes tienen un familiar de primer grado (padre, madre, hermano o hermana) que tiene o ha tenido Alzheimer. Lo mismo para gemelos idénticos. Al igual que con otros trastornos de la mente, como la esquizofrenia y los trastornos maníacos depresivos, estos patrones hereditarios son complejos. Hay al menos cuatro variantes genéticas relacionadas con la enfermedad de Alzheimer. Todas ellas reducen la limpieza o aumentan la producción de betaamiloide. Una de las variantes implicadas en la síntesis de betaamiloide, ubicado en el cromosoma 21, está relacionado con un tipo raro de Alzheimer que normalmente comienza entre los cuarenta y los cincuenta años. Curiosamente, las personas con síndrome de Down, portadoras de una copia extra del cromosoma 21, tienen propensión a desarrollar Alzheimer muy temprano, a los treinta o cuarenta años. Nadie sabe con certeza cuándo comienza, y su origen puede anteceder a los síntomas clínicos en muchos años, incluso en décadas.

Otro posible culpable de la muerte de las células cerebrales es el sistema inmunológico. Muchas enfermedades se deben al mal funcionamiento del sistema inmunológico, que hace que el organismo ataque sus propios tejidos. Cerca de las placas y de las neurofibrillas cerebrales de personas que han muerto por la enfermedad de Alzheimer se han encontrado poderosas proteínas del sistema inmunológico, llamadas proteínas complementarias. Se sabe que en los animales las lesiones cerebrales alteran las "instrucciones" genéticas para dos clases de proteínas complementarias. Algunos expertos han formulado la teoría de que las proteínas complementarias normalmente ayudan a retirar las células muertas, pero que en la enfermedad de Alzheimer esas proteínas también atacan a las células sanas, lo que deriva en una degeneración celular que propicia la acumulación de amiloide. Muchos investigadores creen que el betaamiloide desempeña un papel clave en el deterioro total de la memoria que es característico de la enfermedad de Alzheimer. Esta sustancia no se encuentra únicamente en el cerebro; se produce en prácticamente todas las células del organismo como resultado de la degeneración del tejido. Aunque el amiloide no es altamente tóxico, es posible que precipite la demencia cuando se acumula en el cerebro en cantidades muy elevadas.

Hay razones para creer que la presencia de amiloide podría precipitar la liberación de una gran cantidad de proteínas complementarias, originando un círculo vicioso de inflamación y aumento de los depósitos de placa. Sin embargo, es posible que el ataque del sistema inmunológico a las células cerebrales no sea la causa de la enfermedad de

Alzheimer sino, más bien, un resultado de ella o, sencillamente, uno de los elementos de la enfermedad. Otros factores potenciales de riesgo son las lesiones cerebrales, presión arterial muy alta y bajos niveles de educación.

A pesar de que todos estos hallazgos permiten esperar que algún día la enfermedad de Alzheimer será comprendida en toda su complejidad y que, por tanto, se podrá prevenir, la ciencia todavía no sabe cómo detener el deterioro mental que caracteriza la enfermedad. Incluso el diagnóstico es difícil. Aunque algunos exámenes pueden sugerir que el diagnóstico correcto es enfermedad de Alzheimer, y hasta pueden descartar otras enfermedades como causa de los síntomas, actualmente no existe ningún examen de laboratorio ni ningún marcador bioquímico que permita confirmar definitivamente la enfermedad en una persona viva.

❑ Un estudio llevado a cabo por el National Institute of Mental Health (NIMH) y publicado en el *Journal of the American Medical Association* (JAMA) muestra que analizando la presencia de betaamiloide y proteínas tau (las que producen los nudos) podría servir para identificar a las personas con riesgo de desarrollar la enfermedad. Primeramente sería necesario establecer unos valores iniciales de referencia y, luego, analizar los cambios que se producen con el tiempo. Pero el uso de estos dos criterios puede suponer un cierto avance en la capacidad de diagnosticar la enfermedad. De momento, los médicos suelen hacer un diagnóstico probable con la ayuda de pruebas exhaustivas que comprenden un detallado historial clínico, examen físico completo, evaluación de las capacidades mentales, tests neurológicos, de sangre y de orina, un electrocardiograma (EKG) y rayos-X. También se pueden realizar otras pruebas, como una tomografía computerizada (CT, siglas en inglés), electroencefalografía (EEG, una grabación de los patrones de onda del cerebro) y una evaluación psiquiátrica formal.

Estas pruebas son necesarias para descartar otras posibles causas de los síntomas de demencia como la anemia perniciosa, hipotiroidismo o tumores. La documentación de los síntomas a diario ayuda a los médicos a comprender cada caso individual. Desgraciadamente, el diagnóstico del Alzheimer a menudo se hace mucho tiempo después de que la persona haya perdido la capacidad de comunicar o de asimilar información. Los síntomas menos graves a veces nos se detectan en las personas muy mayores, y mucha gente muere antes de que los síntomas se hagan evidentes. Los familiares de la persona enferma normalmente pueden detectar las primeras señales antes que los médicos.

A medida que obtenemos más información sobre el efecto de la genética y otros factores en la enfermedad de Alzheimer, la posibilidad de retrasar su progresión se hace más real.

Los nutrientes pueden tener un efecto beneficioso, y un estudio ha mostrado que la vitamina E retrasó el avance de algunos componentes de la enfermedad hasta en siete meses. Las investigaciones indican que la hierba ginkgo biloba, un remedio natural conocido desde hace años, puede ser útil en el tratamiento de algunos de los síntomas, aunque debería usarse con precaución ya que a veces provoca sangrados excesivos, especialmente si se usa junto con aspirinas.

Un estudio llevado a cabo en el Rush Institute for Healthy Aging de Chicago reportó que las personas con niveles bajos de niacina (vitamina B_3) tenían un 70 por ciento más de probabilidades de desarrollar Alzheimer que quienes tenían niveles altos de la misma. La niacina es necesaria para la respiración celular, contribuye a la liberación de energía y ayuda a la metabolización de los carbohidratos, grasas y proteínas. Esta vitamina es necesaria para la secreción de bilis, el funcionamiento del sistema nervioso, la síntesis de las hormonas sexuales y muchos otros procesos biológicos. El estudio mostró que el efecto protector comienza con 17 miligramos al días, que es lo que necesita un varón normal. Las mujeres necesitan 13 miligramos al día. Los suplementos normalmente se toman en incrementos de 100 miligramos, por lo que a ese nivel deberían esperarse efectos benéficos.

Nadie debe aceptar el diagnóstico de la enfermedad de Alzheimer sin antes probar una intensa terapia nutricional que incluya inyecciones de cinc, vitamina B_3 (descrita arriba), y vitamina B_{12}. La vitamina B_{12} funciona en numerosos procesos metabólicos que afectan al tejido nervioso, incluyendo la síntesis de neurotransmisores y la formación del recubrimiento aislante que rodea muchos nervios. Asimismo, puede que juegue un papel en la lucha contra el Alzheimer. La falta de vitamina B_{12} puede dar lugar a sensaciones extrañas de hormigueo, pérdida de coordinación y demencia, aún cuando la persona no sufra de anemia perniciosa, el síntoma clásico de esa deficiencia. Si el individuo responde al tratamiento con vitaminas, podemos descartar la enfermedad de Alzheimer.

Nutrientes

SUPLEMENTOS	DOSIS SUGERIDAS	COMENTARIOS
Esenciales		
Acetylcholine	500 mg 3 veces al día con el estómago vacío.	Su deficiencia se ha relacionado causalmente con la demencia.
Acetyl-l-carnitine	500 mg 2 veces al día.	Se cree que mejora el metabolismo del cerebro. Retarda el deterioro de la memoria.
Boron	3 mg al día. No sobrepasar esta dosis.	Mejora el funcionamiento del cerebro.
Coenzyme A de Coenzyme-A Technologies	Según indicaciones de la etiqueta.	
Coenzyme Q_{10}	100–200 mg al día.	Aumenta la oxigenación de las células y participa en la generación de energía celular.

Folic acid	Según indicaciones de la etiqueta.	
Iron	Según las instrucciones de su médico.	*Advertencia:* No tome hierro a menos que sea prescrito por su médico.
Lecithin granules o capsules	1 cucharada 3 veces al día antes de las comidas. 1.200 mg 3 veces al día antes de las comidas.	Necesarios para mejorar la memoria. Contienen colina.
Multivitamin y mineral complex con potassium	. 99 mg al día	Todos los nutrientes son necesarios de manera equilibrada. Utilizar una fórmula high-potency. Necesario para el adecuado equilibrio electrolítico.
Phosphatidyl serine	300 mcg 3 veces al día.	Mejora la memoria.
Pycnogenol o grape seed extract	60 mg 3 veces al día. Según indicaciones de la etiqueta.	Estos poderosos antioxidantes protegen a las células cerebrales del daño causado por los radicales libres atravesando fácilmente la barrera hematoencefálica.
S-Adenosyl-methionine (SAMe)	400 mg 2 veces al día.	Reduce los niveles de homocisteína. *Advertencia:* Si sufre de trastorno maníaco-depresivo o si toma antidepresivos recetados, no debe tomar SAMe.
Selenium	200 mcg al día.	Este poderoso antioxidante protege las células cerebrales.
Trimethylglycine (TMG)	500–1.000 mg al día, por la mañana.	
Vitamin A más carotenoids (incluye beta-carotene) y vitamin E	15.000 IU al día. 25.000 IU al día. 200 IU al día.	*Advertencia:* Si está tomando medicamentos para adelgazar la sangre, consulte a su médico antes de tomar vitamina E
Vitamin B complex en inyección más extra vitamin B_6 (pyridoxine) y vitamin B_{12} o vitamin B complex más extra vitamin B_6 (pyridoxine) y vitamin B_{12}	2 cc 3 veces por semana, o según indicaciones médicas 1/2 cc por semana, o según indicaciones médicas. 1 cc 3 veces por semana, o según indicaciones médicas. 100 mg 3 veces al día. 50 mg al día. 2.000 mcg al día.	Necesario para la función cerebral. Ayuda a la digestión de los alimentos. Su deficiencia puede causar depresión y dificultades mentales. Importante para el funcionamiento del cerebro. Las personas con Alzheimer tienen deficiencia de esta vitamina. En inyección (con supervisión médica) se obtienen resultados rápidamente. Si no se consigue en inyección, administrar en forma sublingual. Utilizar lozenges o administrar en forma sublingual.
más pantothenic acid (vitamin B_5)	100 mg 3 veces al día.	Participa en la transformación de la colina en acetilcolina, necesaria para la memoria.
Zinc	80 mg al día, divididos en varias tomas. No sobrepasar 100 mg al día de todas fuentes.	Ayuda a detener la formación de placas amiloides inducida por la deficiencia de cinc.
Importantes		
Apple pectin	Según indicaciones de la etiqueta.	Ayuda a eliminar metales tóxicos, como mercurio, lo cual puede contribuir a la demencia.
Calcium y magnesium	1.600 mg al día a la hora de acostarse. 800 mg al día.	Tiene efectos calmantes. Actúa con el magnesio. Bloqueador natural de la absorción del calcio.
Free-form amino acid complex	1.000–2.500 mg al día antes de las comidas. Tomar con 8 onzas de líquido.	Necesario para mejorar la función cerebral y para la reparación de los tejidos. Para mejor absorción, utilizar aminoácidos en estado libre.
Huperzine A	100 mcg al día.	
Kelp	1.000–1.500 mg al día.	Proporciona los minerales necesarios.
Melatonin	2–3 mg al día 2 horas o menos antes de acostarse.	Mejora el funcionamiento del cerebro y ayuda al sueño.
RNA y DNA	Según indicaciones de la etiqueta.	Son los componentes fundamentales de las células del cerebro. Utilizar una fórmula que contenga 200 mg de RNA y 100 mg de DNA por tableta. *Advertencia:* Si tiene gota, no debe utilizar este suplemento.
Superoxide dismutase (SOD) más copper	Según indicaciones de la etiqueta. 3 mg al día.	Este poderoso antioxidante mejora la utilización del oxígeno. El SOD necesita cobre para funcionar correctamente como antioxidante.
Vitamin C con bioflavonoids	6.000–10.000 mg al día divididos en varias tomas.	Mejoran la función inmunológica y aumentan el nivel de energía. Poderosos antioxidantes. Utilizar una variedad buffered.

Hierbas

- ❑ El butcher's broom promueve la sana circulación.
- ❑ El extracto de ginkgo biloba, en líquido o en cápsula, actúa como antioxidante y aumenta el flujo sanguíneo hacia el cerebro. Según un estudio publicado el 22 de octubre de 1977 en *Journal of the American Medical Association (JAMA)*, el extracto de ginkgo biloba puede estabilizar y, en algunos casos mejorar, la función mental y el comportamiento social de los enfermos de Alzheimer. Esto quedó confirmado en un estudio de 1997. Tome entre 100 y 200 miligramos de extracto de ginkgo biloba tres veces al día.
- ❑ La kava kava y el St. John's wort ayudan a tranquilizar a las personas que se enfurecen fácilmente.

❑ Estudios recientes hechos en Japón sugieren que el curcumin (un compuesto del turmeric) y el rosmarinic acid inhiben la formación y la extensión de fibras betaamiloide y desestabilizan las placas betaamiloide existentes. La dosis recomendada de curcumin es de 600 mg al día. El rosmarinic acid es una planta fenólica que está presente en cantidades significativas en el orégano, sanicle, gypsywort, rosemary, marjoram, mentas y sage. Las cápsulas normalmente contienen 35 miligramos de rosmarinic acid. La dosis diaria normal es de entre cuatro y seis cápsulas (140 a 210 miligramos).

❑ La hierba china qian ceng ta (*Huperzia serata*) aumenta la retención de memoria. Es la misma hierba de la que procede el huperzine A y se conoce también como club moss. Se ha demostrado que extractos puros y estandarizados de esta hierba mejoran significativamente la agudeza mental, la capacidad con el lenguaje y la memoria en un porcentaje significativo de personas con Alzheimer. Se trata de un bloquedor muy potente de la acetylcholinesterase, una enzima que regula la actividad de la acetylcholine, una sustancia química importante para que el cerebro mantenga unas funciones de aprendizaje y memoria saludables.

❑ La raíz de valeriana mejora los patrones de sueño cuando se toma antes de acostarse.

Recomendaciones

❑ Mantener el cerebro ocupado puede ralentizar el avance de la enfermedad. Esto quiere decir que hay que mantener el cerebro activo e intelectualmente implicado. También es recomendable hacer mucho ejercicio.

❑ Haga una dieta bien balanceada a base de alimentos naturales y siga el programa de suplementos nutricionales de esta sección.

❑ Tome únicamente agua destilada al vapor (al menos ocho vasos al día). No tome agua del tubo porque puede contener aluminio. (*Ver* AGUA en la Primera Parte.)

❑ Incluya en su dieta mucha fibra. Buenas opciones para usted son el oat bran o el rice bran.

❑ Evite el alcohol, el humo del cigarrillo, los alimentos procesados y las toxinas ambientales, especialmente metales como aluminio y mercurio. (*Ver* Relación entre la enfermedad de Alzheimer y el aluminio en la pagina 394.)

❑ Hágase un análisis de cabello para descartar la posibilidad de que sus síntomas se deban a intoxicación por metales pesados. (*Ver* ANÁLSIS DEL CABELLO en la Tercera Parte.)

❑ Hágase los exámenes necesarios para descartar alergias medioambientales y/o a los alimentos. (*Ver* ALERGIAS en la Segunda Parte.)

❑ Evite el alcohol, el humo del tabaco, las comidas procesadas y las toxinas medioambientales, especialmente metales como el aluminio y el mercurio. El fumar más que duplica el riesgo de sufrir demencia o Alzheimer, según un estudio publicado en la revista médica británica *Lancet*. Mientras que los estudios más recientes no han probado la conexión entre el aluminio y la enfermedad de Alzheimer, sigue siendo aconsejable evitar la ingesta de dicho metal en la medida de lo posible. Todos los metales en exceso son malos para el organismo.

❑ Si está usted cuidando de alguien con Alzheimer, busque la ayuda y el apoyo de alguna de las organizaciones que ofrecen su colaboración, como Alzheimer's Association. Aquí recibirá información sobre cómo manejar situaciones como el comportamiento difícil que a veces tienen los enfermos. Con los comportamientos más agresivos (insultos, gritos, agresión física hacia el cuidador), es importante comprender por qué se produce ese comportamiento. Estas son algunas de las pistas que ofrece la Alzheimer's Association:

- Piense en lo que ocurrió justo antes de desencadenarse la reacción.
- Busque los sentimientos que se encuentran tras las palabras.
- Sea positivo, reconfortante y hable despacio, con un tono suave.
- Use música, masajes y/o ejercicio para ayudar a tranquilizar al enfermo.

❑ La pérdida de memoria y la confusión pueden hacer que la persona enferma de Alzheimer se sienta insegura y sospechosa de quienes la rodean. Si ocurre esto, trate de no sentirse ofendido ni de discutir; es mejor ofrecer una respuesta sencilla o tratar de desviar la atención hacia otra actividad.

Aspectos para tener en cuenta

❑ Un test que evalúa la actividad eléctrica del cerebro y que almacena la información en un disco de computador para ser analizada posteriormente puede ayudar al diagnóstico de la enfermedad de Alzheimer.

❑ Actualmente se está desarrollando en el National Ageing Research Institute de la Universidad de Melbourne, Australia, una prueba cutánea por medio de lásers que serviría para diagnosticar la enfermedad en etapas más tempranas y con mayor rapidez. La prueba detecta las restricciones del flujo de sangre relacionadas con el mal de Alzheimer. Combina el uso de lásers con una corriente eléctrica ligera que activa un químico útil para la evaluación del flujo sanguíneo. Se espera que en un futuro cercano la prueba se convierta en una medida de evaluación pública.

❑ Para mantener la agudeza mental y prevenir los trastornos mentales es importante usar el cerebro y mantenernos ocupados leyendo, escribiendo y aprendiendo cosas nuevas.

❑ Según un estudio reciente, el carbamazepine (Tegretol), es un medicamento anticonvulsivo que podría aliviar la rabia y la hostilidad que acompañan a veces al Alzheimer. Tres de cada cuatro enfermos participantes en el estudio vieron reducida significativamente su agresividad.

❑ Estudios recientes muestran que se puede retrasar o incluso revertir el avance del Alzheimer mediante la reducción en la acumulación de radicales libres por medio de antioxidantes. Pruebas realizadas en Suiza a largo e veintidós años mostraron evidencia de que la terapia con antioxidantes estaba conectada a mejoras en las capacidades de memoria.

❑ Actualmente se investigan los posibles efectos benéficos de las hierbas balm y sage sobre la química del cerebro. Parece ser que el balm estimula los receptores neurológicos que ligan la acetylcholine. Y el sage contiene compuestos que inhiben la cholinesterase. En estos momentos, los medicamentos empleados en la lucha contra el Alzheimer normalmente son de este tipo.

❑ Estudios preliminares con ratas realizados en la Universidad de Washington, en Seattle, sugieren que el cat's claw combinado con otros extractos herbales como ginkgo biloba, gotu kola y rosemary inhibe la acumulación de placas en el cerebro.

❑ Algunos expertos distinguen entre una clase de enfermedad de Alzheimer que empieza temprano en la vida (usualmente entre los treinta y seis y los cuarenta y cinco años) y que evoluciona rápidamente, y otra que se presenta entre los sesenta y cinco y los setenta años y cuya evolución es más lenta. Para obtener más información, consulte el libro *Complete Guide to Symptoms, Illness and Surgery for People Over 50*, del Dr. H. Winter Griffith (The Body Press/ Perigee Books, 1992).

❑ Las señales de abuso de alcohol y los síntomas de la enfermedad de Alzheimer son muy parecidos. Al principio se creyó que la actriz Rita Hayworth era alcohólica, cuando, en realidad, padecía de la enfermedad de Alzheimer.

❑ Investigaciones apoyadas por la Alzheimer's Association y estudios realizados por el Departamento de Investigaciones del Oakwood College en Huntsville, Alabama, han descubierto que el extracto de ajo líquido envejecido (Kyolic) podría ser útil para mejorar los síntomas del Alzheimer. El Kyolic protege las células de los efectos tóxicos del betaamiloide.

❑ La homocisteína, un aminoácido formado a partir de la descomposición de otro aminoácido, la metionina, es un marcador biológico del desarrollo del Alzheimer. Algunos científicos creen que esta enfermedad podría evitarse si la gente redujera los niveles de homocysteine en sangre, aunque todavía no hay pruebas concluyentes de que este elemento realmente contribuya a la enfermedad. Una explicación más probable es que la presencia de tasas altas de homocysteine en el sistema sea indicativa de un trastorno severo del methylation (un tipo de proceso bioquímico esencial para la reparación y mantenimiento del material genético y la producción de neurotransmisores, entre otras cosas) en el cerebro de las personas afectadas por Alzheimer. Las deficiencias de methylation pueden provocar lesiones graves en las neuronas. Otros investigadores afirman que es el metabolismo anormal de los aminoácidos en las personas enfermas de Alzheimer lo que provoca la subida de las tasas de homocysteine. Esto puede dar lugar al daño neurológico que se produce con el avance de la enfermedad.

❑ La capacidad olfativa suele disminuir alrededor de dos años antes de que comience el deterioro mental de las personas que tienen la enfermedad de Alzheimer. Científicos del San Diego Medical Center de la Universidad de California encontraron que pacientes de esta enfermedad necesitan grandes concentraciones de cualquier sustancia para poder detectar su olor. La rapidez con la que el paciente pierde la capacidad de distinguir olores es un indicador útil para predecir cuán pronto va a perder sus facultades cognoscitivas. Debido a que fumar daña las células que intervienen en el sentido del olfato, éste no es un indicador tan útil para las personas que fuman.

❑ El ejercicio regular durante la vida adulta puede reducir las probabilidades de desarrollar la enfermedad de Alzheimer. Entre las actividades que se han asociado con un menor riesgo están nadar, caminar, andar en bicicleta y jugar al golf.

❑ Investigadores de la Universidad de California-Davis interrogaron a los cuidadores de ochenta y ocho ancianos, la mitad de los cuales tenían la enfermedad de Alzheimer u otra clase de demencia, acerca de los hábitos alimentarios de los pacientes. La mitad de los ancianos que sufrían de Alzheimer sentían un deseo tan intenso de consumir golosinas y cosas dulces que fue necesario restringirles el acceso a esos alimentos.

❑ La hormona dehydroepiandrosterone (DHEA) podría ayudar a prevenir la enfermedad de Alzheimer. (*Ver* TERAPIA A BASE DE DHEA en la Tercera Parte.)

❑ No existe tratamiento alguno que pueda parar o revertir el avance de esta enfermedad. Sin embargo, para las personas que se encuentran en las fases iniciales e intermedias de la enfermedad, la aplicación de una terapia que emplee inhibidores de la cholinesterase como tacrine (Cognex), donepezil (Aricept), rivastigmine (Exelon), o galantamine (Reminyl) podría aliviar algunos de los síntomas durante cierto tiempo. Otro medicamento de nueva generación que representa la única terapia neuroprotectiva disponible es memantine (Namenda), que ha sido aprobado para el tratamiento de casos moderados y graves. Sin embargo, este medicamento no parece ser la "fórmula mágica" que todos buscamos. De hecho, su utilidad podría verse limitada a proporcionar alivio a los pacientes terminales.

❑ Hay alguna evidencia de que la inflamación del cerebro puede contribuir al daño causado por la enfermedad. Por tanto, se están haciendo estudios sobre el posible efecto de las medicinas antiinflamatorias no esteroides (NSAID, según sus siglas en inglés) para determinar si pueden frenar su progresión. Pero hasta este momento, un estudio de los efectos de rofecoxib (Vioxx) y naproxen sodium (Aleve) no ha aportado pruebas concluyentes, y otro con celecoxib (Celebrex) y naproxen sodium ha sido suspendido. Rofecoxib ha sido retirado del mercado.

❑ Dado que las placas de betaamiloide parecen ser las principales culpables del mal de Alzheimer, la enfermedad podría controlarse si se encontrase la manera de limpiarlas o de prevenir su formación. Investigadores de Lilly Research Laboratories y Elan Pharmaceuticals han descubierto que ciertos anticuerpos monoclonales se ligan al betaamiloide y lo eliminan del cerebro. En experimentos con animales se empleó un tratamiento con el anticuerpo monoclonal M266 que limpió el cerebro del sujeto de betaamiloide y revertió algunos problemas de memoria existentes. Mientras tanto, un estudio publicado en *Journal of Neuroscience* en marzo de 2003 mostró que es posible aumentar los niveles de neprilisina, una enzima que degrada el betaamiloide, mediante terapia genética. Otro estudio publicado en *Nature Medicine*, centró su atención en los astrocitos, unas células en estado natural que protegen las neuronas y que parecen contrarrestar el betaamiloide. Los científicos creen que las fallas en la capacidad de los astrocitos para limpiar el betaamiloide puede ser un factor que contribuye al desarrollo de placa.

❑ Otro estudio publicado en *Proceedings of the National Academy of Sciences* ha mostrado que los ratones modificados para privarlos de la enzima insulisina (que degrada la insulina) tenían unos niveles de betaamiloide 1,5 veces mayores en el cerebro que los ratones del grupo de control. Dado que la insulisina está íntimamente relacionada con el metabolismo de la insulina y la glucosa, y como parece haber una conexión entre la diabetes y el Alzheimer, los científicos tienen esperanzas de que las modificaciones de la insulisina o algún otro aspecto del metabolismo de la insulina puedan servir para controlar la enfermedad.

❑ Investigaciones publicadas en la revista *Biochemistry* apuntan al posible potencial terapéutico de los fragmentos de cadena ligera de anticuerpos proteolíticos antibetaamiloide. Estos fragmentos son capaces de dirigirse al betaamiloide y reducir su toxicidad. Además pueden introducirse en partes del cerebro que contienen concentraciones pesadas de placa utilizando métodos no invasivos.

❑ Una nueva y prometedora medicina llamada Alzhemed está actualmente siendo sometida por la FDA a la Fase III de las pruebas marcadas para su aprobación. Este medicamento es una molécula orgánica de pequeño tamaño que se administra oralmente, y está diseñada para eliminar del cerebro las fibras betaamiloides solubles antes de que causen placa, previniendo y deteniendo la formación y deposición de fibras amiloides y para inhibir la respuesta inflamatoria relacionada con la acumulación de amiloide. Si este medicamento tiene éxito, sería equivalente a encontrar la piedra filosofal del Alzheimer. La Fase II de las pruebas tuvo mucho éxito, consiguiéndose una reducción de las concentraciones de betaamiloide en el fluido espinal de hasta un 70 por ciento.

❑ Desde otro ángulo, se han estado llevando a cabo con humanos las pruebas de la Fase I con una posible vacuna que mostró gran potencial en estudios realizados con animales. Como estas pruebas no mostraron efectos adversos en los sujetos experimentales, se ampliaron a la Fase II en 2001, con 306 participantes. Desgraciadamente, las pruebas se suspendieron debido a la aparición de efectos secundarios graves, pero lo resultado, incluso de la prueba suspendida, invitan al optimismo. El medicamento pareció reducir las cantidades de placa de betaamiloide en un paciente, y un número importante de aquellos tratados desarrollaron anticuerpos frente a los betaamiloides y mostraron muy poco o ningún declive cognoscitivo en comparación con quienes no desarrollaron los anticuerpos. Este estudio ha animado a los investigadores a probar otras vías a partir de la teoría sobre la que se apoyan ya que, al parecer, el medicamento sí generó un efecto positivo. Este camino, la terapia inmunológica, llama a un cierto optimismo y puede dar lugar a un tratamiento efectivo en el futuro.

❑ Pruebas preliminares realizadas sugieren que la nicotinamide adenine dinucleotide (NADH) puede ser beneficiosa para los enfermos de Alzheimer. En un estudio llevado a cabo por el investigador y médico austríaco Dr. George Birkmayer y varios colegas suyos, se trató con NADH a diecisiete enfermos de demencia parecida al Alzheimer durante un periodo de ocho a doce semanas. Según los criterios de dos tests tipo, el Folstein Mini-Mental Status Examination y la escala de deterioro global, la función cognoscitiva de los pacientes mejoró y no se reportaron efectos secundarios adversos.

❑ Dosis altas de lecitina podrían servirles a los pacientes de la enfermedad de Alzheimer. Sin embargo, un estudio doble ciego controlado sobre las dosis altas de lecitina, que fue publicado en la revista médica *Journal of Neurology, Neurosurgery, & Psychiatry*, encontró que puede existir una "ventana terapéutica" para los efectos de la lecitina en gente que sufre de esa enfermedad, y que esto es más evidente en las personas de edad avanzada.

❑ Se ha observado que el nivel de estrógeno de las mujeres que tienen Alzheimer es más bajo que el de las mujeres sanas.

❑ Investigadores del Massachusetts Institute of Technology descubrieron que los niveles de colina y ethanolamine de las personas que tienen enfermedad de Alzheimer son significativamente más bajos de lo normal. Tanto la colina

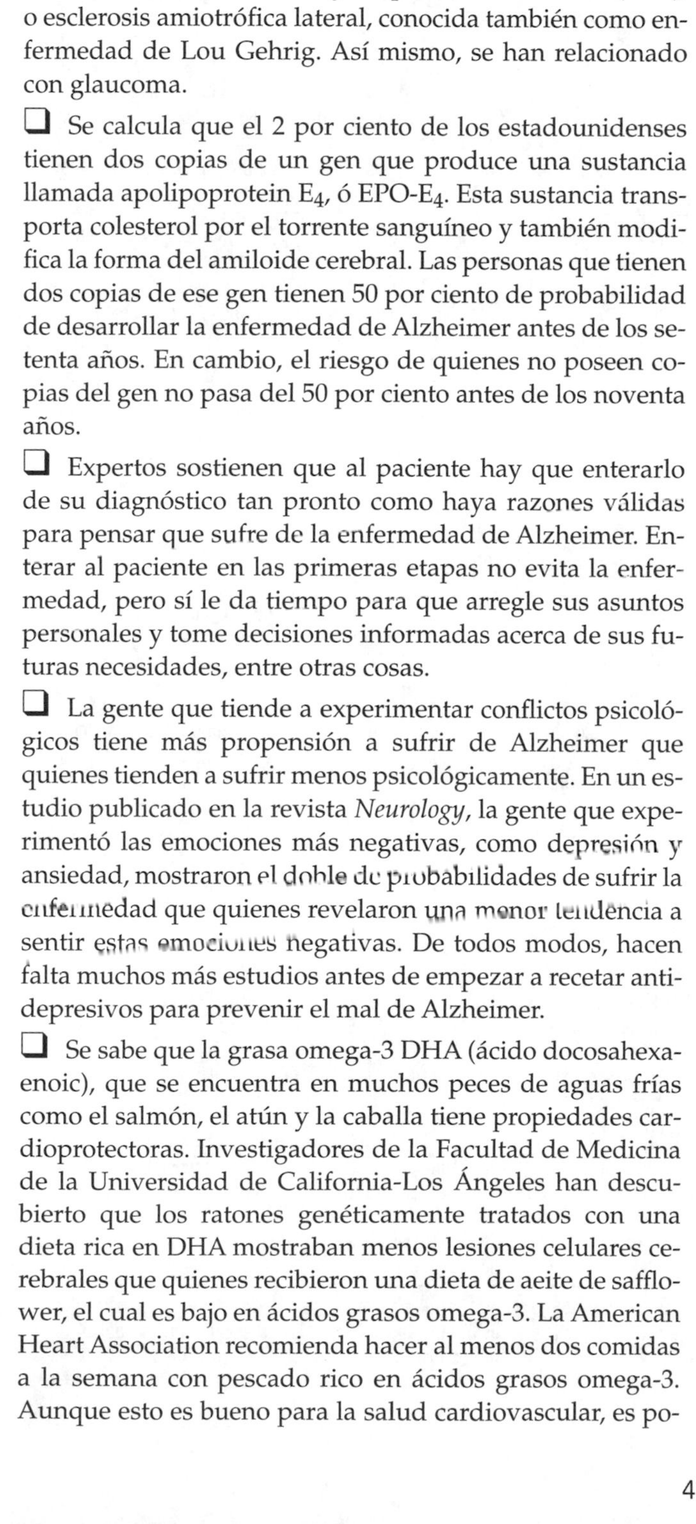

como el ethanolamine intervienen en la síntesis de los fosfolípidos, importantes componentes de las membranas de las neuronas cerebrales.

❑ Científicos de la Universidad de Kentucky descubrieron que el nivel de la glutamine synthetase, una enzima que controla la producción de amoníaco y glutamato, era más alto en un grupo de personas con enfermedad de Alzheimer que en grupo control de personas sanas. Pequeñas cantidades de glutamato son vitales para el cerebro, pero en altas concentraciones puede convertirse en un veneno. Niveles anormalmente elevados de glutamato se han asociado recientemente con amyotrophic lateral sclerosis (ALS), o esclerosis amiotrófica lateral, conocida también como enfermedad de Lou Gehrig. Así mismo, se han relacionado con glaucoma.

❑ Se calcula que el 2 por ciento de los estadounidenses tienen dos copias de un gen que produce una sustancia llamada apolipoprotein E_4, ó EPO-E_4. Esta sustancia transporta colesterol por el torrente sanguíneo y también modifica la forma del amiloide cerebral. Las personas que tienen dos copias de ese gen tienen 50 por ciento de probabilidad de desarrollar la enfermedad de Alzheimer antes de los setenta años. En cambio, el riesgo de quienes no poseen copias del gen no pasa del 50 por ciento antes de los noventa años.

❑ Expertos sostienen que al paciente hay que enterarlo de su diagnóstico tan pronto como haya razones válidas para pensar que sufre de la enfermedad de Alzheimer. Enterar al paciente en las primeras etapas no evita la enfermedad, pero sí le da tiempo para que arregle sus asuntos personales y tome decisiones informadas acerca de sus futuras necesidades, entre otras cosas.

❑ La gente que tiende a experimentar conflictos psicológicos tiene más propensión a sufrir de Alzheimer que quienes tienden a sufrir menos psicológicamente. En un estudio publicado en la revista *Neurology*, la gente que experimentó las emociones más negativas, como depresión y ansiedad, mostraron el doble de probabilidades de sufrir la enfermedad que quienes revelaron una menor tendencia a sentir estas emociones negativas. De todos modos, hacen falta muchos más estudios antes de empezar a recetar antidepresivos para prevenir el mal de Alzheimer.

❑ Se sabe que la grasa omega-3 DHA (ácido docosahexaenoic), que se encuentra en muchos peces de aguas frías como el salmón, el atún y la caballa tiene propiedades cardioprotectoras. Investigadores de la Facultad de Medicina de la Universidad de California-Los Ángeles han descubierto que los ratones genéticamente tratados con una dieta rica en DHA mostraban menos lesiones celulares cerebrales que quienes recibieron una dieta de aeite de safflower, el cual es bajo en ácidos grasos omega-3. La American Heart Association recomienda hacer al menos dos comidas a la semana con pescado rico en ácidos grasos omega-3. Aunque esto es bueno para la salud cardiovascular, es posible que esta dieta también sea buena para las personas aquejadas de Alzheimer o con un riesgo elevado de sufrir la enfermedad. Es un caso claro de "mal no va a hacer, y encima podría ser bueno".

❑ Cualquier persona encargada de cuidar a un paciente de la enfermedad de Alzheimer eventualmente se siente sobrepasado y necesita compartir esa responsabilidad. Para muchas personas, los centros de atención diurna para adultos son un regalo del cielo. Para que sea bueno, un centro de atención diurna para adultos debe ser limpio, seguro (no debe tener puertas de vidrio, pisos resbaladizos o con desniveles, muebles con puntas peligrosas, ni cosas por el estilo) y con barreras en la entrada y en la salida para proteger a los pacientes sin hacerlos sentir atrapados. La alimentación debe ser nutritiva y apetitosa. El personal debe ser cálido y amigable, y debe estar capacitado profesionalmente para trabajar con enfermos de Alzheimer. También debe contar con sicólogos o trabajadores sociales para ayudarles a todos los que lo necesiten a sobrellevar las frustraciones de la vida cotidiana y a manejar la ira y la depresión. Además, debe tener una habitación tranquila donde pueda permanecer separada de las demás la persona que esté agitada o enferma. Las actividades habituales del centro, así como también servicios como terapia física, ayuda para la higiene personal, orientación familiar y grupos de apoyo para los cuidadores se deben adaptar a las necesidades particulares del paciente y su familia.

❑ Según Nancy Edwards, Ph.D., una profesora de Enfermería de la Universidad de Purdue, se ha comprobado que el acto de mirar a peces nadando pacíficamente tranquiliza a los pacientes de Alzheimer. Esto los permite concentrarse lo suficiente como para poder ser alimentados mejor.

❑ Para recabar los nombres y direcciones de organizaciones que pueden aportar más información sobre este trastorno, *ver* Organizaciones Médicas y de la Salud en el Apéndice.

ENFERMEDAD DE CROHN

La enfermedad de Crohn es un trastorno intestinal de origen desconocido. Conocida también como *ileitis* o *enteritis*, la enfermedad afecta a la parte baja del intestino delgado, aunque puede atacar también a otras partes del sistema digestivo, desde la boca hasta el ano. La enfermedad de Crohn causa una inflamación que alcanza a las capas más profundas de la pared intestinal y provocando frecuentemente dolores abdominales, diarrea, sangrados rectales, pérdida de apetito y de peso.

Una complicación habitual de esta enfermedad es el bloqueo del intestino por los tejidos cicatriciales que acaban estrechando al paso. La enfermedad de Crohn también puede generar llagas o úlceras que atraviesan los tejidos cercanos. Estos túneles se denominan *fístulas* y aunque pueden tratarse con medicación, a veces es necesaria la cirugía. Los pacientes de este trastorno también suelen mostrar deficiencias nutricionales.

La enfermedad de Crohn afecta a un porcentaje relativamente pequeño de la población (1.2 a 15 casos por 100.000 personas en los Estados Unidos), mujeres y hombres indistintamente, y muchas veces afecta a miembros de la misma familia. Según la Crohn's and Colitis Foundation of America (CCFA), quienes tienen un familiar que padece la enfermedad, tienen al menos diez veces más probabilidades de contraerla que la población en general. El trastorno afecta a todas las edades, pero su manifestación inicial suele producirse normalmente entre los quince y treinta años, o entre los sesenta y ochenta. Los niños con Crohn pueden tener problemas de desarrollo y crecimiento provocados por las deficiencias nutricionales.

La enfermedad de Crohn ofrece ciertas dificultades para su diagnóstico porque sus síntomas son similares a los de otros trastornos intestinales, especialmente la colitis ulcerosa — otra dolencia intestinal inflamatoria que afecta sólo al colon. Los síntomas de Crohn pueden aparecer de manera intermitente, cada pocos meses, e incluso cada pocos años en algunos casos. En los casos más raros, los síntomas aparecen una vez y no vuelven nunca más. Si la enfermedad se prolonga durante muchos años, la función intestinal se deteriora gravemente. Si no se trata, puede ser muy seria, incluso mortal. Asimismo, el riesgo de cáncer puede llegar a aumentar hasta veinte veces.

Los médicos creen que el trastorno tiene una base genética que no se activaría hasta la aparición de alguna bacteria o algún virus que provocaría una respuesta anormal del sistema inmunológico. La primera manifestación de la enfermedad de Crohn puede ser dramática, con la aparición de fiebres muy altas y repentinas, pérdidas de peso súbitas (más de cinco libras en unos pocos días), sangrados rectales abundantes, fuertes dolores abdominales que duran más de una hora cada vez, y vómitos constantes junto con la paralización de los movimientos intestinales.

Para confirmar que se trata de la enfermedad de Crohn se suelen hacer diversas pruebas. Por ejemplo, hay una prueba de sangre que se hace para comprobar si hay anemia y/o la cuenta de leucocitos en la sangre. Se suelen hacer también una seria de rayos-X de la parte alta del aparato gastrointestinal para mirar al intestino delgado. También se habitua hacer una colonoscopia para inspeccionar el interior del intestino grueso. Para ello se introduce un tubo largo y flexible, iluminado y conectado a una computadora y un monitor. Si las pruebas determinan la presencia de esta enfermedad, el doctor puede hacer más rayos-X tanto en la parte superior como inferior del sistema digestivo para descubrir hasta dónde han sido afectados por la enfermedad.

Dado que no hay cura para esta enfermedad, el objetivo del tratamiento es controlar la inflamación, aliviar los síntomas y corregir las deficiencias nutricionales, todo lo cual puede ser muy útil para ayudar a que la enfermedad entre en remisión.

A menos que se indique otra cosa, las dosis que se recomiendan a continuación son para personas adultas. La dosis para los jóvenes de doce a diecisiete años debe equivaler a tres cuartas partes de la cantidad recomendada; la de los niños de seis a doce años, a la mitad y la de los menores de seis años, a la cuarta parte.

Nutrientes

SUPLEMENTOS	DOSIS SUGERIDAS	COMENTARIOS
Esenciales		
Duodenal glandular	Según indicaciones de la etiqueta.	Ayuda a curar las úlceras gastrointestinales.
L-Glutamine	500 mg 2 veces al día con el estómago vacío. Tomar con agua o jugo. No tomar con leche. Para mejor absorción, tomar con 50 mg de vitamina B_6 y 100 mg de vitamina C.	Combustible metabólico de suma importancia para las células intestinales. Protege la vellosidad del intestino que contribuye a la absorción. *Ver* AMINOÁCIDOS en la Primera Parte.
Liver extract en inyección	2 cc por semana, o según indicaciones médicas.	Necesario para la correcta digestión.
más		
vitamin B complex	1 cc por semana, o según indicaciones médicas.	Ayuda a prevenir la anemia.
y		
vitamin B_{12}	1 cc 2 veces por semana, o según indicaciones médicas.	Importante para la correcta digestión y para prevenir la anemia. Su deficiencia agrava la malabsorción.
y		
folic acid	1/4 cc 2 veces por semana, o según indicaciones médicas.	Necesario para el suministro constante de nuevas células. Es más eficaz en inyección (con supervisión médica).
o		
vitamin B complex	100 mg 3 veces al día.	Si no se consigue en inyección, administrar en forma sublingual.
más extra		
vitamin B_{12}	1.000–2.000 mcg al día.	Utilizar lozenges o administrar en forma sublingual.
y		
folic acid	200 mcg al día.	
N-Acetylglucosamine (N-A-G de Source Naturals)	Según indicaciones de la etiqueta.	Muy importante componente de la capa que protege al recubrimiento intestinal de los efectos potencialmente nocivos de las enzimas digestivas y otras sustancias intestinales.
Omega-3 essential fatty acids (Kyolic-EPA de Wakunaga, Intestamend de Health from the Sun, flaxseed oil, primrose oil y salmon oil)	Según indicaciones de la etiqueta, 3 veces al día.	Necesarios para la reparación del tracto digestivo. Reducen la inflamación y son muy necesarios para la enfermedad de Crohn.
Pancreatin	Según indicaciones de la etiqueta. Tomar con las comidas.	Descomponen la proteína y ayudan a la digestión.
más		
bromelain	Según indicaciones de la etiqueta.	
Taurine Plus de American Biologics	500 mg al día con el estómago vacío. Para mejor absorción, tomar con 50 mg de vitamina B_6 y 100 mg de vitamina C.	Importante antioxidante y regulador inmunológico. Administrar en forma sublingual.

Vitamin C con bioflavonoids	1.000 mg 3 veces al día.	Previenen la inflamación y mejoran la inmunidad. Utilizar una variedad buffered.
Vitamin K	Según indicaciones de la etiqueta.	Vital para la salud del colon. Su deficiencia es común en personas que tienen este trastorno, debido a la malabsorción y a la diarrea.
Zinc	50 mg al día. No tomar más de 100 mg al día de todos los suplementos.	Necesario para el sistema inmunológico y para la curación. Para mejor absorción, utilizar lozenges de zinc gluconate u OptiZinc.
Importantes		
Free-form amino acid complex	1/4 cucharadita 2 veces al día.	La proteína es esencial para curar el intestino. Administrar en forma sublingual.
Garlic (Kyolic)	2 cápsulas 3 veces al día con las comidas.	Combate los radicales libres presentes en la enfermedad de Crohn. Ayuda a la curación.
Lactobacilli (Kyo-Dophilus de Wakunaga) o Capricin de Probiologic	Según indicaciones de la etiqueta.	Ayuda a la digestión. Utilizar una fórmula no láctea. Los productos que contienen *L. acidophilus y L. bifidus* son más eficaces. Actúa conjuntamente con el ácido butírico para reducir la inflamación y para filtrar partículas no digeridas de alimentos.
Spiru-tein de Nature's Plus	2 cápsulas 3 veces al día.	Suministra la proteína necesaria. Ayuda a estabilizar el azúcar sanguíneo entre comidas.
Provechosos		
Calcium y magnesium	2.000 mg al día. 1.500 mg al día.	Ayudan a prevenir el cáncer de colon.
Floradix Iron + Herbs de Salus Haus	2 cucharaditas al día.	Previene la anemia. El Floradix es una forma de hierro no tóxica, derivada de fuentes alimentarias y de fácil absorción.
Gastro-Calm de Olympian Labs	Según indicaciones de la etiqueta.	
Multivitamin y mineral complex con copper y manganese y selenium más extra potassium	Según indicaciones de la etiqueta. 99 mg al día.	La malabsorción suele ser un resultado de este trastorno. El cobre, el selenio y el manganeso son importantes para tratar esta enfermedad. A causa de la malabsorción, los pacientes suelen presentar deficiencia de estos suplementos. Utilizar una fórmula líquida, en polvo o en cápsula. Puede disminuir las complicaciones quirúrgicas, así como también la necesidad de cirugía.
Oxy-Caps de Earth's Bounty	Según indicaciones de la etiqueta.	
Quercetin más bromelain o Activated Quercetin de Source Naturals	500 mg 2 veces al día antes de las comidas. 100 mg 2 veces al día antes de las comidas. Según indicaciones de la etiqueta.	Retarda la liberación de histamina. Ayuda a controlar las alergias alimentarias. Necesario para varias funciones enzimáticas. Mejora la absorción del quercetin. Contiene quercetin, bromelaína y vitamina C.
Shark cartilage	Según indicaciones de la etiqueta. Si no lo tolera por vía oral, administrar por vía rectal mediante enema de retención.	Combate las metástasis de los tumores cancerosos.
Vitamin A y vitamin E	25.000 UI al día. Si está embarazada, no debe tomar más de 10.000 UI al día. Hasta 200 UI al día.	Estos antioxidantes ayudan a controlar la infección y a reparar el tracto intestinal. Use en forma de d-alpha-tocopherol.
Vitamin D_3	400 UI al día.	Previene las enfermedades metabólicas de los huesos como consecuencia de la malabsorción.

Hierbas

❑ El aloe vera es beneficioso para la enfermedad de Crohn porque ablanda la materia fecal y cura el tracto digestivo. Tome media taza de jugo de aloe vera tres veces al día.

❑ Existen múltiples combinaciones de productos herbales diseñados para ofrecer alivio gastrointestinal. Entre las recomendadas están Enzymatic Therapy, Olympian Labs y Solaray.

❑ Otras hierbas provechosas para esta enfermedad son raíz de burdock, echinacea, fenugreek, goldenseal, licorice, raíz de marshmallow, pau d'arco, peppermint con recubrimiento entérico (no usar ninguna otra clase), red clover, rose hips, silymarin (extracto de milk thistle), slippery elm y yerba maté. Estas hierbas favorecen la digestión, purifican el torrente sanguíneo y reducen la inflamación y la infección. Para obtener mejores resultados se deben alternar.

Advertencia: No utilice licorice todos los días durante más de siete días seguidos, y evítelo por completo si su tensión arterial es alta. No tome goldenseal todos los días durante más de una semana seguida, y evítelo si está embarazada. Si tiene antecedentes de enfermedad cardiovascular, diabetes o glaucoma, use goldenseal únicamente con supervisión médica.

Recomendaciones

❑ Haga una dieta básicamente de vegetales no ácidos, frescos o cocinados, como bróculi, col de Bruselas, cabbage, zanahoria, apio, ajo, kale, espinaca y nabo. Hierva sus alimentos o cocínelos al vapor, a la parrilla o al horno.

❑ Beba gran cantidad de líquido, como agua destilada al vapor, tés de hierbas y jugos frescos. El jugo de cabbage fresco es muy provechoso.

❑ Agréguele papaya a su dieta. Mastique varias semillas para ayudarle a la digestión.

❑ Durante los ataques agudos, consuma alimentos orgánicos para bebé, vegetales al vapor, y brown rice, millet y oatmeal bien cocidos.

❑ Pruebe a eliminar de su dieta todos los productos lácteos (incluido el queso), el pescado, las salchichas duras, el cabbage pickled y los productos de levadura, y fíjese si los síntomas disminuyen. Estos alimentos son ricos en histamina y muchas personas que padecen de la enfermedad de Crohn también presentan intolerancia a la histamina. La leche y otros productos lácteos también contienen carragaen, un compuesto extraído del seaweed rojo. Se sabe que el carragaen, que es ampliamente utilizado en la industria alimentaria por su capacidad estabilizadora de las proteínas de la leche, induce colitis ulcerosa en animales de laboratorio.

❑ Evite el alcohol, la cafeína, las bebidas carbonatadas, el chocolate, el maíz, los huevos, los alimentos con aditivos o preservativos artificiales, los alimentos fritos o grasosos, la margarina, la carne, la pimienta, los alimentos condimentados, el tabaco, la harina blanca y todos los productos de origen animal, a excepción del pescado de carne blanca y de aguas claras. Estos alimentos irritan el tracto digestivo. También se deben excluir de la dieta los productos que forman mucosidad, como los alimentos procesados y refinados, y los productos lácteos. Restrinja su consumo de barley, rye y wheat.

❑ Evite los carbohidratos refinados. No consuma cereales secos en caja, ni ningún producto que contenga azúcar en cualquier forma. Las dietas ricas en carbohidratos refinados se han relacionado con la enfermedad de Crohn. Estos alimentos se deben eliminar de la dieta.

❑ Revise la deposición todos los días para ver si contiene sangre.

❑ En lo posible, evite el estrés. Los pensamientos, el sistema nervioso y las funciones corporales están íntimamente conectados. Nuestros pensamientos y nuestras emociones afectan a nuestro organismo. Durante los ataques de esta enfermedad, repose.

❑ Asegúrese de evacuar el intestino todos los días, pero no utilice laxantes fuertes. (*Ver* DIARREA y/o ESTREÑIMIENTO en la Segunda Parte.) Un enema suave le puede ayudar. Prepárelo agregándole a dos quarts de agua tibia el contenido de un cuentagotas de extracto de hierba sin alcohol y una cucharadita de acidophilus no lácteo en polvo. La acumulación de desechos corporales tóxicos constituye un medio adecuado para la proliferación de parásitos. El torrente sanguíneo también absorbe las toxinas a través de la pared del colon. Es beneficioso consumir todos los días cascarilla de psyllium, pues su alto contenido de fibra ayuda a eliminar las toxinas antes de que se absorban.

Nota: La fibra suplementaria no se debe tomar junto con otros suplementos y medicamentos, sino por separado.

❑ No se aplique supositorios rectales que contengan grasas hidrogenadas preparadas químicamente.

❑ Si está estreñido, hágase un enema de limpieza. (*Ver* ENEMAS en la Tercera Parte).

❑ Utilice un heating pad para aliviar el dolor abdominal.

Aspectos para tener en cuenta

❑ No hay ninguna regla dietética consistente que se pueda aplicar a todos los pacientes pero, en general, se recomienda a los enfermos de Crohn que mantengan una dieta sana para ayudar al cuerpo a reemplazar la pérdida de nutrientes. Más aún, se ha comprobado que algunos de éstos, como los ácidos grasos esenciales y el aminoácido glutamine, ayudan a mantener la enfermedad en estado de remisión.

❑ Para curarse de la enfermedad de Crohn es muy importante corregir las deficiencias nutricionales. Los requerimientos proteínicos de las personas con enfermedades inflamatorias del intestino son hasta un 30 por ciento más altos de lo normal. Si hay diarrea crónica, es posible que haya deficiencia de electrólitos y de microminerales. La esteatorrea crónica (heces grasosas debido a una pobre digestión de las grasas) puede originar deficiencias de calcio y de magnesio.

❑ Drogas como corticosteroides y sulfasalazine (Azulfidine), que se suelen prescribir para las enfermedades inflamatorias del intestino, y cholestyramine (Questran), formuladas para bajar el colesterol, aumentan la necesidad de suplementos nutricionales. Los corticosteroides disminuyen la síntesis de las proteínas e inhiben la absorción normal del calcio aumentando la excreción de vitamina C en la orina. La deficiencia de otros nutrientes, como cinc, potasio, vitamina B_6 (piridoxina), ácido fólico y vitamina D, afecta a la formación de los huesos y retarda la curación. El sulfasalazine inhibe el transporte del ácido fólico y del hierro, lo cual causa anemia.

❑ Los antioxidantes disminuyen el riesgo de contraer la enfermedad de Crohn. Las paredes intestinales normalmente contienen pequeñas cantidades de las enzimas antioxidantes superoxide dismitase (SOD), catalasa y glutatión peroxidasa, pero su capacidad de combatir a los radicales libres puede verse desbordada en momentos de inflamación activa, lo que se traduce en daño a los tejidos.

❑ A fin de restablecer las condiciones necesarias para la curación, se debe mantener alcalino el pH del organismo (más de 7.0).

❑ Seguir una dieta libre de alergenos, reemplazar los nutrientes perdidos y utilizar hierbas seleccionadas son medidas que aceleran la curación y previenen las recaídas. Estudios han demostrado que cuando una persona que se ha curado vuelve a adoptar su antigua dieta, la enfermedad de Crohn reaparece. Otros factores asociados con esta enfermedad son estrés prolongado, trauma y factores sicosomáticos y vasculares.

❑ Las deficiencias nutricionales derivadas de la malabsorción debilitan el sistema inmunológico, lo que a su vez prolonga el tiempo de curación de la inflamación y las úlceras.

❑ Diversos microorganismos han sido implicados en la enfermedad de Crohn, entre ellos hongos, bacterias, virus, mircobacterias, organismos parecidos a los pseudomonas y clamidia. Sin embargo, la causa de la enfermedad de Crohn no se ha establecido y lo más probable es que intervengan múltiples factores.

❑ Se pueden presentar reacciones antigénicas a causa del "leaky gut syndrome", trastorno en el cual partículas minúsculas de alimentos sin digerir o parcialmente digeridos atraviesan la mucosa inflamada de la pared intestinal y llegan al torrente sanguíneo. A fin de evitar que esto ocurra, se debe reparar la pared mucosa. Es importante evitar alimentos que causan reacciones. (*Ver* ALERGIAS en la Segunda Parte.) El tratamiento con ácido butírico, un ácido graso monoinsaturado, reduce la inflamación y la infiltración de partículas de alimentos sin digerir, y ayuda a reparar la pared mucosa. El N-acetylglucosamine (NAG) previene el leaky gut syndrome.

❑ Un estudio efectuado en Italia encontró que los pacientes de enfermedad de Crohn que tomaron aceite de pescado en suplementos de liberación gradual presentaron menos recaídas que aquellos que no tomaron esos suplementos. En comparación con los sujetos que tomaron un placebo, más de la mitad de los sujetos que tomaron aceite de pescado durante el año que duró la investigación permanecieron libres de síntomas.

❑ Los investigadores no han podido encontrar un marcador genético específico para la enfermedad de Crohn, pero han descubierto que es cuatro veces más frecuente en personas caucásicas y judías que en personas de otros grupos étnicos. De los casos dados a conocer, entre el 20 y el 40 por ciento tienen parientes que han sufrido de la enfermedad de Crohn o de colitis ulcerosa.

❑ Si la enfermedad de Crohn continúa por muchos años, la función intestinal se deteriora gradualmente y cabe la posibilidad de practicar cirugía para extraer el segmento intestinal enfermo. A pesar de que la cirugía no cura la enfermedad, sí logra aliviar los síntomas, y cinco años después por lo menos el 50 por ciento de los pacientes que se someten a ella gozan de buena salud, trabajan normalmente y disfrutan la vida sin las limitaciones que les imponían la diarrea y el dolor.

❑ Los pacientes de esta enfermedad tienen un riesgo sensiblemente superior a lo normal de desarrollar cáncer de colon. Si sufre usted este trastorno, debería hacerse una colonoscopia al menos una vez cada dos años, comenzando entre ocho y diez años después del diagnóstico.

❑ La mayoría de los enfermos reciben tratamiento para ayudar a controlar la inflamación, normalmente con corticosteroides como la budesonida. Este medicamento nuevo tiene menos efectos secundarios que los corticosteroides más tradicionales. También se administran medicamentos que deprimen el sistema inmunológico, pero pueden aumentar la sensibilidad a las infecciones. Actualmente, se están probando los medicamentos methotrexate (Rheumatrex) y cyclosporine (Neoral, Sandimmune, SangCya) junto con los medicamentos inmunodepresores tradicionales.

❑ La Food and Drug Administration (FDA) ha aprobado, tras un proceso de autorización acelerado, un producto de ingeniería genética llamado infliximab (Remicade). Remicade es un medicamento que se administra por vía intravenosa a las personas con enfermedad de Crohn grave que no han respondido a tratamientos tradicionales. Ramicade opera específicamente contra la proteina que promueve la inflamación, y se ha comprobado que reduce la inflamación intestinal. En las pruebas de medicamentos, una dosis fue suficiente para aliviar los síntomas entre dos y cuatro semanas; a partir de entonces, los beneficios se diluyeron. Al desconocerse los efectos tóxicos a largo plazo, los científicos siguen tratando de definir con más precisión sus riesgos y beneficios.

❑ Natalizumab es otro medicamento experimental que parece reducir los síntomas y mejorar la calidad de vida. El medicamento disminuye la inflamación al ligar las células inmunes y cerrar su acceso al intestino, previniendo así la inflamación. Las infecciones bacterianas que a menudo acompañan a la enfermedad de Crohn se tratan con antibióticos.

❑ Interleukin-10 es un cytokine que suprime la inflamación. Ha mostrado promesa en el tratamiento de la enfermedad de Crohn.

❑ Anti-TNF (anti tumor-necrosis factor) es una sustancia que encuentra una proteína en el torrente sanguíneo llamada TNF, luego se liga a ella y la elimina. TNF puede ser una de las principales causas de inflamación. La anti-TNF ha sido especialmente exitosa en el tratamiento de las fístulas.

ENFERMEDAD DE GRAVES

Ver en HIPOTIROIDISMO.

ENFERMEDAD DE LOS LEGIONARIOS

Ver LEGIONNAIRES' DISEASE.

ENFERMEDAD DE LYME

El nombre de esta enfermedad proviene de Lyme, la ciudad del estado de Connecticut donde fue identificada a mediados de la década de los años setenta. Desde entonces, el número de casos y los lugares donde se ha presentado la enfermedad no han dejado de aumentar. En 1983, es decir, un año después de comenzar el monitoreo a nivel nacional, cuarenta y ocho casos fueron notificados a los Centers for Disease Control and Prevention (CDC) de Atlanta. Según los CDC, cada año se reportan más de 15.000 casos en los Estados Unidos, aunque esa cifra puede ser demasiado baja, dicen los CDC. Aproximadamente el 90 por ciento de todos los casos conocidos en Estados Unidos se han presentado en California, Connecticut, Massachusetts, Minnesota, New Jersey, New York, Rhode Island y Wisconsin. La enfermedad de Lyme también se presenta en Europa, Rusia, China, Japón y Australia.

La enfermedad de Lyme es la más común de las enfermedades transmitidas por garrapatas en Estados Unidos. La bacteria causante de la enfermedad, la espiroqueta *Borrelia burgdorferi*, es trasmitida por la garrapata del venado (cuyos portadores son el venado y el ratoncito de campo) casi en todas partes. No obstante, en California es transmitida por la garrapata de pata negra, que también portan los ratones de bosque. Tanto la garrapata del venado como la de pata larga son sumamente pequeñas; una garrapata adulta mide menos de un décimo de pulgada y la larva es del tamaño de la cabeza de un alfiler. Son difíciles de ver porque son mucho más pequeñas que las garrapatas de los perros, y como son tan pequeñas suelen pasar inadvertidas. Las larvas se alimentan básicamente de su huésped, el ratón de patas blancas, y las adultas, del venado de cola blanca, aunque también pueden obtener su alimento de otros animales, como pájaros, ardillas listadas, vacas, caballos, gatos, perros, lagartijas y liebres. Las garrapatas caen del animal huésped bien a los pastizales de las zonas pantanosas, o bien a los matorrales de las áreas boscosas, donde se les prenden a las personas o a los animales que están de paso o que residen allí, los cuales se convierten en sus siguientes huéspedes. No debe sorprender, por tanto, que las personas más afectadas sean las que acostumbran a pasear al aire libre en áreas boscosas o cerca de ellas, donde abundan las garrapatas. A las mascotas caseras, como perros y gatos, también se les prenden esas garrapatas y las llevan al hogar, donde se las transmiten a las personas.

Cuando una garrapata pica, espera a que pasen varias horas antes de empezar a alimentarse con la sangre del huésped; cuando empieza a hacerlo, se da un festín que puede durar entre tres y cuatro días. Al alimentarse, deposita su carga infecciosa en el torrente sanguíneo del huésped. Cuanto más tiempo pase la garrapata prendida al huésped, tanto más riesgo corre éste de enfermarse.

Los síntomas de la enfermedad de Lyme son sumamente variables, al igual que el período de incubación, que puede durar entre dos y treinta y dos días. La primera señal suele ser la aparición en la piel de una pápula roja circular, o de un sarpullido conocido como *erythema migrans* (EM). Esto se debe a la migración del organismo infeccioso hacia el exterior a través de la piel, y puede presentarse entre pocos días y varias semanas después de la picadura. La lesión se expande gradualmente siguiendo un patrón circular, mientras que el centro mejora. Por este motivo, la gente suele llamar a esta lesión "ojo de buey" ("bull's-eye rash"). Además del sarpullido (y, en algunos casos, en lugar de él), se puede presentar fatiga, síntomas como de influenza, dificultad para dormir, debilidad muscular, dolor leve pero generalizado, dolor de cabeza, rigidez en el cuello, dolor de espalda y, ocasionalmente, náuseas y vómito. La enfermedad pasa, entonces, por tres etapas, aunque no todas las personas las experimentan:

1. Entre tres días y tres semanas después de la picadura de la garrapata aparecen en la piel pequeñas protuberancias y/o una erupción que puede cubrir todo el tronco y durar entre un día y varias semanas antes de desaparecer (si inmediatamente después de la picadura aparece en ese sitio un brote, puede tratarse de una reacción a la picadura, y no a la bacteria que produce la enfermedad de Lyme). Otros síntomas son fiebre, escalofríos, náuseas, dolor de garganta y vómito.
2. Entre varias semanas y varios meses después de la picadura es posible que se presente parálisis facial. Otros síntomas que se pueden presentar durante ese período son dolores de cabeza severos, frecuencia cardíaca irregular, y aumento del tamaño del músculo cardíaco, el bazo y las glándulas linfáticas.
3. A largo plazo, la enfermedad de Lyme puede producir dolor de espalda persistente, rigidez en el cuello, dolor en las articulaciones que compromete las rodillas, inflamación y dolor en otras articulaciones e, incluso, enfermedad degenerativa de los músculos.

Debido a que la picadura de la garrapata usualmente no produce dolor, a que el período de incubación es tan largo y a que los síntomas de la enfermedad de Lyme son tan variados, la enfermedad puede pasar inadvertida durante semanas o, incluso, meses. El diagnóstico médico es difícil mientras la enfermedad no está en una etapa avanzada. La enfermedad de Lyme produce síntomas parecidos a los de la esclerosis múltiple, la gota, el lupus y el síndrome de fatiga crónica, y no es raro que los médicos se equivoquen al hacer el diagnóstico. Cuando aparece la artritis, el dolor y la rigidez en las articulaciones pueden presentarse de manera intermitente y volver a aparecer años después. Se calcula que el 10 por ciento de las personas que sufren de artritis asociada con la enfermedad de Lyme quedan con rigidez permanente de las articulaciones.

La enfermedad de Lyme se puede tratar y casi siempre es curable cuando se detecta en sus primeras etapas. Sin embargo, cuando no se trata desde el comienzo puede presentarse aumento del tamaño del bazo y de los nódulos linfáticos, inflamación de los ojos, hepatitis, frecuencia cardíaca irregular, artritis y daño en los sistemas cardiovascular y nervioso central. Mientras que los síntomas de algunas personas disminuyen lentamente en el transcurso de dos a tres años, otras desarrollan problemas crónicos. Los síntomas suelen desaparecer y aparecer sin que la persona haya sido picada nuevamente por esta clase de garrapatas.

Existe un sencillo examen que identifica la enfermedad de Lyme. Ese examen utiliza una muestra de sangre para medir los niveles de algunos anticuerpos cuyo número suele aumentar entre tres días y tres semanas después de adquirir la infección.

A menos que se indique otra cosa, las dosis que se recomiendan a continuación son para personas adultas. La dosis para los jóvenes de doce a diecisiete años debe equivaler a tres cuartas partes de la cantidad recomendada; la de los niños de seis a doce años, a la mitad y la de los menores de seis años, a la cuarta parte

Nutrientes

SUPLEMENTOS	DOSIS SUGERIDAS	COMENTARIOS
Mus importantes		
Essential fatty acids (Kyolic-EPA de Wakunaga)	Según indicaciones de la etiqueta.	Reducen la inflamación y la rigidez de las articulaciones.
Pancreatin y bromelain o Inflazyme Forte de American Biologics	Según indicaciones de la etiqueta. 2–3 veces al día. Tomar entre comidas y a la hora de acostarse.	Ayudan a la digestión de la proteína y reducen la inflamación.
Primrose oil	1.000 mg 2–3 veces al día.	Ayuda a combatir el dolor y la inflamación promoviendo la producción de prostaglandinas antiinflamatorias.
Provechosos		
Garlic (Kyolic de Wakunaga)	2 cápsulas 3 veces al día.	Poderoso estimulante del sistema inmunológico. Tiene propiedades antibióticas.
Kelp	1.000–1.500 mg al día.	Contiene vitaminas y minerales esenciales, y ayuda a desintoxicar el organismo.
Multivitamin y mineral complex	Según indicaciones de la etiqueta.	Proporciona las vitaminas necesarias. Utilizar una fórmula high-potency.
Selenium	200 mcg al día. Si está embarazada, no debe tomar más de 40 mcg al día.	Neutralizador de los radicales libres.
Taurine Plus de American Biologics	Según indicaciones de la etiqueta.	Importante antioxidante y regulador del sistema inmunológico, necesario para la activación de los glóbulos blancos de la sangre y para la función neurológica. Administrar en forma sublingual.
Vitamin A con mixed caratenoids	25.000 UI al día. Si está embarazada, no debe tomar más de 10.000 UI al día.	Importante antioxidante.
Vitamin C con bioflavonoids	6.000–10.000 mg al día divididos en varias tomas.	Necesario para la adecuada función inmunológica.
Vitamin E	200 UI al día.	Importante antioxidante.
Zinc lozenges	Tomar 1 lozenge de 15 mg cada 3 horas durante la vigilia, por 4 días. No repetir este régimen por los siguientes 30 días.	Necesarios para el funcionamiento inmunológico.
más copper	3 mg al día.	Debe tomarse de manera equilibrada con el zinc.

Hierbas

- ❑ La alfalfa aporta minerales necesarios.
- ❑ La raíz de dandelion, el ginseng, el hawthorn, el horsetail y la raíz de marshmallow ayudan a reconstruir la sangre y el tejido afectado.
- ❑ La echinacea estimula el sistema inmunológico.
- ❑ El goldenseal es un antibiótico natural. Tome medio cuentagotas de extracto de goldenseal sin alcohol tres veces al día durante una semana. Para que el resultado sea más rápido, utilícelo de manera sublingual o entre un té.

  Advertencia: No se debe tomar goldenseal por vía oral todos los días durante más de una semana seguida, y se debe evitar durante el embarazo. Además, se debe usar con precaución cuando hay alergia al ragweed.
- ❑ El extracto de milk thistle protege el hígado.
- ❑ El red clover limpia el torrente sanguíneo.

Recomendaciones

- ❑ Incluya en su dieta abundante ajo, o tome ajo en suplemento. El ajo es un antibiótico natural y un estimulante del sistema inmunológico.
- ❑ Utilice barley grass, polen de abeja y/o jalea real por su aporte de nutrientes necesarios para reparar el tejido y reconstruir la sangre.

  Advertencia: El polen de abeja puede causar reacciones alérgicas en individuos sensibles. Hable con su médico antes de tomarlo.
- ❑ Tome "green drinks" por su contenido de clorofila, que ayuda a desintoxicar el organismo, y de otros valiosos nutrientes y enzimas. Una excelente opción es el producto Kyo-Green, de Wakunaga.
- ❑ Si se le desarrolla una lesión tipo "ojo de buey" en cualquier parte del cuerpo, visite a su médico tan pronto como pueda, incluso si no recuerda haber sido picado por una garrapata. Iniciar rápidamente el tratamiento es crucial en estos casos.

❑ Si el médico le prescribe antibióticos, tome algún suplemento de acidophilus todos los días.

❑ Tome baños calientes o hágase tratamientos de whirlpool. El calor mitiga el dolor de las articulaciones.

❑ Tome medidas para evitar que lo pique una garrapata:

- Cuando vaya a pasar un rato en un área boscosa, utilice pantalón largo y colóquese las medias por encima de la bota del pantalón. Póngase una camisa de manga larga y cuello alto, o utilice una bufanda además de sombrero y guantes. Vista prendas de color claro para que las garrapatas sean más visibles.
- Aplíquese repelente de insecto que contenga diethyl toluamide (DEET) en la ropa, el cuello y cualquier parte del cuerpo que esté descubierta, excepto la cara. El deet dura más y es más seguro cuando se utiliza en la ropa que en la piel; por tanto, cúbrase al máximo el cuerpo. No utilice cantidades excesivas de deet, siga cuidadosamente las instrucciones de la etiqueta y retírese el repelente apenas regrese de su paseo.

Advertencia: El deet es sumamente tóxico y puede ser mortal si se ingiere. Tenga muchísimo cuidado al utilizarlo, en particular si hay cerca niños pequeños. No lo utilice sobre prendas de vestir u otros artículos que contengan plástico o materiales sintéticos, como nailon o poliéster, pues los puede deteriorar irremediablemente (incluso puede disolver algunos tipos de pintura y esmalte de uñas).

- Después del paseo al aire libre, revísese detenidamente para comprobar si tiene alguna pequeña protuberancia en la piel o si en su ropa quedó alguna manchita del tamaño de un punto. Haga esto de inmediato; cuanto más tiempo permanezca adherida la garrapata, tanto mayor es el riesgo de contraer la enfermedad de Lyme.
- Si sus niños suelen pasar mucho tiempo al aire libre durante el verano, revíselos antes de que se acuesten por la noche. Inspecciónеles muy bien el cabello, los oídos, las axilas, el tronco, la ingle y la parte posterior de las rodillas. Haga que se bañen cuando regresen de pasear al aire libre y láveles la ropa sin demora.
- Seque la ropa durante media hora en una secadora eléctrica para matar cualquier garrapata que haya quedado adherida a alguna prenda. Lavar la ropa, incluso con agua caliente y blanqueador, no mata necesariamente las garrapatas.
- Revise las mascotas antes de permitirles entrar a la casa. Es posible que se les haya prendido alguna garrapata que puede caer y picar a los miembros de la familia.
- En áreas boscosas o cubiertas de hierba, trate de permanecer cerca de los senderos y por fuera del bosque, especialmente en mayo, junio y julio.
- No deje que crezcan matorrales en su jardín, mantenga bien podado el césped y retire la hojarasca. En el verano, coloque las pilas de leña lejos de la casa.

❑ Si encuentra en su cuerpo una garrapata, haga lo siguiente:

1. Extráigala utilizando unas pinzas. Tome la garrapata con las pinzas lo más cerca de la piel que pueda, y sáquela sin titubear. No tuerza las pinzas al extraerla ni la reviente para no inyectar bacterias en la piel. Si puede, guárdela en un frasco pequeño. *No* utilice fósforos para tratar de hacerla salir ni se haga ningún otro remedio casero, como aplicarse queroseno o petroleum jelly.
2. Cuando haya extraído la garrapata, lávese muy bien las manos y el área donde fue picado, y aplíquese alcohol de friccionar u otro antiséptico de uso tópico. Si sospecha que se trata de una garrapata de venado, hágase ver por el médico lo más pronto que pueda y llévele la garrapata para identificarla.
3. Durante las tres semanas siguientes a la picadura, esté atento a cualquiera de los síntomas descritos en esta sección. Si tiene alguna duda, comuníquese con su médico.

❑ Si usted está en tratamiento para la enfermedad de Lyme pero no se siente mejor, hágase otros exámenes de laboratorio. Como no es raro que los resultados de los exámenes sean falsos positivo, es posible que usted no tenga la enfermedad de Lyme sino un problema distinto.

Aspectos para tener en cuenta

❑ Las mujeres embarazadas que habitan en las zonas más afectadas necesitan prestar más cuidado para evitar contraer esta enfermedad. La infección puede transferirse al feto en desarrollo y, en circunstancias extremas, provocar complicaciones como un aborto o el nacimiento del bebé muerto.

❑ Iniciar rápidamente un tratamiento con antibióticos puede detener el curso de la enfermedad de Lyme. A muchos médicos no les gusta recetar antibióticos, a menos que la persona tenga los síntomas característicos de la enfermedad: una protuberancia roja y pequeña en el lugar de la picadura, una lesión tipo "ojo de buey" y síntomas parecidos a los de la influenza, como fatiga, escalofrío y dolor en las articulaciones. Cuando se espera para iniciar el tratamiento a que haya síntomas más avanzados, como problemas del corazón, del cerebro y de las articulaciones, los antibióticos ya no son igual de eficaces.

❑ Hay disponible una vacuna contra la enfermedad de Lyme. Pero no es 100 por ciento efectiva y debe administrarse en tres dosis distintas en momentos concretos del año. La U.S. FDA advierte de que esta vacuna no debe considerarse como sustituto de las medidas tradicionales para protegerse de las picaduras de garrapata (cobertura apropiada del cuerpo y uso de repelente de insectos).

❑ Un estudio reveló que de setecientas ochenta y ocho personas a las cuales se les diagnosticó enfermedad de

Lyme, más de la mitad en realidad no tenían ésta sino otra enfermedad. Los médicos culpan a las pruebas de laboratorio por los resultados falsos positivo.

❑ Los animales domésticos también pueden contraer la enfermedad de Lyme. Comuníquese con el veterinario si su mascota tiene cualquiera de los siguientes síntomas:

- Fiebre de 103°F a 106° F.
- Una o más articulaciones inflamadas y calientes.
- Tendencia a quedarse sentada o recostada en el mismo lugar durante más tiempo de lo usual.
- Cojera intermitente.
- Renuencia a moverse.
- Falta de apetito.
- Nariz caliente y seca.

❑ Los U.S. Centers for Disease Control and Prevention (CDC) brindan información sobre la enfermedad de Lyme a los profesionales de la salud y al público, y con la colaboración de los departamentos estatales de salud les siguen la pista a los casos sobre los cuales tienen conocimiento. El departamento de salud estatal o local le puede informar si se han detectado casos de enfermedad de Lyme en su área.

ENFERMEDAD DE MACHADO-JOSEPH (MJD)

Ver ATAXIA en TRASTORNOS POCO COMUNES

ENFERMEDAD DE MÉNIÈRE

Entre los síntomas del trastorno del oído interno que se conoce como enfermedad de Ménière están pitidos en los oídos, pérdida variable del oído, pérdida del equilibrio, vértigo, náuseas y vómito, así como una sensación de llenura o de presión. Esta enfermedad puede afectar a los dos oídos, o solamente a uno. El trastorno es bastante raro, y su causa o causas exactas se desconocen, pero muchos expertos creen que se debe a un trastorno metabólico llamado *endolymphatic hydrops*, la inflamación excesiva de las cavidades más pequeñas, llenas de fluido, del oído interno. Eventualmente, la presión y la alteración creada en el oído pueden ocasionar ataques periódicos de vértigo que pueden durar entre diez minutos y varias horas, Durante un ataque severo, los síntomas pueden incluir náuseas, sudores, vómitos y pérdida de equilibrio. La falta de balance puede prolongarse durante días con posterioridad al ataque. También pueden intervenir factores como alteración del flujo sanguíneo hacia el cerebro por mala circulación y obstrucción de las arterias, alergias, consumo de alcohol o cafeína, estrés, cambios en la presión atmosférica, el embarazo, estímulos visuales, experimentar un orgasmo, el azúcar, exposición a ruidos fuertes y excesivo consumo de sal. Asimismo, hay otros posibles factores, como la obesidad y el exceso de colesterol en la sangre que contribuyen a este síndrome.

También se relacionan con la enfermedad de Ménière la retención de fluido durante el período premenstrual, las alergias, los espasmos de los vasos sanguíneos que irrigan el oído interno, fumar, algunos medicamentos, traumas y el temporomandibular joint (TMJ) syndrome.

La enfermedad de Ménière normalmente ataca más a los hombres que a las mujeres, de edades comprendidas entre los treinta y los sesenta años. Para muchas personas se trata de un síndrome impredecible cuyos ataques son muy esporádicos. Para otros es una enfermedad grave que puede llegar a provocar sordera total y un vértigo repetido y altamente debilitante.

A menos que se indique otra cosa, las dosis que se recomiendan a continuación son para personas adultas. La dosis para los jóvenes de doce a diecisiete años debe equivaler a tres cuartas partes de la cantidad recomendada; la de los niños de seis a doce años, a la mitad y la de los menores de seis años, a la cuarta parte.

Nutrientes

SUPLEMENTOS	DOSIS SUGERIDAS	COMENTARIOS
Esencial		
Manganese	5 mg al día. No tomar junto con calcio.	Su deficiencia puede ser la causa del síndrome de Ménière.
Muy importantes		
Bio-Strath de Bioforce	Según indicaciones de la etiqueta.	Fuente natural de vitaminas B. Este suplemento, que es un tónico, mejora la función cerebral.
Chromium picolinate	200 mcg al día.	Ayuda a controlar el nivel del azúcar sanguíneo, que suele ser alto en personas con esta enfermedad.
Coenzyme Q_{10} más	100 mg al día.	Mejora la circulación.
Coenzyme A de Coenzyme-A Technologies	Según indicaciones de la etiqueta.	
Vitamin B_3 (niacin)	100 mg 2 veces al día. No sobrepasar esta dosis.	Mejora la circulación. Si le incomoda el enrojecimiento que causa la niacina, combínela con niacinamida. *Advertencia:* Si tiene algún trastorno hepático, gota o presión arterial alta, no debe tomar niacina.
Importantes		
Vitamin B complex	Según indicaciones de la etiqueta.	Importante para el sistema nervioso. Utilizar una fórmula high-stress.
más extra vitamin B_6 (pyridoxine)	100 mg 2 veces al día.	Disminuye la retención de líquidos.
Vitamin C con bioflavonoids	3.000–6.000 mg al día divididos en varias tomas.	Estimulan el funcionamiento inmunológico. Utilizar una variedad esterified o buffered.

Provechosos		
Calcium y magnesium	1.500 mg al día. 1.000 mg al día.	Necesarios para la estabilidad del sistema nervioso y para las contracciones musculares. Las variedades chelate son las más eficaces.
Essential fatty acids (primrose oil, salmon oil o Kyolic-EPA de Wakunaga)	Según indicaciones de la etiqueta, 3 veces al día con las comidas.	Corrigen las alteraciones metabólicas.
Lecithin granules o capsules	1 cucharada 3 veces al día antes de las comidas. 1.200 mg 3 veces al día antes de las comidas.	Protegen las células. Provechosos para la función cerebral.
Vitamin E	200 UI al día.	Promueve la eficaz utilización del oxígeno. Use en forma de d-alpha-tocopherol.

Hierbas

❑ El butcher's broom combate la retención de fluido y mejora la circulación.

❑ El ginger es útil contra las náuseas.

❑ El ginkgo biloba tomado en extracto o en tableta aumenta la circulación hacia el cerebro.

❑ La hierba St. John's wort puede aliviar la ansiedad y la depresión.

Recomendaciones

❑ Haga durante dos semanas una dieta hipoglicémica. Si experimenta mejoría, no la descontinúe. (*Ver* HIPOGLICEMIA en la Segunda Parte).

❑ No consuma grasas, alimentos fritos, sal, azúcar (en ninguna forma), monosodium glutamate (MSG), alcohol ni ningún producto que contenga cafeína.

❑ Hágase una prueba de alergias alimentarias. *Ver* ALERGIAS en la Segunda Parte.

❑ Para aliviar los ataques de vértigo, restrinja sus movimientos de cabeza y mantenga los ojos fijos en un objeto estacionario ubicado a una buena distancia. También puede tumbarse con su oído bueno posicionado hacia el suelo y mirando en dirección al oído afectado.

❑ Vertigoheel, de Heel Inc., es un remedio homeopático que puede ayudar a superar lo frecuencia e intensidad de los ataques de vértigo.

❑ En la medida de lo posible, reduzca la ansiedad en su vida. El estrés es un factor de los más importantes en la enfermedad de Ménière.

Aspectos para tener en cuenta

❑ Algunos médicos recomiendan una dieta alta en proteína y baja en carbohidratos refinados, porque se ha encontrado que la gente que sufre de la enfermedad de Ménière presenta un nivel alto de insulina en la sangre. Niveles elevados de insulina afectan a la circulación. (*Ver* ARTERIOSCLEROSIS/ATEROSCLEROSIS y PROBLEMAS CIRCULATORIOS en la Segunda Parte.)

❑ Los médicos suelen prescribir diversos remedios contra los síntomas de vértigo y náusea. El promethazine (Phenergan) normalmente se receta para tratar la náusea, los vómitos y los síntomas de vértigo. Para reducir el fluido en el sistema, se suelen prescribir diuréticos. Junto a esto se puede añadir una dieta baja en sal. También se suele prescribir con frecuencia diazepam (Valium) para combatir la ansiedad y para sedar el sistema vestibular. Para algunas personas, los médicos prescriben antihistmínicos y, en algunos casos, esteroides.

❑ Se cree que hay una correlación entre la presencia de niveles altos de calcio y la incidencia de esta enfermedad. En Europa, los médicos han llegado a prescribir flunarizine, un bloqueante del canal del calcio, para combatir el vértigo, con buenos resultados. El flunarizine no está disponible actualmente en los Estados Unidos.

❑ Si los síntomas son severos e interfieren drásticamente en la vida diaria, puede ser recomendable la cirugía. Entre las opciones quirúrgicas para combatir la enfermedad de Ménière están la inserción de un pequeño tubo en el tímpano (*tympanostomy tube*, tubo de timpanostomía); la ampliación del saco endolinfático mediante la perforación del hueso que lo rodea o el drenaje de fluido para reducir presión (descompresión del saco endolinfático); la colocación de un pequeño tubo en el saco endolinfático para drenar el fluido excesivo (*endolymphatic sac shunt*); eliminación del laberinto o una porción del mismo (laberintomía quirúrgica); cortar el nervio vestibular para destruir la función de equilibrio del oído (cirugía de sección del nervio vestibular); colocación de medicamentos ototóxicos (antibióticos tóxicos) en el oído para destruir la porción del oído dedicada al equilibrio (laberintomía química); inserción de medicamentos en el tímpano con una jeringa por medio de un láser.

❑ *Ver también* pérdida de oído en la Segunda Parte.

❑ American Academy of Otolaryngology en Organizaciones Médicas y de la Salud, en el Apéndice.

ENFERMEDAD DE PAGET DEL PEZÓN

Ver en CÁNCER DE SENO.

ENFERMEDAD DE PARKINSON

El Parkinson es una enfermedad degenerativa que afecta al sistema nervioso. La causa se desconoce, pero los síntomas se presentan cuando hay deficiencia de dopamina en el cerebro. La dopamina es un neurotransmisor que conduce mensajes de una célula nerviosa a otra. En las personas sanas, la dopamina se encuentra en equilibrio con la acetilcolina, otro neurotransmisor. En las personas aquejadas por la llamada enfermedad primaria de Parkinson, la *substantia nigra*, el área del cerebro que contiene las células que producen dopamina, noradrenalina y serotonina, queda dañada o muere, y el cerebro no puede seguir produciendo estos químicos.

Entre los primeros síntomas de la enfermedad de Parkinson están temblor entre leve y moderado de una o ambas manos mientras la persona está en reposo, sensación generalizada de lentitud y pesadez, rigidez muscular y tendencia a cansarse más de lo habitual. Entre los síntomas posteriores están rigidez muscular, babeo, pérdida del apetito, temblores (incluido el roce típico de los dedos pulgar e índice), deterioro del habla y expresión facial fija. Además, la persona camina encorvada. El cuerpo y las extremidades gradualmente se vuelven rígidos. Los síntomas físicos pueden ir acompañados de depresión y/o demencia.

Aunque los temblores pueden ser señal de Parkinson, no siempre es así. Los temblores en las manos son normales en la mediana edad y más adelante. Hay diversas clases de temblores: los temblores parkinsonianos se exacerban durante los periodos de descanso y se agravan con la tensión y el cansancio, aunque desaparecen durante el sueño. Los temblores de intención suceden sólo cuando se está empleando un músculo, no cuando se está en reposo. Los temblores esenciales se caracterizan por movimientos más o menos continuados que suelen ser característicos en determinas familias. Estos temblores normalmente afectan a ambas manos y se agravan con el estrés o la actividad, mientras que se alivian con el descanso. Los intentos por detener este tipo de temblores por medio de la pura voluntad normalmente los empeoran en lugar de aliviarlos. Cualquier temblor persistente o recurrente precisaría examinarse, especialmente si interfiere con las actividades normales. Pero hay que tener presente que la mayoría de los temblores no indican la presencia de la enfermedad de Parkinson.

El Parkinson es una de las enfermedades debilitantes más comunes en Estados Unidos, con 1,2 millones de personas, aproximadamente, afectadas en los Estados Unidos y Canadá. La enfermedad de Parkinson afecta más a los hombres que a las mujeres, y estadísticas recientes indican que una de cada cien personas mayores de sesenta años y el 2 por ciento de los adultos mayores de setenta años sufre de esta enfermedad. No se conoce cura alguna y el tratamiento se enfoca en aliviar los síntomas y mantener la independencia lo más posible. La terapia con medicamentos, la terapia física y la cirugía están entre los tratamientos tradicionales.

A pesar de que no se conoce la causa de la destrucción de las células cerebrales que conduce a la enfermedad de Parkinson, se han formulado numerosas teorías. Según una hipótesis, las células que el hígado no puede filtrar, metabolizar o desintoxicar son destruidas por toxinas del organismo, porque a medida que éste envejece el hígado va dejando de funcionar con la misma eficacia. Según otra teoría, la causa de la enfermedad es la exposición a toxinas medioambientales, como herbicidas y pesticidas que van a dar al agua subterránea.

Las dosis que se expresan a continuación son para adultos.

Nutrientes

SUPLEMENTOS	DOSIS SUGERIDAS	COMENTARIOS
Esenciales		
Calcium	Según indicaciones de la etiqueta.	Las personas con Parkinson a menudo desarrollan huesos porosos y están en riesgo de fracturas. El calcio también apoya el sistema nervioso. Utilizar una fórmula de citrato de calcio.
y magnesium	Según indicaciones de la etiqueta.	Importante para la función de los nervios y los músculos.
y potassium	Según indicaciones de la etiqueta.	
Coenzyme Q_{10}	Según indicaciones de la etiqueta.	Permite a las células producir energía. Puede retardar la muerte de las células del cerebro y la progresión de la enfermedad.
más Coenzyme A de Coenzyme-A Technologies	Según indicaciones de la etiqueta.	
Creatine	Según indicaciones de la etiqueta. Nunca sobrepasar la dosis recomendada.	
5-Hydroxy L-trytophan (5-HTP)	Según indicaciones de la etiqueta.	Aumenta los niveles de serotonina en el cerebro, que ayuda a superar el insomnio y la depresión.
Glutathione	Según indicaciones de la etiqueta.	
L-Phenylalanine	Según indicaciones de la etiqueta.	Aminoácidos que se convierten en dopamina. *Advertencia:* Si está embarazada o lactando, si está tomando algún inhibidor MAO para la depresión, o si sufre de ataques de pánico, diabetes, presión arterial alta o PKU, no debe tomar estos suplementos.
y L-tyrosine	Según indicaciones de la etiqueta.	
Vitamin B complex	50 mg 3 veces al día, con las comidas.	Sumamente importante para la función cerebral y para la actividad de las enzimas. Utilizar una fórmula high-potency en forma sublingual. Se puede administrar en inyección (con supervisión médica).
más extra vitamin B_2 (riboflavin)	50 mg 3 veces al día, con las comidas.	
y vitamin B_3 (niacin) o niacinamide	50 mg 3 veces al día, con las comidas. No sobrepasar esta dosis.	Ayuda a mantener un sistema inmunológico fuerte y superar la depresión y la irritabilidad. Niacina puede producir

		enrojecimiento; esto es normal. Niacinamida no causa rubor. *Advertencia:* Si sufre de trastorno del hígado, gota, o la presión arterial alta, no se debe tomar niacina.
y vitamin B_6 (pyridoxine)	50–75 mg 3 veces al día.	La producción de dopamina cerebral depende de la adecuada administración de esta vitamina. Se puede administrar en inyección (con supervisión médica). *Advertencia:* Si está tomando una preparación de levodopa, no debe utilizar este suplemento.
Vitamin C	3.000–6.000 mg al día divididos en varias tomas.	Estos antioxidantes pueden retardar el desarrollo de la enfermedad y posponer la necesidad de terapia a base de drogas.
y vitamin E	200 mcg al día.	Poderoso antioxidante.
más selenium	200 mcg al día. No sobrepasar este dosis.	
Muy importantes		
Bone Support de Synergy Plus	Según indicaciones de la etiqueta.	
Dimethylamino-ethanol (DMAE)	Según indicaciones de la etiqueta.	Estimula la producción de colina para la función cerebral. Mejora la memoria y la capacidad de aprendizaje.
Dimethylglycine (DMG) (Aangamik DMG de FoodScience of Vermont)	50 mg 2 veces al día.	Aumenta la oxigenación de los tejidos.
Floradix Iron + Herbs de Salus Haus	Según indicaciones de la etiqueta.	Contiene hierro, derivado de fuentes alimentarias naturales beneficiosas para tratar la enfermedad de Parkinson.
Gamma-aminobutyric acid (GABA)	Según indicaciones de la etiqueta.	Este neurotransmisor estabiliza la actividad de las neuronas. *Ver* AMINOÁCIDOS en la Primera Parte.
Grape seed oil (Salute Santé Grapeseed Oil de Lifestar International)	Según indicaciones de la etiqueta.	Contiene un alto nivel de vitamina E y de ácido linoleico, un ácido graso esencial.
Lecithin granules	1 cucharada 3 veces al día antes de las comidas.	Proporcionan colina, importante para la transmisión de los impulsos nerviosos.
o capsules	1.200 mg 3 veces al día antes de las comidas.	
y/o phosphatidyl choline	Según indicaciones de la etiqueta.	
Nicotinamide adenine dinucleotide (NADH) (Enada NADH de Kal)	10 mg al día.	
Pycnogenol	Según indicaciones de la etiqueta.	Poderosos bioflavonoides y neutralizadores de los radicales libres.
o grape seed extract	Según indicaciones de la etiqueta.	
Superoxide dismutase (SOD)	Según indicaciones de la etiqueta.	Esta enzima protege las neuronas y conserva los neurotransmisores, como la dopamina, retardando la oxidación.
Trimethylglycine (TMG)	Según indicaciones de la etiqueta.	
Provechosos		
Multienzyme complex (Novenzyme de International Health Products)	Según indicaciones de la etiqueta.	Ayuda a la digestión y a la asimilación de todos los nutrientes, en especial las vitaminas B.
Multivitamin y mineral complex	Según indicaciones de la etiqueta.	Corrigen las deficiencias nutricionales, frecuentes en pacientes de la enfermedad de Parkinson.
con potassium	99 mg al día.	
Primrose oil	2.000–4.000 mg al día divididos en varias tomas.	Puede reducir la severidad y la frecuencia de los temblores.
u omega-3 essential fatty acid complex	Según indicaciones de la etiqueta.	
Raw brain glandular	Según indicaciones de la etiqueta.	Este extracto glandular mejora el funcionamiento del cerebro. *Ver* TERAPIA GLANDULAR en la Tercera Parte.

Hierbas

❑ La acumulación de toxinas en el organismo facilita el desarrollo de las enfermedades degenerativas. Las siguientes hierbas tienen propiedades desintoxicantes:

- Raíz de burdock, raíz de dandelion, raíz de ginger y milk thistle desintoxican el hígado.
- Cayenne (capsicum), goldenseal, mullein, Siberian ginseng y yarrow estimulan el timo y el sistema linfático.

Advertencia: No tome goldenseal por vía oral durante más de una semana seguida, y no lo utilice durante el embarazo. Si usted es alérgico al ragweed, utilice el goldenseal con cautela. No utilice Siberian ginseng si tiene hipoglicemia, presión arterial alta o algún problema cardíaco.

- Hawthorn, licorice, red clover y sarsaparilla purifican la sangre.

Advertencia: No utilice licorice todos los días durante más de siete días seguidos. Evítelo completamente si su tensión arterial es alta.

- Yellow dock limpia la sangre y desintoxica el hígado.

❑ Hierbas con propiedades antiestresantes que ayudan a nutrir el sistema nervioso son black cohosh, catnip, lemon balm, passionflower, skullcap y raíz de valeriana.

Advertencia: Durante el embarazo no se debe utilizar black cohosh.

❑ El ginkgo biloba mejora la memoria y la función cerebral. Hay un excelente extracto producido por Source Naturals.

❑ Para reducir la inflamación, utilice holy basil, también conocido como tulsi o bai gka-prow (*Ocimum sanctum*) o thunder god vine (*Tripterygium wilfordii*).

Advertencia: Use sólo las raíces de thunder god vine, ya que el tallo y las hojas son altamente tóxicas.

Recomendaciones

❑ Haga una dieta que consista en un 75 por ciento de alimentos crudos, con semillas, granos, nueces y leche sin cocinar.

❑ Incluya en su dieta alimentos que tengan el aminoácido fenilalanina, como almendras, nueces de Brasil, pescado, pecans, pumpkin, semillas de sesame, lima beans, garbanzo y lenteja.

Advertencia: las nueces de Brasil contienen cantidades elevadas de selenium, unos 500 mg por onza. Si come estas nueces, ajuste en la debida proporción las dosis de sus suplementos.

❑ Reduzca el consumo de proteína animal, especialmente si está tomando levodopa. Esto le ayudará a controlar la coordinación y los movimientos musculares. Trate de limitar su consumo de proteína a 7 gramos al día, y preferiblemente durante la cena. En lugar de carne y aves de corral, consuma barley, tofu, yogur, fríjol, lenteja y otras fuentes de proteína.

❑ Si usted tiene que tomar levodopa (*ver* en Aspectos para tener en cuenta, más adelante), consuma los siguientes alimentos con moderación: banano, carne de res, pescado, hígado, oatmeal, maní, papa y granos enteros. Estos alimentos contienen vitamina B_6, que le resta eficacia a este medicamento. *No* tome vitamina B_6 en suplemento, pues contrarresta los efectos terapéuticos de la levodopa (tenga cuidado con los suplementos de multivitaminas). Le recomendamos que consuma los alimentos que contienen proteína solamente por la noche, pues algunos de los aminoácidos que contienen las proteínas de esos alimentos pueden impedir que la droga llegue al cerebro, que es donde se necesita. Igualmente, le recomendamos que no consuma los alimentos proteínicos al mismo tiempo que el medicamento. Cuando haya empezado a tomar el médicamente, infórmele al médico qué cambios dietéticos piensa hacer porque puede ser necesario modificar la dosis.

❑ Si por su trabajo o por su pasatiempo favorito usted entra en contacto con químicos o metales, como plomo o aluminio, colóquese siempre prendas protectoras y no olvide colocarse guantes especiales y una máscara en la cara.

Aspectos para tener en cuenta

❑ La primera sustancia utilizada para tratar esta enfermedad es levodopa (comercializada bajo las marcas Dopar y Loradopa). Esta droga no es eficaz cuando se utiliza sola, y puede producir graves efectos secundarios, como paranoia y alucinaciones. También se utiliza una combinación de levodopa y un medicamento llamado carbidopa (Sinemet). Este medicamento disminuye la rigidez. Otras medicinas con prescripción médica son bromocriptine (Parlodel), entacapone (Comtan), pergolide (Permax), pramipexole (Mirapex), ropinirole (Requip) y tolcapone (Tasmar). Algunas de ellas se pueden usar por sí solas o con levodopa, mientras que otras deben usarse con esta sustancia. Todas estas sustancias tienen efectos secundarios.

❑ Hay un tratamiento a base de apomorphine (Apokyn) que se aplica en casos de hipomovilidad o "periodos de apagón", en los que el enfermo se ve incapaz de moverse o de desempeñar las actividades diarias. Debido a los posibles efectos secundarios de dicha sustancia y de las contraindicaciones con otras drogas, sólo se debe usar bajo supervisión médica.

❑ La palidotomía es un procedimiento quirúrgico recomendado en algunos casos de Parkinson. Con esta técnica el cirujano usa corrientes eléctricas dirigidas para destruir el área del cerebro que causa los movimientos involuntarios. Aunque se ha avanzado en seguridad y precisión, sigue tratándose de una técnica muy arriesgada.

❑ En algunos casos se ha visto alivio de los síntomas tras el transplante de tejido cerebral de un animal que todavía produce dopamina al cerebro de enfermos de Parkinson.

❑ Para evitar que la enfermedad de Parkinson avance con demasiada rapidez, es beneficioso ayunar y hacer algún tratamiento a base de chelation. (*Ver* AYUNOS y TERAPIA DE CHELATION en la Tercera Parte).

❑ Además de hacer ejercicio todos los días con moderación (como caminar), la terapia física, incluyendo ejercicios activos y pasivos, ayuda a conservar el tono y la función musculares normales.

❑ Un estudio elaborado por el National Institute on Aging utilizando monos rhesus demuestra que una dieta baja en calorías a largo plazo puede ofrecer protección contra la enfermedad.

❑ Los "green drinks" reducen los síntomas de manera importante. (*Ver* JUGOS en la Tercera Parte.)

❑ El octacosanol, una sustancia que se encuentra en el aceite de wheat germ, produce efectos favorables en las membranas de las neuronas, y en algunos casos permite reducir la dosis de levodopa.

❑ Se ha encontrado que algunas personas que tienen la enfermedad de Parkinson presentan altos niveles de plomo en el cerebro. La terapia de chelation es la única manera de eliminar el plomo del organismo. (*Ver* TERAPIA DE CHELATION en la Tercera Parte.)

❑ Como no existen pruebas que aporten un diagnóstico definitivo de la enfermedad de Parkinson, no es raro que a la gente que sufre de hipoglicemia le diagnostiquen equi-

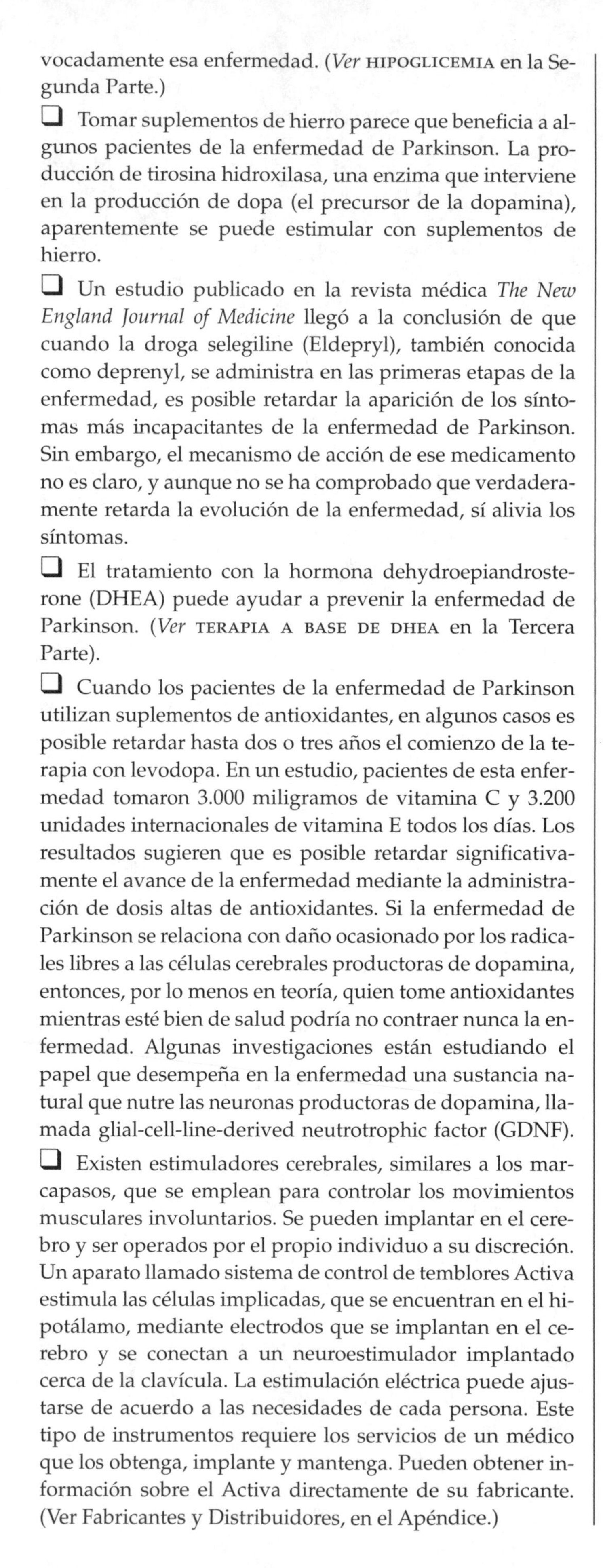

vocadamente esa enfermedad. (*Ver* HIPOGLICEMIA en la Segunda Parte.)

❑ Tomar suplementos de hierro parece que beneficia a algunos pacientes de la enfermedad de Parkinson. La producción de tirosina hidroxilasa, una enzima que interviene en la producción de dopa (el precursor de la dopamina), aparentemente se puede estimular con suplementos de hierro.

❑ Un estudio publicado en la revista médica *The New England Journal of Medicine* llegó a la conclusión de que cuando la droga selegiline (Eldepryl), también conocida como deprenyl, se administra en las primeras etapas de la enfermedad, es posible retardar la aparición de los síntomas más incapacitantes de la enfermedad de Parkinson. Sin embargo, el mecanismo de acción de ese medicamento no es claro, y aunque no se ha comprobado que verdaderamente retarda la evolución de la enfermedad, sí alivia los síntomas.

❑ El tratamiento con la hormona dehydroepiandrosterone (DHEA) puede ayudar a prevenir la enfermedad de Parkinson. (*Ver* TERAPIA A BASE DE DHEA en la Tercera Parte).

❑ Cuando los pacientes de la enfermedad de Parkinson utilizan suplementos de antioxidantes, en algunos casos es posible retardar hasta dos o tres años el comienzo de la terapia con levodopa. En un estudio, pacientes de esta enfermedad tomaron 3.000 miligramos de vitamina C y 3.200 unidades internacionales de vitamina E todos los días. Los resultados sugieren que es posible retardar significativamente el avance de la enfermedad mediante la administración de dosis altas de antioxidantes. Si la enfermedad de Parkinson se relaciona con daño ocasionado por los radicales libres a las células cerebrales productoras de dopamina, entonces, por lo menos en teoría, quien tome antioxidantes mientras esté bien de salud podría no contraer nunca la enfermedad. Algunas investigaciones están estudiando el papel que desempeña en la enfermedad una sustancia natural que nutre las neuronas productoras de dopamina, llamada glial-cell-line-derived neutrotrophic factor (GDNF).

❑ Existen estimuladores cerebrales, similares a los marcapasos, que se emplean para controlar los movimientos musculares involuntarios. Se pueden implantar en el cerebro y ser operados por el propio individuo a su discreción. Un aparato llamado sistema de control de temblores Activa estimula las células implicadas, que se encuentran en el hipotálamo, mediante electrodos que se implantan en el cerebro y se conectan a un neuroestimulador implantado cerca de la clavícula. La estimulación eléctrica puede ajustarse de acuerdo a las necesidades de cada persona. Este tipo de instrumentos requiere los servicios de un médico que los obtenga, implante y mantenga. Pueden obtener información sobre el Activa directamente de su fabricante. (Ver Fabricantes y Distribuidores, en el Apéndice.)

❑ Para obtener información adicional, comuníquese con la National Parkinson's Foundation (NPF). (*Ver* Organizaciones Médicas y de la Salud, en el Apéndice.)

ENFERMEDAD DE RAYNAUD/FENÓMENO DE RAYNAUD

La enfermedad de Raynaud es un trastorno circulatorio que produce hipersensibilidad al frío en las manos y, a veces, también en los pies. Cuando las manos están expuestas a temperaturas bajas, las pequeñas arterias que irrigan los dedos de las manos y de los pies se contraen súbitamente y entran en espasmo. En consecuencia, los dedos de las manos y de los pies quedan desprovistos de la cantidad de sangre oxigenada que necesitan y adquieren una coloración blanca o azulosa. Con el tiempo, esta condición puede producir encogimiento del área afectada y se pueden presentar úlceras que deterioran los tejidos y que ocasionan infecciones crónicas debajo de las uñas de los dedos y de los pies. En casos severos, la contracción prolongada y persistente de las arterias puede conducir a gangrena.

El fenómeno de Raynaud es más frecuente en las mujeres que en los hombres. El fenómeno de Raynaud es similar a la enfermedad en el sentido de que es causado por complicaciones derivadas de operaciones quirúrgicas, lesiones, congelación en las extremidades, enfermedades autoinmunes como el lupus o la artritis reumatoide, o alguna otra afección subyacente.

Se ha observado que algunos medicamentos que afectan a los vasos sanguíneos — como los que bloquean la absorción del calcio, las fórmulas a base de ergot y los bloqueadores adrenérgicos alfa y beta — producen efectos secundarios similares a los síntomas del Raynaud. Investigaciones recientes han asociado el fenómeno de Raynaud con otras enfermedades en las cuales se presenta constricción anormal de los vasos sanguíneos, entre ellas migraña y angina de Prinzmetal, un tipo de angina causada por espasmos de las arterias coronarias. (*Ver* PROBLEMAS CIRCULATORIOS en la Segunda Parte.)

A menos que se indique otra cosa, las dosis que se recomiendan a continuación son para personas adultas. La dosis para los jóvenes de doce a diecisiete años debe equivaler a tres cuartas partes de la cantidad recomendada; la de los niños de seis a doce años, a la mitad y la de los menores de seis años, a la cuarta parte.

Nutrientes

SUPLEMENTOS	DOSIS SUGERIDAS	COMENTARIOS
Esenciales		
Coenzyme Q_{10} más	100–200 mg al día.	Mejora la oxigenación de los tejidos.
Coenzyme A de Coenzyme-A Technologies	Según indicaciones de la etiqueta.	
Vitamin E	200 UI al día.	Mejora la circulación y actúa como anticoagulante, pues

		disuelve los coágulos de las piernas, el corazón y los pulmones. Para dosis altas, la emulsión facilita la asimilación y brinda mayor seguridad.
Muy importantes		
Calcium y magnesium y zinc	1.500 mg al día a la hora de acostarse. 750 mg al día. 50 mg al día. No tomar más de 100 mg al día de todos los suplementos.	Protegen a las arterias del estrés causado por los cambios repentinos de presión arterial.
Chlorophyll o Kyo-Green de Wakunaga	Según indicaciones de la etiqueta. Según indicaciones de la etiqueta.	Ayuda a combatir la infección y a aumentar el flujo sanguíneo. Este "green drink" fresco, hecho con vegetales de hoja verde, proporciona clorofila y otros nutrientes.
Choline e inositol	Según indicaciones de la etiqueta.	Reducen el colesterol y ayudan a la circulación.
Dimethylglycine (DMG) (Aangamik DMG de FoodScience of Vermont)	1 tableta 3 veces al día.	Mejora la oxigenación de los tejidos.
Lecithin granules o capsules	1 cucharada 3 veces al día con las comidas. 1.200 mg 3 veces al día con las comidas.	Reducen el nivel de los lípidos sanguíneos.
Vitamin B complex más extra vitamin B_6 (pyridoxine) y folic acid más vitamin B_3 (niacin)	100 mg al día. 50 mg al día. 400 mcg al día. 100 mg al día. No sobrepasar esta dosis.	Las vitaminas B son necesarias para el metabolismo de las grasas y el colesterol. Utilizar una fórmula de alta potencia. Dilata las arterias pequeñas, lo que mejora la circulación. *Advertencia:* Si tiene algún trastorno hepático, gota o presión arterial alta, no debe tomar niacina.
Importantes		
Aerobic 07 de Aerobic Life Industries	Según indicaciones de la etiqueta.	Mejora la oxigenación de los tejidos.
Bee propolis o royal jelly	Según indicaciones de la etiqueta. Según indicaciones de la etiqueta.	Fortalecen el sistema cardiovascular. Antibióticos naturales.
Flaxseed oil o primrose oil o salmon oil	1.000 mg al día. 1.000 mg al día. Según indicaciones de la etiqueta.	Proporcionan ácidos grasos esenciales, necesarios para la circulación y para prevenir el endurecimiento de las arterias.

Hierbas

❑ El black cohosh ayuda a la circulación y reduce los niveles de colesterol.

Advertencia: No tomar esta hierba en caso de embarazo.

❑ Las hierbas butcher's broom, cayenne (capsicum), ginkgo biloba y pau d'arco se pueden utilizar individualmente o en combinación para mejorar la circulación y fortalecer los vasos sanguíneos.

❑ El hyssop podría ser beneficioso contra los problemas circulatorios.

Recomendaciones

❑ Haga una dieta que conste de alimentos crudos en un 50 por ciento. (*Ver* NUTRICIÓN, DIETA SALUD en la Primera Parte, y seguir las pautas dietéticas.)

❑ Evite los alimentos grasosos y fritos.

❑ Evite la cafeína. Este estimulante constriñe los vasos sanguíneos.

❑ Mantenga calientes las manos y los pies. El clima caliente es conveniente para usted. Utilice zapatos cómodos y no camine descalzo fuera de su casa. Use siempre guantes cuando el clima esté frío.

❑ En lo posible, evite el estrés.

❑ Evite los medicamentos que constriñen los vasos sanguíneos, como las píldoras anticonceptivas y las drogas para la migraña.

❑ No fume y evite la exposición al humo de segunda mano. La nicotina constriñe los vasos sanguíneos.

Aspectos para tener en cuenta

❑ Para tratar el fenómeno de Raynaud se utiliza el bloqueador de la absorción del calcio nifedipine (Adalat, Procardia). Al igual que todos los medicamentos, éste puede producir efectos secundarios.

❑ *Ver también* PROBLEMAS CIRCULATORIOS en la Segunda Parte.

ENFERMEDAD DE WILSON

La enfermedad de Wilson, llamada también degeneración hepatolenticular o toxicosis hereditaria por cobre, es un problema de salud hereditario y poco común que afecta aproximadamente a una de cada treinta mil personas en el mundo entero. Como el organismo de las personas que tienen esta enfermedad no metaboliza adecuadamente el cobre, un microelemento, el exceso se acumula en el cerebro, los riñones, el hígado y la córnea de los ojos. Esto deteriora los órganos y produce otras complicaciones, como problemas neurológicos y comportamiento sicótico. Cuando no se trata, la enfermedad de Wilson conduce a daño cerebral, cirrosis del hígado, hepatitis y, por último, la muerte. Sin embargo, detectar la enfermedad en sus primeras etapas y empezar a tratarla oportunamente minimiza los síntomas y las complicaciones e, incluso, en algunos casos previene su ocurrencia.

Entre los síntomas de la enfermedad de Wilson están vómito con sangre, dificultad para hablar, tragar y/o caminar, babeo, aumento del tamaño del bazo, ictericia, inapetencia, pérdida de la coordinación, fatiga y/o debilidad progresiva, deterioro intelectual progresivo, deterioro sicológico manifestado en cambios de personalidad o en conductas extrañas, rigidez, espasmos o temblores musculares, edema y/o acumulación de líquido en el abdomen, y pérdida inexplicable de peso. En algunos casos, el primer signo de la enfermedad es el desarrollo de un anillo pigmentado en el borde externo de la córnea, conocido como anillo de Kayser-Fleischer, que se suele detectar durante un examen visual de rutina. En las etapas avanzadas de la enfermedad pueden aparecer síntomas causados por la hepatitis crónica o por la cirrosis; así mismo, pueden cesar los ciclos menstruales y el paciente puede experimentar dolor en el pecho, palpitación cardíaca, aturdimiento, palidez y sensación de ahogo al hacer cualquier esfuerzo.

Aunque las personas que sufren de la enfermedad de Wilson nacen con ella, los síntomas raras veces se manifiestan antes de los seis años de edad. Lo más común es que los síntomas aparezcan durante la adolescencia o, incluso, más tarde. Sin embargo, a fin de prevenir las complicaciones, es necesario tratar la enfermedad haya o no síntomas. El diagnóstico se basa en estudios de la historia médica del paciente y su familia, en exámenes de sangre para determinar el nivel de la ceruloplasmina (una proteína sanguínea que transporta cobre) y comprobar si hay anemia, y en un examen de orina que muestra si el nivel del cobre en la orina está alto. Para confirmar el diagnóstico conviene hacerse una biopsia de hígado que evalúe la cantidad de cobre del tejido hepático.

Las dosis que se recomiendan a continuación son para personas adultas. La dosis para los jóvenes de doce a diecisiete años debe equivaler a tres cuartas partes de la cantidad recomendada; la de los niños de seis a doce años, a la mitad y la de los menores de seis años, a la cuarta parte.

Nutrientes

SUPLEMENTOS	DOSIS SUGERIDAS	COMENTARIOS
Muy importantes		
Garlic (Kyolic de Wakunaga)	Según indicaciones de la etiqueta.	Un potente antioxidante que protege la función del hígado y el corazón. Promueve la cicatrización normal y evita daños en las células.
Iron	Según indicaciones médicas. Para mejor absorción, tomar con 100 mg de vitamina C.	Protege contra la anemia y la corrige. *Advertencia:* No tome hierro, a menos que le hayan diagnosticado anemia.
Multivitamin y mineral complex	Según indicaciones de la etiqueta.	El equilibrio de todos los nutrientes es esencial para la curación.
con potassium	99 mg al día.	Necesario para la correcta contracción muscular.
y selenium	200 mcg al día. Si está embarazada, no sobrepasar 40 mcg al día.	Necesario para el adecuado funcionamiento de las glándulas suprarrenales.
Vitamin A con mixed carotenoids, incluye beta-carotene	10.000 UI al día.	Estos poderosos antioxidantes aumentan la inmunidad.
Vitamin B complex	75 mg 3 veces al día.	Protege el hígado y es necesario para la correcta función cerebral.
más extra vitamin B_6 (pyridoxine)	50 mg al día.	Previene el daño del sistema nervioso y protege contra la anemia. Combate también la retención de líquidos.
Vitamin C con bioflavonoids	3.000–5.000 mg al día, divididos en varias tomas.	Protege contra la inflamación, la anemia y la hepatitis. Reduce el nivel del cobre del organismo. Utilizar en forma esterified.
Vitamin E	100 UI al día. No tomar junto con hierro.	Promueve la curación y previene el daño celular. Use en forma de d-alpha-tocopherol.
Zinc	75 mg al día. No sobrepasar esta dosis.	Reduce el nivel del cobre y aumenta la inmunidad. El zinc equilibra el cobre en el organismo.
Importantes		
Acetyl-L-Carnitine	Según indicaciones de la etiqueta.	Protege el hígado y la función cardíaca.
Advanced Carotenoid Complex de Solgar	Según indicaciones de la etiqueta.	Contiene poderosos neutralizadores de los radicales libres y sustancias que aumentan la inmunidad.
Calcium	1.500–2.000 mg al día.	Estos minerales actúan juntos para prevenir los espasmos musculares.
y magnesium	750–1.000 mg al día.	
Coenzyme Q_{10}	Según indicaciones de la etiqueta.	Este poderoso antioxidante aumenta la circulación y la energía.
más Coenzyme A de Coenzyme-A Technologies	Según indicaciones de la etiqueta.	
Flaxseed oil	Según indicaciones de la etiqueta.	Proporciona ácidos grasos esenciales, vitales para el funcionamiento cerebral y nervioso, y para la inmunidad.
Free-form amino acid complex	Según indicaciones de la etiqueta, con el estómago vacío.	Necesario para la síntesis de la proteína. Utilizar una fórmula que contenga todos los aminoácidos esenciales.
Gamma-amino-butyric acid (GABA)	Según indicaciones de la etiqueta, con el estómago vacío.	Esencial para la correcta función cerebral. Tiene también efectos tranquilizantes. *Ver* AMINOÁCIDOS en la Primera Parte.
L-Arginine	Según indicaciones de la etiqueta, con el estómago vacío. Tomar a la hora de acostarse con agua o jugo. No tomar con leche. Para mejor absorción, tomar con 50 mg de vitamina B_6 y 100 mg de vitamina C.	Ayudan a desintoxicar el hígado y los riñones. *Ver* AMINOÁCIDOS en la Primera Parte.

y L-ornithine más L-cysteine	Según indicaciones de la etiqueta, con el estómago vacío.	Reduce la absorción del cobre por parte del organismo.
Methylsulfonyl-methane (MSMJ)	Según indicaciones de la etiqueta.	
Pycnogenol y/o grape seed extract	Según indicaciones de la etiqueta. Según indicaciones de la etiqueta.	Estos poderosos antioxidantes disminuyen el deterioro mental.

Hierbas

❑ Burdock, dandelion, milk thistle y suma purifican y fortalecen el hígado, además de que ayudan a combatir la fatiga.

❑ Alfalfa, ginkgo biloba, gotu kola, kava, lobelia, perejil, oat straw, periwinkle y skullcap son útiles para la salud, en general, y para el funcionamiento del cerebro y el sistema nervioso, en particular.

Advertencia: No se debe tomar lobelia por vía oral de manera permanente.

❑ Astragalus, echinacea y pau d'arco son beneficiosas para la fatiga.

Advertencia: No se debe utilizar astragalus cuando hay fiebre.

❑ Black radish y red clover fortalecen el hígado.

❑ Cat's claw es una hierba antiinflamatoria, antioxidante, inmunoestimulante y limpiadora de los órganos internos. El producto Cat's Claw Defense Complex, de Source Naturals, es una buena fuente de esta hierba y, además, contiene otros ingredientes provechosos.

Advertencia: No se debe utilizar cat's claw durante el embarazo.

❑ Cayenne (capsicum) modera la presión arterial, combate la fatiga y fortalece el sistema nervioso.

❑ Goldenseal es útil cuando los síntomas incluyen dificultad para deglutir los alimentos. También sirve para disminuir la fatiga. El licorice y hacer gargarismos de té de thyme también ayuda cuando hay dificultades para tragar los alimentos.

Advertencia: No tome goldenseal por vía oral todos los días durante más de una semana seguida, y evítelo durante el embarazo. Debe usarse con prudencia cuando hay alergia al ragweed. No utilice licorice todos los días durante más de siete días seguidos, y evítelo si tiene presión arterial alta.

❑ St. Johns wort es beneficiosa para el sistema nervioso y ayuda a superar la fatiga y la dificultad para deglutir.

❑ Siberian ginseng es una hierba tónica que reduce la fatiga y promueve el funcionamiento del cerebro y del sistema nervioso.

Advertencia: No utilice esta hierba si tiene hipoglicemia, presión arterial alta o enfermedad cardíaca.

❑ La raíz de valeriana es calmante y provechosa para el cerebro y el sistema nervioso. También sirve cuando hay dificultad para tragar los alimentos.

Recomendaciones

❑ Aumente el consumo de cebolla y ajo. Estos alimentos contienen azufre, que ayuda a eliminar el cobre del organismo.

❑ Consuma frecuentemente piña fresca (no enlatada). La piña contiene bromelaína, una enzima que mantiene la inflamación y el edema bajo control.

❑ Haga analizar el nivel del cobre del agua que usted bebe. Consulte las páginas amarillas del directorio telefónico de su localidad, o comuníquese con la agencia estatal del medio ambiente para que le recomienden algún laboratorio que esté en condiciones de realizar este tipo de análisis. Si el contenido de cobre del agua de su hogar sobrepasa una parte por millón, reemplácela por agua embotellada de buena calidad (la mejor es la destilada al vapor), o haga revisar las tuberías de su casa. Si la conclusión es que todo el cobre — o la mayor parte — proviene de las tuberías — vale la pena hacerlas cambiar por otras que no contengan cobre.

❑ Si usted toma suplementos de multivitaminas y/o minerales, asegúrese de que *no* contengan cobre.

❑ Elimine de su dieta los alimentos ricos en cobre. Entre ellos están bróculi, chocolate, cereales enriquecidos, molasses, hongos, nueces, vísceras, salmón, mariscos, remolacha, aguacate, fríjol y otras legumbres, yema de huevo, oats, naranjas, raisins, soya, vegetales verdes hojosos y granos enteros.

❑ Si tiene temblores, evite la cafeína.

❑ No tome alcohol. La enfermedad de Wilson aumenta el riesgo de cirrosis del hígado.

❑ No cocine con ollas ni utensilios de cobre.

Aspectos para tener en cuenta

❑ La enfermedad de Wilson no se puede prevenir ni curar. Sin embargo, el pronóstico es excelente cuando se hace un buen manejo de la enfermedad.

❑ Cualquier persona con antecedentes familiares de enfermedad de Wilson debe hacerse un examen de diagnóstico lo más pronto que pueda, incluso si no tiene síntomas. Esto permite iniciar el tratamiento a la mayor brevedad, si es que tiene la enfermedad.

❑ El tratamiento de la enfermedad de Wilson dura toda la vida. Por lo general, requiere tomar penicillamine (Cuprimine, Depen), un medicamento que elimina el cobre del organismo aumentando su excreción en la orina. Entre los efectos secundarios que puede producir esta droga están deficiencia de vitamina B_6 (piridoxina) y hierro. Mucha gente experimenta una reacción alérgica en los diez días siguientes a tomarla. Los efectos secundarios más importantes suelen ser trastornos renales, problemas globulares en la sangre y el llamado síndrome de Goodpasture (una enfermedad potencialmente mortal que se caracteriza por pulmones sangrantes y fallo de la función renal). Asimismo, se sospecha que, al menos en dos casos, la penicillamine ha estado ligada a la aparición de leucemia. Cuando el paciente tiene intolerancia al penicillamine le suelen prescribir, además, un esteroide, como prednisone (Deltasone, entre otros), para reducir la reacción a la penicillamine. A veces prescriben el medicamento trientine (Syprine) en vez del penicillamine. Este medicamento también chelate el cobre, lo que facilita su eliminación.

❑ Para controlar el nivel del cobre, algunos médicos recetan dosis altas de cinc en lugar de medicamentos convencionales, o además de ellos. El cinc se equilibra de manera natural con el cobre en el organismo. También se suele prescribir acetato de cinc (Galzin) y se debe tomar exactamente como lo receta el médico.

❑ Sea cual sea el tratamiento, es necesario hacerse chequear con regularidad para manejar los posibles efectos secundarios del medicamento y para revisar el nivel del cobre en la orina.

❑ Niveles elevados de cobre en el organismo agotan la vitamina C y el cinc. Los requerimientos de estos nutrientes son, por tanto, más altos de lo normal en las personas que sufren de la enfermedad de Wilson.

❑ La enfermedad de Wilson no es la única causa de los altos niveles de cobre en el organismo. La acumulación de niveles tóxicos de cobre también se puede deber a excesiva exposición a este metal. Cuando el nivel del cobre es alto, pero la función hepática del individuo es normal, al igual que las dos córneas, es probable que la toxicidad se deba a otra cosa. Además, mientras que la toxicidad por cobre originada en una ingesta excesiva de este metal se manifiesta en el análisis del cabello, las personas aquejadas por la enfermedad de Wilson no presentan niveles altos de cobre en el cabello.

❑ El tetrathiomolybdate es un medicamento experimental que ofrece buenas perspectivas de tratamiento.

❑ Si no se trata adecuadamente, la enfermedad de Wilson es normalmente fatal antes de llegar a los treinta años. Pero si el tratamiento se comienza a tiempo, normalmente se experimenta una recuperación sintomática completa, con una longevidad y calidad de vida normales.

❑ *Ver también* TOXICIDAD POR COBRE en la Segunda Parte. La Wilson's Disease Association ofrece apoyo y ayuda a las personas que sufren esta y otras enfermedades relacionadas. (*Ver* Organizaciones Médicas y de la Salud, en el Apéndice.)

ENFERMEDAD FIBROQUÍSTICA DE LOS SENOS

Esta dolencia se caracteriza por la presencia de nódulos redondeados o quistes no cancerígenos en el seno que se mueven libremente y que pueden ser duros o blandos. Entre los síntomas están dolor al tacto y protuberancias en los senos. La molestia suele ser más pronunciada antes de la menstruación. Otros nombres con que se conoce esta afección son mastitis quística crónica, disfasia mamaria, cambios fibroquísticos y, aunque realmente no sea una enfermedad, enfermedad fibroquística. Su causa son cambios mensuales de progesterona y estrógeno y afecta a más de la mitad de las mujeres en edad de concebir, especialmente de edades comprendidas entre los treinta y cincuenta años.

El sistema linfático recoge y extrae el fluido de los senos. Sin embargo, cuando hay más fluido del que el sistema linfático puede manejar, pequeños espacios del tejido de los senos se llenan de fluido y se van cubriendo de tejido fibroso que los engruesa y cicatriza. Esto forma los quistes. A menudo, los quistes se inflaman antes y durante la menstruación y la presión resultante produce una sensación de llenura, de quemazón, un dolor sordo o una creciente insensibilidad. Algunas mujeres experimentan un dolor muy fuerte.

Los quistes del seno pueden cambiar de tamaño, pero son benignos. Un quiste es una masa blanda que se mueve con libertad y que se siente al tacto como el globo del ojo detrás del párpado. En cambio, los crecimientos cancerosos no suelen moverse libremente y, por lo regular, no son blandos ni desaparecen.

La mayoría de los quistes son inocuos. De hecho, la estructura normal de los senos incluye nódulos. Sin embargo, esto no significa que se deba hacer caso omiso de todas las protuberancias de los senos. Todas las mujeres deben familiarizarse con la sensación táctil de sus senos y con los cambios cíclicos que experimentan para que puedan detectar fácilmente las nuevas protuberancias. Lo ideal es que las mujeres se revisen los senos una vez por semana y que consulten con su médico de inmediato cuando se encuentren nuevos nódulos entre un ciclo menstrual y otro.

El diagnóstico de la enfermedad fibroquística se hace mediante un procedimiento sencillo en el consultorio del médico. Utilizando una aguja fina, se extrae fluido de un nódulo. Si contiene fluido, se trata de un quiste. Puede ser aconsejable hacer una biopsia para determinar el posible riesgo de cáncer. También es recomendable hacerse mamografías regularmente.

Nutrientes

SUPLEMENTOS	DOSIS SUGERIDAS	COMENTARIOS
Esenciales		
Coenzyme Q_{10}	Según indicaciones de la etiqueta.	Actúa como la vitamina E, pero es más potente. Poderoso antioxidante.
más Coenzyme A de Coenzyme-A Technologies	Según indicaciones de la etiqueta.	

Kelp	1.500–2.000 mg al día divididos en varias tomas.	Rica fuente de yodo. La deficiencia de yodo se ha asociado con esta enfermedad.
Primrose oil	1.500 mg al día.	Puede reducir el tamaño de las protuberancias.
Vitamin E	200 UI al día.	Protege el tejido de los senos, porque tiene la capacidad de actuar como antioxidante.
Muy importantes		
Vitamin A más carotenoid complex con beta-carotene	15.000 UI al día. Si está embarazada, no debe tomar más de 10.000 UI al día. Según indicaciones de la etiqueta.	Necesario para el sistema intraductal de los senos. Antioxidantes y precursores de la vitamina A.
Vitamin B complex más extra vitamin B_6 (pyridoxine)	50 mg 3 veces al día con las comidas. 50 mg 3 veces al día.	Las vitaminas del complejo B son importantes para todos los sistemas enzimáticos del organismo. Necesario para el adecuado equilibrio de los fluidos y para la regulación hormonal.
Importantes		
Vitamin C con bioflavonoids	2.000–4.000 mg al día divididos en varias tomas.	Necesario para el funcionamiento inmunológico, para la reparación de los tejidos y para el equilibrio de las hormonas adrenales.
Zinc	50 mg al día. No tomar más de 100 mg al día de todos los suplementos.	Repara los tejidos y es provechoso para la función inmunológica. Para mejor absorción, utilizar lozenges de zinc gluconate u OptiZinc.
Provechosos		
Multimineral complex	Según indicaciones de la etiqueta.	Es importante que los minerales del organismo se mantengan en equilibrio.
Protelytic enzymes más bromelain	Según indicaciones de la etiqueta. Tomar con las comidas y entre comidas. Según indicaciones de la etiqueta.	Reducen la inflamación y el dolor que ésta produce.

Hierbas

❑ Las hierbas echinacea, goldenseal, mullein, pau d'arco y red clover son provechosas para la enfermedad fibroquística.

Advertencia: No tome goldenseal por vía oral durante más de siete días seguidos, pues altera la flora intestinal, y no lo utilice durante el embarazo. Se debe usar con cautela cuando hay alergia al ragweed.

❑ Utilice cataplasmas de raíz de poke o de sage para aliviar la inflamación y el dolor de los senos. *Ver* UTILIZACIÓN DE CATAPLASMAS en la Segunda Parte.

Nota: La raíz de poke sólo se recomienda para uso externo.

Recomendaciones

❑ Haga una dieta baja en grasa y alta en fibra. Consuma más productos crudos, incluyendo semillas, nueces y granos. Asegúrese de que las nueces no hayan sido sometidas a calor. Incluya en su dieta diaria tres o más porciones de manzana, banano, uvas, toronja, nueces crudas, semillas, vegetales frescos y yogur. Los granos enteros y los frijoles también deben constituir una parte importante de su dieta.

❑ Incorpore en su dieta alimentos ricos en germanio, como ajo, hongos shiitake y cebolla. El germanio mejora la oxigenación de los tejidos a nivel celular.

❑ No consuma café, té (excepto de hierbas), colas ni chocolate. Estas bebidas contienen cafeína, que se ha relacionado con la enfermedad fibroquística. Evite también el alcohol, los productos de origen animal (especialmente carnes y grasas), los aceites de cocina que venden en los supermercados, los alimentos fritos, la sal, el azúcar, el tabaco y todos los productos que contienen harina blanca.

Aspectos para tener en cuenta

❑ El aceite de primrose ha dado buenos resultados para reducir el tamaño de los quistes.

❑ Según una investigación realizada por el Dr. John Peter Minton, del Departamento de Cirugía de la Escuela de Medicina de Universidad Estatal de Ohio en, Columbus, las mujeres que más probabilidades tienen de no volver a presentar quistes son las que eliminan de su dieta las sustancias que contienen cafeína.

❑ El medicamento Danocrine (danazol) es una hormona que actúa por conducto de la glándula pituitaria reduciendo el funcionamiento de los ovarios. Este efecto disminuye la cantidad de estrógeno de los senos, lo cual ayuda a contraer los nódulos. El danocrine no es eficaz para todas las mujeres, pero alrededor del 60 por ciento advierten resultados en el curso de pocas semanas. Muchas mujeres informan que sienten menos dolor y sensibilidad al tacto. No obstante, esta droga puede producir efectos desfavorables y se debe utilizar solamente si las recomendaciones anteriores no producen los resultados deseados.

❑ El funcionamiento de la glándula tiroides es importante en la enfermedad fibroquística de los senos; la deficiencia de yodo disminuye la función tiroidea y se ha asociado con la enfermedad. (*Ver* HIPOTIROIDISMO en la Segunda Parte). Otros factores importantes son desequilibrio hormonal y producción anormal de leche por niveles elevados de la hormona estrógeno.

❑ El National Cancer Institute recomienda que todas las mujeres se examinen los senos mensualmente. La autoexaminación debe hacerse entre cinco y diez días después de la menstruación, después de que haya bajado la inflamación. Las mujeres en edad postmenopáusica deberían autoexaminarse el mismo día todos los meses.

ENFERMEDAD ÓSEA DE PAGET

La enfermedad ósea de Paget (llamada así por Sir James Paget, quien la describió por primera vez) es una enfermedad crónica que se caracteriza por un proceso morboso en el cual alternan la formación y la destrucción de hueso. La consecuencia de este proceso es que los huesos sanos son reemplazados poco a poco por cantidades excesivas de hueso anormal, que presenta deficiencia de calcio y carece de la estructura necesaria para proporcionar máxima fortaleza. El resultado suelen ser huesos hipertrofiados y deformados en una o más secciones del esqueleto, degeneración ósea, dolores, artritis, deformidades visibles y mayor susceptibilidad a las fracturas.

La enfermedad de Paget suele afectar a los huesos de la pelvis, la columna vertebral, los muslos, el cráneo, las caderas, las espinillas y los brazos. Afecta a más del 3 por ciento de estadounidenses mayores de cuarenta años y al 10 por ciento de los mayores de ochenta, aunque también se sabe de algunos casos en los cuales ha afectado a adultos jóvenes. La sufren por igual tanto mujeres como hombres.

En sus primeras etapas, la enfermedad usualmente no produce síntomas, aunque puede haber un dolor moderado en los huesos afectados. A medida que la enfermedad avanza tiende a aumentar el dolor en los huesos, a volverse más persistente — en especial por la noche — y a empeorar con el esfuerzo físico. La enfermedad de Paget también puede ocasionar dolores en el cuello y/o en la espalda, dolor y/o rigidez en las articulaciones comprometidas, aumento de la temperatura de la piel en el área de los huesos afectados, fracturas óseas sin causa clara, sordera, dolores de cabeza, vahídos, silbidos en los oídos y alteración del movimiento. Si afecta a la pelvis o al fémur, puede haber dolores de cadera. Esta enfermedad sigue un patrón en el que alternan la remisión y la exacerbación de los síntomas. Con el tiempo, la exacerbación de los síntomas es cada vez peor. A veces se afectan las articulaciones adyacentes al hueso enfermo y se puede desarrollar osteoartritis. A la larga, pueden presentarse deformidades como arqueo de las piernas, abombamiento del pecho, encorvamiento de la columna vertebral y aumento del tamaño de la frente.

Otras posibles complicaciones de las etapas avanzadas de la enfermedad son cálculos renales (por falta de movimiento), insuficiencia cardíaca congestiva, sordera o ceguera (por presión del cráneo contra el cerebro), presión arterial alta y gota. En aproximadamente el 5 por ciento de los casos el hueso afectado sufre cambios de naturaleza maligna que terminan en osteosarcoma (cáncer de hueso). El aumento del flujo sanguíneo puede dar lugar a parada cardíaca. La expectativa de vida se ve reducida, pero la mayoría de los pacientes de la enfermedad ósea de Paget viven con su enfermedad entre diez y quince años, por lo menos.

Como esta enfermedad no suele producir síntomas importantes, en particular durante las primeras etapas, la mayoría de los casos pasan inadvertidos. Sin embargo, no es raro descubrir accidentalmente la enfermedad cuando a la persona le toman rayos X o le hacen exámenes de sangre por motivos diferentes. La causa de la enfermedad ósea de Paget no se conoce, pero algunos investigadores sospechan que podría ser una infección viral. Son muchos los casos que se presentan entre miembros de la misma familia. Sin embargo, parece que no se transmite de generación en generación, lo cual es más compatible con una causa viral que con una causa hereditaria.

La enfermedad de Paget con frecuencia se confunde con otras dolencias, como hipertiroidismo y enfermedades que producen lesión ósea, como cáncer de hueso, displasia fibrosa y mieloma múltiple. Para verificar el diagnóstico de la enfermedad de Paget, los médicos utilizan rayos X o escanogramas óseos, tomografías computerizadas (computerized tomography (CT) scan), y exámenes de orina. Un análisis de sangre puede detectar niveles elevados de alkaline phosphatase, una enzima producida por las células que participan en la formación de los huesos.

A menos que se indique otra cosa, las dosis que se recomiendan a continuación son para personas adultas. La dosis para los jóvenes de doce a diecisiete años debe equivaler a tres cuartas partes de la cantidad recomendada; la de los niños de seis a doce años, a la mitad y la de los menores de seis años, a la cuarta parte.

Nutrientes

SUPLEMENTOS	DOSIS SUGERIDAS	COMENTARIOS
Esenciales		
Calcium	1.500 mg al día.	Necesario para la fortaleza de los huesos.
más		Utilizar una variedad chelate.
boron	3 mg al día. No sobrepasar esta dosis.	Nutrientes necesarios para la absorción del calcio.
y magnesium	750 mg al día.	
y vitamin D_3	400 UI al día.	
Copper	3 mg al día.	Ayuda a formar hueso.
Glucosamine Plus de FoodScience of Vermont	Según indicaciones de la etiqueta.	Contiene nutrientes necesarios para el sano desarrollo de los huesos y el tejido conectivo.
más chondroitin	Según indicaciones de la etiqueta.	Útil para el dolor.
y methylsulfonylmethane (MSM)	Según indicaciones de la etiqueta.	
Kyolic-EPA de Wakunaga	Según indicaciones de la etiqueta.	
Liquid Kyolic con B_1 y B_{12} de Wakunaga	Según indicaciones de la etiqueta.	
Manganese	2 mg al día.	Necesario para el crecimiento normal de los huesos.
Phosphorus	1.000 mg al día.	Necesario para la formación de hueso.

Primrose oil o Ultimate Oil de Nature's Secret	Según indicaciones de la etiqueta. Según indicaciones de la etiqueta.	Proporcionan ácidos grasos esenciales, importantes para el adecuado desarrollo de las células.
Silica	Según indicaciones de la etiqueta.	Necesario para la formación de hueso.
Vitamin A con mixed carotenoids, incluye natural beta-carotene	10.000 UI al día.	Mejoran el funcionamiento inmunológico y promueven el correcto crecimiento de los huesos.
Vitamin B complex más extra vitamin B_{12} y folic acid	50 mg 3 veces al día con las comidas. 1.000–2.000 mcg al día. 400 mcg al día.	Participa en la producción de energía. Ayuda a la absorción de los alimentos y a la formación de las células. Necesario para la producción de energía.
Vitamin C con bioflavonoids	3.000–6.000 mg al día divididos en varias tomas.	Aumenta la inmunidad y ayuda al desarrollo de los huesos.
Zinc	30 mg al día. No tomar más de 100 mg al día de todos los suplementos.	Promueve la salud del sistema inmunológico. Para mejor absorción, utilizar lozenges de zinc gluconate u OptiZinc.
Provechosos		
Bone Builder de Ethical Nutrients	Según indicaciones de la etiqueta.	Contiene minerales y la matriz orgánica que compone los huesos.
DL-Phenylalanine (DLPA)	Según indicaciones de la etiqueta.	Alivia el dolor crónico. *Advertencia:* Si está embarazada o lactando, o si sufre de ataques de pánico, diabetes, presión arterial alta o PKU, no debe utilizar este suplemento.
Floradix Iron + Herbs de Salus Haus	Según indicaciones de la etiqueta.	Proporciona hierro orgánico y otros nutrientes necesarios para tener una salud y un estado físico óptimos.
Reishi extract o Shiitake extract	Según indicaciones de la etiqueta. Según indicaciones de la etiqueta.	Ayudan a reducir la inflamación.

Hierbas

❑ Alfalfa y horsetail contienen minerales necesarios para la formación de los huesos. Además, reducen la inflamación.

❑ Angélica, cayenne (capsicum), feverfew, hops, passionflower, skullcap, raíz de valeriana y white willow bark son útiles para aliviar el dolor.

Advertencia: No utilice feverfew durante el embarazo.

❑ Black cohosh y Sr. Johns wort reducen la inflamación y calman el dolor.

Advertencia: No use black cohosh durante el embarazo.

❑ Boneset, raíz de dandelion, nettle, perejil, raíz de poke, rose hips y yuca promueven el desarrollo de huesos fuertes.

Advertencia: No utilice boneset todos los días por más de una semana, pues utilizada durante mucho tiempo produce toxicidad.

❑ Echinacea, goldenseal y licorice son provechosas para reducir la inflamación.

Advertencia: No utilice goldenseal por vía oral todos los días durante más de una semana seguida, y evítelo durante el embarazo. Debe utilizarse con prudencia cuando hay alergia al ragweed. No use licorice todos los días durante más de una semana seguida, y evítelo si su presión arterial es alta.

Recomendaciones

❑ Consuma abundantes alimentos ricos en calcio, como brewer's yeast, buttermilk, carob, leche de cabra, todos los vegetales hojosos, salmón (con huesos), sardinas, mariscos, tofu, whey y yogur.

❑ Incluya en su dieta mucho ajo. El ajo es beneficioso para la circulación y controla la inflamación.

❑ Consuma papaya y piña frescas con frecuencia. Estas frutas contienen enzimas que reducen la inflamación.

❑ Evite los vegetales solanáceos. Entre ellos están tomate, papa, berenjena, cayenne peppers, chili peppers, sweet peppers, paprika y pimiento. Estos vegetales contienen muchos alcaloides, sustancias químicas con efectos fisiológicos muy fuertes, como alteración del metabolismo del calcio. Mediante un mecanismo que aún no se comprende, los alcaloides hacen que el calcio de los huesos se deposite en lugares del organismo donde no se requiere, como arterias, articulaciones y riñones.

❑ Consuma barley grass y/o kelp por su aporte de minerales valiosos y otros nutrientes necesarios para la formación de los huesos.

❑ El calor alivia el dolor. Por tanto, los baños en agua caliente, las compresas calientes y las lámparas de calor son eficaces.

❑ Para combatir la inmovilidad, siga un programa de ejercicios recomendado por su médico.

❑ Duerma en un colchón bastante duro o coloque una tabla debajo del colchón. Esto disminuye la probabilidad de que se desarrollen deformidades en la columna vertebral.

❑ Durante la fase activa de la enfermedad, guarde cama y muévase o dese vueltas para prevenir los bedsores, o úlceras por decúbito.

❑ Tome medidas para hacer de su hogar un sitio seguro y evitar fracturas. Retire los tapetes pequeños y evite los pisos resbaladizos o búsqueles solución. Haga instalar pasamanos en la bañera y cerca del inodoro.

❑ No les imponga a los huesos un estrés físico muy grande.

❑ Hágase chequeos médicos con regularidad para detectar a tiempo el cáncer de los huesos y la sordera. Si pierde capacidad auditiva, considere la posibilidad de utilizar un dispositivo especial.

Aspectos para tener en cuenta

❑ No se conoce cura para la enfermedad ósea de Paget. Sin embargo, la mayoría de los pacientes nunca desarrollan síntomas y, por tanto, no requieren tratamiento. A los que sí desarrollan síntomas les sirve la terapia con medicamentos, entre los cuales están los siguientes productos:

- *Analgésicos*: útiles para aliviar el dolor.
- *Calcitonin* (Calcimar, Cibacalcin, Miacalcin), una hormona natural que se inyecta, y *etidronate (Didronel)*, un regulador del calcio. Ambos retardan el progreso de la enfermedad.
- *Diphosphonates*, elementos que obstaculizan la mineralización de los huesos, lo cual ha sido relacionado con dolores óseos y fracturas.
- *Fluoride*, que se utiliza a veces para corregir las deformidades, aliviar la compresión de los nervios y evitar o reducir las fracturas.
- *Pliamycin (Mithracin)*, un medicamento antitumoral que puede producir remisión de los síntomas en el curso de dos semanas, y mejoría en dos meses. No obstante, este medicamento puede ocasionar daño renal y destruir los glóbulos rojos de la sangre.

❑ Para conocer los nombres y direcciones de entidades que ofrecen más información sobre la enfermedad de Paget, *ver* Organizaciones Médicas y de la Salud, en el Apéndice.

ENFERMEDAD PERIODONTAL

Después del resfriado común, la enfermedad periodontal es el problema infeccioso más frecuente en Estados Unidos y la causa principal de pérdida de la dentadura entre los adultos, afectando al 75 por ciento de los estadounidenses mayores de treinta y cinco años. Los casos de enfermedad periodontal aumentan con la edad.

Periodontal significa "alrededor de los dientes". Por tanto, enfermedad periodontal se refiere a cualquier afección de las encías u otras estructuras que sostienen la dentadura. La *gingivitis* (inflamación de las encías) es la etapa inicial de la enfermedad periodontal. Es producida por placa — depósitos pegajosos de bacteria, mucosidad y partículas de alimentos — que se deposita sobre los dientes. La acumulación de placa infecta las encías y las inflama. Al inflamarse, se forman cavidades entre las encías y los dientes, donde se deposita más placa. Otros factores que contribuyen al desarrollo de la gingivitis son respirar por la boca, empastes y prótesis dentales mal ajustados y que irritan el tejido circundante, y una dieta en la cual abundan los alimentos blandos, que privan a los dientes y a las encías del "ejercicio" que necesitan. También puede influir la genética, ya que hay familias con tendencia a tener esta enfermedad. Las encías se vuelven rojas, blandas y brillantes, y sangran con facilidad. En algunos casos las encías duelen, aunque la gingivitis no suele ser dolorosa.

Cuando no se trata, la gingivitis puede llevar a la *piorrea* o *periodontitis*. Ésta es una etapa avanzada de la enfermedad periodontal, en la cual los huesos que soportan los dientes empiezan a desgastarse como resultado de la infección. Los abscesos son frecuentes en estos casos. La piorrea produce halitosis (mal aliento), sangrado y dolor en las encías. Entre los factores que aumentan el riesgo de que se desarrolle piorrea están mala nutrición, cepillado incorrecto, alimentación poco nutritiva, consumo de azúcar, enfermedad crónica, trastornos glandulares, enfermedad de la sangre, fumar, drogas y abuso del alcohol. La piorrea a menudo se relaciona con deficiencia de vitamina C, bioflavonoides, calcio, ácido fólico o niacina. Los fumadores son más susceptibles a contraer piorrea y a perder la dentadura que los no fumadores. La enfermedad periodontal empeora cuando falta alguna pieza dental, cuando hay empaquetamiento de alimentos, mala oclusión, empuje lingual, bruxismo (rechinamiento de los dientes) y trauma por cepillado.

La estomatitis es la inflamación de la mucosa bucal y puede afectar a los labios, el paladar y la parte interna de las mejillas. A menudo, la estomatitis forma parte de los síntomas de otra enfermedad. Esta dolencia hace que las encías se inflamen y sangren con facilidad; además, en la boca se pueden desarrollar úlceras que se convierten en lesiones parecidas a los *fuegos y que pueden afectar a las encías. Dos clases comunes de estomatitis son estomatitis herpética aguda (mejor conocida como herpes oral) y estomatitis aftosa (canker sores o aftas).*

Los problemas bucales suelen ser reflejo de deficiencias u otros problemas de salud. El sangrado de las encías puede indicar deficiencia de vitamina C; la resequedad y las grietas en las comisuras de la boca, de vitamina B_2 (riboflavina), y ambos pueden indicar que existe una deficiencia nutricional generalizada. Los labios secos y cuarteados suelen ser producto de una reacción alérgica. La mucosa bucal irritada y de color rojo vivo puede ser síntoma de estrés; la lengua enrojecida y lisa, de anemia o de falta de nutrientes en la dieta. Las úlceras debajo de la lengua pueden ser una de las primeras manifestaciones del cáncer de boca. Visitar regularmente al odontólogo ayuda a detectar estos problemas a tiempo.

Entre las señales que indican una enfermedad periodontal potencialmente grave están:

- Dentadura floja.
- Cambios en el encaje de los dientes.
- Cambios en el ajuste de las prótesis dentales.

- Encías sensibles, enrojecidas o hinchadas.
- Encías que sangran al cepillar los dientes o usar hilo dental.
- Encías recesivas.
- Boca seca.
- Bruxismo (dientes que rechinan).

A menos que se indique otra cosa, las dosis que se recomiendan a continuación son para personas adultas. La dosis para los jóvenes de doce a diecisiete años debe equivaler a tres cuartas partes de la cantidad recomendada; la de los niños de seis a doce años, a la mitad y la de los menores de seis años, a la cuarta parte.

Nutrientes

SUPLEMENTOS	DOSIS SUGERIDAS	COMENTARIOS
Esenciales		
Coenzyme Q_{10}	100 mg al día.	Aumenta la oxigenación de los tejidos.
más Coenzyme A de Coenzyme-A Technologies	Según indicaciones de la etiqueta.	
Vitamin C con bioflavonoids	4.000–10.000 mg al día divididos en varias tomas a lo largo del día.	Promueven la curación, en especial la de las encías sangrantes. Los bioflavonoides retardan el desarrollo de la placa.
Muy importantes		
Bone Support de Synergy Plus	Según indicaciones de la etiqueta.	Contiene calcio, magnesio, fósforo, cinc y otros nutrientes que el organismo absorbe fácilmente para reconstruir hueso.
o calcium	1.500 mg al día.	Previene la pérdida de hueso en el área de las encías.
y magnesium	750 mg al día.	Actúa con el calcio. Utilizar una variedad chelate.
Methylsulfonyl-methane (MSM)	Según indicaciones de la etiqueta.	
Vitamin A	25.000 UI al día por 1 mes. Luego reducir hasta 10.000 UI al día. Si está embarazada, no debe tomar más de 10.000 UI al día.	Necesario para la curación del tejido de las encías. Para dosis altas, la emulsión facilita la asimilación y brinda mayor seguridad.
más carotenoid complex (Betatene)	Según indicaciones de la etiqueta.	El organismo utiliza estos antioxidantes para producir vitamina A, según la necesidad.
Vitamin E	200 UI al día. Frotar también el aceite de una cápsula en las encías 2–3 veces al día.	Necesario para la curación del tejido de las encías.
más selenium (E·SEL de Carlson Labs)	200 mcg al día. Si está embarazada, no debe tomar más de 40 mcg al día.	Este poderoso antioxidante actúa con la vitamina E para prevenir el cáncer.
Importantes		
Grape seed extract	Según indicaciones de la etiqueta.	Poderoso antioxidante y antiinflamatorio.
Proteolytic enzymes con pancreatin	Según indicaciones de la etiqueta. Tomar entre comidas y a la hora de acostarse.	Ayudan a controlar la inflamación y a corregir la digestión.
Quercetin	Según indicaciones de la etiqueta.	
Vitamin B complex	50 mg 3 veces al día con las comidas.	Necesario para la correcta digestión y para la salud del tejido bucal.
Zinc	50–80 mg al día. No tomar más de 100 mg al día de todos los suplementos.	Mejora el funcionamiento inmunológico. Necesario para prevenir la infección y promover la curación. Para mejor absorción, utilizar lozenges de zinc gluconate u OptiZinc.
más copper	3 mg al día.	

Hierbas

❑ Aplicar aloe vera en gel directamente en las encías inflamadas mitiga la molestia.

❑ El té de chamomile y el de flor de calendula alivian el dolor de encías y ayudan a su curación.

❑ El aceite de clove alivia temporalmente el dolor de muela y/o de encías. Sencillamente, frótese una o dos gotas de aceite de clove en el área afectada. Si le parece que este aceite en forma pura es demasiado fuerte, dilúyalo con una gotas de aceite de oliva.

❑ La echinacea, las berries de hawthorn, el myrrh gum y los rose hips controlan la inflamación y mejoran la función inmunológica. Prepare un té con estas hierbas o haga con ellas una cataplasma y aplíquesela directamente en el área inflamada.

❑ El goldenseal destruye las bacterias causantes de la enfermedad periodontal. Tome 3.000 miligramos al día o colóquese en la boca el contenido de un cuentagotas de extracto de goldenseal sin alcohol, muévalo entre la boca durante tres minutos y luego páseselo. Para la inflamación de las encías, vierta en un trozo de gasa o de algodón puro 5 gotas de extracto de goldenseal sin alcohol y colóqueselo en el área inflamada. Haga esto apenas sienta que está comenzando la inflamación o que está apareciendo una úlcera, y se sorprenderá con los resultados. Casos severos pueden requerir entre tres y cinco noches para que las úlceras sanen. Asegúrese de comprimir bien la gasa o el algodón bajo el interior de la delantera de su boca, entre los labios y la encía.

Advertencia: No tome goldenseal por vía oral todos los días durante más de una semana seguida, pues puede alterar la flora intestinal, y no tome esta hierba durante el embarazo. Úsela con cautela si es alérgico al ragweed.

❑ El sage es bueno por sus propiedades antiinflamatorias. Hierba dos cucharadas de hojas de sage secas y machacadas en un taza de agua y déjelo estar veinte minutos, cuele la mezcla y enjuáguese la boca con ella varias veces al día.

❑ Frotarse las encías con aceite de tree tea ayuda a prevenir y tratar la enfermedad periodontal.

❑ El thyme es un antiséptico natural que reduce el nivel de bacterias en la boca.

Recomendaciones

❑ Consuma una buena variedad de frutas frescas, vegetales hojosos de color verde, carnes y granos enteros para que sus encías y dientes se ejerciten y reciban las vitaminas y minerales esenciales para la salud de la dentadura. Aunque todas las vitaminas y minerales son importantes para la formación y la salud de los dientes, la vitamina C reviste una importancia especial para prevenir la gingivitis y la piorrea. La vitamina A controla el desarrollo y la salud general de las encías; su deficiencia suele conducir a infección en las encías. La vitamina A también es necesaria para el sano desarrollo de la dentadura en los niños. Entre los minerales indispensables para la salud dental están sodio, potasio, calcio, fósforo, hierro y magnesio.

❑ Consuma muchos alimentos ricos en fibra, como granos enteros, vegetales y legumbres.

❑ Evite el azúcar y todos los carbohidratos refinados. El azúcar produce acumulación de placa e inhibe la capacidad de los glóbulos blancos de la sangre de repeler las bacterias.

❑ Cepíllese los dientes todos los días y durante un mes, por lo menos, con goldenseal en polvo. Puede abrir una cápsula de goldenseal y mezclar los contenidos con pasta de dientes o usar de igual manera un extracto líquido. Cuando haya transcurrido el mes, cambie de marca de dentífrico. No siga utilizando el mismo dentífrico porque algunos irritan las encías.

❑ Para mantener la enfermedad bajo control, cambie su cepillo de dientes todos los meses y manténgalo limpio. Las bacterias se sienten a gusto en los cepillos de dientes. Hay aparatos que puede colocar en sus cepillos para protegerlos y que maten las bacterias cuando no los usa.

❑ Use dental floss todos los días. El hilo dental sin encerar es bueno porque penetra hasta la unión de las encías con los dientes.

❑ Frótese bien la lengua todas las mañanas después de cepillarse los dientes y pasarse el hilo dental (floss). Utilice un cepillo para la lengua (health food stores y farmacias) o el reverso de una cuchara. Esto es importante, porque las bacterias prosperan en la lengua húmeda.

❑ Utilice un producto que se consigue en las farmacias llamado Stim-U-Dent, que limpia y estimula las encías masajeándolas con un movimiento rotatorio. Asegúrese de que lo empapa en agua o lo mantiene en la boca mientras se ablanda, de modo que no dañe las encías. Frótese entre los dientes después de cada comida, ya que esto ayuda a eliminar la placa.

❑ Frótese las encías con las puntas de los dedos para mejorar la circulación.

❑ Los cepillos interdentales son buenos para limpiar los espacios entre dientes.

❑ Para ablandar la placa, utilice un enjuague dental llamado Plax. A diferencia de los enjuagues bucales, éste se utiliza antes del cepillado. El listerine también ayuda a eliminar la placa.

❑ Use un cepillo de dientes *muy* suave y de cerdas naturales. Siempre se debe cepillar las encías y la lengua, al igual que los dientes. La manera más eficaz de llegar a la unión de la encía con los dientes es inclinando el cepillo de dientes para que las cerdas queden en un ángulo de 45° con respecto de la encía, y luego cepillar las encías con movimientos cortos hacia adelante y hacia atrás para extraer la bacteria.

❑ Si tiene inflamadas las encías, coloque el cepillo de dientes debajo de un chorro de agua muy caliente para que las cerdas se ablanden. Mientras no se haya mejorado por completo, cepíllese los dientes con suavidad.

❑ Abra una cápsula de vitamina E y frótese el aceite en el área de la encía que está inflamada. Éste es un remedio muy curativo y mitiga el dolor.

❑ Para aliviar el dolor de muela mientras obtiene una cita con su odontólogo, aplíquese hielo en la encía. El aceite de clove es beneficioso. (*Ver* en Hierbas en esta sección.)

❑ Evite los antibióticos. La boca es el sitio donde menos eficaces son, además de que destruyen las bacterias beneficiosas para el colon. Pruebe el goldenseal; da resultado más rápidamente y no produce efectos secundarios. (*Ver* en Hierbas en esta sección.)

- Además de los productos mencionados, recomendamos los siguientes productos para los dientes y las encías. La mayoría se consiguen en los health food stores:
- Nature de France (Pierre Cattier). Contiene una base de arcilla que ayuda a la curación.
- Nature's Gate. Contiene baking soda y sal de mar, eficaces para combatir la placa y la enfermedad de las encías. También contiene vitamina C.
- Peelu. Contiene un blanqueador natural de la dentadura derivado del pequeño árbol peelu, originario del Medio Oriente y Asia. Los habitantes de esa parte del mundo han masticado sus ramas durante siglos para mantener blanca la dentadura. Contiene sabor natural, pectina de fruta, sulfato de sodio y lauryl (de aceite de coco) y glicerina vegetal. A diferencia de muchos otros productor blanqueadores que se venden sin receta, no irrita o daña las encías
- Herbal Toothpaste y Gum Therapy con Baking Soda de The Natural Dentist. Combate la placa y la gingivitis.

- Herbal Crème de Anise. Otro buen producto que se vende los health food stores.
- Herbal Mouth y Gum Therapy Mouth Wash. Bueno para enjuagar la boca entre cepillados.
- Tom's Natural Toothpaste. Contiene una base natural de calcio, además de myrrh (una hierba astringente) y propóleos de abeja.
- Weleda Salt Toothpaste. Contiene baking soda y fórmulas de sales con hierbas medicinales y sílice.
- Vicco Pure Herbal Toothpaste. Contiene extractos de plantas, cortezas, raíces y flores utilizados en la medicina ayurvédica.

❑ Observe si su dentista toma todas las medidas necesarias para evitar la transmisión de la enfermedad. El consultorio y la sala de espera deben ser limpios. Los dentistas, higienistas y auxiliares deben lavarse las manos y cambiarse los guantes entre un paciente y otro. Todos los instrumentos se deben esterilizar entre un paciente y otro, y las superficies y los equipos del consultorio se deben limpiar y desinfectar periódicamente. Si usted tiene alguna inquietud acerca de los procedimientos de su odontólogo, no dude en preguntar.

Aspectos para tener en cuenta

❑ Idealmente, esta enfermedad debe ser tratada por un periodontólogo, un dentista especializado en este área.

❑ La enfermedad periodontal se puede revertir si se detecta rápido. Es importante conocer los síntomas y hacerse chequeos dentales regulares.

❑ Hay casos graves de enfermedad periodontal que requieren cirugía para retirar el tejido infectado de la encía y reconstruir el hueso.

❑ Algunas enfermedades, como diabetes y algunas afecciones de la sangre, aumentan el riesgo de contraer enfermedad de las encías.

❑ Las investigaciones sugieren que las personas que sufren esta enfermedad tiene un mayor riesgo de sufrir otras enfermedades como problemas cardíacos, pulmonares, derrames, úlceras, diabetes mal controlada, así como de tener partos prematuros. Se sigue investigando el efecto de esta enfermedad en la salud general del organismo. Se sospecha que las bacterias que habitan en los bolsillos periodontales pueden llegar a penetrar en el organismo. De modo que al cuidar de su salud bucal y dental puede estar cuidando la salud de todo su cuerpo.

❑ Un sencillo examen de sangre puede detectar la enfermedad de las encías hasta ocho meses antes de que aparezcan los síntomas, de acuerdo con el Dr. Jeffrey Ebersole, profesor asociado de periodoncia de la Universidad de Texas Health Science Center. El dentista extrae una gota de sangre de la punta de un dedo y la hace analizar para determinar si contiene bacterias causantes de la enfermedad de las encías.

❑ El contacto regular e íntimo con una persona infectada puede transmitir la bacteria causante de la enfermedad periodontal.

❑ El fumar es un factor preponderante en la irritación de encías y boca. También se ha encontrado relación entre este hábito y el cáncer de boca y el de esófago.

❑ Por predisposición genética hay personas más propensas a adquirir las bacterias que producen enfermedad de las encías.

❑ La resequedad de la boca, es decir, la falta de una cantidad suficiente de saliva, puede propiciar la caries y la enfermedad periodontal. La saliva es esencial para liberar la boca de placa, azúcar y desechos. El problema de la resequedad de la boca aumenta con la edad, y afecta a más de la mitad de las personas mayores de cincuenta y cinco años. La resequedad de la boca también puede ser causada por consumo de alcohol o por medicamentos recetados o sin receta médica, especialmente los que se utilizan para la presión arterial alta, la depresión, el resfriado y las alergias. La diabetes también se relaciona con sequedad de la boca. El mejor tratamiento para este problema es extraerles a las glándulas salivales más humedad masticando zanahoria, apio o chicle; tomando 8-10 tazas (cup) de agua al día; masticando hielo picado o respirando por la nariz.

❑ Los implantes dentales tienen una apariencia más natural que la dentadura postiza y mucha gente está optando por ellos en la actualidad. Infortunadamente, cuando no están bien colocados pueden producir enfermedad periodontal o exacerbarla. Si usted está interesado en hacerse colocar implantes, consulte con un especialista.

❑ Los científicos exploran una posible conexión entre la terapia de reemplazo hormonal (HRT) y una disminución de pérdida dental. Investigadores de la Faculta de Medicina de Harvard y del Brigham and Women's Hospital, en Boston, descubrieron que el 24 por ciento de las mujeres sometidas a HRT mejoraron en cuanto a la posible pérdida dental. Se sospecha que se debe a que la HRT protege de la disminución de la densidad ósea en la mandíbula. La HRT también tiene riesgos, algunos de ellos serios (*Ver* PROBLEMAS RELACIONADOS CON LA MENPAUSIA Y LA PERIMENOPAUSIA, en la Segunda Parte.)

❑ La abrasión con aire, una técnica para retirar las caries sin dolor y sin taladrar, les permite a los odontólogos colocar emplastes más pequeños y salvar porciones más grandes de la dentadura natural. Esta nueva técnica, que representa un importante avance odontológico, no requiere anestesia ni drogas para adormecer al paciente.

❑ Es importante visitar al odontólogo con regularidad para detectar cáncer oral, una enfermedad que ataca a treinta mil estadounidenses cada año. Nueve de cada diez personas sobreviven a este tipo de cáncer cuando se detecta precozmente.

❑ Una ventaja (quizás la única) de tener alergias es que disminuyen la probabilidad de perder piezas dentales a causa de la enfermedad periodontal. Parece que esto se debe a que el sistema inmunológico particularmente activo de quienes sufren de alergias repele más eficazmente las bacterias causantes de la enfermedad de las encías.

❑ En las farmacias se consiguen unas tabletas que muestran las áreas de la dentadura a las cuales no ha llegado el cepillado. Mastique una tableta al terminar de cepillarse los dientes y vuelva a cepillárselos hasta que el color desaparezca.

❑ Los cepillos de dientes eléctricos, como los de marca Braun u Oral B, ayudan a eliminar la placa.

❑ Se ha demostrado la eficacia de un aparato que desinfecta automáticamente los cepillos de dientes y los mantiene libres de bacteria. El aparato, que funciona las veinticuatro horas del día, se prende automáticamente cada media hora y desinfecta las cerdas durante dos minutos. Una alternativa es mantener el cepillo de dientes entre hydrogen peroxide o entre grapefruit seed extract para exterminar los gérmenes (si usa hydrogen peroxide, enjuague bien el cepillo antes de usarlo).

❑ El fluoride es un mineral que fortalece la estructura subyacente que soporta los dientes, lo cual es especialmente importante para las mujeres menopáusicas que han perdido densidad mandibular. Este mineral ayuda también a proteger del deterioro la superficie de la raíces que queda expuesta a media que las encías se contraen con la edad. Pero su uso no cuenta con el apoyo generalizado de todos los profesionales de la salud; algunos creen en su uso, pero otros no.

❑ *Ver también* CANKER SORES E INFECCIONES POR EL VIRUS DEL HERPES en la Segunda Parte.

❑ *Ver también* Encías sangrantes en PROBLEMAS RELACIONADOS CON EL EMBARAZO en la Segunda Parte.

ENFERMEDADES CARDIOVASCULARES

El término enfermedades cardiovasculares se emplea para referirse a las enfermedades del sistema de vasos sanguíneos y del corazón. (El término enfermedad cardíaca abarca sólo a las enfermedades que afectan al corazón y al sistema de vasos dentro de él). Las enfermedades cardiovasculares (CVD, por sus siglas en inglés) son el principal problema de salud del mundo occidental, y la primera causa de muerte en Estados Unidos, donde anualmente cobran la vida de más de un millón de personas. Se calcula que 59,7 millones de estadounidenses sufren de enfermedades del corazón y de los vasos sanguíneos, aunque muchos no lo saben porque no presentan síntomas. Tradicionalmente se pensaba que estas enfermedades afectan primordialmente a los varones, pero cada vez más afecta también a las mujeres, siendo responsable de la muerte de 500.000 mujeres al año en los Estados Unidos. De hecho, más mujeres mueren de problemas cardiovasculares que de cáncer en todas sus manifestaciones. Se cree que un bajo nivel de estrógeno durante y después de la menopausia aumenta el riesgo de CVD. Y las mujeres afroamericanas son más susceptibles que las de otros grupos étnicos.

Las arterias que abastecen de sangre al corazón se denominan arterias coronarias. Cuando los vasos sanguíneos del corazón se estrechan, la cantidad de sangre que le suministran a este órgano puede resultar insuficiente para aportarle el oxígeno que necesita. Esa falta de oxígeno es lo que produce el dolor en el pecho conocido como angina de pecho. La angina de pecho se caracteriza por un dolor opresivo en el pecho, que suele presentarse después de hacer algún esfuerzo físico. Ese dolor normalmente desaparece con un poco de reposo.

Cuando las arterias coronarias que llevan oxígeno y nutrientes al músculo cardíaco se obstruyen, el flujo de sangre se interrumpe por completo y se presenta *un ataque cardíaco, o infarto de miocardio*, que le causa daño al músculo cardíaco. Las causas más frecuentes de obstrucción arterial son arteriosclerosis (endurecimiento de las arterias) y la presencia de un trombo, o coágulo, en un vaso sanguíneo. La arteriosclerosis es la causa de la mayor parte de las muertes por ataque cardíaco. Los espasmos de las arterias coronarias también pueden conducir a un ataque cardíaco. El ataque cardíaco se experimenta como si otra persona le estuviera presionando a uno el pecho con muchísima fuerza. El dolor puede durar varios minutos y se suele extender al hombro, el brazo, el cuello o la quijada. Otras señales de ataque cardíaco son sudoración, náuseas, vómito, sensación de ahogo, vahídos, desmayo, ansiedad, dificultad para deglutir, zumbidos en los oídos y pérdida del habla. La intensidad del dolor y sus características varían de una persona a otra; mientras que algunas experimentan un dolor intenso, otras sólo sienten un leve malestar. Muchas personas confunden los síntomas del ataque cardíaco con indigestión. Y hay personas que no experimentan síntomas, una situación conocida como ataque cardíaco "silencioso".

La hipertensión (presión arterial alta) es una enfermedad cardiovascular sumamente común y suele ser precursora de problemas cardíacos. Normalmente se origina en la pérdida de elasticidad de las arterias o en la reducción de su diámetro interno (o en ambos factores), lo cual puede deberse a arteriosclerosis, a mal metabolismo del sodio, a estrés, a deficiencias nutricionales y a desequilibrios enzimáticos. Además de la herencia, otros factores que pueden conducir a la hipertensión son enfermedad renal, hipertiroidismo, trastornos de las glándulas adrenales o de la glándula pituitaria y uso de anticonceptivos orales. Como no ocasiona dolor, especialmente en las primeras etapas, mucha gente ni siquiera se percata de que tiene hipertensión; de ahí el calificativo de "asesino silencioso". Cuando, al fin y al cabo, la hipertensión produce complicaciones que se traducen en síntomas (como aceleración del pulso, sensación de ahogo, vahídos, dolores de cabeza y sudor), la enfermedad es más difícil de tratar. La hipertensión no tratada es la causa principal de derrame cerebral, además de que aumenta de manera significativa el riesgo de ataque cardíaco, insuficiencia cardíaca e insuficiencia renal. El objetivo del tratamiento en la mayor parte de los casos es rebajar la presión arterial sistólica a menos de 140 mm Hg (milímetros de Mercurio) y a menos de 90 mm Hg la diastólica. El tratamiento para los que sufren de diabetes e insuficiencia renal crónica trata de rebajar la tensión a menos de 130 mm Hg (sistólica) y a menos de 80 mm Hg (diastólica). Para las personas mayores de cincuenta años, la presión sistólica puede ser un factor de riesgo cardiovascular más importante que la diastólica.

Otras enfermedades cardiovasculares son insuficiencia cardíaca, arritmia y enfermedad valvular. Mientras que el ataque cardíaco se produce por la interrupción del flujo sanguíneo hacia el corazón, la insuficiencia cardíaca es resultado del flujo insuficiente de sangre desde el corazón. Es decir, en la insuficiencia cardíaca el corazón no bombea una cantidad suficiente de sangre para satisfacer las necesidades del organismo. Entre los síntomas de la insuficiencia cardíaca están fatiga, mal color, sensación de ahogo y edema (hinchazón por acumulación de fluido en los tejidos del organismo), especialmente en el área de los tobillos. Las arritmias son alteraciones del ritmo cardíaco normal. Hay diferentes clases de arritmias. Algunas son bastante peligrosas, incluso son una amenaza para la vida, mientras que otras apenas son perceptibles y no representan un peligro especial. La enfermedad valvular afecta al funcionamiento de una o más válvulas del corazón. Puede ser causada por un defecto congénito, o puede ser consecuencia de enfermedades como fiebre reumática o endocarditis (infección del músculo cardíaco). El prolapso de la válvula mitral (MVP, por sus siglas en inglés) es una dolencia en la que la válvula mitral, que controla el flujo sanguíneo entre el atrio y el ventrículo izquierdos (la principal cámara de bombeo del corazón) sobresale excesivamente hacia el atrio izquierdo mientras bombea. En muchos casos esto no produce ningún síntoma, aunque algunas personas experimentan fatiga, mareos, palpitaciones y/o un dolor vago en el pecho. El prolapso de la válvula mitral también provoca un sonido muy característico que cualquier médico experimentado puede detectar cuando ausculta al paciente con el fonendoscopio. Ahora se sabe que esta dolencia es mucho menos frecuente de lo que se creía, y para la mayoría de los que la tienen, se estima que no supone mayores complicaciones.

El síndrome X (conocido también como síndrome metabólico) se caracteriza por diversas señales que indican una mala salud general. Las personas que lo padecen tienen mayores probabilidades de sufrir derrames cerebrales. Se calcula que aproximadamente una cuarta parte de la población estadounidense adulta padece este síndrome. Esto significa que tienen al menos tres de las cinco dolencias comunes asociadas con el síndrome: obesidad abdominal, exceso de azúcar en la sangre, triglicéridos muy altos, hipertensión, y niveles de colesterol "bueno" (HDL) bajos. La diabetes aumenta el riesgo de derrame cerebral, pero se ha comprobado que incluso aquellas personas no diabéticas pero que sí tienen el síndrome metabólico, éste es un factor de riesgo tan importante como aquella. Según un estudio reciente, se estima que se podría prevenir el 20 por ciento de todos los derrames si las personas simplemente logran escapar del síndrome X. Para ello, es clave mejorar la nutrición.

Infortunadamente, a pesar de los avances tecnológicos en materia de diagnóstico y tratamiento de los problemas del corazón, muchas veces cuando se presenta la primera señal de que existe una enfermedad cardiovascular la vida de la persona ya corre peligro. Las dolencias del sistema cardiovascular suelen estar sumamente avanzadas cuando se vuelven sintomáticas. Se calcula que el 25 por ciento de las personas que sufren un ataque cardíaco no presentan síntomas de problemas cardíacos antes del ataque. Según un estudio reciente, el bloqueo de las arterias que puede

Factores de riesgo cardiovascular y señales de advertencia

A continuación se ve una breve lista de los factores de riesgo y de las señales de advertencia de posibles problemas cardiovasculares, incluyendo los derrames cerebrales

FACTORES DE RIESGO

- Presión arterial alta.
- Enfermedades cardíacas, especialmente un tipo de arritmia (latido irregular) llamada fibrilación atrial (AF).
- Fumar
- Diabetes.
- Colesterol alto.
- Obesidad/mala dieta.

SEÑALES DE ADVERTENCIA

- Insensibilidad en cara, brazos o piernas.
- Dificultad para hablar.
- Mareos fuertes, pérdida del equilibrio o la coordinación
- Pérdida de la visión, oscuridad súbita.
- Dolor de cabeza intenso.
- Breve pérdida de consciencia.
- Si cree que cualquiera de estos factores de riesgo le son aplicables, hable con su médico sobre las maneras de reducir el riesgo. Si experimenta cualquiera de las señales de advertencia, busque ayuda médica inmediatamente.

Niveles saludables de colesterol y de presión arterial

Dos de los principales factores para determinar la salud cardiovascular son la grasa en la sangre (incluye el colesterol y los triglicéridos) y la presión arterial. Las tablas que siguen a continuación son guías aproximadas de ambos. Hay que tener en cuenta que los niveles varían de persona a persona, por lo que es aconsejable ir al médico a chequearse ambos factores regularmente. Asimismo, es de resaltar que los valores aquí expuestos reflejan revisiones recientes de los valores deseables.

NIVELES DE COLESTEROL Y TRIGLICÉRIDOS DE PERSONAS SIN PROBLEMAS CARDÍACOS (MG/DL)

Lípido sanguíneo	Bueno	Fronterizo	Alto
Colesterol total	200 o menos	200–239	240 y superior
Colesterol LDL ("malo")	130 o menos	130–159	160 y superior
Triglicéridos	150 o menos	150–199	200 y superior

El nivel deseable de colesterol HDL ("bueno") es 60 mg/dL o superior.

NIVELES DE PRESIÓN ARTERIAL DE PERSONAS SIN PROBLEMAS CARDÍACOS (HT=HIPERTENSIÓN)

Presión arterial	Normal	Pre-HT	Stage 1 HT	Stage 2 HT
Sistólica (cuando el corazón se contrae y bombea la sangre)	120 o menos	120–139	140–159	160 y superior
Diastólica (entre latidos, el corazón se vuelve a llenar de sangre)	80 o menos	80–89	90–99	100 y superior

causar un ataque cardíaco o la muerte súbita parece formarse a una edad tan temprana como los quince años.

Las enfermedades cardiovasculares no son una consecuencia inevitable del envejecimiento. Es posible tomar muchas medidas preventivas para evitar este tipo de enfermedades. Entre los factores que contribuyen a las enfermedades del corazón y que se pueden controlar están fumar, alta presión arterial, alto nivel de colesterol sanguíneo, personalidad tipo A, estrés, obesidad, vida sedentaria y diabetes. Usted *puede* modificar su estilo de vida para conservar sano su corazón.

Self-Test de funcionamiento cardíaco

El corazón es el músculo más importante de su organismo. Tomarse el pulso, sencillamente, puede ayudarle a determinar cómo está funcionando su corazón. El mejor momento para tomarse el pulso es apenas se despierte por la mañana. El ritmo cardíaco debería estar en 60 y 100 latidos por minuto. Para tomarse el pulso coloque los dos primeros dedos de la mano derecha entre el hueso y el tendón de la muñeca izquierda. Cuente los latidos durante quince segundos y multiplique esa cifra por cuatro. Si su pulso permanece acelerado, consulte con su médico para estudiar la posibilidad de que la causa sea alguna enfermedad. Un pulso crónicamente alto a menudo anuncia la hipertensión. Si se toma el pulso diariamente uno puede estar precavido de posibles enfermedades a futuro.

El corazón es el músculo más activo del cuerpo humano y, por tanto, necesita estar bien nutrido. La mala alimentación tiene un efecto muy profundo en el corazón y las investigaciones demuestran que al hacernos mayores, las personas comemos cada vez peor, aumentando así el riesgo de enfermedades cardiovasculares.

Nutrientes

SUPLEMENTOS	DOSIS SUGERIDAS	COMENTARIOS
Esencial		
Coenzyme Q_{10}	50–100 mg 3 veces al día.	Aumenta la oxigenación del tejido cardíaco. Se ha demostrado que previene la repetición de ataques cardíacos en personas que ya los han tenido.
más Coenzyme A de Coenzyme-A Technologies	Según indicaciones de la etiqueta.	
Kyolic-EPA de Wakunaga	Según indicaciones de la etiqueta.	Reduce los niveles de triglicéridos en la sangre.

Guía rápida de referencia: Los 10 alimentos más saludables para su corazón

Cuando se trata de promover un sistema cardiovascular sano, no todos los alimentos "han sido creados iguales". Esta es una lista de los 10 mejores alimentos para la salud del corazón.

1. Fruta fresca. La fruta contiene fibra, antioxidantes, vitaminas y minerales.
2. Frijoles y legumbres. Contienen fibra y proteínas que ayudan a reducir el colesterol LDL (malo).
3. Pescado. Los ácidos grasos omega-3 en el pescado de aguas frías ayudan a controlar los niveles de LDL.
4. Vegetales verdes hojosos. Espinaca, mesclun, swiss chard, arugula y otros verdes ayudan a reducir los niveles de una enzima de la sangre implicada en las enfermedades del corazón.
5. Aguacates. Los aguacates son ricos en potasio, un mineral que ayuda a regular el ritmo cardíaco y la presión arterial, y en grasas monoinsaturadas, las cuales reducen los niveles de LDL.
6. Granos enteros (integrales). La fibra y las vitaminas del grupo B son sus mejores contribuciones.
7. Nueces. Una buena fuente de grasas monoinsaturadas y minerales.
8. Alimentos de soya. Son buenos para mantener la grasa sanguínea en niveles adecuados. También son ricos en fitoestrógenos.
9. Especias y hierbas. La grasa se digiere mejor con la ayuda de antioxidantes y fitoquímicos presentes en muchas hierbas.
10. Wheat germ y flax meal. Buenos para estimular la absorción de fibra, vitamina E y ácidos grasos omega-3.

Essential fatty acids (black currant seed oil, flaxseed oil, primrose oil y salmon oil)	Según indicaciones de la etiqueta.	Ayudan a prevenir el endurecimiento de las arterias. Si utiliza aceite de pescado, elija un producto que tenga vitamina E adicional para evitar que se rancie.
L-Arginine	Según indicaciones de la etiqueta. Tomar con los hidratos de carbono en lugar de la proteína, que inhibe la absorción.	
Vitamin C con bioflavonoids y L-lysine	1.000 mg 3 veces al día.	Sumamente importantes para tratar las enfermedades cardiovasculares.
Muy importantes		
Bio-Cardiozyme Forte de Biotics Research	Según indicaciones de la etiqueta.	Este complejo fortalece el músculo cardíaco.
o Heart Science de Source Naturals	1 tableta 3 veces al día con el estómago vacío.	Contiene antioxidantes, agentes que combaten el colesterol, hierbas y vitaminas que actúan juntos para proteger el corazón y promover la función cardiovascular.
Calcium y magnesium	1.500–2.000 mg al día divididos en varias tomas, después de las comidas y a la hora de acostarse. 750–1.000 mg al día divididos en varias tomas, después de las comidas y a la hora de acostarse. Tomar con 50 mg vitamina B_6.	Importantes para el correcto funcionamiento del músculo cardíaco. Utilizar variedades chelate.
Cardio Logic de Wakunaga	Según indicaciones de la etiqueta.	
L-Carnitine	500 mg 2 veces al día con el estómago vacío. Para mejor absorción, tomar con 50 mg de vitamina B_6 y 100 mg de vitamina C.	Reduce el nivel de la grasa y de los triglicéridos de la sangre. Aumenta la absorción del oxígeno y la tolerancia al estrés.
Lecithin granules o capsules	1 cucharada 3 veces al día antes de las comidas. 2.400 mg 3 veces al día con las comidas. Tomar con vitamina E (*ver* más adelante).	Emulsificantes de la grasa.
Liquid Kyolic con B_1 y B_{12} de Wakunaga y Kyo-Green de Wakunaga	2 cápsulas 3 veces al día. Según indicaciones de la etiqueta.	Reduce la presión arterial y diluye la sangre. Jugo concentrado de barley y wheatgrass. Contiene nutrientes necesarios para la curación y la prevención de las enfermedades del corazón.
Lycopene más lutein	Según indicaciones de la etiqueta. Según indicaciones de la etiqueta.	Carotenoides que disminuyen el colesterol LDL ("malo").
Pantethine	Según indicaciones de la etiqueta.	
Phosphatidyl choline o lipotropic factors	Según indicaciones de la etiqueta. Según indicaciones de la etiqueta.	Reducen el nivel de la grasa y de los triglicéridos de la sangre.
Pyncnogenol	Según indicaciones de la etiqueta.	Resultó ser más eficaz que la aspirina en la reducción de la acumulación de plaquetas en las arterias, un importante factor de riesgo de enfermedades del corazón.
Importantes		
Aerobic Heart de Aerobic Life Industries o Kyolic Homocysteine de Wakunaga	Según indicaciones de la etiqueta. Según indicaciones de la etiqueta.	

Chitosan	Según indicaciones de la etiqueta.	
Dimethylglycine (DMG) (Aangamik DMG de FoodScience of Vermont)	50 mg 4 veces al día.	Promueve la utilización del oxígeno.
Potassium	99 mg al día.	Necesario para el equilibrio electrolítico, en especial si está tomando cortisona o medicamentos para la presión arterial.
Red yeast rice (Cholestin de Pharmanex)	Según indicaciones de la etiqueta.	
Selenium	200 mcg al día. Si está embarazada, no debe tomar más de 40 mcg al día.	Su deficiencia se ha asociado con enfermedades del corazón.
Superoxide dismutase (SOD)	Según indicaciones de la etiqueta.	Poderoso antioxidante.
Taurine Plus de American Biologics	1.000 mg al día. Para mejor absorción, tomar con 50 mg de vitamina B_6 y 100 mg de vitamina C.	Ayuda a estabilizar la frecuencia cardíaca y a corregir las arritmias cardíacas. Importante antioxidante y regulador inmunológico, necesario para la activación de los glóbulos blancos y para la función neurológica. Administrar en forma sublingual.
Vitamin B_3 (niacin) chromium picolinate	Según indicaciones de la etiqueta.	
Vitamin E	Empezar con 100 UI al día y aumentar poco a poco, hasta 200 UI al día.	Fortalece el sistema inmunológico y el músculo cardíaco, mejora la circulación y destruye los radicales libres. Use en forma de d-alpha-tocopherol. *Advertencia:* Este suplemento se debe utilizar únicamente con supervisión médica.
Provechosos		
Copper	Según indicaciones médicas.	Su deficiencia puede relacionarse con algunos problemas cardíacos.
Kelp	1.000–1.500 mg al día con las comidas.	Rica fuente de vitaminas, minerales y microelementos importantes.
Melatonin	2–3 mg al día 2 horas o menos antes de acostarse.	Este poderoso antioxidante puede ayudar a prevenir los derrames cerebrales. Ayuda también al sueño.
Multienzyme complex (Infla-Zyme Forte de American Biologics) más bromelain	Según indicaciones de la etiqueta. Tomar entre comidas. 300 mg al día.	Ayudan a la digestión.
Octacosanol y/o wheat germ	Según indicaciones de la etiqueta. Según indicaciones de la etiqueta.	Mejoran la resistencia y alivian el dolor muscular.
Sea mussel	Según indicaciones de la etiqueta.	Esta fuente de proteína ayuda al funcionamiento del sistema cardiovascular.
Trimethylglycine (TMG)	Según indicaciones de la etiqueta.	
Vitamin B complex	50 mg 3 veces al día con las comidas.	Las vitaminas B son más eficaces cuando se toman juntas.
más extra vitamin B_1 (thiamine)	50 mg al día.	Su deficiencia en el músculo cardíaco conduce a enfermedades del corazón.
y vitamin B_3 (niacin)	50 mg al día. Si ha sufrido de enfermedad reumática del corazón, o si ha tenido problemas valvulares, no debe tomar más de 200 mg al día.	Baja el colesterol y mejora la circulación. *Advertencia:* Si tiene algún trastorno hepático, gota o presión arterial alta, no debe tomar niacina.
y vitamin B_6 (pyridoxine)	50 mg al día.	Su deficiencia se ha relacionado con enfermedades del corazón.
y folic acid	400 mcg al día.	

Hierbas

- ❑ Investigadores han encontrado que el jugo de pomelo no sólo parece prevenir el endurecimiento de las arterias al reducir las lesiones de los vasos sanguíneos, sino que incluso revierte el avance de la ateroesclerosis (formación de placa). Esto puede deberse al alto contenido de antioxidantes del jugo, más alto que el de otros jugos como el de blueberry, cranberry y naranja. Los resultados del estudio aparecen en *Proceedings of the National Academy of Sciences.*
- ❑ El citrin, un extracto de la planta *Garcinia cambogia,* ayuda a prevenir la acumulación de grasas potencialmente peligrosas en el organismo porque inhibe la síntesis de los ácidos grasos en el hígado.
- ❑ La hierba china cordyceps puede ralentizar el ritmo cardíaco, aumentar el flujo de sangre a las arterias y al corazón, y bajar la presión arterial.
- ❑ El ginkgo biloba puede beneficiar al sistema cardiovascular al prevenir la formación de radicales libres. Tome un extracto de ginkgo que contenga 24 por ciento de ginkgo flavone glycosides.
- ❑ El extracto de grape seed con oligomeric proanthocyanidins (OPCs) puede rebajar la presión arterial.
- ❑ Consumir $1/4$ de taza (cup) de salsa de tomate o tres tomates de tamaño mediano cada día puede ser beneficioso porque el tomate contiene lycopene, un antioxidante natural. Investigadores de la Universidad de Harvard descubrieron que las mujeres de mediana edad que consumieron dicha cantidad de lycopene tenían un 30 por ciento menos posibilidades de sufrir enfermedades del corazón que aquellas que consumieron menos lycopene.
- ❑ El hawthorn aumenta el flujo sanguíneo y baja la presión arterial.
- ❑ Un producto que combina varias hierbas y que ha dado buenos resultados es Sanhelio's Circu Caps, de Health From the Sun.
- ❑ El té de suma es provechoso para las personas que tienen enfermedades cardiovasculares. Tome todos los días

Procedimientos y problemas cardíacos frecuentes

Si usted o uno de sus seres queridos sufre de algún problema cardíaco, es más fácil entender el tratamiento y colaborar con él si se familiariza con los siguientes términos, que seguramente escuchará de boca del médico:

- **Aneurisma.** Un aneurisma es el adelgazamiento y la dilatación de un punto de un vaso sanguíneo a causa de la presión que la sangre ejerce contra él. Si se perfora, la circulación se interrumpe. Dependiendo de la ubicación del aneurisma, las consecuencias pueden ser graves. Cuando se detectan a tiempo, en muchos casos los aneurismas se pueden reparar quirúrgicamente.

- **Angina de pecho.** La angina de pecho se refiere a una presión o dolor muy fuerte en el pecho, causado por un suministro insuficiente de oxígeno hacia el tejido cardíaco. El dolor en el pecho puede ser severo o leve; se suele presentar después de hacer algún esfuerzo físico, y por lo general disminuye con el reposo. Con frecuencia es señal de un ataque cardíaco inminente.

- **Angiografía.** La angiografía permite obtener una imagen diagnóstica inyectando en el corazón y/o en los vasos sanguíneos un medio de contraste. Este procedimiento sirve para diagnosticar enfermedades de las válvulas cardíacas, obstrucción de los vasos sanguíneos y otros problemas.

- **Angioplastia.** Éste es un procedimiento en el cual se introduce un pequeño globo dentro de la arteria parcial o totalmente bloqueada y posteriormente se infla. Esto comprime la placa de la pared arterial, ensanchándola y permitiendo un mayor flujo de sangre.

- **Aorta.** El principal canal de circulación arterial. La gran arteria a la que llega la sangre oxigenada bombeada por el corazón.

- **Arritmia.** La arritmia cardíaca es la alteración del ritmo natural de los latidos del corazón, y es ocasionada por el mal funcionamiento de las células del sistema eléctrico del corazón. Hay varias clases de arritmias. Palpitación se refiere a un latido cardíaco más fuerte y rápido de lo normal, bien sea regular o irregular. Taquicardia es el aumento anormal de la frecuencia cardíaca estando la persona en reposo; bradicardia es el fenómeno opuesto, es decir, una frecuencia cardíaca anormalmente baja. Latido ectópico se refiere al latido cardíaco prematuro (se percibe como si faltaran latidos). Flúter y fibrilación son condiciones en las cuales un error eléctrico convierte los latidos regulares del corazón en contracciones muy rápidas. La consecuencia es que los tejidos del organismo dejan de recibir la cantidad de sangre que necesitan.

- **Ataque cardíaco.** El término médico para el ataque cardíaco es myocardial infarction (MI), o infarto de miocardio. Este término se refiere al desarrollo de infartos (muerte o descomposición de una parte del tejido) en el miocardio (músculo cardíaco). El infarto se presenta cuando se interrumpe el suministro de sangre a algún área del corazón, lo que usualmente ocurre cuando un coágulo sanguíneo bloquea una arteria coronaria que ya está un poco estrecha. Dependiendo del tamaño y de la ubicación de las áreas afectadas, el ataque cardíaco puede ser leve o severo; no obstante, siempre le ocasiona un daño irreparable al corazón.

- **Ateroesclerosis aórtica.** Una enfermedad sistémica que abarca al corazón, el cerebro y las arterias periféricas. Tradicionalmente no se han empleado pruebas de sangre para diagnosticar o evaluar el riesgo. La ecocardiografía transesofágica (*transesophageal echocardiagraphy*) es un tipo de prueba ultrasonido que, junto con las resonancias magnéticas (MRI), se usa para detectar la formación de placa. También puede ser útil realizar una prueba de sangre para ver si hay presencia de proteína C-reactiva, un biomarcador sistémico de inflamación.

- **Cardiomegalia.** Éste es el término médico para referirse al aumento del tamaño del corazón. Cuando el corazón no puede funcionar adecuadamente (como en la insuficiencia cardíaca), o cuando el bombeo normal de la sangre a través de los vasos sanguíneos encuentra demasiada resistencia (como ocurre cuando la presión arterial es alta), el organismo procura incrementar la fortaleza del músculo cardíaco aumentando su tamaño. La cardiomegalia es característica de diversas enfermedades del corazón. También se conoce como hipertrofia cardíaca.

- **Cardiomiopatía.** Cardiomiopatía se refiere a cualquiera de las enfermedades que afectan al músculo cardíaco y que derivan en alteración del funcionamiento del corazón y, por último, en insuficiencia cardíaca. Las cardiomiopatías se clasifican de acuerdo con los cambios físicos que producen en el corazón, como aumento del tamaño de este órgano, dilatación de una o más cámaras del corazón, o rigidez del músculo cardíaco. Estas enfermedades pueden deberse a un defecto heredado, o pueden ser causadas por varias enfermedades diferentes. Por lo regular, la causa es desconocida.

- **Cardioversión.** Un procedimiento usado para corregir la arritmia, en el que se aplica una corriente eléctrica al corazón para restablecer su ritmo normal.

- **Carditis.** Carditis es la inflamación del músculo cardíaco. Puede deberse a una infección o a una reacción inflamatoria, como en la fiebre reumática, y cuando no se trata puede afectar permanentemente al corazón.

- **Carótida (arteria).** La principal arteria que llega al cerebro.

- **Cateterismo.** Éste es un procedimiento que se utiliza tanto para hacer un diagnóstico sobre el estado del corazón y/o del sistema circulatorio, como para tratar enfermedades cardiovasculares. Una sonda o tubo hueco y delgado, llamado catéter, se inserta en un vaso sanguíneo en algún lugar del cuerpo (usualmente en el brazo, el cuello o una pierna) por medio de un alambre muy delgado y flexible, y se conduce a través de ese vaso sanguíneo hasta el corazón o el sitio del cuerpo que se vaya a explorar. El cateterismo sirve, entre otras cosas, para detectar (en algunos casos se utiliza para tratar) obstrucciones en las arterias, para descubrir deformaciones del corazón y para estudiar la transmisión eléctrica del corazón.

- **Claudicación.** Dolores parecidos a calambres que se producen en las piernas como resultado de la pobre circulación de los músculos de la pierna. Normalmente ocurre debido a la ateroesclerosis.

- **Coronarias (arterias).** Arterias que nutren de sangre al corazón.

- **Defecto cardíaco congénito.** Un defecto que tiene su origen al nacer, aunque no sea necesariamente heredado.

- **Derrame cerebral.** La interrupción del riego sanguíneo al cerebro. Un derrame hemorrágico se produce cuando hay sangrado en el cerebro; el derrame isquémico es más común, y es debido a la formación de un coágulo en el vaso sanguíneo que nutre al cerebro, o por un coágulo que llega al cerebro desde otra parte del cuerpo.

- **Ecocardiograma.** El ecocardiograma es un procedimiento para formar una imagen del corazón utilizando tecnología de ultrasonido. Se usa para detectar anomalías estructurales y funcionales, hipertrofia o inflamación del corazón, y otros problemas.

- **Electrocardiograma (ECG o EKG).** Una prueba de diagnóstico que mide los impulsos eléctricos del corazón.

- **Embolismo.** Una dolencia circulatoria en la que un objeto extraño (aire, tejido, gas o un trozo de un tumor) es transportado alrededor del organismo y queda atrapado en un vaso sanguíneo, obstruyendo el flujo.

- **Endocarditis.** La endocarditis es la inflamación del endocardio, es decir, la membrana que cubre el músculo cardíaco. La causa suele ser infección bacteriana. Este trastorno no es raro cuando el sistema inmunológico se ha debilitado, como es el caso de los portadores del HIV y de las personas que tienen AIDS. La endocarditis también puede ser una de las complicaciones de la cirugía de reemplazo de válvulas cardíacas, y puede producirle daño permanente al corazón.

- **Enfermedad arterial coronaria (CAD).** Ateroesclerosis de las arterias coronarias.

- **Enfermedad reumática del corazón.** Lesiones al corazón causadas por la fiebre reumática, una complicación de las infecciones por *streptococcus A*, la bacteria de las infecciones de garganta. Genera cicatrices y contracturas en las válvulas del corazón. También puede causar arritmias e insuficiencia cardíaca.

- **Espectroscopia de resonancia magnética (MRS).** Se emplea en combinación con la imagen de resonancia magnética (MRI) para visualizar las áreas dañadas del corazón. Para ello mide los niveles de creatine kinase MB, una enzima que suele quedar severamente empobrecida después de un infarto.

- **Estenosis aórtica (AS).** Una dolencia en la que se produce un estrechamiento de la válvula aórtica, restringiendo el flujo de sangre desde el corazón a la aorta. Puede ser resultado de una malformación congénita de la válvula o de lesiones por otras causas, como la fiebre reumática. Los síntomas pueden comenzar en la primera infancia y pueden consistir de desmayos, dolores de pecho y dificultades para respirar, especialmente al esforzarse físicamente.

- **Estenosis pulmonar (PS).** Enfermedad que consiste en un estrechamiento de la válvula pulmonar. Esto restringe el flujo de sangre desde el corazón hacia la arteria pulmonar, que lleva la sangre del corazón a los pulmones. Normalmente se trata de un defecto congénito. Causa un soplo característico, aunque pude ser también asintomática.

- **Estrés (prueba).** Un método de diagnóstico usado para evaluar el flujo sanguíneo al corazón. La primera parte de la prueba consiste en inyectar en el brazo un agente radiactivo que permite obtener imágenes del interior. Una hora más tarde más o menos, se fotografía el corazón. La segunda parte consiste en introducir una línea intravenosa en el brazo y hacer una lectura EKG mientras el paciente camina sobre un rodillo. La primera parte se repite cuando el corazón está a máximo rendimiento. También se conoce como prueba de perfusión miocárdica.

- **Flebitis (o tromboflebitis).** Inflamación de una vena, casi siempre acompañada de coágulos. Esta dolencia puede estar causada por un trauma a la pared del vaso, coágulos, infección o largos periodos de inmovilidad.

- **Fibrilación.** Un latido irregular caracterizado por la rápida vibración o contracción del músculo cardíaco, en lugar de latidos regulares y pausados. La fibrilación atrial puede ser episódica o crónica, incluso constante. Algunos de sus síntomas son mareos, vahídos y debilidad general. La fibrilación arterial puede hacer que la sangre se acumule alrededor del corazón y se desprendan coágulos, lo que da lugar al derrame isquémico. La fibrilación ventricular es una emergencia médica que puede llevar rápidamente a la pérdida de conciencia y a la muerte. La mayoría de las veces es una complicación de un infarto de miocardio.

- **Hematoma.** Sangre atrapada bajo la piel o en un órgano, después de un trauma o de cirugía.

- **Hipertensión.** Presión arterial alta.

- **Hipotensión.** Presión arterial baja.

- **Insuficiencia cardíaca.** Esta enfermedad se presenta cuando el corazón ya lesionado no puede bombear sangre eficazmente, lo que priva a los tejidos de la cantidad de oxígeno y nutrientes que necesitan para funcionar correctamente. La insuficiencia cardíaca puede ser aguda (de corta duración) o crónica, y sus causas son muy variadas.

- **Insuficiencia cardíaca congestiva.** Esta dolencia, que se caracteriza por insuficiencia cardíaca crónica, da por resultado acumulación de líquido en los pulmones, dificultad para respirar después de hacer incluso ejercicio moderado, y edema (hinchazón) en los tobillos y los pies.
- **Isquemia cardíaca.** La causa de esta enfermedad es la obstrucción del flujo cardíaco hacia el corazón, generalmente a causa de la aterosclerosis. La isquemia (falta de suficiente oxígeno) puede conducir a angina de pecho, arritmias cardíacas, insuficiencia cardíaca congestiva o ataque cardíaco.
- **Monitor holter.** Un pequeño aparato que se lleva encima para monitorizar el corazón las veinticuatro horas del día.
- **Paro cardíaco.** El paro cardíaco se presenta cuando el corazón deja de latir. Cuando esto ocurre, el riego sanguíneo hacia el cerebro se interrumpe y la persona pierde el conocimiento. Cuando una persona aparentemente sana sufre un paro cardíaco por lo general tiene, sin saberlo, una enfermedad de las arterias coronarias.
- **Pericarditis.** Inflamación del saco que rodea el corazón.
- **Prolapso de la válvula mitral (MVP).** La válvula mitral, que controla el flujo desde el atrio y el ventrículo izquierdos sobresale demasiado y bloquea el atrio izquierdo entre latido y latido. Entre sus síntomas están palpitaciones y mareos, aunque puede ser asintomático. No se considera peligroso. También se conoce como síndrome de Barlow.
- **Soplo al corazón.** Un sonido producido por el corazón que puede o no significar la presencia de un problema cardíaco. El soplo diastólico es el que se produce entre latidos. El soplo sistólico ocurre durante las contracciones.
- **Tomografía por emisión de positrones (*Positron emission tomography*, PET scan).** Una prueba de diagnóstico que puede usarse para comprobar el flujo sanguíneo a través de las arterias que llegan al corazón.
- **Trombosis.** La formación de un coágulo en un vaso sanguíneo.
- **Troponin T (prueba).** Prueba sanguínea para detectar los daños que ha sufrido el corazón tras un ataque al corazón. Determina los niveles de la proteína troponin T, que se suele verter al riego sanguíneo después del ataque. Esta prueba es capaz de captar incluso el infarto "silencioso" más débil.
- **Ventriculografía isotópica (*gated blood pool scan*).** Una prueba de diagnóstico que consiste en inyectar una pequeña cantidad de isótopos radiactivos para que se adhieran a los glóbulos rojos. Esto permite seguir su camino a través del corazón y crear una serie de imágenes que muestran el tamaño y forma del corazón, los movimientos de la pared cardíaca y la eficacia del músculo al bombear sangre. Se puede hacer en movimiento o en reposo. También se conoce como multi-unit gated analysis (MUGA).

tres tazas de este té con extracto de ginkgo biloba, de acuerdo con las indicaciones de la etiqueta.

❑ Otras hierbas beneficiosas para estas enfermedades son barberry, black cohosh, butcher's broom, cayenne (capsicum), dandelion, ginseng, berries de hawthorn, raíz de valeriana y el producto SP-8 Hawthorn Motherwort Blend, de Solaray.

Advertencia: Las hierbas barberry y black cohosh no se deben utilizar durante el embarazo. No use ginseng si su presión arterial es alta. Evite completamente las hierbas ephedra (ma huang) y licorice porque pueden elevar la presión arterial.

Recomendaciones

❑ Si usted experimenta alguno de los síntomas del ataque cardíaco, comuníquese con su médico o váyase inmediatamente a la sala de emergencias del hospital más cercano. La mitad de todas las muertes por ataque cardíaco se producen entre tres y cuatro horas después del ataque. Por tanto, una persona que sufre un ataque cardíaco requiere atención médica de urgencia.

❑ Asegúrese de que su dieta sea bien balanceada y de que contenga mucha fibra. Algunos estudios han descubierto que entre las fuentes de fibra en la dieta — cereales, vegetales y frutas — las que más beneficios aportan son los cereales del desayuno.

❑ Consuma abundantes alimentos crudos. Para obtener proteína, consuma pescado a la plancha y pavo o pollo sin piel, pues su contenido de grasa es bajo.

❑ Incluya en su dieta ajo y cebolla. Estos alimentos contienen elementos que ayudan a reducir el nivel del colesterol sanguíneo.

❑ Consuma vegetales y frutas en abundancia. Un estudio desarrollado en el curso de ocho años con casi 40.000 hombres, encontró que los varones que comían más de cinco porciones de fruta al día tenían un 39 por ciento menos riesgo que quienes no lo hacían.

❑ Agréguele a su dieta nueces crudas (excepto maní), aceite de oliva, salmón rosado, trucha, atún, arenque del Atlántico y caballa. Estos alimentos contienen ácidos grasos esenciales.

❑ No consuma estimulantes como café y té negro, pues contienen cafeína. Evite también el tabaco, el alcohol, el chocolate, el azúcar, la mantequilla, la carne roja, las grasas (2 gramos o menos de grasas saturadas por porción servida, particularmente grasas de origen animal y los aceites hidrogenados), los alimentos fritos, procesados y refinados, las bebidas gaseosas, los alimentos muy condimentados y los productos con harina blanca, como pan blanco.

❑ Beba únicamente agua destilada al vapor, al menos diez vasos de ocho onzas al día. Lo recomendable es beber al menos 80 onzas de agua al día. Un estudio encontró que los hombres que bebían al menos cinco vasos de agua todos los días tenían un 51 por ciento menos de riesgo que quienes no lo hacían. Para las mujeres el riesgo de enfermedad cardíaca era un 35 por ciento menor.

❑ Elimine de su dieta todas las fuentes de sodio. Casi todo contiene sodio, pero mantener la ingesta por debajo de los 6 gramos al día es un buen objetivo. Lea todas las etiquetas de los productos y evite los que tengan "soda", "sodium" o el símbolo "Na", pues significa que contienen sodio. Entre los alimentos y los aditivos que se deben evitar cuando la dieta excluye la sal están los siguientes:

- Monosodium glutamate o MSG (utilizado para realzar el sabor de los alimentos).
- Baking soda.
- Vegetales enlatados.
- Alimentos preparados comercialmente.
- Bebidas gaseosas dietéticas.
- Alimentos con inhibidores de moho.
- Alimentos con preservativos.
- Ablandadores de carne.
- Sacarina (se encuentra en Sweet'n Low) y productos que contienen sacarina (*saccharin*).
- Algunos medicamentos y dentífricos.
- Agua ablandada.

❑ Limite su consumo de alimentos ricos en vitamina K si está tomando algún anticoagulante (adelgazador de la sangre), como warfarin (Coumadin), heparin o, incluso, aspirina. Los alimentos que contienen vitamina K aumentan la tendencia de la sangre a coagularse, por lo que sólo se deben consumir en pequeñas cantidades. Entre los alimentos ricos en vitamina K están alfalfa, bróculi, coliflor, yema de huevo, hígado, espinaca y todos los vegetales de color verde oscuro. Para intensificar el efecto de los anticoagulantes, consuma más wheat germ, vitamina E, soya y semilla de sunflower.

❑ Aprenda lo más que pueda sobre los medicamentos que le ha recetado su médico. Sepa qué debe hacer en caso de emergencia. Mantenga a mano los números telefónicos de los servicios de emergencia y de ambulancias. Si usted sufre de alguna enfermedad del corazón, alguien cercano a usted debe saber qué hay que hacer si sufre un paro cardíaco. Asegúrese de que su pareja, u otra persona que viva con usted, sepa hacer masaje cardíaco y respiración boca a boca (CPR). La American Red Cross y muchos hospitales enseñan estas técnicas.

❑ Manténgase en un peso bajo. La obesidad es un factor de riesgo para el ataque cardíaco y la presión arterial alta. Haga ejercicio con regularidad y con moderación.

Advertencia: Si usted es mayor de treinta y cinco años y ha llevado una vida sedentaria, consulte con su médico antes de comenzar cualquier programa de ejercicios.

❑ En lo posible, evite el estrés y aprenda técnicas para manejarlo. (*Ver* ESTRÉS en la Segunda Parte).

Aspectos para tener en cuenta

❑ El llamado colesterol malo (LDL) se mide regularmente y es considerado como uno de los factores predictores clave de las CVD. Uno de los componentes del colesterol, llamado apolipoprotein B (apoB), puede tener una conexión más cercana a los factores que desencadenan estas enfermedades. Por tanto, medir los niveles de apolipoprotein B (apoB) en lugar de los de LDL eliminaría los posibles errores causados por el tamaño de las partículas de LDL. Las partículas pequeñas y densas de LDL son más dañinas que las grandes, por tanto estaría muy bien conocer cuántas partículas pequeñas se encuentran en el conjunto. Pero las pruebas actuales no diferencian entre tamaños o número de partículas. Las pruebas de apolipoprotein B (apoB) nos dan la cifra real de partículas de LDL y podemos calcular la cifra de partículas pequeñas. Canadá ha establecido la prueba de apoB y está actualmente poniendo al día sus directrices para aplicarla también a la diabetes y a los lípidos.

❑ Ya se pueden etiquetar los alimentos que contienen ciertos extractos de plantas que se ha demostrado que reducen el colesterol. La FDA ha autorizado a los fabricantes de productos alimenticios para que identifiquen en las etiquetas los alimentos que contienen sterol esters y plant stanol esters y su potencial efecto reductor del riesgo de enfermedad arterial coronaria. Éstas funcionan bloqueando la absorción del colesterol de la dieta y desde hace tiempo se sabe que reducen el mal colesterol, responsable de la mayoría de los ataques. Los plant sterol esters se pueden encontrar en el aceite de soya, así como en muchas frutas, vegetales, nueces, cereales y otras plantas. Los plant stanols ocurren naturalmente en cantidades más pequeñas en algunas de las mismas fuentes.

❑ La erythromycin es un antibiótico que lleva comercializándose durante cincuenta años y que se ha visto involucrado en muertes por problemas cardíacos. El problema parece estar en su interacción con algunas de las sustancias más novedosas que tienden a aumentar su concentración en sangre. Aunque hace tiempo que se conoce que la erythromycin podría presentar problemas cuando se usa por vía intravenosa, nadie sospechó que hubiese un problema con las píldoras. Algunos de los nuevos bloqueadores de canales de calcio y quizás otros medicamentos pueden frenar la descomposición de la erythromycin, dando como resultado que la sal se quede atrapada dentro del músculo cardíaco en descanso. Esto prolonga el lapso entre latido y latido y, en ocasiones, produce un ritmo anormal que puede llegar a ser fatal.

❑ El remedio popular japonés natto, que deriva de una comida tradicional hecha de grano de soya fermentado, puede ser útil tanto para prevenir como curar las enfermedades cardiovasculares. Combate la acumulación de fibrina (una proteína que reduce la circulación), disuelve coágulos y restaura la circulación sanguínea a los vasos enfermos. Hay estudios que indican que el natto puede ser un sustituto efectivo del warfarin (Coumadin). Un beneficio adicional fue la reducción adicional en un 10 por ciento de la presión arterial, tanto la sistólica como la diastólica. Actualmente se sigue investigando para diseñar las directrices médicas apropiadas para el uso de este medicamento natural.

❑ Un estudio llevado a cabo en Taiwán y publicado en *Archives of Internal Medicine* indicó que los bebedores habituales de té pueden tener un riesgo significativamente inferior de sufrir hipertensión que los no bebedores. Aunque el grupo de bebedores de té generalmente era más obeso, consumía más alcohol, se ejercitaba menos y fumaba más que el grupo de no bebedores del estudio, los consumidores habituales que tomaron entre 120 599 mililitros (entre 4 y 19 onzas) de té al día mostraron un 46 por ciento menos hipertensión que el otro grupo. Quienes ingirieron más de 600 mililitros de té normalmente veían rebajado la hipertensión un increíble 65 por ciento. No se ha propuesto ninguna fórmula para explicar estos resultados, pero los estudios sobre los efectos de la cafeína, el neurotransmisor theanine y los efectos antioxidantes de los polyphenols del té han avanzado. Todas estas sustancias podrían relajar y dilatar los vasos sanguíneos.

❑ Los desfibriladores son unos aparatos que se usan para restablecer el ritmo normal del corazón durante un ataque cardíaco. Existen desfibriladores portátiles, usados comúnmente en aviones y coches-patrulla durante emergencias. El desfibrilador casero Philips HeartStart se vende para uso doméstico por unos $1.500,00. Agilent Technologies, Inc. ha recibido la aprobación para comercializar un desfibrilador para niños menores de ocho años; para su compra es preciso receta médica. Tanto la American Red Cross como la American Heart Association dan cursos de formación para educar en el uso adecuado de los desfibriladores.

❑ El policosanol, un producto hecho de cera de caña de azúcar parece tener algún efecto positivo en la ralentización del proceso de síntesis del colesterol en el hígado, así como en al aumento de la absorción de LDL por parte del hígado y en los niveles de HDL. Una de sus acciones es inhibir la oxidación de LDL (el LDL oxidado promueve la destrucción de los vasos sanguíneos). Este producto se encuentra en health food stores en diversas acumulaciones de diferentes fabricantes. Asimismo, puede ser adquirido en combinación con la coenzima Q_{10}.

❑ No podemos recomendar que la gente que no toma empiece a hacerlo para prevenir las enfermedades del corazón, pero las investigaciones demuestran que tomar ocasionalmente un poco de cerveza, vino o licor puede reducir las probabilidades de enfermedades coronarias.

❑ Las investigaciones recientes indican que las isoflavonas de soya pueden estimular el flujo de sangre coronario y prevenir el bloqueo de las arterias.

❑ Todavía se siguen estudiando los mecanismos responsables de que los ácidos grasos omega-3 reduzcan el riesgo de enfermedad cardiovascular. Sin embargo, parece que entre los beneficios están la disminución de los niveles de triglicéridos y los coágulos sanguíneos, un menor riesgo de muerte súbita, mejora de la salud arterial y reducción de la presión sanguínea.

❑ El mayor estudio de salud femenina jamás realizado, el Women's Health Initiative, contó con la participación de 162.000 mujeres. Algunas de las conclusiones del estudio, presentadas recientemente en una conferencia de la American Society for Reproductive Medicine muestran que tomar píldoras anticonceptivas durante los años reproductivos no es tan dañino como se pensaba. De hecho, el estudio sugiere un menor riesgo de ataque al corazón, derrame cerebral, hipertensión y problemas relacionados con las CVD. En general, el riesgo de sufrir una CVD disminuyó un 8 por ciento (además de una reducción del 7 por ciento del riesgo de cáncer). Los investigadores creen que el tipo de hormona y el momento de la vida en que se toma parece determinar que sean beneficiosas en un momento pero dañinas en otro.

❑ En el pasado, las personas que sufrían derrames isquémicos y tenían un coágulo en algún punto del cerebro donde resultaba impráctico quitarlo, sólo tenían una posibilidad de tratamiento: el medicamento TPA de disolución de coágulos. El uso de TPA, por definición es algo considerado en último extremo, y no muchos pacientes de derrame lo reciben alguna vez. Actualmente está en fase de prueba una especie de sacacorchos experimental que permite a los cirujanos dirigir el aparato a través de un vaso sanguíneo en la pierna hasta el coágulo cerebral. Allí se usa como un sacacorchos para extraer físicamente el coágulo. Esto es literalmente como extraer el corcho de la botella, dice el Dr. Sidney Starkman del UCLA Stroke Center. Una vez practicada la operació se reanuda el flujo de sangre hacia el cerebro, que es de lo que se trata.

❑ Los catéteres se usan también para transportar herramientas especializadas y medicamentos hasta el corazón por medio de la arteria femoral. Después de quitar el catéter, a menudo se emplea una grapa de titanio para cerrar la arteria y detener la hemorrogia.

❑ *Arnica montana, Arsenicum album, Magnesia phosphorica y Spongia tosta* son remedios homeopáticos recomendados a menudos para la angina de pecho. Pero sólo se deben usar bajo la dirección de un médico homeópata cualificado.

❑ Corregir las deficiencias de potasio antes de la cirugía puede disminuir los riesgos de la operación de bypass coronario.

❑ Estudios recientes han mostrado que existe una conexión entre la enfermedad coronaria y la infección con *Chlamydia pneumoniae, Helicobacter pylori*, virus del herpes y, posiblemente (pero no de forma concluyente) con las bacterias de la placa dental. La respuesta inflamatoria, que se asocia con la puesta en acción de los mecanismos de defensa del organismo cuando surge la infección, puede afectar a las arterias y, eventualmente, llevar a la deposición de placa allá. Más alarmante resulta que los investigadores hayan descubierto que los adenovirus responsables de las infecciones respiratorias puede provocar una disfunción del ventrículo izquierdo que provoque la muerte. Debido a la conexión entre infecciones y enfermedades coronarias, se sigue investigando la relación entre los antibióticos y la prevención de los ataques cardíacos. Datos publicados en *Journal of the American Medical Association* indican que las personas que tomaron bien tetracycline bien quinolones en los tres años precedentes a la investigación vieron reducido el riesgo de sufrir un infarto.

❑ Se está estudiando el papel que juega el nitric oxide (NO) dentro del sistema cardiovascular. El NO mantiene suave la superficie de los vasos sanguíneos para que las plaquetas no se amalgamen y formen coágulos potencialmente peligrosos. Los investigadores son conscientes de que el exceso de NO es tóxico para el organismo y se están realizando trabajos para poder controlar los niveles de NO. Las investigaciones realizadas muestran que al eliminar oxidantes de la sangre, las vitaminas C y E estabilizan el NO y permiten que aumente su nivel. También, la L-arginine aumenta las tasas de nitric oxide, lo mismo que hacer ejercicio con moderación. Así pues, tanto hacer deporte, como las vitaminas C y E y la sustancia L-arginine podrían servir para aumentar los niveles en sangre de nitric oxide y prevenir y/o reducir las lesiones de los vasos sanguíneos.

❑ La deficiencia de testosterona es también un factor en las enfermedades cardíacas, en la depresión y una amplia gama de enfermedades masculinas. Se trata de una opinión relativamente novedosa pero que estás siendo probada por los hechos. Hay muchas personas que tienen reticencias con la testosterona por la reputación que ha cobrado esta sustancia en los medios de comunicación debido a su uso en los deportes. Pero hay varias clases de testosterona, y una de ellas es beneficiosa. Primero de todo, es cierto que los esteroides anabolizantes son malos si se toman durante mucho tiempo. Sus moléculas son similares a las de la testosterona natural, pero su estructura química es distinta y no reaccionan de la misma manera en el organismo. El peor de los esteroides quizás sea la methyltestosterone. En el cuerpo, la testosterona natural se encuentra bien ligada — pegada a una proteína conocida como globulina ligante de las hormonas sexuales (*sex hormone binding globulin* [SHBG]) — bien por libre. A pesar de que la cantidad total en el organismo podría ser la misma a medida que el hombre envejece, la testosterona ligada es cada vez más en relación a la libre. Las pruebas podrían decir que los niveles generales no varían pero la testosterona ligada ya no puede interactuar con los receptores de testosterona y se convierte en biológicamente inerte. De modo que la testosterona libre disponible se encoge con la edad. Pero resulta que la testosterona libre es muy importante para la salud cardiovascular. Los hombres con poca testosterona son más propensos a sufrir de altos niveles de azúcar en sangre, tener el colesterol y los triglicéridos altos, hipertensión, obesidad general y abdominal en particular, niveles elevados de factores de coagulación y bajos de inhibidores de la misma. Hay datos que sugieren que la osteoporosis, que afecta a millones de hombres, y la depresión también tienen que ver con la testosterona . Aparte de la terapia de testosterona que se puede realizar bajo la supervisión de un médico, un producto de hierbas que podría ser de ayuda para que el cuerpo produzca testosterona de forma natural es el bioflavonoid chrysin (5,7-dihydroxyflavone), que se encuentra en la planta passionflower (*Passiflora coerula*). Otro producto herbal es un extracto hecho de raíz de nettle (*Urtica dioica*). Este último se liga a la SHBG mejor que la testosterona, lo cual contribuye a elevar los niveles de testosterona "libre". Asegúrese de que usa un producto elaborado a partir de la raíz, no del tallo ni de las hojas.

Advertencia: Los hombres con cáncer de próstata o con posibilidades de sufrirlo no deberían tomar ningún producto de hierbas que aumente el suministro de testosterona libre porque ello puede estimular el desarrollo del tumor.

❑ La revascularización transmiocárdica con láser es un método para tratar la angina refractaria. Esta técnica consiste en hacer perforaciones en el corazón por medio de un rayo láser con el objetivo de aumentar el flujo de sangre a las zonas del músculo donde no llega adecuadamente.

❑ Es importante que las mujeres mayores de cincuenta y cinco años, y las mujeres de cualquier edad que hayan pasado la menopausia, tengan en cuenta que los dolores o molestias de pecho pueden ser causados por una enfermedad coronaria. Puede que la molestia no sea muy fuerte y menos prominente, por ejemplo, que el dolor en la zona abdominal superior; también conviene estar al tanto de dificultades respiratorias y de náuseas. Hay estudios que demuestran que las mujeres no reciben tantos medicamentos como los hombres en lo que respecta a las CVD; que tienen menos probabilidades de someterse a una operación de bypass o a una angioplastia cuando sufren una de estas enfermedades. Asimismo, los datos indican que cuando aparecen los síntomas, las mujeres no van al hospital tan rápido como los hombres. Debido a todos estos factores, las mujeres con problemas cardiovasculares tienen un ma-

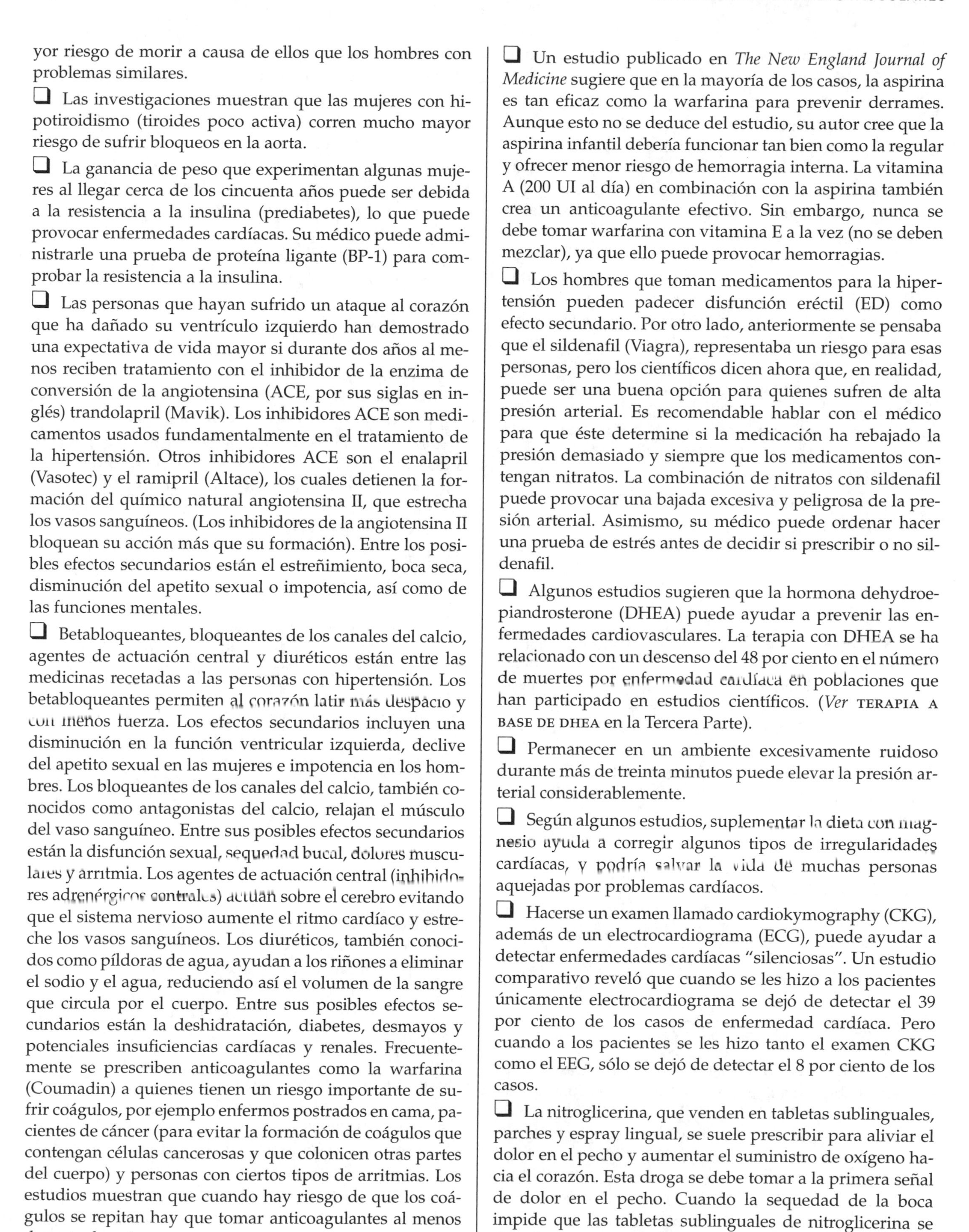

yor riesgo de morir a causa de ellos que los hombres con problemas similares.

❑ Las investigaciones muestran que las mujeres con hipotiroidismo (tiroides poco activa) corren mucho mayor riesgo de sufrir bloqueos en la aorta.

❑ La ganancia de peso que experimentan algunas mujeres al llegar cerca de los cincuenta años puede ser debida a la resistencia a la insulina (prediabetes), lo que puede provocar enfermedades cardíacas. Su médico puede administrarle una prueba de proteína ligante (BP-1) para comprobar la resistencia a la insulina.

❑ Las personas que hayan sufrido un ataque al corazón que ha dañado su ventrículo izquierdo han demostrado una expectativa de vida mayor si durante dos años al menos reciben tratamiento con el inhibidor de la enzima de conversión de la angiotensina (ACE, por sus siglas en inglés) trandolapril (Mavik). Los inhibidores ACE son medicamentos usados fundamentalmente en el tratamiento de la hipertensión. Otros inhibidores ACE son el enalapril (Vasotec) y el ramipril (Altace), los cuales detienen la formación del químico natural angiotensina II, que estrecha los vasos sanguíneos. (Los inhibidores de la angiotensina II bloquean su acción más que su formación). Entre los posibles efectos secundarios están el estreñimiento, boca seca, disminución del apetito sexual o impotencia, así como de las funciones mentales.

❑ Betabloqueantes, bloqueantes de los canales del calcio, agentes de actuación central y diuréticos están entre las medicinas recetadas a las personas con hipertensión. Los betabloqueantes permiten al corazón latir más despacio y con menos fuerza. Los efectos secundarios incluyen una disminución en la función ventricular izquierda, declive del apetito sexual en las mujeres e impotencia en los hombres. Los bloqueantes de los canales del calcio, también conocidos como antagonistas del calcio, relajan el músculo del vaso sanguíneo. Entre sus posibles efectos secundarios están la disfunción sexual, sequedad bucal, dolores musculares y arritmia. Los agentes de actuación central (inhibidores adrenérgicos centrales) actúan sobre el cerebro evitando que el sistema nervioso aumente el ritmo cardíaco y estreche los vasos sanguíneos. Los diuréticos, también conocidos como píldoras de agua, ayudan a los riñones a eliminar el sodio y el agua, reduciendo así el volumen de la sangre que circula por el cuerpo. Entre sus posibles efectos secundarios están la deshidratación, diabetes, desmayos y potenciales insuficiencias cardíacas y renales. Frecuentemente se prescriben anticoagulantes como la warfarina (Coumadin) a quienes tienen un riesgo importante de sufrir coágulos, por ejemplo enfermos postrados en cama, pacientes de cáncer (para evitar la formación de coágulos que contengan células cancerosas y que colonicen otras partes del cuerpo) y personas con ciertos tipos de arritmias. Los estudios muestran que cuando hay riesgo de que los coágulos se repitan hay que tomar anticoagulantes al menos durante dos años.

❑ Un estudio publicado en *The New England Journal of Medicine* sugiere que en la mayoría de los casos, la aspirina es tan eficaz como la warfarina para prevenir derrames. Aunque esto no se deduce del estudio, su autor cree que la aspirina infantil debería funcionar tan bien como la regular y ofrecer menor riesgo de hemorragia interna. La vitamina A (200 UI al día) en combinación con la aspirina también crea un anticoagulante efectivo. Sin embargo, nunca se debe tomar warfarina con vitamina E a la vez (no se deben mezclar), ya que ello puede provocar hemorragias.

❑ Los hombres que toman medicamentos para la hipertensión pueden padecer disfunción eréctil (ED) como efecto secundario. Por otro lado, anteriormente se pensaba que el sildenafil (Viagra), representaba un riesgo para esas personas, pero los científicos dicen ahora que, en realidad, puede ser una buena opción para quienes sufren de alta presión arterial. Es recomendable hablar con el médico para que éste determine si la medicación ha rebajado la presión demasiado y siempre que los medicamentos contengan nitratos. La combinación de nitratos con sildenafil puede provocar una bajada excesiva y peligrosa de la presión arterial. Asimismo, su médico puede ordenar hacer una prueba de estrés antes de decidir si prescribir o no sildenafil.

❑ Algunos estudios sugieren que la hormona dehydroepiandrosterone (DHEA) puede ayudar a prevenir las enfermedades cardiovasculares. La terapia con DHEA se ha relacionado con un descenso del 48 por ciento en el número de muertes por enfermedad cardíaca en poblaciones que han participado en estudios científicos. (*Ver* TERAPIA A BASE DE DHEA en la Tercera Parte).

❑ Permanecer en un ambiente excesivamente ruidoso durante más de treinta minutos puede elevar la presión arterial considerablemente.

❑ Según algunos estudios, suplementar la dieta con magnesio ayuda a corregir algunos tipos de irregularidades cardíacas, y podría salvar la vida de muchas personas aquejadas por problemas cardíacos.

❑ Hacerse un examen llamado cardiokymography (CKG), además de un electrocardiograma (ECG), puede ayudar a detectar enfermedades cardíacas "silenciosas". Un estudio comparativo reveló que cuando se les hizo a los pacientes únicamente electrocardiograma se dejó de detectar el 39 por ciento de los casos de enfermedad cardíaca. Pero cuando a los pacientes se les hizo tanto el examen CKG como el EEG, sólo se dejó de detectar el 8 por ciento de los casos.

❑ La nitroglicerina, que venden en tabletas sublinguales, parches y espray lingual, se suele prescribir para aliviar el dolor en el pecho y aumentar el suministro de oxígeno hacia el corazón. Esta droga se debe tomar a la primera señal de dolor en el pecho. Cuando la sequedad de la boca impide que las tabletas sublinguales de nitroglicerina se disuelvan, es mejor utilizar el espray. Sin embargo, la nitroglicerina produce algunos efectos secundarios, como dolor de cabeza, debilidad y vahídos, que suelen desaparecer con el uso continuado.

❑ Los agentes trombolíticos son sustancias con la capacidad de disolver los coágulos sanguíneos. Entre esas sustancias están streptokinase y alteplase (también conocida como TPA [Tissue Plasminogen Activator], que se consigue con el nombre comercial de Activase). Al ser inyectadas por vía intravenosa, esas sustancias circulan por las arterias localizando y desintegrando los coágulos. Investigaciones han demostrado que someter al paciente a terapia trombolítico antes de que hayan transcurrido seis horas desde el comienzo del ataque cardíaco aumenta las probabilidades de supervivencia. Sin embargo, este tratamiento no es conveniente para quienes tienen úlcera péptica, presión arterial excesivamente alta o antecedente de derrame cerebral. Tampoco les conviene a las personas que se han lesionado recientemente la cabeza ni a las que han pasado por una cirugía abdominal recientemente.

❑ La FDA sostiene que tomar una aspirina infantil todos los días disminuye el riesgo de sufrir ataque cardíaco y no produce efectos secundarios. Algunos expertos no están de acuerdo y consideran que no hay pruebas suficientes para confirmarlo.

Advertencia: Si usted toma aspirina, tenga en cuenta que puede producir sangrado interno y úlceras estomacales.

❑ Las alergias se pueden relacionar con algunos ataques cardíacos. Cuando una reacción en las paredes arteriales precipita un espasmo en las arterias coronarias, se puede producir un ataque cardíaco. Las alergias pueden también provocar la aceleración del pulso debido a la entrada en contacto con ciertos alérgenos. Es recomendable hacerse pruebas de alergias para determinar si existe intolerancia a algún o algunos alimentos. (*Ver* ALERGIAS en la Segunda Parte).

❑ Para más información sobre las enfermedades cardiovasculares, consulte con la American Heart Association o el National Heart, Lung, and Blood Institute. (*Ver* Organizaciones Médicas y de la Salud, en el Apéndice.)

❑ *Ver también* arteriosclerosis, ataque cardíaco, presión arterial alta y problemas circulatorios en la Segunda Parte, y terapia de chelation en la Tercera Parte.

ENFERMEDADES DE LA VESÍCULA BILIAR

La vesícula biliar es un pequeño órgano (unas tres o cuatro pulgadas) ubicado a la parte derecha del cuerpo, justo debajo del hígado. Una de las funciones del hígado es la de eliminar las sustancias venenosas de la sangre para que puedan ser expulsadas del cuerpo. El hígado excreta todas estas toxinas acumuladas por medio de la bilis. La bilis contiene colesterol, sales biliares, lecitina y otras sustancias. La bilis (una pinta diaria) va primero a la vesícula, que la guarda hasta que llega comida al intestino delgado. La vesícula luego libera la bilis y ésta pasa al intestino delgado a través de los conductos biliares y císticos. Finalmente, las toxinas se eliminan por medio de las heces.

La concentración anormal de ácidos biliares, colesterol y fosfolípidos puede provocar la formación de cálculos biliares. La presencia de éstos se conoce como cholelithiasis. Se calcula que en los Estados Unidos hay 20 millones de personas con cálculos biliares. De hecho, hasta una de cada diez personas podría tenerlos sin ser consciente de ello. Sin embargo, si se expulsa una piedra de la vesícula y aquélla se aloja en un conducto biliar, esto puede provocar náuseas, vómitos y dolor en la parte superior derecha del abdomen, síntomas que a menudo aparecen después de comer alimentos fritos o grasosos.

Los cálculos biliares varían en tamaño, desde el de un pequeño grano de arena hasta parecidos a un guisante. El 75 por ciento de los cálculos son piedras de colesterol, mientras que el 25 por ciento restante son cálculos pigmentados. Estas piedras están compuestas de sales de calcio. Aunque se desconoce la causa de las piedras pigmentadas, factores como el someterse a cirugía intestinal, cirrosis del hígado y trastornos de la sangre pueden aumentar las probabilidades de que se formen.

La presencia de cálculos biliares crea la posibilidad de que aparezca colecistitis o inflamación de la vesícula. Esto puede causar mucho dolor en la parte superior derecha del abdomen y en el pecho, posiblemente acompañado de fiebre, náusea y vómitos. Otros síntomas de enfermedad de la vesícula son tener un dolor constante bajo el esternón que se dispara hacia uno u otro hombro y se extiende hacia la espalda.

El dolor puede durar de treinta minutos a varias horas. La orina puede salir de color café o té; puede que se experimenten temblores, escalofríos e ictericia (una decoloración amarillenta en la piel y los ojos). Los cólicos biliares suelen ocurrir sobre todo por la noche y pueden tener lugar esporádicamente. El dolor abdominal que aparece a diario puede no tener relación con la vesícula. El cólico biliar puede parecerse a un ataque al corazón, con un dolor fuerte en la zona del pecho. La discinesia biliar es una dolencia que comprende todos los síntomas de la enfermedad de la vesícula, menos los cálculos.

La inflamación de la vesícula requiere tratamiento inmediato. Si se deja sin tratamiento puede ser mortal. Si experimenta usted dolor en la parte superior del abdomen durante más de una hora, es posible que su médico le recomiende hacerse un ultrasonido para confirmar o descartar cualquier trastorno vesicular.

Sin embargo, cuando un cálculo obstruye el paso de la bilis, se presentan náuseas, vómito y dolor en la parte superior derecha del abdomen. Estos síntomas suelen aparecer después de que la persona ha consumido alimentos fritos o grasosos.

Nutrientes

SUPLEMENTOS	DOSIS SUGERIDAS	COMENTARIOS
Alfalfa		*Ver* Hierbas más adelante.
Essential fatty acid complex o Kyolic-EPA de Wakunaga	Según indicaciones de la etiqueta.	Importantes componentes de todas las células vivas. Necesarios para reparar y prevenir los cálculos biliares.
Lecithin granules o capsules	1 cucharada 3 veces al día antes de las comidas. 1.200 mg 3 veces al día antes de las comidas.	Emulsificantes de la grasa. Ayudan a la digestión de la grasa.
L-Glycine	500 mg al día con el estómago vacío. Tomar con agua o jugo. No tomar con leche. Para mejor absorción, tomar con 50 mg de vitamina B_6 y 100 mg de vitamina C.	Esencial para la biosíntesis de los ácidos nucleicos y biliares. *Ver* AMINOÁCIDOS en la Primera Parte.
Multienzyme complex con ox bile (DA #34 de Carlson Labs)	Según indicaciones de la etiqueta. Tomar antes de las comidas.	Ayudan a la digestión cuando la vesícula biliar secreta muy poca bilis. *Advertencia:* Estos suplementos no se les deben dar a los niños. Si sufre de úlcera, *no debe* utilizar fórmulas que contengan HCl.
Taurine Plus de American Biologics	Según indicaciones de la etiqueta.	
Vitamin A con carotenoids	25.000 UI al día. Si está embarazada, no debe tomar más de 10.000 UI al día.	Necesario para la reparación de los tejidos. Para facilitar la asimilación, utilizar en emulsión.
Vitamin B complex	50 mg 3 veces al día con las comidas.	Todas las vitaminas B son necesarias para la correcta digestión. Utilizar una fórmula high-potency.
más extra vitamin B_{12}	2.000 mcg al día.	
y choline	500 mg al día.	Importantes para el metabolismo del colesterol y para el funcionamiento del hígado y de la vesícula biliar.
e inositol	500 mg al día.	
Vitamin C con bioflavonoids	3.000 mg al día.	Su deficiencia puede producir cálculos biliares.
Vitamin D_3	400 UI al día.	La disfunción de la vesícula biliar interfiere la absorción de la vitamina D.
Vitamin E	200 UI al día.	Evita que la grasa se rancie. Use en forma de d-alpha-tocopherol.

Hierbas

❑ La alfalfa purifica el hígado y aporta vitaminas y minerales necesarios. Tome 1.000 miligramos de alfalfa en tableta o en cápsula dos veces al día durante dos días con un vaso de agua tibia.

❑ La fumitory (*Fumaria officinalis*) es una hierba de uso tradicional en el tratamiento de los trastornos del hígado. Las investigaciones muestran que estimula el flujo de la bilis. Sin embargo, este antiespasmódico contiene muchos alcaloides y es tóxico en grandes dosis. Su extracto seco se encuentra en forma de tableta, cápsula y gotas en muchos lugares, especialmente en Europa. Se recomienda tomar antes de las comidas. También es posible hacer un té con las hojas secas; para ello basta con poner una o dos cucharitas de té en una taza de agua hirviendo, reposar unos diez minutos, colar y beber, al menos media hora antes de las comidas.

❑ Las cápsulas de aceite de peppermint se usan en Europa para limpiar la vesícula biliar.

❑ Si tiene usted cálculos biliares o propensión a tenerlos, el turmeric puede reducir el riesgo de problemas futuros.

❑ Otras hierbas beneficiosas son barberry root bark, catnip, cramp bark, dandelion, fennel, raíz de ginger, horsetail, perejil y wild yam.

Advertencia: La hierba barberry no se debe utilizar durante el embarazo.

Recomendaciones

❑ Si sufre usted un cólico, mezcle 1 cucharadita de vinagre de sidra de manzana en un vaso de jugo de manzana y tómelo; esto debería aliviar el dolor rápidamente. Si no se alivia, acuda a la sala de emergencia de un hospital para descartar otros problemas, como reflujo gástrico (GERD) o alguna afección cardíaca.

❑ Para la inflamación de la vesícula biliar, no consuma alimentos sólidos durante unos pocos días. Tome únicamente agua destilada o agua de manantial. Luego tome jugos de pera, remolacha y manzana durante tres días. Después agréguele a esa dieta líquida alimentos sólidos: remolacha cruda rallada con dos cucharadas de aceite de oliva, jugo de limón fresco y salsa de manzana recién preparada en un blender o en un food processor, pero sin cocinar. El jugo de manzana es bueno para ablandar los cálculos biliares.

❑ Para los cálculos biliares, tome tres cucharadas de aceite de oliva con el jugo de un limón antes de acostarse y al levantarse. Este remedio suele hacer que los cálculos pasen y se eliminen en la materia fecal — búsquelos. Una alternativa es tomar jugo de toronja.

❑ Para aliviar el dolor, colóquese compresas de castor oil calientes en el área de la vesícula biliar. Caliente el castor oil en una cacerola sin dejarlo hervir. Introduzca un trozo de cheesecloth u otra tela blanca de algodón hasta que se impregne. Póngase la tela impregnada de castor oil en el área afectada y cúbrasela con un trozo de plástico un poco más grande. Colóquese encima del plástico un heating pad para que la compresa se mantenga caliente y déjesela entre media hora y dos horas, de acuerdo con sus necesidades.

❑ El 75 por ciento de su dieta debe consistir en alimentos crudos. Incluya en su dieta salsa de manzana, huevos, yogur, cottage cheese, pescado asado a la plancha, manzana fresca y remolacha.

❑ Para limpiar el organismo, consuma durante cinco días todo el jugo de manzana que pueda. Tome ocasionalmente jugo de pera. El jugo de remolacha también purifica el hígado.

❑ Evite el azúcar y los productos que contienen azúcar. Las personas que consumen mucho azúcar tienen más probabilidades de desarrollar cálculos biliares. Evite también la carne y la grasa de origen animal, los alimentos fritos y condimentados, las grasas saturadas (principalmente se encuentran en la carne), la margarina, los productos lácteos enteros, las bebidas gaseosas, los aceites comerciales, , el chocolate y los carbohidratos refinados.

❑ Ayune mientras tenga dolor, fiebre, náuseas y/o vómito, y hágase enemas de café durante unos cuantos días. Es importante hacerse estos enemas. También puede utilizar ajo en los enemas. (*Ver* AYUNOS y ENEMAS en la Tercera Parte).

❑ Para que mejore el funcionamiento de la vesícula biliar es importante seguir algún programa para desintoxicar el hígado y el colon. Utilice enemas de limpieza si sufre de problemas crónicos.

❑ No coma en exceso. Se sabe que hay una relación entre la obesidad y las enfermedades de la vesícula biliar. Las personas más propensas a sufrir de enfermedades de la vesícula biliar son las mujeres mayores de cuarenta años que tienen sobrepeso y que han tenido hijos.

Aspectos para tener en cuenta

❑ Cambios muy rápidos de peso pueden ocasionar trastornos de la vesícula biliar. Un estudio publicado en *Annals of Internal Medicine* reveló que las dietas "yo-yo" — perder y recuperar peso constantemente por hacer dieta — aumenta el riesgo de cálculos biliares y la necesidad de cirugía hasta en un 70 por ciento.

❑ El tratamiento que se suele recomendar para los cálculos biliares es la extirpación quirúrgica de la vesícula biliar. Sin embargo, cuando las radiografías muestran los cálculos pero la persona no experimenta dolor, no hay necesidad de operarla.

❑ Existe la posibilidad de que un cálculo se pase a un ducto biliar, una de las estructuras que drenan la vesícula biliar y el hígado. Si esto ocurre, puede ser necesario extraerlo quirúrgicamente por medio de un procedimiento llamado laparoscopic cholecystectomy. Este tratamiento, también conocido como *keyhole surgery*, es ahora el método más común para eliminar la vesícula. El cirujano utiliza un trocar (un tubo hueco) para penetrar en el abdomen a través del ombligo. Luego se insertan tres más de esos tubos en el abdomen para poder introducir los instrumentos a través de ellos. El cirujano inserta un laparoscopio (una pequeña cámara) por uno de los tubos para poder ver las entrañas del paciente sin tener que hacer la incisión grande que normalmente se necesita para eliminar la vesícula. El procedimiento requiere en total cuatro incisiones pequeñas en lugar de una única incisión de seis a nueve pulgadas; el tiempo de recuperación también se reduce considerablemente. Sin embargo, investigadores de la Universidad de Washington sugieren que las personas con antecedentes de inflamación vesicular o con diez o más cólicos, así como los mayores de sesenta y cinco años, pueden tener una mayor propensión a sufrir complicaciones con este tipo de cirugía. Si efectivamente surgen complicaciones, ello puede ser debido a que la vesícula no fuera la fuente inicial del problema; otra razón puede ser que haya un escape de bilis.

❑ A veces, los cálculos biliares pueden fragmentarse y disolverse sin necesidad de cirugía tomando deoxycholic acid o sometiéndose a una litotricia (*lithotripsy*), que consiste en usar ondas de sonido para romper las piedras. Los preparados de ácido biliar que se emplean para disolver las piedras funciona muy lentamente y sólo son eficaces con las más pequeñas.

❑ El 88 por ciento de los cálculos biliares no producen síntomas ni demandan tratamiento. Hable con su médico y su cirujano sobre cualquier tratamiento que le recomienden y asegúrese de que cualquier operación es absolutamente necesaria antes de autorizarla.

❑ La actividad física puede reducir el riesgo de cálculos entre un 20 y 40 por ciento.

❑ Un estudio publicado en *Journal of the American Medical Association* descubrió que beber tres tazas de café al día podría reducir el riesgo de desarrollar cálculos biliares en los hombres, y posiblemente en las mujeres. Sin embargo no aconsejamos que beba más café sólo por los resultados de un estudio.

❑ Las personas con cálculos pigmentados, que consisten de sales de calcio, probablemente deberían evitar tomar suplementos de este mineral, aunque algunos científicos creen que no supone ningún problema.

❑ Los cálculos suelen aparecer en determinadas familias y las mujeres tienen el doble de probabilidades de tenerlos que los hombres.

ENFERMEDADES DE LOS RIÑONES

Los riñones eliminan las materias de desecho del cuerpo, mantienen el equilibrio químico del organismo y contribuyen al equilibrio del agua en el mismo. Son varias las enfermedades que pueden afectar a los riñones. Los riñones pueden sufrir daño por exposición a algunos medicamentos o toxinas, entre ellos metales pesados, solventes, agentes quimioterapéuticos, veneno de serpiente o de insecto, hongos venenosos y pesticidas. La alteración de la función renal también puede deberse a otras enfermedades, como diabetes, lupus, hipertensión crónica, anemia de células falciformes (*sickle-cell anemia*) y enfermedades del hígado.

La enfermedad de Bright es una enfermedad de los riñones que se caracteriza por la presencia de proteína sanguínea en la orina, junto con hipertensión y edema (retención de agua en los tejidos). La glomerulonefritis es la inflamación de los elementos de filtrado de los riñones. El origen de esta enfermedad puede ser una reacción inmunológica a alguna infección, como infección de la garganta por estreptococos. La pielonefritis es una infección de los riñones causada por un defecto de nacimiento. Tanto la glomerulonefritis como la pielonefritis pueden ser crónicas o agudas, y ambas pueden revestir gravedad. La hidronefrosis es una condición en la cual los riñones y la pelvis renal (la estructura que recibe la orina de los riñones) se llenan de orina debido a obstrucción del flujo urinario. La enfermedad renal poliquística (PKD, por sus siglas en inglés) es una enfermedad hereditaria en la que los riñones quedan inhabilitados por el crecimiento de quistes en ellos. Los cálculos renales son acumulaciones de minerales (especialmente calcio) en los riñones. En la acidosis tubular renal, los riñones no reabsorben normalmente el bicarbonato; en consecuencia, se altera tanto la producción de amoníaco como la excreción de ácido. Esto puede dar por resultado acidosis severa, agotamiento del potasio y trastornos óseos. El síndrome nefrótico no es una enfermedad, pero puede ser señal de que existe una enfermedad renal. Se caracteriza por edema y exceso de proteína en la orina, y puede ser causado por inflamación de los glomérulos (pequeñas estructuras renales compuestas de vasos capilares) o por enfermedades crónicas, como diabetes o lupus.

Cuando los riñones no excretan adecuadamente la sal y otros desechos, los fluidos se acumulan en el cuerpo y se desarrolla edema. Los tobillos y las manos se hinchan y al enfermo le cuesta respirar. Los desechos tóxicos se acumulan en el torrente sanguíneo por el mal funcionamiento de los riñones. Esta condición se denomina *uremia*. Entre los síntomas de problemas renales están escalofríos, fiebre, urgencia urinaria, retención de fluido (sensación de llenura), dolor abdominal, inapetencia, dolor de espalda, náuseas y vómito. La orina puede verse turbia o puede contener sangre. El dolor de espalda, que suele ser súbito y severo, se presenta usualmente encima de la cintura y baja hacia la ingle.

Los siguientes suplementos ayudan a controlar las infecciones del tracto urinario y a que los riñones funcionen adecuadamente. A menos que se indique otra cosa, las dosis que se recomiendan a continuación son para personas adultas. La dosis para los jóvenes de doce a diecisiete años debe equivaler a tres cuartas partes de la cantidad recomendada; la de los niños de seis a doce años, a la mitad y la de los menores de seis años, a la cuarta parte.

Nutrientes

SUPLEMENTOS	DOSIS SUGERIDAS	COMENTARIOS
Muy importantes		
Acidophilus	Según indicaciones de la etiqueta, 3 veces al día. Tomar con el estómago vacío.	Especialmente importante cuando se toman antibióticos.
Coenzyme A de Coenzyme-A Technologies	Según indicaciones de la etiqueta.	
Vitamin B_6 (pyridoxine) más choline e inositol hexaphosphate (IP_6)	50 mg 3 veces al día. 50 mg al día. 100 mg al día.	Reducen la retención de líquidos.
Vitamin C con bioflavonoids	2.000–4.000 mg al día.	Acidifican la orina, estimulan el funcionamiento inmunológico y ayudan a la curación.
Provechosos		
Calcium y magnesium	1.500 mg al día. 750 mg al día.	Provechoso para el correcto equilibrio de los minerales. El calcio y el magnesio deben tener una relación de 2 a 1 en el organismo. No utilizar bone meal, oyster shells ni dolomite como fuente. Importante para la absorción del agua.
L-Arginine más L-methionine	500 mg 4 veces al día. Según indicaciones de la etiqueta, con el estómago vacío. Tomar con agua o jugo. No tomar con leche. Para mejor absorción, tomar con 50 mg de vitamina B_6 y 100 mg de vitamina C.	Beneficioso para las enfermedades renales. Mejora la circulación de los riñones. *Ver* AMINOÁCIDOS en la Primera Parte.
Lecithin granules o capsules	1 cucharada 3 veces al día antes de las comidas. 1.200 mg 3 veces al día antes de las comidas.	Necesarios para la nefritis.
Multienzyme complex más hydrochloric acid (HCl)	Según indicaciones de la etiqueta. Según indicaciones de la etiqueta.	Necesario para la digestión. *Advertencia:* Este suplemento no se les debe dar a los niños menores de dieciséis años, a menos que sea con supervisión médica. Particularmente importante para las personas de edad, que suelen tener deficiencia de este suplemento. *Advertencia:* Si ha sufrido de úlcera, no debe tomar HCl.
Multimineral complex	Según indicaciones de la etiqueta.	Restaura los minerales que se pierden cuando hay enfermedad renal. Utilizar una fórmula high-potency.
Potassium	99 mg al día.	Estimulante renal. Necesario para la nefritis. *Nota:* Si su nivel de potasio sérico es alto, absténgase de tomar este suplemento.

Vitamin A	100.000 UI al día por 3 días. Luego reducir hasta 50.000 UI por 5 días. De nuevo reducir hasta 25.000 UI al día. Si está embarazada, no debe tomar más de 10.000 UI al día.	Importante para la curación del recubrimiento del tracto urinario y para la función inmunológica. Para dosis altas, la emulsión facilita la asimilación y brinda mayor seguridad. Estas dosis no se deben tomar en píldora.
Vitamin B complex	100 mg al día.	Las vitaminas B son más eficaces cuando se toman juntas. Utilizar una fórmula high-potency.
más extra vitamin B_2 (riboflavin)	25 mg 3 veces al día.	Necesario para la nefritis.
Vitamin E emulsion	200 UI al día.	Promueven la función inmunológica. Importantes destructores de los radicales libres.
Zinc	50–80 mg al día. No se debe tomar más de 100 mg al día.	Estimulante del sistema inmunológico necesario para la curación. Importante para inhibir la cristalización y la formación de cristales. Para mejor absorción, utilizar lozenges de zinc gluconate u OptiZinc.
más copper	3 mg al día.	

Hierbas

❑ El té de buchu es provechoso. No se debe dejar hervir.

❑ Las semillas de apio y de perejil son diuréticos naturales. Cuando se toman al mismo tiempo son particularmente beneficiosas para controlar los niveles altos de ácido úrico de la sangre. Consumir gran cantidad de proteína de origen animal aumenta el riesgo de presentar niveles altos de ácido úrico. Estas dos hierbas sirven para mantenerlo bajo control.

❑ Las cranberries contienen sustancias que aumentan la acidez de la orina, destruyen la acumulación de bacterias y promueven la curación de la vejiga. Tome por lo menos 8 onzas de jugo de cranberry tres veces al día. Tome solamente jugo puro y sin endulzar (se consigue en los health food stores). No reemplace el jugo puro por cranberry juice cocktail, pues contiene grandes cantidades de azúcar. Si no consigue jugo natural de cranberry, utilice cápsulas de cranberry.

❑ El extracto de raíz de dandelion ayuda a eliminar los productos de desecho de los riñones y es muy provechoso para la nefritis.

❑ Las hierbas hydrangea y uva ursi son excelentes diuréticos naturales. Una de las medidas más importantes para que el tracto urinario se mantenga sano es ayudarle a lavarse. Vaciar el tracto urinario impide que depósitos nocivos de calcio y otras sales minerales formen obstrucciones. Además, como la hierba uva ursi es ligeramente germicida, si hay bacterias las puede destruir.

❑ El té de marshmallow contribuye a la limpieza de los riñones. Tome un quart todos los días.

❑ El producto SP-6 Cornsilk Blend, de Solaray, disminuye la retención de agua. Otro buen diurético es el producto Kidney Bladder Formula, de Nature's Way.

❑ Otras hierbas útiles para los problemas renales son té de goldenrod, berries de juniper, raíz de marshmallow, nettle, perejil, red clover y té de semilla de watermelon.

Recomendaciones

❑ Su dieta debe componerse en un 75 por ciento de alimentos crudos. Consuma ajo, papa, espárrago, perejil, berros, apio, pepinos, papaya y banano. El watermelon y las semillas de pumpkin también son provechosos. A fin de que pase rápidamente por el organismo, el watermelon no se debe consumir junto con otros alimentos. Si permanece demasiado tiempo en el organismo, se empiezan a formar toxinas. Consuma, además, brotes y la mayoría de los vegetales verdes.

❑ Incluya en su dieta legumbres, semillas y soya. Estos alimentos contienen el aminoácido arginina, que es provechoso para los riñones.

❑ Reduzca su consumo de potasio y fosfatos. No utilice sal ni potassium chloride, un sustitutivo de la sal. Evite también las hojas de remolacha, el chocolate, la cocoa, los huevos, el pescado, la carne, la espinaca, el ruibarbo, el Swiss chard y el té.

❑ Si tiene síntomas de problemas renales, especialmente si tiene sangre en la orina o dolor de espalda severo, visite a su médico lo más pronto que pueda. Es posible que requiera tratamiento médico.

❑ Tome entre 6 y 8 onzas de agua destilada al vapor cada hora durante su tiempo de vigilia. Tomar agua de buena calidad es esencial para el correcto funcionamiento del tracto urinario.

❑ Reduzca su consumo de proteína de origen animal, o elimínela por completo de su dieta. Las dietas ricas en proteína animal estresan los riñones. La acumulación excesiva de proteínas puede conducir a la uremia. El organismo utiliza más fácilmente la proteína cuando ha sido descompuesta en aminoácidos en estado libre. Otras buenas fuentes de proteína son guisantes, frijoles, lentejas, millet, soya y granos enteros.

❑ Evite todos los productos lácteos excepto los productos agrios, como yogur low-fat, buttermilk y cottage cheese.

❑ Durante dos semanas haga una dieta a base de leche cruda de cabra. Consuma solamente cuatro quarts de leche cruda de cabra al día. Caliéntela un poco para que tenga la misma temperatura de su cuerpo. Agregue una cucharada de blackstrap molasses sin cocinar por cada quart de leche. Durante ese período, tome 1.000 unidades internacionales de vitamina E y 75.000 unidades internacionales de vitamina A en emulsión.

Nota: Si está embarazada, no tome más de 10.000 unidades internacionales de vitamina A diariamente.

❑ Durante tres días haga un ayuno de limpieza a base de jugos, y hágase enemas de té de catnip. (*Ver* AYUNOS y ENEMAS en la Tercera Parte.)

❑ Si está tomando antibióticos para algún problema de los riñones, no tome suplementos de hierro mientras no se haya curado completamente.

Aspectos para tener en cuenta

❑ Para determinar si hay problemas renales, el médico puede hacer pruebas para ver los niveles de albúmina (proteína, calcio, creatinina — el desecho de las células musculares —, hemoglobina — si los riñones no funcionan adecuadamente pueden bajar los niveles de hemoglobina — fósforo, potasio y úrea — los restos de la proteína ingerida).

❑ El plomo y otros venenos metálicos son muy perjudiciales para los riñones. Toda la gente que trabaja con plomo o que está expuesta regularmente al plomo debe tomar precauciones para proteger sus riñones. (*Ver* ENVENENAMIENTO CON PLOMO en la Segunda Parte).

❑ Si usted tiene diabetes, exceso de azúcar en la sangre, hipertensión o antecedentes familiares de enfermedades renales, es posible que aumente su predisposición a sufrir trastornos renales.

❑ Un estudio publicado en la revista especializada *Journal of Nutritional and Environmental Medicine* mostró que el tratamiento con la coenzima Q_{10} disminuye el avance de las enfermedades renales y revierte la disfunción renal en una mayoría de los pacientes en las fases finales de la enfermedad.

❑ Algunas enfermedades infecciosas, como el sarampión, la fiebre escarlata y la amigdalitis, pueden causarles daño a los riñones cuando no se tratan adecuada y completamente.

❑ Un estudio realizado por el departamento de farmacéutica de la Universidad de Chiba, en Japón, encontró que la spirulina reduce el envenenamiento de los riñones producido por mercurio y drogas. Investigadores descubrieron que utilizar spirulina puede disminuir los efectos adversos que algunos medicamentos producen en los riñones.

❑ Los tratamientos a base de hormona del crecimiento humano pueden mejorar la función renal. (*Ver* TERAPIA CON HORMONA DEL CRECIMIENTO en la Tercera Parte).

❑ Las infecciones recurrentes del tracto urinario pueden ser indicio de alguna enfermedad grave. Si usted presenta infecciones con mucha frecuencia, consulte con su médico.

❑ Tomar dosis altas del analgésico ibuprofeno (Advil y Nuprin, entre otros medicamentos) puede conducir a disfunción renal.

❑ Existen sistemas de diálisis domésticos para quienes necesitan este tipo de tratamiento.

❑ *Ver también* CÁLCULOS RENALES y CISTITIS en la Segunda Parte.

ENFERMEDADES DE TRANSMISIÓN SEXUAL

Ver SEXUALLY TRANSMITTED DISEASES.

ENFERMEDADES VENÉREAS

Ver SEXUALLY TRANSMITTED DISEASES.

ENFISEMA

El enfisema es una enfermedad degenerativa de los pulmones que, normalmente, se desarrolla después de muchos años de exposición al humo del tabaco o a otras toxinas contaminantes del aire. Forma parte de un grupo de enfermedades pulmonares englobadas bajo el término enfermedad pulmonar obstructiva crónica (COPD según sus siglas en inglés). Las COPD, entre las que se incluyen también el asma y la bronquitis crónica, pueden interferir con la respiración normal. El principal síntomas de enfisema es la respiración entrecortada y la sensación de no ser capaz de tomar aire suficiente al hacer cualquier tipo de esfuerzo físico.

Con enfisema se dañan los alvéolos (pequeñas bolsas de aire de los pulmones), lo que hace que los pulmones pierdan elasticidad. El resultado es que la exhalación se hace muy difícil y parte el aire viciado queda atrapado en los pulmones, lo que impide la necesaria renovación del dióxido de carbono por oxígeno fresco. Las personas con enfisema avanzado experimentan una casi constante sensación de falta de aire, tos crónica y sibilancias, además de descargas constantes de esputo desde las vías respiratorias. El enfisema puede contribuir también a otros problemas de salud, como las infecciones pulmonares y una afección llamada eritrocitosis, en la que la sangre contiene una cantidad anormalmente alta de glóbulos rojos. La eritrocitosis puede provocar síntomas como debilidad, mareos, fatiga, vahídos, dolores de cabeza y problemas de visión.

La mayoría de las personas a las cuales les diagnostica enfisema han fumado durante mucho tiempo. A menudo, los síntomas sólo se manifiesten en la edad mediana, cuando el individuo empieza a perder la capacidad de hacer ejercicio o de realizar trabajos pesados, y aparece una tos seca. Aun cuando los síntomas suelen ser leves al principio, empeoran con el tiempo.

En casos excepcionales, el enfisema es resultado de la deficiencia de una proteína sanguínea llamada alpha-1-antitrypsin. Sin embargo, en la gran mayoría de los casos el enfisema se debe al tabaquismo. Fumar, tanto tabaco normal como marihuana, produce inflamación crónica pero leve de los pulmones, lo que aumenta la probabilidad de contraer esta enfermedad, que es progresiva.

En los Estados Unidos se calcula que 10 millones de adultos fueron diagnosticados con COPD en 2000, pero los datos sugieren que puede haber hasta 24 millones de enfermos. Las COPD son la cuarta causa de mortalidad en este país, por detrás de las enfermedades coronarias, el cáncer y los derrames cerebrales. De 1980 a 2000, la tasa de COPD en las mujeres aumentó mucho más rápidamente que entre los hombres. Este incremento parece indicar que el fumar — hábito adquirido por la mujer en gran parte a partir de los 1940 — comienza a pasar factura. En los países del Tercer Mundo parece que es la pobre calidad del aire en los interiores uno de los factores principales en la aparición y desarrollo de la enfermedad.

A menos que se especifique otra cosa, las siguientes dosis se recomiendan para personas mayores de dieciocho años.

Nutrientes

SUPLEMENTOS	DOSIS SUGERIDAS	COMENTARIOS
Esenciales		
Chlorophyll (Kyo-Green de Wakunaga)	Según indicaciones de la etiqueta, 3 veces al día.	Mejora la respiración despejando los pulmones.
Dimethylglycine (DMG) (Aangamik DMG de FoodScience of Vermont)	250 mg 3 veces al día.	Aumenta la resistencia. Administrar en forma sublingual.
Essential fatty acids (Kyolic-EPA de Wakunaga, salmon oil, flaxseed oil, o primrose oil)	Según indicaciones de la etiqueta con las comidas	
Zinc	80 mg al día. No sobrepasar 100 mg al día de todas fuentes.	
con copper	3 mg al día.	
Muy importantes		
Coenzyme Q_{10}	60 mg al día.	Poderoso antioxidante. Aumenta el aporte de oxígeno a los pulmones.
más Coenzyme A de Coenzyme-A Technologies	Según indicaciones de la etiqueta.	
Free-form amino acid complex	Según indicaciones de la etiqueta.	Importante para la reparación del tejido pulmonar.
Garlic (Kyolic de Wakunaga)	2 cápsulas 3 veces al día con las comidas.	Protege contra la neumonía aumentando la inmunidad.
L-Cysteine	500 mg de cada uno 2 veces al día con el estómago vacío.	Ayudan a reparar el tejido pulmonar que ha sufrido daño.
y L-methionine	Tomar con agua o jugo. No tomar con leche. Para mejor absorción, tomar con 50 mg de vitamina B_6 y 100 mg de vitamina C.	Estos antioxidantes protegen el tejido de los pulmones. *Ver* AMINOÁCIDOS en la Primera Parte.
Lung Complex #407 de Enzymatic Therapy	Según indicaciones de la etiqueta.	*Ver* TERAPIA GLANDULAR en la Tercera Parte para conocer sus beneficios.
Lung Support Formula de Gero Vita	Según indicaciones de la etiqueta.	
Pyncnogenol	30 mg 3 veces al día.	
o grape seed extract	Según indicaciones de la etiqueta.	
Vitamin A	25.000 UI al día. Si está embarazada, no debe tomar más de 10.000 UI al día.	Necesarios para la reparación del tejido pulmonar y para el sistema inmunológico. Para dosis altas, la emulsión facilita la asimilación y brinda mayor seguridad.
más carotenoid complex	Según indicaciones de la etiqueta.	
Vitamin C con bioflavonoids	5.000–10.000 mg al día divididos en varias tomas.	Fortalecen la respuesta inmunológica y ayudan a la curación de los tejidos inflamados.
Vitamin E	200 UI al día.	Poderosos antioxidantes y transportadores de oxígeno. Su deficiencia puede conducir a la destrucción de las membranas celulares.
Provechosos		
Aerobic 07 de Aerobic Life Industries	9 gotas en agua al día.	Proporciona oxígeno y destruye las bacterias.
Beta-1, 3-D-glucan	Según indicaciones de la etiqueta.	
Calcium	2.000 mg al día a la hora de acostarse.	Estos tónicos nerviosos protegen las terminaciones de los nervios y promueven el sueño profundo.
y magnesium	500–1.000 mg al día a la hora de acostarse.	Utilizar variedades chelate.
Kelp	1.000–1.500 mg al día.	Contiene minerales necesarios para mejorar la respiración y la curación.
Multienzyme complex con pancreatin	Según indicaciones de la etiqueta. Tomar con las comidas.	Controlan la infección limpiando los pulmones.
más proteolytic enzymes	Según indicaciones de la etiqueta. Tomar entre comidas.	
o Infla-Zyme Forte de American Biologics	Según indicaciones de la etiqueta.	Potentes enzimas y cofactores que se encuentran en equilibrio e inhiben la inflamación.
u Oxy-5000 Forte de American Biologics	Según indicaciones de la etiqueta.	Poderoso antioxidante nutricional, provechoso para la salud y el estrés. Destruye los radicales libres.

Hierbas

- ❑ El astragalus, una hierba china llamada también huang qi, acelera la curación de la cavidad bronquial y mejora la respiración.
- ❑ El producto ClearLungs, de Natural Alternatives, es una combinación de hierbas que alivia la sensación de ahogo, la opresión en el pecho y la respiración asmática o sibilante producida por la congestión bronquial.

❑ El cordyceps puede obstaculizar el proceso degenerativo de los pulmones. La medicina china enseña que existe una conexión sinérgica entre los riñones y los pulmones. El cordyceps refuerza esta conexión, abra los bronquiolos y mejora la oxigenación del riego sanguíneo a los riñones. Cordyceps de R-Garden es una buena fuente de esta hierba.

❑ El thyme también es provechoso contra las enfermedades respiratorias.

❑ El extracto de licorice aumenta la energía y mejora el funcionamiento de los órganos. Use un extracto libre de alcohol, o el producto Bio Rizin, de American Biologics.

Advertencia: Cuando se utiliza en exceso, el licorice eleva la presión arterial. No use esta hierba todos los días durante más de una semana seguida, y evítela totalmente si su presión arterial es alta.

❑ Otras hierbas provechosas para el enfisema son alfalfa, fenugreek, horseradish fresco, té de mullein y rosemary.

Recomendaciones

❑ Evite todo contacto con el tabaco. El humo del cigarrillo es la sustancia más nociva con la que puede entrar en contacto cualquier persona que tenga enfisema. Si usted sufre de enfisema y fuma, debe dejar ese hábito. Evite los sitios donde haya gente fumando y no permita que fumen en su casa, en su carro o cerca de usted.

❑ Haga una dieta que consista en un 50 por ciento de alimentos crudos. El 50 por ciento restante debe constar de sopas, pollo o pavo sin piel, pescado, arroz integral, mijo y cereales de grano entero.

❑ Consuma todos los días ajo y cebolla.

❑ Evite los alimentos fritos y grasosos, la sal y todos los alimentos que produzcan excesiva mucosidad en el tracto gastrointestinal, los pulmones, los senos nasales y la cavidad nasal. Entre los alimentos que contribuyen a la formación de mucosidad están carnes, huevos, todos los productos lácteos (incluyendo el queso), los alimentos procesados, el tabaco, el junk food y los productos que contienen harina blanca. Lea cuidadosamente las etiquetas; a menudo esos ingredientes están "ocultos" en los productos.

❑ Evite los alimentos que producen gases, como legumbres y cabbage. Esos alimentos causan distensión abdominal, lo que interfiere la respiración. Si come alimentos que generan gases, pruebe a usar un producto llamado Beano, disponible en los supermercados locales. Para un mejor resultado, ponga unas pocas gotas de este líquido en el primer bocado de la comida.

❑ Evite los alimentos que requieren mucha masticación, como carnes y nueces. Las enfermedades crónicas de los pulmones pueden dificultar la respiración durante la masticación. Si es necesario, cocine ligeramente al vapor los vegetales para que sean más fáciles de comer.

❑ Haga ejercicio regularmente. El ejercicio diario, especialmente caminar, puede ser muy bueno para las personas con enfisema. Aumenta la resistencia, mejora la circulación y, en general, reduce la falta de aire. Comience haciendo lo que pueda, aunque sea sólo un minuto o dos cada hora, y luego aumente gradualmente lo que pueda. El programa de ejercicios debe empezarse a una intensidad muy baja e ir aumentándola poco a poco. El yoga o algún arte marcial como el tai-chi también pueden ser provechosos.

❑ Humedezca su hogar, especialmente si nota mucha congestión o expulsa mucha mucosidad (esputo).

❑ Cuídese de los desayunos típicos de Estados Unidos. Más bien, tome en la mañana líquidos calientes y transparentes (como tés de hierbas) para aflojar la mucosidad de las vías respiratorias. Después de tomar los líquidos es provechoso utilizar un producto de fibra a base de psyllium, como Aerobic Bulk Cleanse (ABC), de Aerobic Life Industries (un limpiador del colon disponible en las health food stores). Mezcle el producto ABC con un vaso de jugo y tómeselo rápidamente. Esto libera el colon del exceso de mucosidad y reduce los gases y la distensión.

❑ Colóquese en el pecho compresas de castor oil calientes para reducir la mucosidad y mejorar la respiración. Haga las compresas de castor oil calentando en una cacerola más o menos una taza de castor oil, pero sin dejarlo hervir. Introduzca en el castor oil caliente un trozo de cheesecloth u otra tela de algodón blanco hasta que se impregne. Luego colóquese la tela en el área afectada y cúbrasela con un trozo de plástico un poco más grande. Cubra todo con un heating pad o con una botella de agua caliente para que la compresa se conserve caliente. Manténgala puesta entre media hora y dos horas, según sus necesidades.

❑ Haga a diario ejercicios de respiración, ya que pueden ser útiles para mejorar la función pulmonar. La técnica denominada respiración profunda consiste en inhalar por la nariz mientras se contraen los músculos del abdomen. Esto permite que entre más aire en los pulmones. La exhalación se hace por la boca, por poco a poco, lentamente, con la lengua contactando contra el paladar y la parte superior de los dientes, lo que permite que se sienta una pequeña presión en la tráquea y el pecho. Al salir el aire a través de los labios, se produce un sonido siseante. La exhalación debe durar al menos dos veces más que la inhalación, de modo que no quede aire dentro. Haga esto durante unos diez minutos, dos o tres veces al día y mejorará el intercambio de aire en los pulmones y la capacidad respiratoria.

❑ Como cualquier sustancia química adicional aumenta el riesgo de enfermarse de los pulmones, utilice solamente los productos esenciales para lavar la ropa (no deben tener aroma). Evite los perfumes y todo lo que contenga fragancia. Además, debe evitar las estufas de gas; las estufas eléctricas son preferibles para quienes tienen problemas respiratorios. En lugar de alfombra — que atrapa polvo, moho y muchos químicos del aire que irritan los pulmones

— coloque en su casa pisos de madera, de baldosa o de piedra. No utilice cortinas en las ventanas, ya que el polvo se deposita en ellas. Decore a base de pintura (actualmente se encuentran pinturas "sin olor") en lugar de papel de colgadura, porque los pegantes con los cuales se adhieren a las paredes tienen sustancias químicas volátiles que molestan a muchas personas. Evite los asientos, los platos y otros artículos de plástico. No use productos en aerosol.

❑ Tome las cosas con calma y evite el estrés. Tome mucho aire fresco.

❑ Haga periódicamente un ayuno de limpieza a base de zanahoria, apio, espinaca, kale y jugos frescos preparados con todos los vegetales de color verde oscuro. *Ver* AYUNOS en la Tercera Parte.

❑ Evite la contaminación del aire. Si el ambiente en el cual usted trabaja es sucio, polvoriento o tóxico, cambie de trabajo.

❑ No se quede en su casa cuando vayan a hacer limpieza a fondo, y regrese por lo menos dos horas después de que hayan terminado. La limpieza del hogar levanta polvo y moho.

❑ Evite el clima húmedo y caliente. Si usted tiene que vivir en un clima de este tipo, es esencial que el aire acondicionado central funcione constantemente. También es fundamental que su automóvil tenga aire acondicionado. No permita que nadie fume dentro de su automóvil, ni que entren personas que se hayan aplicado perfume.

❑ No permita que a su casa ni a su automóvil entren animales peludos, pues la pelusa que sueltan irrita los pulmones.

Aspectos para tener en cuenta

❑ Aunque no se conoce cura para el enfisema, las recomendaciones anteriores deben mitigar sus molestias y ayudarle a respirar un poco más fácilmente.

❑ Una opción eficaz para mejorar la función respiratoria puede ser la cirugía de reducción del pulmón. La operación consiste en hacer incisiones en las zonas dañadas de los pulmones y usar un sistema especial de grapado que da a los tejidos de los pulmones sanos más espacio para expandirse. Con un procedimiento similar, los cirujanos extirpan los tejidos pulmonares dañados y refuerzan los pliegues con pericardio bovino (músculo de vaca) para mejorar las posibilidades de vida de los tejidos. Antes de someterse a este tratamiento, hay que hacer un proceso de selección muy cuidadoso entre los potenciales beneficiarios.

❑ En algunos casos puede considerarse hacer un transplante de pulmón. Se trata de una operación muy invasiva y compleja que conlleva un riesgo considerable. Sólo unos pocos de los pacientes de enfisema pueden realmente beneficiarse de ella.

❑ Los suplementos de oxígeno pueden beneficiar a cualquiera que tenga problemas con la función pulmonar. La terapia con oxígeno a largo plazo combate la eritrocitosis y reduce el riesgo de fallos cardíacos.

❑ Las personas ancianas tienen riesgo de tener deficiencia de magnesio, lo que puede empeorar aún más su capacidad respiratoria. Tomar suplementos de magnesio (500-1000 miligramos/día) puede fortalecer los músculos que actúan en la respiración y estimular una mejor oxigenación de las células del organismo.

❑ El purificador de aire personal Air Supply, de Wein Products, es un aparato minúsculo que se lleva colgado en el cuello. Crea una barrera invisible de aire puro que protege contra los microorganismos (como virus, bacterias y mohos) y las micropartículas (como polvo, polen y agentes contaminantes) que se encuentran en el aire. Además, elimina del aire emanaciones, olores y compuestos volátiles dañinos.

❑ El Department of Allergy del Hospital de la Universidad de Pennsylvania informó de que un aspecto que contribuye de manera importante a la salud de las personas con enfermedades respiratorias es tener en su habitación aire acondicionado y un aparato electrostático para limpiar el aire.

❑ Se puede hacer un test rutinario para determinar la capacidad pulmonar y otras características que ayudan a identificar la existencia de enfisema y sus varios estadios. Estos son algunos de los tests disponibles:

- Gas en la sangre arterial (*Arterial blood gas,* ABG). Un ABG es un test que mide la cantidad de dióxido de carbono y oxígeno de la sangre. Se utiliza para comprobar los estadios más avanzados de la enfermedad.
- Oximetría del pulso (*Pulse oximetry*). Este test mide la cantidad de oxígeno de la sangre. Para ello se utiliza una luz especial que se ajusta al dedo o al lóbulo de la oreja.
- Espirometría (*Spirometry*). Consiste en tomar una inhalación profunda y soplar tan rápido como sea posible en la boca de un tubo conectado a un aparato que mide el flujo del aire y la capacidad.
- Rayos X (*X-ray*). Un simple examen del pecho con rayos X y un escáner (CAT scan) pueden ayudar a diagnosticar el enfisema, desde casos moderados a los más severos.

❑ *Ver también* FLUSH DE ÁCIDO ASCÓRBICO en la Tercera Parte y TOXICIDAD POR AGENTES MEDIOAMBIENTALES.

ENURESIS

Ver BED-WETTING.

ENVEJECIMIENTO

A pesar de que envejecer no equivale a enfermarse, con el paso de los años el organismo se vuelve más propenso a las enfermedades. Hay muchas teorías sobre el envejecimiento y sus causas. Estas son algunas de las más relevantes:

- *Teoría genética/ADN.* Nuestro ADN contiene nuestro mapa genético, que heredamos de nuestros padres y antepasados. Se trata de un código único que determina una serie de factores que afectan al proceso de envejecimiento. Las cosas que pasan en nuestras vidas que dañan el ADN, como la exposición a contaminantes, toxinas, radiación o la dieta, así como muchos otros factores ambientales y de nuestro estilo de vida también pueden influir en la capacidad de nuestro organismo para reparar los daños sufridos. Este daño genético puede estimular la producción de complejos proteínicos y azúcar-proteínicos anormales, lo que conduce a una reparación celular defectuosa, pérdida de elasticidad de las células y otros síntomas característicos del proceso de envejecimiento.
- *Teoría neuroendocrina.* La glándula pituitaria y el hipotálamo (una estructura del cerebro) regulan la liberación de hormonas esenciales que influyen en el metabolismo celular, la síntesis de las proteínas, la función inmunológica y el mecanismo bioquímico de todas las células del organismo. La teoría es que con el paso del tiempo, el hipotálamo pierde su capacidad para regular todas estas funciones. La secreción de hormonas decrece gradualmente con el trascurso del tiempo y este deterioro en la producción hormonal y regulatoria es lo que provoca el envejecimiento. Por ejemplo, el declive en la hormona polypeptide IGF-1 (*insulin-like growth factor 1*) está vinculado a un declive en la actividad celular. La IGF-1 es elaborada por el hígado y un producto de factor de crecimiento humano (HGH) segregado por la pituitaria. Los estudios han demostrado que el IGF-1 aumenta la sensibilidad a la insulina, eleva la masa muscular corporal, reduce la grasa y fortalece los huesos, músculos y nervios. Uno de los principales atributos de la IGF-1 es su habilidad para reparar los tejidos nerviosos periféricos que han sido dañados.
- *Teoría de los radicales libres o de la oxidación.* Esta teoría afirma que la causa del envejecimiento está en los daños celulares acumulados y no reparados provocados por los radicales libres, los generados por el metabolismo normal y los causados por agentes externos. Estos agentes que se encuentran en el medio ambiente, como la exposición a toxinas, contaminantes, radiación, alcohol y tabaco y la dieta, dan lugar a una serie de productos de desecho altamente reactivos que se llaman radicales libres. Los radicales libres son moléculas o porciones de moléculas capaces de existir independientemente. Debido a que tienen un número impar de electrones (los electrones normalmente existen por parejas), son inestables y reaccionan rápidamente con otros compuestos en un intento de capturar otro electrón que les aporte estabilidad. Cuando el radical libre "roba" un electrón a la molécula atacada, ésta pasa a convertirse en radical libre también. Este proceso puede generar una cadena que acaba alterando a las células. Sólo cuando dos radicales libres reaccionan entre sí desaparecen y el proceso se detiene. Especialmente interesantes para el envejecimiento son los radicales libres de oxígeno, los cuales a menudo obtienen un electrón de otra molécula para emparejarlo con el único electrón del que son portadores. Esto es lo que se conoce como oxidación. Pueden acumularse metabolitos tóxicos que interfieren con la función de las membranas celulares, la síntesis de la proteína y el propio ADN/ARN celular. La producción de energía por parte de las células se ve afectada negativamente, acelerándose así el proceso de envejecimiento. Se cree que las vitaminas C y E, entre muchos otros antioxidantes, actúan como protectoras frente a los efectos destructivos de los radicales libres, y lo hacen donando uno de sus electrones para detener la reacción en cadena. Estos nutrientes mantienen su estabilidad incluso en ese estado. De hecho, actúan como neutralizadores, contribuyendo a prevenir los daños del los tejidos y las células. El doctor Denham Harman, Ph.D., de la Universidad de Nebraska, propuso la teoría del envejecimiento basada en los radicales libres, postulando que muchos de los trastornos degenerativos que solemos relacionar con el envejecimiento, incluyendo el cáncer y el endurecimiento de las arterias, no son el resultado inevitable del paso del tiempo, sino la consecuencia del deterioro de los ácidos nucleicos, las proteínas y las estructuras celulares inducido por los radicales libres. (*Ver* ANTIOXIDANTES en la Primera Parte.)
- *Teoría de enlaces cruzados.* Durante el metabolismo normal, los azúcares como la glucosa o la fructosa y los compuestos reactivos conocidos como aldehydes y ketones pueden llegar a enlazarse o ligarse a grupos de aminos libres en las proteínas. Este proceso se denomina *glycation* y mediante su elaboración, la proteína se carga con las moléculas de azúcar. Posteriormente, la proteína puede reaccionar o "cruzarse" ligándose con otras proteínas y creando un vínculo entre las dos. El resultado son los llamados grupos carbonilo, que actúan como pegamento uniendo las dos proteínas. Los carbonilos se forman cuando bien un azúcar o un radical libre (o un aldehyde o ketone) reaccionan con los aminoácidos de la proteína. Es posible que haya enlaces no sólo entre proteínas, sino también entre una proteína y un lípido, así como entre proteínas y ADN. Este enlace cruzado da lugar a grandes acumulaciones de proteínas dañadas dentro de los tejidos; es lo que se llama productos finales de la glicosilación avanzada (*advanced glycosylation end products* (AGEs), los cuales pueden llegar a reaccio-

nar con los radicales libres para dañar los tejidos mediante la oxidación e inhibir ciertos procesos celulares. Asimismo, pueden ser mutagénicos (cancerígenos) y estimular las células para producir incluso más radicales libres. Los AGEs aceleran la muerte celular. Por tanto, cualquier tratamiento que inhiba o revierta, si es posible, los enlaces cruzados, sería benéfico para combatir el envejecimiento.

- *Teoría inmunológica.* El sistema inmunológico pierde efectividad progresivamente a medida que envejecemos. Por ejemplo, la glándula timo, responsable de la producción de las células T (*thymic lymphoid*), puede disminuir su función hasta un 80 por ciento a medida que alcanzamos la mediana edad. Al envejecer, el sistema inmunológico es menos capaz de producir anticuerpos, macrófagos, células asesinas naturales (NK, por sus siglas en inglés) y otras que combaten las infecciones y otros ataques del exterior del organismo. Asimismo, hay una mayor tendencia a producir anticuerpos que actúan contra el propio cuerpo — la respuesta autoinmunológica, responsable de una amplia gama de enfermedades autoinmunes.
- *Teoría de los telómeros.* Las células del cuerpo van siendo sustituidas mediante la división celular y hay un límite en el número de veces que se pueden dividir con éxito. Esto es, la mayoría de las células normalmente se dividen aproximadamente cincuenta veces antes de morir naturalmente. La teoría es que el mecanismo que controla este proceso de división se encuentra en los telómeros, unas estructuras en forma de gorra que se encuentran al final de cada una de las veintitrés parejas de cromosomas. Los cromosomas son las estructuras helicoides del ADN que se encuentran en el núcleo de cada célula de nuestro código genético. Cada vez que una célula se divide, el telómero se acorta un poco. Este constante acortamiento del telómero significa que después de una cierta cantidad de divisiones, el telómero acaba desapareciendo, la punta del cromosoma comienza a quebrarse y deja de dividirse. Esto conduce eventualmente a la muerte de la célula. Con el paso del tiempo, la acumulación de células muertas lleva al envejecimiento. Sin embargo, hay una enzima llamada telomerase, recientemente descubierta, que repara el daño de los telómeros y ayuda a preservar su longitud y estabilidad. La teoría es que con el uso de la telomerase, quizás seamos capaces de prolongar la vida celular y frenar, incluso revertir, el proceso de envejecimiento.
- *Teoría de la células madre.* Esta teoría argumenta que, al envejecer, comenzamos a perder células madre de la reserva que acarreamos desde nuestro nacimiento. Esto quiere decir que la capacidad del organismo para reparar y generar nuevos tejidos va disminuyendo y vamos acumulando cada vez más células disfuncionales. De esta manera, el envejecimiento sería sólo una acumulación de células disfuncionales y el daño causado a la piel, los órganos, el sistema inmunológico, los músculos y el resto de sistemas del cuerpo humano sólo se puede deshacer si añadimos nuevas células madre.
- *Teoría del metabolismo celular.* La nutrición afecta el ritmo al que las células se dividen (ver Teoría de los telómeros, arriba). Se ha visto en un estudio con animales que la restricción calórica aumenta la expectativa de vida porque modifica el ritmo de división celular. En otro estudio se obtuvo la conclusión de que la restricción calórica frenaba el envejecimiento principalmente por la correspondiente disminución de radicales libres de oxígeno producidos por los mitocondrios (las estructuras internas de las células responsables de la generación de energía). De momento no hay ningún estudio con humanos, pero los datos culturales/antropológicos indican la existencia de una posible conexión. Independientemente de las teorías, es incuestionable que muchos de los problemas que enfrenta la gente mayor de sesenta años también se pueden atribuir a deficiencias nutricionales. Muchas personas de edad avanzada sufren de malabsorción, un trastorno en el cual los nutrientes de los alimentos no son absorbidos adecuadamente desde el tracto gastrointestinal. Además, a medida que envejecemos nuestro organismo deja de asimilar los nutrientes con la misma eficacia de antes. Al mismo tiempo, como al ir envejeciendo el funcionamiento de los sistemas del organismo se vuelve más lento y menos eficaz, consumir los nutrientes apropiados es más importante que nunca para el fortalecimiento, la reparación y la regeneración de las células.

También existen problemas con la ingesta de nutrientes. Un estudio realizado con personas de edad avanzada en un área urbana encontró que el 90 por ciento ingería cantidades inadecuadas de vitaminas B_1 (tiamina) y B_6 (piridoxina), y que entre el 30 y el 40 por ciento presentaba deficiencias de vitamina A, vitamina B_3 (niacina), vitamina B_{12}, vitamina C, calcio y hierro. Sólo el 10 por ciento de los sujetos de la investigación consumían cantidades adecuadas de proteína. Muchas personas mayores que viven en residencias para ancianos o en lugares confinados reciben muy poca luz del sol, con la consiguiente falta de vitamina D. El riesgo de contraer enfermedades degenerativas aumenta cuando la dieta carece de los nutrientes esenciales durante períodos prologados.

La falta de vitamina B_{12} es especialmente perjudicial pues puede derivar en síntomas neurológicos que van desde zumbidos en los oídos, pérdida de la coordinación muscular, debilidad de las extremidades y pérdida del equilibrio, hasta pérdida de la memoria, cambios anímicos, desorientación y enfermedades siquiátricas. Los síntomas de la deficiencia de vitamina B_{12} se confunden fácilmente con síntomas de senilidad. Muchas personas mayores presentan deficiencia de esta vitamina porque su organismo no produce cantidades adecuadas de ácido estomacal para una correcta digestión. Esto crea un medio perfecto para la proliferación de un tipo de bacterias que se roban la vitamina B_{12} proveniente de la proteína del tracto digestivo. Otras personas no producen cantidades suficientes de una sustancia llamada factor intrínseco, sin el cual la vitamina B_{12} no puede movilizarse desde el estómago hacia el resto del organismo, aunque no haya obstáculos en su camino.

Es posible tener vitalidad y disfrutar de la vida a cualquier edad. No se debe suponer que el dolor y la enfermedad son aspectos inevitables del envejecimiento. Usted puede sentirse mejor a los sesenta años de lo que se sentía a los treinta si introduce cambios saludables en su dieta y en su estilo de vida. Agregarle a la dieta los suplementos correctos le ayudará a fortalecer el sistema inmunológico y a prevenir o a curar la mayoría de las enfermedades, además de que le permitirá trabajar y desarrollar actividades recreativas durante más tiempo que personas bastante más jóvenes que usted. Un beneficio adicional es que se verá más joven de lo que en realidad es. Pero recuerde que como esos problemas se desarrollan a lo largo de muchos años, también se requiere tiempo para solucionarlos. No existen pociones mágicas; lo único cierto es que cuando le proporcionamos a nuestro organismo el combustible correcto, nos responde como es debido.

La mayoría de los suplementos descritos abajo se pueden encontrar en productos multinutrientes. Asegúrese de comprobar las cantidades de cada nutriente en el suplemento y excluya los nutrientes individuales que no necesita, o ajuste las dosis, cuando sea necesario. Para una mejor absorción, siempre que sea posible trate de usar suplementos por vía sublingual, líquida o en polvo. Suele ser recomendable que las personas ancianas tomen suplementos como bebida, pero hay muchos suplementos buenos que vienen en polvo, además de en forma líquida.

A menos que se indique otra cosa, las dosis que se recomiendan a continuación son para personas adultas.

Nutrientes

SUPLEMENTOS	DOSIS SUGERIDAS	COMENTARIOS
Esenciales		
Alpha-lipoic acid	Según indicaciones de la etiqueta.	
Carnosine	500–1.000 mg al día, o de acuerdo con el consejo de un médico.	
Coenzyme A de Coenzyme-A Technologies	Según indicaciones de la etiqueta.	
Coenzyme Q_{10}	100 mg al día.	Ayuda a la circulación, mejora la oxigenación celular y protege el corazón.
Dimethylglycine (DMG) (Aangamik DMG de FoodScience of Vermont)	Según indicaciones de la etiqueta.	Mejora la oxigenación celular. Administrar en forma sublingual.
Glutathione	500 mg al día con el estómago vacío.	Poderoso neutralizador de los radicales libres y estimulante mental que mejora el ánimo. Destruye el amoníaco, que interfiere con la función cerebral.
Inositol hexaphosphate (IP_6) de Enzymatic Therapy o Jarrow Formula	Según indicaciones de la etiqueta.	
L-Arginine	500 mg de cada uno 2 veces al día con el estómago vacío. Tomar con agua o jugo. No tomar con leche. Para mejor absorción, tomar con 50 mg de vitamina B_6 y 100 mg de vitamina C. Es mejor tomar un complejo que contenga todos los aminoácidos también (pero no junto con los suplementos mencionados).	*Ver* AMINOÁCIDOS en la Primera Parte para conocer los beneficios de los aminoácidos. Protege el corazón y el hígado. Disminuye los triglicéridos sanguíneos, y aumenta la eficacia de los antioxidantes y la fortaleza muscular.
y L-carnitine y L-lysine y L-methionine y L-ornithine y L-tyrosine		*Advertencia:* No tome solo aminoácidos durante más de dos meses a la vigilia. Para evitar la creación de desequilibrios, tomar durante un mes y, a continuación, deje de tomar por un mes.
más N-acetylcysteine	500 mg 2 veces al día con el estómago vacío.	El organismo utiliza este suplemento para producir glutatión, un poderoso antioxidante y desintoxicante.
Liquid Kyolic con B_1 y B_{12} de Wakunaga	Según indicaciones de la etiqueta.	
Multivitamin y mineral complex		Necesario para el funcionamiento del cerebro y para la protección del corazón. Utilizar una fórmula high-potency que contenga microminerales chelated.
con vitamin A	15.000 UI al día.	Importantes antioxidantes. Protegen los pulmones.
y natural beta-carotene	25.000 UI al día.	Necesarios para el crecimiento y la reparación de los tejidos corporales, y para la suavidad de la piel.
y todos carotenoids		
y potassium	99–200 mg al día.	Contribuye a la integridad celular y al equilibrio hídrico.
y selenium	300 mcg al día.	Previene el envejecimiento prematuro, estimula la inmunidad y protege contra el cáncer.
y zinc	50 mg al día. No tomar más de 100 mg al día de todos los suplementos.	Necesario para la curación de heridas y para la salud de la piel. Aumenta la función inmunológica.
Omega-3 essential fatty acids (flaxseed oil, primrose oil salmon oil, y Ultra Omega-3 Fish Oil de Health from the Sun)	Según indicaciones de la etiqueta, 3 veces al día con las comidas.	Importantes para la formación de las células. Esenciales para el correcto funcionamiento del cerebro. Protegen el corazón y ayudan a evitar que la placa se adhiera a las arterias.

Pycnogenol o grape seed extract	50 mg 2 veces al día. Según indicaciones de la etiqueta.	Posiblemente los más poderosos neutralizadores de los radicales libres. Pueden atravesar la barrera hematoencefálica, lo que protege las células del cerebro.
Superoxide dismutase (SOD) o Cell Guard de Biotec Foods	Según indicaciones de la etiqueta. Según indicaciones de la etiqueta.	Este poderoso antioxidante destruye los radicales libres, los cuales causan daño a las células corporales y envejecimiento prematuro. Se puede administrar en inyección (con supervisión médica). Este complejo antioxidante contiene SOD.
Taurine Plus de American Biologics	Según indicaciones de la etiqueta.	Componente básico de todos los aminoácidos que mejora la función de los glóbulos blancos. Administrar en forma sublingual.
Vitamin B complex más extra pantothenic acid (vitamin B_5) y choline e inositol y para-aminobenzoic acid (PABA)	50–100 mg de cada uno de los principales de vitamina B, 3 veces al día con las comidas. Si utiliza la forma sublingual, se necesita menos. Siga las instrucciones de la etiqueta. 50 mg 3 veces al día. 50 mg 3 veces al día. 50 mg 3 veces al día. 50 mg 3 veces al día.	Las vitaminas B combaten la depresión. Ayudan a transformar la proteína, la grasa y los carbohidratos en energía. Necesarias para la formación de ciertas proteínas y para el funcionamiento del sistema nervioso. Esenciales para la salud de los glóbulos rojos y para la absorción de los nutrientes, incluido el hierro. Son más eficaces en inyección (con supervisión médica). Si no se consiguen en inyección, administrar en forma sublingual.
Vitamin B_3 (niacinamide)	50 mg 3 veces al día.	Importante en el buen funcionamiento del sistema nervioso. Un vasodilatador que protege el corazón y las células del organismo. *Advertencia:* No usar niacina en lugar de niacinamida. Niacina puede ser tóxico en dosis altas.
Vitamin C con bioflavonoids	4.000–10.000 mg al día divididos en varias tomas.	Poderosos antioxidantes. Fortalecen el sistema inmunológico y reducen las alergias. Protegen el cerebro y la médula espinal. Mantienen la salud de los glóbulos blancos, combaten la fatiga y aumentan la energía.
Vitamin E	Empezar con 100 UI al día y aumentar lentamente hasta 200 UI al día. Si toma una medicación de adelgazar la sangre, consulte a su médico antes de aumentar la dosis de este suplemento.	Este poderoso antioxidante combate el envejecimiento celular protegiendo las membranas de las células. Mejora también la circulación y prolonga la vida de los glóbulos rojos de la sangre.
Muy importantes		
Boron	3 mg al día. No sobrepasar esta dosis.	Ayuda a la absorción del calcio y a la función cerebral.
Calcium y magnesium y vitamin D_3 o Bone Defense de KAL	1.500–2.000 mg al día. 750 mg al día. 600–1.000 mg al día. Según indicaciones de la etiqueta.	Necesario para prevenir la pérdida de hueso y para la función cardíaca normal. Utilizar calcium chelate o calcium asporotate. Debe tomarse de manera equilibrada con el calcio. Aumenta la absorción del calcio. Contiene calcio, magnesio, fósforo y otros importantes nutrientes que fortalecen los huesos.
Chromium picolinate	400–1.000 mcg al día.	Mejora la eficacia de la insulina, que mantiene la salud de las glándulas y controla el envejecimiento.
5-Hydroxy L-tryptophan (5-HTP) (Natural Balance es una buena fuente)	Según indicaciones de la etiqueta.	
Free-form amino acid complex Amino Balance de Anabol Naturals)	Según indicaciones de la etiqueta, 3 veces al día. Para mejor absorción, tomar con 50 mg de vitamina B_6 y 100 mg de vitamina C.	Proporciona la proteína necesaria. A las personas de edad se les suele dificultar la asimilación de la proteína dietética y, por tanto, a menudo presentan deficiencia de aminoácidos.
Lecithin granules o capsules	1 cucharada 3 veces al día con las comidas. 1.200 mg 3 veces al día con las comidas.	Mejoran el funcionamiento del cerebro y la memoria. Protegen las células del sistema nervioso. Emulsificantes de la grasa.
Phosphatidyl serine	1.000 mg 3 veces al día.	Mejora la función cerebral.
RNA y DNA	Según indicaciones de la etiqueta.	Provechosos para la saludable reproducción celular. Administrar en forma sublingual. *Advertencia:* Si tiene gota, no debe utilizar este suplemento.
Provechosos		
Acidophilus (Probiata de Wakunaga)	Según indicaciones de la etiqueta.	Mejoran el funcionamiento hepático y ayudan a la digestión reemplazando la flora intestinal.
Benfotiamine	150–160 mg al día, o según indicaciones de su médico	*Advertencia:* Si está embarazada o lactando a su bebé, no debe tomar este suplemento.
Dehydroepiandrosterone (DHEA) (7-Keto de Enzymatic Therapy)	Según indicaciones de la etiqueta. Las mujeres no deben tomar más de 15 mg diarios de este suplemento, excepto bajo supervisión médica.	
Dimethylglycine (DMG)	Según indicaciones de la etiqueta.	

Glucosamine sulfate o N-Acetylglucosamine (N-A-G de Source Naturals) más chondroitin	Según indicaciones de la etiqueta. Según indicaciones de la etiqueta. Según indicaciones de la etiqueta.	Importantes para la formación de hueso, piel, uñas, tejido conectivo y válvulas cardíacas. Participan también en las secreciones de los tractos digestivo, respiratorio y urinario.
Lutein	Según indicaciones de la etiqueta.	
Melatonin o Chronoset de Allergy Research Group	1.5–5 mg al día, 2 horas o menos antes de acostarse. Según indicaciones de la etiqueta.	Retarda el proceso de envejecimiento y mejora el sueño. Provechoso para muchos trastornos asociados con el envejecimiento. Contiene melatonina.
Multienzyme complex con pancreatin y ox bile (D.A. #34 de Carlson Labs)	Según indicaciones de la etiqueta, después de las comidas.	Ayudan a la digestión. La mayoría de las personas de edad carecen de suficientes enzimas digestivas. *Advertencia:* Si ha sufrido de úlcera, no debe utilizar fórmulas que contengan HCl.
Raw thymus glandular	500 mg al día.	Estimula el sistema inmunológico.
S-adenosylmethionine (SAMe)	Según indicaciones de la etiqueta.	Ayuda a aliviar el estrés y la depresión, y produce un efecto de bienestar. *Advertencia:* Si sufre de trastorno maníaco-depresivo o si toma antidepresivos recetados, no debe tomar SAMe.
Silica (BioSil de Jarrow Formulas o Body Essential silica de NatureWorks)	Según indicaciones de la etiqueta.	Protege el tejido conectivo y las células. Mantiene el vigor de la piel, los huesos, el cabello, las uñas y otros tejidos.
Zinc más copper	50 mg al día. No tomar más de 100 mg al día de todos los suplementos. 3 mg al día.	Aumenta los anticuerpos y protege los ojos contra la degeneración de la mácula y la pérdida de visión. Muy importante para la próstata. Debe tomarse de manera equilibrada con el cinc.

Hierbas

❑ El astragalus y la echinacea ayudan a reforzar el sistema inmunológico.

Advertencia: No tomar echinacea en caso de trastorno autoinmune.

❑ La raíz de burdock y el red clover limpian el torrente sanguíneo. Se pueden utilizar juntos o por separado.

❑ El ajo le ayuda al sistema inmunológico y protege el corazón.

❑ El ginseng y el bilberry proporcionan energía y mejoran tanto la función cerebral como la circulación, y promueven un mejor riego sanguíneo a las células. El bilberry también protege los ojos.

Advertencia: No utilice ginseng si su presión arterial es alta.

❑ Ginkgo biloba. Es una hierba con poderosas propiedades antioxidantes que les suministra oxígeno a las células del cerebro, lo que se traduce en mejor función cerebral.

❑ El té verde ayuda a prevenir el cáncer y es un antioxidante muy poderoso.

❑ La noni (*Morinda citrifolia*) es una planta que crece en Hawaii. Su fruto ofrece múltiples beneficios y lleva usándose miles de años para aliviar el dolor, la inflamación y los problemas articulares, promover la regeneración celular, estimular el sistema inmunológico y mejorar la digestión. Earth's Bounty NONI de Matrix Health Products es una buena fuente.

❑ El horsetail en té o en extracto es una magnífica fuente de sílice, una forma del micromineral silicio. El silicio es importante para que los huesos, el tejido conectivo y las paredes de los vasos sanguíneos se mantengan fuertes.

❑ La kava kava, la St. John's wort y la raíz de valeriana son buenos tranquilizantes y ayudan a conciliar el sueño. La St. John's wort también es antidepresiva.

❑ La raíz de licorice es un eficaz agente antiinflamatorio y antialergénico que refuerza los sistemas del organismo.

Advertencia: No utilice esta hierba todos los días durante más de una semana seguida, y evítela si su presión arterial es alta.

❑ El dandelion y el milk thistle promueven el correcto funcionamiento del hígado.

❑ El nettle es rico en minerales de importancia vital y sirve para muchos problemas de salud, entre ellos hipoglicemia, alergias, artritis, depresión, y trastornos de la próstata y del tracto urinario.

❑ El saw palmetto ayuda a prevenir al cáncer y a mejorar la salud de la próstata (actúa contra la hipertrofia benigna, no cancerosa). Inhibe la producción de dihydrotestosterone, una hormona que contribuye al agrandamiento de la próstata.

❑ El wild yam contiene esteroides naturales que ejercen un efecto rejuvenecedor. Los esteroides son las sustancias responsables de que el ejercicio sirva no sólo para perder peso sino también para aumentar la masa muscular. Esta hormona se encuentra en el organismo humano en forma de dehydroepiandrosterone (DHEA). Tome una dosis alta durante dos semanas (empiece con 2.400 mg al día y reduzca la dosis hasta 1.600 mg al día), y luego suspenda el tratamiento durante dos semanas.

Recomendaciones

❑ Haga una dieta balanceada que incluya vegetales crudos, frutas, granos, semillas, nueces y proteína de calidad. Disminuya el consumo total de proteína animal. Incluya en su dieta bróculi, cabbage, coliflor, espinaca, kale, pescado, frutas, granos enteros, nueces, oats, semillas y soya. Evite los alimentos procesados.

- Coma frutos con pellejo oscuro, como manzanas rojas y nectarinas, ya que son buenas fuentes de bioflavonoides, especialmente en su piel (no la quite). Las manzanas Delicious y McIntosh son las que más bioflavonoides tiene en la piel, las Northern Spy los contienen sobre todo en la carne, mientras que las Fuji son las que más bioflavonoides tienen en conjunto.
- Coma blueberries, raspberries y blackberries con regularidad. Las blueberries silvestres tienen más bioflavonoides que las domésticas. Los bioflavonoides que se encuentran en los frutos y vegetales previenen la actuación dañina de los radicales libres sobre el cerebro y ayudan a protegerse contra la enfermedad de Alzheimer.
- Los tés pekoe naranja, verde y negro contienen bioflavonoides llamados catechins. El té verde es el que más epigallocatechin-3-gallate contiene. Esta sustancia es un antioxidante muy eficaz en la prevención de las enfermedades neurodegenerativas.
- Consuma cuatro o cinco comidas pequeñas al día.
- Al envejecer es mejor mantener una dieta baja en calorías. Coma sólo cuando tiene hambre y consuma alimentos frescos y cocinados de manera que mantengan su contenido nutricional. Tener una dieta demasiado alta en carbohidratos puede aumentar los niveles de glucosa. (*Ver* DIABETES en la Segunda Parte.)
- Tome agua destilada al vapor. Tome agua aunque no sienta sed, pues su organismo la necesita en abundancia. La deshidratación es una de las causas más comunes de hospitalización entre personas mayores de sesenta y cinco años, según un estudio publicado en *American Journal of Public Health*. Entre sus síntomas están fatiga; dolor de cabeza; sequedad en las fosas nasales, labios secos y agrietados y sensación general de desazón.
- Incluya en su dieta ajo, cebolla, hongos shiitake y pearl barley. Estos alimentos son buena fuente de germanio, potasio y otros nutrientes que reducen el daño ocasionado por los radicales libres e intervienen como catalizadores en el suministro de oxígeno a los tejidos que presentan deficiencia.
- Tomar ocasionalmente un vaso de vino tinto es bueno para el corazón, pero no se exceda con el alcohol.
- Reduzca el consumo de sal.
- Evite las grasas saturadas.
- Evite el alcohol, la cafeína, la carne roja, la sal, el tabaco, la harina blanca, el azúcar blanco, los aditivos químicos, las drogas, los pesticidas y el agua del grifo.
- Haga ejercicio con regularidad. El ejercicio es de suma importancia para retardar el proceso de envejecimiento porque aumenta la disponibilidad de oxígeno en los tejidos, un factor clave para la energía y la vitalidad. Caminar a buen paso es un magnífico ejercicio, pero nadar es aún mejor. Nadar es un ejercicio aeróbico de bajo impacto y no pone presión en las articulaciones. Es un ejercicio excelente para quienes sufren de artritis. El ejercicio protege contra enfermedades como la artritis, trastornos cardiovasculares, diabetes y osteoporosis. Además, al liberar endorfinas ayuda a combatir la depresión. Nuestros cerebros necesitan tanto el ejercicio como nuestros cuerpos. El ejercicio físico aumenta el suministro de oxígeno al cerebro y estudios han demostrado que los músculos se pueden regenerar a cualquier edad, hasta en los noventa años. La ciencia ha descubierto que las neuronas no mueren si la mente permanece activa. Tener pasatiempos, leer y aprender nuevas habilidades ejercitan el cerebro y ayudan a prevenir la pérdida de memoria.
- Haga ejercicios de respiración profunda para que mejore la oxigenación y circulación de su sangre. Sostenga la respiración durante treinta segundos cada media hora. Inspire, coloque la lengua en el paladar superior en el punto donde los dientes se juntan con la encía, sostenga la respiración durante treinta minutos, y luego suelte el aire lentamente. Repita este ejercicio todos los días.
- Para mantener a raya las enfermedades degenerativas y retardar el proceso de envejecimiento es fundamental mantener limpio el colon. Haga una dieta alta en fibra y hágase un enema de limpieza una vez por semana. Consuma vegetales frescos, granos enteros, bran y oats para obtener fibra adicional. Los enemas de retención son una excelente manera de garantizar que el organismo asimilará y utilizará los nutrientes que necesita. (*Ver* ENEMAS y LIMPIEZA DEL COLON en la Tercera Parte.)
- Reduzca la cantidad de alimentos que come, pero aumente la proporción de alimentos crudos.
- Aprenda a relajarse. Manténgase activo y entusiasta. Usted puede mantener activa su mente cuidando su apariencia, haciendo ejercicio todos los días y dedicándole tiempo a algún hobby o actividad que le llame la atención. Esto es muy importante.
- Duerma la cantidad de horas que necesite. El descanso también es de suma importancia.
- No utilice jabones ásperos. Límpiese la cara con aceite de oliva, de aguacate o de almendra. Aplíquese el aceite y luego retíreselo con agua tibia y un paño suave. De vez en cuando retire las células muertas utilizando un loofah facial después de aplicarse el aceite. Evite la resequedad de la piel aplicándose cremas y lociones líquidas (no use cremas sólidas) que contengan nutrientes e ingredientes naturales. No use cold creams, cremas limpiadoras ni cremas humectantes sólidas. Estas cremas son elaboradas con grasas saturadas endurecidas que se rancian con facilidad y producen radicales libres, lo que puede ocasionar arrugas prematuras. Los radicales libres producen las manchas cutáneas de color marrón que se conocen como manchas del envejecimiento. (*Ver* MANCHAS RELACIONADAS CON EL ENVEJECIMIENTO en la Segunda Parte). Exponer la piel al sol

también propicia el desarrollo de radicales libres. Manténgase alejado del sol si no quiere llenarse de arrugas.

❑ No fume ni se exponga demasiado a químicos nocivos, como contaminantes ambientales.

Aspectos para tener en cuenta

❑ Envejecer es inevitable, pero podemos frenar el proceso y alargar nuestras vidas con unas cuantas medidas que ayuden a que las células sigan dividiéndose. Si la ciencia pudiese evitar que las células mueran y dañen al cuerpo, es concebible pensar que se podría detener el proceso de envejecimiento.

❑ Mucha gente de edad avanzada se queja de dificultad para dormir. Una causa frecuente es consumir azúcar después de cenar. Los carbohidratos complejos tienen un efecto relajante. Un buen snack para la noche es popcorn o mantequilla de maní con crackers. Por otra parte, como la proteína promueve el estado de alerta, no conviene consumir tarde en la noche alimentos ricos en proteína.

❑ La gente de edad avanzada a menudo experimenta una sensación de quemazón especialmente en la planta de los pies. La causa suele ser la deficiencia de vitaminas B y, en particular, de vitamina B_{12}. Debido a que la mayoría de las personas de edad tienen problemas para absorber las vitaminas B, es conveniente tomar suplementos de estos nutrientes en una presentación que no pase por el tracto digestivo. Las inyecciones son eficaces, al igual que la administración sublingual.

❑ La revista científica *American Journal of Clinical Nutrition* informó que hasta el 30 por ciento de las personas mayores de sesenta y cinco años no absorben adecuadamente la vitamina B_{12} ni el ácido fólico porque su organismo no produce una cantidad suficiente de ácido hidroclórico y/o porque presentan proliferación bacteriana en el tracto intestinal.

❑ Experimentos han demostrado que la droga selegiline (Eldepryl, también conocida como Deprenyl) aumenta la expectativa de vida de ratas adultas en un sorprendente 210 por ciento. Algunos investigadores han sugerido que, en caso de trauma o enfermedad, dosis pequeñas de selegiline podrían rescatar de la muerte a las células cerebrales. Dependiendo de los resultados de investigaciones futuras, el selegiline podría llegar a utilizarse para distintos problemas de salud y no sólo para la enfermedad de Parkinson, que es la única enfermedad para la cual está aprobado su uso en la actualidad. Hoy en día también se está estudiando el potencial de otros medicamentos para combatir el envejecimiento. Entre ellos están las sustancias conocidas como N-tertiarybutyl-alphaphenylnitrone (PBN), que al parecer mejoran la memoria e interfieren la actividad de los radicales libres; el centrophenoxine, que inhibe la acumulación de productos de desecho y de sustancias tóxicas en las células. Otro posible tratamiento antienvejecimiento incluiría la growth hormone-realeasing hormone (GRH) y la insulina, dos hormonas que estimulan la producción de la hormona del crecimiento humano. (*Ver* TERAPIA CON HORMONA DEL CRECIMIENTO en la Tercera Parte.) El isoprinosine es un estimulante del sistema inmunológico y factor de crecimiento nervioso que permite abrigar esperanzas para combatir la enfermedad de Alzheimer. También se estudia el efecto de las thymosins, unas hormonas de la glándula timo que intensifican la función inmunológica e influyen en el sistema endocrino.

❑ Actualmente se consiguen diversas sustancias cuyas propiedades hacen de ellas "prolongadoras naturales de la vida":

- Coenzima Q_{10}. Protege el corazón, aumenta la oxigenación de los tejidos y es vital para muchas funciones del organismo. De todos los tejidos del organismo, el hepático es el que tiene la mayor concentración de esta coenzima. Como el hígado es el principal órgano de desintoxicación del organismo, es vital que funcione de manera óptima para minimizar el daño que pueden sufrir los diversos tejidos del organismo. El calostro es conocido por sus "fans" como el mejor suplemento antienvejecimiento y reforzador del sistema inmunológico, ya que reduce los niveles de las hormonas que contribuyen al envejecimiento y erosión del sistema inmunológico. Hay suplementos de calostro bovino.
- Dehydroepiandrosterone (DHEA). Es una hormona adrenal que favorece la función inmunológica. Se ha descubierto que ayuda a prevenir y a tratar muchos de los problemas de salud relacionados con el envejecimiento. Hay una variante de la DHEA, la 7-Keto DHEA, que el cuerpo no transforma en estrógeno o testosterona. (*Ver* TERAPIA A BASE DE DHEA en la Tercera Parte.)
- Dimethylaminoethanol (DMAE). Es bueno para la memoria y las habilidades mentales, ya que aumenta la atención y la concentración. También puede ser eficaz para mejorar el estado de ánimo y la vista.
- Dimethylglycine (DMG). Este derivado del aminoácido glicina estimula el funcionamiento inmunológico y mejora la oxigenación de los tejidos.
- Glutatión. Es un aminoácido con valiosas propiedades antioxidantes y desintoxicantes. Los niveles celulares de glutatión tienden a disminuir entre el 30 y el 35 por ciento con la edad. Aumentar el glutatión, particularmente en el hígado, los pulmones, los riñones y la médula ósea, sirve para combatir el envejecimiento. El glutatión se puede tomar en suplemento. Los niveles de glutatión también se pueden elevar utilizando suplementos de N-acetylcysteine, que se convierte en glutatión en el organismo. (*Ver* AMINOÁCIDOS en la Primera Parte.)
- Human growth hormone (HGH o GH). También conocida como somatotropina, ésta es la hormona que regula

Prevención y control: Recomendaciones selectivas para adultos

Una de las claves para mantener la salud al hacernos mayores consiste en practicar la medicina preventiva. Además de mantener una dieta y un estilo de vida sanos complementados con suplementos nutricionales, los médicos recomiendan hacerse una serie de pruebas o análisis. A continuación ofrecemos una serie de recomendaciones sobre algunos de los exámenes médicos más importantes. Si tiene usted un riesgo especial de sufrir alguna enfermedad concreta debido a sus antecedentes familiares o historia personal, es probable que tenga que hacérselos con mayor frecuencia que la aquí sugerida. Hable con su médico para saber qué es lo que le recomendaría en su caso particular.

Prueba	Por qué se hace	Quién debe someterse a ella	Frecuencia
Colesterol en sangre	Detectar síntomas de CDV.	Hombres y mujeres mayores de 40 años.	Una vez cada 5 años. Si la prueba muestra un nivel alto de LDL (colesterol malo), podría necesitar pruebas más frecuentes Hable con su médico.
Presión arterial	Comprobar la función cardíaca.	Hombres y mujeres mayores de 40 años.	Siempre que vaya al médico (una vez al año por lo menos).
Self-test de senos y examen por el médico mamografía	Detectar cáncer de seno.	Mujeres mayores de 30 años. Mujeres mayores de 30 años. Mujeres mayores de 40 años (los hombres también pueden tener cáncer de seno, pero es tan raro que muy pocas veces se hacen pruebas rutinarias de detección).	Una vez al mes. Una vez al año.
Colonoscopia	Detectar cáncer colorrectal.	Hombres y mujeres mayores de 50 años (antes si hay antecedentes familiares).	Una vez cada 3-5 años después de un examen inicial, o más frecuentes si lo aconseja el médico.
Examen físico Puede incluir Cuenta de sangre (CBC) y/o química de sangre (Chem 7 [SMA7] Chem 20 [SMA20])	Evaluar el estado de salud general. Detección de anemia y leucemia. Detectar insuficiencia hepática, renal, problemas tiroideos y diabetes.	Hombres y mujeres mayores de 20 años.	De los 20 a los 30 años una vez cada 5 años. De 30 a 60 años, una vez cada 2 años. Más de 60 años, anualmente.
Pap smear/examen de la pelvis	Detectar cáncer cervical y otros problemas reproductivos.	Mujeres mayores de 18 años (menores si son sexualmente activas).	Una vez al año. Si la prueba es negativa tres veces, se puede reducir la frecuencia a discreción del médico.
PSA y examen rectal	Detección de cáncer de próstata.	Hombres mayores de 40 años.	Una vez al año.
Prueba de sangre en las heces (stool guaiac test)	Detección de sangre en los excrementos.	Hombres y mujeres mayores de 40 años.	Una vez al año.

Además, los médicos recomiendan que todos los adultos reciban un recordatorio de la vacuna del tétano cada diez años.

el crecimiento. Cuando se les administra a adultos ya mayores, esta hormona desarrolla masa muscular y reduce la cantidad de tejido graso, lo que significa que puede revertir algunos cambios propios del envejecimiento. Sólo se consigue con prescripción médica. (*Ver* TERAPIA CON HORMONA DEL CRECIMIENTO en la Tercera Parte.)

- Ácido lipoico. Es fundamental para la glucólisis y para el ciclo de Krebs, dos complejos procesos bioquímicos que son esenciales para la generación de energía celular. El hígado depende de estos procesos para satisfacer sus grandes requerimientos de energía. El ácido lipoico se utiliza ampliamente en Alemania para mejorar la función hepática.
- Melatonina. Es una hormona natural que actúa como antioxidante. En los primeros años de vida el organismo produce abundante melatonina, pero a medida que pasan los años la producción declina constantemente. En un experimento, la esperanza de vida normal de ratones que recibieron melatonina aumentó casi en una tercera parte. La melatonina podría ayudar a prevenir el cáncer, a combatir el insomnio y a mejorar la inmunidad.
- Morel, reishi, shiitake y maitake. En la antigua China se consideraba que estos hongos eran medicamentos de orden superior que brindaban longevidad y eterna juventud. Entre otros beneficios, estos hongos previenen la hipertensión arterial y las enfermedades del corazón, bajan el colesterol y combaten la fatiga y las infecciones virales. Se encuentran frescos y en suplemento.
- Ácido pantoténico (vitamina B_5). Conserva sano el cabello, previene el encanecimiento y la pérdida prematura de cabello. También es muy importante para las funciones adrenal e inmunológica.
- Para-aminobenzoic acid (PABA). Es una de las vitaminas B. Mantiene sana la piel y retrasa la aparición de las arrugas. Además, se ha encontrado que la combinación de PABA y dimethylaminoethanol (DMAE) mejora la función cerebral y la inmunidad, y estimula la regeneración celular.
- Pregnenolona. Una hormona natural que puede mejorar la función mental (estados de ánimo, memoria y capacidad de razonar). *Ver en* SUPLEMENTOS ALIMENTARIOS NATURALES en la Primera Parte.
- Pycnogenol. Es un poderoso bioflavonoide y antioxidante.
- Superoxide dismutase (SOD). Esta enzima es un potente neutralizador de los radicales libres y, por tanto, protege las células.

❑ Hay productos nutricionales que actúan como inhibidores de enlaces cruzados (AGE) carnosine, aminoguanidine, metformin, acarbose y pyridoxamine. Los productos que rompen o revierten los enlaces cruzados no están disponibles al público, pero productos de thiazolium como ALT-711 (dimethyl-3-phenacyl-thiazolium chloride) y PTB (dimethyl-phenacyl-thiazolium bromide) están siendo probados con buenos resultados.

❑ Las caídas son muy comunes entre las personas mayores. Los ancianos suelen tener los músculos más débiles, peor vista, piernas debilitadas o insensibilizadas, así como otras dolencias que los hacen más susceptibles de caerse — y con peores consecuencias. Asimismo, tienen mayores probabilidades de tomar medicamentos con receta, algunos de los cuales pueden afectar a los reflejos, disminuir la percepción y/o restar movilidad. Con ello aumenta el peligro de lesión por una caída accidental. Las lesiones corporales son sólo una de las posibles consecuencias de una caída, especialmente en los más frágiles. La recuperación muchas veces se prolonga demasiado, incluso después de caídas pequeñas, y esto puede dar lugar a complicaciones como bedsores, aumento de la debilidad muscular y una mayor susceptibilidad a las infecciones. Para la coordinación y la fuerza, es muy importante mantenerse físicamente activo. La actividad regular es uno de las mejores defensas contra las lesiones accidentales. Asimismo, es importante hablar con su médico o farmacéuticos sobre los posibles efectos secundarios de los medicamentos que esté tomando.

❑ Envejecer no es una enfermedad; sin embargo, con el envejecimiento aumenta la probabilidad de que se desarrollen algunos problemas de salud. Algunos de los problemas que suelen acompañar al envejecimiento son estreñimiento, depresión, diarrea, vahídos, palpitaciones cardíacas, acidez estomacal, indigestión y aumento de peso. En las secciones correspondientes de este libro usted encontrará información detallada sobre las causas y los tratamientos de muchos trastornos de salud que generalmente afligen a las personas de edad avanzada. *Ver* ARRUGAS EN LA PIEL, ATERIOSCLEROSIS/ATEROSCLEROSIS, ARTRITIS, ATAQUE CARDÍACO, BEDSORES, CAÍDA DEL CABELLO, CALAMBRES MUSCULARES, CÁNCER, COLESTEROL ALTO, DEBILIDAD DEL SISTEMA INMUNOLÓGICO, DEPRESIÓN, DIABETES, ENFERMEDAD DE ALZHEIMER, ENFERMEDADES CARDIOVASCULARES, ESTREÑIMIENTO, GLAUCOMA, INAPETENCIA, INDIGESTIÓN, INSOMNIO, MANCHAS RELACIONADAS CON EL ENVEJECIMIENTO, OBESIDAD, OSTEOPOROSIS, PRESIÓN ARTERIAL ALTA, PROBLEMAS CIRCULATORIOS, PROBLEMAS DE MEMORIA, PROBLEMAS OCULARES, PROSTATITIS/HIPERTROFIA DE LA PRÓSTATA, SENILIDAD y/o SORDERA en la Segunda Parte.

❑ *Ver* COLITIS, DIVERTICULITIS y/o SÍNDROME DE MALABSORCIÓN en la Segunda Parte si después de seguir las recomendaciones de esta sección no experimenta un cambio positivo en su nivel de energía.

ENVENENAMIENTO

Hay, literalmente, miles de sustancias tanto naturales como sintéticas que pueden producir envenenamiento. Muchas

Prevención y control: Centros de control de los envenenamientos

—Poison Control Centers—

Los siguientes son los números telefónicos de los Poison Control Centers locales de Estados Unidos y Canadá. En especial si tiene niños pequeños, se recomienda colocar el número del centro de su localidad cerca de su teléfono e incluirlo en el discado automático o en su agenda de contactos. Tenga en cuenta que todos los números están sujetos a cambio.

ESTADOS UNIDOS

http:www.dorway.com/poisons.html

Alabama

800-462-0800 (AL sólo)
205-345-0600

Children's Hospital
800-292-6678 (AL sólo)
205-933-4050

Alaska

800-478-3193
907-261-3193
907-456-7182

Arizona

Todo el estado
800-362-0101 (AZ sólo)
520-626-6016

Área de Phoenix
602-253-3334

Área de Tucson
602-626-6016

Arkansas

800-482-8948 (AR sólo)
501-661-6161

California

Área de Sacramento y Madera
800-342-3293 (CA norte sólo)
916-734-3692

Área de Los Ángeles
800-825-2722
213-222-3212

Área de San Diego
800-876-4766
619-543-6000

Área de San Francisco/Bahía
800-523-2222
415-476-6600

Colorado

Fuera del área metropolitana de Denver
800-332-3073 (CO sólo)

Área metropolitana de Denver
303-629-1123

Connecticut

800-343-2722 (CT sólo)
203-679-3456

Delaware

302-655-3389

Distrito de Columbia

202-625-3333
202-362-8563 (TTY)

Florida

Área de Jacksonville
904-549-4465
904-764-7667

Área de Miami
800-282-3171 (FL sólo)

Área de Tampa
800-282-3171
813-253-4444

Georgia

800-282-5846 (GA sólo)
404-616-9000
404-616-9287 (TDD/TTY)

Hawaii

800-362-3585 (HI sólo)
800-362-3586
808-941-4411

Idaho

800-632-8000 (ID sólo)
208-378-2707

Illinois

800-942-5969 (IL sólo)
312-942-5969

Indiana

317-929-2323
800-382-9097 (IN sólo)
317-929-2336 (TTY)

Iowa

800-352-2222
800-272-6477 (IA sólo)
800-362-2327
712-277-2222

Kansas

800-332-6633 (KS sólo)
913-588-6633
913-588-6639 (TDD/ TTY)

Kentucky

800-722-5725
502-589-8222

Louisiana

800-256-9822 (LA sólo)

Maine

800-442-6305 (ME sólo)
207-871-2950

Maryland

Todo el estado
410-528-7701
800-492-2414 (MD sólo)
410-706-1858 (TDD/ TTY)
Suburbio de DC
202-625-3333
202-362-8563 (TTY)

Massachusetts

800-682-9211 (MA sólo)
617-232-2120
617-735-6607

Michigan

Todo el estado
800-462-6642 (MI sólo)
800-632-2727 (MI sólo)
313-745-5711
800-356-3232 (TTY)

Minnesota

Todo el estado
800-POISON1
(MN y SD sólo)
612-347-3141
612-904-4691 (TDD/ TTY)

Mississippi

601-354-7660

Missouri

800-366-8888
816-234-3430
314-772-5200

Montana

800-525-5042 (MT sólo)

Nebraska

Todo el estado
800-955-9119 (NE y WY sólo)
402-390-5400
402-390-5555

Nevada

800-466-6179 (NV sólo)
702-328-4144

New Hampshire

800-562-8236 (NH sólo)
603-650-5000

New Jersey

800-POISON1 (NJ sólo)
800-962-1253 (NJ sólo)

New Mexico

800-432-6866 (NM sólo)
505-843-2551

New York

Centro del estado de New York
800-252-5655 (NY sólo)
315-476-4766

Este de NY
800-336-6997 (NY sólo)
914-353-1000

Región de Finger Lakes
800-333-0542 (NY sólo)
716-275-5151
716-273-3854 (TDD/ TTY)

Long Island
516-542-2323
516-542-2324
516-542-2325
516-924-8811 (TDD/ TTY)

New York City
212-340-4494
212-764-7667

Oeste de New York
800-888-7655 (NY sólo)
716-878-7654

North Carolina

800-848-6946 (NC sólo)
800-542-4225 (NC sólo)
800-672-1697 (NC sólo)
800-953-4001 (NC sólo)
704-355-4000

North Dakota

800-732-2200 (ND sólo)
701-234-5575

Ohio

Todo Ohio
800-682-7625 (OH sólo)
800-762-0727 (OH sólo)
800-686-4221 (OH sólo)
800-426-2348 (OH sólo)
800-589-3897 (OH sólo)
800-362-9922 (OH sólo)
800-722-8662 (OH sólo)
800-821-8972 (OH sólo)
614-228-2272 (TDD/ TTY)

Suroeste Ohio
800-872-5111 (OH sólo)

Oklahoma

800-522-4611 (OK sólo)
405-271-5454

Oregon

800-452-7165 (OR sólo)
800-222-1222
503-494-8968

Pennsylvania

Hershey/Centro de PA
800-521-6110
717-531-6111
717-513-8335 (TDD/ TTY)

Este de Pennsylvania
412-681-6669

Sureste de Pennsylvania/ Lehigh Valley
215-386-2100

Puerto Rico

787-726-5674
787-726-5660

Rhode Island

401-444-5727

South Carolina

800-848-6946 (SC sólo)
800-922-1117 (SC sólo)
803-765-7359

South Dakota

800-POISON1 (SD y MN sólo)

Tennessee

Área del Gran Nashville
615-322-6435 (Gran Nashville)
615-936-2047 (TDD/ TTY)

Oeste & este de Tennessee
800-288-9999 (TN sólo)
901-528-6048

Texas

Centro de Texas
800-392-8548 (TX sólo)
800-441-0040 (CTX sólo)

Utah

801-581-2151
800-456-7707 (UT sólo)

Vermont

802-658-3456

Virginia

Centro & oeste de Virginia
800-451-1428 (VA sólo)
804-924-5543

Suburbios de DC
202-625-3333
202-362-8563 (TDD/ TTY)

Este y centro de Virginia
800-552-6337
804-786-9123

Washington

206-526-2121
206-517-2394 (TDD/ TTY)

West Virginia

800-642-3625 (WV sólo)
304-348-4211

Wisconsin

Madison/Suroeste y norte de WI
800-815-8855
414-266-2222

Wyoming

800-955-9119 (WY, NE, ID, IA, KS, MO, y SD)
402-390-5555

CANADA

Alberta

800-332-1414
403-670-1414

British Columbia

800-567-8911
604-682-5050

Manitoba

204-787-2591 (emergencia)
204-787-2444 (general)

New Brunswick

Fredericton
506-857-5555 (emergencia)
506-857-5353 (general)
St. John
506-648-6222

Newfoundland

709-722-1110

Northwest Territories

867-669-4100

Nova Scotia

800-565-8161 (toll-free desde P.E.I.)
902-428-8161 (local)

Ontario

Toda la provincia
800-267-1373 (ON sólo)
613-737-1100 (emergencia)
613-738-2320
800-268-9017 (toll-free)
416-598-5900 (local)

Prince Edward Island

800-565-8161 (toll-free)

Quebec

800-463-5060 (QB sólo)
418-656-8090

Saskatchewan

Toda la provincia
800-667-4545
306-359-4545
Saskatoon
800-363-7474
306-966-1010

Yukon Territory

403-667-8726

TTY= Teletipo (para las personas sordas)
TDD= Dispositivo de telecomunicaciones para sordos

de ellas están presentes en productos que utilizamos en la vida cotidiana, como medicamentos, productos de limpieza, pesticidas, pinturas y barnices, artículos para arte y hobbies, baterías, cosméticos y plantas domésticas. Algunas de esas sustancias son venenosas cuando se ingieren; otras pueden ocasionar problemas cuando se inhalan o cuando se absorben a través de la piel o de los ojos. La mayoría de los casos de envenenamiento accidental afectan a los niños, especialmente a los menores de cinco años. Los niños pequeños son sumamente curiosos y su método preferido de explorar las cosas es introduciéndoselas en la boca. Sin embargo, todos los años también se presentan muchos casos de envenenamiento entre las personas mayores y los pacientes hospitalizados (a menudo esto se debe a dosis excesivamente altas de medicamentos o a mezclas de medicamentos). Entre los adolescentes también se ven casos de envenenamiento relacionados con el uso de sustancias tóxicas, entre ellas drogas ilícitas. Otra causa de envenenamiento es la exposición a contaminantes ambientales y a sustancias tóxicas utilizadas en el lugar de trabajo. Las toxinas de los alimentos también pueden producir envenenamiento. (*Ver* ENVENENAMIENTO CON ALIMENTOS en la Segunda Parte.)

Recomendaciones

❑ Mantenga cerca de su teléfono el número del Poison Control Center más cercano. (*Ver* Poison Control Centers en esta sección.) Si usted tiene niños, es muy importante que mantenga a la mano ese número telefónico. También es bueno mantener siempre en su casa y a mano un frasco de jarabe de ipecac y tabletas de charcoal; ambos se pueden adquirir en health food stores y en farmacias. Sin embargo, *no* utilice el jarabe o syrup a menos que se lo recete un médico o el Poison Control Center. Hay envenenamientos por ciertas sustancias para los que no es aconsejable tomar nada por la boca (por ejemplo si el veneno contiene un ácido que puede quemar internamente). Si el Poison Control Center se lo aconseja tome 5 tabletas de charcoal inmediatamente; esto ayuda a absorber el veneno. No use tabletas no destinadas a uso oral.

❑ Si sospecha que usted u otra persona se ha envenenado, llame al Poison Control Center de su localidad y siga las instrucciones que le den. Las medidas que deberá tomar dependen del tipo de toxina y del método de ingestión. Los profesionales que atienden esos centros le dirán lo que debe hacer.

❑ Si le ordenan ir a la sala de emergencias del hospital más cercano, en lo posible lleve el envase del supuesto veneno. Esto le ayudará al personal del hospital a manejar más eficientemente la situación y a ahorrar tiempo valioso.

Aspectos para tener en cuenta

❑ Cuando sospeche que usted u otra persona se ha envenenado, lo mejor es que siga las indicaciones del personal del centro para el control del envenenamiento en vez de hacer lo que dice la etiqueta del producto. Mientras que el personal de los Poison Control Centers se mantiene actualizado en todo lo concerniente a este tipo de problemas, es posible que la información de los fabricantes del producto no sea tan confiable.

❑ *Ver también* envenenamiento con alimentos, envenenamiento con arsénico, envenenamiento con plomo, envenenamiento con productos químicos, toxicidad por agentes medioambientales, toxicidad por aluminio, toxicidad por cadmio, toxicidad por cobre, toxicidad por mercurio y toxicidad por níquel en la Segunda Parte.

ENVENENAMIENTO CON ALIMENTOS

El envenenamiento con alimentos se presenta cuando se consume un producto que contiene toxinas nocivas, químicos, parásitos o microorganismos, usualmente bacterias. Las enfermedades por vía alimentaria se conocen normalmente como envenenamiento o intoxicación alimentaria. Al año se reportan en los Estados Unidos unos 76 millones de casos y unas 5.000 personas mueren a causa de ellas, según datos de los U.S. Centers for Disease Control and Prevention (CDC). Aunque la cifra real probablemente sea muy superior porque mucha gente confunde los síntomas de la intoxicación con los de un simple malestar estomacal.

Dependiendo del agente causal, se considera que existen varias clases de envenenamiento con alimentos (para una revisión breve, ver Clases de envenenamiento con alimentos en esta sección). La más común es la salmonelosis, o infección por *Salmonella*. Cada año se tratan en los Estados Unidos entre dos y cuatro millones de casos. Esta bacteria forma parte de la flora intestinal normal de muchos animales. Se transmite fácilmente a través de los productos alimentarios, de las manos de quienes preparan los alimentos, y de los mesones y utensilios que se utilizan para este propósito. La salmonelosis se relaciona típicamente con los huevos.

Anteriormente era la contaminación externa proveniente de las materias fecales la principal fuente de enfermedad, pero ahora ha sido prácticamente eliminada debido a los mejores controles e inspecciones que se empezaron a establecer en los años 1970. Actualmente el principal riesgo proviene de los huevos, ya que la *Salmonella enteritidis* está presente en los ovarios de una gran cantidad de las gallinas de los Estados Unidos y contamina los huevos antes de que se forme la cáscara. Por eso, no es preciso que las cáscaras de los huevos estén resquebrajadas o sucias para que puedan contaminar. Entre los alimentos que contienen huevos crudos y que pueden ser vehículo de infección están ice cream, eggnog, aderezo Caesar para ensalada y salsa holandesa. De treinta y cinco brotes de enfermedad reportados en un período de dos años que, según se pudo determinar, se debieron a envenenamiento con alimentos, la causa de veinticuatro fue el consumo de huevos contaminados o

Clases de envenenamiento con alimentos

Aunque hay muchas clases de envenenamiento con alimentos, algunas son más frecuentes. A continuación se enumeran algunos de los tipos de envenenamiento más comunes, así como también la incidencia relativa y los síntomas característicos de cada uno

Clase	Incidencia relativa	Síntomas	Lapso entre la exposición y la aparición de los síntomas
Origen bacteriano			
Botulismo	Poco común.	Visión doble; dificultad para hablar, respirar y tragar; náuseas, vómito y dolor abdominal; diarrea; debilidad muscular.	12–48 horas, pero puede demorar hasta 8 días.
Envenenamiento con alimentos por estafilococo	Común.	Vómito, diarrea, debilidad ocasional, vahídos.	30 minutos a 8 horas.
Envenenamiento con *Clostridium perfringens*	Común.	Diarrea, cólicos abdominales.	9–15 horas.
Envenenamiento por *Escherichia coli (E. coli)*	Común	Diarrea, calambres abdominales, vómitos.	1–7 días.
Infección por *Campylobacter*	Común.	Dolor muscular, náuseas, vómito, fiebre, cólicos abdominales.	2–10 días.
Listeriosis	Poco común.	Síntomas parecidos a los de la influenza, incluyendo fiebre y escalofrío. Puede provocar aborto espontáneo o hacer que el bebé nazca muerto. Así mismo, puede provocar enfermedad severa en los recién nacidos o en personas cuyo sistema inmunológico está débil. Se extiende al sistema nervioso; pude sobrevenir rigidez en el cuello, confusión y pérdida del equilibrio.	2–4 semanas.
Salmonelosis	Común.	Náuseas, vómito, diarrea, cólicos abdominales, fiebre, dolor de cabeza.	6–48 horas.
Vibriobacteria	Rara, pero puede haber brotes ocasionales en los meses cálidos.	Diarrea, fiebre, escalofríos, calambres, dolores de cabeza, vómitos.	4–96 horas.
Origen Parasítico			
Triquinosis	Poco común.	Fiebre, edema en los párpados, dolor muscular.	1–2 días.
Giardiasis	Común.	Náuseas, gases, dolor y/o cólicos abdominales, diarrea. En casos severos, malabsorción y pérdida de peso.	1–3 semanas.
Origen viral			
Hepatitis A/	Brotes esporádicos.	Fiebre, náusea, letargo y dolor abdominal. La hepatitis A puede causar ictericia.	Hepatitis A: 10–50 días. Hepatitis E: 2–9 semanas.
Infección por virus Norwalk	Común.	Náuseas, vómito, diarrea, dolor de cabeza.	1–2 días.
Infección por rotavirus	Común.	Vómitos, diarrea, posible intolerancia temporal a la lactosa.	1–3 días.
Envenenamiento escombroideo	Poco común.	Dolor de cabeza, vahídos, ardor en la garganta, urticaria, náuseas, vómito, dolor abdominal.	5 minutos–1 hora.

de alimentos que contenían huevos infectados. También se ha sabido de casos de salmonelosis por consumo de almejas, ostras y sushi preparado con pescado crudo. Aunque este tipo de salmonelosis no es tan común como el que se origina en el consumo de huevos y carnes infectadas con *Salmonella*, sí se presenta en algunas ocasiones.

Los síntomas de la infección por *Salmonella* van desde dolor abdominal leve hasta diarrea y deshidratación severas, pasando por fiebre tipo tifoidea. Los síntomas se suelen desarrollar entre ocho y treinta y seis horas después de consumir el alimento contaminado. La diarrea es casi siempre el primer síntoma. La *Salmonella* puede debilitar el sistema inmunológico y producir daño renal y cardiovascular, así como también artritis.

Los brotes de salmonelosis se presentan generalmente durante los meses más cálidos. La mayoría de los casos se deben a consumo de alimentos contaminados, básicamente pollo, huevos, carne de res y de cerdo. La gente que consume alimentos crudos o casi crudos es la que más riesgo tiene de contraer salmonelosis. Los cocineros que manipulan carne cruda de cualquier tipo y no se lavan las manos antes de trabajar con otra clase de alimentos ponen en peligro la vida de los demás. Los cocineros que se lamen las manos o los dedos después de manipular carne cruda de cualquier tipo se exponen a infectarse con *Salmonella*. Las personas que están tomando antibióticos también corren un alto riesgo de infectarse. Aun cuando los antibióticos sirven para tratar eficazmente las infecciones bacterianas, paradójicamente pueden propiciar las infecciones porque destruyen las bacterias útiles, lo que se traduce en el desarrollo de bacterias resistentes a los antibióticos.

Otra complicación se debe a que muchas de las medicinas empleadas tradicionalmente contra la salmonelosis han perdido su efectividad. Esto incluye a la ceftriaxone (Kefurox, Zinacef) and ciproflaxin (Cipro). Una cepa proveniente de Taiwán a la que algunos llaman la "súper *salmonella*" es completamente resistente a todos los antimicrobiales conocidos. Las personas con AIDS tienen veinte veces más probabilidades de sufrir de salmonelosis que otros grupos de población.

Después de la *Salmonella*, el *Staphylococcus aureus* es la causa más frecuente de enfermedades originadas en los alimentos. Los estafilococos son responsables de aproximadamente el 25 por ciento de todos los casos de envenenamiento con alimentos. La infección por este organismo se puede manifestar de diversas maneras, desde un envenenamiento hasta infecciones cutáneas, pasando por septicemia (infección de la sangre). En casos extremos puede ser mortal. Este microorganismo se encuentra por lo regular en la nariz y en la garganta, pero cuando un producto alimentario se contamina con él (por ejemplo, al estornudar o al toser), la bacteria se desarrolla y produce una enterotoxina, es decir, una toxina que se dirige específicamente a las células del intestino. Esta toxina es la causa del envenenamiento, y no la bacteria. Entre los síntomas — que empiezan a manifestarse entre dos y ocho horas después de consumir el alimento contaminado — están diarrea, náuseas, vómito, cólicos abdominales y decaimiento. La toxina del estafilococo se encuentra más que todo en la carne, el pollo, los huevos, el atún, la papa, la ensalada de macarrones y los pasteles rellenos de crema.

El bacilo *Clostridium botulinum*, que suele habitar el suelo en forma de esporas inocuas, puede producir un tipo particularmente peligroso de envenenamiento con alimentos. De las distintas clases de envenenamiento con alimentos, el botulismo es una de las más graves porque afecta al sistema nervioso central. Como ocurre con el *Staphylococcus*, la causa del envenenamiento no es la bacteria sino las toxinas que produce la bacteria. Y como con aquél, las bacterias pueden infectar las heridas superficiales. El botulismo ligado a las heridas no es muy común, aunque puede darse si se infectan las llagas abiertas. Las personas que usan drogas intravenosas también pueden infectarse si emplean o comparten agujas contaminadas. También está el botulismo infantil que, normalmente, afecta a niños menores de doce meses de edad. Puede ocurrir que un pequeño ingiera algo contaminado con esporas, como tierra, agua estancada o incluso alimentos como la miel. Las toxinas producidas por el bacilo *Clostridium botulinum* bloquean la transmisión de los impulsos desde los nervios hasta los músculos, lo que produce parálisis muscular. La parálisis empieza generalmente en los músculos que controlan los movimientos oculares, la deglución y el habla, y continúa hacia los músculos del torso y las extremidades. Entre los primeros síntomas del botulismo están debilidad extrema, visión doble, párpados caídos y dificultad para tragar. Estos síntomas se presentan de manera característica entre doce y cuarenta y ocho horas después de ingerir el alimento contaminado. Eventualmente se puede presentar debilidad muscular en todo el cuerpo, incluidos los músculos que intervienen en la respiración. En los casos más graves el individuo puede quedar paralizado o, incluso, puede morir.

Existen siete tipos reconocidos de bacteria de botulina, designadas con las letras A, B, C, D, E, F y G. Las variantes A, B, E y F causan botulismo humano, mientras que las clases C y D se limitan a los animales. El tipo G ha aparecido en muestras de tierra tomadas en Argentina pero no se ha documentado ningún caso todavía. Cada año se reportan unos 110 casos, de los cuales el 72 por ciento corresponde a botulismo infantil, el 25 por ciento a botulismo alimentario y el restante debido a la infección de heridas.

Los alimentos enlatados con bajo nivel de acidez, en especial los que se enlatan en el hogar, pueden contaminarse con este organismo potencialmente letal. Así, se ha encontrado la toxina botulina en espárragos, remolacha, maíz y fríjol verde. Otras fuentes menos comunes son ajo machacado mezclado con aceite, tomates, papas cocidas manejadas inadecuadamente y guardadas en papel de aluminio y pescado enlatado o fermentado en casa. Esto se debe a que no se utilizan técnicas adecuadas para enlatar los alimentos y, por tanto, las latas no quedan debidamente selladas. Una tapa pandeada o una lata rajada suelen ser señal de que el alimento está contaminado. No obstante, el botulismo se puede presentar aunque el recipiente esté en perfectas condiciones. Otra causa de contaminación es dejar los alimentos a temperatura ambiente durante períodos largos. Se sabe de un caso en el cual en un restaurante dejaron una gran cantidad de cebolla salteada por fuera del refrigerador durante todo el día y utilizaron pequeñas cantidades a medida que se iba necesitando. Varias personas se enfermaron gravemente por la toxina botulina que contenía la cebolla.

Congelar, secar y tratar los alimentos con químicos, como nitrito de sodio, impide que las esporas del *Clostridium botulinum* se desarrollen y produzcan toxinas. Aunque el calor no destruye las esporas, calentar los alimentos a una temperatura de por lo menos 176°F durante treinta minutos previene el envenenamiento porque destruye las toxinas letales.

Recientemente ha sido implicado en enfermedades humanas un microorganismo llamado *Campylobacter jejuni*, del cual se sabe desde hace mucho tiempo que produce enfermedades en el ganado. La gente tiende a no asociar su enfermedad con los alimentos porque estas bacterias se demoran entre tres y cinco días en producir síntomas, entre los cuales están cólicos abdominales, diarrea, fiebre y, en algunas ocasiones, deposición con sangre. Este microorganismo puede estar presente en el tracto intestinal de animales (perros, gatos, ganado, pavo, pollo y cordero) aparentemente sanos y se puede contagiar comiendo o bebiendo alimentos contaminados por las heces de animales o personas infectadas. Los portadores más comunes son los pollos, pavos y las aves acuáticas. Afortunadamente, como el calor destruye esta bacteria es posible evitar esta clase de envenenamiento con alimentos consumiendo únicamente carne muy bien cocida.

Otra clase de bacteria que puede ocasionar envenenamiento con alimentos es *Clostridium perfringens* (conocida a veces como "germen de la comida" o *food service germ*). Es una de las causas más comunes de contaminación alimentaria. Esta bacteria generalmente no se destruye con el calor y, por tanto, la cocción normal no la afecta; además se mantiene largo tiempo a temperatura ambiente. Normalmente es la carne y el gravy los productos más afectados. La bacteria se multiplica y forma esporas y toxinas que proliferan mientras los alimentos se enfrían y durante el almacenamiento. Las toxinas también suelen ser resistentes al calor. Los síntomas de envenenamiento con *Clostridium perfringens* a menudo se limitan a náuseas y vómito moderados que duran un día o menos, pero que pueden representar un problema grave para la gente de edad avanzada o personas con enfermedad de Crohn o con HIV.

Pero no todas las enfermedades originadas en alimentos se deben a contaminación bacteriana. Un protozoo que infecta el intestino delgado es el *Giardia lamblia*. La giardiasis se relaciona con el consumo de agua contaminada. Este protozoo también puede transmitirse a los alimentos crudos que han sido cultivados con agua contaminada. Los medios fríos y húmedos son aptos para el desarrollo de este microorganismo. Los síntomas se suelen presentar entre una y tres semanas después de la infección y entre ellos están diarrea, estreñimiento, dolor abdominal, flatulencia, pérdida del apetito, náuseas y vómito.

Un virus muy común que se transmite en los alimentos y en el agua y que produce muchos casos de fiebre, dolores de cabeza y de estómago, vómitos, diarrea en los niños y en los adultos es el Norwalk. Este virus está adquiriendo una reputación como "virus de los cruceros", por la gran cantidad de brotes que han surgido recientemente en estos buques vacacionales. Los síntomas normalmente comienzan uno o dos días después de la infección y duran entre uno y diez días.

Los virus de la hepatitis A y E pueden transmitirse por contacto directo con materia fecal o con alimentos contaminados por aquélla, así como por agua contaminada.

El *Trichinella spiralis* es una lombriz parasítica que produce la infección conocida como triquinosis. La causa de la triquinosis suele ser el consumo de carne de cerdo (o productos a base de carne de cerdo como salchichas y jamón) o de caza mayor cruda, mal cocida o procesada.

La *Escherichia coli* (*E. coli*) es un tipo de bacteria que se encuentra en los intestinos humanos y animales de manera natural ya que contribuye a suprimir las bacterias dañinas y ayuda a absorber las vitaminas. En algunos casos, cuando se dan las circunstancias apropiadas, la *E. coli* puede causar enfermedades graves. Se desconoce la razón por la que pasa de ser una bacteria amistosa a un patógeno, pero cuando sucede los efectos pueden ser graves para los muy pequeños, los ancianos y las personas con sistemas inmunológicos debilitados. La bacteria se puede encontrar en la carne, vegetales y en algunos jugos y frutas sin pasteurizar.

El envenenamiento escombroideo (también llamado envenenamiento con histamina) es poco común y se presenta tras consumir algunas clases de pescado, como atún y caballa, mahi mahi, sardinas, bluefish y abalone. Después de la pesca, las bacterias inician el proceso de descomposición del pescado, que puede precipitar la producción de altos niveles del químico histamina. Al consumir el pescado, en cuestión de minutos la histamina puede provocar síntomas como enrojecimiento facial, náuseas, vómito, dolor abdominal y/o urticaria. Afortunadamente, los síntomas suelen desaparecer alrededor de veinticuatro horas después. Las vibrobacterias, un grupo de diferentes especies de bacterias que pueden causar intoxicaciones alimentarias, se encuentran principalmente en el pescado y marisco mal crudos o mal cocinados.

Gracias a las medidas que velan por la seguridad de nuestros alimentos, al etiquetado y a las leyes de inspección, nuestros supermercados le ofrecen al consumidor una variedad casi infinita de alimentos que deben ceñirse a estrictas normas gubernamentales. Pero la verdad es que el envenenamiento con alimentos sigue siendo un grave problema que golpea a la población de Estados Unidos con una frecuencia tanto sorprendente como inquietante.

Los CDC ofrecen varias explicaciones para este problema. Primero, la crianza de animales para consumo humano se realiza actualmente en condiciones de confinamiento, lo que favorece la proliferación de bacterias como la *Salmonella*. Al mismo tiempo, como el procesamiento de los alimentos está cada vez más centralizado, un ingrediente que esté contaminado puede terminar en una gran cantidad de productos. Estados Unidos importa en la actualidad enormes cantidades de alimentos del extranjero y, con mucha frecuencia, de países en vía de desarrollo donde la producción de alimentos no siempre se realiza bajo normas estrictas de higiene.

Aparte de lo anterior, se debe tener en cuenta la preparación de los alimentos. La mayoría de los estadounidenses no están conscientes de la presencia en los alimentos de microorganismos potencialmente nocivos, y desconocen las técnicas básicas para manipular, preparar y almacenar los alimentos de una manera segura. La mayoría de los casos de envenenamiento con alimentos se pueden evitar fácilmente, siempre y cuando la gente sepa manipular los alimentos (*ver* Consejos para prevenir el envenenamiento con alimentos en la página 463). Así mismo, cada vez hay más estadounidenses que, en lugar de preparar sus alimentos en casa, prefieren comprar en restaurantes y en establecimientos especializados platos ya preparados para llevar. Muchas veces las personas que trabajan en este tipo de establecimientos son jóvenes sin experiencia ni formación en el manejo de los alimentos y de las enfermedades que pueden transmitir.

Si usted se envenena con algún alimento, los siguientes suplementos le ayudarán a mejorarse. A menos que se indique otra cosa, las dosis que se recomiendan a continuación son para personas adultas. La dosis para los jóvenes de doce a diecisiete años debe equivaler a tres cuartas partes de la cantidad recomendada; la de los niños de seis a doce años, a la mitad y la de los menores de seis años, a la cuarta parte.

Nutrientes

SUPLEMENTOS	DOSIS SUGERIDAS	COMENTARIOS
Muy importantes		
Charcoal tablets	5 tabletas con los primeros síntomas de enfermedad. Tomar la misma dosis 6 horas después. No tomar al mismo tiempo con otros medicamentos o suplementos.	Eliminan las sustancias tóxicas del colon y el torrente sanguíneo.
Garlic (Kyolic de Wakunaga)	2 cápsulas 3 veces al día con las comidas.	Este poderoso desintoxicante ayuda a destruir las bacterias del colon.
Potassium	99 mg al día.	Restaura el correcto equilibrio electrolítico.
Vitamin C con bioflavonoids	8.000 mg al día divididos en varias tomas.	Desintoxican el organismo y ayudan a eliminar las bacterias y las toxinas.
más vitamin E	200 UI al día.	Reduce los síntomas mejorando la función inmunológica. Use en forma de d-alpha-tocopherol.
Importantes		
Acidophilus (Kyo-Dophilus de Wakunaga)	Según indicaciones de la etiqueta, 2 veces al día con el estómago vacío.	Reemplaza las bacterias intestinales esenciales.
Aerobic 07 de Aerobic Life Industries	20 gotas en un vaso de agua cada 3 horas.	Destruye las bacterias nocivas, como *Salmonella.*
Fiber (Aerobic Bulk Cleanse [ABC] de Aerobic Life Industries y oat bran son buenas fuentes)	Según indicaciones de la etiqueta, 6 horas después de la segunda dosis de tabletas de charcoal. Luego 2 veces al día. No tomar junto con otros suplementos o medicamentos.	Elimina las bacterias que se han adherido a las paredes del colon, lo cual evita que entren en el torrente sanguíneo. Esto reduce los síntomas y acelera la recuperación.
Kelp	1.000–1.500 mg al día.	Contiene minerales necesarios para restaurar los electrólitos.
L-cysteine	500 mg al día de cada uno con el estómago vacío. Para mejor absorción,	Estos nutrientes son esenciales para el funcionamiento inmunológico.
y L-methionine	tomar con 50 mg de vitamina B_6 y 50 mg de vitamina C.	
y selenium	200 mcg al día. Si está embarazada, no tome más de 40 mcg al día.	
y superoxide dismutase (SOD)	5.000 mg al día.	
más glutathione	500 mg al día.	Poderoso desintoxicante.

Hierbas

- ❑ Al primer signo de envenenamiento con alimentos, tómese el contenido de un cuentagotas de extracto de goldenseal sin alcohol. Repita este tratamiento cada cuatro horas durante un día. El goldenseal es un antibiótico natural que ayuda a destruir las bacterias del colon.

Advertencia: No tome goldenseal por vía oral todos los días durante más de una semana seguida y evítelo durante el embarazo. Debe utilizarse con precaución cuando se es alérgico al ragweed.

- ❑ El milk thistle y el red clover ayudan a purificar el hígado y la sangre.
- ❑ Utilice enemas de té de lobelia para liberar al organismo del veneno. Es beneficioso agregarle al enema el contenido de un cuentagotas de extracto de goldenseal sin alcohol. (*Ver* ENEMAS en la Tercera Parte).

Recomendaciones

- ❑ Si sospecha que se ha envenenado, llame de inmediato al Poison Control Center de su localidad. Esos centros atienden las veinticuatro horas del día y brindan informa-

Consejos para prevenir el envenenamiento con alimentos

A continuación ofrecemos una serie de recomendaciones para evitar envenenarse con algún alimento en el hogar o fuera de él:

- Mantenga los alimentos fríos o calientes, pero no a temperatura ambiente. Dejar los alimentos a temperatura ambiente propicia la proliferación de bacterias.
- Mantenga siempre refrigerados los productos perecederos. Los aceites que contengan ajo o hierbas también.
- Refrigere lo que haya sobrado lo más pronto posible. No refrigere los alimentos en el mismo recipiente en el cual los cocinó o los sirvió. Páselos a un recipiente limpio para que se enfríen más rápidamente.
- Organice su refrigerador de modo que las carnes queden separadas y no puedan gotear sangre a otros alimentos.
- Cocine muy bien la carne, las aves de corral y los mariscos. Las carnes deben alcanzar una temperatura interior de por lo menos 165°F.
- Si asa papas en papel de aluminio, guárdelas calientes o refrigeradas.
- Nunca utilice huevos cuya cáscara esté rota.
- Lávese las manos antes de manipular alimentos y después de manipular carne o pollo crudos. Las bacterias dañinas se transmiten cuando los alimentos se manipulan después de sonarse o de cambiarle los pañales a un bebé.
- Mantenga en su cocina dos tablas: una para cortar la carne y otra para cortar los vegetales. Esto impide que las bacterias se transmitan de la carne a los vegetales. Lave las tablas por lo menos tres veces a la semana con una solución de un cuarto de taza de hydrogen peroxide al 3 por ciento y dos galones de agua. O utilice una mezcla de media taza de chlorine bleach y 1 cuarto de galón de agua, y luego enjuague las tablas concienzudamente con agua.
- Cuando haya terminado de comprar sus víveres, váyase a su casa directamente, en especial durante los meses de calor. Guarde los alimentos de inmediato siguiendo las instrucciones de las etiquetas.
- Limpie todos los utensilios que hayan entrado en contacto con hamburguesas crudas, aves de corral, huevos o mariscos. Esos utensilios no deben entrar en contacto con otros alimentos mientras no hayan sido desinfectados.
- Después de cada uso, lave las loncheras y los termos.
- Cuídese de los productos enlatados que estén pandeados, de los frascos con rajaduras y de los productos cuyas tapas estén flojas, porque podrían contener el bacilo del botulismo. Deshágase de las latas que estén pandeadas, oxidadas, dobladas o pegajosas. Tenga cuidado con los frascos que estén resquebrajados y con los recipientes de papel que estén perforados. Sea precavido cuando consuma alimentos enlatados en su hogar.
- Para recalentar los alimentos, en lo posible hiérvalos rápidamente y cocínelos a esa temperatura durante por lo menos cuatro minutos.
- Gradúe la temperatura de su refrigerador a 40°F o menos. Lo temperatura normal de los congeladores debe ser de 0°F o menos.
- Lave todos los días las toallas y las esponjas de cocina con una solución de blanqueador y agua (una parte de blanqueador por veinte partes de agua).
- No deje a temperatura ambiente alimentos como mayonesa, aderezos de ensalada y productos lácteos. Y jamás deje al sol ningún alimento. Sea particularmente cuidadoso durante los picnics y cuando cocine al aire libre.
- Nunca le dé miel a un bebé porque puede producirle botulismo. Esto significa que las esporas de la botulina colonizan el tracto digestivo del bebé y producen la toxina allí. La miel no plantea ningún riesgo después de que el bebé ha cumplido un año de edad.
- El moho suele prosperar en alimentos dañados. Los siguientes alimentos se deben evitar si tienen moho: bacon, pan, luncheon meats curadas, productos lácteos suaves, harina, jamón enlatado, hot dogs, nueces secas, mantequilla de maní, aves de corral asadas, vegetales suaves y granos enteros. Deshágase de cualquier alimento crudo o cocido que tenga moho.
- Descongele dentro del refrigerador todos los alimentos congelados, especialmente las carnes y las aves de corral.
- Consuma hamburguesas y otras carnes solamente cuando hayan sido cocidas hasta quedar doradas. La carne de color rosado puede albergar bacterias. Para garantizar la destrucción de las bacterias, lo mejor es cocinar bien la carne.
- Cuando vaya a preparar pollo o pavo rellenos, no rellene el ave mientras no tenga todo perfectamente listo para introducirla en el horno. Cocine el relleno por separado o introdúzcalo en el ave inmediatamente antes de ponerla en el horno. Retírelo tan pronto como el ave esté lista.
- Sea precavido cuando coma en restaurantes y en bares de ensalada. No coma nunca en bares de ensalada cuyos productos no se vean limpios y frescos, y evite los que carecen de vidrio protector. Nunca consuma los siguientes productos en los bares de ensalada: pollo, pescado, alimentos preparados con crema, alimentos que contienen mayonesa, alimentos ligeramente cocidos y sopas que no se mantengan casi hirviendo.
- Antes de salir a comer, tómese dos tabletas de ajo para prevenir el envenenamiento con alimentos. Tome también un producto llamado ACES+Zn, de Carlson Labs, para destruir los radicales libres producidos por toxinas desconocidas y por grasas oxidadas que se encuentran en los alimentos.

ción actualizada sobre el tratamiento que se debe seguir. Es conveniente tener siempre a mano el número telefónico del centro más cercano, o registrarlo en el discado automático del teléfono.

❑ A la primera señal de envenenamiento, proteja su sistema inmunológico tomando seis tabletas de charcoal. Estas tabletas se consiguen en casi todos los health food stores y se deben mantener siempre en el hogar por cualquier emergencia. Los agentes que contienen estas tabletas circulan por el torrente sanguíneo y neutralizan los venenos o los eliminan. Seis horas más tarde debe tomar otras seis tabletas. Tome bastante agua de buena calidad para limpiar el organismo de toxinas.

❑ Utilice enemas de limpieza para eliminar las toxinas del colon y del torrente sanguíneo. (*Ver* ENEMAS en la Tercera Parte).

❑ Si se presenta vómito, hay que hacer todo lo que sea necesario para impedir que la persona se ahogue. Si el vómito no cede después de veinticuatro horas, recoja una muestra para mandar analizar a fin de determinar la causa de la enfermedad.

❑ Si ha estado vomitando mucho y tiene diarrea, es posible que se deshidrate. Si no paran los vómitos en 24 horas, tome una muestra para poder ser analizada y ayudar a determinar la causa de la enfermedad.

❑ Si sospecha que se envenenó con algún alimento en un restaurante o en un sitio público, comuníquese de inmediato con el departamento de sanidad de su localidad. Esto podría evitar que otras personas resultaran envenenadas.

❑ En algunos casos de envenenamiento es necesario inducir el vómito para eliminar la toxina causante del problema. Mantenga a la mano syrup of ipecac (se consigue en las farmacias) para estos casos.

Advertencia: El syrup of ipecac sólo se debe utilizar con autorización del médico o del Poison Control Center.

❑ Si los síntomas de envenenamiento son severos o se han prolongado, consulte con su médico.

Aspectos para tener en cuenta

❑ David Hill, microbiólogo de la Universidad de Wolverhampton en Gran Bretaña, monitoreó todas las bacterias intestinales y descubrió que los microbios causantes de enfermedad eran eliminados en presencia de ajo en el intestino. Según Hill, los compuestos de azufre que contiene el ajo son el arma secreta que combate de manera tan contundente las bacterias nocivas.

❑ Antes se pensaba que las tablas de nailon o de plástico eran mejores que las tablas de madera para cortar los alimentos. Pero algunas investigaciones demostraron que la madera es definitivamente mejor para este propósito porque los organismos capaces de producir envenenamiento mueren en el transcurso de tres minutos cuando las tablas son de madera, mientras que ninguno se destruye cuando las tablas son de plástico. Para mayor seguridad, lave sus tablas de madera periódicamente con hydrogen peroxide y agua, o con una solución de blanqueador y agua. Lo ideal es usar una tabla para vegetales y otra para carne. (*Ver* Consejos para prevenir el envenenamiento con alimentos en la página 463.) Las tablas de cristal o cerámica pulida probablemente sean las más seguras.

❑ Se calcula que el 90 por ciento de los casos de botulismo en Estados Unidos son atribuibles a métodos inadecuados de enlatado de alimentos en el hogar. La mejor salvaguardia contra esta enfermedad es no enlatar en el hogar carnes, frutas ni vegetales, a menos que hayan sido preparados en olla a presión siguiendo escrupulosamente las instrucciones del fabricante. El método tradicional de enlatar los alimentos sobre la estufa no permite sellar correctamente las tapas de los recipientes.

❑ Experimentar un dolor de cabeza severo y presentar vómito poco después de comer pueden ser señales de alergia a algún alimento. Si es así, lo más probable es que pueda establecer un patrón asociado a ciertos alimentos. Para ayudarle al organismo a liberarse de las sustancias que provocan reacciones alérgicas, es útil tomar tabletas de charcoal y hacerse un enema de retención de café. (*Ver* ALERGIAS en la Segunda Parte.)

❑ Es interesante anotar que la botulina, una de las toxinas más potentes que se conocen, ha sido centro de atención de la comunidad médica por su potencial como herramienta terapéutica. La U.S. Food and Drug Administration aprobó recientemente el uso de una variedad purificada de la toxina botulina para tratar dos enfermedades musculares que afectan a los ojos, blefarospasmo (espasmos musculares incontrolables en los párpados) y estrabismo (desviación de un ojo de su dirección normal). Una cantidad minúscula de la toxina se inyecta directamente en los músculos a fin de paralizarlos, lo cual se traduce en reducción de los síntomas.

ENVENENAMIENTO CON ARSÉNICO

El arsénico es un elemento metálico altamente venenoso que se encuentra en diversas fuentes, entre ellas pesticidas, productos para el lavado de la ropa, smog, humo del tabaco, harina de huesos, dolomita, kelp, sal de mesa, cerveza, mariscos e, incluso, agua potable. Cuando se ingiere, el arsénico inorgánico se deposita en el cabello, la piel y las uñas. Cuando logra penetrar los folículos pilosos, su presencia se detecta en el tallo del cabello durante años.

El envenenamiento crónico con arsénico puede producir dolores de cabeza, confusión, somnolencia, convulsiones y cambios en la pigmentación de las uñas de las manos. Entre los síntomas de envenenamiento agudo con arsénico están vómito, diarrea, sangre en la orina, calambres musculares y/o debilidad muscular, fatiga, caída del cabello, dermatitis, dolor gastrointestinal y convulsiones. El envenenamiento con arsénico afecta básicamente a los pulmones, la piel, los riñones y el hígado. La acumulación de niveles tóxicos de arsénico en el organismo puede llevar a estado de coma e, incluso, a la muerte.

La exposición al arsénico se ha implicado en el desarrollo de algunos tipos de cáncer. La gente que trabaja en la producción de pesticidas, en la fundición de cobre, en la producción y utilización de insecticidas, en la minería, en el tratamiento de la lana y en la industria metalúrgica tiene un riesgo muy alto de contraer cáncer de piel, cáncer de escroto, una clase de cáncer de hígado, cáncer del sistema linfático y cáncer de pulmón a causa de la exposición al arsénico. Los efectos tóxicos del arsénico son acumulativos.

A menos que se indique otra cosa, las dosis que se recomiendan a continuación son para personas adultas. La dosis para los jóvenes de doce a diecisiete años debe equivaler a tres cuartas partes de la cantidad recomendada; la de los niños de seis a doce años, a la mitad y la de los menores de seis años, a la cuarta parte.

Nutrientes

SUPLEMENTOS	DOSIS SUGERIDAS	COMENTARIOS
Muy importantes		
Garlic (Kyolic) de Wakunaga	2 tabletas 3 veces al día con las comidas.	Poderoso desintoxicante.
Superoxide dismutase (SOD) o	Según indicaciones de la etiqueta.	Poderoso agente desintoxicante.
Cell Guard de Biotec Foods	Según indicaciones de la etiqueta.	Este complejo antioxidante contiene SOD.
Vitamin C con bioflavonoids	5.000–20.000 mg al día divididos en varias tomas. *Ver* FLUSH DE ÁCIDO ASCÓRBICO en la Tercera Parte.	Poderosos desintoxicantes. Utilizar una variedad buffered.
Provechosos		
L-Cysteine y L-methionine	500 mg al día de cada uno con el estómago vacío. Tomar con agua o jugo. No tomar con leche. Para mejor absorción, tomar con 50 mg de vitamina B_6 y 100 mg de vitamina C.	Poderosos desintoxicantes del hígado. La cisteína contiene azufre, que elimina el arsénico. *Ver* AMINOÁCIDOS en la Primera Parte.
Pectin más	Según indicaciones de la etiqueta.	Ayuda a eliminar el arsénico del organismo.
antioxidant complex (ACES + Zinc de Carlson Labs)	Según indicaciones de la etiqueta.	Protege contra el daño causado por los radicales libres.
Selenium	200 mcg al día. Si está embarazada, no tome más de 40 mcg al día.	Ayuda a eliminar el arsénico del organismo.

Recomendaciones

❑ Por su aporte de azufre, consuma huevo, cebolla, fríjol, legumbres y ajo. Los suplementos de ajo también proporcionan azufre, al igual que el aminoácido cisteína. El azufre, que también se consigue en tableta, ayuda a eliminar el arsénico del organismo.

❑ Suplemente su dieta diaria con abundante fibra.

Nota: La fibra en suplemento no se debe tomar con otros suplementos y medicamentos; debe tomarse por separado.

❑ Si usted tiene síntomas de envenenamiento crónico con arsénico, hágase un análisis de cabello para determinar el nivel de los metales tóxicos de su organismo. (*Ver* ANÁLISIS DEL CABELLO en la Tercera Parte.)

❑ En caso de ingesta accidental de arsénico, tome inmediatamente cinco tabletas de charcoal, y siga tomando cinco tabletas cada quince minutos hasta que llegue a la sala de emergencia del hospital más cercano. En todo hogar debe haber tabletas de charcoal para atender una sobredosis accidental de cualquier medicamento.

Aspectos para tener en cuenta

❑ La terapia de chelation elimina del organismo los metales tóxicos. (*Ver* TERAPIA DE CHELATION en la Tercera Parte.)

❑ *Ver también* envenenamiento con productos químicos y toxicidad por agentes medioambientales en la Segunda Parte.

ENVENENAMIENTO CON PLOMO

El plomo es uno de los contaminantes metálicos más tóxicos que se conocen. Es un veneno que se acumula y permanece en el organismo. Incluso en cantidades bajas, el plomo que no se excreta a través del sistema digestivo se acumula en el organismo porque los tejidos lo absorben directamente de la sangre. Cuando el plomo sale del torrente sanguíneo, se almacena en los huesos — junto con otros minerales — donde se sigue acumulando a lo largo de toda la vida. El plomo de los huesos puede volver a entrar en el torrente sanguíneo en cualquier momento a causa de estrés biológico severo, como insuficiencia renal, embarazo, menopausia e inmovilización o enfermedad prolongadas.

A diferencia de algunos elementos metálicos, no se conocen las funciones del plomo ni sus beneficios para la salud de los seres humanos. Se le considera un veneno metabólico, lo que significa que inhibe algunas funciones enzimáticas fundamentales. El plomo reacciona con enzimas antioxidantes de las células que contienen selenio y azufre, disminuyendo drásticamente la capacidad que tienen esas sustancias de proteger contra el daño ocasionado por los radicales libres. Cuando se encuentra en cantidades tóxicas, puede causarles daño a los riñones, al hígado, al corazón y al sistema nervioso.

El organismo no distingue entre el calcio y el plomo. Cuando el plomo entra al organismo, se asimila de la misma manera que el calcio. Como los niños y las mujeres embarazadas absorben el calcio más fácilmente para satisfacer sus requerimientos adicionales, también absorben más plomo que las demás personas. Los niños absorben entre 25 y 40 por ciento más plomo por libra de peso corporal que los adultos. La gente que tiene deficiencia de calcio también es mas susceptible a la toxicidad por plomo.

En los adultos, los síntomas de envenenamiento con plomo se suelen desarrollar en el transcurso de varias semanas; en los niños, en el transcurso de varios días. En los niños, los síntomas tienden a ser más severos. Las personas que se han envenenado con plomo a menudo duran varios días con cólico gastrointestinal severo. Sus encías se vuelven azulosas y experimentan debilidad muscular. Otros síntomas que se pueden presentar son diarrea, ansiedad, pérdida del apetito, fatiga crónica, temblores, convulsiones, gota, vértigo, insomnio, dificultades de aprendizaje, confusión, sabor metálico en la boca y artritis. El envenenamiento con plomo puede conducir eventualmente a parálisis de las extremidades, ceguera, trastornos mentales, pérdida de la memoria, retardo mental e, incluso, estado de coma y muerte. El envenenamiento crónico con plomo también puede causar impotencia, problemas reproductivos, infertilidad e insuficiencia hepática.

El plomo es uno de los metales que más se utilizan actualmente en Estados Unidos, y se calcula que son innumerables las personas que tienen altos niveles de plomo en su organismo. Entre las fuentes de exposición al plomo están las pinturas a base de plomo, algunas sustancias para darle brillo a la cerámica, vajillas y artículos de cristal de plomo, y gasolina y baterías para automotores con contenido de plomo.

Otras fuentes de exposición al plomo son el tabaco, hígado, agua, algunos vinos importados y estadounidenses, fruta enlatada (el plomo de la soldadura de las latas se desprende y es absorbido por las frutas), vegetales cultivados en suelo contaminado con plomo, harina de huesos e insecticidas. Desde hace poco tiempo se considera que artículos aparentemente inocuos, como persianas de vinilo y lavamanos y bañeras porcelanizados, también son fuentes de exposición al plomo. Otra fuente potencial de envenenamiento con plomo es el agua que corre por las tuberías de plomo. Antes de 1930, en la mayoría de las casas se instalaba este tipo de tuberías. En las casas más modernas se utilizan tuberías de cobre; sin embargo, hay una alta probabilidad de que las tuberías de cobre de su casa hayan sido ensambladas con soldadura de plomo, que contiene 50 por ciento de este tóxico metal. Cantidades significativas de plomo se pueden desprender de la soldadura y terminar en el agua, especialmente en los primeros años después de la instalación. Debido a la creciente preocupación por la cantidad de plomo que iba a dar al agua, la soldadura de plomo fue prohibida en 1986.

El envenenamiento con plomo atrajo la atención del público cuando una gran cantidad de niños, especialmente de sectores menos favorecidos económicamente, se envenenaron con trozos de pintura a base de plomo que se desprendió de unas paredes. Algunos niños habían adquirido altos niveles de plomo jugando con escombros contaminados con este tóxico metal, que iban a dar a sus manos y luego a su boca. Desde entonces, se sabe que las mujeres embarazadas que tienen altos niveles de plomo en su organismo pueden dar a luz bebés con el mismo problema. Se calcula que el 90 por ciento del plomo almacenado en el organismo de la madre logra atravesar la placenta y llegar hasta el feto. Los hijos de mujeres que tienen niveles tóxicos de plomo en su organismo suelen presentar retardo en el crecimiento y trastornos del sistema nervioso. Incluso la exposición moderada al plomo se ha relacionado en los niños pequeños con alteración del desarrollo intelectual y con problemas de comportamiento. De acuerdo con los U.S. Centers for Disease Control and Prevention (CDC), aproximadamente un millón deniños en Estados Unidos presentan un nivel sanguíneo de plomo que excede la norma aceptable.

A menos que se indique otra cosa, las dosis que se recomiendan a continuación son para personas adultas. La dosis para los jóvenes de doce a diecisiete años debe equivaler a tres cuartas partes de la cantidad recomendada; la de los niños de seis a doce años, a la mitad y la de los menores de seis años, a la cuarta parte.

Nutrientes

SUPLEMENTOS	DOSIS SUGERIDAS	COMENTARIOS
Esenciales		
Alpha-lipoic acid (ALA)	Según indicaciones de la etiqueta.	
Apple pectin	Según indicaciones de la etiqueta.	Liga las toxinas y los metales, y los elimina del organismo.
Calcium	2.000 mg al día.	Previene la formación de depósitos de plomo en los tejidos corporales. Utilizar calcium chelate. El calcio no se debe obtener en la leche de vaca, en el dolomite ni en el bone meal, pues contienen plomo.
y magnesium	1.000 mg al día.	Debe tomarse de manera equilibrada con el calcio. Utilizar magnesium chelate.
Garlic (Kyolic de Wakunaga)	2 tabletas 3 veces al día con las comidas.	Protege el sistema inmunológico. Ayuda a expulsar el plomo.
Kelp y/o alfalfa	Según indicaciones de la etiqueta.	Contiene minerales esenciales, en especial calcio y magnesio. Elimina también los depósitos de metales no deseados. *Ver* Hierbas más adelante.
L-Lysine	500 mg al día con el estómago vacío.	Ayuda a la absorción del calcio.
más L-cysteine y L-cystine	500 mg al día de cada uno con el estómago vacío. Tomar con agua o jugo. No tomar con leche. Para mejor absorción, tomar con 50 mg de vitamina B_6 y 100 mg de vitamina C.	Estos aminoácidos contienen azufre y actúan como desintoxicantes. Eliminan los metales pesados. *Ver* AMINOÁCIDOS en la Primera Parte.
Methylsulfonyl-methane (MSM)	Según indicaciones de la etiqueta.	
S-adenosylmethionine (SAMe)	Según indicaciones de la etiqueta.	Tiene efectos antioxidantes. Ayuda a quelatar los metales pesados y eliminarlos del cuerpo. *Advertencia:* Si sufre de trastorno maníaco-depresivo o si toma antidepresivos recetados, no debe tomar SAMe.

Consejos para un ambiente libre de plomo

Cuando el plomo se acumula en el organismo, permanece allí durante toda la vida. Por tanto, cuando de envenenamiento con plomo se trata, prevenir es mucho mejor que curar. A continuación sugerimos algunas medidas sencillas para evitar la exposición al plomo:

- No compre alimentos en latas selladas con soldadura de plomo, porque puede desprenderse entre los alimentos. Las latas soldadas con plomo suelen contener residuos de soldadura y hendiduras a lo largo de la unión. Si usted compra productos enlatados, elija latas sin plomo y sin uniones laterales. Tenga cuidado con los productos importados en lata. Es posible otros países no cuenten con normativa adecuada sobre el uso de la soldadura de plomo.
- Asegúrese de que los niños se laven las manos antes de comer.
- Mantenga en buenas condiciones las superficies que llevan pintura, a fin de que las capas más viejas de pintura no se pelen ni se cuarteen. Aunque la pintura a base de plomo está prohibida para uso residencial, las paredes de muchas casas y conjuntos residenciales viejos todavía conservan pintura de este tipo. No permita que los niños coman trozos de pintura. Contrate a un profesional para que retire de todas las superficies la pintura a base de plomo. Así se evitará el envenenamiento con plomo que puede producirse cuando se queman o se raspan capas de pintura a base de este metal.
- Haga analizar el agua de su casa para determinar si el nivel del plomo y otros minerales es seguro. La firma National Testing Labs vende un kit para examinar las impurezas del agua. (*Ver* Fabricantes y Distribuidores, en el Apéndice.) Es posible que el departamento sanitario de su estado también haga análisis para detectar los contaminantes del agua, y a un precio razonable. La compañía Culligan International tiene la línea WaterWatch Hot Line. Ellos lo pondrán en contacto con algún proveedor de Culligan de su localidad, que examinará el agua de su residencia sin costo alguno. (*Ver* Fabricantes y Distribuidores, en el Apéndice.) Usted también puede obtener un folleto titulado *Water Quality Answers* escribiendo a Water Quality Association. (*Ver* Fabricantes y Distribuidores, en el Apéndice.)
- Por las mañanas, utilice el agua del grifo sólo después de dejarla correr por lo menos durante tres minutos. Mejor aún, para beber y cocinar utilice solamente agua destilada al vapor, filtrada o desionizada. Si no dispone de agua segura para tomar, trate el agua con grapefruit seed extract (se consigue en los health food stores) antes de utilizarla. Agregue diez gotas de extracto por cada galón de agua y agite la mezcla vigorosamente.
- Nunca hierva el agua más tiempo del necesario: cinco minutos bastan. Durante el proceso se concentran en el agua contaminantes, entre ellos plomo.
- Tenga cuidado cuando compre productos importados de cerámica. La cantidad de plomo que se permite en los productos de cerámica fabricados en Estados Unidos está sujeta a estricta regulación, mientras que otros países no suelen contar con esta clase de normas. Las regulaciones sobre los niveles aceptables de plomo son relativamente estrictas en algunos países donde se fabrican muchas de las vajillas que los estadounidenses utilizamos (por ejemplo, Gran Bretaña y el Japón), pero son más laxas en países como México y China. La FDA no está en capacidad de garantizar la seguridad de todos estos productos.
- Los objetos antiguos y de colección son muy hermosos; sin embargo, es más probable que se desprenda plomo de vajillas antiguas que de vajillas fabricadas recientemente. Si usted compra este tipo de artículos, utilícelos sólo con propósitos decorativos.
- No guarde en recipientes de vidrio hecho con plomo bebidas alcohólicas, alimentos o bebidas ácidos (como vinagre y jugos de fruta), ni alimentos a base de tomate. El plomo que le otorga al cristal su brillo se desprende y va a dar a los alimentos y a las bebidas. A los bebés y a los niños nunca se les deben servir sus alimentos en platos o vasos de cristal.
- Si usted está embarazada, no tome café caliente ni otras bebidas ácidas calientes, como sopa de tomate, en tazas o jarros de cerámica elaborados con plomo.
- No voltee las bolsas de pan y las utilice para guardar otros alimentos. La tinta con la que imprimen las etiquetas de muchas bolsas de pan contiene cantidades considerables de plomo. Aunque el plomo de las etiquetas no llega al pan que está dentro de la bolsa plástica, sí puede contaminar los alimentos cuando esas bolsas se voltean y se utilizan para almacenar diversos alimentos.
- Si usted suele tomar vino, acostúmbrese a limpiar siempre muy bien con un paño húmedo la boca de la botella (por dentro y por fuera) antes de servirlo. La envoltura de estaño del corcho de las botellas de vino puede depositar plomo en la boca de la botella y contaminar la bebida. El Bureau of Alcohol, Tobacco, and Firearms analizó más de quinientas muestras de vino y encontró que cuando se servía directamente de la botella, el vino contenía más plomo que cuando se servía con algún instrumento, como un pitillo o paja para beber.
- Una manera de saber si su hijo corre riesgo de desarrollar envenenamiento con plomo es hacer que un veterinario examine el nivel del plomo del perro de la familia. Mucho antes de que los niños manifiesten síntomas de envenenamiento con plomo, a los perros les da cólico, luego diarrea y vómito e, incluso, convulsiones. Los perros ingieren plomo del mismo modo que los niños: lamiendo los juguetes, masticando pintura vieja de las paredes y los muebles, o introduciendo en su boca objetos que tienen partículas de pintura vieja a base de plomo.
- La chelation con EDTA puede ayudar a prevenir la acumulación de plomo. Los agentes chelating actúan uniéndose al plomo en el torrente sanguíneo y acelerando su eliminación del organismo en la orina. (*Ver* TERAPIA DE CHELATION en la Tercera Parte.)
- La estatura promedio de los niños cuya sangre presenta niveles de plomo superiores al promedio es media pulgada inferior a la de los demás niños. De acuerdo con un investigador, el nivel de plomo presente en el organismo de los infantes que mueren de SIDS (sudden infant death syndrome,

o síndrome de muerte infantil súbita) es significativamente más alto que el de los infantes que mueren por otras causas.

- Un estudio publicado en la revista médica *The New England Journal of Medicine* sugiere que incluso niveles bajos de plomo en los niños pueden conducir a problemas para toda la vida, como problemas severos de lectura, problemas de aprendizaje, mala coordinación ojo-mano, retardo en el crecimiento y reflejos disminuidos. Niveles altos de plomo en el organismo también se han relacionado con hiperactividad, trastornos de conducta y delincuencia juvenil.
- Aun cuando la gasolina con plomo ha sido reemplazada casi completamente por combustible sin plomo, se calcula que todavía hay entre cuatro y cinco millones de toneladas métricas de plomo acumuladas en el suelo de Estados Unidos a causa de la gasolina con plomo que se utilizaba antes. Cualquier persona que posea un cultivo cerca de una carretera o de una autopista muy transitadas debe hacer examinar el contenido de plomo del suelo de su propiedad.
- Las paredes de las edificaciones que tienen cincuenta años o más deben ser inspeccionadas por un profesional; si su pintura es a base de plomo, debe ser retirada por personas capacitadas utilizando el equipo adecuado. Pintar encima de la vieja pintura a base de plomo puede hacer que se desprendan partículas minúsculas que contienen este metal, las cuales van a dar al aire. Esto representa un peligro.
- Una fuente de envenenamiento con plomo que anteriormente no se tenía en cuenta es la tintura para el cabello a base de plomo para los hombres. De acuerdo con The Cosmetic, Toiletry, and Fragrance Association, el 80 por ciento de las tinturas para el cabello especialmente diseñadas para los hombres contienen los llamados agentes de coloración progresiva, que se elaboran con acetato de plomo. Se sabe que el cuero cabelludo absorbe parte de ese plomo, lo que suscita inquietudes en torno al riesgo de envenenamiento con este tóxico metal.
- La U.S. Food and Drug Administration (FDA) considera que los niños y las mujeres embarazadas presentan un alto riesgo de envenenamiento con plomo.
- Una manera sencilla de comprobar si los platos contienen plomo es utilizar el producto LeadCheck Swabs, de Hybrivet Systems. Esta compañía también produce un kit para examinar el plomo del agua. (*Ver* Fabricantes y Distribuidores, en el Apéndice.)
- Para más información sobre el envenenamiento con plomo, acuda al National Lead Information Center. (Organizaciones Médicas y de la Salud, en el Apéndice).

Vitamin C con bioflavonoids	5.000–20.000 mg al día divididos en varias tomas. *Ver* FLUSH DE ÁCIDO ASCÓRBICO en la Tercera Parte.	Ayudan a neutralizar los efectos del plomo.
Zinc	80 mg al día. No tomar más de 100 mg al día de todos los suplementos.	Contribuye a eliminar el plomo del organismo. Bajos niveles de cinc se han encontrado junto con altos niveles de plomo en algunas personas.
Muy importantes		
Glutathione más L-methionine	Según indicaciones de la etiqueta, con el estómago vacío. Tomar con agua o jugo. No tomar con leche. Para mejor absorción, tomar con 50 mg de vitamina B_6 y 100 mg de vitamina C.	Estos poderosos antioxidantes protegen el hígado, los riñones, el corazón y el sistema nervioso central. *Ver* AMINOÁCIDOS en la Primara Parte.
Lecithin granules o capsules	1 cucharada 3 veces al día antes de las comidas. 1.200 mg 3 veces al día antes de las comidas.	Protegen las membranas de las células.
Selenium	200 mcg al día. Si está embarazada, no tome más de 40 mcg al día.	Poderoso antioxidante.
Importantes		
Vitamin B complex	100 mg 3 veces al día con las comidas.	Las vitaminas B son más eficaces cuando se toman al mismo tiempo.
más extra vitamin B_1 (thiamine)	100 mg al día.	Estas vitaminas B son vitales para la función enzimática celular y para el metabolism o del cerebro.
y vitamin B_6 (pyridoxine)	50 mg al día.	Ayudan a eliminar el plomo del cerebro.
Provechosos		
Vitamin A con mixed carotenoids	5.000 UI al día por 2 meses. Si está embarazada, no debe tomar más de 10.000 UI al día.	Estos poderosos antioxidantes destruyen los radicales libres y protegen a las células del daño causado por el envenenamiento con plomo.
más vitamin E	200 UI al día.	Use d-alpha-tocopherol.
o Micellized Vitamin A emulsion de American Biologics	Según indicaciones de la etiqueta.	Forma emulsificada de las vitaminas A y E que entra rápidamente en el organismo.

Hierbas

- ❑ La alfalfa es rica en vitaminas, minerales y otros valiosos nutrientes, además de que desintoxica el organismo.
- ❑ Tome media taza de jugo de aloe vera en la mañana y media taza antes de acostarse. Esto facilita el movimiento intestinal y ayuda a eliminar metales del tracto digestivo.
- ❑ La chlorella y el cilantro ayudan a absorber los metales tóxicos.

Recomendaciones

- ❑ Incluya en su dieta mucha fibra y supleméntela con pectina (se encuentra en la manzana).

Nota: La fibra en suplemento no se debe tomar junto con otros suplementos o medicamentos, sino por separado.

❑ Consuma legumbres, fríjol, huevo, bróculi, coles de Bruselas, califloe, kale, espinaca, cebolla y ajo. Estos alimentos contribuyen a eliminar el plomo del organismo.

❑ Asegúrese de tener una dieta baja en grasa y con cantidades adecuadas de hierro y calcio. El cuerpo absorbe mejor el plomo cuando le falta hierro o calcio, o si ha sido expuesto a una dieta alta en grasa.

❑ Beba solamente agua destilada al vapor.

❑ No fume y evite los sitios donde hay fumadores.

❑ Si sospecha que está envenenado con plomo, hágase un análisis de cabello para determinar si su organismo presenta acumulación de ese metal. Los exámenes de sangre sólo revelan la exposición reciente al plomo. (*Ver* ANÁLISIS DEL CABELLO en la Tercera Parte).

❑ Lea siempre la etiqueta cuando compre productos elaborados en el extranjero como los maquillajes para los ojos (los productos de tinte de Oriente Medio kajal, surma o kohl), y otros remedios que se obtienen sin receta (Alarcon, Azarcon, Coral, Greta, Liga, Maria Luisa, Rueda). Algunos de estos productos contienen hasta un 90 por ciento de óxido de plomo).

Aspectos para tener en cuenta

❑ El succimer (Chemet), es un medicamento para chelate el plomo que se encuentra en el organismo de los niños. Esta droga, que fue aprobada solamente para niños con un nivel sanguíneo de plomo excesivamente alto (superior a 45 mg/dl), podría reducir el número de casos de enfermedad y muerte por envenenamiento con plomo. El succimer puede alterar la función inmunológica.

❑ Los CDC recomiendan que a todos los niños se les practique rutinariamente un examen de sangre al año y de nuevo a los dos años de edad, a fin de determinar el nivel de plomo de su organismo. Cuando el nivel del plomo sanguíneo de los niños pequeños es superior a 10 microgramos por decilitro (mg/dl) — el nivel más alto que los CDC consideran aceptable — su inteligencia sufre menoscabo. Numerosos estudios muestran que el cociente intelectual (IQ) de los niños disminuye en promedio un cuarto de punto por cada mg/dl adicional en el nivel del plomo sanguíneo.

❑ Actualmente hay disponible un sistema portable y operado con baterías para analizar los niveles de plomo en sangre en tres minutos. El kit se llama LeadCare y ha sido desarrollodo por ESA Biosciencies Inc. (www.esainc.com) y Andcare Inc. de Durham, Carolina del Norte (compañía que se ha fusionado con ESA).

❑ Otro método de detección de la toxicidad por metales pesados es el análisis de cabello. Sin embargo, los resultados pueden no ser precisos si la muestra ha sido contaminada, por ejemplo, con tinte para el pelo o por otras fuentes posibles de plomo. (*Ver* ANÁLSIS DEL CABELLO en la Tercera Parte.)

ENVENENAMIENTO CON PRODUCTOS QUÍMICOS

Al igual que los metales tóxicos, los químicos venenosos — como cloro, desinfectantes, metales pesados, herbicidas, insecticidas, productos derivados del petróleo y solventes — pueden introducirse en el organismo y afectar al funcionamiento de sus órganos. Éste es el envenenamiento con productos químicos. Algunos químicos se absorben a través de la piel; otros se inhalan o se ingieren. Estos químicos representan una amenaza para el sistema inmunológico, que trata de liberarse de las sustancias venenosas. La consecuencia de la exposición a esa clase de venenos es el deterioro de los órganos internos, especialmente el hígado.

El envenenamiento crónico con productos químicos se presenta con frecuencia entre quienes utilizan o están expuestos a sustancias químicas en su trabajo, así como también entre quienes utilizan cantidades excesivamente altas de esprays químicos. La gente que vive cerca de vertederos sanitarios o de ciertas instalaciones industriales también está expuesta crónicamente a químicos tóxicos. El envenenamiento agudo con productos químicos puede presentarse como resultado de la ingestión accidental de químicos de uso doméstico (esto puede ocurrir cuando hay niños) o del consumo inadecuado o excesivo de medicamentos.

A menos que se indique otra cosa, las dosis que se recomiendan a continuación son para personas adultas. La dosis para los jóvenes de doce a diecisiete años debe equivaler a tres cuartas partes de la cantidad recomendada; la de los niños de seis a doce años, a la mitad y la de los menores de seis años, a la cuarta parte.

Nutrientes

SUPLEMENTOS	DOSIS SUGERIDAS	COMENTARIOS
Muy importantes		
Free-form amino acid complex	Según indicaciones de la etiqueta, 2 veces al día con el estómago vacío.	Ayuda a la función hepática. Administrar en forma sublingual.
Garlic (Kyolic)	2 cápsulas 3 veces al día.	Ayuda a desintoxicar y a limpiar el torrente sanguíneo.
Raw liver extract	Según indicaciones médicas o de la etiqueta.	Proporciona hierro y vitaminas B necesarias. Desintoxica el organismo de sustancias químicas. Para el envenenamiento agudo con productos químicos, es más eficaz en inyección (con supervisión médica).
Superoxide dismutase (SOD)	Según indicaciones de la etiqueta.	Poderoso destructor de los radicales libres.
o		
Cell Guard de Biotec Foods	Según indicaciones de la etiqueta.	Este complejo antioxidante contiene SOD.
Vitamin B complex en inyección	Según prescripción médica.	Protege el hígado y las funciones corporales. Es más eficaz en inyección (con supervisión médica). Si no se consigue en inyección, administrar en forma sublingual.

más choline e inositol	50 mg 3 veces al día con las comidas. 50 mg 3 veces al día con las comidas.	
Vitamin C con bioflavonoids	5.000–20.000 mg al día divididos en varias tomas. *Ver* FLUSH DE ÁCIDO ASCÓRBICO en la Tercera Parte.	Protegen al organismo de los contaminantes y ayudan a eliminar las sustancias tóxicas.
Importantes		
Grape seed extract	Según indicaciones de la etiqueta.	Poderoso antioxidante.
L-Cysteine y L-methionine	500 mg al día de cada uno con el estómago vacío. Tomar con agua o jugo. No tomar con leche. Para mejor absorción, tomar con 50 mg de vitamina B_6 y 100 mg de vitamina C.	Eliminan las toxinas y reconstruyen el organismo. *Ver* AMINOÁMINOACIDOS en la Primera Parte.
Selenium	200 mcg al día. Si está embarazada, no tome más de 40 mcg al día.	Actúa con las vitaminas C y E para desintoxicar el organismo.
Vitamin E	200 UI al día.	Poderoso antioxidante. Use d-alpha-tocopherol.
Provechosos		
Coenzyme Q_{10}	30–60 mg al día.	Ayuda a reconstruir el sistema inmunológico y proporciona oxígeno a los tejidos.
Dioxychlor de American Biologics	5 gotas en agua 2 veces al día.	Lleva oxígeno a los tejidos.
Multivitamin y mineral complex	Según indicaciones de la etiqueta.	Todos los nutrientes son necesarios para fortalecer el sistema inmunológico y para disminuir la toxicidad.

Recomendaciones

❑ Para agilizar la recuperación, haga una dieta bien balanceada y rica en fibra. La fibra ayuda a limpiar el organismo. Entre los alimentos recomendados están almendras, albaricoque, banano, barley, fríjol, remolacha, nueces de Brasil, arroz integral, zanahoria, dátiles, pescado, ajo, uvas, hazelnuts, limón, lenteja, cebolla, espinaca, harina de avena y yogur.

❑ En lo posible, sólo consuma alimentos cultivados orgánicamente.

❑ Lleve siempre ropa de protección y guantes de goma o látex cuando maneje productos químicos, incluso productos tan comunes como disolventes, quitapinturas y adelgazantes de pintura (la mayoría de los cuales contienen methylene chloride, xylene, acetone, toluene, benzene y otros químicos extremadamente peligrosos. Uno de los peores es el solvente de limpieza usado para limpiar las cañerías de plástico para aplicar la cola. Contiene methylethylketone (MEK), un gran solvente pero carcinógeno reconocido. Siempre siga con mucho cuidado las instrucciones de uso de los productos químicos que aparecen en la etiqueta y evite inhalar sus humos, especialmente en un lugar cerrado.

❑ Evite el exterior cuando se aplican pesticidas o insecticidas desde el aire.

❑ Tome solamente agua destilada al vapor. (*Ver* AGUA en la Primera Parte.)

❑ Haga un ayuno de desintoxicación durante tres días cada mes para ayudarle al organismo a liberarse de las toxinas. (*Ver* AYUNOS en la Tercera Parte.)

❑ Evite al máximo los productos químicos, incluso la gasolina que se queda en la mano al llenar el depósito del auto o del cortacésped.

Aspectos para tener en cuenta

❑ *Ver también* alergia a los productos químicos y envenenamiento en la Segunda Parte.

EPILEPSIA

En Estados Unidos hay más de 2 millones de personas con epilepsia, un trastorno caracterizado por episodios recurrentes de convulsiones. Las convulsiones son un síntoma de epilepsia pero no todas las personas que las tienen sufren de epilepsia. Incluso quienes la sufren pueden tener convulsiones que no son de naturaleza epiléptica.

Un ataque epiléptico es un fallo temporal del cerebro causado por la actividad eléctrica descontrolada de las células nerviosas de la corteza cerebral. Los ataques raramente llegan a dañar permanentemente el cerebro, pero pueden dificultar mucho la vida normal del paciente. Alrededor del 80 por ciento de las personas a las que se les diagnostica la epilepsia, los ataques se pueden controlar con medicación y técnicas quirúrgicas, pero hay un 20 por ciento que no responden al tratamiento; es lo que se llama *epilepsia intratable.*

No se conoce la causa subyacente de la epilepsia. Se sabe que no está causada por, ni relacionada con, ninguna enfermedad mental, retrasos en el desarrollo ni problemas de salud mental. De hecho, hay muchas personas famosas que sufren o han sufrido de epilepsia y han contribuido de manera importante a nuestra sociedad. Los ataques pueden ocurrir sin ninguna razón aparente, o venir provocados por una amplia lista de cosas, como la exposición a un agente alérgeno; síndrome de abstinencia (drogas o alcohol); fiebre; exposición a luces intermitentes; hambre; hipoglicemia; infecciones; falta de sueño; desequilibrios nutricionales o metabólicos; o traumas, especialmente a la cabeza. Hay personas con un nivel inusualmente bajo de neurotransmisores inhibidores, químicos del cerebro que reducen la actividad neuronal del cerebro. Otras personas tienen una cantidad demasiado alta de neurotransmisores excitantes, es decir, lo contrario de lo anterior. Existe evidencia de que el factor genético o hereditario también juega un papel. Desgraciadamente, las investigaciones en este sentido todavía son muy incipientes. Hay más de quinientos genes que podrían influir en la epilepsia, y la cuestión está en identificar el rol que tiene cada uno.

Hay más de treinta tipos distintos de ataques o convulsiones, divididos en dos grupos básicos: ataques focales y ataques generalizados.

1. *Ataques focales*. Pueden catalogarse como simples o complejos. Las convulsiones o ataques ocurren en una única parte del cerebro y afectan aproximadamente al 60 por ciento de epilépticos. Al tener un foco, una zona del cerebro con la que están conectados, normalmente se categorizan por la parte del cerebro en que se originan. En un ataque simple, la persona se mantiene consciente pero experimenta sensaciones extrañas: un súbito enojo, alegría, náusea, tristeza y puede llegar a experimentar sonidos extraños, olores, gustos o ver o sentir cosas que no son reales para el resto de nosotros. En un ataque focal complejo, la persona normalmente pierde la consciencia o, al menos, se produce un cambio en su estado consciente. Puede ser semejante a una experiencia onírica. Puede venir acompañada de movimientos o comportamientos repetitivos, como un cierto tic nervioso, movimientos de la boca (masticación), abrir y cerrar de ojos, caminar en círculo y otros movimientos automáticos. Antes de que ocurra el individuo puede tener una señal de advertencia llamada aura. El aura en sí misma es un tipo de convulsión, pero una que la persona sí recuerda. El aura puede ser provocada por un olor peculiar, mariposas en el estómago o un sonido distorsionado. Un hombre que sufría de epilepsia y a quien le gustaba mucho apostar a los caballos, decía que él siempre escuchaba el rugido de la multitud y el nombre de su caballo favorito antes de perder la consciencia. La epilepsia del lóbulo temporal (TLE, según sus siglas en inglés) es el síndrome más común de la epilepsia con características focales. Se relaciona a menudo con un aura y se ha encontrado relación con daños cerebrales (al hipocampo, el cual se encoge con el tiempo).
2. *Ataques generalizados*. Comprenden los ataques de ausencia, atónicos, tónicos, clónicos, y tónicos-clónicos. Los ataques generalizados son resultado de una actividad neuronal anormal en ambos lados del cerebro. Es normal en este tipo de ataques perder la consciencia, caerse y/o tener espasmos musculares. Hay muchos tipos de ataques generalizados. Los ataques de ausencia (antes conocidos como petit mal), son los más comunes en la adolescencia. Se caracterizan por una mirada perdida que dura medio minuto más o menos. La persona parece estar soñando despierta. Durante este tipo de ataque, la persona no es consciente de dónde está. Claro está, no todos los adolescentes que tienen la mirada perdida o sueñan despiertos tienen epilepsia. Normalmente, un simple toque o un sonido los "despertará" de su sueño, pero un niño que sufre un ataque no puede "despertar". Los ataques atónicos (*drop attack*) son ataques infantiles en los que el niño pierde la consciencia durante unos diez segundos y normalmente se desploma al piso debido a la pérdida completa de tono muscular. Los ataques tónicos causan endurecimiento de los músculos, normalmente los de la espalda, brazos y piernas. Los ataques clónicos provocan movimientos bruscos de los músculos de ambas partes del cuerpo. Los ataques tónico-clónicos (antes llamados *grand mal*) se caracterizan por gritos repentinos, una caída, rigidez y movimientos bruscos de los músculos, respiración entrecortada y tonalidad azul de la piel. Es posible que se pierda el control de la vejiga. El ataque normalmente dura entre dos y cinco minutos, y le suele seguir confusión, fatiga y/o pérdida de memoria. Verlo en persona puede ser realmente impresionante, especialmente la primera vez que se ve. En los ataques mioclónicos se producen movimientos musculares bruscos y breves, normalmente en la parte superior del cuerpo, brazos y piernas.

Otro síndrome epiléptico llamado epilepsia neocortical puede ser bien focal o generalizado. Sus síntomas incluyen sensaciones extrañas; todos ellos varían dependiendo del lugar o foco del ataque.

Los ataques en los niños suelen ser especialmente alarmantes. Este es trastorno neurológico más común entre los niños, de hecho, un tercio de las personas que sufren ataques convulsivos son niños. La epilepsia idiopática (convulsiones de origen desconocido) o convulsiones febriles (ataques no epilépticos inducidos por la fiebre) afectan a un 3 por ciento de los niños, aproximadamente. Por ejemplo, el síndrome de Angelman (un trastorno infantil congénito raro) se exterioriza en forma de convulsiones o temblores. El síndrome de Lennox-Gastaut es un trastorno convulsivo grave que, normalmente, aparece en niños de entre uno y ocho años. El tratamiento tradicional era administrar anticonvulsivos después del primer ataque, incluso los febriles. Con ello se esperaba prevenir nuevos episodios epilépticos en el futuro. Sin embargo, se ha visto que el uso de esos medicamentos por largos periodos en los niños es nocivo; además, ciertos tipos de convulsiones febriles generalmente pueden tratarse con métodos menos drásticos.

Las convulsiones en niños muy pequeños muchas veces tienen su origen en el sistema nervioso central o en inconsistencias metabólicas. En niños mayores, es más normal que la epilepsia tenga un origen genético, sea resultado de infecciones del sistema nervioso central o de alguna herida en la cabeza.

Las personas con epilepsia deben alimentarse bien y tomar suplementos; esto es muy importante. Las mujeres embarazadas deben tomar vitaminas prenatales y dormir todo lo que haga falta para evitar las convulsiones. Sería también necesario que, a partir de las treinta y cuatro semanas de embarazo, tomasen vitamina K para reducir el riesgo de un trastorno de coágulos sanguíneos llamado *co-*

agulopatía neonatal, el cual puede venir dado por la exposición del feto a la medicación contra la epilepsia.

A menos que se especifique otra cosa, las siguientes dosis se recomiendan para personas mayores de dieciocho años. La dosis para los jóvenes de doce a diecisiete años debe equivaler a tres cuartas partes de la cantidad recomendada. Para los niños de seis a doce años debe utilizarse la mitad de la dosis recomendada y para los menores de seis años, una cuarta parte.

Nutrientes

SUPLEMENTOS	DOSIS SUGERIDAS	COMENTARIOS
Esenciales		
Dimethylglycine (DMG)	Según indicaciones de la etiqueta.	
L-Carnitine	Según indicaciones de la etiqueta.	
L-Tyrosine	500 mg de cada uno 3 veces al día, con el estómago vacío. Tomar con agua o jugo. No tomar con leche. Para mejor absorción, tomar con 50 mg de vitamina B_6 y 100 mg de vitamina C.	Importantes para el correcto funcionamiento del cerebro. *Advertencia:* Si está tomando algún inhibidor MAO para la depresión, no debe tomar tirosina.
Magnesium	700 mg al día, divididos en varias tomas. Tomar entre comidas con el estómago vacío, con vinagre de manzana o betaine HCl.	Necesario para calmar el sistema nervioso y los espasmos musculares. Utilizar magnesium chloride.
Selenium	Según indicaciones de la etiqueta. Si está embarazada, no tome más de 40 mcg al día.	
Taurine Plus de American Biologics	10–20 gotas al día divididas en varias tomas.	Importante antioxidante y regulador inmunológico, necesario para la activación de los glóbulos blancos y para la función neurológica. Administrar en forma sublingual.
o taurine	Según indicaciones de la etiqueta.	
Vitamin B complex	100 mg 3 veces al día con las comidas.	Sumamente importante para el funcionamiento del sistema nervioso central. Puede ser necesario aplicar este complejo en inyección (con supervisión médica).
más extra vitamin B_3 (niacin)	50 mg al día.	Mejora la circulación. Provechoso para muchos trastornos relacionados con el cerebro.
y vitamin B_6 (pyridoxine)	100–600 mg 3 veces al día con supervisión médica profesional.	Necesario para el funcionamiento normal del cerebro.
y vitamin B_{12}	1.000–2.000 mcg 2 veces al día con el estómago vacío.	Mantiene en buen estado las vainas de mielina que cubren y protegen las terminaciones nerviosas.
y folic acid	400 mcg al día. Si toma medicamentos anticonvulsivo, no sobrepasar 400 mg al día de este suplemento de todas fuentes.	Alimento cerebral, vital para la salud del sistema nervioso.
y pantothenic acid (vitamin B_5)	500 mg al día.	Vitamina antiestrés.
Muy importantes		
Calcium	1.500 mg al día.	Importante para la transmisión normal de los impulsos nerviosos.
Liquid Kyolic con B_1 y B_{12} de Wakunaga	Según indicaciones de la etiqueta.	
Zinc	50–80 mg al día. No tomar más de 100 mg al día de todos los suplementos.	Protege las células del cerebro. Para mejor absorción, utilizar lozenges de zinc gluconate u OptiZinc.
Importantes		
Coenzyme Q_{10}	30 mg al día.	Mejora la oxigenación del cerebro.
más Coenzyme A de Coenzyme-A Technologies	Según indicaciones de la etiqueta.	
Oxy-5000 Forte de American Biologics	Según indicaciones de la etiqueta.	Poderoso antioxidante nutricional, provechoso para la salud y el estrés. Destruye los radicales libres.
Quercetin	Según indicaciones de la etiqueta.	
Provechosos		
Chromium picolinate	200 mcg al día.	Importante para la estabilidad del metabolismo de la glucosa cerebral.
Kelp o alfalfa	1.000–1.500 mg al día.	Mantiene el equilibrio adecuado de los minerales. *Ver* Hierbas más adelante.
Melatonin	Empezar con 2–3 mg al día, 2 horas o menos antes de acostarse. Si es necesario, aumentar gradualmente la dosis hasta observar resultados.	Provechoso cuando los síntomas incluyen insomnio.
Proteolytic enzymes	Según indicaciones de la etiqueta. Tomar entre comidas.	Ayudan a la curación cuando la causa de las convulsiones es la inflamación.
más multienzyme complex	Según indicaciones de la etiqueta. Tomar con las comidas.	Ayuda a la digestión aumentando la disponibilidad de los nutrientes necesarios.
Raw thymus glandular	Según indicaciones de la etiqueta.	Tanto el timo como la tiroides son importantes para el correcto funcionamiento del cerebro. *Ver* TERAPIA GLANDULAR en la Tercera Parte.
y thyroid glandular	Según indicaciones de la etiqueta.	
Vitamin A con mixed carotenoids	25.000 UI al día. Si está embarazada, no debe tomar más de 10.000 UI al día.	Este importante antioxidante ayuda a proteger la función del cerebro.
Vitamin C con bioflavonoids	2.000–7.000 mg al día divididos en varias tomas.	Vitales para el funcionamiento de las glándulas suprarrenales, o glándulas antiestrés. Poderosos antioxidantes.
Vitamin E	200 UI al día.	Ayuda a la circulación y a la inmunidad. Para dosis altas, la emulsión facilita la asimilación y brinda mayor seguridad. Use d-alpha-tocopherol.

Hierbas

❑ La alfalfa es rica fuente de minerales necesarios. Tome 2.000 miligramos diarios en cápsula o en extracto.

❑ Las hierbas black cohosh, hyssop y lobelia son provechosas para las personas que sufren de epilepsia porque ayudan a controlar el sistema nervioso central y producen efectos calmantes. Para obtener mejores resultados se deben alternar.

Advertencia: Durante el embarazo se debe evitar el black cohosh.

❑ Evite el sage. Las personas que tienen convulsiones a causa de alguna enfermedad deben evitar esta hierba.

Recomendaciones

❑ Consuma productos lácteos fermentados, como yogur y kéfir.

❑ Incluya en su dieta hojas de remolacha, chard, huevos, vegetales hojosos de color verde, raw cheese, leche raw, nueces crudas, semillas y soya.

❑ Por su alta concentración de nutrientes, tome jugos frescos de remolacha, zanahoria, fríjol verde, vegetales hojosos de color verde, guisantes, uva roja y seaweed. (*Ver* JUGOS en la Tercera Parte.)

❑ Haga comidas pequeñas, tome poco líquido de una sola vez, y tome todos los días dos cucharadas de aceite de oliva.

❑ Evite las bebidas alcohólicas, la proteína de origen animal, los alimentos fritos, los edulcorantes artificiales como el aspartame (Equal, NutraSweet), la cafeína y la nicotina. Evite también los alimentos y el azúcar refinados.

❑ Si el intestino no se le mueve todos los días, antes de acostarse hágase un enema de limón con el jugo de dos limones y dos cuartos de galón de agua. (*Ver* ENEMAS en la Tercera Parte.)

❑ Dos veces por semana dese un baño con Epsom salts.

❑ Cuídese mucho. Tome las dosis más bajas que sea posible de todos los medicamentos y haga todo lo que esté a su alcance para liberarse de las drogas y de las convulsiones. Para controlar la epilepsia es de suma importancia hacer una dieta correcta y tomar suplementos nutricionales.

❑ Para mejorar la circulación hacia el cerebro, haga ejercicio con regularidad pero con moderación.

❑ En lo posible, evite el estrés y la tensión. Aprenda técnicas de manejo del estrés. (*Ver* ESTRÉS en la Segunda Parte).

Aspectos para tener en cuenta

❑ La mayoría de las personas que sufren de epilepsia están conscientes de su condición y toman medicamentos para controlar las convulsiones. Entre los posibles efectos secundarios de los anticonvulsivos están problemas de la sangre, fatiga, trastornos hepáticos, fatiga mental y/o aturdimiento.

❑ Algunas drogas interactúan con los medicamentos anticonvulsivos disminuyendo o, por el contrario, intensificando sus efectos. Se sabe que el alcohol, los anticonceptivos, el antibiótico erythromycin y algunas drogas para el asma, la úlcera y el corazón interactúan con algunas drogas para la epilepsia.

Advertencia: Las personas que toman medicamentos para la epilepsia siempre deben consultar con el médico o con el farmacéutico antes de tomar otras drogas (prescritas o no por el médico).

❑ La epilepsia no es la única causa de convulsiones. Otros factores también pueden producirlas, como alcalosis, abuso del alcohol, arteriosclerosis, trastornos cerebrales (por ejemplo, tumor cerebral, encefalitis, meningitis o accidente cardiovascular), fiebre alta (especialmente en los niños), utilización de drogas, formación de tejido cicatricial como resultado de una lesión ocular o de un ataque cerebral, falta de oxígeno y espasmos de los vasos sanguíneos.

❑ Se han encontrado altos niveles de aluminio en el cerebro de personas que sufren de epilepsia. Estudios con animales han revelado que cantidades ínfimas de aluminio en el cerebro pueden desencadenar la actividad eléctrica desorganizada que produce las convulsiones. (*Ver* TOXICIDAD POR ALUMINIO en la Segunda Parte.)

❑ De acuerdo con investigaciones realizadas por el departamento de bioquímica de la Universidad Estatal de Arizona, el consumo del edulcorante artificial aspartame se relaciona con convulsiones en algunas personas. Otros agentes tóxicos, como aluminio y plomo, pueden contribuir al problema. Las personas con epilepsia podrían hacerse sensibles a esta sustancia por lo que es aconsejable que la eviten.

❑ El ácido fólico en dosis superiores a 400 microgramos (mcg) diarios puede aumentar la actividad convulsiva en personas que sufren de epilepsia, en particular si están tomando el medicamento anticonvulsivo phenytoin (Dilantin), que comúnmente prescriben los médicos.

❑ La deficiencia de magnesio en las mujeres embarazadas puede hacer que sus hijos nazcan con epilepsia.

❑ Al menos el 90 por ciento de las mujeres que toman medicamentos contra la epilepsia durante el embarazo dan a luz bebés sanos y normales. Las convulsiones durante el embarazo son muy peligrosas por lo que la mayoría de los médicos les aconsejan a sus pacientes embarazadas continuar tomando el medicamento contra la epilepsia, a menos que haya una alta probabilidad de que no presenten convulsiones si lo suspenden.

❑ En el tratamiento de la epilepsia, la terapia con oxígeno hiperbárico (a alta presión) ha dado buenos resultados (*Ver* TERAPIA DE OXÍGENO HIPERBÁRICO en la Tercera Parte.)

Qué hacer cuando alguien tiene un ataque epiléptico

Ver cómo alguien sufre un ataque epiléptico puede ser muy alarmante y dar mucho miedo. Mucha gente, por no decir la mayoría, no sabe qué hacer. Además, hay muchos mitos acerca del tratamiento de la epilepsia. Si usted está presente cuando alguien tiene un ataque convulsivo haga lo siguiente:

- *No* restrinja el movimiento de la persona.
- *No* trate de poner nada en la boca del enfermo. Puede que se muerda la lengua, pero eso no pone en riesgo su vida.
- Trate de impedir su caída para que el enfermo no se golpee con nada si se desploma. Muchas veces el epiléptico sabe que está a punto de tener un ataque y usted puede decirle que se siente o ayudarle a sentarse antes de que se caiga.
- Deje a la persona tumbada en un lugar seguro. No ponga nada bajo su cabeza. Si es posible voltee a la persona hacia un lado y sujétela en esa posición con algunos cojines o almohadas colocados a su espalda. De este modo, cualquier saliva o sangre (si se ha mordido la lengua) podrá salir sin problemas de la boca.
- En caso de que haya habido pérdida de control de la vejiga o del vientre, si es posible cubra a la persona con una manta para proteger su intimidad.
- No se deje llevar por el pánico. Afloje cualquier prenda ajustada para que el enfermo esté más cómodo. Quédese con la persona hasta que cese el ataque ya que ésta se puede sentir desorientada y confusa inmediatamente después.
- Si la persona tiene convulsiones repetidas, una tras otra, pida ayuda médica. Si se trata de un niño o un bebé, busque ayuda médica inmediatamente.

❑ Si la epilepsia se debe a la presencia de tumores diminutos en el cerebro, se puede recomendar un tipo de cirugía llamado lesionectomía. Por medio de una computadora, el cirujano puede visualizar y vaporizar los tumores que, a veces, causan epilepsia. Es un procedimiento que puede realizarse con un daño mínimo a los tejidos sanos del cerebro.

❑ El Diastat es una variante del diazepam (mejor conocido como Valium) en forma de gel y diseñado para su administración rectal. Su prescripción es adecuada para personas que sufren ataques múltiples de manera habitual. El gel hace efecto en pocos minutos y debe ser administrado dos o tres minutos después del ataque.

❑ Para controlar las convulsiones en los niños se ha utilizado con éxito un programa dietético llamado dieta cetogénica. Ésta dieta, rígidamente controlada, es alta en grasas y sumamente baja en carbohidratos y proteínas, lo cual fuerza al organismo a generar energía celular utilizando grasa en vez de los consabidos carbohidratos. Cuando la grasa se quema, se forman subproductos llamados cetonas. Por lo general, la cetosis, es decir, la concentración elevada de cetonas en el organismo, se presenta sólo en casos de inanición o de diabetes mellitus incontrolada. Sin embargo, hacer una dieta prácticamente desprovista de carbohidratos puede producir el mismo efecto, además de que ocasiona cambios bioquímicos que llevan a los tejidos a quemar esas cetonas para producir la energía que necesitan. Aunque no se conocen los mecanismos de acción, parece que este proceso controla la actividad convulsiva. El mecanismo puede ser un producto colateral de la cetosis con un nombre muy complicado: beta-hydroxybutyrate (BHB) pero, de momento, ningún estudio con humanos ha confirmado este aspecto. Esta dieta ha beneficiado a la mayoría de los niños que la han hecho, y muchos han podido dejar por completo el medicamento anticonvulsivo, o han podido reducir la dosis. Este programa dietético no es fácil para los padres, porque los alimentos, los líquidos, los medicamentos e, incluso, los productos para la higiene personal de su hijo — como el dentífrico — deben ser controlados estrictamente y el programa se debe seguir al pie de la letra (incluso pequeñas desviaciones pueden anular sus efectos). Sólo se debe emprender con la supervisión directa de un médico con experiencia en este campo. Para obtener información sobre la dieta cetogénica, comuníquese con el Pediatric Epilepsy Center del Johns Hopkins Hospital. (*Ver* Organizaciones Médicas y de la Salud, en el Apéndice.)

❑ Las pseudoconvulsiones, también llamadas trastorno psicogénico o no epiléptico, son ataques no epilépticos y pueden ser síntoma de diversos factores psicológicos.

❑ La enfermedad de Huntington (HD, por sus siglas en inglés) — a veces se denomina corea de Huntington — es un trastorno que causa temblores y movimientos involuntarios del cuerpo y, a veces, se puede confundir con los ataques mioclónicos. Sin embargo, no es un trastorno epiléptico, sino que es producto de una irregularidad cromosomática transmitida genéticamente. Normalmente se manifiesta a partir de los treinta años. No se conoce cura alguna para esta enfermedad, pero si se sigue la dieta asignada a los epilépticos se puede ralentizar su avance y aliviar sus síntomas.

EPSTEIN-BARR, VIRUS DE

Ver FIBROMIALGIA, MONONUCLEOSIS, SÍNDROME DE FATIGA CRÓNICA.

ERITEMA SOLAR

Ver QUEMADURAS DE SOL.

ERUPCIONES DE LA PIEL

La piel es el órgano más grande del cuerpo. Consta de tres capas: la epidermis (capa externa), la dermis (capa inter-

Erupciones comunes de la piel

La mejor manera de hacer frente a las erupciones cutáneas es ir al fondo del problema. A continuación encontrará varios tipos de erupciones cutáneas, junto con sus causas y sus características. Esta lista no es exhaustiva ni pretende reemplazar el diagnóstico de un profesional idóneo. Si la erupción se mantiene activa durante más de una semana, si empeora o si está acompañada de otros síntomas — como fiebre — debe consultar con el médico.

Causa de la erupción	Características
Alergia a los alimentos o a los medicamentos	Erupción plana de color rosáceo o rojo, posiblemente con hinchazón y/o prurito.
Athlete's Foot (pie de atleta)	Inflamación, descamación, agrietamiento y ampollas en los pies, en especial entre los dedos. El prurito y/o la sensación de ardor pueden ser severos.
Dermatitis (eccema)	Parches descamativos y engrosamiento de la piel en cualquier parte del cuerpo. La piel puede presentar cambios de coloración en el área afectada. Es frecuente el prurito. Un tipo de dermatitis produce lesiones redondeadas en las extremidades.
Enfermedad de Lyme	Lesión roja y redondeada que se expande gradualmente mientras el centro da la sensación de curarse. Esto puede ir seguido de un sarpullido en el torso, con pequeñas vesículas elevadas. La erupción puede o no ir acompañada de síntomas como de influenza: fiebre, escalofrío y náuseas.
Infección por el virus del herpes	Vesículas dolorosas y llenas de fluido que brotan periódicamente en el área de la boca y/o de los genitales.
Infección por hongos (cándida)	Parches rojos, húmedos y pruriginosos en cualquier parte del cuerpo, pero especialmente en áreas donde se presenta roce de superficies cutáneas. En los bebés se presenta pañalitis con inflamación.
Intertrigo	Áreas crónicamente adoloridas, rojas y húmedas, por lo general en la ingle o en las axilas, la cara interna de los muslos y debajo de los senos.
Mononucleosis	Pápulas rojas que suelen presentarse junto con dolor de cabeza, dolor generalizado, fiebre baja, dolor de garganta y fatiga persistente.
Pelagra	Erupción inflamatoria y pruriginosa que suele aparecer en las manos, la cara y/o el cuello. El enrojecimiento de la piel va seguido de la aparición de vesículas (algunas de ellas grandes), costras, desprendimiento y descamación de la piel. La lengua puede presentar inflamación, enrojecimiento y dolor. Así mismo, puede haber diarrea, debilidad e inapetencia.
Poison ivy/Poison oak	Sarpullido intensamente pruriginoso de color rojo, con formación de vesículas que exudan. El sarpullido se puede propagar si el individuo se rasca.
Psoriasis	Parches escamosos de color plateado que aparecen en cualquier parte del cuerpo, pero especialmente en el cuero cabelludo, los oídos, los brazos, las piernas, las rodillas, los codos y la espalda. La psoriasis sigue un patrón en el cual alternan la mejoría y la exacerbación de los síntomas. Puede o no producir prurito.
Ringworm (tiña u hongos)	Manchas rojas, redondeadas y pruriginosas cuyo diámetro alcanza hasta un cuarto de pulgada, con bordes escamosos y ligeramente elevados. Al expandirse, las lesiones tienden a curarse en el centro.
Rosácea	Pápulas y pústulas rojas y pequeñas que suelen afectar a la nariz y al centro de la cara. Se parece al acné, pero es un trastorno crónico que aqueja con más frecuencia a las personas de edad mediana y a la gente muy mayor.
Sarampión	Pápulas rojas y elevadas que suelen aparecer en la frente y en los oídos y que se propagan al resto del cuerpo. La erupción suele ir precedida de varios días de síntomas virales, entre ellos fiebre, tos, estornudos, secreción nasal y, a veces, conjuntivitis. También se pueden presentar en la boca manchas rojas con centro blanco.
Sarna	Erupción persistente y pruriginosa con pápulas pequeñas y rojas que se secan y se escaman. De algunas pápulas pueden salir líneas finas, oscuras y en zigzag. Se suele desarrollar entre

	los dedos, en las muñecas y/o en los antebrazos, así como también en los senos y/o en los genitales.
Seborrea	Parches escamosos, grasosos y de color amarillento que forman escamas y costras. Puede aparecer en cualquier parte del cuerpo, aunque las áreas más afectadas suelen ser el cuero cabelludo, la cara y/o el pecho. Puede o no producir prurito, o escozor.
Shingles (herpes zoster o culebrilla)	Agrupaciones de vesículas minúsculas sumamente dolorosas y sensibles al tacto, que eventualmente forman costra y se desprenden. Se presentan con más frecuencia en la parte baja de las costillas, pero pueden aparecer en cualquier parte del cuerpo. Esta condición puede ir precedida y/o acompañada de síntomas de influenza, como escalofrío, fiebre y dolor generalizado.
Urticaria	Ronchas de diferentes tamaños que suelen aparecer de manera repentina y que cubren desde áreas pequeñas del cuerpo hasta áreas muy extensas. Por lo general, este problema es de corta duración.
Varicela	Agrupaciones de vesículas redondas y pequeñas que forman costra y luego sanan. Suelen aparecer primero en el torso tras uno o dos días de fiebre y dolor de cabeza, y luego se extienden a la cara y a las extremidades. Es una enfermedad sumamente pruriginosa. Se presenta con más frecuencia en los niños.

media) y la capa subcutánea (capa interna). La piel actúa como escudo entre el organismo y las millones de sustancias extrañas del medio ambiente. Al igual que los riñones y el intestino, la piel también sirve para excretar toxinas y otras sustancias del organismo. En consecuencia, en la piel no sólo se pueden desarrollar protuberancias y vesículas, sino que se pueden presentar cambios anormales de coloración, agrietamiento, resequedad, descamación, prurito o escozor, enrojecimiento, asperezas, engrosamiento y una multitud de problemas adicionales.

La piel reacciona por muchos motivos. Entre los más comunes están las alergias al moho, a los alimentos, a los productos químicos, a los cosméticos y a otras sustancias; las picaduras de insecto; algunas plantas, como poison ivy; la pañalitis, el sol y el viento, los medicamentos, el alcohol y los detergentes. Otra causa de reacción cutánea es la fricción, bien de dos partes del cuerpo al rozar o bien por el contacto con un agente externo, como un zapato apretado.

Hierbas

❑ Las cataplasmas de chaparral, dandelion y raíz de yellow dock son provechosas para muchas clases de erupciones cutáneas. *Ver* UTILIZACIÓN DE CATAPLASMAS en la Tercera Parte.

❑ Caléndula, chamomile, elder flower y aceite de tea tree pueden utilizarse externamente para refrescar y aliviar la erupción.

Recomendaciones

❑ Para rápido alivio de la picazón y la inflamación, moje un paño limpio en agua fría (o, para mayor alivio, en té de comfrey frío), exprímalo y colóqueselo en el área afectada durante diez minutos. Repita este procedimiento cuantas veces sea necesario para aliviarse.

❑ *Ver* Erupciones comunes de la piel en la siguiente página para identificar las posibles causas de la erupción, y seguir las recomendaciones de las secciones correspondientes en la Segunda Parte.

Aspectos para tener en cuenta

❑ Las erupciones cutáneas en los niños suelen ser producidas por alergias a algunos alimentos, especialmente chocolate, productos lácteos, huevos, maní, leche, wheat, pescado, pollo, cerdo y carne de res. Algunos expertos calculan que hasta el 75 por ciento de todas las erupciones cutáneas en los niños se deben a alergias al huevo, al maní y a la leche.

❑ Muchos médicos recomiendan crema de hydrocortisone para las irritaciones menores, el poison ivy, las picaduras de insectos que producen prurito y la pañalitis.

❑ Es recomendable hacerse pruebas de alergias, en particular cuando hay erupciones persistentes (*Ver* ALERGIAS en la Segunda Parte).

❑ *Ver también* ACNÉ, ALERGIA A LOS PRODUCTOS QUÍMICOS, ALERGIAS, ATHLETE'S FOOT, CANDIDIASIS, DERMATITIS, ENFERMEDAD DE LYME, FIEBRE REUMÁTICA, GANGRENA, INFECCIONES POR EL VIRUS DEL HERPES, INFECCIONES POR HONGOS, LUPUS, MONONUCLEOSIS, PELAGRA, PICADURA DE INSECTO, POISON IVY/POISON OAK, PSORIASIS, ROSÁCEA, SARAMPIÓN, SARNA, SEBORREA, SHINGLES, TOXICIDAD POR AGENTES MEDIOAMBIENTALES, URTICARIA, VARICELA, VERRUGAS y/o VITÍLIGO en la Segunda Parte.

ESCLEROSIS MÚLTIPLE

La esclerosis múltiple (MS, por sus siglas en inglés) es una enfermedad progresiva y degenerativa del sistema nervioso. Esta enfermedad afecta a diversas partes del sistema nervioso, entre ellas el cerebro, el nervio óptico y la médula espinal. Se caracteriza por la inflamación y cicatrización de muchas áreas de las vainas de mielina que cubre el cerebro y la espina dorsal. Éstas son unas envolturas compuestas de sustancias grasas que aíslan las fibras nerviosas desplegadas por todo el cuerpo. *Esclerosis* significa endurecimiento de los tejidos y *múltiple* simplemente indica que el endurecimiento se produce en varias zonas de tejidos. Parece ser que el sistema inmunológico del organismo funciona mal y produce anticuerpos que atacan las vainas de mielina. Consecuentemente, las vainas quedan dañadas y en las zonas lesionadas se crea un tejido cicatricial que perjudica o elimina la comunicación entre las terminaciones nerviosas.

En los Estados Unidos hay al menos 380.000 personas con MS. Dependiendo de la porción o de las porciones del sistema nervioso que quedan afectadas, los síntomas varían de persona a persona. En las etapas iniciales de la enfermedad, el enfermo puede presentar vahídos, problemas oculares como visión borrosa o visión doble, sensación de hormigueo y/o adormecimiento, especialmente de las manos y los pies, pérdida del equilibrio y/o de la coordinación, rigidez muscular, lenguaje atropellado y confuso, temblor, fatiga extrema y problemas de la vejiga y de los intestinos. Entre los síntomas secundarios, que surgen debido a los síntomas primarios más que a la propia enfermedad, están la pérdida de masa muscular y ósea, parálisis, disfunción sexual, infecciones del tracto urinario y dificultad respiratoria. La falta de movilidad sobrevenida con el avance de la enfermedad puede exacerbar la aparición de esos síntomas secundarios.

La esclerosis múltiple sigue un patrón en el cual los períodos de *exacerbación* de los síntomas van seguidos de períodos de disminución o, incluso, de desaparición de los síntomas; es lo que se conoce como *remisión*. El desarrollo de esta enfermedad es variable: puede ser relativamente benigno (pocos ataques de naturaleza leve a lo largo de décadas), o puede ser rápido y totalmente incapacitante. Pero por lo regular su desarrollo es lento, desaparece temporalmente y vuelve a aparecer de modo intermitente. Los ataques suelen ser más severos cada vez.

La causa de la esclerosis múltiple no se conoce, pero una creencia generalizada es que se trata de una enfermedad autoinmune en la cual los glóbulos blancos de la sangre atacan las vainas de mielina de los nervios como si se tratara de sustancias ajenas al organismo. El estrés y la malnutrición, derivada de la mala absorción de los nutrientes o de una dieta inadecuada, suelen preceder el inicio de la enfermedad. Algunos expertos piensan que un virus aún no identificado podría ser el causante de la enfermedad. Posiblemente la herencia también interviene. Según otra teoría, la enfermedad es producida por intolerancia a algunos alimentos, o por alergias alimentarias, en particular a los productos lácteos y al gluten.

El envenenamiento del sistema nervioso con productos químicos, como pesticidas, químicos industriales y metales pesados, también podría explicar en parte el desarrollo de la esclerosis múltiple. Hay toxinas medioambientales capaces de alterar las vías metabólicas normales del organismo, lo que se traduce en deterioro de las vainas de mielina que protegen los nervios. Incluso sustancias que no son necesariamente tóxicas para todo el mundo pueden afectar adversamente a las personas susceptibles. Se sabe que algunas toxinas producidas por las bacterias y los hongos del organismo provocan síntomas parecidos a los de la esclerosis múltiple.

Muchos expertos consideran que el envenenamiento con mercurio es la causa de la esclerosis múltiple en muchos casos. Se ha demostrado que el mercurio se liga al DNA de las células y las membranas celulares, produciendo deformación celular e inhibiendo el funcionamiento de las células. Se sabe que las amalgamas de mercurio que se utilizan en odontología (la principal fuente de exposición al mercurio para la mayoría de los estadounidenses) les producen a algunas personas síntomas idénticos a los de la esclerosis múltiple. Más aún, se ha encontrado que el nivel de mercurio del organismo de los pacientes de esclerosis múltiple es, en promedio, siete veces más alto que el de las personas que no sufren de esta enfermedad.

Por último, el hecho de que esta enfermedad sea bastante común en Estados Unidos, pero prácticamente desconocida en países como el Japón, Corea y China, sugiere que la dieta podría desempeñar un papel clave en el desarrollo de la esclerosis múltiple. El consumo de grasas saturadas, colesterol y alcohol, que está tan generalizado en los países occidentales, redunda en la producción de una sustancia parecida a las hormonas llamada prostaglandin 2 (PG_2), que promueve la respuesta inflamatoria y empeora los síntomas de la esclerosis múltiple. En los países asiáticos, la gente consume mucho menos grasa de la que se consume en América del Norte y en Europa. La dieta de los asiáticos es rica en alimentos de origen marino, semillas y aceites de fruta, que tienen altas concentraciones de ácidos grasos esenciales, entre ellos ácidos grasos esenciales omega-3, los cuales ejercen un efecto inhibidor de la respuesta inflamatoria.

La esclerosis múltiple se suele diagnosticar entre los veinticinco y los cuarenta años. La enfermedad afecta casi dos veces más a las mujeres que a los hombres, y sólo en raras ocasiones se presenta en niños y en personas mayores de sesenta años. En los Estados Unidos, esta enfermedad es más común en los estados al norte del paralelo 37 (una línea imaginaria que se extiende aproximadamente desde Newport News, Virginia, hasta Santa Cruz, California). No es sencillo diagnosticar esta enfermedad. Para el diagnóstico se puede utilizar magnetic resonance imaging (MRI). Sin embargo, no existe una prueba única para diagnosticar la esclerosis múltiple, y el diagnóstico debe hacerse descartando otras posibles causas de los síntomas.

No es fácil diagnosticar MS, por lo que a menudo queda sin detectarse durante algún tiempo. Entre las pruebas que se pueden hacer para su detección están los MRI (resonancias magnéticas), que se emplean para ver señales de placa o lesiones; punciones lumbares, para detectar anomalías en el nivel de leucocitos y/o proteínas del sistema inmunológico en el líquido cefalorraquídeo; pruebas VEP (*visual evoked potential*), para evaluar la conexión entre la retina y la parte visual del cerebro, y AEP (*audio evoked potential*) para detectar lesiones cerebrales; y electrodiagnósticos para medir el ritmo al que viajan los impulsos nerviosos (puede ser menor de lo normal en los pacientes con MS).

Aun cuando no se conoce cura para esta enfermedad, se ha demostrado que los programas nutricionales y suplementarios de esta sección son provechosos para los pacientes de esclerosis múltiple. Las personas que han sufrido durante mucho tiempo de esta enfermedad no se benefician tanto como las personas jóvenes que están empezando a presentar síntomas. Estas personas suelen advertir que los suplementos correctos retardan o, incluso, detienen el avance de su enfermedad.

A menos que se indique otra cosa, las dosis que se recomiendan a continuación son para personas adultas. La dosis para los jóvenes de doce a diecisiete años debe equivaler a tres cuartas partes de la cantidad recomendada; la de los niños de seis a doce años, a la mitad y la de los menores de seis años, a la cuarta parte.

NUTRIENTES

SUPLEMENTOS	DOSIS SUGERIDAS	COMENTARIOS
Muy importantes		
Coenzyme Q_{10}	90 mg al día.	Necesario para mejorar la circulación y la oxigenación de los tejidos. Fortalece el sistema inmunológico.
más Coenzyme A de Coenzyme-A Technologies	Según indicaciones de la etiqueta.	
Gamma-linolenic acid (GLA)	Según indicaciones de la etiqueta, 3 veces al día con las comidas.	Ácido graso esencial, necesario para controlar los síntomas. Su deficiencia es común en personas con esclerosis múltiple.
o flaxseed oil	Según indicaciones de la etiqueta, 3 veces al día con las comidas.	Si el GLA no se consigue, utilizar uno de estos suplementos en vez de los ácidos grasos esenciales.
o primrose oil	Según indicaciones de la etiqueta, 3 veces al día con las comidas.	
u omega-3 essential fatty acids	Según indicaciones de la etiqueta, 3 veces al día con las comidas.	
Garlic (Kyolic de Wakunaga)	2 cápsulas 3 veces al día.	Una excelente fuente de azufre.
Methylsulfonyl-methane (MSM)	Según indicaciones de la etiqueta.	
Oxy-5000 Forte de American Biologics	Según indicaciones de la etiqueta.	Un potente antioxidante nutricional.
Vitamin B complex	100 mg 3 veces al día.	Ayuda al funcionamiento del sistema inmunológico y mantiene la salud de los nervios. Utilizar fórmulas hipoalergénicas para todas las vitaminas B.
más extra vitamin B_6 (pyridoxine)	50 mg 3 veces al día.	Promueve la producción de glóbulos rojos y ayuda al sistema nervioso y a la función inmunológica. Su deficiencia puede causar esclerosis múltiple en personas susceptibles.
y vitamin B_{12}	1.000 mcg 2 veces al día.	Contribuye a la longevidad de las células. Evita el daño de los nervios impidiendo que se deterioren las vainas protectoras de mielina. Utilizar lozenges o administrar en forma sublingual.
y choline e inositol	Según indicaciones de la etiqueta.	Estimulan el sistema nervioso central y protegen del daño a las vainas de mielina.
Importantes		
Acidophilus	1 cucharadita 2 veces al día con el estómago vacío.	Ayuda a desintoxicar las sustancias nocivas, aumenta la absorción de los nutrientes y favorece la digestión. Utilizar una variedad en polvo.
Amino-LIV de Carlson Labs	1/4 cucharadita 2 veces al día con el estómago vacío.	Combinación de aminoácidos de cadena ramificada que ayudan a la utilización de los nutrientes por parte de los músculos. *Ver* AMINOÁCIDOS en la Primera Parte.
más L-glycine	500 mg 2 veces al día con el estómago vacío.	Ayuda a fortalecer las vainas de mielina.
Calcium	2.000–3.000 mg al día.	Su deficiencia puede predisponer al desarrollo de la esclerosis múltiple. Para mejor asimilación, utilizar una variedad chelate.
y magnesium	1.000–1.500 mg al día.	Necesario para la absorción del calcio y para la correcta coordinación muscular.
Creatine	Según indicaciones de la etiqueta. No tomar junto con los zumos de frutas, porque esta combinación produce la creatinina, que los riñones no pueden procesar fácilmente. No sobrepasar la dosis recomendada.	Puede ayudar a contrarrestar el agotamiento muscular. Debe utilizarse en combinación con una dieta equilibrada.
Free-form amino acid complex	Según indicaciones de la etiqueta, 3 veces al día entre comidas.	Ayuda a la correcta absorción de los nutrientes, que es necesaria para el adecuado funcionamiento del cerebro.
Grape seed extract	Según indicaciones de la etiqueta.	Poderoso antioxidante y antiinflamatorio.

Multienzyme complex o Inflazyme Forte de American Biologics	Según indicaciones de la etiqueta. Tomar con las comidas. Según indicaciones de la etiqueta.	Provechoso para la adecuada descomposición de los alimentos. Reduce la inflamación.
Multiglandular complex	Según indicaciones de la etiqueta.	Necesario para los sistemas endocrino, hormonal y enzimático. *Ver* TERAPIA GLANDULAR en la Tercera Parte.
Nicotinamide adenine dinucleotide (NADH)	Según indicaciones de la etiqueta.	
Parasitin+ de Växa International o ParasiVeda de Solaray	Según indicaciones de la etiqueta. Según indicaciones de la etiqueta.	
Potassium	300–1.000 mg al día.	Necesario para la función normal de los músculos.
Raw thymus glandular	500 mg 2 veces al día.	Mejora la función inmunológica.
Selenium	150–300 mcg al día.	Antioxidante y estimulante del sistema inmunológico.
7-Keto DHEA	Según indicaciones de la etiqueta.	
Ultra Osteo Synergy de American Biologics	Según indicaciones de la etiqueta.	
Vitamin A más carotenoid complex (Betatene)	25.000 UI al día. Si está embarazada, no debe tomar más de 10.000 UI al día. Según indicaciones de la etiqueta.	Importantes antioxidantes. Para facilitar la asimilación, utilizar en emulsión.
Vitamin C con bioflavonoids	3.000–5.000 mg al día.	Estimula la producción de la proteína antiviral interferón. Antioxidante y estimulante del sistema inmunológico. Utilizar buffered ascorbic acid o una variedad esterified, como Ester C Plus Bioflavonoids, de Natrol.
Vitamin D_3	800 UI al día.	Ayuda a la absorción del calcio.
Vitamin E	200 UI al día.	Importante para la circulación, destruye los radicales libres y protege el sistema nervioso. Para dosis altas, la emulsión facilita la asimilación y brinda mayor seguridad.
Vitamin K o alfalfa	200 mcg 3 veces al día con las comidas.	Ayuda a prevenir las náuseas y el vómito. *Ver* Hierbas más adelante.
Provechosos		
Brewer´s yeast	Empezar con 1/4 cucharadita al día y aumentar lentamente hasta 2 cucharaditas al día.	Mejora el metabolismo del azúcar sanguíneo cuando se toma con cromo. Ayuda a disminuir el colesterol y a mejorar la proporción entre las HDL y las LDL.
Kyo-Green de Wakunaga	1 cucharadita en líquido 3 veces al día.	Buena fuente de clorofila orgánica, de enzimas, de vitaminas, de minerales y de aminoácidos.
Lecithin granules o capsules	1 cucharada 3 veces al día antes de las comidas. 1.200 mg 3–4 veces al día antes de las comidas.	Protegen las células. Necesarios para el funcionamiento normal del cerebro.
Manganese	5–10 mg al día. No tomar junto con calcio.	Los pacientes de esclerosis múltiple suelen presentar deficiencia de este importante mineral.
Multimineral complex	Según indicaciones de la etiqueta.	Necesario para todos los sistemas enzimáticos del organismo y para proporcionar nutrientes necesarios. Utilizar una fórmula high-potency.
Phosphorus	900 mg al día.	Necesario para la transmisión de energía intracelular.

Hierbas

❑ La alfalfa es buena fuente de vitamina K. Se puede tomar en líquido o en tableta.

❑ Las siguientes hierbas son eficaces desintoxicantes: burdock, dandelion, echinacea, goldenseal, pau d'arco, red clover, St. John's wort, sarsaparilla y yarrow.

Advertencia: No tome goldenseal todos los días durante más de una semana seguida, y no lo utilice durante el embarazo. Si es alérgico al ragweed, utilícelo con precaución.

❑ El cordyceps es una hierba de origen chino que mejora la memoria, ayuda a asimilar los nutrientes de forma más eficaz y aumenta la energía.

❑ Lobelia, skullcap y raíz de valerian relajan el sistema nervioso. Cuando se toman a la hora de acostarse, ayudan a prevenir el insomnio. La lobelia también es provechosa cuando se toma durante el día.

Advertencia: No se debe tomar lobelia de manera permanente.

Recomendaciones

❑ Aliméntese sólo con productos cultivados orgánicamente y que no hayan sido tratados con sustancias químicas ni aditivos, entre ellos huevos, frutas, granos sin gluten, nueces y semillas crudas, vegetales y aceites vegetales prensados en frío. La mejor dieta para las personas que sufren de esclerosis múltiple es la vegetariana.

❑ Consuma abundante alfalfa y brotes crudos, además de alimentos que contengan ácido láctico, como sauerkraut y dill pickles. También debe consumir "green drinks" por su alto contenido de clorofila.

❑ Consuma muchos vegetales hojosos de color oscuro porque son buenas fuentes de vitamina K.

❑ A fin de prevenir la acumulación de sustancias tóxicas en los músculos, tome todos los días por lo menos ocho vasos de agua de buena calidad, de 8 onzas cada uno.

❑ Evite los siguientes productos: alcohol, barley, chocolate, café, productos lácteos, alimentos fritos, alimentos muy condimentados, alimentos refinados, carne, oats, rye, sal, especias, azúcar, tabaco, wheat, y alimentos procesados, enlatados o congelados.

❑ Tome algún suplemento de fibra. La fibra es importante para prevenir el estreñimiento. Hágase periódicamente enemas de limpieza calientes utilizando el jugo de un limón fresco. Para evitar que los desechos tóxicos interfieran la función muscular, es importante mantener limpio el colon. (*Ver* ENEMAS y LIMPIEZA DEL COLON en la Tercera Parte).

❑ Nunca consuma grasas saturadas, aceites procesados, aceites que hayan sido sometidos al calor (durante el procesamiento o la cocción), ni aceites que hayan sido almacenados sin refrigeración.

❑ Hágase exámenes para comprobar si tiene alguna alergia alimentaria. (*Ver* ALERGIAS en la Segunda Parte). Nosotros pensamos que las alergias a los alimentos desempeñan un papel importante en el desarrollo y en el avance de la esclerosis múltiple. Infortunadamente, a menudo las alergias sólo se detectan cuando ya han deteriorado irreversiblemente a los nervios. Por tanto, es vital detectarlas oportunamente. Eliminar de la dieta los alimentos perjudiciales puede retardar el avance de la enfermedad y evitar que se produzca más daño.

❑ Evite el estrés y la ansiedad. Los episodios de exacerbación de la esclerosis múltiple suelen ir precedidos de un trauma o de un período de perturbación emocional.

❑ En lo posible, no se exponga al calor. No se bañe con agua caliente, no se asolee y evite el clima cálido. No conviene que su temperatura corporal suba mucho; no deje que su cuerpo se caliente demasiado al trabajar o al hacer ejercicio, y evite fatigarse en exceso. Así mismo, debe evitar las infecciones virales. Todo eso contribuye a empeorar los síntomas o a precipitar un ataque.

❑ Los masajes, el ejercicio practicado con regularidad y la actividad mental son de suma importancia para conservar el funcionamiento de los músculos y lograr la remisión de los síntomas. Sin embargo, cuando el ejercicio eleva la temperatura corporal, puede disminuir la actividad de los nervios implicados y se pueden agravar los síntomas. Nadar es el mejor ejercicio. Conviene practicar otros ejercicios entre agua fría porque la temperatura corporal se mantiene baja y el agua soporta el peso del cuerpo. Los ejercicios de estiramiento sirven para prevenir las contracturas musculares. Suele ser necesaria terapia física.

❑ Cuando los síntomas se empiecen a exacerbar, repose en cama por lo menos dos días. Eso suele bastar para detener los ataques leves.

❑ Junto con los miembros de su familia, instrúyase sobre su enfermedad y busque fuentes de apoyo emocional. Para conocer los nombres y direcciones de entidades a los que puede acudir, *ver* Organizaciones Médicas y de la Salud, en el Apéndice.

Aspectos para tener en cuenta

❑ Un sistema inmunológico fuerte puede impedir que se desarrolle la esclerosis múltiple ayudándole al organismo a evitar las infecciones que suelen preceder el inicio de la enfermedad.

❑ Aunque los efectos de la esclerosis múltiple en el embarazo parecen ser mínimos, durante los seis meses posteriores al parto la enfermedad tiende a exacerbarse.

❑ La intolerancia al gluten podría aumentar la susceptibilidad a la esclerosis múltiple.

❑ Los corticosteroides orales, como prednisone (Deltasone, entre otros) se utilizan frecuentemente para acelerar la remisión y para restarles severidad a los ataques. Administrar cortisona por vía intravenosa durante un periodo breve (cinco días) elimina los efectos secundarios que conlleva el uso de los medicamentos orales. Las mismas drogas que actualmente se les administran a los pacientes de trasplante para evitar que su organismo rechace los órganos donados se pueden utilizar para controlar los síntomas de la esclerosis múltiple. Sin embargo, esas drogas inmunosupresoras no carecen de efectos secundarios. Las personas que las utilizan a menudo experimentan náuseas, vómito y caída del cabello; además, aumentan el riesgo de contraer cáncer.

❑ Una de las causas más citadas como responsable de la esclerosis múltiple es la *Clamidilla pneumoniae*, una bacteria muy común. En un artículo de julio de 1999 publicado en la revista científica *Annals of Neurology*, investigadores informaban de que todos los pacientes de MS de su grupo de estudio albergaba esta bacteria. (Aunque podría ser que ello fuera consecuencia y no causa de la esclerosis múltiple.)

❑ Otro estudio, más reciente, se centró en la capacidad de la hipericina, una sustancia que se encuentra en la hierba St. John's wort, para destruir los virus y las células cancerosas expuestas a la luz. La hipericina ha mostrado posibilidades como agente contra las enfermedades, aunque las investigaciones sobre sus efectos continúan.

❑ Hay tres medicamentos que los médicos a veces prescriben como tratamiento contra la MS: interferón-beta-1a y -1b (Avonez y Betaseron, respectivamente) y glatiramer acetate (Copaxone, también conocido como copolymer-1). Entre los posibles efectos secundarios del interferón están la depresión y síntomas parecidos a la fiebre. La vitamina C estimula la producción de interferón natural en organismo.

❑ Existen muchos medicamentos que se pueden recetar contra la MS y las dolencias que la acompañan. Pregunte siempre a su médico sobre las medicinas disponibles, y especialmente sobre sus posibles efectos secundarios para poder tomar decisiones informadas. Según el New Jersey College of Medicine, irradiar las glándulas linfáticas y el bazo con rayos X podría detener el avance de la esclerosis múltiple en algunos pacientes. Sin embargo, la exposición a la radiación debilita el sistema inmunológico.

❑ Investigadores escandinavos han utilizado durante mucho tiempo suplementos de ácidos grasos esenciales para tratar la esclerosis múltiple y para reducir la frecuencia de los ataques.

❑ Aun cuando su utilización en Estados Unidos es motivo de controversia, la terapia con oxígeno hiperbárico se ha usado con éxito en personas que sufren de esclerosis múltiple en otros países. (*Ver* TERAPIA DE OXÍGENO HIOERBÁRICO en la Tercera Parte.)

❑ Algunos pacientes de esclerosis múltiple presentaron mejoría con un tratamiento a base de toxina de abeja. La toxina de abeja aparentemente tiene propiedades antiinflamatorias e inmunoestimulantes. Aerobic Life Industries elabora una toxina en crema para su aplicación tóxica.

❑ Estudios recientes sugieren una posible relación entre la esclerosis múltiple y la infección por cándida. Un número significativo de personas aquejadas por esta enfermedad presentan desequilibrio de la flora intestinal, una condición típica de la candidiasis. Más aún, la fatiga crónica, que es uno de los síntomas de la candidiasis, es también una de las quejas más frecuentes de las personas que tienen esclerosis múltiple. Se ha observado que los tratamientos para reducir la actividad de la cándida disminuyen la fatiga que experimentan muchos pacientes de esta enfermedad. (*Ver* CANDIDIASIS en la Segunda Parte.)

❑ Dado que la esclerosis múltiple acarrea consigo numerosas otras dolencias (problemas de vejiga e intestino, fatiga crónica, depresión, dolores de cabeza, impotencia, dolores, problemas de visión y de oído, convulsiones, infecciones del tracto urinario, vértigo), es recomendable leer las secciones correspondientes del libro que cubren estas dolencias individuales. Consulte el índice para ver qué secciones le interesan especialmente a usted.

❑ Los síntomas de la enfermedad de Lyme se asemejan a los de la esclerosis múltiple. (*Ver* ENFERMEDAD DE LYME en la Segunda Parte.)

ESCOTOMA

Ver en PROBLEMAS OCULARES.

ESPALDA, DOLOR DE

Ver DOLOR DE ESPALDA. *Ver también* Dolor de espalda en PROBLEMAS RELACIONADOS CON EL EMBARAZO.

ESPOLONES ÓSEOS

Un espolón óseo es un crecimiento puntiagudo en un hueso, usualmente en el talón. La principal causa suele ser un exceso de presión sobre el hueso del talón y los tejidos blandos. La presión provoca la inflamación de la fascia plantar, un ligamento en la suela del pie que sujeta la planta al hueso del talón. Esta dolencia se conoce como fascitis plantar. Si no se alivia, la constante tensión sobre ese ligamento agrava el hueso del talón y, eventualmente, el cuerpo desarrollo un espolón para protegerse a sí mismo. La señal más común de la existencia de este problema es un dolor severo al dar el primer paso por la mañana o después de periodos de inactividad.

Los espolones óseos se relacionan con lesiones físicas, obesidad, gota, lupus, inflamación muscular, problemas nerviosos (como síndrome del túnel tarsal), tirantez en el arco del pie o excesivo ejercicio, incluido caminar, o estar parado demasiado.

Los espolones óseos pueden ser producidos por depósitos de calcio en áreas indeseables del cuerpo. La mayoría de las personas que tienen problemas de talón son de mediana edad o presentan sobrepeso. Los espolones en los talones también son comunes entre personas que sufren de artritis, neuritis, alcalosis y tendinitis. Utilizar zapatos incómodos, mal ajustados o poco acolchados puede contribuir al dolor en el talón.

Los rayos X revelan la presencia de los espolones óseos en el talón. Esta clase de espolones pueden llevar al desarrollo de pequeñísimos tumores en las terminaciones de diversos nervios, lo cual es sumamente doloroso.

A menos que se indique otra cosa, las dosis recomendadas son para adultos. A los jóvenes de doce a diecisiete años se les debe administrar tres cuartas partes de la cantidad recomendada; a los niños de seis a doce años, la mitad y a los menores de seis años, la cuarta parte.

Nutrientes

SUPLEMENTOS	DOSIS SUGERIDAS	COMENTARIOS
Muy importantes		
Betaine hydrochlorido (HCl)	Según indicaciones de la etiqueta.	Necesario para la correcta absorción del calcio. La deficiencia de HCl es más común en personas de edad. *Advertencia:* Si ha sufrido de úlcera, no utilice HCl.
Calcium y magnesium	1.500 mg al día. 750 mg al día.	El correcto equilibrio del calcio y el magnesio impide que se formen depósitos anormales de calcio. Utilizar variedades chelate o aspartate.
Importantes		
Proteolytic enzymes o Inflazyme Forte de American Biologics o Intenzyme Forte de Biotics Research	Según indicaciones de la etiqueta. Según indicaciones de la etiqueta. Según indicaciones de la etiqueta.	Ayudan a la absorción de los nutrientes y a controlar la inflamación y la irritación. *Advertencia:* Estos suplementos no se les deben dar a los niños.
Vitamin C con bioflavonoids	2.000–4.000 mg al día.	Antiinflamatorio. Importante para el colágeno y el tejido conectivo.

Provechosos		
Bioflavonoids	100 mg al día.	Estos activadores de la vitamina C ayudan a aliviar el dolor.
Methylsulfonyl-methane (MSM)	Según indicaciones de la etiqueta. Puede ser aplicado como una crema o por vía oral como una píldora.	Muy eficaz para el alivio del dolor.
Vitamin B complex	50–100 mg al día.	Las vitaminas B son más eficaces cuando se toman juntas.
más extra vitamin B_6 (pyridoxine)	50 mg al día.	Necesario para la producción de ácido hidroclórico, que ayuda a prevenir los espolones óseos contribuyendo a la adecuada absorción del calcio.

Hierbas

- ❑ Hágase baños en los pies con árnica y chamomile. Envuelva las hierbas en un paño y aplíqueselo directamente en el área afectada a manera de cataplasma. *Ver* UTILIZACIÓN DE CATPLASMAS en la Tercera Parte.
- ❑ La bromelain derivada de la piña y el curcumin, del turmeric, reducen el dolor y la inflamación.

Recomendaciones

- ❑ No consuma frutas cítricas, especialmente naranja. Elimine de su dieta el alcohol, el café y el azúcar. Estos productos inhiben el proceso curativo y alteran el equilibrio mineral del organismo.
- ❑ Beba únicamente agua destilada al vapor.
- ❑ Opte siempre por zapatos bien fabricados y con tacón de caucho. Los tacones de caucho son mejores para los pies que los de cuero. Compre sus zapatos pensando en la comodidad y no en la moda. Algunos zapatos para hacer jogging son sumamente cómodos. Colocarles a los zapatos cojincillos para los talones ayuda a mitigar el dolor.
- ❑ Por la noche, use tablillas o soportes para la planta del pie. Con ellos puede mantener el pie constantemente estirado, pero sin forzarlo, mientras duerme.
- ❑ Evite caminar sobre superficies duras, como concreto, madera o pisos sin alfombra.

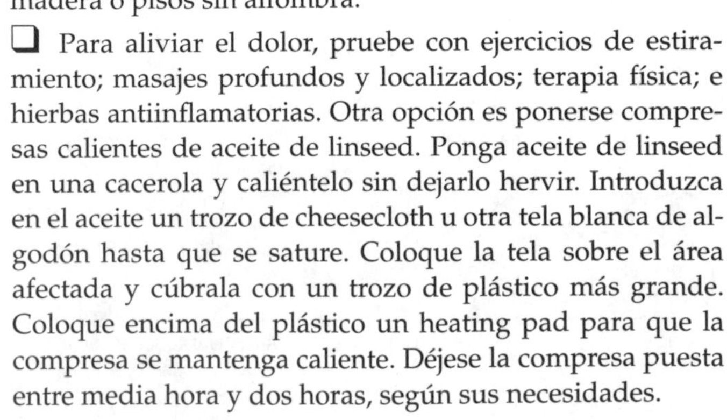

- ❑ Para aliviar el dolor, pruebe con ejercicios de estiramiento; masajes profundos y localizados; terapia física; e hierbas antiinflamatorias. Otra opción es ponerse compresas calientes de aceite de linseed. Ponga aceite de linseed en una cacerola y caliéntelo sin dejarlo hervir. Introduzca en el aceite un trozo de cheesecloth u otra tela blanca de algodón hasta que se sature. Coloque la tela sobre el área afectada y cúbrala con un trozo de plástico más grande. Coloque encima del plástico un heating pad para que la compresa se mantenga caliente. Déjese la compresa puesta entre media hora y dos horas, según sus necesidades.
- ❑ Los masajes con hielo en la planta de los pies son muy provechosos. Alterne los baños calientes y fríos en los pies.
- ❑ Si usted suele caminar o hacer jogging, reemplace esos deportes por bicicleta o natación.

Aspectos para tener en cuenta

- ❑ Hacer durante dos semanas un ayuno de alimentos crudos o un ayuno de limpieza puede ser muy beneficioso. (*Ver* AYUNOS en la Tercera Parte.)
- ❑ Entre los tratamientos que se han aplicado están las inyecciones de esteroides, aunque pueden tener complicaciones. Por ejemplo, pueden causar la pérdida de tejido graso en la parte baja del talón y provocar una condición dolorosa e irreversible.
- ❑ La cirugía es la última opción, reservada sólo para los casos más extremos y graves. Se hace una incisión por encima del talón para liberar la fascia pegada al hueso. La recuperación tarda entre seis y diez semanas hasta que se puede volver a andar cómodamente.
- ❑ Es mejor no retirar quirúrgicamente los espolones del talón, a menos que sean sumamente irritantes o dolorosos.
- ❑ *Ver también* ARTRITIS en la Segunda Parte.

ESPONDILITIS ANQUILOSANTE

Ver en ARTRITIS

ESQUIZOFRENIA

La esquizofrenia es un trastorno que hace imposible distinguir entre lo imaginado y lo real.

Los síntomas característicos de la esquizofrenia son desorganización del pensamiento y de la percepción, falta de curiosidad, disminución del contacto emotivo con los demás; letargo; cambios emocionales como tensión y/o depresión, alteraciones de la conducta que van desde catatonia hasta explosiones de violencia, delirios y pérdida del contacto con la realidad. La persona que sufre de esquizofrenia a menudo se aísla dentro de su propio mundo. No es raro que estas personas experimenten alucinaciones.

Existen cuatro clases básicas de esquizofrenia:

1. *Esquizofrenia catatónica*. Se caracteriza por adoptar posturas inusualmente rígidas, falta de movimiento o movimientos frenéticos.
2. *Esquizofrenia desorganizada*. Antes se llamaba esquizofrenia hebrefrénica. Se caracteriza por la falta de una gama normal de emociones, así como un discurso que revela desorganización mental.
3. *Esquizofrenia paranoide*. Caracterizada por alucinaciones y delirios.

4. *Esquizofrenia indiferenciada.* Comprende una combinación de diversos síntomas.

Aun cuando la aparición de la enfermedad se suele relacionar con algún evento estresante, la causa o las causas de la esquizofrenia se desconocen. Sin embargo, se han postulado muchas teorías. Algunos investigadores consideran que la esquizofrenia es hereditaria, y existen bases para creer que algunos casos se originan en un defecto heredado de la química del organismo, que hace que las sustancias químicas del cerebro llamadas neurotransmisores funcionen de modo anormal. Otros investigadores han propuesto que la esquizofrenia es producida por factores externos, como complicaciones durante el parto, lesiones en la cabeza, reacción a ciertos virus o a toxinas ambientales que llegan al cerebro y le causan daño. Entre las personas esquizofrénicas se ha encontrado una alta incidencia de complicaciones durante el parto, y de lesiones en la cabeza durante la infancia. Una gran variedad de drogas también podrían relacionarse con los síntomas esquizofrénicos.

Otra teoría sobre la causa de la esquizofrenia se centra en los factores nutricionales. Hay algunas indicaciones de que la esquizofrenia se podría relacionar con altos niveles de cobre en los tejidos del organismo. Cuando el nivel del cobre es demasiado alto, los niveles de la vitamina C y del cinc tienden a descender. La deficiencia de cinc también puede ocasionarle daño al área pineal del cerebro, que normalmente contiene altos niveles de cinc, lo que a su vez puede hacer al individuo más vulnerable a la esquizofrenia o a otro tipo de sicosis. Otra clave sobre el origen de la enfermedad radica en que ésta se presenta con más frecuencia durante ciertas épocas del año. Los episodios esquizofrénicos tienden a aumentar durante los meses más fríos, cuando la ingesta de cinc es menor.

La deficiencia de magnesio también podría intervenir en el desarrollo de la esquizofrenia. Investigaciones han demostrado que el nivel sanguíneo de magnesio de personas con esquizofrenia activa es inferior de lo normal, mientras que las personas esquizofrénicas en remisión presentan niveles mas elevados. Se ha formulado la hipótesis de que en esta enfermedad existe un ciclo vicioso: los altos niveles de estrés que experimentan las personas que tienen enfermedades siquiátricas severas llevan a deficiencia de magnesio, lo que a su vez exacerba la ansiedad, el temor, las alucinaciones, la debilidad y otros síntomas físicos y sicológicos.

Se cree que los niveles de los neurotransmisores dopamina, serotonina, epinefrina y norepinefrina, así como el equilibrio existente entre ellos, y la manera en que el cerebro responde a las sustancias juegan un papel importante en el desarrollo de la esquizofrenia.

A nivel mundial, antiguamente se pensaba que la incidencia de este trastorno era del 1 por ciento de la población. Ahora se sabe que es mucho menor entre el 7 y el 8 por mil. Al menos estos son los datos que maneja el doctor y profesor de Psiquiatría John McGrath, de la Universidad de Queensland, en Australia. Es más, antes se creía que afectaba más a los hombres que a las mujeres, lo que alimentó hipótesis que tenía que ver con el papel del estrógeno como protector contra la enfermedad. Parecía que los casos de esquizofrenia aumentaban y se agravaban en las mujeres cercanas a los cincuenta años, es decir, cuando los niveles de estrógeno disminuyen. Pero no hay ningún dato científico incontrovertible que apoye esta tesis. De hecho, estudios recientes, también en Australia, han revisado 188 casos tomados en 46 países y han concluido que no hay ninguna diferencia relevante en cuanto a la incidencia de la enfermedad en hombres y mujeres (ni entre zonas urbanas ni rurales, como antes se creía). Una interesante conclusión del estudio es que parece haber más esquizofrenia en los países avanzados que en los países en vías de desarrollo. A pesar de todo, los investigadores aconsejan no extraer conclusiones definitivas porque puede haber numerosas variables sociales y económicas que distorsionen los resultados.

A menos que se indique otra cosa, las dosis que se recomiendan a continuación son para personas adultas. La dosis para los jóvenes de doce a diecisiete años debe equivaler a tres cuartas partes de la cantidad recomendada.

Nutrientes

SUPLEMENTOS	DOSIS SUGERIDAS	COMENTARIOS
Esenciales		
5-Hydroxytryptophan (5-HTP)	Según indicaciones de la etiqueta.	
Flaxseed oil	Según indicaciones de la etiqueta.	Proporciona ácidos grasos esenciales, necesarios para el correcto funcionamiento del cerebro y los nervios.
Folic acid y vitamin B_{12} y vitamin C con bioflavonoids	2.000 mcg al día. 1.000 mcg 2 veces al día. 5.000 mg al día.	Se ha encontrado deficiencia de este suplemento en cerca del 25 por ciento de las personas hospitalizadas por alteraciones siquiátricas. Para mejor absorción, tomar ácido fólico junto con vitamina B_{12} y vitamina C.
Gamma-aminobutyric acid (GABA)	Según indicaciones de la etiqueta, con el estómago vacío. Tomar con agua o jugo. No tomar con leche. Para mejor absorción, tomar con 50 mg de vitamina B_6 y 100 mg de vitamina C.	Esencial para el metabolismo del cerebro. Ayuda a la adecuada función cerebral. *Ver* AMINOÁCIDOS en la Primera Parte.
Garlic (Kyolic de Wakunaga)	Según indicaciones de la etiqueta.	Mejora el funcionamiento del cerebro.
Glutathione o cysteine más glutamic acid y glycine	Según indicaciones de la etiqueta. Según indicaciones de la etiqueta. Según indicaciones de la etiqueta. Según indicaciones de la etiqueta.	Su deficiencia puede provocar alteraciones mentales.

L-Asparagine	Según indicaciones de la etiqueta.	Equilibra la función cerebral.
L-Glutamic acid	Según indicaciones de la etiqueta.	Ayuda en el proceso de metabolismo cerebral. Actúa como un neurotransmisor.
L-Methionine	Según indicaciones de la etiqueta.	Ayuda a contrarrestar la histamina, que se encuentra en grandes cantidades en personas con esquizofrenia.
L-Phenylalanine	Según indicaciones de la etiqueta.	
Pycnogenol o grape seed extract	Según indicaciones de la etiqueta. Según indicaciones de la etiqueta.	Antioxidantes útiles para la demencia y para otros síndromes cerebrales.
Zinc más manganese	Hasta 80 mg al día. No tomar más de 100 mg al día de todas las fuentes. Según indicaciones de la etiqueta. No tomar al mismo tiempo con calcio.	Equilibra el cobre, que se suele encontrar en grandes concentraciones en personas con este trastorno. Aumenta la actividad de las vitaminas B que son necesarias para la función cerebral.
Muy importantes		
Free-form amino acid complex	Según indicaciones de la etiqueta. Tomar con el estómago vacío.	Necesario para la correcta función cerebral. Utilizar una fórmula que contenga todos los aminoácidos esenciales.
Raw liver extract en inyección o vitamin B complex en inyección más extra vitamin B_6 (pyridoxine) y vitamin B_{12} o vitamin B complex más extra vitamin B_6 (pyridoxine)	1 cc 3 veces por semana durante 3 semanas. Luego 2 veces por semana durante 3 meses. Después reducir hasta 1 cc por semana. 1 cc 3 veces por semana durante 3 semanas. Luego 2 veces por semana durante 3 meses. Después reducir hasta 1 cc por semana. 1/2 cc 3 veces por semana durante 3 semanas. Luego 2 veces por semana durante 3 meses. Después reducir hasta 1/2 cc por semana. 1 cc 3 veces por semana, o según prescripción médica. 100 mg 3 veces al día. 100 mg 2 veces al día.	Proporcionan vitaminas B y otros nutrientes importantes. La deficiencia de vitaminas B se relaciona con disfunción cerebral. Muchas personas con alteraciones mentales se han beneficiado de este programa nutricional. Todos los inyectables se pueden combinar en una sola jeringa. Si no se consiguen en inyección, administrar en forma sublingual. Necesario para el sistema nervioso y para la función normal del cerebro.
Vitamin B_3 (niacin) o niacinamide	100 mg 3 veces al día. No sobrepasar esta dosis. 1.000 mg al día.	Su deficiencia se ha asociado con esquizofrenia. Son más eficaces en inyección (con supervisión médica). *Advertencia:* si tiene algún trastorno hepático, gota o presión arterial alta, no debe tomar niacina.
Vitamin E emulsion o capsules	800 UI al día. Empezar con 200 UI al día y aumentar lentamente hasta 1.000 UI al día.	Estos antioxidantes mejoran la circulación del cerebro. Para dosis altas, la emulsión facilita la asimilación y brinda mayor seguridad.
Importantes		
Dimethylglycine (DMG) (Aangamik DMG de FoodScience of Vermont)	Según indicaciones de la etiqueta.	Aumenta la utilización del oxígeno por parte del cerebro.
Essential fatty acids (black currant seed oil o primrose oil)	Según indicaciones de la etiqueta, 3 veces al día.	Ayudan a la circulación cerebral.
Lecithin granules o capsules	1 cucharada 3 veces al día antes de las comidas. 1.200 mg 3 veces al día antes de las comidas.	Mejoran el funcionamiento cerebral. Contienen colina e inositol. Actúan bien con la vitamina E.
L-Glutamine	1.000–4.000 mg al día con el estómago vacío. Tomar con agua o jugo. No tomar con leche. Para mejor absorción, tomar con 50 mg de vitamina B_6 y 100 mg de vitamina C.	Necesario para la función normal del cerebro. *Ver* AMINOÁCIDOS en la Primera Parte.
Provechosos		
Kelp	1.000–1.500 mg al día.	Contiene un buen equilibrio de minerales esenciales.
Multivitamin y mineral complex	Según indicaciones de la etiqueta.	Todos los nutrientes son necesarios para el funcionamiento normal del cerebro.
Raw thyroid glandular	Según indicaciones de la etiqueta.	La función tiroidea disminuida se traduce en disfunción cerebral. *Ver* HIPOTIROIDISMO en la Segunda parte y TERAPIA GLANDULAR en la Tercera Parte.

Hierbas

❑ El ginkgo biloba mejora el funcionamiento cerebral y la circulación hacia el cerebro. Además, favorece la memoria.

❑ La kava kava y la passionflower alivian el estrés y la depresión.

Recomendaciones

❑ Haga una dieta alta en fibra, con abundantes vegetales frescos y crudos, y proteína de buena calidad. Haga comidas pequeñas y más frecuentes, en vez de tres grandes comidas al día. Esto contribuye a estabilizar el nivel del azúcar sanguíneo, lo que incide en la estabilidad del estado anímico y del comportamiento. Para sugerencias adicionales, *ver* HIPOGLICEMIA en la Segunda Parte.

❑ Incluya en su dieta los siguientes productos: pechuga de pollo o de pavo, brewer's yeast, halibut, guisantes, semilla de sunflower y atún. Consuma también alimentos ricos en niacina, como bróculi, zanahoria, maíz, huevos, pescado, papa, tomate y trigo integral.

❑ No consuma cafeína. La cafeína promueve la liberación de norepinefrina, un neurotransmisor de naturaleza estimulante que no les conviene a las personas que sufren de esquizofrenia.

❑ Evite el alcohol porque agota el cinc del organismo. Se sabe que la deficiencia de cinc agrava muchos trastornos sicológicos.

❑ Mantenga bajo control las presiones de su entorno. Entre los factores que pueden exacerbar los síntomas están el exceso de estimulación producido por las emociones fuertes o por una carga laboral excesiva. También se debe evitar la falta de estimulación.

Aspectos para tener en cuenta

❑ En algunas ocasiones es necesario tomar dosis sumamente elevadas de algunas vitaminas para que la mente se mantenga funcionando adecuadamente.

❑ El análisis del cabello revela desequilibrios minerales que podrían contribuir a los problemas mentales. (*Ver* ANÁLSIS DEL CABELLO en la Tercera Parte.)

❑ Algunos expertos opinan que muchos suicidios de jóvenes se relacionan con casos no diagnosticados de esquizofrenia.

❑ Algunos psiquiatras han relacionado la esquizofrenia con la pelagra (deficiencia de vitamina B_3 [niacina]). Tomar varios gramos de niacinamida al día (con supervisión médica) ha dado buenos resultados.

❑ La enfermedad celiaca, cuya causa es la intolerancia al gluten, produce síntomas similares a los de la esquizofrenia. La intolerancia al gluten también puede ser causa de depresión severa. (*Ver* ENFERMEDAD CELIACA en la Segunda Parte.)

❑ El tratamiento usual para la esquizofrenia es la terapia a base de medicamentos. Sin embargo, no existe ningún medicamento que sea eficaz para todos los casos. Puede ser necesario probar varias drogas distintas antes de encontrar la que sirve para mantener los síntomas bajo control.

❑ Desde mediados de los 1990 se emplea el medicamento olanzapine (Zyprexa). Se trata de una sustancia que reducía los temblores asociados al tratamiento con otros productos como el haloperidol (Haldol). Sin embargo, un estudio reciente en el que se comparaba ese medicamento con una combinación de haloperidol y benztropine (Cogentin, un reductor de los temblores) ha mostrado que hay muy poca diferencia entre ambas terapias. El olanzapine tiene también el efecto potencial adverso de provocar ganancia de peso. Además es mucho más caro, ocho dólares frente a diez centavos al día.

❑ Nunca deje de tomar sus medicamentos contra la esquizofrenia sin hablar con su médico. No tome ninguno de los suplementos que se mencionan arriba que puedan influir en los niveles de serotonina, dopamina o en la síntesis de norepinefrina sin consultar antes con un médico.

❑ Algunos casos de esquizofrenia se han asociado con alergias alimentarias. Mucha gente descubre que sus síntomas mejoran después de ayunar. (*Ver* ALERGIAS en la Segunda Parte y AYUNOS en la Tercera Parte.)

❑ Para más información, acuda a Schizophrenia.com. (*Ver* Organizaciones Médicas y de la Salud, en el Apéndice.)

ESTREÑIMIENTO

El estreñimiento se produce cuando los excrementos se movilizan muy despacio por el intestino grueso, lo cual da por resultado evacuaciones intestinales poco frecuentes y duras. La mayoría de la gente sufre de estreñimiento en un momento u otro. Normalmente, un cambio en el estilo de vida y en los hábitos alimenticios ayuda a aliviar los síntomas y a prevenir nuevos episodios.

El estreñimiento es la raíz de muchos padecimientos distintos, entre ellos apendicitis, mal aliento, olor corporal, lengua sucia o saburral, depresión, diverticulitis, fatiga, gases, dolores de cabeza, hemorroides (almorranas), hernia, indigestión, insomnio, síndrome de malabsorción, obesidad y varices. El estreñimiento puede intervenir, incluso, en el desarrollo de enfermedades graves, como cáncer intestinal.

Es importante que el intestino funcione todos los días. El colon es el depósito del material de desecho del organismo, que se debe eliminar cada dieciocho a veinticuatro horas. Transcurrido ese lapso, se pueden formar toxinas perjudiciales. Los antígenos y las toxinas de las bacterias intestinales y de las partículas no digeridas de alimentos desempeñan un papel importante en el desarrollo de algunas enfermedades, entre ellas diabetes mellitus, meningitis, miastenia grave, enfermedades tiroideas, candidiasis, gases y sensación de llenura crónicos, migraña, fatiga y colitis ulcerosa. Es posible evacuar al intestino sólo tres veces por semana y no sufrir estreñimiento, aunque algunos expertos mantienen que es importante tener un movimiento intestinal diario.

En la mayoría de los casos, el origen del estreñimiento es el consumo insuficiente de fibra y de fluidos. La fibra se encuentra en los alimentos vegetales, como los granos enteros, las frutas y las verduras. La fibra soluble en agua adquiere una textura suave y ayuda a ablandar las heces. La fibra indisoluble pasa por el intestino grueso prácticamente inalterada, lo que añade volumen a la materia fecal y estimula las contracciones intestinales. Otros factores que producen estreñimiento son falta de ejercicio, edad avanzada, trastornos musculares, anomalías estructurales, enfermedades intestinales, trastornos neurógenos y dieta inadecuada, especialmente consumo excesivo de junk food. El estreñimiento puede ser un efecto secundario de los suplementos de hierro y de algunos medicamentos, como analgésicos y antidepresivos. Es muy frecuente durante el embarazo.

Dos alteraciones metabólicas que pueden conducir al estreñimiento son un nivel alto de calcio y un nivel bajo de hormona tiroidea. Las personas que tienen insuficiencia renal o diabetes también tienden a presentar estreñimiento. En personas de edad avanzada el estreñimiento suele ser producido por deshidratación; en personas de cualquier edad, la depresión influye en este trastorno. Hay medicamentos que pueden causar estreñimiento: jarabes para la tos, medicamentos para el dolor que contienen codeína, algunos antidepresivos, suplementos de hierro, medicamentos para la hipertensión y el corazón, suplementos de calcio y algunos antihistamínicos.

En un pequeño porcentaje de personas, como las que han sufrido lesión de la columna vertebral, el origen del estreñimiento es el daño o la destrucción de los nervios que regulan el movimiento intestinal. La enfermedad de Hirschsprung impide que la materia fecal se excrete normalmente, pues faltan los nervios del interior del intestino. El uso habitual y prolongado de laxantes puede deteriorar las células nerviosas de la pared del colon. Cuando esto ocurre, la consecuencia inevitable es el estreñimiento. Las hemorroides trombosadas, las fisuras anales y los sacos anales infectados ocasionan a veces espasmos tan dolorosos que pueden producir contracciones musculares e imposibilitar la evacuación de la materia fecal.

A menos que se indique otra cosa, las dosis que se recomiendan a continuación son para personas adultas. La dosis para los jóvenes de doce a diecisiete años debe equivaler a tres cuartas partes de la cantidad recomendada; la de los niños de seis a doce años, a la mitad y la de los menores de seis años, a la cuarta parte.

Nutrientes

SUPLEMENTOS	DOSIS SUGERIDAS	COMENTARIOS
Importantes		
Garlic (Kyolic de Wakunaga)	2 cápsulas 2 veces al día con las comidas.	Destruye las bacterias nocivas del colon.
Vitamin C	5.000–20.000 mg al día divididos en varias tomas. *Ver* FLUSH DE ÁCIDO ASCÓRBICO en la Tercera Parte.	Produce efectos purificadores y curativos. Utilizar una variedad buffered.
Provechosos		
Apple pectin	500 mg al día. No tomar junto con otros suplementos o medicamentos.	Esta fuente de fibra ayuda a corregir el estreñimiento.
Bio-Bifidus de American Biologics	Según indicaciones de la etiqueta.	Mejora la asimilación de los nutrientes reemplazando la flora intestinal.
Chlorophyll liquid o alfalfa	1 cucharada al día antes de las comidas.	Elimina las toxinas y el mal aliento. *Ver* Hierbas más adelante.
Essential fatty acids (Kyolic-EPA de Wakunaga, flaxseed oil, y primrose oil)	Según indicaciones de la etiqueta.	Necesarios para la correcta digestión y para la formación de materia fecal.
Kyo-Dophilus de Wakunaga	Según indicaciones de la etiqueta.	Permite que las bacterias "amigables" sobrevivan y pasen rápidamente por el estómago al intestino delgado.
Multienzyme complex	Según indicaciones de la etiqueta. Tomar después de las comidas.	Ayuda a la digestión.
Multivitamin y mineral complex	Según indicaciones de la etiqueta.	El estreñimiento impide la correcta absorción de los nutrientes, lo que produce deficiencias vitamínicas y minerales.
con vitamin A y mixed carotenoids	Si está embarazada, no debe tomar más de 10.000 UI al día.	
Oxy-Cleanse de Earth's Bounty	Según indicaciones de la etiqueta.	
Vitamin B complex	50 mg 3 veces al día antes de las comidas.	Ayuda a la correcta digestión de las grasas, los carbohidratos y las proteínas. Utilizar una fórmula high-potency. Es más eficaz en forma sublingual.
más extra vitamin B_{12}	1.000 mcg al día.	Ayuda a la digestión y a prevenir la anemia.
y folic acid	200 mcg al día.	Su deficiencia puede causar estreñimiento.
Vitamin D_3	400 mg al día.	Ayuda a prevenir el cáncer de colon.
más calcium	1.500 mg al día.	Necesario para la correcta contracción muscular. Puede ayudar también a prevenir el cáncer de colon.
y magnesium	750 mg al día.	Actúa con el calcio para regular el tono muscular.
Vitamin E	200 UI al día. Tomar antes de las comidas.	Ayuda a la curación del colon. Use d-alpha-tocopherol.

Hierbas

- ❑ El extracto de alfalfa contiene clorofila, que ayuda a desintoxicar el organismo y a purificar el aliento. El té de semilla de fennel también refresca el aliento.
- ❑ El aloe vera tiene efectos curativos y purificadores del tracto digestivo y ablanda la materia fecal. Tome media taza de jugo de aloe vera por la mañana y por la noche. Un buen producto es George's Aloe Vera Juice, de Warren Laboratories. Si se desea, se puede mezclar con una taza de té de hierbas.
- ❑ El ginger estimula el sistema digestivo y facilita el paso de los alimentos por el intestino. Pruebe Ginger Dry Extract y Ginger Soft Extract, de Sabinsa Corporation.
- ❑ Utilice milk thistle para facilitar la función hepática y para mejorar la producción de bilis, lo cual sirve para ablandar la materia fecal.

Clases de laxantes

Un laxante es una sustancia que se utiliza para promover el movimiento intestinal. Hay cuatro clases básicas de laxantes: agentes formadores de volumen, ablandadores de la materia fecal, agentes osmóticos y estimulantes. A continuación se explica la manera en que actúan los distintos tipos de laxantes:

- Agentes formadores de volumen. Aumentan tanto el volumen de la materia fecal como su contenido hídrico. Son los únicos laxantes seguros para tomar todos los días. Entre ellos están el bran (de los alimentos y en forma de suplemento), el psyllium y la methylcellulose.

- Ablandadores de la materia fecal. Estos laxantes, entre los cuales están el aceite mineral y el docusate sodium, ablandan la materia fecal, lo que facilita su movilización por el intestino. No se deben utilizar regularmente porque pueden producir otros efectos en el organismo. Si se inhala, el aceite mineral puede causarles daño a los pulmones y reducir la absorción de las vitaminas solubles en grasa. El docusate sodium (se encuentra en los productos Colace y Dialose) puede aumentar la toxicidad de otros medicamentos que se estén tomando al mismo tiempo, además de ocasionar daño hepático.

- Agentes osmóticos. Contienen sales o carbohidratos que promueven la secreción de líquido en el colon, lo cual inicia el movimiento intestinal. Estos laxantes se cuentan entre los más seguros para utilizar ocasionalmente. Cuando se utilizan con mucha frecuencia, se puede generar dependencia. Entre esta clase de laxantes están lactulose (un medicamento que venden sólo con prescripción médica con los nombres comerciales de Cephulac y Chronulac), sorbitol (menos costoso que el lactulose, pero igual de eficaz), milk of magnesia, citrate of magnesia y Epsom salts.

- Estimulantes. Al estimular la peristalsis, este tipo de laxantes irritan la pared intestinal. Utilizarlos habitualmente puede causarle daño al intestino y producir dependencia. Entre estos laxantes están bisacodyl (se encuentra en el Dulcolax), casanthranol (Peri-Colace), cáscara sagrada, castor oil, phenolphthalein (Dialose Plus) y senna (Perdiem y Senokot).

❑ Una fórmula de hierbas buena contra el estreñimiento es Naturalax 2, de Nature's Way.

❑ Otro producto herbal que ayuda a la formación de una materia fecal firme, saludable y sin olor es Triphala Internal Cleanser, de Planetary Formulas.

❑ Otras hierbas beneficiosas para el estreñimiento son cáscara sagrada, goldenseal, raíz de rhubarb, hojas de senna y yerba mate. Si usted toma yerba mate, mezcle entre dos y tres cucharaditas en 16 onzas de agua caliente y bébala con el estómago vacío.

Advertencia: No tome goldenseal todos los días durante más de una semana seguida, y no lo utilice durante el embarazo. Si usted tiene antecedentes de enfermedades cardiovasculares, diabetes o glaucoma, tome esta hierba sólo con supervisión médica.

Recomendaciones

❑ Consuma todos los días alimentos ricos en fibra, como frutas frescas, vegetales crudos de color verde, whole-grain harina de avena y arroz integral. Consuma también espárrago, fríjol, col de Bruselas, cabbage, zanahoria, ajo, kale, okra, guisantes, sweet potatoes y granos enteros. Entre los alimentos ricos en fibra soluble están el barley, adzuki beans, fríjoles secos, oats y algunas frutas, especialmente las manzanas, albaricoques (apricots), bananos, blackberries, blueberries, cranberries, higos, uva, melocotón y ciruelas (prunes). Entre los alimentos ricos en fibra insoluble están los cereales, las semillas, salvado de trigo, granos integrales (enteros) y los pellejos y cortezas de muchas frutas y vegetales.

❑ Beba más agua. Esto es importante cuando se le agrega fibra a la dieta. Tome por lo menos ocho vasos de agua de 8 onzas cada uno, tenga o no sed.

❑ Consuma abundantes alimentos ricos en pectina, como manzana, zanahoria, remolacha, banano, cabbage, frutas cítricas, guisantes secos y okra. La pectina también se encuentra en suplemento.

❑ Haga una dieta baja en grasa. No consuma alimentos fritos.

❑ Evite los alimentos que estimulan la secreción de las membranas mucosas, como productos lácteos, grasas y alimentos muy condimentados.

❑ No consuma productos lácteos, bebidas gaseosas, carne, harina blanca, alimentos altamente procesados, sal, café, alcohol ni azúcar. Estos alimentos son difíciles de digerir y tienen muy poca fibra, o ninguna.

❑ Para aliviar rápidamente el estreñimiento, tome un vaso grande de agua de buena calidad cada diez minutos durante media hora. Éste es un excelente remedio para eliminar toxinas y aliviar el estreñimiento.

❑ Consuma prunes o higos, los mejores laxantes naturales.

❑ Consuma porciones pequeñas. No haga comidas pesadas y grandes.

❑ Por su aporte de clorofila, tome jugo de barley, Green Magma (de Green Foods Corporation), Kyo-Green (de Wakunaga) o wheatgrass.

❑ Haga ejercicio. La actividad física acelera la movilización de los excrementos por el intestino. Caminar durante veinte minutos suele ser suficiente para aliviar el estreñimiento. Además, hacer ejercicio con regularidad es importante para prevenir este trastorno, en primer lugar.

❑ Vaya al baño a la misma hora todos los días, incluso si no siente la urgencia de evacuar el intestino, y relájese. El estrés comprime los músculos y puede ocasionar estreñimiento. Mucha gente se relaja leyendo. Nunca reprima el deseo de defecar.

❑ Mantenga limpio el colon. (*Ver* LIMPIEZA DEL COLON en la Tercera Parte.)

❑ Si el estreñimiento no se soluciona, hágase enemas de limpieza. (*Ver* ENEMAS en la Tercera Parte.)

❑ No consuma productos que contengan aceite mineral, pues puede interferir la absorción de las vitaminas solubles en grasa. Evite también las Epsom salts, la milk of magnesia y el citrate of magnesia, pues atraen gran cantidad de fluido hacia los intestinos, lo que promueve la eliminación de minerales del organismo.

❑ Las personas que suelen tomar muchos laxantes deben tomar también acidophilus para reemplazar las bacterias "amigables". El uso prolongado de laxantes expulsa las bacterias intestinales y produce estreñimiento crónico.

Aspectos para tener en cuenta

❑ Las semillas de psyllium son provechosas para el estreñimiento. Asegúrese de tomarlas con un buen vaso de agua.

❑ El aceite de flaxseed o las flaxseeds recién molidas ayudan a ablandar la materia fecal. Las flaxseeds recién molidas tienen un agradable sabor a nuez, y se pueden esparcir sobre los cereales, las ensaladas y otros alimentos.

❑ Un buen producto para el estreñimiento es Nutralax 2, de Nature's Way Products.

❑ Ayunar periódicamente. (*Ver* AYUNOS en la Tercera Parte.)

❑ Se pueden usar laxantes ocasionalmente pero si se emplean con regularidad pueden causar problemas graves, como diarrea, calambres e hinchazón abdominal, deshidratación y, en última instancia, lesiones en el colon. El uso excesivo de laxantes genera dependencia. Es mucho mejor cambiar el estilo de vida, como hacer más ejercicio y una buena dieta rica en fibra.

❑ Si el estreñimiento no mejora agregándole fibra a la dieta y utilizando laxantes a base de hierbas, es posible que exista un problema de coordinación muscular. Normalmente, los músculos superiores del intestino se contraen mientras los músculos inferiores se relajan. Pero cuando los músculos inferiores se contraen y entran en espasmo en lugar de relajarse, se presentan problemas.

❑ Cuando el estreñimiento no es sólo un problema ocasional, no se debe descartar la posibilidad de que exista cáncer o de que esté obstruida la parte inferior del intestino. Para determinar si existen obstrucciones, es necesario hacerse una proctoscopia o un enema de bario. Otros síntomas de cáncer de colon son la presencia de sangre en la deposición, cólicos severos, abdomen adolorido y distensionado y excrementos marcadamente delgados. Sin embargo, puede haber cáncer de colon en ausencia de estos síntomas.

❑ La deposición de olor fétido y la sensación de quemazón en el ano pueden ser señales de acidosis. (*Ver* ACIDOSIS en la Segunda Parte.)

❑ Cuando el estreñimiento y la diarrea se presentan alternativamente, es posible que la persona sufra de síndrome de intestino irritable. A pesar de que esta enfermedad es crónica y desagradable, no es grave. Otros síntomas frecuentes son cólicos, gases y variaciones en la consistencia de las deposiciones. Se desconoce la causa del síndrome de intestino irritable, pero muchos especialistas piensan que se relaciona con el estrés. (*Ver* SÍNDROME DE INTESTINO IRRITABLE en la Segunda Parte.)

❑ *Ver también* COLITIS ULCEROSA y DIVERTICULITIS en la Segunda Parte.

❑ *Ver también en* PROBLEMAS RELACIONADOS CON EL EMBARAZO en la Segunda Parte.

ESTREPTOCOCO, INFECCIONES POR

Ver en amigdalitis, dolor de garganta, enfermedades de los riñones, fiebre reumática, meningitis

ESTRÉS

El término "estrés" se refiere a cualquier reacción ante un estímulo físico, mental o emocional que requiere una respuesta o un cambio en nuestra manera de actuar, pensar o sentir. Los cambio son estresantes, tanto si son buenos como malos. La preocupación genera estrés. El estrés es un aspecto inevitable de la vida y puede originarse tanto en factores físicos como en factores sicológicos. Fuentes obvias de estrés para la mayoría de la gente son las presiones laborales y los plazos de entrega, los problemas con los seres queridos, el pago de las cuentas y la preparación de las vacaciones. Entre las fuentes menos obvias de estrés están el ruido, el tránsito vehicular, el dolor, las temperaturas extremas e, incluso, acontecimientos tan gratos como un cambio de trabajo o el nacimiento o la adopción de un hijo. Entre los factores físicos que suelen estresar al organismo se cuentan el exceso de trabajo, la falta de sueño, las enfermedades físicas, el abuso del alcohol y el tabaquismo. Al-

¿ES ESTRÉS O PTSD?

El trastorno de estrés postraumático (PTSD) es una enfermedad grave que requiere intervención y atención profesional. La respuesta a estas cinco preguntas le ayudará a saber si usted (o algún ser querido) sufre de esta dolencia:

1. ¿Ha sufrido usted, o ha sido testigo de alguna situación que pusiera en peligro su vida y que le ocasionara intenso miedo, impotencia u horror?
2. ¿Experimenta usted esta situación de alguna de estas maneras?

- Recuerdos o sueños repetidos y angustiosos.
- Flashbacks, sensación de estar reviviendo el hecho.
- Angustia física y/o emocional intensa cuando se expone a cosas que le recuerdan el evento.

3. ¿Trata de evitar cosas que le recuerden aquel hecho? ¿Siente que se ha vuelto insensible, en comparación con sus sensaciones antes de sufrirlo, en tres o más de las siguientes maneras?

- Evita pensamientos, sentimientos y conversaciones sobre ello.
- Evita actividades, lugares y gente que le recuerda a ello.
- Es incapaz de recordar partes importantes de lo que sucedió.
- Ha perdido el interés en áreas significantes de su vida.
- Se siente despegado de otras personas.
- Nota que se ha limitado su abanico emotivo.
- Si siente como si no tuviera futuro, que no va a tener una carrera, una vida larga, un matrimonio feliz o que no va a lograr otras cosas importantes en la vida.

4. ¿Sufre usted de, al menos, dos síntomas de las siguientes?

- Problemas para dormir.
- Irritabilidad o explosiones de ira.
- Problemas de concentración.
- Se siente siempre "en guardia".
- Se sobresalta mucho, exageradamente.

5. ¿Los síntomas que sufre interfieren con su vida cotidiana?

gunas personas crean su propio estrés: tengan o no razones objetivas para angustiarse, esas personas encuentran fácilmente motivos de preocupación.

Mientras que algunas personas manejan bien el estrés, a otras las afecta de una manera muy negativa. El estrés puede ocasionar fatiga, dolor de cabeza crónico, irritabilidad, cambios en el apetito, pérdida de la memoria, baja autoestima, aislamiento, rechinamiento de los dientes (bruxismo), frío en las manos, presión arterial alta, respiración superficial, tics nerviosos, disminución del impulso sexual, insomnio u otros cambios en los patrones de sueño, y/o alteraciones gastrointestinales. El estrés es un excelente caldo de cultivo para las enfermedades. Investigadores calculan que el estrés contribuye hasta en un 80 por ciento a provocar diversas enfermedades, como trastornos cardiovasculares, cáncer, alteraciones endocrinas y metabólicas, problemas cutáneos y trastornos infecciosos de todo tipo. Muchos siquiatras piensan que la mayoría de los problemas de espalda — una de las dolencias más comunes en Estados Unidos — se relacionan con el estrés. Además, el estrés es uno de los precursores más frecuentes de problemas sicológicos, entre ellos ansiedad y depresión.

Si bien el estrés se suele considerar un problema mental o sicológico, produce efectos físicos reales. El organismo reacciona ante el estrés con una serie de cambios fisiológicos, como aumento de la secreción de adrenalina, elevación de la presión arterial, aceleración de la frecuencia cardíaca y mayor tensión muscular. La digestión se vuelve lenta o se detiene, los depósitos de grasas y azúcares liberan esas sustancias en el organismo, el nivel del colesterol se eleva y la composición de la sangre cambia ligeramente y se vuelve más propensa a coagularse. Esto aumenta el riesgo de ataque al corazón o de derrame. Prácticamente todos los órganos y todas las funciones del organismo reaccionan ante el estrés. La glándula pituitaria aumenta su producción de ACTH (adrenocorticotropic hormone), lo que a su vez estimula la liberación de las hormonas cortisona y cortisol. Esto inhibe la actividad de los glóbulos blancos de la sangre, los cuales combaten las enfermedades, y suprime la respuesta inmunológica. Este conjunto de cambios físicos, llamado "respuesta de lucha o huida", prepara al individuo para afrontar un peligro inminente. Aunque nuestra integridad física no corre peligro la mayoría de las veces que experimentamos estrés, nuestro organismo responde como si estuviera en una situación de peligro real.

El aumento de la producción de hormonas adrenales es la causa de la mayor parte de los síntomas relacionados con el estrés. También es la razón por la cual el estrés puede conducir a deficiencias nutricionales. El aumento de adrenalina acelera el metabolismo de las proteínas, las grasas y los carbohidratos a fin de que el organismo disponga rápidamente de energía. Esa reacción lleva al organismo a excretar aminoácidos, potasio y fósforo; a agotar el magnesio almacenado en el tejido muscular, y a almacenar menos calcio. El estrés también dispara el mecanismo de liberación de cortisol, una hormona suprarrenal que regula el metabolismo de los carbohidratos y la presión sanguínea. Asimismo envejece las células del cerebro y acumula grasa en la zona media del cuerpo. Más aún, el estrés eleva el nivel de una proteína del sistema inmunológico llamada interleukin-6 (IL-6), la cual tiene una incidencia directa en la mayoría de las células del cuerpo y está conectada a muchos trastornos, como la diabetes, la artritis, el cáncer, la osteoporosis, la enfermedad de Alzheimer, las enfermedades periodontales y cardiovasculares. La IL-6 también se ha relacionado con la fragilidad y el declive funcional experimentado por las personas ancianas.

Como resultado de todas estas reacciones físicas, el organismo no absorbe bien los nutrientes cuando está sometido a estrés. El resultado es que, especialmente cuando se sufre de estrés durante periodos prolongados o de manera recurrente, el organismo no sólo pierde muchos nutrientes, sino también la capacidad de reponerlos adecuadamente. Muchos de los problemas de salud relacionados con el estrés se originan en deficiencias nutricionales, en particular de las vitaminas del complejo B (que revisten suma importancia para el correcto funcionamiento del sistema nervioso) y de algunos electrólitos que se pierden a causa de la reacción de estrés del organismo. El estrés también propicia el desarrollo de radicales libres que se pueden oxidar y afectar a los tejidos del organismo, en particular a las membranas celulares.

Entre las manifestaciones emocionales más serias provocadas por el estrés están la ansiedad, los ataques de pánico, el trastorno obsesivo-compulsivo, el trastorno de estrés postraumático (PTSD, por sus siglas en inglés), los trastornos disociativos y las fobias. A menudo aparecen como consecuencia de un hecho que el individuo no ha podido "gestionar" en su momento. El PTSD parece ser cada vez más común en este mundo cada vez más estresante. La principal señal de que existe PTSD es el revisitar mentalmente los eventos traumáticos pasados hasta el punto de interferir con la vida diaria normal. (*Ver* ¿Es estrés o PTSD? en la página 489.)

Mucha gente les atribuye a los "nervios" sus síntomas de estrés y, de hecho, el estrés suele afectar primero que todo y especialmente a través de los órganos de la digestión a las partes del organismo que se relacionan con el sistema nervioso. Entre las alteraciones digestivas relacionadas con el estrés están la activación de las úlceras y la exacerbación del síndrome de intestino irritable. Cuando el estrés que produce este tipo de síntomas no se maneja adecuadamente, se pueden desarrollar enfermedades mucho más graves.

El estrés puede ser agudo o prolongado. El estrés que dura mucho tiempo es particularmente peligroso pues desgasta poco a poco al organismo. Por sus efectos en la respuesta inmunológica, el estrés aumenta la susceptibilidad a las enfermedades y retarda la curación.

A menos que se indique otra cosa, las dosis que se recomiendan a continuación son para personas adultas. La dosis para los jóvenes de doce a diecisiete años debe equivaler a tres cuartas partes de la cantidad recomendada; la de los niños de seis a doce años, a la mitad y la de los menores de seis años, a la cuarta parte.

Nutrientes

SUPLEMENTOS	DOSIS SUGERIDAS	COMENTARIOS
Esenciales		
ACES + Zn de Carlson Labs	2 cápsulas al día.	Contiene betacaroteno, selenio y las vitaminas C y E, que actúan juntos como antioxidantes para debilitar los radicales libres perjudiciales producidos por el estrés.
Gamma-amino-butyric acid (GABA) (GABA Plus de Twinlab)	750 mg 2 veces al día. Para mayor eficacia, tomar con 50 mg de inositol y 500 mg de niacinamida.	Tranquilizante. Importante para la correcta función cerebral (*ver* AMINOÁCIDOS en la Primera Parte).
Glutathione	Según indicaciones de la etiqueta.	Un antioxidante que protege las células contra los daños.
Inositol	250 mg 2 veces al día.	Un nutriente relacionado con la vitamina B. Puede ayudar en ataques de pánico, trastorno obsesivo-compulsivo y la depresión.
Nicotinamide adenine dinucleotide (NADH)	10 mg al día. Tomar tan pronto como usted se despierte por la mañana.	
S-Adenosyl-methionine	Según indicaciones de la etiqueta.	Ayuda a aliviar la depresión. *Advertencia:* Si sufre de trastorno maníaco-depresivo o si toma antidepresivos recetados, no debe tomar SAMe.
Taurine (Taurine Plus de American Biologics)	Según indicaciones de la etiqueta.	
Trimethylglycine (TMG)	Según indicaciones de la etiqueta.	
Vitamin B complex en inyección	1 cc por semana, o según prescripción médica.	Todas las vitaminas B son necesarias para la salud y para el correcto funcionamiento del sistema nervioso. Para acelerar los resultados, aplicar inyecciones intramusculares (con supervisión médica).
más extra vitamin B_6 (pyridoxine)	1/2 cc por semana, o según prescripción médica.	
y vitamin B_{12}	1 cc por semana, o según prescripción médica.	
y/o vitamin B complex	100 mg al día.	Junto con las inyecciones, utilizar suplementos en forma sublingual. Si las inyecciones no se consiguen, utilizar de todas maneras suplementos en forma sublingual.
más extra pantothenic acid (vitamin B_5)	500 mg al día.	Vitamina antiestrés, necesaria para la glándula del timo.

Suplementos	Dosis sugeridas	Comentarios
Vitamin C con bioflavonoids	3.000-10.000 mg al día.	Esenciales para la función de las glándulas suprarrenales. El estrés agota las hormonas antiestrés, que son producidas por estas glándulas.
Muy importantes		
Anti-Stress Enzymes de Biotec Foods	Según indicaciones de la etiqueta.	Estas enzimas eliminan los desechos tóxicos y restauran el equilibrio del organismo.
Calcium y magnesium	2.000 mg al día. 1.000 mg al día.	Este mineral se pierde cuando hay estrés. Utilizar calcium chelate. Su deficiencia es común en personas con mucho estrés y puede provocar ansiedad, temor y hasta alucinaciones.
Coenzyme Q_{10} más Coenzyme A de Coenzyme-A Technologies	Según indicaciones de la etiqueta. Según indicaciones de la etiqueta.	
L-Tyrosine	500 mg 2 veces al día durante el día y a la hora de acostarse. Tomar con agua o jugo, con el estómago vacío. No tomar con leche. Para mejor absorción, tomar con 50 mg de vitamina B_6 y 100 mg de vitamina C.	Ayuda a reducir el estrés del organismo. Favorece el sueño. Provechoso también para la depresión. *Ver* AMINOÁCIDOS en la Primera Parte. *Advertencia:* Si está tomando algún inhibidor MAO para la depresión, no debe tomar este suplemento.
Melatonin	Empezar con 1.5 mg al día, 2 horas o menos antes de acostarse. Si esta dosis no es eficaz, aumentar gradualmente hasta observar resultados (hasta 5 mg al día).	Hormona natural que promueve el sueño profundo. Provechoso cuando el estrés produce insomnio ocasional.
Provechosos		
Fiber (oat bran o psyllium husks)	Según indicaciones de la etiqueta. No tomar junto con otros suplementos o medicamentos.	Limpia el intestino y mejora su funcionamiento. El estrés suele causar diarrea y/o estreñimiento.
Free-form amino acid complex (Amino Balance de Anabol Naturals)	Según indicaciones de la etiqueta.	Suministra proteína que el organismo utiliza rápidamente cuando hay estrés. Utilizar una fórmula que contenga tanto los aminoácidos esenciales como los no esenciales.
Lecithin granules o capsules	1 cucharada 3 veces al día con las comidas. 2.400 mg 3 veces al día con las comidas.	Protegen las células. Beneficiosos para el funcionamiento del cerebro.
L-Lysine	Según indicaciones de la etiqueta. Tomar con 50 mg de vitamina C y con 1 lozenge de 15 mg de zinc gluconate (Ultimate Zinc-C Lozenges de Now Foods).	Provechoso para los fuegos, que suelen ser una señal temprana de estrés. Reduce el estrés. *Advertencia:* No tomar durante más de seis meses seguidos.
Maitake extract o reishi extract o shitake extract	Según indicaciones de la etiqueta. Según indicaciones de la etiqueta. Según indicaciones de la etiqueta.	Ayuda al organismo a adaptarse al estrés y normaliza las funciones corporales.
Multivitamin y mineral complex con natural beta-carotene y potassium y selenium	25.000 UI al día. 99 mg al día. 200 mcg al día.	Especialmente necesario cuando hay estrés. Importante antioxidante. Reemplaza el potasio que se pierde a causa del estrés. Este poderoso antioxidante diminuye los ataques de ansiedad.
Raw adrenal glandular y raw thymus glandular	Según indicaciones de la etiqueta. Según indicaciones de la etiqueta.	Estimulan el timo y las glándulas suprarrenales, importantes para la reacción de estrés del organismo.
Vitamin E	200 UI al día. Tomar con las comidas.	Necesario para la función inmunológica. Poderoso antioxidante.
Zinc	50 mg al día. No tomar más de 100 mg al día de todos los suplementos.	Necesario para el funcionamiento inmunológico y para proteger a las células del daño causado por los radicales libres. Para mejor absorción, utilizar lozenges de zinc gluconate u OptiZinc.

Hierbas

❑ La ashwagandha es una hierba ayurvédica que actúa como sedante y tónico nervioso.

❑ El bilberry previene la destrucción, la mutación y la muerte prematura de las células de todo el organismo.

❑ El ginkgo biloba contribuye al correcto funcionamiento del cerebro y a la buena circulación.

❑ El milk thistle purifica y protege el hígado, además de que tiene propiedades antioxidantes.

❑ Muchas plantas producen sus propios antioxidantes, que utilizan como protección contra las fuentes ambientales de estrés. Hierbas específicas tienden a proteger partes específicas del organismo. Sin embargo, por sus poderosas propiedades antioxidantes, la mayoría de las hierbas también influyen de manera importante en otras partes del cuerpo. Elija tres de las siguientes hierbas y prepare un buen tónico antiestrés mezclando media cucharadita de cada una y poniéndolas en infusión entre dos tazas de agua destilada a punto de hervir. Una alternativa es utilizar extractos sin alcohol mezclados en agua.

❑ El catnip es una eficaz hierba antiestrés, que también produce somnolencia.

❑ La chamomile es un relajante suave. También es un buen tónico nervioso, alivia el tracto digestivo y ayuda a dormir bien.

Advertencia: No utilice chamomile de manera permanente y evítela por completo si es alérgico al ragweed.

❑ Las hierbas dong quai, rehmannia y schizandra fortalecen los riñones, las glándulas adrenales y el sistema nervioso central, que se cuentan entre los órganos más susceptibles a los efectos del estrés.

❑ El holy basil (*Ocimum sanctum*) es una hierba india conocida localmente como *tulsi* parece rebajar el estrés y los niveles de cortisol. (Este basil es pariente del basil culinario, aunque no son lo mismo). Hay una variante tailandesa llamada bai gkaprow.

❑ El hops mitiga el nerviosismo, el desasosiego y el estrés. También disminuye el deseo de consumir alcohol.

❑ En algunas personas, la kava kava es un buen calmante de la mente y de todo el organismo.

❑ Se ha comprobado que una combinación de aceite esencial de mandarina y aceite de bergamot en una lámpara de aromaterapia reduce el estrés. Mezcle tres gotas de bergamot con cinco de mandarina.

❑ La passionflower produce efectos calmantes y es importante que se cuente entre los ingredientes de las fórmulas antiestrés.

❑ La raíz de polygala y la semilla de sour jujube son potentes hierbas chinas conocidas por sus efectos calmantes y reconfortantes del estado de ánimo.

❑ En algunas personas la hierba St. John's wort es buena para la depresión y el dolor nervioso.

❑ El Siberian ginseng ayuda al organismo a manejar el estrés.

❑ El skullcap es provechoso para los trastornos nerviosos. Además, alivia el dolor de cabeza y ayuda a dormir bien.

❑ La valeriana evita que el sistema nervioso se sobrecargue. También es una excelente ayuda para dormir cuando se toma a la hora de acostarse, y alivia los dolores de cabeza relacionados con el estrés.

❑ Se dice que el wild oat restablece el equilibrio del sistema nervioso.

Recomendaciones

❑ Entre el 50 y el 75 por ciento de su dieta debe constar de alimentos crudos. Los vegetales y las frutas frescos no sólo aportan valiosas vitaminas y minerales, sino que son ricos en compuestos llamados flavonoides, muchos de los cuales neutralizan a los peligrosos radicales libres.

❑ Evite los alimentos procesados y todo lo que le imponga estrés a su organismo, como edulcorantes artificiales, bebidas carbonatadas, chocolate, huevos, alimentos fritos, junk foods, carne de cerdo, carne roja, azúcar, productos elaborados con harina blanca, alimentos con preservativos o con muchos condimentos, y snacks (por ejemplo, chips).

❑ Elimine de su dieta los productos lácteos durante tres semanas. Luego vuélvalos a introducir poco a poco en su dieta y observe si vuelve a presentarse cualquier síntoma "nervioso".

❑ Limite su ingesta de cafeína. La cafeína contribuye al nerviosismo y altera los patrones de sueño.

❑ Evite el alcohol, el tabaco y los medicamentos que influyen en el estado de ánimo. Aun cuando esas sustancias pueden aliviar temporalmente el estrés, no solucionan el problema de fondo. Además, son nocivas para la salud y, como si esto fuera poco, el estrés no habrá desaparecido al día siguiente.

❑ Ayune todos los meses. (*Ver* AYUNOS en la Tercera Parte.)

❑ Haga ejercicio con regularidad. La actividad física tiene la ventaja de que despeja la mente y mantiene el estrés bajo control. A algunas personas les gusta correr o caminar solas, mientras que otras prefieren participar en deportes de equipo o en programas de ejercicios con más gente. Siempre y cuando se practique con *regularidad*, cualquier clase de ejercicio es provechoso. Si se trata de reducir el estrés, hacer ejercicio una vez al mes no sirve de nada.

❑ Aprenda a relajarse. A las personas que sufren de estrés por lo general se les dificulta relajarse, pero es necesario que lo logren. La técnica llamada *relajación progresiva* es beneficiosa. Esta técnica implica tensionar y relajar alternativamente los principales grupos musculares, y estar consciente de todas las sensaciones que se experimentan. Comience por los pies y ascienda poco a poco hacia la cabeza. Tense cada grupo muscular mientras cuenta hasta diez; concéntrese en la tensión que experimenta y luego afloje los músculos y respire profundamente a la vez que disfruta de esa sensación de relajación.

❑ Duerma todas las noches un número suficiente de horas. Esto puede ser difícil porque a menudo el estrés impide conciliar el sueño (a menos que usted sea de esas personas que ven en el sueño una manera de escapar de la realidad), pero es de suma importancia dormir lo suficiente. Cuanto menos duerma, tanto más estrés padecerá y tanto más se debilitará su sistema inmunológico. Y recuerde que un sistema inmunológico débil aumenta las probabilidades de enfermarse.

❑ Pruebe con la meditación. La meditación les ayuda a muchas personas a relajarse y a manejar el estrés. La meditación no tiene necesariamente una connotación espiritual o religiosa. Por ejemplo, usted puede meditar basándose en una palabra como "paz", "calma" o "cálido". O quizás a usted le convenga meditar sobre una persona, un lugar o un acontecimiento agradable. Es útil tener una reserva de pensamientos agradables de los cuales echar mano durante los momentos de estrés. A pesar de que meditar produce efectos a corto plazo, es mucho más eficaz cuando se practica todos los días. Trate de meditar dos veces al día entre diez y veinte minutos cada vez.

❑ Practique la respiración profunda. Hágalo cuando enfrente situaciones estresantes en el hogar, en el trabajo, en el automóvil o en cualquier parte. Sostener la respiración sirve para aliviar el estrés. Con la boca cerrada, inspire profundamente, sostenga la respiración durante unos cuantos segundos (mientras no se sienta incómodo) y luego espire lentamente por la boca colocando la lengua en el paladar superior en el punto donde se unen la encía y los dientes. Haga esto cuatro o cinco veces, o cuantas veces necesite para sentirse relajado. (*Ver* Ejercicios de respiración *en* CONTROL DEL DOLOR en la Tercera Parte.)

❑ Preste atención a sus conversaciones internas. Lo que nos decimos a nosotros mismos influye mucho en lo que sentimos acerca de nosotros mismos y de todo lo que nos rodea. Decirnos cosas como, por ejemplo, "¿Por qué siempre hago mal todo?", o "No he debido dejar que ese idiota se me atravesara con su automóvil", o "Nunca lograré manejar este computador", sólo le agrega estrés a la situación y no nos ayuda a resolver el problema. Es muy importante aprender a escuchar — y a detener — esas conversaciones internas, que no sólo son inútiles sino también perjudiciales. Algunos terapeutas recomiendan gritar "¡Fuera!" (u otra frase similar que usted prefiera) en cuanto le entren en el cerebro preocupaciones invasivas y desagradables

❑ Identifique las fuentes de estrés que hay en su vida. Éste es el primer paso para empezar a manejar el estrés. A fin de comprender qué le está ocasionando problemas, haga periódicamente un inventario de las situaciones que precipitan su reacción de estrés. Para comenzar, utilice la siguiente lista de fuentes comunes de estrés:

- Muerte del cónyuge o de otro miembro de la familia.
- Divorcio.
- Muerte de un amigo cercano.
- Problemas financieros.
- Separación conyugal.
- Pérdida del trabajo.
- Lesión o accidente graves.
- Nuevo matrimonio.
- Próxima cirugía.
- Problema de salud grave de algún miembro de la familia.
- Dificultades serias en el trabajo.
- Aumento de responsabilidades en el hogar o en el trabajo.
- Problemas sexuales.
- Cambio de trabajo.
- Salida del hogar de un hijo.
- Cambio de residencia.
- Cambio importante de dieta.
- Vacaciones.
- Alergias.

❑ Tenga en cuenta que esta lista no es completa y que cada persona reacciona de manera distinta ante el mismo acontecimiento.

❑ Dese un día de descanso (para eso son los fines de semana). Salga a pasear, escuche música, vaya a la playa o a un lago, o lea; en breve, haga algo que le produzca placer y que lo relaje. Durante esos momentos de descanso, haga todo lo posible por centrar sus pensamientos en el presente a fin de no pensar en lo que le está produciendo estrés.

❑ Adquiera un hobby. Los pasatiempos son magníficos para aliviar el estrés. Dedíquele tiempo a aquello que disfruta. No se sienta culpable por dedicarse tiempo a usted mismo. Su salud merece que se dé algunos gustos.

❑ Evite los conflictos. Identifique lo que le está produciendo estrés y o bien elimínelo de su vida, o bien prepárese para afrontarlo. Si conducir durante las horas de mayor afluencia de tránsito le produce estrés, busque la manera de modificar su horario de trabajo a fin de evitar esa fuente de estrés. Si eso no es posible, busque algún compañero de viaje o escuche buena música o la grabación de un buen libro.

❑ Acepte la existencia de sus emociones. No las niegue ni las reprima pues esto agrava el estrés. Reprimir las emociones fuertes conduce a que más adelante se manifiesten como enfermedades. No tema llorar. Llorar es una gran ayuda cuando de manejar el estrés se trata. Además, sirve para aliviar la ansiedad y para liberar las emociones que han estado reprimidas.

❑ Haga todo lo que esté a su alcance para que su hogar se vea libre de estrés. Mantenga el ruido en un nivel bajo; recuerde que el ruido contribuye al estrés. Baje el volumen del radio, del equipo de sonido y de la televisión. Los tapetes y los tapices de colgar en la pared absorben el ruido, además de que son elementos decorativos. El color es otro elemento ambiental cuya importancia no se debe pasar por alto. Algunos colores ejercen efectos más calmantes que otros. (*Ver* TERAPIA A BASE DE COLOR en la Tercera Parte.) Así mismo, aproveche al máximo la luz natural en su hogar. La luz fluorescente suele aumentar el estrés y la irritabilidad en algunas personas.

❑ Estudie acerca de la aromaterapia, el arte de utilizar con propósitos curativos aceites esenciales, es decir, esencias altamente concentradas y destiladas de plantas. Los aceites esenciales influyen en la mente y en el cuerpo mediante la estimulación olfativa en el cerebro. Entre los aceites esenciales particularmente provechosos para aliviar el estrés están los de chamomile, bergamot, sandalwood, lavender y sweet marjoram. Dese un relajante baño caliente y agréguele al agua entre diez y veinte gotas de uno o más de estos aceites. O coloque unos cuantas gotas de aceite en un pañuelo e inhale el aroma varias veces al día. (*Ver* AROMATERAPIA Y ACEITES ESENCIALES en la Tercera Parte.)

❑ Trate de no tomar la vida con tanta seriedad. Aprenda a reír.

❑ Si los síntomas relacionados con el estrés se vuelven crónicos o recurrentes, consulte con su médico para descartar la existencia de alguna enfermedad.

❑ Si siente que, sencillamente, no puede manejar las fuentes de estrés que hay en su vida, busque ayuda. Vale la pena que consulte con un consejero o con un sicoterapeuta idóneo para que le ayuden a manejar sus dificultades y le enseñen técnicas eficaces para reducir el estrés. A veces es necesario y enriquecedor hablar con alguien que puede analizar el problema con objetividad, trátese de un amigo confiable o de un terapeuta profesional.

❑ Un estudio realizado en la Facultad de Medicina de la Universidad de Washington calificó diversas situaciones de estrés según sus efectos negativos sobre la salud física y mental. La muerte del cónyuge obtuvo el puntaje más alto. El divorcio obtuvo el siguiente puntaje, y circunstancias como casarse y enfermarse — entre otras — obtuvieron los puntajes siguientes. Ese estudio encontró que cuanto más estresantes son las situaciones que la persona vive, tanto mayor es su riesgo de enfermarse.

❑ El estrés en las personas jóvenes no debe subestimarse. Los problemas en el colegio, cambiar de escuela, las presiones de los compañeros, cuestiones de imagen personal o de identidad sexual, la adición de un nuevo miembro a la familia o los problemas con novios y novias son fuentes de ansiedad importantes para niños y adolescentes. Además, ellos tienen menos mecanismos y herramientas que los adultos para enfrentarse y sobreponerse. Muchas veces enfrentan esas situaciones de estrés de maneras que son difíciles de entender para los mayores.

❑ Investigaciones han demostrado que la hormona dehydroepiandrosterone (DHEA) ayuda a afrontar el estrés. (*Ver* TERAPIA A BASE DE DHEA en la Tercera Parte.)

❑ Existen razones para creer que el estrés no sólo tiene la capacidad de desencadenar reacciones ante los alérgenos, sino también de agravar los síntomas alérgicos.

❑ El estrés agrava algunos trastornos cutáneos, como psoriasis y cáncer de piel, porque deteriora las células inmunológicas de la piel. El daño es producido por un químico que se libera cuando las células nerviosas reaccionan al estrés.

❑ El Dr. Hans Selye, experto en el tema del estrés y autor del libro *Stress Without Distress* (Signet Books, 1991), sostiene que lo peligroso no es el estrés sino la zozobra que se experimenta cuando el estrés emocional permanece sin resolver durante períodos largos y el individuo no lo maneja de una manera positiva.

❑ Un grupo de investigadores holandeses estudió a ochenta personas durante seis meses. Esos investigadores encontraron que los individuos que experimentaban altos niveles de estrés tenían menos de la mitad de los anticuerpos que los sujetos que no estaban sometidos a estrés.

❑ Según un estudio realizado en la Universidad de Pennsylvania, las personas que se preocupaban de manera crónica descubrieron que podían reducir su nivel de ansiedad apartando un rato específico del día para preocuparse. Esas personas dedicaron treinta minutos de cada día a preocuparse, y no se permitieron experimentar preocupación en momentos distintos del día.

❑ Los problemas digestivos ocasionados por el estrés a veces son difíciles de descubrir o tratar, pero existen técnicas alternativas a la medicación que pueden ayudarlo a relajarse. El libro *Character Strengths and Virtues: A Handbook and Classificaction*, de Christopher Peterson y Martin E.P. Seligman (Oxford University Press, 2004) clasifica y analiza veinticuatro características clave relacionadas con la felicidad y la salud mental. Aunque se trata de una obra dirigida principalmente a expertos y demasiado amplia para resumir aquí, merece la pena leerlo. Los autores sugieren que para una buena salud mental es clave reducir el estrés, y que una de las maneras más sencillas de hacerlo es meditando o contemplando nada más levantarse o antes de acostarse. Esto ayuda al cuerpo a relajarse y a reducir el estrés. La nutrición es igualmente importante.

❑ La intoxicación con metales pesados y las alergias a los alimentos pueden provocar síntomas parecidos a los del estrés. El análisis del cabello sirve para revelar la existencia de envenenamiento con metales pesados. (*Ver* ANÁLSIS DEL CABELLO en la Tercera Parte; *ver también* ALERGIAS en la Segunda Parte.)

❑ Los síntomas de la hipoglicemia se parecen a los del estrés. (*Ver* HIPOGLICEMIA en la Segunda Parte.)

❑ *Ver también* DEPRESIÓN y TRASTORNO DE ANSIEDAD en la Segunda Parte.

ESTRÍAS

Ver en PROBLEMAS RELASCIONADOS CON EL EMBARAZO.

FALTA DE PESO

Algunas personas son más delgadas que el promedio durante toda su vida y, no obstante, gozan de perfecta salud. Sin embargo, en algunas personas la falta de peso se relaciona con problemas de salud. Esto sucede, especialmente, cuando se ha perdido peso de manera involuntaria y súbita. Entre las causas de la pérdida involuntaria de peso están malabsorción, parásitos intestinales, algunos tipos de cáncer, enfermedades del colon (como enfermedad de Crohn), colitis ulcerosa, diverticulitis, o enfermedades crónicas como diabetes, diarrea crónica o hipertiroidismo. La cirugía, el estrés o el trauma que producen acontecimientos como la muerte de un ser querido también contribuyen a la pérdida súbita de peso.

La pérdida de peso también puede deberse a la quimioterapia y a la radioterapia para el cáncer, entre cuyos efectos secundarios están náuseas, vómito e inapetencia. Una persona que evidentemente está baja de peso, pero que insiste en que está gorda, posiblemente sufre de un trastorno de la alimentación. Los pacientes de AIDS suelen sufrir del llamado "wasting syndrome", o síndrome de pérdida de peso. Este síndrome hace que, a medida que la enfermedad avanza, esas personas se vean cada vez más demacradas.

La falta de peso produce deficiencias nutricionales que deterioran aún más la salud y complican la recuperación. La mala nutrición afecta especialmente a dos grupos de edad: las personas muy jóvenes y las personas muy mayores. La malnutrición en la infancia, especialmente en los primeros años de vida, puede producir efectos permanentes porque afecta al crecimiento y al desarrollo normales. Los niños tienen menos reservas nutricionales en su organismo de las cuales echar mano cuando la ingesta o la absorción de los nutrientes son inadecuadas. En el extremo opuesto está la gente de edad avanzada, que pierde interés en la comida a medida que envejece, una condición que se agrava cuando los recursos económicos son reducidos, pues la persona tiende a omitir comidas. En consecuencia, la gente de edad avanzada tiene un riesgo muy alto de sufrir de malnutrición.

Las sugerencias que brindamos en esta sección van dirigidas a la gente de edad avanzada que necesita rehabilitación nutricional. Las dosis son para adultos. Sin embargo, también pueden beneficiar a quienes tienen requerimientos nutricionales más altos de lo normal, como las personas que tienen hepatitis, las que están en tratamiento para el cáncer, las que se están recuperando de quemaduras o de traumas, y las mujeres que están embarazadas o lactando. Si nota que su niño pequeño se ve malnutrido o deja de aumentar de peso a medida que crece, vaya a hablar con su médico.

Nutrientes

SUPLEMENTOS	DOSIS SUGERIDAS	COMENTARIOS
Esenciales		
Raw liver extract	Según indicaciones de la etiqueta.	Excelente fuente de vitaminas B y minerales. Para facilitar la asimilación, utilizar en forma líquida.
Vitamin A	10.000 UI al día.	Estos antioxidantes aumentan la inmunidad y ayudan a depositar la grasa.
más carotenoid complex con natural beta-carotene	Según indicaciones de la etiqueta.	Esencial para la utilización de la proteína.
Vitamin B complex	100 mg al día con las comidas.	Aumenta el apetito y ayuda a la digestión de grasas, carbohidratos y proteínas. Para mejor absorción, administrar en forma sublingual. Puede ser necesario aplicar en inyección (con supervisión médica).
Vitamin C con bioflavonoids	3.000 mg al día. Tomar en dosis divididas durante el día.	Ayuda a prevenir el cáncer, protege contra la infección y aumenta la inmunidad.
Vitamin D_3	400 UI al día.	Necesario para la formación de hueso sano.
Vitamin E	200 UI al día.	Este poderoso antioxidante ayuda a prevenir el cáncer e inhibe la formación de radicales libres.
Zinc	80 mg al día. No sobrepasar esta dosis.	Mejora los sentidos del gusto y el olfato. Para mejor absorción, utilizar lozenges de zinc gluconate u OptiZinc.
Importantes		
Essential fatty acids (Ultimate Oil de Nature's Secret)	Según indicaciones de la etiqueta.	Elementos de suma importancia para la dieta.
Free-form amino acid complex	Según indicaciones de la etiqueta.	Suministra la proteína necesaria de una manera fácil de metabolizar y de utilizar. Usar una fórmula que contenga todos los aminoácidos esenciales.
Garlic (Kyolic de Wakunaga)	2 cápsulas 3 veces al día con las comidas.	Protege contra los radicales libres. Contiene muchos nutrientes esenciales.
Inflazyme Forte de American Biologics	4 tabletas 3 veces al día con las comidas.	Mejora la absorción de los alimentos ayudando a la correcta descomposición de las proteínas, las grasas y los carbohidratos.
o Wobenzym N de Marlyn Nutraceuticals	3–6 tabletas, 2–3 veces al día entre comidas.	Destruye los radicales libres y ayuda a la correcta descomposición y absorción de los alimentos.
Quercetin	Según indicaciones de la etiqueta.	Ayuda a prevenir las reacciones a ciertos alimentos, al polen y a otros alergenos. Aumenta la inmunidad.
más bromelain	Según indicaciones de la etiqueta.	Aumenta la eficacia del quercetin.
Provechosos		
Brewer's yeast	Según indicaciones de la etiqueta.	Estimula el apetito y proporciona vitaminas B.
Floradix Iron + Herbs de Salus Haus	Según indicaciones de la etiqueta.	Aumenta el apetito y ayuda a la digestión.
Multienzyme complex	Según indicaciones de la etiqueta.	Ayuda a la digestión.
Multivitamin y mineral supplement	Según indicaciones de la etiqueta.	Proporciona todas las vitaminas y los minerales necesarios de manera equilibrada. Utilizar una fórmula high-potency.
Spiru-tein de Nature's Plus	Según indicaciones de la etiqueta. Tomar entre comidas.	Suplemento proteínico seguro.

Hierbas

❑ Las siguientes hierbas son útiles para estimular el apetito: alfalfa, blessed thistle, caraway, cayenne (capsicum), apio, dill, fennel, hyssop y lady's mantle.

❑ El astragalus protege el sistema inmunológico, ayuda a la digestión y combate la fatiga.

❑ El fenugreek y el ginseng se han utilizado desde hace mucho tiempo para estimular el apetito y ayudar a la digestión, especialmente en las personas mayores.

Advertencia: No utilice ginseng si su presión arterial es alta.

Recomendaciones

❑ Si cree que ha perdido peso y, especialmente, si ha sido de manera involuntaria, hágase practicar un examen médico completo para determinar si la causa es alguna enfermedad. Es posible que tenga alguna enfermedad que requiera tratamiento. Preocúpese si un niño pequeño repentinamente deja de ganar peso, como es normal para su edad.

❑ Haga una dieta diaria que incluya por lo menos 300 gramos de carbohidratos complejos, 100 gramos de proteína y entre 2.500 y 3.000 calorías. Incluya en su dieta vegetales ricos en almidón, como papa y fríjol, además de granos, pavo, pollo, pescado, huevo, aguacate, aceite de oliva, aceite de safflower, raw cheese, nueces y semillas. Consuma solamente pan, pasta, crackers y cereales calientes y fríos de grano entero. Para los infantes es provechoso el banano triturado.

❑ Consuma sopas preparadas con leche de soya y no con leche de vaca. La leche de soya se utiliza igual que la leche de vaca. Las sopas a base de leche tienen más proteínas y calorías que los caldos.

❑ Tome tés de hierbas, jugos de frutas y vegetales y agua mineral.

❑ Haga comidas pequeñas pero frecuentes (incluidos los snacks), y coma despacio. Si usted sufre de malnutrición, podría perder el apetito si se encuentra con un gran plato de comida. Siempre es posible repetir si se queda con hambre.

❑ No consuma alimentos fritos ni junk food para obtener calorías adicionales. En cambio, consuma los siguientes snacks ricos en calorías entre comidas o antes de acostarse: raw cheese, pudín de soya y banano; sándwiches de pavo, pollo o atún con queso; nueces crudas, crackers de arroz con mantequilla de maní, yogur, batidos de yogur de fruta, carob soymilk, leche de almendra, buttermilk, custard, nueces y aguacate.

❑ Elimine de su dieta el café, el té y todo lo que contenga cafeína (por ejemplo, las bebidas gaseosas).

❑ En lo posible, haga ejercicio con regularidad pero con moderación. Caminar es una excelente opción. El ejercicio moderado ayuda a asimilar los nutrientes y aumenta el apetito. Evite el ejercicio demasiado vigoroso.

❑ Coma en un ambiente de tranquilidad. No trate de comer cuando esté preocupado o nervioso.

❑ Si usted fuma, deje ya ese hábito.

❑ Hágase exámenes para detectar alergias alimentarias. (*Ver* ALERGIAS en la Segunda Parte). Evite todos los alimentos a los cuales crea que es alérgico.

❑ Hable con su médico sobre cualquier medicamento que esté tomando. A veces, las medicinas pueden quitar el apetito y contribuir a la pérdida de peso.

❑ Si los demás opinan que está muy delgado, pero usted insiste en que le gustaría perder más peso, busque ayuda profesional porque podría tratarse de un trastorno de la alimentación. (*Ver* ANOREXIA NERVIOSA y/o BULIMIA en la Segunda Parte.)

Aspectos para tener en cuenta

❑ La pérdida de peso inexplicable (y quizás indeseada) en los ancianos puede deberse a varias razones, entre las que están:

- Al envejecer, los alimentos pueden perder su atractivo porque disminuye nuestro sentido del gusto y el olor.
- Problemas dentales que afectan la masticación y las comidas.
- Las personas mayores que viven solas pueden sufrir depresión, paranoias y, muchas veces, sentirse solas. Todo lo anterior puede conducir a una pérdida de interés en la alimentación.
- Los medicamentos pueden quitar el apetito o cambiar el sentido del gusto en la gente.
- Las personas ancianas que viven con recursos escasos pueden no permitirse sus alimentos favoritos.
- Hay problemas de salud relacionados con el envejecimiento que afectan y/o retardan el apetito.

❑ Al tratar de estimular el apetito, se debe tener en cuenta la apariencia y el olor de los alimentos, así como también el ambiente en el cual se encuentra la persona al comer.

❑ El color rojo estimula las papilas gustativas. (*Ver* TERAPIA A BASE DE COLOR en la Tercera Parte.)

❑ *Ver también* INAPETENCIA en la Segunda Parte.

FATIGA

La fatiga no es una enfermedad; es un síntoma. La mayoría de las enfermedades, desde el resfriado común hasta el cáncer, van acompañadas de fatiga. La fatiga suele ser el primer síntoma de enfermedades como diabetes, candidiasis, anemia, cáncer, hipoglicemia, alergias, síndrome de malabsorción, hipotiroidismo, mala circulación y mononucleosis. La fatiga incapacitante y persistente en extremo es el principal síntoma del síndrome de fatiga crónica. La fatiga que se caracteriza únicamente por falta de energía puede deberse a depresión o aburrimiento. La fatiga persistente cuya causa no es ninguna enfermedad suele ser resultado de hábitos nutricionales inadecuados y, en particular, de la combinación de estrés emocional y una dieta alta en grasas y en carbohidratos refinados. El alcohol, la cafeína, las drogas, el tabaco, el estrés y los hábitos alimentarios inadecuados despojan al organismo de energía.

Nutrientes

SUPLEMENTOS	DOSIS SUGERIDAS	COMENTARIOS
Muy importantes		
Bee pollen	Unos pocos gránulos al día durante 3 días. Luego aumentar lentamente hasta 2 cucharaditas al día.	Suele aumentar poderosamente la energía. *Advertencia:* El polen de abeja puede producir reacciones alérgicas en algunos individuos. Si se presenta erupción cutánea, respiración asmática, molestia u otros síntomas, suspenda el uso de este suplemento.
Free-form amino acid complex	Según indicaciones de la etiqueta.	Cuando los aminoácidos están en estado libre, el organismo los absorbe y los asimila rápidamente.
Brewer's yeast	Empezar con 1 cucharadita al día y aumentar poco a poco hasta 2 cucharadas al día, por 2 semanas.	Buena fuente de vitaminas B.
o Bio-Strath de Bioforce	Según indicaciones de la etiqueta.	Tónico eficaz que contiene vitaminas B y hierbas que aumentan el nivel de energía.
Floradix Iron Herbs de Salus Haus	Según indicaciones de la etiqueta.	Formas de hierro no tóxico que provienen de fuentes alimentarias naturales.
o desiccated liver	Según indicaciones de la etiqueta.	
Multivitamin y mineral complex con		Las deficiencias vitamínicas y minerales se han asociado con falta de energía. Utilizar una fórmula high-potency.
vitamin A	25.000 UI al día. Si está embarazada, no debe tomar más de 10.000 UI al día.	
y chromium	200 mcg al día.	
y potassium	99 mg al día.	
y selenium	100 mcg al día. Si está embarazada, no debe tomar más de 40 mcg al día.	
y zinc	50 mg al día.	
Octacosanol	Según indicaciones de la etiqueta.	Ayuda a la oxigenación de los tejidos y aumenta la resistencia.
Vitamin B complex	100 mg 3 veces al día con las comidas.	Su deficiencia puede causar fatiga. Si la fatiga es aguda, se puede administrar en inyección (con supervisión médica).
más extra vitamin B_{12}	2.000 mcg al día.	Combate la fatiga y ayuda a prevenir la anemia. Utilizar lozenges o administrar en forma sublingual.
más vitamin B_1 (thiamine)	50 mg 3 veces al día con las comidas.	Necesarios para la función normal del cerebro, la producción de hormonas y la transformación de grasas, proteínas y carbohidratos en energía.
y pantothenic acid (vitamin B_5)	50–100 mg 3 veces al día con las comidas.	
y choline	100 mg al día.	
Importantes		
Dimethylglycine (DMG) (Aangamik DMG de FoodScience of Vermont)	Según indicaciones de la etiqueta.	Aumenta los niveles de oxígeno y energía en el organismo.
Vitamin C con bioflavonoids	3.000–8.000 mg al día.	Aumentan la energía.
o E-mergen-C de Alacer	Según indicaciones de la etiqueta.	Aumenta rápidamente el nivel de la energía gracias a su veloz asimilación en el organismo. Utilizar como bebida entre comidas.
Provechosos		
Energy Now de FoodScience Labs	Según indicaciones de la etiqueta.	Contrarrestan la fatiga.
o PEP Formula de Pep Products	Según indicaciones de la etiqueta.	
Calcium	1.500 mg al día.	Proporciona energía. Importante para la estructuración de la proteína. Utilizar calcium chelate o asporotate.
y magnesium	750 mg al día.	Debe tomarse de manera equilibrada con el calcio.
Kyo-Green de Wakunaga	Según indicaciones de la etiqueta.	Suministra energía rápidamente proporcionando nutrientes de manera balanceada.
Pycnogenol	Según indicaciones de la etiqueta.	Estos poderosos antioxidantes atraviesan la barrera hematoencefálica y, por tanto, protegen las células del cerebro.
o grape seed extract	Según indicaciones de la etiqueta.	
L-Aspartic acid y L-citrulline	500 mg de cada uno 2 veces al día, con el estómago vacío. Tomar con agua o jugo. No tomar con leche. Para mejor absorción, tomar con 50 mg de vitamina B_6 y 100 mg de vitamina C.	Mejoran el ánimo y aumentan la energía y la resistencia. La fatiga puede deberse al bajo nivel de ácido aspártico.
más L-phenylalanine	500 mg 2 veces al día con el estómago vacío.	Sube el ánimo y ayuda a superar la depresión. *Advertencia:* si está embarazada o lactando, o si sufre de ataques de pánico, diabetes, presión arterial alta o

		PKU, no debe tomar fenilalanina.
Royal Jelly de Montana Naturals	2 cápsulas 3 veces al día.	Aumenta el nivel de la energía.
Shiitake extract o reishi extract	Según indicaciones de la etiqueta. Según indicaciones de la etiqueta.	Fortalecen el sistema inmunológico y aumentan la energía.

Hierbas

❑ Hierbas que ayudan a combatir la fatiga son acacia, cayenne (capsicum), extracto de ginkgo biloba, gotu kola, guaraná y Siberian ginseng.

Advertencia: No utilice Siberian ginseng si sufre de hipoglicemia, presión arterial alta o enfermedad cardíaca.

❑ Una fórmula líquida a base de hierbas que intensifica la energía es China Gold, de Aerobic Life Industries.

Recomendaciones

❑ Incluya en su dieta más granos, semillas, nueces, frutas y vegetales frescos. Consuma menos carne roja y más pescado de carne blanca.

❑ Evite los productos que privan al organismo de energía, como azúcar, alcohol, grasas, cafeína, productos con harina blanca y alimentos altamente procesados.

❑ Haga ejercicio con regularidad y descanse lo suficiente. Si usted tiene sobrepeso, tome medidas para perder las libras que le sobran. *Ver* OBESIDAD en la Segunda Parte.

❑ Utilice spirulina, una excelente fuente de proteína. Tome cuatro tabletas de spirulina tres veces al día con polen de abeja, octacosanol, 3.000 miligramos de vitamina C y aminoácidos en estado libre. Se ha demostrado que la combinación de estos nutrientes es eficaz para tratar la fatiga.

❑ *Ver* AYUNOS en la Tercera Parte, y seguir el programa una vez por mes.

❑ Si la fatiga persiste, consulte con su médico para que determine si la causa es alguna enfermedad.

Aspectos para tener en cuenta

❑ El tratamiento con hormona humana del crecimiento (sólo se consigue con prescripción médica) ayuda a disminuir la fatiga. *Ver* TERAPIA CON HORMONA DEL CRECIMIENTO en la Tercera Parte.

❑ Las alergias son con frecuencia la causa de la fatiga. Es recomendable hacerse exámenes de alergias, especialmente de alergias al moho (*ver* ALERGIAS y DEBILIDAD DEL SISTEM INMUNOLÓGICO en la Segunda Parte).

❑ El hipotiroidismo puede producir fatiga (*ver* HIPOTIROIDISMO en la Segunda Parte, pues contiene un test de temperatura axilar para determinar si la función tiroidea está disminuida).

❑ Algunos colores tienen efectos energizantes en la mente y en el cuerpo (*ver* TERAPIA A BASE DE COLOR en la Tercera Parte).

❑ Si su fatiga al parecer no tiene ninguna causa física, convendría explorar si se debe a factores sicológicos. También podría ser conveniente introducir cambios en su estilo de vida.

Ver también SÍNDROME DE FATIGA CRÓNICA.

FENÓMENO DE RAYNAUD

Ver ENFERMEDAD DE RAYNAUD

FEVER BLISTERS

Ver COLD SORES

FIBROMAS UTERINOS

Los fibromas uterinos (también denominados leiomiomas o miomas) son crecimientos benignos que se desarrollan tanto en la pared muscular interior del útero como en el exterior de este órgano. Los fibromas no sólo afectan al útero sino, en algunos casos, también al cuello del útero. Su tamaño puede ir de microscópico a pesar varias libras. El término "fibroide" es engañoso porque las células tumorales no son fibrosas. Son células musculares anormales y su posición en el útero determina su calificación como submucosas, intramurales o subserosales. Los fibromas adosados al útero por un tallo se llaman pedunculados.

Se calcula que entre el 20 y el 30 por ciento de todas las mujeres desarrollan tumores fibroides. Por razones que todavía no se comprenden, esos tumores tienden a formarse a finales de la tercera década de la vida o a comienzos de la cuarta, y usualmente se encogen después de la menopausia. Aunque esto lleva a pensar que el estrógeno interviene en este proceso, se debe tener en cuenta que todas las mujeres producen estrógeno pero no todas desarrollan tumores fibroides. Al parecer, los tumores fibroides se relacionan con la genética pues hay familias en las cuales son más frecuentes. Las mujeres afroamericanas tienen tres veces más probabilidades de desarrollar estos tumores que las de otras razas.

La mayoría de las mujeres que tienen tumores fibroides sólo se enteran de su presencia mediante exámenes pélvicos de rutina. Aproximadamente en la mitad de los casos los tumores fibroides no producen síntomas de ninguna clase. No obstante, en otros casos esos crecimientos ocasionan períodos menstruales anormalmente abundantes y frecuentes, o incluso producen infertilidad. Otros indicios de la presencia de tumores fibroides son anemia, sangrado entre períodos menstruales, fatiga y debilidad por la pérdida de sangre, aumento del flujo vaginal, y contacto sexual doloroso o posterior sangrado. Dependiendo de su localización, los fibromas pueden producir dolor en las piernas, espalda y/o pelvis, ejercer presión sobre el intestino o la vejiga, o incluso obstruir la uretra, lo que produce obstrucción de los riñones.

Nutrientes

SUPLEMENTOS	DOSIS SUGERIDAS	COMENTARIOS
Coenzyme Q_{10}	30 mg al día.	Promueve la función inmunológica y la oxigenación de los tejidos.
Floradix Iron + Herbs de Salus Haus	Según indicaciones de la etiqueta. No tomar al mismo tiempo con vitamina E. El hierro agota la vitamina E del organismo.	Esta fórmula natural proporciona hierro de fácil asimilación. Las mujeres que tienen fibromas presentan flujo menstrual abundante, lo que suele producir anemia.
Garlic (Kyolic de Wakunaga)	Según indicaciones de la etiqueta.	
L-Arginine	500 mg al día con el estómago vacío. Tomar con agua o jugo. No tomar con leche. Para mejor absorción, tomar con 50 mg de vitamina B_6	Mejora el funcionamiento inmunológico y puede retardar el crecimiento de los tumores. *Ver* AMINOÁCIDOS en la Primera Parte.
y	y 100 mg de vitamina C.	
L-lysine	500 mg al día con el estómago vacío.	Debe tomarse de manera balanceada con la arginina.
Maitake extract	Según indicaciones de la etiqueta.	Fortalecen el organismo y mejoran la salud general.
y/o shiitake	Según indicaciones de la etiqueta.	Sus poderosas propiedades estimulantes del sistema inmunológico inhiben el crecimiento de los tumores.
Multivitamin y mineral complex	Según indicaciones de la etiqueta.	Todos los nutrientes se requieren de manera equilibrada.
Vitamin A con mixed carotenoids	25.000 UI al día. Si está embarazada, no debe tomar más de 10.000 UI al día.	Importante para la función inmunológica y para promover la reparación de los tejidos. Para dosis altas, la emulsión facilita la asimilación y brinda mayor seguridad.
Vitamin C con bioflavonoids	3.000–10.000 mg al día divididos en varias tomas.	Promueve el funcionamiento inmunológico y actúa como antioxidante.
Zinc	30–80 mg al día. No tomar más de 100 mg al día de todos los suplementos.	Necesario para la salud del sistema inmunológico.
más copper	3 mg al día.	Debe tomarse de manera balanceada con la cinc.

Hierbas

❑ Las hierbas raíz de dandelion, milk thistle, scutellaria (también llamada raíz de Chinese skullcap) y turmeric rizhome son antioxidantes muy potentes que refuerzan la función hepática y promueven la eliminación de toxinas.

❑ El té verde es un antioxidante muy potente y tiene propiedades anticancerígenas.

❑ El red clover y la raíz de burdok ayudan a limpiar la sangre.

Recomendaciones

❑ Si usted experimenta síntomas desagradables como los que se acaban de mencionar, o si el sangrado menstrual es tan abundante que debe cambiarse de toalla higiénica o de tampón más de una vez por hora, consulte con su médico.

❑ Si se descubre que usted tiene fibromas en el útero, evite los anticonceptivos que tienen una alta concentración de estrógeno. Las píldoras anticonceptivas ricas en estrógeno estimulan el desarrollo de tumores fibroides. Hable con su médico acerca de otros métodos anticonceptivos, como condones, espumas, diafragma o capuchón cervical.

Aspectos para tener en cuenta

❑ Los fibromas uterinos casi nunca son malignos, por lo que no suele ser necesario tratarlos mientras su tamaño sea relativamente pequeño y no produzcan síntomas molestos.

❑ Es probable que las mujeres que tienen tumores fibroides también presenten niveles más altos de la hormona del crecimiento humano que las demás mujeres.

❑ La probabilidad de desarrollar tumores fibroides disminuye cuando se dejan de utilizar anticonceptivos orales.

❑ Anteriormente se acostumbraba extirpar quirúrgicamente los fibromas uterinos cuando crecían hasta el punto de que el útero alcanzaba un tamaño equivalente a un embarazo de doce semanas. Sin embargo, hoy en día los médicos son renuentes a extirpar esos tumores basándose solamente en el "criterio de las doce semanas" y tienen más en cuenta los problemas médicos que le ocasionan a la paciente. Como el tamaño de esos tumores disminuye al empezar la menopausia, con el tiempo el problema se soluciona sin intervención externa.

❑ El propósito de más del 30 por ciento de las histerectomías que se practican en Estados Unidos es extirpar los tumores fibroides. Una alternativa para la histerectomía es un procedimiento llamado miomectomía. Esta operación quirúrgica extirpa los tumores fibroides, pero deja intacto el útero. Ésta es una excelente opción para las mujeres que desean tener hijos en el futuro, aun cuando cualquier mujer se puede someter a ella, sin importar su edad ni sus expectativas en cuanto a la maternidad. La miomectomía es un procedimiento quirúrgico complicado, y la recuperación de la mujer es más lenta y difícil. Así mismo, la probabilidad de que se presenten complicaciones con la miomectomía que con la histerectomía aumenta ligeramente, y los resultados no siempre son permanentes. Se calcula que hay una probabilidad del 50 por ciento de que se vuelvan a desarrollar tumores, aunque quizás no tan grandes como los originales. Cuando los tumores son recurrentes y producen síntomas, se puede volver a practicar una miomectomia.

❑ La miólisis laparoscópica es un procedimiento que puede recomendarse para tratar los fibromas más grandes. En está técnica, el cirujano utiliza un rayo láser o una corriente eléctrica por medio de unas agujas especiales que queman el tumir y lo reducen. Puede hacerse en el día, sin pasar noche en el hospital.

❑ La embolización de fibromas uterinos (UFE, según sus siglas en inglés) es una técnica que consiste en realizar una diminuta incisión en la ingle e introducir un catéter por la arteria femoral. Posteriormente, se sube el catéter por los vasos sanguíneos que alimentan el tumor. La idea es cortar el flujo de sangre para que se encoja. Es una técnica relativamente nueva. Si decide seguir este procedimiento, debe hablar con su médico para que le explique los riesgos y sus efectos secundarios.

❑ Otra intervención es la resección histeroscópica. Consiste en insertar un instrumento quirúrgico por la vagina hasta el útero, sacar el tumor por la vagina y se cauteriza la zona afectada. También puede hacerse en el día, sin pasar noche en el hospital.

❑ Las mujeres que estén pensando en someterse a una histerectomía deben analizar a fondo los pros y los contras y hablar con su médico para que le informe de otras soluciones menos radicales. Existen otros tratamientos que pueden ser benéficos para algunas mujeres. Cada año se hacen 650,000 histerectomías en los Estados Unidos, la mayoría de ellas innecesarias. (*Ver* PROBLEMAS RELACIONADOS CON LA HISTRTRCTONÍA en la Segunda Parte.)

FIBROMIALGIA

La fibromialgia es una enfermedad reumática que se caracteriza por dolor muscular crónico sin una causa física clara. Suele afectar a la parte baja de la espalda, el cuello, los hombros, la parte posterior de la cabeza, la parte superior del pecho y/o los muslos, aunque puede afectar a cualquier parte del cuerpo. Las personas que sufren de fibromialgia dicen que sienten un dolor palpitante, quemante, punzante. El dolor y la rigidez son más pronunciados en horas de la mañana, y pueden ir acompañados de dolor de cabeza crónico, sensaciones extrañas en la piel, insomnio, síndrome de intestino irritable y TMJ (temporomandibular joint syndrome, o síndrome de la articulación temporomandibular). Los pacientes pueden experimentar otros síntomas, como síndrome premenstrual, períodos menstruales dolorosos, ansiedad, palpitaciones, alteración de la memoria, vejiga irritable, sensibilidad cutánea, sequedad de los ojos y la boca, necesidad frecuente de cambiar la fórmula de sus lentes, vahídos y deterioro de la coordinación. Actividades como levantar objetos y subir escaleras se vuelven difíciles y dolorosas. La depresión suele formar parte del cuadro, y el estrés puede provocar problemas similares a los normalmente asociados a las enfermedades cardíacas y de las glándulas suprarrenales.

Normalmente, el sistema inmunológico se ve atacado por este trastorno, facilitando la aparición de infecciones oportunistas virales y bacterianas. Sin embargo, el rasgo más característico de la fibromialgia es la presencia de "puntos especialmente sensibles al tacto". Se trata de dieciocho puntos específicos donde los músculos presentan una sensibilidad anormal al tacto y tienden a aglutinarse alrededor del cuello, hombros, pecho, rodillas, codos y caderas. Entre ellos están los siguientes

- Alrededor de la vértebra inferior del cuello.
- La inserción de la segunda costilla.
- Alrededor de la parte superior del fémur.
- El centro de la articulación de la rodilla.
- Los músculos conectados a la base del cráneo.
- Los músculos del cuello y de la parte superior de la espalda.
- Los músculos del centro de la espalda.
- Los lados del codo.
- Los músculos superiores y exteriores de los glúteos.

Hay en los Estados Unidos entre 5 y 6 millones de personas diagnosticadas con esta enfermedad. Sin embargo la cifra real es probablemente mucho mayor, ya que muchas veces se diagnostica erróneamente. La fibromialgia se manifiesta de manera similar a la artritis reumatoide y al dolor crónico miofascial (síndrome de la fibra muscular acortada). El resultado es que, a menudo, lleva mucho tiempo dar con un diagnóstico acertado. Anteriormente, la fibromialgia se conocía como fibrositis o fibromiositis, pero ambos términos ahora se consideran inadecuados porque implican que hay inflamación de algún tipo (el sufijo "itis" es un término médico para indicar "inflamación", y la inflamación no es un factor importante en la fibromialgia).

La mayoría de las personas que sufren de fibromialgia también tienen un problema de sueño conocido como alpha-EEG anomaly, que consiste en que los períodos de sueño profundo son interrumpidos por lapsos de actividad cerebral similar a la de las horas de vigilia, lo que significa que la persona duerme mal. Algunos pacientes de fibromialgia sufren de otros trastornos del sueño, como apnea del sueño, movimientos involuntarios de las piernas, bruxismo y mioclonía del sueño (contracciones abruptas y rápidas de un músculo o grupo muscular durante el sueño o cuando la persona se está quedando dormida). Por tanto, no debe sorprender que tantas dificultades para dormir hagan que la gente que sufre de fibromialgia también sufra de fatiga crónica, que puede ser desde leve hasta incapacitante.

Entre los trastornos comunes a las personas que sufren de fibromialgia están los siguientes:

- Alergias químicas y/o alimentarias.
- Vértigo y pérdida de equilibrio.
- Fatiga extrema.
- Dolores de cabeza.
- Síndrome de intestino irritable (diarrea y/o estreñimiento, a menudo alternos).
- Dolor en la mandíbula.
- Pérdida de memoria y dificultades respiratorias.
- Dolor menstrual.
- Sensibilidad a las luces brillantes y a ruidos fuertes,
- Sensibilidad a los productos lácteos.
- Sensibilidades en la piel.
- Rigidez matutina y, a menudo, al andar.

Este problema de salud es mucho más común en las mujeres que en los hombres, y suele comenzar al principio de la edad adulta. En la mayor parte de los casos, los síntomas se presentan poco a poco y su intensidad va aumentando lentamente. Diversos factores pueden precipitar o empeorar los síntomas, como ejercicio vigoroso o falta de ejercicio, estrés, ansiedad, depresión, falta de sueño, trauma, temperaturas extremas y/o humedad, y enfermedades infecciosas. En la mayoría de los casos, los síntomas son tan severos que interfieren las actividades cotidianas. La fibromialgia incapacita a un número significativo de pacientes. La evolución de la enfermedad es impredecible. Mientras que algunas personas se mejoran sin ayuda, otras sufren crónicamente de la enfermedad o presentan ciclos alternativos de exacerbación y remisión de los síntomas.

No se conoce la causa o las causas de la fibromialgia. Se cree que esta enfermedad, que sólo se empezó a reconocer a partir de 1990, viene causada por una alteración en la manera que el cerebro procesa el dolor. Hay motivos para creer que el sistema inmunológico influye en esta enfermedad, pues entre estos pacientes se encuentran a menudo anomalías inmunológicas. Sin embargo, su relación con esta enfermedad no se ha llegado a comprender a cabalidad. Una alteración de la química cerebral también podría incidir; mucha gente que desarrolla fibromialgia tiene antecedentes de depresión clínica. Algunos estudios sugieren que la fibromialgia ocurre con más frecuencia en personas con antecedentes de abusos sexuales, violencia doméstica y alcoholismo. Otras posibles causas pueden ser infección por el virus de Epstein-Barr (EBV), infección por el virus que produce mononucleosis infecciosa o infección por el hongo *Candida albicans*. El envenenamiento crónico con mercurio por las amalgamas dentales, la anemia, los parásitos, la hipoglicemia y el hipotiroidismo también podrían relacionarse con la causa de la fibromialgia. Expertos en el tema consideran que esta enfermedad se relaciona con el síndrome de fatiga crónica, trastorno que produce síntomas similares a los de la fibromialgia, salvo que en esta enfermedad el dolor muscular prevalece sobre la fatiga, mientras que en el síndrome de fatiga crónica la fatiga prevalece sobre el dolor muscular. A veces la fibromialgia se confunde con la enfermedad de Parkinson.

Debido a que las personas que sufren de fibromialgia presentan con frecuencia problemas de absorción de los nutrientes, es preferible tomar las vitaminas y los suplementos en forma sublingual, pues se absorben mejor que en tableta o en cápsula.

Nutrientes

SUPLEMENTOS	DOSIS SUGERIDAS	COMENTARIOS
Esenciales		
Acidophilus (Kyo-Dophilus de Wakunaga) o bifidus (Bifido Factor de Natren)	Según indicaciones de la etiqueta. Según indicaciones de la etiqueta.	La infección por cándida es común en personas con fibromialgia. Reemplaza las bacterias "amigables" que la cándida destruye. Utilizar una fórmula no láctea.
Coenzyme Q_{10} más Coenzyme A de Coenzyme-A Technologies	75 mg al día. Según indicaciones de la etiqueta.	Mejora la oxigenación de los tejidos, aumenta la eficacia del sistema inmunológico y protege el corazón.
Lecithin	Según indicaciones de la etiqueta, con las comidas.	Promueve la energía, aumenta la inmunidad, ayuda a la función cerebral y mejora la circulación.
Malic acid y magnesium	Según indicaciones de la etiqueta.	Intervienen en la producción de energía de muchas de las células del organismo, incluyendo las de los músculos. Necesarios para el metabolismo del azúcar.
Manganese	5 mg al día. No tomar al mismo tiempo con calcio.	Influye en el ritmo metabólico por su acción en el eje tiroideohipotalámico-pituitario.
Nicotinamide adenine dinucleotide (NADH) (Enada)	10–15 mg tan pronto como se despierta por la mañana, con el estómago vacío.	Aumenta su nivel de energía.
Proteolytic enzymes o Inflazyme Forte de American Biologics o Wobenzym N de Marlyn Nutraceuticals	Según indicaciones de la etiqueta, 6 veces al día. Tomar con las comidas, entre comidas y a la hora de acostarse.	Reducen la inflamación y mejoran la absorción de los nutrientes, en especial la de la proteína, que es necesaria para la reparación de los tejidos.

Vitamin A con mixed carotenoids	25.000 UI al día por 1 mes. Luego reducir poco a poco hasta 10.000 UI al día.	Estos poderosos neutralizadores de los radicales libres protegen las células corporales y aumentan la función inmunológica. Para facilitar la asimilación, utilizar en emulsión.
más vitamin E	200 UI al día.	Use d-alpha-tocopherol.
o ACES + Zinc de Carlson Labs	Según indicaciones de la etiqueta.	Contiene las vitaminas A, C y E, además de los minerales selenio y cinc, que protegen el funcionamiento inmunológico.
Vitamin C con bioflavonoids	5.000–10.000 mg al día.	Tienen poderosos efectos antivirales. Aumentan el nivel de la energía del organismo. Utilizar una variedad buffered.
Muy importantes		
Dimethylglycine (DMG) (Aangamik DMG de FoodScience of Vermont)	50 mg 3 veces al día.	Aumenta la utilización del oxígeno por parte de los músculos y destruye los radicales libres, que pueden causar daño a las células.
5-Hydroxy L-tryptophan (5-HTP)	50 mg al día durante 1 semana, luego aumentar a 100 mg al día.	*Advertencia:* No utilizar si toma un inhibidor de la MAO, frecuentemente prescritos para la depresión.
Free-form amino acid complex (Amino Balance de Anabol Naturals o Amino Blend de Carlson Labs)	Según indicaciones de la etiqueta.	Suministra proteína, esencial para la reparación y la reconstrucción del tejido muscular, y para la correcta función cerebral. Utilizar una fórmula que contenga todos los aminoácidos esenciales.
Garlic (Kyolic de Wakunaga)	2 cápsulas 3 veces al día con las comidas.	Promueve el funcionamiento inmunológico y aumenta la energía. Destruye también los parásitos comunes.
más Kyo-Green de Wakunaga	Según indicaciones de la etiqueta.	Mejora la digestión y limpia el torrente sanguíneo.
Grape seed extract	Según indicaciones de la etiqueta.	Poderosos antioxidantes que protegen a los músculos del daño causado por los radicales libres y aumentan la inmunidad.
o Pyncnogenol	Según indicaciones de la etiqueta.	
Methylsulfonyl-methane (MSM)	Según indicaciones de la etiqueta.	Proporciona soporte para los tendones, ligamentos y músculos. *Nota:* Debido a que este suplemento contiene azufre, podrá notar un olor a orina.
Methylsulfonyl-methane (MSM) cream	Según indicaciones de la etiqueta.	Alivia el dolor.
S-Adenosylmethio-nine (SAMe)	Según indicaciones de la etiqueta.	Ayuda a aliviar el estrés, la depresión y el dolor. Produce efectos antioxidantes que pueden mejorar la salud de su hígado. *Advertencia:* Si sufre de trastorno maníaco-depresivo o si toma antidepresivos recetados, no debe tomar SAMe.

Vitamin B complex en inyección	2 cc 2 veces por semana durante 1 mes, o según prescripción médica.	Esenciales para aumentar la energía y para el funcionamiento normal del cerebro. Las inyecciones (con supervisión médica) son más eficaces. Todos los inyectables se pueden combinar en una sola jeringa.
más extra vitamin B_6 (pyridoxine)	1/4 cc 2 veces por semana durante 1 mes, o según prescripción médica.	
y vitamin B_{12}	1 cc 2 veces por semana durante 1 mes, o según prescripción médica.	
más raw liver extract	2 cc 2 veces por semana durante 1 mes, o según prescripción médica.	
o vitamin B complex	100 mg 3 veces al día con las comidas.	Si no se consigue en inyección o si ya terminó el ciclo de inyecciones, administrar en forma sublingual.
Importantes		
Calcium	2.000 mg al día.	Debe tomarse de manera equilibrada con el magnesio.
y magnesium	1.000 mg al día.	Necesario para el correcto funcionamiento de todos los músculos, incluyendo el músculo cardíaco. Alivia los espasmos musculares y el dolor. Su deficiencia es común en personas con este trastorno.
y vitamin D_3	400 IU al día.	
o Bone Support de Synergy Plus	Según indicaciones de la etiqueta.	Contiene calcio, magnesio y otros minerales que ayudan a la absorción.
más potassium	99 mg al día.	Participa en la correcta función muscular.
y selenium	200 mcg al día. Si está embarazada, no debe tomar más de 40 mcg al día.	Importante antioxidante.
y zinc	50 mg al día. No tomar más de 100 mg al día de todos los suplementos.	Necesario para el adecuado funcionamiento del sistema inmunológico.
más copper	3 mg al día.	
Capricin de Probiologic o Probiologic de Wakunaga	Según indicaciones de la etiqueta.	Combate la cándida, que se asocia con fibromialgia.
Chromium	200–400 mg al día.	Para equilibrar los niveles de azúcar en la sangre y ayudar a prevenir la sudoración nocturna.
Creatine	Según indicaciones de la etiqueta. No tomar junto con los zumos de frutas, ya que esta combinación produce la creatinina, que los riñones no pueden procesar fácilmente.	Para luchar contra el agotamiento muscular. Debería utilizarse junto con una equilibrada y nutritiva dieta.
DL-phenylalanine (DLPA)	500 mg al día. Tomar en semanas alternas.	Puede ser muy eficaz para controlar el dolor. Aumenta el estado de alerta. *Advertencia:* Si está embarazada o lactando, o si sufre de ataques de pánico, diabetes, presión arterial alta o PKU, no debe tomar este suplemento.

Essential fatty acids (black currant seed oil, flaxseed oil, Kyolic-EPA de Wakunaga, o primrose oil)	Según indicaciones de la etiqueta, 3 veces al día. Tomar con las comidas.	Protegen las células. Ayudan a reducir el dolor y la fatiga.
Fibroplex de Metagenics	Según indicaciones de la etiqueta.	
Fibro-X de Olympian Labs	Según indicaciones de la etiqueta.	
Gamma-amino-butyric acid (GABA)	Según indicaciones de la etiqueta.	Controla la función cerebral y la ansiedad.
o		
GABA Plus de Twinlab	Según indicaciones de la etiqueta.	Contiene GABA, inositol y niacinamida.
Kelp	Según indicaciones de la etiqueta.	Contiene minerales que ayudan a la tiroides.
L-Leucine más L-isoleucine y L-valine	500 mg al día de cada uno con el estómago vacío. Tomar con agua o jugo. No tomar con leche. Para mejor absorción, tomar con 50 mg de vitamina B_6 y 100 mg de vitamina C.	Aminoácidos que se encuentran principalmente en el tejido muscular. Se consiguen en fórmulas combinadas. *Ver* AMINOÁCIDOS en la Primera Parte.
más L-Tyrosine	500–1.000 mg al día a la hora de acostarse.	Alivia la depresión y relaja los músculos. *Advertencia:* Si está tomando algún inhibidor MAO para la depresión, no debe utilizar este suplemento.
Melatonin	Según indicaciones de la etiqueta. Tomar 2 horas o menos antes de acostarse.	Promueve el sueño profundo. Las fórmulas de liberación gradual son más eficaces.
Multivitamin y mineral complex	Según indicaciones de la etiqueta.	Todos los nutrientes son necesarios de manera equilibrada.
más carotenoid complex (Advanced Carotenoid Complex de Solgar)	15.000 UI al día.	Utilizar una fórmula high-potency hipoalergénica.
Ocu-Care de Nature's Plus	Según indicaciones de la etiqueta.	Contiene nutrientes esenciales que protegen y nutren los ojos.
Raw thymus	Según indicaciones de la etiqueta.	Estimulan el sistema inmunológico. *Ver* TERAPIA GLANDULAR en la Tercera Parte.
y raw spleen glandulars	Según indicaciones de la etiqueta.	
más multiglandular complex	Según indicaciones de la etiqueta.	
Reishi extract	Según indicaciones de la etiqueta.	
Taurine	500 mg al día con el estómago vacío.	Importante antioxidante y regulador del sistema inmunológico. Necesario para la activación de los glóbulos blancos y para la función neurológica.
Vanadyl sulfate	Según indicaciones de la etiqueta.	Protege los músculos y reduce la fatiga corporal.

Hierbas

- ❑ El astragalus y la echinacea mejoran el funcionamiento inmunológico.
- ❑ El black walnut y el ajo sirven para destruir los parásitos.
- ❑ La boswellia es excelente contra el dolor y la rigidez matutinos.
- ❑ Los tés de raíz de burdock, dandelion y red clover promueven la curación purificando el torrente sanguíneo y mejorando la función inmunológica. Combine o alterne estos tés, y tome entre cuatro y seis tazas al día.
- ❑ Un masaje de aceite de calendula o de rosemary (o una combinación de los dos) diluido en una cantidad igual de agua o aceite vegetal sirve para aliviar el dolor.
- ❑ La aplicación tópica de cayenne (capsicum) en polvo mezclado con aceite de wintergreen alivia el dolor muscular. El cayenne contiene capsaicin, una sustancia que al parecer inhibe la liberación de los neurotransmisores encargados de transmitir la sensación de dolor. Utilice una parte de cayenne en polvo por tres partes de aceite de wintergreen. El cayenne también se puede tomar en cápsula.
- ❑ Ponga 4-6 onzas de ginger en polvo en un baño moderadamente caliente. Esto provocará sudoración y estimulará la eliminación de toxinas. El té de ginger genera el mismo efecto.
- ❑ El ginkgo biloba mejora la circulación y la función cerebral.
- ❑ La kava kava rebaja la ansiedad y mejora el estado de ánimo.
- ❑ La raíz de licorice refuerza el sistema glandular

Advertencia: Usado en exceso, el licorice eleva la presión arterial. Esta hierba no se debe tomar todos los días durante más de una semana seguida. Evite el licorice si su presión arterial es alta.

- ❑ El milk thistle protege el hígado.
- ❑ El pau d'arco, en té o en tableta, es provechoso para tratar las infecciones por cándida.
- ❑ El skullcap y la raíz de valerian mejoran el sueño.

Recomendaciones

- ❑ Haga una dieta bien balanceada que conste de alimentos crudos y jugos frescos en un 50 por ciento. La dieta debe consistir más que todo en vegetales, frutas, granos enteros (especialmente mijo y arroz integral), nueces crudas y semillas, pavo o pollo sin piel, y pescado de aguas profundas. Estos alimentos de alta calidad suministran nutrientes que renuevan la energía y fortalecen el sistema inmunológico.
- ❑ Incluya pomelos y su jugo en su dieta; tienen propiedades antiinflamatorias y antioxidantes.

❑ Haga cuatro o cinco comidas pequeñas al día para garantizar un ingreso constante de proteínas y carbohidratos, necesarios para el correcto funcionamiento de los músculos. Cuando el organismo no cuenta con suficiente combustible para producir energía, les roba a los músculos los nutrientes esenciales, lo que se traduce en dolor y en pérdida de masa muscular.

❑ Beba abundantes líquidos para eliminar del organismo las toxinas. Las mejores opciones son agua destilada al vapor y tés de hierbas. Los jugos frescos de vegetales aportan vitaminas y minerales necesarios.

❑ Limite su consumo de green peppers, berenjena, tomate y papa blanca. Estos alimentos contienen solanina, que interfiere la actividad de las enzimas en los músculos y puede ocasionar dolor y malestar.

❑ No consuma carne, productos lácteos ni alimentos ricos en grasas saturadas. Las grasas saturadas elevan el colesterol y afectan a la circulación. Además, promueven la reacción inflamatoria y aumentan el dolor. Evite también los alimentos fritos y procesados, los mariscos y los productos a base de harina blanca, como pan y pasta.

❑ Elimine de su dieta la cafeína, el alcohol y el azúcar. Consumir azúcar en cualquier forma — incluidas la fructosa y la miel — propicia la fatiga, aumenta el dolor y altera el sueño. Si estos productos han formado siempre parte de su dieta, es posible que sus síntomas empeoren durante un lapso breve a causa de la "abstención"; sin embargo, usted experimentará después una notable mejoría.

❑ Evite el trigo y el brewer's yeast mientras sus síntomas no hayan mejorado.

❑ Hágase enemas de retención de wheatgrass para desintoxicar el sistema. Para elaborar el enema añada una onza de jugo de wheatgrass a una taza de agua templada. Si no tiene este jugo a mano, una buena opción es Sweet Wheat en polvo, de Sweet Wheat, Inc. Use este tratamiento en días alternos durante dos semanas. (*Ver* enemas en la Tercera Parte.)

❑ Haga ejercicio con regularidad y con moderación. Caminar todos los días durante un rato y luego hacer unos cuantos ejercicios suaves de estiramiento es beneficioso. Si usted ha llevado una vida sedentaria, empiece lentamente y no exagere, pues sus síntomas podrían empeorar. Tenga en cuenta que lo que usted necesita es un poco de ejercicio todos los días y no una rutina extenuante dos o tres veces por semana. Cuando su organismo se acostumbre al ejercicio, es muy probable que sus síntomas mejoren. El ejercicio moderado y los estiramientos ayudan a mantener los músculos flexibles y previene la rigidez de las articulaciones.

❑ Descanse lo suficiente. Trate de dormir por lo menos ocho horas cada noche.

❑ A fin de estimular la circulación y aliviar la rigidez que se experimenta por la mañana, dese un baño o una ducha de agua caliente. Una opción es alternar el agua fría y el agua caliente mientras se baña. Investigaciones recientes han demostrado que las duchas de agua fría ayudan a mitigar el dolor de la fibromialgia. Los baños calientes ayudan a relajar los músculos.

❑ Considere la posibilidad de una terapia de masajes, la cual puede ayudar a relajar los músculos y reducir la rigidez de las articulaciones.

❑ Tome clorofila en tableta o en "green drinks" como Kyo- Green, de Wakunaga of America. Una buena fuente de proteína para tomar entre comidas y mantener un nivel adecuado de energía es Spiru-tein, de Nature's Plus. Este producto también contribuye a reducir el dolor muscular.

❑ Pídale a su médico que le examine el funcionamiento de la tiroides. Los síntomas del hipotiroidismo pueden replicar los de la fibromialgia .

Aspectos para tener en cuenta

❑ Las personas que sufren de dolor crónico, especialmente las que tienen fibromialgia y síndrome de fatiga crónica, tienden a presentar deficiencia de magnesio.

❑ Los analgésicos comunes, como aspirina, acetaminophen e ibuprofen, no suelen ser eficaces para aliviar el dolor propio de la fibromialgia. Entre las cosas más beneficiosas para usted es cuidar su dieta, hacer ejercicio y utilizar suplementos nutricionales.

❑ No hay ningún tratamiento aprobado por la FDA, pero dos estudios recientes indican que la mayoría de los pacientes de fibromialgia pueden beneficiarse del uso de duloxetina (Cymbalta), un medicamento antidepresivo. La revista médica *Arthritis and Rheumatism* ha publicado un informe sobre el último estudio realizado con este producto. La duloxetina puede ser eficaz porque actúa elevando los niveles de dos neurotransmisores que juegan un papel en la percepción del dolor.

❑ Diversas enfermedades causan síntomas parecidos a los de la fibromialgia, entre las cuales están anemia, depresión, hepatitis y enfermedad de Lyme. Cualquier persona que experimente dolores musculares y/o fatiga durante más de una o dos semanas debe consultar con el médico. Es probable que la causa sea una enfermedad que requiera tratamiento.

❑ Investigaciones recientes sugieren que en la fibromialgia, en el síndrome de fatiga crónica y en el dolor asociado con estos problemas de salud podría existir sensibilidad a algunas sustancias químicas y / o a determinados alimentos. Esto no sería de extrañar, pues durante los últimos cincuenta años los seres humanos hemos estado expuestos a más químicos que durante el resto de la historia de la humanidad.

❑ Se están realizando estudios actualmente sobre el posible papel en la enfermedad de un defecto genético que in-

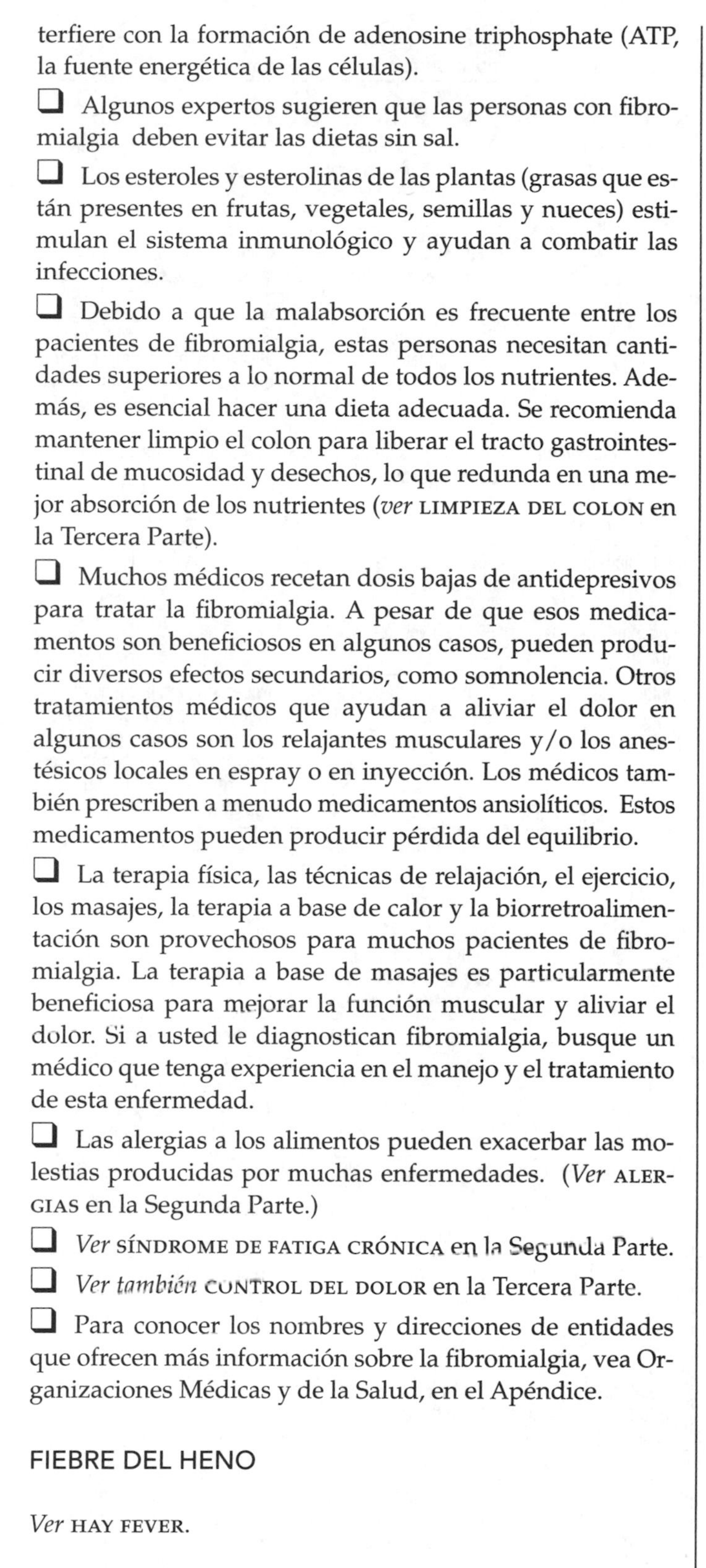

terfiere con la formación de adenosine triphosphate (ATP, la fuente energética de las células).

❑ Algunos expertos sugieren que las personas con fibromialgia deben evitar las dietas sin sal.

❑ Los esteroles y esterolinas de las plantas (grasas que están presentes en frutas, vegetales, semillas y nueces) estimulan el sistema inmunológico y ayudan a combatir las infecciones.

❑ Debido a que la malabsorción es frecuente entre los pacientes de fibromialgia, estas personas necesitan cantidades superiores a lo normal de todos los nutrientes. Además, es esencial hacer una dieta adecuada. Se recomienda mantener limpio el colon para liberar el tracto gastrointestinal de mucosidad y desechos, lo que redunda en una mejor absorción de los nutrientes (*ver* LIMPIEZA DEL COLON en la Tercera Parte).

❑ Muchos médicos recetan dosis bajas de antidepresivos para tratar la fibromialgia. A pesar de que esos medicamentos son beneficiosos en algunos casos, pueden producir diversos efectos secundarios, como somnolencia. Otros tratamientos médicos que ayudan a aliviar el dolor en algunos casos son los relajantes musculares y/o los anestésicos locales en espray o en inyección. Los médicos también prescriben a menudo medicamentos ansiolíticos. Estos medicamentos pueden producir pérdida del equilibrio.

❑ La terapia física, las técnicas de relajación, el ejercicio, los masajes, la terapia a base de calor y la biorretroalimentación son provechosos para muchos pacientes de fibromialgia. La terapia a base de masajes es particularmente beneficiosa para mejorar la función muscular y aliviar el dolor. Si a usted le diagnostican fibromialgia, busque un médico que tenga experiencia en el manejo y el tratamiento de esta enfermedad.

❑ Las alergias a los alimentos pueden exacerbar las molestias producidas por muchas enfermedades. (*Ver* ALERGIAS en la Segunda Parte.)

❑ *Ver* SÍNDROME DE FATIGA CRÓNICA en la Segunda Parte.

❑ *Ver también* CONTROL DEL DOLOR en la Tercera Parte.

❑ Para conocer los nombres y direcciones de entidades que ofrecen más información sobre la fibromialgia, vea Organizaciones Médicas y de la Salud, en el Apéndice.

FIEBRE DEL HENO

Ver HAY FEVER.

FIBROSIS QUÍSTICA

La fibrosis quística es la enfermedad hereditaria más frecuente entre los estadounidenses de ascendencia europea — en especial, del norte y el occidente de Europa. Aunque se presenta en personas de todos los grupos étnicos, es más común en las personas de origen caucásico. (Esta enfermedad afecta prácticamente al mismo número de hombres que de mujeres. Uno de cada 3.000 niños en los Estados Unidos nace con esta dolencia.

Se calcula que en Estados Unidos hay alrededor de 8 millones de personas que son portadoras silenciosas de la enfermedad. El gen responsable de la fibrosis quística fue identificado en 1989 en el cromosoma humano 7 y codifica las instrucciones para una proteína que regula la entrada y la salida de sodio de las células de las glándulas exocrinas. Este gen defectuoso transforma una proteína llamada *cystic fibrosis transmembrane conductance regulator* (CFTR, en inglés) generando una mucosa demasiado gruesa y abundante para que el cuerpo la excrete.

En la mayoría de las personas que tienen fibrosis quística, las instrucciones genéticas omiten sólo uno de los mil cuatrocientos ochenta aminoácidos que constituyen la proteína; es decir, una falla mínima pero devastadora, pues afecta a muchas glándulas del organismo, entre ellas al páncreas, a las glándulas sudoríparas y a las glándulas de los sistemas digestivo y respiratorio.

Todas las células (excepto los glóbulos rojos, los óvulos y los espermatozoides) contienen dos copias de este gen, porque de cada uno de los padres se hereda una. La fibrosis quística se presenta cuando las dos copias son anormales. Cuando una sola copia es anormal, pero la otra es normal, se dice que el individuo es portador. Ese individuo no manifiesta señales de fibrosis quística, pero puede transmitirle a su descendencia un gen defectuoso. Cuando los dos padres son portadores, la probabilidad de que el hijo herede la enfermedad es de uno a cuatro; la probabilidad de que se vea completamente libre del gen mutante también es de uno a cuatro, y la probabilidad que sea portador (como sus padres) es de uno a dos.

Las vías respiratorias, el tracto intestinal, los conductos biliares del hígado, del páncreas y el tracto genitourinario masculino producen mucosa. La fibrosis quística altera esta mucosa protectora y la transforma en una excreción anormalmente gruesa que obstruye las vías respiratorias y daña los tejidos. Los síntomas de esta enfermedad aparecen temprano en la vida. Las glándulas de los pulmones y de los bronquios producen grandes cantidades de mucosidad espesa y pegajosa que bloquea las vías pulmonares, creando el entorno perfecto para el desarrollo de bacterias nocivas. La bacteria *Pseudomonas aeruginosa*, común también en las personas con cáncer y que han sufrido quemaduras, es la bacteria que coloniza con más frecuencia los pulmones lo que da por resultado tos y respiración asmática crónicas, dificultades respiratorias e infecciones pulmonares recurrentes. Una vez establecida, la bacteria permanece en los pulmones, siendo responsable de continuos brotes infecciosos. Las bacterias forman su propia estructura densa, llamada biopelícula, y son inmunes a la mayoría de los tratamientos actuales. También producen proteínas tóxicas capaces de dañar los tejidos y debilitar el sistema inmunológico. Los pulmones de muchos niños con fibrosis quística están colonizados por esta bacteria antes de alcanzar los diez años de edad.

Esas secreciones espesas a menudo obstruyen la liberación de enzimas pancreáticas, lo que deriva tanto en alteraciones digestivas como en mala absorción de los nutrientes y, en especial, en dificultad para metabolizar las grasas. Se puede presentar malnutrición, pues la falta de importantes enzimas digestivas impide que los nutrientes de los alimentos se absorban de manera apropiada. A su vez, esto puede producir dolor después de comer y, en el caso de los niños, impedir que aumenten de peso normalmente. Para contrarrestar esto es necesario reemplazar las enzimas pancreáticas.

Las personas que sufren de fibrosis quística también pierden cantidades excesivas de sal a través de las glándulas sudoríparas. Estas personas suelen sudar profusamente y el sudor presenta concentraciones anormalmente altas de sodio, potasio y sales del ácido clorhídrico. Otros signos de fibrosis quística son deformación de los dedos de las manos y de los pies (a causa de la mala circulación), infertilidad; deposiciones voluminosas, grasosas y fétidas, y sabor salado en la piel. Los órganos reproductivos también pueden verse afectados, causando infertilidad en casi todos los hombres afectados y en algunas mujeres.

La identificación del gen responsable de la fibrosis quística les ha permitido a los investigadores empezar a desarrollar nuevos tratamientos y técnicas de diagnóstico. Actualmente una prueba permite determinar la presencia de genes defectuosos analizando células extraídas del interior de la mejilla. La presencia tanto de genes normales como de genes mutantes indica que el individuo es portador de la enfermedad. Si sólo presenta genes mutantes, el individuo sufre de fibrosis quística.

La prueba que más se utiliza para detectar la presencia de esta enfermedad es la de electrólitos en el sudor. Esta prueba, diseñada hace cuarenta años, determina si la piel contiene cantidades excesivas de electrólitos (sales minerales cargadas eléctricamente), lo cual es muy frecuente en los pacientes de fibrosis quística. Normalmente, cuando un niño que se alimenta adecuadamente no aumenta de peso, o cuando sufre de infecciones respiratorias recurrentes, el médico recomendará hacerle una prueba de sudor. Los exámenes para detectar la fibrosis quística se recomiendan hoy en día sólo para las personas con antecedentes familiares o con síntomas claros de la enfermedad. De todos modos, si hay dudas respecto al diagnóstico, la prueba de sudor puede confirmarse con un test genético.

A menos que se diga otra cosa, las dosis que se recomiendan a continuación son para adultos. La dosis para los jóvenes de doce a diecisiete años debe equivaler a tres cuartas partes de la cantidad recomendada. La dosis para los niños de seis a doce años debe ser la mitad de la cantidad recomendada y la dosis para los menores de seis años, la cuarta parte.

Nutrientes

SUPLEMENTOS	DOSIS SUGERIDAS	COMENTARIOS
Muy importantes		
Pancreatin	Según indicaciones de la etiqueta. Tomar con las comidas.	Necesario para la digestión de la proteína.
Proteolytic enzymes	Según indicaciones de la etiqueta, con el estómago vacío. Tomar entre comidas.	Ayudan a la digestión, controlan la infección y aclaran las secreciones pulmonares.
Vitamin A	Según indicaciones de la etiqueta.	Repara los tejidos y estimula el sistema inmunológico. Para dosis altas, la emulsión facilita la asimilación y brinda mayor seguridad.
más carotenoid complex (Betatene) con beta-carotene	Según indicaciones de la etiqueta.	Precursores de la vitamina A.
Vitamin B complex	100 mg 3 veces al día con las comidas.	Ayudan a la digestión, a la curación y a la reparación de los tejidos.
más extra vitamin B_2 (riboflavin)	50 mg 3 veces al día.	
Vitamin B_{12}	1.000 mcg 3 veces al día con el estómago vacío.	Necesario para la adecuada digestión y asimilación de los nutrientes, incluyendo el hierro. Utilizar lozenges o administrar en forma sublingual o en espray.
Vitamin C con bioflavonoids	3.000–6.000 mg al día divididos en varias tomas.	Repara los tejidos. Provechoso para la función inmunológica.
Vitamin E	Según indicaciones de la etiqueta. No sobrepasar 200 UI al día de todos los suplementos.	Antioxidante necesario para la reparación de los tejidos. Use d-alpha-tocopherol.
Vitamin K	100 mcg 2 veces al día.	Su deficiencia es común en personas con este trastorno. Necesario para una buena digestión.
o alfalfa		*Ver* Hierbas más adelante.
Importantes		
Essential fatty acids (primrose oil)	Según indicaciones de la etiqueta.	Alivian la inflamación.
Protein supplement	Según indicaciones de la etiqueta.	Necesario para la curación. Utilizar proteína derivada de fuentes vegetales, o un complejo de aminoácidos en estado libre.
o free-form amino acid complex (Amino Balance de Anabol Naturals)	Según indicaciones de la etiqueta.	
Zinc	50 mg al día. No tomar más de 100 mg al día de todos los suplementos.	Importante para la función inmunológica y la curación de los tejidos. Para mejor absorción, utilizar lozenges de zinc gluconate u OptiZinc.
Provechosos		
Coenzyme Q_{10}	100 mg al día.	Estimulante del sistema inmunológico.
Coenzyme A de Coenzyme-A Technologies	Según indicaciones de la etiqueta.	

Copper y selenium	3 mg al día. 200 mcg al día. Si está embarazada, no debe tomar más de 40 mcg al día.	Niveles bajos de cobre y selenio se han asociado con fibrosis quística.
Kyo-Green de Wakunaga o chlorophyll	Según indicaciones de la etiqueta. Según indicaciones de la etiqueta.	Proporcionan minerales y clorofila, necesarios para controlar la infección.
L-Cysteine y L-methionine	500 mg de cada uno 2 veces al día, con el estómago vacío. Tomar con agua o jugo. No tomar con leche. Para mejor absorción, tomar con 50 mg de vitamina B_6 y 100 mg de vitamina C.	Necesarios para la reparación del tejido pulmonar y para proteger el hígado. *Ver* AMINOÁCIDOS en la Primera Parte.
Lipoic acid	Según indicaciones de la etiqueta.	
Methylsulfonyl-methane (MSM)	Según indicaciones de la etiqueta.	
Pyncnogenol	Según indicaciones de la etiqueta.	Poderoso antioxidante que ayuda a proteger los pulmones.
Raw pancreas glandular y raw spleen glandular y raw thymus glandular	Según indicaciones de la etiqueta. Según indicaciones de la etiqueta. Según indicaciones de la etiqueta.	Alivian la inflamación. *Ver* TERAPIA GLANDULAR en la Tercera Parte.
Vitamin D	400 UI al día.	Ayuda a proteger los pulmones.

Hierbas

❑ El extracto de alfalfa suministra vitamina K y minerales necesarios, de los cuales suelen presentar deficiencia las personas que sufren de fibrosis quística por sus problemas de absorción. También es una buena fuente de clorofila.

❑ Las hierbas boswellia, bromelain, cayenne, ginger y peppermint pueden ayudar a reducir la inflamación.

❑ Hierbas expectorantes como la cayenne, elecampano, ajo, horehound, hyssop y mullein pueden ser eficaces para limpiar parte de la congestión.

❑ Una fórmula china a base de hierbas que se recomienda para la fibrosis quística es ClearLungs, de Natural Alternatives.

❑ El eucalipto, ajo, cebolla, thyme y aceite de tea tree tienen propiedades antisépticas naturales y combaten las infecciones.

❑ La echinacea, licorice, y el Siberian ginseng son buenos para fortalecer el sistema inmunológico.

Advertencia: El abuso del licorice puede aumentar la presión arterial. No usar esta hierba a diario por más de siete días seguidos. Evitarla por completo si se padece hipertensión. No use Siberian ginseng si tiene hipoglicemia, presión arterial alta o problemas cardíacos.

❑ Lung Tonic, de Herbs, Etc. es una combinación de muchas hierbas orgánicas diseñadas para apoyar la función pulmonar.

❑ Entre las hierbas beneficiosas para esta enfermedad están la echinacea, el ginger, el goldenseal y el té de yarrow.

Recomendaciones

❑ El 75 por ciento de su dieta debe constar de frutas y vegetales crudos, nueces crudas y semillas.

❑ Asegúrese de ingerir una cantidad suficiente de calorías, proteínas y demás nutrientes. Los requerimientos nutricionales de la gente que sufre de fibrosis quística son hasta un 50 por ciento más altos de lo normal. Tome suplementos por su aporte de enzimas, vitaminas y minerales necesarios.

❑ Incluya en su dieta alimentos ricos en germanio, como ajo, hongos shiitake y cebolla. El germanio mejora la oxigenación de los tejidos a nivel celular.

❑ Durante el verano y en periodos de mucho calor tome líquidos en abundancia y aumente su consumo de sal.

❑ No consuma alimentos que estimulen las secreciones de las membranas mucosas. Los alimentos cocidos y procesados generan excesiva acumulación de mucosidad y agotan la energía del organismo. Estos alimentos son más difíciles de digerir. No consuma productos de origen animal, productos lácteos, alimentos procesados, azúcar ni productos que contengan harina blanca.

❑ Cuando tenga que tomar antibióticos, tome acidophilus para reemplazar las bacterias "amigables".

Aspectos para tener en cuenta

❑ A pesar de las recientes informaciones aparecidas en los medios sobre los efectos benéficos del turmeric (en realidad es su pigmento, curcumin) en el tratamiento de esta enfermedad, no podemos pensar que esto supone una cura. Es cierto que pruebas realizadas en la Universidad de Yale con curcumin han producido resultados favorables. El curcumin es un débil inhibidor del mecanismo de transporte del calcio y esto mejora el mecanismo de transporte de la energía, que parece actuar defectuosamente en los pacientes de fibrosis quística. Los investigadores advierten de que no se ha examinado apropiadamente el efecto de tomar suplementos de curcumin en forma de pastillas junto con las terapias tradicionales contra esta enfermedad, y ello podría presentar riesgos. Actualmente se está realizando la primera fase de una prueba de seguridad, pero las investigaciones todavía están en los estadios preliminares.

❑ Diversas drogas sirven para controlar los síntomas de la fibrosis quística. Los antibióticos se utilizan para controlar las infecciones a las cuales son propensos los pacientes de fibrosis quística, especialmente las infecciones por *Pseudomonas aeruginosa*, un microbio que es atraído a la mucosidad pegajosa de los pulmones.

❑ Un medicamento que contiene una combinación de enzimas digestivas y que les suelen prescribir a las personas con fibrosis quística y otras afecciones pancreáticas es pancrelipase (también se vende bajo varias marcas, entre ellas Viokase). Sólo se consigue con receta médica.

❑ Muchas personas también toman medicinas antiinflamatorias, como ibuprofeno (Advil y Nuprin, entre otras), naproxen (Naprosyn, Aleve) o prednisone (Deltasone, entre otras).

❑ Hay un pequeño aparato llamado Flutter que ayuda a desbloquear la mucosidad de las vías respiratorias y puede sustituir a la fisioterapia convencional.

❑ El futuro del tratamiento para la fibrosis quística puede radicar en la terapia genética. En laboratorio, los genes normales de fibrosis quística se han introducidos exitosamente en células de personas que tienen la enfermedad. Experimentos con ratas han demostrado que reemplazar los genes defectuosos por genes normales en apenas el 10 por ciento de las células del recubrimiento de los pulmones mejora la función pulmonar. Sin embargo, como este procedimiento no produce cambios en los genes de las células del sistema reproductivo, el defecto se sigue transmitiendo a la descendencia. Dentro de esta terapia genética se está estudiando el efecto de los aerosoles de vector. Un vector es una especie de "cápsula espacial" capaz de transportar y hacer llegar una copia buena del gen defectuoso al lugar apropiado del organismo.

❑ Actualmente se está sometiendo a prueba para el tratamiento de la fibrosis quística el medicamento amiloride (Midamor, Moduretic), que se utiliza para complementar algunos tratamientos con diuréticos. Se cree que aclara las secreciones pulmonares bloqueando la reabsorción del sodio por parte de las células del pulmón.

❑ Otra sustancia cuya eficacia para el tratamiento de la fibrosis quística está siendo sometida a prueba en la actualidad es deoxyribonuclease (DNAase, Dornase)(Dornase), una enzima natural que descompone las moléculas del ADN. Parte de la razón por la que la mucosa que bloquea las vías respiratorias es tan gruesa y pegajosa está en que contiene grandes moléculas de ADN liberadas por los leucocitos al morir en su lucha contra la infección bacteriana crónica. Esto hace que la mucosa se haga más densa y más difícil de expulsar. La descomposición de las moléculas de ADN ayuda a adelgazar la mucosa.

❑ Se ha descubierto que las personas con fibrosis quística padecen deficiencia de dos ácidos grasos: ácido araquidónico (AA) y docosahexaenoíco (DHA, según sus siglas en inglés). Este desequilibrio graso aparece con mayor claridad en los pulmones, páncreas e intestinos, las zonas más afectadas por la fibrosis quística. Las investigaciones en este área parecen muy prometedoras.

❑ El antibiótico tobramicyne (Nebcin) es más efectivo a la hora de alcanzar los tejidos pulmonares infectados cuando se administra por medio de aerosoles en espray que cuando se utiliza la vía intravenosa tradicional.

❑ Bajos niveles de selenio y de vitamina E se han asociado con fibrosis quística y con cáncer.

❑ Para obtener mayor información sobre la fibrosis quística, comuníquese con Cystic Fibrosis Foundation. (*Ver* Organizaciones Médicas y de la Salud, en el Apéndice.)

FIEBRE

La fiebre es el aumento de la temperatura corporal. No es una enfermedad, sino un síntoma de enfermedad.

La temperatura normal del cuerpo es entre 97ºF y 99ºF, aunque varía de un individuo a otro. La temperatura rectal normalmente es 1º más alta que la oral y la del cuerpo oscila durante el día (más alta por la tarde). Las mujeres tienen una temperatura más alta después de la ovulación que antes.

No es preciso preocuparse a menos que la temperatura supere los 102ºF en una persona adulta, o los 103ºF en un niño. De hecho, la fiebre suele ser provechosa para el organismo, ya que es un mecanismo de defensa que se activa para destruir microbios perjudiciales. Una parte del cerebro llamada hipotálamo regula la temperatura corporal controlando la pérdida de calor, en especial de la piel. Cuando microbios destructivos o células tumorales invaden el organismo, las células del sistema inmunológico que se aprestan a combatirlos liberan proteínas para indicarle al hipotálamo que debe elevar la temperatura. Una fiebre moderada (menos de 103ºF en adultos) estimula la creación de nuevas células inmunizantes.

No obstante, hay situaciones en las cuales la fiebre puede ocasionar problemas. Una fiebre alta (104ºF o más) puede representar un riesgo para las personas que tienen problemas cardíacos, pues se acelera el latido cardíaco y el corazón debe trabajar más, lo que puede conducir a irregularidad del ritmo cardíaco, dolores en el pecho o, incluso, ataque cardíaco. La fiebre demasiado alta durante el primer trimestre de embarazo puede provocar defectos de nacimiento en el feto. La fiebre que pasa de 105ºF, especialmente durante períodos prolongados, puede producir deshidratación y lesión cerebral. Además, la fiebre produce malestar.

A menos que se especifique otra cosa, las dosis recomendadas son para personas adultas. A los jóvenes de doce a diecisiete años se les debe administrar el equivalente a tres cuartas partes de la cantidad recomendada. Alos niños de seis a doce años se les debe dar la mitad de la dosis recomendada y a los menores de seis, la cuarta parte.

Nutrientes

SUPLEMENTOS	DOSIS SUGERIDAS	COMENTARIOS
Muy importantes		
Dioxychlor de American Biologics	Administrar en forma sublingual, según indicaciones de la etiqueta.	Importante agente antibacteriano, antifúngico y antiviral.
Inflazyme Forte de American Biologics	Según indicaciones de la etiqueta.	Este poderoso complejo enzimático balanceado modera la reacción inflamatoria.
Vitamin A emulsion	Según indicaciones de la etiqueta.	Esenciales para el funcionamiento del sistema inmunológico. Necesarios para combatir la infección y fortalecer el sistema inmunológico. Se recomienda en emulsión, pues ésta entra en el organismo más rápidamente.
o		
capsules	Para adultos: 50.000 UI al día por 1 semana. Luego reducir hasta 25.000 UI al día. Para niños mayores de 2 años: 1.000–10.000 UI al día. Si está embarazada, no debe tomar más de 10.000 UI al día.	
Importantes		
Bio-Bifidus de American Biologics	Según indicaciones de la etiqueta.	Reemplaza la flora intestinal, y mejora la eliminación y la asimilación.
Free-form amino acid complex (Amino Balance de Anabol Naturals o Amino Blend de Carlson Labs)	Según indicaciones de la etiqueta, 3 veces al día. Tomar con el estómago vacío. Para mejor absorción, tomar con 50 mg de vitamina B_6 y 50 mg de vitamina C.	Esta proteína de fácil absorción ayuda a reparar los tejidos que han sufrido daño por la fiebre.
Taurine Plus de American Biologics	Según indicaciones de la etiqueta.	Importante antioxidante y regulador inmunológico, necesario para la activación de los glóbulos blancos y para la función neurológica. Administrar en forma sublingual.
Vitamin C con bioflavonoids	5.000–20.000 mg al día divididos en varias tomas. *Ver* FLUSH DE ÁCIDO ASCÓRBICO en la Tercera Parte.	Elimina las toxinas y baja la fiebre. El calcium ascorbate es conveniente para los niños, porque no produce diarrea fuerte.
Provechosos		
Garlic (Kyolic de Wakunaga)	2 cápsulas 3 veces al día.	Antibiótico natural y poderoso estimulante del sistema inmunológico.
Royal jelly	Según indicaciones de la etiqueta, 3 veces al día.	Tiene propiedades antifúngicas. Mejora la función adrenal.
Spiru-tein de Nature's Plus	Según indicaciones de la etiqueta. Tomar entre comidas.	Esta bebida de proteína contiene todos los aminoácidos, las vitaminas y los minerales necesarios para la nutrición.

Hierbas

❑ Para bajar la fiebre, hágase enemas de té de catnip dos veces al día. Estos enemas también alivian el estreñimiento y la congestión, que contribuyen a elevar la temperatura del organismo. *Ver* ENEMAS en la Tercera Parte.

❑ Tomar té o extracto de catnip con dandelion y lobelia es provechoso para bajar la fiebre. La lobelia se puede utilizar sola. Para bajar la fiebre es útil tomar media cucharadita de extracto o tintura de lobelia cada cuatro horas. Si se presenta alteración estomacal, se debe reducir la dosis a un cuarto de cucharadita.

Advertencia: No se debe tomar lobelia de manera permanente.

❑ El té de elderberry y unos baños de vapor pueden ser útiles.

❑ La raíz de echinacea se puede utilizar en cataplasma para bajar la fiebre. (*Ver* UTILIZACIÓN DE CATAPLASMAS en la Tercera Parte.)

❑ Combinar hyssop, raíz de licorice, thyme y té de yarrow sirve para bajar la fiebre.

Advertencia: No tome licorice todos los días durante más de una semana seguida. Evite esta hierba por completo si su presión arterial es alta.

❑ Otras hierbas beneficiosas son blackthorn, echinacea, semilla de fenugreek, feverfew, ginger y raíz de poke.

Advertencia: La hierba feverfew no se debe utilizar durante el embarazo.

Recomendaciones

❑ Mientras tenga fiebre, descanse mucho.

❑ Mientras tenga fiebre, tome tantos jugos y agua de calidad como pueda pero evite alimentos sólidos hasta que pase. Esto repone fluidos y ayuda a bajar la temperatura corporal.

❑ Mientras tenga fiebre, no tome suplementos que contengan hierro o cinc. Cuando hay infección, el organismo trata de "ocultar" el hierro en los tejidos en un esfuerzo por impedir que el organismo infeccioso lo aproveche para nutrirse. Por tanto, tomar suplementos que contienen hierro le impone un esfuerzo adicional al organismo, que está dedicado a combatir la infección. Cuando hay fiebre, el cinc no se absorbe correctamente.

❑ Cuando la temperatura supere los 102°F (103°F en los niños), tome medidas para reducir la fiebre y consulte con el médico. Podría ser señal de que hay algo grave.

❑ Si un bebé de menos de tres meses tiene más de 103°F de temperatura, llévelo al médico inmediatamente.

❑ Si un niño, sea cual sea su edad, tiene fiebre acompañada de rigidez en el cuello, inflamación de garganta o desorientación, debe verlo inmediatamente un médico porque pueden ser síntomas de meningitis.

❑ Para enfriar el cuerpo, dese baños de agua fría con esponja. No utilice alcohol para friccionar, pues genera emanaciones malsanas.

❑ Para sudar, lo que puede acortar la duración de la fiebre, envuélvase en una manta o albornoz caliente durante veinte minutos. Reponga fluidos tan pronto como pueda.

❑ La *Belladona* y el *Aconite napellus* son remedios homeopáticos para reducir la fiebre. Úselos con fuerza 12X y disuelva cinco gotas de uno o de los dos en un vaso de agua. Tómelo cada media hora o con la frecuencia necesaria.

❑ Hay que precisar que bajar la fiebre no es siempre lo más aconsejable para un adulto. Mientras no sea muy alta (más de 102°F), deje que siga su curso. Ayuda a combatir la infección y a eliminar toxinas.

❑ Busque ayuda médica de inmediato si su fiebre se relaciona con cualquiera de las siguientes condiciones:

- Micción frecuente, sensación de ardor al orinar, o sangre en la orina.
- Dolor concentrado en un área del abdomen.
- Escalofrío, o alternancia de sudor y escalofrío.
- Dolor de cabeza severo y vómito.
- Diarrea acuosa y abundante durante más de veinticuatro horas.
- Inflamación de las glándulas o erupción.

❑ Nunca le dé aspirina a un niño que esté con fiebre (*ver* SÍNDROME DE REYE en la Segunda Parte).

Aspectos para tener en cuenta

❑ Los síntomas parecidos a los de la influenza que se presentan de manera recurrente o permanente pueden relacionarse con diabetes (especialmente en los niños), hepatitis, enfermedad de Lyme o mononucleosis (especialmente en los adolescentes). *Ver* DIABETES, ENFERMEDAD DE LYME, HEPATITIS, MONONUCLEOSIS y/o SÍNDROME DE FATIGA CRÓNICA en la Segunda Parte.

❑ El ejercicio vigoroso hace que la temperatura se eleve transitoriamente, pues los músculos generan calor más rápido de lo que el organismo puede gastarlo.

FIEBRE REUMÁTICA

La fiebre reumática es una secuela de las infecciones por estreptococos. Se desarrolla de manera característica después de que el individuo ha tenido mal de garganta por estreptococo, amigdalitis, fiebre escarlatina o infección en los oídos. La fiebre reumática afecta especialmente a los niños de tres a dieciocho años y surge a causa de la acumulación de anticuerpos creados para luchar contra la infección por estreptococos. Puede afectar a una sola parte del cuerpo, o a varias, entre ellas el corazón, el cerebro y las articulaciones. Cuando el corazón resulta afectado, una o más válvulas cardíacas pueden sufrir daño permanente.

Los primeros síntomas de la fiebre reumática son dolor, inflamación y rigidez en una articulación grande, como la rodilla, además de fiebre. El dolor y el edema pueden pasar de una articulación a otra y pueden ir acompañados de erupción en la piel. Otros síntomas que pueden estar presentes: bultos o nódulos sobre una o varias articulaciones, fatiga y movimientos espasmódicos del brazo, pierna o músculos faciales. Después de un episodio, la enfermedad tiende a presentarse de nuevo.

Entre los efectos a largo plazo de esta enfermedad se encuentran problemas cardiovasculares, trastornos epidérmicos, anemia, endocarditis (inflamación de la pared cardíaca), arritmias cardíacas, pericarditis (inflamación de la bolsa que rodea el corazón), corea de Sydenham (trastorno del sistema nervioso) y artritis.

A menos que se especifique otra cosa, las dosis recomendadas son para personas mayores de dieciocho años. A los jóvenes de doce a diecisiete años se les debe administrar el equivalente a tres cuartas partes de la cantidad recomendada; a los niños de seis a doce años, la mitad y a los menores de seis años, la cuarta parte.

Nutrientes

SUPLEMENTOS	DOSIS SUGERIDAS	COMENTARIOS
Importantes		
Acidophilus (Kyo-Dophilus de Wakunaga)	Según indicaciones de la etiqueta.	Especialmente importante cuando se prescriben antibióticos.
Chondroitin sulfate	500–1.000 mg al día.	
Garlic (Kyolic de Wakunaga)	2 cápsulas 3 veces al día.	Antibiótico natural.
L-Carnitine	500 mg 2 veces al día con el estómago vacío.	Protege el corazón.
L-Methionine	500 mg al día con el estómago vacío. Tomar con agua o jugo. No tomar con leche. Para mejor absorción, tomar con 50 mg de vitamina B_6 y 100 mg de vitamina C.	Importante combatiente de los radicales libres. *Ver* AMINOÁCIDOS en la Primera Parte.
Vitamin C con bioflavonoids	5.000–20.000 mg al día divididos en varias tomas. *Ver* FLUSH DE ÁCIDO ASCÓRBICO en la Tercera Parte.	Estimula la función inmunológica y ayuda a reducir el dolor y la inflamación.
Provechosos		
Calcium más magnesium	1.500 mg al día. 1.000 mg al día.	Estos importantes nutrientes actúan juntos. Utilizar variedades chelate.

Coenzyme Q_{10} más Coenzyme A de Coenzyme-A Technologies	100 mg al día. Según indicaciones de la etiqueta.	Estimula la función inmunológica.
ConcenTrace de Trace Minerals Research	Según indicaciones de la etiqueta.	Proporciona microminerales, necesarios para la salud de los huesos y de las articulaciones. Aumenta la energía.
Dimethylsulfoxide (DMSO)	Aplicar tópicamente, según indicaciones de la etiqueta.	Alivia el dolor de las articulaciones. Este suplemento no se les debe dar a los niños. Utilizar únicamente el DMSO que se consigue en los health food stores.
Flaxseed oil	Según indicaciones de la etiqueta.	Reduce el dolor y la inflamación.
Free-form amino acid complex (Amino Balance de Anabol Naturals)	Según indicaciones de la etiqueta.	Suministra proteína, necesaria para fortalecer el organismo y reparar los tejidos. Utilizar una fórmula que contenga todos los aminoácidos esenciales.
Kelp	1.000–1.500 mg al día.	Contiene nutrientes esenciales.
Multivitamin y mineral complex	Según indicaciones de la etiqueta.	Mantiene el equilibrio de todos los nutrientes necesarios.
Proteolytic enzymes	Según indicaciones de la etiqueta. Tomar entre comidas.	Importantes antioxidantes.
Raw thymus glandular	500 mg 2 veces al día.	Estimula la respuesta inmunológica.
S-Adenosylmethionine (SAMe) (SAMe Rx-Mood de Nature's Plus)	Según indicaciones de la etiqueta.	*Advertencia:* Si sufre de trastorno maníaco-depresivo o si toma antidepresivos recetados, no debe tomar SAMe. *Advertencia:* Este suplemento no se les debe dar a los niños menores de doce años de edad.
Vitamin A o carotenoid complex con beta-carotene	10.000 UI al día. Según indicaciones de la etiqueta.	Importantes antioxidantes. Para facilitar la asimilación, utilizar en emulsión.
Vitamin B complex	50 mg 3 veces al día.	Favorece la curación y mejora la función inmunológica.
Vitamin D_3 o cod liver oil	400 UI o más al día. Según indicaciones de la etiqueta.	Necesarios para la curación y la absorción de los minerales, en especial del calcio.
Vitamin E emulsion o capsules	200 UI al día.	Aumentan la oxigenación de los tejidos y bajan la fiebre. Para facilitar la asimilación, se recomienda la emulsión.

Hierbas

❑ Bayberry bark, raíz de burdock, milk thistle, nettle, pau d'arco, sage y yellow dock purifican la sangre, combaten la infección y ayudan a la recuperación después del trauma de la enfermedad.

Advertencia: No utilice sage si sufre de convulsiones de cualquier tipo.

❑ Las hojas de birch y la lobelia mitigan el dolor.

Advertencia: No se debe tomar lobelia de manera permanente.

❑ La hierba china cordyceps es buena para el corazón porque reduce su frecuencia, aumenta el flujo sanguíneo a ése órgano y a las arterias, y reduce la presión arterial.

❑ El ginkgo biloba puede beneficiar el sistema cardiovascular porque previene las formación de radicales libres. Use un extracto de ginkgo biloba que contenga 24 por ciento de gingko flavone glycosides.

❑ El té de catnip es un tónico del sistema nervioso. Se puede utilizar en enema para reducir la fiebre. *Ver* ENEMAS en la Tercera Parte.

❑ La echinacea, la hoja de hawthorn, el myrrh gum y el red clover desintoxican la sangre y le restan acidez.

❑ El dandelion ha sido utilizado desde hace muchísimo tiempo para combatir la fiebre.

❑ El goldenseal es un antibiótico natural.

Advertencia: No se debe tomar goldenseal todos los días durante más de una semana seguida, y se debe evitar durante el embarazo. Se debe utilizar con cuidado si se es alérgico al ragweed.

❑ Aplíquese compresas de aceite de wintergreen en el pecho para aliviar el dolor.

Recomendaciones

❑ Tome abundante agua destilada y jugos frescos.

❑ No consuma alimentos sólidos mientras tenga fiebre y dolor en las articulacines. Luego, haga una dieta ligera que incluya frutas y vegetales frescos, yogur, cottage cheese y jugos de fruta.

❑ Mientras se esté recuperando, no consuma cafeína, bebidas gaseosas, alimentos fritos, procesados o refinados, sal ni azúcar en ningúna forma. Estos alimentos retrasan la curación.

❑ Para recuperarse es fundamental que descanse mucho en cama.

❑ Si el médico le prescribe antibióticos, tome acidophilus para reemplazar las bacterias "amigables". Los antibióticos pueden ser necesarios para combatir la infección por estreptococos y para evitar que el corazón sufra daño permanente. Sin embargo, los antibióticos y el acidophilus no se deben tomar al mismo tiempo.

❑ Nunca dé aspirina a un niño con fiebre. Use acetaminofén o ibuprofenoo.

❑ Si usted o su niño experimentan síntomas de infección de garganta, acuda a un médico para comprobarlo y que se la traten. Entre sus síntomas están un dolor fuerte de garganta acompañado de fiebre de más de 101°F sin que haya otros síntomas de resfriado, o un dolor leve de garganta persistente durante días.

❑ Use tratamientos homeopáticos para aliviar los síntomas. Algunos de ellos: *Aconite, Bryonia, Pulsatilla* y *Rhus toxicodendron*.

Aspectos para tener en cuenta

❑ La terapia a base de masajes y el ejercicio suave, como el yoga, ayudan a prevenir la atrofia muscular que se suele presentar cuando hay que permancer en cama durante períodos largos. (*Ver* MASAJE en la Tercera Parte.)

❑ Si sufre usted de enfermedad reumática del corazón, puede necesitar cirugía para reparar el daño.

❑ *Ver también* ARTRITIS, DOLOR DE GARGANTA y/o FIEBRE en la Segunda Parte.

FLATULENCIA

Ver Gases en PROBLEMAS RELACIONADOS CON EL EMBARAZO.

FLEBITIS

Ver TROMBOFLEBITIS.

FLU (GRIPE)

La influenza, mejor conocida en los Estados Unidos como "flu" o gripe, es una infección viral altamente contagiosa del tracto respiratorio superior (garganta, nariz, bronquios, pulmones y oído medio). El virus — hay dos tipos, el A y el B — entra en el organismo a través de la membrana mucosa de la nariz, los ojos y la boca. Debido a que esta infección se puede propagar fácilmente al toser o al estornudar, las epidemias de flu son muy comunes, especialmente en los meses de invierno. Durante una epidemia, entre el 25 y el 50 por ciento de la población puede quedar infectada. La gripe es impredecible y puede atacar a cualquier persona. Cada año mueren hasta 36.000 estadounidenses por esta razón, y cerca de 200.000 son hospitalizados. Hay más de doscientos virus diferentes que producen resfriado e influenza. Como las cepas de estos virus cambian permanentemente, la vacunación contra la flu ha tenido un éxito moderado a la hora de prevenir brotes de esta enfermedad.

Los síntomas de la gripe se parecen mucho a los del resfriado común: dolor de cabeza, fatiga, sudores fríos, dolores en el cuerpo, tos y fiebre. Además, no es raro sentir un calor insoportable y, a continuación, escalofrío y temblor. La mayoría de los pacientes suele sufrir de resequedad de la garganta y tos; también se pueden presentar náuseas y vómito. La persona que tiene flu se siente tan débil y tan incómoda que pierde el apetito y la energía. Normalmente, los resfriados duran aproximadamente entre una semana y diez días, pero la flu dura más: doce o más días seguidos de una tos y fatiga residuales.

Aunque la gripe casi nunca es peligrosa para los adultos saludables menores de sesenta años, sí vuelve a la persona más susceptible a la neumonía, a las infecciones de los oídos y a los problemas de los senos nasales. Entre las personas mayores de sesenta y cinco años, las infecciones respiratorias graves, como neumonía e influenza, son la quinta causa de muerte. Por este motivo, es indudable que la influenza es una infección grave para las personas de edad avanzada. Otros grupos de riesgo son las personas de cualquier edad con sistema inmunológico debilitado o con enfermedades crónicas cardíacas o pulmonares.

A menos que se indique otra cosa, las dosis recomendadas son para adultos. A los jóvenes de doce a diecisiete años se les debe administrar tres cuartas partes de la cantidad recomendada; a los niños de seis a doce años, la mitad y a los menores de seis años, la cuarta parte.

Nutrientes

SUPLEMENTOS	DOSIS SUGERIDAS	COMENTARIOS
Esenciales		
ACES + Zinc de Carlson Labs	Según indicaciones de la etiqueta.	Contiene vitaminas A, C y E, además de selenio y cinc. Tomar este suplemento con lozenges de cinc, como se indica más adelante.
Vitamin A más natural betacarotene o carotenoid complex (Betatene)	15.000 UI al día. Si está embarazada, no debe tomar más de 10.000 UI al día. 15.000 UI al día. Según indicaciones de la etiqueta.	Poderoso antioxidante y estimulante del sistema inmunológico. Precursores de la vitamina A.
Vitamin C con bioflavonoids	5.000–20.000 mg al día divididos en varias tomas. *Ver* FLUSH DE ÁCIDO ASCÓRBICO en la Tercera Parte.	Fortalecen el sistema inmunológico aumentando la cantidad y la calidad de los glóbulos blancos. Administrar vitamina C buffered o calcium ascorbate a los niños.
Zinc lozenges	Para adultos y niños mayores de 6 años: tomar 1 lozenge de 15 mg cada 2 horas por 2 días, con los primeros síntomas de flu. Luego reducir la dosis hasta 80 mg o menos al día.	Estos poderosos estimulantes del sistema inmunológico nutren las células. Mantener a la mano y utilizar con los primeros síntomas.
Importantes		
Colloidal silver	Según indicaciones de la etiqueta.	Bueno para infecciones virales. Promueve la curación.
Free-form amino acid complex	Según indicaciones de la etiqueta.	Ayuda a reparar los tejidos y a controlar la fiebre. El organismo absorbe rápidamente los aminoácidos en estado libre.
Garlic (Kyolic de Wakunaga)	2 cápsulas 3 veces al día.	Tiene propiedades antivirales y antibacterianas.
L-Lysine	500 mg al día con el estómago vacío.	Ayuda a combatir la infección viral.

	Tomar con agua o jugo. No tomar con leche. Para mejor absorción, tomar con 50 mg de vitamina B_6 y 100 mg de vitamina C.	Previene los fuegos en la boca y alrededor de ella, comunes cuando hay enfermedades que estresan al organismo. *Ver* AMINOÁCIDOS en la Primera Parte. *Advertencia:* No se debe tomar lisina durante más de seis meses seguidos.
N-acetylcysteine (NAC)	Según indicaciones de la etiqueta.	
Provechosos		
Dioxychlor de American Biologics	10–20 gotas en forma sublingual, 1–2 veces al día. Agregar también 20 gotas a 1 onza de agua y aplicar el contenido de un cuentagotas en cada fosa nasal todos los días.	Importante agente antibacteriano, antifúngico y antiviral. Especialmente provechoso para las personas de edad avanzada.
Maitake extract	Según indicaciones de la etiqueta.	Estimulan el sistema inmunológico y combaten las infecciones virales.
o shiitake extract	Según indicaciones de la etiqueta.	
o reishi extract	Según indicaciones de la etiqueta.	
Multivitamin y mineral complex	Según indicaciones de la etiqueta.	Todas las vitaminas son necesarias para la curación.
con vitamin B complex	100 mg al dia.	Necesario para todas las funciones celulares y enzimáticas. Reduce el estrés que causa la infección viral.
y selenium	100–200 mcg al día. Si está embarazada, no debe tomar más de 40 mcg al día.	Aumenta la capacidad del organismo de combatir la infección estimulando la respuesta inmunológica.

Hierbas

❑ Para bajar la fiebre, hágase enemas de té de catnip y tome entre un cuarto y media cucharadita de tintura de lobelia cada tres a cuatro horas mientras tenga fiebre. Este remedio también es provechoso para los niños.

Advertencia: Evite esta mezcla si está embarazada o lactando. Tampoco se le debe dar a los niños menores de un año. La lobelia no se debe tomar de manera permanente.

❑ Entre las hierbas que alivian la gripe están astragalus, black cherry, echinacea, ginger, goldenseal, pau d'arco, slippery elm y té de yarrow. Para despejar las vías nasales es beneficioso combinar té de peppermit con cualquiera de estos tés de hierbas. La echinacea es buena también para los niños.

Advertencia: No tome goldenseal por vía oral todos los días durante más de una semana seguida, y evítelo durante el embarazo. Se debe utilizar con cautela cuando se es alérgico al ragweed.

❑ La hierba boneset actúa como expectorante y elimina la mucosa de los pulmones.

❑ Cat's claw se emplea para acortar la duración de la influenza. Cold-X10, de Olympian Labs, es un complejo compuesto de esta hierba y muchos otros nutrientes. Es eficaz contra la flu y los resfriados.

❑ Para los niños son recomendables la echinacea sin alcohol y el goldenseal combination extract. Dele al niño entre cuatro y seis gotas de goldenseal combination extract en agua o jugo cada cuatro horas durante tres días. La echinacea es muy eficaz para aumentar las defensas naturales del organismo. El goldenseal es una antibiótico natural que ayuda a aliviar la congestión.

❑ El cayenne (capsicum) ayuda a que las secreciones fluyan, lo que previene la congestión y el dolor de cabeza. Agregue una pizca de polvo de cayenne a las sopas y a otros alimentos.

❑ El cordyceps es un hongo chino disponible en fórmula tónica que se emplea para reforzar la función pulmonar.

❑ La hierba elderberry tiene propiedades antivirales y reduce los síntomas de la flu.

❑ El té de elderflower promueve la sudoración y limpia de toxinas el organismo.

❑ El producto ClearLungs, de RidgeCrest Herbals, es una combinación herbal de origen chino dirigida a proporcionar nutrientes a los pulmones.

❑ Al primer signo de tos, introdúzcase y mantenga en la boca durante cinco a diez minutos el contenido de un cuentagotas de echinacea sin alcohol y extracto de goldenseal. Haga esto cada hora durante tres o cuatro horas. Esto evita que el virus se multiplique.

❑ El aceite de eucalipto es útil para la congestión. Agregue cinco gotas al agua caliente de la bañera, o seis gotas a una taza de agua hirviendo, póngase una toalla en la cabeza e inhale el vapor.

❑ El fenugreek ablanda las flemas y las secreciones, y el slippery elm las elimina del organismo.

❑ El producto Fenu-Thyme, de Nature's Way, acelera la curación pues aclara la mucosidad de los senos nasales, lo que permite que fluya con facilidad.

❑ El té de linden flower suprime la tos y reduce la fiebre.

❑ Lung Tonic Extract, de Herbs Etc. es un compuesto de hierbas diseñado para proteger los pulmones.

❑ Los hongos maitake, shiitake y reishi contienen beta-1,3-D-glucan, un tipo de polisacárido que estimula las células inmunológicas. Esa propiedad las hace esenciales para luchar contra la flu.

❑ El extracto de hoja de olivo estimula la función inmune y combate todo tipo de infección, incluyendo la del virus de la influenza.

❑ El té de wild pansy puede aplicarse al tratamiento de los resfriados acompañados de fiebre y congestión respiratoria.

❑ Para la tos y el dolor de garganta, mezcle una cucharada de polvo de slippery elm bark en una taza de agua hirviendo y media taza de miel. Tome una cucharadita de esta mezcla cada tres a cuatro horas. Se puede tomar caliente o fría.

Recomendaciones

❑ Siga estas reglas básicas para protegerse de la gripe:

- Cuando tosa o estornude, cúbrase la boca con un pañuelo.
- Lávese las manos con frecuencia, especialmente después de toser, estornudar, usar el baño y antes de comer.
- Manténgase alejados de quienes estén enfermos.
- Cuide su salud, duerma bien, coma cosas nutritivas y haga ejercicio.
- No comparta vasos, tazas ni cubiertos.
- Enseñe a los niños a no tocarse los ojos ni la nariz, ni a meterse nada en la boca.
- Una vez a la semana, limpie bien su escritorio en el trabajo con un desinfectante.
- Limpie el teclado de su computadora con un espray desinfectante.
- Limpie su teléfono con un espray desinfectante.

❑ Para prevenir la deshidratación y purificar el organismo de toxinas, tome abundantes líquidos, especialmente jugos frescos, tés de hierbas, sopas y agua de buena calidad. Para acortar el efecto del flu, haga una dieta líquida, sobre todo tés de hierbas y caldos calientes, durante uno o dos días

❑ Tome sopa caliente de pollo o de pavo. Este tradicional remedio de las abuelas sigue dando buenos resultados hoy en día. Agréguele a la sopa una pizca de cayenne pepper para prevenir o aliviar la congestión. Evite los productos lácteos, las comidas que producen mucosa y el azúcar.

❑ Duerma y descanse lo más que pueda.

❑ No utilice aspirina en goma de mascar ni haga gargarismos de aspirina para tratar el dolor de garganta. Cuando se aplica directamente en las membranas mucosas, la aspirina no reduce el dolor y, en cambio, puede producir irritación.

❑ El cinc no se debe tomar junto con frutas o jugos cítricos, pues disminuye su eficacia. En cambio, conviene consumir muchas frutas de otra clase.

❑ No tome suplementos de hierro mientras tenga fiebre.

❑ No le dé aspirina a un niño que tenga flu. Tratar una enfermedad viral con aspirina se ha relacionado con el síndrome de Reye, una complicación potencialmente peligrosa (*ver* SÍNDROME DE REYE en la Segunda Parte).

❑ La fiebre es uno de los principales mecanismos de defensa del organismo contra la gripe. Si tiene fiebre, no trate de suprimirla a menos que supere los 103°F.

❑ Si usted toma bebidas alcohólicas así sea ocasionalmente, o si tiene alguna enfermedad hepática o renal, tenga cuidado con el analgésico acetaminofén (Tylenol y Datril, entre otros). La combinación de alcohol y acetaminofén se ha asociado con graves problemas hepáticos.

❑ Si usted es mayor de sesenta y cinco años, visite a su médico. La flu puede ocasionar complicaciones graves en las personas de este grupo de edad.

❑ Como los virus de la gripe a menudo se transmiten por el contacto de las manos, es aconsejable lavárselas con frecuencia con jabón antibacteriano. Enjuáguelas y séquelas bien y no se las acerque a los ojos, nariz y boca. Si estornuda, use un pañuelo de papel.

❑ Cómprese un cepillo de dientes nuevo, ya que los cepillos pueden cultivar los virus y prolongan la enfermedad.

❑ Pruebe uno o varios de estos remedios homeopáticos para aliviar los síntomas:

- *Anas barbariae* (Oscillococcinum): eficaz si se toma a los primeros síntomas de gripe.
- *Aconitum napellus, Belladona y Eupatorium perfoliatum*: alivian los síntomas.
- HP 2 de Metagenics es un combinado homeopático que contiene *Aconite, Bryonia, Eucalyptus globulus, Eupatorium perfoliatum, Ipecacuanha, Gelsemiun, Phosphorus* y *Pulsatilla*. Alivia muchos de sus síntomas: escalofríos, fatiga, fiebre, dolor de cabeza, congestión nasal, estornudos y los dolores y molestias generalizadas que acompañan a la gripe.

  Advertencia: No usar esta fórmula en caso de embarazo.

Aspectos para tener en cuenta

❑ Los antibióticos no son eficaces para curar enfermedades como la flu. La mejor manera de curarse de la flu o de otras enfermedades infecciosas es atacarlas directamente fortaleciendo el sistema inmunológico. Las glándulas suprarrenales y el timo son el centro energético del sistema inmunológico. Cuando un individuo se está enfermando o cuando está enfermo, su organismo se encuentra bajo los efectos del estrés y el estrés pone a prueba al sistema inmunológico. Investigadores han encontrado una relación entre el estrés sicológico y la vulnerabilidad al resfriado y a la influenza.

❑ El zanamivir (Relenza) es un medicamento antiviral en forma de inhalador que se emplea para combatir los síntomas de la flu y acortar la duración de la enfermedad. Se ha demostrado su eficacia en la prevención de los dos tipos de virus de la influenza. Otro medicamento que ha dado resultados comparables es oseltamivir (Tamiflu). Ambas medicinas pueden ser muy beneficiosas para las personas con trastornos del sistema inmunológico.

❑ Los niños que contraen influenza a menudo deben someterse a exámenes para determinar si tienen alteraciones tiroideas (*ver* HIPOTIROIDISMO en la Segunda Parte).

❑ El término "stomach flu" se utiliza comúnmente para referirse a la gastroenteritis, que no es influenza sino la inflamación aguda del recubrimiento del estómago. La gastroenteritis se caracteriza por diarrea, vómito y cólicos abdominales de intensidad variable que pueden ir acompañados de fiebre, escalofrío, tos, dolor de cabeza, dolor en el cuerpo y en el pecho, y fatiga extrema. La gastroenteritis puede ser ocasionada por distintos factores, entre ellos envenenamiento con alimentos, infección viral, intoxicación etílica, sensibilidad a los medicamentos y cierto tipo de alergias. Esta enfermedad suele evolucionar y desaparecer en el transcurso de uno o dos días.

❑ *Ver también* NEUMONÍA y RESFRIADO COMÚN en la Segunda Parte.

FORÚNCULOS

Los forúnculos son nódulos redondeados llenos de pus que se forman en la piel a causa de la bacteria *Staphylococcus aureus*. Esta infección comienza en la porción más produnda del folículo piloso, desde donde las bacterias se abren paso hacia las capas más profundas de la piel, lo que facilita la propagación de la inflamación. Entre los factores que inciden en el desarrollo de los forúnculos están mala nutrición, debilidad del sistema inmunológico por enfermedad, diabetes mellitus y medicamentos inmunosupresores.

Los forúnculos son frecuentes entre los niños y los adolescentes. Suelen aparecer en el cuero cabelludo, los glúteos, la cara o las axilas. Se presentan súbitamente, son dolorosos, de consistencia blanda y de color rojo. Entre las señales de que se está formando un forúnculo están prurito, dolor moderado y edema localizado. En el transcurso de veinticuatro horas, el forúnculo adquire un color rojizo y se llena de pus. También se puede presentar fiebre e inflamación de las glándulas linfáticas cercanas al forúnculo.

Los forúnculos son contagiosos. La pus que drena cuando el forúnculo se abre puede contaminar la piel circundante y dar origen a otros forúnculos, o puede entrar al torrente sanguíneo y esparcirse a otras partes del organismo. Un *carbunco* es una agrupación de forúnculos que aparece cuando la infección se propaga y se forman nuevos forúnculos. El desarrollo de un carbunco puede ser señal de debilidad del sistema inmunológico.

Cuando no se tratan, los forúnculos maduran, se abren, drenan y sanan en el transcurso de diez a veinticinco días. Pero cuando se tratan, los síntomas son menos severos y es posible que no aparezcan nuevos forúnculos.

A menos que se diga otra cosa, las siguientes dosis se recomiendan para personas mayores de dieciocho años. La dosis para los jóvenes de doce a diecisiete años debe equivaler a tres cuartas partes de la cantidad recomendada; a los niños de seis a doce años se les debe administrar la mitad de la dosis recomendada y a los menores de seis años, la cuarta parte.

Nutrientes

SUPLEMENTOS	DOSIS SUGERIDAS	COMENTARIOS
Esenciales		
Colloidal silver	Aplicar tópicamente, según indicaciones de la etiqueta.	Antibiótico y desinfectante natural. Destruye las bacterias, los virus y los hongos. Promueve la curación.
Garlic (Kyolic)	2 cápsulas 3 veces al día.	Este antibiótico natural refuerza la función inmunológica.
Kyo-Green de Wakunaga	Según indicaciones de la etiqueta.	
Muy importantes		
Proteolytic enzymes	Según indicaciones de la etiqueta. Tomar con el estómago vacío.	Aceleran el proceso de limpieza en las áreas infectadas.
Vitamin A y carotenoid complex	75.000 UI al día por 1 mes. Luego reducir hasta 25.000 UI al día. Si está embarazada o amamantando a su bebé, no debe tomar más de 10.000 UI al día. Según indicaciones de la etiqueta.	Antioxidantes necesarios para el correcto funcionamiento inmunológico. Para dosis altas, la emulsión facilita la asimilación y brinda mayor seguridad.
Vitamin C	3.000-8.000 mg al día divididos en varias tomas.	Poderoso antiinflamatorio y estimulante del sistema inmunológico.
Vitamin E	200 UI al día.	
Zinc	50 mg al día.	
Provechosos		
Coenzyme Q_{10} más Coenzyme A de Coenzyme-A Technologies	60 mg al día. Según indicaciones de la etiqueta.	Importante para la utilización del oxígeno y para la función inmunológica.
Kelp más multimineral complex	2.000-3.000 mg al día divididos en varias tomas. Según indicaciones de la etiqueta.	Proporciona minerales de manera balanceada. Utilizar una fórmula high-potency.
Raw thymus glandular	500 mg al día.	Estimula el sistema inmunológico. *Ver* TERAPIA GLANDULAR en la Tercera Parte.
Silica u oat straw	Según indicaciones de la etiqueta.	Proporciona silicio, que disminuye la reacción inflamatoria. *Ver* Hierbas más adelante.

Hierbas

❑ La raíz de burdock, goldenseal, el extracto de aceite de oliva y el pau d'arco son antibióticos naturales que ayudan a liberar al organismo de infecciones y toxinas.

❑ El dandelion, la raíz de burdock y el milk thistle purifican el hígado y la sangre.

❑ La echinacea y el goldenseal son útiles para limpiar las glándulas linfáticas.

Advertencia: No se debe tomar goldenseal todos los días durante más de una semana seguida, y se debe evitar durante el embarazo. Si usted tiene antecedentes de enfermedad cardiovascular, diabetes o glaucoma, utilice esta hierba con supervisión médica.

❑ Las hierbas flax y fenugreek se pueden hervir y machacar. La pulpa se utiliza como compresa.

❑ El té de oat straw aporta sílice, que tiene efectos antiinflamatorios.

❑ Las cataplasmas de cebolla son provechosas para los forúnculos. Envuelva tajadas de cebolla en un paño y aplíqueselo sobre el área afectada. No se aplique la cebolla directamente. (*Ver* UTILIZACIÓN DE CATAPLASMAS en la Tercera Parte.)

❑ El red clover actúa como antibiótico y purificador sanguíneo, y es provechoso para las infecciones bacterianas.

❑ La suma fortalece el sistema inmunológico.

❑ Las compresas de tea tree actúan como antiséptico. Añada 9 o 10 gotas de ese aceite a 32 onzas de agua templada. Empape un paño limpio en el agua y aplíquelo a la forúnculo; se puede dejar hasta 30 minutos y se puede aplicar tres o cuatro veces al día.

Recomendaciones

❑ Haga un ayuno de limpieza para liberar al organismo de toxinas que pueden incidir en la formación de los forúnculos. (*Ver* AYUNOS en la Tercera Parte.)

❑ Para aliviar el dolor y acelerar la maduración del forúnculo, aplíquese calor húmedo tres o cuatro veces al día. Humedezca una toalla limpia o un trozo de gasa estéril con agua caliente, y aplíqueselo sobre el forúnculo. Coloque encima un heating pad o una botella de agua caliente. Haga esto tres o cuatro veces al día, y déjeselo durante veinte minutos. Utilice cada vez una toalla limpia o un nuevo trozo de gasa para evitar que la infección se extienda. Los baños templados con Epsom salts también son útiles.

❑ No se cubra el forúnculo con un vendaje adhesivo. Evite que el área afectada se irrite, se lesione o sufra cualquier clase de daño. Para evitar la sudoración, no haga ejercicio ni exagere sus actividades mientras el forúnculo no haya sanado.

❑ Mantenga limpia la piel. Lave el área infectada varias veces al día y aplíquese un antiséptico. También es provechoso aplicarse miel directamente sobre el forúnculo, al igual que emulsión de vitaminas Ay E. Las compresas de clay y/o la clorofila son útiles y se encuentran en los health food stores. Aplíqueselas directamente en el forúnculo con una gasa estéril.

❑ Las cápsulas de charcoal, hechas una pasta y aplicadas al forúnculo, ayudan a extraer la infección. Abra dos cápsulas y mézclelas con agua suficiente para hacer la pasta.

❑ La *Belladona* es un remedio homeopático que ayuda a reducir las inflamaciones. Otro remedio homeopático, la *Calcarea sulphurica* es útil si se ha abierto el forúnculo y se está drenando pero sin curarse bien.

❑ Consulte con un médico si tiene un forúnculo demasiado grande, si no sana o si le salen forúnculos con frecuencia. Es posible que requiera incisión quirúrgica y drenaje. Los casos severos pueden requerir reposo en cama.

Aspectos para tener en cuenta

❑ Los forúnculos pueden ser sintomáticos de infecciones más serias dentro del cuerpo. Siempre hay que tratarlos con cuidado, especialmente si van acompañados de otros síntomas, como fiebre o pérdida de apetito.

❑ Es posible que le prescriban algún antibiótico oral. Sin embargo, como los antibióticos producen efectos secundarios, es preferible no utilizar ninguno a menos que todo lo demás resulte ineficaz para curar el forúnculo.

❑ No conviene apretar ni pinchar los forúnculos prematuramente. En casos graves, es posible que el médico tenga que perforarlos.

❑ Si el forúnculo está drenando (especialmente en la cara) la zona que lo rodea se puede proteger con una crema antibiótica con receta para evitar complicaciones como la meningitis o una septicemia.

❑ Los ungüentos antibióticos que se consiguen en las farmacias sin receta médica son ineficaces y se deben evitar.

FOTOFOBIA

Ver en PROBLEMAS OCULARES.

FRACTURAS ÓSEAS

Una fractura es el rompimiento o la fisura de un hueso. Cuando la piel que cubre el hueso no sufre daño, se dice que la fractura es cerrada o simple; cuando el hueso rompe la piel, se dice que la fractura es abierta o complicada. Las fracturas suelen ocasionar dolor severo y marcada sensibilidad en el área afectada; también producen edema, salida del hueso y acumulación de sangre debajo de la piel. Así mismo, pueden producir adormecimiento, hormigueo o parálisis por debajo de la fractura. Una fractura seria como, por ejemplo, la de un brazo o la de una pierna, puede producir debilidad, pérdida del pulso bajo la fractura e incapacidad para sostener cosas pesadas. Un brazo, un dedo, o una pierna fracturados pueden perder su alineación normal.

A medida que envejecemos aumenta la fragilidad de los huesos y, por tanto, también aumenta la probabilidad de que suframos fracturas. Las caídas suponen el 87 por ciento de las fracturas en las personas mayores de sesenta y cinco años. Se calcula que cada año trescientas mil personas mayores de cincuenta años sufren fractura de cadera. Las personas mayores de ochenta y cinco años tienen quince veces más probabilidades de sufrir fracturas si se caen que las que tienen entre sesenta y sesenta y cinco años. La osteoporosis incide de manera importante en este problema. Las fracturas peores para los ancianos son las de cadera, ya que muchos de ellos no pueden volver a vivir de forma independiente después de sufrirlas.

Una fractura ósea requiere pronta atención médica. Cuando el hueso ya ha sido encajado, los siguientes suplementos y recomendaciones contribuyen a la curación. A menos que se indique otra cosa, las dosis que se recomiendan a continuación son para personas adultas. La dosis para los jóvenes de doce a diecisiete años debe equivaler a tres cuartas partes de la cantidad recomendada; la de los niños de seis a doce años, a la mitad y la de los menores de seis años, a la cuarta parte.

Nutrientes

SUPLEMENTOS	DOSIS SUGERIDAS	COMENTARIOS
Muy importantes		
Bone Builder with Boron de Metagenics	Según indicaciones de la etiqueta.	Este microcrystalline hydroxyapatite concentrate (MCHC) contiene la matriz de la proteína y el calcio orgánicos de los huesos. Se consigue únicamente con autorización médica.
Bone Support de Synergy Plus o Bone Defense de KAL	Según indicaciones de la etiqueta. Tomar con calcio y magnesio, como se indica más adelante. Según indicaciones de la etiqueta.	Proporcionan nutrientes esenciales para la salud de los huesos.
Boron	3 mg al día. No sobrepasar esta dosis.	Importante para la salud de los huesos y para la curación. Estudios han revelado que el boro puede aumentar la absorción del calcio hasta en un 30 por ciento.
Calcium y magnesium y potassium	1.000–2.000 mg al día divididos en varias tomas, después de las comidas y a la hora de acostarse. 1.000 mg al día. 99 mg al día.	Vital para la reparación de los huesos. Debe tomarse de manera equilibrada con el calcio.
Glucosamine sulfate y chondroitin más methylsulfonyl-methane (MSM)	Según indicaciones de la etiqueta. Según indicaciones de la etiqueta.	Importante para la reparación de los huesos y del tejido conectivo. Alivia también el dolor y la inflamación.
Kelp	1.000–1.500 mg al día.	Rico en calcio y minerales que se encuentran en equilibrio natural.
Neonatal Multi-Gland de Biotics Research	Según indicaciones de la etiqueta.	Promueve la curación. *Ver* TERAPIA GLANDULAR en la Tercera Parte para conocer sus beneficios.
Proteolytic enzymes	Según indicaciones de la etiqueta. Tomar entre comidas.	Reducen la inflamación. *Advertencia:* este suplemento no se les debe dar a los niños menores de dieciséis años.
S-Adenosyl-methinione (SAMe)	Según indicaciones de la etiqueta.	Una alternativa natural a los antidepresivos prescritos. También puede utilizarse en una dosis más baja como un agente antiinflamatorio de rigidez en las articulaciones. *Advertencia:* Si sufre de trastorno maníaco-depresivo o si toma antidepresivos recetados, no debe tomar SAMe.
Silica o horsetail	Según indicaciones de la etiqueta.	Proporciona silicio, necesario para la absorción del calcio y para la reparación del tejido conectivo. *Ver* Hierbas más adelante.
Vitamin C con bioflavonoids	3.000–6.000 mg al día divididos en varias tomas.	Importantes para la reparación de los huesos, el tejido conectivo y los músculos.
Vitamin D_3	400–1.000 UI al día.	Necesario para la absorción del calcio y la reparación de los huesos.
Zinc	80 mg al día. No tomar más de 100 mg al día de todos los suplementos.	Importante para la reparación de los tejidos. Para mejor absorción, utilizar lozenges de zinc gluconate o zinc methionate (OptiZinc).
Provechosos		
Free-form amino acid complex (Amino Balance de Anabol Naturals o Amino Blend de Carlson Labs)	Según indicaciones de la etiqueta.	Acelera la curación.
Octacosonal	3.000 mg al día.	Mejora la oxigenación de los tejidos.
Raw liver extract	Según indicaciones de la etiqueta.	Proporciona vitaminas B de manera equilibrada, y otros vitaminas y minerales necesarios. *Ver* TERAPIA GLANDULAR en la Tercera Parte.
Vitamin A con mixed carotenoids	25.000 UI al día hasta curarse. Si está embarazada,no debe tomar más de 10.000 UI al día.	La vitamina A es necesaria para la utilización de la proteína. Para dosis altas, la emulsión facilita la asimilación y brinda mayor seguridad.
Vitamin B complex más extra pantothenic acid (vitamin B_5) y folic acid	Según indicaciones de la etiqueta. 400–600 mcg al día de todas fuentes.	

Hierbas

- ❑ La boswellia es una hierba muy utilizada en la medicina ayurvédica que ayuda al proceso de recuperación de las fracturas, aliviando el dolor y con excelentes propiedades antiinflamatorias.

❑ El extracto de horsetail es buena fuente de sílice, que aumenta la utilización del calcio y promueve la curación y la reparación de los tejidos.

❑ La pasta de turmeric es una buena cataplasma. Combine el turmeric con un poquito de agua caliente y aplíquese la mezcla sobre la lesión con una compresa de gasa. Esto también sirve para las contusiones y reduce el edema. También es provechoso utilizar cataplasmas de hojas frescas de mullein. (*Ver* UTILIZACIÓN DE CATAPLASMAS en la Tercer Parte.)

Recomendaciones

❑ Consuma todos los días media piña fresca mientras la fractura sana. La piña contiene bromelaína, una enzima que reduce el edema y la inflamación. Consuma solamente piña fresca; evite la piña enlatada o procesada. Si no le gusta la piña, la bromelaína, un suplemento alimentario, le proporciona los mismos beneficios. La bromelaína debe tomarse con el estómago vacío.

❑ Evite la carne roja, las colas y los productos que contienen cafeína. Por su contenido de fósforo, se deben evitar los alimentos que tienen preservativos. El fósforo puede conducir a la pérdida de hueso.

❑ Utilice cataplasmas de clay para las contusiones y la inflamación.

❑ Usted puede aumentar la seguridad de su hogar con estas medidas:

- Use suelos antideslizantes. Si tiene alfombras no fijadas, asegúrese de que los bordes están bien pegados al suelo.
- Tenga siempre suficiente luz para ver sin dificultad.
- Mantenga las zonas de paso libres de obstáculos. Si tiene animales domésticos, entrénelos para que no se crucen en el camino. No deje cosas en el suelo.
- Si se vierten líquidos, límpielos inmediatamente.
- Use calzado con suelas de goma.
- Sea especialmente cuidadoso subiendo y bajando escaleras. Si es preciso, instale una barandilla.
- El teléfono debería estar en un lugar de fácil acceso. Hay teléfonos portables con un gran botón rojo que permite la conexión directa con el teléfono de emergencia 911.
- Las personas que viven solas también tienen disponibles aparatos de alerta médica para llevar colgados del cuello.
- Hable con su médico sobre las medicinas que esté tomando para que le informe de cualquier cosa que pueda afectar a su equilibrio u orientación.

❑ Si siente molestias luego de una caída, pida que le hagan unos rayos-x de la zona afectada. Si realmente hay fractura, tiene que hacérsela curar inmediatamente.

❑ Si ha sufrido una fractura de cadera, pídale a su médico que le administre un bloqueo nervioso antes de la operación para su reparación. Estos bloqueos pueden reducir la cantidad de anestesia oral que se administrará durante la cirugía.

Aspectos para tener en cuenta

❑ Un tratamiento que puede acelerar la recuperación de las fracturas hasta en un 45 por ciento es la terapia con ultrasonidos. La FDA ha aprobado un aparato, pero de momento sólo para las fracturas de muñeca y espinilla. El tratamiento se aplica en casa a través de una abertura de la escayola. Es caro y puede que haya compañías de seguros que no lo cubran.

❑ *Ver también* OSTEOPOROSIS y TORCEDURA, DISTENSIÓN Y OTRAS LESIONES DE MÚSCULOS Y ARICULACIONES en la Segunda Parte.

FRIGIDEZ

El término frigidez se refiere a la incapacidad para experimentar placer durante el contacto sexual, caracterizada por una falta general de apetito sexual y respuesta a los estímulos sexuales. Normalmente se aplica a la disfunción sexual en la mujer. El origen de la frigidez suele ser sicológico y entre los factores que inciden están el temor, los sentimientos de culpa, la depresión, los conflictos de pareja y/o los sentimientos de inferioridad. Experiencias desagradables durante la infancia y la adolescencia también se relacionan a menudo con la frigidez.

Sin embargo, en algunas mujeres la frigidez puede deberse a factores fisiológicos. Algunas mujeres sienten dolor durante el contacto sexual por falta de lubricación, estimulación inadecuada, enfermedad, infección o por otras causas físicas. El dolor hace que la mujer tema los encuentros sexuales y los evada. La deficiencia de vitaminas puede producir bajos niveles de estrógeno, lo que se traduce en lubricación insuficiente. Las enfermedades crónicas, algunos medicamentos, niveles bajos de testosterona y ciertas dolencias físicas pueden también contribuir a la falta de apetito sexual. El programa de suplementos nutricionales que se presenta a continuación debería servir de ayuda.

Nutrientes

SUPLEMENTOS	DOSIS SUGERIDAS	COMENTARIOS
Muy importantes		
Kelp	2.000–2.500 mg al día.	Buena fuente de yodo y otros minerales importantes.
Vitamin B complex	100 mg 2 veces al día.	Calma el sistema nervioso y ayuda a reducir la ansiedad.

Vitamin E	200 UI al día.	Necesario para el funcionamiento de las glándulas y el sistema reproductivo. Use d-alpha-tocopherol.
Provechosos		
Fish liver oil	Según indicaciones de la etiqueta. Tomar con las comidas.	Proporciona vitaminas A y D.
Lecithin granules o capsules	1 cucharada 3 veces al día con las comidas. 2.400 mg 3 veces al día con las comidas.	Contienen ácidos grasos esenciales y ayudan al correcto funcionamiento de los nervios.
L-Phenylalanine y L-tyrosine	500 mg al día de cada uno con el estómago vacío. Tomar con agua o jugo. No tomar con leche. Para mejor absorción, tomar con 50 mg de vitamina B_6 y 100 mg de vitamina C. No sobrepasar la dosis sugerida.	Aminoácidos necesarios para la síntesis de los neurotransmisores cruciales que participan en el estado de ánimo y en el funcionamiento del sistema nervioso. *Advertencia:* si está embarazada o lactando, o si sufre de ataques de pánico, diabetes, presión arterial alta o PKU, no debe tomar fenilalanina. Si está tomando algún inhibidor MAO para la depresión, no debe utilizar tirosina.
Para-aminobenzoic acid (PABA)	100 mg al día.	Esta vitamina B estimula las funciones vitales para la vida.
Vitamin C con bioflavonoids	3.000–6.000 mg al día divididos en varias tomas.	Importantes para la función glandular y la reacción de estrés.
Zinc más copper	50–80 mg al día. No tomar más de 100 mg al día de todos los suplementos. 3 mg al día.	Su deficiencia puede causar disfunción sexual. Para mejor absorción, utilizar lozenges de zinc gluconate u OptiZinc.

Hierbas

❑ Los chives (*Allium schoenoprasum*) contienen minerales necesarios para la elaboración de hormonas sexuales.

❑ La damiana (*Turnera aphrodisiaca*) es la "hierba de la sexualidad femenina". Contiene alcaloides que estimulan directamente los nervios y los órganos y produce efectos parecidos a los de la testosterona. La damiana es excelente para los órganos sexuales y para aumentar el placer sexual. Para mejores resultados, coloque el contenido de un cuentagotas de extracto de damiana debajo de la lengua una hora o dos antes de la relación sexual. Es posible que se requieran varios días para notar la diferencia.

❑ La kava kava es una hierba muy valorada tradicionalmente por sus efectos tranquilizantes y puede ser útil para tratar la ansiedad y el nerviosismo.

Advertencia: Puede causar somnolencia. No se recomienda ni a las mujeres embarazadas ni lactantes, y no debe combinarse con otras sustancias que actúan sobre el sistema nervioso central, como el alcohol, los barbitúricos, antidepresivos y los medicamentos antipsicóticos.

❑ El wild yam contiene un esteroide natural llamado dehydroepiandrosterone (DHEA), que rejuvenece y aumenta el vigor sexual. Tómelo durante dos semanas, luego suspéndalo durante dos semanas, y así sucesivamente.

❑ Otras hierbas que propician la energía y la sexualidad son fo-ti, gotu kola, sarsaparilla, saw palmetto y Siberian ginseng.

Advertencia: No utilice Siberian ginseng si sufre de hipoglicemia, presión arterial alta o problemas cardíacos.

Recomendaciones

❑ No deje de incluir en su dieta los siguientes alimentos: brotes de alfalfa, aguacate, trigo, huevos frescos (no los que permanecen almacenados en los supermercados), aceites de oliva, de soya y de sesame, semillas de pumpkin y otras semillas y nueces.

❑ Tome suplementos de bee pollen para incrementar la energía.

Advertencia: El polen de abeja puede producir reacciones alérgicas en algunas personas. Empiece con una pequeña cantidad y suspéndalo si aparece sarpullido, respiración asmática, malestar u otros síntomas.

❑ Evite las aves de corral, la carne roja y los productos que contengan azúcar.

❑ Evite el smog. El smog es altamente tóxico y peligroso; afecta adversamente a la función inmunológica, a la actividad hormonal y a varias otras funciones corporales.

Aspectos para tener en cuenta

❑ Existen alternativas médicas para aliviar el dolor que algunas mujeres experimentan durante el contacto sexual. El dolor durante el coito también puede ser manifestación de ciertas enfermedades ginecológicas.

❑ Si la frigidez se debe a conflictos interpersonales o a problemas sicológicos, se recomienda buscar ayuda de un consejero de pareja u otro profesional de la salud mental.

❑ Puede haber problemas psicológicos que provoquen disfunción sexual en el hombre, pero normalmente nos referimos a ella como impotencia en lugar de frigidez. La impotencia psicológica en el hombre puede ser debida a trauma sexual en la infancia, ansiedad, miedo, culpabilidad y otros conflictos psicológicos. (*Ver* IMPOTENCIA en la Segunda Parte.)

❑ El problema de frigidez en la mujer se puede deber a hipotiroidismo o a depresión (*ver* DEPRESIÓN e HIPOTIROIDISMO en la Segunda Parte).

FUEGOS

Ver COLD SORES.

GANGRENA

La gangrena es una enfermedad en la cual los tejidos se mueren y se pudren a causa de un inadecuado aporte de oxígeno. Puede afectar a cualquier área del cuerpo, pero especialmente ataca las extremidades — los dedos, pies, manos y brazos. Especialmente peligrosa es la gangrena de los órganos internos.

Hay dos tipos de gangrena: húmeda y seca:

La gangrena húmeda se origina en una herida o lesión infectada. La infección interfiere el drenaje venoso, lo que priva al área particular de la sangre y el oxígeno que necesita. La interrupción del suministro de oxígeno a su vez propicia la infección. Entre los síntomas de gangrena húmeda están dolor severo que se intensifica rápidamente, edema y sensibilidad extrema al tacto. Al avanzar la infección, el tejido afectado cambia de coloración: usualmente de rosáceo a rojo profundo, y de este color a gris verdoso o púrpura. Cuando no se trata, la gangrena húmeda puede conducir al shock y a la muerte en cuestión de días. Afortunadamente, una higiene cuidadosa por lo regular previene esta clase de gangrena.

En la gangrena seca no hay infección bacteriana. La causa de este tipo de gangrena es la interrupción o la reducción del flujo sanguíneo, lo cual priva a los tejidos de oxígeno. Entre las causas de la reducción del flujo sanguíneo están lesión, endurecimiento de las arterias, mala circulación, diabetes u obstrucción de un vaso sanguíneo. Este mal se presenta con más frecuencia en los pies y en los dedos de los pies. Los síntomas de la clase de gangrena seca más frecuente son frío y dolor sordo y constante en el área afectada. Entre los signos iniciales de la enfermedad están dolor y palidez del área afectada.

En algunas ocasiones, la gangrena es producida por congelación. Cuando se presenta congelación, el área privada de oxígeno muere, pero la gangrena no se extiende a otras áreas del cuerpo. A medida que la carne muere, se presenta dolor. Sin embargo, cuando ya ha muerto se entumece y poco a poco se oscurece.

Las personas diabéticas tienen más riesgo del normal de sufrir gangrena, y lo mismo para los fumadores y bebedores y, en general, las personas con mala circulación. Una dieta correcta y un estilo de vida sano disminuye la probabilidad de sufrir gangrena y ayuda a la recuperación si es que es necesaria la cirugía para curarla.

A menos que se indique otra cosa, las dosis que se recomiendan a continuación son para personas adultas. La dosis para los jóvenes de doce a diecisiete años debe equivaler a tres cuartas partes de la cantidad recomendada; la de los niños de seis a doce años, a la mitad y la de los menores de seis años, a la cuarta parte.

Nutrientes

SUPLEMENTOS	DOSIS SUGERIDAS	COMENTARIOS
Esencial		
Dimethylglycine (DMG) (Aangamik DMG de FoodScience of Vermont)	100 mg 3 veces al día.	Aumenta la utilización del oxígeno por parte de los tejidos afectados.
Dioxychlor de American Biologics	Según indicaciones de la etiqueta.	
Garlic (Kyolic de Wakunaga)	Según indicaciones de la etiqueta.	
Methylsulfonyl-methane (MSM) más	Según indicaciones de la etiqueta.	
vitamin C con bioflavonoids	5.000–20.000 mg al día. *Ver* FLUSH DE ÁCIDO ASCÓRBICO en la Tercera Parte.	Reparan los tejidos y mejoran la circulación. Mejoran las prestaciones de la MSM.
Silicon (BioSil de Jarrow Technologies)	Según indicaciones de la etiqueta.	Necesario para la reparación de la piel y tejidos.
Muy importantes		
Chrlorophyll (Liquid Chlorophyll de American Biologics)	Según indicaciones de la etiqueta.	Una fuente de minerales, enzimas y vitaminas. También se usa para desintoxicar la sangre y como un nutriente.
Coenzyme Q_{10} más	Según indicaciones de la etiqueta.	Poderosos antioxidantes que mejoran la circulación y estimulan el sistema inmunológico.
Coenzyme A de Coenzyme-A Technologies	Según indicaciones de la etiqueta.	
Essential fatty acids (flaxseed oil, primrose oil, o salmon oil)	Según indicaciones de la etiqueta.	Protege y ayuda a reparar los tejidos y las células nuevas.
Free-form essential amino acid complex más extra	Según indicaciones de la etiqueta.	Para la reparación de los tejidos.
L-arginine	Según indicaciones de la etiqueta.	Facilita la síntesis natural de óxido nítrico, que promueve los vasos sanguíneos saludables. *Advertencia:* Si está embarazada o tiene cataratas, colitis, o una infección viral como herpes, no debe tomar este suplemento.
Kyo-Green de Wakunaga	Según indicaciones de la etiqueta.	
Micellized Vitamin A emulsion de American Biologics	Seguir indicaciones de la etiqueta para obtener 50.000 UI de vitamina A y 400–1.600 UI de vitamina E al día. Si está embarazada, no debe tomar más de 10.000 UI al día de vitamina A.	La vitamina A es esencial para la reparación de los tejidos. La vitamina E mejora la circulación. Ambas vitaminas mejoran la función inmunológica. Para dosis altas, la emulsión facilita la asimilación y brinda mayor seguridad.
Proteolytic enzymes	Según indicaciones de la etiqueta. Tomar con las comidas y entre comidas.	Ayudan a la reparación y a la "limpieza" de los tejidos que han sufrido daño. *Advertencia:* Este suplemento no se les debe dar a los niños menores de dieciséis años.
Vitamin E	200 IU al día.	Use d-alpha-tocopherol.

Importante		
Kelp	1.000–1.500 mg al día.	Rica fuente de clorofila y minerales provechosos para la circulación. Limpia la sangre.
Provechosos		
Aerobic 07 de Aerobic Life Industries	Según indicaciones de la etiqueta. Aplicar también unas gotas directamente en el área afectada.	Este producto, que contiene oxígeno estabilizado, destruye las bacterias infecciosas.
Beta-1, 3-D-glucan	Según indicaciones de la etiqueta.	
Calcium y magnesium	2.000 mg al día. 1.000 mg al día.	Repara el tejido conectivo. Debe tomarse de manera equilibrada con el calcio.
Multivitamin y mineral complex con potassium	Según indicaciones de la etiqueta.	Todos los nutrientes son necesarios para la curación. Ayuda a reducir la inflamación de los tejidos.
Zinc	50–80 mg al día. No tomar más de 100 mg al día de todos los suplementos.	Acelera la curación. Necesario para la función inmunológica y para la reparación de los tejidos. Para mejor absorción, utilizar lozenges de zinc gluconate o zinc methionate (OptiZinc).

Hierbas

❑ El butcher's broom es importante para la circulación.

❑ La bromelain y el turmeric (curcumin) son buenos para reducir la hinchazón y la inflamación.

❑ La hoja de olive es buena para combatir las infecciones.

❑ Otras hierbas beneficiosas son bayberry, cayenne (capsicum), echinacea, ginkgo biloba, goldenseal y red seal.

Advertencia: No se debe tomar goldenseal todos los días durante más de una semana seguida, pues podría alterar la flora intestinal. Esta hierba se debe evitar durante el embarazo y se debe utilizar con precaución cuando hay alergia al ragweed.

Recomendaciones

❑ Para promover la rápida restauración de los tejidos, tenga una dieta rica en proteínas y calorías.

❑ Agréguele a su dieta "green drinks" hechos con vegetales. (*Ver* JUGOS en la Tercera Parte.)

❑ Incluya en su dieta alimentos ricos en germanio, como ajo, hongos shiitake y cebolla. El germanio mejora la oxigenación de los tejidos.

❑ Beba entre seis y ocho vasos de ocho onzas de agua de calidad al día (preferiblemente agua destilada).

❑ Si fuma, deje de hacerlo. Evite todo contacto con el tabaco.

❑ Si tiene usted diabetes, tenga cuidado con su tratamiento.

❑ Si un área que se ha lesionado se enrojece, se inflama, despide olor o duele, visite a su médico sin demora.

Aspectos para tener en cuenta

❑ El único tratamiento para la gangrena ya establecida es la extirpación quirúrgica de la zona afectada.

❑ La gangrena húmeda se trata generalmente con antibióticos, y suele ser necesario extirpar quirúrgicamente el tejido muerto. En algunos casos se utiliza terapia de oxígeno hiperbárico. (*Ver* TERAPIA DE OXÍGENO HIPERBÁRICO en la Tercera Parte.)

❑ La gangrena seca de evolución lenta se puede revertir mediante cirugía arterial. La chelation es una buena alternativa. (*Ver* TERAPIA DE CHELATION en la Tercera Parte.) Cuando la obstrucción arterial es aguda, es preciso operar de urgencia.

❑ *Ver también* ARTERIOSCLEROSIS/ATEROSCLEROSIS y PROBLEMAS CIRCULATORIOS en la Segunda Parte.

❑ El fenómeno de Raynaud es una dolencia que afecta a las pequeñas arterias de los dedos de pies y manos, y puede dar lugar a gangrena si no se trata adecuadamente. *Ver* ENFERMEDAD DE RAYNAUD/FENÓMENO DE RAYNAUD en la Segunda Parte para más información sobre esta enfermedad.

GARGANTA, DOLOR DE

Ver DOLOR DE GARGANTA.

GASES

Ver ACIDEZ ESTOMACAL/REFLUJO GÁSTRICO, INDIGESTIÓN. *Ver también en* PROBLEMAS RELACIONADOS CON EL EMBARAZO.

GASTROENTERITIS

Ver ENVENENAMIENTO CON ALIMENTOS. *Ver también en* FLU.

GERMAN MEASLES

Ver RUBÉOLA.

GIGANTISMO

Ver en PROBLEMAS DE CRECIMIENTO.

GINGIVITIS

Ver en ENFERMEDAD PERIODONTAL.

GLÁNDULAS SUPRARRENALES, TRASTORNOS DE LAS

Ver TRASTORNOS DE LAS GLÁNDULAS SUPRARRENALES.

GLAUCOMA

El glaucoma es un grupo de enfermedades de los ojos que afecta al nervio óptico. Cuando no se trata correctamente puede dar lugar a la pérdida de visión, e incluso a la ceguera total. Normalmente, aunque no siempre, se caracteriza por una elevación de la presión intraocular. Más de 2.2 millones de estadounidenses han sido diagnosticados con glaucoma, y otros más de 2 millones puede que lo sufran sin saberlo. El glaucoma es una de las principales causas de ceguera y se espera que sea más común en los años venideros debido al envejecimiento de la población. Esta enfermedad suele afectar a las personas mayores de sesenta años. Las personas que tienen más riesgo de desarrollar glaucoma son las de ascendencia africana, las diabéticas, las que tienen presión arterial alta, las que tienen miopía severa, las que tienen antecedentes familiares de glaucoma, y las que toman medicamentos corticosteroides. Fumar también eleva el riesgo, lo mismo que haber sufrido lesiones en los ojos o haber usado esteroides durante mucho tiempo.

El glaucoma se divide en dos categorías básicas. El más severo (pero, afortunadamente, el menos común, aproximadamente el 15 por ciento de todos los casos) es el llamado glaucoma de ángulo cerrado. Los ataques de este tipo de glaucoma se presentan cuando el conducto a través del cual drenan normalmente los fluidos oculares se obstruye o se estrecha. Esto generalmente se debe a que los conductos oculares que permiten la salida de fluidos se constriñen o se endurecen, lo cual produce fuertes dolores, mala visión e, incluso, ceguera. Se considera que este problema es una emergencia médica. Entre las primeras señales de que algo anormal está ocurriendo están dolor o malestar en el ojo (especialmente durante la mañana), visión borrosa, ver halos alrededor de las luces, e incapacidad de las pupilas de adaptarse a la oscuridad. Entre los síntomas del ataque agudo están dolor palpitante en el ojo y pérdida de la visión (especialmente de la visión periférica), pupilas fijas y levemente dilatadas que no reaccionan adecuadamente ante la luz, y un acusado aumento de la presión interna del ojo, en especial en un lado. Estos síntomas se presentan muy rápido y pueden ir acompañados de náuseas y vómito. En el transcurso de apenas tres a cinco días se puede producir daño permanente de la visión, por lo que es imperativo tratar el problema en el curso de las primeras veinticuatro a cuarenta y ocho horas.

La forma más común de glaucoma, responsable del 90 por ciento de todos los casos de esta enfermedad, es el glaucoma crónico de ángulo abierto. Aun cuando en esta clase de glaucoma no se presenta obstrucción física y las estructuras del ojo parecen normales, el drenaje de fluidos es inadecuado para mantener el nivel normal de la presión intraocular. Se calcula que hasta el 3 por ciento de los estadounidenses sufren de esta variante de glaucoma. Pero como no suele causar síntomas hasta que está muy avanzado sólo la mitad de los que los sufren son conscientes de ello. Los síntomas más pronunciados del glaucoma de ángulo abierto son pérdida u "oscurecimiento" de la visión periférica y reducción marcada de la visión nocturna o de la capacidad del ojo de adaptarse a la oscuridad. La visión periférica es la capacidad de ver "por fuera del ángulo del ojo". La pérdida de la visión periférica deja al individuo con "visión en túnel". Otros síntomas son dolores de cabeza leves pero crónicos (se suelen confundir con dolores de cabeza por tensión), necesidad de cambiar frecuentemente la prescripción de los lentes y/o ver halos alrededor de la luz eléctrica.

El glaucoma tiene probablemente muchas causas, pero se relaciona de modo especial con estrés, problemas nutricionales o enfermedades como diabetes y presión arterial alta. Algunos sospechan que entre los factores causantes están el exceso de glutamic acid, un aminoácido no esencial conocido también como glutamate. También se ha encontrado una conexión entre el glaucoma y el nitric oxide, una molécula crítica para la salud de los vasos sanguíneos. Los problemas asociados con el colágeno, la proteína más abundante en el organismo humano, también se han vinculado con el glaucoma. El colágeno aumenta la fortaleza y la elasticidad de los tejidos del organismo, especialmente de los tejidos oculares. Las anomalías del colágeno y de los tejidos de la parte posterior del ojo contribuyen a "bloquear" los tejidos a través de los cuales drena normalmente el fluido intraocular. La consecuencia es la elevación de la presión interna del ojo, lo que conduce al glaucoma y a la pérdida de visión. Los problemas de salud ocasionados por errores del metabolismo del colágeno a menudo se relacionan con trastornos oculares.

Los expertos creen que el simple test de presión no es suficiente para diagnosticar el glaucoma. El examen de los ojos debería incluir una revisión exhaustiva del nervio óptico mientras la pupila está dilatada, además de una prueba de la visión periférica para determinar si ha habido pérdida de la vista. Las personas con mayor riesgo de glaucoma deben someterse a tests con frecuencia para poder documentar rápidamente cualquier pérdida en la visión periférica.

Nutrientes

SUPLEMENTOS	DOSIS SUGERIDAS	COMENTARIOS
Muy importantes		
Choline e inositol o	1.000–2.000 mg al día.	Vitaminas B importantes para los ojos y el cerebro.
lecithin	Según indicaciones de la etiqueta.	Buena fuente de colina e inositol.

Essential fatty acids (flaxseed oil, Kyolic-EPA de Wakunaga, primrose oil o salmon oil)	Según indicaciones de la etiqueta. Tomar con las comidas.	Protegen los tejidos y las células y ayudan a repararlos.
Glutathione	500 mg 2 veces al día con el estómago vacío. Para mejor absorción, tomar con 50 mg de vitamina B_6 y 100 mg de vitamina C.	Este poderoso antioxidante protege el cristalino del ojo y preserva la integridad molecular de sus membranas.
Rutin	50 mg 3 veces al día.	Este importante bioflavonoide actúa con la vitamina C y ayuda a reducir el dolor y la presión intraocular.
Vitamin A	50.000 UI al día. Si está embarazada, no debe tomar más de 10.000 UI al día.	Necesarios para tener buena visión. Esenciales para la formación de pigmento purpúrico visual, sustancia necesaria para la visión nocturna.
más carotenoid complex con lutein y zeaxanthin	Según indicaciones de la etiqueta.	
Vitamin B complex	100 mg 3 veces al día con las comidas.	Administrar en forma sublingual. Puede ser necesario aplicar en inyección (con supervisión médica). Las inyecciones de vitaminas del complejo B son provechosas cuando hay estrés.
más pantothenic acid (vitamin B_5)	100 mg 3 veces al día.	Vitamina antiestrés útil para las glándulas suprarrenales. Componente esencial de la coenzima A, necesaria para muchos procesos metabólicos vitales.
Vitamin C con bioflavonoids	10.000–15.000 mg al día divididos en varias tomas. Se puede aumentar la dosis hasta 30.000 mg al día, con supervisión médica.	Reducen la presión intraocular.
Vitamin E	200 UI al día.	Beneficioso para eliminar las partículas del cristalino del ojo. Sus propiedades antioxidantes protegen el cristalino y otros tejidos oculares. Use d-alpha-tocopherol.
más L-Arginine	Según indicaciones de la etiqueta.	
Provechosos		
Alpha-lipoic acid	150 mcg al día.	
Magnesium	500–1.000 mg al día.	
Multivitamin y mineral complex	Según indicaciones de la etiqueta.	Todos los nutrientes son necesarios para la curación y para reducir la presión intraocular.
con selenium	200 mcg al día.	Este poderoso antioxidante actúa con la vitamina E.
Taurine Plus de American Biologics	Según indicaciones de la etiqueta.	Este antioxidante protege el cristalino del ojo.
Zinc	50 mg al día. No tomar más de 100 mg al día de todos los suplementos.	Esencial para activar la vitamina A del hígado. Sumamente beneficioso para tratar el glaucoma. Utilizar zinc sulfate.

Hierbas

❑ El bilberry contiene flavonoides y nutrientes necesarios para evitar que los ojos sufran aún más daño. Las blueberries frescas y las hojas de red raspberry también son útiles.

❑ El chickweed y el eyebright son provechosos para todos los problemas de los ojos.

❑ Se ha demostrado que la hierba ayurvédica *Coleus forksholi*, reduce la presión en los ojos.

Advertencia: No tomar si se sufre de cáncer de próstata.

❑ Los baños oculares de té caliente de fennel, chamomile y eyebright son beneficiosos, en especial cuando se alternan. Otra opción es aplicarse en cada ojo tres gotas tres veces al día, utilizando un gotero. Para uso ocular, las preparaciones a base de hierbas siempre se deben diluir en agua de alta calidad.

Advertencia: No utilice chamomile de manera constante, pues puede producir alergia al ragweed. La chamomile se debe evitar por completo cuando se es alérgico al ragweed.

❑ La combinación de extracto de ginkgo biloba y zinc sulfate (sulfato de cinc) puede ayudar a retardar la pérdida de visión.

❑ La hierba rose hips aporta vitamina C y valiosos flavonoides.

❑ *Evite* las hierbas ephedra (ma huang) y licorice. (La ephedra ya no se vende legalmente en los Estados Unidos.)

Recomendaciones

❑ Siga el programa de suplementos nutricionales que se recomienda en esta sección.

❑ Haga ejercicio con regularidad. Los estudios han demostrado que las personas con glaucoma de ángulo abierto que hacen deporte al menos tres veces a la semana pueden reducir la presión intraocular un 20 por ciento o más. Si dejan de hacerlo, la presión vuelve a subir. El hacer ejercicio no parece aportar los mismos beneficios a los pacientes de glaucoma de ángulo cerrado.

❑ Si su oftalmólogo le recomienda algún medicamento para controlar el glaucoma y usted está satisfecho con los resultados, no lo deje de utilizar. Tome también dosis altas de vitamina C, pero sólo con supervisión médica.

❑ Si usa usted gotas para reducir la presión intraocular, asegúrese de que sabe cómo administrársela correctamente y de que sus ojos reciben la medicación en cantidad suficiente. Si no se administra bien, las gotas pueden escurrirse del ojo, rodar por la mejilla o incluso introducirse por el conducto lacrimal. No es fácil saber si uno mismo se administra las gotas correctamente. Pregunte a su oftalmólogo cuál es el mejor método. También ayuda tener a alguien de vez en cuando para que nos vea cómo nos las ponemos y comprobar si, efectivamente, entran en el ojo. También es una buena idea cerrar los ojos ligeramente durante uno o dos minutos luego de administrarse las gotas; de esta manera damos tiempo al medicamento para que se absorba.

❑ No someta a sus ojos a estrés prolongado, como ver televisión, leer y utilizar el computador durante períodos largos. Si tiene que realizar algún trabajo que le exija forzar la vista, deje descansar los ojos periódicamente. Aproximadamente cada veinte minutos levante los ojos y enfóquelos durante un minuto, más o menos, en algún objeto distante.

❑ Evite el humo del tabaco, el café, el alcohol, la nicotina y todo lo que contenga cafeína.

❑ Cuando tome algún líquido, asegúrese de tomar solamente una cantidad pequeña.

❑ Evite las dosis altas de niacina (más de 200 miligramos diarios en total).

Aspectos para tener en cuenta

❑ No existe cura para el glaucoma y cualquier daño que sufra la visión es irreversible. El glaucoma crónico de ángulo abierto se controla con medicamentos que por lo regular vienen en gotas oftálmicas. Se consiguen varias clases de estos medicamentos. Los oftalmólogos a veces deben experimentar un poco antes de encontrar el medicamento más eficaz para cada paciente. Sin embargo, a muchos pacientes de glaucoma las gotas oftálmicas les producen efectos secundarios, como dolores de cabeza severos. Este problema se soluciona generalmente cambiando de prescripción. Si los dolores de cabeza persisten, podría convenir modificar el horario del medicamento para que interfiera lo menos posible las actividades cotidianas.

❑ Diversos estudios han demostrado que fumar marihuana puede ayudar a reducir la presión intraocular. Sin embargo, no se recomienda para el tratamiento del glaucoma por diversas razones, entre ellas su estatus legal. La marihuana tiende a aumentar el ritmo cardíaco y a bajar la presión arterial, lo cual puede comprometer el flujo de sangre al nervio óptico. Asimismo, los mecanismos por los que la marihuana baja la presión intraocular siguen sin entenderse por completo, y tampoco se ha demostrado que sea tan segura y eficaz como muchos de los medicamentos aprobados por la FDA que se encuentran en el mercado.

❑ Cuando las gotas oftálmicas no logran controlar la presión intraocular, los médicos utilizan un procedimiento llamado trabeculoplastia con láser de argón (ALT por sus siglas en inglés). Esta técnica, que utiliza un rayo láser para hacer perforaciones minúsculas en la red a través de la cual drena normalmente el fluido acuoso, abre los conductos de drenaje que están obstruidos.

❑ Una nueva técnica llamada trabeculoplastia selectiva con láser (SLT) se emplea para rebajar la presión intraocular. Se trata de un procedimiento practicado en régimen ambulatorio que consiste en activar sólo las células que contienen pigmento. El procedimiento, por medio de una serie de eventos, causa la liberación de citoquinas que conducen a la acumulación de micrófagos, junto con otros cambios, y a una reducción de la presión dentro del ojo. La SLT puede centrarse en células específicas sin causar ningún daño térmico a los tejidos de alrededor, lo cual permite repetirla siempre que sea necesario. La terapia láser de argón, más antigua, sólo se puede practicar dos veces en la vida debido a sus daños colaterales.

❑ La cirugía tiene algunas ventajes sobre los medicamentos, como su menor costo. Sin embargo, también tiene desventajas. Alrededor del 40 por ciento de los pacientes que se someten a cirugía para el glaucoma no experimentan mejoría y tienen que someterse a una nueva operación. Además, cerca del 15 por ciento han experimentado un deterioro en su calidad de vida tras la cirugía.

❑ Para los ataques agudos de glaucoma de ángulo cerrado, normalmente se requiere cirugía. Aunque puede que al principio sólo haya un ojo afectado, el oftalmólogo que realice la operación normalmente aconsejará hacer la operación en ambos ojos para prevenir un segundo ataque.

❑ El tratamiento convencional para el glaucoma de ángulo cerrado es reducir inmediatamente la presión ocular utilizando un agente diurético osmótico y operando después al paciente. Esos agentes osmóticos (que se aplican en gotas oftálmicas) casi siempre alivian inmediatamente los síntomas. Sin embargo, la cirugía sigue siendo la opción más recomendable porque sin ella es muy probable que los ataques se repitan. Y se debe tener en cuenta que cada ataque le produce a la visión un daño adicional e irreversible. Utilizar solamente agentes osmóticos puede hacer que el paciente se engañe y crea que se está mejorando, cuando en realidad su condición está empeorando rápidamente.

❑ Se deben evitar a toda costa los agentes dilatadores de la pupila, como la *Belladonna*.

❑ Varios estudios han comprobado que los suplementos de vitamina C disminuyen la presión intraocular. Pacientes que no presentaban mejoría con las terapias convencionales han logrado niveles de tensión intraocular prácticamente normales. Administrar vitamina C por vía intravenosa reduce inicialmente la presión de manera importante, pero se requiere que un médico monitoree al paciente para determinar la dosis que requiere. El secreto de la eficacia de la vitamina C podría radicar en el papel que desempeña en la formación del colágeno.

❑ Los bioflavonoides en suplemento impiden que la vitamina C se descomponga en el organismo antes de ser metabolizada. También mejoran la integridad de los capilares y estabilizan la matriz del colágeno protegiéndola del daño ocasionado por los radicales libres. Se sabe que el bioflavonide rutin disminuye la presión ocular cuando se usa junto con las drogas convencionales. El extracto de bilberry es particularmente rico en este provechoso flavonoide. También sirve para la retinopatía diabética.

❑ Los corticosteroides pueden producir glaucoma porque destruyen las estructuras colágenas del ojo. Si usted necesita tomar corticosteroides, tome la menor cantidad durante el menor tiempo que pueda. Si sufre de glaucoma, evite por completo esta clase de medicamentos.

❑ Hay muchos tipos de medicamentos contra el glaucoma. La mayoría son gotas para los ojos que se deben administrar varias veces al día. Entre los tipos de medicamentos que su doctor puede prescribir están:

- Mióticos, los cuales aumentan el flujo acuoso desde el ojo. Por ejemplo pilocarpine (Adsorbocarpine, Ocu-Carpine, Piloptic y otros), carbachol (Carbastat, Carboptic y otros), y echothiophate (Phospholine Iodine).
- Betabloqueantes, los cuales pueden reducir la cantidad de humores acuosos producidos por los ojos. Por ejemplo betaxolol (Betoptic) y timolol (Timoptic).
- Los inhibidores de carbonic anhydrase y agonistas alfa-adrenergéticos, los cuales operan reduciendo la cantidad de humor acuoso. Por ejemplo, acetazolamide (Dazamide, Diamox y otros), y methazolamide (Neptazane).
- Análogos de las prostaglandinas, los cuales actúan cerca de la zona de drenaje para agrandar la ruta secundaria del flujo acuoso y rebajar la presión. Por ejemplo, latanoprost (Xalatan).
- Muchos de los medicamentos que se usan para tratar el glaucoma de ángulo abierto se usan también para el glaucoma de ángulo cerrado. Varios de los medicamentos que ayudan a reducir la presión intraocular pueden tener efectos secundarios potencialmente graves, como dolores de cabeza y problemas respiratorios.

❑ Las gotas oftálmicas betabloqueantes, que los oftalmólogos suelen prescribir para las personas que tienen glaucoma, producen varios efectos secundarios indeseables. Esas gotas tienden a producir cambios desfavorables en la grasa sanguínea y reducen la proporción entre las lipoproteínas de alta densidad (el colesterol "bueno") y las lipoproteínas de baja densidad (el colesterol "malo"). Además, la incidencia de fractura de cadera entre quienes utilizan betabloqueantes es aproximadamente tres veces más alta que entre quienes no los utilizan. Esto se puede atribuir a los vahídos y a los desmayos que experimentan algunas de las personas que toman esta clase de medicamentos. La pérdida de visión incrementa el riesgo de sufrir caídas y otros accidentes. La fractura de cadera es una grave amenaza contra la salud de las mujeres posmenopáusicas.

❑ Se ha informado que el forskolin, un extracto del coleo, es eficaz para el glaucoma y no produce efectos secundarios.

❑ Actualmente se están aplicando ciertos tratamientos quirúrgicos por láser para mejorar el drenado de fluidos de los ojos, frecuentemente en conjunción con otros medicamentos. Otros procedimientos quirúrgicos tienen un porcentaje de éxito bastante alto, pero normalmente sólo se realizan cuando falla la medicación tradicional.

❑ La mejor manera de prevenir la pérdida de visión debido al glaucoma es haciéndose revisiones periódicas con un oftalmólogo cualificado, especialmente si usted encaja en alguna de las categorías de riesgo mencionadas más arriba.

❑ Para obtener los nombres y entidades que pueden proporcionar más información sobre el glaucoma, *ver* Organizaciones Médicas y de la Salud, en el Apéndice.

GLOMERULONEFRITIS

Ver en ENFERMEDADES DE LOS RIÑONES.

GOTA

La gota es un tipo de artritis que se presenta cuando hay demasiado ácido úrico (sodium urate) en la sangre, en los tejidos y en la orina. El ácido úrico es el producto final del metabolismo de unas sustancias químicas llamadas purinas. El organismo de las personas que sufren de gota no produce suficiente enzima digestiva uricasa, la cual oxida el ácido úrico relativamente insoluble y lo convierte en un compuesto altamente soluble. El resultado es que el ácido úrico se acumula en la sangre y en los tejidos y, por último, se cristaliza.

Al cristalizarse, el ácido úrico adquiere forma de aguja y, como si lo fuera, se hunde de golpe en las articulaciones. Aunque al parecer el ácido úrico prefiere la articulación del dedo gordo del pie, otras articulaciones también son vulnerables, entre ellas el centro del pie, el tobillo, la rodilla, la muñeca e, incluso, los dedos. Su cristalización se suele producir, en general, a temperaturas bajas, lo que quizás explique el porqué el 90 por ciento de los ataques se producen en los puntos más fríos de las extremidades, como el dedo gordo del pie

El primer síntoma suele ser un dolor agudo. Luego las articulaciones afectadas se inflaman y se ven como si estuvieran infectadas: rojas, inflamadas, calientes y sumamente sensibles al tacto. Los ataques repetidos durante un largo periodo de tiempo puede derivar en daños a las articulaciones.

Hay que dejar claro que el ácido úrico no es esencialmente una sustancia nociva, sino un poderoso antioxidante, casi tan eficaz como la vitamina C, que ayuda a proteger las células de la oxidación. Sólo cuando los niveles de ácido úrico son excesivamente altos hay un problema. Aproximadamente el 70 por ciento de la gente que sufre de gota produce demasiado ácido úrico y el 30 por ciento no lo elimina adecuadamente del sistema. Aproximadamente el 25 por ciento de los pacientes tienen antecedentes familiares de gota. La presencia de niveles elevados de ácido úrico a veces es un indicador de deficiencias en la función renal.

El ácido úrico es un subproducto de algunos alimentos, por lo que la gota se relaciona evidentemente con la dieta. La obesidad y las dietas inadecuadas aumentan el riesgo contraer gota. La gota se ha llamado la enfermedad de los hombres ricos, pues se asocia con consumo abundante de alcohol y de alimentos suculentos. Sin embargo, la gota afecta a personas de todos los ámbitos, en particular a los hombres de cuarenta a cincuenta años. Esta enfermedad se puede heredar o puede ser precipitada por factores como hacer dietas demasiado restrictivas, beber alcohol, tomar algunos medicamentos y comer en exceso. Otros factores que influyen en el desarrollo de la gota son estrés, cirugía y lesión en las articulaciones. Aproximadamente el 90 por ciento de los pacientes de gota son hombres. Un problema que a menudo se asocia con la gota son los cálculos renales de ácido úrico.

El diagnóstico puede ser complicado cuando los síntomas aparecen en las articulaciones (hay otras enfermedades con síntomas similares, como la artritis reumatoide y las infecciones). La falsa gota o pseudogota es un tipo de artritis que produce inflamación de las articulaciones, enrojecimiento e hinchazón (normalmente en las rodillas, muñecas y tobillos) causada por el desarrollo de cristales de calcium pyrophosphate dihydrate en una o más de las articulaciones. Para obtener un diagnóstico definitivo de gota, el médico inserta una aguja en la articulación afectada y extrae fluido que se manda examinar microscópicamente a fin de determinar si contiene los característicos cristales de ácido úrico.

Nutrientes

SUPLEMENTOS	DOSIS SUGERIDAS	COMENTARIOS
Muy importantes		
Essential fatty acids (Kyolic-EPA de Wakunaga)	Según indicaciones de la etiqueta. Tomar con las comidas.	Necesarios para la reparación de los tejidos. Ayudan a la curación y restauran el equilibrio de los ácidos grasos. El exceso de grasas saturadas a menudo influye en este trastorno.
Liquid Kyolic con B_1 y B_{12} de Wakunaga	Según indicaciones de la etiqueta.	
Proteolytic enzymes (Wobenzym N de Marlyn Nutraceuticals o Inflazyme Forte de American Biologics)	2 cápsulas con las comidas y 2 cápsulas entre las comidas.	
Vitamin B complex más extra pantothenic acid (vitamin B_5) y folic acid	100 mg 2 veces al día. 500 mg al día divididos en varias tomas. 400–800 mcg al día.	Necesario para la correcta digestión y para todos los sistemas enzimáticos del organismo. Vitamina antiestrés. Importante para el metabolismo de las nucleoproteínas.
Vitamin C con bioflavonoids	3.000–5.000 mg al día divididos en varias tomas.	Reducen el nivel sérico de ácido úrico.
Vitamin E	200 IU al día.	
Importantes		
Free-form amino acid complex	Según indicaciones de la etiqueta.	Ayuda a reducir el nivel sanguíneo de ácido úrico. Poderoso antioxidante.
Kelp o alfalfa	1.000–1.500 mg al día.	Contiene proteínas completas y minerales vitales que reducen el nivel sérico de ácido úrico. *Ver* Hierbas más adelante.
Micellized Vitamin A emulsion de American Biologics	Según indicaciones de la etiqueta.	
Potassium	99 mg al día.	Necesario para el correcto equilibrio mineral.
Pycnogenol o grape seed extract	Según indicaciones de la etiqueta. Según indicaciones de la etiqueta.	Poderoso antioxidante.
Superoxide dismutase (SOD)	Según indicaciones de la etiqueta, con el estómago vacío (en ayunas es más eficaz). Tomar con un buen vaso de agua.	Antioxidante y poderoso destructor de los radicales libres.
Zinc	50–80 mg al día. No tomar más de 100 mg al día de todos los suplementos.	Importante para el metabolismo de la proteína y para la reparación de los tejidos. Para mejor absorción, utilizar lozenges de zinc gluconate u OptiZinc.
Provechosos		
Calcium y magnesium	1.500 mg al día. 750 mg al día.	Reducen el estrés que produce este trastorno. Actúan bien durante el sueño. Utilizar variedades chelate.
Glucosamine y chondroitin más methylsulfonylmethane (MSM)	Según indicaciones de la etiqueta. Según indicaciones de la etiqueta.	
Sea cucumber (bêche-de-mer)	Según indicaciones de la etiqueta.	Estos animales marinos se han utilizado en la China durante miles de años para tratar la artritis.

Hierbas

- ❑ La alfalfa es buena fuente de minerales y otros nutrientes que ayudan a reducir el nivel sérico de ácido úrico. Tome cada día entre 2.000 y 3.000 miligramos en tableta o en cápsula.
- ❑ El extracto de bilberry es una buena fuente de antocianidinas (*anthocyanidins*) y proantocianidinas (*proanthocyanidins*), unos potentes compuestos antioxidantes.
- ❑ Para aliviar la inflamación y el dolor, mezcle cayenne (capsicum) con suficiente aceite de wintergreen y aplíquese esa mezcla en las áreas afectadas. Al principio puede

producirle una sensación de picazón, pero con el uso el dolor disminuye notablemente. El cayenne también se puede tomar en cápsula o en líquido.

- El extracto de semilla de apio contiene numerosos compuestos antiinflamatorios.
- Pruebe a usar chamomile, lady's mantle (yarrow), peppermint o skullcap, bien en forma de cápsula o como té.
- Las hierbas devil's claw y yuca pueden ayudar a aliviar el dolor.
- Otras hierbas beneficiosas para la gota son birch, burdock, tintura de colchicum, hyssop y juniper.

Recomendaciones

- Ante que tenga un ataque de gota empiece a consumir únicamente frutas y vegetales crudos (es mejor tomarlos en jugo). Mantenga esta dieta durante dos semanas. El jugo de cereza congelado o fresco es excelente. Tome también jugo de apio diluido con agua destilada. Debe utilizarse sólo agua destilada y no agua del grifo. Las cerezas, blueberries y las strawberries neutralizan el ácido úrico y son antioxidantes, por lo cual se deben consumir en abundancia. Incluya también en su dieta granos, semillas y nueces.
- Mantenga una dieta baja en purinas. Las purinas son compuestos orgánicos que contribuyen a la formación de ácido úrico y se encuentran en alimentos como anchoas, espárragos, consomé, arenque, gravies de carne, hongos, mejillones, sardinas y mollejas, maní, baker's y brewer's yeast, mincemeant y sweetbreads. Los extractos de timo y tiroides pueden causar problemas si se toman por largos periodos de tiempo.
- Coma arroz, millet, vegetales ricos en almidón, vegetales verdes, maíz, cornbread, fruta, queso, huevos, nueces y leche.
- Beba abundante agua de buena calidad. Los líquidos favorecen la excreción de ácido úrico.
- Evite todas las carnes, incluidas las vísceras. La carne contiene cantidades sumamente altas de ácido úrico.
- No consuma alcohol. El alcohol aumenta la producción de ácido úrico y se debe eliminar de la dieta.
- No consuma alimentos fritos, nueces asadas ni ningún alimento que haya sido cocido con aceite, o que contenga aceite que haya sido sometido al calor. Los aceites se rancian al calentarlos. Las grasas rancias destruyen rápidamente la vitamina E, lo que promueve la liberación de altas cantidades de ácido úrico.
- Evite los alimentos ricos en calorías, como las tortas. Excluya de su dieta los productos que contienen harina blanca y azúcar.
- Evite el aminoácido glicina. La glicina se convierte en ácido úrico más rápidamente en la gente que sufre de gota.
- Limite su consumo de cafeína, coliflor, fríjol seco, lenteja, pescado, huevos, oatmeal, guisantes, aves de corral, espinaca y productos con levadura.
- Si usted está subido de peso, pierda esas libras que le sobran. Bajar de peso ayuda a reducir los niveles de ácido úrico en la sangre. Sin embargo, evite las dietas demasiado restrictivas para bajar de peso. Reducir abruptamente la ingesta de alimentos o ayunar durante más de tres días puede hacer que se eleve el nivel de ácido úrico.
- Considere la posibilidad de utilizar remedios homeopáticos. Un régimen homeopático que puede ser útil consiste de una combinación de *Belladona* para los dolores fuertes, Arnica para dolores más suaves y *Rhus toxicodendron* para el dolor de las articulaciones y el picor. Use una potencia entre 3x y 12x y tome una dosis de cada uno tres veces al día.
- Evite tomar dosis altas de niacina (más de 50 miligramos al día).

Aspectos para tener en cuenta

- Muy pocas mujeres sufren de gota. La mayoría tienen más de setenta años, cuando los niveles de estrógeno son bajos.
- Algunas personas pueden tener niveles altos de ácido úrico sin que aparezcan síntomas.
- El dimethylsulfoxide (DMSO) alivia el dolor y reduce la inflamación ocasionados por la gota. Se sabe que este líquido aceitoso, que se aplica tópicamente, es muy eficaz para aliviar el dolor y reducir la hinchazón.

  Nota: Sólo se debe utilizar el DMSO que venden en los health food stores. El DMSO industrial que se consigue en otra clase de tiendas no sirve para propósitos curativos. Utilizar DMSO puede producir un olor corporal a ajo. Sin embargo, este efecto es transitorio y no debe ser motivo de preocupación.
- La *apiterapia*, un tratamiento a base de toxina de abeja, ha resultado eficaz para muchas personas que sufren de gota. La toxina se le inyecta al paciente con aguja hipodérmica, o el paciente se expone directamente a ser picado por la abeja, a fin de que le inyecte su toxina. Al parecer, la toxina de la abeja tiene propiedades antiinflamatorias y estimulantes del sistema inmunológico. Para obtener más información, comuníquese con la American Apitherapy Society. (*Ver* Organizaciones Médicas y de la Salud, en el Apéndice.) Un producto de veneno de abeja es la crema Bee Venom Balm, de Aerobic Life Industries. No usarlo si tiene alergia a las picaduras de abeja.
- La deficiencia de algunos nutrientes pueden provocar ataques de gota. La deficiencia de ácido pantoténico (vitamina B_5) produce cantidades excesivamente altas de ácido úrico. Un estudio con animales encontró que la falta de vitamina A en la dieta produce gota. La deficiencia de vita-

mina E deteriora el núcleo de las células productoras de ácido úrico, lo que se traduce en mayor formación de este ácido.

❑ Las personas que tienen infecciones por cándida, o que han tomado antibióticos de manera intermitente durante largos períodos, suelen presentar altos niveles de ácido úrico en la sangre.

❑ Debido a la destrucción celular asociada con la quimioterapia de los tratamientos anticancerígenos, el cuerpo suele liberar ácido úrico en cantidades extremas, lo que da lugar a artritis de la gota.

❑ A causa de la destrucción celular que produce la quimioterapia para el cáncer, el organismo de los pacientes de cáncer a menudo libera cantidades sumamente altas de ácido úrico, lo que deriva en artritis gotosa.

❑ En casos excepcionales se produce un tipo secundario de gota, llamado gota saturnina, por sobrecarga de sustancias tóxicas en el organismo.

❑ Los médicos suelen prescribir para la gota allopurinol (Zyloprim), que inhibe la síntesis de ácido úrico. Este medicamento se ha relacionado directamente con erupciones cutáneas, inflamación de los vasos sanguíneos y toxicidad hepática. Cuando hay enfermedad renal, el médico debe supervisar cuidadosamente el tratamiento con esta droga.

❑ Un medicamento derivado del autumn crocus (*Colchicum autumnale*) que se utiliza para aliviar los ataques agudos de gota y para evitar que se repitan es el colchicine. Aun cuando su eficacia suele ser impresionante, esta droga puede producir toxicidad y efectos secundarios graves, especialmente cuando se toma en dosis altas y/o durante períodos largos. Otro medicamento prescrito en ocasiones es la indometacina (Indocin) un antiinflamatorio no esteroide (NSAID). Entre sus posibles efectos secundarios están la confusión y el dolor de cabeza.

❑ Para los ataques agudos de gota se suele prescribir cortisona. Sin embargo, la cortisona puede aumentar el estrés de las glándulas adrenales, ya sometidas a gran tensión a causa de esta dolorosa enfermedad.

❑ Para la pseudogota, se suelen inyectar antiinflamatorios no esteroides directamente en la articulación. Desgraciadamente, no existe ningún procedimiento completo para extraer los cristales de calcio que causan esta dolencia.

❑ *Ver también* ARTRITIS en la Segunda Parte y CONTROL DEL DOLOR en la Tercera Parte.

GRAVES, ENFERMEDAD DE

Ver Enfermedad de Graves *en* HIPERTIROIDISMO.

HALITOSIS (MAL ALIENTO)

La causa típica de la halitosis son los malos hábitos de higiene oral. Sin embargo, otros factores también pueden incidir en este problema, como enfermedad de las encías, caries, acumulación de metales pesados, infecciones de la nariz o de la garganta, dieta inadecuada, estreñimiento, tabaquismo, diabetes, bacterias indeseables en la boca, indigestión, mala digestión de las proteínas, disfunción hepática, secreción postnasal, estrés y exceso de bacterias indeseables en el colon. La halitosis también puede ser causada por la acumulación de toxinas en el sistema gastrointestinal, trastornos de las glándulas salivares, bronquitis crónica, sinusitis o diabetes. Hacer dietas, abusar del alcohol o ayunar también pueden provocar mal aliento. El "aliento matutino" ocurre por la deshidratación y la reducción en la cantidad de saliva, que es necesaria para limpiar las bacterias que se acumulan en la boca. Las personas que hacen dieta y las que hacen ayunos pueden experimentar halitosis porque al no ingerir comida, el cuerpo descompone la grasa y las proteínas acumuladas. Los desechos metabólicos resultantes de ese proceso se reflejan en el olor desagradable que emite el aliento al exhalar el aire de los pulmones.

Nutrientes

SUPLEMENTOS	DOSIS SUGERIDAS	COMENTARIOS
Muy importantes		
Aerobic Bulk Cleanse (ABC) de Aerobic Life Industries u oat bran o psyllium husks o rice bran	1 cucharada en agua o jugo 2 veces al día, con el estómago vacío. No tomar al mismo tiempo con otros suplementos o medicamentos.	Proporcionan la fibra necesaria. La fibra elimina las toxinas del colon que pueden producir mal aliento.
Chlorophyll (alfalfa liquid, wheatgrass o barley juice son buenas fuentes) o Kyo-Green de Wakunaga	1 cucharada en jugo 2 veces al día. Se puede utilizar también como enjuague bucal agregando 1 cucharada a 1/2 vaso de agua. Según indicaciones de la etiqueta.	Una de las mejores maneras de combatir el mal aliento es tomar "green drinks".
Vitamin C con bioflavonoids	2.000–6.000 mg al día.	Importante para curar las enfermedades de la boca y de las encías, y para prevenir el sangrado de las encías. Elimina también el exceso de mucosidad y las toxinas que pueden causar mal aliento.
Importantes		
Acidophilus (Kyo-Dophilus o Probiata de Wakunaga)	Según indicaciones de la etiqueta. Tomar con el estómago vacío.	Necesario para reponer las bacterias "amigables" del colon. La deficiencia de bacterias "amigables" y el exceso de bacterias nocivas puede causar mal aliento.
Garlic (Kyolic de Wakunaga)	2 cápsulas 4 veces al día. Tomar con las comidas y a la hora de acostarse.	Este antibiótico natural destruye las bacterias extrañas tanto en el colon como en la boca. Utilizar una variedad sin olor.

Zinc	30 mg 3 veces al día. No tomar más de 100 mg al día.	Tiene efectos antibacterianos y neutraliza los compuestos de azufre, causa común de mal aliento.
Provechosos		
Bee propolis	Según indicaciones de la etiqueta.	Ayuda a curar las encías y a controlar las infecciones. Tiene efectos antibacterianos.
Vitamin A más carotenoid complex	15.000 UI al día. Si está embarazada, no debe tomar más de 10.000 UI al día.	Necesarios para controlar la infección y para curar la boca.
Vitamin B complex más extra	100 mg al día.	Necesario para la buena digestión.
vitamin B_3 (niacin)	50 mg 3 veces al día. No sobrepasar esta dosis.	Favorece el flujo de sangre hacia las áreas infectadas dilatando los pequeños capilares. *Advertencia:* Si tiene algún trastorno hepático, gota o presión arterial alta, no debe tomar niacina.
y vitamin B_6 (pyridoxine)	50 mg al día.	Necesario para todos los sistemas enzimáticos del organismo.

Hierbas

❑ La alfalfa proporciona clorofila, que limpia el torrente sanguíneo y el colon, donde se encuentra casi siempre el origen del mal aliento. Tome entre 500 y 1.000 miligramos en tableta, o tome una cucharada de líquido en jugo o en agua tres veces al día.

❑ La enfermedad de las encías es uno de los problemas que más contribuyen a la halitosis. Si hay infección, moje una bolita de algodón con extracto de goldenseal libre de alcohol y aplíquesela en el área infectada o en las úlceras de la boca. Aplíquese este remedio durante tres días y cuantas veces sea necesario para completar dos horas al día. La infección debería curarse rápidamente.

❑ Para cepillarse los dientes y enjuagarse la boca, utilice myrrh, peppermint, rosemary y sage.

Advertencia: No utilice sage si sufre de epilepsia o de cualquier trastorno convulsivo.

❑ Masticar un ramito de perejil después de las comidas combate eficazmente el mal aliento. El perejil es rico en clorofila, el ingrediente activo de muchos enjuagues o caramelos para el aliento.

❑ Otras hierbas que pueden ser útiles contra la halitosis son anís, clove y fennel.

Recomendaciones

❑ Haga una dieta de alimentos crudos durante cinco días. Luego de ese periodo, por lo menos el 50 por ciento de sus alimentos diarios se deben consumir crudos. Es una buena rutina que seguir de forma regular.

❑ Evite los alimentos muy condimentados, pues su olor persiste durante horas. Entre los alimentos que dejan en la boca aceites que despiden olor hasta por veinticuatro horas, sin importar cuántas veces se cepille uno los dientes o cuantos gargarismos haga, están anchoas, queso azul, queso Camembert, ajo, cebolla, pastrami, peperoni, queso Roquefort, salami y atún. La cerveza, el café, el whisky y el vino dejan residuos que se adhieren a la placa blanda y pegajosa de la dentadura y, por tanto, entran al sistema digestivo. Cada vez que la persona expira, el olor se libera al aire.

❑ Evite los alimentos que quedan atrapados fácilmente entre los dientes o que producen caries dental, como carne, vegetales fibrosos y golosinas, especialmente golosinas pegajosas.

❑ Beba mucha agua de calidad durante todo el día.

❑ Para desintoxicar el organismo, haga una dieta de limpieza con jugo de limón fresco y agua. (*Ver* AYUNOS en la Tercera Parte.)

❑ Cepíllese los dientes *y la lengua* después de cada comida.

❑ Utilice un cepillo para rasparse la lengua y eliminar la placa bacteriana, las células muertas y restos de comida que pueden acumularse sobre su superficie.

❑ A fin de prevenir la acumulación de bacterias, cambie su cepillo de dientes cada mes y después de cualquier enfermedad infecciosa.

❑ Utilice todos los días dental floss y un enjuague bucal de clorofila.

❑ Después de cada comida dese un masaje entre los dientes con los palillos de madera de marca Stim-U-Dent, que se consiguen en la mayoría de las farmacias. Esto es importante para prevenir la enfermedad de las encías.

❑ Mantenga limpio su cepillo de dientes. Cuando no lo esté utilizando, póngalo entre hydrogen peroxide o entre grapefruit seed extract para exterminar los gérmenes (si utiliza hydrogen peroxide, enjuáguelo bien antes de lavarse los dientes). En el comercio se consiguen esterilizadores especiales para los cepillos de dientes, los cuales destruyen las bacterias. Esos aparatos se activan automáticamente a intervalos durante todo el día.

❑ No utilice enjuagues bucales comerciales. La mayoría de esos productos no contienen otra cosa que saborizantes, colorantes y alcohol. Aun cuando es posible que destruyan las bacterias causantes del mal aliento, esas bacterias no demoran en volver a aparecer con más fuerza. Los enjuagues bucales también irritan las encías, la lengua y las membranas mucosas de la boca.

❑ La halitosis puede ser señal de algún problema de salud. Si las sugerencias de esta sección no acaban con su problema de mal aliento, pídale a su médico que le haga un examen completo.

Aspectos para tener en cuenta

❑ *Ver también* ENFERMEDAD PERIODONTAL, DOLOR DE GARGANTA y/o SINUSITIS en la Segunda Parte.

HAY FEVER

Hay fever (rinitis alérgica) es una reacción alérgica al polen que afecta a las membranas mucosas de la nariz, los ojos y las vías respiratorias. Entre sus síntomas están ardor en los ojos, secreción acuosa de la nariz y de los ojos, estornudos, fatiga e irritabilidad nerviosa. Muchos de los síntomas de este mal son similares a los del resfriado común. No obstante, mientras que las secreciones producidas por las alergias son transparentes y acuosas, las secreciones producidas por el resfriado suelen adquirir una consistencia espesa y un color amarillo verdoso a medida que la enfermedad avanza. Además, mientras que el resfriado se asocia con fiebre baja y suele curarse después de una semana, las personas que sufren de alergia se sienten agotadas y sin energía durante semanas enteras.

Por lo menos 50 millones de estadounidenses presentan estornudos, secreción nasal y ojos llorosos asociados con hay fever durante ciertas estaciones del año. En realidad, hay tres estaciones en las cuales se presenta esta enfermedad, y se distinguen por el tipo de polen que predomina. Dependiendo del clima de la localidad, entre febrero y mayo aparece el polen de los árboles. Los problemas más serios vienen después, durante la primavera y el verano, cuando la gente está más expuesta tanto al polen de los árboles como al polen del césped y del pasto. El otoño es la estación del polen del ragweed. Dependiendo del tipo de polen al cual sea alérgico el individuo, puede presentar hay fever en una sola época o en todas las tres. A continuación se presenta un resumen detallado de los tipos de árboles y plantas según las épocas del año en que pueden causar problemas (como se ha dicho, los períodos de brote de las flores y plantas varían según el clima en que se viva):

- Febrero a marzo: Alder, hazelnut y elm.
- Marzo a junio: Birch, maple y oak.
- Abril a junio: Beech y espruce.
- Abril a agosto: Horse chestnut.
- Abril a septiembre: Asters, pine trees, plantain sorrel, stinging nettle y varios tipos de hierbas.
- Mayo a julio: Buttercups.
- Junio a septiembre: Goosefoot.
- Julio a septiembre: Mugwort.

La gente que sufre de hay fever suele presentar también los llamados *trastornos atópicos*, como asma y dermatitis. Se dice que las personas que sufren de síntomas de hay fever durante todo el año tienen *rinitis perenne*. Los síntomas pueden ser desencadenados por pelo de animal, polvo, plumas, esporas de hongos o agentes del medio ambiente. La susceptibilidad a la hay fever suele ser heredada.

La gente que sufre de alergias por lo general sabe qué época del año y qué condiciones aumentan su sensibilidad. El examen RAST (radioallergosorbent test) da un diagnóstico definitivo, es fácil de hacer y su resultado es confiable.

El siguiente programa nutricional es beneficioso para las personas que sufren de hay fever. Estas personas siempre deben optar por los suplementos hipoalergénicos. A menos que se indique otra cosa, las dosis que se recomiendan a continuación son para personas adultas. La dosis para los jóvenes de doce a diecisiete años debe equivaler a tres cuartas partes de la cantidad recomendada; la de los niños de seis a doce años, a la mitad y la de los menores de seis años, a la cuarta parte.

Nutrientes

SUPLEMENTOS	DOSIS SUGERIDAS	COMENTARIOS
Muy importantes		
Bromelain (Ultra Bromelain de Nature's Plus o Mega Bromelain de Twinlab)	1.000 mg 3 veces al día, entre de las comidas.	
Coenzyme Q_{10}	30 mg 2 veces al día.	Mejora la oxigenación y la inmunidad.
Quercetin	400 mg 2 veces al día antes de las comidas.	Este bioflavonoide estabiliza las membranas de las células que liberan histamina, la cual desencadena síntomas alérgicos.
o Activated Quercetin de Source Naturals	Según indicaciones de la etiqueta.	Contiene quercetin, bromelaína y vitamina C, que mejoran la absorción.
o AntiAllergy formula de Freeda Vitamins	Según indicaciones de la etiqueta.	Combinación de quercetin, pantotenato de calcio y ascorbato de calcio.
Raw thymus glandular	500 mg 2 veces al día.	Promueve la función inmunológica. *Advertencia:* Este suplemento no se les debe dar a los niños menores de dieciséis años.
más adrenal glandular	Según indicaciones de la etiqueta.	
Vitamin A con mixed carotenoids	25.000 UI al día. Si está embarazada, no debe tomar más de 10.000 UI al día.	Poderoso estimulante del sistema inmunológico. Para dosis altas, la emulsión facilita la asimilación y brinda mayor seguridad.
Vitamin B complex	Según indicaciones de la etiqueta.	Todas las vitaminas B son necesarias para el correcto funcionamiento del sistema inmunológico.
más extra pantothenic acid (vitamin B_5)	100 mg 3 veces al día.	
y vitamin B_6 (pyridoxine)	50 mg 2 veces al día.	
Vitamin C con bioflavonoids	3.000–10.000 mg 3 veces al día.	Poderosos antiinflamatorios y estimulantes del sistema inmunológico. Utilizar una variedad esterified o buffered.

Importantes		
Proteolytic enzymes	Según indicaciones de la etiqueta. Tomar con las comidas y entre comidas.	Necesarios para la digestión de los nutrientes esenciales que estimulan la función inmunológica. *Advertencia:* Este suplemento no se les debe dar a los niños.
Zinc	50–80 mg al día. No tomar más de 100 mg al día de todos los suplementos.	Estimula la función inmunológica. Para mejor absorción, utilizar lozenges de zinc gluconate u OptiZinc.
Provechosos		
Aller Bee-Gone de CC Pollen	Según indicaciones de la etiqueta.	Combinación de hierbas, enzimas y nutrientes que combaten los síntomas agudos.
Calcium y magnesium	1.500 mg al día. 1.000 mg al día.	Estos minerales tienen efectos calmantes en el organismo.
Dioxychlor DC-3 de American Biologics o Aerobic 07 de Aerobic Life Industries	5 gotas en agua 2 veces al día. Utilizar también tópicamente: mezclar 30 gotas en 2 onzas de agua y aplicar el contenido de un cuentagotas en cada fosa nasal. Según indicaciones de la etiqueta.	Proporcionan oxígeno estabilizado y combaten las bacterias, los hongos y los virus.
Garlic (Kyolic de Wakuknaga)	Según indicaciones de la etiqueta.	
Kelp	Según indicaciones de la etiqueta, 2 veces al día.	Rica fuente de minerales.
Manganese	5–10 mg al día. No tomar al mismo tiempo con calcio.	Ayuda al metabolismo de las vitaminas, los minerales, las enzimas y los carbohidratos.
Pycnogenol o grape seed extract	Según indicaciones de la etiqueta. Según indicaciones de la etiqueta.	Este poderoso neutralizador de los radicales libres actúa también como antiinflamatorio y aumenta la eficacia de la vitamina C.
Superoxide dismutase (SOD) (Cell Guard de Biotec Foods)	Según indicaciones de la etiqueta.	Poderoso antioxidante.
Vitamin E	200 UI al día.	Estimula el sistema inmunológico. Use d-alpha-tocopherol.

Hierbas

❑ La alfalfa suministra clorofila y vitamina K. Utilícela en presentación líquida. Tome una cucharada en jugo o en agua, dos veces al día.

❑ El producto Bio Rizin, de American Biologics, contiene extracto de licorice, que aumenta la energía y alivia los síntomas alérgicos. Tome entre diez y veinte gotas dos veces al día, o de acuerdo con sus necesidades.

Advertencia: No utilice licorice durante más de siete días seguidos. Evítelo por completo si su presión arterial es alta.

❑ Si tiene ojos enrojecidos, irritados, póngase unas rodajas de pepino fresco en los ojos y vaya intercambiándolas con bolsas de té negro empapadas colocadas directamente sobre los párpados.

❑ El aceite de eucalipto puede aliviar la congestión si se usa en forma de vahos o inhalaciones de vapor (*ver* INHALACIÓN DE VAPOR en la Tercera Parte) o añadido a un baño de agua caliente.

❑ Los extractos líquidos de eyebright sin alcohol y lady's mantle (yarrow) son buenos para aliviar los síntomas de la hay fever. Hágase un té dos veces al día con 20 o 30 gotas, o coloque el extracto bajo su lengua y manténgalo allí durante unos pocos minutos antes de tragarlo. Posteriormente, tome un vaso de agua.

❑ Si siente picazón en la garganta o desea toser, utilice extracto de goldenseal sin alcohol. Mantenga en la boca el contenido de un cuentagotas durante unos pocos minutos y luego tráguelo. Esto acaba con el dolor de garganta.

Advertencia: No tome goldenseal oralmente todos los días durante más de una semana seguida, pues puede alterar la flora intestinal. Esta hierba no se debe utilizar durante el embarazo, y se debe usar con precaución cuando hay alergia al ragweed.

❑ Las siguientes hierbas sirven para mantener bajo control las reacciones alérgicas agudas: horehound, hoja de mullein, stinging nettle y/o wild cherry bark.

❑ Use turmeric para reducir la inflamación.

❑ El nettle leaf es muy bueno para todos los tipos de alergias.

❑ El jugo de noni ayuda a aliviar los síntomas.

Recomendaciones

❑ Consuma más frutas (especialmente banano), vegetales, granos, semillas y nueces crudas. Haga una dieta alta en fibra.

❑ Tome yogur o algún producto agrio tres veces por semana. El mejor yogur es el que se hace en casa. Sin embargo, tenga cuidado pues podría ser alérgico a la caseína, la principal proteína de la leche.

❑ No consuma tortas ni pies, chocolate, café, productos lácteos (excepto yogur), alimentos empacados o enlatados, bebidas gaseosas, azúcar, tabaco, productos con harina blanca ni junk food.

❑ Si le gusta el sabor del horseradish, úselo libremente, ya que es bueno para la congestión y la secreciones acuosas de la nariz.

❑ La mejor defensa contra la fiebre del heno es evitar las sustancias que causan las alergias. A continuación se ofrecen algunos consejos para evitar el contacto con el polen:

- Cuando llegue la estación en la cual usted sufre de alergia, pase la menor cantidad de tiempo al aire libre, especialmente después de las 10 de la mañana. La hierba generalmente poliniza a mediodía y las partículas quedan flotando en el ambiente hasta la noche.
- Procure no trabajar en el jardín, pero si debe hacerlo use máscara para que el polen no le entre en los ojos.
- Pode el césped con regularidad antes de que florezca el pasto.
- Mantenga cerradas las puertas y ventanas durante la temporada en que las flores brotan. Use el aire acondicionado siempre que pueda.
- Mantenga cerradas las ventanas del auto mientras maneja y utilice el aire acondicionado de su vehículo.
- Evite secar la colada en el exterior, ya que el polen se suele acumular en los tejidos.
- Después de pasar ratos al aire libre, dese una ducha, lávese el pelo y cámbiese de ropa. El polen se pega al cabello, la piel y la ropa especialmente cuando hay mucho viento. No es mala idea darse una ducha antes de acostarse.
- Mantenga a las mascotas dentro de la casa o totalmente fuera de ella. Los perros y los gatos atrapan polen en su piel y lo introducen en la casa.

❑ Evite el humo del tabaco, ya que irrita los pulmones y los ojos, y el alcohol, porque aumenta la producción de mucosa.

❑ Considere la posibilidad de usar remedios homeopáticos. La *Sabadilla* es buena para los ojos llorosos, las secreciones nasales y la garganta seca. Otro buen remedio es la *Wyethia*.

❑ Haga una dieta de limpieza. (*Ver* AYUNOS en la Tercera Parte.)

❑ Utilice un purificador y un filtro de aire de calidad. El purificador de aire personal Air Supply, de Wein Products, es un aparato minúsculo que se lleva colgado en el cuello. Crea una barrera invisible de aire puro que protege contra los microorganismos (como virus, bacterias y mohos) y las micropartículas (como polvo, polen y agentes contaminantes) que se encuentran en el aire. Además, elimina del aire emanaciones, olores y compuestos volátiles dañinos.

Aspectos para tener en cuenta

❑ Para controlar las alergias, lo mejor y lo más seguro es hacerlo de manera natural, es decir, evitar los alérgenos y tomar medidas para normalizar la función inmunológica y para prevenir o disminuir los síntomas. Es posible controlar las alergias haciendo cambios en el estilo de vida, en la dieta y en la actitud mental.

❑ Un estudio efectuado por la Universidad de California-Davis encontró que tomar yogur todos los días reduce de manera significativa la incidencia de los ataques de hay fever y, en particular, los ataques precipitados por el polen del césped y del pasto.

❑ Si tiene usted mucho vello facial, limpiarse el bigote o la barba con agua enjabonada dos veces al días reducirá los síntomas asociados a la hay fever.

❑ Investigadores de la Universidad de Giessen en Alemania encontraron que tres bananos contienen la cantidad de magnesio necesaria (180 miligramos) para controlar los ataques de hay fever. Otros alimentos ricos en magnesio son kidney beans, soya, almendras, lima beans, whole harina integral de trigo, arroz integral, melaza y guisantes. El magnesio también se consigue en suplemento.

❑ Los antihistamínicos son el tratamiento convencional más recomendado para combatir la hay fever. Estos medicamentos ayudan a reducir la sensación de picazón en los ojos, los oídos y la garganta; controlan la secreción nasal y reducen los ataques de estornudos. Sin embargo, también pueden producir somnolencia, depresión y otros efectos secundarios. Desde hace poco se consiguen algunos antihistamínicos que no producen somnolencia ni depresión, como fexofenadine (Allegra) y loratidine (Claritin). Pero son costosos, sólo se pueden comprar con receta médica y no son eficaces para todo el mundo.

❑ Los medicamentos esteroides son mucho más eficaces que los antihistamínicos para suprimir las reacciones alérgicas. Los médicos prescriben a menudo el esteroide beclomethasone en forma de inhalador nasal, el cual se encuentra con los nombres comerciales de Beconase y Vancenase. A pesar de que estos medicamentos alivian eficazmente los síntomas, algunos de los esteroides se introducen en lugares indeseables del organismo. Los esteroides suprimen la función inmunológica.

❑ Algunos médicos recomiendan que las personas que sufren de hay fever se hagan vacunar contra este trastorno. Estas vacunas son costosas, dolorosas y no están exentas de riesgos. Sólo un número decepcionantemente bajo de personas experimentan alivio, incluso después de vacunarse durante años. La persona promedio necesita una vacuna semanal durante por lo menos un año, y luego vacunas mensuales durante cinco años. El costo de este tratamiento puede ascender a miles de dólares.

❑ Estos son los tratamientos disponibles contra la hay fever: antihistamínicos, descongestionantes, corticosteroides de uso tópico, antagonistas del leukotriene, inmunoterapia y cirugía (para quienes tienen problemas estructurales en los que las vías respiratorias están abiertas, dejando sin efecto la medicación). Desgraciadamente, casi todos tienen efectos secundarios y debería tomarlos sólo si los síntoma de la enfermedad interfieren sustancialmente con sus quehaceres diarios.

❑ *Ver también* ALERGIAS en la Segunda Parte y FLUSH DE ÁCIDO ASCÓRBICO en la Tercera Parte.

HEMOFILIA

En un individuo sano, un golpe de poca importancia puede causarle daño a un vaso sanguíneo y hacer que caiga sangre al tejido circundante, lo que da origen a una contusión. Un proceso llamado hemostasis (coagulación) tapona el orificio del vaso sanguíneo afectado, forma un coágulo que detiene el sangrado y limita el tamaño de la contusión.

En las personas que sufren de hemofilia y problemas relacionados, la sangre no coagula normalmente porque alguna de las proteínas que intervienen en la reparación de los vasos dañados y en la formación de los coágulos no existe, es defectuosa o deficiente. En los Estados Unidos hay unas 20.000 personas con hemofilia.

Hay dos clases principales de hemofilia, según la proteína o factor de coagulación que es deficiente. La hemofilia A, causada por una deficiencia del factor VIII, abarca al 80 por ciento de los pacientes. Normalmente la heredan los niños de madres portadoras. La hemofilia B, llamada a veces Enfermedad de Navidad (*Christmas disease*) viene causada por un problema con el factor de coagulación IX. También pasa de la madre portadora al hijo varón. La deficiencia del factor XI también puede provocar trastornos de la coagulación. A diferencia de la hemofilia A y B este problema puede ser portado por cualquiera de los padres y puede pasarse tanto a los hijos varones como a las hembras.

La noción de que las personas hemofílicas pueden desangrarse hasta morir a causa de una cortada o herida de poca importancia es equivocada. De hecho, el sangrado hacia el exterior no representa un problema grave para las personas que tienen hemofilia. Esas personas quizás sangran durante más tiempo que las demás, pero los episodios de sangrado leve se suelen controlar mediante los procedimientos corrientes de primeros auxilios.

Las lesiones también pueden ocasionar sangrado en el interior del cuerpo; este tipo de sangrado no se ve ni se siente. El sangrado interno que no se controla constituye una amenaza — incluso para la vida — para las personas que sufren de hemofilia. Cuando cae sangre a la articulación de la rodilla, lo cual no es inusual cuando hay sangrado interno, se produce una inflamación muy dolorosa. El sangrado repetido destruye eventualmente el cartílago que le permite a la rodilla funcionar con suavidad y facilidad. A consecuencia de la artritis hemofílica, la articulación se vuelve rígida y duele permanentemente. El sangrado interno también puede afectar a otras articulaciones, como el tobillo, la muñeca o el codo. Así mismo, puede afectar a los músculos y a otros tejidos blandos del organismo. Por último, el sangrado interno puede obstruir las vías respiratorias o causarle daño al cerebro o a otros órganos vitales.

Dependiendo de lo alterada que esté la producción de los factores de coagulación, la hemofilia puede ser leve, moderada o severa. Cuando la hemofilia es severa, la actividad del factor de coagulación es inferior al 1 por ciento de lo normal. Una herida, una cirugía o un trabajo odontológico suelen convertirse en un problema grave para quienes tienen esta clase de hemofilia. El sangrado espontáneo puede requerir infusión de concentrado del factor de coagulación hasta varias veces por semana. Las personas que sufren de hemofilia moderada (el margen de actividad del factor de coagulación es entre el 1 y el 5 por ciento de lo normal) no suelen presentar sangrado espontáneo, pero incluso heridas de poca importancia pueden sangrar durante períodos largos si no se tratan. En la hemofilia leve, el margen de actividad del factor de coagulación es entre el 5 y el 50 por ciento de lo normal. Una cirugía, un trabajo odontológico o un trauma les producen sangrado a estas personas. Sin embargo, no cae sangre en las articulaciones y su enfermedad no suele interferir el desarrollo de su vida normal.

La National Hemophilia Foundation calcula que cada año nacen en Estados Unidos cerca de cuatrocientos cincuenta bebés con hemofilia. El número de mujeres hemofílicas no se conoce. La hemofilia es hereditaria; afecta fundamentalmente a los hombres, pero las mujeres la transmiten. La razón es que la enfermedad se relaciona con un defecto en uno de los dos genes que intervienen en la producción de los factores de coagulación. Estos genes se encuentran en el cromosoma X, y mientras que las mujeres poseen dos cromosonas X, los hombres sólo poseen uno. Para que la enfermedad se desarrolle en una mujer, sus dos cromosomas X tendrían que incluir el gen defectuoso, una situación poco probable. Pero como los hombres tienen solamente un cromosoma X, cuando uno de los genes que intervienen en la producción del factor de coagulación es defectuoso, el hombre sufre de hemofilia.

Las mujeres que poseen un gen defectuoso no desarrollan hemofilia, pero se consideran portadoras de la enfermedad. Todos los hijos de las mujeres que son portadoras tienen una probabilidad del 50 por ciento de heredar el gen defectuoso. Por tanto, la probabilidad que tienen sus hijos varones de desarrollar la enfermedad es del 50 por ciento, mientras que la probabilidad que tienen sus hijas mujeres de ser portadoras es del 50 por ciento, como la madre. El caso de los hijos de hemofílicos varones es distinto. Mientras que la enfermedad no afecta a los hijos varones (a menos que la madre sea portadora), las hijas mujeres siempre son portadoras. Para que la hemofilia se desarrolle en una mujer, no sólo se requiere que su padre tenga la enfermedad, sino que su madre sea o bien hemofílica, o bien portadora.

Las personas aquejadas por la hemofilia son tratadas generalmente con concentrados de plasma procedentes de mezclas de plasma sanguíneo. En consecuencia, hasta dos terceras partes de todas las personas hemofílicas de Estados Unidos terminaron infectadas con el virus de inmunodeficiencia adquirida (HIV) antes de que el virus fuera identificado y de que existiera una prueba para detectarlo. Hoy en día, los donantes de sangre se someten a exámenes para detectar la presencia del virus, y los productos que contienen factores de coagulación son sometidos rutinariamente a altas temperaturas para minimizar y, si es posible, eliminar el riesgo de transmisión del virus. Sin embargo, es comprensible que el riesgo de infectarse con el virus del HIV siga siendo fuente de preocupación para los pacientes de hemofilia. Los virus de la hepatitis también presentan problemas importantes para las personas que usan productos sanguíneos.

A menos que se indique otra cosa, las dosis recomendadas son para adultos. A los jóvenes de doce a diecisiete años se les debe administrar tres cuartas partes de la cantidad recomendada; a los niños de seis a doce años, la mitad y a los menores de seis años, la cuarta parte.

Nutrientes

SUPLEMENTOS	DOSIS SUGERIDAS	COMENTARIOS
Provechosos		
Calcium	1.500 mg al día.	Esencial para la coagulación de la sangre.
y		
magnesium	1.000 mg al día.	Debe tomarse de manera equilibrada con el calcio.
Liver extract en inyección	1 cc por semana, o según prescripción médica.	Contienen nutrientes vitales para la coagulación de la sangre.
o		
raw liver extract	Según indicaciones de la etiqueta.	
Multivitamin y mineral complex	Según indicaciones de la etiqueta.	Proporciona las vitaminas y los minerales necesarios.
Vitamin B complex	Según indicaciones de la etiqueta.Todas las vitaminas B son esenciales para la producción y la coagulación de la sangre.	
más extra vitamin B_3 (niacin)	Según indicaciones de la etiqueta.	*Advertencia:* Si tiene algún trastorno hepático, gota o presión arterial alta, no debe tomar niacina.
y		
niacinamide	Según indicaciones de la etiqueta.	
Vitamin C con bioflavonoids	3.000 mg al día.	Importantes para la coagulación normal de la sangre.
Vitamin K	300 mcg al día.	Esencial para el mecanismo responsable de la coagulación de la sangre.
o		
alfalfa		*Ver* Hierbas más adelante.

Hierbas

❑ La alfalfa es buena fuente de vitamina K, una sustancia vital en el proceso de coagulación. Se puede tomar en tableta o se puede obtener en fuentes naturales, como brotes de alfalfa.

Recomendaciones

❑ Haga una dieta rica en vitamina K. Entre los alimentos que contienen esta vitamina están alfalfa, bróculi, coliflor, yema de huevo, kale, hígado, espinaca y todos los vegetales hojosos de color verde.

❑ Los "green drinks" preparados con los vegetales que se acaban de mencionar son muy sanos. Por su aporte de vitamina K y de otros factores de coagulación, es provechoso tomar uno al día.

❑ Si es usted hemofílico lleve siempre un brazalete que lo identifique como paciente para que, en caso de emergencia, lo sepa quien le atienda.

❑ No tome aspirina; es un anticoagulante.

❑ Esté alerta a cualquier señal de sangrado interno, como sensación de burbujeo, de hormigueo, de calor o de rigidez en el área afectada. Los golpes en la cabeza, la confusión, la somnolencia y los dolores de cabeza, entre otros factores, pueden llevar a pensar que se ha producido una alteración neurológica que podría ocasionar sangrado intracraneal.

❑ Si usted tiene bajo su responsabilidad a un infante o a un niño pequeño con hemofilia, esté atento a signos de dolor articular o muscular causado por sangrado interno. El niño podría llorar sin razón aparente, negarse a caminar o a utilizar un brazo o una pierna, o presentar frecuentes contusiones. Si usted sospecha que hay sangrado interno, busque ayuda médica de inmediato.

Aspectos para tener en cuenta

❑ El tratamiento para la hemofilia consiste en administrar infusiones intravenosas del factor de coagulación del cual carece el paciente. Este procedimiento se realiza actualmente en el hogar. La severidad de la enfermedad determina cuánto factor antihemofílico necesita el paciente, y cuándo lo necesita.

❑ En la terapia genética podría radicar la clave de la curación de la hemofilia, aunque el gen factor VIII es extremadamente complejo y todavía puede pasar tiempo hasta que los científicos sean capaces de reemplazar estos genes defectuosos en las personas con hemofilia.

❑ Para más información sobre el manejo de la hemofilia y para obtener la dirección de los centros de tratamiento, *ver* Organizaciones Médicas y de la Salud, en el Apéndice.

HEMORRAGIA NASAL

Cualquier lesión en los tejidos internos de la nariz puede producir hemorragia. La lesión puede ser resultado de un golpe en la nariz, de la introducción de objetos extraños (incluidos los dedos), de un cambio abrupto de la presión atmosférica o, sencillamente, de sonarse la nariz con demasiada fuerza. La hemorragia nasal es frecuente en el invierno, pues la calefacción tiende a secar el aire. La sequedad excesiva puede hacer que las membranas nasales se cuarteen, formen costra y sangren.

En algunos casos la *epistaxis* — término médico para la hemorragia nasal — se asocia con enfermedades. La arteriosclerosis, la presión arterial alta, la malaria, la fiebre escarlatina, la sinusitis y la fiebre tifoidea ocasionan hemorragia por las fosas nasales que puede llegar a ser grave y producir una pérdida significativa de sangre. Las enfermedades que aumentan la tendencia al sangrado, como hemofilia, leucemia, trombocitopenia (concentración anormalmente baja de plaquetas en la sangre), anemia aplástica o enfermedades hepáticas, también inciden en la hemorragia nasal.

La hemorragia nasal es mucho más frecuente en los niños que en los adultos. Esto se debe en gran parte a que los niños son más dados a introducirse los dedos y otros objetos en la nariz. Además, los tejidos del organismo infantil, incluidas las membranas mucosas que recubren la nariz, son más finos que los de los adultos y, por tanto, más susceptibles a sufrir daño.

Dependiendo del origen del sangrado en el interior de la nariz, las hemorragias nasales corresponden a dos clasificaciones. La *hemorragia nasal posterior* afecta fundamentalmente a las personas de edad avanzada y a las que sufren de presión arterial alta. En esta clase de hemorragia, la sangre proviene de la parte posterior de la nariz y corre por detrás de boca hacia la garganta, sin importar la posición en la cual se encuentre la persona. En este tipo de hemorragia la sangre suele ser de color rojo oscuro, aunque también puede ser de color rojo brillante. Cuando la hemorragia es severa, la sangre también puede fluir por las fosas nasales.

En la *hemorragia nasal anterior* la sangre fluye de la parte frontal de la nariz y es de color rojo brillante. Este tipo de hemorragia, al cual corresponde la gran mayoría de los casos, suele originarse en trauma del tejido nasal. Cuando la persona se para o se sienta, la sangre fluye de una o de ambas fosas nasales. Cuando la persona se acuesta sobre la espalda, la sangre fluye hacia atrás, es decir, hacia la garganta. A pesar de que este tipo de hemorragia nasal es atemorizante porque da la sensación de que brota una cantidad excesiva de sangre, en realidad no suele revestir ninguna gravedad y la sangre que se pierde es poca.

A menos que se indique otra cosa, las dosis que se recomiendan a continuación son para personas adultas. La dosis para los jóvenes de doce a diecisiete años debe equivaler a tres cuartas partes de la cantidad recomendada; la de los niños de seis a doce años, a la mitad y la de los menores de seis años, a la cuarta parte.

Nutrientes

SUPLEMENTOS	DOSIS SUGERIDAS	COMENTARIOS
Provechosos		
Bioflavonoid complex con rutin	Según indicaciones de la etiqueta.	Su deficiencia se ha asociado con hemorragia nasal.
Vitamin C con bioflavonoids	3.000 mg al comenzar la hemorragia y 1.000 mg cada hora mientras la hemorragia persista.	Promueve la curación.

Hierbas

❑ Si las fosas nasales le duelen por la sequedad, utilice ungüento de comfrey o gel de aloe vera cuantas veces lo necesite.

❑ Inhalar un poquito de oak bark sirve para aliviar la hemorragia nasal.

❑ Para acelerar la curación, apenas se calme la hemorragia frótese dentro de cada fosa nasal una pequeña cantidad de Calendula Ointment, de la compañía Natureworks. Repita esta operación cuantas veces sea necesario.

Recomendaciones

❑ Para detener una hemorragia nasal anterior, haga lo siguiente:

1. Siéntese en un asiento e inclínese hacia adelante (no incline la cabeza hacia atrás). No coloque la cabeza entre sus piernas o se tumbe de espaldas.
2. Con los dedos pulgar e índice, comprima durante diez minutos todas las partes blandas de la nariz. La presión debe ser firme, pero no debe producir dolor. Respire por la boca.
3 Aplíquese hielo o un paño frío en la nariz, el cuello y las mejillas. Esto se puede hacer mientras se aplica la presión (*ver* punto 2 más arriba), y después de aplicar la presión.
4. Mantenga la cabeza más elevada que el corazón hasta que pare la hemorragia. Absténgase de realizar cualquier actividad física durante unas cuantas horas, y evite el ejercicio vigoroso durante por lo menos dos días.
5. Si no para la hemorragia, introduzca un paño o trozo de algodón humedecido con agua o algún aerosol descongestionante adquirido sin receta dentro de las cavidades nasales. Junte las fosas nasales durante unos cinco minutos.

❑ Para ayudar a detener la hemorragia pruebe a enrollar un poco de algodón o gasa y métalo en la boca entre la encía y la parte de arriba del labio superior. En esta zona está ubicada una arteria que suministra de sangre a la nariz, y aplicando presión de esta manera se puede reducir el flujo de sangre.

❑ Si sospecha que se trata de una hemorragia nasal posterior, visite a su médico. Este tipo de hemorragia requiere atención médica.

❑ No se suene la nariz durante doce horas al menos después de que se pare la hemorragia. De hacerlo, podría desbloquear los coágulos que detienen el sangrado.

❑ No se suene durante por lo menos doce horas después de que la hemorragia haya cesado, porque podrían desprenderse los coágulos que detienen el sangrado.

❑ Cuando la hemorragia esté bajo control, aplíquese una pequeña cantidad de vitamina E en los tejidos afectados (abra una cápsula y aplíquese suavemente el aceite dentro de la nariz). Si no tiene vitamina E, utilice un poquito de petroleum jelly o A&D Ointment. Si desea, introdúzcase en la nariz un trocito de gasa para evitar que la sangre salga.

❑ Mientras se mejora, consuma abundantes alimentos ricos en vitamina K, que es esencial para la coagulación normal de la sangre. Buenas fuentes de vitamina K son alfalfa, kale y todos los vegetales hojosos de color verde oscuro.

❑ Evite los alimentos ricos en salicilatos, sustancias parecidas a la aspirina que se encuentran en el té y el café, así como también en la mayoría de las frutas y en algunos vegetales. Entre los alimentos que se deben evitar están manzana, albaricoque, almendras, todas las berries, clavos, cerezas, pepinos, currants, uvas, mint, aceite de wintergreen, bell peppers, duraznos, pickles, ciruelas, raisins, tangelos y tomates.

❑ Para contrarrestar la sequedad de los conductos nasales, especialmente durante el invierno, de vez en cuando aplíquese dentro de las fosas nasales agua tibia o alguna solución salina en aerosol.

❑ A fin de evitar la hemorragia nasal, incremente la humedad del ambiente, en especial durante el invierno. Utilice un humidificador o un vaporizador, o coloque una olla con agua cerca de un radiador.

❑ Cuando estornude, mantenga abierta la boca.

❑ Si presenta hemorragia nasal con mucha frecuencia, consulte con su médico. La hipertensión arterial suele ser la causa de las hemorragias nasales frecuentes, y se debe tratar.

❑ Si usted es propenso a las hemorragias nasales, le conviene tomar un suplemento de hierro para reconstruir la sangre. El hierro es un importante componente de la hemoglobina, un elemento vital de los glóbulos rojos de la sangre.

Advertencia: No tome suplementos de hierro, a menos que le hayan diagnosticado anemia.

Aspectos para tener en cuenta

❑ Algunos médicos recomiendan humedecer con vinagre blanco el trocito de gasa o de algodón que a veces es necesario introducir en la nariz para detener el sangrado. Esos médicos sostienen que el ácido del vinagre blanco ayuda a detener el sangrado porque cauteriza suavemente los vasos sanguíneos rotos.

❑ El uso de medicamentos que adelgazan la sangre, como los anticoagulantes warfarin (Coumadin) o heparin, puede ocasionar hemorragias nasales. Incluso la aspirina puede actuar como anticoagulante y afectar a la coagulación de la sangre, que es fundamental para detener la hemorragia.

❑ Niveles altos de estrógeno aumentan el flujo de sangre de las membranas mucosas de la nariz. Por este motivo las hemorragias nasales son más frecuentes durante el embarazo. Los anticonceptivos orales también inciden en este problema.

❑ El riesgo de que la hemorragia nasal se convierta en una amenaza para la salud aumenta cuando hay hemofilia, enfermedad de Hodgkin, fiebre reumática, deficiencia de vitamina C o uso prolongado de gotas o esprays nasales.

❑ La hemorragia nasal es común entre las personas alcohólicas porque el alcohol dilata los vasos sanguíneos, incluidos los de las fosas nasales. Abusar del alcohol también puede ocasionar problemas de coagulación por los efectos tóxicos del alcohol en el hígado y en la médula ósea.

❑ La gente que sufre de presión arterial alta, o hipertensión, es particularmente propensa a la hemorragia nasal. Para mantener la presión arterial bajo control, es recomendable hacer una dieta baja en grasas y en colesterol. (*Ver* PRESIÓN ARTERIAL ALTA en la Segunda Parte.)

❑ Si tiene usted hemorragias recurrentes, su médico puede recomendarle tratamiento químico o quirúrgico. En algunos casos, se pueden aplicar soluciones químicas de uso tópico sobre los vasos sanguíneos para restringir el flujo de sangre. Si esto no da resultado, se pueden cauterizar los vasos (quemado quirúrgico) bien con una solución química o un instrumento eléctrico. Si las medidas anteriores fallan, otra opción es rellenar las fosas con un material esponjoso parecido a las gasas, un procedimiento tradicional cuando no se puede detener la hemorragia anterior. Su médico puede determinar que no se retire el relleno hasta pasados entre dos y cinco días.

❑ *Ver también en* PROBLEMAS RELACIONADOS CON EL EMBARAZO en la Segunda Parte.

HEMORRAGIA Y CONGESTIÓN NASALES

Ver en PROBLEMAS RELACIONADOS CON EL EMBARAZO.

HEMORROIDES

Las hemorroides son dilataciones venosas en el ano y en el recto (la porción final del colon) que se forman en el ano. El término hemorroide proviene del griego *hemo* (sangre) y *rrhoos* (descarga). También se las conoce como pilas (del latín *pila*, cuyo significado es "bola"). Las hemorroides se parecen mucho a las venas várices, pues se dilatan y pierden elasticidad, lo que lleva al desarrollo de protuberancias en el conducto anal. No son ni tumores ni crecimientos. Entre los factores que suelen producir y agravar las hemorroides están permanecer sentado o parado durante períodos largos, levantar objetos pesados (o levantar objetos relativamente livianos, pero de manera inadecuada), hacer mucho esfuerzo para evacuar el intestino (especialmente cuando hay estreñimiento, aun cuando la diarrea acompañada de espasmos involuntarios también puede exacerbar el problema), embarazo, obesidad, falta de ejercicio, mal funcionamiento del hígado, alergias alimentarias y consumo insuficiente de fibra en la dieta. Las hemorroides son comunes durante el embarazo y después del parto debido, se supone, a los cambios hormonales y la presión ejercida por el feto en desarrollo. Aproximadamente la mitad de los estadounidenses tienen hemorroides para los cincuenta años y la incidencia aumenta hasta los setenta años para luego volver a descender.

Entre los síntomas más comunes de las hemorroides están prurito, escozor, dolor, inflamación, irritación, exudación y sangrado. El sangrado rectal puede ser atemorizante, pero aunque indica que algo anda mal en el sistema digestivo, no es necesariamente señal de una enfermedad grave.

Dependiendo de la ubicación, la severidad, el dolor y el malestar que producen, las hemorroides corresponden a las siguientes clasificaciones:

- *Internas*. Las hemorroides internas se localizan dentro del recto y no suelen ser dolorosas, especialmente cuando se encuentran encima de la línea anorrectal. Sin embargo, tienden a sangrar. Cuando lo hacen, la sangre es de color rojo brillante.
- *Externas*. Esta clase de hemorroides se desarrollan por debajo de la piel en la apertura de la cavidad anal. Se presentan como un bulto duro y provocan una hinchazón muy dolorosa si se forma un coágulo. Cuando las hemorroides externas se inflaman, el tejido del área afectada se vuelve duro y sensible, y adquiere una coloración azulosa o púrpura. Estas hemorroides suelen ser sumamente dolorosas.
- *Prolapsadas*. Este término se refiere a las hemorroides internas que colapsan y salen del ano, junto con mucosidad y sangrado abundantes. Las hemorroides prolapsadas se pueden *trombosar*, es decir, pueden formar coágulos internos que impiden que se contraigan. Las hemorroides trombosadas suelen ser sumamente dolorosas.

Sólo los seres humanos presentan hemorroides. Ninguna otra criatura sufre de este problema. Esto podría indicar que nuestros hábitos dietéticos y nutricionales desempeñan un papel mucho más importante que cualquier otro factor en este te trastorno. Entre el 50 y el 75 por ciento de la población de Estados Unidos desarrolla hemorroides en algún momento, aunque mucha gente no es consciente de ello. Las hemorroides se pueden presentar a cualquier edad, pero tienden a ser más frecuentes a medida que la persona envejece. Entre las personas jóvenes, las más susceptibles a las hemorroides son las mujeres embarazadas y las que han tenido hijos. En la tendencia a las hemorroides parece que interviene la herencia. Aun cuando pueden ser muy dolorosas, no suelen representar una amenaza seria para la salud.

A menos que se indique otra cosa, las dosis recomendadas son para adultos. A los jóvenes de doce a diecisiete años se les debe administrar tres cuartas partes de la cantidad recomendada; a los niños de seis a doce años, la mitad y a los menores de seis años, la cuarta parte.

Nutrientes

SUPLEMENTOS	DOSIS SUGERIDAS	COMENTARIOS
Muy importantes		
Aerobic Bulk Cleanse (ABC) de Aerobic Life Industries	Según indicaciones de la etiqueta. Mezclar con 1/2 jugo de fruta y 1/2 jugo de aloe vera. Tomar rápidamente antes de que la fibra se espese. No tomar al mismo tiempo con otros suplementos o medicamentos.	Alivia la presión en el recto manteniendo limpio el colon.
Calcium	1.500 mg al día.	Esencial para la coagulación de la sangre. Ayuda a prevenir el cáncer de colon. Utilizar calcium chelate o asporotate.
y magnesium	750 mg al día.	Debe tomarse de manera equilibrada con el calcio.
Vitamin C	3.000–5.000 mg al día.	Ayudan a la curación y a la coagulación normal de la sangre.
más mixed bioflavonoids con hesperidin y rutin	100 mg 3 veces al día.	
Vitamin E	200 UI al día.	Promueve la curación y la coagulación de la sangre.
Importantes		
Vitamin B complex	50–100 mg 3 veces al día con las comidas.	Todas las vitaminas B son vitales para la digestión. La buena digestión reduce el estrés del recto.
más extra vitamin B_6 (pyridoxine)	50 mg 3 veces al día con las comidas.	
y vitamin B_{12}	1.000 mcg 2 veces al día.	Utilizar lozenges o administrar en forma sublingual.
más choline e inositol	50 mg de cada uno 2 veces al día.	
Provechosos		
Coenzyme Q_{10}	100 mg al día.	Aumenta la oxigenación celular y ayuda a la curación.
Dimethylglycine (DMG) (Aangamik DMG de FoodScience of Vermont)	125 mg 2 veces al día.	Mejora la oxigenación celular.
Garlic (Kyolic de Wakunaga)	Según indicaciones de la etiqueta.	
Key-E suppositories de Carlson Labs	Según indicaciones de la etiqueta.	Contrae el tejido hemorroidal inflamado.
Potassium	99 mg al día.	El estreñimiento, que puede producir hemorroides, es común en personas con deficiencia de potasio.

Shark cartilage	Tomar 1 gm por cada 15 libras de peso corporal al día, dividido en 3 tomas. Administrar por vía oral o por vía rectal mediante enema de retención.	Provechoso para el dolor y la inflamación.
Vitamin A con mixed carotenoids	15.000 UI al día. Si está embarazada, no debe toma más de 10.000 UI al día.	Ayuda a la curación de los tejidos y de las membranas mucosas.
Vitamin D_3	600 UI al día.	Ayuda a la curación de los tejidos y de las membranas mucosas. Necesario también para obtener calcio.

Hierbas

❑ El áloe vera aplicado directamente en el ano tiene propiedades similares a la aspirina. Alivia el dolor y la sensación de quemazón. Lo mejor es la pulpa fresca.

❑ Las hierbas bayberry, raíz de goldenseal, mirra y white oak usadas en forma de ungüento tienen el mismo efecto o mejor que los preparados convencionales contra las hemorroides.

❑ Para aliviar las hemorroides que sangran, es beneficioso aplicarse a manera de cataplasma una pasta hecha con raíz de comfrey en polvo.

Nota: El comfrey sólo se recomienda para uso externo.

❑ Las cataplasmas de elderberry alivian el dolor asociado con las hemorroides. También son eficaces las cataplasmas de mullein. *Ver* UTILIZACIÓN DE CATAPLASMAS en la Tercera Parte.

❑ Haga un té de lady mantle (yarrow), moje una bola de algodón en el líquido caliente y aplíquesela en el ano varias veces al día.

❑ La witch hazel es bueno por sus propiedades astringentes. Aplicar tres veces al día con un algodón estéril para reducir la vena inflamada.

❑ Otras hierbas provechosas son buckthorn bark, raíz de collinsonia, perejil, hojas de uva roja y raíz de stone. Estas hierbas se pueden tomar en cápsula o en té.

Recomendaciones

❑ Consuma alimentos con alto contenido de fibra, como salvado de trigo, frutas frescas y casi todos los vegetales. Los siguientes alimentos son provechosos: manzana, remolacha, nueces de Brasil, bróculi, alimentos de la familia del cabbage, zanahoria, fríjol verde, guar gum, salvado de avena, lima beans, pera, guisantes, semilla de psyllium y granos integrales. Para prevenir y tratar las hemorroides, quizás lo más importante es hacer una dieta alta en fibra.

❑ Si decide utilizar algún suplemento de fibra, empiece con una cantidad moderada y auméntela poco a poco. Si empieza con una cantidad demasiado alta, podría presentar gases, sensación de llenura, diarrea y dolor abdominal.

Nota: La fibra en suplemento no se debe tomar junto con otros suplementos o medicamentos, sino por separado.

❑ Beba abundantes líquidos, especialmente agua (preferentemente destilada al vapor). El agua es la mejor sustancia y la más natural para ablandar la materia fecal. Además, previene el estreñimiento.

❑ Evite las grasas, alcohol, café, especias picantes y los productos de origen animal. Las dietas ricas en proteínas y en carne roja son especialmente difíciles para el tracto digestivo.

❑ Tome todos los días una o dos cucharadas de aceite de flaxseed. Este aceite sirve para ablandar los excrementos.

❑ Aprenda a no hacer fuerza cuando vaya a evacuar. Mantenga limpio el intestino y evite el estreñimiento. No se quede sentado en la taza más de diez minutos porque la sangre tiende a acumularse en las hemorroides.

❑ Lave frecuentemente el área afectada con agua caliente. Un baño diario de agua caliente durante quince minutos es una gran ayuda. No le agregue al agua aceites ni espumas, pues pueden irritar los tejidos, ya sensibles. Aunque mucha gente le agrega al agua Epsom salts, no se ha comprobado que sean eficaces desde el punto de vista clínico. Lo que reduce la inflamación y alivia el dolor es el agua caliente. Evite usar productos jabonosos para limpiar el ano.

❑ Los baños de asiento calientes son especialmente provechosos. Dese todos los días un baño de asiento con minerales (*ver* BAÑOS DE ASIENTO en la Tercera Parte). Nosotros recomendamos el producto Batherapy, de Para Laboratories/Queen Helene, un polvo que contiene importantes minerales y que se le agrega al agua. Este producto se encuentra en muchos health food stores.

❑ Hágase enemas de cayenne (capsicum) y de ajo para mantener limpio el intestino. Los enemas de agua caliente actúan rápidamente y alivian el malestar. *Ver* ENEMAS en la Tercera Parte.

❑ Haga ejercicio con regularidad, pero con moderación.

❑ Tres veces por semana aplíquese a manera de supositorio un diente de ajo pelado. También puede ponerse supositorios de papa cruda para aliviar el dolor y curar las hemorroides. Pele una papa y córtela en pequeñas tajadas de forma cónica.

❑ Para disminuir el sangrado de las hemorroides, consuma alimentos como alfalfa, blackstrap molasses y vegetales hojosos de color verde oscuro por su alto contenido de vitamina K.

❑ Si las hemorroides le sangran mucho, evite la anemia tomando suplementos de vitaminas y minerales. Para que su sangre se mantenga sana, tome un suplemento de hierro, junto con vitamina C y un complejo de vitaminas B. Para mejor absorción, utilice un complejo de vitaminas B en forma sublingual, como Perfect B, de Pharmaceutical

Purveyors of Oklahoma, o Coenzymate B Complex, de Source Naturals.

❑ No utilice laxantes fuertes. La mayor parte de esos productos inducen a pujar innecesariamente y crean condiciones similares a las de la diarrea. Además, los laxantes químicos no le aportan al organismo las sustancias sanas y beneficiosas de los productos naturales. Los laxantes pueden hacer que el intestino se vuelva dependiente de ellos para funcionar normalmente, es decir, se convierten en una especie de adicción. Si sufre de estreñimiento o si necesita hacer mucha fuerza al defecar, no utilice fórmulas químicas sino algún producto que ablande la materia fecal (por ejemplo áloe vera o jugo de ciruelas).

❑ Evite el papel higiénico excesivamente rugoso. Use papel húmedo o toallitas para bebés.

❑ Aprenda a levantar correctamente los objetos. No doble la espalda sino las rodillas. No sostenga la respiración mientras levanta el objeto; esto le añade una presión enorme a los vasos sanguíneos hemorroidales. Más bien, tome aire y suéltelo en el momento de levantar el objeto. Haga que los muslos realicen la tarea, no la espalda. En lo posible, no levante objetos pesados.

❑ No permanezca sentado o parado durante períodos largos. Si no puede evitar estar sentado durante ratos prolongados, muévase y cambie de posición con frecuencia (esto también es bueno para la circulación, la espalda y las piernas).

❑ Siéntese en superficies acolchadas, pero no utilice el cojín inflado en forma de donut que se usaba antes. Usar esos cojines aumenta la presión en los vasos sanguíneos afectados por las hemorroides, lo cual agrava la inflamación y el sangrado.

❑ No use productos que contienen ibuprofeno o aspirina para aliviar al dolor de las hemorroides porque pueden estimular el sangrado. En su lugar, tome medicamentos de acetaminofén como Tylenol, Datril y Valadol, entre otros.

❑ Si los tratamientos caseros no lo alivian, consulte con su médico, especialmente si el problema es recurrente y el sangrado persiste. Aun cuando la cantidad de sangre que se pierde puede parecer insignificante, perder sangre incluso lentamente produce a la larga anemia y problemas relacionados con esta enfermedad (*ver* ANEMIA en la Segunda Parte). Así mismo, el sangrado rectal persistente puede conducir a infecciones e, incluso, comprometer el sistema inmunológico. Si la sangre es de color rojo oscuro, puede indicar que hay un problema más grave, como un absceso, una fisura, una fístula o un cáncer. Las fisuras son comunes en los pacientes de la enfermedad de Crohn.

Aspectos para tener en cuenta

❑ Dependiendo de la ubicación del problema y de su severidad, los médicos se valen actualmente de los siguientes tratamientos para las hemorroides:

- *Electrocoagulación bipolar (Coagulación BiCap)*. Consiste en aplicar corrientes eléctricas de corta duración a las hemorroides. Es similar a la fotocoagulación con rayos infrarrojos porque tiene ventajas y desventajas equivalentes.
- *Medidas conservadoras*. Los suplementos de fibra y los tratamientos caseros ayudan en la mayoría de los casos, excepto cuando las hemorroides están trombosadas.
- *Fotocoagulación con rayos infrarrojos*. Esta técnica implica utilizar calor infrarrojo para tratar las hemorroides internas leves. Esta técnica es menos dolorosa que la ligadura, pero su eficacia no siempre es igual.
- *Escleroterapia de inyección*. Esta técnica utiliza inyecciones de soluciones de quinina y urea, o de fenol, para contraer las hemorroides internas y detener el sangrado. Las inyecciones se aplican directamente en las hemorroides.
- *Tratamiento coagulante con rayo láser*. Este tratamiento ha ganado popularidad en los últimos años, y se considera el método más fácil y menos doloroso para manejar las hemorroides internas. No obstante, su eficacia es motivo de controversia pues a menudo se requiere repetir el tratamiento. La mayoría de los investigadores creen que antes de que éste se convierta en el tratamiento preferido para las hemorroides, se deben realizar más estudios a fin de aumentar su eficacia.
- *Ligadura*. Éste es el tratamiento más utilizado hoy en día para tratar las hemorroides internas. Se realiza atando un pequeño caucho en la base del vaso sanguíneo. Cuando la circulación se suspende en ese vaso sanguíneo, el vaso se desprende y el caucho se elimina junto con los desechos del organismo. Este tratamiento muchas veces debe repetirse y es doloroso.
- *Cirugía*. Hay hemorroides que no mejoran con ninguno de los tratamientos mencionados y, por tanto, requieren cirugía. Si a usted le duelen mucho las hemorroides o si está perdiendo gran cantidad de sangre, debe hacerse examinar a la mayor brevedad por un médico, preferiblemente por un urólogo. Las técnicas quirúrgicas que se utilizan actualmente hacen que la operación sea menos dolorosa y que el tiempo de recuperación sea más corto que en el pasado. La cirugía para las hemorroides es completamente eficaz en aproximadamente el 95 por ciento de los casos. Sin embargo, cuando las hemorroides se reproducen, puede ser necesario operar de nuevo al paciente.

❑ La nitroglicerina, un dilatador de los vasos sanguíneos usado para la angina de pecho, parece aliviar el dolor posterior a la hemorroidectomía (eliminación quirúrgica de la hemorroides). Algunos médicos la prescriben para los que las padecen, aunque su aprobación está todavía bajo estudio. Otro tratamiento experimental es el uso de inyecciones locales de botulinum toxin (Botox), pero esto tiene el efecto contraproducente de perder el control del esfínter anal.

❑ Un medicamento libre de sustancias químicas que alivia de manera rápida y duradera el prurito, el ardor y el sangrado de las hemorroides es Anurex. Es un pequeño dispositivo de plástico que contiene un gel sellad que retiene el frío. Su eficacia es mayor si se guarda en el congelador. Cuando se coloca en el área adolorida, enfría de manera controlada el tejido inflamado. Cada uno de estos dispositivos se puede utilizar varias veces y hasta por seis meses. El Anurex se encuentra en muchas farmacias y health food stores, o se puede pedir directamente a Anurex Labs. (*Ver* Fabricantes y Distribuidores, en el Apéndice.)

❑ Los supositorios Key-E, de Carlson Labs, alivian eficazmente el escozor y el dolor.

❑ Por sus propiedades antibacterianas e inmunoestimulantes, el té de kombucha es provechoso para las hemorroides. (*Ver* PREPARACIÓN DEL TÉ DE KOMBUCHA en la Tercera Parte.)

❑ El color rojo de algunos alimentos (especialmente remolacha) enrojece la materia fecal, lo que hace pensar equivocadamente que se trata de sangre.

❑ La causa más común de prurito anal es trauma en los tejidos producido por el uso de papel higiénico áspero. Otras causas de prurito anal son *Candida albicans*, alergias e infecciones por parásitos.

❑ *Ver también en* PROBLEMAS RELACIONADOS CON EL EMBARAZO en la Segunda Parte.

HEPATITIS

La hepatitis es la inflamación del hígado, usualmente a causa de una infección viral. El hígado es responsable de filtrar y expulsar las sustancias dañinas de la sangre, tales como células muertas, toxinas, grasas, el exceso de hormonas y una sustancia amarillenta llamada bilirrubina que es la materia de desecho resultado de la descomposición de los glóbulos rojos viejos. Si el hígado se inflama, aumenta de tamaño y se vuelve hipersensible, deja de funcionar normalmente. En consecuencia, las toxinas que deberían ser eliminadas por el hígado se acumulan en el organismo, y se altera tanto el procesamiento como el almacenamiento de algunos nutrientes. Entre los síntomas de la hepatitis están fiebre, debilidad, náuseas, vómito, dolor de cabeza, inapetencia, dolores en los músculos y en las articulaciones, somnolencia, coloración oscura de la orina, coloración clara de la deposición, malestar abdominal y, con frecuencia, ictericia (coloración amarilla de la piel) y aumento de las enzimas hepáticas de la sangre. También se pueden presentar síntomas parecidos a los del flu, que pueden ser leves o severos.

La hepatitis se clasifica según el virus implicado. Los científicos han identificado los virus responsables de tres tipos de hepatitis, llamadas hepatitis A, hepatitis B y hepatitis C. Hay, además, otras clases de hepatitis menos comunes, llamadas hepatitis D hepatitis E y hepatitis G. Todas son contagiosas.

La hepatitis A, también conocida como *hepatitis infecciosa*, puede provocar trastornos hepáticos graves aunque, en la mayoría de los casos, el hígado se cura en pocos meses. La hepatitis A puede desarrollarse sin signos o síntomas súbitos. Se contagia fácilmente mediante el contacto persona a persona, y por contaminación fecal del agua y los alimentos, así como por comer marisco crudo obtenido en aguas contaminadas. Esta clase de hepatitis es contagiosa entre dos y tres semanas antes de que se presente la ictericia, y una semana después.

La hepatitis B, también llamada hepatitis sérica, se propaga mediante el contacto con sangre infectada (por ejemplo, de la madre al hijo en el parto, a través de transfusiones con sangre contaminada, o por el uso de jeringas o agujas contaminadas), de los adultos a los niños por el contacto al convivir en extrema proximidad en condiciones y algunas actividades sexuales. La mayoría de los afectados — un 85 por ciento — se recupera, aunque el 15 por ciento acaba desarrollando cirrosis o cáncer hepático.

La hepatitis C es la variante más grave de esta enfermedad y causa unas 10.000 muertes al años en los Estados Unidos. Se calcula que unos 4 millones de estadounidenses están infectados con este virus, 3 millones de ellos de manera crónica. La hepatitis C es la principal causa de trasplante de hígado en este país y es cuatro veces más prevalente que el SIDA, y veinte veces más fácil de adquirir. Aproximadamente, el 85 por ciento de las infecciones acaban en problemas hepáticos crónicos. Actualmente, la tasa de supervivencia para esta enfermedad es del 99 por ciento. El virus va progresivamente dañando el hígado, dejándolo devastado. Además, las personas con hepatitis C suelen tener niveles elevados de hierro en el hígado, lo que también puede provocar trastornos hepáticos. Existen pruebas para detectar los anticuerpos de la hepatitis C en la sangre donada, pero el individuo infectado puede tardar hasta seis meses en desarrollar los anticuerpos, de modo que es imposible identificar toda la sangre contaminada. La FDA afirma que sólo el 7 por ciento de los casos actuales de hepatitis C han sido adquiridos como resultado de transfusiones de sangre y el riesgo de contraer el virus a partir de una unidad de sangre es de 1 entre 100.000. La incidencia de infecciones de hepatitis C por transfusiones de sangre o por el uso de productos de sangre ha disminuido desde 1992, cuando se introdujeron los análisis, pero siempre hay un riesgo y la falta de análisis antes de 1992 ha dejado un legado enorme de personas infectadas por este virus.

Usted puede encontrarse en situación de riesgo de contraer hepatitis C si:

- Recibió una transfusión de sangre antes de 1992, cuando se comenzó a analizar la sangre en busca de anticuerpos del virus.

- Ha compartido jeringuillas para consumir drogas por vía intravenosa (incluso un incidente, hace años).
- Ha compartido canutos para inhalar cocaína.
- Se ha hecho tatuajes con material no estéril.
- Ha recibido tratamiento de hemodiálisis (si ha usado una máquina para los riñones).
- Ha estado expuesto a productos sanguíneos con frecuencia (debido a hemofilia, fallo renal crónico, quimioterapia, transplante de órgano o cualquier otra razón).
- Alguna vez se ha clavado un aguja (enfermeras y médicos tienen un riesgo elevado).
- Alguna vez ha usado el cepillo de diente, la cuchilla de afeitar o algún objeto de una persona infectada que contuviera sangre.
- Ha tenido relaciones sexuales de alto riesgo, como tener múltiples compañeros o no utilizar protección.

La hepatitis D o hepatitis delta se da en algunas personas que ya están infectada con hepatitis B. Es la menos común de los virus de la hepatitis, pero es la más grave porque significa que hay dos tipos de hepatitis actuando a la vez. Puede transmitirse por el contacto sexual o de la madre al niño en el parto.

La hepatitis E es poco frecuente en los Estados Unidos, no así en otras partes del mundo, como México, India y países de África y Asia. Normalmente se extiende por contaminación fecal y parece ser peligrosa para las mujeres embarazadas, aunque generalmente no lleva a la hepatitis crónica en otros.

También es posible contraer hepatitis a consecuencia de la exposición a ciertas toxinas o al consumo de alcohol o de drogas, incluyendo medicamentos sin receta como el acetaminofén o el ibuprofeno. Es lo que se denomina hepatitis tóxica. Las toxinas ambientales absorbidas a través de la piel pueden dañar el hígado; un ejemplo son los hidrocarbonos clorinados y el arsénico. En la hepatitis tóxica, el daño sufrido por el hígado viene determinado por el nivel de exposición.

A menos que se indique otra cosa, las dosis recomendadas son para adultos. A los jóvenes de doce a diecisiete años se les debe administrar tres cuartas partes de la cantidad recomendada; a los niños de seis a doce años, la mitad y a los menores de seis años, la cuarta parte.

Nutrientes

SUPLEMENTOS	DOSIS SUGERIDAS	COMENTARIOS
Esenciales		
Alpha-lipoic acid	Según indicaciones de la etiqueta.	
Beta-1, 3-D-glucan	Según indicaciones de la etiqueta.	
Free-form amino acid complex (Amino Balance de Anabol Naturals)	Según indicaciones de la etiqueta.	Suministra la proteína necesaria. El hígado descompone la proteína; tomar aminoácidos en estado libre reduce el estrés del hígado.
Glutathione	500 mg 2 veces al día con el estómago vacío.	Protege el hígado.
más L-arginine	Según indicaciones de la etiqueta.	
y L-cysteine	500 mg de cada uno 2 veces al día con el estómago vacío.	Desintoxican el organismo de sustancias hepatotóxicas y conservan el glutatión. *Ver* AMINOÁCIDOS en la Primera Parte.
y L-methionine	Tomar con agua o jugo. No tomar con leche. Para mejor absorción, tomar con 50 mg de vitamina B_6 y 100 mg de vitamina C.	
Inositol hexaphosphate (IP6)	Según indicaciones de la etiqueta.	
Liquid Kyolic con B_1 y B_{12} de Wakunaga	Según indicaciones de la etiqueta.	
Raw liver extract	Según indicaciones de la etiqueta.	Promueven la función hepática. *Ver* TERAPIA GLANDULAR en la Tercera Parte. Se puede administrar en inyección (con supervisión médica).
o desiccated liver	Según indicaciones de la etiqueta.	
S-Adenosyl-methionine (SAMe)	Según indicaciones de la etiqueta.	
o Trimethylglycine (TMG)	Según indicaciones de la etiqueta.	
Selenium Forte de American Biologics	Según indicaciones de la etiqueta.	
Muy importantes		
Coenzyme Q_{10}	60 mg al día.	Contrarresta la supresión del sistema inmunológico y aumenta la oxigenación de los tejidos.
más Coenzyme A de Coenzyme-A Technologies	Según indicaciones de la etiqueta.	
Dimethylglycine (DMG) (Aangamik DMG de FoodScience of Vermont)	Según indicaciones de la etiqueta.	Mejora la oxigenación celular.
Lecithin granules	1 cucharada 3 veces al día antes de las comidas.	Protegen las células del hígado y movilizan la grasa. Ayudan a prevenir el hígado grasoso.
o capsules	1.200 mg 3 veces al día antes de las comidas.	
Multivitamin complex		Todos los nutrientes son necesarios de manera equilibrada.
con vitamin B complex	50–100 mg 3 veces al día con las comidas. No tomar más de 100 mg de vitamina B_3 (niacina) mientras no esté completamente curado.	Todas las vitaminas B son absolutamente esenciales para la función normal del hígado. Se recomienda en forma sublingual. Puede ser necesario aplicar en inyección (con supervisión médica), en especial inyecciones de vitamina B_{12} y de ácido fólico.
más extra vitamin B_{12}	1.000 mg 2 veces al día.	
más choline e inositol	Según indicaciones de la etiqueta.	

Superoxide dismutase (SOD)	Según indicaciones de la etiqueta.	Estos poderosos antioxidantes mejoran el funcionamiento hepático neutralizando los nocivos radicales libres superoxide.
o		
Cell Guard de Biotec Foods	Según indicaciones de la etiqueta.	
u		
Oxy-5000 Forte de American Biologics	Según indicaciones de la etiqueta.	
Vitamin C con bioflavonoids	5.000–10.000 mg o más al día.	Poderosos agentes antivirales. Estudios han revelado que las dosis altas aceleran la mejoría.
Vitamin E	200 UI al día por 1 mes.	Poderoso antioxidante. Use d-alpha-tocopherol.
Importantes		
Calcium	1.500 mg al día.	Esenciales para la coagulación de la sangre, que suele ser deficiente en las personas que tienen enfermedades hepáticas. Utilizar variedades asporotate. No se debe utilizar bone meal.
y magnesium	1.000 mg al día.	
Essential fatty acids (primrose oil o salmon oil)	Según indicaciones de la etiqueta.	Combaten la inflamación del hígado y reducen el nivel de las grasas séricas.
o shark liver oil	Según indicaciones de la etiqueta.	Importante fuente de lípidos esenciales.
o squalene	Según indicaciones de la etiqueta.	
o Kyolic-EPA de Wakunaga	Según indicaciones de la etiqueta.	
Multienzyme complex con betaine hydrochloride (HCl)	Según indicaciones de la etiqueta.	Importantes para la correcta digestión.
Provechosos		
Maitake extract	Según indicaciones de la etiqueta.	Estimulan el sistema inmunológico y combaten la infección viral.
o shiitake extract	Según indicaciones de la etiqueta.	
o reishi extract	Según indicaciones de la etiqueta.	
Raw pancreas glandular	Según indicaciones de la etiqueta.	Ayuda a la digestión y al funcionamiento del páncreas.
7-Keto DHEA	50–75 mg al día.	
Vitamin A (Micellized Vitamin A emulsion de American Biologics)	25.000 UI al día. Si está embarazada, no debe tomar más de 10.000 UI al día.	Necesario para la curación. La emulsión facilita la asimilación y brinda mayor seguridad. Debe evitar el betacaroteno y las cápsulas de vitamina A mientras tenga hepatitis.

Hierbas

❑ La alcachofa aumenta la eficacia de la función hepática.

❑ La medicina ayurvédica utiliza la remolacha para promover la regeneración de las células hepáticas.

❑ El burdock y el dandelion son importantes para limpiar el hígado y el torrente sanguíneo.

❑ Según la evidencia documental de sus propiedades antivirales, los estudios indican que el licorice es eficaz para el tratamiento de la hepatitis viral y, en particular, la hepatitis activa crónica.

Advertencia: Esta hierba no se debe utilizar durante más de siete días seguidos, y se debe evitar cuando la presión arterial es alta.

❑ El ligustrum es un buen agente antiinflamatorio y restaurador del sistema inmunológico.

❑ El extracto de milk thistle contiene silymarin, un flavonoide provechoso para la curación y la regeneración del hígado. Se puede tomar en cápsula o en extracto sin alcohol. Tome entre 200 y 400 miligramos tres veces al día.

❑ El extracto de hoja de olivo es un poderoso agente antifúngico.

❑ El phyllanthus, una hierba ayurvédica, es útil contra la hepatitis B. Después del contacto inicial con el virus, puede mantenerse sin síntomas pero seguir siendo portador de la enfermedad. Se dice que, en algunos casos, esta hierba erradica el carácter de portador de la hepatitis B.

❑ La schizandra es una hierba china utilizada para proteger el hígado.

❑ La scutellaria, conocida también como Baikal skullcap o Chinese skullcap, es un poderoso antioxidante originario de China.

❑ El turmeric es un potente antiinflamatorio.

❑ El fumitory se ha demostrado que estimula el flujo de bilis y fortalece el hígado.

Advertencia: Esta hierba en dosis altas es tóxica. No superar las dosis recomendadas. Consulte con su médico antes de usarlo.

❑ Otras hierbas beneficiosas para la hepatitis son black radish, té verde, red clover y yellow dock.

Recomendaciones

❑ Haga una dieta de frutas y vegetales crudos durante dos a cuatro semanas. Comience esa dieta haciendo un ayuno de limpieza. *Ver* AYUNOS en la Tercera Parte.

❑ Incluya alcachofas en su dieta. La alcachofa protege el hígado. En el comercio se consigue globe artichoke extract.

❑ Tome "green drinks", jugo de zanahoria y jugo de remolacha. (*Ver* JUGOS en la Tercera Parte.)

❑ Beba únicamente agua destilada al vapor.

❑ No consuma alcohol. El propylene glycol es un compuesto relacionado con el alcohol que se emplea comúnmente en los medicamentos que se supone que no llevan alcohol. Evítelo también.

❑ Evite todas las grasas, el azúcar y los alimentos muy procesados.

❑ No consuma pescado ni mariscos crudos. Evite la proteína de origen animal Así mismo, evite los químicos y los aditivos de los alimentos.

❑ Descanse mucho en cama.

❑ Hágase tres veces a la semana un enema de clorofila (por ejemplo, jugo de wheatgrass o Kyo-Green de Wakunaga). Utilice un pint y reténgalo durante quince minutos. (*Ver* ENEMAS en la Tercera Parte.)

❑ Para evitar que la infección se propague, el paciente de hepatitis A debe permanecer aislado. La persona que cuida al paciente debe lavarse las manos a menudo, al igual que su ropa. La ropa de cama y las prendas de vestir del paciente de hepatitis A no se deben mezclar con la ropa de los demás miembros de la familia; se deben lavar con agua caliente y con cholorine bleach o con un desinfectante. Debido a que los excrementos son infecciosos, el baño debe descontaminarse con frecuencia. Los inodoros y los pisos se deben lavar con un desinfectante.

❑ Al viajar se debe tener especial cuidado con el agua y con los alimentos contaminados con agua.

❑ No tome ningún medicamento que no le haya recetado su médico. Lea detenidamente la información que traen sus medicamentos y revise con especial cuidado lo referente al riesgo de intoxicación hepática.

Aspectos para tener en cuenta

❑ Tomar cantidades excesivamente altas de vitamina A durante períodos largos puede hacer que se eleve el nivel de las enzimas hepáticas. Todas las personas que hayan tomado más de 50.000 unidades internacionales de vitamina A todos los días durante más de un año deben reducir la dosis o tomarla en forma de emulsión, que tiene menos efectos secundarios.

❑ Si usted tiene hepatitis C, es mejor reducir el nivel de hierro de su cuerpo antes de iniciar un tratamiento. Tener niveles altos de hierro inhibe la terapia para el hígado.

❑ Se ha descubierto que el catechin, un flavonoide que se encuentra en los tés verde y negro de la India, reduce el nivel sérico de bilirrubina en personas que tienen cualquiera de las hepatitis virales agudas.

❑ El sylmarin, el ingrediente activo en el milk thistle, parece reducir los enzymas hepáticos y revertir los daños asociados a la hepatitis. Estudios han revelado que la hierba milk thistle tiene la capacidad de curar el cáncer de hígado en ratones de laboratorio.

❑ Los suplementos de hígado contienen una sustancia nutricional que ayuda a regenerar el hígado. Sólo se debe utilizar hígado de reses criadas orgánicamente.

❑ En experimentos de laboratorio, inyecciones de células hepáticas enteras han reparado rápidamente el tejido del hígado en animales experimentales con insuficiencia hepática aguda y letal.

❑ Ribavirin (Virazole) e interferón son medicamentos que están demostrando su eficacia contra la hepatitis C.

❑ Las tabletas de adefovir dipivoxil (Hepsera) ralentizan el avance de la hepatitis B crónica al bloquear el enzyma necesario para que el virus se reproduzca dentro del organismo.

Advertencia: No deje de tomar adefovir dipivoxil sin supervisión médica.

❑ La hepatitis se diagnostica por medio de un análisis de sangre. En algunos casos, puede ser preciso hacer una prueba adicional para la hepatitis C llamada RIBA HCV 3.0 Strip Immunoblot Assay (SIA).

❑ Hay una prueba que se puede hacer en casa llamada Home Access Hepatitis C Check. Se puede adquirir en farmacias o pedirla directamete al fabricante, Ab Diagnostics. (*Ver* Fabricantes y Distribuidores, en el Apéndice.)

❑ Se dice que la terapia de irradiación ultravioleta (UBIT según sus siglas en inglés) mejora la oxigenación de los tejidos, ayuda con la inflamación y estimula el sistema inmunológico, además de combatir las infecciones virales. Este tratamiento, aprobado por la FDA, consiste en bombardear la sangre con luz ultravioleta, lo que parece inutilizar el virus. Bradford Research Institute, de Chula Vista, California, ofrece este tratamiento. (*Ver* Organizaciones Médicas y de la Salud, en el Apéndice.)

❑ Si necesita cirugía y es posible que le hagan una transfusión, hable con su médico o cirujano. Es posible que pueda utilizar su propia sangre o la de un pariente o amigo antes de que le hagan la operación.

❑ Existe una vacuna contra la hepatitis A y se recomienda a las personas en grupos de alto riesgo, como quienes tienen problemas hepáticos, los que conviven con personas infectadas, quienes tienen relaciones anales con múltiples parejas y quienes viajan a lugares donde esta enfermedad es común, como África, Oriente Medio, el Caribe y Amércia del Sur y Central. El U.S. Centers for Disease Control (CDC) recomienda que los niños que viven en estados con riesgo alto dentro de los Estados Unidos sean vacunados. Estas estados incluyen a Arizona, Alaska, California, Idaho, New Mexico, Oregon, South Dakota y Washington. Otros estados también tienen áreas donde la incidencia de hepatitis A es alta. Hable con su médico sobre los posibles efectos secundarios de la vacuna.

❑ Hay una vacuna contra la hepatitis B que dura aproximadamente cinco años. Hable con su médico para conocer los beneficios y los efectos secundarios.

❑ Dado que la hepatitis C se presenta en muchos genotipos o formas y puede mutar con rapidez, no hay todavía una vacuna que pueda proteger eficazmente contra este virus. Tampoco hay vacunas contra las hepatitis D ni E.

HERPES, INFECCIONES POR EL VIRUS DEL

Ver INFECCIONES POR EL VIRUS DEL HERPES.

HERPES LABIAL

Ver COLD SORES.

HERPES ZOSTER

Ver SHINGLES. *Ver también* Shingles en PROBLEMAS OCULARES.

HIATAL, HERNIA

Ver ACIDEZ ESTOMACAL/REFLYJO GÁSTRICO.

HIEDRA VENENOSA

Ver POISON IVY/POISON OAK/POISON SUMAC.

HÍGADO, CIRROSIS DEL

Ver CIRROSIS DEL HÍGADO.

HÍGADO, ENFERMEDADES DEL

Ver CIRROSIS DEL HÍGADO, HEPATITIS.

HINCHAZÓN DE MANOS Y PIES

Ver Edema en PROBLEMAS RELASCIONADOS CON EL EMBARAZO.

HIPERACTIVIDAD (SÍNDROME DE DÉFICIT DE ATENCIÓN/SÍNDROME DE HIPERACTIVIDAD)

El síndrome de hiperactividad (*attention deficit hyperactivity desorder*, ADHD), o el síndrome de déficit de atención (*attention deficit disorder*, ADD) es el nuevo nombre que se otorga a ciertos trastornos del sistema nervioso central. Este trastorno ha recibido diversos nombres a lo largo de los años por lo que, a veces, se confunden los criterios para diagnosticar el ADHD o el ADD. En la cuarta edición de su libro-manual *Diagnostic and Statistical Manual of Mental Disorders* (*DSM-IV*), el American Psychiatric Association describe tres categorías diferentes: ADHD-ADHD inatento, ADHD hiperactivo-impulsivo y una tercera categoría en la que se combinan estos dos. En aras de la simplicidad, utilizaremos el término ADD para referirnos a la variante inatenta sin hiperactividad y ADHD para las variantes hiperactiva-impulsiva y la combinada.

El National Institute of Mental Health (NIMH) calcula que entre el 3 y 5 por ciento de los niños en Estados Unidos tienen ADHD. Esto significa que en un aula de veinticinco a treinta niños, es probable que al menos uno tenga ADHD. Se diagnostica con ADHD a tres veces más niños varones que a niñas, pero cada vez hay más niñas a las que se les detecta. Eso es lo que dice la doctora Nora Galil, psiquiatra que ejerce desde su consulta privada en Washington, D.C.

Aunque principalmente se considera un trastorno de la infancia, el ADD/ADHD también se da en adultos. Los expertos estiman que unos ocho millones de adultos pueden estar afectados, aunque el 80 por ciento no son conscientes de ello. Asimismo, los expertos debaten si es posible superar los síntomas al pasar de la niñez a la adolescencia y madurez. Algunos estudios han mostrado que el ADHD baja significativamente a medida que la persona se va haciendo mayor. Otros estiman que entre el 30 y el 70 por ciento de los niños que sufren ADHA mantendrán los síntomas durante su vida adulta.

Según Russell Barkley, Ph.D., profesor de Psiquiatría en la Universidad Médica de South Carolina, el ADHD adquiere tonos más complejos en los adultos. Se manifiesta no tanto en forma de dificultades con la habilidad para prestar atención o controlar los impulsos, sino como un problema de autorregulación. Sin este autocontrol, el adulto ve disminuida su capacidad para desempeñar tareas, ya que éstas tienen que hacerse, pero también planificarse, organizarse y encajarse con la perspectiva adecuada. El trastorno puede provocar problemas en la pareja, abuso de sustancias y problemas económicos. No es infrecuente la infidelidad porque los adultos con ADHA se aburren fácilmente de todo, incluso de sus parejas. Asimismo, este trastorno causa varios problemas de comportamiento y de aprendizaje, lo que a menudo resulta difícil de llevar para el individuo y su familia. Aunque normalmente se clasifica a los niños con ADHD/ADD dentro de los que tienen dificultades para el aprendizaje, muchas veces suelen tener una inteligencia normal o superior a la normal, además de una gran creatividad.

Entre los factores que se han relacionado con el ADD/ADHD están: herencia, ansiedad, alergias, fumar durante el embarazo, hiperinsulinemia, falta de oxígeno en el nacimiento, contaminantes y estrés ambiental, aditivos alimentarios artificiales, lesiones, infecciones, envenenamiento con plomo y trauma prenatal. Investigaciones recientes sugieren que ver mucha televisión, con su rápida sucesión de imágenes, puede *recablear* el cerebro en desarrollo permanentemente y provocar síntomas de ADHD. Esto es especialmente cierto en los primeros dos o tres años de vida.

En los últimos años se ha prestado cada vez más importancia al papel de la dieta en el ADD/ADHD. Mucha gente con este trastorno reacciona a ciertos conservantes, tintes y salicilatos contenidos en los alimentos. Se trata de sustancias que pueden alterar el balance químico del cerebro y producir cambios de comportamiento indeseados. Un factor contribuyente puede ser una dieta baja en proteínas. Aunque el tema se lleva debatiendo durante décadas, los estudios demuestran con claridad que los conservantes añadidos a los alimentos juegan un papel relevante en la hiperactividad.

No existe ninguna prueba que por sí sola pueda indicar si una persona sufre ADHD. El especialista debe hacer el diagnóstico comparando el patrón de comportamiento de la persona con una serie de criterios establecidos por la American Psychiatric Association. Estos criterios son los siguientes:

1. La persona presenta bien seis síntoma de inatención o seis síntomas de hiperactividad e impulsividad.

- Entre los síntomas de inatención está los siguientes:
- No prestar atención a los detalles o cometer errores de mucho descuido.
- Problemas para concentrar la atención en las actividades.
- Parecer que no se escucha cuando se le dirige la palabra.
- No seguir instrucciones y no acabar las tareas.
- Dificultades para organizar tareas y actividades.
- Evitar, no gustar o mostrar reticencia a desarrollar tareas que requieren esfuerzo mental sostenido.
- Perder cosas necesarias para desempeñar tareas o actividades.
- Distraerse con facilidad.
- Olvidadizo en las actividades cotidianas.
- Entre los síntomas de hiperactividad e impulsividad están:
- Jugar con las manos y con los pies; moverse inquieto en el asiento.
- Levantarse del asiento cuando es necesario estar sentado.
- Sentirse inquieto o, de niño, correr y subirse a los sitios de forma inapropiada y excesiva.
- Tener dificultades para participar en actividades de asueto o en juegos tranquilos.
- Estar siempre en movimiento, como si se tuviera una misión permanente que cumplir.
- Hablar excesivamente.
- Soltar las respuestas antes de que se acabe de hacer la pregunta.
- Dificultades para esperar su turno.
- Interrumpir conversaciones o entrometerse en las actividades de los demás.

2. Los síntomas continúan por al menos seis meses y son más frecuentes y graves que lo normal.
3. Los síntomas causan daños significativos a las funciones sociales, académicas o laborales.
4. Los daños a esas funciones son evidentes en al menos dos de estos entornos: hogar, escuela o trabajo.
5. Algunos de estos síntomas aparecen antes de los siete años.
6. Los síntomas no se deben a otro trastorno.

Es más difícil diagnosticar al niño que sufre ADD porque la hiperactividad es más evidente que la falta de atención. Sin embargo, la pérdida de tiempo, las dificultades para concentrarse y la incapacidad para empezar y acabar los proyectos que es característica de este trastorno puede tener efectos muy dañinos que pueden durar toda la madurez. El ADHD genera comportamientos hiperactivos, inquietos, impacientes e impulsivos.

A pesar de esto, los niños que sufren ADHA pueden ser capaces de prestar atención y completar tareas, y a menudo se pasan horas haciendo las cosas que les interesan a ellos. Hay adultos con ADHD que siempre están concluyendo proyectos, pero tienen tendencia a peder la paciencia y a enojarse con facilidad. Lo más debilitante es tener los dos síndromes, ADHD y ADD. En estos casos, los niños sufren problemas de autoestima baja, son impacientes, no siguen las normas ni actúan con responsabilidad, son torpes, creen que siempre tienen razón, se resisten a aceptar los cambios y no se adaptan bien.

Con el espectacular incremento de diagnósticos de este trastorno, muchos investigadores creen que se está diagnosticando por exceso. Es difícil hacerlo porque muchos de los síntomas aparecen en niños normales y sanos en muchos momentos de la infancia. De hecho, más del 60 por ciento de los padres sospecha que su hijo tiene ADD o ADHD en un momento u otro.

Es posible que lo que sólo es energía creativa se catalogue como ADD o ADHD. Por eso el diagnóstico tiene que ser hecho por un equipo de especialistas expertos en el trastorno, y siempre es aconsejable obtener una segunda opinión si el diagnóstico es positivo. Sea prudente antes de empezar a medicar. Ciertamente, los medicamentos son útiles, pero un estudio publicado en el *Journal of the American Medical Association* (JAMA) comentaba diversos peligros relacionados con esto y el aumento en la cifra de niños entre dos y cuatro años que toman medicación. Es mejor centrarse en medidas nutricionales y dietéticas.

A menos que se especifique otra cosa, las dosis recomendadas son para adultos. La dosis para los jóvenes de doce a diecisiete años debe equivaler a tres cuartas partes de la cantidad recomendada; la dosis para los niños de seis a doce años, a la mitad y la dosis para los niños menores de seis años, a la cuarta parte.

Nutrientes

SUPLEMENTOS	DOSIS SUGERIDAS	COMENTARIOS
Muy importantes		
Calcium y magnesium	Según indicaciones de la etiqueta, a la hora de acostarse.	Tienen efectos calmantes.

Efalex Focus de Efamol o Kyolic EPA de Wakuknaga	Según indicaciones de la etiqueta. Según indicaciones de la etiqueta.	
Gamma-amino-butyric acid (GABA)	750 mg al día. Calma al organismo de manera parecida a algunos tranquilizantes, pero sin efectos secundarios ni riesgo de adicción. *Ver* AMINOÁCIDOS en la Primera Parte.	
Multivitamin y mineral complex	Según indicaciones de la etiqueta.	
Pycnogenol o grape seed extract	Según indicaciones de la etiqueta. Según indicaciones de la etiqueta.	
Quercetin	Según indicaciones de la etiqueta.	Evita que los síntomas de las alergias se agraven.
S-Adenosyl-methionine (SAMe)	Según indicaciones de la etiqueta.	
Provechosos		
Acetylcholine	Según indicaciones de la etiqueta.	
Attend de Växa International	Según indicaciones de la etiqueta.	
Bio-Strath de Bioforce	Según indicaciones de la etiqueta.	Contiene levadura, hierbas y todas las vitaminas B que tienen efectos calmantes.
Dimethyl-aminoethanol (DMAE)	Según indicaciones de la etiqueta.	
EFA Attention Formula de Health from the Sun	Según indicaciones de la etiqueta.	
L-Cysteine	Según indicaciones de la etiqueta, con el estómago vacío. Tomar con agua o jugo. No tomar con leche. Para mejor absorción, tomar con 50 mg de vitamina B_6 y100 mg de vitamina C.	Este aminoácido se debe tomar cuando el análisis del cabello revela un alto nivel de metales. *Ver* AMINOÁCIDOS en la Primera Parte.
Pedia-Calm de Olympian Labs	Según indicaciones de la etiqueta.	
Phosphatidyl serine	Según indicaciones de la etiqueta.	
Vitamin C con bioflavonoids	Adultos y niños de más de doce años: 1.000 mg 3 veces al día.	Vitamina antiestrés.
Zinc	Según indicaciones de la etiqueta.	

Hierbas

❑ Si está dando hierbas a un niño asegúrese de que la dosis está ajustada a la edad según las recomendaciones del fabricante.

❑ El Bacopin, de Sabinsa Corporation, es un extracto de la hierba ayurvédica herb bacopa (*Bacopa monniera*) que estimula la memoria.

❑ El ginkgo biloba ayuda a la función cerebral y a la concentración.

❑ El aceite de ginseng o de mullein pueden ser útiles para la memoria.

❑ El extracto de raíz de valeriana se ha utilizado para la hiperactividad con excelentes resultados y sin efectos secundarios. Mezcle el extracto con jugo (de acuerdo con las indicaciones de la etiqueta relativas a la edad) y tome esta mezcla dos o tres veces al día.

❑ Otras hierbas que pueden ser de ayuda son catnip, chamomile, hops, lobelia, gotu kola, kava kava, lemon balm, licorice, oats, St. John's wort, passionflower, skullcap, thyme y wood betony.

Advertencia: No utilice chamomile ni lobelia de manera permanente. Evite por completo la chamomile si es alérgico al ragweed.

Recomendaciones

❑ Incluya en su dieta todas las frutas y los vegetales (excepto los que contienen salicilatos, los cuales se enumeran más adelante), panes, cereales y crackers que sólo contengan arroz y oats.

❑ Incluya en su dieta pescado de aguas frías, como atún, salmón y arenque, ya que contienen docosahexaenoic acid (DHA), un ácido graso esencial que, según se cree, es vital para el desarrollo del cerebro y está carente en las personas con ADHD/ADD.

❑ Siga una dieta alta en proteínas, similar a la recetada para la hipoglicemia. (*Ver* HIPOGLICEMIA en la Segunda Parte.) Las proteínas son necesarias para aportar aminoácidos al organismo. Algunos investigadores están estudiando las similitudes entre la hipoglicemia y el ADD/ADHD. Es posible que una gran cantidad de los diagnósticos de estos trastornos sean, en realidad, hipoglicemia encubierta. Los síntomas son tan parecidos que es difícil separarlos. Una dieta alta en proteínas y baja en carbohidratos, especialmente en el desayuno, debería ayudar a reducir los síntomas, si es que se trata realmente de hipoglicemia.

❑ Asegúrese de que los carbohidratos que ingiere su hijo provienen de alimentos que contienen carbohidratos complejos y recorte la ingesta de carbohidratos simples. Los carbohidratos complejos son los que se encuentran en los vegetales y frutas frescos, fríjoles y granos enteros (integrales) naturales. Proporcionan fibra y tienen sólo la tercera parte de calorías que las grasas y los carbohidratos simples, como la glucosa, fructosa y galactosa. Estos últimos se encuentran en todos los azúcares, algunos jugos y en los granos procesados y refinados (no en los integrales).

❑ Limite el consumo de lácteos si nota cambios en el comportamiento cuando se consumen. Se sabe que en algunos casos al menos, los productos lácteos han causado problemas de este tipo a personas con ADHD/ADD.

❑ Elimine de su dieta el azúcar refinado (carbohidratos simples) y los productos que contienen este tipo de azúcar. También debe eliminar la comida chatarra y todos los alimentos que contengan colorantes, saborizantes o preservativos artificiales, monosodium glutamate (MSG), yeast, los alimentos procesados y los que contienen salicilatos. Algunos alimentos contienen salicilatos de manera natural, como almendra, manzana, albaricoque, cereza, currants, todas las berries, durazno, ciruela, prunes, tomate, pepino y naranja.

❑ No consuma ninguno de los siguientes productos: apple cider vinegar, bacon, mantequilla, golosinas, ketchup, chocolate, quesos con colorante, salsa chili, maíz, jamón, hot dogs, luncheon meat, margarina, meat loaf, leche, mustard, cerdo, salami, sal, bebidas gaseosas, salsa de soya, salchichas, té y trigo.

❑ No utilice tabletas de antiácidos, pastillas contra la tos, perfume, lozenges para la garganta ni dentífrico comercial. Compre dentífrico natural en un health food store.

❑ Evite las bebidas carbonatadas, pues contienen grandes cantidades de fosfatos. Los aditivos a base de fosfatos podrían ser responsables de la hipercinesia (exceso de actividad muscular).

❑ La presencia de altos niveles de fósforo y muy bajos niveles de calcio y de magnesio (el análisis del cabello determina los niveles de estos minerales) pueden ser señal de que el individuo es propenso a la hiperactividad y a las convulsiones.

❑ La carne y la grasa también son ricas en fósforo.

❑ Limite la exposición a la television, a los juegos de video y electrónicos, así como a la música alta. En su lugar, las actividades y juegos al aire libre promueven el ejercicio físico y expanden la creatividad.

❑ Considere la posibilidad de probar alguna terapia cognitiva y del comportamiento. A menudo pueden aliviar o incluso eliminar muchos de los problemas de comportamiento asociados al ADHD/ADD.

❑ Haga una dieta de eliminación para identificar los alimentos que pueden causar o agravar los síntomas. (*Ver* ALERGIAS en la Segunda Parte.)

Aspectos para tener en cuenta

❑ Cuando trata de enfrentarse a este trastorno, lo mejor es pensar en que la dieta alimenta el cerebro, no el estómago. Muchos investigadores creen que si eliminamos los factores contribuyentes de la dieta de los pacientes y añadimos los suplementos correctos, muchos de los síntomas desaparecen y podemos eliminar los medicamentos (algunos de los cuales tienen efectos secundarios graves).

❑ Es importante hacerse un análisis de cabello para descartar la intoxicación con metales pesados. Tanto el plomo como el cobre se han asociado con problemas de conducta. (*Ver* ANÁLSIS DEL CABELLO en la Tercera Parte.)

❑ Estos trastornos pueden estar relacionados con la existencia de alergias o de problemas familiares. Es importante explorar esta posibilidad con su especialista.

❑ Se ha encontrado una alta correlación entre los problemas de aprendizaje y la delincuencia juvenil.

❑ El methylphenidate (Ritalin) se ha convertido en uno de los medicamentos recetados con más frecuencia para aliviar la hiperactividad. Sin embargo, los investigadores están descubriendo que tiene muchos efectos secundarios a largo plazo potencialmente graves, como reducción del apetito, pérdida de peso, insomnio, retraso en el crecimiento, aumento del ritmo cardíaco y de la presión arterial, periodos de mayor irritabilidad e intolerancia al comienzo de su uso y la posibilidad de desarrollar enfermedad de Parkinson. En los últimos años se han dado a conocer informes que alertan a los padres de estos posibles efectos; algunos de estos informes incluso comparan al Ritalin con la cocaína.

❑ Otros medicamentos con receta que se prescriben con frecuencia son detroamphetamine (Dexadrine, un estimulante que produce efectos calmantes equivalentes al Ritalin), pemoline (Cylert, un estimulante cuyo uso la FDA ha restringido a medicamento secundario, ya que puede provocar insuficiencia hepática), methamphetamine (Desoxyn), amphetamine-dextroamphetamine combination (Adderall) y antidepresivos tricíclicos (si se sospecha que hay depresión). Para periodos de agitación y agresión extremos, se puede prescribir el tranquilizante llamado thiordazine (Mellaril), pero sólo como último recurso. Todos estos medicamentos tienen efectos secundarios, algunos muy fuertes.

❑ Debido a estos efectos potencialmente nocivos, cada vez hay más padres y profesionales de la salud que están probando estas alternativas, o combinaciones de ellas para reducir e incluso eliminar en algunos casos los síntomas de ADHD/ADD: dieta de alteración, suplementos vitamínicos y minerales, remedios de hierbas, terapia y el amor y apoyo de familiares, maestros y amigos. Muchos creen que medicar el problema sólo consigue enmascarar los síntomas sin llegar a la raíz del problema.

❑ Los remedios homeopáticos, en pequeñas dosis, pueden ser útiles para aliviar ciertos síntomas de ADHD/ADD. El *Gelsemium* puede ayudar a mitigar la ansiedad anticipatoria y la *Ignatia* alivia los ataques de ira.

❑ Investigadores que les realizaron pruebas orales de tolerancia a la glucosa durante cinco horas a 261 niños hiperactivos encontraron que el 74 por ciento de los niños presentaban curvas anormales de tolerancia a la glucosa, lo que sugiere una posible relación entre la hiperactividad y el consumo de azúcar.

❑ Algunos estudios han descubierto que muchos niños con ADD/ADHD tienen niveles altos de toxinas de la levadura y otras bacterias nocivas en la orina. El uso de probióticos (suplementos que añaden bacterias beneficiosas al organismos, como acidophilus) puede contribuir a mejorar este problema.

❑ Algunos estudios indican que administrar gamma-aminobutyric acid (GABA) reduce la hiperactividad, así como también la tendencia a la violencia, la epilepsia, el retardo mental y los problemas de aprendizaje.

❑ Cada vez hay más evidencia de que las personas con ADD/ADHD tienen mayor riesgo de sufrir depresión, alcoholismo, inquietud, dificultades en sus carreras y en sus relaciones, así como de llevar a cabo comportamientos antisociales una vez llegada la madurez.

❑ Los padres de niños con ADD/ADHD a menudo tienen muchos problemas para aceptar y enfrentarse a las dificultades de comportamiento de sus hijos. Por ello se merece todo el respeto. Pero también es importante recordar que los niños también lo merecen. Cuando parezca que las cosas están poniéndose fuera de control, conviene recordar que los niños con ADHD/ADD sufren una incapacidad psicológica. Aunque deseen agradar y comportarse bien, sus mentes entran y salen del estado de excitación sin que ellos las puedan controlar. Debido a esto, muchas veces se sienten confusos o avergonzados, y pueden tener problemas de autoestima en el futuro. Cuando surjan problemas es importante explicarles qué hicieron mal y la razón de que esté mal, siempre que sea posible, en un tono de voz calmado y cara a cara. Los niños necesitan mucho amor, apoyo y ánimo de todos quienes los rodean, pero principalmente de sus padres.

❑ Pídale a su médico que le ayude a conseguir un profesional experto en el tratamiento de los trastornos de la atención, o búsquelo a través de alguna de las organizaciones dedicadas a su estudio y tratamiento. (*Ver* Organizaciones Médicas y de la Salud, en el Apéndice.)

HIPERTENSIÓN

Ver PRESIÓN ARTERIAL ALTA.

HIPERTIROIDISMO

El hipertiroidismo se presenta cuando la glándula tiroides produce una cantidad excesiva de hormona tiroidea, lo que conduce a la aceleración del metabolismo. El hipertiroidismo acelera todos los procesos corporales. Entre los síntomas de este trastorno están nerviosismo, irritabilidad, sensación constante de calor, aumento de la perspiración, insomnio, fatiga, evacuación intestinal más frecuente, menstruación menos frecuente y disminución del flujo menstrual, debilidad, caída del cabello, pérdida de peso, cambio en el espesor de la piel, separación de las uñas de su respectiva matriz, temblor de las manos, intolerancia al calor, aumento de la frecuencia cardíaca, bocio y, algunas veces, ojos saltones. Al hipertiroidismo a veces se le denomina *tirotoxicosis*. La *enfermedad de Graves* es el trastorno más común por hipertiroidismo.

La glándula tiroides es el termostato interno del organismo. Esta glándula regula la temperatura mediante la secreción de dos hormonas que controlan la velocidad a la cual el organismo quema las calorías y utiliza la energía. Cuando la tiroides segrega demasiada hormona, el resultado es hipertiroidismo; cuando segrega muy poca, el resultado es hipotiroidismo. Se piensa que muchos casos de hipotiroidismo e hipertiroidismo son producto de una respuesta inmunológica anormal. Aunque el mecanismo exacto no se conoce, el sistema inmunológico puede producir anticuerpos que invaden la tiroides y la atacan, lo cual altera la producción de hormonas. El hipertiroidismo también puede ser causado por crecimientos o tumores en la glándula tiroides, los cuales afectan a la produccion hormonal. Al igual que algunos medicamentos que sólo se consiguen con prescripción médica, las infecciones y la inflamación de la tiroides pueden ocasionar hipertiroidismo temporalmente.

El hipertiroidismo no es tan común como el hipotiroidismo. Estos dos trastornos de la tiroides afectan más a las mujeres que a los hombres. El mal funcionamiento de la glándula tiroides es la raíz de muchas enfermedades recurrentes.

A menos que se indique otra cosa, las dosis que se recomiendan a continuación son para personas adultas. La dosis para los jóvenes de doce a diecisiete años debe equivaler a tres cuartas partes de la cantidad recomendada; la de los niños de seis a doce años, a la mitad y la de los menores de seis años, a la cuarta parte.

Nutrientes

SUPLEMENTOS	DOSIS SUGERIDAS	COMENTARIOS
Muy importantes		
Multivitamin y mineral complex	Según indicaciones de la etiqueta.	Para combatir este trastorno metabólico se requieren grandes cantidades de vitaminas y minerales. Utilizar una fórmula super-high-potency.
Vitamin B complex	50 mg 3 veces al día con las comidas.	Necesario para la función tiroidea. Puede ser necesario aplicar en inyección (con supervisión médica).
más extra vitamin B_1 (thiamine)	50 mg 2 veces al día.	Necesario para la producción de sangre y para la energía.
y vitamin B_2 (riboflavin)	50 mg 2 veces al día.	Necesario para el funcionamiento normal de todas los órganos, las células y las glándulas del organismo.
y vitamin B_6 (pyridoxine)	50 mg 2 veces al día.	Activa muchas enzimas. Necesario para la función

		inmunológica y para la producción de anticuerpos.
Provechosos		
Brewer's yeast	1–3 cucharadas o más al día.	Rico en muchos nutrientes básicos, en especial vitaminas B.
Essential fatty acids (Kyolic-EPA de Wakunaga)	Según indicaciones de la etiqueta.	Necesarios para la correcta función glandular.
Lecithin granules o capsules	1 cucharada 3 veces al día antes de las comidas. 1.200 mg 3 veces al día antes de las comidas.	Ayudan a la digestión de las grasas y protegen el recubrimiento de todas las células y todos los órganos.
Vitamin C con bioflavonoids	3.000–5.000 mg o más al día.	De particular importancia para este trastorno.
Vitamin E	200 UI al día.	Antioxidante y nutriente necesario. Sin embargo, cantidades excesivas pueden estimular la actividad de la glándula tiroides. Use d-alpha-tocopherol.

Recomendaciones

❑ Consuma en abundancia los siguientes alimentos: bróculi, col de Bruselas, cabbage, coliflor, kale, hojas de mustard, duraznos, peras, rutabagas, soya, espinaca y nabo. Estos alimentos ayudan a suprimir la producción tiroidea de hormonas.

❑ Evite los productos lácteos durante tres meses, por lo menos. Evite también los estimulantes, el café, el té, la nicotina y las bebidas gaseosas.

❑ Tenga mucho cuidado con el tratamiento de yodo sódico radiactivo (iodine 131 ó I-1131) que se suele recomendar para el hipertiroidismo, pues se sabe que produce graves efectos secundarios. No se precipite a hacerse operar; haga todo lo necesario por mejorar su dieta primero que todo.

Aspectos para tener en cuenta

❑ Al igual que otros procesos corporales, la digestión se acelera cuando existe hipertiroidismo. Como en estos casos es frecuente la malabsorción, hacer una dieta adecuada reviste la mayor importancia.

❑ Investigadores de Gran Bretaña estudiaron a diez personas que estaban recibiendo tratamiento para la enfermedad de Parkinson y encontraron que todas tenían hipertiroidismo. Cuando se les corrigió el problema tiroideo, los síntomas de la enfermedad de Parkinson mostraron una mejoría extraordinaria.

❑ Cuando el bocio afecta a la respiración o a la deglución puede ser necesario operar al paciente para extraer toda la glándula tiroides, o parte de ella. Después de la cirugía, casi siempre se deben tomar píldoras de hormona tiroidea.

❑ La tiroides influye en las glándulas pituitaria, paratiroideas y sexuales, las cuales funcionan al unísono. Cuando hay problemas en alguna de ellas, todas resultan afectadas.

❑ Las glándulas paratiroides son unas pequeñas glándulas endocrinas situadas cerca o dentro de la superficie posterior de la tiroides que secretan la hormona paratiroidea (PTH, en inglés), encargada de ayudar a controlar los niveles de calcio. El hiperparatiroidismo es un trastorno poco común en el que estos órganos con forma de manzana se agrandan y se tornan sobreactivos. Cuando el cuerpo produce demasiado PTH, los huesos liberan el exceso de calcio, que va a parar a la sangre. Un análisis de sangre normal puede revelar ese exceso de calcio en la sangre. Si no se trata, puede dar lugar a otros problemas como dolores de hueso y cálculos renales. El tratamiento habitual para este problema suele ser la cirugía. A veces los nervios que llegan a la laringe resultan dañados, quedando una ronquera permanente.

❑ A veces se equivocan los trastornos tiroideos con los síntomas de la menopausia (la fatiga, los cambios del estado de ánimo y la depresión se dan en ambos casos). Si se nota síntomas menopáusicos debería hacerse pruebas de su función tiroides.

❑ Para obtener información y las direcciones de entidades que ofrecen información sobre los trastornos de la tiroides, vea Organizaciones Médicas y de la Salud, en el Apéndice.

HIPERTROFIA BENIGNA DE LA PRÓSTATA

Ver en PROSTATITIS/HIPERTROFIA DE LA PRÓSTATA.

HIPOGLICEMIA (BAJO NIVEL DE AZÚCAR SANGUÍNEO)

La hipoglicemia se presenta cuando el nivel de glucosa (azúcar) de la sangre es anormalmente bajo. La hipoglicemia reactiva ocurre cuando el azúcar sanguíneo desciende a niveles anormalmente bajos entre dos y cinco horas después de comer. Entre sus síntomas están: sudores, temblores, palpitaciones, ansiedad y hambre. La secreción excesiva de insulina por parte del páncreas suele ser normalmente la causa de los bajos niveles de glucosa sanguínea. La insulina facilita el transporte de glucosa del torrente sanguíneo a las células de los músculos y del tejido graso, especialmente, y hace que la glucosa se sintetice en el hígado. Cuando el páncreas no funciona correctamente, la metabolización normal de los carbohidratos es imposible. Al bajar el azúcar en sangre, las hormonas del estrés como la adrenalina y el cortisol se disparan para evitar que el nivel de azúcar caiga peligrosamente. Otro tipo de hipoglicemia es la llamada *hipoglicemia de ayuno*. Esto ocurre como resultado de la abstinencia durante ocho o más horas. Estos síntomas son a menudo más graves que los de la hipoglicemia reactiva y pueden dar lugar a ataques convulsivos, pérdida de la consciencia y de agudeza mental. Generamente este tipo de hipoglicemia está relacionado con enfermedades hepáticas o tumores del páncreas.

Las personas que sufren de hipoglicemia presentan uno o todos de los siguientes síntomas: fatiga, vahídos, palpitaciones, náusea, visión borrosa, problemas de concentración, aturdimiento, dolor de cabeza, irritabilidad, desmayos, depresión, nerviosismo, ansiedad, antojos incontrolables de dulce, confusión, sudores nocturnos, debilidad en las piernas, hinchazón en los pies, sensación de opresión en el pecho, hambre constante, dolor en varias partes del cuerpo (especialmente en los ojos), hábitos nerviosos, perturbaciones mentales e insomnio. Si el nivel de azúcar sanguíneo desciende a menos de 40 miligramos (mg) de glucosa por 100 centímetros cúbicos (cc) de sangre (lo normal es 80–100), se puede perder la consciencia. Las personas con hipoglicemia pueden volverse agresivas y perder la paciencia con facilidad. Cualquiera de estos síntomas, o todos, se pueden presentar pocas horas después de consumir alimentos dulces o grasas. El comienzo y la severidad de los síntomas se relacionan directamente con el tiempo transcurrido desde la última comida y con el tipo de alimentos que la persona consumió.

Cada vez más estadounidenses presentan hipoglicemia a causa de los malos hábitos dietéticos, entre los cuales están consumir grandes cantidades de carbohidratos simples, azúcares, alcohol, cafeína y bebidas gaseosas, y cantidades insuficientes de carbohidratos complejos. Se cree que los niveles altos de estrés también aumentan la incidencia de la hipoglicemia.

Aunque la hipoglicemia se puede heredar, una dieta inadecuada suele precipitar esta condición. Ésta es la llamada *functional hypoglycemia* (FH), o *hipoglicemia funcional.* Los trastornos hipoglicémicos se pueden deber a muchos problemas de salud como, por ejemplo, insuficiencia suprarrenal, alteraciones de las glándulas tiroides y pituitaria, enfermedad renal y pancreatitis. La deficiencia inmunológica y la candidiasis se relacionan estrechamente con la hipoglicemia. Las personas con insuficiencia hepática crónica suelen presentar intolerancia a la glucosa e hiperinsulinismo (altos niveles sanguíneos de insulina), dos trastornos que desembocan en hipoglicemia. Otras causas frecuentes de hipoglicemia son fumar y consumir grandes cantidades de cafeína, que se encuentra en las colas, el chocolate y el café. Aun cuando parezca paradójico, el bajo nivel de azúcar en la sangre puede ser una señal temprana de diabetes (alto nivel de azúcar sanguíneo).

La hipoglicemia es difícil de diagnosticar porque sus síntomas se parecen a los de otros problemas de salud, entre ellos trastornos suprarrenales, alergias, asma, síndrome de fatiga crónica, alteraciones digestivas o intestinales, trastornos de la alimentación, alergias alimentarias, hipotiroidismo, trastornos renales, síndrome de malabsorción, menopausia, alteraciones mentales, problemas neurológicos, deficiencias nutricionales, estrés, sepsis (infección de la sangre) y problemas de peso.

Para diagnosticar la hipoglicemia es necesario hacerse un examen llamado glucose tolerance test (GTT), o prueba de tolerancia a la glucosa. Sin embargo, mucha gente presenta síntomas de hipoglicemia a pesar de obtener resultados normales en un GTT de cinco horas de duración. Una prueba diagnóstica útil es observar las recomendaciones nutricionales de esta sección y ver si los síntomas mejoran.

A menos que se indique otra cosa, las dosis que se recomiendan a continuación son para personas adultas. La dosis para los jóvenes de doce a diecisiete años debe equivaler a tres cuartas partes de la cantidad recomendada; la de los niños de seis a doce años, a la mitad y la de los menores de seis años, a la cuarta parte.

Nutrientes

SUPLEMENTOS	DOSIS SUGERIDAS	COMENTARIOS
Muy importantes		
Brewer's yeast	Según indicaciones de la etiqueta.	Ayuda a estabilizar el nivel del azúcar sanguíneo.
Chromium picolinate	300–600 mcg al día.	Vital para el metabolismo de la glucosa. Esencial para la óptima actividad de la insulina.
Kyo-Dophilus de Wakunaga	Según indicaciones de la etiqueta.	
Garlic (Kyolic de Wakunaga)	Según indicaciones de la etiqueta.	
Glutathione	Según indicaciones de la etiqueta.	
Pancreatin	Según indicaciones de la etiqueta. Tomar con las comidas.	Corrige la digestión de la proteína. Utilizar una fórmula high-potency.
Proteolytic enzymes	Según indicaciones de la etiqueta. Tomar entre comidas.	Las personas con este trastorno no suelen digerir la proteína correctamente, lo que produce alergias y "leaky gut syndrome". *Advertencia:* Este suplemento no se les debe dar a los niños.
Quercetin	Según indicaciones de la etiqueta.	
Vitamin B complex	50–100 mg o más al día.	Importante para el metabolismo de los carbohidratos y las proteínas. Provechoso para la correcta digestión y absorción de los alimentos. Aumenta la tolerancia del organismo a los alimentos que bajan el nivel del azúcar sanguíneo. Ayuda también a contrarrestar los efectos de la malabsorción, frecuente en las personas hipoglicémicas.
más extra vitamin B_1 (thiamine)	100 mg al día.	Contribuye a la producción de ácido hidroclórico, necesario para una buena digestión.
y vitamin B_3 (niacin)	100 mg al día. No sobrepasar esta dosis.	Ayuda al funcionamiento del sistema nervioso y a la digestión.

Nutrientes	Dosis sugeridas	Comentarios
		Advertencia: Si tiene algún trastorno hepático, gota o presión arterial alta, no debe tomar niacina.
y pantothenic acid (vitamin B_5)	1.000 mg al día divididos en varias tomas.	Importante para el funcionamiento de las glándulas suprarrenales y para la transformación de glucosa en energía.
y vitamin B_{12}	300 mcg 2 veces al día con el estómago vacío.	Crucial para prevenir la anemia, que es frecuente por la malabsorción originada en la deficiencia de vitamina B_{12}.
Zinc	50 mg al día. No tomar más de 100 mg al día de todos los suplementos.	Necesario para la correcta liberación de insulina. Las personas con hipoglicemia suelen tener deficiencia de cinc. Para mejor absorción, utilizar lozenges de zinc gluconate u OptiZinc.
Importantes		
L-Carnitine	Según indicaciones de la etiqueta.	Transforma en energía las grasas almacenadas en el organismo.
más L-cysteine	Según indicaciones de la etiqueta.	Interfiere la actividad de la insulina, que reduce el azúcar sanguíneo.
y L-glutamine	1.000 mg al día con el estómago vacío. Tomar con agua o jugo. No tomar con leche. Para mejor absorción, tomar con 50 mg de vitamina B_6 y 100 mg de vitamina C.	Reduce los antojos incontrolables de azúcar.
Magnesium	750 mg al día divididos en varias tomas, después de las comidas y a la hora de acostarse.	Importante para el metabolismo de los carbohidratos (azúcar).
más calcium	1.500 mg al día divididos en varias tomas, después de las comidas y a la hora de acostarse.	Actúa con el magnesio y ayuda a prevenir el cáncer de colon.
Manganese	Según indicaciones de la etiqueta. No tomar al mismo tiempo con calcio.	Importante para mantener el nivel de la glucosa sanguínea. La mayoría de las personas hipoglicémicas presentan un bajo nivel sanguíneo de este micromineral.
Vitamin C con bioflavonoids	3.000–8.000 mg al día divididos en varias tomas.	Provechoso cuando hay insuficiencia adrenal, común en las personas con hipoglicemia.
Vitamin E	200 UI o más al día.	Aumenta la energía y mejora la circulación.
Provechosos		
Aerobic Bulk Cleanse (ABC) de Aerobic Life Industries o psyllium husks	Según indicaciones de la etiqueta, con el estómago vacío. Tomar en la mañana con jugo de aloe vera. No tomar al mismo tiempo con otros suplementos o medicamentos.	Ayudan a retardar la reacción del organismo al bajo nivel del azúcar sanguíneo y mantienen limpio el colon.
Cravex de Natrol	Según indicaciones de la etiqueta.	Controla los antojos de azúcar y ayuda a equilibrar el metabolismo.
Liver extract en inyección o desiccated liver	1 cc 2 veces por semana durante 3 meses. Luego 1 vez por semana durante 2 meses o más, o según prescripción médica. Según indicaciones de la etiqueta.	Los glandulares de hígado proporcionan vitaminas B y otros importantes nutrientes.
Multivitamin y mineral complex	Según indicaciones de la etiqueta.	Todos los nutrientes son necesarios para la curación.

Hierbas

- ❑ Los amargos de angostura (o cualquier combinación de amargos), la hoja de alcachofa y la raíz de gentian ayudan a controlar los niveles de insulina.
- ❑ La raíz de dandelion es una excelente fuente de calcio y fortalece el páncreas y el hígado.
- ❑ Para ayudar al cuerpo a manejar el estrés, pruebe el astragalus o la raíz de licorice.

Advertencia: El sobreuso de esta hierba puede subir la presión arterial. No la utilice todos los días durante más de una semana seguida, y evítela si su presión arterial es alta, está embarazada o dando el pecho.

- ❑ La hierba ayurvédica gudmar (*Gymnema sylvestre*) suprime la absorción intestinal de los sacáridos, lo cual previene las fluctuaciones en el nivel sanguíneo del azúcar.
- ❑ El licorice nutre las glándulas adrenales.

Advertencia: No utilice esta hierba todos los días durante más de una semana seguida, y evítela si su presión arterial es alta.

- ❑ El milk thistle rejuvenece el hígado.
- ❑ Otras hierbas beneficiosas son la echinacea, el parsley, el pau d'arco, las hojas de raspberry y la uva ursi.

Recomendaciones

- ❑ Elimine por completo de su dieta el alcohol, los alimentos enlatados y empacados, los alimentos refinados y procesados, la sal, el azúcar, las grasas saturadas, las bebidas gaseosas y la harina blanca. Evite también los alimentos que contengan preservativos o colorantes artificiales.
- ❑ No consuma frutas dulces ni jugos de uva y de prune, entre otros. Si tiene que tomar jugo de frutas dulces, mezcle el jugo con partes iguales de agua.
- ❑ Haga una dieta rica en fibra, que incluya abundantes vegetales, especialmente bróculi, zanahoria, Jerusalem artichokes (alcachofas), espinaca cruda, squash y string beans. Los vegetales se deben consumir crudos o cocidos al vapor. Incluya también en su dieta fríjol, arroz integral, lenteja, papa, productos de soya (tofu) y frutas, en especial manzana, albaricoque, aguacate, banano, melón cantaloupe, toronja, limón y persimmons.
- ❑ Para obtener proteína, consuma low-fat cottage cheese, pescado, granos, kéfir, raw cheese, nueces crudas, semillas,

carne blanca de pavo o pechuga de pollo sin piel, y yogur low-fat.

❑ Consuma con moderación alimentos ricos en almidón, como maíz, hominy (maíz machacado), noodles, pasta, arroz blanco y batata.

❑ Añada hongos maitake a su dieta; son beneficiosos para ayudar al organismo a manejar el estrés.

❑ No consuma alimentos grasosos como bacon, fiambres variados, alimentos fritos, gravies, jamón, salchicha ni productos lácteos (excepto productos agrios low-fat).

❑ No se quede sin comer ni haga comidas grandes y pesadas. Haga cada día entre seis y ocho comidas pequeñas y no se permita sentir hambre. A algunas personas les ayuda consumir un snack ligero a la hora de acostarse.

❑ Haga una dieta de rotación. Las alergias alimentarias se suelen relacionar con la hipoglicemia y pueden agravar los síntomas. (*Ver* ALERGIAS en la Segunda Parte.)

❑ Tome todos los días 200 microgramos de chromium picolinate. El chromium picolinate alivia muchos síntomas y eleva el nivel de la glucosa sanguínea cuando los síntomas se presentan después de consumir azúcar o de hacer una comida pesada. Se sabe que el cromo, también conocido como glucose tolerance factor (GTF), o factor de tolerancia a la glucosa, alivia el shock repentino.

❑ Durante una bajada repentina del nivel del azúcar sanguíneo, coma algo con fibra (como bran o crackers de arroz) junto con algún alimento rico en proteína (como raw cheese o mantequilla de almendra).

❑ En lugar de comer salsa de manzana, cómase una manzana entera, pues tiene más fibra. La fibra de la manzana inhibe las fluctuaciones del azúcar sanguíneo. La fibra sola (se encuentra en palomitas de maíz, salvado de avena, salvado de arroz, galletas, flaxseeds molidas y psyllium husks) modera la reacción hipoglicémica. Consuma fibra media hora antes de las comidas. Las tabletas de spirulina entre comidas estabilizan aún más el nivel del azúcar sanguíneo.

❑ Mantener un régimen de ejercicio regular ayuda a estabilizar los niveles de azúcar. Coma entre una a tres horas antes de hacer ejercicio.

❑ El estrés es un factor muy importante en la hipoglicemia, ya que afecta a la función suprarrenales y los niveles de azúcar en la sangre. Practique técnicas de reducción del estrés (meditación, escuche música relajante, masajes o respiración profunda).

❑ Ayune una vez al mes con jugos frescos de vegetales y enemas de jugo de limón. (*Ver* AYUNOS y ENEMAS en la Tercera Parte.) Para prevenir los episodios hipoglicémicos mientras esté ayunando, utilice suplementos de spirulina o de proteína en polvo. Esto hace que mucha gente empiece a sentirse mejor rápidamente.

Aspectos para tener en cuenta

❑ Debido a que el aguacate contiene un azúcar de siete carbonos que suprime la producción de insulina, es una magnífica opción para las personas hipoglicémicas.

❑ El funcionamiento de las glándulas suprarrenales influye en la producción de insulina. Estas glándulas producen epinefrina, la cual "apaga" la producción de insulina, entre otras cosas. Cuando las glándulas suprarrenales están sobreestresadas y debilitadas, dejan de funcionar adecuadamente. El resultado es una excesiva producción de insulina. Esa abundancia de insulina hace descender el nivel del azúcar sanguíneo por debajo de lo normal, lo que a su vez reduce el nivel de energía del organismo.

❑ Se han obtenido buenos resultados para la hipoglicemia con inyecciones de vitaminas del complejo B más vitamina B_6 (piridoxina) adicional y extracto de hígado. Los suplementos de extracto de hígado contienen una sustancia nutricional que ayuda a regenerar el hígado. Sólo se debe utilizar hígado de reses criadas orgánicamente.

❑ La hipoglicemia puede confundirse con los síntomas de la menopausia, especialmente debido a que aumenta durante la mediana edad.

❑ En casos extremos la hipoglicemia puede saltar cuando se toman dosis altas de aspirina o sulfonamides (medicamentos de sulfa), un tipo de antibiótico que se prescribe frecuentemente para tratar infecciones de las vías urinarias.

❑ Las personas que toman medicación contra la diabetes o el azúcar sanguíneo son más propensas a la hipoglicemia.

❑ La hipoglicemia es a menudo una causa subyacente de otras enfermedades mal diagnosticadas, como el síndrome de déficit de atención (ADD). (*Ver* SÍNDROME DE DÉFICIT DE ATENCIÓN [ADD]/SÍNDROME DE HIPERACTIVIDAD (ADHD) en la Segunda Parte.)

❑ Se calcula que la mitad de las personas hipoglicémicas mayores de cincuenta años presentan hipotiroidismo y una función tiroidea deficiente. (*Ver* HIPOTIROIDISMO en la Segunda Parte.)

❑ La cafeína, el alcohol y el tabaco producen marcadas oscilaciones en el nivel del azúcar sanguíneo. Cuando se consume cualquier clase de azúcar después de la cena, se puede presentar insomnio. Consumir azúcar en cualquier momento tiende a producir somnolencia y cansancio.

❑ Algunos estudios han revelado que es provechoso reducir la cantidad de proteína proveniente de la carne y agregarle a la dieta alimentos ricos en almidón, como papa.

❑ La alergia a la leche es frecuente al avanzar la hipoglicemia. Se recomienda hacerse pruebas de alergias. (*Ver* ALERGIAS en la Segunda Parte.)

HIPOTIROIDISMO

La causa del hipotiroidismo es la baja producción de hormona tiroidea. Entre sus síntomas están fatiga, inapetencia, intolerancia al frío, frecuencia cardíaca lenta, aumento de peso, períodos menstruales dolorosos, secreción lechosa de los senos, problemas de fertilidad, debilidad muscular, calambres musculares, sequedad y escamación de la piel, coloración cutánea entre amarilla y anaranjada (especialmente en las palmas de las manos), protuberancias amarillas en los párpados, caída del cabello (incluidas las cejas), infecciones recurrentes, migrañas, ronquera, infecciones respiratorias, estreñimiento, depresión, dificultad para concentrarse, lentitud al hablar, bocio, babeo y ojos hinchados. Los síntomas más frecuentes son fatiga e intolerancia al frío. Si usted siente frío permanentemente a pesar de que los demás sienten calor, es posible que el funcionamiento de su glándula tiroides esté disminuido.

La tiroides es el termostato interno del organismo y regula la tempertura segregando dos hormonas que controlan la rapidez con la cual el organismo quema las calorías y utiliza la energía. Cuando la glándula tiroides segrega demasiada hormona, se produce hipertiroidismo; cuando segrega muy poca, se produce hipotiroidismo. El hipotiroidismo afecta aproximadamente al cinco por ciento (13 millones) de los estadounidenses, de las cuales alrededor del 90 por ciento son mujeres. Las mujeres de edades comprendidas entre los treinta y los cincuenta años son las más propensas a desarrollar este problema. Se calcula que a lo largo de su vida una de cada ocho mujeres sufrirán hipoti roidismo. Los problemas de la tiroides causan fatiga y muchas enfermedades recurrentes. Una dieta equivocada, el fluoride en el agua, el consumo excesivo de grasas insaturadas, hacer ejercicios de resistencia, los residuos de pesticidas en frutas y vegetales, los rayos X, el alcohol y la drogas influyen negativamente en la tiroides. Menos del 25 por ciento de las personas con hipotiroidismo han sido diagnosticadas y tratadas correctamente.

Se cree que la causa más frecuente de la lenta función tiroidea es la enfermedad de Hashimoto. En esta enfermedad, el organismo se vuelve alérgico a la hormona tiroidea y genera anticuerpos contra su propia tejido tiroideo. Entre los adultos, la enfermedad de Hashimoto es una de las causas más frecuentes de bocio, es decir, de inflamación de la glándula tiroides, y puede darse en conexión con otros trastornos, como la anemia perniciosa, lupus, infecciones vaginales y artritis reumatoides. El hipotiroidismo congénito en los niños, si no se trata adecuadamente, puede ocasionar problemas de retraso mental o enanismo. Generalmente hablando, el hipotiroidismo se detecta durante los primeros meses del bebé cuando se realizan las pruebas de sangre rutinarias.

El coma mixedematoso (*myxedema coma*) es un trastorno poco común provocado por problemas con el diagnóstico del hipotiroidismo durante demasiado tiempo. Este coma puede surgir durante una enfermedad, después de un accidente, por la exposición al frío o a consecuencia de la ingestión de narcóticos y/o sendantes. Esta es una emergencia que exige tratamiento inmediato.

Cuantificar el nivel de las distintas hormonas sanguíneas ayuda a determinar si la glándula tiroides está funcionando de manera correcta. El médico puede ordenar un examen de sangre para conocer el nivel de la hormona tiroidea o de la thyroid-stimulating hormone (TSH). Esta hormona, que es producida por la glándula pituitaria, regula la producción de hormona tiroidea. Incluso un descenso insignificante de la función tiroidea se traduce en un aumento del nivel de la hormona TSH. La mayoría de los endocrinólogos piensan que el nivel de la hormona TSH se eleva cuando está comenzando a alterarse el funcionamiento de la glándula tiroides.

Otro examen que se suele practicar es el de absorción de yodo. Este examen implica ingerir una pequeña cantidad de yodo radiactivo. Los rayos X muestran cuánto yodo absorbió la tiroides. Una absorción baja de yodo podría ser señal de hipotiroidismo.

A menos que se indique otra cosa, las dosis que se recomiendan a continuación son para personas adultas. La dosis para los jóvenes de doce a diecisiete años debe equivaler a tres cuartas partes de la cantidad recomendada; la de los niños de seis a doce años, a la mitad y la de los menores de seis años, a la cuarta parte.

Self-test de función tiroidea

Para determinar si el funcionamiento de su glándula tiroides está disminuido, mantenga un termómetro al lado de su cama. Al despertarse por la mañana, colóquese el termómetro debajo del brazo, déjeselo durante quince minutos, y quédese quieto y tranquilo. Cualquier movimiento podría alterar la temperatura. Una temperatura de 97.6°F o menos puede indicar que la tiroides está funcionando lentamente. Registre su temperatura durante cinco días. Si todas las lecturas son bajas, consulte con su médico.

Nutrientes

SUPLEMENTOS	DOSIS SUGERIDAS	COMENTARIOS
Esenciales		
Kelp	2.000–3.000 mg al día.	Contiene yodo, sustancia básica de la hormona tiroidea.
L-Tyrosine	500 mg 2 veces al día con el estómago vacío. Tomar con agua o jugo. No tomar con leche. Para mejor absorción, tomar con 50 mg de vitamina B_6 y 100 mg de vitamina C.	Bajos niveles de plasma se ha asociado con hipotiroidismo. *Ver* AMINOÁCIDOS en la Primera Parte.
Muy importante		
Multi-Glandular de American Biologics	Según indicaciones de la etiqueta.	
Raw thyroid glandular	Según prescripción médica.	Reemplaza la hormona tiroidea cuando hay deficiencia (*ver*

		TERAPIA GLANDULAR en la Tercera Parte). El extracto natural de tiroides, como Armour Thyroid Tablets, es más eficaz. Sólo se consigue con prescripción médica.
ThyroStart de Silver Sage	Según indicaciones de la etiqueta.	
Importantes		
Vitamin B complex	100 mg 3 veces al día con las comidas.	Las vitaminas B aumentan la energía y mejoran la oxigenación celular. Además, son necesarias para la correcta digestión, la función inmunológica, la producción de glóbulos rojos y la función tiroidea.
más extra vitamin B_2 (riboflavin)	50 mg 2 veces al día.	Para mejor absorción, utilizar lozenges o administrar en forma sublingual.
y vitamin B_{12}	15 mg 3 veces al día con el estómago vacío.	
Provechosos		
Brewer's yeast	Según indicaciones de la etiqueta.	Rico en nutrientes básicos, en especial vitaminas B.
Essential fatty acids (Kyolic-EPA de Wakunaga)	Según indicaciones de la etiqueta.	Necesarios para el correcto funcionamiento de la glándula tiroides.
Iron	Según indicaciones médicas. Para mejor absorción, tomar con 100 mg de vitamina C.	Esencial para la producción de enzimas y hemoglobina. Utilizar ferrous chelate. *Advertencia:* No tomar hierro, a menos que le hayan diagnosticado anemia.
o Floradix Iron + Herbs de Salus Haus	Según indicaciones de la etiqueta.	Forma natural de hierro no tóxico que proviene de fuentes alimentarias.
Selenium	Según indicaciones de la etiqueta. Si está embarazada, no debe tomar más de 40 mcg al día.	
Vitamin A con mixed carotenoids	15.000 UI al día. Si está embarazada, no debe tomar más de 10.000 UI al día.	Necesario para el correcto funcionamiento del sistema inmunológico y para la salud de los ojos, la piel y el cabello. Se puede tomar en un complejo multivitamínico.
más natural beta-carotene	15.000 UI al día.	Antioxidante y precursor de la vitamina A.
o carotenoid complex (Betatene)	Según indicaciones de la etiqueta.	*Nota:* Si tiene diabetes, absténgase de tomar betacaroteno. El organismo de las personas diabéticas no puede transformar el betacaroteno en vitamina A.
Vitamin C con bioflavonoids	500 mg 4 veces al día. No sobrepasar esta dosis.	Necesario para la función inmunológica y para la producción de la hormona del estrés. *Advertencia:* No se deben tomar dosis demasiado altas de vitamina C, ya que esto puede afectar a la producción de la hormona tiroidea.
Vitamin E	200 UI al día.	Este importante antioxidante mejora la circulación y la respuesta inmunológica.
Zinc	50 mg al día. No tomar más de 100 mg al día de todos los suplementos.	Estimulante del sistema inmunológico. Para mejor absorción, utilizar lozenges de zinc gluconate u OptiZinc.

Hierbas

❑ El bayberry, el black cohosh y el goldenseal sirven para este problema de la glándula tiroides.

Advertencia: No tome goldenseal todos los días durante más de una semana seguida, y evítelo durante el embarazo. Se debe utilizar con precaución cuando se es alérgico al ragweed.

❑ El gentian y los extractos de mugwort ayudan contra el hipotiroidismo.

❑ Los amargos de hierbas como los Suecos pueden aliviar los síntomas asociados con una mala función tiroidea.

Recomendaciones

❑ Incluya en su dieta molasses, yema de huevo, perejil, albaricoques, papas, raw seeds, granos integrales, dátiles y prunes. Consuma pescado o pollo, leche raw y quesos.

❑ Consuma los siguientes alimentos con moderación: col de Bruselas, duraznos, peras, espinaca, nabo, raw seeds, cabbage, bróculi, kale y hojas de mustard. Si sus síntomas son severos, omita estos alimentos por completo pues podrían suprimir aún más la función tiroidea.

❑ Evite los alimentos procesados y refinados, incluidos la harina blanca y el azúcar.

❑ Beba solamente agua destilada al vapor.

❑ Inice un programa moderado de ejercicios, como el yoga o caminar.

❑ No tome sulfas ni antihistamínicos, a menos que el médico se los haya prescrito específicamente.

❑ Evite el fluoride (incluido el del agua del grifo y los dentífricos) y el chlorine (también se encuentra en el agua del grifo). El chlorine, el fluoride y el iodine (yodo) se relacionan desde el punto de vista químico. El chlorine y el fluoride bloquean los receptores de yodo en la glándula tiroides, lo que redunda en una producción menor de hormonas que contienen yodo y, por último, en hipotiroidismo.

❑ El remedio homeopático *Calcarea carbonica* puede ser beneficioso ya que, a veces, mejora la función tiroidea.

❑ La medicación contra la tiroides puede mezclarse con otras sustancias por lo que es aconsejable tomarlas con varias horas de diferencia. Pregunte a su médico si las otras medicinas que toma pueden interferir con la eficacia de la prescripción para la tiroides. El Sulcrate (Carafate) es un medicamento para las úlceras; el aluminum hydroxide (un antácido encontrado en la composición de Alu-Tab, Amphojel y Nephrox), y dos medicinas empleadas para bajar el colesterol, cholestyramine (Questran) y colestipol (Colestid), son algunos de los medicamentos que afectan a la medicación para la tiroides. No tome medicación para la tiroides con suplementos carbonatados ni con calcio, ya que pueden bloquear la absorción de thyroxine (T_4).

Aspectos para tener en cuenta

❑ Como la intolerancia al azúcar, la menopausia y la depresión pueden manifestarse de manera similar a los trastornos de la tiroides, es aconsejable hacerse una simple prueba de tiroides para evitar errores en el diagnóstico.

❑ Cuando la temperatura matutina habitual es de 96°F, el tratamiento es tomar tres o cuatro granos de Armour Dessicated Thyroid Tablets todos los días (se consiguen con prescripción médica). Cuando la temperatura matutina habitual es de 97°F, se deben tomar uno o dos granos. Si experimenta efectos secundarios, hable con su médico para que le reduzca la dosis.

❑ Synthroid y Levothroid son versiones sintéticas de la T_4 que los médicos recetan frecuentemente contra el hipotiroidismo. Entre sus efectos secundarios están dolores de cabeza, irritabilidad, nerviosismo, pérdida de sueño, diarrea, pérdida de peso y cambios en el apetito. Si una persona no muestra respuesta a la medicación, el médico puede prescribir liothyronine (Cytomel), una sustancia que contiene T_3, la cual se necesita para regular el metabolismo. Según un estudio realizado en la Universidad de Massachusetts, la thyroxine puede provocar pérdida de la masa ósea.

❑ El tratamiento convencional para la enfermedad de Hashimoto es normalmente la prescripción de una hormona tiroides que debe tomarse durante toda la vida.

❑ La presencia de demasiada hormona tiroides en el sistema puede causar una afección llamada tormenta tiroidea (*thyroid storm*). El ritmo cardíaco se acelera con mucha rapidez y en algunos casos muy excepcionales puede provocar un infarto de miocardio.

❑ Las pruebas más recientes indican que el hipotiroidismo aumenta el riesgo de ataques al corazón, incluso si la tiroides es sólo ligeramente hipoactiva.

❑ La aplicación de una crema natural de progesterona, disponible en la mayor parte de las health food stores, puede aumentar la actividad de la tiroides.

❑ El litio, un micromineral empleado para tratar los trastornos maniaco-depresivos puede, en ocasiones, provocar irregularidades en el funcionamiento de la tiroides.

❑ El síndrome de Wilson es una enfermedad que se debe a una falla en la conversión de la hormona tiroidea thyroxine (T_4) en otra hormona tiroidea, triiodothyronine (T_3). Esto produce síntomas de disminución de la función tiroidea, los cuales son precipitados especialmente por un gran estrés físico o emocional. Esos síntomas pueden ser debilitantes y persistir incluso después de que el estrés ha pasado. La gente que tiene el síndrome de Wilson presenta muchos de los síntomas del hipotiroidismo, entre ellos baja temperatura corporal, fatiga, dolores de cabeza, disfunción menstrual, pérdida de memoria, pérdida de concentración, pérdida del impulso sexual, ansiedad y ataques de pánico, depresión, uñas poco saludables, piel seca, infecciones frecuentes, alergias, insomnio, intolerancia al frío y falta de energía y de motivación. No obstante, los resultados de sus exámenes de sangre suelen ser normales. (*Ver* ENFERMEDAD DE WILSON en Trastornos poco comunes, en la Segunda Parte.)

❑ Para obtener los nombres y direcciones de entidades donde obtener más información sobre los trastornos tiroideos, *ver* Organizaciones Médicas y de la Salud, en el Apéndice.

HISTERECTOMÍA, PROBLEMAS RELACIONADOS CON LA

Ver PROBLEMAS RELACIONADOS CON LA HISTERECTOMÍA.

HIV (HUMAN IMMUNODEFICIENCY VIRUS)

Ver AIDS.

HIVES

Ver URTICARIA.

HONGOS, INFECCIONES POR

Ver INFECCIONES POR HONGOS.

HUESOS, ESPOLONES EN LOS

Ver ESPOLONES ÓSEOS.

HUESOS, FRACTURAS DE LOS

Ver FRACTURAS ÓSEASA.

HUMAN IMMUNODEFICIENCY VIRUS (HIV)

Ver AIDS.

ICTERICIA

Ictericia es la coloración amarillenta de la piel y de los ojos producida por la acumulación de bilirrubina en la sangre. La bilirrubina es una sustancia de color amarillo marrón que se deriva de la descomposición de los glóbulos rojos viejos. Cuando el hígado no elimina del torrente sanguíneo este producto de desecho, como debe ser, la bilirrubina se acumula en la sangre y produce la coloración amarillenta de la piel y de la esclerótica (parte blanca del ojo). Además, la acumulación de bilirrubina hace que la orina adquiera un color más oscuro de lo normal y que la materia fecal adquiera un color más claro. La ictericia puede ir acompañada de edema (retención de fluidos) en el tronco del cuerpo, fatiga, picor generalizado, náusea, sarpullidos en la piel y vómitos.

La ictericia no es una enfermedad, sino una señal de que puede haber una o más enfermedades de la sangre o del hígado. Entre los problemas de salud que pueden producir ictericia están cirrosis del hígado, anemia perniciosa, hepatitis y hemólisis (destrucción anormal de los glóbulos rojos de la sangre). La ictericia también puede indicar que existe una obstrucción en la vía por la cual fluye la bilis, desde el hígado hasta la vesícula biliar a través de los conductos biliares, y luego al tracto intestinal. Cuando el tracto biliar está obstruido, la bilis (que contiene bilirrubina) se devuelve al torrente sanguíneo en vez de dirigirse al sistema digestivo, y se produce ictericia. Hay ocasiones en las cuales la ictericia es producida por infestación de parásitos como tenia o uncinaria, o por la picadura de una pulga o de un mosquito portador de una infección viral, bacteriana o parasitaria. La ictericia también puede deberse a un tumor, a cálculos biliares o a inflamación.

Los bebés recién nacidos y, en particular, los prematuros, suelen presentar cierto grado de ictericia que no reviste niguna gravedad. Esta condición, que casi siempre se soluciona sin ayuda externa, se debe a la limitada capacidad del hígado de los recién nacidos para procesar la bilirrubina.

A menos que se indique otra cosa, las dosis que se recomiendan a continuación son para personas adultas. La dosis para los jóvenes de doce a diecisiete años debe equivaler a tres cuartas partes de la cantidad recomendada; la de los niños de seis a doce años, a la mitad y la de los menores de seis años, a la cuarta parte

Nutrientes

SUPLEMENTOS	DOSIS SUGERIDAS	COMENTARIOS
Muy importantes		
Coenzyme Q_{10}	Según indicaciones de la etiqueta.	Promueve la oxigenación de los tejidos y elimina las sustancias tóxicas del organismo.
más Coenzyme A de Coenzyme-A Technologies	Según indicaciones de la etiqueta.	Funciona con la coenzima Q_{10} para apoyar el sistema inmunológico en la desintoxicación de sustancias peligrosas.
Colostrum (New Life Colostrum de Symbiotics)	Según indicaciones de la etiqueta.	Mejora la función inmune y protege el hígado.
Grape seed extract	Según indicaciones de la etiqueta.	Poderoso antioxidante.
Kyo-Dophilus de Wakunaga	Según indicaciones de la etiqueta.	Protege el hígado y el tracto intestinal.
Kyolic de Wakunaga	Según indicaciones de la etiqueta.	
L-Glutathione y L-methionine	500 mg al día de cada uno con el estómago vacío. Tomar con agua o jugo. No tomar con leche. Para mejor absorción, tomar con 50 mg de vitamina B_6 y 100 mg de vitamina C.	Estas sustancias protegen el hígado actuando juntas. *Ver* AMINOÁCIDOS en la Primera Parte.
Liquid Kyolic con B_1 y B_{12} de Wakunaga	Según indicaciones de la etiqueta.	Un excelente desintoxicante del hígado.
Raw liver extract	Según indicaciones de la etiqueta.	
S-Adenosyl-methionine (SAMe)	Según indicaciones de la etiqueta.	Ayuda a aliviar el estrés, la depresión y el dolor. Produce efectos antioxidantes que pueden mejorar la salud del hígado. *Advertencia:* Si sufre de trastorno maníaco-depresivo o toma antidepresivos recetados, usted no debe tomar SAMe.
Vitamin B complex	50 mg de cada uno de los principales vitaminas B, 3 veces al día. (Importes de vitaminas individuales en un complejo pueden variar.)	
Vitamin C con bioflavonoids	3.000–6.000 mg al día.	La vitamina C se combina con sustancias tóxicas, las hace inofensivas, y las elimina del cuerpo.

Hierbas

- ❑ La raíz de burdock y el red clover ayudan a purificar la sangre.
- ❑ El celandine, chaparral y el dandelion contribuyen a purificar el hígado.
- ❑ El orégano es bueno para aliviar la ictericia.
- ❑ El silymarin, un flavonoide activo que se extrae de la hierba milk thistle, es conocido por su capacidad para reparar el tejido hepático deteriorado. El producto Liv-R-Actin, de Nature's Plus, es una buena fuente de silymarin.

Recomendaciones

- ❑ Consuma únicamente frutas y vegetales crudos durante una semana. Luego haga durante un mes una dieta consistente en un 75 por ciento de alimentos crudos. Durante ese período hágase todos los días un enema de jugo de limón fresco. (*Ver* ENEMAS en la Tercera Parte.)
- ❑ Use las especias coriander y turmeric para cocinar. Son buenas limpiadoras del hígado.
- ❑ Consuma los siguientes jugos: de limón y agua, de remolacha y hojas de remolacha, de dandelion o de extracto de black radish. Todos son provechosos para reparar y purificar el hígado.
- ❑ Nunca consuma aves, pescado o carne crudos o poco cocidos. El pescado crudo siempre conlleva el riesgo de infección por bacterias, parásitos o virus.

❑ *No* consuma alcohol. El alcohol le impone un gran esfuerzo al hígado, lo cual puede complicar aún más la ictericia.

Aspectos para tener en cuenta

❑ Si la ictericia se ha originado en un tumor o en cálculos biliares, puede necesitarse una intervención quirúrgica para corregir el problema.

❑ El diagnóstico del problema que causa la ictericia puede requerir un análisis de sangre, una biopsia del hígado o un escaneado ultrasonido del órgano hepático.

❑ Para más sugerencias nutricionales y dietéticas, *ver* CIRROSIS DEL HÍGADO y HEPATITIS en la Segunda Parte.

IMPOTENCIA

Hablar de la impotencia o disfunción eréctil crónica (ED, por sus siglas en inglés) ya no es considerado tabú. Se calcula que hay 30 millones de estadounidenses que sufren este problema (uno de cada cuatro tiene más de cincuenta años), aunque en la gran mayoría de los casos se considera que es algo solucionable. Se dice que un hombre es impotente cuando no logra una erección suficiente para mantener una relación sexual normal. La erección del pene es el resultado de una compleja combinación de estímulos cerebrales, actividad vascular, actividad nerviosa y actividad hormonal. Cualquier cosa que interfiera alguno de estos factores puede producir impotencia. Entre los factores que pueden conducir a la impotencia están las enfermedades vasculares periféricas, algunos medicamentos, el alcohol, el tabaquismo, antecedentes de enfermedad de transmisión sexual y enfermedad crónica, como diabetes o presión arterial alta.

La impotencia se da con mucha frecuencia entre los hombres que tienen diabetes (el 50 por ciento la padecen y el otro 50 por ciento la padecerá en el futuro). Otros factores que pueden causar impotencia son las alteraciones hormonales, como un nivel bajo de la hormona tiroidea. Es raro que la ED se produzca por la bajada de los niveles de testosterona. El problema puede estar en la falta de deseo; si éste no está ahí, es difícil tener o mantener la erección. La pérdida de libido (deseo sexual) puede venir causada por depresión, enfermedades, medicamentos y, por supuesto, la pérdida de atractivo del compañero sexual.

La impotencia puede ser crónica o recurrente, o puede ocurrir en forma de incidente aislado. Sin embargo, con uno o dos incidentes normalmente no se considera que hay impotencia (aunque pueden ser molestos). Aunque la mayor parte de los hombres que la sufren tiene cuarenta años o más (uno de cada tres hombres mayores de sesenta años presenta este trastorno), la impotencia puede afectar a hombres menores de cuarenta años.

Anteriormente se suponía que el origen de la impotencia era fundamentalmente sicológico, pero hoy en día muchos terapeutas y médicos creen que hasta en el 85 por ciento de todos los casos existen razones de orden físico. La Association for Male Sexual Dysfunction considera que más de doscientas drogas pueden causar impotencia. Entre las más comunes están alcohol, medicamentos para la hipertensión, antidepresivos, antihistamínicos, diuréticos, narcóticos, nicotina, sedantes, inhibidores de los ácidos estomacales y medicamentos para la úlcera. La aterosclerosis, es decir, el endurecimiento de las arterias, representa un riesgo no sólo para el corazón sino también para el pene (de hecho, la impotencia puede ser un síntoma de este trastorno). La mayoría de las personas saben que fumar y consumir alimentos grasosos lleva a la producción de placas que taponan las arterias y bloquean el flujo de sangre hacia el corazón. Esas placas también pueden afectar a la capacidad de lograr la erección al bloquear las arterias que irrigan los órganos genitales.

Nutrientes

SUPLEMENTOS	DOSIS SUGERIDAS	COMENTARIOS
Esenciales		
Essential fatty acid complex	Según indicaciones de la etiqueta.	
Iodine o kelp	Según indicaciones de la etiqueta. (Por lo general, 150 mg al día.) 2.000–3.000 mg al día.	
Selenium	Según indicaciones de la etiqueta.	*Advertencia:* Si tiene enfermedad del corazón, el hígado o el riñón, no debe tomar este suplemento.
Vitamin C con bioflavonoids	500 mg 3 veces al día.	Contribuye a aumentar los niveles de testosterona.
Vitamin E	200 UI al día.	Aumenta la circulación.
Zinc	80 mg al día. No sobrepasar esta dosis.	Importante para el funcionamiento de la próstata y para el crecimiento del órgano reproductor. Para mejor absorción, utilizar lozenges de zinc gluconate u OptiZinc.
Importantes		
Dimethylglycine (DMG) (Aangamik DMG de FoodScience of Vermont)	Según indicaciones de la etiqueta.	Aumenta la oxigenación de la sangre que irriga todos los tejidos. Los vasos sanguíneos se deben dilatar para que se pueda presentar la erección. Administrar en forma sublingual.
GH3 de Gero Vita	Según indicaciones de la etiqueta.	Estimula la actividad de las hormonas sexuales. *Advertencia:* Si es alérgico a los sulfitos, no debe utilizar GH3.
Multi-Glandular de American Biologics	Según indicaciones de la etiqueta.	
Octacosanol	1.000–2.000 mcg 3 veces por semana.	Fuente natural de vitamina E. Provechoso para la producción de hormonas.

Provechosos		
L-Tyrosine	500 mg 2 veces al día con el estómago vacío. Tomar con agua o jugo. No tomar con leche. Para mejor absorción, tomar con 50 mg de vitamina B_6 y 100 mg de vitamina C.	Ayuda a estabilizar el ánimo y a aliviar el estrés. *Ver* AMINOÁCIDOS en la Primera Parte. *Advertencia:* Si está tomando algún inhibidor MAO para la depresión, no debe tomar tirosina.
Raw orchic glandular	Según indicaciones de la etiqueta.	Extractos glandulares provenientes de los órganos reproductores masculinos, cuya función promueven. *Ver* TERAPIA GLANDULAR en la Tercera Parte.
Vitamin A más mixed carotenoids o carotenoid complex (Betatene)	15.000 UI al día. 15.000 UI al día. Según indicaciones de la etiqueta.	Estos antioxidantes aumentan la inmunidad.
Vitamin B complex más extra vitamin B_6 (pyridoxine)	50 mg 3 veces al día. 50 mg 3 veces al día.	Necesario para la salud del sistema nervioso. Importante para la actividad de todas las células. Necesario para la síntesis de RNA y DNA, los ácidos nucleicos que controlan la reproducción celular.

Hierbas

❑ Una hierba que mejora el flujo sanguíneo hacia el área genital es la damiana.

❑ La sarsaparrilla contiene una sustancia parecida a la testosterona para los hombres.

❑ El wild yam contiene esteroides naturales que rejuvenecen y aumentan el vigor sexual. Esta hormona se encuentra en el organismo humano como dehydroepiandrosterone (DHEA). Tome durante dos semanas el doble de la cantidad recomendada en la etiqueta y luego suspéndala durante dos semanas. Continúe este ciclo tomando la cantidad recomendada.

❑ La corteza de yohimbe bark, proveniente de África occidental, tiene fama de expandir los vasos sanguíneos del pene y de aumentar el flujo de sangre. También se dice que aumenta el nitrous oxide (NO), una sustancia importante para producir la erección. Sin embargo, hay datos que indican que el uso o mal uso de esta hierba puede provocar trastornos renales, convulsiones y muerte.

Advertencia: Debido a los graves efectos secundarios reportados no recomendamos el uso de yohimbe puro. Nunca tome un producto que contenga yohimbe si tiene presión arterial alta.

❑ Otras hierbas beneficiosas son dong quai, gotu kola, raíz de hydrangea, pygeum, saw palmetto y/o Siberian ginseng.

❑ En el mercado se pueden encontrar varios productos a base de hierbas que, según se dice, contribuyen a la potencia sexual:

- Prostata, de Gero Vita International, normaliza el funcionamiento de la próstata, aumenta la libido y favorece la capacidad eréctil.
- Saw Palmeto Supreme, de Gaia Herbs, es una tintura a base de hierbas que ayuda a normalizar el funcionamiento de la próstata.
- SensualiTea, de UniTea Herbs, contiene damiana, sarsaparilla y raíz de licorice. Se encuentra en muchos health food stores que venden hierbas a granel.
- Stamina de HerbaSway Laboratories es una fórmula de hierbas que contiene yohimbe, yin-yang-huo (también conocido como horny goatweed), ginseng y otras hierbas. Se dice que mejora la actividad sexual y aumenta la resistencia.

Advertencia: No usar este producto si se tiene hipertensión. El yohimbe puede tener graves efectos secundarios si se usa mal o se abusa de él.

- Super Herbal V contiene muchas de las hierbas ya mencionadas, lo mismo que Super Libido Formula. Ambos se venden bajo diversas marcas.
- Viagrin for Men está disponible por Internet. Es una mezcla de yin-yang-huo y otras hierbas que, según se dice, aumenta la capacidad eréctil y aumenta la resistencia. Es posible que también ayude a restablecer el deseo sexual en las mujeres.
- Virility Two, de KAL, contiene damiana, gotu kola, Jamaican ginger, polvo de oak grass, sarsaparilla y yohimbe.

Advertencia: No usar este producto si se tiene hipertensión. El yohimbe puede tener graves efectos secundarios si se usa mal o se abusa de él.

Recomendaciones

❑ Haga una dieta sana y bien balanceada. Incluya en su dieta semillas de pumpkin, polen de abeja o jalea real.

Advertencia: El polen de abeja les puede producir reacciones alérgicas a algunas personas. Empiece con una cantidad pequeña y descontinúelo si presenta sarpullido, respiración sibilante o asmática, o alguna otra molestia.

❑ Evite el alcohol, en especial antes de la relación sexual.

❑ No consuma grasas de origen animal, azúcar, alimentos fritos ni junk food.

❑ No fume y evite los ambientes con humo de cigarrillo.

❑ Evite el estrés.

❑ Consulte con un urólogo para que determine si la causa de su impotencia es alguna enfermedad que requiera tratamiento.

❑ Piense si en su problema podrían incidir factores sicológicos, como ira reprimida o temor a la intimidad. Explorar estos aspectos con un sicoterapeuta idóneo podría ser una gran ayuda para usted.

❑ Si sospecha que la impotencia tiene relación con algún medicamento que está tomando, hable con su médico. Con seguridad hay alternativas satisfactorias que no afectan a este aspecto de su vida. Algunos tranquilizantes y medicamentos para la presión arterial a menudo producen dificultades eréctiles. Las drogas cimetidine (Tagamet) y ranitidine (Zantac), que se utilizan para tratar las úlceras y la acidez estomacal, producen serios efectos secundarios en algunos hombres.

Advertencia: No deje de tomar ninguna droga ni modifique la dosis sin consultarle previamente a su médico.

❑ Un análisis de cabello podría revelar si usted sufre de envenenamiento con metales pesados. (*Ver* ANÁLISIS DEL CABELLO en la Tercera Parte.)

❑ Tenga en cuenta que el funcionamiento sexual cambia con la edad. A medida que envejecemos necesitamos más estimulación y lograr la erección suele tomar más tiempo.

Aspectos para tener en cuenta

❑ Un estudio realizado en la Facultad de Medicina de la Universidad de Boston encontró una relación entre la impotencia y el estado general de salud. Los investigadores estudiaron la historia médica de mil trescientos hombres de cuarenta a setenta años y encontraron algún grado de impotencia en el 52 por ciento de los hombres que participaron en el estudio. La probabilidad de quedar completamente impotente más tarde en la vida fue de una y media a cuatro veces más alta entre los hombres que estaban en tratamiento para el corazón, la hipertensión o la diabetes, en comparación con el resto de los participantes en el estudio. La perspectiva era todavía peor para los hombres que, además de sufrir del corazón o de hipertensión, también fumaban.

❑ Consumir alcohol disminuye la capacidad del organismo de producir testosterona. Una investigación del Chicago Medical School reveló que tomar alcohol puede producir en los hombres un fenómeno hormonal equivalente a la menopausia. El alcohol no sólo afecta a la función sexual, sino que prepara el camino para el ataque cardíaco y otras graves enfermedades.

❑ La arteriosclerosis, enfermedad que restringe el suministro de sangre al pene y a los nervios de los cuales depende la excitación sexual, puede conducir al "fracaso" en el desempeño sexual. Cuando la impotencia se asocia con obstrucción de vasos sanguíneos, una dieta baja en grasas puede ayudar a revertir el problema. *Ver* ARTERIOSCLEROSIS/ATEROSCLEROSIS, ENFERMEDADES CARDIOVASCULARES y/o PROBLEMAS CIRCULATORIOS en la Segunda Parte.

❑ Una investigación de la Universidad de Boston demostró que la probabilidad de que las arterias que irrigan el pene se obstruyan — situación que puede conducir a la impotencia — es un 15 por ciento más alta en los hombres que fuman un paquete de cigarrillos al día durante cinco años. Además, fumar en exceso deteriora los pequeños vasos sanguíneos del pene, lo que disminuye la capacidad sexual del individuo. La utilización de marihuana y cocaína también deriva en impotencia.

❑ Un método confiable para determinar si la oclusión arterial se relaciona con la impotencia es el llamado duplex ultrasonography. Este método, que no es invasivo, cuantifica el flujo de sangre hacia el pene. Si su médico piensa que el problema de fondo es la aterosclerosis, podría aconsejarle una cirugía vascular para mejorar el flujo sanguíneo hacia el pene.

❑ Según cifras de organizaciones dedicadas al problema de la impotencia, de los 30 millones de hombres aquejados por la impotencia, sólo aproximadamente el 5 por ciento tienen conocimiento de opciones terapéuticas.

❑ Aun cuando los urólogos difieren en cuanto al tratamiento que recomiendan para la impotencia, muchos prefieren empezar con tratamientos no quirúrgicos. Probablemente sea el sildenafil (Viagra) la medicina más conocida para el tratamiento de la ED. No se trata de una sustancia que eleva el deseo sexual, sino que ayuda a tener una erección. En otras palabras, si no hay deseo, no sirve. Las compañeras sexuales de hombres que toman Viagra pueden tener dificultades adaptándose al alto nivel de potencia que muestran sus compañeros por lo que antes de tomar un medicamento de estas características se debería consultarlo entre ambos.

Advertencia: El sildenafil puede no ser adecuado para los hombres que tengan ciertos trastornos cardiovasculares o sanguíneos, así como para quienes tengan enfermedades avanzadas del hígado o los riñones. También hay algunas dudas sobre el sildenafil y la presión arterial alta.

❑ El tadalafil (Cialis) es otro medicamento oral que relaja los músculos del pene y aumenta el flujo sanguíneo. Se ha demostrado que permanece más tiempo en el cuerpo. Sin embargo, al igual que el sildenafil, puede provocar importantes efectos secundarios y debe tomarse sólo bajo la dirección de un médico.

❑ La apomorphine (Uprima) es un medicamento con receta más reciente que opera a través del cerebro, no mediante el aumento del flujo sanguíneo al pene, como el sildenafil.

Advertencia: Este medicamento puede provocar efectos secundarios desagradables, principalmente náusea, vómitos, vahidos y sudores.

❑ Un método que ha sido eficaz para producir una "erección satisfactoria" en aproximadamente el 80 por ciento de los hombres impotentes que lo han utilizado es aplicar en la base del pene, y antes de la relación sexual, inyecciones de las drogas papaverine (Pavabid) y phentolamine (Regitine), o de prostaglandin E1 (PGE1). La droga alprostadil también se encuentra en un kit de inyección (Caverject). Estas drogas actúan relajando el músculo liso, lo cual dilata los vasos sanguíneos del pene y produce una erección que puede durar una hora o más. Un posible efecto secundario es el priapismo (erección prolongada y dolorosa); además, aunque las inyecciones se aplican con una aguja muy pequeña y no deben producir dolor cuando se aplican correctamente (es crucial utilizar la técnica apropiada), a la mayoría de los hombres no les llama la atención esta perspectiva. En la actualidad se está perfeccionando una técnica menos invasiva que permite introducir gradualmente alprostadil en la uretra con un pequeñísimo émbolo.

❑ El producto yohimbine (se consigue con los nombres comerciales de Dayto, Yocon y Yohimex) es un medicamento que se consigue con prescripción médica y cuyo uso fue aprobado por la FDA para el tratamiento de la impotencia. No obstante, su eficacia es cuestionable. Muchos expertos consideran que es, básicamente, un placebo. El yohimbine produce un efecto similar a la adrenalina: acelera la frecuencia cardíaca y eleva la presión arterial. Si su presión arterial es alta, tenga cuidado con el yohimbine.

❑ Cuando la impotencia se relaciona con niveles altos de la hormona prolactina, es posible tratarla con bromocriptine (Parlodel).

❑ Para promover la erección se utilizan diversos dispositivos que funcionan al vacío. Con estos dispositivos se coloca en el pene un cilindro y una bomba manual crea un vacío en el cilindro. Esto hace que fluya sangre hacia el pene y que se produzca una erección. El usuario coloca en ese momento una banda de constricción alrededor de la base del pene para que la erección dure hasta treinta minutos. Estos dispositivos sólo se consiguen con prescripción médica. Es una técnica que presenta abundantes problemas.

❑ Algunos hombres han optado por los implantes de pene para producir erecciones de manera mecánica. Estos implantes, que se colocan quirúrgicamente, son de silicona o de poliuretano. Un tipo de implante consta de dos varillas semirígidas pero flexibles; otro tipo de implante consiste en una bomba, un receptáculo lleno de fluido y dos cilindros en los cuales se bombea el fluido para producir la erección. Ha habido numerosos reportes de problemas con estos implantes. Sin embargo, con el desarrollo de nuevos y más efectivos métodos ahora los implantes se consideran un último recurso al cual sólo se debe recurrir cuando todo lo demás ha fallado.

❑ El Dr. Robert Frankt, de la Universidad de Budapest, en Hungría, encontró un gran aumento en la vitalidad y la energía sexuales en hombres que utilizaron una combinación de dos hierbas, green oats (*Avena sativa*) y stinging nettle. De acuerdo con un estudio realizado por el Institute for Advanced Study of Human Sexuality, los green oats beneficiaron a hombres que presentaban disminución del deseo sexual y un desempeño sexual insatisfactorio. El nettle está lleno de minerales vitales y también es provechoso para la hipoglicemia, las alergias, la depresión, las alteraciones de la próstata y del tracto urinario, y para una gran cantidad de problemas de salud adicionales.

❑ La eyaculación prematura (EP) se considera una disfunción sexual. No es lo mismo que la impotencia pero también puede reducir la calidad de la vida sexual. Se cree que la eyaculación prematura — alcanzar el orgasmo demasiado rápido para satisfacer a la compañera sexual— es un hábito aprendido, producto de la masturbación y del deseo de gratificación inmediata; se puede revertir por medio de terapia. Sin embargo, puede surgir de improviso, sin que haya antecedentes previos, lo cual suele ser síntoma de problemas con las arterias y las venas que llegan al pene. Uno de esos problemas puede ser la existencia de goteo venosos, esto es, la sangre que debería ir al pene para provocar la erección se pierde yendo hacia otro lado y dificultando la erección. Este problema es común en los hombres mayores.

❑ La enfermedad de Peyronie provoca que el pene se retuerza durante la erección debido a la actuación de la placa o a las cicatrices que bloquean la túnica albugínea, una membrana que contiene los cuerpos cavernosos (dos cámaras largas y delgadas en el pene que se llenan de sangre provocando la erección). Esto limita la elasticidad general del pene por lo que, con la erección, se ve deformado y contorsionado.

❑ *Ver también* HIPERTIROIDISMO e HIPOTIROIDISMO en la Segunda Parte.

INAPETENCIA

La inapetencia, o falta de apetito, no es una enfermedad sino un síntoma de algún problema de salud. Factores emocionales como depresión, enfermedad, estrés y trauma pueden hacer que el apetito se reduzca considerablemente. Algunos factores que están bajo nuestro control, como el consumo de alcohol, de tabaco o de otras sustancias, también pueden traducirse en pérdida del apetito, al igual que enfermedades no diagnosticadas, envenenamiento con metales pesados y/o deficiencias nutricionales.

A menos que se indique otra cosa, las dosis que se recomiendan a continuación son para personas adultas. La dosis para los jóvenes de doce a diecisiete años debe equivaler a tres cuartas partes de la cantidad recomendada; la de los niños de seis a doce años, a la mitad y la de los menores de seis años, a la cuarta parte.

Nutrientes

SUPLEMENTOS	DOSIS SUGERIDAS	COMENTARIOS
Muy importantes		
Bio-Strath de Nature's Answer	Según indicaciones de la etiqueta.	Fórmula de levadura y hierbas que ayuda a recobrar la fuerza y la energía.
Coenzyme A de Coenzyme-A Technologies	Según indicaciones de la etiqueta.	
Floradix Iron + Herbs de Salus Haus	Según indicaciones de la etiqueta.	Favorece la digestión y estimula el apetito.
Multivitamin y mineral complex		Todos los nutrientes son necesarios en grandes cantidades. Utilizar una fórmula high-potency.
con vitamin A	25.000 UI al día. Si está embarazada, no debe tomar más de 10.000 UI al día.	
y calcium	1.500 mg al día.	
y magnesium	750 mg al día.	
S-Adenosyl-methionine (SAMe)	Según indicaciones de la etiqueta.	Ayuda a aliviar el estrés. Promueve una sensación de bienestar. *Advertencia:* Si sufre de trastorno maníaco-depresivo o toma antidepresivos recetados, usted no debe tomar SAMe.
Vitamin B complex	100 mg o más al día antes de las comidas.	Aumenta el apetito. Utilizar una fórmula high-stress. Se recomienda en forma sublingual. Puede ser necesario aplicar en inyección (con supervisión médica).
Vitamin E	200 IU al día.	
Zinc	80 mg al día. No tomar más de 100 mg al día de todos los suplementos.	Intensifica el sentido del gusto.
más copper	3 mg al día.	Debe tomarse de manera equilibrada con el cinc.
Provechosos		
Brewer's yeast	Empezar con 1/2 cucharadita al día y aumentar hasta 1 cucharada al día.	Rico en nutrientes, en especial vitaminas B. Mejora el apetito.
Spiru-tein de Nature's Plus	Según indicaciones de la etiqueta. Tomar entre comidas.	Suministra proteína, necesaria para construir y reparar los tejidos. Estimula el apetito.

Hierbas

❑ Para estimular el apetito, las siguientes hierbas son beneficiosas: catnip, semilla de fennel, raíz de ginger, ginseng, gotu kola, hojas de papaya, hojas de peppermint y/o berries de saw palmetto.

Advertencia: No utilice ginseng si su presión arterial es alta.

❑ El ginger ayuda en la estimulación del corazón y el sistema circulatorio, además de promover el apetito y la digestión. Sus componentes picantes activan el flujo de saliva y la producción de los jugos digestivos. Se dice que Confucio siempre comía sus platos condimentados con ginger (gengibre). Los principales ingredientes activos de la raíz de ginger son aceites que contienen zingiberene y bisabolene, así como camphene, linalol, citral y cineol. También contiene vitaminas A y B, minerales, grasas, proteínas y fibra. El ginger se puede rallar y espolvorear por encima de las comidas para estimular el apetito. El té de ginger se hace con agua hirviendo y una o dos cucharadas de gengibre rallado o troceado. Déjelo a remojo durante diez o quince minutos y páselo por el colador. Añadir miel y una pizca de jugo de limón para eliminar los gases, la hinchazón y los retortijones del estómago. Sugerimos que el té se tome después de las comidas. El ginger también tiene una reputación de remedio contra la náusea y los mareos.

Recomendaciones

❑ Para obtener las proteínas y las calorías que necesita, tome todos los días tres o más tazas de leche desnatada, leche de soya, Rice Dream o leche de almendra. Tome bebidas de soy carob y batidos de yogur de frutas. Consuma únicamente pan, macarrones, crackers y cereales calientes y fríos de grano entero. Prepare las sopas con leche de soya, ya que son más ricas en proteína que las que se preparan a base de caldo.

❑ Entre comidas pique con aguacate, budín de soya con sabor a banano, buttermilk, queso, pollo o atún, custard, batidos de fruta, nueces y mantequilla de nuez, cereal y pan de grano entero, pavo y yogur. Además de promover el aumento de peso, estos alimentos son fáciles de digerir, son ricos en proteína y ácidos grasos esenciales, y contienen bacterias "amigables".

❑ No tome líquidos antes ni durante las comidas.

❑ Tome vitaminas B en suplemento, de acuerdo con la sección Nutrientes. Las vitaminas del complejo B aumentan el apetito.

❑ En lugar de hacer dos o tres comidas grandes al día, consuma con frecuencia pequeñas cantidades de alimentos. Ver una gran cantidad de comida puede hacer que se pierda el apetito. Las comidas pequeñas, pero frecuentes, se toleran mejor, y la cantidad de comida se puede aumentar gradualmente.

❑ En lo posible, haga ejercicio. Sin embargo, debe evitar el ejercicio demasiado fuerte. El ejercicio moderado y/o caminar aumentan el apetito. El ejercicio también favorece la asimilación de los nutrientes.

❑ Si usted fuma, deje de hacerlo. Fumar disminuye el apetito y es una de las principales causas de inapetencia.

❑ Al tratar de estimular el apetito, fíjese que la presentación y el aroma de los alimentos sean llamativos, al igual que el ambiente.

❑ Si su pérdida de apetito es demasiado notoria, consulte con su médico para determinar si la causa es algún problema de salud.

Aspectos para tener en cuenta

❑ Para estimular el apetito, la dieta debe personalizarse de acuerdo con los gustos y las intolerancias que presenta el individuo.

❑ En el comercio hay muchos productos que ayudan cuando hay problemas de apetito y de peso. Estos productos se suelen encontrar en la sección "sports" de los health food stores, pero no están destinados únicamente a los deportistas. Estas bebidas pueden ser muy ricas, parecidas a los malteados o batidos. Normalmente suelen estar fortificadas con vitaminas y minerales por lo que es necesario tenerlas en cuenta a la hora de calcular la ingesta diaria de nutrientes para evitar una sobredosis de estos.

❑ *Ver también* ANOREXIA NERVIOSA y BULIMIA en la Segunda Parte. *Ver también* el self-test de HIPOTIROIDUSMO en la Segunda Parte.

INCONTINENCIA

La incontinencia (pérdida del control de la vejiga) es algo bastante común. Muchos son las posibles causas de este problema tan irritante. La incontinencia puede ser o aguda o persistente. La aguda normalmente es causada por una infección, mientras que la persistente se desarrolla con el paso del tiempo y suele durar más. Hay varios tipos de incontinencia persistente como, por ejemplo, la incontinencia por estrés, la urgente, funcional, refleja y la incontinencia total.

El problema de control de vejiga más importante suele ser la incontinencia por estrés. Se trata de un pérdida de orina causada cuando la persona tose, estornuda, ríe, levanta un objeto pesado o incrementa la presión por cualquier causa sobre el bajo vientre. Raramente se vacía la vejiga por completo; es más frecuente que se produzca cierto goteo.

Esta molestia ocurre cuando los músculos de la vejiga están debilitados, algo que normalmente se debe a la edad o a la presencia de obesidad y/o embarazo.

La incontinencia urgente es resultado de una vejiga hiperactiva. El músculo detrusor, que rodea la vejiga, suele contraerse involuntariamente y estimular el flujo de orina. La micción frecuente suele ser algo común con este tipo de incontinencia, lo mismo que la micción nocturna, especialmente en los hombres. Es posible que la dificultad para orinar se deba a la inflamación de la próstata. También puede haber otras causas subyacentes, como la existencia de antecedentes de enfermedades inflamatorias de la pelvis, cirugías abdominales, estimulantes como el café o el té y las infecciones de vejiga. Los problemas de la próstata también la puede provocar.

La incontinencia funcional se caracteriza por un deseo incontrolable de vaciar la vejiga antes de poder alcanzar el baño. Puede estar causada por estrés, cambios en el entorno (por ejemplo, estar en el hospital y no poder llegar al baño a tiempo) y restricciones en la movilidad. Algunos individuos no tienen consciencia de que tienen la vejiga llena y esta pérdida de sensación puede provocar una pérdida de orina. Es lo que se llama incontinencia refleja, y generalmente viene precedida de una lesión al cordón umbilical u otra lesión de carácter neurológico.

La incontinencia total es la pérdida impredecible de orina en cualquier momento. Sus causas pueden ser una disfunción neurológica, cirugía abdominal, lesiones de la médula espinal o un defeco anatómico.

La incontinencia es más común en las personas mayores de cincuenta años, aunque puede ocurrir a cualquier edad, especialmente con las mujeres embarazadas. La asunción de que la pérdida de control de la vejiga viene inherentemente con la edad es errónea. Asimismo, es equivocado pensar que no podemos hacer nada para combatirla.

A menos que se indique otra cosa, las dosis que se recomiendan a continuación son para personas adultas. La dosis para los jóvenes de doce a diecisiete años debe equivaler a tres cuartas partes de la cantidad recomendada; la de los niños de seis a doce años, a la mitad y la de los menores de seis años, a la cuarta parte.

Nutrientes

SUPLEMENTOS	DOSIS SUGERIDAS	COMENTARIOS
Muy importantes		
Free-form amino acid	Según indicaciones de la etiqueta.	Ayuda a fortalecer el músculo complejo de la vejiga. Use un producto de origen vegetal.
Importantes		
Calcium y magnesium	1.500 mg al día. 350 mg al día.	Para ayudar a controlar los espasmos de la vejiga.
Provechosos		
Multivitamin y mineral complex con vitamin B complex	Según indicaciones de la etiqueta.	Ayuda a aliviar el estrés y aporta todos los nutrientes necesarios.
Potassium	99 mg al día.	Ayuda al balance corporal entre el sodio y el potasio.
Vitamin A	Según indicaciones de la etiqueta. En caso de embarazo, no superar las 10.000 IU al día.	
Vitamin E	200 IU al día o 400 IU cada dos días.	Use d-alpha-tocopherol.
Zinc	80 mg al día. No sobrepasar 100 mg diarios de todas fuentes.	

Hierbas

❑ Kidney Bladder Formula de Nature's Way y SP-6 Cornsilk Blend de Solaray son fórmulas de hierbas que tienen efectos diuréticos y reducen los espamos de la vejiga. Tomar dos cápsulas diariamente.

Recomendaciones

❑ No tome alcohol, cafeína, bebidas carbonatadas, café, chocolate, azúcares simples ni alimentos procesados o refinados. Los productos químicos en la comidas, medicamentos y el agua contaminada afectan negativamente a la vejiga.

❑ Si tiene usted sobrepeso, adopte un programa de adelgazamiento y de ejercicios para perder esas libras excesivas. La obesidad es un factor común en la incontinencia. (*Ver* OBESIDAD en la Segunda Parte.)

❑ No demore el vaciado de la vejiga. Orinar cada dos o tres horas —"como un reloj"— puede ayudar.

❑ No utilice "vaporizadores de higiene femenina", lavados empaquetados, baños de burbujas, ni tampones, compresas o papel higiénico aromatizados. Los químicos que contienen pueden irritar.

❑ Haga unos ejercicios de la pelvis llamados "ejercicios de Kegel". (*Ver en* PROLAPSO DEL ÚTERO en la Segunda Parte.) Son útiles porque los problemas de control de la vejiga muchas veces tienen que ver con la debilidad de los músculos pélvicos. Hacer ejercicios a diario, por ejemplo unos cinco minutos tres veces al día, puede fortalecer esos músculos y mejorar el control. La National Kidney and Urologic Diseases Information Clearinghouse (*ver* Organizaciones Médica y de la Salud, en el Apéndice) ofrece información útil sobre todo tipo de ejercicios para fortalecer la pelvis.

Aspectos para tener en cuenta

❑ Siempre que se tengan problemas de control de la vejiga debe acudir al médico para ver si existe algún problema subyacente y explorar el tratamiento más adecuado, el cual dependerá del problema concreto de control de que se trate.

❑ El cantharis es un remedio homeopático contra el dolor al orinar y contra la micción frecuente.

❑ El tolterodine (Detrol) es un medicamenteo antispasmódico que puede prescribirse para algunos tipos de incontinencia. También se pueden usar relajates musculares y bloqueadores de calcio.

❑ A veces se recomienda administrar inyecciones locales de botilinum toxin (BoTox) para los hombres con problemas de control asociados a trastornos de la próstata.

❑ Para obtener el nombre y la dirección de organismos que ofrecen información sobre la incontinencia y sus tratamientos, *ver* Organizaciones Médica y de la Salud, en el Apéndice.

Indigestión (Dispepsia)

La indigestión puede ser síntoma de una enfermedad estomacal o intestinal, o puede ser una enfermedad en sí misma. Entre los síntomas de la indigestión están gases, dolor abdominal, ruidos estomacales, sensación de llenura, eructos, náuseas, vomito, irritación intestinal crónica, fatiga crónica, estreñimiento, diarrea, insomnio, dolores musculares, trastornos de la piel y deseos incontenibles de cosas dulces y sensación de ardor después de comer. La indigestión a menudo suele ir acompañada de acidez estomacal.

Tragar aire — bien sea por masticar con la boca abierta, por hablar mientras se mastica o por engullir los alimentos — puede producir indigestión. Tomar líquido junto con las comidas también contribuye a este problema porque diluye las enzimas que se necesitan para la digestión (la falta de enzimas digestivas también puede producir trastornos intestinales). Algunos alimentos y bebidas, entre los cuales están alcohol, vinagre, cafeína y alimentos grasosos, muy condimientados o refinados, causan indigestión porque irritan el tracto digestivo. Otros factores que causan indigestión o que contribuyen a ella son obstrucción intestinal, malabsorción, úlcera péptica y alteraciones del páncreas, el hígado o la vesícula biliar. Las alergias y las intolerancias alimentarias (como la intolerancia a la lactosa) también causan indigestión.

Cuando los alimentos no se digieren adecuadamente se pueden fermentar en el intestino, lo que produce dióxido de hidrógeno y dióxido de carbono. Los alimentos con un alto contenido de carbohidratos complejos, como los granos y las legumbres, son los principales responsables de los gases, pues son difíciles de digerir y, por tanto, dejan partículas sin digerir en las cuales actúan las bacterias intestinales. La comida no digerida y las bacterias acumuladas en el aparato digestivo pueden producir toxinas que dañan la pared mucosa, causando el síndrome de intestino que gotea (*leaky gut syndrome*). Esta afección consiste en que las partículas de comida que no se digieren y que normalmente se eliminan por las heces, ahora traspasan la pared intestinal y son absorbidas por el sistema, causando importantes molestias digestivas. Entre los factores que contribuyen al problema están las anormalidades en la flora intestinal (candida), las alergias alimentarias, el consumo habitual de alcohol, y la presencia de parásitos, productos químicos o medicamentos que irritan el intestino delgado.

Factores sicológicos, como estrés, ansiedad y preocupación, pueden alterar los mecanismos nerviosos de los cuales dependen las contracciones de los músculos estomacales e intestinales.

A menos que se indique otra cosa, las dosis que se recomiendan a continuación son para personas adultas. La dosis para los jóvenes de doce a diecisiete años debe equivaler a tres cuartas partes de la cantidad recomendada; la de los niños de seis a doce años, a la mitad y la de los menores de seis años, a la cuarta parte.

Self-test de ácido estomacal

Algunas glándulas del estómago producen hydrochloric acid (HCl), o ácido hidroclórico, que es necesario para la descomposición y la digestión de muchos alimentos. Una cantidad insuficiente de HCl puede llevar a la indigestión. Los niveles de HCl suelen disminuir con la edad.

Este sencillo test le ayudará a determinar si su organismo necesita más ácido hidroclórico. Tome una cucharada de apple cider vinegar o de jugo de limón. Si con este sencillo remedio se le pasa la indigestión, entonces usted necesita más ácido estomacal. Pero si, por el contrario, la molestia empeora, usted tiene demasiado ácido y debe evitar los suplementos que contengan HCl.

Nutrientes

SUPLEMENTOS	DOSIS SUGERIDAS	COMENTARIOS
Muy importantes		
Glucomannan o Aerobic Bulk Cleanse de Aerobic Life Industries	1 cucharada en líquido al despertarse. No tomar al mismo tiempo con otros suplementos o medicamentos.	Limpian el colon y ayudan a la formación normal de la materia fecal.
Proteolytic enzymes o Inflazyme Forte de American Biologics o pancreatin	Según indicaciones de la etiqueta, con cada comida. Tomar la mitad de la dosis sugerida con los snacks.	Ayudan a descomponer la proteína, lo que redunda en una adecuada absorción. Importantes para combatir los gases y la sensación de llenura. *Advertencia:* Estos suplementos no se les deben dar a los niños.
Importantes		
Acidophilus (Kyo-Dophilus de Wakunaga, Probiata de Wakunaga, o All Flora de New Chapter)	Según indicaciones de la etiqueta, media hora antes de cada comida.	Necesario para normalizar la digestión. Utilizar una fórmula no láctea.
Garlic (Kyolic de Wakunaga)	2 cápsulas 3 veces al día con las comidas.	Ayuda a la digestión y destruye las bacterias indeseables del intestino.
Omega-3 fatty acids (Intestamend de Health from the Sun)	Según indicaciones de la etiqueta.	
Vitamin B complex más extra vitamin B_1 (thiamine) y vitamin B_6 (pyridoxine) y vitamin B_{12}	100 mg 3 veces al día con las comidas. 50 mg 3 veces al día. 150 mg 2 veces al día. 1.000 mcg 2 veces al día.	Esencial para normalizar la digestión. Aumenta la producción de ácido hidroclórico. Importante para la correcta digestión. Utilizar lozenges o administrar en forma sublingual.
Provechosos		
AbsorbAid de Nature's Sources	Según indicaciones de la etiqueta.	
Activated charcoal	Según indicaciones de la etiqueta.	
Alfalfa		*Ver* Hierbas más adelante.
Copper	2–3 mg al día.	
Hydrochloric acid (HCl)	Según indicaciones de la etiqueta.	
L-Carnitine	Según indicaciones de la etiqueta.	Moviliza la grasa hacia las células y la transforma en energía.
Lecithin granules o capsules o phosphatidyl choline	1 cucharada 3 veces al día antes de las comidas. 1.200 mg 3 veces al día antes de las comidas. Según indicaciones de la etiqueta.	Emulsificantes de la grasa que ayudan a descomponer la grasa.
L-Methionine	Según indicaciones de la etiqueta, con el estómago vacío. Tomar con agua o jugo. No tomar con leche. Para mejor absorción, tomar con 50 mg de vitamina B_6 y 100 mg de vitamina C.	Poderoso desintoxicante del hígado. *Ver* AMINOÁCIDOS en la Primera Parte.
Manganese	3–10 mg al día.	
Multienzyme complex	Según indicaciones de la etiqueta. Tomar con las comidas.	Mejora la digestión. No utilizar fórmulas que contengan HCl.
N-Acetylcysteine (NAC)	500–1.000 mg al día, con un estómago vacio y con un poco de B_6 y vitamina C.	
ProFlora whey de Wakunaga	Según indicaciones de la etiqueta.	
Selenium	100–300 mcg al día. En caso de embarazo, no sobrepasar 40 mg diarios.	
Zinc	20–50 mg al día.	

Hierbas

❑ Una fórmula a base de hierbas que ayuda a descomponer y a asimilar los alimentos, además de que contiene enzimas de plantas naturales que alivian la acidez estomacal, es Acid- Ease, de Prevail Corporation.

❑ La alfalfa aporta vitamina K y microminerales necesarios. Se puede tomar en líquido o en tableta.

❑ El aloe vera es provechoso para la acidez estomacal y otros síntomas gastrointestinales. Tome un cuarto de taza de jugo de aloe vera con el estómago vacío por la mañana y a la hora de acostarse.

❑ Las semillas de anise sirven para aliviar la acidez estomacal. Mastique las semillas enteras, o muélalas y espolvoréelas sobre los alimentos.

❑ Entre las hierbas beneficiosas para la indigestión están catnip, chamomile, fennel, fenugreek, goldenseal, papaya y peppermint.

Advertencia: No utilice chamomile de manera permanente y evítela por completo si es alérgico al ragweed. No tome goldenseal todos los días durante más de una semana seguida, y evítelo durante el embarazo. Utilice el goldenseal con precaución si es alérgico al ragweed.

❑ El ginger es un remedio tradicional para las náuseas.

❑ Para aliviar la indigestión, mastique unos cuantos ramitos de perejil fresco, o tome un vaso de agua tibia con un cuarto de cucharadita de perejil seco.

❑ El slippery elm es bueno para la inflamación del colon. Para rápido alivio, debe utilizarse en enema. (*Ver* ENEMAS en la Tercera Parte.)

❑ Tum-Ease de New Chapter es una fórmula de hierbas que mejora la digestión.

Recomendaciones

❑ Si usted es propenso a la indigestión, aliméntese de manera bien balanceada y consuma abundantes alimentos ricos en fibra, como granos enteros y frutas y vegetales frescos.

❑ Incluya en su dieta papaya fresca (contiene la enzima papaína) y piña fresca (contiene bromelaína). Estas dos frutas son magníficas fuentes de enzimas digestivas beneficiosas.

❑ Agréguele acidophilus a su dieta. El acidophilus alivia la indigestión, porque a menudo su causa es la falta de bacterias "amigables". Abra diez cápsulas o utilice una cucharada de alguna fórmula en polvo. Productos no lácteos que se pueden utilizar cuando hay intolerancia a los productos lácteos son Neo-Flora, de New Chapter, y Kyo-Dophilus, de Wakunaga. Cuando se aplica en enema, el acidophilus rara vez crea problemas. A veces puede producir ruidos estomacales y un poco de molestia durante aproximadamente una hora, pero desaparecen en poco tiempo. (*Ver* ENEMAS en la Tercera Parte.)

❑ Para los gases, la sensación de llenura y la acidez estomacal consuma arroz integral y/o caldo de barley. Utilice cinco partes de agua por una parte de grano y hierva la mezcla durante diez minutos sin tapar. Luego tape y deje hervir a fuego lento durante cincuenta y cinco minutos. Cuele y deje enfriar. Tome sorbos a lo largo del día.

❑ Disminuya el consumo de lentejas, maní y soya. Estos alimentos contienen un inhibidor enzimático.

❑ Para los gases del tracto gastrointestinal superior, tome pancreatin; para los gases del tracto gastrointestinal inferior, suplementos de microminerales. Si tiene gases, hágase un enema que equilibre el pH de su organismo utilizando el jugo de un limón fresco mezclado con 32 onzas de agua tibia. Si los gases le duran varios días, hágase un enema de bifidus. Esto debe aliviar el problema en cuestión de horas. (*Ver* ENEMAS en la Tercera Parte.)

❑ Evite los siguientes alimentos: pasteles, fríjoles, cafeína, bebidas carbonatadas, jugos cítricos, alimentos fritos y grasosos, pasta, peppers, potato chips y otros snacks, carne roja, carbohidratos refinados (azúcar), tomate y alimentos salados o muy condimentados.

❑ No consuma productos lácteos, junk foods ni alimentos procesados. Estos alimentos producen excesiva mucosidad, lo que redunda en mala digestión de la proteína.

❑ Para aliviar las molestias digestivas que se presentan ocasionalmente, utilice tabletas de charcoal (se consiguen en los health food stores). Las tabletas de charcoal absorben los gases y las toxinas. Como interfieren la absorción de otros medicamentos y nutrientes, se deben tomar por separado y durante períodos cortos. Su uso ocasional no es perjudicial y no produce efectos secundarios.

❑ Si la deposición tiene un olor fétido y la evacuación del intestino va acompañada de sensación de ardor en el ano, haga un ayuno. Estos síntomas suelen indicar que el colon contiene material tóxico. (*Ver* ENEMAS y AYUNOS en la Tercera Parte.)

❑ Si le han hecho alguna cirugía abdominal (por ejemplo, si le han acortado el intestino), tome pancreatin para facilitar la digestión de los alimentos. Si sufre de hipoglicemia (bajo nivel de azúcar en la sangre), también necesita pancreatin. Si se siente muy lleno después de comer, si tiene gases o si el estómago hace ruidos, use pancreatin.

❑ Si el self-test de ácido estomacal muestra que necesita más ácido hidroclórico, tome una cucharada de apple cider vinegar puro en un vaso de agua con cada comida para facilitar la digestión.

❑ Acostúmbrese a masticar muy bien los alimentos. No se los engulla y coma despacio.

❑ No coma cuando esté preocupado o demasiado cansado.

❑ No tome líquidos con las comidas. Los líquidos diluyen los jugos estomacales e impiden que la digestión se realice correctamente.

❑ Investigue qué alimentos son difíciles de digerir para su organismo y evítelos por completo. (*Ver* ALERGIAS en la Segunda Parte.)

❑ Si experimenta acumulación de ácido y nota síntomas de acidez estomacal, vea a su médico para descartar que sufra de reflujo gástrico.

❑ Si le da acidez estomacal y los síntomas persisten, consulte con su médico. Si el dolor empieza a bajarle por el brazo izquierdo, o si el malestar va acompañado de debilidad, vahídos o falta de aire, busque ayuda médica de urgencia. Como los síntomas iniciales del ataque cardíaco se parecen mucho a los de la indigestión y, en particular, a los de la acidez estomacal, mucha gente hace caso omiso de ellos. (*Ver* ATAQUE CARDÍACO en la Segunda Parte.)

Aspectos para tener en cuenta

- ❑ Se ha probado clínicamente que los fructooligosacáridos (FOS) promueven el crecimiento de bacterias buenas para el intestino.
- ❑ Tomar el jugo de un limón en una taza de agua al despertarse es un buen remedio para curarse y para purificar la sangre.
- ❑ Hacer ejercicio, como caminar a buen paso o hacer ejercicios de estiramiento, favorece el proceso digestivo.
- ❑ La manera en que se combinan los alimentos tiene importancia. No es bueno combinar proteínas con almidones, ni vegetales con frutas. No se debe tomar leche con las comidas. Los alimentos que contienen azúcar, como las frutas, no se deben consumir con proteínas ni con almidones.
- ❑ La gente de edad avanzada por lo general carece de suficiente ácido hidroclórico y pancreatin para una correcta digestión.
- ❑ Mucha gente toma antiácidos para mitigar las molestias de la indigestión y la acidez estomacal. Sin embargo, los antiácidos pueden agravar el problema porque neutralizan el ácido estomacal. Esto inferfiere la absorción de los nutrientes e impide que la digestión se efectúe correctamente, lo que se traduce en permanente indigestión. Los antiácidos no sirven para los gases ni para la sensación de llenura.
- ❑ La mayoría de los antiácidos que venden en Estados Unidos contienen compuestos de aluminio, carbonato de calcio, compuestos de magnesio o bicarbonato de sodio. Los antiácidos que contienen aluminio pueden ocasionar estreñimiento. El carbonato de calcio puede provocar un efecto rebote y aumentar la producción estomacal de ácido al pasar el efecto del antiácido. Los compuestos de magnesio suelen producir diarrea; el bicarbonato de sodio, gases y sensación de llenura.
- ❑ Buenos productos para prevenir los gases son Beanoy Be Sure, de Wakunaga of America Company. Para que sean eficaces, estos productos se deben tomar con el primer bocado.
- ❑ La revista *Johns Hopkins Medical Letter* publicó que tomar el medicamento antiacidez cimetidine (Tagamet) de forma prolongada y excesiva (más de 3 gramos al día) puede provocar impotencia reversible y agrandamiento de los pechos.
- ❑ *Ver también* ALERGIAS en la Segunda Parte y hacer el selftest.
- ❑ *Ver también* ENZIMAS en la Primera Parte.
- ❑ *Ver también* acidez estomacal, colitis ulcerosa, diverticulitis, enfermedades de la vesícula biliar, envenenamiento con alimentos, intolerancia a la lactosa, acidez estomacal/reflujo gástrico mareo, pancreatitis, síndrome de intestino irritable, y/o úlcera péptica en la Segunda Parte.

INFARTO DEL MIOCARDIO

Ver ATAQUE CARDÍACO.

INFECCIÓN DE LA VEJIGA

Ver CISTITIS.

INFECCIONES DE LOS OÍDOS

Se calcula que a los tres años de edad, hasta el 75 por ciento de todos los niños han tenido por lo menos una infección en los oídos. Existen varias clases de infecciones de los oídos. La otitis externa, o infección del oído externo (también conocida como oído de nadador, o swimmer's ear), es una infección aguda que suele ir precedida de una infección del tracto respiratorio superior o de una alergia, normalmente a los productos lácteos. El canal auditivo, que va desde el tímpano hasta el exterior del oído, se inflama. Entre los síntomas están fiebre moderada, secreción y dolor. El dolor suele ser severo y palpitante, y empeora al tocar o al jalar el lóbulo de la oreja.

La infección del oído medio (*otitis media*) es muy común en los infantes y en los niños. Esta infección afecta a la parte posterior del tímpano, donde se encuentran los pequeños huesos del oído. La presión del aire es regulada en esta zona por la trompa de Eustaquio o tuba auditiva, que recorre desde el oido hasta la parte posterior de la cavidad nasal. Si las bacterias o virus entran en este espacio el área queda inflamada y se va acumulando fluido, que es lo que causa la sensación de presión. Desgraciadamente, en los niños pequeños las trompas de Eustaquio son prácticamente horizontales en lugar de incinadas hacia abajo, lo que permite la acumulación de fluido y el crecimiento de las bacterias al no drenarse el espacio adecuadamente. Otros síntomas son dolor de oído, que puede ser agudo, sordo o palpitante; sensación de presión en el oído, y fiebre que puede llegar a los 103ºF, o más. En un esfuerzo por aliviar la presión que sienten, los niños a menudo se jalan los oídos. La altitud y el frío aumentan la molestia y pueden empeorar la infección.

Cuando la infección del oído medio es severa, se puede presentar perforación del tímpano. Cuando esto ocurre, el dolor se reduce abruptamente porque el dolor propio de las infecciones de los oídos se debe a la acumulación de presión en espacios restringidos. Esa presión en las sensibles terminaciones nerviosas produce dolor. La perforación del tímpano da por resultado sordera y secreciones sanguinolentas.

Las infecciones frecuentes del oído medio son normalmente una indicación de que la infección original ha resistido el tratamiento prescrito. En los bebés, el dolor de oido generalmente está asociado a echar los dientes. Asimismo, el que alguien fume en la casa puede ser un factor que contribuya a los problemas de los oídos en los niños.

A menos que se especifique otra cosa, las dosis recomendadas más adelante son para adultos. La dosis para los jóvenes de doce a diecisiete años debe equivaler a tres cuartas partes de la cantidad recomendada. A los niños de seis a doce años se les debe dar la mitad de la cantidad recomendada y a los niños menores de seis años, la cuarta parte.

Nutrientes

SUPLEMENTOS	DOSIS SUGERIDAS	COMENTARIOS
Muy importantes		
Colloidal silver	Según indicaciones de la etiqueta.	Un antibiótico natural. Pueden tomarse por vía oral o se utilizan como un lavado de oído.
Manganese	10 mg al día. No tomar al mismo tiempo con calcio.	Su deficiencia se ha asociado con afecciones de los oídos.
Vitamin C con bioflavonoids	3.000–7.000 mg al día divididos en varias tomas. Para los niños: 200 mg 4 veces al día.	Estimulan la inmunidad y combaten la infección. Utilizar una variedad esterified o buffered, como Ester-C, o utilizar calcium o zinc ascorbate.
Zinc	Tomar 1 lozenge de 10 mg 3 veces al día, por 5 días. Luego tomar 50 mg al día en píldora. No sobrepasar esta dosis.	Acelera la respuesta inmunológica. Ayuda a reducir la infección.
Importantes		
Kyolic-EPA de Wakunaga	Según indicaciones de la etiqueta.	
Vitamin B complex	50 mg 3 veces al día.	Esencial para la curación y la función inmunológica. Se recomienda en forma sublingual.
más extra vitamin B_6 (pyridoxine)	50 mg al día.	Importante para la función inmunológica.
Vitamin E	200 UI al día.	Mejora el funcionamiento inmunológico.

Hierbas

❑ Tome extracto de echinacea sin alcohol. Por lo general, esto suele acabar con la infección de oído cuando se ataca precozmente.

❑ Para aliviar el dolor, colóquese en el oído unas cuantas gotas de aceite caliente de ajo o de oliva, y luego una o dos gotas de aceite de lobelia o de mullein. Tapónese suavemente el oído con una bolita de algodón. Para aliviar el dolor también es útil aplicarse en la parte exterior del oído compresas de clay o una pasta hecha con polvo de cebolla.

❑ Gotas con contenido de ajo (Allium sativum), mullein (Verbascum thapsus) y St. John's Wort están disponibles en las drug y food health stores.

❑ El extracto de hojas de oliva ayuda al cuerpo a combatir las infecciones.

❑ Introduzca en la boca el contenido de medio cuentagotas de extracto de goldenseal sin alcohol, y agítelo dentro de la boca durante unos pocos minutos antes de tragárselo. Haga esto cada tres horas durante tres días. Alternar echinacea y goldenseal da excelentes resultados. Para los infantes, mezcle el extracto con leche extraída del pecho, fórmula o yogur de fruta sin azúcar.

Advertencia: No tome goldenseal todos los días durante más de una semana seguida, y evítelo durante el embarazo. Si tiene antecedentes de enfermedad cardiovascular, diabetes o glaucoma, utilice esta hierba con supervisión médica.

❑ El astragalus (Astragalus membranaceus) es un antiguo remedio chino. Usado como tónico, fortalece la resistencia del organismo contra la enfermedad.

❑ Las cataplasmas de cebolla son provechosas para las infecciones de los oídos. *Ver* UTILIZACIÓN DE CATAPLASMAS en la Tercera Parte.

Recomendaciones

❑ Evite los alimentos que suelen producir alergias, entre los cuales están: trigo, productos lácteos, maíz, naranja, mantequilla de maní y todos los carbohidratos simples, entre ellos azúcar, frutas y jugos de fruta.

❑ Para reducir las alergias y prevenir su desarrollo, no consuma los mismos alimentos con demasiada frecuencia. Es útil hacer una dieta de rotación de cuatro días. (*Ver* ALERGIAS en la Segunda Parte.) Los alimentos nuevos se deben introducir en la dieta de los niños pequeños de uno en uno, y se debe observar si se presenta alguna reacción.

❑ Cuando un bebé que toma biberón contrae una infección de oído, pruebe a eliminar de su dieta la leche y los productos lácteos durante treinta días y observe si presenta mejoría. Reemplace esos alimentos con leche de soya, Rice Dream o leche de nuez.

❑ Si la acumulación de toxinas alcanza niveles peligrosos y hace que el organismo reaccione, hágase enemas de ajo. Entre las señales de que las toxinas han alcanzado niveles tóxicos están fiebre, escalofrío y dolor generalizado. *Ver* ENEMAS en la Tercera Parte.

❑ Aplique compresas calientes y frías alternativamente en el cuero cabelludo, justo detrás del oído.

❑ Para los zumbidos de los oídos, mezcle una cucharadita de sal y una cucharadita de glycerine (se consigue en las farmacias) en un pint de agua tibia. Utilice un espray especial para la nariz y pulverice cada fosa nasal con esta solución mientras empieza a drenar hacia la parte posterior de la garganta. Haga lo mismo en la garganta. Repita el procedimiento varias veces al día.

❑ Si usted presenta tos crónica durante más de tres semanas, visite a su médico. La tos crónica puede ser causada por un tapón de cera que al ejercer presión sobre un nervio del canal auditivo activa el reflejo de toser. El médico puede ver fácilmente si usted tiene exceso de cera en el oído. De ser así, lo puede extraer mediante succión o utilizando agua caliente y una cureta delgada, guiándose con un microscopio especial.

❑ Existen otoscopios (para examinar el interior del oído) para uso doméstico. Su médico le puede mostrar cómo utilizarlos. Si su bebé contrae infecciones continuamente, una buena opción para usted puede ser un aparato para la detección de otitis llamado EarcCheck y fabricado por Safe Home Products. (*Ver* Fabricantes y Distribuidores, en el Apéndice.) Este instrumento permite detectar en cinco segundos la presencia de fluido acumulado en el oído medio, un síntoma de infección.

❑ Earache Tablets, de Hyland's Inc. es un remedio homeopático combinado que contiene *Belladona*, *Calcarea carbonica*, *Chamomilla*, *Lycopodium*, *Pulsatilla* y *Azufre*, y que parece ser útil para aliviar el dolor y la fiebre.

❑ No se suene la nariz cuando tenga una infección en el oído.

❑ Mantenga seco el canal auditivo. Los residuos de jabón y de agua son perjudiciales. Al bañarse, introdúzcase en el canal auditivo una bolita de algodón y no nade mientras no se haya curado completamente.

❑ Evite los ambientes antihigiénicos y poco salubres. La causa de las infecciones en los oídos suele ser la disminución de la resistencia del organismo a causa de una enfermedad reciente. Las gotas para los oídos que se consiguen sin prescripción médica ayudan a mitigar el dolor. Los esprays nasales ayudan a despejar la trompa de Eustaquio y reducen la presión.

❑ Si se presentan vahídos, zumbidos en los oídos, sangrado o secreción sanguinolenta, dolor repentino (o reducción súbita del dolor) y sordera en uno de los oídos, o en ambos, consulte con su médico inmediatamente. Esos síntomas pueden ser señal de perforación del tímpano.

Aspectos para tener en cuenta

❑ Para curar las infecciones de los oídos, a veces se requiere drenar quirúrgicamente el área afectada y/o hacer un tratamiento a base de antibióticos. Sin embargo, algunos estudios han demostrado que no hay una diferencia significativa en el tiempo de curación o en la recurrencia de la infección de oído entre los niños tratados con antibióticos y los niños que no reciben este tipo de tratamiento. Más aún, muchos infantes presentan reacciones a los antibióticos que se utilizan para tratar estas infecciones, especialmente cuando se usan con mucha frecuencia.

❑ En la mayoría de los casos, cuando se administra el tratamiento adecuado la perforación del tímpano no sólo se cura de manera natural, sino que no produce pérdida permanente de la audición. El tímpano se puede perforar a causa de una infección o por presión en la parte interna del oído al nadar o al saltar al agua. También se puede perforar por una bofetada, una explosión cercana o, incluso, un beso en el oído.

❑ Los bebés que son amamantados son menos propensos a contraer infecciones de los oídos que los bebés alimentados con biberón.

❑ Los problemas de oído son más comunes en el hogar de las personas que fuman.

❑ El bacilo *Branhamella catarrhalis* (B-cat), causa frecuente de infecciones de los oídos, ha desarrollado cepas resistentes a los antibióticos más utilizados. Afortunadamente, el antibiótico Augmentin (una combinación de amoxicillin y clavulanate sodium) puede destruir este bacilo.

❑ Las infecciones no son la única causa del dolor de oído. Los cambios abruptos de la presión atmosférica, como los que se presentan durante los viajes en avión, suelen provocar dolor de oído que puede llegar incluso a causarle daño al tímpano. Esto se llama aerootitis, o barotitis media. Cuando hay infección, los efectos de los cambios de presión se intensifican.

❑ Alos niños que sufren de frecuentes infecciones de oído se les deben hacer exámenes para determinar si tienen alergias a algún o a algunos alimentos. Actualmente se sabe que las alergias son una de las principales causas de otitis media crónica en los niños. (*Ver* ALERGIAS en la Segunda Parte.)

INFECCIONES MICÓTICAS

Ver INFECCIONES POR HONGOS.

INFECCIONES POR EL VIRUS DEL HERPES

Existen al menos siete clases de virus herpes. El herpes simplex tipo 1 (HSV-1) y el tipo 2 (HSV-2) causan calentura (llagas) y herpes genital. Muchos expertos sospechan que el HSV-1 puede tener relación con la parálisis de Bell (*Bell's Palsy*) y otros trastornos neurológicos. El es responsable de la varicela y los shingles; el cytomegalovirus herpes zóster, otro miembro de la familia del herpes, puede provocar enfermedades cardiovasculares y trastorns de la vista, y es particularmente peligrosos para el feto, el niño recién nacido y las personas con sistemas inmunológicos deprimidos. El virus Epstein-Barr (EBV) es el virus de la mononucleosis infecciosa. Se sospecha que los virus del herpes humano tipos 6 (HHV-6) y 7 (HHV-7) son capaces de provocar trastornos inmunológicos, como la esclerosis múltiple y la roséola, una enfermedad común en la primera infancia. El herpes 8 (HHV-8) está muy vinculado al EBV, y puede dar lugar a cáncer óseo, síndrome de fatiga crónica, sarcoma de Kaposi y a infecciones del sistema linfático. Esta sección cubre fundamentalmente el herpes genital.

El herpes genital es la enfermedad de transmisión sexual más común en Estados Unidos. Más de 45 millones de estadounidenses — una de cada cinco personas mayores de doce años — están infectados con este tipo de herpes simple, aunque más de la mitad nunca llegan a presentar síntomas graves. Afecta más a los negros que en los blancos y a las mujeres que a los hombres. Comparado con las cifras de hace veinta años, el herpes genital es cinco veces más común entre las personas blancas de entre doce y diecinueve años, y dos veces más entre los adultos entre veinte y veintinueve años. Esta infección viral, que es particularmente peligrosa para los infantes, puede pasar inadvertida o puede inflamar gravemente el hígado y producir fiebre. Un bebé cuya madre esté infectada puede contagiarse en el canal del parto, arriesgándose a presentar daño cerebral, ceguera e, incluso, a morir.

Para aquellos con síntomas visibles, el herpes genital se caracteriza por sarpullidos de piel roja y muy sensible, picor, quemazón y llagas dolorosas y llenas de fluído. Son muy infecciosas hasta que no se curan del todo, lo que puede tardar hasta unas tres semanas. De todos modos, es bastante normal no notar ningún síntoma de la infección.

La primera señal de herpes genital en las mujeres es una leve sensación de ardor y de picazón en el área vaginal. En el transcurso de pocas horas se desarrollan vesículas alrededor del recto, el clítoris, el cuello del útero y la vagina. Por lo general, se presenta secreción acuosa de la uretra y dolor al orinar. En los hombres, las vesículas aparecen en el pene, la ingle y el escroto, y suele haber secreción uretral y dolor al orinar. En algunas ocasiones el pene y el prepucio se inflaman. El hombre también puede presentar dolor e inflamación de los nódulos linfáticos de la ingle.

El primer ataque de herpes genital se suele presentar dentro de los veinte días posteriores a la exposición al virus. Puede ser tan leve que pasa inadvertido, o puede producir escozor y prurito en el sitio por donde penetró el virus, al igual que úlceras dolorosas que pueden durar una semana o más, fiebre, dolor de cabeza y otros síntomas parecidos a los de la influenza. Después de unos pocos días, las vesículas empiezan a exudar pus y se forman úlceras dolorosas. Esas úlceras forman costra y se secan a medida que sanan. No suelen dejar cicatriz.

Tradicionalmente se ha creido que el HSV-1 produce llagas y erupciones en la piel, y que el HSV-2 es responsable del herpes genital, pero la diferencia entre ambos es debatida con frecuencia. Actualmente, la teoría es que los dos virus son más parecido de lo que se creía — comparten aproximadamente el 50 por ciento de su ADN — pero que tienen características distintas. Por ejemplo, cuando el HSV-1 está en estado de "hibernación", el virus normalmente establece su hogar en las células nerviosas cercanas al oído, por lo que es más proclive a causar brotes alrededor de la boca. El HSV-2, por otra parte, prefiere vivir cerca de la base de la columna vertebral, de modo que su propensión es a manifestarse en la zona genital. Sin embargo, los dos agentes virales pueden vivir en cualquiera de las dos zonas y hay gente que opina que la diferenciación entre uno y otro se ha hecho sólamente por razones de presión social. Mucha gente tiende a asociar el herpes genital con un estilo de vida promiscuo (cosa que no está justificada), pero las llagas en la piel o calenturas (en algunos lugares también se las llama fuego) no portan ese estigma.

Si el HSV-1 intercambia su sitio habitual con el HSV-2, o viceversa, los brotes normalmente son menos severos. Si su compañero sexual está infectado con el HSV-1 y usted tiene HSV-2, es factible para usted contraer el HSV-1, aunque suele ser extremadamente raro cuando ya se está infectado con el HSV-2. No es probable que tener sexo oral con una persona infectada con HSV-2 provoque una infección de HSV-2 en la boca. Este virus casi siempre se transmite mediante relaciones sexuales genitales.

Los expertos creen que el HSV-2 puede transmitirse incluso cuando un individuo infectado no experimenta ningún síntoma. Durante el primer año posterior a la infección, la gente suele desprender el virus entre un 6 y 10 por ciento de las veces que no hay señales visibles de infección, un fenómeno llamado desprendimiento viral asintomático.

Cada vez hay más evidencia de que las personas con herpes genital tienen mayor riesgo de contarer el síndrome de inmunodeficiencia (HIV), si tienen sexo sin protección con un seropositivo. Las personas infectadas con el virus del AIDS que quedan infectadas con el virus del herpes genital tienen más probabilidades de sufrir brotes severos de herpes, lo que puede resultar en episodios más difíciles de tratar.

Actualmente es posible diagnosticar el herpes por medio de un análisis de sangre aunque no haya síntomas visibles o después de que las llagas se hayan curado. A pesar de que no hay cura para el herpes, se han aprobado medicamentos antivirales que reducen significativamente la frecuencia de los brotes y acortan su duración y gravedad. Se trata de una enfermedad grave, pero no mortal. Portar el virus exige modificar el estilo de vida para protegerse uno mismo y proteger a los demás, pero hay pocos casos en que el herpes afecta a otros órganos del cuerpo.

La incidencia del herpes está aumentando profundamente, y se cree que afecta al 20 por ciento de la población estadounidense. Por eso es extremadamente importante mantenerse alerta y protegerse. Si usted ya está infectado, la importancia de seguir protegiéndose es la misma que si no lo estuviera para no sufrir brotes repetidos y evitar contagiar a otras personas

A menos que se indique otra cosa, las dosis recomendadas son para adultos. A los jóvenes de doce a diecisiete años se les debe administrar tres cuartas partes de la cantidad recomendada; a los niños de seis a doce años, la mitad y a los menores de seis años, la cuarta parte.

Nutrientes

SUPLEMENTOS	DOSIS SUGERIDAS	COMENTARIOS
Muy importantes		
Beta-1, 3-D-glucan	Según indicaciones de la etiqueta.	
Coenzyme A de Coenzyme-A Technologies	Según indicaciones de la etiqueta.	

Dioxychlor Oxy C-2 Gel de American Biologics	Aplique a las zonas afectadas según indicaciones de la etiqueta.	Útil bactericida. Agente antiviral y antifúngico.
Herp-Eeze de Olympian Labs	Según indicaciones de la etiqueta.	
L-Lysine	1.500 mg al día con el estómago vacío. Tomar con agua o jugo. No tomar con leche. Para mejor absorción, tomar con 50 mg de vitamina B_6 y 100 mg de vitamina C.	El desarrollo del virus del herpes se inhibe cuando la cantidad de lisina excede la cantidad de arginina. *Ver* AMINOÁCIDOS en la Primera Parte. *Advertencia:* Este suplemento no se debe tomar durante más de seis meses seguidos.
VIR-L-Lysine de Global Health Services	Según indicaciones de la etiqueta.	
Vitamin A con mixed carotenoids	25.000 UI al día. Si está embarazada, no debe tomar más de 10.000 UI al día.	Importante para la curación. Previene la propagación de la infección. Para dosis altas, la emulsión facilita la asimilación y brinda mayor seguridad.
Vitamin B complex	50 mg o más 3 veces al día.	Combate el virus y ayuda a evitar su propagación. Previene los episodios de herpes actuando con la lisina. Utilizar una variedad hipoalergénica.
Vitamin C más bioflavonoids	5.000–10.000 mg al día. 30–60 mg al día divididos en varias tomas.	Necesario para prevenir las úlceras e inhibir el desarrollo del virus. Utilizar una variedad esterified o buffered. Actúan con la vitamina C.
Zinc	50–100 mg al día divididos en varias tomas. No tomar más de 100 mg al día.	Estimula el funcionamiento inmunológico. Para el herpes genital, utilizar en forma chelate. Para el herpes oral, utilizar lozenges de zinc gluconate.
Importantes		
Acidophilus (Kyo-Dophilus de Wakunaga)	Según indicaciones de la etiqueta, 3 veces al día. Tomar con el estómago vacío.	Necesario para la producción de las vitaminas B. Previene el desarrollo excesivo de microorganismos nocivos en el intestino.
Dioxychlor de American Biologics	Según indicaciones de la etiqueta.	Importante agente antiviral, antibacteriano y antifúngico.
Egg lecithin	Según indicaciones de la etiqueta.	Ayuda a controlar el virus.
Essential fatty acids (primrose oil, salmon oil o Kyolic-EPA de Wakunaga)	Según indicaciones de la etiqueta.	Necesarios para la protección de las células.
Garlic (Kyolic de Wakunaga)	3 tabletas 3 veces al día con las comidas.	Estimulante del sistema inmunológico y antibiótico natural.
Superoxide dismutase (SOD) o Cell Guard de Biotec Foods	Según indicaciones de la etiqueta. Según indicaciones de la etiqueta.	Reduce la infección y acelera la curación. Poderoso destructor de los radicales libres. Este complejo antioxidante contiene SOD.
Vitamin E	200 UI al día.	Importante para la curación. Previene la propagación de la infección. Para facilitar la asimilación, utilizar en emulsión.
Provechosos		
Calcium y magnesium	1.500 mg al día. 750 mg al día.	Alivian el estrés y la ansiedad. Utilizar variedades chelate.
Dimethylglycine (DMG) (Aangamik DMG de FoodScience of Vermont)	Disolver 2 tabletas en la boca, 2 veces al día.	Aumenta la utilización del oxígeno por parte de los tejidos.
Maitake extract o shiitake extract o reishi extract	Según indicaciones de la etiqueta. Según indicaciones de la etiqueta. Según indicaciones de la etiqueta.	Estos hongos tienen propiedades antivirales y estimulantes del sistema inmunológico.
Multivitamin y mineral supplement	Según indicaciones de la etiqueta.	Necesario para agilizar la curación. Utilizar una variedad hipoalergénica.
Proteolytic enzymes	Según indicaciones de la etiqueta, 2–3 veces al día. Tomar entre comidas.	Protegen contra la infección. Actúan sobre los alimentos no digeridos del colon. *Advertencia:* Este suplemento no se les debe dar a los niños.
Raw thymus glandular	500 mg 2 veces al día.	Aumenta la función inmunológica. *Advertencia:* Este suplemento no se les debe dar a los niños.

Hierbas

- ❑ El astrágalo, o huang qi, fortalece el sistema inmunológico y actúa como antibiótico.
- ❑ Es provechoso aplicarse en el área afectada extracto de black walnut o de goldenseal.
- ❑ La hierba cat's claw tiene propiedades que refuerzan el sistema inmunológico y protegen contra las infecciones.
- ❑ Larreastat es la marca registrada de un remedio de hierbas extraido del chaparral que, según se dice, tiene propiedaes antioxidantes, antivirales y antiinflamatorias. Se usa para tratar las infecciones de herpes.
- ❑ El extracto de olive leaf parece contribuir a frenar el avance de enfermedades virales como el herpes.
- ❑ Las algas rojas marinas contienen carbohidratos antivirales que son eficaces para tratar el herpes tanto por vía oral como tópica.
- ❑ La espirulina contiene fitonutrientes que parecen reforzar el sistema inmunológico.
- ❑ El tratamiento del herpes debe incluir cayenne (capsicum), echinacea, myrrh, red clover y St. Johns wort.
- ❑ El aceite de tea tree es un poderoso antiséptico natural. Durante los episodios de herpes, dése toquecitos ligeros en el área afectada con este aceite varias veces al día. Si el aceite puro le parece muy fuerte, dilúyalo con agua destilada o con aceite vegetal prensado en frío. No se aplique aceite de tea tree cerca de los ojos.

❑ El goldenseal es un antibiótico natural. Se puede tomar en cápsula o en té.

Advertencia: No tome goldenseal todos los días durante más de una semana seguida, y evítelo durante el embarazo. Debe utilizarse con precaución si se es alérgico al ragweed.

❑ La raíz de licorice inhibe tanto el desarrollo del herpes simple como sus efectos nocivos en las células. Si está consumiendo licorice, aumente su consumo de potasio.

Advertencia: No utilice esta hierba todos los días durante más de una semana seguida. Evítela por completo si su presión arterial es alta.

Recomendaciones

❑ Para disminuir la probabilidad de presentar episodios de herpes, evite el alcohol, los alimentos procesados, las colas, los productos con harina blanca, el azúcar, los carbohidratos refinados, el café y las drogas. Los tés de hierbas son beneficiosos (*ver* Hierbas en esta sección), pero todos los demás tés se deben evitar.

❑ Beba agua destilada al vapor.

❑ Durante los ataques consuma con moderación los siguientes alimentos: almendras, barley, cashews, cereales (granos), pollo, chocolate, maíz, productos lácteos, carne, nueces y semillas, oats y maní. Estos alimentos contienen L-arginina, un aminoácido que suprime la L-lisina, el aminoácido que retarda el desarrollo del virus.

❑ No consuma frutas ni jugos cítricos mientras el virus esté activo.

❑ Descanse mucho. Es importante evitar el estrés.

❑ Para aliviar la inflamación y el dolor del área genital, utilice compresas de hielo. Los baños calientes con Epsom salts o baking soda alivian la comezón y el dolor. Después del baño, séquese con golpecitos suaves y mantenga secas las lesiones.

❑ Aplíquese sobre las úlceras vitamina E y vitamina A, alternándolas. O utilice crema de L-lysine, que se consigue en los health food stores.

❑ Use ropa interior de algodón, y mantenga limpia y seca el área genital.

❑ Absténgase de todo contacto sexual mientras sus lesiones no hayan sanado por completo. Evite las relaciones sexuales con personas que presenten cualquier tipo de lesión visible en el área genital.

❑ Si usted está embarazada y sabe que tiene herpes genital, hable honestamente con su médico. Si usted llega a presentar un ataque más tarde durante el embarazo, podría ser necesario practicarle una cesárea para evitar que el bebé se contagie en el momento del parto. Si usted no presenta lesiones, la probabilidad de que el bebé se contagie es baja.

Aspectos para tener en cuenta

❑ En un estudio realizado con conejos, una vacuna destinada a proteger los ojos contra el HSV-1 redujo los brotes de infección activa a la mitad.

❑ Se cree que un virus identificado por el National Cancer Institute como human B cell lymphotropic virus (HBLV) forma parte de la familia de los virus del herpes y contribuye a la fatiga.

❑ Investigaciones sugieren que el capsaicin podría prevenir los episodios de fuegos y de lesiones genitales producidos por virus del herpes.

❑ El aminoácido arginina, en grandes cantidades, puede causar brotes o ataques de herpes. Entre los alimentos que contienen arginina están el chocolate, los cacahuetes y los granos de soya.

❑ El dimethylsulfoxide (DMSO), un subproducto del procesamiento de la madera, es un líquido que se aplica tópicamente para mitigar el dolor y promover la curación de los ataques de herpes.

Nota: Sólo se debe utilizar el DMSO que se consigue en los health food stores. El DMSO commercial-grade que se compra en otro tipo de tiendas no sirve para propósitos curativos. Utilizar este producto puede producir olor corporal a ajo; sin embargo, este efecto es transitorio y no debe ser motivo de preocupación.

Existen varios medicamentos antivirales que se pueden recomendar para aliviar los síntomas y/o reducir la gravedad y frecuencia de los brotes de herpes genital. Para todos ellos es preciso tener receta médica. Entre ellos están:

- Acyclovir (se vende como genérico o con la marca Zovirax) y se puede recetar para la infección inicial: una dosis de 200 milligramos cinco veces al día durante diez días. A partir de ahí, en caso de episodios severos, la dosis normal es de 200 mgs cinco veces al día durante cinco días, y para suprimir episodios futuros, 400 mgs dos veces al día durante un año. Después de esto su médico debería reevaluar su condición. Acyclovir se encuentra en forma de cápsula y de loción. Aplicarse la loción en cuanto se percibe que un episodio está a punto de ocurrir normalmente debilita la fuerza del ataque.
- Normalmente no se usa el Famcyclovir (Famvir) para las infecciones iniciales. Para combatir los ataques más agudos, la prescripción habitual suele ser de 125 miligramos dos veces al día durante cinco días. Para suprimir brotes futuros, 250 miligramos al día durante un máximo de un año. A partir de aquí, es necesario que un médico reevalue su condición.
- Se puede recetar Valcyclovir (Valtrex) para la infección inicial en dosis de 1.000 miligramos (1 gramo) dos veces al día durante diez días. De ahí en adelante, para los ataques agudos la prescripción más normal es de 500 miligramos dos veces al día durante tres días; para frenar ataques futuros, 1 gramo una vez al día (aunque quienes tienen

un historial de nueve o menos episodios al año, pueden tormar una dosis alternativa de 500 mg/una vez al día). Al igual que con los otros antivirales, su doctor debe reevaluar su condición luego de un año de terapia de supresión.

De todos modos, debe tener precaución si usa estos medicamentos de forma regular. Cuando se deja de tomar, suele haber un efecto "rebote" que puede dar lugar a un ataque más fuerte que lo normal. Hable con su médico sobre la manera correcta de eliminar la medicación; no deje de tomarla sin más.

❑ Actualmente hay una vacuna para el herpes genital a prueba. Se llama *disabled infectious single cycle* (DISC) HSV.

❑ El isotretinoin, un derivado de la vitamina A, ha demostrado una gran eficacia en el tratamiento de las infecciones por herpes simple.

❑ Algunos médicos utilizan butylated hydroxytoluene (BHT) para tratar el herpes. Este producto puede producir efectos peligrosos (por ejemplo, irritación e, incluso, perforación del estómago), especialmente cuando se toma con el estómago vacío. Nosotros no recomendamos este tratamiento.

❑ Choraphor es la marca registrada de un antiséptico de uso tópico que contiene ammoniated acid sulfate y microminerales. Se dice que promueve una respuesta inmunológica contra el herpes y que limpia los brotes. De todos modos, todavía no ha sido sometido a pruebas clínicas.

❑ *Ver también* COLD SORES, SEXUALLY TRANSMITTED DISEASES y SHINGLES en la Segunda Parte.

INFECCIONES POR HONGOS

Algunas clases de hongos (especialmente *Cándida* y *Tinea*) pueden infectar la piel y/o las membranas mucosas; de igual modo, pueden desarrollarse debajo de las uñas, entre los dedos de los pies o en superficies internas del colon y de otros órganos.

Las infecciones cutáneas por hongos son más comunes en los lugares donde la piel tiende a ser húmeda y donde superficies cutáneas tienden a tocarse, como el área de la ingle (*"jock itch"*, o *"tiña cruris"*) y entre los dedos de los pies (*"athlete's foot"*). Sin embargo, en cualquier parte del cuerpo se pueden desarrollar parches rojos, húmedos y pruriginosos, lo cual indica que existe infección micótica (por hongos). Por ejemplo, hay una infección del cuero cabelludo llamada tiña de la cabeza que afecta principalmente a los niños, aunque los adultos también pueden verse afectados. En los bebés, la infección por hongos se manifiesta como pañalitis. Esta infección le da a la piel de los bebés de tez clara una coloración rojo brillante y a los bebés de tez más oscura, una coloración café oscuro.

Las infecciones fúngicas en la boca se denominan *oral thrush*, una condición que produce placas blancas y de apariencia cremosa en la lengua y en las membranas mucosas de la boca. Raspar las placas produce sangrado. Este problema es más frecuente en los niños y en las personas con alteraciones del sistema inmunológico.

Las mujeres que están lactando a veces contraen infección por cándida en los pezones, lo que produce un dolor severo al amamantar al bebé. Este problema se puede complicar cuando el bebé desarrolla candidiasis bucal pues se produce un efecto de "ping-pong" en el cual la madre contagia a su hijo y éste contagia a su madre continuamente.

La infección por hongos debajo de las uñas (paroniquia) o entre los dedos de los pies produce coloración anormal e inflamación, además de que las uñas se pueden desprender de sus respectivas matrices. La infección de la vagina por hongos (*yeast infection*, o vaginitis por hongos) suele ocasionar prurito intenso y secreción espesa y amarillenta.

Ringworm, también conocido como tiña u hongos, es una infección de la piel o del cuero cabelludo producida por hongos, cuya característica es la formación de pequeñas manchas rojas que crecen hasta alcanzar media pulgada de diámetro, aproximadamente. Al expandirse la mancha, su centro tiende a curarse mientras que los bordes se elevan, se enrojecen y se cubren de descamación fina, lo que les da una apariencia de anillo. Al igual que otras infecciones micóticas, el ringworm es muy pruriginoso, es decir, ocasiona un escozor intenso.

Las infecciones micóticas recurrentes indican que el sistema inmunológico está débil. Las personas más propensas a este tipo de infecciones son las que sufren de diabetes y de cáncer, al igual que las que están infectadas con el virus de inmunodeficiencia humana (HIV). Las mujeres que utilizan anticonceptivos orales, las personas que toman antibióticos, las que son obesas y/o las que perspiran profusamente también tienen un alto riesgo de presentar infecciones por hongos.

A menos que se indique otra cosa, las dosis que se recomiendan a continuación son para personas adultas. La dosis para los jóvenes de doce a diecisiete años debe equivaler a tres cuartas partes de la cantidad recomendada; la de los niños de seis a doce años, a la mitad y la de los menores de seis años, a la cuarta parte.

Nutrientes

SUPLEMENTOS	DOSIS SUGERIDAS	COMENTARIOS
Esenciales		
Acidophilus (Kyo-Dophilus o Probiata de Wakunaga)	Según indicaciones de la etiqueta.	Proporciona bacterias "amigables". La deficiencia de este tipo de bacterias suele ser común en personas con infecciones por hongos.
Garlic (Kyolic de Wakunaga)	2 cápsulas 3 veces al día con las comidas.	Neutraliza a la mayoría de los hongos.
Kyolic-EPA de Wakunaga	Según indicaciones de la etiqueta.	

Importantes		
Colostrum (New Life Colostrum de Symbiotics [original y high-Ig formulas] o Colostrum Specific de Jarrow Formulas	Según indicaciones de la etiqueta.	Tiene propiedades curativas, estimula el sistema inmunológico y combate la infección de hongos.
Vitamin B complex más extra pantothenic acid (vitamin B_5)	50 mg 3 veces al día con las comidas. 50 mg 3 veces al día.	Necesario para el correcto equilibrio de las bacterias "amigables". Participa en la producción de anticuerpos y ayuda a la utilización de los nutrientes.
Vitamin C con bioflavonoids	5.000–20.000 mg al día divididos en varias tomas. *Ver* FLUSH DE ÁCIDO ASCÓRBICO en la Tercera Parte.	Necesarios para el correcto funcionamiento inmunológico.
Vitamin E	200 UI al día.	Necesario para el adecuado funcionamiento inmunológico. Para facilitar la asimilación, utilizar en emulsión.
Zinc	50 mg al día. No tomar más de 100 mg al día de todos los suplementos.	Necesario para el adecuado funcionamiento del sistema inmunológico. Para mejor absorción, utilizar lozenges de zinc gluconate u OptiZinc.
Provechosos		
Essential fatty acids (black currant seed oil, primrose oil o salmon oil)	Según indicaciones de la etiqueta.	Alivian el dolor y la inflamación.
Vitamin A con mixed carotenoids	25.000 UI al día. Si está embarazada, no debe tomar más de 10.000 UI al día.	Ayuda a la curación de la piel y de las membranas mucosas. Necesario para la correcta función inmunológica.

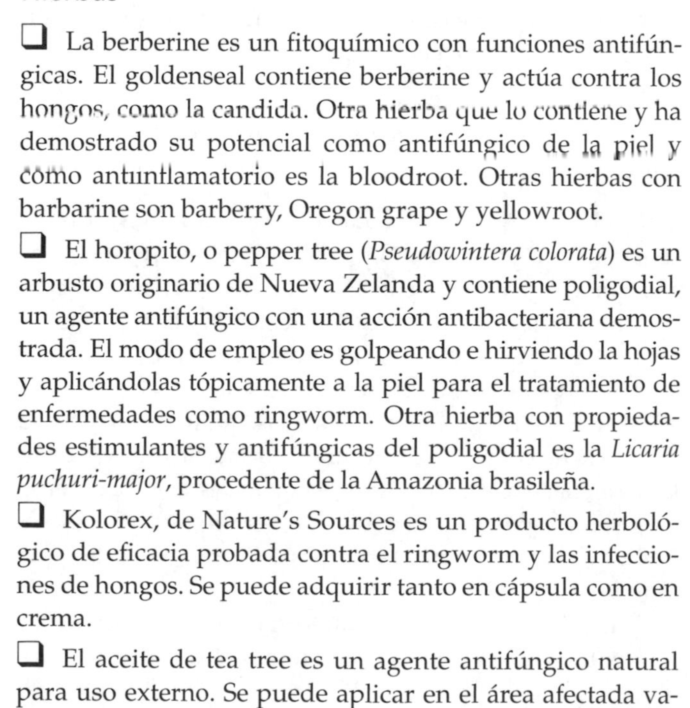

Hierbas

❏ La berberine es un fitoquímico con funciones antifúngicas. El goldenseal contiene berberine y actúa contra los hongos, como la candida. Otra hierba que lo contiene y ha demostrado su potencial como antifúngico de la piel y como antiinflamatorio es la bloodroot. Otras hierbas con barbarine son barberry, Oregon grape y yellowroot.

❏ El horopito, o pepper tree (*Pseudowintera colorata*) es un arbusto originario de Nueva Zelanda y contiene poligodial, un agente antifúngico con una acción antibacteriana demostrada. El modo de empleo es golpeando e hirviendo la hojas y aplicándolas tópicamente a la piel para el tratamiento de enfermedades como ringworm. Otra hierba con propiedades estimulantes y antifúngicas del poligodial es la *Licaria puchuri-major*, procedente de la Amazonia brasileña.

❏ Kolorex, de Nature's Sources es un producto herbológico de eficacia probada contra el ringworm y las infecciones de hongos. Se puede adquirir tanto en cápsula como en crema.

❏ El aceite de tea tree es un agente antifúngico natural para uso externo. Se puede aplicar en el área afectada varias veces al día. Si le parece demasiado fuerte, dilúyalo con agua destilada o con aceite vegetal prensado en frío. Para la tricomoniasis o la candidiasis vaginal, unte un tampón con unas cuantas gotas de aceite o mézclelo con agua y úselo como lavado. También puede utilizar extracto de black walnut.

❏ Tome todos los días tres tazas de té de pau d'arco.

❏ Para los hongos en las uñas de las manos y de los pies, sumerja las uñas en una mezcla de pau d'arco y goldenseal. Prepare té de pau d'arco en un recipiente amplio, utilizando seis bolsas de té y un galón de agua. Llévelo a ebullición y luego déjelo enfriar hasta que quede caliente pero tolerable. Agregue el contenido de cuatro cápsulas de goldenseal. Introduzca los pies o las manos durante quince minutos dos veces al día.

Recomendaciones

❏ Entre el 60 y el 70 por ciento de su dieta debe constar de alimentos crudos. Consuma abundantes vegetales frescos y cantidades moderadas de pescado y de pollo sin piel, preparados a la parrilla.

❏ No consuma ningún alimento que contenga azúcar o carbohidratos refinados. Los hongos prosperan en presencia del azúcar.

❏ Elimine de su dieta los alimentos que favorecen la producción de mucosidad, especialmente carne y productos lácteos.

❏ Evite las colas, los granos y los alimentos procesados, fritos y grasosos.

❏ *Ver* AYUNOS en la Tercera Parte y seguir el programa.

❏ Mantenga la piel limpia y seca. Exponga el área afectada al aire lo más que pueda.

❏ Use prendas y ropa interior limpias y de algodón. Utilice cada prenda de vestir y cada toalla solamente una vez, y luego lávelas en agua caliente con chlorine bleach.

❏ Para recuperar las bacterias "amigables" del colon, hágase enemas de retención de *L. bifidus*. (*Ver* ENEMAS en la Tercera Parte.)

❏ Trate de que el área infectada no entre en contacto con la piel sana. Las personas que presentan infección por hongos en una parte del cuerpo suelen presentar infección en otras partes.

❏ Si usted está amamantando y su bebé tiene candidiasis bucal, o si usted experimenta un dolor agudo y punzante durante el amamantamiento, o si ocurren ambas cosas, consulte con su médico y con el pediatra del bebé. Es posible que usted haya contraído una infección por hongos. Para curarse, tanto usted como el bebé deben recibir tratamiento.

❏ Para tratar la tiña (ringworm) use un paño esteril y aplique coloidal silver a la zona afectada. También puede remojar las manos y los pies en esta solución, un antibiótico natural que destruye unos 650 microorganismos.

❑ Mezcle medio diente de ajo picado con 2 onzas de aceite vegetal. Recubra bien el área con miel y aplíquese la mezcla de ajo (no se la ponga sobre la piel sana). Coloque encima una gasa estéril de manera que permita la circulación del aire y déjesela puesta por cuatro horas.

❑ Si usted mismo se ha estado tratando una infección por hongos y nota que los síntomas están empeorando porque tiene fiebre y la inflamación se ha intensificado, consulte con su médico. Es posible que haya contraído una infección bacteriana, además de la infección por hongos.

❑ Para las infecciones por hongos que aparecen bajo las uñas, deje reporsar éstas en una mezcla compuesta de 50 por ciento de agua pura y 50 por ciento de vinagre destilado.

Aspectos para tener en cuenta

❑ Hay numerosos remedios antifúngicos de uso tópico que se consiguen en las farmacias. Sin embargo, nosotros pensamos que el ajo es más seguro e igual de eficaz — o más — que esos remedios.

❑ *Ver también* ATHLETE'S FOOT, CANDIDIASIS y/o VAGINITIS POR HONGOS en la Segunda Parte.

INFERTILIDAD

La infertilidad se define como la imposibilidad de concebir tras un año o más de actividad sexual regular durante la época de la ovulación. También se refiere a la imposibilidad de llevar el embarazo a feliz término. Se calcula que en Estados Unidos hay 1,6 millones de parejas que con problemas de para concebir, de las cuales 2,6 millones son infértiles. Es difícil establecer la causa exacta de este problema. La ovulación, la fertilización y la movilización del óvulo fertilizado por la trompa de Falopio hasta el útero son procesos sumamente complejos. Para que la mujer quede embarazada es necesario que muchos eventos ocurran de manera perfectamente sincronizada.

En un 40 por ciento de las parejas infértiles las dificultades para concebir, total o parcialmente, tienen que ver con el varón. En el hombre, la infertilidad suele deberse a un bajo recuento de espermatozoides o a una anomalía anatómica. Diversos factores pueden derivar en un bajo recuento espermático, entre ellos exposición a toxinas, a radiación o a calor excesivo; lesión en los testículos, trastornos endocrinos, consumo de alcohol, enfermedad aguda reciente o fiebre prolongada y paperas. La anomalía anatómica que conduce con más frecuencia a la infertilidad en el hombre es el varicocele, es decir, la dilatación varicosa del cordón espermático. Las venas de los testículos dejan de regular la temperatura correctamente, y esto afecta negativamente al esperma.

Las causas más frecuentes de infertilidad femenina son defecto o falla ovulatoria, obstrucción de las trompas de Falopio, endometriosis y fibromas uterinos. Algunas mujeres desarrollan anticuerpos contra el esperma de su compañero, lo que las vuelve alérgicas a su esperma. La clamidia, una enfermedad de transmisión sexual que ataca cada año a cuatro millones de estadounidenses, es la causa de muchos casos de infertilidad. Factores sicológicos, como estrés o temor a ser padres, también pueden contribuir a la infertilidad. Aunque muchas veces el estrés es consecuencia y no causa de la infertilidad.

Aproximadamente el 41 por ciento de los casos de infertilidad se deben a anormalidades en el esperma. Estas son algunas de las causas más comunes de las dificultades para concebir que suelen tener las parejas

- Endometriosis en la mujer.
- El varón tiene esperma anormal, poca cantidad o disfunción eréctil.
- La mujer tiene bloqueadas las trompas de falopio.
- Ovulación infrencuente o irregular.
- Incapacidad para consumar el coito.
- La mucosa cervical ataca y mata el esperma.
- La mujer no produce suficiente progesterona para completar el embarazo.
- La mujer es mayor de treinta y cuatro años (la fertilidad declina rápidamente a partir de esa edad).
- Uno de los miembros de la pareja, o ambos, se alimentan mal y sufren de estrés.

Muchas veces se dan varias causas combinadas. En un 20 por ciento de los casos no se encuentra ninguna razón evidente que impida la concepción.

Self-test para determinar el momento de la ovulación

Si usted desea quedar embarazada, hay varios tests que se consiguen sin prescripción médica y que muestran cuál es el mejor momento para concebir. Esos tests predicen el momento de la ovulación porque detectan la liberación de la LH (luteinizing hormone, u hormona luteinizante), hormona que estimula la liberación del óvulo.

Un palillo tratado con sustancias químicas detecta la presencia de la LH en la muestra de orina. Si se ha liberado la hormona, el palillo cambia de color. Después de obtener un resultado positivo, la ovulación tiene lugar entre doce y treinta y seis horas más tardeRecuerde, sin embargo, que ningún test es 100 por ciento seguro.

A menos que se especifique otra cosa, los siguientes nutrientes se recomiendan para uno de los padres, o para ambos.

Nutrientes

SUPLEMENTOS	DOSIS SUGERIDAS	COMENTARIOS
Esenciales		
Selenium	200–400 mcg al día. Si se queda embarazada, reducir la dosis a no más de 40 mcg diarios.	Su deficiencia produce reducción del recuento espermático y se ha asociado con esterilidad en los hombres e infertilidad en las mujeres.
Vitamin C con bioflavonoids	2.000–6.000 mg al día divididos en varias tomas.	Importante para la producción de esperma. Evita que el semen se aglutine y aumenta su motilidad.
Vitamin E	200 UI al día.	Necesario para la producción equilibrada de hormonas. Se conoce como "vitamina sexual" y transporta oxígeno a los órganos sexuales.
Zinc	80 mg al día. No tomar más de 100 mg al día de todos los suplementos.	Importante para el funcionamiento de los órganos reproductores. Para mejor absorción, utilizar lozenges de zinc gluconate u OptiZinc.
Importantes		
Dimethylglycine (DMG) (Aangamik DMG de FoodScience of Vermont)	Según indicaciones de la etiqueta.	Aumenta la oxigenación de la sangre que irriga todos los tejidos. Administrar en forma sublingual.
Octacosanol	Según indicaciones de la etiqueta.	Concentrado natural de aceite de wheat germ. Estimula la producción de hormonas.
Phosphatidyl choline	1.000 mg al día.	
Provechosos		
Essential fatty acids (Kyolic-EPA de Wakunaga)	Según indicaciones de la etiqueta.	Esenciales para la actividad normal de las glándulas, en especial las del sistema reproductivo.
L-Arginine más L-cysteine y L-methionine más L-tyrosine más acetylcholine	Según indicaciones de la etiqueta. Según indicaciones de la etiqueta. Según indicaciones de la etiqueta. 500 mg al día con el estómago vacío. Tomar con agua o jugo. No tomar con leche. Para mejor absorción, tomar con 50 mg de vitamina B_6 y 100 mg de vitamina C. Según indicaciones de la etiqueta.	Aumenta el recuento espermático e interviene en la motilidad del esperma. Estos aminoácidos contienen azufre y destruyen eficazmente los radicales libres. También son agentes chelating que protegen las funciones glandular y hormonal. Alivia el estrés y ayuda a estabilizar el ánimo. *Ver* AMINOÁCIDOS en la Primera Parte. *Advertencia:* Si está tomando algún inhibidor MAO para la depresión, no debe utilizar este suplemento.
Manganese	Según indicaciones de la etiqueta. No tomar al mismo tiempo con calcio.	Mantiene la producción de hormonas sexuales.
Proteolytic enzymes	Según indicaciones de la etiqueta. Tomar entre comidas.	Ayudan a descomponer los alimentos. Facilitan la absorción de los nutrientes.
Pycnogenol o grape seed extract	Según indicaciones de la etiqueta. Según indicaciones de la etiqueta.	
Raw orchic glandular	Según indicaciones de la etiqueta.	Para los hombres. Refuerza la función de los testículos. *Ver* TERAPIA GLANDULAR en la Tercera Parte.
Raw ovarian glandular	Según indicaciones de la etiqueta.	Para las mujeres. Refuerza la función de los ovarios. *Ver* TERAPIA GLANDULAR en la Tercera Parte.
7-Keto DHEA	Según indicaciones de la etiqueta.	
Vitamin A o carotenoid complex (Betatene)	15.000 UI al día. Según indicaciones de la etiqueta.	Importantes para la función de las glándulas reproductivas.
Vitamin B complex más extra pantothenic acid (vitamin B_5) y vitamin B_6 (pyridoxine) y para-aminobenzoic acid (PABA) y folic acid y vitamin B_{12}	50 mg al día. Según indicaciones de la etiqueta. 50 mg 3 veces al día. 50 mg al día. 400 mcg al día. 2.000 mcg al día.	Importante para la función de las glándulas reproductivas. Mantiene la producción de las hormonas sexuales. Provechoso para el estrés. Necesario para la síntesis del RNA y el DNA. Ayuda a restaurar la fertilidad en algunas mujeres.

Hierbas

- ❑ Las informaciones con que contamos indican que el extracto de astragalus estimula la motilidad del esperma.

Advertencia: No utilice esta hierba si tiene fiebre.

- ❑ Entre las hierbas que estimulan el funcionamiento sexual en el hombre están damiana, ginseng, sarsaparilla, saw palmeto y yohimbe. Para las mujeres son provechosas las hierbas damiana, dong quai, raíz de false unicorn, ginseng, gotu kola, raíz de licorice y raíz de wild yam.

Advertencia: No utilice ginseng ni licorice si su presión arterial es alta.

- ❑ El extracto de green oat (*Avena sativa*) es una ayuda excelente si la razón de la infertilidad es la incapacidad del hombre para mantener la erección.
- ❑ El yin-yang-huo (*Aceranthus sagittatum*) es una hierba china también conocida como goatweed. Se trata de un afrodisiaco masculino que parece aumentar la cantidad de esperma y la densidad del semen.
- ❑ Se debe evitar el consumo excesivo de echinacea, ginkgo biloba y St. John's wort ya que puede provocar infertilidad masculina.

Pruebas de fertilidad

Hay varias pruebas, tanto para hombres como para mujeres, que se pueden realizar si la pareja no logra concebir en un periodo de doce meses. Es más fácil y barato examinar primero al varón. Si ello no da resultado, se procede con las pruebas, más invasivas, a la mujer. La tabla que viene a continuación describe algunas de las pruebas de fertilidad más frecuentes.

PRUEBA	DESCRIPCIÓN
Pruebas realizadas al varón	
Test endocrino	Se hacen análisis de sangre para comprobar los niveles de las hormonas foliculoestimulante (FSH, por sus siglas en inglés), luteinizante (LH), y tiroides (T). Los niveles de LH sólo se analizan si los de T son anormales.
Test postcoital	La pareja tiene relaciones sexuales y se examina el semen para ver si hay espermatozoides vivos.
Análisis de semen	Se analiza una muestra del semen después de la eyaculación (no más tarde de una hora). Se examina la movilidad del esperma (porcentaje de espermatozoides que están nadando) y su morfología (porcentaje que tiene una forma normal).
Test de penetración del esperma	Se analiza el esperma para comprobar si tiene la capacidad de penetrar óvulos de hamster. Si lo hace, puede también penetrar en el óvulo de su compañera.
Biopsia testicular	Por medio del microscopio se examina una muestra del tejido testicular para comprobar la condición del esperma, o para comprobar si éste está siendo producido.
Rayos-x	Se realiza para comprobar si los conductos por los que viaja el esperma al pene están dañados.
Pruebas realizadas a la mujer	
Biopsia del endometrio	Se toma un trozo diminuto del endometrio (la pared del útero) al final del ciclo menstrual y se examina para ver si contiene suficiente progesterona a medida que madura. Si no tiene, la dolencia se llama defecto de la fase lútea. Se puede tratar con terapia hormonal.
Test FSH	Se toma una muestra de sangre el tercer día del ciclo menstrual y se comprueba el nivel de FSH. El nivel de esta hormona aumenta a medida que la mujer se acerca a la menopausia. Si el nivel es alto, el embarazo se presenta como improbable.
Histerosalpingograma (HSG)	A través del cuello del útero se introdcue un tinte en las trompas de Falopio y el útero, y se hace un rayo-x para comprobar si las trompas están abiertas y si el útero tiene forma normal.
Laparoscopia	Un procedimiento quirúrgico en el que el cirujano introduce un aparato diminuto para observar los órganos reproductivos. Si se encuentra una acumulación de tejido cicatricial o endometrial, se emplea el mismo aparato para extraerlo.
Test postcoital (PCT, test Sims-Huhner)	La pareja tiene relaciones sexuales entre dos y ocho horas antes de la prueba. Se extraen muestras de mucosa y tejido cervical, y se examinan para determinar si es la mucosa o el cuello del útero lo que impide la fertilización. Es muy similar a un Pap smear.
Ultrasonido transvaginal	Se inserta una sonda en la vagina para buscar la presencia de fibromas o quistes en el ovario. También se puede hacer para detectar el embarazo en sus primeras fases.

Recomendaciones

- ❑ Evite totalmente el alcohol, ya que en el hombre reduce el recuento de los espermatozoides y en la mujer puede dificultar la implantación del óvulo fertilizado.
- ❑ No se haga duchas vaginales porque esto parece reducir la fertilidad
- ❑ No tome medicamentos distintos a los que le haya recetado su médico. Infórmele de que está usted tratando de quedar embarazada para que éste le indique si los medicamentos que toma pueden dificultar la concepción o suponer riesgo para el feto.
- ❑ No fume y evite los ambientes con humo de cigarrillo.

❑ Es importante hacer una dieta balanceada. No consuma grasas de origen animal, alimentos fritos, azúcar ni junk foods. Consuma semillas de pumpkin, polen de abeja o jalea real.

Advertencia: El polen de abeja puede provocar reacciones alérgicas en algunas personas. Comience con una pequeña cantidad y suspéndalo si se le desarrolla sarpullido, respiración asmática o alguna molestia.

❑ Algunos de los lubricantes artificiales pueden hacer que el esperma no llegue al cuello del útero. Asimismo, la saliva puede tener efectos negativos sobre los espermatozoides.

❑ Hágase un análisis de cabello para determinar si la intoxicación con metales pesados está influyendo en su problema de ovulación. (*Ver* ANÁLSIS DEL CABELLO en la Tercera Parte.)

❑ A pesar de que la infertilidad genera estrés, haga lo que esté a su alcance para reducir el estrés de su vida. Aprenda técnicas de manejo del estrés para afrontar las situaciones difíciles que son inevitables. (*Ver* ESTRÉS en la Segunda Parte.)

Aspectos para tener en cuenta

❑ Debido a que hay tantas causas de infertilidad, conviene consultar con un profesional idóneo.

❑ Los problemas relacionados con el esperma son la causa de aproximadamente el 40 por ciento de todos los casos de infertilidad. Aun cuando algunas de las causas de este tipo de problema (por ejemplo, exposición al calor, enfermedad reciente y trastornos endocrinos, entre otros) son temporales y reversibles, otras no lo son. Salvo la inseminación artificial, la terapia convencional a base de medicamentos no es eficaz para la infertilidad.

❑ Los varicoceles a veces se tratan con cirugía y se puede restablecer la fertilidad.

❑ Las drogas cimetidine (Tagamet) y ranitidine (Zantac), que se prescriben para la úlcera, pueden reducir el recuento de los espermatozoides e, incluso, producir impotencia.

❑ Hacer estrictamente una dieta libre de gluten les ha permitido convertirse en padres a algunos hombres previamente estériles, y quedar embarazadas a algunas mujeres que no habían podido concebir. *Ver* ENFERMEDAD CELIACA en la Segunda Parte para obtener más información acerca de la dieta libre de gluten.

❑ La marihuana y la cocaían reducen la cuenta de espermen.

❑ El uso transdérmico de cremas naturales de progesterona puede ser provechoso para las mujeres infértiles.

❑ Investigadores del Britain's Medical Research Council y de la Universidad de Edinburgo han encontrado que defectos genéticos podrían ser la causa de la inadecuada producción de esperma. Localizados en el cromosoma Y, esos genes intervienen en la producción de una proteína que contribuye a la fertilidad. La infertilidad se produce cuando una mutación altera su funcionamiento normal. Nuevas investigaciones arrojarán luz sobre otros tratamientos para la infertilidad, incluida la terapia genética.

❑ Cuando la mujer ha desarrollado anticuerpos contra el esperma de su compañero, conviene que él utilice condón durante por lo menos treinta días. Después de ese período deben disminuir los anticuerpos, y las relaciones sin condón durante el período ovulatorio pueden conducir al embarazo.

❑ La concepción es más fácil si durante el coite la mujer está debajo del hombre.

❑ La cuenta de esperma alcanza su mayor nivel a partir de los dos o tres días de abstinencia, pero si el esperma permanece en el organismo más de un mes, pierde eficacia a la hora de fertilizar el huevo.

❑ Las mujeres que sufren de síntomas premenstruales, como inflamación del estómago y sensibilidad anormal en los senos, probablemente están ovulando; por tanto, si tienen dificultades para concebir, es probable que la causa sea otra.

❑ Cada vez es mayor el número de mujeres que conciben sus hijos cuando ya no son tan jóvenes. Sin embargo, la fertilidad de la mujer empieza a disminuir cuando llega a la tercera década de su vida.

❑ El para-aminobenzoic acid (PABA) estimula la glándula pituitaria y a veces restaura la fertilidad en mujeres que no han podido concebir.

❑ El consumo de cafeína puede impedir que algunas mujeres queden embarazadas.

❑ La canalización selectiva de la trompa de Falopio y el procedimiento TBT (*transcervical balloon tuboplasty*) han logrado extraer exitosamente las obstrucciones de la trompa de Falopio en el 90 por ciento de los casos, aproximadamente. El TBT es parecido a la angioplastia, una técnica para liberar de obstrucciones las arterias. Se inserta un pequeño balón en la trompa de Falopio por medio de un catéter; cuando el catéter llega a la obstrucción, el balón se infla. Esto permite dilatar y despejar la sección bloqueada de la trompa. Este procedimiento se realiza en quince minutos, más o menos, con anestesia local o general. Como este procedimiento no es invasivo (no se requiere practicar ninguna incisión), conlleva pocos riesgos. Sin embargo, existe la probabilidad de que la trompa de Falopio se vuelva a obstruir. Esto les sucede a aproximadamente el 20 por ciento de las mujeres que se someten a este procedimiento. Los resultados de la canalización de la trompa de Falopio son similares a los del TBT.

❑ Si todo lo demás falla, se pueden probar las técnicas de reproducción asistida (ART, según las siglas en inglés). Entre ellas están:

❑ Transferencia intratubárica de gametos (GIFT). En esta técnica se mezclan los óvulos y el esperma y se introducen inmediatamente en la trompa de Falopio, sin esperar a ver si la fertilización ha tenido lugar.

❑ Inyección intracitoplásmica de esperma (ICSI). Se emplea cuando el hombre tiene una cuenta baja de esperma o esperma anormal. La mujer recibe una inyección con esperma sano extraido de los testículos.

❑ Fertilización in vitro (IVF). Los óvulos de la mujer se fertilizan fuera del ovario y luego se insertan en el útero. Generalmente se hace cuando las trompas de Falopio están bloqueadas.

❑ Transferencia intratubárica de cigotos (ZIFT). Se combinan los óvulos y el esperma, y si uno de aquellos queda fertilizado, se inserta en la trompa de Falopio.

❑ Un estudio realizado en la Universidad de Michigan indicó que el ejercicio intenso puede hacer descender la producción de hormonas que intervienen en la potencia, la fertilidad y el impulso sexual.

❑ La utilización de óvulos donados para fecundar a las mujeres que no pueden concebir se trata de un procedimiento controvertido y sumamente costoso.

❑ Su médico tiene que contar con su consentimiento para practicarle pruebas diagnósticas que permitan determinar la causa de la infertilidad. Siempre existen riesgos cuando se introducen en el organismo tubos, agujas o instrumentos ópticos, o cuando se expone al organismo a radiación, drogas, anestesia y materiales colorantes utilizados por algunas técnicas de imagenología. El riesgo que conlleva cualquier procedimiento depende de la edad y del estado general de salud del paciente, así como también de la pericia del profesional.

INFLAMACIÓN

La inflamación es la reacción natural del organismo ante una lesión o una infección. El tejido afectado se hincha, se enrojece, se calienta, se vuelve sumamente sensible al tacto y duele. Unas proteínas llamadas citoquinas atacan al germen que ataca al organismo y reparan los tejidos dañados. Si la inflamación es importante, el cuerpo puede perder movilidad, peso y ver debilitados los tejidos musculares y la capacidad para combatir las enfermedades. Entre los trastornos causados por tipos específicos de inflamación están la bursitis, el síndrome del túnel carpiano, las fibromialgias, osteoartritis y tendinitis, por nombrar unos pocos. Asimismo, las inflamaciones de las paredes arteriales pueden influir en las enfermedades cardiovasculares. Entre los factores que provocan la inflamación están el uso excesivo de medicamentos, exposición a toxinas ambientales, la acción de los radicales libres, infecciones, lesiones, traumas e infecciones viralres, bacterianas y de hongos.

Cualquier órgano o tejido del organismo, interno o externo, se puede inflamar. La inflamación interna suele ser causada por infección bacteriana; no obstante, problemas de salud como artritis, anemia, asma, alergias, enfermedad de Crohn, osteoartritis, úlcerea péptica, colitis ulcerosa o enfermedades autoinmunes también pueden causar esta clase de inflamación. Aunque la inflamación externa suele ser resultado de una lesión, las infecciones, las alergias y otros factores pueden producirla o agravarla. Desgraciadamente muchas veces es difícil identificar el origen de la inflamación.

A menos que se indique otra cosa, las dosis que se recomiendan a continuación son para personas adultas. La dosis para los jóvenes de doce a diecisiete años debe equivaler a tres cuartas partes de la cantidad recomendada; la de los niños de seis a doce años, a la mitad y la de los menores de seis años, a la cuarta parte.

Nutrientes

SUPLEMENTOS	DOSIS SUGERIDAS	COMENTARIOS
Esenciales		
Vitamin B complex más extra vitamin B_{12}	50 mg 3 veces al día. 2.000 mcg al día.	
Vitamin C con bioflavonoids	3.000–6.000 mg al día divididos en varias tomas.	Esenciales para el proceso de curación y para reducir la inflamación.
Muy importantes		
Carotenoid complex	Según indicaciones de la etiqueta.	
Essential fatty acids (evening primrose oil, flaxseed oil, o fish oils)	Según indicaciones de la etiqueta.	
Grape seed extract	Según indicaciones de la etiqueta.	
Proteolytic enzymes o Inflazyme Forte de American Biologics	Según indicaciones de la etiqueta, durante 1 mes. Tomar entre comidas y a la hora de acostarse. 2 tabletas 2 veces al día entre comidas.	Ayudan a controlar la inflamación.
Superoxide dismutase (SOD)	Según indicaciones de la etiqueta.	Este poderosísimo neutralizador de los radicales libres disminuye la infección y la inflamación.
Zinc	50 mg al día. No tomar más de 100 mg al día de todos los suplementos.	Ayuda a controlar la inflamación y promueve la curación. Para mejor absorción, utilizar lozenges de zinc gluconate u OptiZinc.

Importantes		
Bromelain	Según indicaciones de la etiqueta. Tomar con el estómago vacío, al tiempo con 100–500 mg de magnesio y 500 mg de L-cisteína. No tomar al mismo tiempo con cobre o hierro.	Agente antiinflamatorio. Acelera la descomposición de la fibrina que se forma alrededor del área inflamada, lo cual bloquea los vasos sanguíneos y linfáticos y produce inflamación.
Garlic (Kyolic de Wakunaga)	2 cápsulas 3 veces al día con las comidas.	Tiene propiedades naturales antiinflamatorias.
Micellized Vitamin A emulsion de American Biologics	Según indicaciones de la etiqueta.	Suministros de vitamina A en forma de emulsión fácilmente asimilable. Destruye los radicales libres, estimula el sistema inmunológico y ayuda al organismo a utilizar el oxígeno de manera eficaz.
Multimineral complex	Según indicaciones de la etiqueta.	Proporciona importantes minerales. Necesario para reducir el estrés. Utilizar una fórmula rica en calcio.
Silica o horsetail	Según indicaciones de la etiqueta, 2 veces al día.	Proporciona silicio, que ayuda a la absorción del calcio y a la reparación del tejido conectivo. *Ver* Hierbas más adelante.
Provechosos		
Beta-1, 3-D-glucan	Según indicaciones de la etiqueta.	
Kelp o alfalfa	1.000–1.500 mg al día.	Contiene un buen equilibrio de minerales esenciales, además de clorofila, que limpia la sangre. *Ver* Hierbas más adelante.
Raw thymus glandular	Según indicaciones de la etiqueta.	Mejora la función del timo, importante para la función inmunológica.
Selenium	200 mcg al día. Si está embarazada, no sobrepasar 40 mcg al día.	
VitaCarte de Phoenix BioLabs	Según indicaciones de la etiqueta.	Contiene cartílago de bovino, suplemento de demostrada eficacia para reducir la inflamación.
Vitamin E	200 IU al día.	

Hierbas

❑ La alfalfa es buena fuente de minerales y clorofila.

❑ El jugo de áloe vera es bueno contra las inflamaciones.

❑ El bilberry contiene flavonoides que reducen la inflamación.

❑ La boswellia y el turmeric (curcumin) ayudan también a reducir la inflamación.

❑ El cat's claw es bueno contra la inflamación y promueve la curación.

❑ Hierbas provechosas para reducir la inflamación son cayenne, curcumin, devil's claw, ginger, stinging nettle, corteza de white willow, echinacea, goldenseal, pau d'arco, red clover y yuca.

Advertencia: No tome goldenseal todos los días durante más de una semana seguida, y evítelo durante el embarazo. Si es alérgico al ragweed, utilice esta hierba con precaución.

❑ Para aliviar la inflamación, aplíquese directamente en el área afectada una cataplasma que combine fenugreek, flaxseed y slippery elm. Otra opción es aplicarse una cataplasma de goldenseal o de mustard. (*Ver* UTILIZACIÓN DE CATAPLASMAS en la Tercera Parte.)

❑ El extracto de horsetail es buena fuente de sílice, que es beneficiosa para curar y reparar los huesos y el tejido conectivo.

❑ El extracto de olive leaf alivia la inflamación y combate las infecciones bacterianas.

Recomendaciones

❑ El 75 por ciento de su dieta debe consistir en alimentos crudos. Beba abundantes jugos y tés de hierbas.

❑ Coma alimentos ricos en flavonoides, ya que son podersos antioxidantes y estimulan la reducción de las inflamaciones. La espinaca y las blueberries son fuentes excelentes de flavonoides. Las fresas también pero en menor cantidad. También la quercetina, que se encuentra en las cebollas, ayuda contra las inflamaciones.

❑ Todos los días coma media piña o media papaya fresca. La piña contiene bromelaína y la papaya papaína, enzimas ambas que ayudan a reducir las inflamaciones. El dolor y la inflamación deberían mitigar en un lapso de dos a seis días. Únicamente la piña y papaya frescas (no las enlatadas) son eficaces. También se obtiene bromelaína en píldoras.

❑ Coma pescado de aguas frías como arenque, caballa, salmón o sardinas ya que son ricas fuentes de ácidos grasos esenciales.

❑ Limite el consumo de sal y grasas saturadas.

❑ Evite las colas, el azúcar, los productos elaborados con harina blanca y el junk food.

❑ Para rápidos resultados, *ver* AYUNOS en la Tercera Parte y seguir el programa.

Aspectos para tener en cuenta

❑ La artritis bacteriana, que produce inflamación dolorosa de las articulaciones, se asocia por lo general con una infección en otra parte del cuerpo, como los pulmones, los riñones o la vesícula biliar.

❑ Se ha comprobado que el azúcar complejo beta-1,3-D-glucan (se encuentra en las paredes celulares de la levadura (baker's yeast) y en varios tipos de hongos, como el maitake y los reishi) es un potente estimulante inmunológico. Cuando el beta-1,3-D-glucan se adhiere al punto receptor de las células macrofágicas, estas células inmunológicas se activan para atacar y destruir los organismos invasores y reducir la infección y la inflamación.

❑ Los métodos tradicionales para aliviar la inflamación son colocar la parte afectada de manera correcta (entablillándola, si es necesario), aplicar calor y/o hielo (terapias de calor y frío), tomar analgésicos junto con suplementos nutricionales y descansar mucho. Todos los años se recetan medicamentos antiinflamatorios no esteroides (NSAIDs por sus siglas en inglés) a entre 70 y 80 millones de personas.

❑ El mineral whey de leche de cabra se emplea para promover la densidad ósea y para aliviar los dolores articulares.

❑ *Ver también* ABSCESOS, ARTRITIS y TORCEDURA, DISTENSIÓN Y OTRAS LESIONES DE MÚSCULOS Y ARTICULACIONES en la Segunda Parte.

❑ *Ver también* CONTROL DEL DOLOR en la Tercera Parte.

INFLUENZA

Ver FLU.

INGLE, ESPASMOS, PUNZADAS O PRESIÓN EN LA

Ver Espasmos, punzadas o presión en la ingle *en* PROBLEMAS RELACIONADOS CON EL EMBARAZO.

INSECTO, PICADURA DE

Ver PICADURA DE INSECTO.

INSECTOS, ALERGIA A LOS

Ver ALERGIA A LOS INSECTOS.

INSOMNIO

La dificultad para dormir que se repite noche tras noche se denomina insomnio. La incapacidad para dormir de un tirón toda la noche durante un mes puede calificarse de insomnio. Afecta al 10 por ciento de los estadounidenses (unos 40 millones) y al 30 por ciento de las personas ancianas con buena salud. Un estudio del National Institute on Aging realizado con más de 9.000 personas mayores de sesenta y cinco años, más de la mitad de los hombres y mujeres reportaron tener problemas para dormir. El insomnio se puede manifestar como la incapacidad de caer dormido o como el despertarse en mitad de la noche y no poder volver a dormir. Aun cuando el insomnio es bastante frustrante, no es peligroso para la salud y suele ser sólo una molestia temporal, aunque en algunos casos los problemas de sueño duran meses o, incluso, años.

El insomnio crónico a menudo es un síntoma de algún problema más importante. El 50 por ciento de los casos de insomnio pueden atribuirse a depresión y otros trastornos psicológicos como estrés, ansiedad o tristeza. El insomnio puede tener otras causas, como la artritis, asma, problemas respiratorios, hipoglicemia, hipotiroidismo, molestias musculares, indigestión, dolores físicos, trastornos renales o cardíacos y la enfermedad de Parkinson. Asimismo, también puede ser producido por el consumo de cafeína, el jet lag y la utilización de algunos medicamentos, entre ellos el descongestionante pseudoephedrine (es uno de los ingredientes de muchos remedios para el resfriado y las alergias), la mayoría de los supresores del apetito, muchos antidepresivos, betabloqueadores (medicamentos que se utilizan para la presión arterial alta y las afecciones cardíacas), el medicamento anticonvulsivo phenytoin (Dilantin) y las drogas que sustituyen la hormona tiroidea.

La falta de los minerales calcio y magnesio puede hacer que el individuo se despierte después de haber dormido varias horas y que no pueda volverse a dormir. Las enfermedades sistémicas que comprometen los pulmones, el hígado, el corazón, los riñones, el páncreas, el sistema digestivo, el sistema endodrimo y el cerebro afectan al sueño, al igual que los habitos nutricionales inadecuados y comer poco tiempo antes de dormir. La vida sedentaria es uno de los factores que más contribuyen a los trastornos del sueño.

Mientras que una o dos noches sin dormir pueden ocasionar irritabilidad, somnolencia durante el día y disminución de la capacidad para desempeñar tareas creativas o repetitivas, la mayoría de la gente se adapta a la falta de sueño durante períodos cortos. Sin embargo, después de tres días la falta de sueño empieza a causar un deterioro más grave en todos los aspectos de la vida y puede, incluso, traducirse en cambios leves de personalidad. Dormir mal de manera crónica compromete la productividad, genera problemas en las relaciones interpersonales y contribuye a otros problemas de salud.

El sueño normal consta de dos grandes fases principales: *rapid-eye-movement* (REM) y *non-rapid-eye-movement* (no-REM). El estado REM es el que normalmente se asocia con los sueños. Junto a esta división se puede hacer otra más detallada:

- Fase 1: Sueño ligero. Duermevela de la que podemos despertar fácilmente. Los ojos se mueven lentamente y la actividad muscular decrece.
- Fase 2: Sueño ligero. El movimiento de nuestros ojos se detiene y las ondas del cerebro se hacen más lentas, con destellos ocasionales de ondas rápidas llamadas *spindles*.
- Fase 3: Sueño profundo. Ondas cerebrales extremadamente lentas mezcladas con otras más cortas y rápidas.
- Fase 4: Sueño profundo. El cerebro produce principalmente ondas delta. Ni los ojos ni los músculos se mueven.
- Fase 5: Sueño REM. La respiración se hace más rápida, irregular y poco profunda. Los ojos se mueven rápidamente y los músculos de las extremidades quedan tempo-

ralmente paralizados. Es la fase en la que se dan casi todos los sueños, aunque no todos.

Lleva unas dos horas pasar por las cinco fases y luego se repiten. La fase REM normalmente ocurre unos noventa minutos después de acostarnos. Las personas adultas pasan la mitad del tiempo durmiendo en la fase 2, el 20 por ciento en la REM y el 30 por ciento en las fases restantes. Los bebés pasan más o menos la mitad del sueño en la fase REM.

Las fases no-REM son cuatro y las dos más profundas (fases 2 y 4) se llaman sueño delta. Las personas más mayores pasan menos tiempo en sueño delta y algunas incluso nada.

No existen reglas acerca de la cantidad de sueño que se necesita porque las necesidades de cada persona son distintas. Algunas personas sólo necesitan cinco horas de sueño para poderse desempeñar de manera apraopiada, mientras que otras necesitan nueve, diez o hasta más horas. La mayoría de los adultos necesitan dormir aproximadamente ocho horas cada noche para sentirse renovados y para poderse desempeñar con máxima eficiencia durante el día. Los niños, especialmente los muy pequeños y los adolescentes, generalmente necesitan dormir más que los adultos para sentirse bien. Por lo general, la gente empieza a dormir menos horas a medida que envejece y, en especial, después de los sesenta años. La señal más clara de que hay un problema con el sueño que requiere atención médica es quedarse dormido durante la cena, conversando o manejando. Incluso dormitar ante el televisor puede ser una señal de alarma de que algo no marcha bien con el reloj interno del organismo.

Millones de personas tienen dificultades para dormir bien a causa de un trastorno conocido como *restless leg syndrome* (RSL). Por razones que se desconocen, cuando esas personas están en su cama sus piernas se sacuden, presentan espasmos y se mueven involuntariamente. Este síndrome se ha relacionado con los dolorosos calambres musculares de las piernas que afligen a muchísima gente durante la noche. Investigaciones realizadas indican que esta afección puede estar asociada la falta de magnesio. También hay indicios significativos de que la anemia juega un papel importante en el RSL.

La *apnea del sueño* es un problema potencialmente grave que afecta a unos 20 millones de estadounidenses. Por lo general, este problema se asocia con ronquidos y con respiración sumamente irregular durante la noche. La apnea del sueño hace que la respiración realmente se detenga hasta por dos minutos mientras el individuo está dormido. Cuando la respiración se detiene, el nivel del oxígeno sanguíneo baja. Esto se traduce en falta de oxígeno. En ese momento el individuo se despierta sobresaltado y resollando. Las personas que sufren de apnea del sueño se despiertan hasta doscientas veces durante la noche. Aun cuando quienes tienen este trastorno casi nunca recuerdan esos episodios, es normal alarmarse cuando se presencia un episodio durante el cual la persona afectada por apnea del sueño deja de respirar.

Además de que interrumpe el sueño normal y causa excesiva somnolencia durante el día, la apnea del sueño también se relaciona con problemas de salud más graves. Por razones que aún no se conocen, la presión arterial de la gente que sufre de este problema suele ser más alta de lo normal. Estas personas también tienen un riesgo más elevado de sufrir de presentar enfermedades cardiacas y ataques cerebrales. Al parecer, la incidencia de trastornos emocionales y sicóticos es más alta de lo normal entre las personas que sufren de apnea del sueño. Los expertos atribuyen este fenómeno a lo que llaman "déficit de sueño", es decir, falta de sueño durante la fase REM (rapid eye movement, o movimiento ocular rápido), que es la fase durante la cual el individuo sueña. Las personas que sufren de apnea del sueño tienen dificultad para entrar en la fase REM, que dura apenas entre ocho y doce segundos, que es la duración de un sueño normal y saludable. Aunque es mucho lo que todavía se desconoce acerca del fenómeno del sueño, se sabe que la privación prolongada de sueño REM contribuye a diversos trastornos sicóticos y a problemas emocionales de gravedad.

A menos que se indique otra cosa, las dosis que se recomiendan a continuación son para personas adultas. La dosis para los jóvenes de doce a diecisiete años debe equivaler a tres cuartas partes de la cantidad recomendada; la de los niños de seis a doce años, a la mitad y la de los menores de seis años, a la cuarta parte.

Nutrientes

SUPLEMENTOS	DOSIS SUGERIDAS	COMENTARIOS
Importantes		
Calcium	1.500–2.000 mg al día divididos en varias tomas. Tomar después de las comidas y a la hora de acostarse.	Tiene efectos calmantes. Utilizar calcium lactate o calcium chelate (si es alérgico a los productos lácteos, no utilice calcium lactate).
y magnesium	1.000 mg al día.	Debe tomarse de manera equilibrada con el calcio. Necesario para relajar los músculos.
Melatonin	Empezar con 1.5 mg al día, 2 horas o menos antes de acostarse. Si esto no resulta eficaz, aumentar la dosis gradualmente hasta alcanzar un nivel eficaz (hasta 5 mg al día).	Hormona natural que promueve el sueño profundo.
Provechosos		
Vitamin B complex más extra	Según indicaciones de la etiqueta.	Ayuda a descansar y promueve un sueño reparador.
pantothenic acid (vitamin B_5)	50 mg al día.	Provechoso para aliviar el estrés.
e inositol	100 mg al día a la hora de acostarse.	Mejora el sueño REM.
y niacinamide	100 mg al día.	

Vitamin C con bioflavonoids	500 mg al día.
Zinc	15 mg al día.

Hierbas

❑ Para superar el insomnio son provechosas las hierbas California poppy, hops, kava kava, passionflower, skullcap y raíz de valeriana en cápsula o en extracto. Ésta última es una de las favoritas para muchos expertos. No conviene depender de una sóla hierba; es mejor rotar varias. Estas hierbas se deben tomar antes de acostarse.

❑ La combinación de California poppy, passionflower y valeriana promueve un sueño más profundo y una mejor fase REM. Tomados antes de acostarse, el California poppy y la chamomile fortalecen el sistema nervioso y lo calman.

❑ El catnip y la chamomile tienen suaves propiedades sedantes. En té son seguras incluso para los niños. Para los adultos, tomar té de chamomile varias veces al día calma y tonifica el sistema nervioso, lo cual se traduce en un sueño reparador.

Advertencia: No tome chamomile todos los días. Evítela completamente si es alérgico al ragweed.

❑ La kava-kava es un buen relajante. Si el insomnio tiene su causa en el estrés o la ansiedad, esta hierba puede ayudarlo a mejorar sus patrones de sueño.

❑ También son beneficiosos los extractos que combinan varias hierbas, como Slumber, de Nature's Answer, o Silent Night, de Nature's Way.

Recomendaciones

❑ Evite el alcohol, la cafeína y la nicotina entre cuatro y seis horas antes de acostarse. Una pequeña cantidad de alcohol induce el sueño al principio, pero invariablemente altera los ciclos de sueño profundo más tarde en la noche Aunque fumar parece que tuviera efectos calmantes, la nicotina es, en realidad, un estimulante del sistema nervioso y puede alterar el sueño.

❑ No haga grandes comidas ni pesadas menos de tres horas antes de acostarse.

❑ En la noche, consuma pavo, banano, higos, dátiles, yogur, leche, atún y crackers de grano entero o mantequilla de nuez. Estos alimentos son ricos en triptófano, sustancia que favorece el sueño. También ayuda comer media toronja a la hora de acostarse.

❑ Evite los siguientes alimentos a la hora de acostarse: bacon, queso, chocolate, berenjena, jamón, papa, sauerkraut, azúcar, salchicha, espinaca, tomate y vino. Estos alimentos contienen tiramina, que aumenta la liberación de norepinefrina, un estimulante cerebral.

❑ No utilice tarde en el día descongestionantes nasales ni medicamentos para el resfriado. A pesar de que algunos de esos medicamentos contienen ingredientes que producen somnolencia, también pueden producir el efecto contrario en algunas personas, es decir, se pueden comportar como estimulantes.

❑ Afin de establecer un ciclo de sueño saludable, adopte una serie de hábitos y cíñase a ellos rigurosamente. Entre los hábitos que le conviene adoptar están los siguientes:

- Acuéstese sólo cuando sienta sueño.
- No permanezca en la cama si no tiene sueño. Levántese, vaya a otra habitación y lea, mire televisión o haga algo tranquilamente mientras no tenga sueño.
- Utilice su habitación solamente para dormir y para tener relaciones sexuales; no la utilice para leer, trabajar, comer ni mirar televisión.
- Mantenga un ciclo regular de sueño y vigilia. Trate de acostarse y levantarse a la misma hora todos los días.
- Duerma en una habitación oscura y tranquila, con una temperatura agradable.
- Ponga el despertador y levántese todas las mañanas a la misma hora, sin importar cómo durmió la noche anterior. Cuando se vuelven a establecer patrones normales de sueño, la mayoría de la gente descubre que no necesita poner el despertador.
- No haga siesta durante el día si no está acostumbrado, especialmente después de las 3 de la tarde
- Haga ejercicio con regularidad en las últimas horas de la tarde o en las primeras horas de la noche, pero no lo haga dos horas antes de acostarse. El ejercicio físico es una excelente manera de hacer que el organismo se canse, lo cual induce el sueño más fácilmente. Hacer deporte cinco o seis horas antes de acostarse puede ayudarle a dormir más profundamente.
- Dése un baño (no una ducha) caliente una o dos horas antes de acostarse. Para una relajación más profunda ponga en el agua unas gotas de un aceite esencial relajante como el de chamomile (si no es alérgico al ragweed). (*Ver* AROMATERAPIA Y ACEITES ESENCIALES en la Tercera Parte.)
- Su habitación debe ser un lugar cómodo y tranquilo. Pero si el problema es la excesiva tranquilidad, instale un ventilador o ponga música a bajo volumen. En el mercado se consiguen dispositivos que producen sonidos de fondo, como el de la lluvia o el de las olas del mar, que les ayudan a conciliar el sueño a las personas sensibles al silencio excesivo.
- Aprenda a alejar de su mente las preocupaciones. Si de vez en cuando tiene dificultad para dormir, concéntrese en recuerdos y en pensamientos placenteros. Recree en su mente algún acontecimiento agradable y revívalo mentalmente. Aprender técnicas de relajación, como meditación o imaginería guiada, ha sido sumamente beneficioso para

muchas personas, que de esa manera han logrado volver a normalizar sus patrones de sueño.

❑ Cuando ocasionalmente se experimentan dificultades para dormir, es provechoso tomar melatonina, Calcium Night (de Source Naturals), o alguna de las hierbas que se recomiendan en esta sección. Todos estos productos son eficaces y promueven el sueño sin efectos secundarios desfavorable.

❑ Uno de los mejores remedios contra el insomnio es tomar 5 miligramos de melatonina una hora antes de acostarse. Si se siente letárgico por la mañana, reduzca la dosis la próxima vez que lo tome. Ciertos medicamentos que se prescriben con frecuencia para los adultos, como los betabloqueantes (para la hipertensión), e incluso la aspirina, pueden rebajar los niveles de melatonina.

Advertencia: No se pase con la melatonina. Según estudios recientes, el uso excesivo de esta hormona vital puede hacer que el cuerpo deje de producirla naturalmente

❑ Si usted ronca, pruebe a dormir de lado. Duerma en un sofá unas pocas noches para acostumbrarse a dormir de lado.

Aspectos para tener en cuenta

❑ Durante el sueño, el organismo sigue controlando sus funciones básicas. Los nutrientes son esenciales para el cuerpo, ya que éste sigue usándolos durante el ciclo de sueño.

❑ La falta de sueño puede provocar enfermedades graves y envejecer prematuramente. Los expertos recomiendan al menos ocho horas de sueño por noche.

❑ *Women's Health Advisor* publica que aproximadamente el 10 por ciento de los estadounidenses sufre de RLS, el trastorno que provoca movimientos compulsivos de las piernas, especialmente antes de caer dormido. Se han probado varios tratamientos, pero ninguno parece funcionar consistentemente. Por ejemplo, se ha comprobado que el pramipexole (Mirapex) tiene efectos positivos sobre algunas personas con este problema. Si usted padece de RLS hable con su médico para que pueda descartar la presencia de anemia. Nosotros creemos que lo mejor es tomar los suplementos minerales y vitamínicos adecuados. Entre estos están calcium, potassium, magnesium y zinc. Asimismo, los siguientes nutrientes pueden prevenir el RLS y los calambres en las piernas: 400 miligramos del complejo vitamínico B, 1.000 miligramos de magnesio, y 200 unidades internacionales de vitamina E (d-alpha-tocopherol) por día.

❑ Independientemente del número de horas que usted duerme cada noche, si se levanta por la mañana sin dificultad y, en especial, si casi nunca le hace falta el despertador y durante el día se siente con energía, probablemente usted está durmiendo el número de horas que su organismo necesita.

❑ El sicólogo e investigador Dr. James Penl[illegible] que un gran número de mujeres presenta deficien[illegible] cobre y de hierro y que esas deficiencias pueden provocar insomnio. Un análisis de cabello puede revelar si usted presenta ese tipo de deficiencias. (*Ver* ANÁLSIS DEL CABELLO en la Tercera Parte.)

❑ Los cambios hormonales que ocurren durante el síndrome premenstrual y la menopausia pueden provocar insomnio. El estrógeno influye en la producción y el equilibrio de los químicos del cerebro que son responsables de la vigilia.

❑ El 5-hydroxy L-tryptophan (5-HTP) y el aminoácido tryptophan también ayudan a combator el insomnio y la depresión. Para más información, *ver* AMINOÁCIDOS y SUPLEMENTOS ALIMENTARIOS NATURALES en la Primera Parte.

❑ La dehydroepiandrosterone (DHEA) es una hormona natural que mejora la calidad del sueño. (*Ver* TERAPIA A BASE DE DHEA en la Tercera Parte.)

❑ Los que roncan excesivamente deberían ser examinados para comprobar si sufren de apnea del sueño. En muchos casos esta afección responde a tratamientos antialérgicos, de pérdida de peso o a una sencilla intervención quirúrgica por rayos láser para eliminar las obstrucciones de la cavidad nasal.

❑ Los casos más leves de apnea obstructiva pueden tratarse con cambios en la dieta y el estilo de vida. Asimismo, hay disponibles aparatos orales que previenen la obstrucción de la vía respiratoria mediante la sujeción y empuje hacia delante de la lengua o de la mandíbula.

❑ Un tratamiento efectivo para los ronquidos es el uso de ondas de radio para reducir el tejido del paladar blando que obstruye el paso del aire por la boca. En esta técnica, un profesional inserta un aparato en el fondo de la boca y dirige las ondas de radio hacia el paladar.

❑ Muchas personas que sufren de insomnio recurren a las píldoras somníferas, bien compradas sin receta médica o bien con prescripción médica. Sin embargo, las píldoras para dormir no sólo son ineficaces para el insomnio sino que pueden interferir con el sueño REM. El uso prolongado de ayudas farmacológicas para dormir puede alterar eventualmente las fases de sueño más profundo. Investigadores han encontrado que hasta el 50 por ciento de las personas que toman regularmente píldoras somníferas no experimentan una mejoría sino, por el contrario, un empeoramiento de su problema. El uso permanente de píldoras para dormir también puede producir dependencia sicológica o física. Por tanto, los medicamentos para dormir deben reservarse para las personas cuyo insomnio tiene bases físicas y sólo como solución temporal.

❑ Actualmente se prescriben para el insomnio tranquilizantes como las benzodiazepinas y otros medicamentos similares porque tienen menos riesgo de sobredosis que los sedantes. Los más recetados son quazepam (Doral), estazoıam (ProSom), flurazepam (Dalmane), temazepam (Restoril) y triazolam (Halcion). El triazolam puede causar confusión mental e incluso amnesia. También hay noticias de que sustancias como el temazepam, secobarbital (Seconal), flurazepam y diazepam (Valium) pueden provocar también confusión, pereza, desasosiego y aumento de la ansiedad, así como sedación prolongada y dependencia química.

❑ La probabilidad de morir en un accidente es un 50 por ciento más alta entre las personas que toman regularmente píldoras para dormir. La somnolencia causa entre doscientos mil y cuatrocientos mil accidentes automovilísticos cada año. Además, es responsable de dos terceras partes de todos los accidentes industriales, que son más frecuentes en las primeras horas de la mañana entre los trabajadores que hacen turnos. Las píldoras somníferas también son el medio de suicidio más común y están implicadas en la tercera parte de todas las muertes y los intentos de suicidio relacionados con el consumo de drogas.

❑ El Zolpidem (Ambien) y el Eszopiclone (Lunesta) son un tipo distinto de medicamento con prescripción médica. Además, sus fabricantes afirman que no inhiben ni alteran los ciclos de sueño REM, es decir, los ciclos de sueño profundo.

❑ Millones de estadounidenses conscientemente dejan de dormir el número de horas que necesitan porque creen equivocadamente que dormir menos horas aumenta su productividad. Incluso mucha gente hace alarde de las pocas horas que duerme. Esas personas se están haciendo un grave daño a largo plazo. Más aún, quienes duermen menos a fin de lograr más, en realidad son menos creativas y menos productivas que quienes duermen la cantidad de horas necesarias. El Dr. Richard Bootzin, profesor de sicología y director de la clínica del insomnio del Sleep Disorders Center de la Universidad de Arizona, dirigió una investigación para estudiar los patrones de sueño normales y descubrió que la gente que duerme cada noche entre siete y ocho horas es más longeva, más saludable y vive más contenta que la gente que economiza horas de sueño.

❑ Terapeutas del sueño tienen opiniones distintas respecto de las virtudes de la siesta. Mientras que algunos expertos sostienen que quienes descansan bien no necesitan dormir siesta, otros afirman que dormir siesta es una tendencia humana y que, por tanto, nadie se debe privar de eso. Algunos estudios han demostrado que en los países donde se acostumbra tomar siesta la productividad es mayor y la incidencia de accidentes, menor.

❑ Probablemente lo más importante sea seguir una rutina. Aun cuando lo más aconsejable es dormir el número de horas necesarias en un solo período, si la persona está acostumbrada a dormir siesta en la tarde y no sufre de ningún trastorno del sueño, entonces privarse de la siesta podría alterar sus hábitos de sueño. Si usted suele dormir siesta, limítela a un período corto — menos de una hora — y asegúrese de que forme parte de su rutina *regular* de todos los días. No conviene dormir siesta sólo de vez en cuando.

❑ Aunque expertos en el tema del sueño aconsejan evitar la cafeína cuando se sufre de insomnio, muchas personas que están habituadas a tomar café en horas de la tarde han experimentado una alteración en sus ciclos de sueño cuando han dejado de tomarlo. Este hecho parece confirmar la noción de que para establecer un patrón sano de sueño lo más importante es mantener una rutina. Desde luego, esto sólo aplica para quienes no tienen dificultades con sus hábitos de sueño. Cualquier persona que empiece a desvelarse y a presentar insomnio debe eliminar el café de su dieta, así como también todas las bebidas que contienen cafeína.

❑ Los remedios para dormir que venden sin receta médica ocasionan muchos efectos secundarios, entre ellos agitación, confusión, depresión, resequedad bucal y empeoramiento de los síntomas relacionados con hipertrofia de la próstata. Hable con su médico antes de tomar medicinas con receta para sus problemas de insomnio temporal. Estos productos suelen usar antihistamínicos sedantes que provocan somnolencia. Entre ellos están el diphenhydramine (en Nytol y otros productos) y el doxylamine (Unisom y otros). Las personas con problemas respiratorios, glaucoma o bronquitis crónica; las mujeres embarazadas o en lactancia; y los hombres que tienen dificultades para orinar por el agrandamiento de la próstata no deben usar estos productos. Las personas que tienen apnea del sueño tampoco deberían tomar medicamentos para activar el sueño porque podrían reprimir el sistema respiratorio y dificultar su despertar cuando experimenten episodios de interrupción de la respiración.

❑ *Ver también* PROBLEMAS RELACIONADOS CON EL EMBARAZO.

INTESTINO IRRITABLE, SÍNDROME DE

Ver SÍNDROME DE INTESTINO IRRITABLE.

INTOLERANCIA A LA LACTOSA

La intolerancia a la lactosa es la incapacidad de digerir el azúcar de la leche debido a falta o a deficiencia de lactasa, una enzima que se produce en el intestino delgado y que descompone la lactosa en glucosa y galactosa. Cuando una persona que tiene intolerancia a la lactosa consume leche o cualquier producto lácteo, una parte de la lactosa que contiene el producto, o toda, permanece sin digerir, retiene fluido y se fermenta en el colon. Esto da por resultado diarrea, gases y cólicos abdominales. Los síntomas se suelen presentar entre treinta minutos y dos horas después de consumir el producto lácteo.

El grado de intolerancia a la lactosa difiere entre las personas. La intolerancia a la lactosa es una condición normal para la mayoría de los adultos del mundo entero. Sólo los caucásicos que descienden del norte de Europa suelen conservar la capacidad de digerir la lactosa después de la infancia. Entre 30 y 50 millones de personas sufren está condición en los Estados Unidos. La deficiencia de la enzima lactasa puede deberse a trastornos gastrointestinales que afectan al tracto digestivo, como enfermedad celiaca, síndrome de intestino irritable, enteritis regional o colitis ulcerosa. La deficiencia de lactasa también puede presentarse en ausencia de esta clase de trastornos y no se conoce ninguna manera de prevenirla.

Aunque es muy poco común, la intolerancia a la lactosa se puede presentar en los niños. En los infantes, suele presentarse tras un ataque severo de gastroenteritis, enfermedad que deteriora el recubrimiento intestinal. Entre los síntomas de intolerancia a la lactosa en los infantes están diarrea espumosa con pañalitis, lento aumento de peso, lentitud en el desarrollo y vómito.

La intolerancia a la lactosa produce malestar y alteraciones digestivas; sin embargo, no constituye una amenaza para la salud y es de fácil manejo mediante modificaciones dietéticas. A menos que se indique otra cosa, las dosis que se recomiendan a continuación son para personas adultas. La dosis para los jóvenes de doce a diecisiete años debe equivaler a tres cuartas partes de la cantidad recomendada; la de los niños de seis a doce años, a la mitad y la de los menores de seis años, a la cuarta parte.

Nutrientes

SUPLEMENTOS	DOSIS SUGERIDAS	COMENTARIOS
Muy importantes		
Acidophilus (Kyo-Dophilus de Wakunaga)	1 cucharadita en agua destilada, 2 veces al día. Tomar con el estómago vacío.	Reemplaza las bacterias "amigables" perdidas y promueve la digestión saludable. Utilizar solamente una fórmula no láctea.
Charcoal tablets	Para ataques agudos, 4 tabletas con agua cada hora hasta que los síntomas estén bajo control. No tomar al mismo tiempo con otros medicamentos o suplementos.	Absorben las toxinas y alivian la diarrea.
Provechosos		
Bone Defense de KAL o Bone Support de Synergy Plus	Según indicaciones de la etiqueta. Según indicaciones de la etiqueta.	Proporciona el calcio y los nutrientes necesarios para la absorción del calcio.
LactAid de Lactaid, Inc.	Según indicaciones de la etiqueta.	Proporciona la enzima lactasa, necesaria para digerir el azúcar de la leche.
Magnesium	1.000 mg al día.	Necesario para la absorción del calcio. Promueve el equilibrio del pH.
Multivitamin y mineral complex	Según indicaciones de la etiqueta.	Todos los nutrientes son necesarios para gozar de una salud óptima.
Ultra Clear Sustain de Metagenics	Según indicaciones de la etiqueta.	Promueve el desarrollo de bacterias beneficiosas para el tracto digestivo y le proporciona nutrientes adicionales al sistema digestivo. Se consigue únicamente con autorización de médicos profesionales.
Vitamin D_3	400 UI al día.	Necesario para la absorción del calcio.
Vitamin E	200 UI al día.	Protege las membranas celulares que recubren las paredes del colon.
Zinc	30 mg 3 veces al día. No tomar más de 100 mg al día de todos los suplementos.	Mantiene el sistema inmunológico y el correcto equilibrio mineral. Para mejor absorción, utilizar lozenges de zinc gluconate u OptiZinc.

Recomendaciones

- ❑ Evite la leche y todos los productos lácteos, excepto el yogur. Ésta es la medida más importante para cualquier persona que tenga intolerancia a la lactosa. Consuma leche de soya o Rice Dream en vez de leche, y queso de soya en vez de queso de leche. En especial, no consuma alimentos que contengan lactosa con el estómago vacío.
- ❑ Incluya yogur en su dieta. El yogur es el único producto lácteo que es beneficioso para las personas que tienen intolerancia a la lactosa. Como los cultivos del yogur digieren la lactosa que éste contiene, la lactosa no plantea ningún problema. Además, esos cultivos favorecen la digestión general. Asegúrese de consumir únicamente yogur que contenga cultivos de bacilos vivos. La mejor opción es el yogur hecho en casa.
- ❑ Consuma abundantes alimentos ricos en calcio, como albaricoque, blackstrap molasses, bróculi, jugo de naranja fortificado con calcio, higos secos, ruibarbo, espinaca, tofu, salmón, sardinas y yogur. También son provechosos los suplementos de calcio.
- ❑ Hable con su farmacéutico antes de tomar cualquier medicamento, pues muchas pastillas utilizan lactosa como relleno. Algunas píldoras anticonceptivas y medicamentos para el estómago contienen lactosa.
- ❑ Durante los ataques agudos, no consuma ningún alimento sólido pero tome mucho agua de buena calidad para reemplazar los minerales perdidos. *Ver* DIARREA en la Segunda Parte por sus sugerencias dietéticas.
- ❑ Lea cuidadosamente las etiquetas de los productos y evite los que contengan lactose o "milk solids". A muchas clases de alimentos procesados les agregan lactosa, entre ellos panes, sopas enlatadas y en polvo, galletas, mezclas para pancakes, carnes procesadas y mezclas en polvo para bebidas (por ejemplo, cafés con sabores), cereales para desayuno procesados, carnes procesadas y condimentos para ensalada.

❑ Si usted está embarazada y tiene antecedentes familiares de intolerancia a la lactosa, piense seriamente en la posibilidad de amamantar a su bebé. Si eso no es posible, opte por alguna fórmula no láctea para bebé como, por ejemplo, algún producto a base de soya.

Aspectos para tener en cuenta

❑ Existen varios tests que se emplean para medir la absorción de la lactosa en el sistema digestivo. El primero se conoce como el test de tolerancia a la lactosa, y consiste en tomar un líquido que contiene lactosa después de hacer ayuno de un día para el otro. Aproximadamente media hora después se mide la cantidad de glucosa (azúcar en sangre) y se examina la presencia de síntomas. Si la glucosa no aumenta al menos 20 puntos, y especialmente si hay síntomas como sensación de llenura o molestias estomacales, se puede confirmar el diagnóstico de intolerancia. El test de hidrógeno en el aliento mide la cantidad de esa sustancia en la respiración. La persona debe tomar una bebida con un nivel de lactosa alto y si tiene problemas para digerirse en el colon, se forman gases que pasan al torrente sanguíneo, los pulmones y son finalmente expulsados con la respiración. A más hidrógeno en la respiración, peor digestión de la lactosa. Aunque este test se puede administrar a adultos y niños, no es recomendable para bebés y niños muy pequeños. Éstos son sometidos a un test de acidez de las heces. Además de medir la acidez, este test también examina los niveles de glucosa y de lactosa en las heces.

❑ No es lo mismo intolerancia a la lactosa que alergia a la leche. La intolerancia a la lactosa se refiere específicamente a un síndrome causado por la imposibilidad de digerir el azúcar de la leche. En cambio, la persona que es alérgica a la leche la digiere normalmente, pero su sistema inmunológico presenta después una reacción alérgica a uno o más componentes de la leche. (*Ver* ALERGIAS en la Segunda Parte.)

❑ Los quesos duros y maduros, como el parmesano, tienen un contenido relativamente bajo de lactosa. Por esta razón, se toleran mejor que otros productos lácteos.

❑ El ice cream es particularmente difícil de digerir para las personas que tienen intolerancia a la lactosa. No sólo se prepara con leche, sino que muchos fabricantes le agregan cantidades adicionales de lactosa para lograr la textura deseada. Además, el frío puede hacerle daño al sistema digestivo.

❑ El consumo de pequeñas cantidades de productos lácteos en las comidas puede ayudar a mejorar el nivel de tolerancia a la lactosa. El intestino grueso se acostumbra a digerir la lactosa cuando se introducen pequeñas cantidades de forma regular.

❑ Los síntomas de la intolerancia a la lactosa se parecen a los de la enfermedad celiaca, y ambos males se pueden presentar al mismo tiempo. (*Ver* ENFERMEDAD CELIACA en la Segunda Parte.)

❑ La mayoría de los supermercados venden productos lactose-free o con lactosa reducida.

JAUNDICE

Ver ICTERICIA.

JOCK ITCH

Ver en INFECCIONES POR HONGOS.

KAPOSI, SARCOMA DE

Ver Sarcoma de Kaposi *en* AIDS, CÁNCER DE PIEL.

LACTANCIA, PROBLEMAS RELACIONADOS CON LA

Ver PROBLEMAS RELACIONADOS CON LA LACTANCIA.

LACTOSA, INTOLERANCIA A LA

Ver INTOLERANCIA A LA LACTOSA.

LEGIONARIOS, ENFERMEDAD DE LOS

Ver LEGIONNAIRES' DISEASE.

LEGIONNAIRES' DISEASE

Ésta es una grave infección pulmonar y bronquial causada por bacterias del género *Legionella*, especialmente *Legionella pneumophila*. Esta enfermedad fue identificada tras una epidemia que afectó a ciento ochenta y dos personas que habían asistido a la convención de la American Legion en 1976. Estas bacterias viven básicamente en el agua y son transmitidas por el aire mediante gotitas de vapor, aunque algunas veces se encuentran en excavaciones y en terrenos recién arados. El período de incubación es de dos a diez días tras la exposición a la bacteria. La enfermedad no se contagia de una persona a otra.

Los primeros síntomas de la enfermedad de los legionarios se parecen a los del flu: dolor generalizado, fatiga, dolor de cabeza y fiebre moderada. Luego la enfermedad avanza y sepresenta fiebre (hasta de 105°F), escalofrío, tos, diarrea, desorientación, náuseas, vómito, dolor severo en el pecho, falta de aire y coloración azulosa de los labios, las uñas y la piel comoresultado de la inadecuada oxigenación. La tos comienza sin esputo, pero eventualmente se produce esputo grisoso o con rastros de sangre. Los análisis de sangre y los cultivos de esputo hechos en laboratorio ayudan al diagnóstico de la enfermedad.

El riesgo de contraer la enfermedad de los legionarios aumenta cuando existe alguna enfermedad crónica, como diabetes, enfisema o insuficiencia renal, y cuando se tienen hábitos que debilitan el sistema inmunológico, como fumar y consumir alcohol. Los adultos jóvenes se suelen recuperar por completo de la enfermedad, pero las personas de edad avanzada, particularmente las que no gozan de buena salud, tienen un riesgo más alto de llegar a presentar insuficiencia respiratoria.

A menos que se indique otra cosa, las dosis que se recomiendan a continuación son para personas adultas. La dosis para los jóvenes de doce a diecisiete años debe equivaler a tres cuartas partes de la cantidad recomendada; la de los niños de seis a doce años, a la mitad y la de los menores de seis años, a la cuarta parte.

Nutrientes

SUPLEMENTOS	DOSIS SUGERIDAS	COMENTARIOS
Esenciales		
Garlic (Kyolic de Wakunaga)	2 cápsulas 3 veces al día con las comidas.	Ayuda a destruir las bacterias.
Natural beta-carotene o carotenoid complex (Betatene)	25.000 UI al día. Según indicaciones de la etiqueta.	Estos precursores de la vitamina A protegen los pulmones.
Vitamin C con bioflavonoids	3.000 mg 3 veces al día. 100 mg 2 veces al día.	Estos poderosos antioxidantes ayudan a matar las bacterias. El tratamiento intravenoso (con supervisión médica) es recomendable.
Muy Importantes		
Coenzyme Q_{10} más Coenzyme A de Coenzyme-A Technologies	60 mg al día. Según indicaciones de la etiqueta.	Aumenta y regula la inmunidad. Transporta oxígeno a las células.
Lactobacillus bulgaricus	Según indicaciones de la etiqueta.	Ayuda a la digestión y destruye las bacterias.
L-Carnitine más L-cysteine	500 mg al día de cada uno con el estómago vacío. Tomar con agua o jugo. No tomar con leche. Para mejor absorción, tomar con 50 mg de vitamina B_6 y 100 mg de vitamina C.	Importantes para el funcionamiento inmunológico. Protegen el tejido pulmonar. *Ver* AMINOÁCIDOS en la Primera Parte.
Vitamin B complex	100 mg al día.	Complejo de coenzimas vitales, necesario para la protección y el funcionamiento de las células.
Importantes		
Intenzyme de Biotics Research	2 tabletas 3 veces al día con el estómago vacío.	Estimula el sistema inmunológico y reduce la inflamación.
Raw thymus glandular y raw lung glandular	Según indicaciones de la etiqueta. Según indicaciones de la etiqueta.	Estos glandulares refuerzan el timo y la función pulmonar, y mejoran el funcionamiento inmunológico.
Vitamin A con mixed carotenoids	25.000 UI al día. Si está embarazada, no debe tomar más de 10.000 UI al día.	Estimula el sistema inmunológico, y protege y repara el tejido pulmonar. Para dosis altas, la emulsión facilita la asimilación y brinda mayor seguridad.
Vitamin E emulsion o capsules	200 UI 2 veces al día. 200 UI al día.	Estos importantes antioxidantes protegen el tejido pulmonar. Para facilitar la asimilación, utilizar en emulsión.
Zinc	80 mg al día. No tomar más de 100 mg al día de todos los suplementos.	Importante para la respuesta inmunológica. El zinc gluconate en lozenge es más eficaz.
Provechoso		
Aerobic 07 de Aerobic Life Industries o Dioxychlor DC$_3$ de American Biologics	Según indicaciones de la etiqueta. Según indicaciones de la etiqueta.	Destruyen las bacterias infecciosas, pero no las bacterias "buenas".

Hierbas

- ❑ El té de catnip ayuda a bajar la fiebre.
- ❑ Una fórmula china a base de hierbas que protege los pulmones es ClearLungs, de Natural Alternatives. Tome dos cápsulas tres veces al día.
- ❑ La echinacea es un poderoso estimulante del sistema inmunológico.
- ❑ El eucalipto ayuda a despejar las vías respiratorias.
- ❑ El goldenseal es un antibiótico natural.

Advertencia: No se debe tomar goldenseal todos los días durante más de una semana seguida, y se debe evitar durante el embarazo. Si usted es alérgico al ragweed, tome esta hierba con precaución.

- ❑ El extracto de olive leaf ayuda a proteger contra las infecciones bacterianas y virales. Se ha demostrado su eficacia contra la pneumonía y el dolor de garganta.

Recomendaciones

- ❑ El 75 por ciento de su dieta debe constar de alimentos crudos y ligeramente cocidos al vapor.
- ❑ No consuma alcohol, productos lácteos, alimentos fritos, azúcar ni tabaco.
- ❑ Para aumentar la humedad del aire y aclarar las secreciones pulmonares, utilice un humidificador.
- ❑ Manténgase caliente; no se enfríe pues esto empeora la enfermedad.
- ❑ Haga ejercicios de respiración profunda. (*Ver* Ejercicios de respiración en CONTROL DEL DOLOR, en la Tercera Parte).
- ❑ Para aliviar el dolor, colóquese en el pecho un heating pad o una botella de agua caliente.
- ❑ Recuperarse de esta enfermedad toma tiempo. Tenga paciencia entre dos y cuatro semanas y descanse mucho. No se fuerce a retomar sus actividades normales antes de tiempo.

Aspectos para tener en cuenta

- ❑ La enfermedad de los legionarios evoluciona rápidamente y puede ser muy peligrosa. Muchas veces es necesario hospitalizar al paciente y administrarle oxígeno y antibióticos por vía intravenosa.
- ❑ La bacteria *Legionella* vive en los sistemas de acondicionamiento de aire. Una medida sensata es hacer limpiar y revisar el sistema de su hogar regularmente, y cambiar los filtros con frecuencia.

LOMBRICES INTESTINALES (PARÁSITOS)

Las lombrices son parásitos que viven en el tracto gastrointestinal. Las lombrices más comunes son los nematelmintos o roundworms (entre los cuales se cuentan las ascarids, hookworms, pinworms y threadworms) y la tenia, o solitaria (tapeworm). Los nematelmintos son parásitos intestinales contagiosos con la forma de la lombriz de tierra, pero más pequeños. Se ven sin dificultad a simple vista. Los pinworms son gusanos blancos y filiformes de aproximadamente un tercio de pulgada de longitud. La tenia puede medir desde una pulgada hasta treinta pies, y puede sobrevivir en el cuerpo hasta veinticinco años. En Estados Unidos, la infestación de áscarids en los niños pequeños es indudablemente el problema parasitario por lombrices más frecuente.

Según el tipo de gusano implicado y la gravedad de la infestación, la persona puede experimentar diversos síntomas. En algunos casos, éstos no son perceptibles, mientras que en otros las lombrices se pueden ver en las heces. Las pinworms pueden producir prurito rectal severo, (especialmente de noche, cuando las lombrices tienden a salir del ano para poner los huevos), insomnio e inquietud. Las hookworms (uncinaria) puede causar picor en las plantas de los pies y, en algunos casos, esputos sanguinolentos, fiebre, escozor y pérdida del apetito. Las threadworms (oxiuro) pueden causar tos o bronquitis, dolor abdominal, diarrea y gas precedidos de unas abrasiones diminutas y rojas que suelen picar a veces. Las tenias pequeñas pueden causar pérdida de peso y apetito, dolores abdominales, vómitos y diarrea. Las tenias más grandes causan los mismos síntomas pero sin la pérdida de peso. La ascariasis, causada por los ascáridos, se caracteriza por una sensación de hinchazón, dolor de estómago, vómitos y problemas respiratorios. La triquinosis es una enfermedad causada por una lombriz microscópica que si no se trata puede dañar los músculos y provocar complicaciones cardíacas o neurológicas.

La infestación de lombrices va de moderada a grave, llegando incluso a poner en peligro la vida del paciente, especialmente si se trata de niños. Asimismo, ocasiona problemas de absorción de los nutrientes esenciales y, algunas veces, sangrado del tracto gastrointestinal. Por tanto, puede llevar a trastornos relacionados con deficiencias, como anemia y problemas de crecimiento. La malabsorción que produce la infección parasitaria vuelve propensa a la persona a contraer enfermedades porque debilita el sistema inmunológico.

Las lombrices se adquieren de muchas formas: manejo inapropiado de desechos humanos o animales, caminar descalzo sobre suelo contaminado, e ingestión de huevos o larvas en carnes mal cocidas o parcialmente cocidas. En algunos casos, los huevos se transmiten en el aire y se inhalan.

Los parásitos son mucho más comunes de lo que se piensa y contribuyen a múltiples enfermedades, entre ellas trastornos del colon. Son más comunes en los niños que en los adultos. Se presentan con más frecuencia en los pacientes de AIDS, síndrome de fatiga crónica, candidiasis y muchos otros problemas de salud. Infortunadamente, los médicos no suelen hacer exámenes para detectar la infestación de lombrices.

Las dosis recomendadas aquí son para adultos. La dosis para los jóvenes de doce a diecisiete años debe equivaler a tres cuartas partes de la cantidad recomendada; la de los niños de seis a doce años, a la mitad y la de los menores de seis años, a la cuarta parte

Nutrientes

SUPLEMENTOS	DOSIS SUGERIDAS	COMENTARIOS
Importantes		
Acidophilus (Kyo-Dophilus de Wakunaga)	Según indicaciones de la etiqueta.	Restaura la flora intestinal normal. Utilice una fórmula no láctea.
Beta-carotene	50.000 IU al día hasta curarse.	
Essential fatty acids (Ultimate Oil de Nature's Secret)	Según indicaciones de la etiqueta.	Ayudan a proteger el tracto gastrointestinal.
Garlic (Kyolic de Wakunaga)	2 cápsulas 3 veces al día con las comidas. Se puede colocar también un diente de ajo fresco entre los zapatos para que la piel lo absorba.	Tiene propiedades antiparasitarias.
Kyolic-EPA de Wakunaga	Según indicaciones de la etiqueta.	
Liquid Kyolic con B_1 y B_{12}	Según indicaciones de la etiqueta.	
Multivitamin y mineral complex	Según indicaciones de la etiqueta.	Promueve la salud general y la adecuada nutrición. Las personas que tienen lombrices intestinales necesitan todos los nutrientes.
Parasitin+ de Växa International	Según indicaciones de la etiqueta.	
Vitamin B complex	50 mg 3 veces al día con las comidas.	Previenen la anemia asociada con infestación parasitaria. Para asegurar la absorción, administrar en forma sublingual.
más extra vitamin B_{12}	1.000–2.000 mcg 2 veces al día.	

Vitamin C con bioflavonoids	3.000 mg al día.	Protege contra la infección y mejora el funcionamiento inmunológico.
Zinc	50 mg al día. No tomar más de 100 mg al día de todos los suplementos.	Promueve la salud del sistema inmunológico y la correcta curación de las heridas.

Hierbas

❑ Tomar jugo de aloe vera dos veces al día (según las indicaciones de la etiqueta) produce efectos alcalinizantes y antiinflamatorios.

❑ El extracto de black walnut destruye muchos tipos de lombrices. Tome extracto de black walnut tres veces al día con el estómago vacío.

❑ Las siguientes hierbas son provechosas para limpiar el intestino y el colon: butternut bark, semilla de fennel, flaxseed, raíz de licorice y hoja de senna.

Advertencia: Cuando se consume en exceso, el licorice eleva la presión arterial. No utilice esta hierba todos los días durante más de siete días seguidos. Evítela si su presión arterial es alta.

❑ Para aliviar el prurito y la irritación del área anal, utilice ungüento de caléndula o de witch hazel.

❑ Cáscara sagrada, chamomile, chaparral, raíz de echinacea, ficus, raíz de gentian, mugwort, aceite de mullein, perejil, pau d'arco,raíz de rhubarb, slippery elm, thyme, valeriana y wormwood son eficaces contra muchos tipos de lombrices intestinales.

Advertencia: No utilice wormwood durante el embarazo. Esta hierba no es recomendable durante períodos largos pues puede generar dependencia.

❑ El cayenne (capsicum), el ajo y el turmeric ayudan a fortalecer el sistema inmunológico y destruyen muchos tipos de lombrices.

❑ Tomar grapefruit seed extract oralmente es muy eficaz para destruir los parásitos. También es útil para lavar los vegetales antes de consumirlos (mezcle diez gotas de extracto en 64 onzas de agua) a fin de retirar las bacterias y los parásitos.

❑ El pinkroot es eficaz contra los nematelmintos.

❑ El extracto de pumpkin contiene cinc y ayuda a expulsar las lombrices.

Recomendaciones

❑ Haga una dieta alta en fibra que consista básicamente en vegetales crudos y granos enteros.

❑ Consuma semillas de pumpkin y de sesame, así como también higos (o jugo de higo) con el estómago vacío tres veces al día. Esto se puede combinar con el extracto de black walnut que se mencionó en la sección Hierbas.

❑ Beba únicamente agua filtrada o agua embotellada destilada al vapor.

❑ Controle su ingesta y su eliminación de líquidos, y reemplace los fluidos cuantas veces sea necesario.

❑ Mientras las lombrices no se hayan erradicado por completo, elimine de su dieta *todo* el azúcar, los carbohidratos refinados, las frutas (excepto los higos y la piña), el cerdo y los productos que contengan cerdo. Las lombrices prosperan en presencia del azúcar.

❑ Para la tenia, o solitaria, haga durante tres días un ayuno a base de piña cruda. (*Ver* AYUNOS en la Tercera Parte.) La enzima bromelaína de la piña destruye la tenia.

❑ Tome jugo de papaya en abundancia.

❑ Para los áscaris, consuma bitter melon, un vegetal en forma de pepino que se consigue en los mercados asiáticos. Es eficaz contra los áscaris y fortalece el sistema inmunológico. Durante siete a diez días, consuma uno o dos bitter melons diariamente. Repita este tratamiento dos meses después para garantizar la erradicación de los gusanos.

❑ *Nunca* coma carne, pescado o aves de corral que no estén completamente cocidos o que hayan permanecido durante un rato largo a temperatura ambiente. (*Ver* ENVENENAMIENTO CON ALIMENTOS en la Segunda Parte.)

❑ Dese un baño con agua tibia mezcleando $1/2$ taza de Epsom salts por galón de agua. Antes de meterse en el agua aplíquese óxido de cinc en la abertura anal. Repetir durante tres días.

❑ Si adquiere animales domésticos (perros, gatos) llévelos a examinar nada más comprarlos y en la primavera y otoño de cada año.

❑ Nunca vaya descalzo en pisos sucios.

❑ Sea meticuloso con su higiene personal. No se rasque el área anal, lávese las manos con frecuencia y restriéguese bien debajo de las uñas. Si alguno de sus hijos tiene este problema, enséñele buenos hábitos de higiene.

❑ Limpie todos los utensilios y las superficies que entren en contacto con la carne, cerdo o pescado crudos. Límpielos bien con jabón antibacteriano.

❑ Lave la ropa interior, la de cama y las toallas después de cada uso en agua muy caliente y con lejía, si es posible. Cambie la ropa de cama y las toallas a diario.

❑ Lave la ropa interior, la ropa de cama y las toallas después de cada uso con agua muy caliente y, en lo posible, con chlorine bleach. Cambie todos los días las toallas y la ropa de cama.

❑ Para las infestaciones severas, utilice high colonics (también conocido como colonic irrigation). Este procedimiento se suele hacer en un consultorio profesional. Si no es posible recurrir a este tratamiento, hágase la limpieza del colon que se describe en este libro. (*Ver* ENEMAS y LIMPIEZA DEL COLON en la Tercera Parte.) También es recomendable el producto 10-Day Colon Cleanse, de Aerobic Life Industries.

Aspectos para tener en cuenta

❑ La infestación de lombrices puede ser un problema persistente y difícil. Muchas veces se requiere tratar a todas las personas que residen en la casa para lograr erradicar los parásitos. Todos los miembros de la familia se deben examinar para determinar si están infectados. Además, conviene hacer una lista de todas las personas que han estado en estrecho contacto con la persona afectada, y recomendarles que consulten con su médico.

❑ Las lombrices pueden entrar en el cuerpo de esta manera:

- *Ascarids:* Usan como vehículo la tierra y los alimentos crudos o mal cocinados.
- *Hookworms y threadworms:* Por los pies o el agua potable.
- *Pinworms:* Los huevos se pueden traspasar por el contacto con un individuo que los porta en las uñas por rascarse en la zona afectada.
- *Tapeworms (tenia):* Comiendo carne, pescado o cerdo mal cocinado o crudo; tragando sin querer moscas infectadas o piojos que habitan en las mascotas.

❑ Los médicos tratan la mayoría de las lombrices con medicamentos que sólo se consiguen con receta médica, como mebendazole (Vermox) o thiabendazole (Mintezol), o con pyrantel pamoate (Antiminth), que se consigue sin prescripción médica. Para mitigar el prurito y la irritación anales se suelen recetar cremas y ungüentos.

❑ Se ha descubierto sushi contaminado con un parásito tipo lombriz llamado anisakis que, cuando se ingiere, puede producir una dolencia parecida a la enfermedad de Crohn. Este parásito es un gusano sumamente enroscado y transparente que mide entre media pulgada y tres cuartos de pulgada. Por lo general, se instala en el arenque y en otros pescados. Afortunadamente, como los jefes de cocina expertos detectan el parásito con facilidad, su presencia en el sushi no es común.

❑ El riesgo de contraer una infección parasitaria se incrementa al viajar a lugares donde la higiene personal, la higiene pública y / o la manipulación de los alimentos son inapropiadas.

❑ Debido a la deficiencia nutricional generalizada que se relaciona con este problema de salud, la buena nutrición reviste una importancia vital. De particular importancia son los alimentos ricos en proteína y en hierro.

LUMBAGO

Ver DOLOR DE ESPALDA.

LUPUS

El lupus es una enfermedad inflamatoria crónica que puede afectar a muchos órganos del cuerpo. Ésta es una enfermedad autoinmune, es decir, se presenta cuando los mecanismos del sistema inmunológico crean anticuerpos para combatir los tejidos del propio organismo. Muchos expertos en este tema creen que la causa del lupus es un virus aún no identificado. Según esta teoría, el sistema inmunológico desarrolla anticuerpos en reacción al virus, y esos anticuerpos después atacan los propios órganos y tejidos del organismo. Esto produce inflamación de la piel, los vasos sanguíneos, las articulaciones y otros tejidos. Otros dos factores que posiblemente inciden en el lupus son la herencia y las hormonas sexuales.

Esta enfermedad se denominó *lupus*, lo cual significa "lobo", porque a muchas personas aquejadas por ella les aparece en las mejillas y en la nariz un sarpullido en forma de mariposa que les da una apariencia de lobo. De hecho, los sarpullidos pueden aparecer en otras partes del cuerpo como el pecho, los oídos, hombros y parte superior de los brazos. Por lo menos el 90 por ciento de los pacientes de lupus son mujeres, y las mujeres de ascendencia asiática son las que mayor riesgo tienen de contraer lupus. Esta enfermedad normalmente suele aparecer entre los quince y los treinta y cinco años, aunque se puede presentar a cualquier edad.

Hay dos clases de lupus: *systemic lupus erythematosus* (SLE), o lupus eritematoso sistémico, y *discoid lupus erythematosus* (DLE), o lupus eritematoso discoide. Como su nombre implica, el SLE es una enfermedad sistémica que afecta a muchas partes del organismo. Puede ser leve, o puede ser tan severa que represente una amenaza para la vida del paciente. Los primeros síntomas de SLE se parecen a los de la artritis; los dedos y las articulaciones se hinchan y duelen. Esta enfermedad casi siempre aparece de manera súbita y con fiebre alta. El sarpullido rojo característico se suele presentar en las mejillas. Además, en la boca se pueden presentar úlceras y en cualquier parte del cuerpo pueden aparecer lesiones rojas y escamosas. A menudo también se afectan los pulmones y los riñones. Otros síntomas son dolores abdominales y de pecho, fiebre baja, náusea, mala circulación en los dedos de manos y pies, dificultades respiratorias, vómitos y pérdida de peso. Alrededor del 50 por ciento de todos los pacientes de SLE desarrollan nefritis, es decir, inflamación de los riñones. En casos graves, también se afectan el cerebro, los pulmones, el bazo y / o el corazón. El lupus eritematoso sistémico puede ocasionar anemia e inflamación de la superficie de las membranas del corazón y de los pulmones. Así mismo, puede producir sangrado excesivo y aumentar la susceptibilidad a las infecciones. Cuando hay compromiso del sistema nervioso central, se pueden presentar convulsiones, amnesia, dolores de cabeza, manías, parálisis, paranoia, derrames cerebrales, sicosis y depresión profunda.

El DEL, o lupus eritematoso discoide, es una enfermedad menos grave y afecta fundamentalmente a la piel. El típico sarpullido en forma de mariposa se desarrolla en la nariz y en las mejillas. También pueden presentarse lesiones en otros sitios, especialmente en los oídos y en el cuero cabelludo. Esas lesiones pueden ser recurrentes o pueden persistir durante años. Las lesiones son pequeñas protuberancias blandas y amarillentas. Cuando desaparecen, suelen dejar cicatriz. Las cicatrices en el cuero cabelludo pueden originar áreas de calvicie permanente. Aun cuando la DLE no es necesariamente peligrosa para la salud general, se trata de una enfermedad cutánea crónica que afea al paciente. Algunos expertos piensan que esta enfermedad puede ser una reacción a la infección con el bacilo de la tuberculosis.

Los dos tipos de lupus siguen un patrón en el cual alternan los episodios de exacerbación y los períodos de remisión. La exposición a los rayos ultravioleta del sol pueden exacerbar el lupus eritematoso discoide y hasta precipitar el primer ataque. La fatiga, el embarazo, el parto, las infecciones, algunos medicamentos, el estrés, las infecciones virales no identificadas y los productos químicos también pueden exacerbar la enfermedad. Los casos de DLE inducidos por drogas suelen solucionarse al descontinuar la droga.

De acuerdo con la American Rheumatism Association, para poder diagnosticar la enfermedad es necesario que se presenten cuatro de los ocho síntomas siguientes, bien de manera seriada o bien al mismo tiempo:

1. Células anormales en la orina.
2. Artritis.
3. Sarpullido en forma de mariposa en las mejillas.
4. Sensibilidad al sol.
5. Úlceras en la boca.
6. Convulsiones o sicosis.
7. Bajo recuento de glóbulos blancos, bajo recuento de plaquetas o anemia hemolítica.
8. Presencia en la sangre de un anticuerpo específico que se encuentra en el 50 por ciento de las personas que tienen lupus.

Puede ser necesario practicar una biopsia de riñón para hacer el diagnóstico de nefritis relacionada con el lupus.

A menos que se indique otra cosa, las dosis que se recomiendan a continuación son para personas adultas. La dosis para los jóvenes de doce a diecisiete años debe equivaler a tres cuartas partes de la cantidad recomendada; la de los niños de seis a doce años, a la mitad y la de los menores de seis años, a la cuarta parte.

Nutrientes

SUPLEMENTOS	DOSIS SUGERIDAS	COMENTARIOS
Muy importantes		
Calcium y magnesium	1.500–3.000 mg al día. 750 mg 2 veces al día.	Necesarios para el equilibrio del pH y para prevenir la pérdida de hueso causada por la artritis.
L-Cysteine y L-methionine más L-lysine	500–1.000 mg al día de cada uno con el estómago vacío. Tomar con agua o jugo. No tomar con leche. Para mejor absorción, tomar con 50 mg de vitamina B_6 y 100 mg de vitamina C. 500–1.000 mg al día con el estómago vacío.	Ayudan a proteger y a conservar las células. Importantes para la formación de la piel y para la actividad de los glóbulos blancos de la sangre. Ayuda a prevenir las úlceras bucales y protege contra los virus. *Ver* AMINOÁCIDOS en la Primera Parte.
Proteolytic enzymes	Según indicaciones de la etiqueta. Tomar con las comidas.	Poderosos agentes antiinflamatorios y antivirales.
Importantes		
Essential fatty acids (black currant seed oil, flaxseed oil, primrose oil, o Kyolic-EPA de Wakunaga)	Según indicaciones de la etiqueta.	Ayudan a prevenir la artritis, protegen las células cutáneas y son necesarios para la reproducción de todas las células corporales.
Glucosamine sulfate o N-Acetylglucosamine (N-A-G de Source Naturals)	Según indicaciones de la etiqueta. Según indicaciones de la etiqueta.	Importante para la salud de la piel, los huesos y el tejido conectivo. Puede ayudar a prevenir el lupus eritematoso.
Garlic (Kyolic de Wakunaga)	2 cápsulas 3 veces al día con las comidas.	Este estimulante inmunológico protege los sistemas enzimáticos.
Raw thymus glandular y raw spleen glandular	Según indicaciones de la etiqueta. Según indicaciones de la etiqueta.	Estos glandulares intensifican el funcionamiento inmunológico del timo y el bazo. *Ver* TERAPIA GLANDULAR en la Tercera Parte.
Vitamin C con bioflavonoids	3.000–8.000 mg al día.	Ayuda a normalizar la función inmunológica.
Zinc más copper	50–100 mg al día. No sobrepasar esta dosis. 3 mg al día.	Ayuda a normalizar la función inmunológica. Protege la piel y los órganos, y promueve la curación. Para mejor absorción, utilizar lozenges de zinc gluconate u OptiZinc.
Provechosos		
Acidophilus (Kyo-Dophilus de Wakunaga)	Según indicaciones de la etiqueta. Tomar con el estómago vacío.	Protege contra el desequilibrio bacteriano del intestino. Utilizar una fórmula no láctea.

Herpanacine de Diamond-Herpanacine Associates	Según indicaciones de la etiqueta.	Contiene un buen equilibrio de antioxidantes, aminoácidos y hierbas que promueven la salud de la piel.
Kelp o alfalfa	1.000–1.500 mg al día.	Proporciona los minerales de los que suele haber deficiencia. *Ver* Hierbas más adelante.
Multivitamin y mineral complex		Proporciona los nutrientes de los que suele haber deficiencia. Utilizar una fórmula hipoalergénica de alta calidad.
con vitamin B complex	50 mg 3 veces al día con las comidas.	Cura las úlceras bucales y protege contra la anemia. Protege el tejido cutáneo. Importante para la función cerebral y para la digestión.
Pycnogenol	Según indicaciones de la etiqueta.	Estos poderosos antioxidantes y neutralizadores de los radicales libres protegen las células.
o grape seed extract	Según indicaciones de la etiqueta.	
Vitamin A con mixed carotenoids	25.000 UI al día. Si está embarazada, no debe tomar más de 10.000 UI al día.	Poderoso antioxidante y neutralizador de los radicales libres, necesario para la curación de los tejidos. Para facilitar la asimilación, utilizar en emulsión.
más natural betacarotene	15.000 UI al día.	Antioxidantes y precursores de la vitamina A.
o carotenoid complex (Betatene)	Según indicaciones de la etiqueta.	
Vitamin E	200 UI al día.	Este poderoso antioxidante ayuda al organismo a utilizar el oxígeno más eficazmente y promueve la curación.

Hierbas

❑ La alfalfa es buena fuente de minerales necesarios para la curación.

❑ El extracto de goldenseal sin alcohol es provechoso para combatir las úlceras y la inflamación de la boca. Para rápida curación, aplique unas cuantas gotas en un pequeño trozo de gasa o de algodón y colóqueselo a la hora de acostarse. Déjeselo puesto toda la noche.

Advertencia: No tome goldenseal todos los días durante más de una semana seguida, y evítelo durante el embarazo. Esta hierba se debe utilizar con cautela cuando hay alergia al ragweed.

❑ Otras hierbas beneficiosas para combatir el lupus son echinacea, feverfew, pau d'arco y red clover.

Advertencia: El feverfew se debe evitar durante el embarazo.

❑ Pruebe tomar raíz de licorice como té; también se puede diluir para aliviar los síntomas. Si está tomando agentes inmunodepresores, esteroides por ejemplo, la raíz de licorice le puede proporcionar resultados comparables sin causar tanto daño al sistema.

Advertencia: Usado en exceso, el licorice puede elevar la presión arterial. No usar esta hierba a diario durante más de una semana seguida. Si sufre de hipertensión, evítela por completo.

❑ El milk thistle limpia y protege el hígado.

❑ La yuca sirve para los síntomas parecidos a los de la artritis.

Recomendaciones

❑ Haga una dieta baja en grasa, en sal y en proteína de origen animal. Esta clase de dieta es suave para los riñones. Utilice solamente aceite de canola o de oliva.

❑ Consuma sardinas a menudo pues son buenas fuentes de ácidos grasos esenciales.

❑ Consuma, huevos, ajo y cebolla. Estos alimentos contienen azufre, que favorece la absorción del calcio y se necesita para reparar y reconstruir los huesos, los cartílagos y el tejido conectivo.

❑ Incluya en su dieta arroz integral, pescado, vegetales hojosos de color verde, frutas frescas no ácidas, harina de avena y granos enteros.

❑ Consuma con frecuencia piña fresca (no enlatada). La bromelaína, una enzima de la piña, es excelente para reducir la inflamación.

❑ Consuma diariamente algún tipo de fibra.

❑ No consuma leche, productos lácteos ni carne roja. Evite también la cafeína, las frutas cítricas, la paprika, la sal, el tabaco y todo lo que contenga azúcar.

❑ Evite los vegetales solanáceos (peppers, berenjena, tomate y papa blanca). Estos alimentos contienen una sustancia llamada solanina, que contribuye a la inflamación y al dolor.

❑ Obtenga hierro en los alimentos, no en los suplementos. Tomar hierro en suplemento puede contribuir al dolor, al edema y a la destrucción de las articulaciones.

❑ No consuma brotes de alfalfa. Este alimento contiene canavain, una sustancia tóxica que se incorpora a la proteína en vez de incorporarse a la arginina.

❑ Descanse mucho y haga ejercicio con moderación, pero con regularidad, para mejorar el tono muscular y físico.

❑ No salga al aire libre cuando la luz del sol es más fuerte y utilice protección antisolar (SPF 15 o más alto). Póngase un sombreo de ala ancha y ropa que le cubra adecuadamente del sol. No se exponga al sol sino cuando sea absolutamente necesario.

❑ Use jabones hipoalergénicos y cosméticos. Algunos jabones desodorantes y otros productos de cuidado personal pueden contener ingredientes que aumentan la sensibilidad a la luz.

❑ Trate de evitar la luz fluorescente tanto en el hogar como en el trabajo. La exposición a ésta puede agravar los síntomas. En la medida de lo posible, sustituya la iluminación fluorescente y halógena por lámparas incandescentes.

❑ Evite los grupos grandes de gente y las personas que estén resfriadas o que tengan cualquier otra infección viral. Las enfermedades autoinmunes, como el lupus, vuelven a la gente más susceptible a contraer infecciones virales.

❑ Evite las pastillas anticonceptivas porque pueden exacerbar el lupus.

Aspectos para tener en cuenta

❑ Las pruebas de alergias a los alimentos suelen ser muy reveladoras cuando hay lupus. (*Ver* ALERGIAS en la Segunda Parte.)

❑ Algunos investigadores opinan que el lupus es causado por genes defectuosos, pero que factores externos precipitan la enfermedad. Entre las sustancias que más contribuyen al lupus están los químicos, los contaminantes ambientales, los aditivos alimentarios y algunos alimentos.

❑ Según un artículo publicado en la revista médica *The New England Journal of Medicine*, es probable que hasta el 10 por ciento de los casos de lupus se deban a reacciones a algunos medicamentos. Parece que algunos medicamentos, como hydralazine (Apresoline), que los médicos prescriben para la presión arterial, y procainamide (Procan), que prescriben para la frecuencia cardíaca irregular, tienen la capacidad de producir lupus en individuos susceptibles. El lupus relacionado con medicamentos no suele afectar a los riñones ni al sistema nervioso, es menos severo y suele ceder cuando se suspende la droga.

❑ Muchos pacientes de lupus también sufren de la enfermedad de Raynaud. (*Ver* ENFERMEDAD DE RAYNAUD/FENÓMENO DE RAYNAUD en la Segunda Parte.) Los exámenes de sangre para comprobar si hay lupus a veces arroja resultados falsos positivos que se confunden con la sífilis.

❑ Son muchos los tratamientos que se suelen administrar para el lupus. Al principio lo más común es utilizar medicamentos antiinflamatorios. Las drogas contra la malaria, como hydroxychloroquine (Plaquenil), alivian los problemas cutáneos y la sensibilidad al sol que aflige a las personas que tienen lupus. En casos severos, los médicos utilizan cortisona y agentes inmunosupresores para inducir la remisión de los síntomas. Los corticosteroides, como prednisone (Deltasone, entre otros), son hormonas adrenales importantes para tratar el lupus. Esta enfermedad también se trata con anticonvulsivos, o drogas para controlar las convulsiones, y con warfarin (Coumadin), un anticoagulante que se utiliza para prevenir la coagulación de la sangre y reducir la posibilidad de ataque cardíaco o de accidente cerebral. Todos estos medicamentos y, en especial, los corticosteroides, tienen efectos secundarios potencialmente graves.

❑ La terapia con dehydroepiandrosterone (DHEA) sirve para tratar el lupus. (*Ver* TERAPIA A BASE DE DHEA en la Tercera Parte.)

❑ El tratamiento con radiación para el lupus está en etapa experimental. Este tratamiento implica radiar en dosis bajas los nódulos linfáticos con el propósito de suprimir el sistema inmunológico. Los medicamentos contra el cáncer se utilizan a veces para reducir tanto la reactividad del sistema inmunológico como la necesidad de esteroides. Las drogas contra el cáncer pueden ser tóxicas para la médula ósea y se deben administrar con precaución. Otro tratamiento experimental para el lupus es la plasmaféresis, un procedimiento que implica extraer del plasma sanguíneo complejos antiantígenos nocivos.

❑ Los casos leves de lupus reaccionan bien ante los suplementos para fortalecer el sistema inmunológico. (*Ver* DEBILIDAD DEL SISTEMA INMUNOLÓGICO en la Segunda Parte.)

❑ Para obtener más información acerca del lupus, comuníquese con la Lupus Foundation of America. (*Ver* Organizaciones Médica y de la Salud, en el Apéndice.)

❑ *Ver también* ARTRITIS en la Segunda Parte.

LYME, ENFERMEDAD DE

Ver ENFERMEDAD DE LYME.

MÁCULA, DEGENERACIÓN DE LA

Ver Degeneración de la mácula *en* PROBLEMAS OCULARES.

MALABSORCIÓN, SÍNDROME DE

Ver SÍNDROME DE MALABSORCIÓN.

MAL ALIENTO

Ver HALITOSIS.

MALNUTRICIÓN

Ver FALTA DE PESO, SÍNDROME DE MALABSORCIÓN.

MANCHAS RELACIONADAS CON EL ENVEJECIMIENTO

Las manchas relacionadas con el envejecimiento son manchas planas de color marrón que aparecen en cualquier parte del cuerpo a medida que envejecemos. Esas manchas, que también se conocen como manchas del hígado, suelen aparecer en la cara, el cuello y las manos. Aunque esas manchas son inocuas, pueden indicar que existen problemas de salud. La causa de las manchas relacionadas con el envejecimiento es la acumulación de desechos, o *acumu-*

lación de lipofuscinas, un subproducto del daño ocasionado por los radicales libres a las células de la piel. (*Ver* Radicales libres *en* ANTIOXIDANTES en la Primera Parte). Esas manchas son, en realidad, señal de que las células están llenas de la clase de desechos que gradualmente destruyen las células del organismo, incluidas las del cerebro y las del hígado. En otras palabras, esas manchas son una señal visible de intoxicación a causa de los radicales libres que puede estar afectando muchas de las estructuras internas, como el músculo cardíaco o la retina.

Entre los factores que conducen a la formación de manchas relacionadas con la edad están dieta inadecuada, falta de ejercicio, mal funcionamiento hepático, ingestión de aceites oxidados y, más que todo, *exposición excesiva al sol*. La exposición al sol hace que se desarrollen radicales libres que perjudican la piel. La mayoría de la gente que presenta cantidades significativas de esta clase de manchas han vivido en lugares asoleados o se han expuesto demasiado al sol por alguna razón.

La formación de lipofuscinas está relacionada con una deficiencia en la cantidad de nutrientes importantes, como la vitamina E, selenium, glutathione, chromium y dimethylaminoethanol (DMAE). El consumo de alcohol aumenta la formación de lipofuscinas.

A menos que se indique otra cosa, las dosis que se recomiendan a continuación son para personas adultas.

Nutrientes

SUPLEMENTOS	DOSIS SUGERIDAS	COMENTARIOS
Muy importantes		
ACES + Zinc de Carlson Labs	Según indicaciones de la etiqueta.	Combinación de poderosos antioxidantes. Ayuda a proteger contra el daño causado por los radicales libres.
Ageless Beauty de Biotec Foods	Según indicaciones de la etiqueta.	Destructor de los radicales libres.
Kyolic Super Formula 105 de Wakunaga	Según indicaciones de la etiqueta.	
Vitamin B complex	100 mg 3 veces al día.	Las personas de edad avanzada necesitan este suplemento para la correcta asimilación de todos los nutrientes.
más extra pantothenic acid (vitamin B_5)	50 mg 3 veces al día.	Refuerza la función de las glándulas suprarrenales.
Vitamin C con bioflavonoids	3.000–6.000 mg al día divididos en varias tomas.	Poderosos antioxidantes y neutralizadores de los radicales libres, necesarios para la reparación de los tejidos.
Zinc	80 mg al día divididos en varias tomas. No sobrepasar 100 mg al día de todas los suplementos.	
Importante		
Kyo-Dophilus o Probiata de Wakunaga	Según indicaciones de la etiqueta.	Ayuda a la digestión y promueve la regeneración del hígado.
Vitamin E	200 IU al día.	Use d-alpha-tocopherol.
Provechosos		
Calcium	1.500–2.000 mg al día.	Las personas de edad avanzada necesitan estos nutrientes. Las variedades asporotate y chelate son más eficaces.
y magnesium	750–1.000 mg al día.	
y vitamin D_3	400 UI al día.	
Coenzyme A de Coenzyme-A Technologies	Según indicaciones de la etiqueta.	
Grape seed extract	Según indicaciones de la etiqueta.	
Herpanacine de Diamond-Herpanacine Associates	Según indicaciones de la etiqueta.	Proporciona antioxidantes, aminoácidos y hierbas que promueven la salud general de la piel.
L-Carnitine	Según indicaciones de la etiqueta. Tomar entre comidas.	Ayuda a descomponer la grasa del torrente sanguíneo, lo que facilita su eliminación del organismo.
Lecithin granules	1 cucharada 3 veces al día con las comidas.	Necesarios para el correcto funcionamiento cerebral y para la salud de las membranas celulares.
o capsules	1.200 mg 3 veces al día con las comidas.	Actúan bien como antioxidantes cuando se toman con vitamina E.
Superoxide dismutase (SOD)	Según indicaciones de la etiqueta.	Poderosos antioxidantes.
más selenium	Según indicaciones de la etiqueta.	Provechosos para las manchas oscuras de la piel relacionadas con el envejecimiento.
Tretinoin (Retin-A)	Según indicaciones médicas.	Peeling químico de acción gradual. Acelera el desprendimiento de las capas superficiales de la piel. Elimina también las arrugas finas. Sólo se consigue con prescripción médica. Los resultados se ven alrededor de seis meses más tarde.

Hierbas

❑ El burdock, el milk thistle y el red clover purifican el torrente sanguíneo.

❑ El ginkgo biloba mejora la circulación y es un poderoso antioxidante.

❑ El aceite de emu ha dado buenos resultados contra las manchas.

❑ Otras hierbas provechosas para este problema son el ginseng y el licorice.

Advertencia: Tanto el ginseng como el licorice pueden elevar la presión arterial; por tanto, no las utilice si su presión arterial es alta.

Recomendaciones

❑ Haga una dieta rica en proteína de origen vegetal y que consista en un 50 por ciento de frutas y vegetales crudos, además de granos, cereales, semillas y nueces frescos. Tenga en cuenta que las semillas y las nueces se rancian rápidamente cuando se exponen al calor y/o al aire. Compre únicamente nueces y semillas crudas selladas al vacío.

❑ Durante un mes omita de su dieta todas las proteínas de origen animal.

❑ Evite la cafeína, los alimentos fritos, las grasas saturadas, la carne roja, los alimentos procesados, el azúcar y el tabaco.

❑ Haga un ayuno para limpiar el hígado y eliminar del organismo las toxinas. Es importante que el hígado funcione adecuadamente y que el colon permanezca limpio. Ayune tres días del mes con agua destilada y jugos de limón fresco, de frutas y de vegetales. Utilice extracto de black radish o raíz de dandelion y jugo de remolacha cuando esté ayunando. (*Ver* AYUNOS en la Tercera Parte.) También utilice enemas de limpieza durante el ayuno. (*Ver* ENEMAS en la Tercera Parte.)

❑ Limite el tiempo de exposición al sol.

❑ No se limpie la piel con cremas limpiadoras y evite, en particular, las cremas hidrogenadas y endurecidas. Límpiese la piel con aceite puro de oliva y un paño húmedo y tibio. Luego enjuáguesela con jugo de limón y agua.

❑ Un remedio que funciona con algunas personas: por la noche, empape una bola de algodón con jugo de limón puro y colóquela sobre las manchas (excepto las que están cerca de los ojos). Puede que note cierto cosquilleo, pero sólo será por unos minutos. Si no hay irritación aplique por la mañana y por la noche.

Aspectos para tener en cuenta

❑ La droga tretinoin (ácido retinoico, o Retin-A), que sólo se consigue con prescripción médica, se está utilizando actualmente con éxito para las manchas relacionadas con el envejecimiento.

❑ Una forma de eliminar las manchas es por medio de la congelación. El médico frota la zona con nitrógeno líquido utilizando una bola de algodón. En dos segundos se congelan las células, y en cinco días la materia orgánica se despega, desapareciendo las manchas. Es un tratamiento indoloro que se realiza en el mismo día. Otra alternativa es que el médico queme las manchas con un ácido aplicado directamente sobre ellas y luego las elimine con una luz láser. Con este procedimiento la piel no sufre ningún aclarado después de la eliminación.

❑ *Ver también* ENVEJECIMIENTO en la Segunda Parte.

MANÍA-DEPRESIÓN

Ver TRASTORNO MANIACO-DEPRESIVO.

MAREO

El mareo se presenta cuando el movimiento hace que los ojos, los nervios sensoriales y el aparato vestibular del oído le envíen al cerebro señales contradictorias, causando pérdida del equilibrio y vértigo. Normalmente se da al viajar en avión, coche, tren, barco o al usar el ascensor o un columpio, por ejemplo. Entre los factores que más influyen en el mareo están ansiedad, herencia, exceso de comida, mala ventilación y viajar inmediatamente después de comer. La susceptibilidad a cosas como los malos olores, ciertas imágenes y sonidos puede indicar la inminencia de un ataque de vértigo.

Los síntomas del mareo van desde dolor de cabeza severo hasta náuseas y vómito al viajar en avión, en barco, en automóvil o en tren. Otros síntomas son sudor frío, vahídos, exceso de salivación y/o de bostezos, fatiga, inapetencia, palidez, malestar severo, somnolencia, debilidad y, ocasionalmente, dificultades respiratorias. Un ataque severo puede hacer que el individuo pierda completamente la coordinación; la pérdida de equilibrio puede provocar lesiones. El mareo afecta más a las mujeres que a los hombres. Las personas de edad avanzada, al igual que los niños menores de dos años, no suelen experimentar mareo. Si usted sufre de mareos durante un largo periodo de tiempo, ello puede dar lugar a depresión, deshidratación o bajada de la tensión arterial. Asimismo, puede agravar otras enfermedades que pueda tener.

Aunque los remedios naturales son muy eficaces para tratar el mareo, la prevención es la clave. El mareo es mucho más fácil de prevenir que de curar. Cuando las náuseas y la salivación excesiva se empiezan a presentar, ya suele ser muy tarde para hacer algo distinto de esperar a que el viaje termine para poderse recuperar.

A menos que se indique otra cosa, las dosis que se recomiendan a continuación son para personas adultas. La dosis para los jóvenes de doce a diecisiete años debe equivaler a tres cuartas partes de la cantidad recomendada; la de los niños de seis a doce años, a la mitad y la de los menores de seis años, a la cuarta parte.

Nutrientes

SUPLEMENTOS	DOSIS SUGERIDAS	COMENTARIOS
Importantes		
Charcoal tablets	5 tabletas 1 hora antes de viajar. No tomar al mismo tiempo con otros suplementos o medicamentos.	Desintoxicantes.
Magnesium	500 mg 1 hora antes de viajar.	Tónico para los nervios.
Vitamin B_6 (pyridoxine)	100 mg 1 hora antes de viajar. Luego 100 mg 2 horas más tarde.	Alivia las náuseas.

Hierbas

❑ El black horehound puede reducir la náusea.

❑ El butcher's broom, el kudzu y la motherwort ayudan a paliar el vértigo.

❑ El ginger es excelente para prevenir y tratar las náuseas y el malestar estomacal. Según algunos estudios, es más eficaz que el dimenhydrinate (Dramamine). Tome dos cápsulas de ginger (aproximadamente 1.000 miligramos) cada tres horas, empezando una hora antes de salir de viaje.

❑ El té de peppermint calma el estómago. Colocarse una gota de aceite de peppermint en la lengua alivia las náuseas y el mareo. El peppermint también se puede tomar en lozenge.

Recomendaciones

❑ Cuando vaya a viajar, lleve crackers de grano entero. Las aceitunas ayudan a controlar las náuseas porque disminuyen la salivación.

❑ Préstele especial atención a su dieta. Si un alimento determinado le ha hecho daño en su hogar, es probable que también le haga daño mientras esté de viaje.

❑ En viajes largos, pruebe a tomar sorbos de té verde o de ginger. Chupar un limón fresco también puede calmar el estómago.

❑ Para evitar las náuseas, no consuma junk food, alimentos condimentados, grasosos ni procesados antes de viajar ni durante el viaje. Debe evitar especialmente los alimentos fritos y los lácteos, ya que contribuyen al desequilibrio digestivo y a la náusea.

❑ Evite las comidas pesadas en los viajes. Es mejor hacer comidas pequeñas y más frecuentes para que el estómago no esté vacío.

❑ Evite el alcohol pues altera los delicados procesos que se desarrollan en el oído interno. Si usted es propenso al mareo, consumir alcohol agravará su problema porque alterará aún más la comunicación entre el cerebro, los ojos y los dos oídos internos.

❑ Evite los olores y los aromas que puedan precipitar las náuseas. Aparte de cosas obvias como humo y gases de escape, debe evitar el olor de algunos alimentos, las emanaciones de las pinturas, el esmalte de uñas y los desechos animales. Cuando se es propenso al mareo, incluso olores agradables, como el de los perfumes y las lociones para después de afeitarse, pueden inducir el mareo.

❑ Cuando viaje, siéntese quieto y respire profundamente. Su cerebro ya está bastante confundido como para que usted le agregue más movimiento. Trate, en especial, de mantener quieta la cabeza y descanse en posición reclinada en una zona en que el movimiento sea el mínimo (en el medio del barco o junto a las alas del avión). Concentre la mirada en un objeto distante y no deje que los ojos se distraigan mirando a otro lado. En lo posible, acuéstese en un lugar oscuro con un paño húmedo y fresco sobre los ojos.

❑ En lo posible, manténgase fresco. El aire fresco ayuda a combatir el mareo. Si está en un automóvil, baje una ventana. Si está en un barco, párese en la cubierta e inspire la brisa del mar. Si está viajando en avión, active el dispensador de aire que le corresponda.

❑ Cuando comience a sentirse mal, frótese o presiona la muñeca en una anchura de tres dedos, aproximadamente, en la línea que separa la mano del brazo. Masajear este punto de acupuntura a menudo detiene el mareo.

❑ No lea mientras viaje.

❑ Disminuya o elimine la estimulación visual. Esto disminuye la cantidad de información contradictoria que recibe el cerebro. Viajar de noche les ayuda a muchas personas, sencillamente porque al reducirse la agudeza visual no perciben el movimiento con la misma precisión que durante el día.

Aspectos para tener en cuenta

❑ Los síntomas de náuseas pueden indicar que hay que prestarle atención al hígado.

❑ Para reducir las náuseas puede servir un remedio homeopático para el hígado.

❑ Las tabletas masticables de papaya son beneficiosas.

❑ Entre los productos que se consiguen sin prescripción médica para prevenir el mareo están cyclizine (Marezine), dimenhydrinate (Dramamine) y meclizine (Antivert, Bonine). Sin embargo, estas drogas no siempre son eficaces y pueden producir efectos secundarios, especialmente somnolencia. Las medicinas para tratar el mareo no deben tomarse con alcohol ni con somníferos o tranquilizantes. Cuando se administran a niños, es extremadamente importante seguir las instrucciones de dosificación.

❑ Cuando el mareo es debilitante y los remedios herbales y homeopáticos han sido ineficaces, al igual que los medicamentos que se compran sin receta médica, es posible que el médico le recete scopolamine (un componente de la hierba belladona), que se consigue en forma de parche (Transderm-Scop). Estos parches liberan el medicamento a través de la piel hasta por tres días. Entre los posibles efectos secundarios de la scopolamine están sequedad bucal, somnolencia, visión borrosa y dilatación de la pupila del lado en el cual está colocado el parche. Las personas que sufren de glaucoma no deben utilizar estos parches pues elevan la presión intraocular. En caso de embarazo o lactancia, hable con su médico antes de usarlo. No es recomendable para niños.

❑ El mareo puede tener componentes sicológicos. En muchos casos, decirnos conscientemente a nosotros mismos que no nos vamos a sentir enfermos ayuda a prevenir el mareo. Si viaja usted mucho y es propenso a marearse, quizás le ayude acudir a terapia o a un psicólogo.

MAREO MATUTINO

Ver en PROBLEMAS RELACIONADOS CON EL EMBARAZO.

MASTITIS

Ver en PROBLEMAS RELACIONADOS CON LA LACTANCIA.

MEASLES

Ver SARAMPIÓN.

MELANOMA

Ver en CÁNCER DE PIEL.

MEMORIA, PROBLEMAS DE

Ver PROBLEMAS DE MEMORIA.

MÉNIÈRE, ENFERMEDAD DE

Ver ENFERMEDAD DE MÉNIÈRE.

MENINGITIS

La meningitis es la infección de las meninges, es decir, las tres membranas ubicadas entre el cráneo y el cerebro. También puede presentarse compromiso de las delgadas membranas que envuelven la médula espinal.

Esta enfermedad es más común en los niños que en los adultos y su manifestación más común es una infección viral que produce síntomas leves, como dolores de cabeza y malestar, y que suele mejorar sin ayuda en el trascurso de una o dos semanas. La meningitis viral, también denominada meningitis aséptica, ocurre normalmente en conjunción con otras enfermedades. Casi el 50 por ciento de los casos de infecciones virales vienen causados por virus intestinales. Esta condición también suele estar acompañada de brotes de herpes o paperas, así como por mosquitos. Los síntomas iniciales de la meningitis viral incluyen dolores de garganta y de cabeza, rigidez en el cuello, fatiga y, posiblemente, sarpullido en la piel y vómitos.

La meningitis bacteriana es una infección más grave y requiere un tratamiento médico agresivo e inmediato. Las bacterias responsables en la mayor parte de los casos son la *Neisseria meningitidis* (meningococo), *Streptococcus pneumoniae* (neumococo), *Hemophilus influenzae* tipo B y *Streptococcus* grupo B. La *Neisseria y el Streptococcus* son las principales causas de infección desde que, en 1990, empezaran a administrarse inmunizaciones de forma rutinaria contra la *H. influenzae* tipo B (Hib). En el caso de la *N. meningitidis*, entre el 5 y el 20 por ciento de la población es portadora de la bacteria en su saliva en un momento dado, sin que ello suponga que se den los síntomas, pero sí que se pueda transmitir a otras personas. La bacteria *Streptococcus pneumoniae* se encuentra normalmente en la garganta y no es contagiosa.

Los síntomas típicos son rigidez en el cuello, dolor de cabeza, irritabilidad, fiebre alta, escalofrío, náuseas, vómito, delirio y sensibilidad a la luz. También puede aparecer un sarpullido cutáneo de color rojo. En los infantes, los síntomas son fiebre, vómito, alteración del tono muscular, dificultad para alimentarse, irritabilidad, llanto en tono alto y fontanela abombada. Los cambios de temperatura y la somnolencia extrema indican cambios peligrosos del fluido cerebroespinal, el fluido que envuelve y protege el cerebro. La meningitis meningocócica mata entre el 10 y el 15 por ciento de los afectados; entre los supervivientes, un 10-15 por ciento sufre pérdida de oído, disminución de las facultades intelectuales o necesidad de amputación de alguna extremidad provocada por el envenenamiento de la sangre (septicemia).

Los niños con implantes de *cochlear* para el tratamiento de la pérdida auditiva tienen un riesgo mayor de desarrollar meningitis bacteriana que la población infantil en su conjunto. Un estudio realizado por los U.S. Centers for Disease Control and Prevention, la U.S. Food and Drug Administration y departamentos de salud estatales y locales publicado en *The New England Journal of Medicine*, descubrió que los niños con un tipo específico de implante cochlear que portaban una pieza adicional llamada posicionador (*positioner*), tenían 4,5 veces más riesgo de desarrollar meningitis que quienes llevaban otro tipo de implantes. Es posible que las personas candidatas para recibir este tipo de implantes tengan también factores que aumenten el riesgo de contraer meningitis.

Las recomendaciones de esta sección buscan reforzar el tratamiento médico, no reemplazarlo. La meningitis puede evolucionar con mucha rapidez y convertirse en una amenaza para la vida de los adultos en cuestión de veinticuatro horas, y para la vida de los niños en mucho menos tiempo. Cuando no se trata, esta enfermedad puede producir daño cerebral y parálisis permanente, estado de coma e, incluso, la muerte.

A menos que se especifique otra cosa, las dosis recomendadas son para adultos. A los jóvenes de doce a diecisiete años se les debe administrar tres cuartas partes de la cantidad recomendada; a los niños de seis a doce años, la mitad y a los niños menores de seis años, la cuarta parte.

Nutrientes

SUPLEMENTOS	DOSIS SUGERIDAS	COMENTARIOS
Provechosos		
Acidophilus (Kyo-Dophiluls de Wakunaga)	Según indicaciones de la etiqueta. Tomar con el estómago vacío.	Necesario para reponer las bacterias amigables que los antibióticos destruyen.

Colloidal silver	Según indicaciones de la etiqueta.	
Dimethylglycine (DMG) (Aangamik DMG de FoodScience of Vermont)	125 mg 2 veces al día.	Alivia varios síntomas transportando oxígeno a las células. Administrar en forma sublingual.
Dioxychlor DC-3 de American Biologics	Según indicaciones de la etiqueta.	
Free-form amino acid complex (Amino Balance de Anabol Naturals)	Según indicaciones de la etiqueta.	Necesario para la reparación de los tejidos y para proteger las membranas.
Garlic (Kyolic de Wakunaga)	2 cápsulas 3 veces al día con las comidas.	Este estimulante del sistema inmunológico actúa también como antibiótico natural.
GF-132 de American Biologics		Un antioxidante que estimula el sistema inmunonológico.
Maitake extract	Según indicaciones de la etiqueta.	Ayudan a reforzar la inmunidad y a combatir las infecciones virales.
o		
shiitake extract	Según indicaciones de la etiqueta.	
o		
reishi extract	Según indicaciones de la etiqueta.	
Multivitamin y mineral complex	Según indicaciones de la etiqueta.	Necesario para la curación y la protección de los tejidos. Utilizar una fórmula high-potency.
Raw thymus glandular	500 mg 2 veces al día.	Mejora la respuesta inmunológica.
Taurine Plus de American Biologics	Según indicaciones de la etiqueta.	
Vitamin A emulsion	50.000 UI al día.	Poderosos antioxidantes y estimulantes del sistema inmunológico. Necesarios para la protección y la curación de todas las membranas. Para dosis altas, la emulsión facilita la absorción y brinda mayor seguridad.
o		
capsules	25.000 UI al día por 7 días. Luego reducir hasta 15.000 UI al día. Si está embarazada, no debe tomar más de 10.000 UI al día.	
Vitamin C con bioflavonoids	3.000–10.000 mg al día.	Reducen la infección y ayudan a limpiar el torrente sanguíneo.
Zinc lozenges (Ultimate Zinc-C Lozenges de Now Foods)	Tomar 1 lozenge de 15 mg 3 veces al día. No tomar más de 100 mg al día de todos los suplementos.	Estimulantes del sistema inmunológico.

Hierbas

❑ Para bajar la fiebre utilice enemas de té de catnip. (*Ver* ENEMAS en la Tercera Parte.) También es provechoso tomar esta hierba en té.

❑ La echinacea fortalece el sistema inmunológico.

❑ El goldenseal es un antibiótico natural.

Advertencia: No tome goldenseal todos los días durante más de una semana seguida pues puede alterar la flora intestinal. Esta hierba no se debe utilizar en grandes cantidades durante el embarazo y se debe consumir con precaución cuando hay alergia al ragweed.

❑ El extracto de olive leaf combate las infecciones virales.

❑ El St. John's wort es beneficioso para las infecciones virales.

Recomendaciones

❑ Si usted desarrolla síntomas característicos de la meningitis, consulte con un médico o vaya inmediatamente a la sala de emergencias del hospital más cercano.

❑ Evite beber del vaso de otra persona; no comparta cigarrillos, comida, lápiz de labios ni cubiertos.

❑ Evite tomar en exceso.

❑ Evite los ambientes con humo de tabaco (humo de segunda mano).

❑ Evite la aspirina, pues aumenta la tendencia al sangrado.

❑ Cuando la fase aguda de la enfermedad haya pasado y usted se esté empezando a recuperar, haga una dieta bien balanceada que incluya frutas y vegetales frescos (50 por ciento de ellos deben ser crudos), granos, nueces, semillas, yogur y otros productos lácteos agrios.

❑ Coma frecuentemente piña y papaya frescas. La piña reduce la inflamación; la papaya es magnífica para la digestión. Para beneficiarse, sólo debe comerlas frescas.

❑ Evite los siguientes alimentos, que promueven la formación de mucosidad: proteína de origen animal y sus subproductos, cafeína, productos lácteos (excepto yogur), alimentos procesados, sal, azúcar y productos a base de harina blanca.

❑ Descanse en cama en una habitación iluminada tenuemente. Tome abundantes líquidos de alta calidad.

❑ Dese baños de agua fría con esponja.

Aspectos para tener en cuenta

❑ El diagnóstico de la meningitis requiere un análisis microscópico y cultivos del fluido cerebroespinal.

❑ Cuando no se presentan complicaciones y con ayuda médica, la recuperación de la meningitis suele demorar tres semanas.

❑ Los antibióticos no combaten virus, por lo que no son adecuados para la meningitis viral. Solo las cepas de meningitis bacteriana responden a los antibióticos.

❑ Para la meningitis bacteriana se requiere un tratamiento agresivo a base de antibióticos. Para la meningitis viral, los antibióticos son ineficaces y, en consecuencia, inadecuados. Cuando la meningitis es producida por una infección por hongos, se utiliza un tratamiento con una droga antifúngica.

- Los médicos recetan corticosteroides para disminuir la inflamación. Muchas veces es necesario tomar medicamentos para controlar las náuseas y el dolor severo.
- Siempre se debe buscar ayuda médica sin demora cuando hay infección bacteriana en cualquier parte del cuerpo, como dolor de garganta por estreptococo o infección en los oídos.
- A quienes han estado en contacto estrecho con algún individuo con meningitis bacteriana les pueden prescribir antibióticos como medida preventiva.
- Los adultos tienden a estar inmunes contra la *H. influenzae* tipo B, y la vacuna de la Hib protege a la mayoría de los niños. Sin embargo, si usted ha estado en contacto con alguien que tiene esta infección, es posible que necesite hablar con su médico para saber si necesita un tratamiento con antibióticos.
- Si es usted padre y está considerando la posibilidad de hacerle un implante *cochlear* a su hijo, consúltelo con su médico para que le explique todos los riesgos y beneficios potenciales. Asimismo, aquél tendrá que evaluar si su hijo tiene ciertas predisposiciones médicas a contraer la meningitis. Si finalmente opta por proceder con el implante, asegúrese de que el niño está al día de todas sus vacunas al menos dos semanas antes de la operación. Si el implante ya se ha hecho, hable con el médico del niño para comprobar que las vacunas están actualizadas. (Las vacunas actuales protegen contra las cepas más comunes de la meningitis bacteriana, pero no contra todas). Vigile la aparición de posibles síntomas: fiebre alta, dolor de cabeza, rigidez en el cuello, náusea o vómitos, molestias al mirar a luces brillantes, somnolencia o confusión. Un niño pequeño puede estar irritable, somnoliento o perder el apetito. Hable con su médico rápidamente si nota estos síntomas. Asimismo, esté alerta por la posible aparición de síntomas de una infección de oído, entre ellos: dolor de oído, fiebre y pérdida de apetito. Si percibe algo de esto, acuda sin demora a un médico.

MENOPAUSIA, PROBLEMAS RELACIONADOS CON LA

Ver PROBLEMAS RELACIONADOS CON LA MENOPAUSIA.

MERCURIO, TOXICIDAD POR

Ver TOXICIDAD POR MERCURIO.

MEZQUINOS

Ver VERRUGAS.

MICCIÓN FRECUENTE

Ver en PROBLEMAS RELACIONADOS CON EL EMBARAZO.

MICCIÓN NOCTURNA

Ver BED-WETTING.

MIGRAÑA

La migraña es un dolor de cabeza severo, palpitante que puede ir acompañado de náusea, alteraciones visuales y otros síntomas, aunque no siempre. La incidencia de la migraña ha aumentado un 50 por ciento en los últimos veinte años. Así, en los Estados Unidos se calcula que hay entre 25 y 30 millones de personas que la sufren, y tres cuartas partes son mujeres. Hasta el 24 por ciento de las mujeres experimentan migrañas al menos una vez en la vida, comparado con el 12 por ciento de hombres. La migraña es la forma más severa de dolor de cabeza.

Tradicionalmente los investigadores describían la migraña como un dolor de origen vascular que se relaciona con la excesiva dilatación o contracción de los vasos sanguíneos del cerebro. Actualmente se ofrecen nuevas pistas. La tecnología de escaneado SPECT (siglas en inglés de *single photon emission computerized tomography*) indica que la inflamación que acompaña a las migrañas se nota especialmente en las meninges, tres membranas (la dura, la aracnoide y la pía, que es la capa más interior y está separada de las otras por el fluido cerebroespinal) que rodean el cerebro y la médula espinal.

Sin embargo, lo que provoca la migraña no es la inflamación de las meninges, sino la actividad nerviosa anormal. Parece ser que la estimulación del nervio trigeminal, el cual va del cerebro a la cabeza y la cara, provoca la liberación de unas sustancias llamadas *calcitonin gene-related peptides* (CGRP), las cuales inducen la inflamación y envían mensajes a los receptores de dolor en las meninges. Para algunos investigadores la migraña es similar a la meningitis, que es otra afección de las meninges, ya que los síntomas son muy similares: dolores de cabeza, náusea y sensibilidad a la luz. Sin embargo, la meningitis tiene su origen en una infección viral o bacteriana.

La migraña, que tiende a presentarse en algunas familias, puede atacar desde una vez por semana hasta una o dos veces por año. Las fluctuaciones de la hormona estrógeno contribuyen a la alta incidencia de migraña entre las mujeres. La migraña suele atacar a las mujeres en la época de la menstruación, cuando el nivel del estrógeno es bajo. Este problema de salud es más frecuente entre los veinte y los treinta y cinco años, y tiende a declinar con la edad. Sin embargo, los niños también pueden sufrir de migraña. En los niños, el dolor tiende a no ser localizado sino difuso. La migraña puede manifestarse en los niños no como dolor de cabeza, sino como cólico, dolores abdominales periódicos, vómito, vahídos y mareo severo. Son normalmente cinco las fases de una migraña:

1. Un día más o menos antes de la aparición del dolor de cabeza se suele percibir un cambio en el estado de ánimo, problemas de memoria y una alteración de alguno de los cinco sentidos; también puede haber problemas con el habla.
2. Justo antes de que aparezca el dolor, algunas personas ven destellos de luz y/o la boca y las manos se les quedan dormidas. Es lo que se llama *aura*, y es similar a lo que experimentan las personas epilépticas antes de un ataque. Cuando la migraña viene precedida de un aura, se llama *migraña clásica*. Las que no son acompañadas de auras se llaman *migrañas comunes*.
3. El dolor comienza con un dolor palpitante intenso que puede aparecer en uno o en los dos lados de la cabeza; también puede desplazarse de uno a otro. Puede aparecer náusea y molestias en el cuello y el cuero cabelludo. Los ojos muestran gran sensibilidad a la luz y la persona puede quedar inmovilizada por el dolor.
4. El dolor se disipa, pero la náusea puede permanecer.
5. La persona normalmente se siente muy cansada y letárgica, y puede tener ganas de dormir.

Son muchas las cosas que pueden desencadenar la migraña en las personas susceptibles, entre ellas alergias, estreñimiento, estrés, mal funcionamiento del hígado, mucho o muy poco sueño, cambios emocionales, cambios hormonales, luz brillante, luz intermitente, falta de ejercicio y cambios de la presión barométrica. Los problemas dentales también pueden influir. Los niveles bajos de azúcar sanguíneo se han asociado frecuentemente con la migraña. Estudios han revelado que durante los ataques, los niveles del azúcar sanguíneo son bajos, y cuanto más bajo el nivel del azúcar sanguíneo, tanto más severo es el dolor de cabeza. Entre los factores que hacen que la persona sea susceptible de responder ante ciertos estímulos que provocan migrañas, están los genéticos, desequilibrios químicos en el cerebro, mala nutrición y excesivo uso de analgésicos.

A menos que se indique otra cosa, las dosis que se recomiendan a continuación son para personas adultas. La dosis para los jóvenes de doce a diecisiete años debe equivaler a tres cuartas partes de la cantidad recomendada. Si un niño menor de doce años experimenta dolores severos de cabeza, especialmente si van acompañados de náusea o trastornos visuales, llévelo inmediatamente al médico. (*Ver* MENINGITIS en la Segunda Parte.)

Nutrientes

SUPLEMENTOS	DOSIS SUGERIDAS	COMENTARIOS
Muy importantes		
Calcium	2.000 mg al día.	Estos minerales ayudan a regular el tono muscular y a transmitir impulsos nerviosos por todo el cuerpo y hacia el cerebro. Utilizar variedades chelate.
y magnesium	1.000 mg al día.	
Coenzyme Q_{10}	60 mg al día.	Aumenta el flujo sanguíneo hacia el cerebro y mejora la circulación.
más Coenzyme A de Coenzyme-A Technologies	Según indicaciones de la etiqueta.	
Dimethylglycine (DMG) (Aangamik DMG de FoodScience of Vermont)	125 mg 2 veces al día.	Mejora la oxigenación cerebral.
y trimethylglycine (TMG)	Según indicaciones de la etiqueta.	
DL-Phenylalanine (DLPA)	Según indicaciones de la etiqueta.	
Essential fatty acid complex	Según indicaciones de la etiqueta.	Necesarios para las células del cerebro y para el metabolismo de las grasas.
o primrose oil	Según indicaciones de la etiqueta.	Agente antiinflamatorio que evita la constricción de los vasos sanguíneos.
5-Hydroxytryptophan (5-HTP)	Según indicaciones de la etiqueta.	
Multivitamin y mineral complex	Según indicaciones de la etiqueta.	Todos los nutrientes son necesarios de manera equilibrada.
Rutin	200 mg al día.	Elimina los metales tóxicos que pueden causar migraña.
Vitamin B complex	Según indicaciones de la etiqueta.	Necesario para la salud del sistema nervioso. Utilice una fórmula hipoalergénica. Inyecciones (con supervisión médica) puede ser necesario.
más extra vitamin B_2 (riboflavin)	400 mg al día.	
y vitamin B_3 (niacin)	200 mg 3 veces al día. No sobrepasar esta dosis.	Aumentan el flujo sanguíneo hacia el cerebro.
más niacinamide	800 mg al día.	*Advertencia:* Si tiene algún trastorno hepático, gota o presión arterial alta, no debe tomar niacina.
y pantothenic acid (vitamin B_5)	100 mg 2 veces al día.	Necesario para las glándulas suprarrenales cuando el organismo está bajo estrés.
o royal jelly	1 cucharadita 2 veces al día.	
y vitamin B_6 (pyridoxine)	Según indicaciones de la etiqueta.	Necesario para el funcionamiento normal del cerebro. Utilizar una variedad hipoalergénica.
Provechosos		
Garlic (Kyolic de Wakunaga)	2 cápsulas 3 veces al día con las comidas.	Poderoso desintoxicante.
o royal jelly	1 cucharadita 2 veces al día.	El royal jelly tiene un alto contenido de ácido pantoténico. Utilizar el que proviene de fuentes naturales.

Quercetin y bromelain o Activated Quercetin de Source Naturals	500 mg al día antes de las comidas. Según indicaciones de la etiqueta.	Ayudan a controlar las alergias alimentarias. Necesarios para diversas funciones enzimáticas. Contiene quercetin, bromelaína y vitamina C, los cuales ayudan a la absorción.
Taurine Plus de American Biologics	10–20 gotas al día.	Importante antioxidante y regulador inmunológico, necesario para la activación de los glóbulos blancos y para la función neurológica. Administrar en forma sublingual.
Vitamin B complex	Según indicaciones de la etiqueta.	Necesario para la salud del sistema nervioso. Utilizar una variedad hipoalergénica. Puede ser necesario aplicar en inyección (con supervisión médica).
Vitamin C	3.000–6.000 mg al día.	Ayuda a producir hormonas adrenales antiestrés y aumenta la inmunidad. Las variedades buffered o esterified son más eficaces.

Hierbas

❑ Un producto que contiene extracto de licorice y que intensifica el nivel de energía y alivia los síntomas alérgicos que dan origen a la migraña es Bio Rizin, de American Biologics.

Advertencia: No utilice licorice todos los días durante más de siete días seguidos. Evítelo completamente si su presión arterial es alta.

❑ El feverfew ayuda a mitigar el dolor.

Advertencia: El feverfew se debe evitar durante el embarazo.

❑ El cordyceps es una hierba china que reduce la ansiedad y el estrés, mejorando el sueño. Por todo esto puede ser útil para combatir la migraña.

❑ El extracto de ginkgo biloba mejora la circulación cerebral.

❑ Otras hierbas eficaces para el tratamiento de la migraña son cayenne (capsicum), chamomile, ginger, peppermint, rosemary, valerian, willow bark y wormwood.

Advertencia: No utilice wormwood durante el embarazo. Tampoco se debe utilizar durante períodos largos.

Recomendaciones

❑ Haga una dieta baja en carbohidratos simples y alta en proteínas. (*Ver* HIPOGLICEMIA en la Segunda Parte y seguir las pautas dietéticas.)

❑ Incluya en su dieta almendras, leche de almendra, berros, perejil, fennel, ajo, cereza y piña fresca.

❑ Elimine de su dieta alimentos que contengan el aminoácido tiramina, como carnes curadas, aguacate, banano, cerveza, cabbage, pescado enlatado, productos lácteos, berenjena, quesos duros, papa, raspsberry, ciruela roja, tomate, vino y levadura. También debe evitar las bebidas alcohólicas, la aspirina, el chocolate, el monosodium glutamate (MSG), los nitritos (preservativos que se encuentran en los hot dogs y en las luncheon meats) y los alimentos muy condimentados. Haga un proceso de eliminación y vea si es usted alérgico a alguno de estos alimentos.

❑ Haga ejercicio con regularidad y con moderación.

❑ Masajéese todos los días el cuello y la parte posterior de la cabeza.

❑ Evite la sal y los alimentos formadores de ácido, como carne, cereal, pan y granos. Evite, así mismo, los alimentos fritos y grasosos.

❑ Haga comidas pequeñas y, si lo necesita, consuma snacks pequeños y nutritivos entre las comidas para estabilizar las fluctuaciones del azúcar sanguíneo que pueden dar origen a la migraña. Es muy importante que no omita ninguna comida.

❑ Tome solamente suplementos hipoalergénicos.

❑ Visite a su dentista cuando tenga cualquier problema odontológico que pueda incidir en las migrañas, como enfermedad de las encías, caries, infección bacteriana, TMJ (temporomandibular joint syndrome, o síndrome de la articulación temporomandibular) o bruxismo.

❑ No fume y evite los ambientes con humo.

❑ Evite los ruidos, olores fuertes y las alturas.

❑ Hable con su médico si nota que el dolor de cabeza le viene causado o acompañado de alguno de estos factores:

- Esfuerzos (incluso sexuales), agacharse o tos.
- Rigidez en el cuello y fiebre.
- Lesiones en la cabeza.
- Vómitos.
- Problemas para hablar, alteraciones visuales, adormecimiento o cosquilleo en cualquier parte del cuerpo.

❑ Todos estos son síntomas de otros trastornos potencialmente más graves.

Aspectos para tener en cuenta

❑ Algunos investigadores consideran que la migraña es causada por desequilibrios químicos del cerebro. Los niveles del químico cerebral serotonina descienden durante los ataques de dolor de cabeza. Esto desencadena un impulso a lo largo del nervio trigémino hacia los vasos sanguíneos de las meninges, la envoltura exterior del cerebro. Los vasos sanguíneos de las meninges se inflaman. La consecuencia de esta serie de eventos es el dolor de cabeza.

❑ Entre los remedios naturales que ayudan a aliviar las migrañas, están los ácidos grasos omega-3, el magnesio, la

Cómo distinguir las migrañas de otros dolores de cabeza

No todos los dolores de cabeza fuertes son migrañas. Éstas tienen ciertas características que las hacen peculiares. La tabla que sigue a continuación ofrece criterios para determinar si sufre usted de migrañas o uno de los dos dolores de cabeza que normalmente se confunden con éstas: un dolor de tensión o de *cluster*.

Característica	Migraña	Dolor de cabeza de tensión	Dolor de cabeza de cluster
Lugar del dolor	Uno o ambos lados de la cabeza	Ambos lados de la cabeza	Un lado de la cabeza
Duración del dolor	4–72 horas	2 horas–días	30–90 minutos por episodio, pero los episodios pueden recurrir múltiples veces al día
Intensidad del dolor	Normalmente fuerte pero puede ser ligero	Ligero o moderado	Muy intenso
Acompañado de náusea	Común	No	No
Sensibilidad a la luz, sonidos, olores			
Acompañado de ojos rojizos o acuosos, derrame acuoso nasal (*runny nose*)	A veces	No	No

vitamina B_6 (pyrodixine), probióticos como el *acidophilus* y la bacteria *bifidus* feverfew, ginkgo y black cohosh, además de una dieta adecuada y ejercicio regular.

❑ Tomar frecuentemente analgésicos que se compran sin prescripción médica aumenta la probabilidad de sufrir de ataques de migraña.

❑ Según un estudio publicado en la revista médica británica *The Lancet*, cuando alimentos alergénicos fueron eliminados de la dieta de personas que sufrían de migraña, hasta el 93 por ciento de esas personas experimentaron alivio. (*Ver* ALERGIAS en la Segunda Parte.)

❑ En las mujeres, la migraña puede deberse a cambios hormonales relacionados con el ciclo menstrual. Después de la menopausia, los dolores de cabeza suelen ser menos frecuentes.

❑ Investigadores franceses identificaron un gen ligado a una clase de migraña severa y poco común llamada *migraña hemipléjica familiar*.

❑ La música ejerce efectos calmantes y ayuda a aliviar la migraña. (*Ver* TERAPIA CON MÚSICA y SONIDO en la Tercera Parte.)

❑ A algunas personas las alivia tomar lecitina (un derivado de la soya). En un estudio, las personas que tomaron entre tres y seis cápsulas de 1.200 miligramos cuando sentían que les iba a dar un ataque de migraña tuvieron menos ataques y de menor severidad.

❑ Un estudio acerca de los efectos de la hierba feverfew que se realizó en la Universidad de Nottingham, Gran Bretaña, encontró que los participantes que tomaron esa hierba tuvieron en promedio 24 por ciento menos migrañas que los que no la tomaron. Además, experimentaron menos vómito y no presentaron efectos secundarios.

❑ A las mujeres que sufren de migraña les puede servir utilizar alguna crema natural a base de progesterona.

❑ Una droga relativamente nueva llamada sumatriptan (Imitrex) alivia los ataques agudos de migraña aumentando la cantidad de serotonina en el cerebro. En estudios clínicos, el 82 por ciento de las personas que sufrían de migraña y que tomaron sumatriptan mejoraron durante las dos horas siguientes al inicio del tratamiento. Esta droga se puede inyectar, tomar oralmente o como vaporizador nasal y puede causar efectos secundarios, como vahídos, somnolencia, ansiedad y malestar. El naratriptan (Amerge), rizatriptan (Maxalt) y zolmitriptan (Zomig) son sustancias similares al sumatriptan. La dihydroergotamine (DHE o Migranal) es otra clase de medicamento antimigraña disponible como vaporizador. Otros medicamentos recetados contra la migraña son el complejo midrin y medicamentos antiinflamatorios no esteroideos (NSAIDS). Pero estos medicamentos no son aconsejables para todos quienes sufren de migraña. Como pueden producir constricción de las arterias coronarias, no deben ser utilizados por quienes sufren de enfermedad isquémica del corazón (angina de pecho o con antecedentes de ataque cardíaco). Además, el tratamiento con sumatriptan puede elevar la presión arterial y, por tanto, las personas que tienen problemas cardíacos (incluyendo angina o dolor de pecho), han sufrido infartos o tienen hipertensión deben evitarlo. Hable siempre con su médico sobre los posibles efectos secundarios de los medicamentos.

❑ Otros medicamentos que los médicos suelen prescribir para la migraña son los antidepresivos amitriptyline (Elavil, Endep) y nortriptyline. Se suelen emplear para prevenir más que para curar los ataques agudos. Otras sustancias empleadas son diazepam (Valium), methysergide (Sansert) y propranolol (Inderal). Para obtener los nombres y las direcciones de organismos que ofrecen información sobre la manera de tratar los dolores de cabeza, vea Organizaciones Médica y de la Salud, en el Apéndice.

❑ *Ver también* DOLOR DE CABEZA en la Segunda Parte y CONTROL DEL DOLOR en la Tercera Parte.

MONONUCLEOSIS

La mononucleosis ("mono") es una enfermedad viral infecciosa. La gran mayoría de los casos son producidos por el virus de Epstein-Barr (EBV). Con menos frecuencia, esta enfermedad es producida por citomegalovirus (CMV). Ambos virus pertenecen a la familia del herpes. Cuando el virus entra al organismo, se multiplica en linfocitos (glóbulos blancos sanguíneos). La mononucleosis afecta al sistema respiratorio, al tejido linfático y a las glándulas del cuello, la ingle, las axilas, los bronquios, el bazo y el hígado. Entre sus síntomas están depresión, fatiga, fiebre, dolor generalizado, dolor en la parte superior izquierda del abdomen, dolor de cabeza, ictericia, dolor de garganta, inflamación de las glándulas y, a veces, sarpullido rojo y elevado. Esta enfermedad puede hacer que el bazo aumente de tamaño y que la función hepática se altere. La meningitis, la encefalitis (inflamación del cerebro) y la ruptura del bazo son complicaciones, aunque raras, que pueden surgir cuando se sufre mononucleosis.

Los virus que producen mononucleosis son contagiosos y se pueden transmitir mediante el contacto estrecho entre personas. Por ejemplo, se puede transmitir a través de un beso (a veces se la denomina como la "enfermedad del beso") o compartiendo alimentos o utensilios. También se puede transmitir durante la relación sexual o en el aire, como ocurre con el resfriado común. El período de incubación es de aproximadamente diez días en los niños y de treinta a cincuenta días en los adultos. Muchos de los casos se dan en el ejército y en las universidades debido a las condiciones de habitabilidad, muchas veces inadecuadas. También los jóvenes de secundaria son más propensos a esta enfermedad. Esta enfermedad es más común entre los niños y los adolescentes. Casi el 90 por ciento de las personas mayores de treinta y cinco años portan anticuerpos en la sangre, lo que indica que pasaron la enfermedad en algún momento, aunque quizás nunca se dieron cuenta.

Debido a que los síntomas son tan parecidos, la mononucleosis a menudo se confunde con la influenza. Sin embargo, los síntomas de la mononucleosis suelen ser más persistentes. Los síntomas agudos suelen durar entre dos y cuatro semanas, y la fatiga puede durar entre tres y ocho semanas después de que los demás síntomas han desaparecido. Algunas personas presentan una forma más crónica de la enfermedad y los síntomas les duran meses o, incluso, años. Si el sistema inmunológico está comprometido debido a un transplante, al HIV / AIDS o a otros virus, los síntomas pueden hacerse crónicos y aumentar su gravedad.

El diagnóstico de la mononucleosis se hace con un examen de sangre llamado mononucleosis spot test. Este examen detecta la presencia de anticuerpos específicos y confirma la presencia de la mononucleosis. Para reforzar el diagnóstico es útil hacerse un examen de funcionamiento hepático.

A menos que se indique otra cosa, las dosis que se recomiendan a continuación son para personas adultas. La dosis para los jóvenes de doce a diecisiete años debe equivaler a tres cuartas partes de la cantidad recomendada; la de los niños de seis a doce años, a la mitad y la de los menores de seis años, a la cuarta parte.

Nutrientes

SUPLEMENTOS	DOSIS SUGERIDAS	COMENTARIOS
Muy importantes		
Acidophilus (Kyo-Dophilus de Wakunaga o Bio-Dophilus de American Biologics)	Según indicaciones de la etiqueta.	Las bacterias "amigables" son importantes. Utilizar una fórmula no láctea.
Proteolytic enzymes	Según indicaciones de la etiqueta, 3–4 veces al día. Tomar entre comidas y a la hora de acostarse, con el estómago vacío.	Reducen la inflamación y ayudan a la absorción de los nutrientes.
Vitamin A con mixed carotenoids	25.000 UI al día por 2 semanas. Luego reducir poco a poco hasta 15.000 UI al día. Si está embarazada, no debe tomar más de 10.000 UI al día.	Esenciales para el sistema inmunológico. Para dosis altas, la emulsión facilita la asimilación y brinda mayor seguridad.
y vitamin E	200 UI al día.	Use d-alpha-tocopherol.
Vitamin C con bioflavonoids	5.000–10.000 mg al día divididos en varias tomas.	Destruyen los virus que producen esta enfermedad y estimulan el sistema inmunológico. Las variedades esterified o buffered son más eficaces.
Importantes		
Dimethylglycine (DMG) (Aangamik DMG de FoodScience of Vermont)	125 mg 2 veces al día.	Este estimulante del sistema inmunológico mejora la oxigenación.
Free-form amino acid complex	1/4 cucharadita 2–3 veces al día, con el estómago vacío.	Suministra proteína, que es necesaria para la curación y la reconstrucción de los tejidos. Utilizar una variedad en polvo.
Garlic (Kyolic de Wakunaga)	2 cápsulas 3 veces al día con las comidas.	Poderoso estimulante del sistema inmunológico. Antibiótico natural.

Vitamin B complex	100 mg 3 veces al día con las comidas.	Las vitaminas B aumentan la energía y son necesarias para todas las funciones del organismo, incluidas la digestión y el funcionamiento del cerebro. Utilizar una fórmula high-stress hipoalergénica. Se recomienda en forma sublingual. Puede ser necesario aplicar en inyección (con supervisión médica).
más extra vitamin B_{12}	2.000 mcg 2 veces al día.	Necesario para la adecuada digestión y para prevenir la anemia. Utilizar lozenges o administrar en forma sublingual.
Zinc pastillas	Según indicaciones de la etiqueta.	Este potente antioxidante ayuda a combatir los radicales libres.
Provechosos		
Maitake extract	Según indicaciones de la etiqueta.	Tienen propiedades antivirales y estimulantes del sistema inmunológico.
o shiitake extract	Según indicaciones de la etiqueta.	
o reishi extract	Según indicaciones de la etiqueta.	
Multivitamin y mineral complex	Según indicaciones de la etiqueta.	Necesarios para el funcionamiento y la reparación de las células. Utilizar una fórmula high-potency.
con calcium	1.000 mg al día.	
y magnesium	75–1.000 mg al día.	
y potassium	99 mg al día.	
Raw thymus glandular	500 mg 3 veces al día.	Mejoran la respuesta inmunológica. *Ver* TERAPIA GLANDULAR en la Tercera Parte.
más multiglandular complex (Multi-Glandular de American Biologics)	Según indicaciones de la etiqueta.	

Hierbas

- ❑ El astragalus y la echinacea fortalecen el sistema inmunológico.
- ❑ El cat's claw tiene propiedades que favorecen el sistema inmunológico y actúa contra las infecciones virales.
- ❑ El dandelion y el milk thistle protegen el hígado.
- ❑ El goldenseal combate la infección. Si le duele la garganta, colóquese entre la boca el contenido de un cuentagotas de extracto de goldenseal sin alcohol y agítelo dentro de la boca durante unos cuantos segundos. Luego páselo. Haga esto cada cuatro horas entre tres y cinco días.

Advertencia: No tome goldenseal todos los días durante más de una semana seguida y no lo utilice durante el embarazo. Si es alérgico al ragweed, utilice esta hierba con cautela.

- ❑ El extracto de olive leaf parece ayudar a inhibir el crecimiento de virus causantes de enfermedades como la mononucleosis.
- ❑ El pau d'arco equilibra las bacterias del colon.
- ❑ La spirulina contiene fitonutrientes que fortalecen el sistema inmunológico.

Recomendaciones

- ❑ Haga una dieta que consista por lo menos en un 50 por ciento de alimentos crudos. En lo posible, consuma crudos sus alimentos. Tome muchas sopas nutritivas, vegetales de raíz y granos enteros, incluyendo arroz integral.
- ❑ Tome todos los días ocho vasos de agua destilada de 8 onzas cada uno, además de jugos frescos.
- ❑ No consuma café, alimentos fritos ni procesados, bebidas gaseosas, estimulantes, azúcar, té ni productos hechos con harina blanca. Estos alimentos disminuyen la actividad funcional del sistema inmunológico.
- ❑ Haga cada día entre cuatro y seis comidas pequeñas. Evite comer en exceso durante cualquier comida.
- ❑ Descanse mucho. Durante la fase aguda de la enfermedad le conviene descansar en cama las veinticuatro horas del día.
- ❑ Varias veces al día haga gárgaras con agua templada para aliviar la garganta. Añada $^1/_2$ cucharadita de sal al agua.
- ❑ Utilice algún suplemento proteínico de origen vegetal. Una buena bebida proteínica para tomar entre comidas es spirutein, de nature's plus.
- ❑ Utilice clorofila en tableta o en líquido, como los "green drinks" de wheatgrass o de vegetales hojosos de color verde. El producto Kyo-Green, de Wakunaga, es una fuente natural y altamente concentrada de aminoácidos, vitaminas, minerales, caroteno, clorofila y enzimas provenientes del barley y del wheatgrass. también se consigue en polvo y contiene chlorella, kelp y arroz integral.
- ❑ No se tensione cuando vaya a evacuar el vientre pues el esfuerzo puede lesionar un bazo ya agrandado.
- ❑ No le dé aspirina a un niño o a un adolescente que tenga mononucleosis, pues puede conducir a una complicación como el síndrome de Reye. (*Ver* SINDROME DE REYE en la Segunda Parte.)
- ❑ Si tiene mononucleosis, evite al máximo el contacto físico con otras personas. deshágase de todos los pañuelos de papel después de utilizarlos y no comparta alimentos, utensilios de comer ni toallas. Lávese las manos a menudo.
- ❑ No haga ejercicio intenso ni practique deporte competitivo hasta que se recupere completamente.
- ❑ Si tiene más de 102°f de fiebre, si le da un dolor severo en la parte superior izquierda del abdomen y ese dolor le dura cinco minutos o más, o si se le dificulta respirar y/o

tragar a causa de la inflamación de la garganta, consulte con un médico sin demora. Esos síntomas pueden indicar que se está desarrollando una enfermedad más grave.

Aspectos para tener en cuenta

❑ Cuando entran en el organismo, tanto el EBV como el CMV permanecen en el cuerpo de por vida. Sin embargo, la enfermedad aguda suele evolucionar y pasar. Debido a que no hay cura para la mononucleosis, es fundamental hacer una dieta adecuada, tomar suplementos y descansar.

❑ Los antibióticos son ineficaces a menos que haya alguna infección secundaria del oído o de la garganta. Sin embargo, aproximadamente el 20 por ciento de los casos se presentan con infección de garganta por estreptococo y, por tanto, es preciso utilizar antibióticos. *Evite* la ampicilina (Omnipen, Polycillin) porque esta sustancia a menudo causa erupciones cutáneas e intensifica las complicaciones asociadas a la mononucleosis.

❑ Para disfrutar de una buena salud y prevenir la mononucleosis, es esencial descansar, hacer ejercicio y alimentarse de manera adecuada.

❑ La proteína se necesita para promover la formación de anticuerpos que protegen contra complicaciones como hepatitis e ictericia.

❑ *Ver también* SÍNDROME DE FATIGA CRÓNICA en la Segunda Parte.

MORDEDURA DE PERRO

Una mordedura o arañado de perro (o gato) que rompe la piel implica peligro de infección, especialmente si es profunda. Cualquier mordedura conlleva el riesgo de hidrofobia, o rabia. Aunque la mayoría de las mascotas de los hogares se inmunizan contra la rabia, siempre existe el riesgo de infección. Una mordedura de perro también conlleva la posibilidad de contraer tétanos. El microbio que causa el tétanos, *Clostridium tetani*, habita en las capas superiores del suelo y los tractos digestivos de caballos y vacas. Infecta con facilidad las heridas que resultan en un flujo reducido de oxígeno a los tejidos, especialmente las causadas por aplastamiento o punzamiento.

La mordedura de un perro a veces no es más que una pequeña raspadura, pero también puede llegar a ser muy grave, incluso a poner en peligro la vida del que la recibe. Especialmente los niños son quienes más riesgo corren — los niños menores de cinco años son las principales víctimas de los ataques caninos — y muchos de ellos terminan siendo hospitalizados.

A menos que se especifique otra cosa, las siguientes dosis se recomiendan para personas mayores de dieciocho años. La dosis para los jóvenes de doce a diecisiete años debe equivaler a tres cuartas partes de la cantidad recomendada. Para los niños de seis a doce años debe utilizarse la mitad de la dosis recomendada y para los menores de seis años, una cuarta parte.

Nutrientes

SUPLEMENTOS	DOSIS SUGERIDAS	COMENTARIOS
Muy importante		
Vitamin C con bioflavonoids	4.000–10.000 mg al día por 1 semana. Luego reducir hasta 3.000 mg al día.	Combate la infección. Importante para la reparación del colágeno y el tejido conectivo.
Importantes		
Proteolytic enzymes o Inflazyme Forte de American Biologics	Según indicaciones de la etiqueta. Tomar entre comidas.	Agentes antiinflamatorios.
Provechosos		
Colloidal silver	Según indicaciones de la etiqueta.	
Garlic (Kyolic de Wakunaga)	2 cápsulas 3 veces al día.	Antibiótico natural.
L-Cysteine y L-methionine	500 mg de cada uno al día por 2 semanas. Tomar con agua o jugo, con el estómago vacío. No tomar con leche. Para mejor absorción, tomar con 50 mg de vitamina B_6 y 100 mg de vitamina C.	Poderosos agentes desintoxicantes. *Ver* AMINOÁCIDOS en la Primera Parte.
Vira-Plex 135 de Enzymatic Therapy	Según indicaciones de la etiqueta.	Favorece la curación y combate la infección.
Vitamin A más mixed carotenoids más vitamin E	25.000 UI al día. Si está embarazada, no debe tomar más de 10.000 UI al día. 25.000 UI al día. 200 UI al día.	Estos poderosos antioxidantes favorecen el sistema inmunológico y contribuyen a la curación de la piel.
Vitamin B complex	50 mg 3 veces al día.	Ayuda a la oxigenación de los tejidos y a la producción de anticuerpos.

Hierbas

❑ Tomar té de las hierbas echinacea, goldenseal, pau d'arco o red clover es provechoso para la mordedura de perro. El extracto de goldenseal se puede aplicar directamente en el área afectada. Éste es un antibiótico natural que ayuda a combatir la infección.

Advertencia: No tome goldenseal oralmentetodos los días durante más de una semana seguida. Esta hierba se debe evitar durante el embarazo. Utilice esta hierba sólo con supervisión médica si tiene antecedentes de enfermedad cardiovascular, diabetes o glaucoma.

Recomendaciones

❑ Si lo muerde un perro, lo primero que tiene que hacer es retirar de la herida la saliva del animal. Lávese concienzudamente el area afectada con agua tibia, luego agregue jabón y lave la herida durante por lo menos cinco minutos. Enjuague la herida con agua durante unos minutos más y cúbrala con gasa durante veinticuatro horas.

❑ Visite a un médico para determinar si necesita sutura o algún otro tratamiento profesional.

❑ Si usted sabe quién es el dueño del perro, averigüe si está vacunado. Si el perro es desconocido, en lo posible haga que lo confinen para poderlo observar y estudiar su estado de salud.

❑ Enseñe a los niños a comportarse cuando están cerca de animales y enséñelos a no acercarse a ningún animal desconocido. Nunca deje a un niño sólo con un animal, ni siquiera si es la mascota de la familia.

Aspectos para tener en cuenta

❑ Para prevenir una infección, es posible que el médico le prescriba un antibiótico oral. En ese caso, tome acidophilus para reemplazar las bacterias "amigables" que son destruidas por el antibiótico. Es probable que el médico también le recomiende volverse a vacunar contra el tétanos si no ha sido vacunado contra esa enfermedad en los últimos seis años, o más.

❑ En la mayor parte de los estados, los casos de mordedura de perro se deben reportar a las autoridades sanitarias locales y el perro debe ponerse bajo observación para determinar si presenta señales de rabia, como fiereza, parálisis, gruñidos, espumarajos en la boca o agitación. La rabia es un virus del tipo ARN (RNA, en inglés); si se establece en el sistema nervioso central de los humanos, resulta fatal. Cuando no es posible localizar al perro y descartar la rabia, es necesario recibir una serie de inyecciones contra esta enfermedad. Actualmente, las inyecciones no son tan dolorosas como antaño ni se dan en el estómago.

MORDEDURA DE SERPIENTE

En Estados Unidos hay cuatro grandes tipos de serpientes venenosas: copperheads, coral snakes, cottonmouths (o mocasines de agua) y diversas serpientes de cascabel. Cada año son mordidos aproximadamente 9.000 estadounidenses, generalmente en los meses de verano, en entornos rocosos o con mucha hierba. Sin embargo, sólo el 25 por ciento son envenenados (la serpiente guarda el veneno para su presa, no para defenderse). Si usted se encuentra con una serpiente lo suficientemente grande para considerarlo su presa, ¡sus problemas serán bastante más grandes que los de una mera mordedura!

La toxicidad del veneno depende de la especie. El veneno puede matar los tejidos locales y liberar toxinas dentro del organismo, causando serios problemas de tensión arterial, ritmo cardíaco y dolor. Una persona que haya sido mordida por una serpiente venenosa puede presentar síntomas moderados o severos, entre los cuales están inflamación, coloración anormal de la piel en el área afectada, aceleración del pulso, debilidad, falta de aire, náuseas y vómito. En casos extremos, el dolor y la inflamación son severos, las pupilas se dilatan y pueden presentarse convulsiones y shock. Así mismo, se pueden presentar espasmos musculares y el habla puede volverse atropellada y confusa. En los casos más graves el individuo puede paralizarse, perder la consciencia y hasta morir. Cada año mueren en Estados Unidos sólo unas ocho o nueve personas, pero es una posibilidad que atemoriza a todos los que se aventuran en los espacios abiertos (montañeros, cazadores, pescadores, etc). La mayoría de las muertes son de niños porque sus cuerpos carecen de la suficiente masa y sus sistemas inmunológicos no están suficientemente desarrollados. El tratamiento inadecuado suele provocar muchas lesiones y hay mucho desconocimiento sobre cómo prestar los primeros auxilios. (*Ver* Qué hacer en caso de mordedura de serpiente en la página 607.)

Es importante subrayar que la mayor parte de las serpientes no son venenosas. Sin embargo, cualquier persona que sea mordida por una serpiente debe ser examinada inmediatamente por un médico porque la severidad de los síntomas iniciales no siempre refleja la gravedad de la mordedura.

Los nutrientes y las otras medidas aquí descritas están dirigidos a aliviar el dolor y acelerar la curación, *después de que se hayan administrado cuidados médicos apropiados*, y no pretenden sustituir dichos cuidados.

A menos que se indique otra cosa, las dosis que se recomiendan a continuación son para personas adultas. La dosis para los jóvenes de doce a diecisiete años debe equivaler a tres cuartas partes de la cantidad recomendada; la de los niños de seis a doce años, a la mitad y la de los menores de seis años, a la cuarta parte.

Nutrientes

SUPLEMENTOS	DOSIS SUGERIDAS	COMENTARIOS
Provechosos		
Calcium	500 mg cada 4–6 horas hasta que el dolor disminuya.	Alivia el dolor y actúa como sedante. Utilizar calcium gluconate.
y magnesium	1.000 mg con los primeros 500 mg de calcio.	Actúa con el calcio.
Charcoal tablets (pastillas de carbón)	8 pastillas cada 3 horas. Tomar con un vaso grande de agua. Si es posible, comenzar inmediatamente después de haber sido mordido.	Este antiséptico reduce la inflamación y promueve la curación de las úlceras de piel.
Colloidal silver	Aplique tópicamente según indicaciones de la etiqueta.	
L-Serine	Según indicaciones de la etiqueta, con el estómago vacío. Tomar con agua o jugo. No tomar con leche. Para mejor absorción, tomar con 50 mg de	Ayuda a producir anticuerpos y a mantener saludable el sistema inmunológico.

Qué hacer en caso de mordedura de serpiente

Si a usted o alguien que le acompaña le pica una serpiente, es vital que reciban tratamiento médico apropiado cuanto antes. Igualmente es vital no tratar de curar la picadura con medidas inadecuadas, ya que estos errores suelen crear más problemas de los que solucionan.

Qué hacer en cada caso particular dependerá de las circunstancias:

Qué hacer

Aunque no todas las mordeduras de serpiente ponen en peligro la vida, es importante seguir estos sencillos pasos:

- Mantenga la calma (si la víctima no es usted, ayude a calmarla).
- Si es posible, llame a los servicios de emergencia.
- Lave la herida suavemente con agua y jabón.
- Coloque un paño frío y húmedo sobre la mordedura.
- Acuda a la sala de emergencia del hospital más cercano para un mejor tratamiento.

Qué *no* hacer

Entre la lista de medidas que se deben evitar cuando se produce una mordedura de serpiente están:

- *No* haga ningún torniquete. Esta ha sido la causa de múltiples amputaciones. Hacer un torniquete es probablemente más peligroso que la propia picadura.
- *No* sumerja toda la zona herida con hielo. La circulación se puede bloquear y los tejidos quedar dañados. Incluso puede aparecer gangrena. Lo máximo que se debería hacer es colocar periódicamente sobre la piel algunos cubos de hielo envueltos en un trapo.
- *No* abra la herida con una navaja o cuchilla. Los kits de primeros auxilios más antiguos suelen tener cutters, pero si la herida sangra en exceso se puede exacerbar el daño. Y si corta una arteria accidentalmente, la víctima se puede desangrar. A menos que sea usted un cirujano vascular, deje la cuchilla en la mochila.
- *No* "chupe" el veneno con su boca. La boca suele albergar múltiples bacterias, con lo que es casi seguro que infectaría la herida y complicaría el tratamiento posterior.
- *No* tome alcohol (ni se lo dé a la víctima).
- *No* aplique ningún shock eléctrico ni aparato de choque eléctrico (pistola Taser o electrodos para el ganado, por ejemplo) a la mordedura. Todo lo que haría sería dañar más a la víctima sin que el veneno se vea mínimamente afectado.

Otras medidas

Si es posible matar la serpiente sin comprometer su seguridad, hágalo y decapítela. Entierre la cabeza y lleve el cuerpo al hospital para que la identifiquen. Allí decidirán el antídoto adecuado. Pero *no lleve la cabeza* porque incluso una vez decapitada la serpiente puede morder hasta una hora después de su muerte.

Hay un tipo de kit para mordeduras que merece la pena tener. Se llama Sawyer Extractor, de Sawyer Products. (*Ver* Fabricantes y Distribuidores en el Apéndice). Contiene un aparato parecido a una jeringa que sirve para extraer el veneno sin tener que cortar la herida, lo cual evita el sangrado excesivo. El aparato extrae aproximadamente la mitad del veneno si se usa con rapidez (la recomendación es hacerlo antes de pasados cinco minutos). El kit se vende en muchas tiendas de deportes y en Internet por menos de 20 dólares. Si va a ir usted a algún lugar donde puede haber serpientes y está muy alejado de la civilización, es absolutamente necesario que incluya uno de estos kits en su mochila. De todos modos, en caso de mordedura, después de utilizarlo debe acudir a un hospital sin tardanza para que le administren el tratamiento adecuado.

	vitamina B_6 y 100 mg de vitamina C.	
Multivitamin y mineral complex	Según indicaciones de la etiqueta.	Todos los nutrientes actúan juntos para promover la salud.
Pantothenic acid (vitamin B_5)	500 mg cada 4 horas por 2 días.	Vitamina antiestrés.
Ultimate Cleanse de Nature's Secret	Según indicaciones de la etiqueta.	Este programa de limpieza corporal desintoxica los órganos, la sangre y los canales de eliminación.
Vitamin A con mixed carotenoids, con beta-carotene	10.000 UI al día.	Refuerza la inmunidad y promueve la curación de los tejidos.
Vitamin C con bioflavonoids	2.000 mg cada hora durante 5–6 horas, hasta alcanzar un total de 15.000 mg.	Poderosos desintoxicantes. Alivian el dolor y la molestia, y combaten la infección.
Vitamin E	200 UI al día.	Promueve la curación y reduce la presión arterial.
Zinc	30 mg al día.	Estimula el funcionamiento inmunológico. Para mejor absorción, utilizar lozenges de zinc gluconate u OptiZinc.

Hierbas

- ❑ El black cohosh syrup alivia el dolor. Tome entre media y una cucharada de syrup tres veces al día.

❑ Es provechoso aplicarse cataplasmas de comfrey, slippery elm u hojas de white oak bark. (*Ver* UTILIZACIÓN DE CATAPLASMAS en la Tercera Parte.) También son provechosos los ungüentos de comfrey y de plantain, y las cataplasmas de plantain.

❑ La echinacea en té y/o en cápsula estimula el sistema inmunológico.

❑ El extracto de olive leaf tiene propiedades antibacterianas.

❑ El yellow dock alivia los síntomas. Tome una taza de té de yellow dock o dos cápsulas de yellow dock cada hora mientras los síntomas estén activos.

Recomendaciones

❑ La prevención siempre es la mejor cura. Para reducir la probabilidad de ser mordido por una serpiente, cuando se encuentre en áreas boscosas permanezca siempre en los caminos y en las trochas para excursionistas.

❑ Utilice botas de cuero cuando vaya a caminar entre pastizales altos.

❑ Lleve un bastón para caminar, especialmente en terreno de serpientes de cascabel. La serpiente generalmente ataca primero al bastón.

❑ Manténgase alerta. Si ve una serpiente, no se le acerque y manténgase a unos seis pies de distancia.

❑ Si se encuentra con un tronco caído, súbase primero a él y luego baje mientras sigue su camino. Nunca pase directamente por encima de él.

❑ Si camina en una zona de pastizales altos, emplee el bastón para explorar el terreno ante sí antes de avanzar.

❑ Preste especial atención cuando camina en zonas pantanosas, ya que puede haber mocasines de agua.

Aspectos para tener en cuenta

❑ La mordedura de una serpiente venenosa es una emergencia médica. En Estados Unidos el tratamiento es un proceso complejo que puede exigir, entre otras cosas, la administración de antídotos, oxígeno, y fluidos y electrólitos de reemplazo. En lo posible es aconsejable llamar a la sala de urgencias del hospital para alertar a los médicos de su llegada y para que puedan preparar los antídotos apropiados e iniciar el tratamiento inmediatamente.

❑ La probabilidad de que una mordedura de serpiente constituya una amenaza para la vida es más alta en los niños y en las personas de edad avanzada.

❑ En situaciones en que la vida corra peligro, dosis masivas de vitamina C pueden salvar la vida de la víctima. (*Ver* FLUSH DE ÁCIDO ASCÓRBICO en la Tercera Parte.)

❑ La mayoría de las mordeduras de serpiente se presentan entre la salida y la puesta del sol. Las serpientes son animales de sangre fría y, por tanto, es más probable que salgan a tomar el sol durante el día.

❑ Las mordeduras de serpientes no venenosas normalmente se tratan con antibióticos para prevenir infecciones.

MORDEDURAS Y PICADURAS

Ver ALERGIA A LOS INSECTOS, MORDEDURA DE PERRO, MORDEDURA DE SERPIENTE, PICADURA DE ABEJA, PICADURA DE ARAÑA.

MOSCAS VOLANTES

Ver Floaters en PROBLEMAS OCULARES.

MOVIMIENTOS REPETITIVOS, LESIÓN CAUSADA POR

Ver SÍNDROME DEL TÚNEL CARPIANO.

MÚSCULOS, CALAMBRES EN LOS

Ver CALAMBRES MUSCULARES.

MÚSCULOS, LESIONES EN LOS

Ver TORCEDURA, DISTENSIÓN y OTRAS LESIONES DE MÚSCULOS y ARTICULACIONES.

NARCOLEPSIA

La narcolepsia es un trastorno neurológico poco común que afecta a unos 200.000 estadounidenses, aproximadamente, aunque menos de 50.000 han sido diagnosticados con esta dolencia. Son cuatro los síntomas clásicos que definen este síndrome: ataques de sueño, cataplejía, parálisis del sueño y alucinaciones relacionadas con el sueño. Las personas que sufren de narcolepsia pueden experimentar uno de estos fenómenos, o todos.

El síntoma más conocido de la narcolepsia es el ataque de sueño. La persona aquejada por este trastorno puede quedarse dormida repentinamente y sin ninguna clase de advertencia previa. Estos ataques pueden presentarse en cualquier momento — incluso en medio de una conversación — y hasta diez veces al día (o más veces en algunos casos). Esos períodos de sueño usualmente sólo duran pocos minutos, pero hay casos en los cuales la persona sigue con sueño durante una hora o más. Transcurrido ese lapso, la persona se siente renovada aunque puede volver a quedarse dormida a los pocos minutos.

Aun cuando el sueño de la narcolepsia parece normal, algunos investigadores han descubierto por lo menos una diferencia clave. El sueño normal es un proceso cíclico en el cual alternan períodos de sueño REM (rapid eye movement, o movimiento ocular rápido) y períodos de sueño NREM (nonrapid eye movement, o sueño sin movimientos oculares rápidos). Durante la parte NREM del ciclo, todas las funciones del organismo (por ejemplo, el pulso, la respiración, la presión arterial y la actividad de las ondas cerebrales) se vuelven lentas. Al comenzar el ciclo REM, el organismo sigue dormido, pero el cerebro se activa notoriamente y las ondas cerebrales que registra el EEG (electroencefalograma) se parecen más a las del período de vigilia. La mayoría de los sueños se presentan durante la fase REM del sueño.

En las personas saludables, el sueño empieza con la fase NREM. Después de sesenta minutos, más o menos, de sueño NREM empieza el sueño REM. Poco después vuelve a comenzar todo el ciclo. En cambio, los investigadores han encontrado que durante los ataques de narcolepsia el sueño REM empieza casi instantáneamente pues no se presenta la fase inicial de sueño NREM. La razón exacta por la cual se presenta este fenómeno no se comprende todavía, pero es una útil herramienta diagnóstica, al igual que una clave para orientar el trabajo de los investigadores en torno a este misterioso trastorno del sueño.

El segundo síntoma clásico de la narcolepsia es la cataplejia. Ésta es una clase de parálisis que se suele presentar como reacción ante una emoción muy fuerte, como ira, temor o excitación. El individuo no pierde el conocimiento sino que experimenta una pérdida súbita y transitoria del tono muscular. Por lo general, sólo se afectan las piernas y/o los brazos. Estos episodios normalmente duran menos de un minuto, y es más probable que se presenten cuando la persona experimenta sorpresa.

El tercer síntoma clásico de la narcolepsia es la parálisis del sueño. En el momento en que la persona se está quedando dormida, o en el momento en que empieza a despertarse, trata de moverse o de decir algo pero no puede aunque está totalmente consciente. Esto sólo dura un segundo o dos, pero es una experiencia aterradora, especialmente la primera vez. Esos episodios suelen pasar sin que la persona haga nada, o cuando alguien le habla o la toca. Muchos médicos opinan que la parálisis del sueño se parece a la cataplejia y al estado que acompaña al sueño REM, en el cual la actividad motriz está inhibida aunque el cerebro está activo. Este fenómeno no se limita estrictamente a la gente que sufre de narcolepsia; mucha gente que nunca ha sufrido de este trastorno lo experimenta ocasionalmente.

Al igual que la parálisis del sueño, las alucinaciones relacionadas con el sueño — experiencia conocida por los médicos como *fenómeno hipnagógico* — suelen presentarse justo antes de que el individuo se queda dormido, aunque a veces se presentan cuando se está despertando. La persona afectada puede escuchar sonidos y/o ver cosas que no existen. Esas ilusiones visuales y auditivas se experimentan de una manera muy vívida. Personas que no sufren de narcolepsia, en particular niños, pueden experimentar este fenómeno.

Debido a que los síntomas de la narcolepsia difieren entre las distintas personas (se calcula que sólo entre el 20 y 25 por ciento de las personas que tienen narcolepsia experimentan los cuatro síntomas clásicos), con frecuencia su diagnóstico es equivocado. Hay datos sólidos de que la narcolepsia es un fenómeno que tiene un fuerte componente hereditario, ya que entre el 8 y el 12 por ciento de los pacientes tienen algún familiar que la sufre también. Para complicar aún más las cosas, otros trastornos del sueño, como apnea del sueño, también pueden producir ataques de somnolencia durante la vigilia. A menos que se presente un ataque de sueño mientras la persona está manejando un vehículo u operando una máquina, la narcolepsia no reviste peligro. No obstante, puede ser embarazosa y muy inconveniente. La causa o las causas de la narcolepsia son desconocidas, pero en algunos casos podrían relacionarse con traumas en la cabeza y con infecciones o tumores cerebrales. Se sabe que la narcolepsia casi nunca es resultado del insomnio o de la falta de sueño. Como actualmente no existe cura para este problema, lo importante es centrarse en el tratamiento de los síntomas.

A menos que se indique otra cosa, las dosis que se recomiendan a continuación son para personas adultas. La dosis para los jóvenes de doce a diecisiete años debe equivaler a tres cuartas partes de la cantidad recomendada; la de los niños de seis a doce años, a la mitad y la de los menores de seis años, a la cuarta parte.

Nutrientes

SUPLEMENTOS	DOSIS SUGERIDAS	COMENTARIOS
Esenciales		
Calcium y magnesium	2.000 mg al día. Tomar a la hora de acostarse. 400 mg 2 veces al día y a la hora de acostarse.	Necesarios para el sistema nervioso y para la producción de energía.
Choline o lecithin granules o capsules	300 mg al día. 1 cucharada 3 veces al día antes de las comidas. 1.200 mg 3 veces al día antes de las comidas.	Neurotransmisor. Importante para la función cerebral. Buenas fuentes de colina.
Chromium picolinate	100 mcg al día.	Aumenta la energía y regula el metabolismo del azúcar.
Coenzyme Q_{10} más Coenzyme A de Coenzyme-A Technologies	Según indicaciones de la etiqueta. Según indicaciones de la etiqueta.	Promueve la circulación hacia el cerebro.
Free-form amino acid complex (Amino Balance de Anabol Naturals)	Según indicaciones de la etiqueta.	Aumenta el nivel de la energía. Necesario para el adecuado funcionamiento del cerebro. Utilizar una fórmula que contenga todos los aminoácidos esenciales.

L-Glutamine	Según indicaciones de la etiqueta, con el estómago vacío. Tomar con agua o jugo. No tomar con leche. Para mejor absorción, tomar con 50 mg de vitamina B_6 y 100 mg de vitamina C.	Promueve la capacidad mental. Se conoce como combustible cerebral, porque puede atravesar fácilmente la barrera hematoencefálica. *Ver* AMINOÁCIDOS en la Primera Parte.
L-Tyrosine	Según indicaciones de la etiqueta. Tomar a la hora de acostarse.	Importante para la función tiroidea. El bajo nivel de este suplemento se ha asociado con narcolepsia. *Advertencia:* Si está tomando algún inhibidor MAO para la depresión, no debe tomar tirosina.
Multivitamin y mineral complex	Según indicaciones de la etiqueta.	Todos los nutrientes son necesarios para equilibrar el funcionamiento del organismo.
Nicotinamide adenine dinucleotide (NADH)	Según indicaciones de la etiqueta.	
Octocosanol	100 mg al día.	Aumenta la utilización del oxígeno y la resistencia.
Omega-3 essential fatty acids (fish oil o flaxseed oil)	Según indicaciones de la etiqueta.	Protegen las membranas celulares.
Vitamin B complex (Coenzymate B Complex de Source Naturals) más extra vitamin B_6 (pyridoxine)	150 mg al día. 200 mg al día.	Las vitaminas B estimulan el metabolismo y son esenciales para aumentar el nivel de la energía y normalizar la función cerebral.
Vitamin C con bioflavonoids	2.000–6.000 mg al día divididos en varias tomas.	Protege contra el daño causado por los radicales libres aumentando la energía y estimulando la producción de interferon en el organismo.
Vitamin D_3	400 UI al día.	Esencial para la absorción del calcio.
Vitamin E	200 UI al día.	Aumenta la circulación. Protege la función cardíaca y las células del cerebro. Use d-alpha-tocopherol.

Hierbas

❑ Las hierbas ephedra, gotu kola y St. John's swort intensifican el nivel de energía y poseen propiedades antioxidantes.

❑ El ginkgo biloba mejora la circulación cerebral y es un poderoso antioxidante que protege las células.

Recomendaciones

❑ Haga una dieta baja en grasas y alta en alimentos que limpian el organismo, como vegetales hojosos de color verde y vegetales marinos. Consuma también alimentos ricos en vitaminas B, como brewer's yeast y arroz integral.

❑ Consuma alimentos ricos en proteína (carnes, aves de corral, queso, nueces, semillas y productos de soya) al medio día y deje para la comida de la noche los carbohidratos complejos (frutas y vegetales frescos, legumbres, granos enteros y naturales, y pasta). Los alimentos ricos en proteína intensifican el estado de alerta, mientras que los carbohidratos tienen efectos calmantes y promueven el sueño.

❑ Incluya en su dieta alimentos con alto contenido del aminoácido tirosina. Buenas opciones son huevos, aveno, aves de corral y germen de trigo.

Advertencia: Si está tomando algún inhibidor MAO para la depresión, *evite* los alimentos que contengan tirosina, pues la interacción de la droga con determinados alimentos puede ocasionar una elevación súbita y peligrosa de la presión arterial. Hable en detalle con su médico o con su nutricionista acerca de las limitaciones de su dieta y de sus medicamentos.

❑ Evite el alcohol y el azúcar. A pesar de que estas sustancias son estimulantes al principio, producen cansancio más tarde.

❑ Haga ejercicio todos los días para mejorar la circulación y para oxigenar los tejidos.

❑ Dormir siesta tiene efectos rejuvenecedores cuando se ha perdido sueño. Acostúmbrese a dormir cuarenta y cinco minutos en las primeras horas de la tarde.

❑ Asegúrese de que su hogar y su sitio de trabajo estén bien iluminados con luz natural o artificial. La luz suprime la producción de melatonina, la hormona responsable de la somnolencia. Lo mejor es utilizar bombillas full-spectrum.

Aspectos para tener en cuenta

❑ La narcolepsia y la apnea son las principales causas de cansancio durante el día.

❑ Para diagnosticar la narcolepsia puede ser necesario hacer un test llamado prueba múltiple de latencia del sueño (*multiple sleep latency test*, MSLT). Normalmente se practica en una clínica de trastornos del sueño.

❑ Al igual que la falta de sueño, los patrones irregulares de sueño aumentan la probabilidad de sufrir de somnolencia. Entre los factores que alteran los ciclos naturales de sueño y vigilia están el jet lag, trabajar por turnos, no tener una hora fija para acostarse y salir de fiesta los fines de semana. Estados Unidos es un país donde no se duerme lo suficiente y donde se libra una batalla diaria contra el sueño. Vivimos en un mundo donde los horarios de trabajo son tan despiadados que no dejan tiempo suficiente para dormir bien.

❑ Se sabe de personas que se curaron de la narcolepsia cuando eliminaron de su dieta alimentos alergénicos. Por ejemplo, una persona era alérgica a la papa. Cuando eliminó la papa de su dieta, sus síntomas desaparecieron. (*Ver* ALERGIAS en la Segunda Parte.)

❑ Existen razones para creer que el sistema inmunológico de la gente que sufre de narcolepsia reacciona de manera anormal a los procesos químicos del cerebro de los cuales depende el sueño.

❑ Se ha observado que algunos perros, como los Doberman pinschers, duermen cantidades excesivas y sufren un colapso cuando están sobreestimulados. Investigaciones han encontrado axones ("cables de comunicación" que transmiten las señales entre las células nerviosas) degenerados en el cerebro de estos animales, especialmente en tres áreas que se asocian con la inhibición del sueño, el control del movimiento y el procesamiento de las emociones. Si se demuestra que en el cerebro humano se presenta una degeneración similar, los científicos contarán con una clave de gran importancia para llegar a descubrir las causas de la narcolepsia.

❑ Los médicos han venido recetando tradicionalmente estimulantes (anfetaminas) y antidepresivos para las personas con narcolepsia. El modafinil (Provigil) es un nuevo medicamento que actúa sobre el hipotálamo, la parte del cerebro responsable del estado de vigilia, reduciendo los ataques de sueño. Este medicamento no debe ser empleado por las personas con problemas cardíacos ni hepáticos, así como por quienes tengan antecedentes de trastornos mentales. Asimismo, puede restar eficacia a algunos métodos anticonceptivos.

❑ *Ver también* INSOMNIO en la Segunda Parte y leer sobre la apnea del sueño.

NÁUSEAS Y VÓMITO

Ver ENVENENAMIENTO CON ALIMENTOS,INDIGESTIÓN. *Ver también en* FLU.

NEFRITIS

Ver en ENFERMEDADES DE LOS RIÑONES.

NERVIOSISMO

Ver ESTRÉS, TRASTORNO DE ANSIEDAD.

NEUMONÍA

La neumonía es una infección grave de los pulmones que puede ser causada por diversos agentes infecciosos, entre ellos virus, bacterias, hongos, protozoarios y micoplasmas. La infección hace que los minúsculos sacos de aire de los pulmones se inflamen y se llenen de mucosidad y pus, impidiendo que el oxígeno llegue a la sangre. La neumonía lobular afecta sólo a una sección o lóbulo de un pulmón, mientras que la bronquial afecta a porciones de ambos pulmones. Aunque la intensidad de los síntomas puede variar, entre ellos se cuentan fiebre, escalofrío, tos, esputo con sangre, dolores musculares, fatiga, dolor de garganta, aumento de tamaño de las glándulas linfáticas del cuello, cianosis (piel y uñas azuladas), dolor en el pecho, y respiración rápida y difícil.

La neumonía va precedida de manera característica de una infección del tracto respiratorio superior, como resfriado, influenza o sarampión. Entre los factores que aumentan el riesgo de contraer neumonía están ser menor de un año o mayor de sesenta, debilidad del sistema inmunológico, enfermedad cardiovascular, diabetes, infección con HIV, convulsiones, derrame cerebral, aspiración bajo los efectos de la anestesia, alcoholismo, tabaquismo, insuficiencia renal, drepanocitosis, malnutrición, cuerpos extraños en las vías respiratorias, exposición a irritantes químicos e, incluso, alergias. La neumonía bacteriana es muy peligrosa y se puede presentar tanto gradual como súbitamente, casi siempre como secuela de otra enfermedad o problema respiratorio, de debilidad en el sistema inmunológico o de alguna infección viral. Las personas mayores, los niños más chicos, alcohólicos y personas que recién pasaron por cirugía también tienen riesgo alto. La forma más común de neumonía es la *Streptococcus pneumoniae*. Los síntomas incluyen temblor, escalofrío y fiebre alta. Al principio la tos es seca. Luego se producen flemas de color rojizo, la respiración se vuelve rápida y difícil, y el dolor del pecho empeora al inhalar. También son frecuentes el dolor abdominal y la fatiga. Este tipo de neumonía no suele contagiarse de una persona a otra.

La neumonía viral es más variable en cuanto al curso y a la severidad. Puede aparecer de repente o de manera gradual, y los síntomas pueden ser moderados, severos o de mediana intensidad. Es menos grave que la neumonía bacteriana, pero si el paciente no se cuida adecuadamente, puede contraer una segunda infección, esta vez bacteriana.

La neumonía por hongos es mucho menos común que la neumonía por bacteria o por virus, y se suele relacionar con debilidad o supresión del sistema inmunológico. Las personas más vulnerables son las que están infectadas con HIV, las que tienen AIDS o algunos tipos de cáncer, y las que están tomando drogas inmunosupresoras a causa de un trasplante de órgano.

La neumonía por micoplasma, o "neumonía andante", viene causada por un agente no clasificado, pero parece ser tanto bacteriano como viral. Esta modalidad normalmente ataca a personas por debajo de los cuarenta años. Los síntomas tienden a ser menos severos que los de la viral o la bacteriana; entre ellos están tos espasmódica, escalofríos y fiebre. Los bebés pueden contraerla por infección de *Chlamydia trachomatis* transmitida en el parto. La neumonía infantil puede ser causada por la misma bacteria que causa la tos ferina.

Los niños más pequeños (bebés especialmente), los ancianos y las personas con un sistema inmunológico debilitado son muy vulnerables a los efectos potencialmente mortales de esta enfermedad. En los Estados Unidos, la neumonía es la quinta causa de muerte. Independientemente de su causa, la neumonía produce una gran debilidad, que suele durar entre cuatro y ocho semanas después de que la fase aguda de la infección se ha superado.

A menos que se indique otra cosa, las dosis que se recomiendan a continuación son para personas adultas. La dosis para los jóvenes de doce a diecisiete años debe equivaler a tres cuartas partes de la cantidad recomendada; la de los niños de seis a doce años, a la mitad y la de los menores de seis años, a la cuarta parte.

Nutrientes

SUPLEMENTOS	DOSIS SUGERIDAS	COMENTARIOS
Esenciales		
Colloidal silver	Según indicaciones de la etiqueta.	Reduce la inflamación y promueve la curación de las lesiones del tejido pulmonar.
Garlic (Kyolic de Wakunaga)	Según indicaciones de la etiqueta.	Protege contra las infecciones respiratorias. Destruye las bacterias indeseables del organismo.
Liquid oxygen supplement (suplemento de oxígeno líquido)	Según indicaciones de la etiqueta.	
Nicotinamide adenine dinucleotide (NADH) (ENADA NADH de Kal)	10 mg al día.	
Vitamin A con mixed carotenoids	Hasta 25.000 UI al día. Si está embarazada, no sobrepasar más de 10.000 IU al día.	Aumenta la inmunidad y promueve la reparación del tejido pulmonar. Para dosis altas, la emulsión facilita la asimilación y brinda mayor seguridad. No tomar dosis muy altas en cápsula.
Vitamin C	5.000–20.000 mg al día divididos en varias tomas. *Ver* FLUSH DE ÁCIDO ASCÓRBICO en la Tercera Parte.	La vitamina C es muy importante para la respuesta inmunológica y para reducir la inflamación.
más bioflavonoids	100 mg 2 veces al día.	Necesarios para activar la vitamina C.
Muy importantes		
Free-form amino acid complex	Según indicaciones de la etiqueta.	Suministra proteína, importante para la reparación de los tejidos.
L-Carnitine más L-cysteine más glutathione	Según indicaciones de la etiqueta, con el estómago vacío. Tomar con agua o jugo. No tomar con leche. Para mejor absorción, tomar con 50 mg de vitamina B_6 y 100 mg de vitamina C.	Protegen a los pulmones del daño ocasionado por los radicales libres y descomponen la mucosa del tracto respiratorio.
Pycnogenol	50 mg 4 veces al día.	Estimulan el sistema inmunológico y protegen el tejido pulmonar.
y/o grape seed extract	Según indicaciones de la etiqueta.	Reducen la frecuencia y la severidad de los resfriados y la gripe.
Vitamin B complex	100 mg 3 veces al día.	Necesario para normalizar la digestión, producir anticuerpos y formar glóbulos rojos. Necesario también para la salud de las membranas mucosas. Administrar en forma sublingual.
Importantes		
Raw thymus glandular y raw lung glandular	500 mg de cada uno 2 veces al día.	Estimulan la respuesta inmunológica y promueven la curación del tejido pulmonar. *Ver* TERAPIA GLANDULAR en la Tercera Parte.
Vitamin E emulsion	200 UI al día.	La vitamina E es un poderoso antioxidante que protege el tejido pulmonar y aumenta la utilización del oxígeno. Se recomienda en emulsión. Use d-alpha-tocopherol.
Zinc	80 mg al día. No tomar más de 100 mg al día de todos los suplementos.	Necesario para la reparación de los tejidos y para la función inmunológica. Los lozenges de zinc gluconate son muy eficaces.
Provechosos		
Coenzyme Q_{10}	100 mg al día.	Aumenta la utilización del oxígeno celular.
más Coenzyme A de Coenzyme-A Technologies	Según indicaciones de la etiqueta.	
Essential fatty acids (flaxseed oil, primrose oil, salmon oil o Ultimate Oil de Nature's Secret)	Según indicaciones de la etiqueta.	Necesarios para generar tejido pulmonar y reducir la inflamación. Aumentan la energía, aceleran la recuperación e intensifican la inmunidad.
Maitake extract o shiitake extract o reishi extract	Según indicaciones de la etiqueta. Según indicaciones de la etiqueta. Según indicaciones de la etiqueta.	Fortalecen la inmunidad y combaten la infección.
Melatonin	1.5–5 mg al día, 2 horas o menos antes de acostarse.	Mejora la calidad del sueño. La melatonina es una hormona natural producida por la glándula pineal, que controla el ciclo de sueño y vigilia. *Advertencia:* No le dé este suplemento a los niños.
Multivitamin y mineral complex	Según indicaciones de la etiqueta.	Mantiene el equilibrio de todos los nutrientes necesarios.
Proteolytic enzymes (Novenzyme de International Health Products)	Según indicaciones de la etiqueta, 3 veces al día. Tomar con el estómago vacío.	Ayudan a la absorción de los nutrientes y reducen la inflamación.

Hierbas

❑ El producto ClearLungs, de RidgeCrest Herbals, es una combinación a base de hierbas que alivia la sensación de falta de aire, la opresión en el pecho y la respiración sibilante o asmática por congestión bronquial.

❑ La echinacea y el astragalus fortalecen el sistema inmunológico.

❑ El ginger es un eficaz agente antimicrobiano y sirve para bajar la fiebre.

- ❑ El goldenseal y la raíz de licorice son antibióticos naturales.

Advertencia: No utilice goldenseal todos los días durante más de una semana seguida. Esta hierba se debe evitar durante el embarazo y se debe utilizar con cautela cuando hay alergia al ragweed. El licorice no se debe utilizar todos los días durante más de siete días seguidos, y se debe evitar por completo cuando la presión arterial es alta.

- ❑ Lung Tonic, de Herbs, Etc., contiene una variada de hierbas que fortalece los pulmones.

Recomendaciones

- ❑ Visite a su médico si sospecha que tiene neumonía. Ésta es una enfermedad potencialmente peligrosa.
- ❑ Haga una dieta consistente en frutas y vegetales crudos.
- ❑ Tome algún suplemento de proteína de origen vegetal, como un complejo de aminoácidos en estado libre (free-form amino acid complex). Los aminoácidos son los elementos fundamentales de las proteínas. La soya es una fuente excelente de proteína no láctea.
- ❑ Tome abundantes jugos frescos. Los líquidos ayudan a aclarar las secreciones de los pulmones. Haga un ayuno a base de jugos puros, jugo de limón fresco y agua destilada. (*Ver* AYUNOS y JUGOS en la Tercera Parte.)
- ❑ Incluya en su dieta "green drinks" o tome clorofila en tableta. Un buen producto es Earthsource Greens & More, de Solgar.
- ❑ Si está tomando antibióticos, tome acidophilus en cápsula o en líquido tres veces al día.
- ❑ Elimine de su dieta los productos lácteos, el azúcar y los productos con harina blanca.
- ❑ No fume.
- ❑ Para que respire sin dificultad, utilice un vaporizador o un humidificador.
- ❑ Para aliviar el dolor, colóquese en el pecho un heating pad o una botella de agua caliente.
- ❑ Le convendría utilizar un pequeño aparato llamado Air Supply, de Wein Products. Se trata de un purificador de aire personal que se lleva colgado en el cuello y que destruye los virus, las bacterias, los mohos y las esporas que se transmiten en el aire.
- ❑ Para que no contagie a otras personas, deshágase de las secreciones de manera adecuada. Estornude y/o tosa protegiéndose con un pañuelo de papel y deshágase de esos pañuelos inmediatamente arrojándolos en el inodoro.
- ❑ Los niños con neumonía tienen que ser vigilados constantemente. Si sospecha que su niño puede tener neumonía busque ayuda médica inmediatamente.

Aspectos para tener en cuenta

- ❑ La vitamina A es necesaria para la salud del recubrimiento de las vías respiratorias. La deficiencia de esta vitamina aumenta la susceptibilidad a las infecciones respiratorias, lo que puede conducir a la neumonía.
- ❑ La vacuna con neumococo protege contra más de veinte cepas diferentes de microorganismos que pueden producir neumonía. Esta vacuna les conviene a las personas que les han extraído el bazo, a las que sufren de alguna enfermedad crónica (especialmente enfermedades que afectan a los pulmones) y a las que tienen más de sesenta y cinco años.
- ❑ Existe una prueba de orina para detectar el Streptococcus pneumoniae que tarda sólo quince minutos y es más efectiva que el diagnóstico mediante la mucosa, la sangre o la saliva.
- ❑ Utilizar antibióticos para las infecciones menores, como resfriado, puede favorecer el desarrollo de bacterias resistentes a los antibióticos en el tracto respiratorio superior, lo que puede ocasionar neumonía.
- ❑ *Ver también* FLU y RESFRIADO COMÚN en la Segunda Parte.

NÍQUEL, TOXICIDAD POR

Ver TOXICIDAD POR NÍQUEL.

OBESIDAD

La obesidad es, sencillamente, el exceso de grasa corporal. Los profesionales de la salud normalmente emplean una medida llamada *índice de masa corporal* (BMI por sus siglas en inglés) para clasificar el peso como saludable, sobrepeso moderado y obeso. El BMI se calcula multiplicando su peso (en libras) por 700, dividiendo el resultado entre la altura (en pulgadas) y dividiendo el resultado entre la altura (pulgadas) otra vez. (*Ver* el Índice de masa corporal en la página 615.) Básicamente, según este índice, un BMI de 19 a 24.9 se considera sano; de 25 a 29,9, sobrepeso, y por encima de 30, obeso. En general, cuanto más alto sea el BMI, más probabilidades de sufrir problemas de salud, pero tampoco el índice lo explica todo. Junto al BMI, un exceso de grasa *abdominal*, por ejemplo, puede suponer un riesgo para la salud. Hombres con una talla de cintura superior a 40 y mujeres con talla mayor de 35 pulgadas tienen un riesgo mayor.

La obesidad es un grave problema de salud en Estados Unidos. Según los U.S. Centers for Disease Control and Prevention, más del 61 por ciento de los adultos en Estados

Unidos tienen sobrepeso o están obesos. El exceso de peso y la inactividad causan más de 300.000 muertes prematuras en el país, una cifra sólo superada por el tabaco. Las personas con sobrepeso u obesas tienen más probabilidades de sufrir enfermedades cardiacas, derrames, hipertensión, diabetes, trastornos de la vesícula, gota o dolores articulares, apnea del sueño y osteoartritis, así como cáncer. Investigadores del American Institute for Cancer Research (AICR) han concluido que la obesidad aumenta el riesgo de muchos cánceres a nivel global y, quizás, del cáncer en general. De manera consistente se asocia la obesidad con los cánceres de seno posmenopáusico, de colon, del endometrio (uterino), de próstata, y de los riñones.

Se considera obesa cualquier persona cuyo peso exceda en 20 por ciento el peso normal para su edad, sexo, constitución y estatura. Según la Mayo Clinic de Rochester, Minnesota, una persona tiene un peso saludable cuando se encuentra dentro del rango aceptable para su estatura y su edad, cuando el patrón de distribución de la grasa no representa un riesgo de contraer algunas enfermedades y cuando la persona no sufre de ningún problema médico que exija bajar de peso.

Sin embargo, el peso es sólo una parte de la historia. Quizás más importante que el peso es el porcentaje de la grasa corporal. En las mujeres saludables, la grasa puede representar hasta el 25 por ciento del peso corporal; en los hombres, el 17 por ciento es un porcentaje saludable. El cuerpo de la mujer está diseñado para contener una proporción más alta de tejido graso a fin de garantizar un adecuado suministro de combustible para el embarazo y la lactancia, incluso en épocas de escasez de alimentos.

El organismo humano promedio tiene entre treinta y cuarenta mil millones de células de grasa. La mayoría de las calorías adicionales que consumimos y que nuestro organismo no necesita utilizar como fuente inmediata de energía se almacenan como grasa. Si todavía fuéramos cazadores y recolectores, como nuestros antepasados, la grasa serviría de reserva para épocas de escasez de alimentos. De hecho, algunos investigadores piensan que nuestra afición innata por los alimentos ricos en calorías (especialmente por los alimentos grasosos) puede ser vestigio de una táctica de supervivencia de épocas remotas, cuando necesitábamos almacenar alimento como fuente de energía. Sin embargo, en los tiempos modernos la mayoría de los seres humanos ya no necesitan almacenar energía en forma de grasa. La mayor parte de los estadounidenses no esperan siquiera a que pasen cuatro horas entre una comida y otra, así se trate de snacks. Así pues, la capacidad del organismo de almacenar grasa ha dejado de ser un valioso mecanismo de supervivencia y se ha convertido en un grave problema para la salud. Al acumularse, la grasa llena hasta el tope el espacio que ocupan los órganos internos. La obesidad, incluso el sobrepeso moderado, les impone un estrés excesivo a la espalda, a las piernas y a los órganos internos, lo que con el tiempo exacerba muchos trastornos físicos y compromete la salud. La obesidad aumenta la resistencia del organismo a la insulina y la susceptibilidad a las infecciones, e incrementa el riesgo de desarrollar hipertensión, diabetes, enfermedad de las arterias coronarias, enfermedades de la vesícula biliar y de los riñones, derrame cerebral y otros males que pueden derivar en muerte prematura. El daño hepático y las complicaciones del embarazo son más comunes en personas que presentan sobrepeso. Las personas obesas no sólo sufren desde el punto de vista físico, sino también desde el punto de vista sicológico porque nuestra sociedad tiende a equiparar la belleza, la inteligencia y hasta el éxito con la delgadez.

Las causas más frecuentes de la obesidad son la dieta y/o los hábitos alimentarios inadecuados, y la falta de ejercicio. Otros factores que suelen conducir a la obesidad son trastornos glandulares, diabetes, hipoglicemia, tensión emocional, aburrimiento y el simple gusto por la comida. La obesidad también se ha asociado con intolerancia y/o alergias alimentarias.

La concepción tradicional era que los factores genéticos son uno de los factores de la obesidad. El descubrimiento de un "gen de la obesidad" en 2001 representó un importante avance en el estudio de esta enfermedad. Sin embargo, hay muchos más genes que éste que juegan un papel en la obesidad, y los científicos los están estudiando. Lo que sí es cierto es que los portadores del gen tienen *tendencia* a la obesidad siempre que el resto de los factores (aunque no se conocen todos ellos) también encajen. También se sabe que las personas de ciertos grupos étnicos tienen más probabilidades de portar el gen. (Para los que sientan curiosidad, los nativos de África del Norte y los centroeuropeos portan el gen con mayor asiduidad.) La obesidad es un problema de salud muy serio. Lo que antiguamente se consideraba una falla moral, actualmente se ve como una enfermedad. El National Heart, Lung, and Blood Institute la denomina como una enfermedad crónica compleja que comprende factores genéticos, metabólicos, psicológicos, culturales, sociales y de comportamiento. En países como Estados Unidos y Australia, en Europa y en muchos países en desarrollo de América del Sur y de Asia, la obesidad adquiere proporciones epidémicas. Para los amantes de las estadísticas, en los Estados Unidos hay actualmente 58 millones de personas con sobrepeso, 40 millones de obesos y unos tres millones que sufren de lo que se denomina obesidad morbosa (100 libras o más por encima del peso ideal, o un BMI de 40 o superior). Ocho de cada diez personas mayores de veinticinco años de edad tienen sobrepeso. Australia se está acercando a esas cifras con rapidez y, aunque no lo consideren algo de lo que sentirse orgullosos, pronto pueden superar a los EE.UU. en esta categoría. Mientras tanto, en cualquier momento entre el 25 y el 50 por ciento de los estadounidenses adultos están haciendo algún tipo de dieta, y gastamos más de cuarenta mil millones de dólares al año en ayudas dietéticas y en remedios para perder peso.

Índice de masa corporal

El índice de masa corporal (BMI) es una cifra que indica qué porcentaje de su peso corporal está compuesto por grasa. Se calcula mirando a su peso en combinación con su altura. La tabla que sigue le ayudará a obtener una idea aproximada de su BMI.

Altura	Peso saludable (lbs) BMI = 19–25	Sobrepeso moderado (lbs) BMI = 25–29	Sobrepeso severo (lbs) BMI = 25 o superior
4'10"	91–115	119–138	143 +
4'11"	94–119	124–143	148 +
5'0"	97–123	128–148	153 +
5'1"	100–127	132–153	158 +
5'2"	104–131	136–158	164 +
5'3"	107–135	141–163	169 +
5'4"	110–140	145–169	174 +
5'5"	114–144	150–174	180 +
5'6"	118–148	155–179	186 +
5'7"	121–153	159–185	191 +
5'8"	125–158	164–190	197 +
5'9"	128–162	169–196	203 +
5'10"	132–167	174–202	209 +
5'11"	136–172	179–208	215 +
6'0"	140–177	184–213	221 +
6'1"	144–182	189–219	227 +
6'2"	[illegible]	194–225	233 +
6'3"	152–192	200–232	240 +
6'4"	156–197	205–238	246 +

Fuente: U.S. Centers for Disease Control and Prevention

Los expertos tienen diversas teorías sobre la obesidad, pero generalmente están de acuerdo en que la clave de la pérdida de peso es sencilla: Comer menos y moverse más. El cuerpo tiene que quemar más calorías de las que ingiere. Tradicionalmente hay tres maneras básicas de manejar el sobrepeso mediante suplementación nutricional. La primera es utilizar hierbas y nutrientes diuréticos para disminuir la retención de fluidos. La segunda es utilizar vitaminas lipotrópicas, las cuales tienen la capacidad de reducir el colesterol y la grasa. La tercera es utilizar supresores naturales del apetito. No obstante, para bajar de peso de manera permanente se requiere hacer cambios saludables en el estilo de vida y comprometerse a mantenerlos de por vida. Siempre merece la pena hacer el esfuerzo para mejorar su salud.

A menos que se indique otra cosa, las dosis que se recomiendan a continuación son para personas adultas. La dosis para los jóvenes de doce a diecisiete años debe equivaler a tres cuartas partes de la cantidad recomendada; la de los niños de seis a doce años, a la mitad y la de los menores de seis años, a la cuarta parte.

Nutrientes

SUPLEMENTOS	DOSIS SUGERIDAS	COMENTARIOS
Muy importantes		
Aerobic Bulk Cleanse (ABC) de Aerobic Life Industries	Según indicaciones de la etiqueta. La fibra suplementaria no se debe tomar nunca al mismo tiempo con otros suplementos o medicamentos.	Especialmente provechosos para los niveles altos y bajos de azúcar sanguíneo. Proporcionan fibra y sensación de llenura, lo que disminuye los retorcijones.
o psyllium husks	1 cucharada media hora antes de las comidas con un vaso grande de líquido. Tomar rápidamente.	

Riesgos relacionados con la obesidad

La obesidad es un factor importante en la salud porque puede aumentar dramáticamente el riesgo de desarrollar otros trastornos graves. Esta tabla ofrece un resumen de los efectos de la obesidad en otras enfermedades.

ALTO RIESGO ASOCIADO A LA OBESIDAD	MODERADO RIESGO ASOCIADO A LA OBESIDAD	LIGERO AUMENTO DEL RIESGO ASOCIADO A LA OBESIDAD
Diabetes mellitus	Artritis	Acidentes
Resistencia a la insulina	Fibromialgia	Cáncer de seno
Hipertensión	Enfermedad cardíaca	Cáncer de colon
Exceso de grasa en (parte baja)	Dolores de espalda	Defectos congénitos en los hijos
Cálculos biliares	Complicaciones quirúrgicas	Depresión
Ápnea del sueño	Enfermedad vascular periférica	Trastornos hormonales (especialmente hormonas sexuales)
Disminución del potencial aeróbico	Síndrome de ovarios poliquísticos	Infertilidad
Cáncer de riñón	Derrame cerebral	Cáncer uterino
		Aislamiento social

Chromium picolinate	200–600 mcg al día.	Reduce los antojos incontrolables de azúcar estabilizando el metabolismo de los carbohidratos simples (azúcar).
Dimethylamino-ethanol (DMAE)	Según indicaciones de la etiqueta.	Aumenta la vitalidad.
Essential fatty acids (flaxseed oil, primrose oil y salmon oil)	Según indicaciones de la etiqueta.	Todas las células del organismo los necesitan. Necesarios para controlar el apetito. Consumir con una dieta baja en grasa.
Kelp	1.000–1.500 mg al día.	Contiene un buen balance de yodo y minerales. Ayuda a perder peso.
Lecithin granules o capsules	1 cucharada 3 veces al día antes de las comidas. 1.200 mg 3 veces al día antes de las comidas.	Emulsificantes de la grasa. Descomponen la grasa para que el organismo la pueda eliminar.
Spirulina o Spiru-tein de Nature's Plus	Según indicaciones de la etiqueta, 3 veces al día. Tomar entre comidas.	Excelentes fuentes de proteína utilizable. Contienen nutrientes necesarios y estabilizan el azúcar sanguíneo. Pueden reemplazar una comida.
Vitamin C con bioflavonoids	3.000–6.000 mg al día.	Necesarios para la función normal de las glándulas. Aceleran el metabolismo cuando es lento, lo que significa que se queman más calorías.
Provechosos		
Calcium	1.500 mg al día.	Participa en la activación de la lipasa, enzima que descompone las grasas. Esto facilita la utilización de las grasas por parte del organismo.
Choline e inositol	Según indicaciones de la etiqueta.	Ayudan al organismo a quemar las grasas.
Coenzyme Q_{10} más Coenzyme A de Coenzyme-A Technologies	Según indicaciones de la etiqueta. Según indicaciones de la etiqueta.	Necesario para obtener energía.
Dehydroepiandros-terone (DHEA)	Según indicaciones de la etiqueta.	Inhibe una enzima que interviene en la producción de la grasa.
5-Hydroxy L-tryptophan (5-HTP)	Según indicaciones de la etiqueta.	Suprime el apetito. *Advertencia:* Si usted está embarazada o lactando, no debe tomar este suplemento.
Gamma-amino-butyric acid (GABA)	Según indicaciones de la etiqueta.	Reduce los antojos incontrolables y tiene propiedades antidepresivas. *Ver* AMINOÁCIDOS en la Primera Parte.
L-Arginine	500 mg de cada uno, o según indicaciones de la etiqueta. Tomar antes de acostarse con el estómago vacío, con agua o jugo. No tomar con leche. Para mejor absorción, tomar con 50 mg de vitamina B_6 y 100 mg de vitamina C.	Estos aminoácidos disminuyen la grasa corporal. *Ver* AMINOÁCIDOS en la Primera Parte.

y L-ornithine más L-lysine		*Advertencia:* Si tiene diabetes, no debe tomar estos suplementos. La arginina y la ornitina se deben tomar al mismo tiempo con la lisina.
L-Carnitine	500 mg al día.	Descompone los depósitos de grasa y ayuda a perder peso.
L-Glutamine	Según indicaciones de la etiqueta.	Disminuye los antojos incontrolables de carbohidratos.
L-Methionine	Según indicaciones de la etiqueta.	Ayuda a descomponer la grasa.
L-Phenylalanine	Según indicaciones de la etiqueta, con el estómago vacío.	Reduce el apetito y le transmite al cerebro señales de que no hay hambre. *Ver* AMINOÁCIDOS en la Primera Parte. *Advertencia:* Si está embarazada o lactando, o si sufre de ataques de pánico, diabetes, presión arterial alta o PKU, no debe tomar este suplemento.
L-Tyrosine	Según indicaciones de la etiqueta. Tomar a la hora de acostarse.	Reduce los antojos incontrolables y tiene propiedades antidepresivas. *Ver* AMINOÁCIDOS en la Primera Parte. *Advertencia:* Si está tomando algún inhibidor MAO para la depresión, no debe tomar tirosina.
Maitake extract	Según indicaciones de la etiqueta.	Ayuda a perder peso.
Multivitamin y mineral complex	Según indicaciones de la etiqueta.	La obesidad y las deficiencias nutricionales forman parte del mismo síndrome.
con potassium	99 mg al día.	Importante para la producción de energía. Los niveles de sodio y de potasio se deben encontrar en equilibrio.
Pyruvate	Según indicaciones de la etiqueta.	
Taurine	Según indicaciones de la etiqueta.	
Vitamin B complex más extra	50 mg 3 veces al día.	Necesario para la correcta digestión.
vitamin B_2 (riboflavin)	50 mg 3 veces al día.	Necesario para quemar las grasas eficazmente.
y vitamin B_3 (niacin)	50 mg 3 veces al día. No sobrepasar esta dosis.	Disminuye los antojos incontrolables de azúcar. Advertencia: si tiene algún trastorno hepático, gota o presión arterial alta, no debe tomar niacina.
y vitamin B_6 (pyridoxine)	50 mg 3 veces al día.	Estimula el metabolismo.
y vitamin B_{12}	1.000 mcg 3 veces al día.	Necesario para la adecuada digestión y absorción.
y para-aminobenzoic acid (PABA)	Según indicaciones de la etiqueta.	
Zinc	80 mg al día. No tomar más de 100 mg al día de todos los suplementos.	Aumenta la eficacia de la insulina y estimula la función inmunológica. Para mejor absorción, utilizar lozenges de zinc gluconate u OptiZinc.
más copper	3 mg al día.	Necesaria para equilibrar con el zinc.

Hierbas

- Por sus propiedades diuréticas, es beneficioso tomar té de las siguientes hierbas: alfalfa, corn silk, dandelion, raíz de gravel, horsetail, hydrangea, hyssop, berries de juniper, oat straw, perejil, seawrack, thyme, uva ursi, white ash y yarrow.
- El aloe vera mejora la digestión y purifica el tracto digestivo.
- La amla es una hierba ayurvédica que ayuda a aumentan la masa muscular y a reducir la grasa.
- El astragalus intensifica la energía y mejora la absorción de los nutrientes.

Advertencia: No utilice esta hierba cuando tenga fiebre.

- Las hierbas butcher's broom, cardamom, cayenne, cinnamon, Garcinia cambogia, ginger, té verde y semilla de mostaza son termógenas, mejoran la digestión y ayudan a metabolizar la grasa.

Advertencia: No utilice cinnamon en grandes cantidades durante el embarazo.

- Las hierbas semilla de borage, berry de hawthorn, raíz de licorice y sarsaparilla estimulan la actividad de las glándulas suprarrenales y mejoran la función tiroidea.

Advertencia: Cuando se consume en exceso, el licorice eleva la presión arterial. No utilice esta hierba todos los días durante más de siete días seguidos y evítela por completo si su presión arterial es alta.

- Las hierbas chlorella, gudmar, schizandra y suma ayudan a manejar la glucosa, la producción hormonal, a regular las neuronas y a la digestión.
- Citrin es una marca registrada de un extracto de hierbas estandarizado que se obtiene del fruto de la *Garcinia cambogia*. Se conoce también como Indian berry. Pruebas han demostrado que su uso es un método seguro y eficaz de inhibir la síntesis de los ácidos grasos del hígado. Promueve la quema de grasa corporal para su uso como combustible y suprime el apetito. También puede prevenir o ralentizar el desarrollo de la ateroesclerosis y de las enfermedades cardíacas.
- El guaraná y la nuez de la kola suprimen el apetito.
- La gotu kola ayuda a reducir la masa corporal y a estimular los procesos adrenales que facilitan el metabolismo de los carbohidratos. También aumenta la energía.
- El fennel extrae la mucosidad y la grasa del tracto intestinal, y es un supresor natural del apetito.

❑ El fenugreek es provechoso para disolver la grasa del interior del hígado.

❑ El guggul es un antiguo remedio ayurvédico de hierbas que ayuda a normalizar el colesterol en sangre y los niveles de triglicéridos. También tiene un efecto ligeramente estimulante sobre la tiroides.

❑ El Siberian ginseng ayuda a movilizar los fluidos y los nutrientes por todo el organismo, y reduce el estrés que produce adaptarse a nuevos hábitos alimentarios.

Advertencia: No utilice esta hierba si tiene hipoglicemia, presión arterial alta o algún problema cardíaco.

❑ La trifala es un remedio ayurvédico de hierbas cuyo uso prolongado rejuvenece el equilibrio glandular y estimula las hormonas tiroideas.

❑ El turmeric fortalece la digestión, aumenta la energía y limpia la sangre.

Recomendaciones

❑ No se preocupe tanto por el número de calorías que consume; preocúpese, más bien, por consumir los alimentos adecuados. Consuma una buena variedad de alimentos y rótelos. Haga comidas que incluyan un buen balance de proteínas, carbohidratos complejos y un poco de grasa. Las proteínas aumentan la tasa metabólica hasta en 30 por ciento y ayudan a equilibrar la liberación de insulina acelerando la secreción de la hormona pancreática glucagón. El glucagón inducido por las proteínas moviliza las grasas desde los tejidos en los cuales está almacenado, lo que ayuda a perder peso. Las comidas bien balanceadas ayudan a estabilizar el nivel del azúcar sanguíneo y vuelven al organismo más apto para quemar grasa corporal almacenada. Esto favorece la pérdida de peso a largo plazo.

❑ Consuma una mayor cantidad de carbohidratos complejos que también contengan proteína, como tofu, lentejas, papa asada sencilla (sin relleno, excepto vegetales), semillas de sesame, fríjol, arroz integral, granos enteros, pechuga de pavo o de pollo sin piel, y pescado de carne blanca (no consuma mariscos). Las aves y el pescado se deben asar al horno o a la parrilla y nunca se deben freír.

❑ Consuma frutas frescas y vegetales crudos en abundancia. Una comida del día debe constar por completo de vegetales y frutas. Consuma vegetales bajos en calorías, como bróculi, cabbage, zanahoria, coliflor, apio, pepino, fríjol verde, kale, lechuga, cebolla, rábano, espinaca y nabo. Entre las frutas bajas en calorías y en carbohidratos están manzana, melón cantaloupe, toronja, fresas y watermelon. Los siguientes alimentos son ricos en calorías y se deben consumir con moderación: banano, cereza, maíz, higos, uvas, guisantes, hominy, pera, piña, sweet potato, arroz blanco y batata.

❑ En lo posible, consuma crudos los alimentos. Si desea cocinarlos, áselos al horno o a la parrilla, hiérvalos o prepárelos al vapor. Nunca consuma alimentos fritos ni grasosos.

❑ Combine en su dieta una variedad de alimentos saludables, incluyendo vegetales, frutas, granos (especialmente enteros o integrales), pescado, fríjoles, semillas, nueces y productos de soya.

❑ Si toma alcohol, hágalo con moderación. El alcohol tiene muchas calorías y pocos nutrientes.

❑ Limite la ingesta de alimentos y bebidas con azúcar añadido. Los productos "fat free" y "low-fat" siguen teniendo calorías. Para dar sabor, muchos fabricantes añaden azúcar. Lea siempre la información nutricional de la etiqueta antes de comprar algo. (*Ver* la página 5 en la Primera Parte para saber cómo interpretar los datos nutricionales de la etiqueta.)

❑ Pruebe con una dieta mediterránea rica en pescados, granos enteros, fruta, nueces, vegetales y aceite de oliva, y baja en carne, lácteos y grasa poliinsaturadas.

❑ Tome todos los días entre seis y ocho vasos de líquido. Es bueno tomar tés de hierbas y agua destilada al vapor con microminerales (como el producto ConcenTrace, de Trace Minerales Research). Los líquidos producen sensación de llenura pero no engordan, y ayudan a diluir las toxinas y a eliminarlas del organismo. Los tés de hierbas mezclados con jugos de fruta sin endulzar contienen pocas calorías, llenan y hacen que uno quede satisfecho. Tome estos jugos entre comidas y cuando sienta la necesidad de consumir algo dulce. Reemplace las sodas por agua con gas mezclada con jugo de fruta.

❑ Préstele especial atención al contenido de grasa de su dieta. Un poco de grasa es necesaria, pero debe ser la correcta. Fuentes de grasas "buenas" que contienen ácidos grasos esenciales son los aguacates, las aceitunas, el aceite de oliva, las nueces y las semillas crudas, el germen de trigo y el germen de maíz. Consuma estos alimentos con moderación, es decir, no más de dos veces por semana. Elimine totalmente de su dieta las grasas saturadas. No consuma nunca grasa de origen animal, la cual se encuentra en la mantequilla, la crema, las gravies, el ice cream, la mayonesa, la carne, los aderezos cremosos y la leche whole. No consuma ningún alimento frito.

❑ Consuma con moderación los siguientes alimentos: manzana, arroz integral, trigo sarraceno, chestnuts, maíz, uvas, harina de avena, papa blanca y vegetales amarillos. Estos alimentos contienen pequeñas cantidades de ácidos grasos esenciales, pero no se deben consumir en exceso.

❑ Si ocasionalmente tiene que consumir algún snack para distraer el hambre, asegúrese de que sea sano. Buenas alternativas son:

- Palitos de apio y de zanahoria.
- Low-fat cottage cheese con salsa de manzana fresca y walnuts.
- Gelatina sin sabor preparada con jugo de fruta en vez de azúcar y agua.

• Muffins de grano entero sin azúcar.

• Popcorn recién hecho sin sal.

• Panecillos de arroz con mantequilla de nuez (excepto mantequilla de maní).

• Watermelon, fruta fresca o paletas congeladas de fruta.

• Yogur low-fat sin endulzar con granola o nueces y fruta fresca.

❑ No consuma sal, arroz blanco, productos que contengan harina blanca ni alimentos procesados. Evite los restaurantes de fast food y el junk food.

❑ No consuma productos dulces como sodas, pasteles, tortas, donuts o golosinas. Omita de su dieta todas las formas de azúcar refinado (incluidos el azúcar blanco, el azúcar moreno y el edulcorante de maíz). El azúcar promueve la liberación de insulina a, lo que activa las enzimas que facilitan el paso de la grasa del torrente sanguíneo al interior de las células de grasa.

❑ Ayune una vez al mes. (*Ver* AYUNOS en la Tercera Parte.)

❑ La spirulina ayuda a combatir la obesidad. Tómese una tableta treinta minutos antes de las comidas para rebajar el apetito. También sostiene la energía, ayuda a limpiar el organismo y a la regularidad de los movimientos intestinales.

❑ No coma antes de acostarse ni durante la noche. Los suplementos de melatonina pueden ayudarlo a controlar esto ya que, frecuentemente, los que comen de noche suelen tener deficiencias de melatonina.

❑ Para calmar el apetito, consuma wheatgrass. El wheatgrass es un alimento muy nutritivo que actúa como combustible y que ayuda al metabolismo. El kelp también es provechoso.

❑ No consuma alcohol en ninguna forma, incluidos cerveza y vino. El alcohol no sólo agrega calorías, sino que impide que la grasa almacenada se queme. Como el alcohol también afecta a la voluntad, es posible que al consumirlo usted decida comer cosas que usualmente no comería.

❑ En lugar de azúcar, utilice powdered barley malt sweetener (lo venden en los health food stores). Este edulcorante es altamente concentrado, pero no es perjudicial. Contiene solamente tres calorías por gramo (aproximadamente dos cucharaditas) y es beneficioso para las personas diabéticas o hipoglicémicas.

❑ Consuma fibra adicional todos los días. Buenas fuentes de fibra son guar gum y psyllium husks. Tómese la fibra con un buen vaso de líquido media hora antes de las comidas.

Nota: La fibra en suplemento no se debe tomar junto con otros suplementos o medicamentos.

❑ Evacúe el vientre todos los días. Para estabilizar el peso es importante mantener limpio el colon. (*Ver* LIPMIEZA DEL COLON en la Tercera Parte.)

❑ Mantenga un diario dietético para hacer seguimiento de lo que come, el contenido calórico y graso de lo que come y qué es lo que lo estimula a comer. Esto le ayudará a darse cuenta de los factores que contribuyen a sus hábitos de comida (como alergias o depresión) y a eliminarlos. Asimismo, el diario le permite saber si come demasiados alimentos de los que no son buenos. (*Ver en* ALERGIAS en la Segunda Parte.)

❑ Manténgase activo. Para quemar grasa, camine a buen paso todos los días antes del desayuno o de la cena. Acostúmbrese a utilizar las escaleras en vez del elevador. En lo posible, evite el automóvil y camine o monte en bicicleta. El ejercicio aumenta la tasa metabólica y quema calorías.

❑ Haga con regularidad ejercicio aeróbico, como caminar, correr, montar en bicicleta o nadar, y haga ejercicios para aumentar la fortaleza y la flexibilidad, como yoga o ejercicios de estiramiento. Para conservar la buena salud y controlar el peso, es mejor hacer ejercicio que una dieta excesivamente estricta. El ejercicio es la mejor manera de librar al organismo de la grasa y de mantener un buen tono muscular. Tome agua durante el ejercicio para prevenir la deshidratación y los calambres musculares.

Advertencia: Si usted es mayor de treinta y cinco años y/o ha llevado una vida sedentaria, consulte con su médico antes de empezar cualquier programa de ejercicios.

❑ Si durante algún tiempo usted ha llevado una vida sedentaria, haga ejercicio dentro del agua. Hacer ejercicios aeróbicos en el agua es excelente para las personas con sobrepeso y para aquellas a las cuales se les dificulta correr o caminar. Esto también es provechoso para las personas que sufren de artritis. Los aeróbicos acuáticos tonifican el organismo y fortalecen el corazón sin forzar las articulaciones. Empiece tomando una clase en un centro de acondicionamiento físico de su localidad o en el YMCA.

❑ Modifique sus hábitos de alimentación. Esto es sumamente importante no sólo para bajar de peso, sino para mantenerse en un peso adecuado. Empiece de la siguiente manera:

• Desayúnese siempre. El desayuno hace que el metabolismo empiece a funcionar al principio del día. Durante el día, haga cada tres a cuatro horas una comida pequeña pero muy nutritiva para mantener estable el metabolismo, sentirse satisfecho y evitar las oscilaciones fuertes del nivel del azúcar sanguíneo. Buenas opciones son una porción de 2 onzas de algún alimento proteínico (por ejemplo, fríjoles, un huevo, ave de corral) con media taza de ensalada fresca aderezada con apple cider vinegar, o media taza de vegetal al vapor con algún grano (media taza de arroz integral o una tajada de alguna clase de pan integral).

• No omita ninguna comida. Esto sólo intensifica el hambre y la necesidad urgente de comer.

• Su comida principal debe ser el almuerzo, no la cena. Algunas personas obtienen resultados excelentes absteniéndose de consumir alimentos después de las tres de la tarde.

• Cuando vaya a comer, sírvase porciones más pequeñas. Mastique despacio. Termine de comer tan pronto como deje de sentir hambre. No espere a sentirse lleno para dejar de comer.

❑ Consuma una pequeña cantidad (doscientas calorías, más o menos) de carbohidratos complejos antes de hacer una comida rica en proteína. Ésta es una buena medida para suministrarle triptófano al cerebro, lo que disminuye los antojos de comida.

❑ Si siente el impulso de comer, colóquese un cinturón apretado. Esto lo hará sentir incómodo y le recordará que usted quiere perder esa grasa que le sobra.

❑ Aprenda a aguantar el deseo intenso de comer. Esos antojos suben y bajan como las olas del mar. Cuando sienta el impulso de comer, dígase a usted mismo que puede resistir ese antojo si realmente lo desea. Luego espere diez minutos. Esto hará que usted coma de manera consciente y no compulsiva. Tenga en cuenta que la mayoría de los antojos intensos de comer sólo duran unos cuantos minutos. Trate de hacer algo para distraerse. Recuerde que la adicción a los alimentos es igual a cualquier otra adicción. El primer bocado desencadena el deseo de comer más. Si, por último, usted decide que verdaderamente quiere consumir ese alimento, entonces decida qué cantidad es conveniente y disfrútelo. Disfrútelo *de verdad*. Tome un bocado y saboréelo. Coma despacio.

❑ Trate de descubrir qué le produce esos antojos incontrolables de comer. Los antojos de sal, chocolate o azúcar pueden ser una señal de que hay un problema subyacente, como deficiencia de minerales, alergias alimentarias, hipoglicemia o hipotiroidismo. Si siente uno de esos antojos cuando está viendo televisión, apague el televisor y lea, tome un vaso grande de algún líquido o salga a caminar. Si sus antojos tienen relación con el sitio donde se encuentra, cambie de lugar. Si está en la cocina, salga, camine o arregle el jardín. Si está en un centro comercial, evite el piso donde venden comida.

❑ Si se siente siempre cansado a media mañana o a mediodía, si tiene antojos de carbohidratos y hambre a todas horas, es posible que esté consumiendo demasiados carbohidratos simples (azúcares y frutas dulces). Los carbohidratos complejos (granos enteros, fríjoles, guisantes) aportan una energía más duradera. (*Ver* Carbohidratos en NUTRICIÓN, DIETA y SALUD en la Primera Parte.) La proteína también aporta energía duradera.

❑ Cuando el cuerpo produce excesiva insulina el organismo puede responder con hinchazón y retención de agua. Esto hace casi imposible quemar la grasa. Pruebe a reducir su ingesta de carbohidratos y a aumentar el consumo de proteínas y grasa. El exceso de sodio también puede provocar retención de agua.

❑ Hágase exámenes para detectar posibles alergias a los alimentos. Amucha gente se le ha estabilizado rápidamente el peso tras eliminar de su dieta los alimentos alergénicos.

❑ No mastique chicle. Masticar chicle activa los jugos digestivos, lo que produce sensación de hambre.

❑ No vaya al supermercado cuando tenga hambre, pues se sentirá tentado a comprar alimentos prohibidos y más productos de los que necesita o de los que puede utilizar antes de que pierdan su frescura.

❑ Evite las dietas demasiado estrictas. Una dieta muy baja en calorías hace que el metabolismo se vuelva lento y, por tanto, que se queman menos calorías. Lo que debe hacer es aumentar su nivel de actividad. La actividad eleva la tasa metabólica, quema grasa y ayuda a prevenir la pérdida de músculo magro.

❑ Para que la pérdida de peso sea duradera, calcule cuántas calorías necesita diariamente multiplicando su peso por diez. Luego súmele a ese resultado 30 por ciento (aproximadamente una tercera parte). Mantenerse moderadamente activo y consumir menos de ese número de calorías hará que usted pierda peso. Ése es el número de calorías que usted puede consumir diariamente sin recuperar el peso que ha perdido.

❑ Para perder peso de manera segura y eficaz es necesario plantearse unos objetivos razonables, cambiar los hábitos alimentarios y hacer el ejercicio adecuado. Plantéese perder una o dos libras por semana consumiendo aproximadamente 300 a 500 calorías diarias menos de lo habitual. Las mujeres y los hombres con poca actividad *generalmente* necesitan consumir aproximadamente 2.000 calorías/día para mantener el peso. Los hombres y las mujeres muy activas pueden necesitar hasta 2.500 calorías/día.

Aspectos para tener en cuenta

❑ Cuando se habla de hacer dieta, muchas veces nos vienen a la mente imágenes de no comer casi nada excepto frutas y vegetales. Pero usted puede disfrutar de todo tipo de alimentos siempre que no coma excesiva grasa (especialmente grasa saturada y carne), azúcares, sal y alcohol. Debe limitar sus porciones. Además, los alimentos ricos en calorías, como galletas, tortas, papas fritas, queso, leche entera, crema, mantequilla, helado, carnes procesadas y frescas, la piel del pollo, manteca, aceite de palma, de coco, y los aceites, grasas y spreads tienen que desaparecer de la dieta.

❑ Desde el punto de vista de la aritmética, lo que se debe saber acerca del peso es que cada libra de grasa corporal equivale a tres mil quinientas calorías. Así pues, para perder una libra por semana (una meta segura y razonable), usted debe inclinar a su favor en quinientas calorías diarias la proporción entre el consumo y el gasto de calorías. Para lograrlo, usted podría, por ejemplo, perder doscientas cin-

¿Es usted adicto a los carbohidratos?

Los adictos a los carbohidratos se comportan ante ellos como los alcohólicos ante el alcohol. Cuando estos individuos consumen carbohidratos, su organismo libera una cantidad de insulina mayor de lo necesario, lo que los lleva a sentirse menos satisfechos. Esto desencadena el impulso de volver a comer. Por esta razón, los adictos a los carbohidratos terminan tratando de satisfacer su hambre comiendo más y más carbohidratos. Los individuos adictos a los carbohidratos deben limitar su ingesta de alimentos ricos en carbohidratos complejos y deben evitar *todos* los carbohidratos simples. Deben consumir todos los días dos comidas bajas en carbohidratos y deben reservar sus alimentos ricos en carbohidratos para darse una tercera comida de "recompensa". Una manera sencilla de descubrir si se ha desarrollado adicción a los carbohidratos es registrar en un diario lo que uno come, a qué horas y cómo se siente uno después.

cuenta calorías tomando un vaso de agua aromatizado con limón o con jugo de lima en vez de una lata de soda regular, o prescindiendo del queso de su sándwich del medio día. Y las doscientas cincuenta calorías restantes las podría perder caminando dos millas y media.

❑ La mejor manera de bajar de peso — y prácticamente la única de mantenerse en un peso bajo — es adoptar un estilo de vida más saludable y más activo. Un estilo de vida que incluye una dieta natural y saludable, además de ejercicio regular, no sólo contribuye a nuestra salud sino que nos hace sentir más vigorosos y disminuye nuestra probabilidad de contraer cáncer, enfermedades del corazón y derrame cerebral. Y todo esto sin dejar de perder peso. Quienes deciden hacer dietas de moda en vez de adoptar un estilo de vida saludable pueden estar seguros de que recuperarán el peso que han perdido, y aún más. Casi el 95 por ciento de quienes hacen dieta recuperan el peso perdido en el transcurso de un año y tienen que volver a hacer dieta.

❑ Es peligroso hacer dieta para las personas mayores de sesenta años, ya que puede haber malnutrición. Si quiere perder peso, haga ejercicio, no deje de comer.

❑ Las dietas de moda (*fad diets*) pueden dar algún resultado pero el hecho es que estas dietas pueden ser insanas (particularmente si salta de una dieta a otra) y, además, una vez que la acaba, normalmente el peso suele volver — acompañado de algunas libras adicionales. Gran parte de la pérdida de peso que se ofrecen algunas dietas y/o productos, se pueden atribuir a la pérdida de agua.

❑ Perder peso demasiado rápidamente puede reprimir el sistema inmunológico. Una dieta muy popular, alta en proteínas y baja en carbohidratos, es muy polémica porque puede producir un estado de *ketosis* excesiva (un proceso en el cual el organismo quema la grasa almacenada para generar energía) debido a la ausencia de carbohidratos. Esta dieta puede provocar una deficiencia peligrosa de electrolitos vitales, especialmente potasio, aumentando el riesgo de arritmias y ataques cardíacos. Algunos expertos creen que una ketosis excesiva coloca al organismo en un estado de inanición, por lo que recurre a sus propios tejidos para obtener energía y la quita a los órganos vitales. Para asegurar una buena salud, cualquier dieta que haga debe ser vigilada por un profesional de la salud y/o un nutricionista.

❑ Hacer con frecuencia dietas excesivamente estrictas no es sano y aumenta el riesgo de contraer enfermedades cardíacas. Las libras que se bajan rápidamente también tienden a recuperarse rápidamente. Esto suele elevar el nivel del colesterol y puede hacerles daño a órganos vitales. En un estudio se descubrió que la tercera parte de las personas que habían hecho dietas estrictas de quinientas calorías diarias, o menos, habían desarrollado cálculos biliares. El Framingham Heart Study, que duró catorce años, demostró que la tasa de muerte es más alta entre las personas cuyo peso varía mucho o con frecuencia. Esas personas también tienen un riesgo mayor de sufrir de enfermedad cardíaca coronaria. Ese estudio reveló que las fluctuaciones del peso conllevan el mismo riesgo de sufrir de enfermedades cardíacas y de morir prematuramente que el sobrepeso.

❑ Termogénesis es el término usado para describir el proceso por el que el cuerpo quema calorías de forma natural. Los científicos que estudian la termogénesis se centran en entender y mejorar este proceso que puede ayudar a perder peso. Muchos de los nuevos productos dirigidos a perder peso se basan en la termogénesis.

❑ Un estudio del U.S. Department of Agriculture indicó que el exceso de peso que presenta uno de cada cuatro adolescentes lo pone en alto riesgo de sufrir ataque cardíaco, derrame cerebral, cáncer de colon, gota y otros problemas de salud más adelante en la vida, sin importar si el individuo se adelgaza en la edad adulta.

❑ La American Cancer Society encontró que la gente que utiliza regularmente edulcorantes artificiales no tiende a perder, sino a ganar peso. Al parecer, esas sustancias incrementan el apetito y lentifican el proceso digestivo.

❑ Las personas con una alta proporción entre músculo y grasa tienen una tasa metabólica más alta que las personas del mismo peso con una proporción menor y, por tanto, requieren más calorías. Esto se debe a que se necesitan más calorías para mantener el tejido muscular que el tejido graso. Por otra parte, la tasa metabólica de las personas obesas tiende a ser inferior a lo normal. Infortunadamente, esto hace aún más frustrante y difícil la batalla por bajar de peso.

❑ Las calorías que se derivan de la grasa se convierten más fácilmente en carne flácida que las calorías de otras fuentes. Sólo el 3 por ciento de las calorías de la grasa se queman durante el proceso digestivo. En cambio, el 25 por ciento de las calorías provenientes de los carbohidratos complejos (frutas, vegetales, granos enteros) se queman durante la digestión.

❑ Mucha gente siente la necesidad de comer algo dulce después de las comidas; sin embargo, éste es un hábito adquirido que *se puede* romper. En muchas culturas, los alimentos dulces se reservan para ocasiones muy especiales (e, incluso, son menos dulces que la mayoría de los alimentos que los estadounidenses consumen todos los días).

❑ Preste atención a las etiquetas y esté atento ante posibles falsedades. En esta época, con una mayor conciencia de nuestra salud, muchas personas están dispuestas a pagar un poco más para comprar productos saludables. Una compañía anunciaba sus productos "sanos", muy caros, diciendo que no tenían grasa y apenas contenían calorías. Ante las quejas de varios clientes, algunos incluso ganaron peso consumiendo estos productos, la FDA inició una investigación y se descubrió que estos productos, llamados "Skinny", de Genesis II Foods, Inc., de Chicago, simplemente eran snacks normales en envoltorios y con marca diferentes. Las etiquetas de estos productos indicaban que cada porción contenía uno o dos gramos de grasa y entre 125 y 165 calorías. Sin embargo, una de las muestras empleadas en la investigación contenía ¡23.5 gramos de grasa y 411 calorías! En este caso, el propietario de la compañía fue condenado por fraude y pasó un tiempo en la cárcel. Ningún snack que coma tiene propiedades mágicas que ayuden a perder peso. Si el snack sabe demasiado rico como pare ser verdad, probablemente no lo sea.

❑ Hacer una dieta baja en grasa y alta en carbohidratos complejos *no* significa que haya que consumir alimentos insípidos. Son muchos los alimentos sanos y deliciosos que se pueden consumir. La meta es reducir la grasa total, la grasa saturada y el colesterol de la dieta, y aumentar la cantidad de carbohidratos complejos. La papa, la pasta, el pan, el maíz, el arroz y otros alimentos con alto contenido de carbohidratos complejos no son la causa de la obesidad, como algunas personas creen. Son, por el contrario, la cura. La excepción a esta regla son las personas adictas a los carbohidratos. (*Ver* ¿Es usted adicto a los carbohidratos? en la página siguiente.)

❑ Se ha demostrado que el hydroxycitric acid (HCA), una sustancia que se extrae de la corteza de la fruta del árbol *Garcinia cambogia*, es muy eficaz para manejar los problemas de peso. No sólo suprime el hambre, sino que evita que el organismo convierta en grasa las calorías de los carbohidratos al inhibir la acción de una enzima llamada ATP-citrate lyase. El HCA se consigue en suplemento y es uno de los ingredientes de diversos productos dietéticos.

❑ El gamma-linolenic acid (GLA) es un ácido graso omega-6 que estimula la capacidad metabólica del organismo para quemar grasas. El GLA es el ingrediente activo de los aceites de borage, de semilla de black currant, de flaxseed y de primrose, ayuda a controlar el metabolismo de las grasas. Concretamente, moviliza la grasa metabólicamente activa llamada tejido adiposo marrón (BAT por sus siglas en inglés). Tomar diariamente por lo menos 250 unidades internacionales de GLA ayuda a controlar el apetito.

❑ Un producto dietético que contiene muchos de los nutrientes recomendados en esta sección, además del extracto herbal HCA, es Diet Esteem Plus, de Esteem. Junto con una buena nutrición y ejercicio regular, este producto le ha ayudado a mucha gente a bajar de peso y a mantenerse.

❑ Un estudio realizado patrocinado por el U.S. Department of Agriculture, reveló que el micromineral boro puede hacer que las calorías se quemen más rápidamente. Las raisins y la cebolla son buenas fuentes de boro.

❑ En estudios con seres humanos, la hormona dehydroepiandrosterone (DHEA) ha producido pérdida de grasa corporal bloqueando la acción de una enzima conocida por su capacidad para producir tejido graso. (*Ver* TERAPIA A BASE DE DHEA en la Tercera Parte.)

❑ Investigadores han descubierto que utilizar una combinación de los aminoácidos L-ornitina, L-arginina y L-lisina. (*Ver* la tabla de Nutrientes de esta sección para conocer las dosis recomendadas) promueve la pérdida de peso. El aminoácido L-ornitina contribuye a liberar la hormona del crecimiento humano (normalmente los adultos carecen de ella), la cual quema grasa y construye músculo. Esta combinación es más eficaz cuando el cuerpo está en reposo.

Nota: Nunca tome aminoácidos que contengan L-arginina pero que carezcan de L-lisina. Una cantidad elevada de L-arginina sin L-lisina puede desequilibrar los aminoácidos y producir un episodio de fuegos (cold sores) o activar el herpes latente.

❑ En casos de obesidad extrema, ésta se puede tratar quirúrgicamente. Hay dos posibilidades: crear una pequeña bolsa en la parte superior del estómago con una pequeña abertura hacia éste; o pasar de largo el proceso digestivo mediante la creación de una bolsa pequeña conectada directamente al intestino. El objetivo es restringir la cantidad de comida que se consume. Obviamente se trata de una medida drástica. Actualmente, se están estudiando otros sistemas, como un estimulador eléctrico que proporciona una sensación de llenura.

❑ La U.S. Food and Drug Administration aprobó el uso de una grasa sintética llamada olestra para ciertos alimentos. Este producto es un compuesto sintético de ácidos grasos y azúcar, y no aporta calorías porque el organismo no lo absorbe ni lo digiere. No obstante, por este mismo motivo puede ocasionar indigestión, gases y diarrea, así como pérdidas intestinales. Algunos científicos se muestran preocupados por la seguridad que brinda este producto, pues podría inhibir la absorción de vitaminas solubles en grasa que son necesarias para el organismo. La FDA impuso una advertencia en las etiquetas de productos que contienen olestra que decía: "Olestra inhibe la absorción de algunas vitaminas y otros nutrientes. Se ha añadido vitamina A, D, E y K". Si está usted tratando de equilibrar su ingesta de vitaminas de acuerdo con un plan terapéutico, lo más recomendable es que no tome alimentos con olestra. De todos modos, la mayoría de los productos con olestra son del tipo snack, productos que cualquier dieta inteligente debería evitar.

❑ Los médicos disponen actualmente de muchas opciones para prescribir contra la obesidad. Todos estos medicamentos tienen efectos secundarios potencialmente peligrosos. Si está usted pensando en tomar medicación para perder peso, siempre investigue los medicamentos disponibles en el mercado y hable con su médico sobre sus posibles efectos.

❑ Hay muchos productos nutricionales en el mercado que pueden ayudar a reducir el peso. Esto son algunos de ellos:

- Calorad 2000, de Enhanced Fitness. Un suplemento líquido diseñado para ayudar al cuerpo a perder la grasa sin perder el músculo magro. El principal ingrediente es hydrolyzed collagen. El resto de ingredientes se extraen de plantas.
- Cellasene, Rexall Sundown. Producto de hierbas dirigido a reducir la aparición de celulitis. Entre sus ingredientes están el extracto de grape seed y de sweet clover, bladderwrack y ginkgo.
- Cell-U-Lite, de Växa International. Diseñado para combatir la celulitis.
- Cellu Rid, de BioTech Corporation. Producto de hierbas dirigido a reducir la aparición de celulitis. Entre sus ingredientes están kelp, uva ursi, juniper berries, lecithin, milk thistle y cayenne.
- Cravex, de Natrol. Contiene la hierba *Gimnema sylvestre*, chromium picolinate, L-glutamine y otros nutrientes dirigidos a reducir los antojos de comida, especialmente de dulces.
- Diamond Trim, de Diamong-Herpanacine Associates. Dirigida a ayudar al apetito, reducir los antojos, purificar el organismo, quemar calorías y aumentar la energía.
- Diet Chrome-Care, de Bluebonnet Nutrition Corporation. Inhibe la síntesis de las grasas y el colesterol. Este producto combina L-carnitine, CitriMax (marca registrada de un extracto de *Garcinia cambogia* y chromium picolinate).
- Diet System 6 Cellulite Removal Program, de Omni Nutraceuticals. Producto de hierbas dirigido a reducir la aparición de la celulitis. Entre sus ingredientes están gotu kola, horsetail, ginkgo, hore chestnut y hawthorn. Ayuda a reducir la retención de agua.
- Tonalin 1000-CLA y Tonalin 750-CLA, de Natrol. Dirigido a promover la pérdida de grasa corporal sin perder músculo, y a aumentar la energía. El ingrediente principal es ácido linoleico conjugado (*conjugated linoleic acid*, CLA).

OÍDO DE NADADOR

Ver en INFECCIONES DE LOS OÍDOS.

OÍDO, PÉRDIDA DEL

Ver PÉRDIDA DE AUDICIÓN.

OÍDOS, INFECCIONES DE LOS

Ver INFECCIONES DE LOS OÍDOS.

OJOS, ENROJECIMIENTO DE LOS

Ver Ojos inyectados de sangre en PROBLEMAS OCULARES.

OJOS, PROBLEMAS DE LOS

Ver PROBLEMAS OCULARES.

OJOS, SECRECIÓN EN LOS

Ver Secreción ocular en PROBLEMAS OCULARES.

OJOS, SEQUEDAD DE LOS

Ver Sequedad ocular en PROBLEMAS OCULARES.

ORAL THRUSH

Ver en CANDIDIASIS, INFECCIONES POR HONGOS.

ORZUELOS

Ver en PROBLEMAS OCULARES.

OSTEOARTRITIS

Ver en ARTRITIS.

OSTEOMALACIA

Ver RAQUITISMO/OSTEOMALACIA.

OSTEOPOROSIS

La osteoporosis es una enfermedad progresiva en la cual los huesos se vuelvan cada vez más frágiles, lo que produce cambios de postura y vuelve al paciente sumamente susceptible a las fracturas óseas. La palabra *osteoporosis*, que se deriva del latín, significa literalmente "huesos porosos". Debido a las diferencias fisiológicas, nutricionales y hormonales que existen entre los hombres y las mujeres, la osteoporosis afecta primordialmente a las mujeres. Sin embargo, los hombres también sufren pérdida ósea, frecuentemente como efecto secundario de ciertas medicinas, como las empleadas en la quimioterapia, la hormona tiroides, corticosteroides y anticonvulsivos, así como otras dolencias. En Estados Unidos, la mitad de todas las mujeres y el 25 por ciento de los hombres entre los veinticinco y los setenta y cinco años muestran alguna señal de osteopenia (baja masa ósea) o de osteoporosis.

La masa ósea se va renovando constantemente. Las células llamadas osteoblastos son las responsables de generar los huesos, y son otras células llamadas osteoclastos las que eliminan el hueso viejo a medida que sus minerales se absorben por otras partes del cuerpo. Si los osteoclatos descomponen la masa ósea más rápido de lo que se reemplaza, el hueso se hace menos denso y más propenso a romperse con facilidad. Los huesos generalmente alcanzan su punto máximo de fortaleza hacia los treinta años. Después, empiezan a declinar. En las mujeres el proceso se acelera con la menopausia. Si no se ha acumulado suficiente masa ósea durante la niñez, adolescencia y madurez, o si se ha perdido demasiado rápidamente en años posteriores, hay un mayor riesgo de osteoporosis.

Para diagnosticar la osteoporosis hay que medir la densidad de los huesos. Los criterios a seguir son los establecidos por la Organización Mundial de la Salud y se han obtenido midiendo la masa ósea de personas que no han tenido fracturas relacionadas con una baja masa. La medida estándar es, por tanto, la densidad ósea de una mujer premenopáusica de treinta años. El baremo que se utiliza se denomina T-score o desviación estándar (SD, en inglés). Los T-scores menores de 1 SD indican un riesgo de fractura bajo. Un T-score entre 1 y 2 se considera que anuncia osteopenia, mientras que T-scores con una desviación de la medida estándar superior a 2,5 supone que existe osteoporosis. Pero no sólo se usan los T-scores para determinar el riesgo de fractura. Las mujeres pesadas tienen menos riesgo de fracturarse un hueso en una caída que las mujeres delgadas; las mujeres que toman medicamentos que pueden afectar al equilibrio son más propensa a caerse y romperse un hueso. De modo que dos mujeres con el mismo T-score pueden tener riesgos de fractura distintos.

Por tanto, aunque se puede diagnosticar a muchas mujeres como enfermas de osteoporosis, muchas no sienten ningún efecto. El T-score se basa en una comparación con los huesos de una mujer de treinta años, por lo que el listón queda muy alto. Además, se puede tener osteoporosis en una parte del esqueleto pero no en otra. La columna y las caderas son las zonas más delicadas porque cuando se produce una fractura de cadera, por ejemplo, en una persona mayor, la curación lleva mucho tiempo. Asimismo, la osteoporosis de la columna puede provocar pérdida de altura y curvatura de la espina dorsal. Actualmente hay técnicas de diagnóstico precoz que permiten tratar antes de que se produzca ninguna fractura, y muchas personas descubren que tienen osteoporosis antes de romperse nada. La osteoporosis no es curable, pero hay diversos métodos que pueden frenar su avance.

Mucha gente cree que la causa de la osteoporosis es solamente la deficiencia de calcio en la dieta y que, por tanto, se puede remediar tomando suplementos de este mineral. Esta creencia es incorrecta. Lo realmente importante parece ser la manera en que el calcio es absorbido por el cuerpo, no necesariamente la cantidad consumida. También es importante el *tipo* de calcio. Aun cuando tomar suplementos de calcio es importante, en el manejo de la osteoporosis intervienen otros factores. El equilibrio correcto de las vitaminas C, D, E y K desempeña un papel vital en la lucha contra esta enfermedad, al igual que las proteínas y la regulación de la cantidad de algunos minerales, como magnesio, boro, potasio y ácido fólico. Hay un cierto debate sobre la osteoporosis y el papel de las proteínas en la dieta. Algunas investigaciones indican que consumir grandes cantidades de proteína puede provocar un desequilibrio ácido en el cuerpo. En este caso, el organismo contraataca liberando minerales del hueso, como el calcio. Un punto de vista contrario es el que alega que el consumo de proteína aumenta la producción de un factor de crecimiento parecido a la insulina denomina IGF-1, responsable de mantener la fortaleza muscular y de los huesos.

En los Estados Unidos hay 25 millones de personas (80 por ciento son mujeres) afectadas por osteoporosis. Esta enfermedad puede aparecer a cualquier edad y es responsable de más de 1.5 millones de fracturas anualmente, entre ellas 300.000 fracturas de cadera, 700.000 fracturas vertebrales, 250.000 de muñeca y más de 300.000 en otros puntos del cuerpo. Los hospitales y residencias para ancianos de los Estados Unidos se gastan al año unos 14.000 millones de dólares cada año en costos relacionados directamente con la osteoporosis y otras fracturas relacionadas con ella.

Hay tres clases básicas de osteoporosis. Se cree que la tipo I se debe a cambios hormonales, en particular a la pérdida de estrógeno, factor que acelera la pérdida de minerales de los huesos. La osteoporosis tipo II se asocia con deficiencias dietéticas, en especial con la falta de cantidades adecuadas de calcio y de vitamina D, que es necesaria para la absorción del calcio. La tipo III aparece en mujeres y hombres de cualquier edad, y viene causada por los medicamentos que se toman para combatir otras enfermedades no relacionadas con la osteoporosis. Muchas mujeres creen equivocadamente que la osteoporosis es un problema del cual sólo se tienen que ocupar después de la menopausia. Sin embargo, se ha comprobado que la osteoporosis a menudo comienza temprano en la vida y que no es estrictamente un problema de la etapa posmenopáusica. Pese a que la pérdida de hueso se acelera después de la menopausia como resultado del descenso del nivel del estrógeno, la pérdida de hueso empieza antes de la menopausia.

Se sabe que varios factores influyen en el riesgo de desarrollar osteoporosis. El primero, y probablemente el más importante, es el nivel máximo de masa ósea alcanzado en la edad adulta. Para comenzar, cuanto más grandes y más densos son los huesos, tanto menor es el impacto de la pérdida de hueso. Esto quiere decir que las mujeres de baja estatura y de huesos delgados tienen más motivos de preocupación que las mujeres de constitución más grande y de huesos más pesados. Al parecer, la raza y la etnia tienen mucho que ver. Las mujeres de ascendencia asiática y europea del norte tienen más probabilidades de desarrollar osteoporosis, mientras que las mujeres de ascendencia africana tienen menos probabilidades de verse afectadas por esta enfermedad.

Además de lo anterior, también son importantes los hábitos dietéticos y el estilo de vida. Aunque una insuficiente ingesta de calcio influye en la osteoporosis, de igual importancia son otras prácticas dietéticas que afectan al metabolismo del calcio. La cafeína, el alcohol y muchos medicamentos parecen tener un efecto negativo sobre la absorción del calcio. La densidad de los huesos también depende del ejercicio. Cuando el cuerpo hace algún ejercicio en el que recibe peso (como caminar) responde depositando minerales en los huesos, especialmente los de las piernas, caderas y la columna vertebral . En cambio, la falta de ejercicio regular acelera la pérdida de masa ósea. Otros factores que aumentan la probabilidad de desarrollar osteoporosis son fumar, inicio tardío de la pubertad, inicio temprano de la menopausia (natural o inducida artificialmente), antecedentes familiares de la enfermedad, hipertiroidismo, enfermedad hepática o renal crónica y uso prolongado de corticosteroides, anticoagulantes y medicamentos anticonvulsivos.

Las dosis recomendadas a continuación son para adultos.

Nutrientes

SUPLEMENTOS	DOSIS SUGERIDAS	COMENTARIOS
Esenciales		
Bone Defense de KAL	Según indicaciones de la etiqueta.	Contiene calcio, magnesio, fósforo y otros importantes nutrientes que fortalecen los huesos.
o Bone Support de Synergy Plus	Según indicaciones de la etiqueta.	Este complejo contiene muchos de los nutrientes mencionados en esta sección.
o Calctite Hi-Strength de Metagenics	Según indicaciones de la etiqueta.	Promueve la salud de los huesos y es eficaz para disminuir el riesgo de osteoporosis.
o JCTH de Right Foods	Según indicaciones de la etiqueta.	Una fórmula que contiene casi todos los nutrientes mencionados en esta sección.
u Osteo-B-Plus de Biotics Research	Según indicaciones de la etiqueta.	Contiene calcio, magnesio, cinc y otras vitaminas y minerales.
Boron	3 mg al día. No sobrepasar esta dosis.	Mejora la absorción del calcio. *Nota:* Si está tomando algún complejo que contenga boro, absténgase de tomar este suplemento.
Calcium	Mujeres de menos de 50 años de edad y los hombres menos de 65 años: 1.200 mg al día. Mujeres de más de 50 años de edad y los hombres más de 65 años: 1.500–2.000 mg al día.	Necesario para la fortaleza de los huesos. Utilizar una variedad chelate. Puede ser necesario aplicar en inyección (con supervisión médica).
Copper	3 mg al día.	Ayuda a la formación de hueso.
Floradix Iron + Herbs de Salus Haus	Según indicaciones de la etiqueta.	Proporciona hierro orgánico y otros nutrientes necesarios para una salud óptima.
Glucosamine más chondroitin	Según indicaciones de la etiqueta.	Nutrientes necesarios para el desarrollo de los huesos y del tejido conectivo.
Magnesium	1.000 mg al día.	Importante para la absorción del calcio.
Phosphorus	Según indicaciones de la etiqueta.	
Silica	Según indicaciones de la etiqueta.	Proporciona silicio, provechoso para la utilización del calcio y para la fortaleza de los huesos.
Soy isoflavones	Según indicaciones de la etiqueta.	
Ultra Osteo Synergy de American Biologics	Según indicaciones de la etiqueta.	Apoya la renovación ósea.
Vitamin B complex	Según indicaciones de la etiqueta.	Proporciona fuerza a la proteína en el tejido óseo. Promueve la producción de progesterona.
más extra vitamin B_6 (pyridoxine)	200 mg al día. No sobrepasar este dosis.	
y vitamin B_{12}	1.000–2.000 mcg al día.	
Vitamin D_3	Según indicaciones de la etiqueta.	Ayuda a la absorción del calcio.
Vitamin K	Según indicaciones de la etiqueta.	Esencial para la producción de la proteína ósea.
Muy importantes		
L-Lysine y L-arginine	Según indicaciones de la etiqueta. con el estómago vacío. Tomar con agua o jugo. No tomar con leche. Para mejor absorción, tomar con 50 mg de vitamina B_6 y 100 mg de vitamina C.	Ayudan a la absorción del calcio. Provechosos para la fortaleza del tejido conectivo. *Ver* AMINOÁCIDOS en la Primera Parte.
Methylsulfonylmethane (MSM) (MSM with Glucosamine del American Council for Natural Pain Relief u OptiMSM de Cardinal Nutrition)	Según indicaciones de la etiqueta. No sobrepasar la dosis recomendada.	

Calcio y osteoporosis

Los habitantes de Estados Unidos consumen per cápita más productos lácteos y otros alimentos ricos en calcio que los habitantes de cualesquiera otras dos naciones combinadas. En Estados Unidos tenemos, incluso, jugo de naranja y antiácidos fortificados con calcio. Sin embargo, en comparación con nuestros abuelos, consumidos menos alimentos que estimulan el desarrollo óseo, ingerimos menos calcio y hacemos menos ejercicio. Al mismo tiempo, consumimos más proteína de origen animal y alimentos que contienen fosfatos, como bebidas gaseosas. Por tanto, no debe sorprender que también tengamos las tasas más altas del mundo de osteoporosis y de fracturas óseas entre la gente mayor. Obviamente, no sólo debemos consumir una cantidad más alta de los alimentos correctos, sino también más suplementos de alta calidad.

Si depende usted de su dieta para recibir el calcio que necesita, es bueno que sepa que una taza de yogurt low-fat contiene unos 300 miligramos de calcio y que una taza de bróculi aporta 180 miligramos. Los vegetales verdes, las sardinas, el salmón (incluyendo los huesos), los fríjoles y las almendras también son ricos en calcio. Además de aportar este mineral es preciso que su dieta esté equilibrada con la cantidad adecuada de vitaminas y minerales para permitir que el calcio se absorba y sea usado por el hueso. Entre estos están el magnesio, potasio y la vitamina K. El magnesio y el potasio se encuentran en todas las frutas y vegetales. La vitamina K se encuentra en los vegetales verdes hojosos como el bróculi, collard greeens, kale y espinaca. Si se da cuenta de que no recibe las cantidades necesarias de minerales y vitaminas a través de la dieta es recomendable que considere tomar suplementos.

Las farmacias y los health food stores venden una cantidad increíble de suplementos de vitaminas y minerales de muchísimas marcas y en muchísimas presentaciones. Sin embargo, siguen presentándose diferencias nutricionales significativas entre los diversos suplementos que se consiguen en el comercio. Tratándose de calcio, el número que trae la etiqueta no refleja necesariamente la cantidad de calcio que podemos esperar que nuestro organismo absorba. Por ejemplo, si la etiqueta del producto dice "calcium lactate 600 milligrams", esto puede significar que cada tableta pesa 600 miligramos, pero de los 600 miligramos de calcium lactate, sólo 60 miligramos son en realidad calcio listo para ser absorbido. Esto se debe a que los minerales en estado puro no pueden convertirse en tabletas; deben ser combinados con otra u otras sustancias para formar un compuesto estable. En el caso del calcium lactate, el compuesto consiste en calcio más ácido láctico. La información importante es la cantidad de *elemental calcium* (calcio elemental) que el suplemento contiene. Es este tipo de calcio el que absorbe el organismo. También es posible que haya suplementos que contengan cantidades importantes de calcio, pero en una forma no absorbible, o no absorbible correctamente por el cuerpo. Las letras USP (U.S. Pharmacopeia) en la etiqueta indican que el producto cumple con los estándares de absorción.

Estas son algunas de las variantes más comunes de calcio que se encuentran en los suplementos:

- *Calcium carbonate.* Contiene normalmente un porcentaje elevado de calcio elemental, pero el cuerpo no lo absorbe con facilidad. Contiene un 40 por ciento de calcio elemental por peso.
- *Calcium citrate.* El organismo lo absorbe con facilidad. Sin embargo, muchos productos de calcium citrate contienen cantidades menores de calcio elemental. Se puede tomar si su estómago tiene un bajo nivel de ácidos, algo común en las mujeres después de la menopausia y en las personas que toman antiácidos. Este tipo de suplemento contiene un 21 por ciento de calcio por peso.
- *Calcium gluconate.* Contiene un 9 por ciento de calcio elemental. A veces causa diarrea y náuseas.
- *Calcium lactate.* Contiene un 13 por ciento de *elemental calcium* junto con ácido láctico.
- *Calcium lactate gluconate.* Contiene un 13 por ciento de calcio elemental.
- *Calcium phosphate.* Además de calcio contiene fósforo y vitamina D. Esto ayuda al cuerpo a absorber el calcio. Este tipo de suplemento contiene un 30 por ciento de calcio elemental. (Tums contiene calcium phosphate).

En el caso de los hombres, los problemas con el calcio parecen ser más complejos que lo que se pensaba. Las investigaciones realizadas a lo largo de diez años en el marco del estudio Physicians' Health Study (el grupo que descubrió el efecto de la aspirina sobre el riesgo de ataque al corazón) descubrió que los hombres que consumían dos porciones y media de productos lácteos al día tenían un 30 por ciento más probabilidades de sufrir cáncer de próstata que el resto. Se sabe que el calcio reduce los niveles corporales de 1,25-dihydroxy vitamin D. Esta es la forma más activa de vitamina D y no es el mismo tipo de vitamina D que a veces se añade a la leche. La presencia de bajos niveles de esta vitamina podría proteger a los hombres del cáncer de próstata. En un estudio anterior, el mismo grupo de investigadores encontró que los hombres que consumían grandes cantidades de lácteos tenían un 70 por ciento más de probabilidades de contraer cáncer de próstata y que los suplementos de calcio aumentan el riesgo de este cáncer en un 30 por ciento.

Si usted tiene dudas sobre sus tabletas de calcio, puede hacer una prueba en su hogar para determinar si el suplemento se disuelve fácilmente en su organismo. Coloque una tableta en una taza de vinagre y remuévala cada cierto número de minutos. La tableta debe estar completamente disuelta media hora más tarde. Si no lo está, tampoco se disolverá en su estómago y usted debe cambiar de suplemento.

Multienzyme complex con betaine hydrochloride (HCl) más proteolytic enzymes	Según indicaciones de la etiqueta. Tomar con las comidas. Según indicaciones de la etiqueta. Tomar entre comidas.	Necesarios para la correcta absorción del calcio y de todos los nutrientes.
Vitamin A con mixed carotenoids y vitamin E	25.000 UI al día. Si está embarazada, no sobrepasar 10.000 UI al día. 200 UI al día.	Importantes para retardar el proceso de envejecimiento. Para facilitar la asimilación, utilizar en emulsión. Use d-alpha-tocopherol.
Zinc más copper	50 mg al día. No tomar más de 100 mg al día de todos los suplementos. 3 mg al día.	Importante para la absorción del calcio y para la función inmunológica. Para mejor absorción, utilizar lozenges de zinc gluconate u OptiZinc. Necesaria para equilibrar con el cinc.
Provechosos		
Chromium picolinate	400–600 mcg al día.	Aumenta la eficacia de la insulina, lo que favorece la densidad de los huesos.
DL-Phenylalanine (DLPA)	Según indicaciones de la etiqueta, con el estómago vacío. Tomar con agua o jugo. No tomar con leche. Para mejor absorción, tomar con 50 mg de vitamina B_6 y 3.000 mg de vitamina C.	Alivia el dolor de los huesos. *Ver* AMINOÁCIDOS en la Primera parte. *Advertencia:* Si sufre de ataques de pánico, diabetes, presión arterial alta o PKU, no debe tomar este suplemento.
Kelp	2.000–3.000 mg al día.	Rica fuente de importantes minerales.
Manganese	Según indicaciones de la etiqueta. No tomar junto con calcio.	Vital para el metabolismo de los minerales.
Multivitamin y mineral complex	Según indicaciones de la etiqueta.	Proporciona minerales esenciales. Utilizar una fórmula high-potency.
Trace mineral complex (Trace Supreme de International Health Products)	Según indicaciones de la etiqueta.	
Vitamin C con bioflavonoids	3.000 mg o más al día.	Importante para la formación de colágeno y de tejido conectivo.

Hierbas

❑ El feverfew sirve para aliviar el dolor y es antiinflamatorio.

Advertencia: No utilice esta hierba durante el embarazo.

❑ Para fortalecer los huesos son beneficiosas las hierbas alfalfa, barley grass, black cohosh, boneset, raíz de dandelion, nettle, perejil, raíz de poke, rose hips y yucca.

Advertencia: No utilice boneset todos los días durante más de una semana, porque consumirla durante períodos largos puede causar toxicidad.

❑ El horsetail y el oat straw contienen sílice, que le ayuda al organismo a absorber el calcio.

❑ Las isoflavonas de red clover pueden imitar los efectos del estrógeno porque ralentizan el proceso degenerativo de la masa ósea.

❑ Hierbas comunes como el sage, rosemary y thyme pueden inhibir la descomposición ósea que lleva a la osteoporosis.

Recomendaciones

❑ Consuma abundantes alimentos ricos en calcio y en vitamina D. Buenas fuentes de calcio de fácil asimilación son bróculi, chestnuts, almejas, hojas de dandelion, la mayoría de los vegetales hojosos de color verde, flounder, hazelnuts, kale, kelp, molasses, oats, ostras, salmón, sardinas (con los huesos), vegetales marinos, semillas de sesame, langostinos, soya, tahini (mantequilla de sesame), tofu, hojas de nabo y germen de trigo.

❑ Consuma los granos enteros y los alimentos ricos en calcio en distintos momentos. Los granos enteros contienen una sustancia que se une al calcio e impide que este mineral se absorba. Tome el calcio a la hora de acostarse, pues se absorbe mejor y ayuda a dormir bien.

❑ Incluya en su dieta ajo, cebolla y huevos (si su colesterol no es demasiado alto). Estos alimentos contienen azufre, que es necesario para tener huesos saludables.

❑ Si está usted pasando la menopausia o ya la ha pasado, incluya en su dieta muchos productos de soya. La soya es rica en fitoestrógenos, los cuales pueden, hasta cierto punto, complementar el estrógeno natural del cuerpo si éste no produce lo suficiente. Esto es muy importante en la osteoporosis. La falta de estrógeno esta muy relacionada con esta enfermedad.

❑ Evite los alimentos y las bebidas que contienen fosfatos, como las bebidas gaseosas y el alcohol. Evite también el alcohol, cigarrillos, el azúcar y la sal. Disminuya su consumo de frutas cítricas y de tomate, ya que pueden inhibir la absorción del calcio.

❑ Evite los alimentos con levadura. La levadura es rica en fósforo, que compite con el calcio por ser absorbido por el organismo.

❑ Si usted es mayor de cincuenta y cinco años, incluya en su régimen diario algún suplemento de calcium lactate (si no es alérgico a la leche) o de calcium phosphate, así como también algún suplemento de hydrochloric acid (HCI). Para que el calcio se absorba, en el estómago tiene que haber cantidades adecuadas de vitamina D y de HCI. Por lo regular, la gente de edad avanzada no tiene suficiente ácido estomacal.

❑ Si usted está tomando hormona tiroidea o algún medicamento anticoagulante, aumente su ingesta de calcio por lo menos en un 25 a un 50 por ciento.

❑ La vitamina K_1, que se encuentra en los vegetales verdes hojosos como el kale, los verdes cocinados, espinaca, coles de Bruselas, bróculi, espárrago y algunas clases de lechugas, retrasa la pérdida ósea.

❑ Si usted está tomando algún diurético, consulte con su médico antes de empezar a tomar suplementos de calcio y de vitamina D. Los diuréticos tipo thiazide aumentan los niveles sanguíneos de calcio, y se pueden presentar complicaciones cuando se toman junto con suplementos de calcio y de vitamina D. Sin embargo, otra clase de diuréticos aumentan los requerimientos de calcio.

❑ Manténgase activo y haga ejercicio con regularidad. La falta de ejercicio puede dar lugar a la pérdida de calcio, pero esto se puede revertir haciendo ejercicio de manera razonable. Caminar es quizás el mejor ejercicio para preservar la masa ósea.

Aspectos para tener en cuenta

❑ Según un informe presentado en una reunión de la American Chemical Society en Anaheim, California, el manganeso podría ayudar a prevenir la osteoporosis. El biólogo Paul Saltman, de la Universidad de California en San Diego, encontró que ratas cuya dieta era baja en manganeso presentaban porosidad en los huesos.

❑ Una buena opción para las personas que tienen dificultades para tragar píldoras es Osteo Solutions, de Neways, un suplemento líquido de calcio y magnesio.

❑ Tanto los hombres como las mujeres pierden hueso lentamente a medida que envejecen. A lo largo de toda su vida la mujer puede perder entre el 30 y el 50 por ciento del espesor del área cortical de sus huesos.

❑ Según un estudio, las mujeres mayores de sesenta y cuatro años con niveles bajos de vitamina B_{12} (menos de 280 pg/ml) son más propensas a la osteoporosis.

❑ Un estudio dirigido por *The Journal of Clinical Nutrition* informó que las mujeres vegetarianas pierden una cantidad significativamente menor de hueso que las mujeres que consumen carne. La soya, los guisantes y las lenteja aportan proteínas y son ricos en calcio, como lo son los vegetales verdes. Asimismo, contienen abundantes cantidades de otras vitaminas y minerales.

❑ El síndrome de Klinefelter causa una disminución en los niveles de testosterona en los hombres y conduce a la osteoporosis.

❑ Un estudio publicado en la revista médica *Journal of the American Medical Association* reveló que las personas de edad avanzada que toman tranquilizantes sufren 70 por ciento más fracturas de cadera que las personas de su misma edad que no toman este tipo de medicamentos. Con frecuencia, las medicinas afectan al equilibrio. Hable con su médico sobre este efecto secundario antes de tomar cualquier medicamento.

❑ Según un estudio, se habría identificado una conexión entre la osteoporosis y altos niveles sanguíneos del aminoácido homocisteína. La homocisteína participa en el metabolismo de la metionina, y normalmente se recicla como metionina o se convierte en cisteína dentro del organismo. Altos niveles de esta sustancia resultan en un mayor riesgo de enfermedad cardíaca y derrames cerebrales.

❑ La cafeína se ha asociado con la pérdida de calcio. En un estudio, adultos que recibieron 300 miligramos de cafeína eliminaron en la orina una cantidad de calcio mayor de lo normal. Otro estudio reveló que, en las mujeres, la cafeína se relaciona con disminución de la concentración mineral de los huesos.

❑ Las bebidas carbonatadas contienen grandes cantidades de fosfatos. Los fosfatos hacen que el organismo elimine calcio junto con ellos, incluso si para lograrlo el calcio se debe extraer de los huesos.

❑ Es común que se produzca desintegración de los huesos, con dolor en las caderas, parte baja de la espalda o piernas y fracturas vertebrales (normalmente afectan a personas mayores de cincuenta años).

❑ A veces se puede realizar un procedimiento llamado *balloon kyphoplasty*, que consiste en insertar en la fractura vertebral un globo, inflarlo e inyectarlo con cemento óseo. Este tratamiento puede ofrecer apoyo y mitigar el dolor en la gente con algunas fracturas de la columna.

❑ Se ha comprobado que el sodium fluoride, anteriormente considerado provechoso para reconstruir hueso, es ineficaz para tratar la osteoporosis. Aun cuando el sodium fluoride sí aumenta la masa ósea en la columna vertebral, ese hueso no es de buena calidad. En una investigación realizada por la Mayo Clinic de Rochester, Minnesota, la probabilidad de sufrir fractura de brazo, fémur o cadera fue tres veces más alta en las mujeres que tomaron sodium fluoride que en las que tomaron un placebo. Algunas de las mujeres que participaron en ese estudio también presentaron dolor inusual en la parte inferior de las piernas, quizás a causa de fracturas por esfuerzo.

❑ A las personas que tienen osteoporosis a veces se les prescriben medicamentos como estos:

- Alendronate (Fosamax). Un tipo de medicamento conocido como biofosfonato. Inhibe la reabsorción del hueso.
- Calcitonin (se consigue con los nombres comerciales de Calcimar, Cibacalcin y Miacalcin). Sólo se puede comprar con prescripción médica. Al parecer el calcitonin previene la pérdida adicional de masa ósea en el 70 por ciento de las personas que lo toman. Quienes sufren o han sufrido de cálculos renales no deben utilizar esta droga.
- Raloxifene (Evista). Un modulador selectivo de los receptores de estrógeno (SERM, por sus siglas en inglés). Actúa como un estrógeno en algunos aspectos, aunque no lo sea.
- Teriparatide. Opera aumentando la acción de los osteoblastos, las células que forman los huesos. Esto hace que

los huesos ganen en densidad y en resistencia ante las fracturas.

- Todos estos medicamentos tienen efectos secundarios potenciales y no siempre son adecuados para todos. Si la masa ósea sigue bajando después de estar dos años en medicación, los médicos normalmente prescriben otra.
- Frecuentemente se prescribe una terapia de reemplazo hormonal, aunque este tratamiento conlleva diversos riesgos. Antes de decidirse a seguirlo debería asegurarse de que los beneficios superan los riesgos. (*Ver* Hormonas, terapia hormonal y menopausia en la página 713).
- El alendronate está siendo probado actualmente para la osteoporosis masculina.
- Cuando la osteoporosis es inducida por haber tomado corticosteroides contra una enfermedad importante como la artritis, parece ser que los tratamientos con biofosfonatos previenen la pérdida ósea.
- Dos hormonas cuya producción declina progresivamente con la edad son dehydroepiandrosterone (DHEA) y human growth hormone (HGH). Investigaciones sugieren que tomar suplementos de cualquiera de estas hormonas podría aumentar la fortaleza de los huesos y serviría para el tratamiento de la osteoporosis. (*Ver* TERAPIA A BASE DE DHEA y TERAPIA CON HORMONA DEL CRECIMIENTO en la Tercera Parte.)
- Estudios llevados a cabo por la Organización Mundial de la Salud han llegado a la conclusión de que las personas que reciben suplementos de proteínas se recuperan antes de las fracturas de cadera que aquellos no los toman. Además, han descubierto que quienes toman suplementos tienen menos probabilidades de sufrir una fractura de cadera.
- Un estudio publicado en marzo de 2000 en *The Journal of Family Practice* encontró que tomar vitamina C puede ayudar a prevenir el dolor nervioso luego de una fractura.
- Las pruebas para determinar si hay pérdida ósea son fáciles y no invasivas. Probablemente el método más confiable sea la absorciometría de rayos-X de doble energía (DEXA por sus siglas en inglés). La exposición a la radiación en esta prueba es menor que en otros métodos. Otro test llamado collagen cross-linked N-telopeptide (NTx) es especialmente útil para las mujeres, ya que muestra la rapidez con que se pierde masa ósea. Se hace con una muestra de orina.
- *Ver también* RAQUITISMO/OSTEOMALACIA en la Segunda Parte.

PAGET, ENFERMEDAD ÓSEA DE

Ver ENFERMEDAD ÓSEA DE PAGET.

PANCREATITIS

La pancreatitis es la inflamación del páncreas, una glándula en forma folicular de unas cinco o seis pulgadas de largo, ubicada detrás de la parte inferior del estómago y que se extiende hacia el bazo y el riñón izquierdo. Tiene dos funciones principales, producir enzimas digestivas que descomponen las proteínas, la grasa y los carbohidratos en el intestino delgado; y liberar las hormonas glucógeno e insulina, encargadas de regular el azúcar de la sangre. El páncreas puede inflamarse si se acumulan las enzimas digestivas en su interior y comienzan a atacarlo.

La pancreatitis puede ser aguda o crónica. En el 80 por ciento de los casos, la pancreatitis aguda se debe al consumo excesivo de alcohol o a la aparición de cálculos renales. Esta dolencia también puede surgir a consecuencia de una infección (como la hepatitis A o D, o el virus de Epstein-Barr) o el uso de ciertos medicamentos (como divalproex [Depakote], usado para la prevención de ataques convulsivos y el tratamiento de los trastornos bipolares; azathioprine [Imuran], empleado a veces para la artritis reumatoide; y 6-MP, una agente usado en la quimioterapia contra el cáncer). En casos raros, la pancreatitis aguda puede venir provocada por lesiones en el abdomen. La pancreatitis aguda suele producir un dolor intenso que se presenta súbitamente y empieza en el área del ombligo e irradia a la espalda. Normalmente, moverse exacerba el dolor y sentarse lo alivia. El dolor puede ir acompañado de náuseas y vómito, que en algunas ocasiones es severo. Otros síntomas son inflamación y distensión de la parte superior del abdomen, exceso de gases, dolor en la parte superior del abdomen que los pacientes describen como quemante o punzante, fiebre, sudoración, hipertensión, dolores musculares y deposición anormal y grasosa.

La pancreatitis crónica es una enfermedad en la cual la inflamación produce cambios irreversibles en la estructura microscópica del tejido de la vesícula biliar. En este tipo de pancreatitis son frecuentes los episodios de cálculos biliares y las infecciones de la vesícula biliar. (*Ver* ENFERMEDADES DE LA VESÍCULA BILIAR, en la Segunda Parte). Los síntomas de la pancreatitis crónica son difíciles de distinguir de los de la pancreatitis aguda, excepto por el hecho de que el dolor tiende a ser crónico en vez de presentarse de manera repentina. Además, la pancreatitis crónica puede agravarse con episodios agudos que se presentan periódicamente. En la mayoría de los casos, la pancreatitis crónica viene provocada por el consumo de alcohol durante un largo periodo de tiempo.

Debido a que el páncreas es la glándula que produce las hormonas insulina y glucagón, las cuales regulan los niveles sanguíneos de azúcar y contribuyen a la digestión, la pancreatitis — especialmente cuando es crónica — suele conducir a intolerancia a la glucosa (diabetes) y a trastornos digestivos.

A menos que se indique otra cosa, las dosis que se recomiendan a continuación son para personas adultas. La dosis para los jóvenes de doce a diecisiete años debe equivaler a tres cuartas partes de la cantidad recomendada; la de los niños de seis a doce años, a la mitad y la de los menores de seis años, a la cuarta parte.

Nutrientes

SUPLEMENTOS	DOSIS SUGERIDAS	COMENTARIOS
Esencial		
Chromium picolinate	300–600 mcg al día.	Importante para mantener la estabilidad del nivel del azúcar sanguíneo.
Garlic (Kyolic de Wakunaga)	Según indicaciones de la etiqueta.	
Muy importantes		
Calcium y	1.500 mg al día.	Actúa estrechamente con el magnesio.
magnesium	1.000 mg al día.	Contrarresta las alteraciones glandulares. Utilizar variedades chelate.
Digestive enzymes con ox bile (bilis de buey) (DA #34 de Carlson Labs)	Según indicaciones de la etiqueta.	
Pancreatin	Según indicaciones de la etiqueta. Tomar con los alimentos.	La deficiencia de enzimas pancreáticas es común en personas con pancreatitis.
Probiata de Wakunaga o	Según indicaciones de la etiqueta.	
Kyo-Dophilus de Wakunaga	Según indicaciones de la etiqueta.	
Proteolytic enzymes	Según indicaciones de la etiqueta. Tomar entre comidas y a la hora de acostarse con el estómago vacío.	Ayudan a reducir la inflamación. Ayudan también a reducir el estrés del páncreas contribuyendo a la digestión de la proteína. *Advertencia:* Este suplemento no se les debe dar a los niños.
Raw pancreas glandular	Según indicaciones de la etiqueta.	Contiene algunas proteínas necesarias para reparar el páncreas. *Ver* TERAPIA GLANDULAR en la Tercera Parte.
Vitamin B complex más extra	50 mg 3 veces al día.	Las vitaminas del complejo B combaten el estrés.
vitamin B_3 (niacin) y	50 mg 3 veces al día. No sobrepasar esta dosis.	La niacina y el ácido pantoténico son importantes para el metabolismo de las grasas y de los carbohidratos.
pantothenic acid (vitamin B_5)	100 mg 3 veces al día.	*Advertencia:* Si tiene algún trastorno hepático, gota o presión arterial alta, no debe tomar niacina.
Importantes		
Choline e inositol y/o	Según indicaciones de la etiqueta.	Estos emulsificantes de la grasa ayudan a la digestión de las grasas.
lecithin y/o	Según indicaciones de la etiqueta.	
lipotropic factores	Según indicaciones de la etiqueta.	
Vitamin C con bioflavonoids	1.000 mg 4 veces o más al día.	Poderoso neutralizador de los radicales libres. Utilizar una variedad buffered.
Provechosos		
Coenzyme Q_{10} más	75 mg al día.	Poderoso antioxidante y transportador de oxígeno.
Coenzyme A de Coenzyme-A Technologies	Según indicaciones de la etiqueta.	
CTR Support de PhysioLogics	Según indicaciones de la etiqueta.	Ayuda a disminuir el daño causado por la inflamación y protege contra futuros daños.
DL-Phenylalanine	Según indicaciones de la etiqueta.	Alivia el dolor agudo. *Advertencia:* Si está embarazada o lactando, o si sufre de ataques de pánico, diabetes, presión arterial alta o PKU, no debe tomar este suplemento.
Grape seed extract	Según indicaciones de la etiqueta.	Poderoso antiinflamatorio.
L-Cysteine	Según indicaciones de la etiqueta.	Protege el hígado.
OmegaBrite de CX Research	Según indicaciones de la etiqueta.	
Vitamin E	200 UI al día.	Poderoso antioxidante y transportador de oxígeno. Importante para la reparación de los tejidos.
Zinc	50 mg al día. No tomar más de 100 mg al día de todos los suplementos.	Favorece la división, el desarrollo y la reparación de las células facilitando la adecuada actividad de las enzimas. Interviene en la producción de insulina. Para mejor absorción, utilizar lozenges de zinc gluconate u OptiZinc.

Hierbas

- ❑ La raíz de burdock, el milk thistle y el red clover ayudan a limpiar el torrente sanguíneo y el hígado, reduciendo el esfuerzo que tiene que hacer el páncreas.
- ❑ Las berries de cedar, la echinacea, la raíz de gentian y el goldenseal estimulan el páncreas y lo fortalecen.

Advertencia: El goldenseal no se debe tomar todos los días durante más de una semana seguida y se debe evitar durante el embarazo. Si existe alergia al ragweed, se debe utilizar con precaución.

- ❑ La raíz de dandelion estimula la producción de bilis y mejora la salud del páncreas.
- ❑ Detoxygen, de Nature's Plus es una fórmula de hierbas que desintoxica el organismo y oxigena las células.
- ❑ La raíz de licorice refuerza todas las funciones glandulares.

Advertencia: Cuando se consume en gran cantidad, el licorice puede elevar la presión arterial. Esta hierba no se debe utilizar todos los días durante más de una semana seguida y se debe evitar cuando la presión arterial es alta.

❑ El extracto de olive leaf actúa como agente antiinflamatorio y ayuda en caso de infección.

Recomendaciones

❑ Si usted presenta síntomas de pancreatitis, hable con su médico. Este problema de salud reviste suma gravedad y requiere atención médica.

❑ Haga una dieta baja en grasa y en azúcar. Esto es muy importante para mejorarse. *Ver* DIABETES en la Segunda Parte y seguir las pautas dietéticas.

❑ No consuma alcohol en ninguna forma.

❑ Si el médico le prescribe antibióticos, no deje de tomar buttermilk, kéfir y yogur. Agréguele a su dieta algún tipo de acidophilus.

❑ Si fuma, deje de hacerlo y evite los ambientes donde hay humo. Estudios recientes muestran una clara asociación entre la pancreatitis crónica y el tabaquismo.

❑ *Ver* AYUNOS en la Tercera Parte y seguir el programa. Ayunar sirve para mejorar la salud de todos los órganos, incluido el páncreas.

Aspectos para tener en cuenta

❑ El cáncer de páncreas es la cuarta causa de muerte por cáncer en Estados Unidos. La pancreatitis puede conducir al desarrollo de este tipo de cáncer. Por otra parte, mejorar la salud del páncreas puede ayudar a prevenirlo.

❑ Un nivel alto de triglicéridos (grasa) en la sangre influye en la pancreatitis.

PÁNICO, ATAQUES DE

Ver en TRASTORNO DE ANSIEDAD.

PAPERAS

Las paperas son una enfermedad viral frecuente en la infancia. Ésta es una infección viral aguda (causada por el virus paramyxovirus) y contagiosa de las glándulas parótidas, que son las glándulas salivales ubicadas en los ángulos de la mandíbula por debajo de los oídos. Entre los síntomas de las paperas están inflamación de una u ambas glándulas, además de dolor de cabeza, fiebre, dolor de garganta y dolor al tragar o al masticar, especialmente alimentos ácidos, como jugos cítricos. A menudo, una de las glándulas parótidas suele inflamarse antes que la otra, y al ir cediendo la inflamación empieza a inflamarse la otra.

Las paperas se contagian de una persona a otra mediante gotitas de saliva infectadas, o mediante el contacto directo con material contaminado. Se contagia con los estornudos, la tos, los besos, hablando, respirando y bebiendo del vaso de una persona enferma, así como compartiendo cubiertos. El período de incubación del virus es normalmente es de catorce a veinticuatro días (el promedio es dieciocho días). Una persona que tenga paperas puede contagiar a otra en cualquier momento desde cuarenta y ocho horas antes de la aparición de los síntomas hasta seis días después de su aparición. Esta enfermedad no es tan contagiosa como el sarampión o la varicela, y un solo ataque generalmente basta para que el paciente quede inmunizado de por vida. Las paperas son más frecuentes en los niños de tres a diez años. Sin embargo, se puede presentar en la pubertad y en la madurez. Cuando aparece en la pubertad, los ovarios o los testículos pueden afectarse, lo que puede dar por resultado esterilidad. Cuando los testículos se afectan, se inflaman y duelen; cuando los ovarios o el páncreas se afectan, se presenta dolor abdominal. Otros órganos que pueden quedar afectados en casos extremos son el cerebro, el páncreas y los riñones, posiblemente con consecuencias graves.

A menos que se indique otra cosa, las dosis recomendadas son para adultos. A los jóvenes de doce a diecisiete años se les debe administrar tres cuartas partes de la cantidad recomendada; a los niños de seis a doce años, la mitad y a los menores de seis años, la cuarta parte.

Nutrientes

SUPLEMENTOS	DOSIS SUGERIDAS	COMENTARIOS
Muy importantes		
Bifidobacterium bifidus	Según indicaciones de la etiqueta.	Las bacterias "amigables" contienen sustancias antibióticas que inhiben los organismos patógenos.
Vitamin C con bioflavonoids	500 mg cada 2 horas mientras presente síntomas (hasta 3.000–10.000 mg al día).	Destruye el virus causante de las paperas y elimina las toxinas. Para reducir la diarrea en los niños, utilizar sodium ascorbate.
Zinc lozenges (ImmunActinZinc lozenges de Nature's Plus)	Tomar 1 lozenge de 15 mg cada 4–6 horas. No tomar más de 100 mg al día.	Favorecen la curación. Los lozenges actúan rápidamente. No se deben masticar. Se deben dejar disolver lentamente en la boca.
Importantes		
Acidophilus (Kyo-Dophilus de Wakunaga o Bio-Dophilus de American Biologics)	Según indicaciones de la etiqueta.	Para adultos y niños. Contiene sustancias antibióticas que inhiben los organismos patógenos.
Free-form amino acid complex más	Según indicaciones de la etiqueta.	Importante para la curación y la reparación de los tejidos.
vitamin B complex más	100 mg 3 veces al día.	Necesario para la curación.
potassium	99 mg al día.	Repone los electrólitos que se pierden cuando hay fiebre. La fiebre de más de 101°F baja el nivel del potasio.

Vitamin A con mixed carotenoids y vitamin E	Para niños menores de 12 años: 14.000 UI al día. Para adultos: 50.000 UI al día. Si está embarazada, no debe tomar más de 10.000 UI al día. Para niños y adultos: 200 UI al día.	Las vitaminas A y E refuerzan la función inmunológica. Para facilitar la asimilación, utilizar en emulsión.
Provechoso		
Kelp	1.000–1.500 mg al día.	Contiene minerales, yodo y vitaminas esenciales.

Hierbas

❑ Los tés de catnip y de chamomile son calmantes e inducen el sueño. Los enemas de té de catnip ayudan a reducir la fiebre. (*Ver* ENEMAS en la Tercera Parte.)

❑ El té de dandelion limpia el hígado y lo fortalece. Triturar y combinar el dandelion con un poquito de aloe vera gel es una provechosa cataplasma para reducir la inflamación.

❑ La echinacea reduce la inflamación y limpia la sangre y el sistema linfático. Tome té de echinacea mezclado con un poco de jugo, cuatro o más veces al día.

❑ El té de elder flower sirve para bajar la fiebre.

❑ El extracto de lobelia es beneficioso para el dolor. Tome media cucharadita cada tres o cuatro horas.

Advertencia: No tome lobelia de manera permanente.

❑ Las cataplasmas de mullein sirven para mitigar el dolor y la inflamación de las glándulas salivales. (*Ver* UTILIZACIÓN DE CATAPLASMAS en la Tercera Parte.)

❑ El té de peppermint alivia el malestar estomacal y ayuda a liberar el organismo de la infección.

❑ Una bebida nutritiva y calmante de la garganta y del tracto digestivo es agua de barley mezclada con slippery elm bark en polvo. (*Ver* LÍQUIDOS TERAPÉUTICOS en la Tercera Parte.)

❑ El yarrow reduce la fiebre y la inflamación y es un buen purificador del sistema linfático.

Recomendaciones

❑ Mientras las glándulas estén inflamadas, consuma más que todo frutas y vegetales crudos en jugo o en puré. Hacer una dieta estricta de alimentos blandos minimiza el dolor que produce la masticación.

❑ Tome abundante agua pura y jugos frescos para mantener el organismo limpio y bien hidratado.

❑ No consuma café, productos lácteos, tabaco, harina blanca ni azúcar. Evite los alimentos ácidos, como pickles, y las frutas o los jugos cítricos, pues ocasionan malestar.

❑ Para desintoxicar el organismo, ayune. (*Ver* AYUNOS en la Tercera Parte.)

❑ Manténgase caliente y seco. Descanse mucho.

❑ Aplíquese en las glándulas inflamadas frío o calor — lo que lo haga sentir mejor — de manera intermitente. Utilice con cuidado las toallas calientes, las botellas de agua caliente y las compresas de hielo.

❑ Si se presenta dolor e inflamación testicular, sostenga el escroto con una especie de "puente" de cinta adhesiva entre los muslos, y aplíquese compresas frías para aliviar el dolor.

Aspectos para tener en cuenta

❑ Cuando no se presentan complicaciones, recuperarse completamente de las paperas toma alrededor de diez días. Si se presenta cualquiera de los siguientes síntomas, debería hablar con su médico inmediatamente: sensibilidad excesiva o hinchazón de los testículos, vómitos severos (esto puede indicar que hay infección y que se ha extendido al páncreas), fiebre por encima de 104°F, letargo o rigidez en el cuello acompañada de fuerte dolor de cabeza (puede indicar una meningitis en progreso).

❑ Debido a que se suelen presentar complicaciones cuando esta enfermedad se contrae en la edad adulta, conviene que las personas adultas que no han tenido paperas se hagan vacunar, al igual que los adultos que nunca fueron inmunizados contra esta enfermedad.

❑ El virus de las paperas generalmente es contagioso durante el período de incubación. Cualquier persona que haya estado en contacto con un enfermo de paperas debe estar alerta a posibles síntomas durante un período de catorce a veintiocho días después de la exposición. Así mismo, durante ese período debe evitar al máximo el contacto con personas susceptibles a contraer la enfermedad.

❑ Ningún medicamento puede curar las paperas. El tratamiento se centra en guardar reposo en la cama y en medidas para fortalecer el cuerpo mientras el virus sigue su curso. El médico le puede recomendar acetaminofén (Tylenol y Datril entre otros) o ibuprofeno (Advil y Nuprin entre otros) si la fiebre le provoca muchas molestias.

❑ Los médicos pueden recomendar corticosteroides para disminuir el dolor y la inflamación de los testículos. Los corticosteroides son medicamentos poderosos y se deben administrar con precaución.

❑ Cuando las náuseas y/o el dolor al tragar son tan severos que el paciente de paperas no puede comer, es posible que le tengan que administrar dextrose y fluidos por vía intravenosa.

❑ La inflamación de las glándulas parótidas y/o de las glándulas salivales puede ser producida por diversos factores, entre ellos cirrosis del hígado, infección bacteriana (como mal de garganta por estreptococo), mala higiene oral, tumor en las glándulas salivales o cálculo de calcio en alguno de los conductos salivales. Otra posible causa es el síndrome de Mikulicz, que se presenta en pacientes de diversas enfermedades (como leucemia, lupus, linfoma distinto del de Hodgkin y tuberculosis) y que se caracteriza por la inflamación (por lo regular, indolora) de las glándulas parótidas y, algunas veces, de las glándulas lacrimales. La inflamación de las glándulas salivales también se puede relacionar con algunos medicamentos. En consecuencia, un caso aislado de paperas (es decir, un caso que no tiene relación con un brote de la enfermedad) amerita un diagnóstico sumamente cuidadoso.

❑ En la mayoría de los estados es obligatoria la inmunización para poder admitir al niño a una guardería o kinder pública.

PARKINSON, ENFERMEDAD DE

Ver ENFERMEDAD DE PARKINSON.

PÁRPADOS, ULCERACIÓN DE LOS

Ver Ulceración de los párpados *en* PROBLEMAS OCULARES.

PÉRDIDA DE AUDICIÓN

La pérdida de audición se presenta cuando el paso de las ondas sonoras hacia el cerebro está alterado. Dependiendo de la causa, la pérdida de audición puede ser parcial o total, temporal o permanente. La pérdida auditiva técnicamente es distinta de la sordera. Mientras que la pérdida auditiva puede dar lugar a un déficit auditivo, la sordera es la incapacidad para oír que generalmente tiene su origen al nacer o debido a una infección o enfermedad grave. Esta enfermedad tiene entre un 50 y un 60 por ciento de componente genético. La pérdida auditiva puede sobrevenir a cualquier edad, pero generalmente afecta más a los muy jóvenes y a los más mayores. En Estados Unidos la sufren más de 24 millones de personas, de las cuales dos millones son menores de dieciocho años. Es el tercer problema de salud crónico de los adultos estadounidenses.

Los médicos dividen la pérdida de audición en tres categorías básicas: conductiva, sensorineural y central. La primera se presenta cuando el paso de las ondas sonoras se bloquea en el oído externo o en el oído medio. La pérdida de audición conductiva puede deberse a factores como acumulación de cerumen, infección e inflamación del oído medio, artritis, enfermedad de Paget o trauma al oído medio. La pérdida de audición sensorineural sucede cuando las estructuras que forman el oído medio han sufrido daños. Puede originarse en daño del nervio acústico (el octavo nervio craneal, también conocido como nervio auditivo), que lleva información del oído interno hacia el cerebro, o en daño de las minúsculas células ciliares del oído interno. Las células ciliares son las encargadas de convertir las ondas sonoras en impulsos nerviosos para ser transmitidos al cerebro. Cuando mueren, las células ciliares no se reconstruyen y, por tanto, la pérdida de audición es permanente. La sordera sensorineural puede ser congénita o puede ser producida por algunos medicamentos (antibióticos, antiinflamatorios no esteroides (NSAIDs), aspirina en dosis altas y sobre un largo período de tiempo, quinina) y enfermedades (infecciones virales del oído medio, enfermedad de Ménière). Este tipo de sordera afecta tanto a la agudeza como a la claridad de la audición. Al principio se percibe con los tonos altos y después, al ir avanzando, con los tonos más bajos, como el que es característico del habla. También es posible experimentar una pérdida de audición combinada, es decir, tanto conductiva como sensorineural. La pérdida neurológica normalmente ocurre como resultado de un tumor o un derrame cerebrales. La pérdida auditiva central es muy rara, normalmente producto de lesiones cerebrales graves.

La pérdida de audición se puede presentar de manera abrupta o gradual, y su evolución puede durar días, semanas o años. Las infecciones, los traumas, los cambios de presión atmosférica y la acumulación o los tapones de cerumen pueden conducir a la pérdida súbita del oído. Las infecciones del tracto respiratorio superior y los traumas del oído — como cuando se abusa de los tapones de algodón o cuando se utilizan de manera incorrecta — suelen ir seguidos de infección e inflamación. Bañarse en piscinas con un contenido excesivo de cloro o con altos niveles de bacterias y/u hongos también puede provocar infecciones de los oídos. Las infecciones persistentes y recurrentes de los oídos suelen relacionarse con infección por hongos (candidiasis) y son frecuentes en las personas que sufren de alergias, cáncer, diabetes u otras enfermedades crónicas.

Cuando la evolución de la pérdida auditiva es gradual, puede pasar inadvertida mientras no alcance niveles avanzados. De hecho, no es raro que los amigos y los familiares adviertan signos de sordera antes de que la persona afectada tome consciencia de su problema. Entre las señales de que hay un problema auditivo están aparente falta de atención, hablar en voz inusualmente alta, hacer comentarios irrelevantes, responder inadecuadamente a las preguntas, reaccionar de manera inapropiada a los sonidos ambientales, pedirles a los demás que repitan sus comentarios, tendencia a acercar un oído hacia la fuente del sonido y cambios en la calidad de la voz.

Una tercera parte de las personas mayores de sesenta y cinco años tiene problemas de oído. El envejecimiento es la principal causa de pérdida de la capacidad de escuchar todas las frecuencias que se dan en la comunicación humana. Normalmente, primero se pierde la capacidad para escuchar notas altas; es lo que se llama presbicusia. Este trastorno puede ser causado por cambios en el suministro de sangre al oído debido a enfermedades coronarias, problemas diabéticos y/o circulatorios,

Cuando sospeche que un niño pequeño tiene una deficiencia auditiva, busque ayuda médica de inmediato. Cuando no se diagnostican, las alteraciones auditivas suelen producir demora en la adquisición del lenguaje y/o lenguaje incompleto, además de dificultades de aprendizaje. Entre los factores que aumentan el riesgo de sufrir de pérdida de audición en la infancia están antecedentes familiares de problemas auditivos, trastornos hereditarios conocidos, anomalías congénitas de los oídos, la nariz o la garganta, y exposición de la madre a la rubéola o a la sífilis. El uso de drogas ototóxicas, es decir, con efectos tóxicos sobre el nervio auditivo, también aumenta la probabilidad de sordera. Entre esas sustancias están la tobramicina (Nebcin), estreptomicina, gentamicina (Garamycin), quinina (Quinamm), furosemida (Lasix) o ácido etacrínico (Edecrin). El nacimiento prematuro, el trauma y/o la falta de oxígeno durante el parto, y el bajo peso al nacer también son factores de riesgo, al igual que la ictericia.

La otitis media (infección del oído medio) es la causa más frecuente de pérdida de audición en los niños. La otitis media suele ser un problema temporal, pero cuando la infección es crónica o recurrente se puede presentar sordera permanente debido a la inflamación y a la infección del oído medio. (*Ver* INFECCIÓNES DE LOS OÍDOS en la Segunda Parte.) La pérdida de audición sensorineural en los niños también puede ser resultado de enfermedades infantiles, como meningitis, paperas y rubéola.

Entre las señales de sordera en los infantes están no reaccionar ante los ruidos fuertes, no voltear la cabeza ante sonidos que le son familiares al niño, no despertarse a pesar del alto nivel de ruido, reaccionar más ante los ruidos fuertes que ante las voces, ausencia de balbuceos y de chillidos, y balbuceo monótono. En los toddlers, las señales de advertencia incluyen no hablar con claridad a los dos años, no mostrar interés en que les lean cuentos o en jugar a las palabras, gritar para comunicarse o para jugar, mayor reactividad ante las expresiones faciales que ante las palabras de los demás, timidez o aislamiento (que se suelen confundir con falta de atención, languidez y/o terquedad), y confusión y perplejidad frecuentes. En los niños más grandes, las señales de sordera se parecen a las de los adultos: no responder las peticiones que se les hacen verbalmente, respuestas inapropiadas a preguntas o a otro tipo de sonidos y aparente falta de atención.

Muchos niños sufren de lo que se conoce como trastornos del proceso auditivo (APD, por sus siglas en inglés), alteraciones o disfunciones de las vías neurales que transmiten la información del oído al cerebro. Técnicamente, un niño con APD podría tener un oído excelente pero ser incapaz de procesar lo que oye. A pesar de tener el oído sano, pueden no comprender lo que escuchan. Estos son algunos síntomas:

- Respuestas frecuentas de "¿Qué?, "¿Eh?".
- Problemas o incapacidad para seguir direcciones en diferentes niveles.
- Gran dificultad para entender el lenguaje cuando hay ruido de fondo.

La pérdida auditiva inducida por el ruido fuerte constituye un problema cada vez mayor en la sociedad actual. Cuando un ruido fuerte agrede los delicados mecanismos del oído interno, se presenta un fenómeno llamado *cambio temporal de umbral* (TTS por sus siglas en inglés). Si alguna vez usted ha salido de un concierto o de un sitio en construcción sintiendo un pitido en los oídos o algo parecido a lo que se siente debajo del agua, entonces usted ha experimentado un cambio temporal de umbral. Aun cuando descansar por la noche suele restablecer la audición normal, este fenómeno indica que las células ciliares del oído interno han sufrido daño. Cuando este tipo de daño se presenta repetidamente, llega un momento en que la sordera se vuelve permanente. Existen diversos términos, algunos clínicos, otros informales, que se usan para distinguir las fuentes de donde proviene el ruido que provoca la pérdida. Así, el *boilermaker ear* es una disfunción acústica causada por la excesiva exposición a sonidos de banda ancha. El individuo pierde la capacidad para escuchar sonidos de frecuencia alta y para entender las palabras. La diplacusis es una variante de pérdida auditiva que consiste en experimentar los sonidos distorsionados (cada oído percibe los tonos de forma distinta). La hiperacusia es la sensibilidad extrema a los sonidos fuertes causada por una lesión al tímpano. La sociocusis es un término que indica pérdida auditiva por exposición a ruidos no relacionados con el trabajo. La mayoría de las personas que pierden audición a causa del ruido afirman que su problema les pasó inadvertido mientras no presentaron tinnitus o mientras su lenguaje no se volvió inaudible. Sin embargo, el daño empieza mucho antes de esto y el cambio temporal de umbral es una clara señal.

La pérdida de audición asociada al ruido es muy común entre los ingenieros ferroviarios, el personal militar, los trabajadores de industrias que producen ruido permanentemente, los cazadores y los músicos, especialmente de rock. Estadísticas recientes de los National Institutes of Health (NIH) indican que hasta la tercera parte de todos los casos de pérdida de audición tienen que ver con el alto nivel de ruido, y aunque no cuentan con datos concluyentes, muchos investigadores opinan que más jóvenes pierden el oído hoy en día que en años anteriores.

El 85 por ciento de las personas aquejadas de pérdida de audición sufren de tinnitus. Más de 50 millones de estadounidenses están afectados, y 12 millones de ellos de forma tan grave que necesitan atención médica. Otros dos millones están incapacitados. El tinnitus se experimenta como zumbidos o pitidos permanentes en los oídos en ausencia de una causa exterior obvia. Ahora se cree que el sonido se origina en el cerebro y no en al oído, como se pensaba. Si el oído queda dañado por la exposición a ruidos fuertes o a ciertas medicinas (como la aspirina), es posible que el cerebro trata de compensar la pérdida y acabe produciendo una señal eléctrica, que es lo que la persona afectada percibe como ese zumbido característico. Expertos de la Universidad de Iowa aseguran que ese patrón que hace que el cerebro emita la señal se puede romper utilizando estrategias de escucha.

A menos que se indique otra cosa, las dosis que se recomiendan a continuación son para personas adultas. La dosis para los jóvenes de doce a diecisiete años debe equivaler a tres cuartas partes de la cantidad recomendada; la de los niños de seis a doce años, a la mitad y la de los menores de seis años, a la cuarta parte.

Self-test de pérdida auditiva

Todos nosotros podemos hacernos una sencilla prueba para comprobar nuestra capacidad auditiva. Frótese el dedo pulgar y el índice a unas cuantas pulgadas del oído. Si puede escuchar el sonido de raspado, probablemente su capacidad está intacta. En caso contrario puede que tenga algún problema de pérdida auditiva. Vea a un médico o audiólogo para un examen más profundo.

Nutrientes

SUPLEMENTOS	DOSIS SUGERIDAS	COMENTARIOS
Importantes		
Coenzyme Q_{10}	30 mg al día.	Poderoso antioxidante. Crucial para el buen funcionamiento del sistema inmunológico y para la circulación hacia los oídos.
más Coenzyme A de Coenzyme-A Technologies	Según indicaciones de la etiqueta.	
Colloidal silver	Según indicaciones de la etiqueta.	
Magnesium	1.500 mg al día.	Evita daños a las células del oído interno.
Manganese	10 mg al día.	Su deficiencia se ha asociado con enfermedades de los oídos.
Multivitamin y mineral complex	Según indicaciones de la etiqueta.	Proporciona todos los nutrientes de manera equilibrada.
Potassium	99 mg al día.	Importante para la salud del sistema nervioso y para la transmisión de los impulsos nerviosos.
Ultimate Oil de Nature's Secret	Según indicaciones de la etiqueta.	Combinación de ácidos grasos esenciales. Reduce la tendencia a producir cantidades excesivas de cera en los oídos.
Vitamin A	15.000 UI al día. Si está embarazada, no debe tomar más de 10.000 UI al día.	Estimulan la inmunidad, aumentan la resistencia a las infecciones y fortalecen las membranas mucosas.
más carotenoid complex	15.000 UI al día.	
Vitamin B complex en inyección	Según prescripción médica.	Esencial para la curación. Reduce la presión en los oídos. Es más eficaz en inyección (con supervisión médica). Si no se consigue en inyección, administrar en forma sublingual.
o vitamin B complex	50 mg 3 veces al día.	
más extra folic acid	400 mcg al día.	
y vitamin B_{12}	1.000–2.000 mcg al día.	
Vitamin C	3.000–6.000 mg al día.	Necesarios para el correcto funcionamiento del sistema inmunológico y para prevenir las infecciones en los oídos. Elimina el exceso de fluidos del canal auditivo.
con bioflavonoids	Según indicaciones de la etiqueta.	
más N-acetylcysteine	Según indicaciones de la etiqueta.	
Vitamin E	200 UI al día.	Este poderoso antioxidante favorece la circulación.
Zinc lozenges	50 mg al día. No tomar más de 100 mg al día de todos los suplementos.	Aceleran la respuesta inmunológica. Ayudan a reducir la infección.

Hierbas

❑ El bayberry bark, la raíz de burdock, el goldenseal, el myrrh gum y las hojas y las flores de hawthorn purifican la sangre y contrarrestan la infección.

Advertencia: No tome goldenseal todos los días durante más de una semana seguida pues podría alterar la flora intestinal. Esta hierba no se debe utilizar durante el embarazo y se debe utilizar con precaución cuando hay alergia al ragweed.

❑ La echinacea es provechosa cuando hay problemas de equilibrio y reduce la frecuencia de los vahídos. También combate la infección y ayuda a mitigar la congestión. Se puede tomar en té o en cápsula.

❑ Las propiedades descongestionantes de la ephedra, el eucalipto, el hyssop, el mullein y el thyme ayudan a aliviar los zumbidos en los oídos.

❑ El ginkgo biloba sirve para disminuir los vahídos y para mejorar la pérdida de oído asociada con deficiencia del flujo sanguíneo. Otras hierbas que contribuyen a la buena circulación hacia los oídos son butcher's broom, cayenne, chamomille, raíz de ginger, turmeric y yarrow.

❑ Aplicarse en los oídos gotas de aceite de mullein alivia la inflamación y combate la infección. Si no consigue mullein, utilice extracto líquido de ajo o aceite de ajo (Kyolic).

❑ Tome suplementos antioxidantes. Según investigaciones publicadas en la revista médica *Laryngoscope*, estos suplementos pueden proteger el oído interno de las pérdidas auditivas relacionadas con traumas y envejecimiento.

Recomendaciones

❑ Consuma piña fresca con frecuencia para reducir la inflamación. También incluya en su dieta abundante ajo, kelp y vegetales de mar.

❑ Reduzca su consumo de alcohol y de azúcar, pues promueven el desarrollo de hongos. Esto es de mucha importancia si usted presenta infecciones recurrentes de los oídos y si ha sido tratado con antibióticos. Elimine de su dieta la cafeína, el chocolate y el sodio, o consúmalos en cantidades mínimas.

❑ Para la acumulación de cera, lávese los oídos o irríguelos bien con una solución de una parte de vinagre por una parte de agua caliente, o bien con unas cuantas gotas de hydrogen peroxide. Utilizando un cuentagotas, colóquese en el oído unas cuantas gotas, deje que se asienten durante un minuto y luego drene. Repita el procedimiento con el otro oído. Haga esto dos o tres veces al día. No utilice bolas de algodón para lavarse el conducto auditivo, pues podría empujar el cerumen aún más hacia el interior del canal y exacerbar el problema. Si la cera está dura y seca, aplíquese aceite de ajo uno o dos días para ablandarla. Luego lávese el oído con un chorro de agua caliente. Tenga paciencia, siga irrigando el conducto auditivo y lavándoselo con agua caliente. La mayor parte de los tapones de cerumen son tratables con este procedimiento. Otro método para retirar el exceso de cera de los oídos es el "*ear candling*", que se realiza con velas especiales que se consiguen en los health food stores. Las instrucciones vienen con las velas. Este procedimiento requiere ayuda; no trate de hacerlo solo.

❑ Para la infección de oído, colóquese en el oído afectado entre dos y cuatro gotas tibias (no calientes) de extracto líquido de ajo. En caso de que tenga infectados ambos oídos, utilice un cuentagotas para cada oído a fin de evitar que la infección se propague. Este tratamiento es muy provechoso para los niños.

❑ Si le duele un oído, jálese el lóbulo. Si esto le produce dolor, es probable que tenga una infección, caso en el cual debe hacerse examinar por el médico. Si jalarse el lóbulo no le ocasiona dolor, es probable que el dolor se deba a algún problema dental.

❑ Cuando viaje en avión, mastique chicle durante el descenso para evitar molestias en los oídos y pérdida de audición relacionada con cambios de la presión atmosférica. O destápese los oídos tapándose la nariz y soplando *suavemente* a través de la boca cerrada. Esto despeja las trompas de Eustaquio. También sirve utilizar un descongestionante como pseudoephedrine (se encuentra en el Sudafed y en otros productos), pero se debe tener en cuenta que estos medicamentos producen deshidratación (al igual que la falta de humedad de las cabinas de los aviones). Si utiliza uno de esos medicamentos, tome mucha agua y jugo durante el viaje, y evite el café y los cócteles, pues tanto la cafeína como el alcohol contribuyen a la deshidratación.

❑ Cuando vaya a utilizar una herramienta de motor o una cortadora de césped, protéjase siempre los oídos con tapones. Protéjase los oídos también cuando sepa que va a estar expuesto a ruidos fuertes como, por ejemplo, si va a disparar un arma.

❑ Protéjase los oídos cuando escuche música. Una pauta general es poner la música a un volumen que permita escuchar el teléfono y otros sonidos. Si utiliza equipo de sonido personal con audífonos, sólo usted debe poder escuchar la música. Si alguien que esté cerca de usted la puede escuchar, entonces el volumen está muy alto.

❑ Tome medidas para reducir el nivel del colesterol. Algunos estudios sugieren que las personas con un alto nivel de colesterol al ir envejeciendo pierden más audición que aquéllas cuyo nivel de colesterol es normal. (*Ver* COLESTEROL ALTO en la Segunda Parte.)

❑ Si usted es propenso a las infecciones de los oídos, utilice tapones para nadar.

❑ Si usted está planeando quedar embarazada, asegúrese de que está inmunizada contra la rubéola, bien por haber tenido la enfermedad o bien por haber sido vacunada. Un médico le puede hacer un examen de sangre para determinar si está o no inmunizada. Si tiene que vacunarse, evite quedar embarazada durante por lo menos tres meses para no correr el riesgo de que su hijo nazca con defectos graves, como sordera.

❑ Si se enferma durante el embarazo y tiene que tomar medicamentos, averigüe con su médico o con su farmacéutico qué efectos podrían tener en el feto en desarrollo e investigue por su cuenta. Esto le ayudará a disminuir el riesgo de dar a luz un niño con problemas de audición.

❑ Si usted tiene un hijo pequeño, préstele atención a sus reacciones ante los sonidos. Si la audición de su hijo le produce alguna inquietud, hágalo examinar. Sin embargo, tenga en cuenta que muchos médicos no son expertos en detectar la pérdida de audición. Si su médico le resta importancia a sus inquietudes, consulte con otro. Detectar precozmente este trastorno es de suma importancia; detectarlo antes de que el niño cumpla un año reduce inmensamente la probabilidad de que en el futuro quede en situación desventajosa a causa de la sordera.

❑ Si usted ha sufrido pérdida permanente de la audición, pídales a sus familiares, amigos y compañeros de trabajo que le hablen despacio, claramente y sin gritar. Dependiendo de la naturaleza de su sordera, podría ayudarle utilizar algún aparato especial. Hay 28 millones de estadounidenses con problemas de audición, pero sólo seis millones utilizan aparatos. Actualmente se pueden encontrar en el mercado varios instrumentos para ayudar a la escucha. Estos son algunos de ellos:

- Aparatos para detrás de los oídos (BTE). Se enganchan por detrás de la oreja y tienen un tubo que traslada el sonido al micrófono colocado dentro del oído. También se puede adosar a unas gafas. Los aparatos BTE funcionan bien pero hay quien los encuentra muy poco atractivos.
- Aparatos dentro del oído (ITE). Se colocan parcialmente en el exterior del oído y en parte dentro del canal auditivo. Son menos evidentes que los BTE, aunque pueden causar problemas con la devolución del sonido porque el micrófono está muy cerca del receptor y los controles son bastante pequeños.

- Aparatos dentro del canal auditivo (ICE). Como el nombre indica, se colocan dentro del canal auditivo y son difíciles de ver. Esto los hace muy populares pero también causan problemas con el retorno del sonido debido a la proximidad entre el micrófono y el receptor.
- Aparatos digitales. Estos ofrecen las posibilidades más excitantes de la tecnología auditiva. Son capaces de suprimir el ruido de fondo, cosa que otros aparatos no pueden hacer. Desgraciadamente, su costo es prohibitivo de momento, y es preciso seguir mejorándolos hasta que superen la eficacia que proporcionan los aparatos analógicos tradicionales. Para más información sobre aparatos auditivos digitales a precios razonables, ver www.project-impact.net.

Aspectos para tener en cuenta

❑ El tratamiento adecuado para la sordera depende de la causa.

❑ Las alergias alimentarias, especialmente al trigo y a los productos lácteos, suelen ser las culpables de las infecciones recurrentes del oído medio. (*Ver* ALERGIAS en la Segunda Parte.)

❑ Si su niño padece dermatitis atópica, eczema del oído externo que resulta en enrojecimiento, picor y escamazón de la aurícula, evite los alimentos que suelen provocar dicha reacción, como los huevos, el maní, la soya, el trigo y la leche.

❑ Reducir la exposición a los ruidos fuertes en los primeros años de vida ayuda a minimizar la pérdida de audición más tarde. La audición puede mejorar haciendo una dieta apropiada y tomando los suplementos necesarios.

❑ Una señal de que el medio ambiente es demasiado ruidoso es tener que alzar la voz para ser escuchado. Es importante evitar los sitios muy ruidosos. Si no puede evitarlos, utilice en los oídos algún tipo de protección.

❑ La mayoría de los casos de déficit auditivo en la infancia no los detectan los profesionales de la salud, sino los padres.

❑ La U.S. Occupational Safety and Health Administration (OSHA) tiene directrices que regulan el nivel de sonido en los lugares de trabajo. En un día laboral de ocho horas, el nivel de sonido no debería superar los 90 decibelios (dBA). Si el ruido supera los 85 dBA se deben proporcionar a los trabajadores auriculares protectores.

❑ Los conciertos típicos de rock y los audífonos estereofónicos a todo volumen (alrededor de cien decibelios) pueden deteriorar la audición en apenas media hora. El mismo daño se puede producir tras permanecer dos horas en un local de juegos de vídeo.

❑ Algunos científicos creen que la exposición excesiva al ruido puede provocar (o exacerbar) no sólo la pérdida auditiva sino también problemas de visión, impotencia, trastornos cardiovasculares y psicológicos, entre otros problemas de salud.

❑ Toda pérdida de audición que no se solucione por sí misma en el transcurso de dos semanas debe ser evaluada por un profesional. Algunos de los síntomas de la sordera también pueden indicar que existe un problema de salud grave que requiere tratamiento.

❑ Si está usted preocupado por su oído, una opción es hacerse una prueba por teléfono. Occupational Hearing Services (*ver* Organizaciones Médicas y de la Salud, en el Apéndice) ofrece como servicio publico un test denominado Dial-a-Hearing Screening Test. No se trata de una prueba definitiva, pero sí puede ofrecer alguna pista de si sufre usted o no problemas auditivos que requieren consulta o tratamiento médico.

❑ Investigadores del Massachusetts Institute of Technology (MIT) han desarrollado lo que se llama implante cochlear. Se trata de un aparato electrónico que contiene electrodos que se insertan quirúrgicamente en una de las estructuras del oído medio para activar las fibras nerviosas y permitir que las señales se transmitan al cerebro. Las personas con problemas auditivos que utilizan este sistema son capaces de escuchar los sonidos normales de la vida diaria.

❑ *Ver también* ENFERMEDAD DE MÉNIÈRE E INFECCIONES DE LOS OÍDOS en la Segunda Parte.

PERIODONTAL, ENFERMEDAD

Ver ENFERMEDAD PERIODONTAL.

PERRO, MORDEDURA DE

Ver MORDEDURA DE PERRO.

PESO, FALTA DE

Ver FALTA DE PESO.

PESO, PROBLEMAS DE

Ver ANOREXIA NERVIOSA, BULIMIA, FALTA DE PESO, INAPETENCIA, OBESIDAD.

PESTAÑAS, ADELGAZAMIENTO DE LAS

Ver Adelgazamiento de las pestañas *en* PROBLEMAS OCULARES.

PEZÓN, ENFERMEDAD DE PAGET DEL

Ver en CÁNCER DE SENO.

PEZONES, IRRITACIÓN DE LOS

Ver Irritación de los pezones *en* PROBLEMAS RELACIOADOS CON LA LACTANCIA.

PICADURA DE ABEJA

En Estados Unidos hay numerosos tipos de insectos que pican. Aunque no todos son abejas — algunos avispones, yellow jackets, avispas, arañas y algunas especies de hormigas también pueden inyectar su ponzoña. La reacción de algunas personas a las picaduras de las abejas y las yellowjackets puede ser peor que a las de los avispones y las avispas.

Cuando un insecto pica, le inyecta el veneno a su víctima a través del aguijón. Mientras que las abejas generalmente dejan el aguijón en el sitio de la picadura, las avispas no suelen hacer esto. Los insectos que pican suelen atacar cuando se tratan de proteger del peligro o cuando perciben que su territorio corre peligro de ser invadido. Ésta es la razón por la cual las personas que se tropiezan accidentalmente con una colmena terminan sufriendo múltiples picaduras.

La mayoría de las picaduras producen inflamación localizada, enrojecimiento y dolor quemante y/o palpitante agudo, que es la reacción del organismo al veneno del insecto. Sin embargo, algunas personas son altamente alérgicas al veneno de los insectos y una picadura puede desencadenarles una reacción sumamente severa. Entre los síntomas de este tipo de reacción están dificultad para tragar, carraspera o ronquera, dificultad para respirar, debilidad, confusión, edema severo y sensación de desastre inminente. Las personas muy alérgicas a las picaduras de insecto pueden llegar a experimentar un shock anafiláctico, lo que puede provocar pérdida de la consciencia y, en casos extremos, la muerte. El shock anafiláctico puede causar síntomas como piel azulada, tos, dificultades respiratorias, sensación de mareo, urticaria, náusea, fuerte hinchazón de los ojos, labios o lengua, dolores estomacales y sibiliancias al respirar.

A menos que se indique otra cosa, las siguientes dosis se recomiendan para personas mayores de dieciocho años. Para los jóvenes de doce a diecisiete años, la dosis se debe reducir a tres cuartas partes; para los niños de seis a doce años, a la mitad y para los menores de seis años, a la cuarta parte.

Nutrientes

SUPLEMENTOS	DOSIS SUGERIDAS	COMENTARIOS
Provechosos		
Calcium	1.500 mg al día.	Alivia el dolor. Utilizar calcium gluconate.
Oxy-Mist de Earth's Bounty	Según indicacciones de la etiqueta.	Ayuda a la curación.
Pantothenic acid (vitamin B_5)	500 mg al día.	Inhibe las reacciones alérgicas.
Vitamin C con bioflavonoids	10.000 mg durante la primera hora. Luego 5.000–25.000 mg al día divididos en varias tomas. *Ver* FLUSH DE ÁCIDO ASCÓRBICO en la Tercera Parte.	Protegen al organismo contra los alergenos y moderan la reacción inflamatoria.
Vitamin E	Aplicar tópicamente el aceite de vitamina E o el contenido de una cápsula en el área afectada.	Ayuda a la curación.

Hierbas

❑ Las cataplasmas de comfrey, slippery elm y corteza y hojas de white oak alivian el dolor y promueven la curación. También son provechosas las cataplasmas de lobelia, de plátano y de salve.

Nota: El comfrey sólo se recomienda para uso externo.

❑ Tome echinacea y/o goldenseal en té o en cápsula para estimular el sistema inmunológico. El goldenseal es un antibiótico natural y funciona bien como cataplasma. Reduce la inflamación y previene la infección.

❑ El té de juniper limpia el veneno que pueda haber dentro del sistema. Si se aplastan las bayas del juniper (enebro) y se aplican a la picadura, es un excelente cataplasma.

❑ Tome tanto té de yellow dock como pueda, o tome dos cápsulas de yellow dock cada hora mientras los síntomas estén activos.

Recomendaciones

❑ Si lo pica una abeja, inmediata y cuidadosamente extraiga el aguijón, o la parte de aguijón, que le haya quedado en la piel. No lo jale con los dedos ni con pinzas. Lo que se debe hacer en estos casos es raspar el aguijón suavemente con un cuchillo o navaja esterilizada hasta que salga. Sin embargo, si no tiene a mano una cuchilla, puede hacerlo con una uña o con la punta de una tarjeta de crédito. Tenga mucho cuidado de no apretar el aguijón o el saco de veneno que viene con él, a fin de que no se inyecte más veneno en la piel. Después lávese el área afectada muy bien. Si en el pasado usted tuvo alguna reacción alérgica ante una picadura, busque atención médica de emergencia y *de inmediato*. Como las reacciones alérgicas que hacen peligrar la vida se presentan a veces de manera súbita y avanzan tan deprisa, no debe perder ni un minuto. Si usted no tiene antecedentes de alergia a los insectos, no necesita tratamiento médico, aunque debe permanecer alerta por si se le desarrollan síntomas de reacción alérgica. Las reacciones se pueden desarrollar en cuestión de minutos o de horas, y pueden presentarse la primera o la milésima vez que la persona sufre una picadura de abeja.

❑ Si usted sabe que es alérgico y tiene propensión a sufrir un shock anafiláctico, lleve consigo un kit de emergencia con una dosis previamente medida de epinephrine. Estos kits sólo se consiguen con prescripción médica y su doctor debe mostrarle cómo administrar la epinefrina. Ante una picadura, hay que tomarse muy seriamente cualquier reacción alérgica, aunque sea pequeña, ya que la segunda vez que ocurra puede ser mucho más grave. Cuando se haya retirado el aguijón y se haya lavado el área afectada, pruebe alguno de los siguientes remedios caseros para mitigar el dolor y la inflamación:

- Aplíquese en el área afectada una pasta hecha con una pequeña cantidad de baking soda, un poquito de agua fría y una aspirina triturada o una tableta de enzima de papaya triturada. Las tabletas de charcoal, disponibles en health food stores, son buenas cataplasmas. Para su empleo vacíe dos cápsulas y añada seis gotas de extracto de goldenseal líquido (alcohol free). Haga con la mezcla una pasta, extiéndala sobre una gasa esterilizada y colóquela sobre la picadura. Esto absorbe los venenos y previene las infecciones. Emplee sólo charcoals recomendados.
- El día que sufra la picadura, aplíquese directamente en la herida una compresa fría durante unos minutos cada dos horas. Esto no sólo reduce la hinchazón y el dolor sino que detiene la propagación del veneno en el sistema.
- Para reducir la inflamación y el dolor, aplíquese en la zona afectada aceite de lavender.

❑ Machaque unas hojas de plátano, exprima su jugo y aplique este extracto directamente a la picadura. En unos 30 minutos debería sentir un gran alivio del dolor y de la hinchazón.

❑ Otros remedios que suelen aportar alivio al dolor y escozor de la picadura son: poner un poco de pasta de dientes sobre la herida (refresca la zona) y aplicar loción de calamine o frotar un meat tenderizer que contenga enzima de papaya.

❑ Si usted sostiene una picadura en la pierna o el pie, manténgalo en posición elevada durante media hora después de extraer el aguijón.

❑ Use el remedio homeopático *Apis mellifica*, para reducir la inflamación y el dolor si la zona está muy hinchada y enrojecida. Otro remedio homeopático, el *Ledum palustre*, reduce la inflamación. Es el medicamento que más se utiliza para las picaduras de insecto y de serpiente.

Aspectos para tener en cuenta

❑ La aspirina y el ibuprofeno tomados cada dos horas, ayudan a combatir el dolor y la inflamación.

❑ Para aliviar la quemazón de la picadura, tome un antihistamínico oral o una crema de cortisona o tabletas de Benedryl (también en crema).

❑ Existe en el mercado un extractor de veneno que cabe dentro de un bolsillo o en el bolso. Cuando se produce la picadura, este producto genera una vacío que succiona el veneno en el transcurso de dos minutos. El extremo del extractor sirve para retirar el aguijón de la abeja. Para mayor información sobre este producto, comuníquese con Terra Tech (teléfono 800–321–1037; www.terratech.com).

❑ Se sabe que tomar dosis altas de vitamina C reduce la severidad de la picadura de abeja.

❑ Para evitar que lo pique una abeja, utilice ropa sencilla y de colores claros. Evite las prendas floreadas, los colores oscuros, el perfume, la loción antisolar, el espray para el cabello y todos los productos con aroma. Así mismo, debe evitar los adornos brillantes, las sandalias y la ropa muy suelta.

❑ Si es usted muy alérgico a las picaduras, vista camisas de manga larga y pantalones largos cuando esté en el campo o ande cerca de abejas o avispas.

❑ Al aplastar un yellow jacket, su cuerpo libera una sustancia química que induce al ataque a los yellow jackets que se encuentran en esa área. Es mejor irse de ese sitio que tratar de defenderse de este tipo de insectos.

❑ *Ver también* ALERGIA A LOS INSECTOS y PICADURA DE INSECTO en la Segunda Parte.

PICADURA DE ARAÑA Y DE ESCORPIÓN

Las picaduras de araña pueden ser venenosas y dolorosas. No obstante, la mayor parte de las arañas no son suficientemente grandes para ocasionar un daño grave. Los niños y las personas ancianas, así como cualquier persona con antecedentes alérgicos tienen un riesgo acrecentado de sufrir reacciones graves. La picadura de araña puede producir diversos síntomas: dolor intenso, entumecimiento, enrojecimiento e inflamación del área afectada, así como también convulsiones generalizadas, dificultades respiratorias, fiebre y escalofríos, calambres musculares, sudoración, dolor de cabeza, rigidez, escozor, problemas para hablar, dolores articulares, vahídos, náuseas, vómito y debilidad. Las viudas negras y las brown recluse son arañas más venenosas que la mayoría y pueden producir reacciones graves. El cuerpo de la viuda negra es, obviamente, negro, y en el segmento principal de su cuerpo tiene una figura de color rojo parecida a un reloj de arena. El arácnido inyecta una neurotoxina que afecta al sistema nervioso, provocando diversos síntomas como dolor inmediato, quemazón, hinchazón y enrojecimiento de la zona de la picadura (las marcas de los colmillos son muy visibles); calambres y rigidez muscular en el estómago, pecho, hombros y espalda; dolor abdominal parecido al de una apendicitis; contracciones musculares espásticas; dolor de cabeza; mareos, picor y sarpullidos; inquietud y ansiedad; sudores; hinchazón de las pestañas; náusea y/o vómitos; salivación y/o lagrimeo ocular, así como debilidad, temblores o parálisis, especialmente en las piernas, además de la muerte de tejidos en zonas localizadas. Sin embargo es importante aclarar que algunos de estos síntomas pueden confundirse con los de otras afecciones médicas. Si cree usted que le ha picado una viuda negra, hable con su médico para que emita un diagnóstico y recomiende el tratamiento de emergencia adecuado.

La araña brown recluse mide más o menos una pulgada de ancho, incluyendo las patas. El cuerpo mide unas 3/8 de pulgada de largo y tiene unos costados en forma de violín (el cuello del "violín" apunta hacia la parte trasera de la araña). El veneno de la brown recluse es necrótico (daña o mata los tejidos locales) y normalmente crea una llaga rodeada de anillos de color rojo y blanco — se ve como una zona de un azul intenso o púrpura alrededor de la picadura rodeada de un anillo blanquecino y otro anillo exterior rojo). Esta apariencia como de blanco de tiro es lo que la distingue de otras picaduras de araña. Otros síntomas comunes son quemazón, dolor, picor o enrojecimiento de la zona, el cual puede aparecer en unas pocas horas o pasados varios días desde la picadura; una úlcera o llaga que se pone negra; dolor de cabeza y/o molestias en todo el cuerpo; sarpullidos; fiebre; náuseas y/o vómitos. Es mucho más raro morir de la picadura de esta araña que de la de la viuda negra, pero si cree que le ha mordido una araña venenosa, busque asistencia médica inmediata. Al igual que con la viuda negra, los síntomas de las picaduras de la brown recluse pueden confundirse con los de otras afecciones. Vea a un médico para que le diagnostique correctamente y le prescriba el tratamiento adecuado.

Los escorpiones tienen cuerpos alargados y colas enroscadas en cuyo extremo portan un "colmillo" o aguijón curvado. Existen más de 1.300 especies de escorpiones, un arácnido como la araña. En los Estados Unidos, los escorpiones peligrosos normalmente se encuentran en el suroeste del país. Aunque sus picaduras no tienen por qué ser mortales, siempre son muy dolorosas. Algunas personas las han descrito como la picadura de un avispón seguida de la perforación producida por un clavo. Otros síntomas que pueden seguir a la picadura de un escorpión son malestar general, sudores, palpitaciones, subida de la presión arterial, salivación, náusea, vómitos y diarrea.

Si los comparamos con sus parientes estadounidenses, los escorpiones mexicanos son otro cantar, ya que cada año mueren unas 2.000 personas a consecuencia de sus picaduras. Todas las picaduras de escorpión, sean cuales sean, requieren atención médica urgente y debería actuarse como si fuera la picadura de una serpiente. (*Ver* Qué hacer en caso de mordedura de serpiente en la página 607.) Es posible que aparezcan reacciones hiperagudas (alérgicas normalmente) en individuos susceptibles que provoquen pérdida o entorpecimiento de la consciencia, convulsiones, una bajada rápida de la presión arterial, shock y en casos extremos, la muerte.

Los nutrientes y las otras medidas aquí descritas están dirigidos a aliviar el dolor y acelerar la curación, *después de que se haya administrado cuidado médicos apropiados*, y no pretenden sustituir dichos cuidados.

A menos que se indique otra cosa, las dosis que se recomiendan a continuación son para personas adultas. La dosis para los jóvenes de doce a diecisiete años debe equivaler a tres cuartas partes de la cantidad recomendada; la de los niños de seis a doce años, a la mitad y la de los menores de seis años, a la cuarta parte.

Nutrientes

SUPLEMENTOS	DOSIS SUGERIDAS	COMENTARIOS
Provechosos		
Calcium y magnesium	1.000–2.000 mg al día hasta que la herida se cura. 500–1.000 mg al día hasta que la herida se cure.	Ayuda a aliviar el dolor. Utilizar calcium gluconate.
Charcoal tablets (pastillas de carbón)	6–10 cápsulas. Tomar tan pronto como sea posible después de la mordedura o picadura. Tomar con un vaso grande de agua.	
Colloidal silver	Aplicar tópicamente, según indicaciones de la etiqueta.	Este antiséptico reduce la inflamación y promueve la curación de las lesiones cutáneas.
Dimethylglycine (DMG) (Aangamik DMG de FoodScience of Vermont)	Según indicaciones de la etiqueta.	Aumenta la inmunidad y desintoxica el organismo.
Flaxseed oil	Según indicaciones de la etiqueta.	Reduce el dolor y la inflamación, y ayuda a la recuperación.
Herpanacine de Diamond-Herpanacine Associates	Según indicaciones de la etiqueta.	Promueve la salud de la piel y desintoxica el organismo.
Multivitamin y mineral complex	Según indicaciones de la etiqueta.	Mantiene un buen balance de todos los nutrientes esenciales.
Pycnogenol o grape seed extract	Según indicaciones de la etiqueta. Según indicaciones de la etiqueta.	Protegen la piel, reducen la inflamación y aumentan la inmunidad.
Ultimate Cleanse de Nature's Secret	Según indicaciones de la etiqueta.	Estimula y desintoxica los órganos, la sangre y los canales de eliminación.
Vitamin A más carotenoid complex con beta-carotene	10.000 UI al día. Según indicaciones de la etiqueta.	Intensifica la inmunidad y protege al organismo contra las bacterias. Estos poderosos antioxidantes estimulan el sistema inmunológico.
Vitamin B complex más extra pantothenic acid (vitamin B_5)	Según indicaciones de la etiqueta. 500 mg al día.	Mantiene la salud de los nervios y de la piel. Se recomienda en forma sublingual. Tiene propiedades antialergénicas y combate el estrés.

Vitamin C con bioflavonoids	1.000 mg cada hora mientras persistan el dolor y la inflamación.	Ayuda a desintoxicar el organismo del veneno y a eliminarlo. Muy importante cuando la alergia es severa.
Vitamin E oil	Aplicar tópicamente, 3–4 veces al día.	Ayuda a la curación y alivia las molestias. Comprar en aceite o utilizar el aceite de una cápsula.
Zinc	60–90 mg al día. No tomar más de 100 mg al día de todos los suplementos.	Estimula la respuesta inmunológica. Repelente natural de insectos. Para mejor absorción, utilizar lozenges de zinc gluconate u OptiZinc.

Hierbas

❑ Para las picaduras y otras lesiones "superficiales" es útil tener a mano una tintura preparada con brotes de caléndula y alcohol. También es beneficioso aplicarse cataplasmas de cabezuelas de flores frescas. (*Ver* UTILIZACIÓN DE CATAPLASMAS en la Tercera Parte.)

❑ Cualquiera de las siguientes cataplasmas es útil (*Ver* UTILIZACIÓN DE CATAPLASMAS en la Tercera Parte):

- Una combinación de dandelion y de yellow dock alivia la picazón de la piel.
- Fenugreek y flaxseed mezclados con slippery elm bark sirve para tratar la inflamación.
- El goldenseal es provechoso para todo tipo de inflamaciones.
- Mezclar lobelia y tabletas trituradas de charcoal es beneficioso para las picaduras de insecto y para la mayoría de las heridas.

❑ Una crema que contenga 5 por ciento de aceite de tea tree ayuda a sanar las picaduras de insecto, las quemaduras de sol, las cortadas, el sarpullido y otras irritaciones cutáneas.

❑ En té o en cápsula, la echinacea fortalece el sistema inmunológico.

❑ El ginkgo biloba alivia los calambres musculares.

❑ El yellow dock purifica la sangre y es provechoso para muchos problemas de la piel. Tome la máxima cantidad que pueda de té de yellow dock, o tome dos cápsulas de yellow dock cada hora mientras los síntomas persistan.

Recomendaciones

❑ Por sus propiedades antitóxicas y antivenenosas, utilice essential oils de basil, cinnamon, lemon, lavender, sage, savory o thyme. Aplíquese una gota de alguno de estos aceites en la picadura.

Aspectos para tener en cuenta

❑ El tratamiento específico para la picadura de una araña brown recluse debe ser fijado por un médico. Entre otras opciones puede consistir de limpiar bien la zona afectada con jabón y agua; colocar una bolsa de hielo envuelta en un paño o una compresa fría en la picadura; frotarla con una crema o loción antibiótica que la proteja contra una posible infección (especialmente en caso de niños); tomar acetaminofén (Tylenol o un equivalente) para el dolor; mantener la zona de la picadura en posición elevada, en la medida de lo posible, para limitar la hinchazón; y dependiendo de la gravedad de la picadura, administrar corticosteroides y otros medicamentos y/o intervenir quirúrgicamente la zona afectada. Es posible que se necesite hospitalización.

❑ El tratamiento específico para la picadura de una araña viuda negra recluse debe ser fijado por un médico. Entre otras opciones puede consistir de limpiar bien la zona afectada con jabón y agua; colocar una bolsa de hielo envuelta en un paño o una compresa fría en la picadura (el hielo no se debe poner en contacto directo con la piel); frotarla con una crema o loción antibiótica que la proteja contra una posible infección (especialmente en caso de niños); tomar acetaminofén (Tylenol o un equivalente) para el dolor; tratamientos con relajantes musculares, analgésicos y/o varios otros medicamentos, además de cuidados de apoyo. Es posible que se haya que administrar un antídoto, aunque normalmente no es necesario. En algunos casos es preciso hospitalizar.

❑ Entre los tratamientos de una picadura de escorpión están colocar sobre la picadura una bolsa de hielo envuelta en un paño para mitigar el dolor; inyecciones de un analgésico de morfina; y en caso de síntomas más graves, tratamiento similar al de la mordedura de serpiente. El paciente debe recibir asistencia, incluso tratamiento médico de apoyo, tan pronto como sea posible. Existe un antídoto para el veneno del escorpión, pero su empleo debe ser autorizado por un médico.

❑ Cuando una picadura de araña pone en peligro la vida, unas inyecciones masivas de vitamina C y ácido pantoténico (vitamina B_5) aplicadas por un profesional pueden resultar claves. Pero es el profesional de la salud quien debe decidir si administrarlas.

❑ Si la picadura no parece entrañar riesgo para la vida, el médico puede administrar calcium gluconate para aliviar las molestias musculares y una medicación antiansiedad para los espasmos.

❑ Se puede usar un ungüento de hidrocortisona, loción de calamina o pasta hecha de baking soda para calmar la herida.

❑ El veneno de la serpiente de cascabel (rattlesnake) y el de la viuda negra se parecen en muchos aspectos. Por este motivo, los tratamientos son muy parecidos.

❑ *Ver también* ALERGIA A LOS INSECTOS, MORDEDURA DE SERPIENTE y/o PICADURA DE ABEJA en la Segunda Parte.

PICADURA DE INSECTO

Entre los diversos insectos que pican están el mosquito, la hormiga, la pulga, el zancudo (o jején) y la garrapata. La mayoría de las picaduras de insecto son molestas y producen escozor y enrojecimiento locales, pero son relativamente inocuas. Sin embargo, hay algunos insectos cuya picadura puede revestir gravedad. La picadura de garrapata puede propagar enfermedades como babesiosis, enfermedad de Lyme o fiebre manchada de las Montañas Rocosas. En algunos lugares (principalmente en los países en vía de desarrollo), la picadura de mosquito puede transmitir malaria, fiebre amarilla y virus productores de encefalitis (inflamación del cerebro). Las arañas, que no son insectos en el sentido estricto de la palabra, también pican. Las arañas viuda negra y la parda reclusa son dos de las más venenosas, con picaduras que pueden ser muy dolorosas y graves. (*Ver* PICADURA DE ARAÑA Y DE ESCORPIÓN en la Segunda Parte.) La abejas, avispas y avispones pican en autodefensa o para atontar a su presa. (*Ver* PICADURA DE ABEJA en la Segunda Parte.) También hay picaduras proporcionadas por organismos acuáticos, como las medusas, anémonas y algunas clases de coral.

A menos que se indique otra cosa, las dosis recomendadas son para adultos. A los jóvenes de doce a diecisiete años se les debe administrar tres cuartas partes de la cantidad recomendada; a los niños de seis a doce años, la mitad y a los menores de seis años, la cuarta parte.

Nutrientes

SUPLEMENTOS	DOSIS SUGERIDAS	COMENTARIOS
Esenciales		
Bromelain	400–500 mg 3 veces al día.	Reduce la inflamación, hinchazón y dolor. Tiene propiedades anti-inflamatorias.
más curcumin	Según indicaciones de la etiqueta.	
Grape seed extract	75 mg al día.	Un eficaz anti-inflamatorio y antioxidante potente.
Quercetin (Activated Quercetin de Source Naturals)	300–400 mg cada 4 horas.	Este extraordinario bioflavonoide diminuye las reacciones alérgicas.
Vitamin C con bioflavonoids	5.000–20.000 mg al día divididos en varias tomas. *Ver* FLUSH DE ÁCIDO ASCÓRBICO en la Tercera Parte.	Estos antiinflamatorios ayudan a aliviar la toxicidad de las picaduras. Para los niños, utilizar vitamina C buffered o calcium ascorbate.

Hierbas

❑ El ungüento de caléndula es un excelente repelente de insectos y combate la irritación. También son buenos el cedar, el eucalyptus y los aceites de tree tea, que están disponibles en forma de aceite, espray o loción.

❑ Para repeler los insectos son muy útiles las velas de citronella.

❑ El goldenseal y el aceite de tea tree son insecticidas naturales y ayudan a mantener los insectos a raya y son eficaces cuando se aplican en las áreas afectadas.

❑ Las cataplasmas de lobelia y tabletas de charcoal (disponibles en health food stores) alivian las picaduras de insecto. (*Ver* UTILIZACIÓN DE CATAPLASMAS en la Tercera Parte.)

❑ El aceite de pennyroyal ayuda a repeler los insectos.

Advertencia: Esta hierba no se debe utilizar durante el embarazo ni durante períodos largos.

❑ Una disolución de apple cider vinegar con agua a partes iguales reduce las irritaciones de la piel provocadas por las picaduras de insecto.

Recomendaciones

❑ Para las picaduras de hormiga, mosquito y nigua, lávese muy bien el área afectada con agua y jabón. Para las picaduras de nigua, utilice un cepillo y refriéguese. Luego aplíquese una pasta de baking soda y agua. Si se presenta inflamación, aplíquese compresas de hielo. Cuando la picadura afecta a un brazo o pierna, mantenga la extremidad elevada para reducir la hinchazón.

❑ Para las picaduras de garrapata, retire el insecto lo más rápido que pueda. Cuanto más pronto lo retire, tanto menos riesgo corre de contraer cualquiera de las enfermedades que puede transmitir. Utilizando unas pinzas, agarre la cabeza de la garrapata firmemente y lo más cerca posible de su piel. Luego jale hacia usted con las pinzas. Trate de no dejar dentro de la piel la cabeza ni ninguna otra parte del insecto. No toque la garrapata con las manos. Cuando se la haya extraído, lávese la picadura con agua y jabón. *No* trate de sacar la garrapata quemándola, ni utilice remedios caseros como queroseno, trementina o petroleum jelly.

❑ Haga una pasta con una cápsula de charcoal y unas cuantas gotas de extracto de goldenseal y colóquela en un trozo de gasa. Luego aplíquese la gasa en la picadura y cúbrala con un vendaje. Esto extrae el veneno y proporciona rápido alivio. En lo posible, haga esto tan pronto como el insecto lo pique.

❑ Frótese un trozo de cebolla sobre la picadura. Esto proporciona un fuerte tratamiento antioxidante.

❑ Después de una picadura, tómese una dosis del remedio homeopático *Apis mellifica*. Actúa rápidamente para prevenir la hinchazón.

❑ Coloque una pasta de carne tenderizada y agua directamente sobre la picadura, y déjela durante cuarenta minutos; luego enjuague la zona. Las enzimas de la carne extraen el veneno.

❑ Si sospecha que le ha picado una araña viuda negra o una parda reclusa, vaya a ver a un médico de inmediato. Si es posible, lleve la araña consigo para su identificación.

(*Ver* PICADURA DE ARAÑA y DE ESCORPIÓN en la Segunda Parte.)

❑ Trate las picaduras de medusa y anémona de la siguiente manera. Quíteles los tentáculos con una tela o con guantes; limpie la zona afectada con agua salada de mar y frótela con vinagre o alcohol médico. Extraiga las púas del erizo con unas pinzas o frotando bien con jabón y agua. Póngase una compresa caliente para extraer las toxinas. Las heridas causadas por el coral son muy peligrosas y deberían recibir atención médica inmediata. Para estas heridas se utiliza un producto llamado Sting-Aid (aluminum sulfate solution). Extraiga los fragmentos de coral con unas pinzas y frótese la zona lesionada con un antiséptico tópico. En la medida de lo posible no mueva la extremidad afectada.

❑ Para evitar que lo piquen los mosquitos, antes de salir al aire libre consuma arroz integral, brewer's yeast, germen de trigo, blackstrap melaza o pescado. Estos alimentos son ricos en vitamina B_1 (tiamina). A los mosquitos los atraen el dióxido de carbono, el estrógeno, la humedad, el sudor y el calor. En cambio, los repelen las vitaminas B, especialmente la tiamina, que son excretadas por la piel. Una opción es tomar suplementos de tiamina.

❑ Para aliviar la picazón, aplíquese calamine lotion.

❑ Para evitar que lo piquen distintos insectos, dese un baño de chlorine bleach antes de salir. Agréguele al agua de la bañera una taza de bleach. Como a los insectos les disgusta ese olor, nadar en una piscina tratada con chlorine también sirve para este propósito. Otra manera de evitar que lo piquen los insectos es frotarse en la piel brewer's yeast o ajo.

❑ Evite todos los productos que contengan azúcar refinado, pues le dan a la piel un sabor dulce que atrae a los mosquito.

❑ Evite las bebidas alcohólicas. El alcohol hace que la piel se sonroje y que los vasos sanguíneos se dilaten, lo que atrae a los mosquitos y a los tábanos.

❑ No utilice perfume, espray para el cabello ni otros cosméticos. Estos productos atraen los insectos.

❑ Evite los colores brillantes (lo mejor es ir de blanco). Emplee ropa que le cubra los brazos y piernas (aunque los mosquitos pueden picar a través de la tela de algodón).

❑ Los jugos cítricos aplicados a la piel expuesta repelen los mosquitos.

Aspectos para tener en cuenta

❑ El diethyl toluamide (DEET), que repele las niguas, las garrapatas y los mosquitos, es probablemente el repelente de insectos más eficaz que se conoce. Sin embargo, es potencialmente muy tóxico y puede destruir sustancias como plástico y telas sintéticas. Por esta razón se debe utilizar con mucho cuidado y se deben seguir las instrucciones que trae. Nunca se aplique sobre la piel un producto que contenga más de un 35 por ciento de DEET. Los niños en especial corren un mayor riesgo con este producto por lo que es muy importante proteger su piel. Para mayor seguridad, aplique DEET a la ropa y úselo en la piel esporádicamente, como mucho.

❑ Si usted pasa mucho tiempo al aire libre, quizás le convenga comprar una bomba al vacío llamada Lil Sucker, de Terra Tech, para extraer el veneno de las picaduras de los insectos. Utilizar esta bomba no produce ningún dolor. En un estudio, el 94 por ciento de los participantes que la utilizaron no presentaron ninguna reacción tras ser picados por un insecto, o su reacción fue insignificante. (Ver Fabricantes y distribuidores, en el Apéndice.)

❑ Si se encuentra usted en la montaña o en un lugar sin acceso a estos remedios, el viejo recurso de ponerse barro sobre la picadura puede servir para neutralizar el dolor y la hinchazón.

❑ No recomendamos usar aparatos eléctricos para repeler insectos (*bug zappers*). Aunque matan insectos, no matan ni moscas negras ni mosquitos. Muchos de los insectos que matan son importantes para la dieta de los pájaros. Pero si cree que realmente necesita uno de estos aparatos, no lo coloque cerca de las zonas de juego de los niños, parrillas de barbacoa ni mesas de picnic. Cuando el aparato atrapa y quema las moscas, los restos de éstas quedan dispersados en un radio de hasta siete pies, con el potencial de que también se esparzan virus y bacterias.

❑ Se puede obtener información sobre picaduras de insectos en los U.S Centers for Disease Control y Prevention (CDC) de Atlanta. (Ver Organizaciones Médicas y de la Salud, en el Apéndice.)

❑ *Ver también* PICADURA DE ABEJA, ALERGIA A LOS INSECTOS, ENFERMEDAD DE LYME y/o PICADURA DE ARAÑA y DE ESCORPIÓN en la Segunda Parte.

PICADURAS Y MORDEDURAS

Ver ALERGIA A LOS INSECTOS, MORDEDURA DE PERRO, MORDEDURA DE SERPIENTE, PICADURA DE ABEJA, PICADURA DE ARAÑA Y DE ESCORPIÓN.

PIE DE ATLETA

Ver ATHLETE'S FOOT.

PIEL, ARRUGAS EN LA

Ver ARRUGAS EN LA PIEL.

PIEL, CÁNCER DE

Ver CÁNCER DE PIEL.

PIEL GRASOSA

Cuando las glándulas sebáceas producen más grasa de la que se requiere para la adecuada lubricación de la piel se dice que ésta es grasosa. Ese exceso de grasa obstruye los poros y genera imperfecciones cutáneas. Aun cuando la herencia desempeña un papel importante en la piel grasosa, se sabe que la dieta y los niveles hormonales, el embarazo, las píldoras anticonceptivas y los cosméticos, entre otros factores, contribuyen a este problema cutáneo. La humedad y el calor también estimulan la producción de mayor cantidad de grasa por parte de las glándulas sebáceas. Debido a los cambios hormonales propios de la adolescencia y a que la piel tiende a volverse más seca con la edad, la piel grasosa es frecuente en la adolescencia, aunque se puede presentar a cualquier edad. Muchas personas tienen piel grasosa solamente en algunas áreas y piel seca o normal en otras. Esta condición se llama piel mixta. En general, la frente, la nariz, el mentón y la parte superior de la espalda tienden a ser más grasosos que otras áreas.

La piel grasosa tiene aspectos positivos. En este tipo de piel se desarrollan con más lentitud los cambios de coloración y las manchas relacionadas con la edad, las líneas finas y las arrugas. Esta piel no desarrolla pecas ni se enrojece en presencia del sol; por el contrario, adquiere un bronceado parejo y hermoso. En cuanto a los aspectos negativos, la piel grasosa es propensa a "romperse" pasada la adolescencia, casi siempre se ve brillante, se siente grasosa y los poros tienden a ser grandes.

A menos que se indique otra cosa, las dosis que se recomiendan a continuación son para personas adultas. La dosis para los jóvenes de doce a diecisiete años debe equivaler a tres cuartas partes de la cantidad recomendada.

Nutrientes

SUPLEMENTOS	DOSIS SUGERIDAS	COMENTARIOS
Muy importantes		
Flaxseed oil capsules o liquid o primrose oil	1.000 mg al día. 1 cucharadita al día. Hasta 500 mg al día.	Proporcionan los ácidos grasos esenciales necesarios. Cura eficazmente la mayoría de los trastornos cutáneos. Contiene ácido linoleico, necesario para la piel.
Vitamin A con mixed carotenoids	25.000 UI al día por 3 meses. Luego reducir hasta 15.000 UI al día. Si está embarazada, no debe tomar más de 10.000 UI al día.	Necesario para la curación y la formación de nuevo tejido cutáneo.
Vitamin B complex más extra vitamin B_{12}	Según indicaciones de la etiqueta. 1000–2.000 mcg 3 veces al día.	Las vitaminas B son importantes para tener un tono de piel saludable.
Importantes		
Kelp	1.000–1.500 mg al día.	Proporciona de manera equilibrada minerales necesarios para un buen tono de piel.
Vitamin E	200 UI al día.	Protege contra los radicales libres.
Zinc más copper	50 mg al día. No tomar más de 100 mg al día de todos los suplementos. 3 mg al día.	Repara los tejidos. Mejora la repuesta inmunológica. Para mejor absorción, utilizar lozenges de zinc gluconate u OptiZinc.
Provechosos		
Aloe vera		*Ver* Hierbas más adelante.
GH3 cream de Gero Vita	Aplicar tópicamente, según indicaciones de la etiqueta.	Provechoso para combatir el acné y cualquier coloración anormal de la piel.
Grape seed extract	Según indicaciones de la etiqueta.	Este poderoso antioxidante protege las células cutáneas.
Herpanacine de Diamond-Herpanacine Associates	Según indicaciones de la etiqueta.	Contiene antioxidantes, aminoácidos y hierbas que promueven la salud general de la piel.
L-Cysteine	500 mg al día con el estómago vacío. Tomar con agua o jugo. No tomar con leche. Para mejor absorción, tomar con 50 mg de vitamina B_6 y 100 mg de vitamina C.	Contiene azufre, necesario para la salud de la piel. *Ver* AMINOÁCIDOS en la Primera Parte.
Lecithin granules o capsules	1 cucharada 3 veces al día antes de las comidas. 1.200 mg 3 veces al día antes de las comidas.	Necesarios para mejorar la absorción de los ácidos grasos esenciales.
Superoxide dismutase (SOD)	Según indicaciones de la etiqueta.	Destructor de los radicales libres.
Tretinoin (Retin-A)	Según prescripción médica.	Pelada química de acción gradual. Destapa los poros y acelera el desprendimiento de las capas superficiales de la piel. Sólo se consigue con prescripción médica.

Hierbas

❑ El aloe vera tiene magníficas propiedades curativas. Aplíquese aloe vera gel tópicamente cuantas veces lo necesite, siguiendo las instrucciones de la etiqueta del producto.

❑ La raíz de burdock, la chamomile, el horsetail, el oat straw y el thyme nutren la piel.

❑ La lavender es muy provechosa para la piel grasosa. Humedézcase la piel con agua de lavender varias veces al día.

❑ Para la piel grasosa es beneficioso hacerse una sauna facial utilizando lemongrass, raíz de licorice y rosebuds. Dos o tres veces por semana ponga a hervir entre dos y cuatro cucharadas de hierbas secas o frescas en dos quarts de agua. Cuando la olla esté soltando vapor, colóquela sobre una mesa (no olvide proteger la mesa del calor) y siéntese a una distancia que le permita recibir cómodamente el vapor durante quince minutos en la cara. Si desea, utilice una toalla para atrapar el vapor. Después de quince minutos, salpíquese la cara con agua fría y séquesela al aire o dándose golpecitos suaves con una toalla. Después de la sauna facial, deje enfriar el agua de hierbas y guárdela para aplicársela con una bolita de algodón como loción tonificante después de lavarse la cara.

❑ El witch hazel aplicado a la piel es excelente para absorber el aceite.

Recomendaciones

❑ Tome abundante agua de buena calidad para mantener hidratada la piel y eliminar las toxinas.

❑ Consuma menos grasa. No consuma alimentos fritos, grasas de origen animal ni aceites vegetales procesados con calor, como los que venden en los supermercados. No cocine con aceite ni consuma ningún aceite que haya sido sometido al calor, bien durante el procesamiento o bien durante la cocción. Si necesita utilizar un poquito de aceite, como por ejemplo para un aderezo de ensalada, use solamente aceite de oliva o de canola prensados en frío.

❑ Elimine de su dieta las bebidas gaseosas y el alcohol. Evite el azúcar, el chocolate y el junk food.

❑ Mantenga su piel muy limpia. Lávese la cara dos o tres veces al día, no más porque si se lava demasiado ello estimula a la piel a producir más aceite. Emplee sus manos y no paños o raspadores ásperos o fuertes. También suelen ser buenas las gasas estériles. (No las vuelva a usar.) No utilice jabones ni limpiadores fuertes. Utilice un jabón puro que no contenga aditivos artificiales, como E•Gem Skin Care Soap, de Carlson Laboratories. No utilice limpiadores ni lociones que contengan alcohol. Después de la limpieza, aplíquese un humectante natural *oil free* para preservar la suavidad de la piel.

❑ Use agua caliente para lavarse la cara. Esto hace que se disuelva el aceite de la piel mejor que con agua tibia o fría.

❑ Pruebe a usar una máscara de arcilla o barro. La arcilla blanca o rosada es la mejor para la piel sensible.

❑ Elija productos cosméticos y de cuidado facial específicamente diseñados para la piel grasosa.

❑ Los alpha-hydroxy acids son un grupo de ácidos naturales (se encuentran más que todo en las frutas) que propician la renovación celular y le ayudan a la piel a retener el agua, dándole una apariencia más suave y menos grasosa. A la piel grasosa le convienen los productos que contienen alpha-hydroxy acids porque ayudan a desprender la capa superficial de células muertas de la piel, lo que estimula el crecimiento de piel sana y contribuye a cerrar los poros. Para este propósito quizás el mejor de los alpha-hydroxy acids es el glycolic acid. Si usted decide utilizar algún producto que tenga un alphahydroxy acid, empiece con uno que no contenga más de 5 por ciento de este ácido y aplíqueselo únicamente por la noche. Primero debe lavarse la cara y debe esperar cinco minutos antes de aplicarse una pequeña cantidad del producto. Después de dos o tres semanas de aplicarse el producto por la noche, empiece a aplicárselo también durante el día. A medida que su piel se vaya acostumbrando a los efectos de los alphahydroxy acids, quizás usted quiera empezar a utilizar productos más concentrados.

❑ Los productos que contienen benzoyl peroxide son efectivos contra la piel grasosa. Comience con una fórmula de potencia suave para minimizar la posible irritación.

❑ Elija un astringente que contenga acetona, una sustancia que disuelve el aceite.

❑ Dos o tres veces por semana utilice un loofah sponge para la cara (se consigue en los health food stores) y agua tibia para estimular la circulación y eliminar las células muertas y las impurezas que se encuentran en la piel grasosa. No utilice el loofah en el área de los ojos ni en áreas donde tenga lesiones.

❑ Para eliminar el exceso de grasa, aplíquese una mascarilla de arcilla. Mezcle bien una cucharadita de green clay powder (lo venden en los health food stores) y una cucharadita de miel pura. Aplíquese la mezcla en la cara evitando el área de los ojos. Déjela actuar durante quince minutos y luego retíresela con agua tibia. Haga esto por lo menos tres veces por semana, o con la frecuencia que requiera. Las arcillas blancas o rosadas son más adecuadas para la piel sensible.

❑ Una o dos veces al día mezcle partes iguales de jugo de limón y agua. Aplíquese la mezcla en la cara y déjesela secar. Luego retíresela con agua caliente. A continuación aplíquese agua fría.

❑ Busque un polvo facial que contenga talco. Es oil-free y seca el aceite de la piel.

❑ Para la piel mixta, sencillamente trate las áreas grasosas como piel grasosa y las áreas secas, como piel seca. (*Ver* PIEL SECA en la Segunda Parte.)

❑ No fume. Fumar aumenta el tamaño de los poros y afecta adversamente a la salud de la piel.

Aspectos para tener en cuenta

❑ Cuidar la piel grasosa *no* significa tratar de que se vuelva seca. A pesar del exceso de grasa, es posible que la piel carezca de humedad suficiente. La humedad se refiere a la cantidad de agua que hay en el interior de las células cutáneas, y no a la cantidad de grasa que hay en la superficie de la piel. Pese a que los niveles de grasa y de humedad se relacionan (la grasa ayuda a prevenir la pérdida de humedad mediante la evaporación), son dos cosas distintas. Hay productos que aportan humedad y que preservan la que existe sin agregar grasa. Un buen producto humectante que no es grasoso es Vitamin A Moisturizing Gel, de Derma-E Products. Utilizar este humectante a largo plazo ayuda a prevenir las arrugas.

- ❑ Muchas compañías especializadas en el cuidado de la piel han creado paquetes de toallitas saturadas en alcohol para cuidarse la piel cuando se está lejos de casa. Se pueden portar en su maletín o bolso.
- ❑ A pesar de la creencia tradicional, la piel grasosa no causa el acné. Aunque sí hay una conexión entre la gravedad del acné y la cantidad de aceite que produce la piel de una persona, no todos los que tienen piel grasosa sufren de acné.
- ❑ *Ver también* ACNÉ en la Segunda Parte.

PIELONEFRITIS

Ver en ENFERMEDADES DE LOS RIÑONES.

PIEL, PROBLEMAS DE

Ver ACNÉ, ARRUGAS EN LA PIEL, ATHLETE'S FOOT, BEDSRES, CALLOS Y CALLOSIDADES, CÁNCER DE PIEL, CANKER SORES, CASPIA COLD SORES, CONTUSIONES, DERMATITIS, ERUPCIONES DE LA PIEL, FORUNCULOS, INFECCIONES POR HONGOS, INTERTRIGO, MANCHAS RELACIONADOS CON EL ENVEJECIMIENTO, PICADURA DE INSECTO, PIEL GRASOSA, PIEL SECA, PSORIASIS, QUEMADURAS, QUEMADURAS DE SOL, QUISTES SEBACEOS, ROSACEA, SARNA, SEBORREA, ULCERAS EN LAS PIERNAS, URTICARIA, VERRUGAS, VITÍLIGO. *Ver también* PROBLEMAS RELACIONADOS CON EL EMBARAZO.

PIEL SECA

Para que la piel sea saludable y atractiva es fundamental que la grasa y la humedad se encuentren en equilibrio. Las glándulas sebáceas producen grasa que lubrica la superficie de la piel. La humedad es el agua presente en el interior de las células cutáneas y les llega a las células por medio del torrente sanguíneo. El agua que contienen las células es lo que las mantiene saludables y con una apariencia juvenil. La grasa y la humedad actúan juntas: en las células cutáneas tiene que haber suficiente humedad, pero también tiene que haber suficiente grasa que actúe de escudo protector y prevenga la evaporación excesiva de humedad de las capas superficiales de la piel. La ictiosis es una de varias enfermedades cutáneas heredadas que pueden hacer que la piel pierda humedad.

Hay dos clases de piel seca: simple y compleja. La piel seca simple se origina en la falta de grasas naturales, lo que puede tener diversas causas. Esta clase de piel seca a menudo afecta a las mujeres menores de treinta y cinco años. La piel seca compleja carece tanto de grasa como de humedad, y se caracteriza por la presencia de líneas finas, manchas de color marrón y cambios anormales de coloración, poros grandes y piel flácida. Se suele asociar con el proceso de envejecimiento. Las proteínas que forman la piel — elastina, colágeno y keratina — también pueden quedar dañadas por la exposición prolongada a la luz del sol.

La piel seca se ve opaca e, incluso, escamosa, y tiende a desarrollar fácilmente arrugas y líneas finas. Se suele sentir "tirante" después del baño, condición que se corrige aplicando algún hidratante o crema para la piel. El agrietamiento es señal de que la piel adolece de excesiva sequedad y deshidratación.

La piel seca es más común en áreas del cuerpo que se exponen a los elementos, como la cara y las manos, pero también puede ser un problema de todo el cuerpo, en especial durante el invierno. Es probable que se trate básicamente de una condición genética, pero puede ser causada (o agravada) por una dieta inadecuada o por factores ambientales, como exposición al sol, al viento, al frío, a agentes químicos, a cosméticos y a uso excesivo de jabones fuertes. También contribuyen a la piel seca las deficiencias nutricionales, en particular de vitamina A y de vitaminas B. Las personas de piel clara son más propensas a la piel seca, especialmente a medida que envejecen. Sin embargo, la piel de la mayoría de la gente tiende a volverse más delgada y más seca con la edad. Cuando se excluyen todas las otras causas de la piel seca (dermatitis, eccema, psoriasis y seborrea) lo más probable es que la causa de la piel seca sea una combinación de herencia genética, deficiencias vitamínicas y mala alimentación. Mucha gente tiene piel seca en algunas áreas y piel grasosa en otras. En el caso clásico de "piel mixta", la piel de la frente, la nariz y el mentón suele ser grasosa, mientras que la del resto de la cara tiende a ser seca.

A menos que se especifique otra cosa, las siguientes dosis se recomiendan para personas mayores de dieciocho años. La dosis para los jóvenes de doce a diecisiete años debe equivaler a tres cuartas partes de la cantidad recomendada. Para los niños de seis a doce años debe utilizarse la mitad de la dosis recomendada y para los menores de seis años, una cuarta parte. Las personas con problemas de absorción deben consultar con un profesional médico antes de comenzar cualquier programa nutricional.

Nutrientes

SUPLEMENTOS	DOSIS SUGERIDAS	COMENTARIOS
Muy importantes		
Liquid Kyolic con B_1 y B_{12} de Wakunaga	Según indicaciones de la etiqueta.	
Primrose oil o Kyolic-EPA de Wakunaga	Hasta 500 mg al día. Según indicaciones de la etiqueta.	Contiene ácido linoleico, un ácido graso esencial necesario para la piel.

Vitamin A con mixed carotenoids o ACES + Zn de Carlson Labs	25.000 UI al día por 3 meses. Luego reducir hasta 15.000 UI al día. Si está embarazada, no debe tomar más de 10.000 UI al día. Según indicaciones de la etiqueta.	Fortalece y protege el tejido cutáneo. Contiene antioxidantes que protegen la piel, neutralizando a los radicales libres.
Vitamin B complex más extra vitamin B_{12}	Según indicaciones de la etiqueta. 1000–2.000 mg 3 veces al día.	Vitaminas antiestrés. Combaten el envejecimiento. Use una forma sublingual.
Importantes		
Kelp	1.000–1.500 mg al día.	Proporciona minerales de manera equilibrada. Necesario para un buen tono de piel.
Vitamin E	200 UI al día.	Protege contra los radicales libres. Cuando se aplica tópicamente, puede reducir la tendencia a las arrugas.
Zinc	50 mg al día. No tomar más de 100 mg al día de todos los suplementos.	Necesario para el correcto funcionamiento de las glándulas sebáceas. Para mejor absorción, utilizar lozenges de zinc gluconate u OptiZinc.
Provechosos		
Ageless Beauty de Biotec Foods	Según indicaciones de la etiqueta.	Protege la piel del daño causado por los radicales libres.
Collagen cream	Aplicar tópicamente, según indicaciones de la etiqueta.	Provechoso para la piel muy seca. Esta crema nutritiva puede restaurar el tono saludable de la piel que ha sufrido daño.
Elastin	Aplicar tópicamente, según indicaciones de la etiqueta.	Ayuda a prevenir y a suavizar las arrugas.
GH3 cream de Gero Vita International	Aplicar tópicamente, según indicaciones de la etiqueta.	Excelente para prevenir las arrugas. Beneficioso para combatir cualquier coloración anormal de la piel.
Glucosamine sulfate o N-Acetylglucosamine (N-A-G de Source Naturals)	Según indicaciones de la etiqueta.	Importantes para la salud de la piel y del tejido conectivo.
Herpanacine de Diamond-Herpanacine Associates	Según indicaciones de la etiqueta.	Contiene antioxidantes, aminoácidos y hierbas que promueven la salud de la piel.
L-Cysteine	500 mg al día con el estómago vacío. Tomar con agua o jugo. No tomar con leche. Para mejor absorción, tomar con 50 mg de vitamina B_6 y 100 mg de vitamina C.	Contiene azufre, necesario para la salud de la piel. *Ver* AMINOÁCIDOS en la Primera Parte.
Lecithin granules o capsules	1 cucharada 3 veces al día antes de las comidas. 1.200 mg 3 veces al día antes de las comidas.	Necesarios para mejorar la absorción de los ácidos grasos esenciales.
Pycnogenol o grape seed extract	Según indicaciones de la etiqueta. Según indicaciones de la etiqueta.	Estos neutralizadores de los radicales libres refuerzan la acción del colágeno.
Selenium	200 mcg al día.	Poderoso antioxidante que aumenta la elasticidad de los tejidos. Protege contra el daño ocasionado por los rayos ultravioleta.
Superoxide dismutase (SOD)	Según indicaciones de la etiqueta.	Destructor de los radicales libres. Provechoso para combatir las manchas oscuras relacionadas con el envejecimiento.
Vitamin C con bioflavonoids	3.000–5.000 mg al día divididos en varias tomas.	Necesarios para la producción de colágeno. Fortalecen los capilares que nutren la piel.

Hierbas

❑ Aplicado tópicamente, el aloe vera tiene excelentes propiedades curativas y humectantes. También ayuda a desprender las células muertas de la piel. Aplíquese aloe vera gel en las áreas afectadas, de acuerdo con las indicaciones de la etiqueta del producto.

❑ La caléndula y el comfrey suavizan la piel. Se pueden utilizar para saunas faciales o para preparar aguas herbales o florales (ver más adelante). El comfrey también reduce el enrojecimiento y alivia la irritación. El allantoin, un ingrediente de muchos productos para el cuidado de la piel, se deriva del comfrey.

Nota: El comfrey sólo se recomienda para uso externo.

❑ Para recuperar la humedad perdida, varias veces al día aplíquese en la piel agua a base de hierbas o flores utilizando un vaporizador. Prácticamente todos los tipos de piel se benefician con la lavender, aunque sus efectos son aún más visibles en la piel seca. Usted puede comprar lavender water ya preparada, o la puede preparar agregando unas cuantas gotas de essential oil a 4 onzas de agua destilada. Otra alternativa es hacer una infusión con hojas y flores de lavender fresco.

❑ Para la piel seca es provechoso un sauna facial a la semana utilizando las hierbas chamomile, lavender y peppermint. En una olla de vidrio o de esmalte, ponga a hervir a fuego lento entre dos y cuatro cucharadas de hierbas secas o frescas en dos quarts de agua. Cuando esté saliendo vapor, coloque la olla sobre una mesa (no olvide proteger la mesa) y siéntese a una distancia cómoda que le permita recibir el vapor en la cara durante quince minutos. Si desea, utilice una toalla para atrapar el vapor. Cuando hayan transcurrido quince minutos, salpíquese la cara con agua fría y déjesela secar al aire o dándose golpecitos suaves con una toalla. A continuación aplíquese un buen humectante natural, un aceite facial o una mascarilla de arcilla. (*Ver en* Recomendaciones en esta sección.) Después del sauna facial, deje enfriar el agua de hierbas y guárdela para tonificar la piel aplicándosela con una bolita de algodón después de lavarse la cara.

Recomendaciones

❑ Haga una dieta bien balanceada que incluya vegetales, frutas, granos, semillas y nueces. Consuma proteína de origen vegetal. Aumente su ingesta de alimentos crudos.

❑ Consuma alimentos ricos en azufre, pues ayudan a mantener la lozanía y la juventud de la piel. Buenas opciones son ajo, cebolla, huevos y espárragos. El azufre también está presente en el aminoácido L-cisteína, que se puede comprar en píldora.

❑ Consuma abundantes vegetales de color amarillo y anaranjado. Son ricos en betacaroteno, un precursor de la vitamina A.

❑ Para mantener la piel bien hidratada, tome por lo menos dos quarts de agua de buena calidad al día.

❑ Evite los alimentos fritos, las grasas de origen animal y los aceites vegetales procesados con calor, como los que venden en los supermercados. Utilice solamente aceites prensados en frío. Desconfíe de todos los aceites que hayan sido sometidos al calor, bien durante el procesamiento o bien durante la cocción. Calentar el aceite conduce a la formación de radicales libres, lo que ejerce efectos destructivos en la piel. *Tome* ácidos grasos esenciales en suplemento. (*Ver en* Nutrientes en esta sección.) Éste es el mejor suplemento que existe para la piel seca, pero hay que tener paciencia pues ver los resultados puede tomar un mes, o más.

❑ No tome bebidas gaseosas ni consuma azúcar, chocolate, potato chips ni otro tipo de junk food.

❑ Evite el alcohol y la cafeína. Estas sustancias tienen efectos diuréticos, lo que hace que el cuerpo — incluyendo las células cutáneas — pierdan fluidos y minerales esenciales.

❑ No fume y evite los ambientes con humo. Fumar afecta negativamente a la piel por varias razones. Primero, la nicotina constriñe los vasos sanguíneos, entre ellos los pequeñísimos capilares que irrigan la piel. Esto priva a la piel del oxígeno y los nutrientes que necesita para gozar de buena salud. Segundo, fumar implica repetir con mucha frecuencia ciertos gestos faciales, lo que a la larga se traduce en arrugas. La típica "cara de fumador" presenta arrugas que forman círculos a partir de la boca. Fumar también seca y curte la piel.

❑ No utilice jabones ásperos o fuertes, cold cream ni cremas limpiadoras en la piel. Las cremas limpiadoras son elaboradas con aceites hidrogenados, los cuales deterioran la piel a causa de los radicales libres. Este daño se manifiesta en resequedad y en arrugas. Más bien, límpiese la piel con aceite puro de oliva, de aguacate o de almendra. Aplíquese el aceite con palmaditas suaves y retíreselo con agua tibia y un paño suave.

❑ Para estimular la circulación y retirar las células muertas de la piel, dos veces por semana utilice un loofah sponge para la cara y agua tibia. No utilice el loofah en el área de los ojos.

❑ Aplíquese siempre un producto humectante después de lavarse la piel y, si lo necesita, también en otros momentos del día para evitar que se reseque. Utilice un producto hidratante líquido o un aceite facial que contengan nutrientes y otros ingredientes naturales. No utilice cremas humectantes sólidas y cerosas. Dos productos de la compañía Derma-E Products que recomendamos para las líneas causadas por el sol y el proceso natural de envejecimiento de la piel son Wrinkle Treatment Oil y Vitamin A Moisturizing Gel. El producto Wrinkle Treatment Oil también es un buen limpiador de la piel; el gel hidratante no es grasoso y se absorbe rápidamente.

❑ Compre productos para la piel que contengan hidratantes. Los hidratantes son sustancias que atraen agua hacia la piel y conservan la humedad. Entre los hidratantes naturales están la glicerina vegetal, la vitamina E y el panthenol, una forma de ácido pantoténico (vitamina B_5).

❑ Utilice un humidificador (o una olla con agua colocada cerca de un radiador) para suministrarle humedad al ambiente, especialmente durante el invierno. Esto reduce la cantidad de humedad que la piel pierde a través de la evaporación.

❑ Una vez a la semana hágase una mascarilla facial para aclarar la piel y retirar las células muertas de la superficie (esto se puede hacer inmediatamente después del sauna facial que se describió en la sección Hierbas). Mezcle bien una cucharadita de green clay powder (se compra en los health food stores) y una cucharadita de miel pura. Aplíquese la mezcla en la cara, evitando el área de los ojos. Déjese la mascarilla durante quince minutos y luego retíresela con agua tibia. Mientras la piel todavía esté húmeda, aplíquese un aceite natural o un hidratante líquido.

❑ Si su piel está cuarteada, aumente su consumo de agua y de ácidos grasos esenciales. Mantenga bien lubricadas y protegidas contra los elementos las áreas de la piel que estén cuarteadas.

❑ Para el agrietamiento de los dedos, utilice crema o aceite de caléndula con comfrey, aceite de vitamina E y aloe vera. Aplíquese la mezcla en las manos a la hora de acostarse y duerma con guantes de plástico. El aceite puro de vitamina E se encuentra en los health food stores.

❑ No use agua muy caliente cuando se duche o se bañe.

❑ En lo posible, evite el sol. El sol es la causa fundamental del daño cutáneo. El sol produce resequedad, arrugas e, incluso, sarpullido y ampollas. Cada vez que vaya a salir al aire libre, aplíquese un buen sunscreen en todas las áreas expuestas de la piel.

❑ El tratamiento para la piel mixta implica tratar las áreas secas como piel seca y las áreas grasosas, como piel grasosa. *Ver* PIEL GRASOSA en la Segunda Parte.

Aspectos para tener en cuenta

❑ La piel seca puede ser señal de que la glándula tiroides está funcionando incorrectamente. (*Ver* HIPOTIROIDISMO en la Segunda Parte.)

❑ Algunos problemas cutáneos serios pueden ser causados por la diabetes. (*Ver* DIABETES en la Segunda Parte.)

❑ Antes era difícil acertar con la mejor forma de cuidar la piel de las personas de color. Ahora hay una mejor comprensión de que algunos de estos problemas son específicos a cada grupo étnico. En Detroit se ha abierto una clínica especialmente dedicada a esta cuestión: la Multicultural Dermatology Clinic del Henry Ford Hospital. También hay un libro publicado recientemente por la Dra. Fran Cook-Bolden, directora del Ethnic Skin Specialty Group en el St. Luke's Roosevelt Hospital Center de Nueva York. El libro se titula *Beautiful Skin of Color: A Comprehensive Guide to Asian, Olive and Dark Skin* (HarperCollins, 2005).

❑ Algunas drogas, entre ellas diuréticos, antiespasmódicos y antihistamínicos, pueden contribuir a la sequedad de la piel.

❑ Una buena crema para la piel que, además, no es costosa, es cocoa butter. También ayuda a reducir las arrugas de la piel. Después de abrirla se debe mantener refrigerada.

❑ El equilibrio de la piel depende de la producción de factores hidratantes naturales que ayudan a atraer y a retener la humedad. Un grupo de ácidos conocidos como alphahydroxy acids estimulan la producción de esas sustancias naturales cuando se aplican tópicamente. Los alpha-hydroxy acids también propician la formación de nuevas células cutáneas. Estos ácidos existen de manera natural en la manzana, la leche, la caña de azúcar, las frutas cítricas, el tomate, las uvas y las blackberries. Al parecer, el ácido láctico es el que más humedad le aporta a la piel, mientras que el ácido glicólico es muy eficaz para ayudar a desprender las células cutáneas muertas y promover la renovación celular.

❑ La carencia de vitamina A puede provocar escamas en la piel, especialmente en las manos y pies. El aceite de hígado de bacalao es una buena fuente de vitaminas A y D.

❑ La crema GH3 de Gero Vita International, cuando se aplica tópicamente, es buena para la prevención de las arrugas y puede ayudar a evitar la decoloración de la piel.

❑ El Kinetin, una versión sintética de una hormona de las plantas que previene que se marchiten, está mostrándose eficaz en el tratamiento de las arrugas faciales más finas.

❑ Hyper-C Serum de Jason Natural Cosmetics estimula la producción de colágeno, hidratando y protegiendo la piel.

❑ Pycnogenol Crème (o Gel) con Vitamins E, C, & A de Derma-E Skin Care es buena para hidratar, suavizar y proteger la piel. Derma-E también elabora Vitamin E Moisturizing Gel, un tratamiento refrescante, y Vitamin A Wrinkle Treatment para pieles secas y decaídas.

❑ Aplicado tópicamente, Tretinoin (Retin-A), elimina las arrugas más finas y es también excelente contra las manchas de la edad, las lesiones precancerosas y pieles dañadas por el sol. Sólo con prescripción médica. Los resultados comienzan a verse a los seis meses más o menos.

PIERNAS, CALAMBRES EN LAS

Ver CALAMBRES MUSCULARES. *Ver también* Calambres en las piernas *en* PROBLEMAS RELACIONADOS CON EL EMBARAZO.

PIERNAS, ÚLCERAS EN LAS

Ver ÚLCERAS EN LAS PIERNAS.

PINKEYE

Ver Conjuntivitis *en* PROBLEMAS OCULARES.

PIORREA

Ver en ENFERMEDAD PERIODONTAL.

PLOMO, ENVENENAMIENTO CON

Ver ENVENENAMIENTO CON PLOMO.

PMS

Ver PREMENSTRUAL SYNDROME.

POISON IVY/POISON OAK/POISON SUMAC

Poison ivy, poison oak y poison sumac son probablemente las plantas alergénicas más comunes de Estados Unidos. Excepto en Alaska, estas plantas crecen en todos los estados del país y son muy comunes a lo largo de las carreteras y de los arroyos, en los bosques, en los pastizales y, en el caso del poison ivy, incluso en los patios de las viviendas suburbanas.

El poison ivy y el poison oak son miembros de la misma familia botánica. El poison ivy es más frecuente al oriente de las Montañas Rocosas y el poison oak, al oeste y al suroeste. El poison sumac es común en las ciénagas del sur y en las tierras pantanosas del norte. Como estas tres plantas producen síntomas similares, la gente ha dado en llamarlas a todas, sencillamente, poison ivy.

Se calcula que el 65 por ciento de los estadounidenses son sensibles a estas plantas y que cada año alrededor de dos millones de personas presentan algún tipo de reacción por el contacto con ellas. La sensibilidad al poison ivy se adquiere durante la infancia, época en la cual también es más intensa. La gente sensible a la luz del sol suele ser la más susceptible. La sustancia irritante del poison ivy es el urushiol, que se encuentra en la savia aceitosa de las hojas, las flores, los frutos, los tallos, las cortezas y las raíces. El urushiol es una de las toxinas más potentes que existen; menos de 1 onza basta para afectar a cualquier persona. Las vesículas, la inflamación y el escozor se deben a la reacción del sistema inmunológico ante el veneno de la savia. La planta conserva su naturaleza venenosa incluso mucho después de secarse, pero es particularmente irritante durante la primavera y a principios del verano, cuando está llena de savia. Sin excepción, todas las partes de estas plantas son tóxicas.

El primer síntoma del poison ivy es una sensación de quemazón y escozor. Este síntoma va seguido de un sarpullido rojo intensamente pruriginoso, que suele producir hinchazón y vesículas que exudan y luego forman costra. Mientras que en los casos moderados se pueden desarrollar unas pocas vesículas pequeñas, en los casos severos se desarrollan muchas ampollas grandes, inflamación aguda, fiebre y/o inflamación de la cara o de los genitales. Los síntomas pueden aparecer desde pocas horas después del contacto con la planta hasta siete días más tarde, y tienden a ser peores entre el cuarto y el séptimo días. El sarpullido suele seguir un patrón lineal. Las partes del cuerpo más vulnerables son las que están expuestas, como las manos, los brazos y la cara. Rascarse puede propagar la inflamación a otras partes del cuerpo. El escozor, el enrojecimiento y la inflamación empiezan a sanar dos días después de aparecer el sarpullido, y la mayoría de la gente se cura completamente entre siete y catorce días después.

El contacto directo con la planta es la manera más frecuente en que se desarrolla el poison ivy, aunque el veneno se puede transmitir a la piel de otras formas. Algunas personas han contraído poison ivy acariciando un animal que ha estado en contacto con la planta. También se puede transmitir mediante prendas de vestir u objetos que han estado en contacto con ella. Las personas altamente sensibles al poison ivy pueden presentar una reacción al inhalar el humo cuando se quema la planta. Se han visto casos de envenenamiento bucal severo en niños que han comido hojas o bayas de poison ivy.

A menos que se indique otra cosa, las dosis que se recomiendan a continuación son para personas adultas. La dosis para los jóvenes de doce a diecisiete años debe equivaler a tres cuartas partes de la cantidad recomendada; la de los niños de seis a doce años, a la mitad y la de los menores de seis años, a la cuarta parte.

Nutrientes

SUPLEMENTOS	DOSIS SUGERIDAS	COMENTARIOS
Importante		
Vitamin C con bioflavonoids	3.000–8.000 mg al día.	Previene la infección e impide que se propague el sarpullido. Este antihistamínico natural reduce la inflamación.
Provechosos		
All-Purpose Bactericide Spray de Aerobic Life Industries	Aplicar tópicamente, según indicaciones de la etiqueta.	Destruye las bacterias. Previene la propagación del sarpullido.
Calamine lotion	Aplicar tópicamente, según indicaciones de la etiqueta.	Contiene calamina, fenol y óxido de cinc. Acelera la curación.
Shark cartilage	Tomar 1 gm por cada 15 libras de peso corporal al día, dividido en 3 tomas.	Reduce la inflamación.
Vitamin A	25.000 UI al día. Si está embarazada, no debe tomar más de 10.000 UI al día.	Necesario para la curación del tejido cutáneo. Estimula el sistema inmunológico.
Vitamin E oil o cream	Aplicar tópicamente, según indicaciones de la etiqueta. Aplicar tópicamente, según indicaciones de la etiqueta.	Favorecen la curación y previenen la formación de cicatrices.
Zinc	80 mg al día. No tomar más de 100 mg al día de todos los suplementos.	Necesario para la reparación del tejido cutáneo. Para mejor absorción, utilizar lozenges de zinc gluconate u OptiZinc.

Hierbas

❑ El aloe vera ayuda a aliviar el escozor y la sensación de quemazón. Aplíquese aloe vera gel pura de acuerdo con las indicaciones de la etiqueta y cuantas veces sea necesario.

❑ Un té fuerte preparado con partes iguales de agua de lima y white oak bark es muy provechoso para tratar el poison ivy, el poison oak y el poison sumac. Aplíquese una compresa humedecida con esta solución. Cada vez que se seque, vuélvala a humedecer.

❑ La raíz de marshmallow alivia y cura la piel.

❑ El aceite de tea tree desinfecta y sana los problemas cutáneos. Melagel es un ungüento hecho de este aceite y es muy efectivo.

❑ El witch hazel ayuda a quitar el escozor y ayuda a su curación.

❑ Las siguientes hierbas se pueden utilizar tópicamente para aliviar el poison ivy, el poison oak o el poison sumac: extracto de black walnut, bloodroot, echinacea, goldenseal y myrrh. El black walnut tiene propiedades antisépticas y ayuda a combatir la infección, el bloodroot reduce la inflamación, la echinacea promueve la curación de las heridas cutáneas, el goldenseal sirve para la inflamación de la piel, y el myrrh es un poderoso antiséptico. La echinacea también se puede tomar para estimular el sistema inmunológico.

Advertencia: La hierba bloodroot no se debe utilizar durante el embarazo. Si es alérgico al ragweed, utilice el goldenseal con precaución.

Recomendaciones

❑ Para los casos leves de poison ivy, ponga en práctica una o varias de las siguientes sugerencias:

• Aplíquese a intervalos cortos compresas de agua muy caliente.

• Aplíquese compresas remojadas en Burrow's solution diluida (utilice entre un pint y quince pints de agua fría). Este producto se encuentra en la mayoría de las farmacias.

• Sumerja el área afectada en agua fría con colloidal oatmeal (Aveeno), que se consigue en la mayoría de las farmacias.

• Para aliviar la picazón, aplíquese una pasta preparada con agua y cornstarch, baking soda, oatmeal o Epsom salts. Utilice una cucharadita de agua por cada tres cucharaditas de ingrediente seco.

• Para aliviar la sensación de calor, aplíquese jugo de aloe vera, tofu o cáscara de watermelon. Otro buen remedio es mezclar un pint de buttermilk con una cucharada de sal marina.

• Utilice una preparación a base de hierbas de las que se recomiendan en la sección Hierbas.

❑ Pruebe con remedios homeopáticos, como el clásico *Rhus toxicodendron*. Alivia y cura la picazón. Otra posibilidad son Poison Ivy/Oak Tablets de Hyland.

❑ Para un caso grave de poison ivy, consulte con el médico. Entre los síntomas que ameritan atención médica están sarpullido extenso que cubre más de medio cuerpo, inflamación y enrojecimiento extremos, y fiebre. También se debe consultar con un médico si se contrae poison ivy cerca de los ojos, en la boca o en los genitales.

❑ Manténgase fresco. El sudor y el calor empeoran el escozor.

Aspectos para tener en cuenta

❑ Para aliviar el escozor y reducir la inflamación se suele prescribir prednisone oral. Sin embargo, este tratamiento se debe limitar a los casos muy severos que incluyen fiebre, dificultad para orinar, inflamación facial o genital, u otros síntomas de enfermedad aguda. Los esteroides orales son medicamentos sumamente poderosos y pueden producir efectos secundarios graves.

❑ Aplicar esteroides tópicamente es ineficaz para el poison ivy y se deben evitar.

❑ La sustancia tóxica urushiol no afecta a los perros ni a los gatos, pero estos animales la pueden llevar en el pelaje a su hogar y transmitírsela a usted. Si sospecha que su mascota estuvo en contacto con poison ivy o con poison oak, bañe al animal concienzudamente (utilice guantes de caucho y prendas protectoras).

❑ Tratándose de poison ivy, poison oak y poison sumac, prevenir es mucho mejor que curar.

• Las telas ligeras no protegen adecuadamente contra el poison ivy y el poison oak porque la savia puede penetrarlas fácilmente. Utilice guantes y ropa pesada cuando vaya a estar en áreas donde estas plantas son comunes.

• Todo el mundo, incluso los niños, deben aprender a reconocer y a evitar estas nocivas plantas. El poison ivy usualmente crece como enredadera; sin embargo, también puede crecer como arbusto con una altura de dos a siete pies. Sus hojas siempre crecen en grupos de tres: una en el extremo del tallo y las otras dos enfrentadas. El poison oak únicamente crece como arbusto y sus hojas son lobuladas, como las del roble. Al igual que las hojas del poison ivy, las del poison oak crecen en grupos de tres. El poison sumac crece como arbusto o pequeño árbol con múltiples y pequeñas hojas a ambos lados del tallo. El número de hojas puede ir de siete hasta trece, y siempre se presentan en número impar.

• Utilice prendas protectoras siempre que sus actividades lo lleven a áreas boscosas o con maleza: pantalones largos, camisa de mangas largas, zapatos, medias y guantes. Estos artículos se deben lavar después de cada uso; si entran en contacto con poison ivy, no se deben volver a utilizar mientras no se laven en la casa o en seco.

• Si usted sabe o sospecha que estuvo en contacto con poison ivy, retírese los zapatos y toda la ropa e *inmediatamente* refriéguese la piel con agua o con alcohol y un jabón marrón o amarillo de lavar ropa (como Fels Naptha) para retirar el aceite irritante de la planta. Enjabónese varias veces y enjuáguese con agua corriente cada vez. Este procedimiento es ineficaz después de que han pasado diez minutos; después de ese lapso, el aceite habrá penetrado la piel y es imposible retirarlo. Lave la ropa, los pertrechos y el equipo con abundante agua caliente y jabonosa que, en lo posible, contenga chlorine bleach. Los casos de poison ivy que no responden al tratamiento adecuado suelen deberse al contacto repetido con prendas de vestir contaminadas.

POISON OAK

Ver POISON IVY/POISON OAK/POISON SUMAC.

POISON SUMAC

Ver POISON IVY/POISON OAK/POISON SUMAC.

PÓLIPOS

Los pólipos son crecimientos benignos (no cancerosos) de diversos tamaños que se forman en el recubrimiento epitelial del intestino grueso, el cuello del útero, la vejiga, la nariz y otras estructuras a las cuales se sujetan por medio de pedúnculos. Son más comunes en el recto y en el colon sigmoide y suelen aparecer en grupos.

La mayor parte de los pólipos del colon y/o del recto no producen síntomas y sólo se descubren durante exámenes físicos de rutina que incluyen examen de colon, o durante los exámenes y el tratamiento de otras enfermedades. Sin embargo, cuando los pólipos son muy grandes pueden ocasionar sangrado rectal, cólicos y dolor abdominal. La relación entre los pólipos y el cáncer aún no se comprende del todo. Algunos médicos creen que la mayoría de los casos de cáncer de colon empiezan como pólipos. No obstante, la mayoría de los pólipos no se convierten en cáncer. Por otra parte, es verdad que mucha gente que tiene un crecimiento canceroso en el colon también presenta múltiples pólipos cerca del crecimiento, y parece que cuanto más crece el pólipo, tanto mayor es el riesgo de que se vuelva maligno.

La poliposis familiar es una enfermedad hereditaria que produce un gran número de crecimientos (cien o, incluso, más) en el colon. Cuando se extirpan, vuelven a desarrollarse. Síntomas frecuentes de esta enfermedad son sangrado rectal y secreción mucosa. Este problema de salud se relaciona más estrechamente con el cáncer que los pólipos corrientes y, a menos que se trate, casi siempre conduce a cáncer de colon.

Los pólipos cervicales se desarrollan en el interior del cuello uterino, el conducto que lleva de la vagina al útero. Entre los síntomas de los pólipos cervicales están flujo vaginal abundante, acuoso y sanguinolento. El sangrado se puede presentar después de las relaciones sexuales, entre períodos menstruales y después de la menopausia. El desarrollo de los pólipos cervicales puede deberse a alguna infección, a lesión del cuello uterino o a cambios hormonales durante el embarazo. Los pólipos se presentan con más frecuencia en las mujeres que no han tenido hijos. Las mujeres diabéticas también tienen un riesgo más alto de lo normal de desarrollar pólipos. El frotis de Papanicolaou (*Pap smear*) no siempre detecta los pólipos cervicales. Después de que se extirpan, estos pólipos casi nunca se vuelven a desarrollar.

Los pólipos de la vejiga producen sangre en la orina. A menos que se extirpen, estos pólipos suelen ser precursores de cáncer de vejiga.

Los pólipos nasales se suelen presentar en la parte posterior de la nariz, cerca de las aperturas que llevan a los senos nasales. Estos pólipos también pueden sangrar y, además, pueden dificultar la respiración. Las personas que sufren de fiebre del heno y de otras alergias nasales son las más propensas a estos pólipos, al igual que quienes abusan de las gotas y de los esprays para la nariz.

Por otra parte, los pólipos de las cuerdas vocales suelen deberse a uso excesivo (por ejemplo, cuando el individuo acostumbra gritar o, en el caso de los cantantes, cuando no utilizan una técnica vocal adecuada), habitualmente en presencia de una infección. La gente que fuma y que sufre de alergias es la más susceptible a esta clase de pólipos, que suelen producir ronquera, pero no dolor.

A menos que se indique otra cosa, las dosis que se recomiendan a continuación son para personas adultas. La dosis para los jóvenes de doce a diecisiete años debe equivaler a tres cuartas partes de la cantidad recomendada; la de los niños de seis a doce años, a la mitad y la de los menores de seis años, a la cuarta parte.

Nutrientes

SUPLEMENTOS	DOSIS SUGERIDAS	COMENTARIOS
Esenciales		
Multivitamin y mineral complex más extra	Según indicaciones de la etiqueta.	Proporciona los nutrientes necesarios de manera equilibrada.
calcium	1.000–1.500 mg al día.	Protege contra los pólipos colorrectales y contra el cáncer de colon.
y magnesium	750 mg al día.	Favorece la absorción del calcio.
Vitamin A con mixed carotenoids	25.000 UI al día. Si está embarazada, no debe tomar más de 10.000 UI al día.	Protege el recubrimiento membranoso. Para facilitar la asimilación, utilizar en emulsión.
Vitamin C con bioflavonoids	5.000–10.000 mg al día divididos en varias tomas.	Puede reducir el número de pólipos y eliminarlos del todo.
Muy importantes		
Vitamin E	200 UI al día.	Poderoso antioxidante. Protege contra los efectos de la lipid peroxidation. Cuando hay deficiencia de vitamina E, las células son más vulnerables a sufrir daño. Use d-alpha-tocopherol.
Importante		
Aerobic Bulk Cleanse (ABC) de Aerobic Life Industries	Según indicaciones de la etiqueta. Tomar con jugo de aloe vera.	Contribuye a la formación normal de la materia fecal, lo que permite eliminar las toxinas nocivas y mantener limpio el colon.
Provechosos		
Coenzyme Q_{10}	60 mg al día.	Importante antioxidante. Aumenta el nivel del oxígeno celular.
más Coenzyme A de Coenzyme-A Technologies	Según indicaciones de la etiqueta.	

ConcenTrace trace mineral drops de Trace Minerals Research	Según indicaciones de la etiqueta.	Normaliza los electrólitos después de limpiar el colon.
Garlic (Kyolic de Wakunaga)	2 cápsulas 3 veces al día entre comidas.	Antibiótico natural. Intensifica el funcionamiento inmunológico.
Homozon de Aerobic Life Industries	Según indicaciones de la etiqueta.	Le proporciona oxígeno al intestino, lo que contribuye a la limpieza del colon.
Superoxide dismutase (SOD) o	Según indicaciones de la etiqueta.	Importante antioxidante y destructor de los radicales libres.
Cell Guard de Biotec Foods	Según indicaciones de la etiqueta.	Este complejo antioxidante contiene SOD.

Hierbas

❑ El jugo de aloe vera mejora la digestión y limpia el tracto digestivo.

❑ Hierbas terapéuticas que mejoran la digestión son butcher's broom, cardamom, cayenne, cinnamon, *Garcinia cambogia*, ginger, té verde y semilla de mustard.

Advertencia: Durante el embarazo no se debe tomar cinnamon en grandes cantidades.

❑ El producto coloklysis-7, de PhysioLogics, contiene hierbas y una mezcla de fibras solubles e insolubles que favorecen la buena digestión.

Recomendaciones

❑ Es importante hacer una dieta alta en fibra y que no contenga grasas de origen animal. Incluya en su dieta albaricoque, bróculi, arroz integral, cabbage, melón cantaloupe, zanahoria, coliflor, ajo, avena, cebolla, green peppers, sweet potatoes, semillas de sesame, espinaca, semillas de sunflower y granos enteros. Las frutas que tienen semillas comestibles, como los higos, las raspberries, las strawberries y los bananos, contienen gran cantidad de fibra. (*Ver* CÁNCER en la Segunda Parte y seguir las recomendaciones dietéticas.)

❑ Tome todos los días algún suplemento de fibra. Buenas fuentes de fibra son barley, legumbres, salvado de avena, semillas de psyllium (se encuentran en el producto Aerobic Bulk Cleanse) y salvado de arroz.

Nota: La fibra en suplemento nunca se debe tomar junto con otros suplementos o medicamentos.

❑ Cuando aumente el consumo de fibra, asegúrese de aumentar también la ingesta de agua. De no hacerlo, se le pueden presentar gases, sensación de llenura, dolor y estreñimiento.

❑ Excluya de su dieta los alimentos fritos y altamente procesados, la cafeína y el alcohol. No fume.

❑ Es importante que se haga exámenes físicos con regularidad, especialmente después de los cuarenta años. El tacto rectal es un examen que su médico le puede practicar fácilmente en el consultorio y que sirve para determinar rápidamente si existe alguna anomalía en la pared del colon.

❑ Si presenta sangrado rectal, o si la deposición contiene sangre, consulte con su médico. Para identificar el origen del sangrado es preciso hacerse un fecal occult blood test (FOBT), o prueba de sangre oculta en la materia fecal. El sangrado puede ser síntoma de pólipos, aunque también puede ser señal de cáncer.

Aspectos para tener en cuenta

❑ Independientemente de su localización, el tratamiento que más conviene para los pólipos es la extirpación quirúrgica. En la mayoría de los casos este procedimiento es ambulatorio y no es particularmente difícil.

❑ Los pólipos de las cuerdas vocales se pueden tratar con humectación, terapia del lenguaje y descanso. Puede ser necesario extirparlo quirúrgicamente.

❑ Para la poliposis familiar puede requerirse una colectomía que extirpe totalmente el colon. En algunos casos se deja el recto y se conecta con el intestino delgado para permitir la evacuación intestinal. Sin embargo, en la mayoría de los casos se vuelven a presentar pólipos en el recto.

❑ Investigaciones han encontrado que, en comparación con los hombres que restringen su consumo de grasa, los que consumen la mayor cantidad de grasas saturadas tienen el doble de probabilidad de desarrollar pólipos potencialmente malignos.

PREMENSTRUAL SYNDROME

El premenstrual syndrome (PMS), o síndrome premenstrual, es un trastorno que aflige a muchas mujeres durante una o dos semanas antes del comienzo de la menstruación. Entre los síntomas que puede experimentar la mujer están los siguientes: abdómen inflamado, acné, ansiedad, dolor de espalda, hinchazón y sensibilidad anormal en los senos, cólicos, depresión, antojos alimentarios, desmayos, fatiga, dolor de cabeza, insomnio, dolor en las articulaciones, nerviosismo, erupciones cutáneas, retención de líquido y cambios de personalidad, como oscilaciones drásticas del estado de ánimo, explosiones de ira y de violencia, y pensamientos suicidas. Los síntomas son tantos y tan variados que el diagnóstico y tratamiento de esta dolencia es a menudo difícil.

Aunque no hay estadísticas confiables, se calcula que entre el 80 por ciento de las mujeres experimentan síntomas premenstruales en algún momento. Aproximadamente el 5 por ciento de las mujeres presentan síntomas que por su severidad son incapacitantes, y entre el 30 y el 40 por ciento informan que sus síntomas son tan severos que interfieren el desempeño de sus actividades cotidianas.

Durante muchos años se consideró que el PMS era un problema estrictamente sicológico e, incluso, a algunas mujeres les diagnosticaron enfermedades mentales. Pero ahora se sabe, sin lugar a dudas, que el origen del problema es físico, aunque se desconoce lo que causa todos los síntomas. Es posible que haya más de una causa y que haya diferentes causas para los síntomas según quiénes sean las personas. Una de las causas del síndrome premenstrual puede ser el desequilibrio hormonal: por una parte, niveles excesivamente altos de estrógeno y, por otra parte, niveles muy bajos de progesterona, así como sensibilidad a la fluctuación hormonal. La dieta puede ser un factor importante en algunas mujeres. Otro factor importante en este problema es un nivel inestable de azúcar sanguíneo. El síndrome premenstrual también se ha relacionado con alergias alimentarias, cambios en el metabolismo de los carbohidratos, hipoglicemia y problemas de absorción de los nutrientes. La dieta es uno de los factores que más influyen en este trastorno. Otras posibles causas del PMS son niveles erráticos de las betaendorfinas (sustancias parecidas a los narcóticos que produce el organismo), deficiencia de vitaminas y / o de minerales, y la incapacidad para metabolizar los ácidos grasos.

A menos que se indique otra cosa, las dosis que se recomiendan a continuación son para personas adultas. La dosis para las jóvenes de doce a diecisiete años debe equivaler a tres cuartas partes de la cantidad recomendada.

Nutrientes

SUPLEMENTOS	DOSIS SUGERIDAS	COMENTARIOS
Muy importantes		
Acidophilus (Kyo-Dophilus de Wakunaga)	Según indicaciones de la etiqueta.	
Black currant seed oil	Según indicaciones de la etiqueta, 3 veces al día.	Proporcionan gamma-linolenic acid (GLA), un ácido graso esencial que contribuye al correcto funcionamiento de las glándulas y que es importante para aliviar los síntomas.
o flaxseed oil	Según indicaciones de la etiqueta, 3 veces al día.	
o primrose oil	1.000 mg 3 veces al día.	
Calcium	1.500 mg al día.	Alivia los cólicos, el dolor de espalda y el nerviosismo. Utilizar calcium chelate.
y magnesium	1.000 mg al día.	Su deficiencia se puede asociar con este trastorno. Utilizar magnesium chloride o magnesium chelate.
y vitamin D_3	Según indicaciones de la etiqueta.	Necesario para la absorción del calcio y el magnesio.
Gamma-aminobutyric acid (GABA)	750 mg al día.	Ayuda a controlar la ansiedad y el desasosiego.
Melatonin	2–3 mg al día, 2 horas o menos antes de acostarse.	Ayuda a aliviar los síntomas y favorece el sueño.
Natural progesterone cream (Pro-G de TriMedica)	Según indicaciones de la etiqueta.	Un suplemento de progesterona que ha demostrado ser útil para algunas mujeres.
Pregnenolone	10–100 mg al día. (Aumente de la dosis para los 5 días antes de menstruar, pero nunca sobrepasar 100 mg al día durante la vigilia.)	
o DHEA	10 mg al día.	
o 7-keto DHEA	Según indicaciones de la etiqueta.	
S-Adenosyl-methionine (SAMe)	200 mg 2 veces al día.	Ayuda a prevenir la depresión.
Ultimate Cleanse de Nature's Secret	Según indicaciones de la etiqueta.	Este programa de limpieza aumenta la capacidad que tiene el hígado de metabolizar el estrógeno.
Vitamin B complex	100 mg 3 veces al día.	Las vitaminas B son más eficaces cuando se toman juntas.
más extra pantothenic acid (vitamin B_5)	100–200 mg al día.	Reduce el estrés y es necesario para las glándulas suprarrenales.
y vitamin B_6 (pyridoxine)	50 mg 3 veces al día.	Reduce la retención de líquidos y aumenta el flujo del oxígeno hacia los órganos femeninos. Ayuda a normalizar el nivel del estrógeno.
y vitamin B_{12}	1.000–2.000 mcg al día.	Reduce el estrés y previene la anemia. Necesario para todas las funciones corporales. Utilizar lozenges o administrar en forma sublingual.
Vitamin E	200 UI al día.	Combate el dolor de los senos y otros síntomas premenstruales. Mejora la utilización del oxígeno y limita el daño que producen los radicales libres. Ayuda también a aliviar la tensión nerviosa, la irritabilidad y la depresión. Use d-alpha-tocopherol.
Provechosos		
Choline	1.000 mg al día de cada uno.	Favorecen la transmisión de los impulsos nerviosos y ayudan a prevenir cualquier tipo de cáncer relacionado con el estrógeno.
o inositol	Según indicaciones de la etiqueta.	
o lecithin	Según indicaciones de la etiqueta.	
Chromium picolinate	200 mcg al día.	Estabiliza el nivel del azúcar sanguíneo.
DL-Phenylalanine (DLPA)	375 mg 3–4 veces al día.	Beneficioso para aliviar el dolor de cabeza y el dolor generalizado. *Advertencia:* Si sufre de ataques de pánico, diabetes, presión arterial alta o PKU, no debe tomar este suplemento.

Floradix Iron + Herbs de Salus Haus	Según indicaciones de la etiqueta. No tomar junto con vitamina E; el hierro agota la vitamina E del organismo.	Proporciona hierro en una fórmula natural, fácil de asimilar. Las mujeres que presentan períodos menstruales abundantes suelen ser anémicas.
Kelp	1.000–1.500 mg al día.	Buena fuente de minerales necesarios. Contribuye al buen funcionamiento de la glándula tiroides.
L-Tyrosine	500 mg 2 veces al día con el estómago vacío. Tomar con agua o jugo. No tomar con leche. Para mejor absorción, tomar con 50 mg de vitamina B_6 y 100 mg de vitamina C.	Reduce la ansiedad, la depresión y el dolor de cabeza. *Advertencia:* Si está tomando algún inhibidor MAO para la depresión, no debe tomar este suplemento.
Multivitamin y mineral complex	Según indicaciones de la etiqueta.	Todos los nutrientes son necesarios para aliviar los síntomas.
Vitamin A más	10.000 UI al día.	Su deficiencia se ha asociado con PMS.
carotenoid complex con natural beta-carotene	15.000 UI al día.	Antioxidante y precursor de la vitamina A.
Vitamin C con bioflavonoids	3.000–6.000 mg al día divididos en varias tomas.	Ayudan a aliviar la molestia y la inflamación de los senos. Estimulan el sistema inmunológico.
Zinc	50 mg al día. No tomar más de 100 mg al día de todos los suplementos.	Necesario para el correcto funcionamiento del sistema inmunológico. Los diuréticos agotan el cinc. Para mejor absorción, utilizar lozenges de zinc gluconate u OptiZinc.
más copper	3 mg al día.	

Hierbas

❑ Las hierbas kava kava, cramp bark, red raspberry y raíz de angélica tienen propiedades antiespasmódicas y ayudan a aliviar los cólicos.

❑ El black haw y la rosemary son provechosos para los cólicos y calman el sistema nervioso.

❑ Las hierbas peppermint, la hoja de strawberry y la raíz de valerian ayudan a estabilizar el estado de ánimo y tonifican el sistema nervioso.

❑ Blessed thistle, black cohosh, dong quai, raíz de false unicorn, semilla de fennel, raíz de sarsaparilla y squawvine equilibran los niveles hormonales y son eficaces para tratar el síndrome premenstrual.

Advertencia: No utilice black cohosh si está embarazada o si tiene alguna enfermedad crónica.

❑ El corn silk o una combinación herbal, como SP-6 Cornsilk Blend, de Solaray, promueven la eliminación del exceso de líquido de los tejidos y alivian los síntomas premenstruales. El dandelion y el hawthorn también actúan como diuréticos naturales.

❑ El feverfew es beneficioso para la migraña. (*Ver* MIGRAÑAS en la Segunda Parte.)

Advertencia: No usar esta hierba durante el embarazo.

❑ El milk thistle purifica el hígado y mejora la función hepática, lo que aumenta la capacidad del hígado de metabolizar el estrógeno. Para mejores resultados, esta hierba se debe tomar todos los días durante tres meses.

❑ El té de pau d'arco protege contra la candidiasis (infección por hongos).

❑ El extracto de wild yam contiene progesterona natural y se ha comprobado su eficacia para aliviar muchos síntomas del PMS, entre ellos cólicos, dolor de cabeza, oscilaciones anímicas, depresión, irritabilidad e insomnio.

Recomendaciones

❑ Consuma abundantes frutas y vegetales frescos, cereal y pan de grano entero, fríjol, guisantes, lentejas, nueces y semillas, así como también pollo, pavo y pescado asados a la parrilla. Consuma entre comidas snacks ricos en proteína.

❑ Comenzando una semana antes del período menstrual y terminando una semana después, tome todos los días un quart de agua destilada.

❑ Incluya en su dieta alimentos ricos en carbohidratos complejos y fibra. Esto puede contribuir a la eliminación de los excesos de estrógeno si es que estos son el problema de raíz.

❑ No consuma sal, carnes rojas, alimentos procesados, junk food ni fast foods. Elimine de su dieta estos alimentos durante por lo menos una semana antes de la fecha en la que deben empezar a presentarse los síntomas. Eliminar el sodio (especialmente la sal y los alimentos que contienen sal) es particularmente importante para prevenir la inflamación abdominal y la retención de líquido.

❑ Consuma menos productos lácteos. Estos productos bloquean la absorción del magnesio y aumentan su eliminación en la orina. Los azúcares refinados también aumentan la eliminación del magnesio.

❑ Evite la cafeína. La cafeína se relaciona con la sensibilidad anormal de los senos y es un estimulante del sistema nervioso central que puede producir ansiedad y nerviosismo. También actúa como diurético y puede agotar las reservas del organismo de importantes nutrientes.

❑ Tome alimentos ricos en fitoestrógenos como los productos de soya, flaxseeds, nueces, granos enteros, manzanas, fennel, apio, parsley y alfalfa.

❑ No consuma alcohol ni azúcar en ninguna forma, especialmente durante la semana anterior a la aparición de los síntomas. Estos alimentos conducen a la pérdida en la orina de valiosos electrólitos, en particular magnesio.

❑ Para minimizar los síntomas, haga un ayuno a base de jugos frescos y spirulina durante varios días antes de la fecha en que espera que empiece la menstruación. (*Ver* AYUNOS en la Tercera Parte.)

❑ Haga ejercicio con regularidad. Caminar aunque sea menos de una milla al día puede resultar muy provechoso. El ejercicio aumenta el nivel del oxígeno de la sangre, lo que favorece la absorción de los nutrientes y la eliminación de las toxinas. También contribuye a estabilizar los niveles hormonales.

❑ Para aliviar los cólicos, recurra a los baños de asiento tibios, o utilice un heating pad o una botella de agua caliente. El calor incrementa el flujo sanguíneo hacia la región pélvica y relaja los músculos. *Ver* BAÑOS DE ASIENTO en la Tercera Parte.

❑ Consulte con un médico para determinar si la causa de sus síntomas es algún trastorno de salud, como alteración de la función tiroidea, endometriosis o un problema sicológico genuino, como depresión clínica. También es recomendable descartar la intoxicación por metales pesados haciéndose una prueba de alergias alimentarias y un análisis de cabello.

❑ No fume.

Aspectos para tener en cuenta

❑ El PMS es un síndrome con muchas causas y con diversos tratamientos según como afecte a cada mujer. Es recomendable probar a cambiar la dieta, usar crema de progesterona natural, evitar ciertos alimentos y bebidas, hacer meditación o probar la acupuntura para ver si algunas de estas cosas alivia sus síntomas concretos.

❑ La depresión premenstrual puede deberse a un error del reloj biológico, lo que redunda en niveles inferiores a lo normal de algunos químicos cerebrales. Investigaciones de la Universidad de California en San Diego sugieren que algunas mujeres que sufren de PMS podrían presentar deficiencia de melatonina, hormona que la glándula pineal segrega por la noche.

❑ Se sabe que la probabilidad de presentar síntomas severos del síndrome premenstrual es cuatro veces más alta entre las mujeres que consumen cafeína con regularidad.

❑ Algunos médicos les prescriben anticonceptivos orales a las mujeres que sufren de PMS, especialmente cuando también están interesadas en un método confiable de control de la natalidad. Si usted está tomando anticonceptivos orales, tenga en cuenta que su eficacia para prevenir el embarazo se puede reducir drásticamente si también está tomando antibióticos. Los anticonceptivos orales y otros medicamentos que contienen sustancias parecidas al estrógeno *no* se deben utilizar durante el embarazo o cuando hay cáncer de seno, sangrado vaginal anormal o flebitis (inflamación de las venas de las piernas).

❑ Seguir una dieta adecuada es sumamente importante para tratar el PMS. Se ha encontrado que las comidas con un alto contenido de carbohidratos complejos ayudan a manejar el estrés. Investigadores especulan que una dieta de estas características aumenta la producción de serotonina, un químico cerebral con propiedades antidepresivas. Por otra parte, consumir carne roja y productos lácteos promueve el tipo de desequilibrio hormonal que conduce al síndrome premenstrual, es decir, a niveles excesivamente altos de estrógeno e insuficientes de progesterona.

❑ A muchas mujeres les ayuda utilizar crema de wild yam, que contiene una forma natural de la hormona progesterona. Para que la piel absorba el ingrediente activo de este producto, la crema se debe frotar en el pecho, en la cara interna de los brazos, en los muslos y en el abdomen justo después de la ovulación.

❑ El aminoácido L-glutamina, solo o combinado con DL-fenilalanina (DLPA) podría ayudar a reducir los antojos incontrolables de consumir algunos alimentos.

❑ Estudios han descubierto que muchas mujeres que sufren de PMS también presentan algún tipo de trastorno del sistema inmunológico o sufren con frecuencia de alguna clase de infección por hongos. (*Ver* CANDIDIASIS en la Segunda Parte.)

❑ Un número significativo de mujeres que sufren de PMS también presentan algún tipo de disfunción tiroidea. (*Ver* HIPOTIROIDISMO en la Segunda Parte.)

❑ En los Estados Unidos están brotando por doquier clínicas especializadas en el tratamiento del PMS. Sin embargo, no todas brindan el mismo nivel de experiencia y conocimiento. Pídale a su médico que le recomiende una buena clínica, o busque alguna que esté afiliada a un hospital importante. Cuídese de las clínicas que promueven una sola clase de tratamiento y de las que prometen una cura prácticamente milagrosa para este complejo problema.

PRESIÓN ARTERIAL ALTA (HIPERTENSIÓN)

Cuando el corazón bombea la sangre a través de las arterias, la sangre ejerce presión contra las paredes de los vasos sanguíneos. En las personas que sufren de hipertensión, esta presión es anormalmente alta. Cuando la presión arterial es alta, el corazón tiene que trabajar más duro para bombear la cantidad de sangre que todos los tejidos del organismo necesitan.

Son varios los factores de los cuales depende que la presión arterial sea alta, baja o normal: la fuerza del corazón, el volumen de la sangre, la resistencia de los vasos sanguíneos al flujo sanguíneo y la distribución de la sangre hacia los distintos órganos. A su vez, todos estos factores pueden verse afectados tanto por la actividad del sistema nervioso como por la actividad de algunas hormonas.

La presión arterial está representada por un par de números. El primer número es la presión *sistólica*, que es la presión que la sangre ejerce cuando el corazón late e impulsa la sangre hacia el interior de los vasos sanguíneos. Esta lectura muestra la presión arterial en su punto más alto. La segunda lectura es la presión *diastólica*, que se registra cuando el corazón está en reposo entre un latido y otro y, por tanto, cuando la presión arterial está en su punto más bajo. Las dos cifras representan la altura (en milímetros, o mm) que alcanza una columna de mercurio (Hg) sometida a la presión de la sangre. La lectura de la presión arterial combinada se expresa luego como una proporción entre la presión arterial sistólica y la presión arterial diastólica. Así pues, en una persona cuya presión arterial sea normal, la presión sistólica es de 120 mm Hg y la presión diastólica, de 80 mm Hg; combinadas, estas dos presiones se expresan como 120 sobre 80, es decir, 120/80.

Según un estudio que analizó las estadísticas acumuladas por el Gobierno, se calcula que al menos sesenta y cinco millones de estadounidenses sufren de presión arterial alta en los Estados Unidos — un tercio de la población adulta; esta medida fue definida como tener presión sanguínea de 140/90 o superior (en la medicación de quienes la tomaban) o haber recibido dos veces del médico u otro profesional de la salud la información de que se tiene presión arterial alta. Esta cifra es mucho más alta que la que se tenía de estimaciones previas basadas en un informe de 1988-1994. Más aún, un estudio desarrollado entre 1999 y 2000 descubrió que el 32 por ciento de las mujeres estadounidenses y el 28.3 por ciento de los hombres sufren esta enfermedad. Por razas y etnias, las tasas más altas se encuentran en los afroamericanos no hispanos (38.3 por ciento), mientras que los mexicanoamericanos mostraron una tasa del 28.7 por ciento y los blancos no hispanos el 27.2 por ciento. El estudio, publicado en la revista especializada *Hypertension*, no examinó las posibles razones de esas diferencias, aunque los investigadores sí citaron el envejecimiento de la población de Estados Unidos y el incremento de la obesidad y el sobrepeso como posibles factores contribuyentes a la hipertensión

Anteriormente se pensaba que la hipertensión era una "enfermedad masculina" pero lo cierto es que las mujeres son mucho más susceptibles de sufrirla que los hombres y más propensas a morir por complicaciones derivadas de ella. Esto se debe a que las mujeres y, hasta cierto punto sus médicos, a menudo ignoran o dejan pasar desapercibidos los síntomas de la presión arterial alta hasta que es demasiado tarde.

Debido a que la presión arterial alta no suele producir síntomas mientras no se presentan complicaciones, se la conoce como el "asesino silencioso". Según una encuesta nacional, el 70 por ciento de los estadounidenses que la sufren son conscientes de ello, el 59 por ciento sigue tratamiento y el 34 por ciento la tiene bajo control. Entre los síntomas de que la hipertensión está en una etapa avanzada se cuentan dolores de cabeza, sudoración, aceleración del pulso, falta de aire, vahídos y alteraciones visuales.

La presión arterial se divide en dos categorías: *primaria y secundaria*. La hipertensión primaria es la presión arterial alta que no es consecuencia de ninguna enfermedad subyacente. Aun cuando su causa exacta se desconoce, se han identificado varios factores de riesgo, entre ellos tabaquismo, estrés, obesidad, uso excesivo de estimulantes (como café o té), abuso de drogas, alta ingesta de sodio. Antes se consideraba que el uso de anticonceptivos orales era un factor pero con las actuales píldoras de dosis bajas, esto ya no supone un peligro tan alto como en el pasado. Como la excesiva retención de agua puede ejercer presión contra los vasos sanguíneos, las personas que consumen alimentos ricos en sodio tienen un riesgo mayor de presentar hipertensión. La hipertensión también es frecuente en las personas que tienen sobrepeso. El estrés también puede hacer que la presión arterial se eleve, porque hace que las paredes de las arterias se constriñan. Las personas con antecedentes familiares de hipertensión también tienen más probabilidades de presentar este trastorno.

Cuando la presión arterial es persistentemente alta a causa de algún problema de salud, como, por ejemplo, alteración hormonal o estrechamiento hereditario de la aorta, se habla de hipertensión secundaria. También es posible sufrir de hipertensión secundaria por constricción crónica o por pérdida de elasticidad de los vasos sanguíneos a causa de la acumulación de placas de grasa en el interior de las paredes del vaso. Esta condición se conoce como aterosclerosis. La arteriosclerosis y la aterosclerosis son precursores frecuentes de la hipertensión. Además, la presión arterial alta frecuentemente se asocia con enfermedades coronarias, arteriosclerosis, trastornos renales, obesidad, diabetes, hipertiroidismo y tumores adrenales.

El estrechamiento y/o el endurecimiento de las arterias dificulta la circulación de la sangre a través de los vasos sanguíneos. En consecuencia, la presión arterial se eleva. La hipertensión secundaria también puede deberse a mal funcionamiento de los riñones, lo que produce retención excesiva de sodio y de fluidos en el organismo. Este aumento del volumen sanguíneo dentro de los vasos eleva la presión arterial. Los riñones también pueden elevar la presión arterial segregando sustancias que constriñen los vasos sanguíneos

Para poder diagnosticar hipertensión arterial, el médico utiliza un aparato llamado *tensiómetro* (también conocido como esfigmomanómetro).

Para el médico es imposible hacer un diagnóstico correcto de hipertensión arterial con una sola lectura. Para que el resultado sea confiable, el examen se debe repetir varias veces en el transcurso del día. Es mejor hacerse el examen en el hogar, pues esto facilita el monitoreo periódico. Tomarse regularmente la presión arterial en el hogar sirve para:

- Determinar si la presión arterial solamente se eleva durante las consultas médicas.
- Colaborar con el médico controlándose uno mismo la hipertensión arterial.
- Reducir la frecuencia de las citas médicas para monitorear la presión arterial.

Los aparatos para medir la presión arterial corresponden a dos categorías básicas: mecánicos y electrónicos. Los mecánicos son los que más utilizan los médicos en sus consultorios. Consisten en un instrumento que mide la presión, un brazalete inflable y una pera que tiene una válvula para inflar el brazalete. El brazalete estándar se adapta a brazos hasta de trece pulgadas de circunferencia (si su brazo mide más, tendrá que conseguir uno más grande). La mayor parte de estos aparatos muestran la presión arterial en un indicador llamado manómetro.

Los tensiómetros mecánicos son mucho menos costosos que los electrónicos, y muchos médicos consideran que son más confiables, por lo menos en manos expertas. Sin embargo, si usted decide tomarse su propia presión arterial con un aparato de estos, deberá inflar el brazalete con una mano y simultáneamente leer el manómetro y escuchar el fonendoscopio. (*Ver* Cómo tomarse la presión arterial en la página 661.) En otras palabras, utilizar correctamente estos aparatos requiere destreza, buena vista, buen oído y un poco de capacitación y experiencia.

Una alternativa para el tensiómetro mecánico es utilizar un tensiómetro digital. Este tipo de aparato mide automáticamente la presión arterial al inflarse el brazalete y muestra el resultado en un formato digital. Estos aparatos son más costosos que los mecánicos, pero debido a que es más fácil obtener resultados confiables con ellos, suelen ser los preferidos para el uso doméstico.

En el mercado hay también monitores electrónicos para la presión arterial que se colocan en la muñeca o en los dedos. A pesar de que son fáciles de manejar, la mayoría de los médicos no los recomiendan porque tienden a ser menos precisos y más sensibles a la temperatura y a la mala circulación sanguínea.

A continuación se muestra una guía para conocer el significado de las cifras de lectura de la presión arterial revisada por el National Heart, Lung, and Blood Institute (NHLBI):

- Normal: por debajo de 120 (sistólica) sobre por debajo de 80 (diastólica) — inferior a 120/80.
- Prehipertensión: 120-139 (sistólica) sobre 80–89 (diastólica) — 120-139/80-89.
- Hipertensión fase 1: 140-159 (sistólica) sobre 90–99 (diastólica) — 140–159/90–99.
- Hipertensión fase 2: 160 o más (sistólica) sobre 100 o más — por encima de 160/100.

Normalmente, los tratamientos buscan rebajar la presión sistólica a menos de 140 y la diastólica a menos de 90. El tratamiento de los pacientes con problemas renales crónicos y diabetes persigue reducirla por debajo de 130/80. Las personas mayores de cincuenta años corren un mayor riesgo con la presión sistólica que con la diastólica.

Se ha descubierto que incluso con presión arterial tan baja como 115/75 hay un aumento del riesgo de enfermedad cardiovascular (infarto, derrame cerebral). El riesgo se duplica con cada aumento de 20/10. La hipertensión puede ser causa de fallos renales y cardíacos.

Tanto la lectura sistólica como la lectura diastólica son importantes y ninguna de las dos debe ser alta. La presión arterial normal de las personas adultas puede ir desde 110/70 hasta 140/90, mientras que lecturas de 140/90 hasta 160/90 ó hasta 160/95 indican que el individuo está al borde de la hipertensión. Se considera que una presión arterial superior a 180/115 es excesivamente alta.

A menos que se indique otra cosa, las dosis que se recomiendan a continuación son para personas adultas. La dosis para los jóvenes de doce a diecisiete años debe equivaler a tres cuartas partes de la cantidad recomendada; la de los niños de seis a doce años, a la mitad y la de los menores de seis años, a la cuarta parte.

Nutrientes

SUPLEMENTOS	DOSIS SUGERIDAS	COMENTARIOS
Esenciales		
Calcium y magnesium y potassium	1.500–3.000 mg al día. 750–1.000 mg al día. Según indicaciones de la etiqueta.	Su deficiencia se ha asociado con presión arterial alta. Si está tomando cortisona o algún medicamento para la presión arterial alta, debe tomar potasio adicional para contrarrestar la falta de este mineral
Coenzyme Q_{10} más Coenzyme A de Coenzyme-A Technologies	Según indicaciones de la etiqueta. Según indicaciones de la etiqueta.	Mejora la función cardíaca y reduce la presión arterial.
Essential fatty acids (black currant seed oil, flaxseed oil, olive oil y primrose oil o Kyolilc-EPA de Wakunaga)	Según indicaciones de la etiqueta.	Importantes para la circulación y para reducir la presión arterial.
Garlic (Kyolic de Wakunaga)	2 cápsulas 3 veces al día.	Reduce eficazmente la presión arterial.
L-Arginine	Según indicaciones de la etiqueta.	
L-Carnitine más L-glutamic acid y L-glutamine	500 mg 2 veces al día con el estómago vacío. 500 mg al día de cada uno con el estómago vacío. Tomar con agua o jugo. No tomar con leche. Para mejor absorción, tomar con 50 mg de vitamina B_6 y 100 mg de vitamina C.	Transporta cadenas largas de ácidos grasos. Cuando se toma junto con L-glutamic acid y L-glutamina, ayuda a prevenir las enfermedades cardíacas. Desintoxican el organismo de amoníaco y ayudan a prevenir las enfermedades del corazón. *Ver* AMINOÁCIDOS en la Primera Parte.
Selenium	200 mcg al día.	Su deficiencia se ha relacionado con enfermedades cardíacas.

Vitamin E y/o octacosanol	Empezar con 100 UI al día por un mes. Luego aumentar a 200 UI al día. Según indicaciones de la etiqueta.	Mejoran la función cardíaca. Para dosis altas, la emulsión facilita la asimilación y brinda mayor seguridad.
Muy importantes		
Vitamin C	3.000–6.000 mg al día divididos en varias tomas.	Mejora el funcionamiento adrenal. Reduce la tendencia de la sangre a coagularse.
Importantes		
Lecithin granules o capsules o lipotropic factors	1 cucharada 3 veces al día antes de las comidas. 1.200 mg 3 veces al día antes de las comidas. Según indicaciones de la etiqueta.	Mejoran el funcionamiento del hígado y disminuyen la presión arterial emulsificando la grasa.
Provechosos		
Bromelain	Según indicaciones de la etiqueta.	Esta enzima ayuda a la digestión de las grasas.
Chinese red yeast rice extract	Según indicaciones de la etiqueta.	
Kelp	1.000–1.500 mg al día.	Buena fuente de minerales y de yodo natural.
Kyo-Green de Wakunaga	Según indicaciones de la etiqueta, 2 veces al día.	Este jugo concentrado de barley y wheatgrass contiene importantes nutrientes.
Maitake extract o shiitake extract o reishi extract	Según indicaciones de la etiqueta. Según indicaciones de la etiqueta. Según indicaciones de la etiqueta.	Ayudan a bajar la presión arterial y previenen las enfermedades del corazón.
Multivitamin y mineral complex con vitamin A y zinc	Según indicaciones de la etiqueta. 15.000 UI al día. Si está embarazada, no debe tomar más de 10.000 UI al día. 50 mg al día.	Todos los nutrientes son necesarios de manera equilibrada.
Proteolytic enzymes	Según indicaciones de la etiqueta. Tomar con las comidas y entre comidas.	Ayudan a limpiar el sistema circulatorio. Culminan la digestión de la proteína.
Raw heart glandular más Bio-Cardiozyme Forte de Biotics Research o Heart Science de Source Naturals.	Según indicaciones de la etiqueta. Según indicaciones de la etiqueta. Según indicaciones de la etiqueta.	Fortalece el corazón. Este complejo fortalece el músculo cardíaco. Contiene antioxidantes, hierbas, vitaminas y agentes que combaten el colesterol, los cuales trabajan juntos para promover el funcionamiento cardiovascular.
Vitamin B complex más extra vitamin B_3 (niacin) y choline	100 mg 2 veces al día con las comidas. 50 mg 2 veces al día. 50 mg 2 veces al día.	Importante para el funcionamiento del sistema circulatorio y para reducir la presión arterial. La niacina sólo se debe tomar con supervisión médica.
inositol	50 mg 2 veces al día.	
Vitamin B_6 (pyridoxine)	50 mg 3 veces al día.	Disminuye el contenido hídrico de los tejidos, lo que alivia la presión del sistema cardiovascular.

Hierbas

- Para la presión arterial alta son provechosas las hierbas cayenne (capsicum), chamomile, fennel, berries de hawthorn, perejil y rosemary.

Advertencia: No se debe utilizar chamomile de manera permanente, pues puede producir alergia al ragweed. Evite esta hierba por completo si es alérgico al ragweed.

- Hay estudios que indican que el mistletoe puede reducir los síntomas de la presión arterial alta, especialmente dolores de cabeza y vahídos.
- El hops y la raíz de valerian calman los nervios.
- Tome todos los días tres tazas de té de suma.
- *Evite* el licorice porque pueden elevar la presión arterial.

Recomendaciones

- Haga estrictamente una dieta que no contenga sal. Esto es fundamental para bajar la presión arterial. Sin embargo, disminuir el consumo de sal no es suficiente; la sal se debe eliminar por completo de la dieta. Lea atentamente las etiquetas de los productos y evite aquellos cuya etiqueta diga "salt", "soda", "sodium" o el símbolo "Na". Algunos alimentos y aditivos que se deben evitar en una dieta libre de sal son monosodium glutamate (Accent, MSG), baking soda, vegetales enlatados (excepto si en la etiqueta dice sodium-free o salt-free), alimentos preparados comercialmente, dentífricos que contengan saccharin o baking soda, medicamentos sin prescripción médica que contengan ibuprofeno (como Advil ó Nuprin), bebidas gaseosas dietéticas; alimentos que contengan inhibidores de moho, preservativos y sustitutivos del azúcar; ablandadores de carnes, agua ablandada y salsa de soya.
- Haga una dieta alta en fibra y tome fibra en suplemento. Salvado de avena es una buena fuente de fibra.

Nota: La fibra en suplemento no se debe tomar junto con otros suplementos o medicamentos, sino por separado.

- Consuma muchas frutas y vegetales, como manzana, espárrago, banano, bróculi, cabbage, melón cantaloupe, berenjena, ajo, toronja, vegetales hojosos de color verde, melón, guisantes, prunes, raisins, squash y sweet potato.
- Incluya en su dieta jugos frescos. Los jugos de remolacha, zanahoria, apio, currant, cranberry, fruta cítrica, perejil, espinaca y watermelon son muy saludables.
- Consuma granos, como arroz integral, trigo sarraceno, mijo y avena.

❑ Tome únicamente agua destilada al vapor.

❑ Tome todos los días dos cucharadas de aceite de flaxseed.

❑ Evite todas las grasas de origen animal. Los siguientes alimentos son prohibidos: bacon, carne de res, consomés (bouillons), hígado de pollo, corned beef, productos lácteos, gravies, cerdo, salchichas y carnes ahumadas o procesadas. Los únicos alimentos de origen animal que puede consumir — pero con moderación — son pescado de piel blanca, y pavo o pollo sin piel y asados a la parrilla. Obtenga su proteína en fuentes vegetales, en los granos y en las legumbres.

❑ Evite alimentos como queso maduro, carne curada, anchoas, aguacate, chocolate, fava beans, arenque conservado en vinagre, sour cream, sherry, vino y yogur.

❑ Evite por completo el alcohol, la cafeína y el tabaco.

❑ Si está tomando algún inhibidor MAO para la depresión (drogas que los médicos prescriben para bajar la presión arterial y para tratar la depresión, las infecciones y el cáncer), evite el químico tiramina y su precursor, tirosina. Combinar los inhibidores MAO con tiramina hace que la presión arterial se dispare y puede precipitar un accidente cerebrovascular. Entre los alimentos que contienen tiramina están almendras, aguacate, banano, hígado de res y de pollo, cerveza, queso (incluido el cottage cheese), chocolate, café, fava beans, arenque, ablandadores de carne, maní, pickles, piña, semillas de pumpkin y de sesame, raisins, salchichas, sour cream, salsa de soya, vino, extractos de levadura (incluido el brewer's yeast) y yogur. En general, se deben evitar todos los alimentos ricos en proteína que hayan sido conservados en vinagre o que hayan sido sometidos a un proceso de maduración o de fermentación, entre otros. También se deben evitar todos los medicamentos para el resfriado y las alergias que se compran sin prescripción médica.

❑ Manténgase en un peso bajo. Si tiene sobrepeso, tome medidas para perder las libras que le sobran. *Ver* OBESIDAD en la Segunda Parte.

❑ Ayune todos los meses entre tres y cinco días. Hacer periódicamente ayunos de limpieza es provechosos para desintoxicar el organismo. *Ver* AYUNOS en la Tercera Parte.

❑ Haga con regularidad ejercicio moderado. No se exceda, especialmente si está en clima cálido o húmedo.

Advertencia: Consulte con su médico antes de emprender cualquier programa de ejercicios, especialmente si ha llevado una vida sedentaria durante algún tiempo.

❑ Duerma el número de horas que necesite.

❑ Hágase chequear la presión arterial cada cuatro a seis meses, por lo menos. Como los síntomas de la hipertensión a menudo no son perceptibles, es importante hacerse examinar periódicamente la presión arterial por un profesional, en particular cuando se pertenece a la categoría de alto riesgo.

❑ Si usted está embarazada, haga que su médico le monitoree la presión arterial frecuentemente. Cuando no se trata, la hipertensión arterial durante el embarazo es muy peligrosa, pues puede avanzar repentinamente y convertirse en un peligro tanto para la madre como para su hijo.

❑ No tome antihistamínicos, excepto con supervisión médica.

❑ No tome suplementos que contengan los aminoácidos fenilalanina o tirosina. También debe evitar el edulcorante artificial aspartame (Equal y NutraSweet), pues contiene fenilalanina.

❑ Haga todo lo posible por evitar el estrés.

Aspectos para tener en cuenta

❑ Los cambios de estilo de vida más importantes que puede hacer para reducir la hipertensión son los siguientes:

- Mantener un peso normal.
- Comer mucha fruta, vegetales y productos lácteos bajos en grasa.
- Ingerir menos grasas saturadas y sal.
- Hacer ejercicio aeróbico al menos 30 minutos al día. Caminar es excelente.
- Limitar el consumo de alcohol hasta un máximo de dos bebidas al día para hombres y una para mujeres.

❑ La hipertensión está directamente relacionada con otras enfermedades como la arteriosclerosis, trastornos cardiovasculares, ataques al corazón y colesterol alto. Estas enfermedades se cubren separadamente en la Segunda Parte. Aconsejamos examinar estas secciones que cubren todos estos trastornos interconectados, aunque en principio usted esté interesado sólo en uno de ellos.

❑ Como tomar medicamentos diuréticos aumenta la eliminación de magnesio en la orina, las personas de edad avanzada pueden desarrollar hipomagnesemia. El magnesio se necesita junto con el calcio para prevenir el deterioro de los huesos y para preservar la normalidad del ritmo cardíaco y de las contracciones del corazón. La pérdida de magnesio inducida por los diuréticos es peligrosa y ocasiona disfunción cardíaca. Es mucho mejor tomar diuréticos a base de hierbas. Consúltele a su médico antes de utilizar diuréticos.

❑ La gente que sufre de hipertensión a menudo presenta apnea del sueño, un trastorno del sueño en el cual el individuo deja de respirar durante diez segundos o más durante la noche. La apnea se relaciona con el ronquido fuerte y con el sueño intranquilo y puede hacer que el individuo experimente excesiva somnolencia durante el día. La evaluación y el tratamiento de la apnea del sueño pueden ayudar a reducir la presión arterial.

❑ Algunos factores de riesgo de hipertensión arterial no se pueden evitar; por ejemplo, antecedentes familiares de

Cómo tomarse la presión arterial

La presión arterial indica cuánta presión se requiere para detener el flujo de la sangre que circula a través de las arterias. Se supone que esta medida equivale a la presión en la bomba final, que es el corazón.

La presión arterial se evalúa en dos puntos del ritmo de bombeo del corazón: la *presión sistólica* se toma en el momento en que el corazón late; la *presión diastólica*, en el momento en que el corazón está en reposo entre un latido y otro. Para tomar la presión arterial, el brazalete inflable del tensiómetro se coloca alrededor del brazo y se infla. La presión sistólica se toma cuando ya no se percibe pulso en el brazo. Luego el brazalete se desinfla y la presión diastólica se toma en el momento en que la sangre vuelve a fluir libremente. La presión combinada se suele expresar como una fracción; por ejemplo, 120/80.

Lo ideal es tomarse la presión arterial con el brazo desnudo. Una manga apretada puede constreñir el brazo o impedir que el brazalete quede bien colocado. El brazalete se debe colocar alrededor del brazo, aproximadamente una pulgada por encima del pliegue antecubital (cara interna del codo). Antes de empezar a tomarse la presión arterial, revise los siguientes puntos:

1. Asegúrese de que el manómetro esté en cero (0) cuando no haya presión en el sistema.
2. Asegúrese de que la aguja permanezca en el sitio correcto cuando la válvula esté cerrada.
3. Revise la válvula para comprobar que esté funcionando suavemente.
4. Revise el fonendoscopio para comprobar que los auriculares y el disco (también llamado campana o diafragma) estén en perfecto estado.

Lo primero que debe hacer es palpar la presión arterial en la muñeca, del lado del dedo pulgar. Luego infle el brazalete 30 mm Hg por encima del punto en el cual el pulso desaparece. Abra la válvula entre 2 y 3 mm Hg por segundo. La presión sistólica se presenta cuando las pulsaciones del pulso radial vuelven a sentirse. La presión diastólica se presenta cuando cesan las vibraciones de la arteria. Esta presión arterial es mucho más difícil de obtener.

A continuación, utilice el fonendoscopio para tomar la presión arterial. Siga este procedimiento:

1. El disco del fonendoscopio debe quedar muy bien colocado contra la piel en el punto donde dobla el codo (un poquito hacia la izquierda del centro en el brazo derecho y un poquito hacia la derecha del centro en el brazo izquierdo). No debe quedar espacio entre el disco y la piel, y no se debe aplicar más presión de la necesaria. Asegúrese de que el fonendoscopio no toque el brazalete en ninguna parte.
2. Dirija los auriculares un poquito hacia delante y luego colóqueselos en los oídos.
3. Con una mano sostenga el disco del fonendoscopio en su sitio mientras bombea la pera del brazalete con la otra mano.
4. Bombee el brazalete hasta que la aguja registre aproximadamente 30 mm Hg por encima del punto donde usted sintió antes que el pulso desaparecía, es decir, alrededor de 200 mm Hg.
5. Afloje ligeramente la válvula y deje que la presión baje lentamente. Escuche con atención para que oiga el primer sonido de un latido; el número que muestre la escala del manómetro en el momento en que usted oiga el primer latido es la presión sistólica (si cree que no escuchó el primer latido o si no está seguro, ajuste de nuevo la válvula, bombee la pera y repita el procedimiento escuchando atentamente).
6. Siga desinflando poco a poco el brazalete hasta que escuche el último sonido del bombeo de la sangre en los vasos sanguíneos. El número que indique el manómetro en el momento en que no escuche fluir más sangre es la presión diastólica.

Cuando usted mismo se vaya a tomar la presión arterial, observe las siguientes pautas para obtener un resultado confiable:

- No coma, no fume y no haga ejercicio durante por lo menos media hora antes de tomarse la presión arterial.
- Tómese la presión aproximadamente a la misma hora todos los días. Organícese con anticipación para que tenga tiempo de calmarse en caso de que esté enfadado o ansioso.
- Siéntese con toda tranquilidad y trate de eliminar todos los ruidos externos.
- Siga las instrucciones del fabricante.
- Coloque el brazo al nivel del corazón, con la palma de la mano hacia arriba. Si va a utilizar un tensiómetro de brazalete, súbase la manga de la camisa lo más que pueda y luego colóquese el brazalete justo por encima del codo. Asegúrese de que no le quede demasiado apretado.
- Fíjese que las mangueras del brazalete no estén enredadas ni perforadas.
- Tenga cuidado de no mover las mangueras durante el procedimiento.
- Espere por lo menos cinco minutos entre una lectura y otra, manteniendo el brazalete completamente desinflado.
- Una vez al año (o más) lleve su tensiómetro a una cita médica para comparar el resultado obtenido por usted con el del médico, y comprobar de ese modo si está funcionando correctamente.

la enfermedad. No obstante, muchos factores de riesgo sí se pueden evitar introduciendo cambios en la dieta y en el estilo de vida.

❑ De acuerdo con la National Stroke Association, entre todos los factores de riesgo de derrame cerebral, la hipertensión es el más importante y, a la vez, el más controlable. La hipertensión aumenta siete veces la probabilidad de sufrir un derrame cerebral.

❑ Aproximadamente ochenta millones de estadounidenses son hipersensibles al sodio de la dieta. En particular, los afroamericanos son propensos a desarrollar hipertensión relacionada con sensibilidad a la sal.

❑ Investigaciones han revelado que las personas que presentan variaciones en dos genes específicos tienen el doble de probabilidades de desarrollar hipertensión arterial por el consumo de sal. Este hallazgo podría ayudar a identificar a los niños propensos a la presión arterial alta. Si esas personas se pueden identificar en la infancia, sería posible modificar su dieta para evitar que más tarde en la vida desarrollen hipertensión arterial.

❑ En comparación con las personas que no roncan, las que roncan mucho tienen más probabilidades de sufrir de presión arterial alta y de angina de pecho. Estudios sugieren que la parte del cerebro de la cual depende la fluidez de la respiración podría funcionar mal en las personas que roncan, y la escasez de oxígeno que esta circunstancia conlleva les impondría tanto al corazón como a los pulmones un esfuerzo excesivo.

❑ Investigadores de la Universidad Estatal de Nueva York encontraron que cuanto menor es el nivel de magnesio del organismo, tanto más alta es la presión arterial. Este estudio doble ciego, con grupos experimental y de control, reveló que tomar magnesio en suplemento puede reducir significativamente la necesidad de tomar medicamentos para controlar los niveles de la presión sistólica y de la presión diastólica.

❑ El apple pectin ayuda a reducir la presion arterial.

❑ Una hormona cardíaca sintética que, al parecer, es muy eficaz para bajar la presión arterial, está actualmente en experimentación en cerca de veinticinco centros médicos.

❑ Hay algunos colores que son beneficiosos para la presión arterial. (*Ver* TERAPIA A BASE DE COLOR en la Tercera Parte.) La música también puede servir para reducir el estrés y, por tanto, para bajar la presión arterial. (*Ver* TERAPIA CON MÚSICA Y SONIDO en la Tercera Parte.)

❑ Tomar medicación para combatir la hipertensión puede provocar hipotensión o presión arterial baja. La hipotensión puede causar desmayos, fatiga y debilidad, posiblemente con náusea, sudores y nerviosismo antes de una pérdida de conciencia. La hipotensión postural o hipotensión ortostática puede provocar una bajada temporal de la presión arterial; normalmente ocurre cuando nos levantamos muy rápido, lo cual provoca una sensación de mareo que se va en seguida. (*Ver* Hipotensión ortostática en TRASTORNOS POCO COMUNES en la Segunda Parte.) Para las personas ancianas la baja presión puede ser producto de la alimentación; es lo que se denomina hipotensión postprandial. Sucede porque la sangre se desvía al tracto gastrointestinal para ayudar a la digestión de la comida. En las personas mayores el corazón no es tan eficaz a la hora de incrementar el bombeo de sangre con rapidez. Esto hace que la sangre vaya a la digestión y menos a la cabeza. Beber mucho líquido aumenta el volumen de sangre, lo cual puede aliviar esta condición. En algunos casos tener presión baja puede indicar la presencia de otros problemas cardíacos o de pérdida de sangre, especialmente si hay una pérdida súbita en un accidente, por ejemplo. Pero en muchos casos, la presión arterial baja es síntoma de buena salud, especialmente en la gente más joven.

❑ *Ver también* ARTERIOSCLEROSIS/ATEROSCLEROSIS; ENFERMEDADES CARDIOVASCULARES; PROBLEMAS CIRCULATORIOS; y ATAQUE CARDÍACO en la Segunda Parte.

PROBLEMAS CIRCULATORIOS

Hay muchas enfermedades que se relacionan con problemas circulatorios, los cuales surgen cuando la sangre oxigenada no es capaz de hacer el recorrido completo por el organismo sin restricciones. Las razones por la que la sangre puede tener dificultades de circulación son variadas.

Pueden formarse coágulos en las principales venas de las piernas o de la región pélvica, desplazarse hasta los pulmones y quedar atrapados en la arteria pulmonar. La consecuencia es un menor riego sanguíneo y de oxígeno al resto del cuerpo. Es difícil detectar el embolismo pulmonar, tal y como se llama esta dolencia, pero normalmente suele ir acompañado de una súbita dificultad respiratoria. Puede ser mortal.

Cuando en las paredes de las arterias se forman depósitos grasos, o placa, las arterias se endurecen y se estrechan. La hipertensión, o presión arterial alta, se debe a que la sangre ejerce una presión más alta de lo normal contra las paredes de los vasos sanguíneos que por diversos motivos se han estrechado y/o endurecido. La hipertensión puede conducir a derrame cerebral, angina de pecho (dolor en el pecho), daño renal y ataque cardíaco.

La tromboangitis obliterante (Enfermedad de Buerger) es una enfermedad circulatoria producida por la inflamación crónica de los vasos sanguíneos de las extremidades. Esta enfermedad es más frecuente entre las personas que fuman. Usualmente afecta a los pies o a la parte inferior de la pierna, pero también puede afectar a las manos, a los brazos y a los musculos. Entre los síntomas precoces de la enfermedad de Buerger están sensación de hormigueo (sensación conocida popularmente como "pins and needles") y una sensación de quemazón en los dedos de las manos y de los pies.

Esta condición puede producir úlceras y gangrena; en casos severos puede ser necesario recurrir a la amputación.

Otra enfermedad circulatoria grave es el fenómeno de Raynaud, que se caracteriza por constricción y espasmos de los vasos sanguíneos de las extremidades, como los dedos de las manos y de los pies, y la punta de la nariz. El resfriado, el estrés y el tabaquismo se cuentan entre los factores que contribuyen al entumecimiento de los dedos de las manos y de los pies; las extremidades se vuelven incoloras o azulosas por la falta de sangre y el espasmo arterial. Esta enfermedad afecta especialmente a las mujeres entre los quince y los cincuenta años, y en algunos casos extremos, si los tejidos mueren por la falta de oxígeno, puede derivar en gangrena. El fenómeno de Raynaud produce los mismos síntomas que la enfermedad del mismo nombre, pero sobreviene por otras causas, como cirugía, lesiones o congelación. El Raynaud puede venir provocado o agravado por algunos medicamentos para el corazón y sustancias tomadas contra la migraña, el lupus y la artritis reumatoide. (*Ver* FENÓMENO DE RAYNAUD en la Segunda Parte.)

El síndrome de Marfán es una dolencia muy rara que puede dar lugar también a problemas circulatorios graves. Se caracteriza por defectos en le tejido conectivo en áreas como el sistema esqueletal, ojos y vasos sanguíneos, así como anomalías anatómicas como dedos extraordinariamente largos, paladar elevado y arteria agrandada, así como un altura mayor de la media. Se trata de una dolencia hereditaria.

La mala circulación también puede deberse a las *varices*, que se desarrollan por falta de elasticidad de las paredes de las venas.

La obstaculización del flujo de sangre, sea cual sea la causa, provoca isquemia, o falta de oxígeno y deficiencia en los tejidos. En cada zona concreta del cuerpo, ello conduce a atrofia de los tejidos. Simplemente con quince segundos de isquemia, el mitocondrio de las células (las estructuras que generan la energía celular) se "apaga" y comienza a morir. Para que esto no ocurra, y que las plaquetas tampoco se agolpen con demasiada rapidez, hay que evitar que la sangre se torne demasiado viscosa o gruesa. Los diversos micronutrientes que aparecen en la siguiente tabla, como las vitamians B_6, B_{12} y ácido fólico, no sólo son buenos antioxidantes sino buenos anticoagulantes. Las dosis recomendadas son para adultos.

Nutrientes

SUPLEMENTOS	DOSIS SUGERIDAS	COMENTARIOS
Esencial		
L-Carnitine	500 mg 2 veces al día.	Fortalece el músculo cardíaco y promueve la circulación transportando cadenas largas de ácidos grasos.
Muy importantes		
Chlorophyll (Kyo-Green de Wakunaga) y wheatgrass	Según indicaciones de la etiqueta.	Mejora la circulación y ayuda a formar células saludables. Utilizar variedades líquidas o administrar en tableta. Preparar también "green drinks" frescos con vegetales hojosos de color verde.
Coenzyme Q_{10}	100 mg al día.	Mejora la oxigenación de los tejidos.
más Coenzyme A de Coenzyme-A Technologies	Según indicaciones de la etiqueta.	
Lecithin granules	1 cucharada 3 veces al día antes de las comidas.	Emulsificantes de la grasa (descomponen la grasa).
o capsules	2.400 mg 3 veces al día antes de las comidas.	
Liquid Kyolic con B_1 y B_{12} de Wakuknaga	Según indicaciones de la etiqueta.	
Multienzyme complex	Según indicaciones de la etiqueta. Tomar con las comidas.	Ayuda a la digestión y a la circulación. Aumenta la utilización del oxígeno por parte de todos los tejidos del organismo.
Vitamin B complex	50–100 mg 3 veces al día.	Necesario para el metabolismo de las grasas y del colesterol. Se puede aplicar en inyección (con supervisión médica). Si no se consigue en inyección, administrar en forma sublingual.
más extra vitamin B_1 (thiamine)	50 mg al día.	Mejora la circulación y la función cerebral.
y vitamin B_6 (pyridoxine)	50 mg al día.	Este diurético natural protege el corazón.
y vitamin B_{12}	300 mcg al día.	Previene la anemia y aumenta de manera natural la energía.
y folic acid	300 mcg al día.	Necesario para la formación de los glóbulos rojos que transportan oxígeno.
y para-aminobenzoic acid (PABA)	25 mg al día.	Ayuda a la formación de los glóbulos rojos de la sangre.
Vitamin C con bioflavonoids	5.000–10.000 mg al día divididos en varias tomas.	Previenen la coagulación de la sangre.
Importantes		
Calcium	1.500–2.000 mg al día divididos en varias tomas. Tomar después de las comidas y a la hora de acostarse.	Esencial para la viscosidad normal de la sangre.
y magnesium	750–1.000 mg al día divididos en varias tomas. Tomar después de las comidas y a la hora de acostarse.	Fortalece el latido cardíaco. El calcio y el magnesio actúan juntos.
y vitamin D_3	400 IU al día.	
Dimethylglycine (DMG) (Aangamik DMG de FoodScience of Vermont)	50 mg 2 veces al día.	Aumenta la oxigenación de los tejidos.

Multivitamin y mineral complex	Según indicaciones de la etiqueta.	Proporciona nutrientes de manera equilibrada, lo cual es básico para el adecuado funcionamiento del sistema circulatorio.
Vinpocetine	Según indicaciones . de la etiqueta	Un derivado de vincamina (un extracto de bígaro). Ayuda con trastornos circulatorios cerebrales.
Vitamin A con mixed carotenoids	25.000 UI al día. Si está embarazada, no debe tomar más de 10.000 UI al día.	Ayuda a almacenar las grasas y actúa como antioxidante. Para dosis altas, la emulsión facilita la asimilación y brinda mayor seguridad.
y vitamin E	200 UI al día.	Inhibe la formación de radicales libres. Para mejor absorción, utilizar en emulsión. Use d-alpha-tocopherol.
Provechosos		
Choline e inositol	100 mg de cada uno 3 veces al día con las comidas.	Ayudan a eliminar los depósitos de grasa. Mejoran la circulación y contribuyen a reducir el colesterol.
más vitamin B_3 (niacin)	50 mg 3 veces al día. No tomar más de 300 mg al día de todos los suplementos.	Ayuda a reducir el nivel del colesterol. *Advertencia:* Si tiene algún trastorno hepático, gota o presión arterial alta, no debe tomar niacina.
L-Cysteine y L-methionine	500 mg al día de cada uno con el estómago vacío. Tomar con agua o jugo. No tomar con leche. Para mejor absorción, tomar con 50 mg de vitamina B_6 y 100 mg de vitamina C.	Protegen y preservan las células desintoxicando el organismo de toxinas nocivas. Previenen la acumulación de grasa en el hígado y en las arterias y, por tanto, evitan obstrucciones del flujo sanguíneo. *Ver* AMINOÁCIDOS en la Primera Parte.
Proteolytic enzymes	Según indicaciones de la etiqueta. Tomar entre comidas.	Combaten el "leaky gut syndrome".
Pycnogenol	Según indicaciones de la etiqueta.	Neutralizan a los radicales libres, aumentan la eficacia de la vitamina C y fortalecen el tejido conectivo, incluido el del sistema cardiovascular.
o grape seed extract	Según indicaciones de la etiqueta.	
Selenium	200 mcg al día. Si está embarazada, no sobrepasar 40 mcg al día.	Su deficiencia se ha asociado con enfermedades del corazón.
Shiitake extract	Según indicaciones de la etiqueta.	Ayudan a evitar que la presión arterial aumente y previenen las enfermedades del corazón. Reducen el nivel del colesterol.
o reishi extract	Según indicaciones de la etiqueta.	
o maitake extract	Según indicaciones de la etiqueta.	
Zinc	50 mg al día. No tomar más de 100 mg al día de todos los suplementos.	Necesario para el funcionamiento inmunológico. Utilizar zinc chelate.
más copper	3 mg al día.	Debe tomarse de manera equilibrada con el cinc.

Hierbas

- Las siguientes hierbas fortalecen el corazón y el sistema circulatorio: black cohosh, butcher's broom, cayenne (capsicum), chickweed, raíz de gentian, ginkgo biloba, goldenseal, berries de hawthorn, horseradish, horsetail, hyssop, raíz de licorice, raíz de pleurisy, rose hips y wormwood. El cayenne acelera el pulso, mientras que el black cohosh lo vuelve más lento. En muchas clínicas están utilizando ginkgo para los trastornos circulatorios.

Advertencia: La hierba black cohosh no se debe utilizar durante el embarazo ni cuando hay enfermedad crónica de cualquier clase. La hierba licorice no se debe utilizar todos los días durante más de una semana seguida y se debe evitar totalmente cuando la presión arterial es alta. La hierba wormwood también se debe evitar durante el embarazo y no se recomienda para uso prolongado pues puede formar hábito.

- Una fórmula herbal provechosa cuando hay problemas circulatorios es Sanhelio's Circu Caps, de Health From the Sun.

Recomendaciones

- Incluya en su dieta una buena cantidad de fibra. Salvado de avena ayuda a reducir el nivel del colesterol.
- Incluya los siguientes alimentos en su dieta: banano, arroz integral, endibia, ajo, lima beans, cebolla, pera, guisantes y espinaca.
- Tome solamente agua destilada al vapor.
- Elimine de su dieta la proteína de origen animal, los alimentos grasosos (como las carnes rojas), los alimentos muy condimentados, el azúcar y la harina blanca. No consuma estimulantes como café, colas ni tabaco, ni comidas con especias.
- Haga ejercicio regularmente para promover el flujo sanguíneo y mantener las arterias flexibles y libres de obstrucciones.

Advertencia: Si usted es mayor de treinta y cinco años y/o ha llevado una vida sedentaria durante algún tiempo, consulte con su médico antes de comenzar cualquier programa de ejercicios.

- Manténgase en un peso bajo.
- Para estimular la circulación, dese un masaje en seco en todo el cuerpo utilizando un loofah sponge o un cepillo de cerdas naturales para el baño. Moje una toalla en agua fría y frótesela vigorosamente en el cuerpo.
- Si usted tiene problemas de circulación, no tome ningún remedio que contenga cartílago de tiburón, excepto por recomendación de su médico. El cartílago de tiburón inhibe la formación de nuevos vasos sanguíneos, el meca-

nismo que le permite al organismo aumentar su capacidad circulatoria.

Aspectos para tener en cuenta

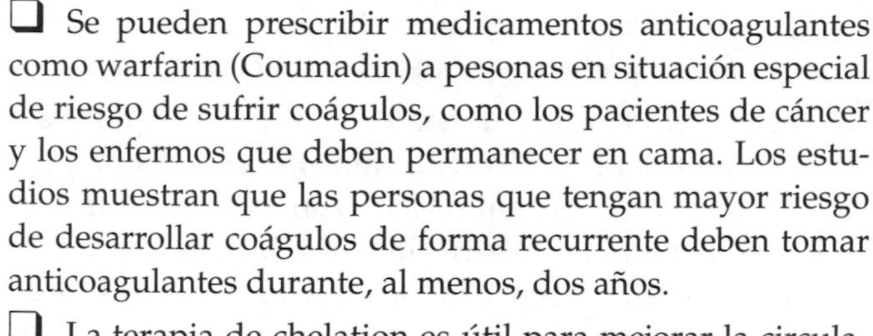

❑ Se pueden prescribir medicamentos anticoagulantes como warfarin (Coumadin) a pesonas en situación especial de riesgo de sufrir coágulos, como los pacientes de cáncer y los enfermos que deben permanecer en cama. Los estudios muestran que las personas que tengan mayor riesgo de desarrollar coágulos de forma recurrente deben tomar anticoagulantes durante, al menos, dos años.

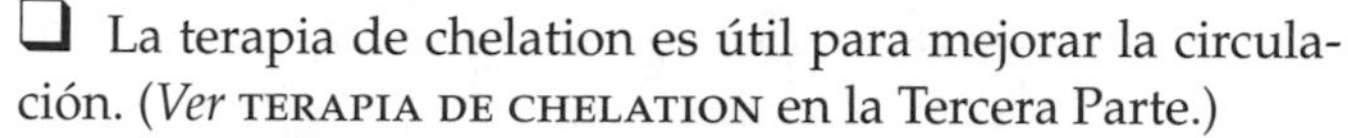

❑ La terapia de chelation es útil para mejorar la circulación. (*Ver* TERAPIA DE CHELATION en la Tercera Parte.)

❑ Simplemente con estar embarazada, el sistema circulatorio del cuerpo femenino ya está sometido a una mayor presión. Para el noveno mes de gestación, el volumen sanguíneo ha aumentado hasta un 50 por ciento. Aunque la mayoría de las mujeres con problemas cardíacos pueden tener hijos sin problemas, siempre es recomendable que su obstetra y un cardiólogo lleven un seguimiento estricto del embarazo.

❑ *Ver también* ARTERIOSCLEROSIS/ATEROSCLEROSISS, COLESTEROL ALTO, ENFERMEDADES CARDIOVASCULARES, FENÓMENO DE RAYNAUD, HIPOTIROIDISMO, PRESIÓN ARTERIAL ALTA y VARICES en la Segunda Parte.

PROBLEMAS DE CRECIMIENTO

Los problemas de crecimiento habitualmente se presentan cuando la glándula pituitaria no funciona como debería hacerlo. Esta glándula distribuye las hormonas, incluida la hormona del crecimiento *somatotropina*, a diversas partes del organismo. La somatotropina estimula el crecimiento de los músculos y de los huesos en los niños que están en pleno proceso de crecimiento.

Tanto la producción excesiva como la producción insuficiente de esta hormona ocasionan defectos de crecimiento. Mientras que una secreción muy escasa de la hormona del crecimiento por parte de la glándula pituitaria produce enanismo, la secreción de demasiada hormona hace que el cuerpo crezca de manera exagerada, lo que se manifiesta en manos, pies y mandíbulas anormalmente grandes. Algunos casos de disfunción pituitaria se deben al desarrollo de un tumor en esa glándula.

Hay problemas de crecimiento cuya causa es el mal funcionamiento de la glándula tiroides. El timo — otra glándula — también puede intervenir en este tipo de problemas. Cuando el timo no funciona adecuadamente en un niño pequeño, el desarrollo se retrasa y el niño se vuelve más susceptible de lo normal a contraer infecciones. La nutrición también desempeña un papel importante en el crecimiento y en el desarrollo de los niños.

El enanismo es una afección caracterizada por una estatura anormalmente pequeña. En algunos casos, el tamaño es muy pequeño, pero de dimensiones proporcionadas. En otros, las extremidades son muy pequeñas en comparación con el resto del cuerpo. Entre las causas del enanismo están el hipotiroidismo congénito no descubierto o no tratado (antiguamente denominado cretinismo), el síndrome de Down, la acondroplasia, la hipocondroplasia y la tuberculosis espinal.

La acondroplasia es un trastorno primario de los huesos causado por cambios químicos en un único gen. Las personas con acondroplasia tienen cabeza grande y brazos y piernas cortos en comparación con la envergadura del tronco. Normalmente tienen también una frente grande, un área plana entre los ojos y una mandíbula protuberante. A menudo, los dientes se amontonan también. En la mayoría de los casos, la inteligencia es normal, aunque el desarrollo motor puede darse un poco más lentamente. Tanto los niños como los adultos con acondroplasia deben prestar especial atención a la nutrición y la dieta, ya que la obesidad puede ser un problema adicional. Las personas con acondroplasia tienen mayor riesgo de sufrir otros problemas de salud, como ciertos problemas neurológicos y respiratorios, problemas ortopédicos, fatiga, adormecimiento y dolores en la zona lumbar y en los muslos.

El hipotiroidismo congénito es una dolencia caracterizada por la ausencia de cantidades suficientes de tiroxina, una hormona secretada por la glándula tiroides. En la mayoría de los casos, esto es debido a que falta la glándula tiroidea, un defecto innato. Si no se detecta ni se trata con rapidez, pueden aparecer diversas anormalidades en el desarrollo, como la falta de estatura, extremidades desproporcionadas, cabello grueso y retraso mental.

El gigantismo es un trastorno del crecimiento caracterizado por una estatura anormalmente elevada, normalmente debido al exceso de cartílago y materia ósea en los finales de los huesos largos. El gigantismo pituitario es el más común, y se produce porque la glándula pituitaria secreta demasiada hormona del crecimiento. (Para más información, *ver* Gigantismo *en* TRASTORNOS POCO COMUNES, en la Segunda Parte.)

Los desequilibrios nutricionales, retrasos en la pubertad, obesidad y ciertas enfermedades (como los trastornos cardíacos congénitos y la insuficiencia renal crónica) también pueden estar implicados. Si está usted preocupado por el crecimiento de sus hijos, haga que los examinen para determinar si hay un problema, y cuál puede ser. Recuerde que muchas personas son naturalmente más pequeñas o más grandes que el promedio.

A menos que se especifique otra cosa, las dosis que se recomiendan a continuación son para personas mayores de diecisiete años. La dosis para los jóvenes de doce a diecisiete años debe equivaler a tres cuartas partes de la cantidad recomendada; la de los niños de seis a doce años, a la mitad y la de los menores de seis años, a la cuarta parte.

Nutrientes

SUPLEMENTOS	DOSIS SUGERIDAS	COMENTARIOS
Muy importantes		
Alfalfa		*Ver* Hierbas más adelante.
Cod liver oil	Según indicaciones de la etiqueta.	Contiene vitaminas A y D, necesarias para el adecuado crecimiento y para la fortaleza de los huesos y los tejidos.
Essential fatty acids o primrose oil	Según indicaciones de la etiqueta. Según indicaciones de la etiqueta.	Necesarios para el crecimiento normal.
Kelp	Según indicaciones de la etiqueta.	Contiene yodo natural. La deficiencia de yodo puede causar problemas de crecimiento.
L-Lysine	Según indicaciones de la etiqueta, con el estómago vacío. Tomar con agua o jugo. No tomar con leche. Para mejor absorción, tomar con 50 mg de vitamina B_6 y 100 mg de vitamina C.	Necesario para el crecimiento normal y para el desarrollo de los huesos. *Ver* AMINOÁCIDOS en la Primera Parte. *Advertencia:* Este suplemento no se debe tomar durante más de seis meses seguidos.
Zinc	Según indicaciones de la etiqueta. No tomar más de 100 mg al día de todos los suplementos.	Su deficiencia se ha relacionado con problemas de crecimiento. Para mejor absorción, utilizar lozenges de zinc gluconate u OptiZinc.
Importantes		
Calcium y magnesium	Según indicaciones de la etiqueta. Según indicaciones de la etiqueta.	Necesarios para el crecimiento normal de los huesos.
Free-form amino acid complex	Según indicaciones de la etiqueta.	Su deficiencia se ha asociado con problemas de crecimiento.
Raw pituitary glandular	Según indicaciones de la etiqueta.	Para niños. Estimula el crecimiento.
Provechosos		
Bio-Bifidus de American Biologics	Según indicaciones de la etiqueta.	Mejora la asimilación y la eliminación reemplazando la flora intestinal.
L-Ornithine	Según indicaciones médicas.	Promueve la liberación de la hormona del crecimiento. Utilizar únicamente con supervisión médica.
Multiglandular complex	Según indicaciones de la etiqueta.	Provechoso para los sistemas enzimático, endocrino y hormonal.
Vitamin B complex	50 mg al día.	Las vitaminas B son más eficaces cuando se toman juntas.
más extra vitamin B_6 (pyridoxine)	50 mg 3 veces al día con las comidas.	Necesario para la absorción de los aminoácidos y para el correcto crecimiento.

Hierbas

❑ La alfalfa es una valiosa fuente de vitaminas, minerales y otros nutrientes que promueven el correcto funcionamiento de la glándula pituitaria. Se puede tomar en tableta o en cápsula, o se puede consumir en forma natural, como brotes de alfalfa.

Recomendaciones

❑ Haga una dieta bien balanceada y rica en fuentes sanas de proteína. La proteína se requiere para el crecimiento.

❑ Incluya en su dieta alimentos con alto contenido del aminoácido arginina. El organismo utiliza arginina para sintetizar ornitina, otro aminoácido, que promueve la liberación de la hormona del crecimiento. Buenas fuentes de arginina son carob, coco, productos lácteos, gelatina, oats, maní, soya, walnuts, trigo y germen de trigo.

Aspectos para tener en cuenta

❑ Al evaluar el crecimiento de los niños, lo importante no es sólo la estatura sino el patrón general de crecimiento. Si un niño cuyo crecimiento venía mostrando una curva constante de repente deja de crecer, se debe contemplar la posibilidad de que adolezca de deficiencias nutricionales y otros problemas de salud.

❑ Actualmente no hay ningún tratamiento para estimular el crecimiento en las personas con acondroplasia. La terapia va dirigida a la prevención y al tratamiento de las complicaciones.

❑ De manera experimental se está practicando cirugía para alargar los brazos y piernas que padecen esta afección. Es un procedimiento difícil y con muchas complicaciones.

❑ La adición de iodo al agua potable ha provocado una disminución del hipotiroidismo neonatal y congénito en algunas partes de Estados Unidos.

❑ Si el retraso en el crecimiento se debe a una producción insuficiente de hormona del crecimiento, es probable que el médico le recete al niño una terapia a base de esta hormona.

❑ Cuando los problemas de crecimiento son causados por un tumor en la glándula pituitaria, puede ser recomendable extirpar el tumor por medios quirúrgicos o tratarlo con medicamentos.

❑ Una enfermedad por carencia de proteínas y calorías que hace que los niños crezcan lentamente y sean muy poco resistentes a las enfermedades es *kwashiorkor*. Esta enfermedad se presenta con más frecuencia entre personas muy pobres de países en vías de desarrollo. Sin embargo, se puede presentar en cualquier parte del mundo cuando los requerimientos proteínicos y / o calóricos del niño no se satisfacen durante un tiempo. Cuando se detecta en sus inicios, es una enfermedad tratable. Los síndromes de malabsorción, como el que se relaciona con la enfermedad celiaca, pueden ocasionar problemas similares aun cuando la ingesta nutricional al parecer es adecuada.

❑ Niveles altos de plomo, un metal tóxico, pueden conducir a problemas de crecimiento. Un análisis de cabello ayuda a descartar toxicidad por este metal. (*Ver* ENVENENAMIENTO CON PLOMO en la Segunda Parte y ANÁLISIS DEL CABELLO en la Tercera Parte.)

❑ Actualmente se están realizando muchas investigaciones sobre los problemas de crecimiento. Curiosamente, algunos estudios indican que las personas pequeñas podrían vivir más tiempo que las de tamaño medio.

❑ *Ver también* HIPERTIROIDISMO e HIPOTIROIDISMO en la Segunda Parte.

PROBLEMAS DE LAS UÑAS

Las uñas protegen contra las lesiones a las puntas de los dedos de las manos y de los pies, que son muy ricas en nervios. Las uñas son una subestructura de la epidermis (la capa exterior de la piel) y se componen principalmente de queratina, una clase de proteína. La matriz de la uña, o lecho ungueal, es la piel sobre la cual crece la uña. Las uñas crecen semanalmente entre 0.05 y 1.2 milímetros (aproximadamente 1/500 a 1/20 de pulgada). Cuando por cualquier motivo se pierde una uña, tarda alrededor de siete meses en volver a crecer totalmente.

Un lecho ungueal sano es de color rosado, lo que indica que cuenta con una buena irrigación sanguínea. Los cambios o anomalías de las uñas suelen ser resultado de deficiencias nutricionales y otros problemas. Las uñas revelan mucho acerca de la salud interna del organismo. Anormalidades en los dedos de manos o pies pueden ser síntoma de algún problema de salud subyacente.

Los siguientes son algunos de los cambios que las deficiencias nutricionales pueden producir:

- La falta de proteína, ácido fólico y vitamina C causa desgarramientos de la cutícula y padrastros. Otra señal de deficiencia proteínica son las bandas blancas a lo largo de la uña.
- La falta de vitamina A y de calcio vuelve a las uñas secas y quebradizas.
- La deficiencia de vitaminas B produce fragilidad y crestas horizontales y verticales.
- Una ingesta inadecuada de vitamina B_{12} produce excesiva resequedad, bordes muy redondeados y curvados, y coloración oscura.
- La deficiencia de hierro puede hacer que las uñas adquieran forma de "cuchara" (es decir, que crezcan en forma cóncava) y/o que desarrollen crestas verticales.
- La deficiencia de cinc puede generar manchas blancas en las uñas.
- Una cantidad insuficiente de bacterias "amigables" (lactobacilos) en el organismo puede favorecer el desarrollo de hongos en las uñas y debajo de ellas.
- La falta de hydrochloric acid (HCI), o ácido hidroclórico, contribuye al agrietamiento de las uñas.
- La siguiente tabla presenta una lista de suplementos que promueven el sano crecimiento de las uñas.

A menos que se indique otra cosa, las dosis que se recomiendan a continuación son para personas adultas. La dosis para los jóvenes de doce a diecisiete años debe equivaler a tres cuartas partes de la cantidad recomendada; la de los niños de seis a doce años, a la mitad y la de los menores de seis años, a la cuarta parte.

Nutrientes

SUPLEMENTOS	DOSIS SUGERIDAS	COMENTARIOS
Muy importantes		
Acidophilus (Kyo-Dophilus de Wakunaga)	Según indicaciones de la etiqueta.	
Free-form amino acid complex (Amino Balance de Anabol Naturals)	Según indicaciones de la etiqueta, con el estómago vacío.	Estos suplementos son los elementos que construyen uñas nuevas. También proporcionan azufre, necesario para el crecimiento de las uñas y la formación de la piel.
más extra L-cysteine y L-methionine	Tomar con agua o jugo. No tomar con leche. Para mejor absorción, tomar con 50 mg de vitamina B_6 y 100 mg de vitamina C.	*Ver* AMINOÁCIDOS en la Primera Parte.
Silica o horsetail u oat straw	Según indicaciones de la etiqueta.	Proporcionan silicio, necesario para el cabello y los huesos, y para la fortaleza de las uñas. Ver Hierbas más adelante.
Vitamin A emulsion	50.000 UI al día. Si está embarazada, no debe tomar más de 10.000 UI al día.	Sin vitamina A el organismo no puede hacer uso de la proteína.
o capsules	25.000 UI al día. Si está embarazada, no debe tomar más de 10.000 UI al día.	Para dosis altas, la emulsión facilita la asimilación y brinda mayor seguridad.
Provechosos		
Black currant seed oil	500 mg 2 veces al día.	Provechoso para las uñas frágiles y quebradizas.
Calcium	Según indicaciones de la etiqueta.	Necesario para el crecimiento de las uñas.
y magnesium	Según indicaciones de la etiqueta.	Debe tomarse de manera equilibrada con el calcio.
y vitamin D_3	Según indicaciones de la etiqueta.	Aumenta la absorción del calcio.
Iron (ferrous fumarate de Freeda Vitamins)	Según indicaciones médicas. Para mejor absorción, tomar con 100 mg de vitamina C. *No* tomar junto con vitamina E.	Su deficiencia produce uñas en forma de cuchara y/o crestas verticales. *Advertencia:* No tomar hierro, a menos que le hayan diagnosticado anemia.
o Floradix Iron + Herbs de Salus Haus	Según indicaciones de la etiqueta.	Fuente natural de hierro.
Ultimate Oil de Nature's Secret	Según indicaciones de la etiqueta.	Combinación de ácidos grasos esenciales necesarios para la salud del cabello, la piel y las uñas.

Problemas de salud que se reflejan en las uñas

Los cambios de las uñas pueden ser señal de diversos trastornos en otras partes del cuerpo, incluso antes de que se presenten otros síntomas. Consulte con su médico si presenta alguno de los siguientes síntomas:

- *Especie de astillas negras debajo de las uñas.* Pueden indicar endocarditis infecciosa (una infección grave del corazón), otra enfermedad cardíaca o un problema de sangrado.

- *Uñas quebradizas.* Pueden indicar deficiencia de hierro, problemas tiroideos, disfunción renal y problemas circulatorios.

- *Uñas quebradizas, blandas, brillantes y sin lúnula ("luna").* Pueden ser señal de excesiva actividad tiroidea.

- *Uñas oscuras y/o delgadas, planas o en forma de cuchara.* Suelen ser señal de anemia o de deficiencia de vitamina B_{12}. Las uñas también pueden adquirir una coloración oscura o grisácea cuando las manos se introducen entre sustancias químicas, como algunos productos para la limpieza (generalmente bleach), o entre sustancias a las cuales se es alérgico.

- *Matriz de color azul oscuro.* Suele indicar enfermedad pulmonar obstructiva, como asma o enfisema.

- *Bordes curvados hacia abajo.* Pueden denotar problemas cardíacos, hepáticos o respiratorios.

- *Uñas planas.* Con frecuencia son manifestación de la enfermedad de Raynaud.

- *Uñas verdosas.* Cuando este problema no se debe a infección localizada por hongos, puede ser señal de una infección bacteriana interna.

- *Media uña de color blanco con puntos oscuros en la punta.* Puede ser señal de enfermedad de los riñones.

- *Una banda de color azul oscuro en la matriz de la uña.* Especialmente en las personas de piel clara, puede ser signo de cáncer de piel.

- *Protuberancias en la superficie de la uña.* Pueden ser síntoma de artritis reumatoidea.

- *Uñas gruesas en la punta y curvadas hacia abajo.* Suelen ser señal de un problema pulmonar, como enfisema, o de exposición al amianto.

- *Uñas curvadas hacia arriba con huecos puntiformes.* Pueden ser síntoma de trastornos como anemia o malabsorción del hierro.

- *Uñas gruesas.* Pueden ser resultado de un infección de hongos.

- *Uñas con puntas curvadas* hacia abajo muestran la existencia de problemas cardíacos, hepáticos o respiratorios.

- *Uñas que se astillan, se cuartean o se quiebran con facilidad.* Denotan deficiencia nutricional general e insuficiente ingesta de proteína y de ácido hidroclórico. También pueden indicar deficiencia de minerales.

- *Uñas levantadas en la base con puntas pequeñas y blancas.* Revelan alteración respiratoria, como enfisema o bronquitis crónica. Este tipo de problema también puede ser hereditario.

- *Uñas separadas de la matriz.* Pueden significar que hay alteración tiroidea o alguna infección local.

- *Uñas que se caen*, blancas cerca de la cutícula, a veces indican que hay AIDS.

- *Uñas de Lindsay* (conocidas a veces como uñas mitad y mitad — *half and half nails*). La mitad de la uña es blanca y la otra mitad rosa. Puede indicar la presencia de una enfermedad renal.

- *Depresiones puntiformes en la superficie de la uña, que le dan la apariencia de un dedal.* Indican tendencia a la caída parcial o total de cabello.

- *Manchas de color rojizo marrón con depresiones, y puntas desgastadas y rajadas.* Pueden ser señal de psoriasis y de deficiencia de vitamina C, ácido fólico y proteína.

- *Enrojecimiento del área adyacente a la cutícula.* Indica mal metabolismo de los ácidos grasos esenciales o un trastorno del tejido conectivo, como lupus.

- *Crestas.* Pueden ser verticales u horizontales. Las crestas verticales de las uñas indican mala salud general, mala absorción de los nutrientes y/o deficiencia de hierro. También pueden indicar que existe un trastorno renal. Las crestas horizontales pueden ser resultado de estrés sicológico o físico severo, como cuando hay infección y/o enfermedad. Las crestas longitudinales también pueden ser señal de una tendencia a desarrollar artritis.

- *Uñas gruesas.* Pueden ser síntoma de que el sistema vascular se está debilitando y de que la sangre no está circulando correctamente. También pueden ser señal de enfermedad tiroidea.

- *Uñas delgadas.* A veces son manifestación de liquen plano, una enfermedad de la piel que produce mucho escozor.

- *Dos bandas horizontales blancas que no se mueven al crecer las uñas.* Podrían indicar hipoalbuminemia, una deficiencia de proteínas en la sangre.

- *Uñas anormalmente anchas y cuadradas.* Pueden hacer pensar en problemas hormonales.

- *Líneas blancas.* Muestran posible enfermedad cardíaca, fiebre alta o envenenamiento con arsénico.

- *Líneas blancas horizontales.* Pueden indicar enfermedad del hígado.

- *Enrojecimiento del área de la lúnula ("luna").* Puede reflejar problemas cardíacos.

- *Si se vuelve azul*, puede indicar o bien envenenamiento con metales pesados (por ejemplo, con plata), o bien problemas pulmonares.
- *Si se vuelve roja*, puede ser señal de problemas del corazón.
- *Uñas blancas*. Pueden ser señal de anemia y/o de trastornos hepáticos o renales.
- *Uñas blancas, pero rosadas hacia las puntas*. Son señal de cirrosis.
- *Uñas amarillas o puntas elevadas*. Pueden indicar males internos mucho antes de que hagan su aparición otros síntomas. Algunos de ellos son problemas del sistema linfático, afecciones respiratorias, diabetes y enfermedades del hígado.

Ultra Nails de Nature's Plus	Según indicaciones de la etiqueta.	Contiene calcio, gelatina, aminoácidos, magnesio, hierro y otros nutrientes importantes para la salud de las uñas.
Vitamin B complex más extra	Según indicaciones de la etiqueta.	Su deficiencia ocasiona fragilidad en las uñas.
vitamin B_2 (riboflavin)	50 mg 3 veces al día.	
y vitamin B_{12}	1000 mcg 3 veces al día.	
y biotin	300 mg al día por 9 meses.	Útiles para tratar las uñas quebradizas. Evitan que las uñas se rompan y previenen algunas irregularidades.
y folic acid	400 mg 3 veces al día.	
Vitamin C con bioflavonoids	3.000–6.000 mg al día.	La deficiencia de vitamina C se puede relacionar con padrastros y con la inflamación del paronoquia (el tejido que rodea las uñas).
Zinc	50 mg al día. No tomar más de 100 mg al día de todos los suplementos.	Afecta a la absorción y a la acción de las vitaminas y las enzimas.
más copper	3 mg al día.	Para mejor absorción, utilizar lozenges de zinc gluconate u OptiZinc.

Hierbas

❑ Alfalfa, black cohosh, raíz de burdock, dandelion, gotu kola y yellow dock son hierbas ricas en minerales (entre ellos sílice, cinc y vitaminas B) que fortalecen las uñas. Otras buenas fuentes de sílice son las hierbas horsetail y oat straw.

❑ Buenas fuentes de ácidos grasos esenciales, los cuales nutren las uñas, son semilla de borage, flaxseed, lemongrass, perejil, primrose, semilla de pumpkin y sage.

Advertencia: No utilice sage si sufre de algún trastorno convulsivo.

❑ Las hierbas butcher's broom, chamomile, ginkgo biloba, rosemary, sassafras y turmeric con provechosas para la circulación y, por tanto, nutren las uñas.

Recomendaciones

❑ Para tener uñas sanas, tome suplementos de proteína y consuma abundante proteína de alta calidad. Consuma también granos, legumbres, oatmeal, nueces y semillas. Consumir huevo también aporta proteína, siempre y cuando su colesterol sanguíneo no sea muy alto.

❑ Evite los azúcares refinados y los carbohidratos simples.

❑ Haga una dieta que conste en un 50 por ciento de frutas frescas y vegetales crudos para obtener vitaminas, minerales y enzimas que su organismo necesita. Consuma alimentos ricos en azufre y silicio, como bróculi, pescado, cebolla y vegetales marinos. Incluya también en su dieta muchos alimentos ricos en biotina, como brewer's yeast, harina de soya y granos enteros.

❑ Beba mucha agua de buena calidad, al igual que otros líquidos. Las grietas y las fisuras de las uñas a menudo indican que el organismo requiere un mayor aporte de líquidos.

❑ Tome todos los días jugo de zanahoria fresca. La zanahoria es rica en calcio y en fósforo, y es excelente para fortalecer las uñas.

❑ Consuma, pero con moderación, frutas cítricas, sal y vinagre. El consumo excesivo de estos alimentos puede ocasionar un desequilibrio entre la proteína y el calcio, que afecta negativamente a la salud de las uñas.

❑ Suplemente su dieta con jalea real (buena fuente de ácidos grasos esenciales) y spirulina o kelp, que son ricos en sílice, cinc y vitaminas B y, además, ayudan a fortalecer las uñas.

❑ Para las uñas frágiles y / o para los padrastros, tome todos los días dos cucharadas de brewer's yeast o de aceite de germen de trigo.

❑ Para restaurar el color y la textura de las uñas quebradizas y amarillentas, haga una mezcla de partes iguales de miel, aceite de aguacate y yema de huevo, y agregue una pizca de sal. Frótese la mezcla entre las uñas y en las cutículas. Déjesela durante media hora y luego lávese las manos. Repita todos los días este tratamiento. Empezará a ver los resultados aproximadamente dos semanas después.

❑ Para fortalecer las uñas, sumérjalas en aceite de oliva o en cider vinegar calientes durante diez a veinte minutos todos los días.

❑ Trate sus uñas con suavidad. Utilizarlas para arrancar cosas, raspar objetos o sacar grapas puede dañarlas.

❑ Mantenga las uñas relativamente cortas. Las uñas que sobresalen de la punta de los dedos más de un cuarto de pulgada se quiebran y se doblan fácilmente.

❑ *No* se corte las cutículas. Hacerlo puede ocasionar irritación e infecciones. Utilice aceite o crema para bebé y empújese hacia atrás las cutículas con suavidad.

❑ Remójese las uñas antes de arreglárselas. Las uñas son más propensas a quebrarse y a descascararse cuando están secas. Aplíquese crema de manos por la mañana y por la noche para evitar la resequedad de las uñas.

❑ No introduzca con frecuencia las manos en agua que contenga detergentes o productos químicos, como bleach o jabón para vajilla; esto hace que las uñas se quiebren. Utilice guantes de caucho con interior de algodón para hacer oficios caseros, como lavar platos, lavar ropa o aplicar líquido de muebles. Esto protege las manos y las uñas contra los químicos fuertes. Utilizar guantes es especialmente importante para las personas cuyo trabajo exige poner las manos en contacto con sustancias químicas. Esto no sólo daña las uñas, sino que reseca y cuartea la piel de la matriz de las uñas, lo que puede producir sangrado y mucho dolor.

❑ No se arranque los padrastros. Córteselos con tijeritas especiales o con un cortaúñas bien afilado. Mantenga humectadas las manos para evitar que le salgan padrastros.

❑ Si usted es diabético y tiene inflamadas las cutículas, visite a su médico para evitar que la infección se propague.

❑ Si usted utiliza esmalte de uñas, aplíquese debajo del esmalte una base para evitar que las uñas adquieran un color amarillento.

❑ Utilice la menor cantidad posible de removedor de esmalte. Estos productos contienen solventes que extraen lípidos de las uñas y las vuelven débiles y quebradizas. Esos solventes también son potencialmente muy tóxicos y la piel los pueden absorber. Si tiene que usar uno, emplee uno que contenga acetato en vez de acetona.

❑ Nunca se coloque uñas artificiales sobre sus propias uñas. Es posible que se vean bien durante un tiempo, pero destruyen la uña natural. Los químicos y los pegantes que se utilizan para colocarlas son perjudiciales para el organismo, y tanto la propia uña como la respectiva matriz los absorben fácilmente. Se sabe que el uso de uñas artificiales contribuye al desarrollo de infecciones por hongos en las uñas de las manos.

❑ Hay muchos negocios de manicura que han sido multados por no cumplir con la reglamentación de salubridad pertinente. Si usted recibe manicuras profesionales, insista siempre en que los instrumentos estén esterilizados, o lleve consigo los suyos. Así evitará contagiarse con bacterias o virus. Para esterilizar use isopropyl.

Aspectos para tener en cuenta

❑ Cuando las manos se exponen demasiado al agua y al jabón, es posible que una o más uñas se desprendan de sus respectivas matrices. El agua hace que las uñas se hinchen. Después se encogen al secarse, lo que las afloja y las vuelve quebradizas.

❑ Las enfermedades prolongadas, el estrés, la nicotina, las alergias y la diabetes, entre otros factores, pueden producir cambios anormales de coloración. Si sus uñas son verdes, es posible que tenga una infección bacteriana o una infección por hongos entre la uña y la matriz respectiva. Si usted ha contraído una infección fúngica o bacteriana, y especialmente si está tomando antibióticos, debe tomar acidophilus.

❑ Las infecciones con hongos pueden tratarse aplicando una bolita de algodón empapada en una mezcla de agua y vinagre, a partes iguales.

❑ Los médicos suelen prescribir un régimen de 250 miligramos de griseofulvin (Fulvicin) cuatro veces al día para las infecciones de las uñas por hongos. Durante este tratamiento se debe monitorear el recuento de los glóbulos blancos de la sangre. Otro agente antifúngico que suelen prescribir los médicos es ketoconazole (Nizoral), que se consigue en crema, en champú y en tableta.

❑ Los medicamentos para el cáncer pueden hacer que en las uñas aparezcan bandas y rayas de color, que desaparecen tan pronto como el medicamento se suspende.

❑ Un estudio reciente descubrió que las enfermeras de hospital con uñas artificiales llevaban el doble de bacterias en sus manos que las enfermeras con uñas naturales. La zona bajo las uñas es donde más fácilmente se pueden acumular los organismos. La mejor manera de prevenirlo es limpiándose bien las manos, durante al menos 15 segundos, con jabón antiséptico y agua caliente. Compruebe que la parte interior de las uñas y alrededor de la cutícula queda bien limpia. Séquese las manos con una toalla seca y, si es posible, desechable.

❑ El mal funcionamiento de la glándula tiroides se puede reflejar en las uñas. (*Ver* HIPOTIROIDISMO en la Segunda Parte.)

PROBLEMAS DE MEMORIA

Recordar las cosas es tan natural para todos nosotros como respirar. Es una facultad que todos tenemos y sobre la cual casi nunca pensamos, a menos que percibamos que la estamos perdiendo. Aunque los lapsos de memoria son una molestia, la ansiedad que producen es aún peor. La persona se empieza a preguntar si son síntoma de otro problema como, por ejemplo, arteriosclerosis o depresión de la mediana edad. Quizás el mayor temor que suscitan esos lapsos de memoria es que se relacionen con la enfermedad de Alzheimer, una enfermedad progresiva y debilitante que suele empezar en la mediana edad con leves problemas de memoria y de comportamiento. Aun cuando ésta es una enfermedad bastante común entre las personas de edad avanzada, es importante saber que la mayoría de los lapsos de memoria no tienen ninguna relación con la enfermedad de Alzheimer.

La gente suele creer que la memoria, es decir, la capacidad de recordar, se deteriora con el paso de los años. Sin embargo, esto no es necesariamente cierto. La forma más leve de esta enfermedad se denomina dificultad de memoria asociada (AAMI), y se caracteriza por la percepción propia de la pérdida de memoria. Se calcula que un 40 por ciento de estadounidenses mayores de sesenta y cinco años experimentan AAMI. Sin embargo, el envejecimiento no es siempre la causa de los problemas para recordar.. Aunque los lapsos ocasionales de la memoria, como dejarse algo en el supermercado o no acordarse de donde dejamos las llaves, son normales prácticamente a cualquier edad, con una nutrición adecuada es posible disfrutar de una buena memoria hasta una edad muy avanzada (noventa años o, incluso, más).

Una de las razones por las cuales tanta gente sufre de pérdida de memoria es que no le suministran a su cerebro los nutrientes que necesita (especialmente las vitaminas B y los aminoácidos). La vida del organismo está en la sangre. La sangre alimenta y nutre, literalmente, cada una de las células de nuestro organismo. El cerebro está rodeado por una capa protectora conocida como barrera hematoencefálica, que sólo permite que algunas sustancias pasen del torrente sanguíneo al cerebro. Cuando la sangre se vuelve "gruesa" por el colesterol y los triglicéridos, la cantidad de sangre rica en nutrientes que puede traspasar la barrera es menor. Con el tiempo, esto repercute en mala nutrición cerebral.

Además de lo anterior, el funcionamiento del cerebro depende de sustancias llamadas neurotransmisores. Los neurotransmisores son químicos cerebrales que actúan como interruptores eléctricos en el cerebro. Mediante el funcionamiento del sistema nervioso, los neurotransmisores son, en última instancia, los responsables de todas las funciones del organismo. Cuando el cerebro carece de un suministro suficiente de neurotransmisores o de los nutrientes necesarios para fabricarlos, empieza a desarrollar el equivalente bioquímico de una falla eléctrica, o cortocircuito. Si su mente queda en blanco cuando está tratando de recordar un dato específico, o si empieza a conectarse a algún recuerdo irrelevante, es probable que se le haya presentado un "cortocircuito" de los que venimos hablando.

En el deterioro de la memoria intervienen muchos otros factores. Uno de los más importantes es, probablemente, la exposición a los radicales libres, que pueden ocasionarle un enorme daño a la memoria si no se controlan. Los alcohólicos y los drogadictos suelen presentar graves problemas de memoria. Son bien conocidas las "lagunas mentales" de los alcohólicos: grandes vacíos de memoria incluso estando conscientes. Entre los factores que pueden contribuir a esas grandes fallas de memoria están las alergias, la candidiasis, el estrés, los trastornos tiroideos y la mala circulación hacia el cerebro. La hipoglicemia (bajo nivel de azúcar en la sangre) también puede relacionarse con la pérdida de memoria, porque para funcionar adecuadamente el cerebro necesita que el nivel de la glucosa sanguínea se encuentre dentro de un rango específico. Las grandes oscilaciones del azúcar sanguíneo afectan a la memoria y al funcionamiento del cerebro.

Las dosis a continuación son para personas adultas.

Nutrientes

SUPLEMENTOS	DOSIS SUGERIDAS	COMENTARIOS
Esenciales		
Ultra Brain Power de American Biologics	Según indicaciones de la etiqueta.	Proporciona nutrientes para apoyar a la memoria, concentración y otras funciones cerebrales superiores.
Muy importantes		
Acetylcholine	Según indicaciones de la etiqueta.	El neurotransmisor más importante. Agudiza la capacidad mental y previene la pérdida de memoria en los adultos.
Boron	3–6 mg 3 veces al día. No sobrepasar esta dosis.	Aumenta el nivel de la acetilcolina.
Dimethylaminoethanol (DMAE)	Según indicaciones de la etiqueta.	Agudiza la capacidad de aprendizaje y la memoria. *Advertencia:* Este suplemento no está destinado para el uso diario. Es mejor reservarlo para los días en los que tienen que ser más centrado y alerta.
Garlic (Kyolic de Wakunaga)	Según indicaciones de la etiqueta.	
Huperzine A o vinpocetine	Según indicaciones de la etiqueta. Según indicaciones de la etiqueta.	
Lecithin granules o capsules	1 cucharada 3 veces al día antes de las comidas. 1.200 mg 3 veces al día antes de las comidas.	Mejora la memoria. Contiene colina.
Manganese	Según indicaciones de la etiqueta. No tomar junto con calcio.	Ayuda a nutrir el cerebro y los nervios. Contribuye a la utilización de la colina.
Multivitamin y mineral complex con potassium	Según indicaciones de la etiqueta. 99 mg al día.	
Omega-3 fatty acid complex	Según indicaciones de la etiqueta.	Los bajos niveles se han asociado con alteraciones de la función cerebral.
Phosphatidyl choline	Según indicaciones de la etiqueta.	Mejora la memoria.
Phosphatidyl serine	300 mg 3 veces al día.	Mejora la memoria.
Superoxide dismutase (SOD)	Según indicaciones de la etiqueta.	Se conoce por su capacidad para eliminar los radicales libres.

Vitamin A más carotenoid complex con beta-carotene	15.000 IU al día. Si está embarazada, no sobrepasar 10.000 IU al día. 25.000 IU al día.	
Vitamin B complex más extra pantothenic acid (vitamin B_5) y vitamin B_6 (pyridoxine)	100 mg al día. 50 mg 3 veces al día. 50 mg 3 veces al día.	Necesario para mejorar la memoria. Puede ser necesario aplicar en inyección (con supervisión médica). Ayuda a transformar el aminoácido colina en el neurotransmisor acetilcolina. Necesario para el adecuado funcionamiento del cerebro.
Vitamin B_3 (niacin) y niacinamide	Según indicaciones de la etiqueta. Según indicaciones de la etiqueta.	Promueven la correcta circulación hacia el cerebro y ayudan al funcionamiento cerebral. *Advertencia:* Si tiene algún trastorno hepático, gota o presión arterial alta, no debe tomar niacina.
Vitamin C con bioflavonoids	3.000–10.000 mg al día.	Este poderoso antioxidante mejora la circulación.
Vitamin E	200 UI al día.	Mejora el flujo sanguíneo hacia el cerebro dilatando los vasos sanguíneos.
Zinc más copper	50–80 mg al día. No tomar más de 100 mg al día de todos los suplementos. 3 mg al día.	Importante para ligar las sustancias tóxicas y para eliminarlas del cerebro. Para mejor absorción, utilizar lozenges de zinc gluconate u OptiZinc.
Importantes		
Acetyl-L-carnitine	500 mg 2 veces al día .	
L-Glutamine y L-phenylalanine más L-aspartic acid	Según indicaciones de la etiqueta, con el estómago vacío. Tomar con agua o jugo. No tomar con leche. Para mejor absorción, tomar con 50 mg de vitamina B_6 y 100 mg de vitamina C.	Estos aminoácidos son necesarios para el funcionamiento normal del cerebro. Actúan como combustible cerebral y previenen el daño que el amoníaco le ocasiona al cerebro. *Advertencia:* Si está embarazada o lactando, o si sufre de ataques de pánico, diabetes, presión arterial alta o PKU, no debe tomar fenilalanina.
L-Tyrosine	Hasta 100 mg al día por cada libra de peso corporal. Tomar con el estómago vacío con 1.000 mg de vitamina C y 50 mg de vitamina B_6.	Agudiza la capacidad de aprendizaje, la memoria y el estado de consciencia. Mejora el ánimo y aumenta la motivación. Ayuda a prevenir la depresión. *Advertencia:* Si está tomando algún inhibidor MAO para la depresión, no debe tomar este suplemento.
Provechosos		
Coenzyme Q_{10} más Coenzyme A de Coenzyme-A Technologies	100 mg al día. Según indicaciones de la etiqueta.	Mejora la oxigenación del cerebro.
Dehydroepiandrosterone (DHEA de Natrol) o 7-Keto DHEA (7-Keto de Enzymatic Therapy)	Según indicaciones de la etiqueta. Tomar con las vitaminas C y E y selenio para prevenir el daño oxidativo en el hígado. Según indicaciones de la etiqueta.	
Diamond Mind de Diamond-Herpanacine Associates o Bacopin & Ginkgo Complex de America's Finest o Cognitex con pregnenolone de Prolongevity	Según indicaciones de la etiqueta. Según indicaciones de la etiqueta. Según indicaciones de la etiqueta.	
Dimethylglycine (DMG) (Aangamik DMG de FoodScience of Vermont)	Según indicaciones de la etiqueta.	Mejora la oxigenación cerebral.
Melatonin	2-3 mg al día, 2 horas o menos antes de acostarse.	Este poderoso antioxidante puede prevenir la pérdida de la memoria.
Nicotinamide adenine dinucleotide (NADH) (Enada NADH de KAL)	Según indicaciones de la etiqueta.	
Pregnenolone (PREG de TriMedica)	Según indicaciones de la etiqueta.	
RNA y DNA	Según indicaciones de la etiqueta.	Aumentan la producción de energía para la transferencia de información relacionada con la memoria en el cerebro. *Advertencia:* Si tiene gota, no debe tomar este suplemento.

Hierbas

- ❑ El brahmi, una hierba ayurvédica relacionada con el gotu kola, aumenta la circulación en el cerebro y mejora la memoria a corto y largo plazo.
- ❑ El ajo también tiene propiedades para mejorar la memoria.
- ❑ El ginkgo biloba ha atraído la atención de los investigadores por su capacidad para aumentar el flujo sanguíneo hacia el cerebro. Esta hierba se consigue en cápsula o en extracto en la mayoría de los health food stores. Los productos varían, dependiendo de la marca. Para mejorar la memoria, tome ginkgo biloba en cápsula, de acuerdo con las indicaciones de la etiqueta del producto, o colóquese debajo de la lengua seis gotas de algún extracto libre de alcohol y manténgalo ahí durante unos cuantos minutos. Luego páseselo. Haga esto dos veces al día.
- ❑ Otras hierbas beneficiosas para la memoria son anise, blue cohosh, ginseng y rosemary.

Advertencia: No utilice ginseng si su presión arterial es alta.

Recomendaciones

❑ Haga una dieta rica en alimentos crudos. Consuma los siguientes alimentos con frecuencia: brewer's yeast, arroz integral, huevos de granja, pescado, legumbres, mijo, nueces, soya, tofu, germen de trigo y granos enteros.

❑ Combine carbohidratos complejos con alimentos que contengan 10 por ciento de proteína y 10 por ciento de grasas esenciales.

❑ Durante un mes evite los productos lácteos y los alimentos que contienen trigo (excepto germen de trigo). Si la memoria no mejora, vuélvalos a incorporar lentamente en su dieta.

❑ Coma más blueberries y espinacas. Algunos investigadores creen que los flavonoides de estos alimentos pueden ayudar a mejorar la memoria.

❑ Asegúrese de que, bien con su dieta, bien mediante suplementos, obtiene las cantidades correctas de aminoácidos, antioxidantes, vitaminas B, choline, coenzima Q_{10}, hierro y pregnenolone

❑ Evite los azúcares refinados pues "apagan" el cerebro.

❑ Un buen ejercicio para mejorar la agudeza mental es sostener la respiración durante treinta segundos cada hora durante treinta días.

❑ Hágase un análisis de cabello para descartar la intoxicación por metales pesados, como aluminio y plomo. Este tipo de intoxicación puede deteriorar el funcionamiento mental. (*Ver* ANÁLISIS DEL CABELLO en la Tercera Parte.)

❑ Si ya está tomando algún suplemento multivitamínico y mineral, quizás desee probar los productos Cognitex, de Prolongevity, o Fuel for Thought, de Nature's Plus. El polen de abeja también es provechoso.

Advertencia: El polen de abeja les produce reacciones alérgicas a algunas personas. Comience con una cantidad pequeña y descontinúelo si se le presenta sarpullido, respiración sibilante o algún tipo de molestia.

❑ Algunas sugerencias para minimizar la pérdida de memoria relacionada con la edad:

- Reduzca el estrés.
- Manténgase mentalmente activo.
- Haga una dieta saludable para el cerebro.
- Haga ejercicio moderado con regularidad.
- Duerma todo lo necesario.
- Limite la ingesta de azúcar.
- No fume.
- No tome en exceso.

❑ Concentre su atención en cosas que quiere recordar. A menudo culpamos a la memoria de nuestra dificultad para recordar cosas, cuando el problema radica, en primer lugar, en que no prestamos atención.

❑ Manténgase mentalmente activo; use su cerebro todos los días. Haga actividades como leer, crucigramas (*crossword puzzles*), navegue por Internet o juegue a cosas que le exijan un esfuerzo mental. Las investigaciones demuestran que cuanto más ejercite su memoria, mejor es para su vitalidad.

❑ Haga ejercicio con regularidad, ya que esto aumenta el flujo de sangre al cerebro. Un estudio realizado con mujeres mayores mostró que las que practicaban ejercicio regularmente, como caminar seis horas a la semana, tenían un 20 por ciento menos de probabilidades de sufrir pérdidas cognitivas en comparación con quienes tenían una vida más sedentaria. También se comprobó que su funcionamiento cognitivo era el de una persona tres años más joven.

❑ Descanse todo lo necesario para evitar fatigarse, ya que el cansancio puede tener una repercusión negativa en su capacidad de concentración.

Aspectos para tener en cuenta

❑ Se ha observado que la HGH (human growth hormone) mejora la función cerebral. (*Ver* TERAPIA CON HORMONA DEL CRECIMIENTO en la Tercera Parte.)

❑ Algunos medicamentos pueden tener efectos negativos sobre la memoria, como los betabloqueantes, benzodiazepines (recetados para la ansiedad), algunos analgésicos, antihistaminas y anticolinérgicos (recetados para la incontinencia y la depresión).

❑ El olvidarse cosas o perder la memoria ocasionalmente es perfectamente normal. Pero si comienza a notar ciertos problemas, como olvidar cómo se hacen tareas que antes hacía normalmente, olvidarse de cosas mucho más frecuentemente que antes, perderse en lugares conocidos o repetir la misma conversación con la misma persona, entonces puede haber motivo para preocuparse.

❑ La clave para tener una buena memoria es la actitud. Al ir envejeciendo, nuestras actitudes cambian. Nuestra capacidad de recordar no cambia tanto como creemos; lo que más cambia es nuestra motivación para recordar los acontecimientos.

❑ Según un estudio de la Universidad de Toronto, en Canadá, las papas, el pan y la pasta mejoran la memoria. Aparentemente, los azúcares naturales que se encuentran en estos alimentos aumentan la capacidad del cerebro para almacenar recuerdos.

❑ *Ver también* ARTERIOSCLEROSIS/ATEROSCLEROSIS, ENFERMEDAD DE ALZHEIMER, ENVEJECIMIENTO, HIPOGLICEMIA y/o SENILIDAD en la Segunda Parte.

PROBLEMAS OCULARES

Los ojos son dos de los órganos más complejos del organismo, al ofrecernos la conexión visual del mundo que nos

Hacia una buena salud ocular

Como todas las demás partes del cuerpo, los ojos necesitan una nutrición adecuada. El cuidado de los ojos implica hacer una dieta sana que contenga una cantidad suficiente de vitaminas y minerales, además de no esforzarlos demasiado al trabajar ni realizar actividades con mala iluminación.

Para promover la buena visión, usted debe asegurarse de que su dieta contenga una cantidad adecuada de vitaminas B, de vitaminas A, C y E, y de los minerales selenio y cinc. Las frutas y los vegetales frescos son buenas fuentes de estas vitaminas y minerales; incluya muchos en su dieta, especialmente alimentos de color amarillo y amarillo anaranjado, como zanahoria, batata y melón cantaloupe. Una dieta bien balanceada y que contenga abundantes frutas y vegetales frescos contribuye a la salud de los ojos.

Cuando estamos en el exterior, la exposición a la luz solar puede ser dañina. La recomendación es que las personas que pasan mucho tiempo al sol lleven gafas de sol con protección frente a los rayos ultravioleta (UV) que bloqueen ambos tipos de rayos (UV-A y UV-B). La radiación UV-A tiene una longitud de onda de 320-400 nanómetros y es capaz de atravesar la capa de ozono de la tierra. La radiación UV-B tiene una longitud de onda de 280-320 nanómetros. La capa de ozono absorbe la mayor parte de esta radiación, pero una pequeña cantidad puede traspasarla; es la que provoca cataratas, pterigión (lesiones benignas a los lados de la córnea) y cáncer de piel. Esto es especialmente así en el caso de los niños; sus gafas deben ser de la misma o superior calidad que las de los adultos, no modelos de juguete. Una buena opción son las gafas de policarbonato, que son ligeras, resistentes a los golpes y sólidas desde el punto de vista óptico.

Nutrientes

SUPLEMENTOS	DOSIS SUGERIDAS	COMENTARIOS
Dessicated liver	Según indicaciones de la etiqueta.	Buena fuente de muchas vitaminas y minerales importantes. Utilizar únicamente hígado derivado de res criada orgánicamente.
Free-form amino acid complex	Según indicaciones de la etiqueta.	Suministra la proteína necesaria. Los aminoácidos en estado libre se asimilan más eficazmente.
más glutathione	500 mg al día con el estómago vacío. Tomar con agua o jugo. No tomar con leche. Para mejor absorción, tomar con 50 mg de vitamina B_6 y 100 mg de vitamina C.	Estos poderosos antioxidantes protegen el cristalino del ojo.
o N-acetylcysteine		
Multivitamin y mineral complex	Según indicaciones de la etiqueta.	Todos los nutrientes son necesarios de manera equilibrada.
con selenium	200 mcg al día.	Destruye los radicales libres que les pueden ocasionar daño a los ojos.
Ocu-Care de Nature's Plus	Según indicaciones de la etiqueta.	Estas fórmulas proporcionan muchos nutrientes que fortalecen los ojos. Así mismo, aportan sustancias protectoras y antioxidantes que refuerzan la función ocular y nutren los ojos.
u OcuGuard de Twinlab	Según indicaciones de la etiqueta.	
o Vital Eyes de Source Naturals	Según indicaciones de la etiqueta.	
Taurine Plus de American Biologics	Según indicaciones de la etiqueta.	Usar la forma sublingual.
Vitamin A emulsion	25.000 UI al día. Si está embarazada, no debe tomar más de 10.000 UI al día.	Esta vitamina es absolutamente necesaria para el correcto funcionamiento de los ojos. Además, protege a los ojos contra los radicales libres. Para dosis altas, la emulsión facilita la asimilación y brinda mayor seguridad.
o capsules	15.000 UI al día.	
más carotenoid complex con lutein y zeaxanthin	Según indicaciones de la etiqueta.	Precursores de la vitamina A.
Vitamin B complex	100 mg 2 veces al día.	Necesario para el metabolismo intracelular de los ojos.
Vitamin C con bioflavonoids	2.000 mg 3 veces al día.	Este antioxidante reduce la presión intraocular.
Vitamin E	200 UI al día.	Importante para la curación y la inmunidad.
Zinc	50 mg al día. No tomar más de 100 mg al día de todos los suplementos.	Su deficiencia se ha asociado con desprendimiento de la retina. Para mejor absorción, utilizar lozenges de zinc gluconate u OptiZinc.

Hierbas

❑ Es provechoso tomar por vía oral las hierbas bayberry bark, cayenne (capsicum) y hojas de red raspberry.

❑ El extracto de bilberry mejora tanto la visión normal como la visión nocturna.

Recomendaciones

❑ Incluya en su dieta los siguientes alimentos: bróculi, col cruda, zanahoria, coliflor, vegetales verdes, squash, semillas de sunflower y berros.

❑ Tome jugo de zanahoria fresca. Este jugo ayuda a prevenir o a aliviar algunos de los problemas de los ojos.

❑ Elimine de su dieta el azúcar y la harina blanca.

❑ Si usted utiliza gafas, hágales colocar a los lentes — que deben ser claros — un filtro contra los rayos ultravioleta. Estos filtros protegen a los ojos contra estos nocivos rayos. No utilice gafas oscuras para este propósito, en especial de manera permanente. Los anteojos oscuros impiden que los ojos reciban la luz que necesitan. El funcionamiento de la glándula pineal, que desempeña un importante papel en la regulación del metabolismo, el comportamiento y las funciones fisiológicas, depende en gran medida de la luz del sol.

❑ Nunca se aplique en las pestañas ni en las cejas tinturas para el cabello que contengan alquitrán de hulla. Hacerlo puede causar lesiones e, incluso, ceguera. Aun cuando vender tinturas con alquitrán de huella es legal, venderlas para ser utilizadas en las cejas y en las pestañas no lo es.

❑ Sea muy cuidadoso al tomar medicamentos, trátese de los que requieren prescripción médica o de los que venden libremente. Algunos medicamentos pueden ocasionar problemas oculares. Entre los que tienen la capacidad de perjudicar el nervio óptico, la retina u otras partes vitales del ojo están los siguientes:

- Adrenocorticotropic hormone, o ACTH (Acthar, Cortrosyn).
- Allopurinol (también lo venden con el nombre comercial de Zyloprim), que se usa para la gota.
- Anticoagulantes como heparin y warfarin (Coumadin).
- Aspirina.
- Corticosteroides, como dexamethasone (Decadron), hydrocortisone (Cortenema, Hydrocortone, Solu-Cortef, Vo-Sol HC), prednisolone (Blephamide, Hydeltra-T.B.A.), y prednisone (Deltasone).
- Chlorpropamide (Diabinese), que se utiliza para la diabetes no dependiente de la insulina.
- Diuréticos, antihistamínicos y fórmulas a base de digitalis. Todos estos productos pueden alterar la percepción de los colores.
- Indomethacin (Indocin), un medicamento para la artritis.
- Marihuana.
- Ácido nicotínico (niacina), cuando se utiliza durante períodos prolongados.
- Streptomycin.
- Sulfas.
- Tetracycline.

❑ Consulte con su médico si advierte cualquiera de los siguientes síntomas: cambio en el tamaño de una o ambas pupilas, dolor en uno o ambos ojos, dolor al mover los ojos, visión defectuosa, intolerancia a la luz, o edema, sensibilidad anormal o enrojecimiento en el área de los ojos. También debe hablar con su médico si ha estado expuesto a gonorrea o a clamidia.

❑ Si su bebé o su niño pequeño presenta signos de infección en uno o ambos ojos, haga que lo examine un profesional.

Aspectos para tener en cuenta

❑ Hay tres tipos de especialistas de los ojos:

1. Oftalmólogos. Son médicos especializados en los ojos. Ellos diagnostican y tratan las enfermedades oculares, operan los ojos, hacen exámenes oculares y prescriben lentes correctivos.
2. Optómetras. No son médicos, pero en algunos estados del país tienen licencia para hacer exámenes oculares y tratar problemas que no impliquen cirugía. Pueden formular lentes correctivos y en algunos estados también se les permite prescribir medicamentos.
3. Ópticos. Los ópticos formulan anteojos y lentes de contacto. Solamente veintiséis estados requieren que los ópticos tengan licencia.

❑ Como el pigmento de la retina que absorbe la luz se compone de vitamina A y proteínas que se gastan continuamente al formarse las imágenes, es vital tomar cantidades adecuadas de estos nutrientes para que los ojos funcionen adecuadamente.

❑ La combinación de nicotina, azúcar y cafeína puede afectar temporalmente a la visión.

❑ El oftalmólogo y autor Gary Price Todd, M.D., dice que consumir margarina y shortening vegetal es nocivo para las personas que sufren de algunos trastornos oculares. Como sustitutivos sirven la mantequilla y los aceites vegetales. A las personas que se van a someter a cirugía ocular él les sugiere que tomen algún suplemento multivitamínico y mineral la noche anterior a la operación, de preferencia una fórmula que incluya 10.000 unidades internacionales de vitamina A, 1.000 miligramos de vitamina C y 1.200 unidades internacionales de vitamina E. También recomienda utilizar estos nutrientes de manera permanente, además de 2 miligramos de cobre y 20 miligramos de cinc al día, después de la cirugía.

Advertencia: Si se producen sangrados o si usted tiene tendencia a sangrar, no debe tomar vitamina E menos de dos días antes de hacerse una operación quirúrgica. Puede volver a tomarla después de la cirugía. Esta es una situación temporal. La dosis dada no es la recomendación del autor.

❑ El sea mussel es una fuente de proteína que ayuda al funcionamiento del tejido ocular y a la secreción de fluidos oculares.

❑ Al parecer, el cinc ayuda a reducir la pérdida de visión porque interviene en el metabolismo de varias enzimas del complejo coriorretiniano (el recubrimiento vascular del ojo). Sin embargo, nunca se debe tomar más de 100 miligramos al día.

❑ Según un informe publicado en la revista médica *Ocular Diagnosis and Therapy*, los agentes antiinfecciosos, el diazepam (Valium), el haloperidol (Haldol), algunos antidepresivos, la quinina y las sulfas pueden precipitar el desarrollo de algunas anomalías oculares.

❑ Las personas que todos los días trabajan ante un computador tienen alto riesgo de presentar fatiga ocular, dolor de cabeza, visión borrosa, sequedad y/o irritación de los ojos, sensibilidad a la luz, visión doble e imagen consecutiva.

- Las personas que utilizan lentes de contacto deben cuidar mucho sus ojos por el riesgo que conllevan de lesión e infección.
- Dos estudios recientes han demostrado que utilizar lentes de contacto durante más de veinticuatro horas seguidas puede producir queratitis ulcerativa, una afección ocular que produce desgaste de las células de la córnea, lo cual conduce a infección y cicatrización. Cuando este problema no se trata de la manera apropiada, se puede presentar ceguera. De acuerdo con la revista médica *The New England Journal* of Medicine, las personas que utilizan lentes de contacto de uso prolongado tienen una probabilidad entre diez y quince veces mayor de desarrollar queratitis ulcerativa que las demás personas. Cuando los lentes de contacto corrientes se dejan puestos durante la noche, el riesgo asciende al mismo nivel.
- Algunos lentes de contacto sí están diseñados para su uso nocturno. Así, las Oprifocan A (JSZ Orthokeratology Contact Lenses, de Overnight Wear) son unos lentes rígidos, permeables a los gases que se emplean temporalmente para corregir la miopía. Se llevan al dormir y funcionan aplicando una ligera presión sobre el centro de la córnea y haciendo que ésta se aplane. Al quitárselas, la córnea aplanada redirige la luz hacia la retina a un ángulo que permite compensar la miopía. La córnea vuelve lentamente a su forma normal a lo largo del día, por lo que hay que ponerse los lentes todas las noches para que la visión corregida se mantenga.
- Las anomalías en uno o más de los seis músculos que controlan el movimiento de los ojos, o la falta de coordinación entre esos músculos, puede dar origen a estrabismo convergente o estrabismo divergente. Para mejorar el funcionamiento de esos músculos, es posible ejercitarlos y relajarlos. De igual manera, los músculos internos se pueden ejercitar a fin de mejorar la capacidad de enfocar que tienen los ojos, tanto de cerca como de lejos.

rodea. Todos hemos tenido en algún momento una molestia ocular: fatiga ocular, ojos inyectados de sangre, ardor, sequedad, infección, irritación, escozor, sensibilidad a la luz, ulceración o lagrimeo, para mencionar sólo unos pocos. Mientras que algunos de los problemas oculares — por ejemplo, miopía o cataratas — son localizados, las afecciones de los ojos a menudo indican que en alguna otra parte del cuerpo existe una enfermedad. El lagrimeo es uno de los síntomas del resfriado común; la dificultad para leer y los ojos saltones pueden indicar que hay trastornos tiroideos; los círculos oscuros debajo de los ojos, al igual que los ojos rojos, inflamados y/o llorosos pueden ser señal de alergia; los ojos amarillentos a causa de la ictericia pueden indicar que hay hepatitis, enfermedad de la vesícula biliar o bloqueo por cálculo biliar; los ojos caídos suelen ser uno de los primeros síntomas de *miastenia grave*, una enfermedad en la cual los músculos del ojo se debilitan. Una diferencia notoria en el tamaño de las pupilas puede indicar que existe un tumor en algún lugar del cuerpo, mientras que ver borroso casi constantemente puede ser señal de hipertensión arterial o de diabetes.

El globo ocular es una esfera de aproximadamente una pulgada de diámetro que está cubierta por una capa exterior y dura llamada esclerótica, que es la parte blanca del ojo. Debajo de la esclerótica se encuentra la capa intermedia del ojo, llamada coroides, que contiene los vasos sanguíneos que irrigan el ojo. La parte anterior del ojo está cubierta por una membrana transparente llamada córnea. Detrás de la córnea se encuentra una cámara llena de fluido, llamada cámara anterior; detrás de ella — en el centro de la esclerótica y en la parte anterior del globo ocular — está el iris, una membrana circular altamente pigmentada, y en el centro del iris se encuentra la pupila. Detrás del iris está el cristalino, que es transparente. Por dentro del ojo y hacia la parte posterior se halla la retina, una membrana delicada y sensible a la luz que se conecta con el cerebro por medio del nervio óptico.

El ojo también contiene dos importantes fluidos. El cuerpo ciliar, cuyos músculos son responsables de enfocar el cristalino del ojo, produce una sustancia acuosa llamada humor acuoso, que llena el espacio entre la córnea y el cristalino. El humor acuoso contiene todos los elementos constitutivos de la sangre, excepto glóbulos rojos. El otro fluido es el humor vítreo, una sustancia gelatinosa que llena la parte posterior del globo ocular, es decir, el espacio entre el cristalino y la retina.

En la parte exterior del globo ocular hay seis músculos cuya labor es mover los ojos. Debajo de los párpados superiores están las glándulas lacrimales, que segregan lágrimas. En los extremos interiores de los párpados se hallan los conductos lacrimales, pequeñas aperturas a través de las cuales las lágrimas pasan a la nariz y a la parte posterior de la garganta. En los bordes de los párpados, donde se encuentran las pestañas, hay glándulas productoras de grasa, sudor y otras secreciones.

Aunque no solemos pensar en lo que significa el hecho de ver, éste es, en realidad, un proceso complejo que se desarrolla continuamente y a una velocidad pasmosa. La luz entra al ojo a través de la pupila, que cambia de tamaño dependiendo de la cantidad de luz que recibe. Cuando hay muy poca luz, la pupila se dilata; cuando la luz es muy brillante, la pupila se contrae. Al entrar la luz en el ojo, el cristalino la enfoca y ajusta su forma por medio de los músculos y los ligamentos del cuerpo ciliar. El cristalino aumenta de grosor o se aplana de acuerdo con la distancia a la cual se encuentra el objeto que está enfocando. El cristalino proyecta luz en la retina, donde un pigmento especial la absorbe y forma la imagen correspondiente. Por último, el nervio óptico transmite esa imagen al cerebro, órgano encargado de interpretarla. Cualquier obstáculo que se interponga entre un eslabón y otro de esta cadena de eventos puede dar por resultado alteraciones de la visión.

Muchos casos de pérdida de visión y de daño ocular se relacionan con distintas clases de enfermedades. La diabetes con frecuencia ocasiona hemorragias en la retina y en el vítreo, lo que a la larga puede producir ceguera. Las cataratas prematuras también se suelen relacionar con diabetes. La alta presión arterial lleva al engrosamiento gradual de los vasos sanguíneos del interior del ojo, y esto puede producir deterioro visual e, incluso, ceguera. Otros factores relacionados con el declive ocular son la excesiva exposición al sol, mala alimentación, exposición al tabaco u otros contaminantes y deshidratación.

Uno de los factores que más contribuyen a los problemas oculares son las dietas mal balanceadas, especialmente las que son ricas en alimentos desnaturalizados y sobrecargados de químicos y preservativos, como los que consumen todos los días la mayoría de los estadounidenses. La deficiencia de una sola vitamina puede derivar en diversos problemas oculares. Suplementar la dieta con las vitaminas y los minerales correctos puede ayudar a prevenir o a corregir este tipo de problemas. Algunos de esos suplementos también protegen contra la formación de radicales libres, que perjudican a los ojos. En esta sección del libro se revisan problemas oculares específicos que pueden mejorar cuando la dieta se suplementa con vitaminas y otros nutrientes sobre los cuales también trata esta sección.

A menos que se especifique otra cosa, las siguientes dosis se recomiendan para personas mayores de dieciocho años. La dosis para los jóvenes de doce a diecisiete años debe equivaler a tres cuartas partes de la cantidad recomendada. Para los niños de seis a doce años debe utilizarse la mitad de la dosis recomendada y para los menores de seis años, una cuarta parte.

ADELGAZAMIENTO DE LAS PESTAÑAS

Son muchos los problemas de salud que pueden llevar al adelgazamiento o, incluso, a la pérdida total de las pestañas. Entre ellos están las alergias, especialmente las alergias de contacto producidas por maquillaje; el uso de algunos medicamentos, la exposición a toxinas medioambientales, el hipotiroidismo, la cirugía ocular, los traumas, la dieta inadecuada y / o las deficiencias nutricionales.

Nutrientes

SUPLEMENTOS	DOSIS SUGERIDAS	COMENTARIOS
Vitamin A	25.000 UI al día. Si está embarazada, no debe tomar más de 10.000 UI al día.	Promueve la salud de la piel y el cabello. Necesario para combatir todos los trastornos oculares.
más carotenoid complex con lutein y zeaxanthin	Según indicaciones de la etiqueta.	Necesario para todos los trastornos de los ojos.
Vitamin B complex	50-100 mg al día.	Las vitaminas B ayudan a prevenir la pérdida de las pestañas.
más extra vitamin B_2 (riboflavin)	Según indicaciones de la etiqueta.	
y vitamin B_3 (niacin)	Según indicaciones de la etiqueta.	
más brewer's yeast	2 cucharadas al día.	Buena fuente de vitaminas B.

Recomendación

❑ Frótese suavemente aceite de vitamina E en las pestañas y en los párpados a la hora de acostarse. Esto ayuda a aumentar el grosor de las pestañas y promueve su normal crecimiento.

ARDOR O CANSANCIO OCULAR

En el ardor y el cansancio de los ojos inciden muchos factores, entre ellos alergias, fatiga, infecciones (conjuntivitis) y un aporte inadecuado de oxígeno a la córnea y al tejido externo del ojo.

Nutrientes

SUPLEMENTOS	DOSIS SUGERIDAS	COMENTARIOS
Vitamin A	25.000 UI al día. Si está embarazada, no debe tomar más de 10.000 UI al día.	Necesario para combatir todos los trastornos oculares.
más carotenoid complex con lutein y zeaxanthin	Según indicaciones de la etiqueta.	
Vitamin B complex	50–100 mg al día.	Mejora el metabolismo celular intraocular.
más extra vitamin B_2 (riboflavin)	50 mg al día.	Mejora la oxigenación del tejido ocular.

Recomendación

❑ Para rápido alivio del ardor y el cansancio ocasionales de los ojos, cierre los ojos y aplíquese una compresa fría. Déjese la compresa colocada durante diez minutos. Las compresas se pueden utilizar cuantas veces se desee.

Aspectos para tener en cuenta

❑ Cuando este problema es recurrente, la causa probable es una alergia. (*Ver* ALERGIAS en la Segunda Parte.)

❑ Si el ardor y el dolor se presentan junto con secreción espesa y de color rosado brillante o rojo, es posible que tenga conjuntivitis. (*Ver* Conjuntivitis en esta sección.)

❑ Si el ardor y el cansancio de los ojos persisten durante un período prolongado, es posible que haya una causa de carácter nutricional. Suplemente su dieta con las vitaminas B que se describieron en la tabla anterior.

ASTIGMATISMO

Ver Visión borrosa en esta sección.

BLEFARITIS

La blefaritis es la inflamación de los bordes exteriores de los párpados. Este trastorno ocular produce enrojecimiento, escozor, sensación de quemazón y, a menudo, sensación de que hay un objeto extraño dentro del ojo. Otros síntomas de blefaritis pueden ser inflamación de los párpados, pérdida de pestañas, excesiva producción de lágrimas y sensibilidad a la luz. Las secreciones pueden formar costras que hacen que los ojos se "peguen" durante el sueño.

La blefaritis puede ser causada por una infección de los folículos de las pestañas o de las glándulas de los bordes exteriores de los párpados. Entre los factores que suelen contribuir a este problema se cuentan cansancio ocular, mala higiene, hábitos de vida y de sueño inadecuados, mala nutrición y enfermedad sistémica que debilita el sistema inmunológico. La blefaritis también se puede asociar con seborrea de la cara o del cuero cabelludo. (*Ver* SEBORREA en la Segunda Parte.)

Nutrientes

SUPLEMENTOS	DOSIS SUGERIDAS	COMENTARIOS
Inflazyme Forte de American Biologics	Según indicaciones de la etiqueta.	Ayuda a reducir la inflamación.
Vitamin A	25.000 UI al día. Si está embarazada, no debe tomar más de 10.000 UI al día.	Importante para combatir todos los trastornos oculares.
más carotenoid complex con lutein y zeaxanthin	Según indicaciones de la etiqueta.	Importantes antioxidantes y precursores de la vitamina A.
Vitamin C con bioflavonoids	6.000 mg al día divididos en varias tomas.	Estos poderosos antioxidantes protegen los ojos y reducen la inflamación.
Zinc	50 mg al día. No tomar más de 100 mg al día de todos los suplementos.	Necesario para el correcto funcionamiento del sistema inmunológico. Para mejor absorción, utilizar lozenges de zinc gluconate u OptiZinc.

Hierbas

- ❑ Para reducir la inflamación es útil aplicarse compresas calientes de eyebright, goldenseal o mullein. Prepare un té con cualquiera de estas hierbas, déjelo enfriar hasta que la temperatura sea caliente pero cómoda, e introduzca en él un paño limpio o un trozo de algodón estéril para hacer la compresa. Aplíquesela y relájese entre diez y quince minutos. Luego prepare una nueva compresa y enjuáguese suavemente el borde de los párpados y las pestañas para retirar los desechos escamosos o parecidos a la caspa que pueda haber. Haga esto dos veces al día, o cuantas veces sea necesario. Utilice cada compresa sólo una vez.

Recomendaciones

- ❑ Haga una dieta bien balanceada que sea rica, especialmente, en vegetales frescos y crudos, además de granos, legumbres y frutas frescas.
- ❑ Mantenga limpios los párpados, especialmente a lo largo de los bordes (*ver* el procedimiento que se acaba de describir en Hierbas), pero no se los toque ni se los restriegue cuando no sea estrictamente necesario. Lávese siempre las manos antes de tocarse los ojos.
- ❑ Duerma lo suficiente y evite que sus ojos se cansen. Todo lo que aumenta la fatiga ocular empeora las molestias que ocasiona la blefaritis.

Aspecto para tener en cuenta

- ❑ *Ver también* SEBORREA en la Segunda Parte.

BOLSAS DEBAJO DE LOS OJOS

La piel pierde parte de su elasticidad con la edad, y los músculos de los párpados pierden tonicidad, lo que se traduce en la aparición de bolsas debajo de los ojos. Además, en los párpados se acumula grasa, al igual que fluidos que ocasionan hinchazón, o edema. La hinchazón de los ojos también puede deberse a alergias y a excesivo consumo de sal. Fumar suele agravar el problema.

Recomendaciones

- ❑ No tome líquidos antes de acostarse.
- ❑ Evite la sal.
- ❑ No fume y evite los ambientes donde hay humo.
- ❑ Duerma todo lo que necesite.
- ❑ Colóquese sobre los ojos una toallita humedecida en agua helada durante quince minutos, una o dos veces al día. También le puede dar buenos resultados aplicarse una bolsa de té húmeda o tajadas de pepino frío. El frío contrae los vasos sanguíneos hinchados.
- ❑ *Ver* ALERGIAS en la Segunda Parte y hacer el self-test para determinar qué alergenos podrían ser los causantes del problema.

CATARATAS

Cuando el cristalino del ojo se engruesa y pierde transparencia o se vuelve opaco, le es imposible enfocar o recibir la luz de manera correcta. Éste es el problema ocular que se conoce como cataratas. Algunas causas de las cataratas son envejecimiento, diabetes, envenenamiento con metales pesados, exposición a la radiación, lesión ocular y uso de algunos medicamentos, como esteroides.

El síntoma principal de que se están desarrollando cataratas es la pérdida gradual e indolora de la visión. Las cataratas son la principal causa de ceguera en todo el mundo, aunque la mayoría de los casos pueden tratarse exitosamente con cirugía. De vez en cuando, las cataratas se inflaman y producen glaucoma secundario.

Las cataratas más comunes son las seniles, que afectan a la gente mayor de sesenta y cinco años. Este tipo de catarata suele deberse al daño que ocasionan los radicales libres. La exposición a los rayos ultravioleta y a los rayos X lleva a la formación de fragmentos químicos reactivos en el ojo. Estos radicales libres atacan las proteínas, las enzimas y las membranas de las células del cristalino. Es probable que los radicales libres presentes en los alimentos, el agua y el ambiente sean una de las causas principales del aumento de los casos de cataratas entre la población de Estados Unidos.

Nutrientes

SUPLEMENTOS	DOSIS SUGERIDAS	COMENTARIOS
Copper y manganese	3 mg al día. 10 mg al día. No tomar al mismo tiempo con calcio.	Estos minerales son importantes para la curación y para retardar el desarrollo de las cataratas.
Glutathione	Según indicaciones de la etiqueta.	Este poderoso antioxidante ayuda a preservar la salud del cristalino del ojo y protege contra las toxinas. Se ha demostrado que retarda el avance de las cataratas.
Grape seed extract	Según indicaciones de la etiqueta.	Poderoso antioxidante.
L-Lysine	Según indicaciones de la etiqueta, con el estómago vacío. Tomar con agua o jugo. No tomar con leche. Para mejor absorción, tomar con 50 mg de vitamina B_6 y 100 mg de vitamina C.	Importante para la formación del colágeno, necesario para la reparación del cristalino. Neutraliza a los virus implicados en el daño del cristalino. *Advertencia:* No tomar lisina por más de seis meses seguidos.
Pantothenic acid (vitamin B_5)	500 mg al día.	Vitamina antiestrés.
Selenium	200 mcg al día. Si está embarazada, no debe tomar más de 40 mcg al día.	Este importante destructor de los radicales libres actúa sinérgicamente con la vitamina E.
Vitamin A más carotenoid complex con lutein y zeaxanthin	25.000 UI al día. Si está embarazada, no debe tomar más de 10.000 UI al día. Según indicaciones de la etiqueta.	Vital para el funcionamiento normal de los ojos. Precursores de la vitamina A.
Vitamin B complex más extra vitamin B_1 (thiamine) y vitamin B_2 (riboflavin)	Según indicaciones de la etiqueta. 50 mg al día. 50 mg al día.	Las vitaminas B son más eficaces cuando se toman juntas. Importante para el metabolismo intracelular de los ojos. Su deficiencia se ha asociado con cataratas.
Vitamin C con bioflavonoids	3.000 mg 4 veces al día.	Estos destructores de los radicales libres son necesarios y reducen la presión intraocular.
Vitamin E	200 UI al día.	Importante destructor de los radicales libres. Se ha demostrado que detiene y revierte la formación de las cataratas en algunos casos.
Zinc	50 mg al día. No tomar más de 100 mg al día de todos los suplementos.	Protege contra el daño producido por la luz. Para mejor absorción, utilizar lozenges de zinc gluconate u OptiZinc.

Hierbas

- ❑ Tomar extracto de bilberry proporciona bioflavonoides que ayudan a expulsar los químicos tóxicos de la retina del ojo.
- ❑ El ginkgo biloba mejora la circulación microcapilar.

Recomendaciones

- ❑ Aumente el consumo de vegetales verdes con hojas, especialmente collard greens, kale, mustard greens, espinaca y turnip greens, así como de legumbres y vegetales de color amarillento. Asimismo, consuma bayas, como blueberries, blackberries y cerezas (ricas en flavonoides), y alimentos ricos en vitaminas E y C, como frutas y vegetales crudos.
- ❑ Tome agua de buena calidad, de preferencia agua destilada al vapor. Esto es absolutamente necesario para prevenir las cataratas. Evite el agua tratada con fluoride o con cloro. Debido a que muchos acuíferos (fuentes de agua subterránea) — especialmente los que se encuentran cerca o debajo de tierras de cultivo — están contaminados con residuos tóxicos de escurrimientos agrícolas, incluso el agua proveniente de fuentes subterráneas no siempre es segura.
- ❑ Evite los productos lácteos, las grasas saturadas y todas las grasas o los aceites que hayan sido sometidos al calor durante la cocción o el procesamiento. Estos alimentos propician la formación de radicales libres, que pueden hacerle daño al cristalino. Utilice solamente aceites vegetales prensados en frío.
- ❑ Evite la luz directa del sol. Cuando vaya por la calle póngase un sombreo de ala ancha y protéjase los ojos con gafas de sol polarizadas que bloquean los rayos UV. Asegúrese de que las gafas sean lo suficientemente amplias para protegerse los ojos.
- ❑ Si usted tiene cataratas, evite los antihistamínicos.

Aspectos para tener en cuenta

- ❑ Varios estudios han descubierto que las personas que comen alimentos ricos en lutein y zeaxanthin — bróculi, collard greens, kale, mustard greens, espinacas y turnip greens — tienen muchas menos probabilidades de sufrir cataratas relacionadas con la edad que quienes no incluyen estos productos en sus dietas. Estos vegetales son también eficaces para reducir el riesgo de degeneración macular. Los investigadores creen que la lutein y la zeaxanthin actúan como antioxidantes y protegen a las células de los ojos del daño de los radicales libres.

❑ Tomar vitamina C en suplemento durante diez años, por lo menos, y seguir una dieta rica en antioxidantes puede disminuir el riesgo de sufrir de cataratas, según investigadores de la Escuela de Medicina de Harvard.

❑ Un estudio publicado en la revista médica *Journal of Pineal Research* mostró que la melatonina es muy eficaz para la prevención de las cataratas en ratas de laboratorio. El 89 por ciento de un grupo de control al que no se le dio melatonina desarrolló cataratas, mientras que sólo el 7 por ciento de las ratas que recibieron melatonina contrajeron la enfermedad. Se sabe que la producción de melatonina disminuye con la edad, y la mayoría de los casos de cataratas se dan a partir de los sesenta años. También se conocen las poderosas propiedades antioxidantes de la melatonina y su habilidad para permear las células a cualquier nivel. Pero su eficacia para prevenir la formación de cataratas en los humanos todavía debe estudiarse con mayor profundidad.

❑ La concentración de diversos metales pesados en el cristalino de los ojos es mayor en las personas de edad avanzada y en las personas que sufren de cataratas. Por ejemplo, la concentración de cadmio en cristalinos con cataratas es dos o tres veces más alta de lo normal. La concentración de otros metales, como cobalto, níquel, iridio y bromuro, también es alta.

❑ Según un artículo publicado en la revista *Science*, la principal causa de las cataratas es la incapacidad del organismo de manejar los azúcares de los alimentos. La lactosa (azúcar de la leche) fue la sustancia más perjudicial, seguida por el azúcar blanco refinado. Muchos especialistas en problemas oculares han señalado que la dieta de la mayoría de la gente que sufre de cataratas es rica en productos lácteos y en azúcar blanco refinado. Las cataratas también se pueden desarrollar cuando la dieta es inadecuada y el individuo ha estado sometido a estrés durante un período prolongado.

❑ En comparación con el resto de la población, las cataratas se desarrollan más precozmente en las personas que presentan deficiencia de la enzima que convierte la galactosa en glucosa (azúcar sanguíneo corriente).

❑ Fumar es un factor de riesgo para las cataratas, quizás porque los radicales libres que genera aumentan la tendencia a la oxidación. Un estudio sobre el tabaquismo y el riesgo de desarrollar cataratas que fue publicado por la revista médica *Journal of the American Medical Association* encontró una relación significativa entre fumar y la incidencia de cataratas.

❑ El tratamiento convencional para las cataratas es la cirugía. En esta clase de cirugía el cristalino disfuncional se retira y se reemplaza por un cristalino protésico hecho de plástico o de silicona. El cristalino se puede retirar por completo, o el cirujano puede utilizar una técnica quirúrgica llamada facoemulsificación (usualmente llamada "phaco" por su nombre en inglés, phacoemulsification). Esta operación implica hacer una incisión minúscula e insertar en la catarata la punta de un instrumento vibratorio que la golpea hasta que se convierte en líquido. El líquido luego se aspira y, a continuación, se implanta un nuevo cristalino. La incisión que se practica con este método es de apenas una décima de pulgada de longitud, mientras que la incisión del procedimiento convencional es de un tercio de pulgada o, incluso, de media pulgada. Otro método empleado es la cirugía extracapsular, en la que se efectúa una incisión ligeramente mayor en la esquina de la córnea. El cirujano luego quita el centro duro del cristalino, mientras que el resto es eliminado por succión.

CONJUNTIVITIS

La conjuntivitis es la inflamación de la conjuntiva, la membrana que recubre el interior del párpado y que envuelve prácticamente toda la parte anterior del globo ocular, es decir, la parte blanca del ojo. Cuando hay conjuntivitis los ojos arden y se irritan, además de que se hinchan y se inyectan de sangre. Debido a que la membrana infectada suele llenarse de pus, los párpados se pegan cuando han permanecido cerrados durante un período más o menos largo.

Entre los factores que contribuyen a la conjuntivitis están infecciones bacterianas, lesiones oculares, alergias y exposición a sustancias irritantes, como emanaciones, humo, soluciones para lentes de contacto, cloro de piscinas, químicos, maquillaje o cualquier otra sustancia extraña que entre en contacto con los ojos. La conjuntivitis es altamente contagiosa cuando es producida por infección viral.

Nutrientes

SUPLEMENTOS	DOSIS SUGERIDAS	COMENTARIOS
Vitamin A	25.000 UI al día por 1 mes. Luego reducir hasta 15.000 UI al día. Si está embarazada, no debe tomar más de 10.000 UI al día.	El cinc y las vitaminas A y C promueven la inmunidad, que es particularmente importante para la conjuntivitis viral común. Para dosis altas, la emulsión facilita la asimilación y brinda mayor seguridad.
más carotenoid complex con lutein y zeaxanthin	Según indicaciones de la etiqueta.	Precursores de la vitamina A.
Vitamin C con bioflavonoids	2.000–6.000 mg al día divididos en varias tomas.	Impide que la inflamación aumente. Favorece la curación.

Zinc	50 mg al día. No tomar más de 100 mg al día de todos los suplementos.	Mejora la respuesta inmunológica. Para mejor absorción, utilizar lozenges de zinc gluconate u OptiZinc.

Hierbas

❑ Los tés de chamomile, fennel y/o eyebright sirven para hacer compresas calientes. El eyebright también se puede tomar en cápsula o en té, y es una hierba provechosa para cualquier irritación o inflamación de los ojos. El té también se puede utilizar como enjuague ocular.

❑ El goldenseal, que se puede utilizar como alternativa, o junto con el eyebright, es muy útil cuando la conjuntivitis es de origen infeccioso.

Advertencia: No se debe tomar goldenseal todos los días durante más de una semana seguida y se debe evitar durante el embarazo.

Recomendaciones

❑ Aumente su consumo de legumbres, vegetales verdes de hojas, como los collard greens, kale, mustard greens, espinaca y turnip greens, y bayas ricas en flavonoides, como blueberries, blackberries y cerezas; también alimentos ricos en vitaminas E y C, como frutas y vegetales crudos.

❑ Aplíquese compresas calientes varias veces al día. Muchos de los microorganismos que producen conjuntivitis no toleran el calor. Para obtener mejores resultados, utilice alguno de los tés de hierbas que se recomendaron antes para hacer compresas.

❑ Si se le presenta dolor o visión borrosa, busque ayuda médica sin demora. Podría tratarse de un problema más serio.

❑ Si tiene hinchados los párpados, pele y ralle una papa fresca, envuélvala en una gasa y colóquesela sobre los ojos. Éste es un remedio astringente y curativo.

Aspectos para tener en cuenta

❑ La conjuntivitis (pinkeye) que se relaciona con fiebre del heno (hay fever) se puede tratar con gotas oftálmicas que contengan esteroides. Estas gotas sólo se consiguen con receta médica.

❑ Cuando los ojos no mejoran después de utilizar compresas y de tomar suplementos durante cuatro días, la infección bacteriana se suele tratar con antibióticos.

DALTONISMO

El daltonismo es la incapacidad de percibir, o distinguir, los colores de la misma manera que la mayoría de la gente. La causa de este defecto puede ser la falta completa o parcial de los conos, o el mal funcionamiento de estas células retinianas especializadas en transformar las ondas lumínicas en percepción de color. Hay varias clases de daltonismo y diversos grados de severidad. La mayoría de las personas daltónicas confunden algunos colores (por ejemplo, el rojo con el verde) y hay casos excepcionales en los cuales el individuo no ve ningún color. Algunas personas daltónicas sólo distinguen los colores en presencia de ciertos tipos de luz.

Algunas enfermedades, como anemia perniciosa y drepanocitosis, así como también algunos medicamentos, pueden producir alteraciones en la percepción de los colores.

Como la percepción de los colores no se suele examinar profesionalmente, es probable que haya muchísimos más casos de daltonismo de lo que se cree, especialmente entre las mujeres. En la mayoría de los casos este problema es congénito, aunque la opacidad o pérdida de transparencia que ocasionan las cataratas puede disminuir la capacidad de distinguir los colores más tarde en la vida.

Nutrientes

SUPLEMENTOS	DOSIS SUGERIDAS	COMENTARIOS
Vitamin A	25.000 UI al día. Si está embarazada, no debe tomar más de 10.000 UI al día.	Esencial para el correcto funcionamiento de los conos de la retina. Mejora la ceguera nocturna. Para dosis altas, la emulsión brinda mayor seguridad que las cápsulas.
más carotenoid complex con lutein y zeaxanthin	Según indicaciones de la etiqueta.	Precursores de la vitamina A.
Vitamin B_{12}	1.000–2.000 mcg al día.	Su deficiencia puede conducir a daltonismo asociado con los colores amarillo y azul.

DEGENERACIÓN DE LA MÁCULA

Un defecto que lleva a la pérdida progresiva de la visión es la degeneración de la mácula, la porción de la retina responsable de la máxima agudeza visual. Básicamente, está causado por el endurecimiento de las arterias que nutren la retina, privando a los tejidos de oxígeno y otros nutrientes. La degeneración de la mácula es la causa principal de pérdida de visión severa en Estados Unidos y en Europa entre las personas mayores de cincuenta y cinco años. Esta pérdida de visión se puede presentar de manera repentina, o puede avanzar lentamente. Usualmente este problema no afecta ni a la visión periférica ni a la percepción de los colores.

Hay dos clases de degeneración de la mácula: atrófica (o "seca") y exudativa (o "húmeda"). En la exudativa, la degeneración de la mácula va acompañada de hemorragia o salida gradual de fluido de una red de minúsculos vasos sanguíneos que se desarrollan debajo del centro de la retina. Esto conduce a cicatrización y a pérdida de visión. En ambos casos, al quedar afectada sólo la mácula, se pierde la visión central pero se evita la ceguera total. Normalmente se retiene algo de visión periférica.

La degeneración de la mácula probablemente se debe al daño que ocasionan los radicales libres, y que es similar al daño que conduce a las cataratas. Entre los factores que predisponen a la degeneración de la mácula están el envejecimiento, la aterosclerosis, la hipertensión y las toxinas del medio ambiente. Es posible que la herencia también intervenga.

Nutrientes

SUPLEMENTOS	DOSIS SUGERIDAS	COMENTARIOS
Coenzyme Q_{10} más Coenzyme A de Coenzyme-A Technologies	60 mg al día. Según indicaciones de la etiqueta.	Estes poderosos antioxidantes protegen contra el daño causado por los radicales libres.
Grape seed extract	Según indicaciones de la etiqueta.	Este poderoso antioxidante protege contra el daño causado por los radicales libres.
Orbitol de Neways	Según indicaciones de la etiqueta.	Contiene bilberry, eyebright, beta-caroteno y muchos otros nutrientes para los ojos.
Selenium	400 mcg al día.	Importante antioxidante.
Shark cartilage	Tomar 1 gm por cada 15 libras de peso corporal al día, dividido en 3 tomas. Si no lo tolera por vía oral, administrar por vía rectal en enema de retención.	Previene y posiblemente detiene el avance de la degeneración exudativa de la mácula inhibiendo el desarrollo de diminutos vasos sanguíneos en los ojos, lo que contribuye a la pérdida de visión.
Vitamin A más carotenoid complex con lutein y zeaxanthin	25.000 UI al día. Según indicaciones de la etiqueta.	Este poderoso antioxidante es importante para la función ocular. Para dosis altas, la emulsión facilita la asimilación y brinda mayor seguridad. Precursores de la vitamina A.
Vitamin C con bioflavonoids	1.000–2.500 mg 4 veces al día.	Importantes antioxidantes. Necesarios para destruir los radicales libres. Previenen el daño de los ojos y alivian la presión ocasionada por las cataratas.
Vitamin E	200 UI al día.	Importante antioxidante y destructor de los radicales libres. Use d-alpha-tocopherol.
Zinc más copper	45–80 mg al día. No tomar más de 100 mg al día de todos los suplementos. 3 mg al día.	Su deficiencia se ha asociado con trastornos oculares. Utilizar zinc picolinate.

Hierbas

- Estudios clínicos han demostrado que tomar extracto de bilberry (160 miligramos o más al día) y consumir blueberries frescas (entre 8 y 10 onzas al día), además de cinc y extracto de ginkgo biloba, puede detener la pérdida de visión. Las blueberries son ricas en valiosos bioflavonoides. El tratamiento es más eficaz cuando se inicia precozmente.

Recomendaciones

- Aumente su consumo de legumbres, vegetales amarillos, vegetales verdes con hojas, como los collard greens, kale, mustard greens, espinaca y turnip greens y bayas ricas en flavonoides, como blueberries, blackberries y cerezas; también alimentos ricos en vitaminas E y C, como frutas y vegetales crudos.
- Evite el alcohol, el humo de cigarrillo, todos los azúcares, las grasas saturadas y los alimentos que contengan grasas y aceites que hayan sido sometidos al calor y/o al aire, como alimentos fritos, hamburguesas, luncheon meats y nueces asadas.
- EL bróculi contiene sulforaphane, una sustancia que, según Peter Gehlbach, profesor ayudante de Oftalmología en la Facultad de Medicina de la Universidad Johns Hopkins, posiblemente ayuda a prevenir la degeneración macular. Algunos médicos recomiendan comer hasta cinco porciones de bróculi al día, además de los vegetales verdes citados arriba.
- Reduzca la grasa de su dieta a menos de 24 gr/día. Las trans-fats no deben exceder 1/2 gramo/día. Coma más nueces y frutos secos y pescado (para aumentar los omega-3) y menos grasa animal.

Aspectos para tener en cuenta

- En un estudio publicado en *Archives of Ophthalmology*, oftalmólogos de la Escuela de Medicina de la Universidad Estatal Louisiana analizaron los efectos de los suplementos de cinc en personas que sufrían de degeneración de la mácula. La mitad de los miembros del grupo tomaron una tableta de cinc de 100 miligramos dos veces al día; el resto recibió un placebo. Después de doce a veinticuatro meses, el grupo que tomó cinc mostró un deterioro significativamente menor que el grupo que tomó placebo.
- Se sabe que los nutrientes antioxidantes protegen contra la degeneración de la mácula, pero dos de ellos en particular, la lutein y la zeaxanthin, parecen jugar un papel esencial en su prevención. Un estudio realizado por la doctora Johanna M. Seldon, de la Massachusetts Eye and Ear Infirmary, de Boston, comparó las dietas de 356 pacientes de degeneración macular con otros 520 paciente de otras enfermedades oculares. Los datos revelaron que el betacaroteno no es especialmente efectivo, pero la lutein y la zeaxanthin sí. Algunos alimentos que contienen lutein y zeaxanthin son los collard greens, kale, mustard greens y turnip greens.
- La FDA ha aprobado una nueva medicina, pegaptanib sodium (Macugen). Este medicamento está especialmente indicado para el tratamiento de la degeneración macular provocada por la edad, y se administra por inyección. El

Macugen fue desarrollado por Eyetch Pharmaceuticals y Pfizer, Inc., y se comercializará por medio de ambas compañías en los Estados Unidos.

❑ La coenzima Q_{10} mejora la función retinal en pacientes con degeneración macular causada por la edad. Así es según el Dr. Janos Feher, un investigador de la Universidad de Roma (Italia). Un pequeño estudio publicado en *Ophthalmologica* comparó un grupo que recibió preparados del coenzima Q_{10} con un grupo de control que sólo recibió vitamina E. Los sujetos tratados con la coenzima Q_{10} mostraron una ligera mejoría en los siguientes dos años, mientras que el grupo de control continuó empeorando lentamente.

EDEMA RETINIANO

Ver Retinopatía diabética en esta sección.

ESCOTOMA

Un escotoma es un área ciega en el campo visual. A menos que el escotoma sea de gran tamaño o esté ubicado en el centro del campo visual, puede pasar inadvertido. Sin embargo, los profesionales detectan los escotomas por medio de un examen llamado visual field test, o test de campo visual.

Se considera que los escotomas son síntoma de una enfermedad y no una enfermedad en sí mismos. Pueden indicar problemas de retina o daño del nervio óptico, como el que ocasiona el glaucoma.

Nutrientes

SUPLEMENTOS	DOSIS SUGERIDAS	COMENTARIOS
Vitamin A	25.000 UI al día por 2 meses. Si está embarazada, no debe tomar más de 10.000 UI al día.	Esenciales para la salud de los ojos. Para dosis altas, la emulsión facilita la asimilación y brinda mayor seguridad.
más carotenoid complex con lutein y zeaxanthin	Según indicacciones de la etiqueta.	

FATIGA OCULAR

La fatiga ocular produce una sensación sorda y dolorosa detrás de los ojos y en el área circundante, que puede convertirse en dolor de cabeza generalizado. Enfocar los ojos puede resultar doloroso y hasta agotador. La fatiga ocular se debe, por lo general, al uso excesivo de los ojos en actividades que requieren enfocarlos de manera muy precisa y cercana, como leer o trabajar con un computador. Las personas que desempeñan cierto tipo de trabajos, como los joyeros, son particularmente propensos a la fatiga ocular. Utilizar lentes inadecuados (por prescripción equivocada o por gafas mal hechas) también puede producir fatiga ocular.

El glaucoma agudo de ángulo cerrado también puede producir un dolor agudo y punzante en el área de los ojos, que va acompañado de otros síntomas. La mayoría de los demás problemas oculares, incluidos los graves, producen muy poca molestia, o ninguna.

Nutrientes

SUPLEMENTOS	DOSIS SUGERIDAS	COMENTARIOS
Vitamin A	25.000 UI al día. Si está embarazada, no debe tomar más de 10.000 UI al día.	Necesario para combatir todos los trastornos oculares.
más carotenoid complex con lutein y zeaxanthin	Según indicacciones de la etiqueta.	
Vitamin B complex	50-100 mg al día.	Mejora el metabolismo celular intraocular.
más extra vitamin B_2 (rivoflavin)	25 mg 3 veces al día.	Ayuda a aliviar la fatiga de los ojos.

Hierbas

❑ Es beneficioso tomar eyebright en cápsula o en té. El té de eyebright también sirve para enjuagar los ojos.

❑ El goldenseal se puede utilizar como alternativa, o en combinación con el eyebright.

Advertencia: No se debe tomar goldenseal todos los días durante más de una semana seguida, y se debe evitar durante el embarazo. Se debe utilizar con precaución cuando hay alergia al ragweed.

Recomendaciones

❑ Acuéstese, cierre los ojos y colóquese compresas frías en los ojos. Relájese durante diez minutos, o más, y repita el tratamiento cada vez que lo necesite cambiando de compresa. Esto suele mitigar las molestias oculares. También es bueno ponerse una bolsa de té húmeda o unas rodajas de cucumber. El frío constriñe los vasos sanguíneos inflamados.

❑ Tome medidas para evitar que sus ojos se fatiguen. En lo posible, cambie de actividad cada cierto tiempo para que sus ojos se enfoquen en diferentes distancias periódicamente. Cuando tenga que realizar alguna actividad que exija fijar de cerca la mirada durante lapsos largos, descanse periódicamente los ojos: cada veinte minutos, más o menos, retire la mirada del trabajo que esté realizando y enfoque los ojos en algún objeto distante durante uno o dos minutos.

❑ Si trabaja delante de una computadora por largos periodos de tiempo, tómese descansos de cinco o diez minutos cada hora. Enfoque los ojos en objetos distantes siempre que sea posible. Coloque la computadora de manera que se reduzca el reflejo de las fuentes de luz; pruebe a instalar un filtro de reducción de reflejos que lleve el sello de la American Optometric Association. Si es posible, use un monitor de pantalla plana de LCD matriz activa, el cual da una imagen más precisa y brillante que los típicos de CRT.

❑ Duerma lo suficiente. El cansancio propicia la fatiga ocular.

❑ Si experimenta un dolor severo y repentino y, especialmente si se altera la visión o el dolor va acompañado de náuseas y vómito, busque ayuda profesional inmediatamente. Podría tratarse de un ataque agudo de glaucoma. (*Ver* GLAUCOMA en la Segunda Parte.)

FLOATERS

Los floaters, o moscas volantes, son desechos celulares minúsculos que se encuentran en el interior del ojo. Debido a que proyectan sombras en la retina, el individuo ve pequeñas manchas que se mueven con lentitud ante sus ojos, especialmente en presencia de algunos tipos de luz y ante determinados fondos. Las personas de edad avanzada y las que sufren de miopía son las más propensas a los floaters, los cuales con el tiempo se vuelven menos perceptibles y se consideran benignos. Los floaters que se unen formando una especie de hilitos pueden estar causados por un trastorno llamado degeneración fibrilar del vítreo. Esta afección normalmente está causada por la exposición excesiva a la luz solar.

Nutrientes

SUPLEMENTOS	DOSIS SUGERIDAS	COMENTARIOS
Apple pectin	Según indicaciones de la etiqueta.	Chelates los metales pesados que se movilizan a través de los ojos.
L-Methionine	Según indicaciones de la etiqueta, con el estómago vacío. Tomar con agua o jugo. No tomar con leche. Para mejor absorción, tomar con 50 mg de vitamina B_6 y 100 mg de vitamina C.	Chelates los metales pesados. *Ver* AMINOÁCIDOS en la Primera Parte.
Oxy-5000 Forte de American Biologics	Según indicaciones de la etiqueta.	Este poderoso antioxidante nutricional combate el estrés producido por los radicales libres y es provechoso para la salud.
Vitamin A más carotenoid complex con lutein y zeaxanthin	50.000 UI al día. Si está embarazada, no debe tomar más de 10.000 UI al día. Según indicaciones de la etiqueta.	Necesario para combatir todos los trastornos oculares.

Recomendación

❑ Es normal ver moscas volantes de vez en cuando; sin embargo, si usted ve repentinamente una gran cantidad, debe consultar con un oftalmólogo pues puede ser señal de que la retina se está desprendiendo. Cuando este problema no se trata a tiempo se puede presentar desprendimiento de la retina, un problema que requiere una cirugía prolongada.

FOTOFOBIA

La fotofobia es la intolerancia visual anormal a la luz. La exposición a la luz les causa dolor a los ojos. Es más común en las personas de ojos claros y no suele ser un problema grave. No obstante, en algunos casos se asocia con irritación o daño de la córnea, glaucoma agudo o uveítis. También puede ser síntoma de que se está desarrollando sarampión.

Nutrientes

SUPLEMENTOS	DOSIS SUGERIDAS	COMENTARIOS
Vitamin A más carotenoid complex con lutein y zeaxanthin	25.000 UI al día. Si está embarazada, no debe tomar más de 10.000 UI al día. Según indicaciones de la etiqueta.	Necesario para combatir todos los trastornos oculares.

Aspectos para tener en cuenta

❑ *Ver también* GLAUCOMA y/o SARAMPOÓN en la Segunda Parte.

❑ *Ver también* Uveítis en Visión reducida o pérdida de visión en esta sección.

GLAUCOMA

El glaucoma es una enfermedad ocular grave que se caracteriza por el aumento de presión que los líquidos del interior del globo ocular ejercen sobre otras estructuras del ojo. Cuando no se trata, esta presión puede hacerle daño a la retina y, eventualmente, puede lesionar el nervio óptico, lo que redunda en pérdida de visión e, incluso, ceguera. El glaucoma es más frecuente después de los treinta y cinco años, en las personas miopes y en las que tienen presión arterial alta. *Ver* GLAUCOMA en la Segunda Parte para mayores detalles.

HEMORRAGIA RETINIANA

Ver Retinopatía diabética en esta sección.

HIPERMETROPÍA

Ver Visión borrosa en esta sección.

MANCHAS DE BITOT

Las manchas de Bitot son parches blancos y elevados en la conjuntiva, la membrana que cubre la mayor parte del área visible del ojo. Pueden indicar que existe una deficiencia severa de vitamina A.

Nutrientes

SUPLEMENTOS	DOSIS SUGERIDAS	COMENTARIOS
Vitamin A	25.000 UI al día por 2 semanas. Luego reducir hasta 15.000 UI al día por 1 mes. De nuevo reducir hasta 10.000 UI al día. Si está embarazada, no debe tomar más de 10.000 UI al día.	Ayuda a disolver las manchas de Bitot, que pueden deberse a deficiencia de vitamina A. Para dosis altas, la emulsión facilita la asimilación y brinda mayor seguridad.
más carotenoid complex con lutein y zeaxanthin	Según indicaciones de la etiqueta.	

Recomendación

❑ No fatigue sus ojos innecesariamente y evite los ambientes con humo.

MIOPÍA

Ver Visión borrosa en esta sección.

OJOS INYECTADOS DE SANGRE

Los ojos se inyectan de sangre cuando los pequeños vasos sanguíneos de la superficie de los ojos se inflaman y se congestionan de sangre. Esto se debe, por lo general, a falta de oxígeno en la córnea o en los tejidos que cubren el ojo. Los ojos se enrojecen como resultado del cansancio ocular y de la fatiga. De igual manera, una dieta inadecuada, especialmente el consumo de alcohol, contribuye a este problema. Asimismo, pueden ser síntoma de fragilidad capilar en el cuerpo, de la presencia de algún coágulo o de presión arterial alta.

La deficiencia de las vitaminas B_2 (riboflavina) y B_6 (piridoxina), así como también de los aminoácidos histidina, lisina o fenilalanina también contribuye a que los ojos se inyecten de sangre. Cuando el organismo recibe los nutrientes que necesita, los vasos sanguíneos suelen descongestionarse.

Nutrientes

SUPLEMENTOS	DOSIS SUGERIDAS	COMENTARIOS
Vitamin A	25.000 UI al día. Si está embarazada, no debe tomar más de 10.000 UI al día.	Necesario para combatir todos los trastornos oculares.
más carotenoid complex con lutein y zeaxanthin	Según indicaciones de la etiqueta.	
Vitamin B complex	100 mg 3 veces al día.	Su deficiencia se ha asociado con los ojos inyectados de sangre.
más free-form amino acid complex	Según indicaciones de la etiqueta.	Utilizar una fórmula que contenga tanto los aminoácidos esenciales como los no esenciales.
Vitamin C con bioflavonoids	1.000-2.500 4 veces al día.	Este importante antioxidante destruye los radicales libres. Necesarios para el crecimiento y la reparación de los tejidos.

Hierbas

❑ Las hojas de raspberry alivian el enrojecimiento y la irritación. Prepare un té con hojas de raspberry, déjelo enfriar y humedezca un trozo de algodón estéril para hacer una compresa. Aplíquese la compresa en los ojos con los párpados cerrados durante diez minutos, o más, si es necesario.

ORZUELOS

Un orzuelo es una infección bacteriana dentro de una glándula sebácea del borde del párpado. Debido a que los tejidos del ojo se inflaman por la infección, el orzuelo adquiere la apariencia de un pequeño grano como de acné. Ese grano madura poco a poco, se revienta y drena. Tratar los orzuelos desde el principio acelera la curación y evita mayores complicaciones.

Hierbas

❑ Prepare té con hojas de raspberry y enjuáguese los ojos con él para aliviar los orzuelos.

Recomendaciones

❑ Para mitigar la molestia y acelerar la maduración del orzuelo a fin de que drene y se inicie la curación, aplíquese una compresa caliente sobre el área afectada durante diez minutos, entre cuatro y seis veces al día.

❑ Si le salen orzuelos con frecuencia, suplemente su dieta con vitamina A. Los orzuelos frecuentes suelen ser señal de deficiencia de vitamina A.

Aspectos para tener en cuenta

❑ Cuando un orzuelo no sana rápidamente, puede ser necesario drenarlo. Este procedimiento debe ser realizado por un profesional. No se moleste el grano ni trate de reventárselo. Hacerlo podría propagar la infección al torrente sanguíneo y, por ende, conducir a alguna enfermedad sistémica.

❑ En casos severos y/o particularmente difíciles de tratar, puede ser necesario tomar antibióticos.

PINKEYE

Ver Conjuntivitis en esta sección.

RETINITIS PIGMENTARIA

La retinitis pigmentaria es una enfermedad hereditaria que afecta aproximadamente a una de cada tres mil setecientas personas. La retina es la capa más interior del globo ocular. Contiene células fotorreceptoras que están directamente conectadas con el cerebro por el nervio óptico. La retinitis pigmentosa hace que estas células se degeneren con el paso del tiempo. El primer síntoma suele ser la pérdida de la visión nocturna, que se inicia en la adolescencia o a principios de la edad adulta. Esta alteración va seguida de pérdida de la visión periférica y, por último, de ceguera, que suele presentarse en algún momento entre los treinta y los ochenta años. El síndrome de Usher es una variante de la retinitis pigmentaria que también afecta al sentido del oído. (*Ver* PÉRDIDA DE AUDICIÓN en la Segunda Parte.)

Nutrientes

SUPLEMENTOS	DOSIS SUGERIDAS	COMENTARIOS
Coenzyme Q_{10}	60 mg al día.	Este potente antioxidante puede mejorar los síntomas de la retinitis pigmentosa.
Vitamin A	15.000 UI al día. Si está embarazada, no debe tomar más de 10.000 UI al día.	Provechoso para combatir todos los trastornos oculares. Para dosis altas, la emulsión facilita la asimilación y brinda mayor seguridad.
más carotenoid complex con lutein y zeaxanthin	Según indicaciones de la etiqueta.	

Recomendaciones

❑ Hágase un chequeo completo de los ojos con un especialista en retinitis pigmentaria. A veces es difícil obtener un diagnóstico preciso pero cada vez es más sencillo debido a los mayores conocimientos y avances en la tecnología.

Aspectos para tener en cuenta

❑ Según un estudio de 1993, dirigido por el Dr. Eliot Berson, profesor de Oftalmología de la Escuela de Medicina de la Universidad de Harvard, en algunos casos tomar dosis altas de vitamina A puede retardar la pérdida de la visión restante en un 20 por ciento anual, aproximadamente. Al mismo tiempo, el estudio descubrió que tomar altas dosis de suplementos de vitamina E (400 UI o más al día) puede ser malo para las personas con retinitis pigmentaria.

❑ El transplante de célula retiniana y la terapia genética están todavía en los primeros estadios de investigación, pero en un futuro ambos tratamientos pueden resultar muy efectivos. Ya se han transplantado con éxito células fotorreceptoras en las retinas de animales. La Foundation Fighting Blindness informa de que todavía es pronto para saber si este tipo de procedimientos acabará aplicándose a los trastornos relacionados con la retinitis pigmentaria. Mientras tanto, investigadores han identificado muchos de los genes mutados que contribuyen a su aparición. En el futuro puede que sea posible emplear terapia genética — para remplazar genes defectuosos con otros normales — en el tratamiento de este trastorno.

❑ Para obtener más información sobre la retinitis pigmentaria, comuníquese con la Foundation Fighting Blindness. (*Ver* Organizaciones Médicas y de la Salud, en el Apéndice.)

RETINOPATÍA DIABÉTICA

La diabetes puede producir retinopatía, una enfermedad en la cual algunos de los pequeñísimos capilares que nutren la retina exudan fluido o sangre, lo que deteriora los bastoncillos y los conos, células de la retina sensibles a la luz. Cuando esto ocurre, nuevos capilares se empiezan a formar en el área afectada, lo que también altera la visión. Los problemas con los vasos sanguíneos pueden causar hemorragia retiniana (goteo desde los vasos que transmiten los fluidos del cerebro), microaneurismas (agrandamiento anormal de los vasos sanguíneos del ojo), edema retiniano (acumulación de fluido en el ojo) y, quizás, pérdida de visión. La retinopatía diabética afecta a cerca de siete millones de estadounidenses y deja ciegos a aproximadamente siete mil cada año. Infortunadamente, hay muy pocas señales de advertencia; este problema usualmente no produce síntomas mientras no está relativamente avanzado.

Nutrientes

SUPLEMENTOS	DOSIS SUGERIDAS	COMENTARIOS
Vitamin A	25.000 UI al día. Si está embarazada, no debe tomar más de 10.000 UI al día.	Necesario para combatir todos los trastornos oculares.
más carotenoid complex con lutein y zeaxanthin	Según indicaciones de la etiqueta.	
Shark cartilage	Tomar 1 gm por cada 15 libras de peso corporal, dividido en 3 tomas. Si no lo tolera por vía oral, administrar por vía rectal en enema de retención.	Previene y posiblemente detiene el avance de este trastorno inhibiendo el desarrollo de diminutos vasos sanguíneos en los ojos, lo que contribuye a la pérdida de visión.

Recomendaciones

❑ *Ver* DIABETES en la Segunda Parte y seguir las recomendaciones dietéticas.

❑ Si usted sufre de diabetes, no deje de hacerse examinar los ojos una vez al año para detectar oportunamente el comienzo de la retinopatía. Cuando esta enfermedad se detecta a tiempo, la cirugía con láser para suspender la exudación de los vasos sanguíneos ayuda a detener la pérdida de visión.

Aspectos para tener en cuenta

❑ Un estudio informó que el avance de la retinopatía disminuyó en aproximadamente el 60 por ciento de las personas con diabetes dependiente de la insulina (tipo I) que controlaron estrictamente sus niveles de azúcar sanguíneo.

❑ Investigadores del National Eye Institute indujeron en perros una condición parecida a la retinopatía diabética y luego trataron a los animales con la droga experimental sorbinil. Esta droga suprime la acción de una enzima que convierte el exceso de azúcar sanguíneo en un alcohol que, al parecer, deteriora los vasos sanguíneos de la retina. Es ese estudio, el tratamiento a base de sorbinil detuvo completamente el avance de la retinopatía.

SECRECIÓN OCULAR

Entre los diversos factores que pueden conducir a la acumulación de secreción en los ojos están alergia, resfriado e infección (conjuntivitis).

Hierbas

❑ Lávese cuidadosamente cada ojo con extracto diluido de goldenseal sin alcohol, o con té frío de goldenseal.

Advertencia: La hierba goldenseal no se debe utilizar durante el embarazo y se debe utilizar con precaución cuando hay alergia al ragweed.

SEQUEDAD OCULAR

Los ojos se resecan cuando los conductos lacrimales no producen suficiente fluido (lágrimas) para mantener húmedos los ojos, lo que produce ardor e irritación. Este problema se presenta con más frecuencia en las mujeres que en los hombres, y la susceptibilidad de las mujeres aumenta después de la menopausia. Las personas que utilizan lentes de contacto son particularmente propensas a experimentar sequedad en los ojos. Por lo regular, la causa de este trastorno ocular es la falta de vitamina A. Este problema suele presentarse con la edad (mayores de sesenta y cinco años). Se sabe que algunos medicamentos inhiben la producción de lágrimas o cambian su composición; entre ellos, los antihistamínicos, descongestionantes y varias medicinas empleadas para tratar el Parkinson y la hipertensión.

Nutrientes

SUPLEMENTOS	DOSIS SUGERIDAS	COMENTARIOS
Primrose oil	1.000 mg 2–3 veces al día.	Fuente de ácidos grasos esenciales.
Vitamin A ointment	Según indicaciones de la etiqueta.	Beneficiosos para combatir la sequedad y el ardor de los ojos. Las lágrimas contienen vitamina A.
y/o		
vitamin A	25.000 UI al día. Si está embarazada, no debe tomar más de 10.000 UI al día.	
más		
carotenoid complex con lutein y zeaxanthin	Según indicaciones de la etiqueta.	

Recomendaciones

❑ Beba al menos diez vasos de agua (80 onzas) al día. Lo mejor es agua destilada al vapor.

❑ Si sus ojos son secos, consulte con su médico. La sequedad ocular puede ser síntoma de un problema más serio, como artritis reumatoidea o lupus. Además, la sequedad produce una irritación constante que puede hacerles daño a los ojos y lesionarlos.

❑ Si tiene hinchados los conductos lacrimales, aumente el contenido de calcio de su dieta y evite los alimentos procesados.

❑ Las lágrimas artificiales es un método seguro y eficaz para guardar la humedad de los ojos. Elija un producto que no tenga preservativos, como Cellufresh de Allergan, Dry Eye Therapy de Bausch & Lomb o Tears Naturale de Alcon.

❑ Similasan Eye Drops #1 y #2 son unas gotas homeopáticas relajantes que contienen *Belladona, Euphrasia* y *Mercurius sublamitus*; y *Apis mellifica, Euphrasia* y *Sabadilla* respectivamente.

❑ Utilice un humidificador para agregarle humedad al aire.

❑ Utilice gafas enterizas cuando haga mucho viento.

❑ Evite el humo de cigarrillo y los ambientes donde haya cualquier tipo de humo.

❑ Evite los productos que aseguran "acabar con el enrojecimiento". Algunas gotas que se venden sin receta para aliviar "el rojo" contienen vasoconstrictores que pueden dañar el ojo aún más, especialmente si se usan durante un periodo extendido de tiempo.

❑ Utilice el secador del cabello sólo cuando sea estrictamente necesario. Deje que su cabello se seque al natural.

Aspectos para tener en cuenta

❑ A fin de conservar las lágrimas y mantener húmedos los ojos, hay casos que ameritan que el oftalmólogo cierre los conductos lacrimales internos, a través de los cuales algunas lágrimas drenan de los ojos a la nariz.

❑ Hay unos lentes de contacto hechos de un material llamado sulfoxyde hydrogel que muestran señales prometedoras para las personas que actualmente no las pueden llevar debido a su proclividad a tener ojos secos o infecciones oculares frecuente. El nuevo material mantiene más agua que el material del que están hechos los lentes actuales. Actualmente está siendo examinado en pruebas clínicas.

❑ El síndrome de Sjögren es un trastorno que puede ocasionar sequedad ocular.

SHINGLES (HERPES ZOSTER)

Shingles es una infección causada por el virus zoster-varicela, un miembro de la familia del herpes que también produce varicela. El síntoma característico es una erupción de vesículas sumamente dolorosas. El shingles puede aparecer en cualquier parte del cuerpo. Cuando se presenta en la frente cerca de los ojos, o en la punta de la nariz, los ojos corren peligro de afectarse y la córnea puede resultar lesionada. Tomar los suplementos apropiados en el momento en que empiezan a aparecer las vesículas puede hacer que éstas se sequen rápidamente y que el dolor ceda.

Nutrientes

SUPLEMENTOS	DOSIS SUGERIDAS	COMENTARIOS
L-Lysine	1.000 mg al día con el estómago vacío. Tomar con agua o jugo. No tomar con leche. Para mejor absorción, tomar con 50 mg de vitamina B_6 y 100 mg de vitamina C.	Combate el virus del herpes. *Ver* AMINOÁCIDOS en la Primera Parte. *Advertencia:* No tomar lisina durante más de seis meses seguidos.
Vitamin A más carotenoid complex con lutein y zeaxanthin	25.000 UI al día. Si está embarazada, no tomar más de 10.000 al día. Según indicaciones de la etiqueta.	Necesario para combatir todos los trastornos oculares.
Vitamin B_{12}	1.000–2.000 mcg al día con el estómago vacío.	Previene el daño de los nervios oculares. Utilizar lozenges o administrar en forma sublingual.
Vitamin C con bioflavonoids	2.000–6.000 mg o más al día.	Agentes antivirales y estimulantes del sistema inmunológico.
Vitamin E	200 UI al día.	Ayuda a prevenir la cicatrización y el daño de los tejidos. Use d-alpha-tocopherol.

Recomendaciones

❑ Cuando aparece shingles en la frente cerca de los ojos, o en la punta de la nariz, se debe consultar con un oftalmólogo.

❑ Aplíquese crema de zinc oxide en las vesículas y en el área afectada. Cuando las vesículas se hayan curado, aplíquese gel de aloe vera y vitamina E.

Aspectos para tener en cuenta

❑ Si en el transcurso de tres días las vesículas no sanan con el zinc oxide, el gel de aloe vera y/o la vitamina E, la inyección de fuertes dosis de vitamina C por vía intravenosa debería aliviar este problema inmediatamente. Fuertes dosis de vitamina C pueden causar diarrea. Que sea su doctor quien decida cuánto debe tomar. La dosis normal suele ser entre 10 y 50 centígramos (un centígramo es la centésima parte de un gramo).

❑ *Ver también* SHINGLES en la Segunda Parte.

ULCERACIÓN DE LA CÓRNEA

Cuando la córnea — la membrana que cubre la parte anterior del ojo — sufre daño, el ojo se inflama y se vuelve susceptible a contraer una infección que puede convertirse en una úlcera. El daño corneal puede ser resultado de una lesión, de un cuerpo extraño dentro del ojo, o de uso excesivo o inapropiado de lentes de contacto. Las infecciones que pueden dar lugar a ulceración de la córnea pueden ser producidas por virus, bacterias u hongos.

Nutrientes

SUPLEMENTOS	DOSIS SUGERIDAS	COMENTARIOS
Vitamin A más carotenoid complex con lutein y zeaxanthin	25.000 UI al día. Si está embarazada, no debe tomar más de 10.000 UI al día. Según indicaciones de la etiqueta.	Necesario para combatir todos los trastornos oculares.
Vitamin C	6.000 mg al día divididos en varias tomas.	Sustancia antiviral y curativa.

Recomendación

❑ Si sospecha que se le está desarrollando una úlcera en la córnea, consulte inmediatamente con un médico.

ULCERACIÓN DE LOS PÁRPADOS

Cuando un párpado que está rasguñado se infecta, se puede desarrollar una úlcera. La blefaritis crónica también puede producir ulceración de los párpados.

ULCERACIÓN DEL OJO

Ver Ulceración de la córnea en esta sección.

VISIÓN BORROSA

La visión se puede nublar por diversas razones. Un error refractivo, o vicio de refracción (miopía, hipermetropía y/o astigmatismo), puede derivar en visión borrosa o nublada de manera crónica, lo que normalmente se soluciona con lentes correctivos. La fatiga ocular, el cansancio y el exceso de lágrimas pueden hacer que la visión se nuble temporalmente. Las alternaciones del equilibrio de los fluidos del organismo también ocasionan visión borrosa.

La tendencia de la vista a nublarse de manera recurrente puede deberse a una cantidad inadecuada de rodopsina, o púrpura visual, un pigmento ocular sensible a la luz que se compone de vitamina A y proteína. La luz que entra al ojo descompone parte de la púrpura visual, y este proceso desencadena impulsos nerviosos que le informan al cerebro lo que están viendo los ojos. Cuando no hay suficiente pigmento, se presenta una demora entre el momento en que los ojos enfocan un determinado objeto y el momento en que el cerebro se forma una imagen de ese objeto. Esto se traduce en visión nublada o borrosa.

Nutrientes

SUPLEMENTOS	DOSIS SUGERIDAS	COMENTARIOS
Potassium	99 mg al día.	Necesario para mantener el adecuado equilibrio de los fluidos.
Vitamin A	25.000 UI al día. Si está embarazada, no debe tomar más de 10.000 UI al día.	Necesario para la formación de pigmentos y para el adecuado equilibrio de los fluidos intraoculares.
más carotenoid complex con lutein y zeaxanthin	Según indicaciones de la etiqueta.	

Aspectos para tener en cuenta

- La cirugía láser es un método cada vez más popular para corregir los errores refractivos que causan la miopía (dificultades para ver de lejos), hipermetropía (dificultades para ver de cerca) y astigmatismo (visión distorsionada). Hay tres procedimientos con láser que pueden usarse para corregir la miopía leve o moderada: photorefractive kerotomy (PRK), conductive kerotoplasty y láser in situ keratomileusis (LASIK). Se trata de operaciones en régimen ambulatorio con periodos de recuperación cortos y tasas de éxito muy altas, aunque ninguna es 100 por ciento segura. Hay gente que ha mejorado su visión con la cirugía láser, pero tienen que seguir llevando lentes correctores. Otros han tenido que pasar por una segunda operación para mejorar los resultados, y en algunos casos, aunque no muchos, hay personas cuya visión ha empeorado. Las personas que tienden a curar lentamente o quienes sufren de glaucoma o diabetes no son buenos candidatos para la cirugía láser. Lo mismo se puede decir de quienes tiene hipertensión descontrolada, enfermedades autoinmunes o ciertos trastornos oculares relacionados con la córnea y la retina. Las mujeres embarazadas no deberían tener cirugía refractiva de cualquier tipo porque la refracción del ojo puede cambiar durante el embarazo.

VISIÓN REDUCIDA O PÉRDIDA DE VISIÓN

Son muchos los factores que hacen que la visión se reduzca o se pierda. Entre los más comunes están cataratas, glaucoma y retinopatía diabética. La degeneración de la mácula y la retinitis pigmentaria son causas menos frecuentes, pero se presentan con cierta frecuencia. Hay, además, otras causas:

- El *desprendimiento de la retina* ocasiona una pérdida de visión que los pacientes comparan con la presencia de una cortina frente al campo visual. La pérdida de visión puede ir precedida de una lluvia de "estrellas" o destellos de luz, o de un aumento impresionante de *floaters* negros en el campo visual. (*Ver* Floaters en esta sección)
- La *uveítis* es la inflamación de la capa intermedia del ojo, que consiste en el iris, el cuerpo ciliar y la coroides. Muchas veces la causa de la uveítis es una enfermedad sistémica, como artritis reumatoidea, o una infección. La uveítis puede producir dolor y enrojecimiento, aunque los síntomas básicos son visión reducida u opaca. Otro trastorno que puede llevar a perder la visión es el bloqueo de un vaso sanguíneo que irriga la retina, lo que suele deberse a un coágulo sanguíneo. Cuando el vaso sanguíneo afectado es una arteria, la pérdida de la visión generalmente se presenta de manera súbita; cuando se trata de una vena, la pérdida de la visión es menos rápida. Usualmente sólo se afecta un ojo.
- La *inflamación del nervio óptico* es otra posible causa de pérdida de la visión. El nervio óptico se puede inflamar a consecuencia de una infección o de una enfermedad sistémica, pero muchas veces la causa no se puede establecer. Este problema habitualmente afecta sólo a un ojo, pero también puede afectar a los dos, y produce diversos grados de pérdida de visión en el transcurso de pocos días.
- *La ambliopía tóxica* es un trastorno en el cual una reacción tóxica deteriora el nervio óptico y crea un "hueco" en el campo visual que se agranda con el tiempo y que puede, incluso, conducir a la ceguera. En la mayoría de los casos se afectan los dos ojos. Este problema es más común entre los fumadores; de hecho, a veces se le llama *ambliopía por tabaquismo*, y se ve con más frecuencia entre los fumadores de pipa. Este mal también aqueja a las personas que consumen cantidades excesivas de alcohol y a las que están en contacto con plomo, metanol, cloranfenicol, digitalis, etambutol y otros químicos.

Recomendaciones

- Si advierte cualquiera de los síntomas anteriores, consulte con un médico. Para cualquiera de estos trastornos, empezar el tratamiento con prontitud puede ayudar a preservar la visión o, por lo menos, a retardar su pérdida.

❑ No fume y evite la compañía de personas que fuman. Incluso personas que ya han contraído ambliopía tóxica como resultado del tabaquismo pueden experimentar mejoría cuando dejan de fumar.

Aspectos para tener en cuenta

❑ Los síndromes que se han revisado suelen ser normalmente indoloros. El malestar físico no es un indicador confiable de la salud visual. Es recomendable que todas las personas mayores de treinta y cinco años se hagan regularmente un examen oftalmológico.

❑ *Ver también* Cataratas, Degeneración de la mácula, Glacucoma, Retinopatía diabética y Retinitis pigmentaria en esta sección.

XEROFTALMIA

La xeroftalmia es una inflamación de la córnea que se relaciona con deficiencia nutricional, especialmente de vitamina A. La córnea se reseca y es posible que se ulcere y/o que se desarrolle una infección. Así mismo, se pueden desarrollar manchas de Bitot o ceguera nocturna.

Nutrientes

SUPLEMENTOS	DOSIS SUGERIDAS	COMENTARIOS
Vitamin A	25.000 UI al día. Si está embarazada, no debe tomar más de 10.000 UI al día.	Específicamente recomendado para combatir la sequedad de los ojos.
más carotenoid complex con lutein y zeaxanthin	Según indicaciones de la etiqueta.	
Vitamin B_6 (pyridoxine)	50 mg al día.	Nutrientes que, en conjunto, corrigen la sequedad ocular.
y vitamin C con bioflavonoids	2.000–14.000 mg al día divididos en varias tomas.	
y zinc	50 mg al día. No tomar más de 100 mg al día de todos los suplementos.	Para mejor absorción, utilizar lozenges de zinc gluconate u OptiZinc.

Aspecto para tener en cuenta

❑ *Ver también* Manchas de Bitot en esta sección.

PROBLEMAS RELACIONADOS CON EL EMBARAZO

El embarazo es una experiencia gozosa para muchas mujeres, con muy pocas molestias. Pero para algunas embarazadas, esta fase puede llegar a generar síntomas y efectos muy desagradables. En muy pocas ocasiones llegan a amenazar al feto o a la propia madre, pero lo cierto es que, cuanto más agradable sea el embarazo, mejor para ambos.

El embarazo dura unas cuarenta semanas, divididas en tres partes, o trimestres: desde el primer día desde la última menstruación hasta la semana 12; desde la semana 12 a la 28; desde la 28 hasta el parto.

La mayoría de los problemas que se presentan durante el embarazo son resultado de cambios hormonales, deficiencias nutricionales o cambio en la distribución del peso de la mujer por el súbito aumento de peso. Esta sección trata sobre algunos de los problemas más comunes del embarazo y ofrece remedios naturales y sugerencias para gozar de una salud óptima durante este período. Para que el embarazo y el parto se desarrollen sin complicaciones, es preciso consultar y trabajar con un profesional de la salud bien calificado, trátese de un médico, de una enfermera o de una partera. También es aconsejable preparar un plan de parto con su médico. (*Ver* Plan de parto, más adelante.) Esto le permite decidir con antelación las mejores opciones para antes, durante y después del parto.

Self-test de embarazo

La mayoría de las farmacias venden sin prescripción medical kits para determinar si la mujer está o no embarazada. Estudios han revelado que las pruebas de embarazo que se realizan en el hogar son correctas solamente en el 77.1 por ciento de los casos. Siempre conviene que el profesional confirme un resultado positivo.

ABORTO ESPONTÁNEO

Algunos embarazos no llegan a feliz término y acaban en un aborto espontáneo (definido como la pérdida del embarazo antes de la semana 20). Hay muchas razones por las cuales se presenta un aborto espontáneo; la más probable suele ser una anormalidad cromosomática en el feto que hace que sea prácticamente imposible su supervivencia. Otras causas suelen ser: inadecuación cervical (el cuello del útero se abre y pierde consistencia antes del cumplimiento del embarazo), embarazo ectópico (implantación del óvulo fertilizado por fuera de la cavidad uterina, generalmente en una de las trompas de Falopio), infección, trastornos glandulares, diabetes, e hipertensión inducida por el embarazo. En general los abortos espontáneos no son producidos por el ejercicio excesivo, la actividad sexual, levantar cosas pesadas ni caídas. Aproximadamente el 5 por ciento de las mujeres estadounidenses en edad de procrear tienen dos o más abortos; en más de la mitad de los casos no se conocen las causas.

Hierbas

- Tomar té de raspberry leaf durante los últimos meses del embarazo se cree que ayuda a fortalecer el útero y a minimizar el riesgo de aborto.

Recomendaciones

- Si presenta sangrado o cólicos durante el embarazo, consulte con su médico de inmediato y siga sus indicaciones.
- No minimice cualquier sentimiento de depresión, pena o culpabilidad que pueda tener por sufrir un aborto. Su médico le podrá recomendar un especialista con quien pueda hablar sobre su dolor y sus sentimientos. También es importante que hablen sobre las posibles causas del aborto para que le pueda tranquilizar de cara a un próximo embarazo. También es frecuente superar un aborto espontáneo sin un trauma emocional especial.

Aspectos para tener en cuenta

- Sangrar no es necesariamente señal de un aborto inminente, pero siempre debe tomarse con mucho cuidado este síntoma. Probablemente será necesario un examen pélvico para determinar si el cuello del útero ha comenzado a dilatarse y si las membranas que rodean al feto se han roto. Si se dan estas dos condiciones, el aborto es seguro.
- Un parto prematuro supone que comienzan las contracciones uterinas antes del cumplimiento del embarazo; normalmente sucede entre las semanas 20 y 37 de la gestación.
- Se cree que el café descafeinado, no el normal, puede ser causa de aborto en el primer trimestre.
- Las mujeres que tienen una de dos irregularidades genéticas que las hacen más propensas a sufrir coágulos de sangre pueden tener un mayor riesgo de abortos espontáneos. Es aconsejable que las mujeres que hayan tenido dos abortos se sometan a una prueba para determinar si padecen esas irregularidades. Hay opiniones que dicen que ciertos medicamentos anticoagulantes pueden aumentar las probabilidades para una gestación sana. Durante el embarazo, cualquier medicamento que se tome debe ser aprobado por su médico.

ACIDEZ ESTOMACAL

La acidez estomacal es más frecuente de lo normal durante el embarazo. Esto se debe a que el aumento de tamaño del útero propicia el reingreso de los fluidos estomacales al esófago y las hormonas presentes durante la gestación tienden a ablandar los músculos del esfínter.

Recomendaciones

- Para evitar la acidez estomacal, no consuma alimentos condimentados ni grasosos, y evite el alcohol, el café, el baking soda y los antiácidos que contienen sodium bicarbonate (como Alka-Seltzer).
- Manténgase activa y erecta, especialmente después de las comidas. (Evite doblar el cuerpo.)
- Para aliviar la molestia, utilice el producto Acid-Ease, de Prevail Corporation. Este producto, que se encuentra en los health food stores, contiene enzimas vegetales naturales y se puede tomar con las comidas y/o entre comidas, de acuerdo con la necesidad. Éste es un producto seguro y eficaz para combatir la acidez estomacal.
- Cuando sienta acidez, tome un vaso caliente de leche de soya o de arroz.
- No coma ni beba nada excepto agua durante varias horas antes de acostarse o tomar una siesta.

Aspectos para tener en cuenta

- Una dieta alta en carbohidratos puede ayudar a combatir la acidez.
- *Ver también* ACIDEZ ESTOMACAL/REFLUJO GÁSTRICO en la Segunda Parte.

ANEMIA

Durante el embarazo, el volumen sanguíneo (la cantidad de sangre en circulación) aumenta aproximadamente un 40 por ciento. Esto es debido, principalmente, al incremento de plasma (la parte líquida de la sangre) más que a la subida de los glóbulos rojos o blancos. Por tanto, el volumen de plasma sube más rápido que el volumen de glóbulos rojos. La proteína hemoglobina, encargada de transportar el oxígeno a las células del organismo, habita en los glóbulos rojos. Dado que la proporción de glóbulos rojos ha disminuido, también se reduce la proporción de hemoglobina, lo que puede provocar anemia.

Lo más frecuente es que la anemia aparezca durante el segundo trimestre de gestación, provocando fatiga, elevación del ritmo cardíaco y palidez en la piel, encías y alrededor de la parte internar de los ojos. Pueden aparecer antojos y ansias de comer sustancias no comestibles, como carbón, tierra, hielo, almidón o cabello. Este síntoma se llama pica y puede indicar que existe una deficiencia nutricional. No es probable que la anemia afecte al feto en desarrollo, ya que éste se nutre con las reservas de hierro de la madre y no llega a sufrir ninguna deficiencia nutricional.

Recomendaciones

- Asegúrese de que su dieta contiene suficiente ácido fólico, vitamina B_{12} y otras vitaminas del complejo B.

Exámenes que se practican durante el embarazo

Su médico puede prescribirle diversos exámenes durante el embarazo, o si planea usted quedarse embarazada, para evaluar la salud y el desarrollo del feto. Si cree que alguna de esas pruebas no es apropiada, o es innecesaria, lógicamente puede decidir no hacérsela. Sin embargo, muchos de esos exámenes implican un riesgo tanto para la madre como para su hijo. Por tanto, sólo se deben realizar cuando son necesarios desde el punto de vista médico, y no de manera rutinaria o por capricho del médico o de la madre. Si le ordenan algún examen, antes de hacérselo entérese de la razón por la cual se lo pidieron y de los riesgos que conlleva.

EXÁMENES DE RUTINA

Entre los exámenes médicos rutinarios más practicados durante el embarazo están los siguientes:

- Presión sanguínea. Es una prueba para detectar la preeclampsia y se realiza normalmente en cada visita al especialista.
- Nivel de azúcar en sangre. Es una prueba de orina para detectar la diabetes gestacional. Normalmente se administra en la primera visita y en visitas subsecuentes, si es usted propensa a desarrollar esa enfermedad.
- Tipo de sangre. Se realiza para el caso de que sea necesaria una transfusión y para determinar si existen incompatibilidades (factor RH) entre usted y su bebé. Normalmente se hace en la primera visita.
- Examen de drogas. Una prueba de orina para detectar drogas ilegales. Se puede administrar durante la primera visita.
- Nivel de hemoglobina. Prueba de sangre para detectar la anemia. Normalmente se efectúa en la primera visita al especialista.
- Pap smear. Es un examen interno del cuello del útero para detectar la presencia de células cancerosas. Normalmente se hace en la primera visita.
- Proteína (albúmina). Otra prueba de orina para detectar la preeclampsia. Normalmente se hace en cada visita.
- Prueba de anticuerpos de la rubéola. Se hace para comprobar si es usted inmune a la rubéola, una enfermedad peligrosa para el feto durante las doce primeras semanas de gestación. Normalmente se administra durante la primera visita al médico.
- Pruebas de enfermedades transmitidas sexualmente. Se pueden realizar chequeos vaginales para ver si hay señales de enfermedades como la clamidia, gonorrea o sífilis. Normalmente se hace durante la primera visita y, a veces, también en las siguientes.
- Análisis de orina. Se hace para ver si hay infección de las vías urinarias. Normalmente se hace durante la primera visita y, a veces, también en otras posteriores

AMNIOCENTESIS

Este procedimiento médico se realiza ocasionalmente durante el embarazo para determinar el estado de salud del feto, aunque raramente se hace a menos que haya una posibilidad de deformidad en el feto. La amniocentesis rutinaria sólo es recomendable para mujeres mayores de treinta y cinco años, mujeres con mayor riesgo de tener un bebé con síndrome de Down o con parejas que tienen un mayor riesgo de transmitir una anormalidad genética al niño. A la madre se le administra un anestésico local y luego se le inserta en el abdomen una aguja larga y hueca que extrae del útero líquido amniótico para ser analizado. La aguja puede verse con ultrasonidos, lo que permite obtener una imagen tridimensional en tiempo real del útero y el feto.

El líquido amniótico contiene células fetales que se pueden cultivar y testar. Aunque ha llegado a ser bastante común debido al retraso cada vez mayor en la edad en que las mujeres deciden quedarse embarazadas, este procedimiento conlleva riesgos tanto para la madre como para el feto. Entre los problemas que puede acarrear están intercambio de sangre entre la madre y el feto, infección del líquido amniótico, peritonitis, coágulos sanguíneos, hemorragia placentaria, y trabajo de parto prematuro. En consecuencia, es preciso un gran cuidado tanto para recomendar como para realizar esta prueba..

La amniocentesis sólo se debe hacer entre las semanas 16 y 18 de embarazo, y los resultados no se conocen hasta pasadas dos semanas. Se debe practicar solamente si se piensa dar por terminado el embarazo en caso de que se encuentre alguna anomalía, o si es necesario saber si existe algún tipo de problema que requiera cuidados prenatales.

CHORIONIC VILLUS SAMPLING (CVS)

Este examen se realiza en raras ocasiones y tiene más riesgo que la amniocentesis. La vellosidad coriónica son proyecciones digitiformes del saco embrionario que contienen células con la misma composición genética del embrión. Con este examen se toma una pequeña muestra del tejido coriónico y se analiza para determinar posibles anormalidades genéticas del feto. Este examen se puede realizar antes que la amniocentesis, por lo regular entre la octava y la décima semanas de embarazo, y sólo demora media hora, aproximadamente.

Este examen conlleva riesgo de infección, de sangrado de la madre o del feto, de aborto espontáneo, de inmunización de Rh, de defectos congénitos y de perforación de la membrana que cubre al embrión. El CVS se suele considerar un poco más arriesgado que la amniocentesis. Su principal ventaja, no obstante, es que se puede practicar al comienzo del embarazo, cuando darlo por terminado — en caso de ser necesario — es menos complicado y peligroso. Al igual que ocurre con todas las pruebas, la mujer debe evaluar detenidamente los pros y los contras antes de tomar su decisión.

ULTRASONIDO

El ultrasonido es un procedimiento común de diagnóstico médico que que consiste en utilizar ondas sonoras de alta frecuencia para crear imágenes dinámicas (sonogramas) de órganos, tejidos o flujos de sangre dentro del organismo. Los exámenes prenatales con ultrasonido son realizados por profesionales entrenados, como sonografistas, radiólogos y obstetras. La técnica consiste en usar un transductor que envía una corriente de ondas sonoras de alta frecuencia dentro del cuerpo y luego detecta sus ecos al rebotar en las estructuras internas. Las olas de sonido se transforman en impulsos eléctricos que se procesan para formar una imagen que se proyecta en una pantalla de computadora. Los vídeos de los retratos se obtienen a partir de estas imágenes.

El ultrasonido es una forma de energía. Incluso a niveles bajos, se ha demostrado que los estudios de laboratorio pueden producir efectos en los tejidos, como fuertes vibraciones y aumentos de temperatura. Aunque no hay evidencias de que estos efectos físicos dañen al feto, el hecho de que existan quiere decir que no podemos considerar los ultrasonidos prenatales como totalmente inocuos. Unos pocos estudios sugieren que la exposición al diagnóstico por ultrasonido durante el embarazo pueden tener repercusión en el desarrollo humano, como retraso en la función de hablar en los niños. Más aún, ha habido casos en que técnicos no preparados han realizado o interpretado los ultrasonidos, o en que la prueba se ha desempeñado sin supervisión cualificada. Algunos centros pueden tener equipos que no funcionen correctamente. Conviene tener en cuenta, por tanto, si merece la pena correr el riesgo con su bebé sólo para obtener un video. Aunque pueda haber razones para que la madre quiera tener un video, hay muchas otras para considerar que no debería tenerlo. El ultrasonido tiene usos legítimos como el diagnóstico del embarazo, de las anormalidades congénitas, para evaluar la ubicación de la placenta y para determinar si hay embarazos múltiples.

Estudio de los niveles de estradiol (Estriol Excretion Studies), prueba de no estrés (Nonstress Test), test de oxitocina (Oxytocin Challenge Test)

Estos exámenes se utilizan para determinar el estado de salud del feto. El estudio de los niveles de estradiol indica cuál es el mejor momento para que el bebé nazca, cuando la madre sufre de diabetes o presenta alguna complicación relacionada con el embarazo. La prueba de no estrés determina cómo se encuentra en general el bebé, y el test de oxitocina ayuda a predecir cómo le irá al bebé durante el trabajo de parto.

Si se decide que usted necesita alguno de estos exámenes, su médico o profesional de la salud debe discutir el tema a fondo con usted. Cuando esté en jugo cualquier clase de examen prenatal, no olvide que se trata de su cuerpo y de su hijo. Usted tiene derecho a pedir toda la información que necesite y a conocer las ventajas y los riesgos de cualquier procedimiento antes de someterse a él.

- Coma alimentos ricos en hierro, como vegetales verdes hojosos, prunes, raisins, y carne e hígado de vacuno criado orgánicamente, así como panes y pastas elaborados con harina integral (de granos enteros).
- Si su médico le prescribe suplementos de hierro, tómelos con vitamina C para ayudar a su absorción. Estos suplementos pueden causar estreñimiento, por lo que es recomendable comer muchos alimentos altos en fibra y aumentar su ingesta de fluidos.

Nota: No tome suplementos de hierro a menos que se le haya diagnosticado anemia.

ASMA

Muchas mujeres que tienen asma reducen su medicación cuando se quedan embarazadas porque no quieren dañar al feto, pero esto hace que sus síntomas empeoren. Según lo que sabemos, el feto corre más riesgo por el aumento de ataques de asma que puede sufrir la madre a consecuencia de reducir la medicación que por tomar ésta. Normalmente es mejor tomar medicamentos inhalados porque su acción es localizada. Las mujeres con asma deberían someterse a un chequeo cada cuatro-seis semanas mientras dure el embarazo. Consulte con su médico todos los detalles y cuestiones sobre su medicación.

Recomendaciones

- Evite las cosas que pueden propiciar ataques. Al menos mantenga su habitación como reducto de paz, donde pueda relajarse sin entrar en contacto con contaminantes que puedan activar un ataque.
- El purificador de aire personal Air Supply de Wein Products es un aparatito que sirve para bloquear microorganismos (virus, bacterias y moho) y micropartículas (polvo, polen y contaminantes) suspendidos en el aire. También elimina los vapores, olores y otros componentes volátiles que se encuentran en el aire.

CALAMBRES EN LAS PIERNAS

Los calambres en las piernas a menudo tienen su origen en deficiencias nutricionales, cambios circulatorios y/o en desequilibrios electrolíticos. Además, la tensión que soportan las piernas por el peso adicional puede contribuir a este problema.

Plan para el parto

Una manera de asegurarse de que sus deseos en lo que respecta al trabajo de parto y al nacimiento de su bebé quedan claros y son respetados es preparando un plan para el parto. Esto le permite decidir de antemano lo que desea y lo que ha decidido de entre las diversas opciones que se le pueden presentar durante el parto. Suele ser aconsejable hablar con su médico o la persona responsable de su atención médica y con su compañero. Antes de preparar su plan para el parto, estas son algunas de las cosas que debería preguntar y decidir:

- ¿Dónde va a dar a luz y qué posibilidades le ofrece ese centro? Por ejemplo, ¿quiere permanecer en la cama durante el trabajo de parto o prefiere tener la opción de caminar un poco, darse una ducha o sentarse en la bañera? Según un estudio, estar sentada en el agua templada de una piscina de partos durante la primera fase del mismo puede aliviar el dolor y reducir las probabilidades de necesitar una epidural. Investigadores de la Universidad de Southampton, Inglaterra, hicieron un experimento con cuarenta y nueve mujeres que estaban teniendo partos muy lentos. Las hicieron sentarse en una pileta acrílica de forma ovalada durante las primeras fases de sus partos con el agua a una temperatura de unos 98°F. Posteriormente, se compararon los resultados con los de cincuenta mujeres que recibieron cuidados tradicionales para partos lentos y los resultados fueron que las que estuvieron en el agua tuvieron menos necesidad de medicamentos para ayudarlas en las contracciones. También dijeron que sintieron menos dolor y más satisfacción por la libertad de moverse que las que recibieron los cuidados habituales. Plantee todas las opciones para el trabajo de parto con su médico o su comadrona.

- Si ha decidido usted tener su bebé en un casa privada, ¿quién estará allí y qué otras instalaciones puede necesitar?

- Si va a dar a luz en el hospital, ¿puede ponerse su propia ropa? ¿Escuchar música? ¿Mira un video?

- ¿Cuántas personas estarán autorizadas a quedarse con usted? ¿Cuántas personas quiere usted que estén a su lado? ¿Quiere que tomen fotografías o graben en video el parto?

- ¿Quiere que le inserten una línea intravenosa (IV) durante el trabajo del parto? En muchos lugares esto se hace por pura rutina. Sin embargo, no siempre es necesario.

- ¿Quiere que le administren medicamentos (normalmente oxytocin [Pitocin]) para acelerar el parto? La oxytocin normalmente se administra por vía intravenosa y puede añadir al dolor del parto.

- ¿Qué tipo de medicación quiere (si quiere alguna)? Si al redactar el plan para el parto decide no tomar medicación analgésica, ¿será posible recibirla si cambia de opinión en cualquier momento durante el trabajo del parto?

- Si decide que la mediquen para evitar cualquier dolor que pueda experimentar, ¿cuáles son sus posibles efectos secundarios? ¿Es seguro para el bebé si lo va a amamantar inmediatamente después de tomar la medicación? ¿Disponen su médico o comadrona de algún remedio homeopático y/o natural contra el dolor?

- ¿Qué métodos van a emplear para monitorear al bebé durante el trabajo de parto?

- ¿Debe dar a luz al bebé en la posición de litotomía (*lithotomy*) — tumbada sobre su espalda con los pies en los estribos?

- ¿Va a tener una episiotomía (*episiotomy*) — una incisión para agrandar la abertura vaginal, bien para permitir el uso de los forceps, para acelerar la salida del bebé o para evitar que el área se rasgue? — (Tarda más en curarse que una incisión).

- Probablemente la pregunta más importante sea la siguiente: ¿está usted dispuesta a someterse a una cesárea y, en que casos de emergencia, se la pueden hacer? Si ya tuvo una cesárea en un parto anterior, ¿contará esta vez con el apoyo de un parto vaginal después de cesárea (*vaginal birth after cesarean*, VBAC)?

- Más del 24 por ciento de mujeres estadounidenses que dan a luz en hospitales lo hacen por cesárea. La Organización Mundial de la Salud ha declarado que no hay ninguna justificación para que las cesáreas superen el 10 o 15 por ciento en ninguna zona del planeta. Los partos por cesárea cuestan el doble que los vaginales, la recuperación cuesta mucho más y la mujer tiene que permanecer en el hospital, como promedio, uno o dos días más. La razón más frecuente para hacer un cesárea suele ser que la madre ya tuvo una anteriormente. Pero un VBAC es posible, y usted debería hablar de esto con su médico o su comadrona. El riesgo de rasgar la incisión anterior es muy pequeño. Los casos en que una cesárea es necesaria por razones de emergencia son generalmente de dos clases: bien porque el cordón umbilical presenta un riesgo para el bebé; porque éste viene de nalgas (con el trasero y los pies por delante, o de lado, en lugar de cabeza abajo); porque la placenta se rompe antes de que el bebé nazca; o porque la cabeza del bebé es demasiado grande como para caber por la pelvis (casos excepcionales). Muchos problemas se pueden solucionar antes o durante el trabajo del parto sin tener que recurrir a una operación tan fuerte como una cesárea.

Recomendaciones

❑ Para prevenir los calambres en las piernas, aumente su ingesta de calcio y de potasio consumiendo alimentos como almendras, banano, toronja, low-fat cottage cheese, naranja, salmón, sardinas, semillas de sesame, productos a base de soya (como tofu) y yogur low-fat. También se necesita una cantidad adecuada de calcio para el adecuado desarrollo del feto y para prevenir la hipertensión arterial, que no es inusual al final del embarazo.

❑ Cuando vaya a dormir o a estar sentada, eleve las piernas por encima del nivel del corazón.

❑ No permanezca de pie en el mismo sitio durante períodos largos. Traslade el peso de su cuerpo de una pierna a la otra cada cierto número de minutos.

❑ No estire los pies con las puntas hacia abajo.

❑ Camine por lo menos una milla todos los días para estimular la circulación sanguínea de las piernas.

❑ Compruebe que sus niveles de calcio, potasio y magnesio están correctamente equilibrados. Normalmente lo más sencillo es tomar una fórmula que contenga los tres minerales en las proporciones adecuadas.

❑ Para aliviar los calambres, flexione los pies con las puntas de los dedos hacia arriba.

❑ Cuando la ataque un calambre, colóquese sobre el área afectada una botella de agua caliente o un heating pad y haga presión con las manos.

❑ *Ver también* CALAMBRES MUSCULARES en la Segunda Parte.

CIÁTICA

El nervio ciático es el más largo del cuerpo. Nace en el plexo sacral, en la parte baja de la espalda, se abre paso hacia la pelvis a través de una apertura llamada foramen ciático mayor, y sigue su curso por la articulación de la cadera y la parte posterior del muslo. La irritación de este nervio es frecuente durante el embarazo y suele desaparecer tan pronto como nace el bebé.

Recomendación

❑ Pídale a su médico que le recomiende un fisioterapeuta registrado o un quiropráctico con experiencia en el manejo de problemas relacionados con el embarazo. Lo mejor para este problema es tratarlo con un profesional competente.

DEPRESIÓN

La depresión se suele dar con bastante frecuencia durante el embarazo. Puede venir e irse, pero debido a los cambios hormonales, no es extraño experimentar al menos algún brote depresivo durante las cuarenta semanas de embarazo. También son comunes los cambios de estado de ánimo. No es infrecuente sentirse más volátil y emocional durante la gestación. Una cosa que ayuda es tener gente alrededor suyo que lo entiende y saben qué esperar.

Recomendaciones

❑ Si se siente deprimida, busque ayuda y no se resigne a ese estado. Tener a alguien con quien hablar y saber que no es usted la única que experimenta esos sentimientos puede ayudarle a superar los malos momentos durante esos momentos depresivos.

❑ La acupuntura se lleva practicando durante cientos de años para tratar la depresión.

❑ El ejercicio físico puede ayudar a reducir la depresión.

❑ Sea franca respecto a sus temores y preocupaciones relacionadas con tener un bebé. El embarazo y el parto son experiencias profundas y muchas mujeres suelen sentir ansiedad por las responsabilidades que esto conlleva. El embarazo es una experiencia emocional compleja y debe saber que es imposible sentirse feliz a todas horas.

❑ Si se queda embarazada mientras está tomando antidepresivos, consulte con su médico sobre el posible efecto de la medicación en el desarrollo del feto. No deje de tomar la medicación sin hablar antes con su médico.

DIABETES GESTACIONAL

Ésta es una forma de diabetes que se da sólo durante la gestación. Afecta al 3-5 por ciento de las embarazadas. Se produce porque la insulina (encargada de regular el azúcar sanguíneo) no funciona con la misma eficacia durante el embarazo debido a las hormonas secretadas por la placenta. El azúcar en sangre puede subir exageradamente y, aunque esto raramente causa daño a la madre, muchas veces provoca un aumento del peso del bebé y el niño puede nacer con niveles bajos de azúcar. Si el peso del bebé sube demasiado, puede haber complicaciones en el parto. La *macrosomía* (exceso de peso al nacer) existe cuando el peso supera las 9 libras y 14 onzas.

Las mujeres suelen someterse a exámenes del nivel de azúcar alrededor de la semana número veintiocho de embarazo. La prueba de la diabetes gestacional consiste en tomar un vaso de un líquido muy dulce que contiene 50 gramos de azúcar y en analizar el nivel de azúcar una hora más tarde para saber cómo la ha procesado el organismo. Entre los síntomas de la diabetes gestacional están la micción frecuente, mucha sed y aumento de la fatiga aunque también es probable que no aparezca síntoma alguno.

Recomendaciones

❑ Haga comidas ligeras pero frecuentes. No se salte comidas, incluso si siente náuseas.

❑ Hable con su médico de su dieta y de lo que está comiendo.

❑ Evite los alimentos ricos en azúcar y recuerde que algunos carbohidratos aumentan los niveles de azúcar más que el propio azúcar. (*Ver* DIABETES en la Segunda Parte.)

Aspectos para tener en cuenta

❑ Si su bebé nace con el azúcar bajo, una opción es darle bebidas dulces. Normalmente el azúcar retorna al nivel normal en unas pocas horas. Asimismo, el nivel de azúcar de la madre debería volver a la normalidad después del parto.

❑ Si el bebé es demasiado grande, es posible que su médico le recomiende dar a luz antes del cumplimiento, posiblemente por cesárea.

DOLOR DE ESPALDA

El dolor de espalda, que es frecuente durante el embarazo, se suele deber a las dificultades posturales y esfuerzos que la gestación supone al cuerpo. El aumento de peso, la relajación muscular que produce la hormona progesterona y el cambio del centro de gravedad contribuyen al dolor de espalda en las mujeres embarazadas.

Recomendaciones

❑ Para minimizar el dolor de espalda durante el embarazo, no permanezca en la misma posición durante períodos largos.

❑ Préstele atención a su postura. Mantenga siempre los hombros relajados y la espalda lo más derecha que pueda.

❑ Nadar es un buen ejercicio para aliviar la presión en la espalda y en las otras partes del cuerpo.

❑ Incluya en su rutina diaria dos o tres minutos de ejercicios suaves de estiramiento. Pero no haga ejercicios que impliquen doblarse hacia delante o estirarse hacia arriba con fuerza.

❑ Asegúrese de que su colchón tiene la suficiente firmeza y duerma con una almohada que le sirva de apoyo a la espalda. Duerma de lado, no de espaldas.

❑ No utilice zapatos de tacón alto. Los tacones altos desequilibran el cuerpo y le agregan tensión a la espalda. Utilice, más bien, zapatos planos o de tacón bajo que sean acolchonados por dentro y en los cuales sus pies queden cómodos, especialmente los dedos. Tenga en cuenta que quizás necesite una talla más grande de zapatos durante el embarazo.

❑ Enseñe a su pareja y a sus amigos cómo masajearle la espalda. Puede usar linimentos o aceites de hierbas.

❑ Aprenda a levantar objetos correctamente, poniendo menos presión sobre su espalda.

❑ Cuando le duela la espalda, empape una toalla en cider vinegar. Exprima la toalla y acuéstese de lado en la cama. Extienda la toalla directamente sobre la espalda. Relájese entre quince y veinte minutos.

❑ *Ver también* DOLOR DE ESPALDA en la Segunda Parte.

DOLOR EN LAS COSTILLAS

Este dolor se origina en la presión que ejerce el útero en crecimiento.

Recomendaciones

❑ Cambie frecuentemente de posición.

❑ No olvide que esta molestia es temporal y que suele desaparecer durante las últimas seis semanas de embarazo, cuando el bebé se acomoda en la posición de parto.

ECLAMPSIA Y PREECLAMPSIA

La preeclampsia es una complicación del embarazo caracterizada por la presión arterial alta, edema (inflamación provocada por la retención de fluidos) y un exceso de proteína en la orina. Puede surgir en la segunda mitad del embarazo o más tarde. Se desconoce su causa, pero si usted la ha sufrido en un embarazo anterior, el riesgo de volver a sufrirla en embarazos posteriores aumenta. Otros factores de riesgos son haber tenido múltiples partos, enfermedad renal, diabetes, lupus, hipertensión de larga duración y los factores hereditarios. Un pequeño porcentaje de mujeres que desarrollan preeclampsia luego también sufren de eclampsia, con ataques convulsivos y/o coma.

Antes se pensaba que la eclampsia y la preeclampsia eran producto de la toxemia, la presencia de algún tipo de toxina o veneno en la sangre, pero ahora se sabe que no es así. Si nota usted alguno de los síntomas de preeclampsia, es preciso que su médico le haga un seguimiento constante.

Las dosis recomendadas a continuación son para mujeres adultas.

Nutrientes

SUPLEMENTOS	DOSIS SUGERIDAS	COMENTARIOS
Ácidos grasos esenciales (black currant seed oil, flaxeed oil, Kyolic-EPA de Wakunaga, aceite de oliva, o primrose oil)	Según indicaciones de la etiqueta o prescrito por el médico.	Mejora la circulación, baja la presión arterial y adelgaza la sangre. *Advertencia:* No tomar si tiene problemas de coagulación.
Garlic (Kyolic de Wakunaga)	Según indicaciones de la etiqueta.	Eficaz para rebajar la presión arterial.
Vitamin E	200 UI al día.	Mejora la circulación. Usar en forma de d-alpha-tocopherol.

Recomendaciones

❑ Descanse tanto como sea necesario. El descanso es vitalmente importante si usted sufre esta dolencia.

❑ Asegúrese de que su médico o su comadrona son conscientes de todos sus factores de riesgo de sufrir preeclampsia.

Aspectos para tener en cuenta

❑ Si tiene usted presión arterial alta sin presentar ningún otro síntoma, su médico puede prescribir medicación contra la hipertensión.

❑ Como no se conoce su causa, no hay ningún tratamiento específico salvo el dar a luz el bebé.

EDEMA (HINCHAZÓN DE MANOS Y PIES)

Durante el embarazo aumenta la retención de fluidos debido a que el nivel del estrógeno del organismo se eleva. Esto puede hacer que las manos y los pies se hinchen, lo cual es normal durante este período. De todos modos, conviene estar atenta porque puede ser una indicación de alguna afección más grave llamada preeclampsia.

Recomendaciones

❑ Retírese los anillos que acostumbra utilizar. Si olvida hacerlo, podría ser necesario cortarlos para podérselos retirar.

❑ Apenas advierta que las manos, las piernas o los pies se están hinchando, comuníqueselo a su médico o profesional de la salud. A pesar de que un poco de hinchazón se considera aceptable, esta situación debe ser evaluada profesionalmente pues a veces el edema es el primer síntoma de toxemia, una complicación potencialmente grave del embarazo.

❑ Evite la sal y los alimentos muy procesados, y mantenga una dieta bien balanceada y rica en proteína. *No tome diuréticos (water pills).*

❑ Vista prendas sueltas y zapatos cómodos. Es posible que durante el embarazo necesite usar zapatos más grandes de lo que es normal para usted. Cuando nazca el bebé, sus pies volverán al tamaño normal.

❑ Cuando descanse, hágalo con los pies elevados.

❑ Camine todos los días una milla. Caminar ayuda a controlar el edema.

❑ *Ver también* EDEMA en la Segunda Parte.

EMBARAZO ECTÓPICO

El embarazo ectópico, conocido también como embarazo tubario, ocurre cuando el óvulo fertilizado queda insertado en las trompas de Falopio en lugar de en el útero. El resultado suele ser que la gestación no es viable porque el feto no tiene sitio para desarrollarse. Esta situación puede ocurrir si las trompas de Falopio quedan bloqueadas debido a la inflamación, al tejido cicatricial o a endometriosis, lo que imposibilita que el óvulo llegue al útero. Otras posibles causas son la existencia de anormalidades anatómicas, como deformaciones de las trompas de Falopio.

La manera más fácil de diagnosticar un embarazo ectópico, aparte de un examen pélvico, es midiendo los niveles de chorionic gonadotropin (hCG), una hormona producida por la placenta que va aumentando en cantidad hasta el final del primer trimestre. Si el nivel de hCG no aumenta, el médico puede considerar que el embarazo no progrese como debería y prescribir pruebas adicionales, como un ultrasonido, para comprobar dónde está creciendo el feto.

Aspectos para tener en cuenta

❑ No se conoce ninguna manera de salvar un embarazo ectópico: hay que extraer el feto para preservar la vida de la mujer. Esto se hace normalmente mediante un procedimiento quirúrgico y una laparoscopia.

❑ Si ha tenido usted un embarazo ectópico, en los sucesivos aumenta el riesgo de sufrirlo. Hable de este riesgo con su médico.

ENCÍAS SANGRANTES

El aumento del estrógeno durante el embarazo hace que las encías se hinchen, se vuelvan más blandas de lo normal y aumente su irrigación sanguínea. Estos factores vuelven a las encías más propensas al sangrado y a la infección, especialmente cuando la higiene oral no es óptima.

Recomendaciones

❑ Asegúrese de incluir en su dieta suficiente calcio y proteínas completas de alta calidad, como productos de soya.

❑ Aumente su consumo de alimentos ricos en vitamina C, pues la deficiencia de esta vitamina puede contribuir al sangrado de las encías.

❑ Si usted fuma, deje ese hábito preferiblemente *antes* de quedar embarazada. Fumar reduce el suministro de oxígeno al feto en desarrollo y agota las existencias de vitamina C del organismo.

❑ Cepíllese los dientes tres o cuatro veces al día (recuerde enjuagarse la boca bien), y masajéese las encías con los dedos muy limpios cuando sea necesario. Utilice dental floss todos los días.

❑ Visite a su dentista por lo menos una vez durante el embarazo y no deje de informarle de su gestación, pero no se haga tomar radiografías.

ESPASMOS, PUNZADAS O PRESIÓN EN LA INGLE

Cuando los ligamentos redondeados que conectan el útero con el área púbica se retuercen y entran en espasmo, se siente una especie de "punzada" en el lado derecho. Durante los últimos meses de embarazo puede haber presión en la parte baja de la ingle.

Recomendaciones

❑ Haga todos los días ejercicios recomendados por su médico o profesional de la salud. Hacer ejercicio suele aliviar estos problemas.

❑ Cuando tenga un espasmo, respire profundamente y dóblese hacia el punto donde experimenta el dolor para que el ligamento se relaje. Recuéstese de medio lado en su cama mientras tenga el espasmo.

ESTREÑIMIENTO

Los cambios hormonales característicos del embarazo ejercen un efecto relajante de los músculos, incluidos los del tracto digestivo. El aumento de la progesterona disminuye la eficacia del intestino. Las contracciones rítmicas normales del intestino tienden a volverse lentas y el resultado suele ser el estreñimiento. Esto ocurre normalmente durante el tercer trimestre.

Recomendaciones

❑ Consuma frutas frescas y secas, como prunes, raisins e higos.

❑ Consuma todos los días vegetales frescos y ensaladas que contengan una buena variedad de vegetales crudos de todos los colores.

❑ Aumente la cantidad de fibra de su dieta. Buenas opciones son bran, cereales y panes de grano entero. Empiece tomando dos cucharaditas de bran en un vaso de jugo de manzana dos veces al día. Es posible que el bran le produzca gases mientras su organismo se acostumbra, pero después no experimentará ninguna molestia.

❑ Tome todos los días entre seis y ocho vasos de líquido de 8 onzas cada uno, incluyendo agua.

❑ Camine por lo menos una milla al día y establezca una hora fija para evacuar el intestino todos los días. Esto es muy útil para la digestión y la eliminación. Eleve los pies y las piernas durante el proceso de eliminación para relajar los músculos del ano.

❑ Si su médico le prescribe suplementos de hierro, tenga cuidado porque le puede provocar estreñimiento. Aumente su ingesta de fluidos y coma mucha fibra.

❑ Si nada le resulta eficaz, hágase de vez en cuando un enema de agua a temperatura corporal.

❑ *No* utilice laxantes de los que venden sin receta médica, a menos que se lo ordene su médico o profesional de la salud.

❑ *Ver* Hemorroides más adelante en esta sección.

❑ *Ver también* ESTREÑIMIENTO en la Segunda Parte.

ESTRÍAS

Las estrías son líneas o surcos que aparecen en el abdomen, los glúteos, los senos y los muslos. Al principio son de color rojizo y poco a poco se vuelven blancas. La causa de las estrías es el rápido aumento de peso que es típico del embarazo, y aparecen cuando la piel sufre un estiramiento excesivo y las fibras de las capas profundas se desgarran. Aunque las estrías nunca desaparecen, con el tiempo se vuelven menos visibles.

Recomendaciones

❑ Pruebe la siguiente receta para evitar que le salgan estrías:

$^1/_2$ taza de aceite de oliva virgen
$^1/_4$ taza de gel de aloe vera
El contenido de 6 cápsulas de vitamina E
El contenido de 4 cápsulas de vitamina A

1. Mezcle todos los ingredientes en un blender.
2. Vierta la mezcla en un frasco y guárdela en el refrigerador.

Una vez al día aplíquese el aceite en el abdomen, las caderas y los muslos, es decir, en los sitios donde las estrías suelen hacer su aparición. Si usted es diligente y hace esto todos los días, es posible que logre evitar que le salgan estrías.

❑ Aplíquese tópicamente cocoa butter y/o crema de elastina, según las indicaciones de la etiqueta del producto. Estas sustancias son muy eficaces para combatir las estrías.

❑ Para prevenir la aparición de estrías durante la gestación, frótese los senos y el abdomen a diario con un aceite para masajes hecho de $^1/_2$ taza de almendras dulces con 50 gotas de aceite esencial de mandarín.

GASES (FLATULENCIA)

Como todas las molestias digestivas, los gases son frecuentes durante el embarazo. Incluso alimentos que no ocasionan malestar en otros momentos, durante el embarazo pueden causar dificultades.

Recomendaciones

❑ Lleve un diario de alimentos para determinar cuáles, o qué combinación de alimentos, le producen gases. Evite los alimentos de los cuales sospecha.

- Durante la gestación probablemente tenga que cambiar su dieta habitual ya que muchos alimentos que antes le gustaban ahora pueden dejarle de apetecer.
- En lugar de hacer tres comidas grandes al día, haga cuatro o cinco pequeñas comidas. Mastique bien y lentamente sus alimentos y no exija demasiado a sus intestinos.
- Consuma todos los días cuatro o más porciones de frutas y vegetales frescos.
- Beba tanta agua de calidad (no de la llave) como pueda.
- No deje de hacer ejercicio. Caminar es una buena manera de aliviar los gases.
- No hierba los vegetales durante demasiado tiempo; más bien, cocínelos ligeramente al vapor utilizando un steamer perforado.
- Para reducir los compuestos de azufre de los fríjoles (garbanzo, pinto y navy, entre otros), que son los causantes de los gases, haga hervir durante un minuto una taza de fríjoles con cinco tazas de agua. Luego cuele los fríjoles y agregue cinco tazas de agua fresca. Vuélvalos a poner al fuego, deje que suelte el hervor y continúe la cocción de acuerdo con las instrucciones. La col, coliflor y bróculi pueden causar flatulencia.
- Cuando coma alimentos que generan gases, tome el producto enzimático Beano con su primer mordisco. Esto debería ayudar a aliviar el problema.

HEMORRAGIA Y CONGESTIÓN NASALES

El aumento del volumen sanguíneo que se presenta durante el embarazo a menudo produce perforaciones en los pequeñísimos capilares de los conductos nasales, lo que ocasiona hemorragias. Por lo general, los conductos nasales internos también se hinchan. La deficiencia de vitamina C y de bioflavonoides es otro de los factores que contribuye a estos problemas, que suelen desaparecer cuando el bebé nace.

Recomendaciones

- Aumente su ingesta de alimentos ricos en vitamina C, como bróculi, cabbage, toronja, limón, naranja, peppers y strawberries.
- Si experimenta con frecuencia congestión nasal, consuma menos productos lácteos y suplemente su dieta con calcio y magnesio. Los productos lácteos tienden a estimular la secreción de mucosidad.
- Utilice un humidificador para preservar la humedad del tejido nasal.
- No utilice gotas ni esprays nasales. En cambio, llene un atomizador con agua caliente para vaporizarse las fosas nasales. Esto ayuda a humedecer la nariz y a contraer las membranas.
- *Ver también* HEMORRAGIA NASAL en la Segunda Parte.

HEMORROIDES

Las hemorroides son muy comunes durante el embarazo. Entre los diversos factores que contribuyen a este problema se cuentan el estreñimiento y la presión que ejerce el útero a medida que el feto aumenta de tamaño y de peso.

Recomendaciones

- Aumente su consumo de alimentos con fibra. Consuma abundantes vegetales crudos, frutas, frutas desecadas, bran y panes integrales. Estos alimentos son ricos en fibra y ayudan a ablandar la materia fecal, lo que facilita la evacuación. El paso de la materia fecal dura es muy doloroso y puede ocasionar sangrado.
- Tome todos los días entre seis y ocho vasos de líquido de 8 onzas cada uno, incluyendo agua, jugos y tés de hierbas.
- No puje en exceso si tiene estreñimiento.
- Para contraer las hemorroides, utilice compresas frías de witch hazel.
- Camine todos los días una milla para contribuir a la buena digestión y a la eliminación.
- *Ver también* HEMORROIDES en la Segunda Parte.

INSOMNIO

El insomnio es muy frecuente durante las últimas semanas del embarazo, porque es difícil encontrar una posición cómoda para dormir. El insomnio también puede deberse a deficiencia de vitaminas B o a la necesidad de levantarse durante la noche para orinar. Los cambios emocionales que acompañan el embarazo también intervienen en la dificultad para dormir que experimentan casi todas las mujeres embarazadas.

Recomendaciones

- Aumente su consumo de alimentos ricos en vitaminas B. (*Ver* VITAMINAS en la Primera Parte.)
- No se fuerce a dormir si no se siente realmente cansada. Lea, medite o haga alguna actividad suave mientras le da sueño.
- Tómese un baño templado (no caliente) y añada al agua un aceite relajante (como el lavender).
- Una buena opción es hacer yoga o alguna otra forma de meditación. Esto le puede ayudar a relajarse y pueden ser útiles durante y después del embarazo. (*Ver* Ejercicios de respiración; Imaginería guiada; Meditación; y Técnicas de relajación en CONTROL DEL DOLOR, en la Tercera Parte. También YOGA, en la Tercera Parte.)
- Tome una taza de té de hierbas caliente con miel o limón antes de acostarse o en medio de la noche. Los tés de

hierbas, por ejemplo de chamomile, marjoram, lemon balm y passionflower, son conocidos por su capacidad para inducir el sueño.

Advertencia: No utilice chamomile de manera permanente, pues puede producir alergia al ragweed. Evite por completo esta hierba si es alérgica al ragweed.

- ❑ Evite los estimulantes.
- ❑ No haga comidas pesadas antes de acostarse.
- ❑ Para aliviar la dificultad respiratoria, colóquese cómodamente con ayuda de almohadones.
- ❑ *Ver también* INSOMNIO en la Segunda Parte.

MAREO MATUTINO

Aproximadamente el 50 por ciento de todas las mujeres embarazadas experimentan algún grado de náuseas y vómito entre la sexta y la doceava semanas de embarazo. Estos malestares son normales y, aunque se conocen como mareo matutino, se pueden presentar en cualquier momento del día.

El vómito y las náuseas severos que no ceden después de la semana 12 se presentan aproximadamente en uno de cada trescientos embarazos. Este problema se llama *hyperemesis gravidarum*, y puede derivar en deshidratación, acidosis, malnutrición y pérdida importante de peso. Si persiste, puede poner en peligro la vida del feto. Las posibles causas de estas náuseas tan fuertes no están claras, pero se he encontrado una conexión entre ellas y la presencia de niveles muy altos de las hormonas estrógeno y gonadotropina coriónica humana, una hormona producida por la placenta que va aumentando en cantidad hasta el final del primer trimestre.

Otras causas posibles del vómito anormal son la enfermedad de los conductos biliares, toxicidad por drogas, pancreatitis, bajo nivel de azúcar, las deficiencias molares (una dolencia muy poco común en la que en lugar del feto, lo que va creciendo en el útero es una masa anormal), problemas de tiroides y trastornos inflamatorios del intestino.

Nutrientes

SUPLEMENTOS	DOSIS SUGERIDAS	COMENTARIOS
L-Methionine	1.000 mg al día.	Eficaz para prevenir las náuseas. Se utiliza para evitar la toxemia durante el embarazo.
Vitamin B_6 (pyridoxine) más magnesium	50 mg cada 4 horas. 400 mg diarios al despertarse.	Esta combinación de nutrientes previene y alivia las náuseas. *Advertencia:* Tomar esta combinación únicamente durante el tiempo necesario. No tomar durante más de seis semanas.

Hierbas

- ❑ El ginger en cápsula o en té es provechoso para aliviar las náuseas. Otras hierbas provechosas son catnip, dandelion, peppermint y hoja de red raspberry.

Recomendaciones

- ❑ Mantenga junto a su cama crackers o tostadas de trigo integral y coma algunas antes de levantarse.
- ❑ Haga comidas pequeñas y frecuentes, y consuma snacks integrales con mantequilla de nuez (excepto mantequilla de maní) o queso. Esto ayuda a que el estómago no esté vacío en ningún momento.
- ❑ No deje de consumir alimentos ni de tomar líquidos a causa de las náuseas.
- ❑ No se levante del asiento o de la cama demasiado rápido.
- ❑ Pruebe a usar *Nux vomica*, un remedio homeopático bueno para la naúsea.
- ❑ Tenga en cuenta que el mareo matutino no suele presentarse después de la semana 13 de embarazo. Si las náuseas o el vómito siguen mortificándola más adelante, consulte con su médico o profesional de la salud. Con el tratamiento adecuado, el pronóstico es favorable.

MICCIÓN FRECUENTE

La micción frecuente es normal tanto en los primeros meses de embarazo como en los últimos. Los cambios en el funcionamiento de los riñones y la presión que ejerce el útero al expandirse son las causas fundamentales. La mayoría de las mujeres embarazadas encuentran que la micción es aún más frecuente durante la noche.

Recomendación

- ❑ Aun cuando parezca que tomar líquidos agrava el problema, *no* disminuya su consumo de fluidos para tratar de minimizarlo. Tome entre seis y ocho vasos de líquido al día.

MOLESTIAS/INFECCIÓN EN LA VEJIGA

Durante el embarazo, la vejiga queda presionada por el útero a medida que éste aumenta de tamaño, además de tener que procesar, en general, muchos más fluidos. Es posible que tenga más ganas de orinar. Sin embargo, la vejiga no siempre se vacía por completo, por lo que es muy común tener infecciones, las cuales deben tratarse siempre.

Recomendaciones

- ❑ Evite alimentos azucarados. A las bacterias infecciosas les encanta el azúcar.
- ❑ Aumente la ingesta de fluidos. Tome agua de calidad o destilada y no la del grifo o llave. A pesar de la frecuencia urinaria, no recorte la toma de fluidos.

❑ Coma yogur natural (*plain*) todos los días, ya que contribuye a mantener un correcto balance de bacterias "amistosas" en el sistema.

❑ Utilice prendas de algodón y evite la ropa ajustada hecha de materiales sintéticos en contacto con su piel.

❑ No se haga duchas o lavados vaginales.

❑ *Ver también* CISTITIS (INFECCIÓN DE LA VEJIGA) y CANDIDIASIS en la Segunda Parte.

PARTO PREMATURO

Se considera prematuro al bebé nacido antes de la semana número treinta y siete de embarazo. Los partos prematuros son un problema importante de salud pública porque estos niños tienen un riesgo mayor de morir durante su primer año de vida o de sufrir trastornos cardíacos, pulmonares o cerebrales si logran sobrevivir.

Las mujeres a las que les cuesta más de un año quedarse encintas tienen un riesgo ligeramente superior al normal de tener un parto prematuro.

Aspectos para tener en cuenta

❑ La comunidad científica ha dado importantes pasos para diseñar una prueba más precoz y más segura que podría prevenir hasta 175.000 partos prematuros en los Estados Unidos. Investigadores dicen que han identificado proteínas que parecen predecir la inminencia de un parto prematuro. Esta prueba está ampliamente disponible y se administra a las mujeres con mayor riesgo entre las semanas veinticuatro y veintiocho de gestación. La prueba trata de detectar la presencia de fibronectina fetal, una proteína que se encuentra en el útero cuando la placenta comienza a separarse de la pared uterina. Si la proteína está presente quiere decir que la mujer tiene un riesgo mayor del normal de dar a luz en un plazo de siete días y se puede empezar a tomar medidas.

PROBLEMAS DE PIEL

Entre los problemas cutáneos más frecuentes durante el embarazo están las espinillas, el acné, las marcas rojas y el cloasma, o máscara del embarazo (manchas oscuras en la piel de la cara). Estos cambios cutáneos suelen desaparecer tan pronto como el bebé nace.

Recomendaciones

❑ Mantenga limpia la piel.

❑ Si usa maquillaje y tiene la piel levantada, use sólo cosméticos hipoalegergénicos con base de agua.

Aspectos para tener en cuenta

❑ El ácido fólico es uno de los nutrientes más esenciales durante el embarazo y suele ser beneficioso para aliviar los problemas de piel.

❑ *Ver también* ACNÉ y PIEL GRASOSA en la Segunda Parte.

SUDORACIÓN

Mientras la mujer está embarazada, su organismo se encarga de garantizar que su temperatura sea la ideal para el desarrollo del bebé. Además, al ir engordando también aumenta la cantidad de esfuerzo que se requiere para caminar, subir escaleras y realizar muchas actividades diarias. En consecuencia, es posible que durante el embarazo la mujer sude más que antes.

Recomendaciones

❑ Utilice prendas de vestir sueltas, livianas y cómodas. Elija prendas fabricadas con fibras naturales que "respiren".

❑ Mientras esté embarazada no se dé baños calientes de bañera. Esto aumenta la temperatura corporal y puede afectar al feto. Por la misma razón, absténgase de hacer ejercicio intenso, especialmente durante los meses calurosos.

TOS Y RESFRIADOS

Durante el embarazo son habituales las toses y los resfriados, y además suele costar bastante superarlos. Una vez que se ha contraído el resfriado hay poco que puede hacer salvo esperar a que siga su curso. Por eso es muy importante prevenir.

Recomendaciones

❑ Haga una dieta sana y aumente el consumo de alimentos que contienen vitamina C.

❑ Para la congestión haga inhalaciones de vapor con aceite esencial de eucalipto, lavender y limón.

❑ *Ver* RESFRIADO COMÚN en la Segunda Parte para recomendaciones adicionales. Puede usar cualquiera de los remedios que se mencionan para uso externo, pero consulte siempre con su médico antes de tomar cualquier nutriente o suplemento por vía oral.

VAHÍDOS

Durante el embarazo, pero especialmente durante el segundo trimestre, la presión arterial suele bajar debido a que el útero en crecimiento presiona los vasos sanguíneos principales. Asimismo, el suministro de sangre se ve sometido a un esfuerzo adicional y, en ocasiones, la sangre se acumula en la parte baja del cuerpo dejando al cerebro sin oxígeno suficiente por breves momentos. Esto puede producir vahídos.

Recomendaciones

- ❑ No cambie de posición rápidamente. Cuando esté acostada y vaya a sentarse o a pararse, hágalo muy despacio. Tómese su tiempo y concéntrese en lo que está haciendo.
- ❑ Si se ve obligada a permanecer parada mucho tiempo, manténgase en movimiento y estire los músculos para que la sangre le siga circulando adecuadamente.
- ❑ No tome baños calientes.
- ❑ Si nota que se va a desmayar siéntese en algún lugar seguro. Baje la cabeza y colóquela en las rodillas hasta que se recupere.
- ❑ Si tiene diabetes, asegúrese de que su nivel de sangre está bien controlado. (*Ver* DIABETES en la Segunda Parte.)

VÁRICES

Las várices son venas dilatadas cerca de la superficie de la piel. En muchos casos el problema se corrige apenas nace el bebé.

Recomendaciones

- ❑ Cada vez que pueda, siéntese y levante los pies por encima del nivel del corazón.
- ❑ Cambie a menudo de posición. No permanezca de pie durante ratos largos ni cruce las piernas cuando esté sentada.
- ❑ Si su médico le recomienda utilizar medias de compresión (support hose), no deje de hacerlo. Manténgalas cerca de su cama y póngaselas antes de levantarse.
- ❑ Camine una milla todos los días para promover la circulación.
- ❑ No utilice medias elásticas o apretadas en la rodilla, ligas, cinturones ni zapatos de tacón alto.
- ❑ *Ver también* VÁRICES en la Segunda Parte.

NUTRICIÓN Y EMBARAZO

Durante el embarazo es más importante que nunca hacer una dieta balanceada que sea rica en nutrientes y en fibra y baja en colesterol y en grasas nocivas. La siguiente tabla le servirá de guía para gozar de buena salud durante el embarazo.

Nutrientes

SUPLEMENTOS	DOSIS SUGERIDAS	COMENTARIOS
Muy importantes		
Iron	30 mg al día, o según indicaciones médicas. Para mejor absorción, tomar con 100 mg de vitamina C.	Durante el embarazo se requieren cantidades adicionales de hierro. Aumentar el consumo de fibra, debido a suplementos de hierro pueden causar estreñimiento.
o Floradix Iron + Herbs de Salus Haus	Según indicaciones de la etiqueta.	Fuente natural y no tóxica de hierro.
Protein supplement	Según indicaciones de la etiqueta.	La falta de proteína se ha asociado con defectos de nacimiento. Utilizar proteína proveniente de fuentes vegetales, como soya.
Quercetin	500 mg al día.	Este importante bioflavonoide promueve la correcta circulación.
Vitamin B complex más extra folic acid	Según indicaciones de la etiqueta. 400 mcg al día.	Previene las deficiencias. Un adecuado nivel de ácido fólico reduce el riesgo de defectos de nacimiento, como espina bífida.
Vitamin C con bioflavonoids	2.000–4.000 mg al día divididos en varias tomas.	Tomar dosis altas puede mitigar el dolor que produce el trabajo de parto.
Zinc	15–25 mg al día. No tomar más de 75 mg al día.	El consumo insuficiente de cinc puede ser una de las causas del bajo peso al nacer. Para mejor absorción, utilizar lozenges de zinc gluconate u OptiZinc.
Provechosos		
Acidophilus o Kyo-Dophilus de Wakunaga	Según indicaciones de la etiqueta. Tomar con el estómago vacío.	Proporciona las bacterias "amigables" necesarias para prevenir la candidiasis (infección por hongos), para proteger al bebé en el momento del parto y para asegurar la correcta asimilación de los nutrientes.
Bifa-15 de Eden Foods	Según indicaciones de la etiqueta.	Este suplemento natural de las bacterias intestinales ayuda en la producción de ácido fólico, enzimas, y las vitaminas B.
Body Language Essential Green Foods de OxyFresh	Según indicaciones de la etiqueta.	Favorece la salud y protege el tracto intestinal y las células sanguíneas.
Calcium	1.500 mg al día.	Necesario para la formación de huesos y dientes sanos. Puede prevenir la hipertensión y el nacimiento prematuro.
y magnesium	750 mg al día.	Debe tomarse de manera equilibrada con el calcio.
Carotenoid complex con beta-carotene	10,000 IU al día.	Precursor de la vitamina A. *Advertencia:* No debe reemplazar el betacaroteno por vitamina A. El consumo excesivo de vitamina A durante el embarazo se ha relacionado con defectos de nacimiento.
Coenzyme Q_{10}	Según indicaciones de la etiqueta.	Ayuda al organismo a transformar los alimentos en energía. Mejora la circulación y protege el corazón.
Kelp	Según indicaciones de la etiqueta.	Rico en minerales necesarios.

Multimineral y trace mineral complex	Según indicaciones de la etiqueta.	Provechoso para gozar de una salud óptima y para proporcionar un buen equilibrio de los nutrientes necesarios, lo que contribuye al desarrollo del feto.
Vitamin D_3	1.000 UI al día.	Necesario para la absorción del calcio y la formación de hueso.
Vitamin E	200 UI al día.	Los bebés prematuros y con bajo peso al nacer suelen presentar deficiencia de esta vitamina. *Advertencia:* No tome vitamina E durante el último mes de embarazo.
Vitamin K o alfalfa	Según indicaciones de la etiqueta.	Tomar en caso de sangrado excesivo. *Ver* Hierbas más adelante.

Hierbas

❑ La alfalfa es buena fuente de vitaminas y minerales, especialmente de vitamina K, que es esencial para la coagulación normal de la sangre.

❑ Durante las últimas cuatro semanas de embarazo es provechoso tomar blue cohosh, raíz de false unicorn y squawvine. Estas hierbas preparan al organismo para que el nacimiento sea más fácil y favorecen las contracciones.

Advertencia: Estas hierbas *no se* deben tomar durante los dos primeros trimestres del embarazo.

❑ La raíz de burdock, el dandelion, el ginger y el nettle enriquecen la leche materna.

❑ El té de hojas de red raspberry favorece la contracción del útero. También enriquece la leche materna. Tome solamente una taza al día mientras falten cuatro semanas para el parto. Después tome un quart al día.

❑ Las hierbas St. John's wort y shepherd's purse favorecen las contracciones del útero en el momento del parto.

❑ Evite las siguientes hierbas durante el embarazo: áloe vera (vía oral), angélica, árnica, barberry, black cohosh, bloodroot, cat's claw, celandine, cottonwood bark, dong quai, feverfew, ginseng, goldenseal, lobelia, mirra, uva de Oregon, pennyroyal, rue, sage, saw palmeto, turmeric y tansy. Siempre tome hierbas con precaución durante el embarazo, especialmente las primeras doce semanas.

Recomendaciones

❑ Haga una dieta nutritiva y bien equilibrada. Haga ejercicio con moderación, tome aire fresco y descanse mucho.

❑ No consuma junk food, demasiado café ni alimentos muy condimentados o fritos.

❑ No consuma carne, aves de corral ni pescado que no estén muy bien cocinados. No consuma carnes asadas a la parrilla. Se ha demostrado que cocinar carne a la parrilla produce agentes carcinógenos.

❑ No tome ningún medicamento durante la gestación sin consultar con su médico. El primer trimestre es el periodo más importante del desarrollo de su hijo. Muchas son las sustancias y medicamentos que pueden dañar al bebé, por lo que es absolutamente esencial que si planea quedarse embarazada, o si ya lo está, hable con su médico antes de tomar cualquier medicamento, con receta como sin ella, sobre sus posibles efectos. En la medida de lo posible, lo deseable es no tomar *ningún* medicamento durante el primer trimestre.

❑ No fume, no consuma alcohol en ninguna forma y no utilice drogas, excepto las que le prescriba su médico o el profesional de la salud que la esté atendiendo durante el embarazo.

❑ No tome suplementos que contengan el aminoácido fenilalanina. Este aminoácido puede alterar el desarrollo del cerebro del feto. También debe evitar los productos alimentarios que contengan el edulcorante aspartame (Equal, NutraSweet y otros productos), pues contiene cantidades elevadas de fenilalanina. (*Ver* ¿Es el aspartame un sustitutivo seguro del azúcar? en la página 13.)

❑ No tome aceite mineral porque bloquea la absorción de las vitaminas solubles en grasa. Consulte con su médico acerca de la conveniencia de tomar suplementos o medicamentos que se consiguen sin prescripción médica.

❑ Evite todas las actividades que le puedan hacer daño al abdomen o que exijan sacudirse, brincar o torcer el cuerpo. Así mismo, debe evitar las actividades que implican arrancar y parar rápidamente, porque durante el embarazo cambia el centro de gravedad del cuerpo y es fácil perder el equilibrio.

❑ No utilice cobija eléctrica. Algunos expertos han advertido que el campo electromagnético invisible que emana de las cobijas eléctricas puede aumentar el riesgo de aborto y de problemas de desarrollo.

❑ Tome baños y duchas con agua templada y no caliente ya que cualquier cosa que aumente la temperatura corporal básica puede causar defectos del tubo neural en el feto tales como anencefalia y espina bífida. Los bebés anencefálicos no desarrollan cerebro y raramente sobreviven. La espina bífida es un defecto de la médula espinal que afecta al bebé con distintos niveles de gravedad dependiendo de la importancia de la dolencia.

Aspectos para tener en cuenta

❑ Prevenir la malnutrición y el hambre en las mujeres embarazadas y en los niños puede ayudar a prevenir la obesidad en un futuro.

❑ La falta de cinc, manganeso y ácido fólico, al igual que el desequilibrio de los aminoácidos, se han vinculado con deformidades y retardo mental.

❑ La aspirina se ha asociado con deformidades del feto, hemorragia y complicaciones durante el parto.

❑ Los medicamentos isotretinoin (Accutane), que los dermatólogos prescriben en algunas ocasiones para tratar el acné, puede producir defectos de nacimiento, al igual que el etretinate (Tegison), que se utiliza para el tratamiento de la psoriasis.

❑ Todas las mujeres en edad de concebir deben tomar diariamente un suplemento de 400 microgramos de ácido fólico y un complejo de vitaminas B. La deficiencia de ácido fólico se ha relacionado con defectos neurológicos al nacer, como espina bífida y anencefalia. A fin de prevenir estos defectos, el organismo debe contar con esta vitamina B durante las seis semanas posteriores a la concepción, una fase crucial del desarrollo neurológico del feto. Como muchas mujeres sólo se enteran de que han quedado embarazadas varias semanas después de la concepción, la mejor manera de prevenir estos defectos congénitos es que las mujeres que tienen alguna probabilidad de quedar embarazadas tomen siempre una cantidad adecuada de este nutriente. Es recomendable tomar ácido fólico en suplemento, ya que muchas mujeres no obtienen una cantidad suficiente en la dieta. El ácido fólico no sólo mitiga el sangrado menstrual cuando es abundante, sino también la hemorragia durante el parto. Así mismo, favorece la lactancia. También los hombres deberían estar tan sanos como sea posible antes de concebir niños.

❑ Ambos progenitores deberían dejar de fumar y de tomar, así como cualquier droga — legal o no — al menos tres a seis meses antes de que decidan concebir. La marihuana, la heroína, la morfina y el tabaco reducen los niveles de hormonas sexuales masculinas y aumentan el riesgo de defectos al nacer.

❑ Los hombres deberían asegurarse de que obtienen una cantidad adecuada de selenio, cinc, vitaminas C y E y carotenoides.

❑ Tomar phenytoin (Dilantin) o phenobarbital, medicamentos que se utilizan para controlar las convulsiones epilépticas, cuadruplica el riesgo de tener un hijo con defectos cardíacos. Además, los antibióticos ampicilina (Omnipen, Polycillin) y tetraciclina pueden producir deformación del corazón. Hable con su médico para obtener una lista *detallada* de agentes y medicamentos teratogénicos (químicos que causan defectos al nacer). Entre estos están los siguientes (no exclusivamente):

- Algunos inhibidores ACE.
- Algunos medicamentos contra el acné.
- Algunos antibióticos.
- Algunos anticoagulantes.
- Algunos medicamentos contra el cáncer.
- Algunos preparados hormonales.
- Algunos medicamentos anticonvulsivos.
- Algunos medicamentos para el tratamiento de la tiroides.
- El consumo excesivo y prolongado de alcohol.
- Cocaína.

Estos teatógenos que afectan al desarrollo del bebé incluyen medicamentos que toman los hombres al tiempo de la concepción.

❑ El consumo excesivo de vitamina A se ha relacionado con paladar hendido, defectos cardíacos y otros problemas congénitos. Los alimentos ricos en vitamina A también pueden ser problemáticos. No obstante, los alimentos que contienen betacaroteno natural no son perjudiciales porque el organismo convierte el betacaroteno en vitamina A de acuerdo con sus necesidades y no en cantidades que podrían resultar tóxicas.

❑ Una de las mejores cosas que usted puede hacer por su hijo es amamantarlo durante los tres primeros meses de vida, por lo menos. La leche materna no es sólo el alimento más nutritivo para el bebé, sino que le proporciona agentes fundamentales para combatir las enfermedades. Durante la lactancia, la madre debe consumir diariamente quinientas calorías más de las que consumía durante el embarazo. Su dieta debe incluir una cantidad importante de líquidos y porciones adicionales de alimentos ricos en calcio. Si no le es posible amamantar a su bebé y tiene que alimentarlo con biberón, utilice un producto bien balanceado a base de soya. La leche de vaca no les aporta a los bebés humanos suficiente hierro, ácido linoleico ni vitamina E, y los bebés alimentados con leche de vaca tienen una probabilidad mayor de desarrollar alergias a la leche y a los productos lácteos más adelante en la vida.

PROBLEMAS RELACIONADOS CON LA HISTERECTOMÍA

La histerectomía es la extirpación quirúrgica del útero. Esta operación se realiza por diversos motivos. Una de las razones más frecuentes es la presencia de fibromas, crecimientos benignos en el útero que pueden ocasionar problemas. Más del 30 por ciento de las histerectomías que se realizan en Estados Unidos tienen por objeto extirpar fibromas uterinos. (*Ver* FIBROMAS UTERINOS en la Segunda Parte.) Otros motivos por los cuales se extirpa quirúrgicamente el útero son endometriosis (20 por ciento) y prolapso del útero (16 a 18 por ciento).

Los síntomas que llevan a contemplar la posibilidad de someterse a la histerectomía son muchos, pero entre ellos están sensación constante de pesadez e hinchazón, problemas del tracto urinario o incontinencia, períodos menstruales inusualmente largos y abundantes, hinchazón inusual de la región abdominal (a causa de los fibromas), infertilidad (a causa de los fibromas o de la endometriosis), complicaciones en el parto, cáncer e intolerancia a la terapia con medicamentos que se suele prescribir para la endometriosis.

La histerectomía se puede realizar de tres maneras:

- *Histerectomía total.* Este procedimiento implica extirpar el cuello del útero junto con el útero.
- *Histerectomía parcial (también denominada subtotal o supracervical).* En la histerectomía parcial se extirpa el útero, pero el cuello del útero y otros órganos reproductivos de la mujer se dejan intactos.
- *Panisterectomía (o histerectomía radical).* Éste es el procedimiento más extenso, pues no sólo se extirpa el útero, sino también los ovarios, el cuello del útero, los ligamentos de apoyo, tejidos, las trompas de Falopio, la parte superior de la vagina, los nódulos linfáticos de la pelvis y el útero.

Para extirpar quirúrgicamente el útero, los médicos plantean estas tres opciones:

- *Histerectomía abdominal.* En algunos casos, el médico puede optar por realizar la histerectomía mediante una incisión en el abdomen. Esta opción normalmente se adopta cuando la mujer afectada tiene un quiste o tumor en los ovarios. Debido a la incisión abdominal, se trata de la histerectomía más invasiva y traumática.
- *Histerectomía total por laparoscopia* (TLH, por sus siglas en inglés). Toda la operación se realiza con un laparoscopio (un microtelescopio) que se inserta en el ombligo a través de una incisión diminuta utilizando unos instrumentos quirúrgicos muy pequeños. Se suele hacer cuando el cirujano necesita tener una imagen completa de la región pélvica.
- *Histerectomía vaginal.* En estos casos se suele eliminar el útero desde la vagina. El médico puede decidir practicarla con un laparoscopio. Este método se denomina *histerectomía vaginal asistida por laparoscopia* (LAH, según las siglas en inglés).

Muchas mujeres experimentan serios problemas después de someterse a la histerectomía. El más obvio se presenta cuando junto con el útero se extraen los ovarios. La menopausia — con sus incomodidades — empieza de manera abrupta, porque el organismo se ve privado de estrógeno. Esta pérdida hormonal a su vez puede aumentar el riesgo de perder masa ósea, lo que suele preceder a la osteoporosis, y a una mayor probabilidad de contraer alguna enfermedad del corazón, depresión, problemas del tracto urinario, dolores articulares, dolores de cabeza, vahídos, insomnio y fatiga.

Incluso en las mujeres que conservan los ovarios se presenta a menudo una reducción drástica en la producción de estrógeno, y la menopausia llega, a veces, muchos años antes de lo normal. Parece que la causa es la interrupción y la reducción del suministro de sangre a los ovarios debido a la extirpación del útero. La menopausia se adelanta en más de la mitad de las mujeres a las cuales les han dejado los ovarios (histerectomía parcial).

Otro problema frecuente entre las mujeres que se someten a la histerectomía es que tras la operación disminuye su interés y su deseo sexuales. Investigaciones indican que el deseo sexual y la capacidad de disfrutar la sexualidad disminuyen considerablemente en la tercera parte de todas las mujeres que se someten a la histerectomía. La extirpación de los ovarios puede dar por resultado pérdida de la sexualidad porque ellos producen aproximadamente la mitad de los andrógenos, hormonas femeninas responsables del impulso sexual tanto en los hombres como en las mujeres. Sin embargo, la sexualidad puede afectarse independientemente de que se extirpen los ovarios. Estudios efectuados en Finlandia revelaron que extirpar el cuello del útero también disminuía la capacidad de alcanzar el orgasmo. Este problema puede aliviarse con una terapia de reemplazo hormonal.

No todos los problemas que se derivan de la histerectomía se relacionan directamente con las hormonas. Algunas mujeres sufren depresión porque saben que cuando el útero se pierde ya es muy tarde para decidir tener hijos. Así mismo, ningún procedimiento quirúrgico es 100 por ciento seguro ni garantizado. La probabilidad de que se presente por lo menos una complicación postoperatoria de menor importancia (por lo general, fiebre, sangrado o algún problema en la herida) es del 50 por ciento. Se calcula que de cada mil mujeres que se someten a la histerectomía una muere a causa de las complicaciones de la operación; también se calcula que el 10 por ciento requiere transfusión de sangre. Si existe la posibilidad de que usted vaya a requerir una transfusión debido a esta cirugía, debería hablar con su médico para planificar la donación de su propia sangre para el uso en la operación. (*Ver* HEPATITIS en la Segunda Parte para más información sobre transfusiones de sangre.)

Mucha gente se pregunta por qué en Estados Unidos se realizan más de seiscientas cincuenta mil histerectomías cada año. Muy pocas de esas intervenciones obedecen a problemas que amenazan la vida de la paciente, y es probable que muchas sean innecesarias. En una comparación per cápita, en Gran Bretaña se realizan la mitad de histerectomías que en Estados Unidos. Además entre las mujeres estadounidenses no se perciben beneficios para la salud derivados de la mayor frecuencia con que se practica esta operación. Fuera de Estados Unidos son muy pocas las histerectomías que se realizan por razones que los médicos llaman de "calidad de vida". La histerectomía produce esterilidad definitiva y ésta puede ser la razón (consciente o inconsciente) por la cual algunas mujeres y/o sus médicos optan por ella. El aspecto financiero no se puede pasar por alto. Estadísticas del U.S. Department of Health and Human Services indican que el número de histerectomías que se practican por medio de planes en los cuales los médicos son remunerados con una suma fija anual es muchísimo menor que el número de histerectomías que se realizan cuando los cirujanos son remunerados directamente cada vez que practican la operación.

Los siguientes suplementos pueden ayudar a contrarrestar los efectos secundarios desfavorables de la histerectomía.

Nutrientes

SUPLEMENTOS	DOSIS SUGERIDAS	COMENTARIOS
Muy importantes		
Boron	3 mg al día. No sobrepasar esta dosis.	Ayuda a la absorción del calcio y a evitar la pérdida de hueso, que se puede presentar después de la histerectomía.
Calcium	2.000 mg al día a la hora de acostarse.	La falta de estrógeno dificulta la absorción del calcio. Necesario para el sistema nervioso central.
y magnesium	1.000 mg al día a la hora de acostarse.	Aumenta la absorción del calcio.
Essential fatty acids (primrose oil)	1.000 mg 3 veces al día.	Ayudan al organismo a producir estrógenos.
Garlic (Kyolic de Wakunaga)	Según indicaciones de la etiqueta.	Pueden inhibir el crecimiento tumoral.
Potassium	99 mg al día.	Necesario para reemplazar los electrólitos perdidos a través del sudor cuando hay oleadas de calor.
Raw thymus glandular	Según indicaciones de la etiqueta.	Refuerza el funcionamiento del sistema inmunológico.
Vitamin B complex	100 mg 2 veces al día con las comidas.	Necesario para el sistema nervioso y para reducir el estrés. Utilizar una fórmula high-stress. Puede ser necesario aplicar en inyección (con supervisión médica).
Vitamin C con bioflavonoids	3.000–6.000 mg o más al día, divididos en varias tomas.	Esta vitamina antiestrés es necesaria para la reparación de los tejidos.
Vitamin E	200 UI al día.	Importante para la producción de estrógenos. *Advertencia:* No tomar este suplemento 2 semanas antes de someterse a cirugía.
Importantes		
L-Arginine y L-lysine	500 mg al día de cada uno, con el estómago vacío. Tomar con agua o jugo. No tomar con leche. Para mejor absorción, tomar con 50 mg de vitamina B_6 y 100 mg de vitamina C.	Estos aminoácidos esenciales son importantes para la recuperación después de la cirugía. Necesarios para evitar el desequilibrio de los aminoácidos. *Ver* AMINOÁCIDOS en la Primera Parte.
Micellized vitamin A emulsion de American Biologics más carotenoid complex	50.000 UI al día.	Importante para el funcionamiento inmunológico y para promover la reparación de los tejidos. Para dosis altas, la emulsión facilita la asimilación y brinda mayor seguridad.
más zinc	50 mg al día. No tomar más de 100 mg al día de todos los suplementos.	Estimula el sistema inmunológico. Para mejor absorción, utilizar lozenges de zinc gluconate o zinc methionate (OptiZinc).
Provechosos		
Melatonin	Según indicaciones de la etiqueta.	
Multiglandular complex (Cytozyme-F de Biotics Research)	Según indicaciones de la etiqueta.	Favorece el funcionamiento glandular.
Multivitamin y mineral complex	Según indicaciones de la etiqueta.	Restaura el equilibrio de las vitaminas y los minerales esenciales.

Hierbas

❑ Entre las hierbas que favorecen de manera natural la producción de estrógeno se cuentan anise, dong quai, fennel, fenugreek, ginseng, licorice, red clover, sage, suma y wild yam.

Advertencia: No utilice sage si sufre de algún trastorno convulsivo.

❑ Las siguientes hierbas pueden servir para aliviar los síntomas de quistes en los ovarios y de fibromas uterinos: black cohosh, black haw, blue cohosh, raíz de dandelion, lady's mantle (yarrow), milk thistle y pau d'arco.

❑ La hierba St. John's wort combate la depresión.

Recomendaciones

❑ Adopte una dieta hipoglicémica; consuma abundantes alimentos ricos en fibra, como vegetales, granos enteros y frutas con alto contenido de fibra. Además, es importante que consuma pescado, pechuga de pavo o de pollo sin piel, productos de soya y yogur, kéfir y cottage cheese low-fat por su aporte de proteína. Consuma con moderación productos ricos en almidón. No consuma azúcar refinado, harina blanca, alcohol, alimentos procesados, grasas saturadas ni alimentos que contengan colorantes artificiales, preservativos u otra clase de aditivos. En vez de dos o tres comidas grandes al día, haga entre seis y ocho comidas pequeñas y espaciadas con regularidad. (*Ver* HIPOGLICEMIA en la Segunda Parte por las sugerencias que brinda.)

❑ Evite la cafeína, las colas, los productos lácteos (excepto productos agrios low-fat), los alimentos procesados, la carne roja y el azúcar.

❑ Utilice vitamina E para evitar que la incisión cicatrice mal y para mitigar el escozor y la molestia en el área de la sutura. Abra una cápsula de vitamina E y aplíquese el aceite a lo largo de la incisión (no sobre los puntos).

❑ Si usted está considerando someterse a una histerectomía, analice el asunto con mucho detenimiento. Pida consejo y la opinión de otras personas. Averigüe qué alternativas hay. Y recuerde que si los problemas posteriores a la operación le parecen insoportables o inadmisibles, es imposible revertir la situación, pues el útero se pierde de manera definitiva. Los resultados de la histerectomía son irreversibles.

Aspectos para tener en cuenta

❑ A las mujeres mayores de cuarenta años que les practican la histerectomía a menudo también les extirpan los ovarios, supuestamente para evitar que más tarde en la vida se desarrolle cáncer de ovario. Sin embargo, muchos médicos dudan de la conveniencia de hacer esto, pues el cáncer de ovario es relativamente poco común.

❑ La terapia de reemplazo de estrógeno se suele recomendar tras la histerectomía. Infortunadamente, algunas mujeres tienen que someterse a ella debido a los síntomas severos que experimentan tras la operación. No todas las mujeres toleran este tipo de terapia. Nosotros opinamos que los estrógenos sintéticos son potencialmente peligrosos porque se relacionan estrechamente con cáncer de seno y enfermedades cardiovasculares. Por otra parte, los estrógenos naturales son seguros y eficaces. Entre las hierbas que promueven de manera natural la producción de estrógeno están anise, dong quai, fennel, fenugreek, ginseng, licorice, aceite de primrose, red clover sage, suma y wild yam. (*Ver* PROBLEMAS RELACIONADOS CON LA MENOPAUSIA Y LA PERIMENOPAUSIA en la Segunda Parte.)

❑ La histerectomía por lo general requiere cuatro o cinco días de hospitalización y la convalecencia dura aproximadamente seis semanas. La recuperación es más dolorosa cuando la incisión es vertical en lugar de horizontal. Además, la incisión vertical es un recuerdo permanente de la cirugía (la incisión horizontal se oculta por lo general bajo el vello púbico).

❑ Cada vez hay más pruebas de que la incidencia de enfermedades cardiovasculares, osteoporosis y Alzheimer es mayor entre las mujeres que se han sometido a una histerectomía.

❑ Algunos médicos son partidarios de la histerectomía cuando hay fibromas uterinos porque, según afirman, los fibromas bloquean el acceso a los ovarios durante los exámenes pélvicos, lo cual puede retrasar el diagnóstico de cáncer de ovario, si éste fuera el caso. Sin embargo, este punto de vista ya no se considera válido porque la tecnología de ultrasonido revela si existe alguna anomalía en los ovarios. Cuando haya necesidad de extirpar fibromas uterinos, se debe contemplar y realizarsiempre que sea posible una miomectomía. (*Ver* FIBROMAS UTERINOS en la Segunda Parte.)

❑ Hay casos en los cuales la histerectomía es ventajosa. Algunas mujeres logran evitar los principales cambios hormonales que son frecuentes después de la cirugía y, además de que cesan las molestias propias de la menstruación, se sienten liberadas porque ya no temen quedar embarazadas, lo que se traduce muchas veces en una vida sexual más satisfactoria. Sin embargo, estas mujeres son, quizás, la minoría.

❑ Aunque más de la mitad de las mujeres cuyos ovarios quedan intactos de todos modos experimentan una pérdida drástica de estrógeno, esto no siempre es permanente. Un régimen de vitaminas y minerales en suplemento puede disminuir el riesgo de perder cantidades significativas de estrógeno. No olvide utilizar los productos que estimulan de manera natural la producción de estrógeno.

❑ Si usted necesita terapia de reemplazo hormonal para controlar los síntomas posteriores a la histerectomía, tome las dosis más bajas posibles. A fin de disminuir el riesgo de desarrollar cáncer, pídale a su médico que le prescriba una hormona que combine estrógeno y progesterona.

❑ La Dra. Betty Kamen, experta en problemas de salud de la mujer, dice que la terapia de reemplazo hormonal se debe hacer a base de progesterona, y no de estrógeno.

❑ *Ver* PROBLEMAS RELACIONADOS CON LA MENOPAUSIA en la Segunda Parte.

❑ *Ver también* PREPARACIÓN PARA LA CIRUGÍA y RECUPERACIÓN en la Tercera Parte.

PROBLEMAS RELACIONADOS CON LA LACTANCIA

La lactancia materna, o amamantamiento, es la manera natural en que la madre de un recién nacido puede alimentar a su hijo, sin tener que depender de fórmulas artificiales ni de la leche de vaca. Además de que los senos femeninos están perfectamente diseñados para amamantar a los hijos, la lactancia materna les brinda tanto a la madre como al hijo una serie de ventajas de las cuales carecen el biberón y las fórmulas. Por ejemplo, la leche materna es mucho más fácil de digerir, evita el estreñimiento, disminuye la incidencia de alergias alimentarias y protege al recién nacido contra muchas enfermedades infecciosas. La lactancia materna también promueve el sano desarrollo oral, satisface la necesidad de succionar, fortalece el vínculo emocional entre madre e hijo y fomenta el contacto íntimo entre los dos. La lactancia es beneficiosa para la madre porque disminuye el riesgo de hemorragia, le da la oportunidad de descansar y ayuda a que el útero recupere su tamaño normal.

Las mujeres que dan el pecho reducen sus probabilidades de sufrir artritis reumatoide respecto a quienes no lo dan. La Dra. Elizabeth Wood Karlson, del Brigham and Women's Hospital en Boston, ha usado datos del estudio Nurse's Health Study para explorar la contribución de factores hormonales en el desarrollo de la artritis. Las mujeres que dieron de mamar a sus pequeños por un total de entre doce y veintitrés meses en el curso de su vida, mostraron un 30 por ciento menos de riesgo. Las que amamantaron un mínimo de veinticuatro meses redujeron el riesgo un 50 por ciento. Además de aumentar la resistencia del bebé a las bacterias y enfermedades y reforzar el vínculo materno-filial, la lactancia también ayuda a mejorar el desarrollo cerebral.

Algunos estudios han descubierto que, como promedio, los niños que fueron amamantados tienen un coeficiente intelectual superior (IQ) y obtienen mejores resultados académicos como adultos que quienes que no recibieron el pecho. En un estudio con 1.000 niños elaborado en el curso de dieciocho años se descubrió que los ácidos grasos poliinsaturados, especialmente el docosahexaenoic (DHA), contenidos en la leche materna, refuerzan el desarrollo intelectual (neurológico) del niño. Se cree que el DHA es esencial para el desarrollo del bebé. Los niños alimentados con fórmula infantil no reciben DHA y, a pesar de que la madre aporta una gran cantidad de DHA al bebé en el último trimestre de embarazo, una vez nacidos los bebés que no son amamantados dejan de recibir este nutriente tan importante.

Otro estudio realizado en Australia con 2.200 niños, muestra que los bebés que reciben el pecho durante al menos los cuatro primeros meses de vida tienen muchas menos probabilidades de sufrir asma, sibilancias u otras enfermedades alérgicas antes de cumplir los seis años. La leche materna también impide que la bacteria intestinal *Clostridium difficile*, responsable de graves inflamaciones del colon y diarrea en los adultos, se ligue a las paredes intestinales del bebé.

Muchos niños son alimentados con fórmula bien por razones médica, porque la madre no puede dar el pecho o porque decide no hacerlo.

Al igual que con todo lo nuevo y desconocido, la lactancia materna puede dar problemas. Esta sección brinda explicaciones y soluciones para los problemas más frecuentes.

CONGESTIÓN

Éste es un problema temporal que se presenta comúnmente entre el segundo y el quinto día después del parto. La congestión se origina en la combinación de dos factores: un flujo mayor de sangre a los senos y la presión que ejerce la leche, lo que produce hinchazón del tejido de los senos. La congestión puede presentarse con fiebre moderada; los senos se sienten llenos, duros, adoloridos y tirantes, y la piel se siente caliente y se ve brillante y distendida. El amamantamiento no produce necesariamente congestión de los senos.

Recomendaciones

❑ Alimente a su bebé con frecuencia y durante períodos cortos. Mientras sus senos estén congestionados, alimente a su hijo día y noche cada hora y media a cada dos horas.

❑ Para aliviar la presión, extráigase leche entre una lactación y otra.

❑ Aplíquese calor húmedo durante treinta minutos antes de amamantar a su bebé, y masajéese los senos durante la lactación para facilitar el flujo de la leche.

❑ No utilice pezoneras porque pueden alterar el patrón de succión del bebé, lesionar los pezones, reducir la estimulación del seno y disminuir la producción de leche.

❑ Para evitar la congestión, alimente sin demora a su bebé cada vez que pida, y déjelo succionar todo el tiempo que quiera.

❑ No deje de alimentar a su bebé ni una sola vez durante el día o la noche, y nunca se demore en hacerlo. No le dé a su bebé fórmula ni agua de azúcar, y deje que desocupe cada seno completamente cada vez que lo amamante.

❑ La American Academy of Pediatrics (AAP) recomienda que los recién nacidos tomen el pecho entre ocho y doce veces cada veinticuatro horas hasta que el bebé quede satisfecho, normalmente unos diez o quince minutos cada lado.

IRRITACIÓN DE LOS PEZONES

Las causas de la irritación de los pezones suelen ser succión incorrecta por parte del bebé, o posiciones u horarios inadecuados para amamantarlo. Esta clase de irritación también puede deberse a infección, generalmente con el hongo *Candida albicans*.

Recomendaciones

❑ Amamante primero a su hijo con el seno menos adolorido. Sin embargo, cuando ambos están adoloridos, se deben masajear mientras la leche empieza a bajar y está lista para que el bebé se alimente.

❑ Asegúrese de que las mandíbulas del bebé ejerzan presión sobre los puntos menos adoloridos. Cuando el bebé esté a punto de empezar a succionar, no lo aparte. Aprenda a relajarse.

❑ Darse un masaje en los senos desde la base hasta el pezón puede evitar el congestión. Hágalo durante las últimas semanas de embarazo y continúe después del parto.

❑ Si además de adoloridos los pezones están agrietados, aplíquese en ellos gel de aloe vera para aliviar el dolor y promover la curación. También son buenos para aliviar el dolor el aloe vera fresco, la calendula, el marshmallow y el slippery elm en forma de emplasto o de bolsas de té húmedas aplicadas sobre el pezón dolorido.

❑ Para aliviar las molestias durante el embarazo y la lactancia, aplíquese sobre los senos aceite de aguacate, ungüento de calendula, lanolin y aceite de oliva, por separado o combinados.

❑ Para prevenir el dolor en los pezones, alimente a su bebé frecuentemente. Esto evita que el bebé se sienta tan hambriento que succione con demasiada fuerza y muerda los pezones. Asegúrese de que la boca del bebé cubre tanta aureola (la parte oscura del pezón) como sea posible y de que no sorbe ruidosamente.

❑ Mientras esté amamantando al bebé, cambie de posición con frecuencia para rotar la presión que su boca ejerce en los senos . Entre una lactación y otra, mantenga secos los pezones y expóngalos al aire y al sol cada vez que pueda.

No se lave los pezones con jabón, alcohol ni productos a base de petróleo, pues pueden despojarlos de su protección natural. Aplique un poco de calostro al pezón y deje que se seque.

- ❑ Si a pesar de tomar todas estas medidas el dolor sigue siendo severo y persistente, podría tratarse de una infección por cándida. (*Ver* INFECCIONES POR HONGOS en la Segunda Parte.) Consulte con su médico.

MASTITIS (INFECCIÓN DE LAS GLÁNDULAS MAMARIAS)

La mastitis se puede presentar cuando no se trata la obstrucción de un ducto. La mastitis aguda es la infección acompañada de hinchazón del seno. Normalmente ocurre cuando una bacteria (generalmente es la *Staphylococcis aureus*) penetra en el seno de la madre a través de alguna fisura en el pezón. Las primeras semanas de lactancia es cuando las madres son más vulnerables a esta infección porque es en ese período cuando más fisuras aparecen en los senos. Entre los síntomas de la mastitis están dolor, enrojecimiento del seno, fiebre y síntomas parecidos a los del flu (gripe), secreciones de color amarillento de los pezones y cansancio generalizado. De hecho, a menos que se compruebe lo contrario, en las mujeres que están lactando todos los síntomas parecidos a los del gripe se deben considerar infecciones de las glándulas mamarias. Siempre que la madre tenga fiebre alta además de estos síntomas debería ir a ver a un médico.

Recomendaciones

- ❑ Tome líquidos en abundancia.
- ❑ Descanse lo suficiente.
- ❑ Deje que se sequen los pezones al aire libre después de amamantar para evitar las grietas y fisuras. Si a pesar de eso se agrietan los pezones, los puede recubrir con un poco de su propia leche o con jugo de aloe vera después que se han secado. También puede aplicarse calor con una botella de agua caliente o con un heating pad antes y después de dar el pecho. Otra opción para tratar las grietas y prevenir las infecciones es utilizar una lámpara de calor (100 watios) durante unos cuantos minutos después de amamantar. Coloque la lámpara a entre doce y dieciocho pulgadas del seno, o suficiente para no causar molestias.
- ❑ Es posible que su médico le aconseje dejar de amamantar hasta que se cure la infección. En ese caso, sáquese la leche con un extractor para evitar la congestión.
- ❑ Lávese bien las manos antes y después de la lactancia para eliminar gérmenes. Al acabar, límpiese bien el seno y el pezón.

Aspectos para tener en cuenta

- ❑ La mayoría de las infecciones menores se curan por sí mismas en unos pocos días. Las más graves pueden tardar en sanar alrededor de una semana si se tratan con antibióticos.
- ❑ Es posible que su médico o profesional de la salud le recete algún antibiótico seguro para las madres lactantes.
- ❑ En casos excepcionales, la infección del seno puede originar un absceso, lo que significa que el seno se llena de pus. Para que el absceso drene, es posible que haya que hacer una incisión (normalmente el médico la hará en su consultorio). Cuando aparece un absceso, la leche del seno infectado se debe extraer mediante masaje manual y se debe desechar. La madre debe seguir amamantando al bebé con el seno que no está infectado mientras el absceso se cura.

OBSTRUCCIÓN DE LOS DUCTOS

Los ductos se pueden obstruir cuando el bebé no los desocupa completamente al mamar o cuando la madre utiliza un brasier apretado. Entre los síntomas de que se ha obstruido un ducto están dolor y una protuberancia en el seno.

Recomendaciones

- ❑ Revísese atentamente los pezones para detectar minúsculos residuos de leche seca, y retíreselos lavándose el seno con mucha suavidad. Junto con la lactación frecuente en el seno afectado, la limpieza cuidadosa debe permitir que el ducto sane en un lapso de veinticuatro horas.
- ❑ Para estimular la salida de la leche, masajéese los senos presionando firmemente desde la pared torácica hacia los pezones.
- ❑ Cambie al bebé de posición cuando está mamando para que todos los ductos se vacíen.
- ❑ Como al comenzar a alimentarse el bebé succiona con más fuerza, póngalo primero en el seno afectado.

NUTRICIÓN DURANTE LA LACTANCIA

Los siguientes suplementos son provechosos para las madres lactantes. Después de consultar con su médico, es posible que usted decida suplementar su dieta con estas vitaminas y minerales.

Nutrientes

SUPLEMENTOS	DOSIS SUGERIDAS	COMENTARIOS
Esencial		
Free-form amino acid complex (Amino Balance de Anabol Naturals)	Según indicaciones de la etiqueta.	Suministra la proteína necesaria. La proteína de soya y los aminoácidos en estado libre son mejores fuentes que la proteína animal.

Provechosos		
Bifido Factor de Natren	1/2 cucharadita al día. Tomar entre comidas.	Para la madre. Estimula el sistema inmunológico y proporciona las bacterias "amigables" necesarias. Utilizar únicamente agua que no haya sido enfriada.
y LifeStart de Natren	1/4 cucharadita al día en agua o jugo.	Para el infante. Utilizar únicamente agua que no haya sido enfriada.
Calcium y magnesium	1.000–1.500 mg al día. 500–750 mg al día.	Tanto la madre como el bebé necesitan estos suplementos. Utilizar variedades chelate. No utilizar bone meal o dolomite, porque pueden contener plomo.
Multivitamin y mineral complex con vitamin B complex más extra	Según indicaciones de la etiqueta.	La madre y el bebé necesitan todos los nutrientes. Utilizar una fórmula high-potency.
folic acid	400 mcg al día.	
y vitamin C	3.000 mg al día.	
y vitamin D	400 UI al día.	
e iron	Según indicaciones médicas.	
y manganese	2 mg al día.	*Nota:* No tomar calcio y magnesio al mismo tiempo, pues compiten por ser absorbidos.

Hierbas

❑ Cualquiera de las siguientes hierbas es beneficiosa para las madres que están alimentando a sus bebés: alfalfa, blessed thistle, dandelion, fennel, horsetail y raspberry.

❑ La hoja de nettle tiene un efecto tonificante y contiene hierro, además de muchos otros nutrientes.

❑ Las hierbas black walnut, sage y yarrow disminuyen la producción de leche y se deben evitar mientras la madre esté amamantando a su hijo.

Recomendaciones

❑ Consuma una buena cantidad de brewer's yeast, huevos, nueces, semillas y granos enteros. En su dieta deben abundar los alimentos crudos.

❑ Hable con su médico acerca de la conveniencia de darle suplementos nutricionales a su bebé. A pesar de que la leche materna es un alimento casi perfecto, es baja en hierro y en vitaminas C y D. La madre debe mantener una dieta balanceada, pero también puede beneficiarse de tomar suplementos nutricionales y multivitamínicos.

❑ Si es necesario suplementarle al bebé la leche materna, utilice leche de almendra, Rice Dream (hecho con arroz integral) o una fórmula de leche de soya con una pequeña cantidad de papaya licuada en el blender. Estos productos se parecen a la leche materna, y cuando el bebé ya tiene varios meses de vida se les puede agregar una cantidad pequeña de blackstrap molasses o de brewer's yeast. Consulte siempre con su médico o profesional de la salud antes de introducir cambios en la dieta de su bebé.

Aspectos para tener en cuenta

❑ La Facultad de Medicina de UCLA informó de que la leche materna destruye un pequeñísimo parásito (*Giardia lamblia*) que puede producir enfermedades intestinales en los niños.

❑ Estudios recientes mostraron que cuando la madre consumía ajo aumentaba no sólo el deseo del bebé de tomar leche, sino el tiempo de lactación. El ajo es provechoso tanto para la madre como para su hijo. El producto Kyolic, de Wakunaga, es una manera ideal de consumir ajo pues no tiene olor y, por tanto, es más "sociable".

❑ Dado que la leche materna se genera a partir de una proteína extraída bien de la dieta o de las proteínas almacenadas en el cuerpo, usted debería considerar aumentar su ingesta proteínica, especialmente durante la pérdida de peso posterior al parto. Los estudios muestran que se perdería grasa, no músculo.

❑ La American Academy of Pediatrics (AAP) publicó recientemente una versión revisada de las directrices creadas en 1998 en las que se anima a las mujeres a amamantar. La AAP reafirma su postura de que la leche materna es la base de una buena nutrición infantil y recomienda que los recién nacidos *sólo* reciban leche materna durante los seis primeros meses de vida y nada más; es decir, nada de jugos, fluorides, hierro o vitaminas. Para más información, visitar http://aappolicy.aappublications.org.

❑ La Dra. Ruth Lawrence, autora de *Breastfeeding: A Guide for the Medical Profession*, dice que, dependiendo de los deseos de madre, la lactancia debería continuarse durante al menos el primer año, incluso cuando se van introduciendo nuevos alimentos, y más tiempo si la madre cree que es lo mejor para ella y para el niño.

❑ Se ha descubierto que prácticamente todos los medicamentos logran entrar en la leche materna, incluidos acetaminophen (Tylenol y otros), alcohol, anfetaminas, antibióticos, antihistamínicos, aspirina, barbitúricos, cafeína, cimetidine (Tagamet), cocaína, descongestionantes, diazepam (Valium), ergotamine, chlordiazepoxide (Librium), marihuana, nicotina y opiáceos (codeine, meperidine [Demerol], morphine). Entre los efectos que estas drogas pueden producir en los niños están diarrea, aceleración de la frecuencia cardíaca, desasosiego, irritabilidad, llanto, problemas de sueño, vómito y convulsiones. Además, algunas de estas drogas se acumulan en el organismo infantil y causan adicción.

❑ Un estudio con madres primerizas reveló que las que amamantaron durante más tiempo a sus hijos fueron las que recibieron entrenamiento en el hospital y un sacaleches (*breast pump*) para llevar a su hogar, en comparación con las madres que recibieron fórmula pero no sacaleches.

❑ El riesgo de desarrollar meningitis o infecciones severas de la sangre es muy bajo en los bebés que son amamantados. Estos bebés también tienen un riesgo entre 500 y 600 por ciento más bajo de desarrollar linfoma infantil, y en comparación con los bebés alimentados con biberón sufren de infección del oído interno sólo la mitad de las veces.

❑ La leche materna es muy rica en inositol, una vitamina B que desempeña un papel crucial en la supervivencia y en el desarrollo infantil.

❑ Las mujeres que se someten a mamoplastia de reducción (reducción de los senos por medios quirúrgicos) y posteriormente quedan embarazadas, conservan la capacidad de amamantar a sus hijos. Sin embargo, en un estudio sólo el 35 por ciento de las mujeres que se habían sometido a esta cirugía pudieron amamantar exitosamente a sus hijos, mientras que el 65 por ciento restante no los amamantó o dejó de hacerlo por diversas razones. No se reveló, sin embargo, si esto se debió a que las mujeres no producían la leche necesaria para amamantar a sus hijos. Las mujeres que están pensando en hacerse esta cirugía deben tener esto presente si más adelante desean tener hijos y amamantarlos.

❑ Estas son algunas de las recomendaciones que la AAP hace a los hospitales, pediatras y madres:

- Aunque la mamá y el bebé estén hospitalizados, la lactancia no debe detenerse a menos que la madre esté tomando algún medicamento que pueda dañar al bebé. En este caso, sólo se debería dejar de amamantar temporalmente, hasta que la madre elimine de su organismo los restos del medicamento.
- Todos los hospitales deben tener zonas reservadas para que las mamás puedan dar pecho.
- Todos los hospitales deben proporcionar a las madres lactantes extractores de leche.
- Hay que estimular a las compañías de seguros para que incluyen en sus pólizas la cobertura de los servicios y los instrumentos empleados durante la lactancia.

❑ Hoy en día hay asesoras especializadas y certificadas que les enseñan a las mujeres a amamantar a sus hijos y ponen a su disposición diversos recursos para ayudarles a superar los problemas que se pueden presentar. Su médico o la clínica donde dio a luz le pueden recomendar a quién acudir.

❑ La Leche League es un valioso recurso para las madres lactantes, pues es una organización que no sólo les brinda educación, sino que les sirve de grupo de apoyo. Busque en su directorio telefónico la que le quede más cerca o comuníquese con La Leche League International. (*Ver* Organizaciones Médicas y de la Salud, en el Apéndice.)

PROBLEMAS RELACIONADOS CON LA MENOPAUSIA

La menopausia es el momento en el cual la ovulación y la menstruación cesan, lo que marca el final de la fertilidad. Es importante resaltar que la menopausia *no* es una enfermedad, sino una fase normal en la vida, como la pubertad. Muchos años antes de que la mujer cesa de ovular, sus ovarios dejan en gran medida de producir las hormonas estrógeno y progesterona, consideradas comúnmente como hormonas sexuales o reproductivas. Aunque el estrógeno se considera una hormona sexual estrictamente ligada a la reproducción, también interviene en el funcionamiento de diversos órganos del cuerpo. Las células de la vagina, la vejiga, los senos, la piel, los huesos, las arterias, el corazón, el hígado y el cerebro contienen receptores de estrógeno y requieren que esta hormona estimule esos receptores para poder funcionar normalmente. El estrógeno se necesita, por ejemplo, para que la piel se mantenga suave y húmeda, para que el termostato interno del organismo funcione correctamente y para la formación normal de los huesos.

Aunque el nivel del estrógeno desciende notoriamente después de la menopausia, esta hormona no desaparece por completo del organismo femenino. Otros órganos asumen la responsabilidad de los ovarios y siguen produciendo una pequeña cantidad de estrógeno y otras hormonas. Los órganos conocidos como glándulas endocrinas producen hormonas a partir de los tejidos grasos cuya función es garantizar que las distintas funciones del organismo se desarrollen adecuadamente.

La progesterona opera en contraposición al estrógeno. Durante la segunda mitad del ciclo menstrual estimula los cambios en la pared del útero para completar su preparación para actuar como "hogar" para el huevo fertilizado. Si no se fertiliza ningún huevo, esa pared uterina se rompe y se expulsa, dando inicio a un nuevo ciclo. La progesterona también tiene efectos más allá del sistema reproductivo. Tiene efectos calmantes en el cerebro y parece afectar a otros aspectos del sistema nervioso.

La testosterona es la hormona más importante para el impulso sexual. Las mujeres producen mucha menos cantidad que los hombres — aproximadamente un 80 por ciento menos — pero es necesaria para mantener un apetito sexual sano.

La perimenopausia es el periodo en el que el cuerpo de la mujer se prepara para la menopausia. Para la mayoría de las mujeres, la producción hormonal comienza a decrecer a partir de la treintena. En este momento muchas mujeres no experimentan ningún síntoma, pero otras pueden tener síntomas como: ansiedad, sequedad cutánea, fatiga, sensación de llenura, dolores de cabeza, palpitaciones, calentones, insomnio, irritabilidad, menor apetito sexual, pérdida de concentración, cambios en el estado de ánimo, sudores nocturnos, disminución de la resistencia, incontinencia urinaria, sequedad y picor vaginal, ganancia de peso, manos y pies fríos, dolor en las articulaciones, pérdida de cabello y cambios en la piel.

La menopausia es el periodo de tiempo cuando la mujer deja de menstruar por completo. Para entonces, la mayoría de los problemas agudos que puede experimentar una mujer ya han pasado y se ha formado un nuevo equilibrio hormonal. Sin embargo, este es un periodo de gran vulnerabilidad a otras enfermedades potencialmente graves. A largo plazo, el menor suministro de estrógeno aumenta la probabilidad de enfermedades cardiovasculares, osteoporosis y atrofia vaginal. En particular, la osteoporosis es un problema serio para las mujeres después de la menopausia. Aproximadamente el 80 por ciento de las 250.000 fracturas de cadera que se producen al año en los Estados Unidos se deben a ella.

Con una dieta apropiada, suplementos nutricionales y ejercicio es posible minimizar e, incluso, eliminar, la mayoría de los efectos secundarios desagradables de la menopausia.

Las dosis dadas a continuación son para adultas.

Nutrientes

SUPLEMENTOS	DOSIS SUGERIDAS	COMENTARIOS
Muy importantes		
Beta-1, 3-D-glucan	Según indicaciones de la etiqueta.	
Cerasomal-cis-9-cetylmyristoleate	Según indicaciones de la etiqueta.	Lubrica las articulaciones y reduce la inflamación. *Advertencia:* Si usted tiene problemas de hígado, no debe tomar este suplemento.
Coenzyme Q_{10}	Según indicaciones de la etiqueta.	Para apoyar el sistema inmunológico de la desintoxicación de muchas sustancias peligrosas. También agiliza el metabolismo, alivia la depresión y la fatiga, aumenta la energía, apoya las glándulas suprarrenales, estimula el sistema inmunológico y, en general, mejora los procesos físicos y mentales del cuerpo.
más Coenzyme A de Coenzyme-A Technologies	Según indicaciones de la etiqueta.	
Dehydroepiandrosterone (DHEA)	Según indicaciones de la etiqueta.	Aumenta la función de la memoria, reduce el estrés, y aumenta el impulso sexual. *Advertencia:* DHEA se convierte en estrógenos y testosterona en el cuerpo. Si usted está tomando TRH, utilice con cuidado.
o 7-keto DHEA	Según indicaciones de la etiqueta.	Un metabolito de la DHEA que no se convierte en las hormonas sexuales.
Essential fatty acids (primrose oil, black currant seed oil, o Kyolic-EPA de Wakunaga)	Según indicaciones de la etiqueta.	Sedantes y diuréticos. Provechosos para las oleadas de calor. Importantes para la producción de estrógeno.
Lecithin granules	1 cucharada 3 veces al día antes de las comidas.	Importantes emulsificantes de la vitamina E, que reduce las oleadas de calor y los síntomas relacionados.
o capsules	1.200 mg 3 veces al día antes de las comidas.	
Multienzyme complex con hydrochloric acid (HCl)	Según indicaciones de la etiqueta. Tomar con las comidas.	Ayuda a la digestión. La producción de HCl disminuye con la edad. *Advertencia:* Si ha sufrido de úlcera, no debe utilizar HCl.
Soy protein	30 gramos al día	La soja contiene una forma de estrógeno. Ayuda a aliviar los bochornos y protegerse contra las enfermedades del corazón y la osteoporosis.
Ultra Osteo Synergy de American Biologics	Según indicaciones de la etiqueta.	
Vitamin B complex	Según indicaciones de la etiqueta.	Mejora la circulación y la función celular. Para mejor absorción, administrar en forma sublingual. Se puede aplicar en inyección (con supervisión médica).
más extra pantothenic acid (vitamin B_5)	100 mg 3 veces al día.	Esta poderosa vitamina antiestrés es necesaria para la función adrenal.
y vitamin B_6 (pyridoxine)	50 mg 3 veces al día.	Disminuye la retención de líquidos y alivia los síntomas.
y folic acid	Según indicaciones de la etiqueta.	
Vitamin D_3	600 IU al día.	
Vitamin E	200 UI al día.	Reduce las oleadas de calor y muchos otros síntomas. Para dosis altas, la emulsión facilita la asimilación y brinda mayor seguridad.
Importantes		
Boron	3 mg al día. No sobrepasar esta dosis.	Aumenta la absorción del calcio.
Calcium	2.000 mg al día.	Alivian el nerviosismo y la irritabilidad, y protegen contra la pérdida de hueso. Utilizar variedades chelate.
y magnesium	1.000 mg al día.	
Quercetin Plus de Nature's Plus o Nutrition Now	2 mg al día.	
Silica	Según indicaciones de la etiqueta.	Proporciona silicio, necesario para el tejido conectivo y para la absorción del calcio.
Zinc	50 mg al día. No tomar más de 100 mg al día de todos los suplementos.	Protege contra la pérdida de hueso y reduce los síntomas. Para mejor absorción, utilizar lozenges de zinc gluconate u OptiZinc.
más copper	3 mg al día.	

Hormonas, terapia hormonal y menopausia

Todas las mujeres pasan por la menopausia y, a medida que se acerca, deben evaluar si optarán por algún tipo de terapia hormonal, tanto si es terapia de reemplazo (HRT) con estrógeno y progesterona o terapia de reemplazo de estrógeno (ERT). Con objeto de tomar una decisión informada, primero es necesario entender algunas cosas sobre los diferentes tipos de hormonas.

En general, hay dos clases de productos hormonales disponibles: naturales y sintéticos. Las hormonas naturales son aquellas cuya estructura molecular es la más parecida a las hormonas fabricadas por el organismo. Algunos doctores alegan que la terapia de reemplazo hormonal no está suficientemente regulada. Dicen que, al considerarse naturales las hormonas, no han pasado por los tests tan rigurosos que tienen que pasar las hormonas sintéticas. Sin embargo, hay otros médicos que consideran que las hormonas sintéticas plantean riesgos adicionales para la salud de algunas, si no todas las mujeres. La realidad es que no hay respuestas sencillas y hace falta mucha más investigación sobre este asunto tan controvertido.

ESTRÓGENO

El organismo produce tres estrógenos naturales: estradiol, estrona y estriol. El estradiol es el estrógeno dominante producido por los ovarios. Los niveles más altos de estriol se dan durante el embarazo y se sabe que esta forma de estrógeno tiene un efecto protector contra el cáncer de seno. La estrona se forma a partir del estradiol y parece ser el estrógeno responsable del cáncer relacionado con una dependencia del estrógeno. El estradiol se utiliza en la terapia de reemplazo bajo marcas como las siguientes: Alora, Climara, Estrace, Estraderm, Fempatch y Vivelle. Algunas se administran oralmente, mientras que otras se absorben por medio de parches que se colocan en la piel. Tanto el estriol como la estrona están disponibles para la terapia de reemplazo.

Los médicos también suelen prescribir otras formas sintéticas de estrógeno. Se trata de sustancias que actúan en el organismo como si fueran estrógeno pero son menos similares, a un nivel molecular, que los propios estrógenos naturales del organismo. Se elabora estrógeno conjugado o esterificado a partir de la orina purificada de yeguas embarazadas.

Premarin es el estrógeno sintético más prescrito para la HRT.

PROGESTERONA

Si está usted pensando en hacerse una terapia de reemplazo o está perimenopáusica es importante comprender el concepto de dominancia de estrógeno. Se llama así a la situación que puede ocurrir si no se mantiene el equilibrio correcto entre el estrógeno y la progesterona. Entre los síntomas de esta afección están la falta de energía, retención de fluidos, sensación de hinchazón y ganancia de peso. La dominancia de estrógeno también puede aumentar la probabilidad de sufrir ciertos tipos de cáncer, especialmente el del endometrio. Esto es por lo que, a menos que haya usted pasado por una histerectomía, los regímenes de HRT normalmente incluyen tanto estrógeno como progesterona. Existen muchas cremas naturales de progesterona que puede prescribirle su doctor. Están hechas de diosgenin, una sustancia natural contenida en los yams y en el fenugreek. Ese mismo químico se emplea para producir una forma sintética de progesterona llamada progestina. Esto es, la progestina es una forma sintética de progesterona proveniente de una fuente natural.

TESTOSTERONA

La testosterona es la hormona esencial para el deseo sexual en ambos sexos, además de reforzar la piel, los músculos y los huesos. Las mujeres pueden necesitar esta hormona en caso de disminución del deseo sexual. La terapia hormonal se puede hacer tanto con testosterona natural como con metiltestosterona. Existen versiones sintéticas de la testosterona pero parecen causar más problemas que las versiones naturales. Asimismo, con las formas sintéticas hay que vigilar estrictamente las dosis ya que el exceso puede provocar efectos secundarios.

CLASES DE TERAPIA DE REEMPLAZO

Dos son los métodos básicos de terapia de reemplazo hormonal: con una sola hormona o con una terapia de combinación. La terapia con una sola hormona normalmente emplea sólo estrógeno. Por tanto se ha denominado como ERT. La ERT sigue siendo la terapia más prescrita para mujeres que han tenido una histerectomía, o aquéllas cuyo útero no está intacto. El tratamiento con ERT no debe administrarse a las mujeres que tienen el útero intacto ya que puede aumentar el riesgo de cáncer del útero o del endometrio (la pared uterina) entre seis y ocho veces.

El estrógeno está disponible en tabletas, parches, cremas y anillos vaginales, y geles intervaginales. Las cremas, anillos y geles se usan para la sequedad y escozor vaginal o para los problema urinarios. Además de venir en diversas formas, los productos de estrógeno se presentan en varias dosis. Lo apropiado es que cada mujer hable directamente con su médico para saber lo que le conviene en su caso particular.

La terapia de combinación hormonal (HRT) usa tanto el estrógeno como la progesterona (normalmente en forma de progestina, una variante sintética de la hormona). La HRT se prescribe normalmente a mujeres que mantienen el útero y los ovarios y que están llegando, o han llegado, a la menopausia. Se cree que la progestina protege contra el mayor riesgo de cáncer uterino proveniente de tomar únicamente estrógeno. Existen diferentes dosis y métodos para tomar estas hormonas; lo mejor es que hable directamente con su médico para determinar cuál es el mejor para usted.

Además de la ERT y la HRT hay una terapia de combinación de estrógeno y testosterona. Se suele administra cuando los análisis indican que los niveles de estas hormonas están bajos.

RIESGOS Y BENEFICIOS

En 1993 se inició un estudio por parte de la Women's Health Initiative (WHI) y patrocinado por los National Institutes of Health (NIH) para comprobar los riesgos y beneficios asociados a la HRT. El estudio fue realizado con 16.600 mujeres de edades comprendidas entre los cincuenta y setenta y nueve años. Se estudiaron dos grupos, uno que recibió ERT y otro al que se administró HRT.

En julio de 2002 se detuvo el estudio con mujeres que recibían HRT debido al aumento en el riesgo de cáncer de seno, infartos de miocardio, derrames cerebrales y coágulos. En marzo de 2004, las mujeres con úteros intactos dejaron de tomar ERT debido al mayor riesgo de derrame cerebral. Sin embargo, los datos no despejaron las dudas sobre si la ERT aumentaba el riesgo de coágulos. La investigación mostró también una correlación entre el riesgo de desarrollar cáncer de los ovarios cuanto más duraba la terapia de ERT.

En general, al igual que en otros tratamientos, la terapia hormonal promete ciertos beneficios, pero también presenta riesgos. Estos son algunos de los riesgos y beneficios más estudiados:

- *Envejecimiento.* La mayoría de los estudios muestran que la HRT mantiene la piel más flexible y los órganos sexuales mejor lubricados, con menor atrofia (adelgazamiento de los tejidos).
- *Enfermedad de Alzheimer.* Un estudio editorializado en el *Journal of the American Medical Association* indica que la HRT parece causar problemas de memoria y en la capacidad de pensar cuando antes se creía que prevenía la demencia y el Alzheimer.
- *Coágulos.* Según un estudio del WHI publicado en julio de 2002, las mujeres que se someten a una terapia hormonal combinada, HRT, mostraron el doble de riesgo de desarrollar coágulos que aquellas que no recibieron HRT.
- *Cáncer de seno.* Según dicho estudio del WHI, los datos acumulados muestran una fuerte correlación entre la terapia hormonal combinada, HRT, y el cáncer de seno lobular invasivo (infiltrante) y el cáncer de los conductos mamarios. De hecho, el estudio mostró un aumento del 26 por ciento en los casos de cáncer de seno.
- *Cáncer colorrectal.* Diversos estudios sugieren que las mujeres que reciben HRT están mejor protegidas contra este tipo de cáncer que las que no la reciben. Todas las mujeres mayores de cuarenta años deberían someterse a exámenes colorrectales para detectar la presencia o no de cáncer.
- *Enfermedad cardíaca.* Según el estudio del WHI, la terapia hormonal combinada está relacionada con un aumento del 29 por ciento en el riesgo de enfermedades cardíacas. Estas enfermedades matan más mujeres que todos los cánceres juntos, por lo que es importante tomar medidas que nos protejan contra ellas, tanto si se opta por someterse a la terapia hormonal como si no. (*Ver* ATAQUE CARDÍACO en la Segunda Parte.)
- *Calentones y cambios de estado de ánimo.* La terapia hormonal, bien ERT como HRT, debería eliminar los calentones y aliviar los cambios anímicos, aunque eso depende también de qué es lo que los causa exactamente.
- *Osteoporosis.* Parece ser que la terapia ERT sí protege a las mujeres contra la pérdida ósea y la osteoporosis. Para la prevención de la osteoporosis, los expertos recomiendan tomar estrógeno con unos 1,000 miligramos de calcio al día. (*Ver* OSTEOPOROSIS en la Segunda Parte.)
- *Derrame cerebral.* El estudio del WHI concluyó que las mujeres que recibieron tratamiento HRT (combinado) vieron aumentar el riesgo de derrame en un 41 por ciento.
- *Haciendo* un resumen de las terapias según el tipo de hormona, ciertos riesgos se pueden describir de la siguiente manera:
- *ERT (sólo estrógeno).* Se relaciona con un aumento en el riesgo de osteoporosis y, posiblemente, un aumento en el riesgo de demencia o pérdida de memoria, así como con la disminución del riesgo de fractura de cadera. No se ha encontrado ninguna relación con el riesgo de padecer cáncer de seno o enfermedades cardíacas.
- *HRT (estrógeno más progestina).* Comparado con mujeres que no se sometieron a esta terapia, la HRT se ha relacionado con un mayor riesgo de cáncer de seno, coágulos, derrame cerebral y demencia (también la enfermedad de Alzheimer), así como, por otro lado, con una disminución del riesgo de fractura de cadera, cáncer colorrectal y del endometrio.

TOMAR LA DECISIÓN

La decisión sobre si someterse o no a una terapia hormonal no es sencilla y tampoco existen respuestas fáciles. Sólo muy recientemente están comprendiendo los científicos los verdaderos efectos del reemplazo de estrógeno. Y hay diversos factores que influyen en el riesgo que asume la mujer, como su edad al inicio del tratamiento, la duración de éste y el método de administración (parche o píldora).

Cada una tiene que sopesar sus propios factores y decidir si los beneficios potenciales superan a los riesgos. También debe usted decidir si va a tomar hormonas sintéticas o naturales o sí va a tratar los posibles trastornos y molestias que vaya sufrir de forma holística, recurriendo a los nutrientes y otros remedios tratados en esta sección.

Otros aspectos a considerar son cuándo iniciar la terapia hormonal y durante cuánto tiempo hay que seguirla. Algunos médicos piensan que el mejor momento para iniciarla es durante la perimenopausia. Pero muchos otros creen que esto es innecesario y que con una dieta adecuada, un buen control del estrés y ejercicio físico las mujeres no necesitan someterse a terapia de reemplazo hormonal tan pronto, a menos que existan razones de mucho peso para ello. Platíquelo con su médico. Hable también sobre cuánto tiempo debería seguir el tratamiento HRT. Frecuentemente, las incomodidades de la menopausia y la perimenopausia desaparecen con relativa rapidez, de modo que es posible que sólo deba estar en terapia durante poco tiempo. Por otra parte, si está usted bajo terapia hormonal debido a alguna cuestión más grave a largo plazo, como la prevención de la osteoporosis, le pueden prescribir duraciones diferentes. En todo caso, consulte con su médico.

Menopausia masculina

El término "menopausia masculina" se usa a veces a modo de chiste, para hablar de una forma medio despectiva de la "crisis de la mediana edad". Pero aunque los hombres no enfrentan el final de su fertilidad como las mujeres, sí sufren importantes cambios hormonales y físicos en ese periodo vital. Por ello, es preciso que los hombres presten mucha atención a estos cambios, conocidos también con el término de "andropausia".

Durante la menopausia masculina, se puede notar una pérdida del interés sexual, aumento de la ansiedad, depresión y cambios en los estados de ánimo, así como una sensación de fracaso. Son síntomas que los acompañan al declive de los niveles de testosterona (empiezan a bajar a partir de los cuarenta años — a veces antes — y esto puede provocar pérdida de apetito sexual, cambios en el estado de ánimo, irritabilidad e incluso aumento del riesgo de enfermedades cardíacas. Si, efectivamente, se detecta una bajada de la testosterona, se puede prescribir una terapia de reemplazo. Pero antes de proceder con ella, el hombre debería someterse a una prueba de la próstata (*prostate specific antigen* (PSA)) para excluir la presencia de cáncer y hablar con su médico francamente sobre los posibles efectos secundarios de dicha terapia hormonal. Se recomienda también chequear los niveles de DHEA y estrógeno (una hormona tanto masculina como femenina) para que, si es necesaria la terapia, se ajuste a las necesidades concretas del paciente.

Muchos de los suplementos mencionados en esta sección pueden ayudar a los hombres a gestionar estos cambios y contribuir a facilitar la transición de un periodo de la vida a otro.

Provechosos		
L-Arginine y L-lysine	500 mg 2 veces al día. 500 mg al día, con el estómago vacío. Tomar con agua o jugo. No tomar con leche. Para mejor absorción, tomar con 50 mg de vitamina B_6 y 100 mg de vitamina C.	Disintoxica el hígado y elimina el amoníaco de la sangre. Ayuda al funcionamiento hepático. *Ver* AMINOÁCIDOS en la Primera Parte.
Meno-Fem de Prevail	Según indicaciones de la etiqueta.	Contiene gamma-oryzanol, componente del aceite de salvado de arroz que controla eficazmente los síntomas molestos de la menopausia.
Multiglandular complex	Según indicaciones de la etiqueta.	Estabiliza el nivel de las hormonas. *Ver* TERAPIA GLANDULAR en la Tercera Parte.
Multivitamin y mineral complex	Según indicaciones de la etiqueta. Tomar con las comidas.	Todos los nutrientes son necesarios tanto para la producción de las hormonas como para su normal funcionamiento.
con potassium	99 mg al día.	Reemplaza el potasio perdido a través del sudor cuando hay oleadas de calor.
y selenium	200 mcg al día.	Importante micromineral que influye en el equilibrio normal de las hormonas.
Vitamin C más mixed bioflavonoids	3.000–10.000 mg al día. 1.000 mg al día.	Provechoso para combatir las oleadas de calor.

Hierbas

❑ Para aliviar la sequedad vaginal, haga una pasta con gel de aloe vera y polvo de slippery elm que tenga la consistencia de la pasta dental e introdúzcala en la vagina durante la noche.

❑ La damiana aumenta el deseo y el placer sexual.

❑ Amaranth, chickweed, hojas de dandelion, nettle, seaweed y berros son ricos en calcio y pueden ayudar a prevenir la osteoporosis.

❑ Las hierbas anise, black cohosh, fennel, licorice, raspberry, sage, raíz de unicorn y raíz de wild yam estimulan de manera natural la producción de estrógeno.

Advertencia: No utilice licorice todos los días durante más de siete días seguidos y evítelo por completo si su presión arterial es alta. No utilice sage si sufre de algún trastorno convulsivo.

❑ Hops y la raíz de valeriana ayudan a calmar el organismo y promueven un sueño reparador.

❑ Las hierbas gotu kola, black cohosh, red clover y dong quai mitigan las oleadas de calor (calentones), la sequedad vaginal y la depresión.

❑ La St. John's wort combate la ansiedad y la depresión.

Recomendaciones

❑ El 50 por ciento de su dieta debe consistir en alimentos crudos. Tome un suplemento proteínico para estabilizar el azúcar sanguíneo. Agréguele a su dieta blackstrap molasses, bróculi, hojas de dandelion, kelp, salmón con huesos, sardinas y pescado de carne blanca.

❑ Coma alimentos ricos en fitoestrógenos, como granos de soya, flaxeeds, nueces, granos integrales, manzanas, fennel, apio, parsley y alfalfa. La soya y las isoflavonas de soya pueden aliviar las oleadas de calor producto de la menopausia. Es posible que sea el alto consumo de estos productos lo que explique que los calentones y otros síntomas menopáusicos sean tan raros en las culturas asiáticas.

❑ No consuma ningún producto de origen animal, excepto los que se recomiendan en esta sección. Evite los productos lácteos y limite su consumo a pequeñas cantidades de yogur o buttermilk low-fat. Los productos lácteos y la carne propician las oleadas de calor.

❑ Evite el alcohol, la cafeína, el azúcar, los alimentos condimentados y las sopas y bebidas calientes, pues pueden desencadenar oleadas de calor, agravar la incontinencia urinaria e intensificar los cambios anímicos. Así mismo, acidifican más la sangre, lo que promueve la liberación de calcio de los huesos para servir de amortiguación. Ésta es una importante causa de pérdida de hueso.

❑ Haga ejercicio moderado pero con regularidad.

❑ En lo posible, evite el estrés.

❑ Cuando cocine, reemplace la sal por ajo o cebolla en polvo. Consumir sal aumenta la excreción de calcio en la orina.

❑ Tome todos los días dos quarts de agua de buena calidad para prevenir la sequedad de la piel y de las membranas mucosas.

❑ Para el ardor del área vaginal, utilice crema de vitamina E (sin fragancia), o abra una cápsula de vitamina E y aplíquese el aceite. El producto Natureworks Marigold Ointment, de Abkit, detiene el escozor casi de inmediato.

❑ Si las relaciones sexuales le ocasionan dolor, lubrique la vagina con aceite de vitamina E o con gel de aloe vera.

Aspectos para tener en cuenta

❑ Cuando la mujer tiene hipoglicemia, sus síntomas a menudo empeoran durante la menopausia. El estrés hace que las glándulas suprarrenales tengan que trabajar más de lo normal. Por tanto, estas glándulas producen menos cantidad de las hormonas que son necesarias para contrarrestar los efectos de la disminución del estrógeno en el organismo.

❑ Se ha demostrado que el gamma-oryzanol, un nutriente derivado del salvado de arroz, es eficaz para tratar los síntomas de la menopausia. Una dosis diaria de 20 miligramos redujo en 50 por ciento los síntomas del 67 por ciento de las mujeres que participaron en el estudio.

❑ Fumar se relaciona con el comienzo prematuro de la menopausia.

❑ Tener relaciones sexuales con frecuencia ayuda a aliviar la sequedad vaginal.

❑ Muchos médicos recomiendan la terapia de reemplazo hormonal (HRT) para controlar los síntomas severos que ocasiona la deficiencia de estrógeno en las mujeres menopáusicas y posmenopáusicas. Aun cuando parece que esta terapia es eficaz, conlleva serios riesgos que se deben analizar con mucha atención. Investigadores de la Women's Health Initiative han anunciado que el estrógeno aumenta el riesgo de derrame cerebral y puede incrementar la probabilidad de desarrollar demencia, aunque la hormona no mostró efecto sobre el cáncer de seno ni las enfermedades cardíacas. Es importante tener en cuenta que las investigaciones sobre reemplazo hormonal continúan (probablemente hay más información contradictoria sobre este tema médico que sobre cualquier otro). Es esencial trabajar con un buen médico que le pueda aconsejar sobre la gran cantidad de productos disponibles para aliviar las molestias que pueda usted sufrir. (*Ver* Terapia de reemplazo hormonal en la página anterior.)

❑ El tratamiento convencional para una perimenopausia problemática es prescribir un anticonceptivo en dosis bajas. Sin embargo, la progesterona natural es un precursor del estrógeno en el organismo y puede ser la respuesta más adecuada en lugar de los suplementos de estrógeno, ya que los síntomas son, con frecuencia, resultado del exceso de estrógeno. (*Ver* la discusión sobre el exceso de estrógeno en Hormonas, terapia hormonal y menopausia en las páginas anteriores.)

❑ La menor cantidad de estrógeno que produce el organismo después de la menopausia puede hacer que las membranas de la uretra y de la vagina se contraigan, lo que propicia la incontinencia. Es posible que se presente goteo continuo de orina. La dilatación de la uretra ayuda a expandirla.

❑ Es posible que reemplazar la progesterona sea más importante que reemplazar el estrógeno. Una buena manera de obtener progesterona es aplicarse crema de esta hormona.

❑ El hipotiroidismo es frecuente en las mujeres menopáusicas. Muchos de los síntomas que se le atribuyen a la menopausia se pueden deber a disfunción tiroidea. (*Ver* HIPOTIROIDISMO en la Segunda Parte.)

❑ Los síntomas de la perimenopausia se confunden frecuentemente con los del síndrome premenstrual (PMS). Tanto el PMS como los síntomas de la perimenopausia son resultado de un desequilibrio entre el estrógeno y la progesterona, específicamente la elevación del estrógeno y la disminución de la progesterona. Por ejemplo, si los ciclos menstruales han cambiado — si sus periodos duran más o menos tiempo que antes, o si ahora son irregulares cuando antes no lo eran — es más probable que esté pasando por una fase perimenopáusica que por una premenstrual. También es útil hacerse un análisis de sangre para determinar el nivel de una hormona llamada *follicle-stimulating hormone* (FSH) y saber si se está experimentando la perimenopausia. Los niveles de FSH aumentan con la disminución del estrógeno.

❑ Es importante que las mujeres menopáusicas y perimenopáusicas tomen medidas para protegerse contra las enfermedades del corazón. (*Ver* ATAQUE CARDÍACO en la Segunda Parte.) Se les ha dicho a las mujeres que tomar estrógeno protege contra esta enfermedad, pero existen dudas razonables sobre los supuestos beneficios del estrógeno sintético contra los ataques del corazón. (*Ver* Hormonas, terapia hormonal y menopausia en las páginas anteriores.)

❑ *Ver también* HIPOGLICEMIA y PROBLEMAS RELACIONADOS CON LA HISTERECTOMÍA en la Segunda Parte.

PRODUCTOS QUÍMICOS, ALERGIA A LOS

Ver ALERGIA A LOS PRODUCTOS QUÍMICOS.

PRODUCTOS QUÍMICOS, ENVENENAMIENTO CON

Ver ENVENENAMIENTO CON PRODUCTOS QUÍMICOS.

PROLAPSO DEL ÚTERO

El prolapso del útero (a veces se denomina hernia del suelo pélvico o hernia pudenda) se presenta cuando se pierde el soporte muscular del útero, o matriz. El útero permanece normalmente en su lugar gracias a los músculos y a los ligamentos pélvicos. Cuando estas estructuras de debilitan o sufren algún daño, se puede presentar prolapso uterino. En casos leves, una porción del útero desciende hacia la parte alta de la vagina. Pero en casos más graves el útero puede llegar a herniarse a través de la apertura vaginal, junto con cistocele (herniación de la vejiga en la pared anterior de la vagina) o uretrocele (prolapso de la uretra en la vagina). Hay casos en los cuales el recto se hernia en la pared posterior de la vagina, una condición conocida como rectocele.

Entre los síntomas del prolapso uterino están dolor de espalda, malestar abdominal, sensación de pesadez e incontinencia urinaria, especialmente incontinencia por estrés (paso involuntario de orina al hacer algún esfuerzo, al estornudar o al ejercer presión en el abdomen). Otros síntomas son excesivo sangrado menstrual, flujo o sangrado vaginal anormal, relaciones sexuales dolorosas y estreñimiento. Sin embargo, algunas mujeres que sufren de prolapso del útero no experimentan ningún síntoma.

Las mujeres más propensas al prolapso uterino son las que han dado a luz varios hijos y / o aquellas cuyo trabajo de parto ha sido particularmente prolongado o difícil. Otros factores que aumentan la probabilidad de presentar este problema son obesidad, cáncer del útero, diabetes, bronquitis crónica, asma, esfuerzo físico excesivo o levantar objetos muy pesados (en especial cuando los músculos de la pelvis ya están débiles) y útero inclinado hacia atrás. Dos terceras partes de las mujeres que presentan prolapso uterino son menores de cincuenta y cinco años.

Nutrientes

SUPLEMENTOS	DOSIS SUGERIDAS	COMENTARIOS
Importantes		
Calcium y magnesium o Bone Defense de KAL	1.500 mg al día. 1.000 mg al día. Según indicaciones de la etiqueta.	Minerales esenciales, necesarios para el tono muscular y el metabolismo. Buena fuente de minerales y otros nutrientes necesarios.
L-Carnitine más L-glycine más branched-chain amino acid complex	500 mg 2 veces al día, con el estómago vacío. 500 mg 2 veces al día, con el estómago vacío. Tomar con agua o jugo. No tomar con leche. Para mejor absorción, tomar con 50 mg de vitamina B_6 y 100 mg de vitamina C. Según indicaciones de la etiqueta.	Fortalece los músculos del útero. Retarda la degeneración muscular. Promueve la curación del tejido muscular.
Methylsulfonylmethane (MSM) (MSM con Glucosamine de la American Council for Natural Pain Relief u OptiMSM de Cardinal Nutrition)	Según indicaciones de la etiqueta.	
Multivitamin y mineral complex con mixed carotenoids y vitamin B complex	Según indicaciones de la etiqueta.	Todos los nutrientes actúan juntos, lo que promueve la curación y la reparación de los tejidos.
Vitamin C con bioflavonoids	3.000–5.000 mg al día divididos en varias tomas.	Importante para controlar las infecciones de la vejiga y para mejorar el funcionamiento inmunológico. Para mejor absorción, utilizar una variedad esterified.
Zinc	50 mg al día. No tomar más de 100 mg al día de todos los suplementos.	Necesario para el adecuado funcionamiento del sistema inmunológico, para la fortaleza de los huesos y para todos los sistemas enzimáticos del organismo. Para mejor absorción, utilizar lozenges de zinc gluconate u OptiZinc.

Hierbas

❑ El buchu tiene propiedades antiinflamatorias y ayuda a controlar los problemas de vejiga.

❑ El cranberry favorece el funcionamiento de la vejiga y ayuda a prevenir la incontinencia urinaria. Se puede tomar en cápsula, o puro y sin endulzar.

❑ La damiana ayuda a proporcionar oxígeno a la zona genital y equilibra las hormonas femeninas.

❑ El ginger puede ser útil para aliviar los trastornos intestinales.

Recomendaciones

- ❑ Su dieta debe constar en un 75 por ciento de frutas y vegetales crudos, además de granos integrales como arroz integral y mijo.
- ❑ Para evitar el estreñimiento, utilice diariamente algún suplemento de fibra.
- ❑ No puje cuando vaya a evacuar el vientre o durante la micción.
- ❑ Tome todos los días diez vasos grandes de agua de buena calidad.

Aspectos para tener en cuenta

❑ Hacer los ejercicios de Kegel para tonificar los músculos pélvicos y vaginales cuando el prolapso está comenzando puede evitar que el problema empeore. Estos ejercicios se pueden hacer de dos maneras:

1. Contraiga la vagina y el recto llevando los músculos hacia adentro y arriba. Mantenga esta posición entre cinco y diez segundos, luego relájese. Repita este ejercicio cuantas veces pueda, pero de preferencia cien veces al día como mínimo.
2. Al orinar, suelte y detenga el flujo cuantas veces le sea posible. Este ejercicio es particularmente provechoso para la incontinencia por estrés.

❑ Cuando el prolapso no ocasiona síntomas no se requiere ningún tratamiento distinto de seguir un programa de ejercicios diseñado para el problema y la situación individuales.

❑ Reemplazar la progesterona natural podría ser más importante que reemplazar el estrógeno.

❑ A fin de mantener el útero en su sitio, se puede insertar un pesario (dispositivo vaginal en forma de anillo). No obstante, esto puede acarrear consecuencias desfavorables. Puede afectar a las relaciones sexuales y también puede producir infección y un flujo irritante con mal olor.

❑ El útero se puede volver a colocar en su posición normal mediante un procedimiento quirúrgico. Este procedimiento se les suele hacer a las mujeres que desean tener hijos en el futuro. Una opción más adecuada para las mujeres que ya tuvieron sus hijos o para aquellas que no desean tenerlos es la histerectomía vaginal. Las mujeres que están pensando en hacerse una histerectomía deben analizar el asunto con mucho cuidado. (*Ver* PROBLEMAS RELACIONADOS CON LA HISTERECTOMÍA en la Segunda Parte.)

PRÓSTATA, CÁNCER DE

Ver CÁNCER DE PRÓSTATA.

PRÓSTATA, HIPERTROFIA BENIGNA DE LA

Ver PROSTATITIS/HIPERTROFIA DE LA PRÓSTATA.

PROSTATITIS/HIPERTROFIA DE LA PRÓSTATA

La próstata es una glándula sexual masculina en forma de donut que se encuentra debajo de la vejiga. La próstata rodea la uretra, el conducto por el que se expulsa la orina. Durante la eyaculación, las contracciones musculares de la próstata hacen que salga fluido de esta glándula al tracto uretral. El líquido que segrega la próstata constituye la mayor parte del semen.

La mayor parte de los problemas del aparato genitourinario masculino se presentan en la próstata. Tres de los problemas más frecuentes de esta glándula son prostatitis e hipertrofia benigna (BPH), así como el cáncer de próstata.

La prostatitis, que se presenta en hombres de todas las edades, es la inflamación de la glándula prostática. La causa suele ser la invasión de la glándula por parte de bacterias infecciosas provenientes de otras partes del organismo. Los cambios hormonales propios de la edad también pueden contribuir a la prostatitis. La inflamación puede derivar en retención de orina, una situación que no sólo produce distensión y debilitamiento de la vejiga, sino sensibilidad anormal y susceptibilidad a la infección. La infección de la vejiga a su vez se transmite fácilmente desde los uréteres hacia los riñones.

Hay tres clases de prostatitis: aguda infecciosa, crónica infecciosa y prostatitis no infecciosa. Entre los síntomas de la prostatitis aguda están dolor entre el escroto y el recto, fiebre, micción frecuente con ardor, sensación de llenura en la vejiga, y orina con sangre o pus. Normalmente tiene un origen bacteriano y aparece de forma súbita. La prostatitis crónica (larga duración) y sus síntomas no difieren de las de una infección de vejiga recurrente.

La prostatitis no infecciosa, como su nombre indica, no tiene origen bacteriano; se desconoce su causa. Entre sus síntomas están la micción frecuente, posiblemente acompañada de dolor, por ejemplo después de la eyaculación, y dolores en la parte baja del abdomen. Si no se tratan adecuadamente, todas las formas de prostatitis pueden provocar impotencia y problemas al orinar.

La hipertrofia benigna de la próstata (BPH) es el aumento gradual del tamaño de la glándula. Se presenta en aproximadamente la mitad de todos los hombres mayores de cincuenta años y en el 75 por ciento de los hombres mayores de setenta años — para un total aproximado de diez millones de estadounidenses — y es atribuible, en gran parte, a los cambios hormonales característicos del envejecimiento. Después de los cincuenta años, más o menos, los niveles de testosterona y de testosterona libre disminuyen, mientras que los niveles de otras hormonas, como prolactina y estradiol, aumentan. Esto redunda en una mayor concentración en la próstata de dihidrotestosterona, una forma sumamente potente de testosterona. Lo anterior ocasiona hiperplasia (sobreproducción) de células prostáticas, lo que al fin y al cabo se manifiesta en aumento del tamaño de la próstata.

A pesar de no ser una condición cancerosa, el aumento de tamaño de la próstata ocasiona problemas. Si se agranda demasiado, obstruye el conducto uretral y obstaculiza la micción y la capacidad de vaciar por completo la vejiga. Al no desocuparse completamente la vejiga, los riñones tampoco se desocupan como deberían, lo cual les impone una presión peligrosa. En casos graves, los riñones sufren daño tanto por la presión como por las sustancias que contiene la orina. Las infecciones de la vejiga se asocian con prostatitis y con hipertrofia de la próstata.

El síntoma más evidente de la hipertrofia de la próstata es la necesidad de orinar frecuentemente, y a medida que pasa el tiempo la frecuencia aumenta cada vez más. Los hombres que sufren de este problema se tienen que levantar varias veces durante la noche para orinar. También pueden experimentar dolor, ardor y dificultad para empezar a expulsar la orina y para detener el flujo. No es rara la presencia de sangre en la orina.

Para determinar si existe prostatitis y si la próstata ha aumentado de tamaño, el tacto rectal se practica junto con un examen de sangre que detecta los niveles de PSA (prostate-specific antigen), una proteína que segrega la próstata.

Las dosis aquí sugeridas son para hombres adultos.

Nutrientes

SUPLEMENTOS	DOSIS SUGERIDAS	COMENTARIOS
Esenciales		
Acidophilus (Kyo-Dophilus de Wakunaga)	Según indicaciones de la etiqueta.	
Quercetin	1.200–2.000 mg al día.	
Selenium	Según indicaciones de la etiqueta.	
Vitamin B complex más extra vitamin B_6 (pyridoxine)	50 mg 3 veces al día. 50 mg 2 veces al día.	Necesario para todas las funciones celulares. Las vitaminas del complejo B combaten el estrés. Tiene propiedades anticancerígenas.
Zinc más copper	80 mg al día. No tomar más de 100 mg al día de todos los suplementos. 3 mg al día.	Su deficiencia se ha asociado con hipertrofia benigna de la próstata, con prostatitis e, incluso, con cáncer de próstata. Para mejor absorción, utilizar lozenges de zinc gluconate u OptiZinc.
Muy importante		
Essential fatty acids (fish oil o flaxseed oil)	Según indicaciones de la etiqueta, 3 veces al día.	Importantes para el funcionamiento de la próstata.
Garlic (Kyolic de Wakunaga)	2 cápsulas 3 veces al día.	Antibiótico natural.
L-Alanine y L-glutamic acid y L-glycine	Según indicaciones de la etiqueta, con el estómago vacío. Tomar con agua o jugo. No tomar con leche. Para mejor absorción, tomar con 50 mg de vitamina B_6 y 100 mg de vitamina C.	Estos aminoácidos son necesarios para preservar el funcionamiento normal de la próstata. *Ver* AMINOÁCIDOS en la Primera Parte.
Methylsulfonyl-methane (MSM)	Según indicaciones de la etiqueta.	Alivia el dolor y la inflamación.
Raw prostate glandular	Según indicaciones de la etiqueta.	Normaliza el funcionamiento de la próstata.
Vitamin A más natural carotenoid complex	5.000–10.000 UI al día. Según indicaciones de la etiqueta.	Poderosos antioxidantes y estimulantes del sistema inmunológico.
Vitamin E	200 UI al día.	Poderoso antioxidante y estimulante del sistema inmunológico. Use d-alpha-tocopherol.
Provechosos		
Berry seeds complex (bayas semillas complejo)	1–2 tablas después de cada comida.	
Kelp	1.000–1.500 mg al día.	Proporciona los minerales necesarios para mejorar el funcionamiento de la próstata.
Lecithin granules o capsules	1 cucharada 3 veces al día antes de las comidas. 1.200 mg 3 veces al día antes de las comidas.	Protegen las células.
Magnesium más calcium	Según indicaciones de la etiqueta. Según indicaciones de la etiqueta.	Minerales necesarios para mejorar el funcionamiento de la próstata.
Vitamin C con bioflavonoids	1.000–5.000 mg al día.	Promueve el funcionamiento inmunológico y ayuda a la curación.

Hierbas

- ❑ El Chinese ginseng es beneficioso para la salud de la próstata y para la vitalidad sexual.
- ❑ Las hierbas bilberry y birch son antisépticos del tracto urinario.
- ❑ Los tés preparados con las hierbas diuréticas buchu y corn silk son provechosos. También son diuréticos naturales y tónicos del tracto urinario las berries de juniper, el perejil, el slippery elm bark y la uva ursi.
- ❑ La echinacea y el goldenseal tienen propiedades antibacterianas y antivirales que pueden contribuir a aliviar las infecciones.
- ❑ La raíz de goldenseal tiene propiedades diuréticas y antisépticas.

Advertencia: No utilice goldenseal todos los días durante más de una semana seguida, y utilícelo con precaución si es alérgico al ragweed.

❑ Para aliviar la inflamación y mitigar la molestia al orinar, prepare una decocción con cantidades iguales de raíz de gravel, raíz de hydrangea y sea holly. Tome tres o cuatro cucharaditas tres veces al día. Si la sensación de ardor no cede, agréguele a la mezcla hojas de marshmallow. Estas hojas tienen propiedades emolientes.

❑ El extracto de olive leaf contiene agentes antiinflamatorios.

❑ El nettle y el turmeric son agentes antiinflamatorios. Se ha comprobado la eficacia contra la BPH de combinar la raíz de nettle y el saw palmetto.

❑ El horsetail es astringente y es beneficioso cuando la orina contiene pequeñas cantidades de sangre. También es provechoso para la micción frecuente durante la noche. Para mayor eficacia, combine el horsetail con hydrangea.

❑ Investigaciones realizadas en muchas partes del mundo han comprobado la eficacia del pygeum (*Pygeum africanum*) para el tratamiento y la prevención de la prostatitis y la hipertrofia benigna de la próstata, y se ha convertido en la terapia preferida en Europa para estos problemas.

❑ El saw palmetto se ha utilizado para tratar la hipertrofia y la inflamación de la próstata, la eyaculación dolorosa, la micción difícil y la enuresis (incapacidad de controlar la expulsión de orina). Esta hierba reduce el tamaño de la próstata disminuyendo la estimulación hormonal de esta glándula.

❑ El Siberian ginseng tonifica los órganos reproductivos masculinos.

Advertencia: No utilice esta hierba si tiene hipoglicemia, presión arterial alta o alguna afección cardíaca.

❑ Otras hierbas beneficiosas para la próstata son cayenne (capsicum) y raíz de false unicorn.

Recomendaciones

❑ Tome más jugo de cranberry. Este jugo puede protegerle contra las infecciones de las vías urinarias, que se han asociado a algunas formas de prostatitis.

❑ *Ver* Hierbas en esta sección y probar una o más de las combinaciones recomendadas. Algunos tés de hierbas mitigan la inflamación aguda de la próstata y son provechosos cuando esta glándula presenta hipertrofia. Si no se presenta mejoría o si los síntomas son recurrentes, se debe consultar con un urólogo.

❑ Tome medidas para reducir el nivel del colesterol sanguíneo. (*Ver* COLESTEROL ALTO en la Segunda Parte.) Estudios han revelado una asociación entre el colesterol alto y los problemas de la próstata. Se ha observado que el colesterol se acumula en la próstata humana que ha aumentado de tamaño o que presenta cáncer.

❑ Para aumentar la circulación del área de la próstata, utilice hidroterapia. Un método consiste en sentarse en la bañera con el agua más caliente que se soporte entre quince y treinta minutos, una o dos veces al día. Otra forma de hidroterapia consiste en mojar la parte baja del abdomen y el área pélvica con agua caliente durante tres minutos, y con agua fría durante un minuto. Una tercera técnica implica sentarse durante tres minutos en agua caliente con los pies sumergidos entre agua fría, y luego sentarse en agua fría durante un minuto con los pies sumergidos entre agua caliente.

❑ Consuma todos los días entre 1 y 4 onzas de semillas crudas de pumpkin. Por su alto contenido de cinc, estas semillas son provechosas prácticamente para todos los trastornos de la próstata. Una alternativa es tomar aceite de semilla de pumpkin en cápsula.

❑ Elimine de su vida el tabaco, las bebidas alcohólicas (especialmente la cerveza y el vino), la cafeína (especialmente el café y el té), el agua fluorinada o tratada con cloro, los alimentos condimentados y el junk food. Expóngase lo menos posible a los pesticidas y a otros contaminantes medioambientales.

❑ Si usted tiene prostatitis, aumente su ingesta de líquidos. Para estimular el flujo de la orina, tome todos los días entre dos y tres quarts de agua destilada o de manantial. Esto sirve para prevenir la cistitis, las infecciones de los riñones y la deshidratación.

❑ Haga ejercicio regularmente. Sin embargo, no monte en bicicleta pues este ejercicio le impone presión a la próstata. Caminar es una buena opción.

❑ Si su próstata ha aumentado de tamaño, tenga cuidado con los remedios para el resfriado y las alergias que se compran sin prescripción médica. Muchos de esos productos contienen ingredientes que pueden empeorar la situación y producir retención de orina.

❑ En lo posible, no se exponga al frío intenso.

Aspectos para tener en cuenta

❑ Es importante diagnosticar correctamente la prostatitis porque de ello depende que se aplique el tratamiento adecuado. Para la prostatitis bacteriana, lo normal es prescribir antibióticos, aunque éstos no sirven cuando se trata de la forma no infecciosa de la enfermedad.

❑ Los complejos Prostate Enzyme Formula de Prevail Corporation, Prostate Rx de Biotec Corporation y Prost-Actin de Nature's Plus están diseñados para promover la salud de la próstata.

❑ Si la próstata está infectada, puede ser necesario seguir un tratamiento con antibióticos y analgésicos.

❑ La hipertrofia de la próstata se puede corregir quirúrgicamente mediante un procedimiento llamado TURP (*transurethral resection of the prostate*, o resección transuretral de la próstata). En comparación con los medicamentos y otros tratamientos, este procedimiento brinda el doble de probabilidades de obtener alivio a largo plazo. Entre los efectos secundarios están eyaculación retrógrada (el semen es impulsado de regreso a la vejiga) y, en algunos casos, impotencia o incontinencia. Aproximadamente el 15 por ciento de los hombres que se someten a este procedimiento deben volverse a operar en el transcurso de ocho años. Otros procedimientos, como la TVP (*transurethral vaporization of the prostate* o vaporización transuretral de la próstata), han supuesto un avance respecto al TURP. La TVP emplea una corriente eléctrica para bombardear los tejidos y vaporizarlos, disminuyendo el sangrado. La *transurethral incision of the prostate* o incisión transuretral (TUIP) consiste en llevar a cabo unas pequeñas incisiones en la uretra para aliviar la presión. Con este procedimiento, que se realiza normalmente en régimen ambulatorio, parece ser que se reduce la probabilidad de eyaculación retrógada.

❑ El medicamento finasteride (Proscar) se puede utilizar para la hipertrofia moderada de la próstata. Este medicamento bloquea la acción de una enzima que convierte la hormona masculina testosterona en dihidrotestosterona, la cual promueve el desarrollo de tejido prostático. Se ha visto que esta droga aumenta en 30 por ciento el flujo de la orina en los casos estudiados, y que reduce en un 20 por ciento el tamaño de la próstata en más de la mitad de esos casos. Sin embargo, en muchos casos también produce impotencia y reduce la libido. Además, debido a la disminución del tejido prostático puede arrojar resultados falsos en exámenes de sangre para detectar cáncer de próstata.

❑ Los alfa-bloqueantes como el prazosin (Minipress), terazosin (Hytrin) y doxazosin (Cardura) pueden usarse para reducir la hipertrofia de la próstata.

❑ Tener relaciones sexuales cuando la próstata está infectada e irritada puede aumentar aún más la irritación de la próstata y demorar la recuperación.

❑ Algunos opinan que la prostatitis es causada por la incapacidad para procesar ácido úrico, lo que puede provocar gota. (*Ver* GOTA en la Segunda Parte.)

❑ La vasectomía, operación que se practica para esterilizar a los hombres, se ha vinculado con trastornos de la próstata e, incluso, con cáncer.

❑ Pese a que los antibióticos se suelen utilizar para tratar la prostatitis, su utilización a largo plazo puede llevar a desarrollar resistencia bacteriana, lo que a su vez exige tomar antibióticos cada vez más potentes y más costosos. Así mismo, esta situación puede aumentar las complicaciones médicas del paciente.

❑ La deficiencia de cinc se ha asociado con hipertrofia de la próstata. El suelo de cultivo generalmente es pobre en cinc, y a menos que los hombres consuman cascarilla de cereales o brewer's yeast, es difícil que obtengan una cantidad adecuada de cinc en la dieta. Entre otras graves deficiencias nutricionales, el alcohol produce deficiencia de cinc. Sin embargo, demasiado cinc (más de 100 miligramos al día) deprime el funcionamiento inmunológico.

❑ La droga inyectable leuprolide (Lupron) tiene la capacidad de reducir el tamaño de la próstata. Entre los efectos secundarios que puede producir esta droga están impotencia, disminución de la libido e, incluso, oleadas de calor. Tome únicamente esta droga si su potencia sexual no le preocupa. Sólo se consigue con prescripción médica.

❑ A partir de los cuarenta años, todos los hombres se deben hacer cada año un examen rectal para detectar posibles problemas de la próstata.

PSORIASIS

La psoriasis es una enfermedad crónica de la piel que afecta a entre seis y siete millones y medio de estadounidenses. Se manifiesta en forma de parches de escamas plateadas o áreas rojas en las piernas, las rodillas, los brazos, los codos, el cuero cabelludo, los oídos y la espalda. Las uñas de las manos y de los pies pueden perder el brillo y desarrollar crestas y hoyuelos. Este trastorno cutáneo, que suele tener bases genéticas, se asocia con la rápida duplicación de las células de las capas externas de la piel. Estos crecimientos de la epidermis nunca maduran. Mientras que las células cutáneas normales maduran y pasan de las capas basales (inferiores) de la piel a la epidermis en un lapso aproximado de veintiocho días, en la psoriasis este proceso demora aproximadamente ocho días y conduce al desarrollo de parches escamosos que se extienden y cubren áreas cada vez más grandes. El resultado suele ser la producción de cantidades excesivas de células cutáneas en un tiempo muy corto. La psoriasis no es contagiosa.

Este trastorno de la piel usualmente sigue un patrón en el cual alternan los períodos de exacerbación de los síntomas con los períodos de remisión, y suele comenzar entre los quince y los veinticinco años de edad. Entre otros factores, los ataques pueden ser precipitados por tensión nerviosa, estrés, enfermedades, lesiones, cirugías, cortadas, poison ivy, infecciones virales o bacterianas, quemaduras de sol, uso excesivo de drogas o de alcohol, uso de medicamentos antiinflamatorios no esteroideos, lithium, chloroquine (Aralen) y betabloqueantes (una clase de medicamentos que los médicos recetan para las enfermedades cardíacas y la hipertensión arterial). Algunas personas presentan un tipo de artritis similar a la artritis reumatoidea que es difícil de tratar.

La causa de la psoriasis no se conoce, pero puede ser producto de la utilización inadecuada de las grasas por parte del organismo. Este trastorno no es común en países donde la dieta es baja en grasa. Estudios recientes apuntan al posible compromiso del sistema inmunológico. Las personas con HIV o AIDS suelen sufrir frecuentemente de psoriasis. La acumulación de toxinas en un colon enfermizo también se ha relacionado con la psoriasis.

Las dosis que se sugieren a continuación son para personas adultas.

Nutrientes

SUPLEMENTOS	DOSIS SUGERIDAS	COMENTARIOS
Esenciales		
Flaxseed oil o primrose oil o Ultimate Oil de Nature's Secret	Según indicaciones de la etiqueta, 3 veces al día. Según indicaciones de la etiqueta, 3 veces al día. Según indicaciones de la etiqueta.	Proporciona ácidos grasos esenciales, importantes para combatir todos los trastornos cutáneos. Ayudan a prevenir la resequedad de la piel.
Vitamin A con mixed carotenoids más natural beta-carotene	25.000 UI al día. Si está embarazada, no sobrepasar 10.000 IU al día. Según indicaciones de la etiqueta.	Protegen el tejido cutáneo. *Nota:* Si tiene diabetes, no utilice estos suplementos. El organismo de las personas diabéticas no puede utilizar el betacaroteno.
Vitamin D_3	Según indicaciones de la etiqueta.	
Zinc más copper	50–100 mg al día. No sobrepasar esta dosis. 3 mg al día.	El metabolismo de la proteína depende del cinc. La proteína es necesaria para la curación. Para mejor absorción, utilizar lozenges de zinc gluconate u OptiZinc.
Muy importantes		
Proteolytic enzymes	Según indicaciones de la etiqueta. Tomar entre comidas.	Estimulan la reparación y la síntesis de la proteína.
Selenium	200 mcg al día. Si está embarazada, no sobrepasar 40 mcg al día.	Tiene poderosas propiedades antioxidantes.
Shark cartilage	Tomar 1 gm al día por cada 15 libras de peso corporal, dividido en 3 tomas. Si no lo tolera por vía oral, administrar por vía rectal en enema de retención.	Inhibe el desarrollo de vasos sanguíneos, lo que detiene la propagación de la psoriasis. El prurito y la descamación desaparecen primero. Luego desaparece el enrojecimiento de manera gradual. Los resultados se empiezan a ver dos o tres meses más tarde.
Vitamin B complex más extra vitamin B_1 (thiamine) y pantothenic acid (vitamin B_5) y vitamin B_6 (pyridoxine) y vitamin B_{12} y folic acid	50 mg 3 veces al día. 50 mg 3 veces al día. 100 mg 3 veces al día. 50 mg 3 veces al día. 2.000 mcg al día. 400 mcg al día.	Necesario para todas las funciones celulares. Las vitaminas del complejo B combaten el estrés y ayudan a preservar la salud de la piel. Necesario para la reparación y la curación del tejido cutáneo. Favorece el correcto funcionamiento de las glándulas adrenales aliviando el estrés de estas glándulas. Ayuda a reducir la retención de líquidos, lo que mantiene controlada la infección. Utilizar lozenges o administrar en forma sublingual.
Vitamin C con bioflavonoids	2.000–10.000 mg al día.	Importante para la formación de colágeno y de tejido cutáneo. Estimula el sistema inmunológico.
Vitamin E	200 UI al día.	Neutraliza a los radicales libres que le causan daño a la piel. Para facilitar la asimilación, utilizar en emulsión. Use d-alpha-tocopherol.
Importantes		
Kelp	1.000-1.500 mg al día.	Proporciona minerales de manera equilibrada. Buena fuente de yodo.
Methylsulfonyl-methane (MSM)	Según indicaciones de la etiqueta.	
Provechosos		
Glutathione	500 mg 2 veces al día con el estómago vacío.	Este poderoso antioxidante inhibe el crecimiento de las células implicadas en la psoriasis.
Herpanacine de Diamond-Herpanacine Associates	Según indicaciones de la etiqueta.	Contiene antioxidantes, aminoácidos y hierbas que promueven la salud general de la piel.
Lecithin granules o capsules o lipotropic factors	1 cucharada 3 veces al día con las comidas. 1.200 mg 3 veces al día con las comidas. 200-500 mg al día.	Emulsificantes de la grasa. La lecitina también protege las células.
Multivitamin y mineral complex con calcium y magnesium	Según indicaciones de la etiqueta. 1.500 mg al día. 750 mg al día.	Necesario para obtener las vitaminas y los minerales básicos. Utilizar una variedad chelate.
VitaCarte de Phoenix Biolabs	Según indicaciones de la etiqueta.	Contiene cartílago puro de bovino, suplemento de demostrada eficacia para mejorar la psoriasis.

Hierbas

- ❑ La raíz de burdock, la sarsaparilla y el yellow dock son buenos desintoxicantes.
- ❑ Las cataplasmas de chaparral, dandelion y yellow dock pueden servir en caso de psoriasis. (*Ver* UTILIZACIÓN DE CATAPLASMAS en la Tercera Parte.)
- ❑ Agréguele al agua de la bañera dos cucharaditas de ginger.
- ❑ Para reducir el enrojecimiento y la hinchazón, retírese suavemente las escamas con un loofah y aplíquese extracto de goldenseal sin alcohol.

❑ Es útil utilizar lavender en la sauna o en el baño de vapor. Esta hierba combate la inflamación, mitiga la irritación y ayuda a curar la piel.

Nota: No usar tratamientos con calor si está usted embarazada o sufre de hipertensión o de problemas cardíacos.

❑ La sarsaparilla y el yellow dock son buenos desintoxicantes.

❑ El silymarin (extracto de milk thistle) aumenta el flujo de bilis y protege el hígado, lo cual es importante para que la sangre permanezca limpia. Tome 300 miligramos tres veces al día.

❑ La wild pansy suele emplearse contra la psoriaris.

Recomendaciones

❑ Haga una dieta que consista en un 50 por ciento en alimentos crudos y que incluya abundantes frutas, granos y vegetales. Agréguele también pescado a su dieta.

❑ Incluya abundante fibra en su dieta. La fibra es fundamental para mantener sano el colon. Muchos alimentos que tienen fibra, como apple pectin y psyllium husks, se ligan a las toxinas del intestino y promueven su expulsión en la materia fecal. Siga el programa de limpieza del colon. Mantener limpio el colon reviste la mayor importancia. (*Ver* LIMPIEZA DEL COLON en la Tercera Parte.)

❑ Utilice suplementos de aceites de pescado, de flaxseed y de primrose. Estos suplementos contienen ingredientes que interfieren la producción y el almacenamiento del arachidonic acid (AA), una sustancia natural que propicia tanto la reacción inflamatoria como el enrojecimiento y la hinchazón de las lesiones de la psoriasis. La carne roja y los productos lácteos contienen AA; por tanto, se deben evitar.

❑ Aplíquese varias veces al día agua de mar en el área afectada, utilizando una bolita de algodón.

❑ Utilice aceites de flaxeed, sesame o soya prensados en frío.

❑ No consuma frutas cítricas, alimentos fritos ni procesados, grasas saturadas (se encuentran en la carne y en los productos lácteos), azúcar ni harina blanca.

Aspectos para tener en cuenta

❑ No existe cura conocida para la psoriasis. El tratamiento busca reducir los síntomas e implica utilizar ungüentos y cremas para ablandar las escamas, y en retirarlas con suavidad. La terapia con luz ultravioleta a veces retarda la producción de nuevas células cutáneas. Esta terapia se combina en algunas ocasiones con terapia a base de alquitrán; se aplica alquitrán en las placas escamosas, las cuales posteriormente se exponen a la luz ultravioleta. Un tratamiento similar implica utilizar una droga llamada anthralin (Drithocreme, Dritho-Scalp) en lugar de alquitrán, junto con luz ultravioleta para retirar únicamente las escamas y los residuos cutáneos, que pueden ser intensamente pruriginosos. Otra terapia que puede dar resultados positivos para quienes no se han beneficiado de otros tratamientos es la llamada psoralen plus ultraviolet light A (PUVA).

❑ Los brotes de psoriasis al parecer disminuyen durante los meses de verano. La psoriasis puede desaparecer incluso sin tratamiento, pero cuando la persona ha sufrido de este trastorno, siempre existe la posibilidad de que lo vuelva a presentar.

❑ Estudios recientes llevan a pensar que la rápida formación de las células que es característica de la psoriasis se podría atribuir tanto a problemas de regulación de las prostaglandinas, como a deficiencia de azufre y de ácidos grasos. En un estudio efectuado en el Marselisborg Hospital de Dinamarca, el Dr. Knud Kragballe utilizó una mezcla de ácidos grasos omega-3 y omega-6 para tratar pacientes de psoriasis. Al terminar el período de prueba de doce semanas se observó una mejoría en la mayor parte de los casos. A pesar del desacuerdo de algunos investigadores, nuestros datos avalan que los suplementos de ácidos grasos son buenos para tratar los problemas de la piel.

❑ El methotrexate (que venden con el nombre comercial de Rheumatrex) es eficaz para la psoriasis severa. No obstante, este medicamento puede causarle dano al hígado, especialmente cuando se utiliza durante períodos prolongados. Actualmente se están llevando a cabo estudios del medicamento hydroxyurea (Hydrea) y de los llamados retinoids (retinoides). La terapia con cyclosporine (Sandimmune) ha sido probada con buenos resultados. Una investigación de la sustancia calcitriol (Rocaltrol) realizada en la Universidad de Boston reveló que brinda mejoría cuando se aplica directamente en la piel. Todas estas sustancias tienen efectos secundarios potencialmente graves.

❑ El congelamiento con nitrógeno líquido de lesiones de tamaño moderado se ha probado con éxito en pacientes de psoriasis.

❑ Los médicos suelen prescribir para la psoriasis cremas de cortisona, que evitan la multiplicación de las células cutáneas. Sin embargo, su utilización a largo plazo vuelve la piel delgada y delicada.

❑ La acitretina (Soriatane) es otra sustancia que se prescribe en casos de psoriasis grave. No debe utilizarse por mujeres que pueden quedar embarazadas en los tres años posteriores al tratamiento.

❑ Un parche cutáneo llamado Actiderm, que produce la compañía ConvaTec, se puede aplicar sobre la mayoría de los medicamentos tópicos para la psoriasis, especialmente sobre ungüentos esteroides (cortisona), para aumentar su eficacia. El parche permite obtener mejores resultados con esteroides más suaves y con dosis menores.

❑ El ungüento activado de vitamina D_3 (Dovonex), que requiere prescripción médica, ha producido buenos resultados en personas con formas severas de psoriasis.

❑ El medicamento etretinate (Tegison), un retinoide que se utiliza para casos difíciles de psoriasis, puede provocar espolones óseos en las rodillas y en los tobillos. Un estudio encontró que el 84 por ciento de las personas que utilizaron esta droga durante cinco años presentaban crecimientos óseos que les ocasionaban rigidez y restricción del movimiento.

❑ La terapia con luz ultravioleta de onda larga se ha utilizado eficazmente para tratar la psoriasis, pero puede aumentar la probabilidad de cáncer de piel. Exponerse al sol entre quince minutos y media hora (no más) puede reducir la descamación y el enrojecimiento. Una droga líquida llamada methoxsalen (Oxsoralen-Ultra) también se utiliza ampliamente.

❑ La FDA ha aprobado una terapia biológica, alefacept (Amervive) contra la psoriaris. Dado que altera el sistema inmunológico, se debe utilizar con precaución. El medicamento debe administrarse por un doctor o profesional de la salud. El tratamiento suele ser de una dosis por semana durante doce semanas.

❑ Para obtener los nombres y direcciones de organismos que trabajan con la psoriasis, ver Organizaciones Médica y de la Salud, en el Apéndice.

PULMONÍA

Ver NEUMONÍA.

PÚRPURA

Ver en Púrpura trombocitopénica inmunológica en TRASTORNOS POCO COMUNES.

PIELONEFRITIS

Ver en ENFERMEDADES DE LOS RIÑONES.

PIORREA

Ver en ENFERMEDAD PERIODONTAL.

QUEMADURAS

Las quemaduras de la piel son una de las lesiones más traumática que puede experimentar el organismo humano. La piel es el órgano más grande del cuerpo y uno de los más complejos. Entre otras cosas, nos ayuda a regular la temperatura y actúa como la primera línea de defensa contra las infecciones.

Dependiendo de su severidad, las quemaduras se clasifican en tres grupos. Las quemaduras de primer grado afectan únicamente a la capa externa de la piel y causan enrojecimiento y sensibilidad al tacto. Las quemaduras de sol generalmente son de primer grado. Las quemaduras de segundo grado comprometen parte de las capas internas de la piel y se caracterizan por enrojecimiento, aparición de vesículas y dolor agudo. Las quemaduras de tercer grado destruyen todo el grosor de la piel y pueden afectar, incluso, al músculo. La piel se puede enrojecer, o puede adquirir una coloración blancuzca o amarillenta. Otra posibilidad es que la piel se vea curtida y negra. Usualmente este tipo de quemadura produce muy poco dolor, o ninguno, porque los nervios de la piel resultan gravemente afectados.

Unos 45.000 estadounidenses son hospitalizados todos los años a consecuencia de quemaduras; la mitad de ellos va a los 125 centros especializados de tratamiento de quemados y la otra mitad a los 5.000 hospitales del país. De ellos, el 10 por ciento aproximadamente muere, según estadísticas de la American Burn Association. Aunque sean cifras altas, representan una disminución importante sobre los datos de los últimos veinticinco años. Esto se debe en parte a los avances en el tratamiento que reducen el shock inicial y previenen la pérdida de fluidos y las infecciones. Los médicos también han mejorado sus técnicas pare eliminar los tejidos quemados de la herida cuanto antes y para realizar injertos subsecuentes en las zonas dañadas. Además, ha habido un importante desarrollo de las técnicas de nutrición, reconociendo la importancia de ciertos nutrientes que mejoran la recuperación y aceleran el proceso de sanación, tanto para las lesiones menores como para las más graves.

Cuando se ha administrado el tratamiento local apropiado, los siguientes nutrientes son importantes para acelerar la curación. A menos que se indique otra cosa, las dosis que se recomiendan a continuación son para personas adultas. La dosis para los jóvenes de doce a diecisiete años debe equivaler a tres cuartas partes de la cantidad recomendada; la de los niños de seis a doce años, a la mitad y la de los menores de seis años, a la cuarta parte.

Nutrientes

SUPLEMENTOS	DOSIS SUGERIDAS	COMENTARIOS
Muy importantes		
Colloidal silver	Aplicar tópicamente, según indicaciones de la etiqueta.	Antibiótico y desinfectante natural. Promueve la curación.
Free-form amino acid complex	Según indicaciones de la etiqueta.	Importante para la curación de los tejidos.
Lilquid Kyolic con B_1 y B_{12} de Wakunaga	Según indicaciones de la etiqueta.	
Potassium	99 mg al día.	Necesario para reemplazar el potasio perdido a causa de las quemaduras.
Vitamin A	100.000 UI al día por 1 mes. Luego reducir hasta 50.000 UI al día. Si está embarazada, no debe tomar más de 10.000 UI al día.	Necesario para la reparación de los tejidos. Para dosis altas, la emulsión facilita la asimilación y brinda mayor seguridad.

Suplementos	Dosis sugeridas	Comentarios
más natural betacarotene o carotenoid complex (Betatene)	25.000 UI al día. Según indicaciones de la etiqueta.	Antioxidantes y precursores de la vitamina A.
Vitamin B complex más extra vitamin B_{12}	100 mg al día con las comidas. 1.000 mcg 2 veces al día.	Importante para la curación del tejido cutáneo. Necesario para la síntesis de la proteína y para la formación de las células. Utilizar lozenges o administrar en forma sublingual.
Vitamin C con bioflavonoids	10.000 mg inmediatamente después de la quemadura; luego 2.000 mg 3 veces al día mientras se cura.	Estos antioxidantes son esenciales para la formación del colágeno y promueven la curación de las quemaduras.
Vitamin E	200 UI al día. Cuando la quemadura empiece a sanar, aplicar también el aceite de una cápsula directamente en la cicatriz.	Necesario para la curación y para prevenir la cicatrización.
Zinc	30 mg 3 veces al día. No tomar más de 100 mg al día de todos los suplementos.	Necesario para la curación de los tejidos.
Importantes		
Essential fatty acids (Kyolic-EPA de Wakunaga, flaxseed oil o primrose oil)	Según indicaciones de la etiqueta.	Aceleran la curación.
Selenium	200 mcg al día. Si está embarazada, no sobrepasar 40 mcg al día.	Necesario para la elasticidad de los tejidos. Brinda protección antioxidante a nivel celular.
Provechosos		
All-Purpose Bactericide Spray de Aerobic Life Industries	Aplicar tópicamente, según indicaciones de la etiqueta.	Destruye las bacterias y previene la infección.
Calcium	1.500 mg al día.	Favorece la salud de la piel.
y magnesium	750 mg al día.	La pérdida de fluidos corporales aumenta los requerimientos de magnesio.
y vitamin D	400 UI al día.	Necesario para la absorción del calcio.
Coenzyme Q_{10}	100 mg al día.	Favorece la circulación y la curación de los tejidos.
Germanium	200 mg al día.	Favorece la circulación y la curación de los tejidos.
Inflazyme Forte de American Biologics	Según indicaciones de la etiqueta. Tomar entre comidas.	Reduce la inflamación.

Hierbas

❑ Para aliviar el dolor y acelerar la curación, se puede aplicar aloe vera en pulpa, en gel o en líquido.

❑ El goldenseal es un antibiótico natural que ayuda a prevenir la infección. Se puede usar en píldora o en extracto, o como cataplasma sobre el área afectada.

Advertencia: No se debe tomar goldenseal todos los días durante más de una semana seguida, y se debe evitar durante el embarazo. Si tiene antecedentes de enfermedad cardiovascular, diabetes o glaucoma, use esta hierba sólo con supervisión médica.

❑ La calendula usada tópicamente sobre las zonas quemadas es un antiinflamatorio y antiséptico eficaz.

❑ Se puede hacer una compresa con comfrey leaf y aceite de germen de trigo oil para colocar sobre la lesión y mitigar el dolor.

Advertencia: El comfrey sólo se recomienda para su uso externo (tópico).

❑ Con unas bolas de algodón o una compresa, aplique jugo fresco de ginger o té negro fuerte a la quemadura.

❑ Las hierbas bayberry, sweet gum y white oak bark, así como también el té negro o verde, las hojas de blackberry y las hojas de sumac contienen ácido tánico, que se utiliza en algunas clínicas para quemaduras superficiales que han empezado a sanar. Estas hierbas se pueden consumir en té o se pueden utilizar para hacer compresas.

❑ El horsetail y el slippery elm contribuyen a la curación del tejido cutáneo.

❑ El aceite de tea tree es eficaz para las quemaduras menores, especialmente como antiséptico y para aliviar el dolor de la quemadura. Se puede aplicar, siempre tópicamente, tanto a niños como a adultos.

Recomendaciones

❑ Si sospecha que ha sufrido una quemadura de tercer grado, visite inmediatamente a su médico o vaya a la sala de emergencias del hospital más cercano. No haga ningún esfuerzo por tratarse usted mismo la quemadura, no se retire ropa que esté pegada en el área afectada y no se coloque hielo ni agua en la quemadura. Las quemaduras de tercer grado requieren tratamiento profesional.

❑ Para reducir el dolor y la hinchazón, enfríe de inmediato cualquier quemadura de primer grado o de segundo grado. Sumerja el área afectada en agua fría del grifo, o aplíquese compresas frías durante diez minutos como mínimo. *No* utilice agua helada y no suspenda este primer tratamiento de manera prematura. Mientras se enfría la quemadura, quítese los anillos, las pulseras, el reloj de pulsera, el cinturón y todo lo que pudiera constreñir el área lesionada apenas empiece a hincharse. Retire de la zona quemada los tejidos que estén sueltos y no adheridos.

❑ Para retirar de la piel alquitrán o cera calientes, la sustancia se debe endurecer utilizando agua helada. Este procedimiento también sirve cuando se trata de plástico derretido.

❑ Después de enfriar la quemadura (si es menor), para mitigar el dolor y promover la curación aplíquese gel de aloe vera o un producto como Burn Gel, de Aerobic Life Industries, o Solarcaine Aloe Extra Relief Burn Gel, que contiene aloe vera.

Advertencia: No se aplique en la quemadura aceites, ungüentos grasosos ni mantequilla. No se reviente las ampollas.

❑ Mientras su organismo se esté recobrando de una quemadura — especialmente de una quemadura de segundo o de tercer grado — modifique su dieta para suministrarle una buena cantidad de proteína y un total de cinco mil a seis mil calorías por día. Esto es necesario para la reparación y la curación de los tejidos.

❑ Esté atento a las señales de infección y a la presencia de olor, pus o enrojecimiento excesivo en el área afectada por la quemadura. Protéjase la lesión de la exposición al sol.

❑ Tome abundantes líquidos durante todo el proceso de curación. Se recomienda tomar jugo de potasio y bebidas verdes para una más rápida recuperación de los tejidos. (*Ver* JUGOS en la Tercera Parte.)

❑ En caso de quemaduras químicas o de ácido, combine baking soda o vinagre de apple cider con agua templada y añada la mezcla a la zona afectada con un paño limpio. Si es posible, sumerja la parte quemada dentro de este líquido. En cualquiera de los dos casos — paño o inmersión — hágalo una vez al día, durante cinco minutos.

❑ Para minimizar la inflamación y promover la curación, mantenga elevada el área quemada. Esto reviste particular importancia cuando se trata de las manos, los pies o las piernas.

❑ Mantenga la quemadura cubierta *ligeramente* para minimizar la probabilidad de contraer una infección bacteriana.

❑ Agréguele a un quart de agua fría una cucharada de vitamina C en polvo y aplíquesela en el sitio de la quemadura con un atomizador. Se ha observado que esto agiliza la curación. O aplíquese cataplasmas frías de arcilla (*clay*). (*Ver* UTILIZACIÓN DE CATAPLASMAS en la Tercera Parte.)

❑ Si el área de la quemadura empieza a infectarse, aplíquese miel tres veces al día después de lavársela suavemente con hydrogen peroxide.

Aspectos para tener en cuenta

❑ La higiene es fundamental cuando se trata de curar quemaduras.

❑ Para una quemadura de tercer grado es posible que el médico le formule crema de silver sulfadiazine (Silvadene).

Advertencia: Aunque es raro que ocurra, se pueden presentar reacciones al silver sulfadiazine.

❑ Para quemaduras muy severas o en sitios muy sensibles, el tratamiento médico puede incluir antibióticos, desbridamiento para retirar el tejido muerto e hidroterapia para ablandar la piel muerta. Además, puede requerir terapia física o entablillar el área afectada para evitar contracturas musculares permanentes.

❑ En caso de quemaduras severas, la terapia con oxígeno hiperbárico se usa para reducir el edema (inflamación), la cicatrización y las contracturas. Este tratamiento también ayuda a que el injerto de piel se adhiera. (*Ver* TERAPIA DE OXÍGENO HIPERBÁRICO en la Tercera Parte.)

❑ A menudo las quemaduras graves requieren tratamiento por medio de injertos que reparen la piel lesionada. Se intenta trasladar trozos de la epidermis de una parte del cuerpo no quemada para su injerto en las zonas afectadas. El problema es que las personas con quemaduras extensas no suelen tener suficiente piel sana para hacerlo. Existen varias compañías biotecnológicas que fabrican piel sintética a partir de colágeno, una proteína fibrosa. El implante de esta piel actúa de "andamio" sobre el que se sustenta el organismo para estimular el desarrollo de nuevas células y vasos sanguíneos, así como para proteger temporalmente el área quemada.

❑ Un estudio publicado por la revista médica *Journal of Burn Care and Rehabilitation* sobre los efectos de la terapia con dosis altas de vitamina C para las quemaduras de tercer grado llegó a la conclusión de que tras sufrir una quemadura grave se debe empezar a tomar vitamina C de inmediato. (*Ver en* Nutrientes en esta sección.)

❑ Hay estudios que indican que aplicar dimethylsulfoxide (DMSO) — un subproducto del procesamiento de la madera — en el área quemada reduce notablemente el dolor y promueve la curación.

Nota: Sólo se debe utilizar el DMSO que se consigue en los health food stores. El DMSO de uso industrial que venden en otro tipo de tiendas no sirve para fines curativos.

Advertencia: Utilizar DMSO puede producir un olor corporal a ajo; no obstante, este efecto es transitorio y no debe ser motivo de preocupación.

❑ *Ver también* QUEMADURAS DE SOL en la Segunda Parte.

❑ *Ver también* CONTROL DEL DOLOR en la Tercera Parte.

QUEMADURAS DE SOL

Las quemaduras de sol, o eritema solar, se producen por la excesiva exposición a los rayos ultravioleta (UV) del sol. La cantidad de exposición al sol que se requiere para que se produzca una quemadura depende de cada individuo, de la ubicación geográfica y de las condiciones atmosféricas, entre otros factores. Hay dos tipos de rayos ultravioleta: los UVA y los UVB. Ambos son peligrosos. Los UVB atacan las capas más externas de la piel mientras que los UVA lo hacen sobre las capas más profundas.

La mayor parte de las quemaduras de sol son de primer grado. Este tipo de quemadura enrojece la piel, la calienta y la vuelve anormalmente sensible al tacto. Dependiendo de la severidad de la quemadura y del tipo de piel, la quemadura puede evolucionar y convertirse en un bronceado, o el individuo puede quemarse y descamarse. Una quemadura de sol más severa puede ser de segundo grado y causar enrojecimiento extremo, hinchazón, dolor e, incluso, ampollas. Las ampollas indican que la quemadura no se limita a la capa superficial de la piel sino que es más profunda, y que ha ocasionado daño y exudación de fluidos de las células de las capas inferiores de la piel. Esto da por resultado erupciones y grietas cutáneas que permiten la entrada de bacterias y otros organismos infecciosos. En los casos más graves, la quemadura se presenta junto con escalofrío, fiebre, náuseas y / o delirio. Las quemaduras de este tipo son muy dolorosas y, para los niños, extremadamente peligrosas. Normalmente van acompañadas de deshidratación.

Las personas de piel clara son más propensas a las quemaduras de sol que las personas de piel más oscura; no obstante, sin importar el color de la piel el individuo se quema si se expone lo suficiente al sol. Los síntomas no aparecen necesariamente mientras la persona está expuesta al sol; pueden presentarse entre una y veinticuatro horas más tarde y suelen alcanzar su punto máximo entre dos y tres días después.

Debido al desgaste de la capa de ozono de la tierra, hoy en día existe gran preocupación en torno a los efectos de la exposición al sol. La capa de ozono actúa de escudo protector contra los rayos ultravioleta más perjudiciales; sin embargo, cada vez está más delgada y en muchos sitios presenta agujeros de diversos tamaños. Esta situación aumenta la probabilidad de sufrir quemaduras de sol, así como cáncer de piel, el cual está creciendo a un ritmo alarmante. Haber tenido dos o más episodios de quemaduras de sol en la niñez aumenta las probabilidades de sufrir cáncer de piel en la madurez. (*Ver* CÁNCER DE PIEL en la Segunda Parte.)

A menos que se indique otra cosa, las dosis que se recomiendan a continuación son para personas adultas. La dosis para los jóvenes de doce a diecisiete años debe equivaler a tres cuartas partes de la cantidad recomendada; la de los niños de seis a doce años, a la mitad y la de los menores de seis años, a la cuarta parte.

Nutrientes

SUPLEMENTOS	DOSIS SUGERIDAS	COMENTARIOS
Importantes		
Cell Guard de Biotec Foods	Según indicaciones de la etiqueta.	Proporciona gran cantidad de antioxidantes que protegen y nutren las células.
Coenzyme Q_{10}	60 mg al día.	Este neutralizador de los radicales libres aumenta el aporte de oxígeno a las células.
Colloidal silver	Aplicar tópicamente, según indicaciones de la etiqueta.	Este antiséptico previene la infección, controla la inflamación y promueve la curación.
Concentrace de Trace Minerals Research	Según indicaciones de la etiqueta.	Nutre la piel proporcionándole los microminerales necesarios.
Dimethylglycine (DMG) (Aangamik DMG de FoodScience of Vermont)	Según indicaciones de la etiqueta.	Aumenta la oxigenación de los tejidos.
Free-form amino acid complex (Amino Balance de Anabol Naturals)	Según indicaciones de la etiqueta.	Suministra proteína, necesaria para la reparación de los tejidos.
Herpanacine de Diamond-Herpanacine Associates	Según indicaciones de la etiqueta.	Promueve la salud de la piel, desintoxica el organismo y aumenta la inmunidad.
L-Cysteine	500 mg al día con el estómago vacío. Tomar con agua o jugo. No tomar con leche. Para mejor absorción, tomar con 50 mg de vitamina B_6 y 1.500 mg de vitamina C.	Promueve la curación de las quemaduras.
Multivitamin y mineral complex	Según indicaciones de la etiqueta.	Todos los nutrientes son necesarios de manera equilibrada.
Potassium	99 mg al día.	Se debe reemplazar el potasio perdido por las quemaduras del sol.
Pycnogenol	Según indicaciones de la etiqueta.	
Vitamin A con mixed carotenoids, incluyendo beta-carotene más vitamin E o AE Mulsion Forte de American Biologics más natural carotenoid complex (Betatene)	25.000 UI al día por 2 semanas. Luego reducir hasta 10.000 UI al día mientras se cura. Si está embarazada, no debe tomar más de 10.000 UI al día. Empezar con 100 UI al día y aumentar hasta 200 UI al día hasta curarse. Según indicaciones de la etiqueta. Según indicaciones de la etiqueta.	Destruyen los radicales libres que se liberan con la exposición al sol. Favorecen la curación y la reparación de los tejidos. Contiene vitaminas A y E en emulsión, una presentación que agiliza el ingreso al organismo. Para dosis altas, la emulsión facilita la asimilación y brinda mayor seguridad. Neutraliza a los radicales libres. Aumenta la inmunidad.
Vitamin C con bioflavonoids	10.000 mg o más al día.	Necesario para la curación y la reparación de los tejidos. Reduce la cicatrización. Utilizar calcium ascorbate.
Provechosos		
All-Purpose Bactericide Spray de Aerobic Life Industries	Aplicar tópicamente, según indicaciones de la etiqueta.	Disminuye el riesgo de infección destruyendo las bacterias de la piel.
Calcium y magnesium	2.000 mg al día. 1.000 mg al día.	Necesarios para el correcto equilibrio del pH y para la utilización del potasio. Reducen el estrés de los tejidos.

Essential fatty acids (primrose oil o Ultimate Oil de Nature's Secret)	Según indicaciones de la etiqueta.	Necesarios para la curación de los tejidos.
Silica o horsetail	Según indicaciones de la etiqueta.	Proporciona silicio, necesario para la reparación del tejido cutáneo. *Ver* Hierbas más adelante.
Vitamin B complex	100 mg al día con las comidas.	Importante para la curación de los tejidos, en especial los que han sufrido quemaduras serias. Es más eficaz en forma sublingual.
más extra vitamin B_6 (pyridoxine)	50 mg 3 veces al día con las comidas.	Necesario para el metabolismo de la proteína.
y para-aminobenzoic acid (PABA)	25 mg al día con las comidas.	Beneficioso para proteger la piel.
Vitamin E oil u ointment	Cuando la quemadura haya empezado a curar, aplicar tópicamente en el área afectada 3–4 veces al día.	Promueven la curación y ayudan a prevenir las cicatrices. Comprar aceite o ungüento de vitamina E, o aplicar el aceite de una cápsula.
Zinc	100 mg al día por 1 mes. Luego reducir hasta 50 mg al día. No tomar más de 100 mg al día.	Estimula el sistema inmunológico y favorece la curación de los tejidos. Para mejor absorción, utilizar lozenges de zinc gluconate u OptiZinc.

Hierbas

❑ El aloe vera es un tratamiento extraordinariamente eficaz para cualquier clase de quemadura. Incluso algunos hospitales utilizan esta hierba en su sección de quemados. el aloe vera mitiga el malestar, acelera la curación y alivia la sequedad porque humedece la piel. Aplíquese suavemente una capa delgada de gel de aloe vera en el área afectada por la quemadura de sol. Repita el procedimiento cada hora mientras el dolor persista. Un remedio aún más eficaz es sacar la pulpa de la planta y aplicarla directamente en el área afectada. Si decide utilizar algún producto comercial de aloe vera, asegúrese de que no contenga aceite mineral, ceras de parafina, alcohol ni colorantes.

❑ Aplíquese un emplasto de flores de caléndula y St. John's wort sobre las áreas quemadas. Estas dos hierbas tienen propiedades antisépticas, calman el dolor de las quemaduras y promueven la curación de las heridas cutáneas.

❑ Los baños de hierbas minimizan el dolor y el ardor. prepare una bañera con agua tibia y agréguele seis tazas de té de chamomile o seis gotas de aceite de chamomile. Permanezca en la bañera durante treinta minutos, o más. El aceite de lavender también es provechoso y se puede utilizar en lugar del aceite de chamomile.

❑ Prepare una buena cantidad de té fuerte de comfrey o de gotu kola y déjelo enfriar. Sature un trozo de algodón estéril en el té y haga una compresa. Aplíquese la compresa en el área afectada y déjesela durante treinta minutos.

Nota: El comfrey sólo se recomienda para uso externo. No ingerirlo.

❑ El horsetail es buena fuente de sílice, un compuesto de silicio y oxígeno que es provechoso para la reparación de los tejidos.

❑ Para curar las quemaduras de sol y otras irritaciones cutáneas es bueno aplicarse una crema que contenga por lo menos 5 por ciento de aceite de tea tree.

❑ Haga un lavado de vinagre de apple cider diluido en una cantidad similar de agua y refriegue la zona afectada. Posteriormente, frótela con una infusión de aceite de St. John's wort.

Recomendaciones

❑ Consuma alimentos ricos en proteínas para promover la reparación de los tejidos, y frutas y vegetales crudos por su aporte de vitaminas y minerales necesarios.

❑ Tome muchos líquidos; las quemaduras de sol deshidratan el organismo.

❑ Para aliviar rápidamente el dolor que ocasionan las quemaduras de sol, aplíquese compresas de agua fría o cataplasmas frías de clay. (*Ver* UTILIZACIÓN DE CATAPLASMAS en la Tercera Parte.) Otra opción es disolver una libra de baking soda en una bañera de agua fría y permanecer en la bañera durante treinta minutos. Los tratamientos a base de hierbas que se acaban de describir también son excelentes para aliviar el dolor y el ardor.

❑ Evite estrictamente exponerse al sol mientras la quemadura no haya curado por completo.

❑ Cuando de quemaduras de sol se trata, prevenir es mucho mejor que curar. Aun cuando la mayoría de las quemaduras de sol son leves y sanan sin ayuda, algunos estudios han revelado que la exposición excesiva al sol se relaciona estrechamente con el cáncer de piel. Tome medidas para evitar quemarse:

- No salga al aire libre entre las 10:00 de la mañana y las 3:00 de la tarde.
- Cuando vaya a salir al aire libre, protéjase del sol utilizando sombrero, ropa que cubra al máximo el cuerpo y gafas con protección contra los rayos UV. La ropa más adecuada es la liviana, de colores claros y de materiales tupidos para impedir el paso de los rayos solares.
- Aplíquese siempre filtro antisolar, o sunscreen, en todas las áreas de la piel que vayan a estar expuestas al sol. El filtro antisolar debe tener un SPF (sun protection factor, o factor de protección solar) de 15, o más. Repita este procedimiento cada tres o cuatro horas, o más a menudo si perspira o si va a nadar. Compruebe que el filtro protege contra los rayos UVA y UVB. Tenga en cuenta que el SPF indica sólo la protección contra rayos UVB. El avobenezone parece proporcionar la mayor protección contra la acción de los UVA.

• Para evitar que los radicales libres le deterioren la piel, agréguele a su filtro antisolar vitamina A, vitamina C, vitamina E y selenio (el contenido de una cápsula de cada uno). Para prevenir las arrugas, después de exponerse al sol agréguele estos antioxidantes a cualquier crema que vaya a utilizar.

• No olvide sus labios, ya que también son susceptibles a las quemaduras de sol. Utilice un producto antisolar especial para los labios, y otro especial para la cara y el cuerpo. Elija siempre productos que contengan ingredientes naturales, como aloe vera y vitamina E. Sin duda, su health food store vende estos productos en cómodas barras.

• No juzgue la intensidad de los rayos solares con base en el clima. En días nublados se requiere la misma protección antisolar, pues aproximadamente el 80 por ciento de los rayos ultravioleta del sol atraviesan las nubes. La reverberación de los rayos del sol en el agua, en el metal, en la arena o en la nieve aumenta — o, incluso, duplica — la cantidad de rayos ultravioleta que se absorben. En días oscuros o nublados es necesario protegerse de la misma manera que en días soleados. Casi el 90 por ciento de las quemaduras solares se originan en la exposición accidental y no en haber tomado baños de sol. Si trabaja usted en el exterior, póngase filtro solar y lleve sombrero siempre.

• Para prevenir la deshidratación, tome mucha agua cuando esté al aire libre.

❑ Si quiere broncearse, empiece exponiéndose al sol solamente durante quince minutos y aumente el tiempo de exposición poco a poco sin aumentar más de quince minutos cada vez. De esta manera se evitan las quemaduras de sol y el bronceado dura más. Lo más seguro es darse una loción de autobronceado.

❑ Lleve siempre gafas de sol y asegúrese de que éstas le protegen los ojos tanto de los rayos UVA como de los UVB.

❑ Para las quemaduras de sol ordinarias aplíquese compresas frescas, no frías, tanta veces como lo necesite. Si la quemadura es grave, vea a un médico. Si la quemadura la sufre un niño, tenga muchísimo cuidado y no ponga cremas ni nada sobre la zona quemada aparte de agua fresca o, *con moderación*, un poco de gel de aloe vera dos veces al día. La quemadura cura más fácil si se deja expuesta al aire.

• Si usted está tomando algún medicamento, pregúntele a su médico o a su farmacéutico si aumenta la sensibilidad al sol.

Aspectos para tener en cuenta

❑ Los médicos suelen recetar tretinoin (ácido de vitamina A), el ingrediente activo del medicamento Retin-A, para reparar la piel que ha sufrido daño a causa de la exposición al sol. Este producto requiere prescripción médica. Sin embargo, utilizar tretinoin aumenta significativamente la susceptibilidad de la piel a sufrir daño adicional a causa del sol. Si usted utiliza este medicamento, aplíquese *siempre* un filtro antisolar con un SPF alto y evite en lo posible exponerse al sol. Este producto no se debe utilizar durante el embarazo pues puede producir defectos congénitos.

❑ Para una quemadura severa es posible que el médico formule crema de silver sulfadizine (Silvadene) y/o antibióticos para prevenir la infección, desbridamiento para retirar el tejido muerto y/o hidroterapia para ablandar la piel muerta. Dependiendo de la ubicación y de la extensión de la quemadura, el médico también podría prescribir terapia física para preservar la flexibilidad de los músculos, pues las contracturas musculares son frecuentes cuando la piel sufre daño y se contrae.

❑ Es posible que su médico recomiende tomar un antiinflamatorio como acetaminofén (Tylenol y Datril entre otros) o ibuprofeno (Advil y Nuprin entre otros) para combatir el dolor y la inflamación. No dé productos con aspirina a un niño que ha sufrido quemaduras.

❑ La dermatitis de Berlock es una reacción excesiva al sol producida por el aceite de bergamot, un ingrediente muy común de los perfumes, las pomadas y las colonias.

QUISTES SEBÁCEOS

Los quistes sebáceos son crecimientos cutáneos que contienen una mezcla de sebo (grasa) y proteínas de la piel. Por lo general aparecen como protuberancias pequeñas y de lento crecimiento en la cara, el cuero cabelludo o la espalda. Las espinillas son, en realidad, quistes sebáceos.

Aunque estos nódulos se sienten firmes al tacto, se mueven y no duelen, excepto cuando se infectan. Cuando esto ocurre, se presenta enrojecimiento e hinchazón, y el área afectada se vuelve sumamente sensible al tacto. Los quistes sebáceos son benignos, pero pueden convertirse en focos de infección crónica, especialmente de origen bacteriano. La infección crónica puede dar lugar al desarrollo de abscesos.

A menos que se indique otra cosa, las dosis que se recomiendan a continuación son para personas adultas. La dosis para los jóvenes de doce a diecisiete años debe equivaler a tres cuartas partes de la cantidad recomendada; la de los niños de seis a doce años, a la mitad y la de los menores de seis años, a la cuarta parte.

Nutrientes

SUPLEMENTOS	DOSIS SUGERIDAS	COMENTARIOS
Muy importantes		
Primrose oil	1.000 mg 3 veces al día.	Provechoso para curar la mayoría de las afecciones cutáneas.

Vitamin A	25.000 UI al día por 3 meses. Luego reducir hasta 15.000 UI al día. Si está embarazada, no debe tomar más de 10.000 UI al día.	Necesario para la curación y para la formación de nuevo tejido cutáneo.
más carotenoid complex con beta-carotene	Según indicaciones de la etiqueta.	El organismo utiliza este suplemento para producir vitamina A según la necesidad.
Vitamin B complex más extra vitamin B_{12}	Según indicaciones de la etiqueta. 1.000–2.000 mg 3 veces al día.	Estas vitaminas combaten el estrés y el envejecimiento. Necesarias para la salud de la piel.
Importantes		
Garlic (Kyolic de Wakunaga)	2 cápsulas 3 veces al día con las comidas.	Combate la infección.
Kelp	1.000–1.500 mg al día.	Proporciona un buen equilibrio de minerales necesarios para el buen tono de la piel.
Zinc	50 mg al día. No tomar más de 100 mg al día de todos los suplementos.	Repara los tejidos y mejora la respuesta inmunológica. Para mejor absorción, utilizar lozenges de zinc gluconate u OptiZinc.
Provechosos		
Superoxide dismutase (SOD)	Según indicaciones de la etiqueta.	Destruye los radicales libres.

Hierbas

❑ El aloe vera es una hierba calmante y curativa. Aplíquese gel de aloe vera puro en el área afectada de acuerdo con las indicaciones de la etiqueta.

❑ La raíz de burdock y el red clover son poderosos purificadores de la sangre.

❑ El milk thistle le ayuda al hígado a limpiar la sangre.

❑ El witch hazel aplicado a la piel es un absorbente excelente.

Recomendaciones

❑ Evite las grasas, especialmente las saturadas, y todos los alimentos fritos. También debe evitar el alcohol, los productos lácteos, la cafeína, el chocolate, la cocoa, los huevos, el pescado, la carne, la sal y el azúcar.

❑ Ayune. (*Ver* AYUNOS en la Tercera Parte.)

❑ Aplíquese compresas calientes varias veces al día.

❑ Use agua caliente para lavarse. Esto ayuda a disolver el aceite de la piel.

Aspecto para tener en cuenta

❑ Los mismos medicamentos que a veces se prescriben para combatir el acné (antibióticos tópicos y orales como tetracycline y erythromicin tretinoin (Retin-A), un derivado de la vitamina A que se obtienen en crema, gel o líquido) se pueden recetar para infecciones graves y/o extensas. Otro medicamento contra el acné, la isotretinoin (Accutane), también se deriva de la vitamina A pero tiene serios efectos secundarios.

❑ Si el quiste se agranda o se infecta, hable con su médico sobre la conveniencia de extirparlo. Por lo regular, éste es un procedimiento sencillo que se realiza en el consultorio del médico con anestesia local.

❑ Si el médico le formula algún antibiótico no deje de tomar algún suplemento de acidophilus para reemplazar las bacterias "amigables" que se pierden al tomar antibióticos. Pero no los tome el mismo día que toma el antibiótico.

❑ *Ver también* PIEL GRASOSA en la Segunda Parte.

RADIACIÓN, TRASTORNOS PRODUCIDOS POR LA

Ver TRASTORNOS PRODUCIDOS POR LA RADIACIÓN.

RAQUITISMO/OSTEOMALACIA

El raquitismo y la osteomalacia son los términos con los cuales se designa la enfermedad causada por deficiencia de vitamina D. En los niños, la enfermedad se llama raquitismo y se origina bien en una ingesta insuficiente de vitamina D, o bien en muy poca exposición a la luz solar (la luz del sol permite que la vitamina D se sintetice en la piel). A su vez, la falta de vitamina D afecta a la capacidad del organismo de absorber el calcio y el fósforo. Entre los primeros síntomas están nerviosismo, espasmos musculares dolorosos, calambres en las piernas y adormecimiento de las extremidades. Con el tiempo se producen deformaciones óseas debido al reblandecimiento de los huesos: las piernas se arquean, las rodillas se juntan, se desarrolla escoliosis (desviación notoria de la columna vertebral), la caja torácica se estrecha, el esternón se vuelve protuberante y/o se desarrolla rosario raquítico. Otras consecuencias del raquitismo son demora en caminar, caries, irritabilidad, inquietud y sudoración profusa. Es una enfermedad poco común en los Estados Unidos. Cuando aparece se da sobre todo en niños de entre seis y veinticuatro meses de edad.

En los adultos, la enfermedad producida por deficiencia de vitamina D se llama osteomalacia y se suele relacionar con la incapacidad del organismo de absorber adecuadamente fósforo y calcio. Se presenta con más frecuencia en las mujeres embarazadas y lactantes, cuyos requerimientos nutricionales son superiores a lo normal, o en personas con problemas de absorción de los nutrientes. También puede afectar a los individuos que no se exponen lo suficiente al sol, o cuyas dietas son tan bajas en grasa que su organismo no puede elaborar la cantidad necesaria de bilis ni absorber la vitamina D. Es una dolencia que puede venir causada por insuficiencia renal. El diagnóstico de la osteomalacia es difícil y a menudo se confunde con la osteoporosis.

A menos que se especifique otra cosa, las dosis recomendadas en esta sección son para adultos. A los jóvenes de doce a diecisiete años se les debe administrar el equivalente a tres cuartas partes de la cantidad recomendada; a los niños de seis a doce años, la mitad y a los menores de seis años, la cuarta parte.

Nutrientes

SUPLEMENTOS	DOSIS SUGERIDAS	COMENTARIOS
Esenciales		
Boron	3 mg al día. No sobrepasar esta dosis.	Aumenta la absorción del calcio.
Calcium	1.500 mg al día.	Necesario para restaurar los minerales de los huesos. No utilizar bone meal o dolomite como fuentes de calcio, porque pueden contener plomo.
Phosphorus	Según indicaciones de la etiqueta.	Necesario para la formación de huesos y dientes.
Silica	500 mg al día.	Proporciona silicio, que fortalece los huesos y el tejido conectivo. Ayuda a la absorción del calcio.
Vitamin D_3	400–600 UI al día. No sobrepasar esta dosis.	Necesario para la utilización del calcio y del fósforo.
Importantes		
Betaine hydrochloride (HCl)	Según indicaciones de la etiqueta.	Necesario para una correcta digestión.
Cod liver oil	Según indicaciones de la etiqueta.	Buena fuente de vitaminas A y D.
Multivitamin y mineral complex	Según indicaciones de la etiqueta.	Si tiene problemas de absorción, utilice cantidades más altas de todas las vitaminas y minerales.
más extra vitamin B_{12}	1.000–2.000 mcg al día.	
Proteolytic enzymes	Según indicaciones de la etiqueta. Tomar entre comidas.	Importantes para la digestión.
Vitamin A con mixed carotenoids	10.000 UI al día.	Necesario para el crecimiento.
Zinc	30 mg al día.	Necesario para la absorción del calcio. Para mejor absorción, utilizar lozenges de zinc gluconate u OptiZinc.

Hierbas

❑ La raíz de dandelion, el horsetail, el nettle y el oat straw promueven el fortalecimiento de los huesos y son buenas fuentes de calcio y de magnesio.

Recomendaciones

❑ Cambie de dieta. Consuma más frutas y vegetales crudos, nueces y semillas crudas, yogur y cottage cheese. Es esencial que su dieta sea rica en calcio.

❑ No consuma azúcar, junk foods ni bebidas carbonatadas.

❑ Hágase practicar un análisis de cabello para comprobar si tiene deficiencias minerales. (*Ver* ANÁLISIS DEL CABELLO en la Tercera Parte.)

❑ Esté alerta en caso de que un hijo suyo presente alguna alergia severa, enfermedad celiaca, asma, bronquitis o problemas de colon, ya que pueden llevar a problemas de absorción. Al principio es difícil detectar los problemas de absorción, porque el crecimiento y el peso del niño no se ven afectados.

Aspecto para tener en cuenta

❑ Es importante hacerse pruebas para detectar posibles alergias a los alimentos.

❑ En el comercio se consiguen varios suplementos que contienen muchos de los nutrientes que se recomendaron en la tabla anterior. Productos eficaces para promover el desarrollo sano de los huesos son Bone Builder, de Ethical Nutrients, Bone Defense, de KAL, Bone Support, de Synergy Plus, y Cal Apatite de Metagenics.

❑ *Ver también* OSTEOPOROSIS en la Segunda Parte.

RASH

Ver ERUPCIONES DE LA PIEL.

RAYNAUD, FENÓMENO DE

Ver ENFERMEDAD DE RAYNAUD/FENÓMENO DE RAYNAUD.

RECHINAMIENTO DE LOS DIENTES

Ver BRUXISMO.

RESFRIADO COMÚN

El resfriado común es una infección del sistema respiratorio superior causada por un virus. El clima frío no causa resfriado, aunque la mayoría sobrevienen en otoño o invierno. Ello se debe a que la mayoría de los virus del resfriado responden mejor a las temperaturas frías, cuando hay menos humedad en la atmósfera. Existen más de doscientos virus que pueden producir resfriado común, una infección del tracto respiratorio superior. Entre los conocidos síntomas del resfriado común están congestión, dolor de garganta, tos, dolor de cabeza, fiebre, agitación, estornudos, congestión nasal y lagrimeo. Los niños pueden tener un poco de fiebre, pero es raro en los adultos. Los resfriados se manifiestan normalmente entre dieciocho y veinticuatro horas después de que el virus entra en el organismo, y en su mayor parte desaparecen por sí solos en un lapso de siete a diez días. En algunas ocasiones el resfriado conduce a enfermedades más graves, como bronquitis, infección del oído medio o sinusitis. Muchas veces suele haber confusión entre los síntomas del resfriado y los de la gripe o las alergias. La gripe o influenza (flu), es también una infección respiratoria de origen viral. Es la más peligrosa de estas tres enfermedades y puede dar lugar a complicaciones que amenacen la vida del enfermo, especialmente las personas ancianas. (*Ver* FLU en la Segunda Parte.) Para ver una comparación de los síntomas del resfriado común y de la flu, ver el recuadro titulado ¿Resfriado, Flu o Alergia? en este capítulo.

Se calcula que a los adultos saludables les dan, en promedio, dos resfriados por año. A los niños por lo regular les dan más, porque su sistema inmunológico no está maduro y no han desarrollado inmunidad contra muchos virus productores de este mal. Los resfriados frecuentes en las personas adultas pueden ser señal de que su sistema inmunológico no está funcionando correctamente.

A menos que se indique otra cosa, las dosis que se recomiendan a continuación son para personas adultas. La dosis para los jóvenes de doce a diecisiete años debe equivaler a tres cuartas partes de la cantidad recomendada; la de los niños de seis a doce años, a la mitad y la de los menores de seis años, a la cuarta parte.

Nutrientes

SUPLEMENTOS	DOSIS SUGERIDAS	COMENTARIOS
Esenciales		
ACES + Zinc de Carlson Labs	Según indicaciones de la etiqueta.	Contiene vitaminas A, C y E, además de los minerales selenio y cinc.
Vitamin A	15.000 UI al día. Si está embarazada, no debe tomar más de 10.000 UI al día.	Favorece la curación de las membranas mucosas inflamadas y fortalece el sistema inmunológico.
o carotenoid complex (Betatene)	Según indicaciones de la etiqueta.	Antioxidantes y precursores de la vitamina A.
Vitamin C con bioflavonoids	5.000–20.000 mg al día divididos en varias tomas. *Ver* FLUSH DE ÁCIDO ASCÓRBICO en la Tercera Parte.	Combate los virus que producen resfriado. A los niños se les debe dar vitamina C buffered o calcium ascorbate.
Zinc lozenges	Para adultos y niños, tomar durante 3 días 1 lozenge de 15 mg cada 3 horas durante la vigilia. Luego 1 lozenge cada 4 horas por 1 semana. No tomar más de 100 mg al día de todos los suplementos.	Estimulan el sistema inmunológico. Mantener a la mano y utilizar cuando se presenten los primeros síntomas de resfriado. *Nota:* Evite pastillas que contienen ácido cítrico, sorbitol y manitol, porque inhiben la absorción de cinc.
Importantes		
Free-form amino acid complex	Según indicaciones de la etiqueta.	Suministra la proteína necesaria.
más N-acetylcysteine	Según indicaciones de la etiqueta.	Un potente antioxidante.
Garlic (Kyolic de Wakunaga)	2 cápsulas 3 veces al día.	Antibiótico natural y estimulante del sistema inmunológico.
L-Lysine	500 mg al día con el estómago vacío. Tomar con agua o jugo. No tomar con leche. Para mejor absorción, tomar con 50 mg de vitamina B_6 y 100 mg de vitamina C.	Ayuda a destruir los virus y a prevenir los fuegos en el área de la boca. *Ver* AMINOÁCIDOS en la Primera Parte. Advertencia: no se debe tomar lisina por más de seis meses seguidos.
Provechosos		
Acidophilus (Kyo-Dophilus de Wakunaga)	Según indicaciones de la etiqueta. Tomar con el estómago vacío.	Reemplaza las bacterias "amigables".
Cold-X10 de Olympian Labs	Según indicaciones de la etiqueta.	Una combinación de nutrientes, extractos vegetales y enzimas que refuerzan el sistema inmunológico y luchan contra la infección bacteriana y viral.
Maitake extract	Según indicaciones de la etiqueta.	Estos hongos tienen propiedades antivirales y estimulantes del sistema inmunológico.
o shiitake extract	Según indicaciones de la etiqueta.	
o reishi extract	Según indicaciones de la etiqueta.	
Multimineral complex	Según indicaciones de la etiqueta.	Minerales necesarios para la curación y para la respuesta inmunológica.
o kelp	1.800–3.600 mg al día.	Rica fuente de minerales necesarios.
Multivitamin complex con vitamin B complex	50–100 mg 3 veces al día.	Favorecen la curación y reducen el estrés.
Olive leaf extract	Según indicaciones de la etiqueta.	
o colloidal silver	Según indicaciones de la etiqueta.	

Hierbas

- ❑ El astragalus, hierba originaria de China y Mongolia, ayuda a estimular la producción de leucocitos, los glóbulos blancos de la sangre, que son vitales en la lucha contra las infecciones.
- ❑ La wild pansy (*Viola tricolor*) crece de forma silvestre en Europa, partes de Norteamérica, Oriente Próximo y África. Cuando se prepara como un té o jarabe contra la tos, suele ser un buen remedio contra el resfriado con fiebre, así como contra las infecciones respiratorias superiores. Esto es especialmente así cuando la congestión va acompañada de tos seca. Tiene una concentración alta de rutin, sustancia que fortalece las paredes capilares, y es posible que tenga efectos benéficos contra la arterioesclerosis. Para elaborar un té, vierta dos tazas (cups) de agua caliente sobre dos cucharaditas de wild pansys y mantenga a remojo durante diez minutos, luego cuele. Tome una taza de este té dos o tres veces al día después de las comidas por un periodo de ocho semanas. Si lo emplea como jarabe contra la tos, haga una infusión añadiendo $1^1/_2$ cucharaditas de té a $^3/_4$ de taza de agua y $1^1/_2$ cucharadas de jarabe. Tome una cucharada de esta combinación tres veces al día.

¿Resfriado, gripe (flu) o alergias?

Tanto el resfriado común como la influenza y las alergias pueden provocar infecciones del sistema respiratorio superior, dificultando en ocasiones el diagnóstico correcto. Sin embargo, hay diferencias notables entre ellas. A continuación ofrecemos un listado de las señales y síntomas característicos de cada una de estas enfermedades.

Característica	Resfriado	Gripe	Alergias de temporada
Infección en el pecho/tos.	Común. Leve a moderada.	Común. Puede ser grave. La neumonía suele ser una complicación normal.	Rara.
Fiebre.	Rara (excepto en niños pequeños).	Inusualmente alta (102°–104°F). Puede durar 3–4 días.	No está presente.
Molestias y dolores generalizados.	Leves.	Usual. Puede ser grave.	Raras.
Dolor de cabeza.	Raro.	Común.	Raro.
Estornudos/ojos rojizos, llorosos.	Usual, pero más común en las alergias.	Raro.	Usual, especialmente los estornudos. Estos síntomas aparecen rápidamente y sin los avisos del resfriado. Pueden durar más.
Dolor de garganta.	Usual.	Ocasional.	Ocasional.
Nariz taponada.	Usual.	Ocasional.	Ocasional.
Cansancio.	Leve.	Grave.	Raro.
Época principal.	Finales Agosto–Abril.	Invierno.	Marzo–Septiembre.
Duración.	7–10 días.	Hasta un mes.	Tanto como dure la presencia del alérgeno.

- ❑ La hierba boneset, de la tradición nativa de los Estados Unidos, puede utilizar para tratar la fiebre.
- ❑ Para bajar la fiebre, hágase enemas de té de catnip y tome entre un cuarto y media cucharadita de tintura de lobelia cada tres a cuatro horas mientras tenga fiebre. Esta dosis también es adecuada para los niños.
- ❑ La hierba cat's claw sirve para aliviar los síntomas del resfriado común.
- ❑ Chuan xin lian, un remedio de hierbas chinos conocido también como Andrographis Anti-Inflammatory Tablets, limpia la mucosa del sistema respiratorio.

Advertencia: No tome lobelia por vía oral de manera permanente.

- ❑ El ginger, el pau d'arco, el slippery elm y el té de yarrow ayudan en caso de resfriado.
- ❑ El aceite de eucalipto alivia la congestión. Prepare un baño caliente y agréguele cinco gotas al agua, o ponga seis gotas entre una taza de agua hirviendo e inhale el vapor. Es mejor retirar el agua hirviendo de la estufa, colocarse una toalla encima de la cabeza e inhalar profundamente por la nariz de tres a cinco minutos (no se acerque demasiado a la fuente del vapor porque suele quemar). Otra opción es añadir aceites de rosemary y sage al de eucalipto para ayudar a la descongestión.
- ❑ Una fórmula herbal que libera de mucosidad los conductos nasales es Fenu-Thyme, de Nature's Way. Tome dos cápsulas tres veces al día.
- ❑ Para las infecciones del sistema respiratorio superior y los dolores de cabeza asociados con los resfriados se suele emplear elderberry. Esta hierba estimula la sudoración y puede ayudar a dar la vuelta a la fiebre. Investigaciones muestran que la elderberry es eficaz contra los resfriados porque contiene flavonoides antioxidantes que protegen las paredes celulares contra agentes externos.
- ❑ Para el dolor de garganta, agregue entre tres y seis gotas de aceite de tea tree puro a un poco de agua tibia y haga gargarismos. Repita este procedimiento hasta tres veces por día. Deje disolver lentamente en la boca dos lozenges de aceite de tea tree. Repita esto cuantas veces sea necesario alternando con extracto de goldenseal. Estos productos se encuentran en la mayoría de los health food stores.

❑ Para fortalecer el sistema inmunológico e impedir que el virus se multiplique, a la primera señal de resfriado utilice un extracto sin alcohol que combine echinacea y goldenseal. Los adultos deben mantener durante cinco minutos entre la boca el contenido de un cuentagotas, y luego se lo deben pasar. Hágase este remedio cada tres horas durante tres días. Los niños deben utilizar entre ocho y diez gotas, manteniéndolas dentro de la boca durante unos pocos minutos (o el tiempo que puedan) antes de tragar. Los niños deben hacer esto cada dos horas durante tres días. Luego deben tomar todos los días de ocho a diez gotas disueltas en algún líquido mientras tengan síntomas. Además de combatir el resfriado, el flu, la bronquitis y otras infecciones del tracto respiratorio superior, la echinacea es provechosa para combatir el dolor de garganta por estreptococos.

Advertencia: No tome goldenseal todos los días durante más de una semana seguida. Esta hierba se debe evitar durante el embarazo y se debe utilizar con supervisión médica cuando hay antecedentes de enfermedad cardiovascular, diabetes o glaucoma.

❑ La hierba hyssop puede tomarse como té, actúa como expectorante y tiene propiedades antivirales.

❑ La mullein es efectiva contra la tos y la congestión.

❑ El red clover ayuda a limpiar las toxinas acumuladas en el sistema linfático que pueden ser responsables de la congestión y la inflamación.

Recomendaciones

❑ Tome lozenges de vitamina C y de cinc en cuanto note la primera señal de infección de garganta o de congestión en la nariz o cabeza. Hacerlo puede acortar la duración del resfriado, incluso detenerlo por completo. Tómelos cada tres horas durante el primer día en que note los síntomas.

❑ Beba sorbos de líquidos calientes, como caldo de pavo o de pollo.

Tome Potato Peeling Broth dos veces al día, asegurándose de prepararlo fresco todos los días. Puede agregarle al caldo una zanahoria, ajo, cebolla o un palito de apio. La sopa de pollo es muy efectiva para el alivio de los peores síntomas y para acortar la duración del resfriado. (Ver líquidos terapéuticos en la Tercera Parte para obtener la receta.)

❑ Permanezca lo más activo que pueda. No sólo es innecesario permanecer en cama cuando se tiene un resfriado corriente, sino que puede hacerlo sentir a uno peor. La actividad ayuda a aflojar la mucosidad acumulada. A menos que tenga fiebre, una caminata a buen paso o hacer cualquier otro ejercicio con moderación le ayudará a sentirse mejor.

❑ Un estudio realizado en Florida entre 1999 y 2000 ha demostrado que tomar antioxidantes como vitaminas C y E, betacaroteno, selenium, cinc, fructooligosacáridos y proteína puede reducir significativamente las probabilidades de sufrir una infección respiratoria en el tracto superior. Esto es particularmente importante para las personas ancianas debido a la menor efectividad de sus sistemas inmunológicos. Asimismo, se ha demostrados su utilidad para aumentar la eficacia de la vacuna de la gripe. Esto fue publicado originalmente en la publicación *Journal of the American Geriatrics Society*.

❑ Plantéese la posibilidad de usar remedios homeopáticos. La *Calcarea carbonica* es excelente contra las infecciones de garganta, resfriados y bronquitis. La *Anas barbariae* (también disponible como Oscillococcinum de Boiron), el *Ferrum phosphoricum* (en caso de fiebre), y HP 2 de Metagenics (una combinación de remedios homeopáticos líquidos) también son buenos para tratar el resfriado común.

❑ Deshágase de los pañuelos de papel después de utilizarlos. Como albergan el virus, los pañuelos de papel pueden contagiar el virus o hacer que la persona se vuelva a infectar a sí misma.

❑ Lávese las manos con frecuencia. Los virus del resfriado sobreviven varias horas en las manos, en los pañuelos de papel y en las superficies duras. Una persona que goce de buena salud puede contraer el virus tocándose la boca o la nariz después de haber tocado una superficie contaminada. Usar un jabón antibiótico puede ayudar a prevenir la reinfección, pero estos jabones también contribuyen al desarrollo de bacterias resistentes a los antibióticos, por lo que es mejor usarlos sólo cuando sea necesario.

❑ Trate de no contagiarles el resfriado a sus familiares y a sus colegas. No se acerque mucho a sus seres queridos. Incluso darse la mano está prohibido pues puede propagar el virus.

❑ No le dé aspirina, ni ningún producto que contenga aspirina, a un niño que tenga síntomas de infección viral, incluido el resfriado. (*Ver* SÍNDROME DE REYE en la Segunda Parte.) Tomar grandes dosis de aspirina también reduce la cantidad de vitamina C en el organismo.

Aspectos para tener en cuenta

❑ Como no existe cura para el resfriado común, lo mejor es prevenirlo. Cuando el resfriado ha hecho de las suyas, es difícil detener su evolución.

❑ El calostro bovino puede ayudar a prevenir las infecciones si se toma durante la temporada de los resfriados y la gripe.

❑ En el comercio se consiguen muchas drogas sin prescripción médica. Ninguna cura el resfriado, aunque algunas ayudan a aliviar los síntomas.

❑ Es improbable que se llegue a desarrollar una vacuna para prevenir el resfriado, pues los virus que lo producen no sólo tienen la capacidad de cambiar de tamaño y de

Remedios para el resfriado común

Los estadounidenses gastan más de mil millones de dólares cada año en tratamientos para la tos y el resfriado que no requieren fórmula médica. En el mejor de los casos, esos productos brindan sólo alivio temporal. La siguiente lista contiene algunos de los remedios más comunes para el resfriado, junto con lo que se puede esperar de ellos:

- Analgésicos. Los analgésicos como acetaminofén, aspirina e ibuprofeno ayudan a aliviar el dolor y a reducir la fiebre. El resfriado no suele producir fiebre alta. Dejar que la fiebre moderada evolucione puede ser, incluso, beneficioso para el organismo. Una de las maneras en que el organismo combate las infecciones es elevando la temperatura del cuerpo. Si usted tiene 102°F de fiebre, o más, es muy probable que la causa no sea el resfriado. Esa fiebre puede ser señal de que en algún lugar de su organismo se está desarrollando una infección bacteriana que requiere tratamiento. Al bajar la fiebre, los analgésicos pueden enmascarar este síntoma.
- Antihistamínicos. Los antihistamínicos disminuyen la secreción nasal bloqueando la acción de la histamina, un químico del organismo que produce tumefacción de los pequeños vasos sanguíneos, lo que ocasiona estornudos y moqueo. Estos remedios pueden producir somnolencia. Además, es mucho mejor que las secreciones que contienen el virus salgan del organismo, en vez de impedir su salida.
- Medicamentos para la tos. Estos medicamentos son de dos clases: expectorantes y antitusígenos. Los expectorantes vuelven más productiva la tos porque aumentan la cantidad de flema y disminuyen su espesor. Esto ayuda a eliminar los agentes irritantes de las vías respiratorias. Muchos remedios populares para la tos que no requieren fórmula médica contienen un expectorante llamado guaifenesin, que suele ser eficaz. No obstante, la eficacia de otros expectorantes que se compran sin receta médica es cuestionable. Por su parte, los antitusígenos reducen la frecuencia de la tos. Un antitusígeno razonablemente seguro y eficaz es el dextromethorphan, que aparece en las etiquetas de los productos como "DM". Sin embargo, como la tos es el mecanismo del cual se vale el organismo para ablandar las secreciones pulmonares, es mejor no suprimir la tos a menos que sea inusualmente severa o persistente, o que impida dormir.
- Descongestionantes. Los descongestionantes contraen los vasos sanguíneos de la nariz, lo que reduce la hinchazón y la congestión. Estos medicamentos pueden provocar efectos secundarios como nerviosismo, insomnio y fatiga.

La mayoría de los remedios para el resfriado que no requieren prescripción médica contienen alguna combinación de acetaminofén y diversos descongestionantes, antihistamínicos y supresores de la tos. Algunos expertos creen que estos ingredientes pueden presentar interacciones medicamentosas. Por ejemplo, el acetaminofén puede aumentar la congestión nasal, mientras que el descongestionante puede reducirla. Si el resfriado lo está haciendo sentir demasiado mal y cree que debe tomar algo, opte por algún producto de un solo ingrediente que combata el síntoma particular que desee tratar.

forma, sino que tienen centenares de formas diferentes. Sin embargo, investigadores en Gran Bretaña pueden haber dado con una fórmula que procura alivio a los que lo sufren. El medicamento experimental tremacamra parece bloquear a los virus del resfriado, impidiendo que se alojen en las fosas nasales. De momento la tasa de éxito del medicamento ha sido excelente, rebajando el riesgo de infección un 33 por ciento, los síntomas un 45%.

❑ La posibilidad de curarse verdaderamente del resfriado puede radicar en sustancias como los interferones, proteínas naturales que el organismo produce en reacción a la infección viral. Al parecer, los interferones mejoran la capacidad del tracto respiratorio de mantener los virus bajo control. La vitamina C promueve la producción de interferón.

❑ Aunque los antibióticos no son eficaces para combatir las infecciones virales, muchas personas les piden a sus médicos que se los receten. Es importante entender que la penicilina y la mayoría de los antibióticos sólo combaten las infecciones bacterianas, como el mal de garganta por estreptococo, y no las infecciones virales. Los virus y las bacterias pueden producir síntomas parecidos, pero son microbios muy distintos y no responden al mismo tratamiento. De hecho, como los antibióticos destruyen las bacterias "buenas" junto con las malas, estas drogas inhiben los esfuerzos del organismo por defenderse contra las invasiones virales.

❑ En cierto sentido, uno mismo puede contagiarse el resfriado. Cuando el sistema inmunológico está débil por factores como estrés y/o dieta inadecuada, los virus asumen el control.

❑ Una investigación que duró cinco semanas y desarrollada sobre un universo de setenta y nueve adultos jóvenes que se habían infectado deliberadamente con el virus del resfriado reveló que, en comparación con los participantes que recibieron placebos, los que tomaron la droga naproxen (Naprosyn) — que los médicos suelen prescribir para la artritis — presentaron casi un tercio menos de síntomas como dolor de cabeza y tos.

❑ Investigadores médicos del Dartmouth College les administraron lozenges de cinc a treinta y cinco personas que tenían resfriado, y les indicaron que tomaran un lozenge cada dos horas. A otras treinta y cinco personas que también tenían resfriado les dieron un placebo. Las que tomaron cinc se mejoraron en un lapso de cuatro días, en promedio, mientras que los miembros del grupo control tuvieron que soportar el resfriado durante nueve días más.

❑ En condiciones experimentales, se ha comprobado que los polisacáridos de la hierba echinacea fortalecen la respuesta inmunológica.

❑ Las alergias pueden ocasionar síntomas parecidos a los del resfriado y la influenza. Por tanto, se recomienda hacerse exámenes para determinar si hay alergias. (*Ver* ALERGIAS en la Segunda Parte.)

❑ Cuando un niño presenta resfriado o ataques frecuentes de influenza, se debe someter a exámenes para determinar si la tiroides está funcionando bien. Cuando el niño esté bien de salud, hágale el self-test de función tiroidea. (*Ver en* HIPOTIROIDISMO en la Segunda Parte.) Si la temperatura del niño está baja, consulte con el médico.

❑ La congestión, la tos y/o el dolor de garganta son síntomas de resfriado, pero cuando estos síntomas se presentan con fiebre o fatiga, es posible que se trate de influenza. (*Ver* FLU en la Segunda Parte.)

❑ Si se presenta congestión en el pecho, es mejor consultar con el médico, pues una infección en los pulmones es un problema serio. Además, se debe consultar con el médico si hay fiebre superior a 102°F durante más de tres días, si aparecen en la garganta placas amarillentas o blancuzcas, si se agrandan los nódulos linfáticos ubicados debajo de la mandíbula y en el cuello, y/o si se presenta escalofrío y sensación de falta de aire.

RETINA, DESPRENDIMIENTO DE LA

Ver Visión reducida o pérdida de la visión en PROBLEMAS OCULARES.

RETINITIS PIGMENTARIA

Ver en PROBLEMAS OCULARES.

RETINOPATÍA DIABÉTICA

Ver en PROBLEMAS OCULARES.

REYE, SÍNDROME DE

Ver SÍNDROME DE REYE.

RINGWORM

Ver en INFECCIONES POR HONGOS.

RINITIS ALÉRGICA

Ver HAY FEVER.

RIÑONES, ENFERMEDADES DE LOS

Ver ENFERMEDADES DE LOS RIÑONES.

ROSÁCEA

Rosácea es una enfermedad crónica de la piel que suele afectar a la frente, la nariz, los pómulos y el mentón. Grupos de capilares cercanos a la superficie de la piel se dilatan, lo que produce eritema facial, es decir, áreas enrojecidas, con pápulas y, a veces, pústulas que simulan acné. Aunque el enrojecimiento de la piel se presenta de manera intermitente, puede volverse permanente si los vasos sanguíneos bajo la epidermis se dilatan, un fenómeno que se denomina telangiectasia. El tejido cutáneo se hincha, se engruesa y puede volverse anormalmente sensible al tacto.

La inflamación característica de la rosácea se asemeja mucho al acné, pero tiende a ser más crónica y casi nunca hay comedones, o espinillas. Es una enfermedad bastante común — aproximadamente uno de cada veinte estadounidenses sufre de ella — aunque mucha gente nunca se percata de que la tiene. La rosácea suele iniciarse con enrojecimiento en la cara, particularmente en la nariz y en los pómulos. La causa del enrojecimiento es la hinchazón de los vasos sanguíneos que se encuentran debajo de la piel. Esta "máscara roja" debe servir de advertencia. La inflamación se puede extender a la cara y pueden aparecer unas pequeñas protuberancias e hinchazón en la nariz. De todos modos, pueden pasar años desde las primeras señales de la enfermedad hasta que se manifiestan estos síntomas. La rosácea también produce un ardor persistente y una sensación como de cuerpo extraño en los ojos. Además, puede producir inflamación de los párpados. En casos severos, la visión puede deteriorarse.

La causa o las causas de la rosácea no se comprenden, pero se sabe que algunos factores la agravan, entre ellos el consumo de alcohol, el consumo de líquidos calientes y/o de alimentos condimentados, la exposición al sol, las temperaturas extremas y el uso de cosméticos y productos para la piel que contienen alcohol. El estrés, las deficiencias vitamínicas y las infecciones también pueden incidir en esta enfermedad. Lo que agrava la enfermedad en una persona determinada puede no producirle ningún efecto a otra.

La rosácea es más frecuente en las mujeres blancas de treinta a cincuenta años. Sin embargo, en los hombres tiende a ser más severa y a presentarse con rinofima, es decir, con engrosamiento y enrojecimiento crónicos de la nariz. Los individuos de tez clara son más susceptibles a la rosácea que los de piel más oscura. Las personas que se ruborizan con facilidad son las más propensas a desarrollar rosácea.

En casos excepcionales, además de afectar a la cara la rosácea afecta a la piel de otras partes del cuerpo. Esta enfermedad no es peligrosa, pero cuando es crónica se vuelve sumamente molesta por motivos estéticos. Cuando no se trata adecuadamente, la rosácea puede llegar a desfigurar el rostro.

Las dosis recomendadas en la tabla siguiente son para adultos.

NUTRIENTES

SUPLEMENTOS	DOSIS SUGERIDAS	COMENTARIOS
Muy importantes		
Primrose oil	500 mg 3 veces al día.	Beneficioso para curar muchos trastornos cutáneos. Contiene ácido linoleico, que es necesario para la piel.
Pycnogenol	Según indicaciones de la etiqueta.	Este poderoso antioxidante reduce la producción de histamina, que modera las respuestas inflamatorias y alérgicas.
Vitamin A con mixed carotenoids	25.000 UI al día por 3 meses. Luego reducir hasta 15.000 UI al día. Si está embarazada, no debe tomar más de 10.000 UI al día.	Necesario para la curación y para la formación de nuevo tejido cutáneo.
Vitamin B complex más extra vitamin B_2 (riboflavin) más extra vitamin B_{12}	Según indicaciones de la etiqueta. 50 mg al día. 1.000–2.000 mcg 3 veces al día.	Estas vitaminas antiestrés son necesarias para todas las funciones celulares y para conservar la salud de la piel.
Importantes		
Kelp	1.000–1.500 mg al día.	Proporciona de manera equilibrada minerales necesarios para un buen tono de piel.
Multivitamin y mineral complex	Según indicaciones de la etiqueta.	Garantiza una excelente nutrición y previene las deficiencias.
Vitamin E	200 UI al día.	Protege contra los radicales libres. Use d-alpha-tocopherol.
Zinc	50 mg al día. No tomar más de 100 mg al día de todos los suplementos.	Repara los tejidos y mejora la respuesta inmunológica. Para mejor absorción, utilizar lozenges de zinc gluconate u OptiZinc.
Provechosos		
Ageless Beauty de Biotec Foods	Según indicaciones de la etiqueta.	Protege a la piel contra el daño causado por los radicales libres.
Chlorophyll o alfalfa	Según indicaciones de la etiqueta.	Previene las infecciones y purifica la sangre. Proporciona los minerales necesarios de manera equilibrada. *Ver* Hierbas más adelante.
Flaxseed oil capsules o liquid	1.000 mg al día. 1 cucharadita al día.	Proporcionan los ácidos grasos esenciales que se necesitan.
Herpanacine de Diamond-Herpanacine Associates	Según indicaciones de la etiqueta.	Contiene antioxidantes, aminoácidos y hierbas que promueven la salud de la piel.
L-Cysteine	500 mg al día, con el estómago vacío. Tomar con agua o jugo. No tomar con leche. Para mejor absorción, tomar con 50 mg de vitamina B_6 y 100 mg de vitamina C.	Contiene azufre, un mineral necesario para la salud de la piel. *Ver* AMINOÁCIDOS en la Primera Parte.
Lecithin granules o capsules	1 cucharada 3 veces al día antes de las comidas. 1.200 mg 3 veces al día antes de las comidas.	Ayudan a la absorción de los ácidos grasos esenciales.
Proteolytic enzymes	Según indicaciones de la etiqueta. Tomar entre comidas.	Ayudan a reducir la inflamación.
Selenium	200 mcg al día.	Este poderoso antioxidante contribuye a la elasticidad de los tejidos.
Superoxide dismutase (SOD)	Según indicaciones de la etiqueta.	Destruye los radicales libres.
Vitamin C con bioflavonoids	3.000–5.000 mg al día divididos en varias tomas.	Promueven el funcionamiento del sistema inmunológico, fortalecen los capilares y son antiinflamtorios.

Hierbas

❑ La alfalfa es una buena fuente de clorofila, que tiene propiedades desintoxicantes. La alfalfa también proporciona muchas vitaminas y minerales necesarios cuando hay rosácea.

❑ El aloe vera tiene excelentes propiedades curativas. Aplíquese gel de aloe vera sobre la piel seca, de acuerdo con las indicaciones de la etiqueta.

Nota: Algunos pacientes de rosácea pueden experimentar irritación a causa del aloe vera. Si esto le sucede, descontinúe su uso.

❑ Las semillas de borage, la raíz de dandelion, el dong quai, el perejil, la sarsaparilla y la raíz de yellow dock mejoran el tono de la piel.

❑ La bromelain y el turmeric (curcumin) ayudan a controlar la inflamación.

❑ La raíz de burdock y el red clover son poderosos purificadores de la sangre. El burdock también ayuda a mejorar el tono de la piel.

❑ Para nutrir la piel y favorecer la curación son provechosas las hierbas caléndula, cayenne (capsicum), semilla de fennel, ginger, raíz de marshmallow, sage y slippery elm.

Advertencia: No utilice sage si sufre de cualquier tipo de trastorno convulsivo.

❑ El milk thistle le ayuda al hígado a purificar la sangre.

❑ Las hierbas nettle y rosemary mejoran el tono de la piel, la nutren y promueven la curación.

Recomendaciones

❑ Haga una dieta en la cual predominen los vegetales crudos y los granos, a ser posible orgánicos.

❑ Evite las grasas, especialmente las saturadas, y todos los productos de origen animal. Las grasas saturadas promueven la inflamación. Evite, además, el alcohol, los productos lácteos, la cafeína, el queso, el chocolate, la cocoa, los huevos, el pescado, la sal, el azúcar la grasa y los alimentos condimentados.

❑ No tome bebidas calientes, como café o té. Antes de consumir sus alimentos, déjelos enfriar a temperatura ambiente.

❑ Investigue si tiene alergias alimentarias. Haga un diario de alimentos durante un mes para determinar cuáles le agravan la rosácea. Después, evite esos alimentos. (*Ver* ALERGIAS en la Segunda Parte.)

❑ Ayune una vez al mes. (*Ver* AYUNOS en la Tercera Parte.)

❑ Mantenga la piel escrupulosamente limpia, pero trátela con suavidad. Para lavarse la cara, use un jabón suave y natural, y agua tibia (nunca fría ni caliente). Después de lavarse la cara, séquesela dándose golpecitos suaves; nunca se la restriegue. No se toque la piel, excepto para limpiarla.

❑ Evite las temperaturas extremas, en especial el calor. Tome baños y duchas cortos y báñese con el agua más fría que pueda soportar. Evite las saunas (incluidas las saunas faciales y las inhalaciones de vapor), los baños de vapor y los baños con agua caliente. Si tiene que aumentar la humedad de su hogar, utilice únicamente un humidificador frío.

❑ En lo posible, no utilice maquillaje. Si tiene que usar cosméticos, elija productos naturales y a base de agua.

❑ *No* utilice cremas esteroides de uso tópico. Esas cremas empeoran la rosácea.

❑ Como la fricción es sumamente irritante, se deben evitar las prendas de vestir que rocen la piel, como los cuellos de tortuga. Tenga mucho cuidado con todo lo que entre en contacto con su cara. Incluso sostener el receptor del teléfono contra la cara durante un rato puede elevar la temperatura e irritar la piel.

❑ En casos severos se puede utilizar un aparato eléctrico o de rayos láser para retirar el exceso de tejido. La dermabrasión les ha ayudado a algunas personas que sufren de rosácea.

Aspectos para tener en cuenta

❑ No se conoce cura para la rosácea. Para mantener la inflamación bajo control se suelen prescribir antibióticos de uso tópico y/u oral, usualmente tetracycline. Como ocurre con todos los medicamentos, éstos pueden producir efectos secundarios, especialmente cuando se utilizan durante períodos largos. Más aún, al dejar de tomar los antibióticos puede presentarse un efecto de rebote, es decir, la rosácea puede volver a presentarse pero con mayor severidad. Más información en The National Rosacea Society. (*Ver* Organizaciones Médicas y de la Salud, en el Apéndice.)

❑ Algunos hallazgos científicos indican que en el desarrollo de la rosácea podrían intervenir problemas vasculares. Primero, los pequeños vasos sanguíneos de la piel del rostro de gente que tiene rosácea presenta anomalías estructurales. Segundo, la condición se exacerba con la utilización de medicamentos vasodilatadores, como theophylline y nitroglycerin. Por último, la gente que tienen rosácea es más propensa a sufrir de migraña, un tipo de dolor de cabeza que se relaciona con disfunción vascular.

❑ El *demodex folliculorum*, un ácaro microscópico que vive en células cutáneas desprendidas y que por lo general se encuentra en la piel humana, se ha encontrado en cantidades muy superiores a lo normal en muestras cutáneas de pacientes de rosácea. Los investigadores suponen que este organismo, o alguna clase de reacción a él, interviene en el desarrollo de la rosácea.

RUBÉOLA

La rubéola, también conocida como "sarampión de tres días", es una infección viral contagiosa que normalmente produce síntomas leves, aunque puede revestir gravedad si afecta a la madre embarazada durante el primer trimestre de gestación. Antes de la introducción de la vacuna a finales de los 1960, miles de niños nacían en los Estados Unidos con graves defectos por la exposición de sus madres al virus. Actualmente, la mayoría de los niños reciben una vacuna (llamada MMR) combinada contra la rubéola, las paperas y el sarampión, pero el virus persiste alrededor del mundo y esporádicamente hay brotes, normalmente en los grandes núcleos de población.

La rubéola afecta principalmente a niños, adolescentes y adultos jóvenes. Normalmente ataca a las glándulas linfáticas del cuello y de la parte posterior de los oídos. Entre los primeros síntomas están tos, fatiga, dolor de cabeza, fiebre moderada, dolores musculares y rigidez, especialmente del cuello. Más tarde aparece generalmente en la cara y en el cuello una erupción rosada que se extiende al resto del cuerpo que dura entre uno y tres días, de ahí su antiguo nombre de *sarampión de los tres días*. La evolución de la enfermedad tarda entre cinco y siete días. Generalmente no se suele tratar porque el paciente se mejora al cabo de ese tiempo. Sufrir rubéola inmuniza de por vida. No está relacionada con el sarampión; el virus que las ocasiona es distinto.

El período contagioso de la enfermedad probablemente empieza entre dos y cuatro días antes de que aparezca la erupción, y el virus suele desaparecer de la nariz y de la garganta al mismo tiempo que la erupción desaparece del cuerpo, es decir, entre uno y tres días después de la aparición de los síntomas. No obstante, por el peligro que entraña para las mujeres embarazadas, la rubéola debe considerarse contagiosa desde una semana antes de aparecer la erupción hasta una semana después de que ésta desaparece.

A menos que se especifique otra cosa, las dosis recomendadas son para personas adultas. A los jóvenes de doce a diecisiete años se les debe administrar el equivalente a tres cuartas partes de la cantidad recomendada; a los niños de seis a doce años, la mitad y a los menores de seis años, la cuarta parte.

NUTRIENTES

SUPLEMENTOS	DOSIS SUGERIDAS	COMENTARIOS
Provechosos		
Bio-Strath de Nature's Answer	Según indicaciones de la etiqueta.	Actúa como tónico. Contiene las vitaminas del complejo B. Utilizar en forma líquida.
Calcium y magnesium	Según indicaciones de la etiqueta. Según indicaciones de la etiqueta.	Necesarios para la reparación de los tejidos.
Essential fatty acids (flaxseed oil, Kyolic-EPA de Wakunaga, primrose oil, o salmon oil)	Según indicaciones de la etiqueta.	Ayuda a prevenir cicatrices. Promueve la curación de las células de tejidos.
Garlic (Kyolic de Wakunaga)	2 cápsulas 3 veces al día. Tomar con las comidas.	
Kyo-Dophilus o Probiata de Wakunaga	Según indicaciones de la etiqueta. Según indicaciones de la etiqueta.	
Micellized Vitamin A emulsion de American Biologics	Según indicaciones de la etiqueta.	Proporciona vitaminas A y E, necesarias para reducir la infección y reparar los tejidos. Para niños menores de diez años, reemplazar por cod liver oil.
Proteolytic enzymes	Según indicaciones de la etiqueta, con el estómago vacío. Tomar entre comidas.	Reducen la infección y ayudan a la digestión. *Advertencia:* Este suplemento no se les debe dar a los niños.
Raw thymus glandular más adrenal glandular	500 mg 2 veces al día. Según indicaciones de la etiqueta.	Estimula el sistema inmunológico. *Advertencia:* Estes suplementos no se les debe dar a los niños.
Vitamin C con bioflavonoids	5.000–20.000 mg al día divididos en varias tomas. *Ver* FLUSH DE ÁCIDO ASCÓRBICO en la Tercera Parte.	Suplementos de gran importancia para el funcionamiento del sistema inmunológico. Controlan la fiebre y la infección. Tienen propiedades antivirales. Utilizar variedades esterified o ascorbate.
Zinc lozenges	Tomar 1 lozenge de 15 mg 3 veces al día, por 4 días. Luego reducir hasta 1 lozenge al día. Estos suplementos no se les deben dar a los niños menores de 5 años.	Provechosos para el sistema inmunológico y para la reparación de los tejidos.

Hierbas

❑ Si es necesario, hágase enemas de ajo o de té de catnip para bajar la fiebre. (*Ver* ENEMAS en la Tercera Parte.)

❑ Los tés de clove y de peppermint ayudan a aliviar los síntomas.

❑ Colocar debajo de la lengua extracto de goldenseal sin alcohol contribuye a destruir las bacterias y los virus, además de que alivia la tos. Para los niños de tres a diez años se deben utilizar tres gotas; para los niños mayores de diez años y para los adultos, el contenido de un cuentagotas. Mantenga el extracto debajo de la lengua durante unos cuantos minutos y luego páseselo. Repita este procedimiento tres veces al día durante tres días. Otra opción es utilizar un extracto que combine echinacea y goldenseal, que se consigue en los health food stores. La echinacea es provechosa para la respuesta inmunológica.

Advertencia: No tome goldenseal por vía oral a diario durante más de una semana cada vez. No usar durante el embarazo.

❑ Para mitigar el dolor, tome media cucharadita de extracto de lobelia cada cuatro a cinco horas.

Advertencia: No se debe tomar lobelia internamente ni de manera permanente.

❑ Las setas maitake, reishis y shiitake son eficaces en la estimulación del sistema inmunológico.

❑ El extracto de olive leaf es bueno para reducir los síntomas y controlar el virus.

Recomendaciones

❑ Tome abundantes líquidos, como agua, jugos y caldos de vegetales.

❑ Evite los alimentos procesados.

❑ Descanse mientras la erupción y la fiebre estén activas.

❑ Evite el contacto con personas sanas, especialmente mujeres en edad de concebir y sus hijos, mientras no haya transcurrido una semana desde la desaparición de la erupción.

❑ *No* le dé aspirina a un niño que tenga rubéola. (*Ver* SÍNDROME DE REYE en la Segunda Parte.)

Aspectos para tener en cuenta

❑ Los antibióticos son ineficaces contra los virus; en consecuencia, no tienen cabida en el tratamiento de la rubéola.

❑ Las personas infectadas con rubéola deben mantenerse aisladas en una habitación en penumbra. Hay que tener especial cuidado si la erupción surge cerca de los ojos.

❑ Las personas que han tenido rubéola quedan inmunizadas contra la enfermedad de por vida.

❑ Las mujeres que han tenido rubéola les transmiten la inmunidad a sus hijos durante su primer año de vida.

❑ La inmunidad contra la rubéola se puede determinar mediante un examen de sangre. Cuando una mujer desea quedar embarazada pero no está segura de que está inmunizada contra la enfermedad, debe hacerse el examen y, si es necesario, debe vacunarse. El embarazo se debe evitar durante, por lo menos, los tres meses siguientes a la inmunización.

❑ Es prudente que las mujeres embarazadas (y las que sospechan que lo están) eviten el contacto con personas que tengan rubéola, así como también con quienes hayan estado recientemente en contacto con enfermos de esta infección viral. La mujer embarazada que sospeche que estuvo expuesta a la rubéola y que sepa que no está inmunizada (por no haber tenido la enfermedad o por no haber sido vacunada) debe consultar inmediatamente con su médico para que le aplique una inyección de gamaglobulina. Cuando se aplica poco después de la exposición, la gamaglobulina puede reducir la severidad de la enfermedad o, incluso, impedir que se desarrolle.

❑ Muchos médicos consideran que los niños deben ser vacunados contra la rubéola más a menos a los quince meses de edad, y nuevamente unos años después. Es aconsejable que las mujeres que no están embarazadas o que están en edad de concebir también se vacunen. Entre las personas que *no* se deben vacunar están las mujeres que podrían estar embarazadas, las personas con compromiso inmunológico (como las que tienen AIDS o cáncer), las que están tomando cortisona o medicamentos contra el cáncer, y las que están en radioterapia. Las personas con enfermedades que producen fiebre no deben vacunarse mientras no se hayan mejorado.

SAD (SEASONAL AFFECTIVE DISORDER)

Ver en DEPRESIÓN.

SARAMPIÓN

El sarampión es una infección viral que ataca el tracto respiratorio, los ojos y la piel. Pese a que el sarampión es una enfermedad típica de la infancia, los adultos también son susceptibles a ella. El sarampión es muy contagioso y se propaga fácilmente por medio de la tos y de los estornudos; por la nariz, la boca o la garganta; y por contacto con secreciones sobre objetos o superficies.

El sarampión suele desarrollarse entre siete y catorce días después de la exposición al virus. Entre los primeros síntomas están fiebre (temperatura de 103°F o más alta), tos, estornudos, secreción nasal y enrojecimiento de los ojos, casi siempre con sensibilidad a la luz. Varios días más tarde aparecen las manchas de Koplik (pequeñas manchas rojas con centro blanco) en la garganta y en la boca, la garganta duele y brotan pápulas rojas en la frente y en los oídos. Las pápulas se extienden a todo el cuerpo en el transcurso de cinco a siete días.

En los niños previamente sanos, la evolución del sarampión suele demorar alrededor de diez días. Sin embargo, puede ir seguido de diversas complicaciones, algunas de ellas potencialmente graves. Entre esas complicaciones están infección del oído interno (especialmente en niños que han presentado repetidamente infecciones de los oídos), bronquitis, crup, neumonía, mal de garganta por estreptococo e, incluso en raras ocasiones, encefalitis o meningitis. El sarampión reviste más gravedad en los adultos que en los niños.

A menos que se especifique otra cosa, las dosis recomendadas son para adultos. A los jóvenes de doce a diecisiete años se les debe administrar el equivalente a tres cuartas partes de la cantidad recomendada; a los niños de seis a doce años, la mitad y a los menores de seis años, la cuarta parte.

NUTRIENTES

SUPLEMENTOS	DOSIS SUGERIDAS	COMENTARIOS
Provechosos		
Bio-Strath de Bioforce	Según indicaciones de la etiqueta.	Actúa como tónico. Contiene las vitaminas del complejo B. Utilizar en forma líquida.
Calcium y magnesium	Según indicaciones de la etiqueta. Según indicaciones de la etiqueta.	Necesarios para la reparación de los tejidos.
Micellized Vitamin A emulsion de American Biologics	Según indicaciones de la etiqueta. Si está embarazada, no sobrepasar 10.000 IU al día	Para los adultos. Para reducir la infección y para reparar los tejidos.
o vitamin A	10.000 IU durante 1 semana, 2 veces al día durante la vigilia. Luego reducir a 10.000 IU al día. No sobrepasar esta dosis.	Para los niños.
o cod liver oil	Según indicaciones de la etiqueta.	Para los niños que no pueden tragar las cápsulas.

Proteolytic enzymes	Según indicaciones de la etiqueta, con el estómago vacío. Tomar entre comidas.	Reducen la infección y ayudan a la digestión. *Advertencia:* este suplemento no se les debe dar a los niños.
Raw thymus glandular	500 mg 2 veces al día.	Estimula el sistema inmunológico. *Advertencia:* Este suplemento no se les debe dar a los niños.
Vitamin B complex	100 mg 3 veces al día.	Importante en todas las funciones corporales, incluida la respuesta inmune y la buena cicatrización. *Advertencia:* Para los niños menores de 8 años de edad, usar una fórmula diseñada especialmente para los niños.
Vitamin C con bioflavonoids	Para adultos: 3.000–10.000 mg al día divididos en varias tomas. Para niños: 1.000–3.000 mg al día divididos en varias tomas. *Ver* FLUSH DE ÁCIDO ASCÓRBICO en la Tercera Parte.	Suplementos de gran importancia para el funcionamiento del sistema inmunológico. Controlan la fiebre y la infección. Tienen propiedades antivirales. Utilizar variedades esterified o ascorbate.
Vitamin E	200 IU al día.	
Zinc lozenges	Tomar 1 lozenge de 15 mg por 4 días, 3 veces al día durante la vigilia. Luego reducir hasta 1 lozenge al día. Estos suplementos no se les deben dar a los niños menores de 5 años.	Provechosos para el sistema inmunológico y para la reparación de los tejidos.

Hierbas

❑ El té de catnip o los enemas de ajo son provechosos para bajar la fiebre. (*Ver* ENEMAS en la Tercera Parte).

❑ El extracto de lobelia ayuda a mitigar el dolor. Tome media cucharadita de extracto de lobelia cada cuatro a cinco horas.

Advertencia: La lobelia no se debe tomar por vía oral o de manera permanente.

❑ La spirulina es muy útil para fortalecer el sistema inmunológico y puede ayudar a frenar la multiplicación del virus.

Recomendaciones

❑ Si sospecha que usted o algún miembro de su familia tiene sarampión, visite al médico. Esto es importante para diagnosticar correctamente la enfermedad y para prevenir complicaciones serias.

❑ Tome abundantes líquidos, como agua, jugos y caldos de vegetales.

❑ Evite los alimentos procesados.

❑ Para aliviar la tos, mezcle una cucharada de jugo de limón y dos de miel con $^{1}/_{4}$ taza de agua y tómela tanto como sea necesario.

❑ Para aliviar la urticaria, vierta $^{1}/_{2}$ taza de baking soda en la tina, llénela con agua templada y dese un baño hasta que disminuya el picor. Otra posibilidad para aliviar las molestias y el picor es aplicar suavemente witch hazel sobre el área afectada.

❑ También pueden usarse remedios homeopáticos. Por ejemplo, el *Aconitum napellus* (acónito o monkshood homeopático) es la versión homeopática de la vitamina C y es útil en las primeras fases de desarrollo del sarampión. El *Ferrum phosphoricum* (fosfato de hierro homeopático) es benéfico para las infecciones leves.

❑ Descanse mientras tenga sarpullido y fiebre.

❑ Mantenga baja la intensidad de la luz. No lea ni vea televisión mientras sus ojos estén sensibles a la luz.

❑ No mande a la escuela a un niño que haya tenido sarampión mientras no haya pasado entre siete y nueve días sin fiebre ni erupción.

Aspectos para tener en cuenta

❑ Generalmente, los médicos recomiendan que los niños se vacunen dos veces contra el sarampión: la primera vez a los quince meses, aproximadamente, y la segunda vez antes de entrar a la escuela o alrededor de los doce años. Actualmente se considera necesaria la segunda vacuna porque se han presentado brotes de sarampión entre estudiantes universitarios que sólo fueron vacunados una vez en la infancia. Sin embargo, algunas personas no se deben inmunizar contra el sarampión, entre ellas las que tienen cáncer o compromiso del sistema inmunológico, las que están tomando cortisona o drogas anticancerígenas, las que están en radioterapia y las que tienen alguna enfermedad que produzca fiebre. Las personas que ya tuvieron sarampión y se recuperaron no necesitan vacunarse porque un sólo ataque de esta enfermedad basta para inmunizar a la persona de por vida. Las personas alérgicas a los huevos deben mencionar este hecho a su médico antes de proceder a la vacunación.

❑ En el corto plazo se han empleado dosis altas de vitamina A para reducir la gravedad y las complicaciones del sarampión. Como puede resultar tóxico tomar dosis altas de esta vitamina, sólo se debe hacer durante periodos cortos (dos semanas o menos) y siempre bajo una estricta supervisión.

❑ Los antibióticos son inútiles contra los virus, por lo que no tienen cabida a menos que se presenten complicaciones.

SARCOMA DE KAPOSI

Ver en AIDS, CÁNCER DE PIEL.

SARNA

La sarna es una infección parasitaria que produce un sarpullido pequeño, persistente e intensamente pruriginoso. La sarna es causada por un ácaro minúsculo que labra túneles en la capa superior de la piel, o epidermis, para poner sus huevos. Lo anterior produce grupos de vesículas pequeñas y rojas. Estos ácaros que apenas se pueden ver sin microscopio infectan a más de 300 millones de personas al año. Al aparecer el sarpullido, si se observa cuidadosamente es posible ver líneas delgadas y en zigzag que salen de algunas vesículas. La piel entonces se reseca y se escama, y el prurito se intensifica, especialmente durante la noche. Rascarse aumenta la probabilidad de que se presente infección bacteriana.

La sarna es un problema frecuente en ambientes institucionales, como centros geriátricos y guarderías. Esta enfermedad se propaga básicamente por contacto directo de persona a persona y es altamente contagiosa. Las partes del cuerpo que se afectan con más frecuencia son los glúteos, los genitales masculinos, las muñecas, las axilas, los pezones en la mujer, y la piel interdigital de las manos y los pies.

Para hacer el diagnóstico, el médico toma una muestra de piel del área afectada y la examina bajo el microscopio. La mayor incidencia de sarna se presenta entre los niños menores de quince años, que casi siempre son los primeros miembros de la familia en contraer la enfermedad. La sarna es considerada una enfermedad transmitida sexualmente.

A menos que se indique otra cosa, las dosis que se recomiendan a continuación son para personas adultas. La dosis para los jóvenes de doce a diecisiete años debe equivaler a tres cuartas partes de la cantidad recomendada; la de los niños de seis a doce años, a la mitad y la de los menores de seis años, a la cuarta parte.

NUTRIENTES

SUPLEMENTOS	DOSIS SUGERIDAS	COMENTARIOS
Muy importantes		
Garlic (Kyolic)	2 cápsulas 3 veces al día con las comidas.	Tiene propiedades antiparasitarias y antibióticas.
ParasiVeda de Solaray	Según indicaciones de la etiqueta.	Ayuda al cuerpo a deshacerse de las infecciones parasitarias.
Primrose oil	1.000 mg 3 veces al día.	Provechoso para curar la mayoría de los trastornos cutáneos.
Vitamin A con mixed carotenoids	25.000 UI al día por 3 meses. Luego reducir hasta 15.000 UI al día. Si está embarazada, no debe tomar más de 10.000 UI la día.	Necesario para la curación y la formación de nuevo tejido cutáneo.
Importantes		
Kelp	1.000–1.500 mg al día.	Proporciona minerales de manera equilibrada.
Zinc	50 mg al día. No tomar de 100 mg al día de todos los suplementos.	Repara los tejidos y mejora la respuesta inmunológica. Para mejor absorción, utilizar lozenges de zinc gluconate o zinc methionate (OptiZinc).
Provechosos		
Colloidal silver	Aplicar tópicamente, según indicaciones de la etiqueta.	Previene las infecciones secundarias.
Vitamin E	200 UI al día.	Promueve la curación.

Hierbas

❑ El aloe vera tiene excelentes propiedades curativas. Aplíquese gel de aloe vera en el área afectada siguiendo las instrucciones de la etiqueta.

❑ El bálsamo de Perú, el goldenseal y/o el aceite de tea tree se pueden aplicar tópicamente para combatir la infección.

❑ El goldenseal también se puede tomar por vía oral para fortalecer el sistema inmunológico.

Advertencia: No se debe tomar goldenseal todos los días durante más de una semana seguida, pues puede alterar la flora intestinal. Tampoco se debe utilizar durante el embarazo, y se debe utilizar con cautela cuando se es alérgico al ragweed.

❑ El black walnut, ajo y wormwood son útiles contra las infecciones parasitarias.

❑ Para aliviar el prurito y la irritación, aplíquese ungüentos de comfrey y/o de caléndula.

Advertencia: No usar el comfrey por vía oral. Uso sólo tópico.

❑ El rhubarb también ayuda al cuerpo a eliminar las infecciones de parásitos.

Recomendaciones

❑ La dieta por sí sola no puede curar la sarna. Para liberarse de los ácaros, aplíquese en todo el cuerpo — desde el cuello hasta los pies — crema de permethrin (Elemite) o benzylbenzoate al 25 por ciento, de acuerdo con las indicaciones de la etiqueta o del médico.

❑ La sarna se extiende fácilmente con el contacto. Si alguien de su familia se infecta, lave concienzudamente con agua caliente la ropa de cama, las toallas y todas las prendas de vestir que haya en la casa. Para tratar las prendas de vestir y la ropa de cama infestadas es útil un producto llamado Rid spray, pues contiene permethrin, entre otros ingredientes.

❑ Asegúrese de que su higiene personal sea óptima. Evite el contacto con las personas infestadas y con su ropa.

❑ Para propiciar la curación, consuma abundantes alimentos ricos en cinc, como soya, semillas de girasol, salvado de trigo, productos de grano entero, levadura y blackstrap molasses.

❑ No tome bebidas gaseosas ni alcohólicas. No consuma azúcar, chocolate ni junk foods.

❑ Tome cada día por lo menos diez vasos de ocho onzas de agua pura.

❑ Evite los alimentos fritos y todos los productos de origen animal. Utilice solamente aceites vegetales prensados en frío.

Aspectos para tener en cuenta

❑ Anteriormente, el tratamiento estándar para la sarna era un escabicida de uso tópico llamado lindane (gamma benzene hexachloride, que se encuentra en Kwell). Sin embargo, ha sido reemplazado en gran medida por el permethrin, que al parecer es más seguro y produce menos efectos secundarios.

❑ Los escabicidas no son recomendables para los niños menores de seis años y las mujeres embarazadas. Estas personas pueden utilizar una solución de azufre más suave.

❑ El prurito puede tardar en calmarse un lapso de una a dos semanas, incluso después de haber terminado el tratamiento. Para proporcionar alivio se recomiendan cremas antihistamínicas o de cortisona. Los ungüentos y las compresas fríos de caléndula, y los baños fríos de harina de avena son remedios naturales que se pueden utilizar en lugar de las cremas mencionadas.

❑ Al contagio de la sarna contribuyen la falta de salubridad, el hacinamiento y las condiciones de vida en centros institucionales.

SARPULLIDO

Ver ERUPCIONES DE LA PIEL.

SEASONAL AFFECTIVE DISORDER (SAD)

Ver en DEPRESIÓN.

SEBORREA

La seborrea, o dermatitis seborreica, se caracteriza por la presencia de placas escamosas de piel originadas en un trastorno de las glándulas sebáceas (productoras de grasa). La seborrea se presenta especialmente en el cuero cabelludo, en la cara y en el pecho, pero también puede aparecer en otras partes del cuerpo. Puede o no ocasionar prurito.

La piel seborreica se ve amarillenta y/o grasosa, o seca y escamosa. Las pápulas escamosas se aglutinan y forman grandes placas o parches. La dermatitis seborreica puede desarrollarse a cualquier edad, pero es más común en la infancia (costra láctea, o "cradle cap") y en la edad mediana. La causa de este trastorno se desconoce, pero es posible que se relacione con deficiencias nutricionales (especialmente falta de biotina y de vitamina A) o con los efectos del organismo levaduriforme *Pityrosporum ovale*, que normalmente vive en los folículos pilosos. Otros factores que posiblemente intervienen en la seborrea son la herencia y el clima. En los adultos, la dermatitis seborreica por lo general se asocia con estrés y ansiedad, y suele afectar al cuero cabelludo y a la cara. Otros factores que aumentan la probabilidad de desarrollar seborrea son lavado del cabello poco frecuente, piel grasosa, obesidad, enfermedad de Parkinson, AIDS, y otras afecciones cutáneas, como acné, rosácea y psoriasis.

Amenos que se especifique otra cosa, las dosis que se recomiendan más adelante son para adultos. A los jóvenes de doce a diecisiete años se les debe administrar el equivalente a tres cuartas partes de la cantidad recomendada; a los niños de seis a doce años, la mitad y a los menores de seis años, la cuarta parte.

NUTRIENTES

SUPLEMENTOS	DOSIS SUGERIDAS	COMENTARIOS
Esenciales		
Essential fatty acids (primrose oil o Ultimate Oil de Nature's Secret)	Según indicaciones de la etiqueta.	Importantes para muchos trastornos cutáneos. Contienen ácido linoleico, que es necesario en estos casos.
Vitamin B complex	Según indicaciones de la etiqueta.	Las vitaminas B, en especial la vitamina B_6, son necesarias para el metabolismo de la proteína, la cual es esencial para la curación. Utilizar una fórmula super-high-potency. Para mejor absorción, se recomienda en forma sublingual. Se puede aplicar en inyección (con supervisión médica).
más extra vitamin B_6 (pyridoxine)	50 mg 3 veces al día.	
y biotin	50 mcg 3 veces al día.	Su deficiencia se ha asociado con seborrea.
Zinc	50 mg al día. No tomar más de 100 mg al día de todos los suplementos.	Importante para la curación. Aumenta la inmunidad. Para mejor absorción, utilizar lozenges de zinc gluconate u OptiZinc.
Importantes		
Concentrace de Trace Minerals Research	Según indicaciones de la etiqueta.	Contiene microminerales esenciales que nutren la piel.
Herpanacine de Diamond-Herpanacine Associates	Según indicaciones de la etiqueta.	Contiene aminoácidos, hierbas y vitaminas que promueven la salud de la piel y eliminan las toxinas.
Methylsulfonylmethane (MSM)	Según indicaciones de la etiqueta.	
Panoderm I de American Biologics	Según indicaciones de la etiqueta.	

Pycnogenol o grape seed extract	Según indicaciones de la etiqueta. Según indicaciones de la etiqueta.	Estos poderosos antioxidantes fortalecen la piel y la vuelven resistente a las enfermedades.
Vitamin A más carotenoid complex con beta-carotene más vitamin E o AE Mulsion Forte de American Biologics	Hasta 50.000 UI al día. Si está embarazada, no debe tomar más de 10.000 UI al día. Según indicaciones de la etiqueta. 200 UI al día. Según indicaciones de la etiqueta.	Su deficiencia puede causar seborrea o contribuir a ella. Acelera la curación y aumenta la absorción del oxígeno. Proporciona vitaminas A y E en emulsión. Para dosis altas, la emulsión facilita la asimilación y brinda mayor seguridad.
Provechosos		
Acidophilus (Kyo-Dophilus de Wakunaga)	Según indicaciones de la etiqueta. Tomar con el estómago vacío.	Reemplaza las bacterias "amigables". Especialmente importante cuando se prescriben antibióticos.
Coenzyme Q_{10}	60 mg al día.	Este importante neutralizador de los radicales libres les proporciona oxígeno a las células.
Dimethylglycine (DMG) (Aangamik DMG de FoodScience of Vermont)	Según indicaciones de la etiqueta.	Aumenta la oxigenación de los tejidos.
Free-form amino acid complex	Según indicaciones de la etiqueta.	Favorece la curación y la reparación de los tejidos.
Kelp	1.000–1.500 mg al día.	Contiene minerales de manera balanceada. Buena fuente de yodo.
Lecithin granules o capsules	1 cucharada 3 veces al día con las comidas. 1.200 mg 3 veces al día con las comidas.	Protegen las células.
Multivitamin y mineral complex	Según indicaciones de la etiqueta.	Todos los nutrientes son necesarios de manera equilibrada.

Hierbas

❑ Para la mayoría de los trastornos cutáneos es muy provechoso tomar dandelion, goldenseal y red clover.

Advertencia: No tome goldenseal todos los días durante más de una semana seguida. Esta hierba se debe evitar durante el embarazo y se debe utilizar con precaución cuando hay alergia al ragweed.

❑ El aceite de emu aplicado tópicamente tiene un efecto antiinflamatorio en los tejidos cutáneos.

❑ Al bañarse puede usar oat straw para reducir los síntomas como la inflamación o el picor.

❑ El extracto de olive leaf tiene propiedades curativas para la piel.

❑ El aceite de tea tree es un antiséptico y antifúngico natural que se puede aplicar directamente en el área afectada. Si le parece demasiado fuerte, dilúyalo con una cantidad igual de aceite de jojoba (se consigue en los health food stores) o con agua destilada.

❑ El wild pansy (Viola tricolor) crece de forma silvestre en partes de Europa, Medio Oriente, África y América del Norte. Las partes expuestas al aire pueden secarse y usarse tópicamente en el tratamiento de diversas dolencias de la piel, como seborrea, cradle cap y eczema. Para hacer una compresa o un lavado, vierta 1/2 taza de agua hirviendo sobre dos cucharaditas de wild pansy, deje remojar por diez minutos y páselo por el colador. Con ese líquido puede hacer una compresa caliente. Quite la compresa una vez fría o seca. Aplique este tratamiento varias veces al día.

Recomendaciones

❑ Entre el 50 y el 75 por ciento de su dieta debe constar de alimentos crudos y de productos agrios, como yogur low-fat.

❑ Evite el chocolate, los productos lácteos, la harina, los alimentos fritos, los mariscos y pescados de mar, las nueces y todo lo que contenga azúcar.

❑ No consuma ningún alimento que contenga huevo crudo. La clara del huevo es muy rica en avidina, una proteína que se liga a la biotina e impide que se absorba. La biotina se requiere para la salud de la piel y del cabello. Consumir huevos sin cocinar también representa un riesgo de envenenamiento con *Salmonella*. (*Ver* ENVENENAMIENTO CON ALIMENTOS en la Segunda Parte.)

❑ Si el médico le receta antibióticos, tome más vitaminas del complejo B y algún suplemento de acidophilus para reemplazar las bacterias "amigables" que destruyen los antibióticos.

❑ Cambie de productos para el cabello y compre productos que no contengan químicos. Esta medida suele dar buenos resultados.

❑ Para minimizar la frecuencia y la severidad de los episodios, séquese la piel concienzudamente después de bañarse y utilice prendas de vestir sueltas y elaboradas con fibras que "respiren".

❑ La *Echinacea purpurea* es un preparado homeopático que se usa para aliviar los síntomas.

❑ No se trate la seborrea con ungüentos que se compran sin fórmula médica. Esto puede sobrecargar la piel.

❑ No se moleste la piel afectada por la seborrea.

❑ Evite el uso de jabones irritantes, pero asegúrese de mantener limpias las áreas afectadas. Evite las cremas y los ungüentos grasosos. Mantenga limpio el cabello y utilice únicamente champús no grasosos.

- Si los cambios dietéticos y los suplementos nutricionales no le producen mejoría, consulte con un profesional idóneo.
- Ayune una vez al mes. *Ver* AYUNOS en la Tercera Parte.

Aspectos para tener en cuenta

- Los dermatólogos suelen prescribir lociones limpiadoras que contienen un agente secante con azufre y resorcinol, y/o la crema Diprosone, de Schering.
- La costra láctea, o cradle cap, se ha relacionado con alergias alimentarias. Una medida eficaz es controlarles a los infantes las alergias a los alimentos, además de darles biotina en suplemento (cuando presentan deficiencia). Una buena manera de administrarles biotina a los niños mayores de seis meses es agregarle al jugo complejo de vitamina B en líquido. Hable siempre con su médico antes de administrar suplementos nutricionales a un niño muy pequeño.
- En los infantes, la deficiencia de biotina se puede deber a la falta de flora intestinal. Estudios han demostrado que tratar con biotina tanto a la madre lactante como a su bebé puede corregir el problema de la costra láctea. En los adultos, tratar el problema únicamente con biotina no es eficaz; en cambio, utilizar suplementos de biotina combinados con todas las vitaminas del complejo B y con ácidos grasos esenciales da excelentes resultados en muchos casos.
- Consumir clara de huevo crudo ha producido dermatitis seborreica en experimentos de laboratorio.
- Algunos hallazgos de investigación sugieren que muchos trastornos cutáneos, entre ellos eccema y psoriasis, se podrían relacionar con alergia al gluten. Eliminar el gluten de la dieta puede ser beneficioso. *Ver* ENFERMEDAD CELIACA en la Segunda Parte a fin de conocer las sugerencias dietéticas.
- Se ha demostrado que en muchos casos el tratamiento más eficaz consiste en tomar complejo de vitaminas B en suplemento.
- *Ver también* CASPA y DERMATITIS en la Segunda Parte.

SENILIDAD (DEMENCIA SENIL)

Antes se pensaba que la senilidad era consecuencia inevitable del proceso de envejecimiento. Sin embargo, hoy en día se sabe que la senilidad es una enfermedad con base física resultado de la pérdida de las neuronas. . Se trata de un trastorno en el cual el funcionamiento cerebral, o algunos aspectos de su funcionamiento, declinan tanto que se produce incapacidad mental. Entre las consecuencias de la senilidad están falta de memoria, apocamiento, depresión, agitación, dificultad para asimilar información nueva, capacidad para recordar cosas que pasaron hace años pero dificultades para recordar lo que sucedió hace pocos momentos, y pérdida de las reacciones emocionales normales. Este trastorno suele agravarse progresivamente. Otros síntomas suelen comprender cambios del estado de ánimo, celos, paranoias, ira, frustración, insensibilidad a los sentimientos ajenos, incapacidad para tomar decisiones o completar tareas, pérdida del sentido del tiempo, acumulación de objetos, incapacidad para reconocer a las personas y descuido del cuidado personal. Este es un trastorno irreversible. Entre las complicaciones que se pueden presentar están lesiones (fundamentalmente por caídas), nutrición inadecuada, estreñimiento y diversas infecciones.

La demencia puede originarse en diversas enfermedades que afectan al funcionamiento del cerebro, como el alcoholismo, la enfermedad de Alzheimer, insuficiencia renal o hepática, hipotiroidismo, derrames múltiples, aterosclerosis, esclerosis múltiple, AIDS y diabetes, sólo por nombras unas cuantas. También se puede deber a deficiencias nutricionales, especialmente deficiencias en vitaminas B_1 (thiamine), B_3 (niacin), B_6 (pyrodixine) y B_{12}. Según un estudio de 2002, parece ser que las personas mayores que desarrollan anormalidades en su postura al andar tienen una propensión mayor a sufrir trastornos vasculares y otros tipos de demencia distinta del Alzheimer. Esta puede ser una advertencia a tener en cuenta, ya que estos individuos tienen más de tres veces y media más probabilidades de sufrir demencia que aquéllos con los mismos factores básicos pero que no tienen problemas con su postura al andar. Los medicamentos para la presión arterial, los cambios en la dieta y una terapia nutricional dirigida a reducir el riesgo de derrame cerebral pueden ser beneficiosos.

Muchas personas que sufren de demencia senil, según el diagnóstico que han recibido, en realidad tienen *seudodemencia*. Los síntomas de la seudodemencia se parecen mucho a los de la demencia, pero son causados por depresión, sordera, tumor cerebral, problemas tiroideos, trastornos hepáticos o renales, uso de algunas drogas u otros problemas de salud. Para que el diagnóstico sea acertado es preciso que un profesional idóneo, de preferencia un especialista en este campo, le realice al paciente un examen físico y sicológico completo.

La demencia se considera incurable. No obstante, dado que la pérdida progresiva de la salud suele contribuir a su avance, suele ser útil hacer una dieta adecuada y tomar suplementos nutricionales. Los siguientes suplementos son provechosos para mejorar la función cerebral. Cuando compre suplementos, evite los que tienen recubrimiento grueso y los de liberación gradual porque al organismo se le dificulta decomponerlos. Elija, en cambio, productos líquidos, en polvo o en presentación sublingual.

NUTRIENTES

SUPLEMENTOS	DOSIS SUGERIDAS	COMENTARIOS
Esenciales		
Dimethylglycine (DMG) (Aangamik DMG de FoodScience of Vermont)	Según indicaciones de la etiqueta.	Ayuda a conservar la agudeza mental y mejora el funcionamiento del sistema inmunológico.
Essential fatty acids (flaxseed oil o primrose oil)	Según indicaciones de la etiqueta.	Promueven la salud del sistema inmunológico y el funcionamiento del cerebro y de los nervios.
Free-form amino acid complex	Según indicaciones de la etiqueta.	Suministra proteína, necesaria para el funcionamiento normal del cerebro. La deficiencia de proteína es común en las personas de edad avanzada.
Gamma-amino-butyric acid (GABA)	Según indicaciones de la etiqueta, con el estómago vacío. Tomar con agua o jugo. No tomar con leche. Para mejor absorción, tomar con 50 mg de vitamina B_6 y 100 mg de vitamina C.	Esencial para el funcionamiento y el metabolismo del cerebro. Tiene efectos calmantes. *Ver* AMINOÁCIDOS en la Primera Parte.
Garlic (Kyolic de Wakunaga)	Según indicaciones de la etiqueta.	Mejora el funcionamiento del cerebro. Ayuda a reducir el estrés y la ansiedad.
L-Asparagine	Según indicaciones de la etiqueta. Tomar con el estómago vacío.	Mantiene el equilibrio del cerebro y del sistema nervioso central.
L-Phenylalanine	Según indicaciones de la etiqueta. Tomar con el estómago vacío.	Promueve el estado de alerta. Favorece la memoria y ayuda a superar la depresión. *Advertencia:* Si está tomando algún inhibidor MAO para la depresión, o si sufre de ataques de pánico, diabetes, presión arterial alta o PKU, no debe tomar este suplemento.
L-Tyrosine	Según indicaciones de la etiqueta. Tomar con el estómago vacío.	Promueve el funcionamiento del cerebro y ayuda a combatir la depresión. *Advertencia:* Si está tomando algún inhibidor MAO para la depresión, no debe tomar tirosina.
Melatonin	2–3 mg al día, 2 horas o menos antes de acostarse.	Favorece el sueño, ayuda a mantener el equilibrio y fortalece el sistema inmunológico.
Nicotinamide adenine dinucleotide	Según indicaciones de la etiqueta.	
Phosphatidyl choline	Según indicaciones de la etiqueta.	Ayuda para el tratamiento de trastornos neurológicos, pérdida de memoria, y la depresión. Es seguro y eficaz. *Advertencia:* Si sufre de trastorno maníaco-depresivo, no debe tomar grandes cantidades de este suplemento.
Phosphatidyl serine	Según indicaciones de la etiqueta.	Ha sido conocido para revertir la depresión y los síntomas de la enfermedad de Alzheimer, y para mejorar la memoria y el aprendizaje de habilidades. Normalmente, el cerebro la produce, pero la producción disminuye con la edad.
Pregenolone	Según indicaciones de la etiqueta.	Pueden tratar los síntomas del envejecimiento, aumentar la función del cerebro, y mejorar el estado de ánimo, la memoria y el pensamiento.
Vitamin B complex en inyección	1 cc por semana, o según prescripción médica.	Todas las vitaminas B son necesarias para la salud del cerebro y de los nervios. Las personas de edad avanzada suelen presentar deficiencia de estas vitaminas, porque la capacidad de absorberlas se altera con la edad. Es más eficaz en inyección (con supervisión médica).
más extra vitamin B_6 (pyridoxine)	$1/2$ cc por semana, o según prescripción médica.	Vital para la salud mental y para el adecuado equilibrio electrolítico del organismo.
y vitamin B_{12} en inyección	Según prescripción médica.	
más liver extract	1 cc por semana, o según prescripción médica.	Buena fuente de vitaminas B y otros importantes nutrientes.
o vitamin B complex	100 mg 3 veces al día.	Si no se consiguen en inyección, administrar en forma sublingual.
más extra vitamin B_3 (niacin)	100 mg al día. No sobrepasar esta dosis.	Mejora la circulación cerebral y reduce los niveles de colesterol. *Advertencia:* Si usted sufre de trastorno del hígado, gota, o presión arterial alta, usted no debe tomar niacina.
más extra vitamin B_6 (pyridoxine)	50 mg al día.	
y vitamin B_{12}	2.000 mcg al día.	Necesario para prevenir la anemia. Evita que los nervios sufran daño y favorece la memoria y al aprendizaje. Utilizar lozenges o administrar en forma sublingual.
Muy importantes		
S-Adenosyl-methionine (SAMe)	400 mg 2 veces al día.	Ayuda a aliviar el estrés, la depresión y el dolor. Produce efectos antioxidantes. *Advertencia:* Si sufre de trastorno maníaco-depresivo o toma antidepresivos prescritos, no debe tomar este suplemento.
Trimethylglycine (TMG)	500–1.000 mg por la mañana.	
Vitamin C con bioflavonoids	3.000–10.000 mg al día.	Mejora la circulación cerebral reduciendo la tendencia a formar coágulos sanguíneos.
Vitamin E	200 UI al día.	Mejora la circulación del cerebro y estimula el funcionamiento inmunológico, que se altera con la edad. Use d-alpha-tocopherol.

Importante		
GH3 de Gero Vita	Según indicaciones de la etiqueta.	Promueve el funcionamiento del cerebro. Se puede aplicar en inyección (con supervisión médica). *Advertencia:* Si es alérgico a los sulfitos, no debe utilizar GH3.
Provechosos		
Coenzyme Q_{10}	100–200 mg al día.	Neutralizador de los radicales libres y estimulante del sistema inmunológico. Aumenta la oxigenación celular.
más Coenzyme A de Coenzyme-A Technologies	Según indicaciones de la etiqueta.	
Kelp	Según indicaciones de la etiqueta.	
Lecithin granules o capsules	1 cucharada 3 veces al día antes de las comidas. 1.200 mg 3 veces al día antes de las comidas.	Protegen las células cerebrales y favorecen su funcionamiento.
L-Glutamine	Según indicaciones de la etiqueta, con el estómago vacío. Tomar con agua o jugo. No tomar con leche. Para mejor absorción, tomar con 50 mg de vitamina B_6 y 100 mg de vitamina C.	Necesario para la función normal del cerebro. *Ver* AMINOÁCIDOS en la Primera Parte.
Multivitamin complex	Según indicaciones de la etiqueta.	Proporciona las vitaminas necesarias. Utilizar una fórmula high-potency.
Zinc	50–80 mg al día. No tomar más de 100 mg al día de todos los suplementos.	Ayuda a desintoxicar el organismo de los metales pesados e intensifica la función inmunológica. Para mejor absorción, utilizar lozenges de zinc gluconate u OptiZinc.

Hierbas

❑ El anise, el blessed thistle y el blue cohosh al parecer agudizan las facultades cerebrales.

❑ El ginkgo biloba mejora la memoria, así como también la circulación cerebral y el funcionamiento del cerebro. Esta hierba protege las células cerebrales destruyendo los radicales libres. Tres veces al día colóquese debajo de la lengua el contenido de medio cuentagotas de extracto sin alcohol y manténgalo ahí durante unos pocos minutos antes de pasárselo. O tome 400 miligramos en cápsula tres veces al día.

❑ La gotu-kola, el ginseng y el aceite de mullein refuerzan la memoria.

❑ La kava kava y el St. John's wort ayudan a calmar a las personas que se enojan con facilidad.

❑ La hierba de origen chino qian cenga ta (*Huperzia serrata*) aumenta la retención de memoria. De ella se extrae el compuesto huperzine A. Se ha comprobado que los extractos puros estandarizados de esta sustancia aumenta la agudeza mental, mejoran la capacidad lingüística y la memoria en un porcentaje significativo de personas con Alzheimer. Es también un potente bloqueante de la acetylcholinesterase, una enzima que regula la acción de la acetylcholine, un químico del cerebro importante para un correcto funcionamiento del aprendizaje y la memoria.

❑ La raíz de valeriana, tomada antes de acostarse, promueve un mejor patrón del sueño.

Recomendaciones

❑ Entre el 50 y el 75 por ciento de su dieta debe consistir de alimentos crudos, junto con semillas, cereales y panes de grano entero, nueces crudas, yogur low-fat y productos agrios. Consuma todos los días queso suizo, arroz integral y abundante fibra.

❑ Tome muchos líquidos, incluso si no tiene sed. Al ir envejeciendo, nuestro "sistema de sed" deja de funcionar como debiera.

❑ Evacue el intestino todos los días. Es importante que haga una dieta rica en fibra y que consuma salvados de avena y de arroz. El limpiador del colon Aerobic Bulk Cleanse (ABC), de Aerobic Life Industries, es un producto muy provechoso. También puede ser necesario que se aplique enemas. (*Ver* ENEMAS en la Tercera Parte.)

❑ Manténgase activo. Es importante hacer ejercicio, caminar, ocupar la mente y adquirir algún pasatiempo. Busque la compañía de otras personas y nuevas experiencias. Al ir envejeciendo, muchas personas se aíslan y se alejan de los demás porque esto las hace sentir más seguras y/o menos tensas. Sin embargo, esto puede conducir a la soledad y a la depresión. Si para usted es difícil salir y desenvolverse, piense en la posibilidad de aprender a manejar un computador. Hay muchos servicios en línea dirigidos a las personas mayores, que son fuente de compañía y de información.

❑ Asegúrese de mantener un entorno seguro en su hogar.

❑ Protéjase la cabeza contra posibles lesiones utilizando cinturón de seguridad cuando viaje en automóvil, y casco cuando se dedique a ciertas actividades, como montar en bicicleta.

❑ Hágase un examen físico completo para determinar si la causa de sus síntomas es alguna enfermedad.

Aspectos para tener en cuenta

❑ Para hacer un diagnóstico acertado, es preciso que el médico reciba toda la información posible sobre los síntomas, cuándo se presentan y todos los factores que parecen mejorarlos o empeorarlos. El especialista necesita saber también qué otras dolencias tiene la persona y los medicamentos que esté tomando (con y sin receta médica). Para descartar otros problemas de salud, es posible que el médico haga varias pruebas, como análisis de sangre, tests de memoria, electrocardiogramas (EKG, según sus siglas en inglés), todo ello para medir la actividad del corazón. Asimismo puede ordenar un electroencefalograma (EEG) para determinar el funcionamiento de las ondas cerebrales, un escáner cerebral o una punción lumbar,

❑ No hay cura para la mayoría de los tipos de demencia. A menudo el tratamiento se dirige a controlar los brotes de ira, la depresión, los delirios y otros síntomas conectados con la dolencia. Entre los medicamentos prescritos están los antidepresivos y los tranquilizantes.

❑ Los datos demuestran que muchos casos de demencia se pueden prevenir tomando medidas para disminuir el riesgo de que se presenten accidentes cerebrovasculares, como abstenerse de fumar, controlar la hipertensión arterial, utilizar terapia de chelation para eliminar del organismo los metales tóxicos, hacer una dieta balanceada y tomar los suplementos nutricionales adecuados.

❑ En última instancia, la persona con demencia es incapaz de llevar una vida independiente y normalmente necesita atención permanente.

❑ Esta dolencia suele ir acompañada a menudo de sentimientos de aislamiento, soledad, frustración, ira, fatiga y de la pérdida de vida social, aspectos todos estos que pueden resultar muy onerosos sobre la vida de quien los sufre. Para mitigar estas sensaciones es muy bueno pasar tiempo con familiares y amigos, así como recibir atención psicológica.

❑ Las personas que tienen aterosclerosis y presión arterial alta tienen un riesgo mayor de sufrir de senilidad. (*Ver* ARTERIOSCLEROSIS/ATEROSCLEROSIS y PRESIÓN ARTERIAL ALTA en la Segunda Parte.)

❑ Las alergias alimentarias pueden provocar síntomas mentales, al igual que síntomas físicos. (*Ver* ALERGIAS en la Segunda Parte.)

❑ Los síntomas que producen los metales tóxicos en el organismo son similares a los de la senilidad. El análisis del cabello revela si el organismo está sufriendo daño a causa de la presencia de niveles tóxicos de metales como aluminio y plomo. (*Ver* ANÁLISIS DEL CABELLO en la Tercera Parte.)

❑ *Ver también* ENFERMEDAD DE ALZHEIMER, ENFERMEDAD DE PARKINSON y TOXICIDAD POR ALUMINIO en la Segunda Parte.

❑ *Ver* también Enfermedad de Binswanger y Enfermedad de Pick en TRASTORNOS POCO COMUNES en la Segunda Parte.

SENO, CÁNCER DE

Ver CÁNCER DE SENO.

SENOS, ENFERMEDAD FIBROQUÍSTICA DE LOS

Ver ENFERMEDAD FIBROQUÍSTICA DE LOS SENOS.

SERPIENTE, MORDEDURA DE

Ver MORDEDURA DE SERPIENTE.

SEXUALLY TRANSMITTED DISEASES (STD)

Hay múltiples enfermedades que se contagian exclusiva o fundamentalmente por medio del contacto sexual. Entre esas enfermedades están AIDS (síndrome de inmunodeficiencia adquirida, o sida), chancroide, clamidia, gonorrea, LGV (lymphogranuloma venereum, o linfogranuloma venéreo), granuloma inguinal, herpes genital, sífilis y tricomoniasis, así como algunos tipos de hepatitis. La candidiasis genital también se puede transmitir por medio del contacto sexual. Las ladillas (piojos púbicos) y la sarna también se transmiten sexualmente pero se las considera como infestaciones parasitarias más que como enfermedades infecciosas.

Esta sección trata sobre dos de las enfermedades de transmisión sexual más comunes: gonorrea y sífilis.

La gonorrea es producida por un microorganismo llamado *Neisseria gonorrhoeae*, que se conoce comúnmente como gonococo. En 2002, los U.S. Centers for Disease Control and Prevention (CDC) registraron 351.000 casos en los Estados Unidos. Aproximadamente el 75 por ciento de esos casos afectaron a personas de entre quince y veintinueve años. No es una enfermedad frecuente en Estados Unidos, pero tampoco es rara. En las mujeres, la gonorrea a veces no produce síntomas. Pero entre los síntomas que puede producir están micción frecuente y dolorosa, flujo vaginal, sangrado menstrual anormal, inflamación aguda del área pélvica y escozor en el recto. En los hombres, la gonorrea normalmente sí produce síntomas, como secreción uretral amarillenta y purulenta, y dificultad para orinar o micción lenta y dolorosa. Los síntomas suelen aparecer entre dos y 21 días después del contacto sexual.

Cuando no se trata, la infección puede desplazarse por el torrente sanguíneo hacia los huesos, las articulaciones, los tendones y otros tejidos, y producir una enfermedad sistémica con fiebre moderada, dolor generalizado, inflamación de las articulaciones y, en algunas ocasiones, lesiones cutáneas. En este punto es difícil detectar el organismo y con frecuencia la enfermedad se diagnostica erróneamente como artritis. En los hombres, la gonorrea puede llevar a complicaciones como esterilidad y constricción de la uretra. En las mujeres, la infección se puede extender al útero y a las trompas de Falopio, resultando en una enfermedad inflamatoria pélvica (PID, por sus siglas en inglés). Esto puede da lugar a un embarazo ectópico e infertilidad en hasta el 10 por ciento de las mujeres afectadas.

Los casos de sífilis son bastante raros en los Estados Unidos, pero parece que la enfermedad está resurgiendo. De hecho, entre 1999 y 2000 declinó un 89 por ciento, pero desde entonces ha ido progresivamente en aumento, alcanzando actualmente unos 7.100 casos al año. La incidencia

Síntomas iniciales de las STD (Sexually Transmitted Diseases)

Es importante detectar las enfermedades de transmisión sexual en sus etapas iniciales para poder comenzar el tratamiento a tiempo y evitar que algunas de ellas produzcan daños irreparables. El siguiente cuadro le ayudará a familiarizarse con las primeras etapas de varias enfermedades de transmisión sexual.

Enfermedad	**Síntomas iniciales**
AIDS (sida, o síndrome de inmunodeficiencia adquirida)	Dolor de cabeza, sudor nocturno, pérdida de peso sin razón aparente, fatiga, inflamación de las glándulas linfáticas, fiebre persistente, candidiasis bucal (recubrimiento espeso y blanquecino de la lengua y las mucosas bucales), infecciones vaginales recurrentes por hongos, diarrea persistente, infecciones pulmonares.
Candidiasis	Escozor en el área genital, dolor al orinar, flujo vaginal espeso e inodoro.
Clamidia	En las mujeres: flujo vaginal blancuzco con la consistencia del cottage cheese, ardor al orinar, escozor, relaciones sexuales dolorosas. En los hombres: secreción uretral transparente y acuosa. Sin embargo, muchas veces no se presentan síntomas.
Enfermedad inflamatoria de la pelvis (PID, o Pelvic Inflammatory Disease)	Secreción purulenta de la vagina que se presenta con fiebre y dolor en la parte baja del abdomen.
Gonorrea	En las mujeres: micción frecuente y dolorosa, flujo vaginal turbio, escozor vaginal, inflamación del área pélvica, secreción rectal, sangrado uterino anormal. En los hombres: secreción uretral amarillenta y llena de pus. Sin embargo, con frecuencia no se presentan síntomas, especialmente las mujeres.
Herpes genital	Prurito, ardor en el área genital, molestia al orinar, secreción vaginal o uretral acuosa, erupciones vaginales o del pene que exudan fluido.
Sífilis	Úlceras en los genitales, erupción, parches de tejido escamoso, fiebre, dolor de garganta, llagas en la boca o en el ano.
Tricomoniasis	En las mujeres: escozor y dolor vaginal, y secreción de consistencia espumosa, verdosa o amarillenta y de olor fétido. En los hombres: secreción uretral transparente.
Verrugas genitales	Pápulas o masas blandas con aspecto de coliflor que aparecen individualmente o en racimos en la vagina, el ano, el pene, la ingle y/o el escroto.

de la enfermedad se ha multiplicado por doce entre los hombres homosexuales y bisexuales, según informan los CDC. No sólo eso, sino que ha emergido una cepa resistente a las medicinas normalmente empleadas en el tratamiento más común (azithromycin [Zithromax] en tableta). El resultado es que se está volviendo a administrar en algunas áreas un tratamiento más antiguo (y muy doloroso), consistente de inyecciones de penicilina en ambos glúteos.

La sífilis es causada por un tipo de bacteria llamada *Treponema pallidum*. Esta enfermedad se contrae ocasionalmente mediante el contacto físico estrecho, como besarse, así como también a través de la relación sexual. Cuando no se trata, la enfermedad evoluciona a lo largo de muchos años y pasa por tres etapas básicas. En la primera etapa (de tres a noventa días después del contacto) aparece un chancro, es decir, una úlcera roja e indolora, en el punto por el cual la bacteria entró en el organismo. En la segunda etapa (entre cuatro y diez semanas después del contacto), aparece una erupción y parches de tejido escamoso en la boca, palmas de las manos, suelas de los pies o en el área genital. Además, pueden presentarse síntomas sistémicos que suelen ser leves: dolores de cabeza, náuseas y malestar generalizado. Cuando la enfermedad avanza hasta la tercera etapa (lo cual no es frecuente en Estados Unidos), puede presentarse daño cerebral, sordera, enfermedad cardíaca y/o ceguera. La enfermedad puede estar incubándose hasta veinte años.

A menos que se indique otra cosa, las dosis que se recomiendan a continuación son para personas adultas. La dosis para los jóvenes de doce a diecisiete años debe equivaler a tres cuartas partes de la cantidad recomendada.

NUTRIENTES

SUPLEMENTOS	DOSIS SUGERIDAS	COMENTARIOS
Muy importantes		
Acidophilus (Kyo-Dophilus de Wakunaga	Según indicaciones de la etiqueta, 3 veces al día. Tomar con el estómago vacío.	Repone las bacterias "amigables". Importante cuando hay que tomar antibióticos, que se suelen prescribir para tratar las enfermedades de transmisión sexual.
Free-form amino acid complex	Según indicaciones de la etiqueta.	Necesario para la reparación de los tejidos. Los aminoácidos en estado libre aceleran la absorción y la asimilación.
Garlic (Kyolic de Wakunaga)	2 cápsulas 3 veces al día.	Antibiótico natural y estimulante del sistema inmunológico.
Vitamin C con bioflavonoids	750–2.500 mg 4 veces al día.	Estimula la función inmunológica. Agente antiviral.
Zinc	100 mg al día. No sobrepasar esta dosis.	Importante para la salud de los órganos reproductores. Promueve la curación de las lesiones y combate una gran variedad de microbios porque estimula el sistema inmunológico. Para mejor absorción, utilizar lozenges de zinc gluconate u OptiZinc.
Importantes		
Colloidal silver	Administrar en forma sublingual, o aplicar tópicamente según indicaciones de la etiqueta.	Este antiséptico mitiga rápidamente la inflamación y promueve la curación de las lesiones.
Kelp	1.000–1.500 mg al día.	Proporciona vitaminas y minerales de manera equilibrada.
Vitamin B complex	50 mg 3 veces al día.	Necesario para el funcionamiento de todos los sistemas enzimáticos de las células.
Provechosos		
Coenzyme Q_{10}	30–60 mg al día.	Poderoso neutralizador de los radicales libres.
Multivitamin y mineral complex	Según indicaciones de la etiqueta.	Todos los nutrientes son necesarios de manera equilibrada. Utilizar una fórmula high-potency.
Raw glandular complex más raw thymus glandular	Según indicaciones de la etiqueta. Según indicaciones de la etiqueta.	Promueven el funcionamiento del sistema inmunológico.
Vitamin K o alfalfa	100 mcg al día.	Los antibióticos destruyen las bacterias intestinales que producen vitamina K, la cual es necesaria para la coagulación de la sangre. *Ver* Hierbas más adelante.

Hierbas

❑ La alfalfa es buena fuente de vitamina K, que es necesaria para la coagulación de la sangre y para la curación. Los antibióticos acaban con las reservas de esta vitamina.

❑ El astragalus ayuda a reforzar el sistema inmunológico.

❑ La echinacea, el goldenseal, el pau d'arco y la suma ayudan a aliviar los síntomas. Alterne entre dos o más de estas hierbas. Tome tres tazas de té de hierbas todos los días, o tome las hierbas en cápsula o en extracto, de acuerdo con las indicaciones de la etiqueta.

Advertencia: No tome goldenseal todos los días durante más de una semana seguida. Esta hierba se debe evitar durante el embarazo y se debe utilizar con precaución cuando hay alergia al ragweed.

❑ La hierba hops contribuye a mitigar el dolor y el estrés.

❑ El red clover funciona como un antibiótico y agente antiinflamatorio, y ayuda a relajarse.

❑ La hierba suma estimula el sistema inmunológico y ayuda a prevenir el estrés. A veces se conoce esta hierba como el ginseng brasileño.

Recomendaciones

❑ Mientras la infección esté activa, utilice condón de látex (no de piel de oveja) para cualquier actividad sexual. Estas enfermedades son altamente contagiosas. Sin embargo, tenga en cuenta que usar condón no garantiza una protección total contra las enfermedades de transmisión sexual. La única manera de evitar el riesgo de transmitir la infección es abstenerse de tener relaciones sexuales.

❑ Si usted está tomando penicilina u otro antibiótico para alguna enfermedad de transmisión sexual, no deje de incluir en su dieta diaria algún tipo de acidophilus para reemplazar las bacterias "amigables".

Aspectos para tener en cuenta

❑ Los antibióticos son el tratamiento usual para la sífilis y para la gonorrea. Aunque la persona se sienta mucho mejor y sus síntomas se hayan mitigado, es importante no suspender el antibiótico prescrito por el médico antes de terminar el tratamiento. No suspenda el medicamento antes de tiempo.

❑ Muchos profesionales de la salud consideran que la displasia cervical (una enfermedad precancerosa que se caracteriza por el desarrollo de tejido anormal en el cuello del útero) es una enfermedad de transmisión sexual. Ellos creen que es producida por papilomavirus, el mismo virus que causa las verrugas venéreas.

❑ Muchas enfermedades de transmisión sexual cuya incidencia había disminuido ahora se presentan con mayor frecuencia. Muchos expertos encuentran una relación entre este fenómeno y la epidemia de AIDS; el AIDS aumenta la susceptibilidad a todo tipo de enfermedades.

❑ Si un niño tiene una de estas enfermedades, es un síntoma automático de abuso sexual por lo que hay que actuar en consecuencia.

❑ *Ver también* aids (síndrome de inmunodeficiencia adquirida, sida), candidiasis, clamidia, infecciones por el virus del herpes, verrugas y/o vaginitis por hongos en la Segunda Parte.

SHINGLES (HERPES ZOSTER)

El shingles, o herpes zoster, conocido popularmente como culebrilla, es una infección causada por el virus zoster-varicela, el mismo virus que produce varicela. Esta enfermedad afecta a las terminaciones nerviosas de la piel. Aun cuando puede atacar cualquier parte del cuerpo, afecta con más frecuencia a la región abdominal por debajo las costillas y hacia el ombligo. Otras zonas afectadas suelen ser los tejidos vaginales y el interior de la boca.

La mayoría de las personas adultas han pasado la varicela. Esta enfermedad tan común en la niñez produce fiebre y una erupción desesperantemente pruriginosa que, sin embargo, no causa daño permanente. No obstante, cuando el virus zoster-varicela ha entrado en el organismo y ha producido varicela, nunca sale de él. Es posible que permanezca latente durante años en la médula espinal y en los ganglios de los nervios hasta que no se activa a causa del debilitamiento (temporal o permanente) del sistema inmunológico. Entonces la infección por el virus zoster-varicela se propaga hacia las terminaciones de los nervios, las cuales envían impulsos nerviosos al cerebro que son interpretados como dolor severo, prurito o ardor. Este proceso vuelve a la piel mucho más sensible de lo normal. Se calcula que el 90 por ciento de las personas que han pasado la varicela luego desarrollan shingles. Quienes no han pasado la varicela tienen pocas probabilidades de desarrollarlo porque es poco contagioso.

Los ataques de shingles suelen ir precedidos de tres o cuatro días de escalofríos, fiebre y malestar generalizado. También puede presentarse dolor en el área afectada. Luego aparecen agrupaciones de pequeñas vesículas llenas de fluido rodeadas de una aureola rojiza. El dolor se vuelve intensísimo y el área afectada se sensibiliza anormalmente al tacto. Otros síntomas que se pueden presentar son entumecimiento, fatiga, depresión, hormigueo, dolor punzante, fiebre, dolores en los nódulos linfáticos y dolor de cabeza. Esta fase de la enfermedad dura entre siete y catorce días. Eventualmente, las vesículas forman costra y se caen. En casos graves pueden quedar cicatrices.

Entre los factores que aumentan la probabilidad de que se desencadene un ataque de shingles están el estrés, el cáncer, los medicamentos anticancerígenos, lesiones de la médula espinal y las deficiencias inmunológicas como las provocadas por el virus de inmunodeficiencia humana (VIH). Sin embargo, no se requiere que haya una enfermedad grave para que se active el virus. Cualquier clase de estrés físico o emocional aumenta la susceptibilidad. A veces algo tan inocuo como una lesión sin importancia o un resfriado leve conducen a un ataque cuando, por otra parte, la persona goza de perfecta salud. En la mayoría de los casos nunca se llega a saber cuál fue el factor desencadenante.

El herpes zoster, o shingles, afecta aproximadamente a un millón de estadounidenses cada año. Puede atacar a cualquier edad, pero es más frecuente después de los cincuenta años, cuando la función inmunológica empieza a declinar de manera natural como resultado de la edad. La mayoría de los casos de shingles evolucionan en el transcurso de pocas semanas. Los casos más severos pueden durar más tiempo y requieren un tratamiento agresivo.

Hay casos en los cuales el dolor persiste durante meses o incluso años, después de que las vesículas han desaparecido. Este síndrome, llamado neuralgia postherpética (PHN por sus siglas en inglés), es más frecuente en las personas de edad avanzada. Cuando el shingles se desarrolla cerca de los ojos, la córnea puede resultar afectada y el paciente puede quedar ciego. Alrededor del 20 por ciento de las personas que han sufrido de shingles, o culebrilla, vuelven a presentar la enfermedad. El dolor agudo provocado por el shingles y el dolor crónico de la PHN se llama dolor neuropático. En ambos casos el dolor nace en las células nerviosas pero su duración y la reacción al tratamiento difieren. El dolor que surge con el ataque inicial suele responder al tratamiento y suele durar más o menos poco. Por el contrario, la PHN suele durar más, plantea dificultades de tratamiento y suele ser incapacitante. La piel de muchas personas con PHN suele ser tan sensible que les resulta intolerable llevar ropa puesta o sentir tan siquiera una ligera brisa en la zona afectada. El dolor ha recibido adjetivos como atroz, desesperante y quemante, y puede afectar seriamente la vida cotidiana de quienes lo sufren. Puede contribuir a la pérdida de la independencia del enfermo y, en última instancia, al aislamiento y la depresión.

El shingles y sus secuelas pueden ser devastadores para la gente cuyo sistema inmunológico está debilitado. La enfermedad puede afectar a los órganos internos y atacar, incluso, a los pulmones y a los riñones. Cuando se propaga y no se controla, esta enfermedad puede ocasionar daño permanente, como ceguera, sordera o parálisis, dependiendo del área del cuerpo sobre la cual actúan los nervios comprometidos. Las infecciones bacterianas secundarias o la neumonía viral causadas por el shingles pueden producirle la muerte al paciente.

A menos que se indique otra cosa, las dosis que se recomiendan a continuación son para personas adultas. La dosis para los jóvenes de doce a diecisiete años debe equivaler a tres cuartas partes de la cantidad recomendada; la de los niños de seis a doce años, a la mitad y la de los menores de seis años, a la cuarta parte.

NUTRIENTES

SUPLEMENTOS	DOSIS SUGERIDAS	COMENTARIOS
Esenciales		
L-Lysine	500 mg 2 veces al día con el estómago vacío. Tomar con agua o jugo. No tomar con leche. Para mejor absorción, tomar con 50 mg de vitamina B_6 y 100 mg de vitamina C.	Importante para la curación y para combatir el virus del herpes. *Ver* AMINOÁCIDOS en la Primera Parte. *Advertencia:* No se debe tomar este suplemento durante más de seis meses seguidos.
Vitamin C con bioflavonoids	2.000 mg 4 veces al día.	Ayudan a combatir el virus del herpes y a estimular el sistema inmunológico.
Muy importantes		
Beta-1,3-D-glucan	Según indicaciones de la etiqueta.	Útil para el tratamiento de infecciones bacteriales, virales, y fúngicas.
Vitamin B complex	100 mg 3 veces al día.	Necesario para la salud de los nervios y para contrarrestar las deficiencias. Puede ser necesario aplicar en inyección (con supervisión médica).
más extra vitamin B_{12}	1.000 mcg 2 veces al día.	Utilizar lozenges o administrar en forma sublingual.
Zinc	80 mg al día por 1 semana. Luego reducir hasta 50 mg al día. No tomar más de 100 mg al día de todos los suplementos.	Aumenta la inmunidad y protege contra las infecciones. Para acelerar la absorción, utilizar lozenges de zinc chelate.
Importantes		
Calcium	1.500 mg al día.	Favorecen la curación y la función de los nervios. Combaten el estrés.
más magnesium	750 mg al día.	Utilizar variedades chelate.
Garlic (Kyolic de Wakunaga)	2 cápsulas 3 veces al día con las comidas.	Excelente para reconstruir el sistema inmunológico.
S-Adenosyl-methionine (SAMe) (SAMe Rx-Mood de Nature's Plus)	Según indicaciones de la etiqueta.	Ayuda a reducir el dolor y la inflamación. Un antidepresivo natural. *Advertencia:* Si sufre de trastorno maníaco-depresivo o si tome antidepresivos prescritos, no debe tomar SAMe. Este suplemento no debe administrarse a los niños menores de doce años.
Vitamin A emulsion	50.000 UI al día por 2 semanas. Luego reducir hasta 25.000 UI al día. Si está embarazada, no debe tomar más de 10.000 UI al día.	Estimulan el sistema inmunológico y protegen contra las infecciones. Para dosis altas, la emulsión facilita la asimilación y brinda mayor seguridad.
o capsules	10.000 UI al día.	
más carotenoid complex con beta-carotene	Según indicaciones de la etiqueta.	Protege el sistema inmunológico y estimula la curación.
Vitamin D_3	1.000 UI 2 veces al día por 1 semana. Luego reducir hasta 400 UI al día.	Ayuda a la curación de los tejidos. Necesario para la absorción del calcio.
Vitamin E	200 UI al día. Se puede aplicar también el aceite de una cápsula directamente en el área afectada.	Ayuda a prevenir la formación de tejido cicatricial.
Provechosos		
Acidophilus (Kyo-Dophilus de Wakunaga)	Según indicaciones de la etiqueta.	
Coenzyme Q_{10}	60 mg al día.	Este neutralizador de los radicales libres estimula el funcionamiento del sistema inmunológico.
más Coenzyme A de Coenzyme-A Technologies	Según indicaciones de la etiqueta.	
Colloidal silver	Según indicaciones de la etiqueta.	
Essential fatty acids (flaxseed oil o primrose oil)	Según indicaciones de la etiqueta.	Promueven la curación de los tejidos cutáneo y nervioso.
Grape seed extract	Según indicaciones de la etiqueta.	Este poderoso antioxidante protege las células cutáneas y reduce los episodios de ampollas.
Herpanacine de Diamond-Herpanacine Associates	Según indicaciones de la etiqueta.	
Inflazyme Forte de American Biologics	4 tabletas 3 veces al día con las comidas.	Tiene propiedades antioxidantes. Ayuda a la correcta descomposición de las proteínas, las grasas y los carbohidratos.
Maitake extract	Según indicaciones de la etiqueta.	Tienen propiedades antivirales y estimulantes del sistema inmunológico.
o shiitake extract	Según indicaciones de la etiqueta.	
o reishi extract	Según indicaciones de la etiqueta.	
Multivitamin y mineral complex	Según indicaciones de la etiqueta.	Todos los nutrientes son necesarios de manera equilibrada.
Wobenzym N de Marlyn Nutraceuticals	3–6 tabletas, 2–3 veces al día entre comidas.	Destruye los radicales libres. Ayuda a la correcta descomposición y absorción de los alimentos. Provechoso para combatir la inflamación.

Hierbas

❑ Las hierbas alfalfa, chamomile y dandelion promueven la curación al restaurar el equilibrio ácido/base normal del organismo. El dandelion también ayuda a fortalecer y a desintoxicar el hígado. Las compresas frescas de chamomile ayudan a suavizar las ampollas o vesículas.

Advertencia: No utilice chamomile de manera permanente y evítela por completo si es alérgico al ragweed.

❑ La raíz de astragalus y la echinacea intensifican el funcionamiento del sistema inmunológico.

Advertencia: No utilice astragalus cuando tenga fiebre.

❑ Estudios clínicos han demostrado que la bi phaya yaw (*Clinacanthus nutans*), una hierba de la medicina tradicional tailandesa, acorta el tiempo que se tarda en recuperarse del shingles en determinados casos. Se usa en forma de crema.

- ❑ El burdock y el red clover limpian tanto los nódulos linfáticos como el torrente sanguíneo.
- ❑ El cayenne (capsicum) contiene una sustancia llamada capsaicin, que mitiga el dolor y contribuye a la curación. También actúa como desintoxicante. El cayenne se consigue en tableta y en cápsula.
- ❑ El goldenseal tiene poderosas propiedades antibióticas y reduce la infección.

Advertencia: El goldenseal no se debe tomar todos los días durante más de una semana seguida; se debe evitar durante el embarazo y se debe utilizar con precaución cuando hay alergia al ragweed.

- ❑ El té verde tiene propiedades antivirales, antiinflamatorias y antioxidantes. Se ha comprobado que los polifenoles que contiene combaten los virus del herpes.
- ❑ El extracto de licorice se puede usar en el tratamiento de shingles y la neuralgia postherpética ya que parece interferir con el desarrollo del virus.
- ❑ Combinar oat straw, St. John's wort y skullcap ayuda a reducir el estrés y el escozor. Mezcle cantidades iguales de tintura de oat straw, St. John's wort y skullcap y tome una cucharadita de esta mezcla cuatro veces al día.
- ❑ El milk thistle protege el hígado y promueve el sano funcionamiento hepático.
- ❑ La hierba rose hips es rica en vitamina C y ayuda a prevenir las infecciones cutáneas.
- ❑ La raíz de valeriana calma el sistema nervioso. Cuando se toma a la hora de acostarse, ayuda a dormir bien.

Recomendaciones

- ❑ Incluya en su dieta brewer's yeast, arroz integral, ajo, frutas y vegetales crudos, al igual que granos enteros.
- ❑ Coma suficientes alimentos que le aporten vitamina B_6, como bananos, nueces, papas y papas dulces.
- ❑ Haga un ayuno de limpieza. (*Ver* AYUNOS en la Tercera Parte.)
- ❑ Utilice propóleos o polen de abeja, clorofila y/o kelp para combatir el virus y acelerar la curación.

Advertencia: El polen de abeja les produce reacciones alérgicas a algunas personas. Comience con una cantidad pequeña y descontinúe su uso si se le presenta sarpullido, respiración sibilante, malestar o cualquier otro síntoma.

- ❑ Mantenga el estrés bajo control. El estrés disminuye la capacidad del sistema inmunológico de combatir las infecciones. Estudios han encontrado que, en comparación con las demás personas, las que tienen shingles han pasado recientemente por épocas de mayor estrés.
- ❑ Evite las corrientes de aire. Exponga el área afectada al sol durante quince minutos todos los días. Al bañarse, lávese las vesículas con suavidad y no se las vuelva a tocar. Por ningún motivo debe rascarse.
- ❑ Si le salen sarpullidos o ampollas de origen desconocido, vaya al dermatólogo, quien en pocos minutos le puede administrar una prueba para determinar si tiene shingles.
- ❑ Consulte con un oftalmólogo si le aparece shingles en la frente, cerca de los ojos o en la punta de la nariz. Cuando el herpes zoster oftálmico no se trata, el paciente puede perder la vista.
- ❑ Utilice aceites esenciales. Los aceites de bergamot, de calophyllum (relacionado con el St. John's wort), de eucalipto, de geranio, de goldenseal y de limón se pueden utilizar de manera individual o en combinación. Estas esencias altamente concentradas tienen importantes propiedades antivirales. La mejor manera de utilizarlas es agregar unas cuantas gotas de aceite esencial a una cucharada de otro aceite, como aceite de almendra, de maní o de oliva, y aplicar la mezcla directamente sobre las lesiones a la primera señal de recrudecimiento del problema. Casi siempre las lesiones se secan y desaparecen completamente entre tres y cinco días después de empezar este tratamiento.
- ❑ Considere el empleo de remedios homeopáticos para aliviar los síntomas. Entre los más útiles están *Apis mellifica, Arsenicum album, Clematis erecta, Iris versicolor y Rhus toxicodendrom.*

Aspectos para tener en cuenta

- ❑ Lagravedad y duración de los ataques de shingles se pueden reducir con medicamentos antivirales como acyclovir (Zovirax), valcyclovir (Valtrex) o famcyclovir (Famvir). Una vez pasado el ataque, a veces se suelen prescribir antidepresivos, anticonvulsivos y cremas de uso tópico.
- ❑ Para controlar la inflamación y el dolor ligero o moderado se pueden usar productos como el acetaminofén (Tylenol, Datril y otros) o antiinflamatorios no esteroides (NSAIDs). En caso de dolores fuertes puede ser necesario usar narcóticos.
- ❑ El adenosine monophosphate (AMP) es una sustancia producida naturalmente por el organismo y se ha descubierto que es eficaz contra el shingles.
- ❑ El capsaicin es motivo de mucho interés por su capacidad para aliviar el dolor en individuos que sufren de neuralgia postherpética. Éste no es un producto de la ingeniería química, sino un componente de las plantas de la familia a la cual pertenecen los red peppers. Investigadores de Toronto encontraron que el 56 por ciento de los pacientes de neuralgia postherpética que fueron tratados con crema de capsaicin (Zostrix) durante cuatro semanas experimentaron un alivio significativo del dolor, y que el 78 por

ciento experimentó por lo menos algún grado de alivio. Estudios clínicos sugieren que el capsaicin reduce la cantidad de sustancia P, un neurotransmisor responsable de la transmisión de los impulsos dolorosos. Cuando hay deficiencia de sustancia P, los nervios no logran transmitir la sensación de dolor. El capsaicin se administra fácilmente: se aplica tópicamente en el área afectada tres o cuatro veces al día. Además, no interactúa con otros medicamentos, una condición que lo hace especialmente atractivo para las personas de edad avanzada, que por lo general tienen que tomar una o más drogas de manera regular. La crema de capsaicin no requiere prescripción médica y se consigue en la mayoría de las farmacias y de los health food stores. Sin embargo, sólo se debe aplicar cuando las vesículas producidas por el shingles hayan sanado completamente; de lo contrario, se puede presentar un dolor intensamente quemante.

❑ Se puede prescribir lidocaína de uso tópico (Lidoderm) para el dolor creado por la neuralgia postherpética. Entre los posibles efectos secundarios de este medicamento están el enrojecimiento y la hinchazón. Sin embargo, esto suele ser normalmente algo ligero y de corta duración.

❑ Para reforzar la resistencia al virus de su sistema inmunológico , las personas con deficiencia inmunológica pueden recibir suero u otros productos biológicos provenientes de sangre donada por personas que se han recuperado recientemente de shingles. En la actualidad, los médicos tienden a administrar dosis muy altas de drogas antivirales en un intento por destruir o debilitar el virus.

❑ Los médicos ortomoleculares frecuentemente administran inyecciones de vitamina B_{12} combinada con AMP (adenosine monophosphate) para tratar el shingles. Junto con dos o tres aplicaciones tópicas diarias de óxido de cinc y de yogur natural a lo largo del trayecto del nervio afectado, este tratamiento suele dar buenos resultados.

❑ El dimethylsulfoxide (DMSO) se ha utilizado con éxito para aliviar el dolor que produce el shingles, así como también para propiciar la curación de las lesiones. Este líquido es una sustancia derivada de los productos de madera y se aplica tópicamente sobre el área afectada. Sólo se debe usar DMSO de una health food store.

❑ Aun cuando el shingles no es contagioso, la persona que tiene la enfermedad puede contagiarles varicela a personas que no han tenido la infección anteriormente, en particular, a niños.

❑ Cuando las medidas convencionales no surten efecto, es posible que el médico prescriba un antidepresivo como, por ejemplo, amitriptyline (Elavil, Endep). Estos medicamentos no sólo reducen el impacto emocional de experimentar dolor constantemente, sino que alivian el dolor. Al parecer, la razón estriba en que aumentan la producción de endorfinas, los analgésicos naturales del organismo.

❑ En un esfuerzo por prevenir el shingles, o herpes zoster, actualmente se están llevando a cabo experimentos en los cuales se administra por vía intravenosa la vacuna viva de la varicela. En vista de que no es posible contraer shingles cuando no se ha tenido varicela, los investigadores consideran que una vacuna con la capacidad de prevenir la varicela también tendría la capacidad de prevenir el shingles. Los detractores de esta idea argumentan que aun cuando hacer esto inmunizaría a quienes nunca han tenido varicela, el virus de la vacuna se refugiaría en el sistema nervioso central y podría producir shingles años o, incluso, decenios más tarde.

❑ Uno de los mayores obstáculos que enfrentan los investigadores del virus zoster-varicela es que no hay animales en los cuales lo puedan estudiar. La varicela y el shingles son enfermedades exclusivamente humanas, y el virus se desarrolla inadecuadamente en condiciones de laboratorio. Sin embargo, las investigaciones en torno a la biología del virus continúan, con la esperanza no sólo de llegar a comprender la manera en que el sistema inmunológico lo controla, sino de encontrar formas de mitigar el sufrimiento que ocasionan tanto el shingles como la neuralgia postherpética.

❑ Los médicos a menudo se ven obligados a tratar el dolor residual provocado por la PHN. Para ello utilizan bien medicación, bien otras técnicas, como las siguientes:

- Se ha empleado con muy buenos resultados un parche (*patch*) transcutáneo con lidocaína. La medicación del parche penetra en la piel y llega a los nervios dañados ubicados justo bajo la piel sin que se absorba de forma significativa por el torrente sanguíneo. Esto significa que se puede usar el parche durante largo tiempo sin temor a efectos secundarios graves.
- La terapia de estimulación eléctrica transcutánea del nervio (TENS por sus siglas en inglés) usa un aparato que genera pulsos eléctricos de baja intensidad. El aparato se aplica a la superficie de la piel, causando cosquilleo y ofreciendo alivio temporal. Una teoría de cómo funciona la TENS es que la corriente eléctrica estimula la producción de endorfinas, que son los analgésicos naturales generados por el organismo. (*Ver* Terapia de TENS en CONTROL DEL DOLOR, en la Tercera Parte.)
- Otra opción para controlar el dolor es inyectar directamente en la espina dorsal. Según un estudio llevado a cabo en Japón y publicado en *The New England Journal of Medicine* (Noviembre de 2000), las personas que recibieron una inyección del esteroide methylprednisone combinado con el anestésico lidocaína, vieron reducido su dolor más del 70 por ciento comparado con las personas que sólo recibieron lidocaína o una sustancia inactiva.
- Como último recurso se pueden utilizar bloqueantes nerviosos para aliviar el dolor temporalmente. Esto normalmente supone inyectar un anestésico local en la región donde se encuentran los nervios afectados. La neuralgia

postherpética ataca normalmente a las personas más mayores; como suelen tener dificultades para tolerar la medicación, el bloqueante suele ser una opción adecuada.

❑ *Ver también* CONTROL DEL DOLOR en la Tercera Parte.

❑ Para obtener nombres y direcciones de organismos que ofrecen información sobre esta enfermedad y sobre cómo controlar el dolor, *ver* Organizaciones Médicas y de la Salud, en el Apéndice.

SIDA

Ver AIDS.

SÍNDROME DE CUSHING

Ver en TRASTORNOS DE LAS GLÁNDULAS SUPRARRENALES.

SÍNDROME DE DOWN

El síndrome de Down, llamado así por el médico inglés John Langdon-Down, está causado por la presencia de un exceso de material genético en las células embrionarias. Ocurre en 1 de cada 800-1000 nacimientos y normalmente resulta en un retraso mental acompañado de anormalidades físicas determinadas.

La incidencia del síndrome de Down aumenta con la edad de los padres, especialmente si la madre tiene más de treinta y cuatro años. Asimismo, el riesgo es mayor cuando los padres ya han procreado a un niño con este síndrome.

Normalmente, el síndrome de Down está causado por un fenómeno que los genetistas llaman no disyunción, en el cual un error en la división de las células produce tres copias de un cromosoma — en este caso, el cromosoma 21— en lugar de dos, que es lo normal. En los casos de trisomia 21, responsables del 95 por ciento de los diagnósticos de síndrome de Down, el cromosoma extra es resultado de un error en la separación cromosomática del óvulo antes de la concepción, aunque la no disyunción también puede tener lugar en el esperma. Un pequeño porcentaje de los casos de Down guarda relación con otras anormalidades cromosomáticas, pero todas ellas resultan en la formación de excesivo material genético en algunas células o en todas.

Los bebés que nacen con síndrome de Down normalmente, aunque no siempre, muestran unos rasgos físicos característicos, como una cabeza pequeña, tono muscular pobre, perfil facial plano, ojos rasgados, puente nasal deprimido, oídos caídos, lengua estriada y un solo pliegue o arruga en el centro de la mano (conocida como pliegue simiesco). Las personas con síndrome de Down son especialmente propensas a sufrir enfermedades cardiovasculares congénitas y más susceptibles que la mayoría de las personas a enfermedades como la leucemia aguda, trastornos de la tiroides y problemas digestivos y respiratorios. Las mujeres con síndrome de Down pueden menstruar y ser fértiles pero los hombres casi siempre son infértiles.

Pese a que el grado de retardo mental varía mucho entre las personas que sufren de síndrome de Down, su IQ (intelligence quotient, o cociente de inteligencia) suele ser de cincuenta a sesenta. Por lo general, los niños que tienen síndrome de Down aprenden tareas útiles para la vida cotidiana y se pueden educar en el hogar. La educación especial permite que muchos individuos con este síndrome lleven vidas felices, útiles y llenas de amor. Estas personas generalmente viven hasta la edad mediana o hasta una edad avanzada; no obstante, de adultos son propensos a contraer enfermedad de Alzheimer, neumonía y otras enfermedades pulmonares.

Está claro que el metabolismo de las personas con síndrome de Down difiere considerablemente de quienes tienen un complemento normal de cromosomas. Entre los problemas derivados de las diferencias metabólicas están: disfunción inmunológica, retraso en el crecimiento, problemas con el metabolismo de las lipoproteínas (colesterol) y un mayor riesgo de contraer Alzheimer.

Se puede decir que las personas con síndrome de Down tienen un genotipo distinto y, debido ello, sus necesidades nutricionales son muy distintas de la población en general. Con una nutrición especializada y adecuada, es posible mejorar las funciones metabólicas e inmunes, así como su salud general, aunque una cura definitiva no es, probablemente, posible.

A menos que se especifique otra cosa, las siguientes dosis se recomiendan para personas mayores de dieciocho años. La dosis para los jóvenes de doce a diecisiete años debe equivaler a tres cuartas partes de la cantidad recomendada. Para los niños de seis a doce años debe utilizarse la mitad de la dosis recomendada y para los menores de seis años, una cuarta parte. Las personas que tienen problemas de absorción de los nutrientes deben consultar con el médico antes de empezar cualquier programa nutricional.

NUTRIENTES

SUPLEMENTOS	DOSIS SUGERIDAS	COMENTARIOS
Aangamik DMG de FoodScience of Vermont	50 mg 4 veces al día.	Promueve la utilización del oxígeno.
Acetyl-L-carnitine	100–500 mg al día.	
Coenzyme Q_{10}	10 mg al día.	Previene el daño del corazón mejorando la oxigenación de las células.
Essential fatty acids (Kyolic-EPA de Wakunaga, salmon oil, flaxseed oil, o primrose oil)	Según indicaciones de la etiqueta.	Necesarios para la correcta función cerebral y cardiovascular.
Free-form amino acid complex	Según indicaciones de la etiqueta.	Suministra la proteína necesaria y fortalece el sistema inmunológico.

Tratamientos alternativos para el síndrome de Down

Varios tratamientos novedosos encaminados a maximizar el potencial de aprendizaje y las destrezas físicas de las personas aquejadas por el síndrome de Down han tenido éxito y han sido objeto de interés científico en los últimos años.

TRATAMIENTO NUTRICIONAL

En los años cincuenta, el Dr. Henry Turkel, un médico estadounidense, fue quien primero utilizó suplementos nutricionales para estimular el metabolismo de las personas con síndrome de Down. Teniendo en cuenta la bioquímica particular de las personas con este síndrome, el Dr. Turkel empezó a tratar niños afectados con una combinación de vitaminas, minerales y hormonas. Aun cuando su programa tuvo relativo éxito, su trabajo fue rechazado o pasado por alto por los científicos de las corrientes tradicionales.

Sin embargo, un número creciente de padres de niños con el síndrome de Down siguieron utilizando el programa nutricional del Dr. Turkel. En un momento dado, Kent MacLeod, un bioquímico farmacéutico y propietario de los laboratorios Nutri-Chem Labs de Ottawa, Canadá, conoció la fórmula del Dr. Turkel cuando varios padres le pidieron que evaluara el protocolo. MacLeod y el equipo de bioquímicos de Nutri-Chem se unieron al Dr. Turkel y a otros investigadores para perfeccionar el suplemento original. El resultado fue la fórmula nutricional conocida como MSBPlus.

El producto MSBPlus es una fórmula de vitaminas, minerales, aminoácidos, antioxidantes y enzimas que proporciona los nutrientes esenciales de los cuales carece la organización bioquímica del individuo que sufre del síndrome de Down. Este suplemento, cuya receta se puede personalizar a fin de satisfacer las necesidades metabólicas y de edad del individuo, ha tenido una gran acogida. Las investigaciones en torno a este tema continúan. La Escuela de Medicina de la Universidad de Miami actualmente está colaborando con Nutri-Chem en el desarrollo de pruebas clínicas y estudios sobre el síndrome de Down. Un estudio doble ciego y a largo plazo examinará el desarrollo cognoscitivo y las habilidades verbales de niños con el síndrome de Down que están tomando MSBPlus.

La Dra. Marie Peeters, pediatra y antiguo miembro del Institut de Progenese de París, también está trabajando con Nutri-Chem. La Dra. Peeters fue colaboradora del Dr. Jerome LeJeune, el científico que descubrió la causa del síndrome de Down. A fin de estudiar más profundamente los efectos de los suplementos nutricionales (en particular, los de los aminoácidos) en las personas que tienen este síndrome, la Dra. Peeters está dedicada a los experimentos clínicos.

Para obtener información adicional sobre la fórmula MSBPlus, o para solicitar información sobre la relación que existe entre la nutrición y el síndrome de Down, escriba a Nutri-Chem Labs, 1303 Richmond Road, Ottawa, Ontario K2B 7Y4, Canadá, llame al teléfono 613-820-9065 ó visite www.nutrichem.com.

El trabajo del Dr. Turkel también influyó en Jack Warner, M.D., F.A.A.P., el fundador de Warner House, Inc., un centro sin ánimo de lucro para el estudio clínico y el tratamiento del síndrome de Down. Junto con colegas médicos, bioquímicos y otros profesionales del campo médico, el Dr. Warner desarrolló un tratamiento metabólico para los niños que tienen el síndrome de Down, llamado HAP CAPS. Esta fórmula es una parte esencial de un tratamiento multidisciplinario que, por recomendación de un pediatra general, debe incluir evaluaciones de un terapeuta físico, de un optómetra del desarrollo, de un sicólogo clínico, de un especialista en trastornos del lenguaje y de un nutricionista. Además, periódicamente los distintos profesionales deben practicarles pruebas a los pacientes y presentar informes. El personal de Warner House no se limita a ver pacientes en la clínica de Fullerton, California; también viaja por Estados Unidos para atender pacientes en muchas ciudades.

El Dr. Warner ha informado que los datos recogidos a lo largo de más de doce años de investigación y tratamiento indican que el protocolo de tratamiento de Warner House se ha traducido en cambios en los rasgos físicos de niños con el síndrome de Down, en reducción de la frecuencia de las infecciones que típicamente aquejan a estos niños, y en la mejoría de su capacidad cognoscitiva.

Para obtener mayor información acerca de Warner House, escriba a The Warner House, 31878 Del Obispo Street, Suite 118 #505, San Juan Capistrano, California 92675, llame al teléfono 714-441-2600 o visite www.warnerhouse.com.

International Nutrition, Inc. ha desarrollado otro suplemento y nutriente especializado muy prometedor. La fórmula, llamada NuTriVene-D, contiene vitaminas solubles en agua y en grasa e ingredientes similares, además de numerosos minerales, aminoácidos, bioflavonoides y bromelaína. Contiene selenium, un mineral del que carecen en gran medida las personas que sufren el síndrome de Down, así como todas la vitaminas B y A, C y E. La dosis máxima de vitamina E que incluye esta fórmula está limitada a 400 UI para las personas que pesan más de setenta y una libras. Para obtener más información, incluyendo una lista completa de ingredientes puede ponerse en contacto con International Nutrition Inc., 11436 Cronridge Drive Suite W, Owings Mills, Maryland 21117; teléfono 410-902-1760; o sitio web www.nutrivene.com.

TRATAMIENTO BASADO EN LA ESTIMULACIÓN Y EL DESARROLLO

La entidad Institutes for the Achievement of Human Potential de Philadelphia, Pennsylvania, le brinda a los padres de niños con síndrome de Down un programa especializado para ayudarles a sus hijos a desarrollar y maximizar su potencial. En este programa, los padres son factor clave de un enfoque terapéutico que consiste en proporcionarle al niño en su hogar estimulación neurológica sencilla y, sin embargo, intensiva. Otro aspecto esencial del programa es un régimen nutricional cuidadosamente diseñado.

Antes de iniciar el programa, los padres asisten durante cinco días a una serie de conferencias y demostraciones en el instituto. Los padres reciben información sobre el Perfil de Desarrollo (Developmental Profile), un instrumento cuantitativo que muestra claramente las habilidades visuales, auditivas, táctiles, motoras, verbales y manuales que el niño debe lograr a determinadas edades. Así mismo, aprenden técnicas específicas para trabajar con sus hijos en el desarrollo de diversas capacidades. Ya en su hogar, los padres ponen en práctica un programa individualizado de desarrollo cerebral, es decir, un programa que responde a las necesidades de su hijo. Cuando se han utilizado de manera adecuada, estas técnicas han dado resultados verdaderamente alentadores e, incluso, han permitido que niños con el síndrome de Down muestren un desempeño superior al de la mayoría de los niños promedio.

Para obtener más información sobre este programa escriba a The Registrar, The Institutes for the Achievement of Human Potential, 8801 Stenton Avenue, Wyndmoor, PA 19038, llame al teléfono 215-233-2050 o envíe un email a institutes@iahp.org.

Garlic (Kyolic de Wakunaga)	Según indicaciones de la etiqueta.	Este antibiótico natural ayuda al organismo a eliminar las toxinas y fortalece el sistema cardiovascular.
Kelp	Según indicaciones de la etiqueta.	Proporciona minerales beneficiosos para el equilibrio de la tiroides.
Lecithin granules o capsules	1 cucharadita 3 veces al día. 2.400 mg 3 veces al día.	Ayudan al funcionamiento del cerebro.
Multivitamin y mineral complex con vitamin A y mixed carotenoids y selenium	Según indicaciones de la etiqueta. 10.000 UI al día. 15.000 UI al día. 200 mcg al día.	Todos los nutrientes son necesarios para el correcto funcionamiento del sistema inmunológico.
Potassium	200 mg al día.	Ayuda a transmitir los impulsos nerviosos.
Taurine Plus de American Biologics	500 mg al día, con el estómago vacío. Tomar con agua o jugo. No tomar con leche. Para mejor absorción, tomar con 50 mg de vitamina B_6 y 100 mg de vitamina C.	Reduce el estrés y regula el sistema nervioso.
Vitamin B complex con choline	Según indicaciones de la etiqueta. 100 mg al día.	Previenen y/o combaten la pérdida de memoria. Aumentan la capacidad de aprendizaje. Protegen contra las enfermedades cardiovasculares.
Vitamin C con bioflavonoids	3.000 mg al día.	Mejora la función inmunológica y reduce el nivel del colesterol.
Vitamin E	200 IU al día.	Estimula el sistema inmunológico y facilita la absorción de la lecitina.
Zinc más copper	50 mg al día. 2–3 mg al día.	Necesario para la adecuada función cerebral y para la salud del sistema inmunológico.

Recomendaciones

❑ Tenga paciencia cuando alimente a un niño que tiene el síndrome de Down y asegúrese de suministrarle una dieta balanceada. Las personas que tienen este síndrome deben consumir alimentos frescos y ricos en proteína vegetal, al igual que alimentos ricos en magnesio, como vegetales verdes frescos, higos, carne, pescado y mariscos, nueces y semillas, tofu, blackstrap molasses, manzana, kelp, soya, cornmeal, arroz, albaricoque y brewer's yeast. Además, deben reducir el consumo de alimentos ricos en gluten, como trigo, centeno, cebada y aveno, y deben evitar los alimentos refinados, los azúcares, los productos lácteos y el alcohol.

❑ Abrace y déle todo el cariño que pueda a su hijo.

❑ Es importante hacer ejercicio diariamente, sin olvidar los ejercicios de respiración profunda. Esto ayuda a oxigenar el cerebro.

❑ Al niño con síndrome de Down se le debe proporcionar un medio ambiente estimulante. Por ejemplo, ponga música en su hogar (estudios han revelado que la música clásica es la mejor en estos casos). Déle al niño objetos y juguetes que no sólo sean seguros, sino que él pueda manipular y que lo motiven a explorarlos. Háblele al niño e interactúe con él. Haga que participe al máximo en la actividad que usted esté desarrollando (si tiene más hijos, aliéntelos a que hagan lo mismo).

❑ Establezca metas realistas para su hijo, y no olvide que sus otros hijos también tienen necesidades emocionales.

❑ A los niños que tienen síndrome de Down se les deben dar suplementos en liquido o en espray.

Aspectos para tener en cuenta

❑ Algunos estudios sugieren que los suplementos y nutrientes minerales y vitaminas pueden ser beneficiosos para las personas con síndrome de Down. Sin embargo, todo tipo de programa nutricional debe ser diseñado con la participación de un médico o profesional de la salud cualificado, y debe tomar en cuenta las características individuales del paciente para quien se elabora.

❑ El cuidado que requiere cada niño con síndrome de Down depende de su grado de incapacidad mental y física. Es importante que el niño participe en programas que promuevan su desarrollo motor y sus habilidades mentales. Como la capacidad de aprender es mayor durante la infancia, es importante que el niño participe desde muy pequeño en algún programa de ejercicios de estimulación para que adquiera habilidades de motricidad gruesa. Estos programas se deben diseñar con base en las aptitudes de cada niño.

❑ El riesgo de dar a luz un hijo con el síndrome de Down aumenta notablemente después de los treinta y cuatro años. Es recomendable que las mujeres que quedan embarazadas después de esa edad se hagan una amniocentesis. (*Ver en* PROBLEMAS RELACIONADOS CON EL EMBARAZO en la Segunda Parte para obtener información adicional sobre la amniocentesis y otros exámenes prenatales.)

❑ Para obtener información adicional sobre el síndrome de Down, grupos de apoyo para los padres y programas de intervención precoz para los niños que sufren del síndrome de Down, acuda a la National Down Syndrome Society. (*Ver* Organizaciones Médicas y de la Salud, en el Apéndice.)

SÍNDROME DE FATIGA CRÓNICA

El síndrome de fatiga crónica (CFS), según sus siglas en inglés) no es una enfermedad como tal sino un conjunto de síntomas que pueden llegar a confundirlo con otras dolencias. Entre esos síntomas están dolores musculares y articulares, ansiedad, depresión, problemas de concentración, fiebre, dolores de cabeza, trastornos intestinales, irritabilidad, ictericia, pérdida del apetito, cambios anímicos, espasmos musculares, infecciones recurrentes del tracto respiratorio superior, sensibilidad a la luz y al calor, alteraciones del sueño, dolor de garganta, inflamación de las glándulas (nódulos linfáticos), pérdida temporal de la memoria y, sobre todo, fatiga extrema que a menudo se vuelve incapacitante. También son comunes las anormalidades inmunológicas que aparecen en varias pruebas de diagnóstico.

Los síntomas del síndrome de fatiga crónica se parecen a los de la influenza y otras infecciones virales, por lo cual a menudo se confunde con otros problemas de salud. Este síndrome se suele diagnosticar erróneamente como hipocondría, enfermedad sicosomática o depresión, porque los exámenes médicos de rutina no detectan ningún problema. Este síndrome es tres veces más frecuente en las mujeres que en los hombres y afecta fundamentalmente a los adultos jóvenes de veinte a cincuenta años. En los Estados Unidos hay unas 500.000 personas con CFS.

La causa o las causas del síndrome de fatiga crónica aún no se conocen. Algunos expertos creen que se relaciona con infección por el virus de Epstein-Barr (EBV) y/o el citomegalovirus (CMV), miembros de la familia del virus del herpes que también produce mononucleosis e infecciones retinales y gastrointestinales. En gran parte, esta creencia se basa en el hecho de que mucha gente que sufre del síndrome de fatiga crónica presenta niveles elevados de anticuerpos contra el EBV en la sangre, y de que muchas personas relacionan el inicio de sus síntomas con una infección viral de larga duración. Sin embargo, nunca se ha comprobado definitivamente que exista una relación entre el EBV y la fatiga crónica. Más aún, ahora se sabe, por una parte, que mucha gente tiene altos niveles de anticuerpos contra el EBV que, aparentemente, no les ocasionan problemas de salud, y, por otra parte, que muchos casos de fatiga crónica se presentan en ausencia de infección previa. Esto ha llevado a los investigadores a buscar otras causas. Algunos piensan que podría tratarse de un problema inmunológico aún no identificado, o de un defecto de los mecanismos que regulan la presión arterial.

Otras causas del síndrome de fatiga crónica podrían ser anemia, envenenamiento crónico con mercurio por las amalgamas dentales, hipoglicemia, hipotiroidismo, infección con el hongo *Candida albicans* y trastornos del sueño. Muchos pacientes del síndrome de fatiga crónica también sufren de fibromialgia, una afección muscular que produce fatiga y debilidad muscular. Los parásitos intestinales también son comunes en quienes presentan este síndrome. Es probable que distintas combinaciones de factores (dieta inadecuada, deficiencias nutricionales, alergias, problemas con la tiroides, candida, anemia y estrés) conduzcan al síndrome de fatiga crónica en las personas susceptibles.

Pese a que el síndrome de fatiga crónica no representa una amenaza para la vida, no tiene cura y puede deteriorar gravemente el sistema inmunológico. Al parecer, algunas personas se recuperan espontáneamente; sin embargo, cuando se ha sufrido de fatiga crónica, el síndrome se puede volver a presentar en cualquier momento, por lo general tras un episodio de otra enfermedad o en épocas de estrés.

Para poder hacer un diagnóstico correcto del síndrome de fatiga crónica existen dos criterios básicos:

1. Que la fatiga persista durante por lo menos seis meses y no ceda con el reposo en cama; además, que su severidad reduzca en un 50 por ciento las actividades diarias del paciente.

2. Que se descarte la presencia de otros problemas clínicos crónicos, incluidos trastornos psiquiátricos.

No se debe confundir el CFS con el resultado de un exceso de trabajo o de estrés. Con el CFS es imposible mantener una vida normal y sus síntomas exceden por mucho el letargo y cansancio asociado al estrés o a un estilo de vida muy ocupado.

NUTRIENTES

SUPLEMENTOS	DOSIS SUGERIDAS	COMENTARIOS
Esenciales		
Acidophilus (Kyo-Dophilus de Wakunaga)	Según indicaciones de la etiqueta.	Reemplazan las bacterias "amigables". Combaten la infección por cándida. La fatiga crónica y la candidiasis se suelen presentar al mismo tiempo. Utilizar una fórmula no láctea.

Chromium polynicotinate	200–300 mg al día.	Ayuda a controlar la hipoglucemia.
Coenzyme Q_{10} más Coenzyme A de Coenzyme-A Technologies	75 mg al día. Según indicaciones de la etiqueta.	Aumenta la eficacia del sistema inmunológico y protege el corazón.
Kyolic-EPA de Wakunaga	Según indicaciones de la etiqueta.	
L-Carnitine	1.000 mg al día. Tomar con un estómago vacio. Para mejor absorción, tomar con 50 mg vitamin B_6 y 100 mg vitamin C.	
Lecithin granules o capsules	1 cucharada 3 veces al día con las comidas. 1.200 mg 3 veces al día con las comidas.	Promueven la energía y aumentan la inmunidad.
Malic acid y magnesium	Según indicaciones de la etiqueta. 500–1.000 mg al día.	Interviene en la producción de energía de muchas de las células del organismo, incluidas las de los músculos. Necesario para el metabolismo del azúcar. Su deficiencia se ha relacionado con síndrome de fatiga crónica.
Manganese	5 mg al día.	Influye en la tasa metabólica porque interviene en la función endocrina.
Nicotinamide adenine dinucleotide (NADH) (Enada NADH de Kal)	10–20 mg al día, por la mañana. Tomar con un vaso de agua.	
Proteolytic enzymes o Inflazyme Forte de American Biologics o Wobenzym N de Marlyn Nutraceuticals	Según indicaciones de la etiqueta, 6 veces al día. Tomar con el estómago vacío, con las comidas, entre comidas y a la hora de acostarse.	Reducen la inflamación y mejoran la absorción de los nutrientes, en especial de la proteína, que es necesaria para la reparación de los tejidos.
Vitamin A con mixed carotenoids y vitamin E	25.000 UI al día por 1 mes. Luego reducir poco a poco hasta 10.000 UI al día. Si está embarazada, no debe tomar más de 10.000 UI al día. 200 UI al día por 1 mes. Luego reducir lentamente hasta 100 UI al día.	Estos poderosos neutralizadores de los radicales libres protegen las células y combaten los virus mejorando la función inmunológica. Para dosis altas, la emulsión facilita la asimilación y brinda mayor seguridad.
Vitamin C con bioflavonoids	5.000–10.000 mg al día.	Tienen poderosos efectos antivirales. Aumentan el nivel de la energía. Utilizar una variedad buffered.
Muy importantes		
Dimethylglycine (DMG) (Aangamik DMG de FoodScience of Vermont)	50 mg 3 veces al día.	Aumenta la utilización del oxígeno y destruye los radicales libres.
Free-form amino acid complex	Según indicaciones de la etiqueta.	Repara los tejidos y los órganos. Utilizar una fórmula que contenga todos los aminoácidos esenciales.
Kyo-Green de Wakunaga	Según indicaciones de la etiqueta.	Mejora la digestión y limpia el torrente sanguíneo.
Liquid Kyolic con B_1 y B_{12} de Wakunaga	Según indicaciones de la etiqueta.	
Vitamin B complex en inyección más extra vitamin B_6 (pyridoxine) y vitamin B_{12} más liver extract en inyección o vitamin B complex más pantothenic acid	2 cc 2 veces por semana, o según prescripción médica. $^1/_2$ cc 2 veces por semana, o según prescripción médica. 1 cc 2 veces por semana, o según prescripción médica. 2 cc 2 veces por semana, o según prescripción médica. 100 mg 3 veces al día. 100 mg 3 veces al día.	Las vitaminas B son esenciales para aumentar el nivel de la energía y normalizar la función cerebral. El complejo es más eficaz en inyección (con supervisión médica). Todos los inyectables se pueden combinar en una sola inyección. Ayuda a la absorción de la vitamina B_{12}. Este estimulante natural de la energía es necesario para prevenir la anemia. Buena fuente de vitaminas B y de otros importantes nutrientes. Si no se consigue en inyección, se recomienda en forma sublingual. Necesario para una adecuada función adrenal.
Importantes		
Gamma-amino-butyric acid (GABA)	Según indicaciones de la etiqueta, con el estómago vacío. Tomar con agua o jugo. No tomar con leche. Para mejor absorción, tomar con 50 mg de vitamina B_6 y 100 mg de vitamina C. Según indicaciones de la etiqueta.	Mantiene un adecuado control de la actividad cerebral. Controla la ansiedad. *Ver* AMINOÁCIDOS en la Primera Parte.
Multivitamin y mineral complex y calcium y potassium y selenium y zinc	 1.500 mg al día. 99 mg al día. 200 mcg al día. Si está embarazada, no sobrepasar 40 mcg al día. 50 mg al día.	Todos los nutrientes son necesarios de manera equilibrada. Utilizar un producto hipoalergénico high-potency.
Raw thymus glandular y spleen glandular más raw glandular complex	Según indicaciones de la etiqueta. Según indicaciones de la etiqueta. Según indicaciones de la etiqueta.	Estimulan el sistema inmunológico. *Ver* TERAPIA GLANDULAR en la Tercera Parte.
Shiitake o reishi	Según indicaciones de la etiqueta.	Ayudan a combatir la fatiga y las infecciones virales. Estimulan el sistema inmunológico.

o maitake extract	Según indicaciones de la etiqueta.	
Provechoso		
Melatonin	Según indicaciones de la etiqueta, tomar 2 horas o menos antes de acostarse.	Esta hormona natural ayuda a regular el sueño. Promueve el buen descanso reparador.

Hierbas

❑ El astragalus y la echinacea fortalecen el sistema inmunológico y alivian los síntomas del resfriado y de la gripe.

Advertencia: No se debe utilizar astragalus cuando hay fiebre.

❑ Para combatir los parásitos, un problema común con las personas que sufren de CFS, son buenos los siguientes productos: walnut hulls negras u frescas, ajo, raíz de gentian, raíz de ginger fresca, hojas de neem, corteza de quassia y wormwood fresca.

❑ El ginkgo biloba mejora la circulación y la función cerebral.

❑ Los tés de raíz de burdock, dandelion y red clover promueven la curación porque limpian la sangre y favorecen la función inmunológica. Combine o alterne estos tés de hierbas y tome de cuatro a seis tazas al día.

❑ El producto China Gold, de Aerobic Life Industries, es una fórmula herbal que contiene extractos de treinta y seis hierbas diferentes, entre ellas diez variedades de ginseng. Este producto coadyuva en la función adrenal y ayuda a superar la fatiga.

❑ Para controlar la infección, utilice goldenseal. Cuando le empiece a doler la garganta, introdúzcase en la boca unas cuantas gotas de extracto de goldenseal sin alcohol, manténgalas dentro de la boca durante un momento y luego pásese el extracto.

Advertencia: No utilice goldenseal todos los días durante más de una semana seguida. Esta hierba se debe evitar durante el embarazo. Cuando hay antecedentes de enfermedad cardiovascular, diabetes o glaucoma sólo se debe utilizar con supervisión médica.

❑ La raíz de licorice fortalece el sistema endocrino y aumenta los niveles de cortisol mediante el bloqueo de la acción del enzima que lo descompone. La fatiga adrenal conduce a una menor producción de cortisol, y el licorice pude ser beneficioso para los pacientes de CFS.

Advertencia: No utilice esta hierba todos los días durante más de siete días seguidos, y evítela por completo si su presión arterial es alta.

❑ El extracto de hoja de olivo tiene propiedades antibióticas y antivirales; combate las infecciones.

❑ El milk thistle protege el hígado.

❑ El pau d'arco en cápsula o en té es provechoso para tratar las infecciones por cándida.

❑ La hierba St. John's wort tiene propiedades antivirales y antidepresivas.

❑ La kava kava, el skullcap y la raíz de valerian mejoran la calidad del sueño.

Recomendaciones

❑ Haga una dieta bien balanceada y que conste en un 50 por ciento de alimentos crudos y jugos frescos. La dieta debe consistir principalmente en frutas, vegetales y granos enteros, además de nueces crudas, semillas, pavo sin piel y algunos pescados de aguas profundas. Estos alimentos de alta calidad suministran nutrientes que renuevan la energía y fortalecen el sistema inmunológico.

❑ Agréguele a su dieta algún tipo de acidophilus y consuma regularmente productos agrios, como yogur y kéfir. Muchas personas que tienen síndrome de fatiga crónica también están infectadas con cándida. El acidophilus ayuda a mantener la cándida bajo control.

❑ Consuma mucha agua; tome todos los días por lo menos ocho vasos de 8 onzas cada uno. Además de agua, es importante que tome todos los días jugos de vegetales frescos. Tome un vaso de agua cada dos a tres horas durante las horas de vigilia. El agua elimina las toxinas y ayuda a reducir el dolor muscular.

❑ No consuma mariscos, alimentos fritos, junk foods, alimentos procesados, estimulantes como café, té y bebidas gaseosas, azúcar ni productos elaborados con harina blanca, como pan y pasta. Puede ser complicado porque las personas con CFS muchas veces sienten ansias de comer carbohidratos y azúcar — así como alcohol —, pero es importante cumplir con esta recomendación.

❑ Asegúrese de que el intestino le funcione todos los días e incluya fibra en su dieta. De vez en cuando aplíquese enemas de limpieza. (*Ver* ENEMAS en la Tercera Parte.)

❑ Tome clorofila en tableta, u obténgala en "green drinks" de wheatgrass y de vegetales hojosos, o en el producto Kyo-Green, de Wakunaga.

❑ Tome algún suplemento proteínico de origen vegetal; el producto Spiru-tein, de Nature's Plus, es una buena bebida proteínica para tomar entre las comidas.

❑ Descanse mucho y no haga esfuerzos excesivos. Sin embargo, el ejercicio moderado puede ser bueno. Especialmente recomendados son los ejercicios de respiración profunda. Las personas con CFS tienden a respirar de forma superficial, y eso puede causar problemas para dormir. (*Ver* Ejercicios de respiración en CONTROL DEL DOLOR, en la Tercera Parte.)

❑ No fume y evite el humo de segunda mano, ya que esto puede empeorar los síntomas.

❑ No tome aspirina. Si ha contraído una infección viral, tomar aspirina podría causarle síndrome de Reye.

Aspectos para tener en cuenta

❑ El colloidal silver puede ser útil para controlar las bacterias por sus propiedades antibióticas y antivirales.

❑ Hay otros problemas de salud que pueden causar síntomas de fatiga crónica, entre ellos anemia, depresión, fibromialgia, enfermedades cardiovasculares (especialmente en las mujeres), hepatitis y enfermedad de Lyme. Cualquier persona que sienta fatiga excesiva durante más de una semana o dos debe consultar con un médico. Es posible que tenga alguna enfermedad que requiera tratamiento.

❑ Algunos científicos creen que el CFS tiene un componente hormonal. La pregnenolona es una hormona esteroide que el organismo metaboliza y transforma en otras hormonas vitales. Es una precursora de la hormona DHEA y de la mayoría de las restantes hormonas esteroides, como la progesterona, testosterona, los estrógenos y el cortisol. El cuerpo produce de forma natural unos 14 miligramos al día, pero la producción disminuye con la edad. Se ha descubierto que es cientos de veces más eficaz para la memoria que otros esteroides o precursores. Asimismo, se ha reportado que reduce la fatiga derivada del estrés. A pesar de que se cree que es segura en dosis comprendidas entre los 10 y los 100 mg/día, recomendamos que, con el fin de garantizar la seguridad, cualquier terapia con esta sustancia se haga bajo supervisión médica y después de realizar los tests apropiados.

❑ Si le diagnostican síndrome de fatiga crónica, lo más sensato es que busque un médico con experiencia en el manejo y el tratamiento de este complejo problema de salud.

❑ Ducharse regularmente con agua fría puede mejorar los síntomas del síndrome de fatiga crónica. Sin embargo, la gente que tiene dolencias cardíacas o circulatorias, u otros problemas graves de salud, no debe recurrir al tratamiento de agua fría sin consultar previamente con su médico o profesional de la salud.

❑ Algunos aminoácidos son beneficiosos para los pacientes de fatiga crónica. Entre ellos están isoleucina, leucina, lisina, taurina, tirosina y valina. (*Ver* AMINOÁCIDOS en la Primera Parte.)

❑ Un estudio realizado hace poco tiempo en la Universidad Johns Hopkins de Baltimore encontró un nexo entre la fatiga crónica y una alteración en los mecanismos reguladores de la presión arterial. Ese estudio encontró que tanto la frecuencia cardíaca como la presión arterial de veintidós de cada veintitrés sujetos con fatiga crónica habían disminuido tras permanecer de pie durante períodos largos. Además, esa reacción inadecuada del organismo les produjo aturdimiento, sensación de debilidad y agotamiento durante varios días. Un porcentaje significativo de los sujetos de estudio experimentaron mejoría cuando recibieron tratamiento para el problema de la presión arterial.

❑ Hay investigaciones que apuntan hacia alguna clase de sensibilidad química y / o alimentaria como posible causa del síndrome de fatiga crónica. La gente que ha vivido durante los últimos cincuenta años ha estado expuesta a más químicos diferentes que todo el resto de la humanidad combinada. No debe sorprender, pues, que algunas personas hayan desarrollado sensibilidad a los químicos. (*Ver* ALERGIA A LOS PRODUCTOS QUÍMICOS en la Segunda Parte.)

❑ Hay estudios que apuntan al cansancio de las glándulas suprarrenales y a disfunciones en el eje hipotálamo-pituitaria-adrenal (HPA), un complejo de controles bioquímicos que coordina ciertas actividades metabólicas, como causantes de este trastorno.

❑ Los parásitos son comunes entre quienes sufren de fatiga crónica. Parasitin+ de Växa International y ParasiVeda de Solaray son algunos de los suplementos elaborados para eliminar los parásitos del organismo.

❑ Es importante que los familiares, los amigos y los compañeros de trabajo entiendan la naturaleza de este problema y capten que la persona que tiene síndrome de fatiga crónica no está exagerando ni fingiendo sus síntomas.

❑ La depresión puede ser una de las principales expresiones de esta dolencia. Hable con su médico, quien puede que le prescriba antidepresivos. Entre los prescritos más comúnmente contra el CFS están:

- Doxepin (Sinequan). Es un antidepresivo tricíclico que puede aliviar síntomas como la fatiga generalizada, congestión nasal, gastritis, tensión y agarratomiento muscular e insomnio. Otro antidepresivo tricíclico que se suele prescribir es la amitriptyline (Elavil).
- Fluoxetine (Prozac). Aumenta la cantidad de serotinina en el cerebro. La serotonina es un neurotransmisor, un químico natural que transmite mensajes de una parte del cerebro a otra. Prozac puede ser útil para dar energía, pero no ayuda con los problemas para dormir.
- Los tratamientos con gamma-globulin usan transfusiones de productos sanguíneos para suministrar anticuerpos protectores que pueden estar ausentes en el organismo de la persona con CFS.

❑ Las personas con CFS a menudo sufren de trastornos preocupantes derivados del uso de medicamentos con prescripción médica. Si éste es su caso, tanto la S-adenosyl-methionine (SAMe) como el 5-hydroxy L-tryptophan (5-HTP) pueden ser útiles como antidepresivos, relaja la tensión muscular y prevenir el insomnio.

❑ El National Institute of Allergy and Infectious Diseases (NIAID), que forma parte de los National Institutes of Health, proporciona información actualizada sobre el síndrome de fatiga crónica. (*Ver* Organizaciones Médicas y de la Salud, en el Apéndice.)

❑ *Ver también* CANDIDIASIS, FIBROMIALGIA, HIPOTIROIDISMO y MONONUCLEOSIS en la Segunda Parte.

SÍNDROME DE INMUNODEFICIENCIA ADQUIRIDA

Ver AIDS.

SÍNDROME DE INTESTINO IRRITABLE

El síndrome de intestino irritable (IBS, por sus siglas en inglés) es el trastorno digestivo que los médicos atienden con más frecuencia. Se calcula que uno de cada cinco adultos estadounidenses (cuarenta y cinco millones) presenta síntomas; sin embargo, menos de la mitad de las personas aquejadas por este síndrome buscan ayuda médica. Este trastorno se presenta dos veces más en las mujeres que en los hombres, y también se conoce como *neurosis intestinal, colitis mucosa, colitis espástica* o *colon espástico.* Afecta normalmente a personas entre los veinticinco y cuarenta y cinco años.

En el síndrome de intestino irritable, las contracciones musculares del tracto digestivo pierden regularidad y coordinación. Esta situación afecta a la movilización normal de los alimentos y del material de desecho, y conduce a la acumulación de mucosidad y toxinas en el intestino. Esta acumulación de material obstruye parcialmente el tracto digestivo. Lo anterior dificulta la salida de los gases y la materia fecal, y ocasiona llenura, distensión y estreñimiento. El síndrome de intestino irritable puede afectar a todo el tracto gastrointestinal, desde la boca hasta el colon.

Entre los síntomas de este trastorno digestivo están estreñimiento y / o diarrea (suelen alternar), dolor abdominal, deposición con mucosidad, náuseas, flatulencia, sensación de llenura, anorexia e intolerancia a algunos alimentos. Comer suele precipitar el dolor, que cede al evacuar el intestino. A causa del dolor, la diarrea, las náuseas e, incluso, los dolores de cabeza severos y el vómito, la persona que sufre de síndrome de intestino irritable a menudo es reacia a comer. Aun cuando se alimente de manera normal, la persona que sufre de intestino irritable puede presentar malnutrición, pues los nutrientes no se absorben adecuadamente. En consecuencia, estas personas deben consumir por lo menos 30 por ciento más proteína de lo normal, así como también una mayor cantidad de minerales y de microelementos, ya que éstos se pierden fácilmente a causa de la diarrea.

Esta enfermedad no produce signos físicos en el tejido intestinal y su causa, o sus causas, se desconocen. Una teoría sugiere que el IBS es resultado de irregularidades en las hormonas intestinales responsables de la movilidad intestinal cholecystokinin (CCK), motilin y vasoactive intestinal peptide (VIP). Según esta teoría, las personas con IBS tienen contracciones anormales de los músculos blandos del aparato digestivo. Algunos científicos consideran que podría tratarse de un virus o de una bacteria. Es probable que algunos aspectos del estilo de vida, como el estrés y la dieta, influyan de manera importante en el desarrollo de este síndrome. El uso excesivo de antibióticos, antiácidos y/o laxantes, los cuales alteran la microflora bacteriana del intestino, también puede ser uno de los factores causales.

Entre las muchas enfermedades que se relacionan con el síndrome de intestino irritable están candidiasis, cáncer de colon, diabetes mellitus, enfermedad de la vesícula biliar, problemas de absorción de los nutrientes, insuficiencia pancreática, úlceras, y las infecciones parasitarias amebiasis y giardiasis. Más de cien enfermedades distintas se asocian con los efectos sistémicos del síndrome de intestino irritable. Una de las enfermedades que se relacionan con el 25 por ciento, aproximadamente, de todos los casos de este síndrome en los adultos es la artritis, usualmente la artritis periférica, que afecta los tobillos, las rodillas y las muñecas. La columna vertebral también se suele ver afectada, aunque con menos frecuencia. El síndrome de intestino irritable también se puede relacionar con enfermedades cutáneas, aunque esto no es usual. Algunos pacientes presentan niveles anormales de enzimas hepáticas en la sangre.

El diagnóstico del síndrome de intestino irritable exige que se descarten problemas de salud que producen síntomas similares, como enfermedad de Crohn, diverticulitis, intolerancia a la lactosa, enfermedad celíaca, cáncer de colon o tumores benignos, depresión, endometriosis, envenenamiento por alimentos, diarrea infecciosa, intolerancia a la lactosa y colitis isquémica o ulcerosa. Los médicos suelen recomendar uno o más procedimientos para poder diagnosticar la enfermedad; entre ellos, un enema de bario, una colonoscopia, una biopsia rectal, una sigmoidoscopia y un examen de materia fecal para determinar si hay bacterias, sangre y/o parásitos.

El síndrome de intestino irritable es doloroso, pero no es grave, y quienes sufren de este trastorno pueden llevar una vida activa y productiva modificando su dieta, haciendo ejercicio con regularidad y consumiendo cantidades adicionales de los nutrientes de los cuales presentan deficiencia.

A menos que se indique otra cosa, las dosis que se recomiendan a continuación son para personas adultas. La dosis para los jóvenes de doce a diecisiete años debe equivaler a tres cuartas partes de la cantidad recomendada; la de los niños de seis a doce años, a la mitad y la de los menores de seis años, a la cuarta parte.

NUTRIENTES

SUPLEMENTOS	DOSIS SUGERIDAS	COMENTARIOS
Muy Importantes		
Essential fatty acids (primrose oil o flaxseed oil)	Según indicaciones de la etiqueta.	Necesarios para proteger el recubrimiento intestinal.

L-Glutamine	500 mg 2 veces al día con el estómago vacío. Tomar con agua o jugo. No tomar con leche. Para mejor absorción, tomar con 50 mg de vitamina B_6 y 100 mg de vitamina C.	Combustible de suma importancia para el metabolismo de las células intestinales. Preserva la buena condición de la vellosidad, que constituye la superficie de absorción del intestino. *Ver* AMINOÁCIDOS en la Primera Parte.
Vitamin B complex más extra vitamin B_{12}	50–100 mg 3 veces al día con las comidas. 1.000–2000 mcg al día.	Necesario para el adecuado tono muscular del tracto gastrointestinal. Necesario para la correcta absorción de los alimentos, para la síntesis de la proteína, para prevenir la anemia y para el metabolismo de los carbohidratos y las grasas. Utilizar lozenges o administrar en forma sublingual.
Importantes		
Acidophilus (Probiata de Wakunaga) o Bio-Bifidus de American Biologics	Según indicaciones de la etiqueta. Según indicaciones de la etiqueta.	Reponen las bacterias "amigables". Necesarios para la digestión y para la producción de las vitaminas B. Utilizar una fórmula no láctea.
Colostrum (New Life Colostrum de Symbiotics Colostrum Specific de Jarrow Formula)	Según indicaciones de la etiqueta.	
Fiber (oat bran, flaxseeds, psyllium seeds o Aerobic Bulk Cleanse [ABC] de Aerobic Life Industries)	Según indicaciones de la etiqueta. No tomar al mismo tiempo con otros suplementos o medicamentos.	Tiene efectos curativos. Limpia el organismo. Se debe evitar el wheat bran, porque puede ser muy irritante.
Free-form amino acid complex	Según indicaciones de la etiqueta.	Necesario para la reparación de las membranas mucosas del intestino.
Garlic (Kyolic de Wakunaga)	Según indicaciones de la etiqueta.	Favorece la digestión y la destrucción de las toxinas del colon. Es más eficaz en forma líquida.
Multivitamin y mineral complex	Según indicaciones de la etiqueta.	Proporciona tanto los nutrientes perdidos como los que el organismo no ha podido absorber. Utilizar una fórmula hipoalergénica.
N-Acetylglucosamine (N-A-G de Source Naturals)	Según indicaciones de la etiqueta.	Importante componente del revestimiento intestinal y de la barrera que protege este revestimiento de las enzimas digestivas y otras sustancias intestinales potencialmente dañinas.
Proteolytic enzymes con pancreatin	Según indicaciones de la etiqueta.	Favorecen la digestión de la proteína y previenen el "leaky gut syndrome". Ayudan también a reducir la inflamación. Utilizar una fórmula baja en HCl y alta en pancreatina.
Quercetin	Según indicaciones de la etiqueta.	Ayuda a controlar la respuesta alérgica a los alimentos.
Ultra Clear Sustain de Metagenics	Según indicaciones de la etiqueta.	Este complejo le brinda apoyo nutricional a la mucosidad gastrointestinal. Sólo se consigue con prescripción médica.
Provechosos		
Calcium y magnesium	2.000 mg al día. 1.000 mg al día.	Ayuda a aliviar el "estómago nervioso" y el sistema nervioso central. Contribuye a prevenir el cáncer de colon. Utilizar variedades chelate.
Dioxychlor de American Biologics	Según indicaciones de la etiqueta.	Destruye las bacterias extrañas del tracto digestivo y transporta oxígeno a los tejidos.
Shark cartilage	Según indicaciones de la etiqueta. Si no lo tolera por vía oral, administrar por vía rectal en enema de retención.	Combate el crecimiento y la metástasis de tumores cancerosos. Esta enfermedad se asocia con un alto riesgo de contraer cáncer de colon.

Hierbas

❑ Si usted sufre de síndrome de intestino irritable, es importante que se preocupe no sólo por el tracto digestivo sino también por el hígado. La hierba silymarin (extracto de milk thistle) es una de las más eficaces. El licorice también es provechoso. Otras hierbas útiles son raíz de burdock y red clover, pues al purificar el torrente sanguíneo también limpian el hígado.

Advertencia: Cuando se utiliza en cantidades demasiado altas, el licorice puede elevar la presión arterial. Esta hierba no se debe utilizar todos los días durante más de una semana seguida y se debe evitar cuando la presión arterial es alta.

❑ La alfalfa contiene vitamina K, que ayuda a reconstruir la flora intestinal necesaria para una buena digestión. Además, contiene clorofila, que es provechosa para la curación y la limpieza del torrente sanguíneo. Se puede tomar en líquido o en tableta.

❑ El aloe vera cura el tracto digestivo. En combinación con el producto Aerobic Bulk Cleanse (ABC), de Aerobic Life Industries, ayuda a mantener las paredes del colon libres de exceso de mucosidad y a controlar algunas reacciones alimentarias. Tome media taza de jugo de aloe vera tres veces al día con el estómago vacío.

❑ El peppermint ayuda a la curación y a la digestión, y alivia el malestar estomacal y la sensación de llenura que producen los gases. Se debe tomar en cápsula con recubrimiento entérico para evitar que el aceite se libere antes de llegar al colon. No tomar en ninguna otra presentación pues podría producir acidez estomacal.

❑ El skullcap y la raíz de valerian son beneficiosos para los nervios que regulan el funcionamiento de los músculos intestinales. Estas hierbas son beneficiosas a la hora de acostarse o cuando se presenta el malestar.

❑ Otras hierbas que alivian el síndrome de intestino irritable son balm, chamomile, fenugreek, ginger, goldenseal, lobelia, marshmallow, pau d'arco, rose hips y slippery elm.

Advertencia: No tome chamomile ni lobelia de modo permanente. Evite por completo la chamomile si es alérgico al ragweed. No tome goldenseal todos los días durante más de una semana seguida, y no lo utilice en gran cantidad durante el embarazo. Debe utilizarse con precaución cuando hay alergia al ragweed.

❑ La hierba de origen indio myrobalan (*Terminalia chebula*) alivia la diarrea, disentería y muchos otros trastornos digestivos.

Recomendaciones

❑ Haga una dieta alta en fibra y abundante en frutas y vegetales, además de granos enteros (especialmente arroz integral) y legumbres.

❑ Consuma fibra en suplemento. Es importante que tome todos los días psyllium en polvo, pues regula el movimiento intestinal. También debe consumir todos los días salvado de avena y flaxseeds trituradas, alternándolos.

❑ Evite las grasas de origen animal, la mantequilla, todas las bebidas carbonatadas, el café y todas las bebidas que contengan cafeína, los dulces, el chocolate, los productos lácteos, los alimentos fritos, el ice cream, todo el junk food, los aditivos manitol y sorbitol, la margarina, las nueces, los jugos de naranja y de toronja, los pasteles, todos los alimentos procesados, las semillas, los alimentos condimentados, el azúcar, la goma de mascar sin azúcar, el salvado de trigo y los productos a base de trigo. Estos alimentos favorecen la secreción de mucosidad por parte de la membranas e interfieren la absorción de los nutrientes.

❑ Limite el consumo de alimentos que producen gas (fríjoles, bróculi y col) si le causan problemas.

❑ Evite el alcohol y el tabaco porque irritan el recubrimiento del estómago y del colon.

❑ Cuando se le presente malestar intestinal, empiece a hacer una dieta blanda. Pase los vegetales y las frutas no ácidas por el procesador de alimentos o por el blender. En esos momentos le conviene consumir alimentos orgánicos para bebé. Cuando esté haciendo dieta blanda, consuma algún tipo de fibra y un suplemento de proteína.

❑ Para aliviar los gases y la sensación de llenura ocasionales, utilice tabletas de charcoal (se consiguen en los health food stores). Tome cinco tabletas apenas se le presente el problema. Sin embargo, no tome charcoal todos los días porque también absorbe nutrientes necesarios. las tabletas de charcoal no se deben tomar al tiempo con otros suplementos o medicamentos.

❑ Para los gases y la llenura excesivos y persistentes, lea la sección sobre ENEMAS en la Tercera Parte y siga las instrucciones del enema de retención. Este enema reemplaza rápidamente las bacterias "amigables" y resuelve el problema. También es importante hacer ejercicios, especialmente de estiramiento, y nadar o caminar.

❑ Hágase examinar para comprobar si tiene alergias alimentarias. Las alergias a los alimentos suelen relacionarse con el síndrome de intestino irritable. Eliminar de la dieta los alimentos alergénicos alivia los síntomas en muchos casos. (*Ver* ALERGIAS en la Segunda Parte.)

❑ Mastique bien los alimentos. No coma en exceso ni cuando esté de afán.

❑ Haga ejercicios de respiración profunda. La respiración superficial disminuye la disponibilidad de oxígeno para la adecuada función intestinal.

❑ Utilice prendas de vestir amplias. No utilice nada apretado en la cintura.

❑ No se acueste inmediatamente después de comer; espere entre una y dos horas.

❑ *Ver* DESEQUILIBRIO ÁCIDO-BASE en la Segunda Parte y hágase el self-test. La acidez severa es frecuente cuando hay IBS.

Aspectos para tener en cuenta

❑ Hacer una dieta correcta, utilizar fibra en suplemento y tomar abundante agua de buena calidad son medidas de la mayor importancia para controlar el síndrome de intestino irritable. Identificar precozmente la enfermedad, alimentarse adecuadamente y tener una actitud mental positiva son factores que ayudan a minimizar las complicaciones.

❑ La comida tarda entre doce y quince horas en procesarse completamente. La carne puede tardar más, mientras que los alimentos frescos, crudos o ligeramente pasados al vapor se digieren mucho más rápidamente.

❑ Hay algunos alimentos que irritan la pared del tracto intestinal. Entre ellos se cuentan la lactosa (azúcar de la leche) y todos los productos lácteos. Evite los granos, las nueces (frutos secos) y semillas hasta que remitan los síntomas. Mastique siempre estos alimentos hasta que queden prácticamente licuados en su boca.

❑ El síndrome de intestino irritable no se debe confundir con alteraciones intestinales más graves, como la enfermedad de Crohn y la colitis ulcerosa. Éstas también son enfermedades inflamatorias del intestino pero, a diferencia del síndrome de intestino irritable, producen lesiones evidentes en el tracto digestivo. La enfermedad de Crohn afecta a la totalidad de las paredes de los intestinos grueso y delgado; la colitis ulcerosa, al recubrimiento del intestino grueso, es decir, a los últimos cinco a siete pies del tracto digestivo (*Ver* COLITIS ULCEROSA y/o ENFERMEDAD DE CROHN en la Segunda Parte.)

❑ Las personas con IBS son más propensas a sufrir trastornos relacionados, como disfagia (dificultades para tragar), reflujo gástrico, sensación de globo (como que hay una bola en la garganta), problemas ginecológicos, acidez estomacal, dolores de pecho no cardíacos y disfunciones urológicas.

❑ Es común el desequilibrio en la flora intestinal. Normalmente la flora patogénica supera a las bacterias "amigables".

❑ La gente que sufre de IBS debe hacerse exámenes físicos con regularidad. Esta enfermedad se ha relacionado con una incidencia superior a lo normal tanto de cáncer de colon como de diverticulitis.

❑ Si este síndrome ocasiona diarrea crónica, es probable que se produzca deficiencia de electrólitos y de microminerales. (*Ver* DIARREA en la Segunda Parte, en especial los suplementos minerales recomendados. *Ver también* SÍNDROME DE MALABSORCIÓN en la Segunda Parte.)

❑ Algunos medicamentos agravan los problemas de absorción que suelen presentarse junto con el síndrome de intestino irritable. Entre ellos están los antibióticos, los corticosteroides, el cholestyramine (Questran) y el sulfasalazine (Azulfidine). Estos medicamentos aumentan los requerimientos de suplementos nutricionales.

❑ Medicamentos antiespasmódicos (Di-Spaz, Lomotil) y antidiarreicos (Imodium) ralentizan la función gastrointestinal, por lo que se prescriben con asiduidad para tratar el IBS. Sin embargo, tienen efectos secundarios graves y pueden generar dependencia. Algunos especialistas médicos también prescriben tranquilizantes y antidepresivos altamente adictivos.

❑ Muchas de las personas que sufren este problema han notado mejoría después de probar la medicina de hierbas china (CHM, por sus siglas en inglés).

❑ Investigaciones y pruebas científicas han encontrado que los ejercicios de respiración sirven para controlar este problema de salud, y que la gente que practica técnicas de manejo del estrés presenta menos ataques y de menor intensidad. Manejar adecuadamente el estrés también alivia los síntomas. (*Ver* ESTRÉS en la Segunda Parte y Ejercicios de respiración en CONTROL DEL DOLOR en la Tercera Parte.)

❑ Los síntomas del síndrome de intestino irritable son parecidos a los de muchas otras enfermedades, entre ellas el cáncer. Si las modificaciones dietéticas y los remedios naturales no lo hacen sentir mejor, conviene que consulte con un médico para descartar la presencia de otra enfermedad. Sin embargo, nosotros recomendamos probar ante todo los remedios naturales y acudir al médico sólo en caso de que no surtan efecto.

❑ *Ver también* ACIDEZ ESTOMACAL, DIVERTICULITIS y/o INDIGESTIÓN en la Segunda Parte.

SÍNDROME DE LA ARTICULACIÓN TEMPOROMANDIBULAR

Ver TMJ Syndrome.

SÍNDROME DE MALABSORCIÓN

La incapacidad del organismo de absorber adecuadamente las vitaminas, los minerales y los demás nutrientes de los alimentos se conoce como malabsorción. Aun cuando su dieta sea adecuada, la persona que sufre de malabsorción desarrolla diversas deficiencias nutricionales. Este problema puede originarse en alteraciones digestivas, en absorción defectuosa de los nutrientes desde el tracto digestivo (en particular, el intestino delgado) hacia el torrente sanguíneo, o en ambos factores.

Entre los síntomas más frecuentes del síndrome de malabsorción están estreñimiento o diarrea, sequedad de la piel, fatiga, gases, dificultades mentales como depresión y falta de concentración, calambres musculares y/o debilidad muscular, síndrome premenstrual, esteatorrea (deposición grasosa, descolorida y voluminosa), tendencia a las magulladuras o contusiones, adelgazamiento del cabello, pérdida inexplicable de peso y trastornos visuales, especialmente alteración de la visión nocturna. También puede presentarse malestar abdominal. La combinación de anemia, diarrea y pérdida de peso es típica de este síndrome. Sin embargo, paradójicamente algunos pacientes pueden presentar sobrepeso cuando la grasa se deposita en los tejidos en lugar de ser utilizada adecuadamente por el organismo. Así mismo, en un esfuerzo por obtener los nutrientes que necesita pero que no está absorbiendo, el organismo puede empezar a pedir más y más comida, lo que a menudo lleva a consumir muchas calorías sin valor nutritivo o provenientes de las grasas.

En la actualidad, los trastornos digestivos se cuentan entre los problemas de salud más frecuentes en Estados Unidos. La mala digestión produce malabsorción, porque cuando los alimentos no se descomponen correctamente, los nutrientes que contienen no pueden ser absorbidos a través del recubrimiento de los intestinos. En la absorción de los nutrientes intervienen el tracto intestinal, el páncreas, el hígado y la vesícula biliar. Por tanto, cualquier problema que atente contra el adecuado funcionamiento de alguna de estas partes del organismo puede conducir a problemas digestivos. Algunos factores que contribuyen a la mala digestión son niveles insuficientes de enzimas digestivas, alergias alimentarias, dieta deficiente en nutrientes necesarios para la producción de enzimas digestivas (como vitaminas del complejo B), y enfermedades del páncreas, de la vesícula biliar, del hígado y de los conductos biliares que se traducen en falta de bilis y de enzimas esenciales. Aunque la mala digestión puede afectar a cualquier clase de nutriente, los lípidos (grasas) son los que resultan más afectados. Además de causar deficiencias nutricionales, la imposibilidad de digerir adecuadamente los alimentos ocasiona problemas gastrointestinales. El alimento sin digerir se fermenta en el tracto intestinal, produce gases, sensación de llenura, dolor abdominal y malestar.

Incluso cuando la digestión es adecuada, algunos problemas pueden impedir que el torrente sanguíneo absorba los nutrientes y que el organismo los utilice para nutrir los tejidos. Uno de esos problemas es el deterioro de las paredes intestinales, a través de las cuales se absorben los nutrientes. Entre los problemas de salud que pueden producir deterioro intestinal están colitis, diverticulitis, enfermedad celiaca, enfermedad de Crohn, síndrome de intestino irritable, infestación de parásitos e intolerancia a la lactosa. Otro factor que se puede traducir en deterioro intestinal es el consumo excesivo de alcohol, de antiácidos o de laxantes. El estreñimiento y/o la diarrea crónicos pueden producir el mismo resultado. Un problema adicional es la movilización intestinal excesivamente rápida, pues hace que los nutrientes sean eliminados del organismo como desecho antes de que se puedan absorber. La radioterapia, los tratamientos con digitalis y la cirugía para acortar el tracto intestinal reducen el área de absorción y, en consecuencia, la capacidad de absorción del intestino delgado.

Otros factores que pueden redundar en fallas de los mecanismos de absorción del organismo son una dieta mal balanceada, exceso de mucosidad en el recubrimiento intestinal (suele deberse a consumo excesivo de alimentos procesados y de alimentos que promueven la formación de mucosidad) y desequilibrio de la flora bacteriana intestinal (como ocurre en la candidiasis). La utilización de algunos medicamentos (como neomycin, un antibiótico; colchicine, una droga para la gota, y cholestyramine, una droga para bajar el colesterol), las alergias alimentarias, y enfermedades como el SIDA y el cáncer también inciden en los problemas de absorción de los nutrientes. Los pacientes de SIDA son particularmente susceptibles a los problemas de absorción por la diarrea crónica, la inapetencia y la proliferación de *Candida albicans* en el tracto digestivo. Las obstrucciones del sistema linfático también pueden interferir la absorción de los nutrientes.

Independientemente de la calidad de su dieta o de la cantidad de suplementos que tome, si usted sufre de síndrome de malabsorción presentará deficiencias nutricionales. Estas deficiencias, a su vez, conducen a otros problemas. La absorción defectuosa de la proteína puede producir edema (hinchazón de los tejidos a causa de la retención de fluido). La falta de potasio puede traducirse en debilidad muscular y en problemas cardiovasculares. La deficiencia de hierro y de ácido fólico puede llevar a la anemia y la deficiencia de vitamina D y de calcio, a la pérdida de hueso y a la tetania, un síndrome que se caracteriza por contracciones y espasmos musculares dolorosos. La carencia de vitamina K facilita el desarrollo de contusiones y la falta de vitamina A puede conducir a la ceguera nocturna. La malabsorción se perpetúa a sí misma: la incapacidad de absorber las vitaminas B y de movilizar los aminoácidos a través del recubrimiento de los intestinos interfiere con la producción de enzimas digestivas importantes y aumenta los problemas de absorción, pues estos nutrientes son esenciales para este mismo proceso. Es evidente que se genera un círculo vicioso.

Además de ser un grave problema de salud, la malabsorción influye en otros trastornos médicos y físicos. Como los nutrientes actúan coordinadamente, el organismo los necesita de manera equilibrada. Cuando hay deficiencia de un solo nutriente, el organismo no puede funcionar como debería y muchos procesos se pueden alterar. La consecuencia suele ser una enfermedad. La malabsorción interviene en una gran variedad de enfermedades, entre ellas cáncer, enfermedades cardíacas, osteoporosis y toda clase de infecciones, porque la falta de nutrientes necesarios altera el funcionamiento del sistema inmunológico.

La malabsorción también desempeña un papel importante en el proceso de envejecimiento, y podría relacionarse con el hecho de que algunas personas envejecen más pronto que otras. Al ir envejeciendo, el tracto intestinal va perdiendo sus buenas condiciones y su revestimiento interior se cubre de excrementos y de mucosidad endurecidos, lo que dificulta aún más la absorción de los nutrientes. Ésta es una de las razones por las cuales las personas de edad avanzada deben consumir mayores cantidades de nutrientes. También explica por qué es tan importante mantener limpio el colon. Los depósitos de materia fecal irritan las terminaciones nerviosas del colon, lo que produce colon espástico o inflamación del colon. Estos dos trastornos afectan al funcionamiento del intestino y a la absorción de los nutrientes. Como si esto fuera poco, esos depósitos se pudren después de un tiempo y liberan toxinas que pueden ir a dar al torrente sanguíneo y envenenar los órganos y los tejidos.

A fin de compensar su problema y tratar de corregirlo, las personas que tienen problemas de absorción necesitan muchos más nutrientes que las que no sufren de este problema. En lo posible, esos nutrientes deben evitar el tracto intestinal. Se deben evitar los suplementos de liberación gradual y los que vienen en tabletas grandes y duras. El organismo de mucha gente con problemas de absorción no puede descomponer las píldoras duras; incluso muchas veces se eliminan enteras en la materia fecal. Los nutrientes que se consiguen en inyección, en polvo, en líquido y en lozenge son de más fácil asimilación y, por tanto, son más recomendables.

A menos que se indique otra cosa, las dosis que se recomiendan a continuación son para personas adultas. La dosis para los jóvenes de doce a diecisiete años debe equivaler a tres cuartas partes de la cantidad recomendada; la de los niños de seis a doce años, a la mitad y la de los menores de seis años, a la cuarta parte.

NUTRIENTES

SUPLEMENTOS	DOSIS SUGERIDAS	COMENTARIOS
Muy importantes		
Acidophilus (Kyo-Dophilus de Wakunaga)	1 cucharadita 3 veces al día con el estómago vacío.	Necesario para la absorción y la producción de muchos nutrientes. Utilizar una fórmula no láctea.
Dioxychlor de American Biologics	Según indicaciones de la etiqueta.	Destruye las bacterias nocivas del tracto intestinal y limpia el torrente sanguíneo.
Micellized Multiple Vitamin and Mineral de Earth Science	Según indicaciones de la etiqueta.	
Vitamin B complex en inyección	2 cc 2 veces por semana, o según prescripción médica.	Corrige las deficiencias. Las vitaminas B se deben reponer todos los días. Este suplemento es más eficaz en inyección (con supervisión médica). Si no se consigue en inyección, administrar en forma sublingual.
más extra vitamin B_{12}	1 cc 2 veces por semana, o según prescripción médica.	Necesario para normalizar la digestión y prevenir la anemia.
y liver extract en inyección	1 cc 2 veces por semana, o según prescripción médica.	Buena fuente de vitaminas B y de otros importantes nutrientes.
o vitamin B complex	Según indicaciones de la etiqueta.	
más extra vitamin B_{12}	1.000 mcg 3 veces al día con el estómago vacío.	Utilizar lozenges o administrar en forma sublingual o en espray.
y vitamin B_6 (pyridoxine)	50 mg 3 veces al día.	
y folic acid	400 mcg 3 veces al día.	
Importantes		
Bioperene (Bioperine de Sabinsa o Bioperine 10 de Nature's Plus)	Según indicaciones de la etiqueta.	
Calcium	Según indicaciones de la etiqueta.	
Free form amino acid complex (Anabol Balance de Anabol Naturals)	Según indicaciones de la etiqueta, 3 veces al día. Tomar con el estómago vacío.	Este suplemento es necesario porque la proteína no se descompone adecuadamente en aminoácidos, los cuales se requieren para prácticamente todas las funciones vitales.
Garlic (Kyolic de Wakunaga)	Según indicaciones de la etiqueta. Tomar con las comidas.	Ayuda a la digestión y promueve la curación del tracto digestivo. Utilizar una variedad líquida.
Inflazyme Forte de American Biologics	2 tabletas con cada comida.	Necesario para curar el colon y para la absorción de la proteína.
Magnesium	Según indicaciones de la etiqueta.	
Vitamin C con bioflavonoids	2.000–8.000 mg al día divididos en varias tomas. Tomar con jugo.	Necesario para estimular el funcionamiento inmunológico y para ayudar a la absorción de los nutrientes. Utilizar una variedad buffered en polvo.
Vitamin E	200 IU al día.	
Provechosos		
Essential Fatty Acid Complex de Ecological Formulas	Según indicaciones de la etiqueta.	Ayuda a la adecuada utilización de las grasas y a la reparación de las células de la pared intestinal.
Liquid Liver Extract #521 de Enzymatic Therapy	Según indicaciones de la etiqueta.	Previene la anemia y proporciona de manera natural las vitaminas B necesarias.
Multivitamin y mineral complex	Según indicaciones de la etiqueta.	Reemplaza los nutrientes perdidos. Los minerales son la clave de la utilización de las proteínas y las vitaminas. Utilizar una variedad en polvo que no contenga levaduras ni alergenos.
más carotenoid complex	Según indicaciones de la etiqueta.	
Proteolytic enzymes	Según indicaciones de la etiqueta, 3–6 veces al día. Tomar con las comidas y entre comidas.	Necesarios para la digestión de la proteína y para la descomposición de los carbohidratos y las grasas.
o multienzyme complex con pancreatic enzymes	Según indicaciones de la etiqueta, 3 veces al día. Tomar con las comidas.	
Zinc lozenges	Tomar 1 lozenge de 15 mg 3 veces al día por 1 mes. No tomar más de 100 mg al día de todos los suplementos.	Ayudan a la producción de enzimas digestivas y a la absorción de la proteína.
más copper	3 mg al día.	

Hierbas

- ❑ La alfalfa, la raíz de dandelion, la semilla de fennel, el ginger y el nettle son ricos en minerales y le ayudan al organismo a absorber los nutrientes.
- ❑ El aloe vera y el peppermint contribuyen a la buena digestión.
- ❑ El black pepper contiene piperine, una sustancia que ayuda a la digestión y absorción de nutrientes.
- ❑ El buchu disminuye la inflamación del colon y de las membranas mucosas.
- ❑ El goldenseal estimula el funcionamiento del colon, del hígado y del páncreas.

Advertencia: No se debe tomar goldenseal por vía oral todos los días durante más de una semana seguida, ya que puede alterar la flora intestinal. Se debe evitar durante el embarazo. Si tiene usted antecedentes de enfermedades cardiovasculares, diabetes o glaucoma, úselo sólo bajo supervisión médica.

- ❑ El Irish moss y el ruibarbo son provechosos para las afecciones del colon.
- ❑ El yellow dock mejora el funcionamiento del colon y del hígado.

Recomendaciones

❑ Observe las recomendaciones dietéticas de esta sección durante por lo menos treinta días para darle al colon la oportunidad de curarse y para eliminar de sus paredes la mucosidad y el material endurecido. Después de treinta días, puede incorporar gradualmente en su dieta los alimentos que ha eliminado. Es importante que los vuelva a introducir en su dieta lentamente, de uno en uno, y en pequeñas cantidades.

❑ Haga una dieta rica en carbohidratos complejos y pobre en grasas. Incluya en su dieta arroz integral bien cocido, mijo, harina de avena y vegetales al vapor.

❑ Consuma abundantes frutas (excepto frutas cítricas).

❑ Consuma con frecuencia papaya y piña frescas. Después de cada comida mastique entre cuatro y seis semillas de papaya.

❑ Consuma tres veces a la semana pescado de carne blanca asado a la parrilla o al horno, o cocido al vapor.

❑ Tome todos los días entre seis y ocho vasos de líquido, incluyendo jugos, agua de buena calidad y tés de hierbas. (*Ver* Hierbas en esta sección para que tome ideas.) Para endulzar utilice barley malt, una pequeña cantidad de miel, o leche de nuez o de soya.

❑ No consuma productos a base de trigo hasta que se mejore completamente.

❑ Evite todos los productos que contengan cafeína, pues la cafeína afecta a la absorción del hierro. Entre esos productos están té, café, colas, chocolate, muchos alimentos procesados y algunos medicamentos que no requieren fórmula médica (lea las etiquetas).

❑ Mantenga su consumo de grasas y de aceites al mínimo. No consuma ningún producto de origen animal (incluida mantequilla), alimentos fritos o grasosos ni margarina. Las grasas de estos alimentos exacerban la malabsorción porque recubren el estómago y el intestino delgado y, por tanto, bloquean el paso de los nutrientes. Por la misma razón se deben evitar todos los productos lácteos y los productos procesados, los cuales, además, promueven la secreción de mucosidad.

❑ Elimine de su dieta las frutas cítricas, los mariscos y el arroz blanco.

❑ No consuma carne ni productos con carne. La carne es difícil de digerir y aumenta la acidez.

❑ Evite estrictamente todo el junk food, como potato chips y golosinas, y los productos con azúcar, sal, monosodium glutamate (MSG) y preservativos.

❑ *Ver* LIMPIEZA DEL COLON en la Tercera Parte y seguir el programa.

❑ Ayune una vez al mes. *Ver* AYUNOS en la Tercera Parte.

❑ No utilice aceite mineral u otros laxantes. Evítelos especialmente durante períodos largos, pues pueden hacerle daño al colon y producir dependencia.

❑ Si presenta diarrea u otros síntomas de alteración digestiva durante más de tres días, consulte con su médico. También es importante que consulte si sus deposiciones son de color rojo brillante, o negras y alquitranadas. Cuando los trastornos digestivos van acompañados de dolor abdominal severo o de fiebre superior a 101°F también se debe consultar con un profesional.

❑ Si su estado de salud no mejora después de cambiar de dieta y de tomar los suplementos correctos durante unos pocos meses, consulte con su médico. Es posible que su problema de absorción requiera atención médica.

Aspectos para tener en cuenta

❑ La insuficiencia pancreática crónica es un problema de salud en el cual el páncreas no produce suficientes enzimas para una correcta digestión. Las enfermedades graves del páncreas pueden conducir a problemas de absorción tan severos que llegan a perjudicar el sistema nervioso. Las afecciones de la vesícula biliar y / o del hígado pueden alterar la digestión y la absorción de los ácidos grasos esenciales, que son necesarios para gozar de una buena salud. A su vez, la absorción defectuosa de las grasas puede ocasionar deficiencia de nutrientes solubles en grasa, como beta-caroteno y vitaminas A, D, E y K.

❑ El tratamiento del síndrome de malabsorción requiere descubrir la causa del problema y, en lo posible, corregirla. Además, el paciente debe seguir un régimen dietético sano que incluya suplementos nutricionales. Es preciso consultar con el médico cuando el paciente de síndrome de malabsorción está tomando drogas para el cáncer, cuando existe insuficiencia pancreática, y cuando hay problemas especiales relacionados con cirugía gástrica o intestinal.

❑ Las investigaciones han descubierto que las personas que comen alimentos que contiene olestra, un sustituto de las grasas, pueden dar un falso positivo cuando se les hace pruebas para determinar si sufren de malabsorción. Antes de hacerse cualquier prueba o test, informe a su médico si consume dichos productos.

❑ Algunas drogas interfieren la absorción de los nutrientes. Entre ellas están los corticosteroides, el cholestyramine (Questran), el sulfasalazine (Azulfidine) y, especialmente, los antibióticos. Los corticosteroides disminuyen la síntesis de las proteínas, inhiben la absorción normal del calcio y aumentan la pérdida de vitamina C en las excreciones. El cholestyramine interfiere la absorción de las vitaminas A, D, E y K, que son solubles en grasa. El sulfasalazine inhibe el transporte del folato y del hierro, lo que ocasiona anemia. Los antibióticos alteran la flora bacteriana esencial del intestino. Todos estos medicamentos aumentan los requerimientos de suplementos nutricionales.

SÍNDROME DE REYE

El síndrome de Reye es una enfermedad grave que afecta a muchos órganos internos. pero en particular al cerebro y al hígado. Esta enfermedad ataca fundamentalmente a los niños de cuatro a doce años. La mayoría de los casos se presentan después de una infección viral, como influenza o varicela. El síndrome de Reye también se relaciona con el virus de Epstein-Barr, con influenza B y con enterovirus (un virus que infecta básicamente el tracto gastrointestinal).

Entre cuatro y seis días después del comienzo de la enfermedad viral, el niño desarrolla súbitamente fiebre y vómito severo. Otros síntomas son cambios mentales y de personalidad que se pueden manifestar como confusión, somnolencia, aletargamiento, fallas de memoria y / o irritabilidad inusual. Además, el niño puede experimentar debilidad y parálisis en los brazos o en las piernas, visión doble, palpitaciones, alteraciones del habla, alteraciones de la integridad cutánea y / o sordera. A consecuencia del edema cerebral o de la insuficiencia respiratoria el paciente puede presentar daño cerebral, convulsiones, estado de coma e, incluso, puede morir. Afortunadamente, gracias a que en la actualidad hay más consciencia de esta enfermedad y a que se comprende la importancia de detectarla y de tratarla precozmente, el índice de mortalidad del síndrome de Reye ha disminuido hasta un 20 o 30 por ciento en los últimos años.

La causa exacta del síndrome de Reye no se conoce, pero como resultado de investigaciones efectuadas a principios de los años 1980 se sabe que la combinación de aspirina y enfermedad viral aumenta dramáticamente el riesgo de contraer esta peligrosa enfermedad. Por este motivo ya no se recomienda darles a los niños aspirina para aliviar el dolor.

Los siguientes suplementos sólo se deben utilizar cuando ya se hayan tomado las medidas médicas apropiadas, como hospitalización, y el paciente se esté recuperando. Antes de empezar a tomar cualquier suplemento, consulte con su médico. A menos que se especifique otra cosa, las dosis que se recomiendan a continuación son para mayores de dieciocho años. Alos jóvenes de doce a diecisiete años se les debe administrar el equivalente a tres cuartas partes de la cantidad recomendada; a los niños de seis a doce años, la mitad y a los menores de seis años, la cuarta parte.

NUTRIENTES

SUPLEMENTOS	DOSIS SUGERIDAS	COMENTARIOS
Importantes		
Branched-chain amino acid complex	Según indicaciones de la etiqueta.	Previene la pérdida de masa muscular. *Ver* AMINOÁCIDOS en la Primera Parte.
Flaxseed oil	Según indicaciones de la etiqueta.	Proporciona ácidos grasos esenciales, vitales para mantener y restaurar la suavidad y la humedad de la piel.
Garlic (Kyolic de Wakunaga)	Según indicaciones de la etiqueta.	Aumenta la energía y mejora el funcionamiento inmunológico.
Lecithin granules o capsules o phosphatidyl choline	1 cucharada 3 veces al día. 1.200 mg 3 veces al día. Según indicaciones de la etiqueta.	Proporcionan colina, importante para la transmisión de los impulsos nerviosos y para la producción de energía.
L-Methionine más glutathione	Según indicaciones de la etiqueta. Según indicaciones de la etiqueta.	Estos poderosos antioxidantes protegen y desintoxican el hígado.
Raw brain glandular	Según indicaciones de la etiqueta.	Mejora la función cerebral.
Vitamin A más carotenoid complex con beta-carotene	5.000 UI al día. 15.000 UI al día.	Ayuda a la formación de células cutáneas saludables. El organismo lo utiliza para producir vitamina A según sus necesidades.
Vitamin B complex	50–100 mg al día.	Necesario para todos los sistemas enzimáticos. Contribuye a la curación.
Vitamin E	200 UI al día.	Protege contra el daño causado por los radicales libres. Use d-alpha-tocopherol.

Hierbas

❑ Los siguientes remedios a base de hierbas son provechosos cuando la fase aguda de la enfermedad ha pasado y el paciente se ha empezado a recuperar:

❑ Alfalfa, berry de hawthorn, hyssop, milk thistle, pau d'arco, Siberian ginseng y wild yam ayudan a regenerar y a fortalecer el hígado.

Advertencia: No utilice Siberian ginseng si tiene hipoglicemia, presión arterial alta o enfermedad cardíaca.

❑ Para nutrir y curar la piel se puede utilizar una loción que contenga aloe vera, caléndula y/o chamomile.

❑ Los tés de catnip y de chamomile contribuyen a disminuir la ansiedad.

Advertencia: No utilice chamomile de manera permanente y evítela por completo si es alérgico al ragweed.

❑ Dos hierbas beneficiosas para aliviar las náuseas son ginger y peppermint.

❑ La raíz de gravel, la hydrangea, el oat straw, la raíz de perejil y la uva ursi tienen propiedades diuréticas.

❑ El Korean ginseng, o Chinese ginseng, (Panax ginseng) reduce la fatiga.

Advertencia: No utilice esta hierba si sufre de hipertensión arterial.

❑ Antes de utilizar cualquier remedio a base de hierbas, hable con su médico acerca de su conveniencia.

❑ Si su niño tiene fiebre provocada por alguna enfermedad viral (por ejemplo: resfriados, influenza, sarampión, varicela), no le dé meadow sweet ni white willow bark ya que estas hierbas contienen un químico parecido a la aspirina.

Recomendaciones

❑ Cuando su hijo se esté recobrando de alguna infección viral, como resfriado, influenza, infección del oído o varicela, esté atento a las siguientes señales de alerta:

❑ Vómito abundante o prolongado, seguido de somnolencia.

❑ Agitación, desorientación y delirio.

❑ Fatiga, aletargamiento y lapsos de memoria.

❑ *Si sospecha, así sea levemente*, que usted (o su hijo) está desarrollando la enfermedad, busque ayuda médica inmediatamente. El síndrome de Reye avanza con mucha rapidez y es sumamente peligroso.

❑ Asegúrese de que los suplementos que le dé a su hijo no contengan glutamine, ya que puede provocar acumulación de amonio en la sangre. Tenga presente que aunque estos términos (glutamine, glutamic acid — llamado glutamate a veces — glutathione, gluten y monosodium glutamate) suenen parecido, son sustancias diferentes.

❑ Si le diagnostican síndrome de Reye, siga las recomendaciones de su médico en cuanto al tratamiento y a los cuidados que debe tener, tanto durante el período de hospitalización como posteriormente en su hogar.

❑ *Nunca* le dé aspirina a un niño que tenga fiebre u otros síntomas de enfermedad viral. Muchos expertos recomiendan no darles aspirina a los niños por ningún motivo. Utilice, en cambio, acetaminofén (Tylenol y Datril, entre otros) o ibuprofeno (como Advil o Nuprin).

Aspectos para tener en cuenta

❑ El síndrome de Reye no tiene cura. El tratamiento se centra en equilibrar los niveles químicos de la sangre a la vez que se hace seguimiento y se refuerzan las funciones pulmonar, hepática, cardiovascular y neurológica. El tratamiento depende de la etapa en que se encuentre la enfermedad, pero siempre exige hospitalización. En el hospital le administran al paciente por vía intravenosa fluidos para restablecer los niveles sanguíneos de electrólitos y de glucosa, y a veces también un diurético para reducir la inflamación y promover la eliminación de los desechos y del exceso de fluidos. En algunos casos es necesario operar al paciente para reducir el edema y la presión en el cerebro.

❑ Un método para detectar el síndrome de Reye es mediante una punción lumbar, un procedimiento que consiste en insertar una aguja en la parte baja del canal medular para extraer líquido cefalorraquídeo para su examen.

❑ Cuando el paciente de síndrome de Reye recibe por vía intravenosa una solución de glucosa (azúcar) y electrólitos (sales minerales) entre las doce y veinticuatro horas después de haber comenzado el vómito severo, sus probabilidades de recuperarse son excelentes. Este tratamiento no reviste peligro.

❑ La industria británica que producía aspirina retiró del mercado hace varios años todos los productos con aspirina para niños cuando se descubrió la relación de este medicamento con el síndrome de Reye.

❑ Un estudio realizado por los U.S. Centers for Disease Control and Prevention encontró que el 96 por ciento de los niños con síndrome de Reye habían tomado aspirina en presencia de una enfermedad viral. Ese estudio también mostró una correlación directa entre la cantidad de aspirina que tomaron los niños y la severidad de su enfermedad. Actualmente, los fabricantes de aspirina están obligados a alertar a los consumidores sobre el vínculo que hay entre la aspirina y el síndrome de Reye, que constituye una amenaza potencial para la vida.

❑ *Ver también* FLU, RESFRIADO COMÚN y VARICELA en la Segunda Parte.

SÍNDROME DEL TÚNEL CARPIANO

El síndrome del túnel carpiano (CTS, por sus siglas en inglés), un problema desconocido hace apenas una generación, ha llegado a convertirse en un tormento en la actualidad. Es una de las muchas lesiones que forman parte del grupo de las denominadas lesiones de tensión (RSI, siglas en inglés), como el trigger finger, los espasmos nerviosos y el propio CTS. El síndrome del túnel carpiano se refiere a un conjunto de síntomas que se presentan cuando el nervio mediano de la muñeca se comprime o sufre daño. El nervio mediano controla los músculos del dedo pulgar y la sensibilidad tanto de ese dedo como de la palma y de los tres primeros dedos de la mano. El túnel carpiano (del griego *karpos*, "muñeca"), ubicado aproximadamente un cuarto de pulgada bajo la superficie de la muñeca, es una apertura muy pequeña a través de la cual pasa el nervio mediano. Este nervio es propenso a la compresión y a sufrir lesiones por diversas causas; por ejemplo, hinchazón a causa del embarazo o de la retención de líquido, presión ocasionada por espolones óseos, artritis inflamatoria o, incluso, tendinitis.

El síndrome del túnel carpiano se relaciona con lesiones producidas por movimientos repetitivos de la muñeca, los cuales se asocian con un movimiento rápido y continuo de los dedos. Considerado anteriormente un riesgo laboral que afectaba sólo a los cajeros de los supermercados y a los contadores, este síndrome se volvió ampliamente conocido en los años ochenta, cuando el computador personal empezó a dominar el ámbito laboral. Hoy en día, el síndrome del túnel carpiano es común entre las personas que usan intensivamente las computadoras. Sin embargo, debe apuntarse que nunca se ha establecido una conexión concluyente entre ese movimiento repetitivo por si mismo y el aumento de presión en el nervio medio. Trabajar en la computadora con las manos sobreextendidas o "hiperflexionadas" debido a una incorrecta altura del teclado puede causar un aumento de los síntomas que conducen al CTS. En otras palabras, no es la tarea per se la que causa el problema, sin la posición de las manos cuando se desempeña. Esta enfermedad también puede ser producida por vibraciones fuertes y constantes que sacuden la muñeca durante períodos largos (como cuando se utiliza martillo neumático o sierra mecánica). Otros trabajadores cuya ocupación se ha vinculado con el síndrome del túnel carpiano son los operarios que trabajan en cadenas de ensamblaje, los atletas, los chóferes, los peluqueros, los músicos, los camareros de restaurantes y los escritores. Aunque el síndrome del túnel carpiano afecta tanto a los hombres como a las mujeres, al parecer las mujeres de veintinueve a sesenta y dos años son las personas más afectadas de toda la población. Las personas con muñecas cuadradas (miden aproximadamente lo mismo a lo ancho que a lo largo) parecen más propensas a sufrir CTS. Sea cual sea el caso, alrededor de 1,2 millones de personas al año van al médico a raíz este pro-

Cómo minimizar el riesgo de desarrollar el síndrome del túnel carpiano

El síndrome del túnel carpiano es un riesgo que corren las personas cuyo trabajo implica hacer movimientos repetitivos con las manos y/o con los dedos. En esta época de computadoras, esto significa un riesgo prácticamente para cualquier persona que trabaje en una oficina, al igual que para quienes trabajan en las cadenas de ensamblaje, para los contadores, los cajeros, los operarios de martillo neumático y los músicos, entre otras personas. La gente que pasa mucho tiempo tejiendo o bordando también tiene un riesgo alto de desarrollar este problema. No importa cuál sea su ocupación, las siguientes medidas le ayudarán a reducir el riesgo de padecer de este doloroso e incapacitante trastorno:

- Agarre los objetos utilizando toda la mano y todos los dedos.
- En lo posible, utilice alguna herramienta en vez de flexionar y forzar las muñecas.
- Mantenga siempre una posición correcta. Para los trabajos que se realizan con teclado, siéntese derecho en su silla con el cuerpo ligeramente inclinado hacia atrás. Suba o baje la silla para que las rodillas le queden en ángulo recto y los pies, planos en el suelo. Las muñecas y las manos deben quedar rectas y los antebrazos, paralelos al piso. La posición permanente de las muñecas y de las manos debe ser una línea recta.
- Mantenga doblados los codos. Esto disminuye la cantidad de fuerza que exige realizar su trabajo. Déles a los codos suficiente espacio a fin de que pueda utilizar al máximo los brazos sin dejar de mantener rectas las muñecas. Con el objeto de minimizar la tensión en los codos, utilice todo el brazo al realizar sus tareas.
- El monitor de su computador debe estar alejado de usted aproximadamente dos pies y un poco por debajo de su línea de visión.
- Adáptele a su silla un apoyabrazos para evitar que las muñecas se flexionen demasiado.
- Si la posición del escritorio, de la silla y del teclado no le permiten mantener rectas las muñecas mientras teclea, es recomendable que coloque un "wrist rest pad" frente al teclado para aliviar la presión en el túnel carpiano.
- Al cambiar los movimientos de las muñecas y de las manos, disminuya el ritmo.
- Déles a sus manos un descanso de unos pocos minutos cada hora.
- Sacuda las manos periódicamente a lo largo del día.
- Para mejorar la circulación general y calentar los músculos, haga ejercicios sencillos de estiramiento antes de comenzar su trabajo diario. La American Physical Therapy Association recomienda los siguientes ejercicios:

1. Con el antebrazo colocado sobre una mesa, tome las puntas de los dedos de esa mano y llévalas suavemente hacia atrás. Sostenga esta posición durante cinco segundos y repita el ejercicio con la otra mano.
2. Presione las palmas de las manos contra la superficie de una mesa, como si estuviera haciendo push-ups. Inclínese hacia adelante para estirar los músculos del antebrazo y las muñecas.

- Otro ejercicio suave que conviene hacer es rotar las muñecas. Durante dos minutos, trace círculos con las manos estirando lo más que pueda los músculos. Este ejercicio restaura la circulación y mejora la posición de las muñecas.
- Colóquese una banda elástica alrededor de los dedos para incrementar la resistencia, y haga ejercicios de estiramiento abriendo y cerrando los dedos. Haga diez veces este ejercicio con cada mano. Repita tres veces al día.
- No tome suplementos que contengan hierro porque, según parece, agravan el dolor y la hinchazón de las articulaciones.

blema. Entre los factores que aumentan el riesgo de contraer este síndrome se cuentan la menopausia, la enfermedad de Raynaud, el embarazo, el hipotiroidismo y la diabetes mellitus.

El síndrome del túnel carpiano produce síntomas que van desde hormigueo y entumecimiento leves, hasta dolor agudísimo acompañado de atrofia incapacitante de los músculos del dedo pulgar. El síntoma más frecuente es una sensación de quemazón, hormigueo o entumecimiento en el dedo pulgar y en los tres primeros dedos de la mano (el dedo meñique se salva porque recibe los impulsos nerviosos desde el exterior del túnel carpiano). El hormigueo se parece a lo que se experimenta cuando una extremidad se está "durmiendo" y produce debilitamiento gradual del dedo pulgar. Al principio los síntomas suelen ser intermitentes, pero se vuelven persistentes a medida que el problema empeora. El síndrome del túnel carpiano puede afectar a una sola mano, o a ambas. Los síntomas suelen empeorar por la noche o por la mañana, cuando la circulación es más lenta. El dolor puede irradiar al antebrazo y, en casos severos, al hombro. El síndrome del túnel carpiano puede tener su origen en el cuello, en la parte superior de la espalda y/o los hombros. Puede ser bueno acudir al osteópata o quiropráctico para determinar si es así.

No todos los problemas de compresión de los nervios se ubican en el área del túnel carpiano. Aun cuando es menos común, la compresión del nervio ulnar, ubicado en el codo, produce síntomas casi idénticos a los del síndrome del túnel carpiano. Este problema de salud puede ser sumamente doloroso e incapacitante. A veces el CTS puede confundirse con la disfunción miofascial, una dolencia que se produce con el uso excesivo de ciertos músculos, aunque no tiene relación con daños a lo nervios.

Self-test para detectar el síndrome del túnel carpiano

Un sencillo autoexamen llamado maniobra de Phalen puede ayudarle a determinar si usted sufre del síndrome del túnel carpiano.

Junte el dorso de sus dos manos, con las muñecas dobladas en un ángulo de noventa grados. Si sostener esta posición durante algunos minutos precipita hormigueo o entumecimiento en los dedos puede ser CTS. Si su trabajo o su pasatiempo favorito le producen sensación de quemazón, entumecimiento o torpeza en los tres primeros dedos de una mano, o de ambas, es muy probable que el culpable sea el síndrome del túnel carpiano.

Sin embargo, este autoexamen no es infalible. El único examen verdaderamente confiable para este problema es la electromiografía (EMG, o *electromyography*), que implica transmitir impulsos eléctricos por el brazo. Los impulsos nerviosos que dirigen el movimiento no son otra cosa que corriente de voltaje muy bajo. La transmisión normal de los impulsos nerviosos se efectúa a una velocidad aproximada de ciento treinta y seis metros por segundo, es decir, con suficiente rapidez para que nos parezca que se lleva a cabo instantáneamente. Sin embargo, si los nervios están lesionados o comprimidos a causa del tejido inflamado, no pueden transmitir los impulsos eléctricos a la velocidad normal. Si la velocidad de la transmisión nerviosa es, en su caso, de sólo noventa a noventa y cinco metros por segundo, es muy probable que tenga lesionado o comprimido un nervio. Un estudio reciente sugiere que una sonografía puede ser tan precisa como el test anterior para determinar si sus síntomas apuntan al CTS. Las imágenes ultrasonido pueden mostrar si el túnel carpiano está inflamado y cuánto espacio tiene disponible allí el nervio.

NUTRIENTES

SUPLEMENTOS	DOSIS SUGERIDAS	COMENTARIOS
Esenciales		
Coenzyme Q_{10} más Coenzyme A de Coenzyme-A Technologies	30–90 mg al día.	Mejora la oxigenación de los tejidos.
Lecithin granules	1 cucharada 3 veces al día antes de las comidas.	Proporcionan colina e inositol, provechosos para el funcionamiento de los nervios. Emulsificantes de la grasa.
o capsules	1.200 mg 3 veces al día antes de las comidas.	
Vitamin B complex	100 mg 3 veces al día.	Las vitaminas B son esenciales para el funcionamiento de los nervios.
más extra vitamin B_1 (thiamine)	50 mg 3 veces al día por 12 semanas.	Aumenta la absorción de la vitamina B_6 y mejora la oxigenación de los tejidos.
y vitamin B_6 (pyridoxine)	100 mg 2 veces al día por 12 semanas. Sobrepasar esta dosis puede causarles daño a los nervios.	Poderoso diurético.
Zinc	50 mg al día. No tomar más de 100 mg al día de todos los suplementos.	Estimula la curación. Para mejor absorción, utilizar lozenges de zinc gluconate u OptiZinc.
Provechosos		
Grape seed extract	Según indicaciones de la etiqueta.	Poderoso antioxidante y antiinflamatorio.
Kelp	Según indicaciones de la etiqueta.	Beneficioso para los nervios.
Manganese	Según indicaciones de la etiqueta. No tomar al mismo tiempo con calcio.	Provechoso para tratar los problemas de los nervios.
Multivitamin y mineral complex	Según indicaciones de la etiqueta.	Este suplemento proporciona múltiples nutrientes.
Primrose oil	Según indicaciones de la etiqueta.	Contiene ácidos grasos esenciales que son necesarios para el funcionamiento de los nervios.
o Kyolic-EPA de Wakunaga	Según indicaciones de la etiqueta.	
Vitamin A con mixed carotenoids	25.000 UI al día. Si está embarazada, no debe tomar más de 10.000 UI al día.	Importante antioxidante.

Vitamin C con bioflavonoids	1.000 mg 4 veces al día.	Importante para la curación. Poderoso antioxidante.
Vitamin E	200 UI al día.	Importante antioxidante. Use d-alpha-tocopherol.

Hierbas

❑ El aloe vera, el devil's claw, el yarrow y la yucca son provechosos para restablecer la flexibilidad y reducir la inflamación.

❑ La bromelaína y la boswellia reducen la inflamación y la hinchazón.

❑ El butcher's broom mitiga la inflamación.

❑ El capsicum alivia el dolor y sirve de catalizador de otras hierbas.

❑ El corn silk y el perejil son diuréticos naturales y ayudan a reducir la inflamación.

❑ CT Cream, de Biomax Laboratories contiene agentes de hierbas y farmacológicos, como extracto de árnica, alcanfor, vitamina B_6 y choline bitartrate. Se dice que reduce la inflamación y mejora la salud de los nervios.

❑ Tomar ginkgo biloba en té o en cápsula es provechoso para la circulación y para el funcionamiento de los nervios.

❑ La raíz de gravel cura los tejidos y es antiséptico.

❑ La raíz de marshmallow suaviza y calma los tejidos, además de que promueve la curación.

❑ El Rhus toxicodendrom es un remedio homeopático que ayuda a aliviar cualquier afección que genera rigidez cuando se usa una articulación por primera vez. Esta sustancia también ayuda a reducir la inquietud por la noche y en casos de lesiones producidas por el excesivo uso de las articulaciones.

❑ La hierba St. John's wort estimula la circulación y ayuda a restaurar la transmisión de los impulsos nerviosos locales.

❑ El skullcap alivia los espasmos musculares y el dolor.

❑ Venaforce, de Bioforce, contiene extracto estandarizado de horse chestnut y ayuda a mejorar la circulación.

❑ El aceite de wintergreen contribuye a mitigar el dolor y favorece la circulación hacia los músculos.

❑ El zhen gu shi es un potente linimiento para la inflamación de las articulaciones, y ayuda a aliviar los síntomas del CTS. También se vende en muchos mercados asiáticos.

Recomendaciones

❑ Consuma con moderación alimentos que contengan ácido oxálico o que promuevan su producción. Entre esos alimentos están espárrago, remolacha, hojas de remolacha, huevos, pescado, perejil, ruibarbo, sorrel, espinaca, Swiss chard y vegetales de la familia del cabbage. Consumir cantidades elevadas de ácido oxálico conduce a problemas de las articulaciones.

❑ Consuma todos los días media piña fresca mientras los síntomas estén activos (entre una y tres semanas). La piña contiene bromelaína, una enzima que reduce el dolor y el edema. Sólo es eficaz la piña fresca. La bromelaína también está disponible como suplemento.

❑ Coma alimentos ricos en vitamina B_6, como bananos, aguacate, papas, nueces, atún bluefin y batata.

❑ Evite la sal y todos los alimentos que contengan sodio porque promueven la retención de líquido y agravan el síndrome del túnel carpiano. Esos alimentos también neutralizan el efecto de los diuréticos que quizás le haya formulado su médico.

❑ Si tiene que desempeñar actividades mecánicas y repetitivas, trate de reducir el impacto que sufren sus muñecas y sus manos. (*Ver* Cómo minimizar el riesgo de desarrollar el síndrome del túnel carpiano en la página 771.)

❑ Si es posible, suspenda todos los movimientos repetitivos de los dedos durante varios días y observe si presenta mejoría. Si se mejora, trate de modificar su forma de vida para que pase menos tiempo en actividades que promueven el síndrome del túnel carpiano. En lo posible, alterne tareas en lugar de dedicarse a la misma durante períodos largos. Afortunadamente, los patronos han tomado consciencia del riesgo de lesión que conllevan los movimientos repetitivos y muchos están dispuestos a tomar medidas para evitar al máximo que sus empleados presenten este tipo de problema, como la posibilidad de rotar los trabajos que les corresponden.

❑ Manténgase en un peso ideal, o baje de peso si es necesario. El exceso de peso le impone al túnel carpiano una presión adicional. Perder peso ha aliviado los síntomas de muchas personas que sufrían de este síndrome.

❑ Para aliviar la rigidez de las articulaciones cuando se usan por primera vez, utilice el producto homeopático *Rhus toxicodendron*. Esta sustancia también es buena para aliviar la inquietud por la noche y en las lesiones causadas por el uso excesivo de las articulaciones.

❑ Utilice una férula para evitar la exacerbación de los síntomas. Una férula es un aparato de metal o de plástico, forrado en paño, que sirve para inmovilizar un miembro del cuerpo y que, en estos casos, se coloca en el antebrazo con un vendaje elástico (un vendaje Ace, o el equivalente) o con un sujetador de velcro. Las férulas se consiguen en muchas farmacias y en distribuidoras de suministros médicos. Si no encuentra una férula que le quede cómoda, mande hacer una. Asegúrese de colocársela correctamente; de no hacerlo, su eficacia se reduce e, incluso, se puede agravar el problema. Levante un poco la muñeca para que el dedo pulgar quede paralelo al antebrazo. Su mano debe quedar más o menos en la misma posición que si tuviera en ella un lápiz. Esta posición mantiene abierto el túnel carpiano al máximo. Utilice la férula durante varios días todo el tiempo que pueda para ver si los síntomas se reducen. Utilizar férula, o entablillar, es muy útil para quienes han sufrido lesiones por movimientos repetitivos, como los que producen síndrome del túnel carpiano.

❑ Mantenga su sitio de trabajo seco y a una temperatura agradable. El frío y la humedad tienden a agravar este problema de salud.

Aspectos para tener en cuenta

❑ El síndrome del túnel carpiano que se presenta a consecuencia del edema del embarazo se soluciona cuando nace el bebé y desaparece el exceso de líquido.

❑ Los médicos tratan de muchas maneras el síndrome del túnel carpiano. Por lo general prescriben drogas antiinflamatorias y férulas, y recomiendan evitar las actividades que puedan agravar la situación. En algunas ocasiones prescriben inyecciones de corticosteroides en la muñeca. Sin embargo, este tratamiento es bastante controvertido y sólo se debe recurrir a él cuando el dolor es incapacitante, pues las inyecciones son sumamente molestas.

❑ Experimentar debilidad en el dedo pulgar suele indicar que el nervio mediano ha sufrido daño. En este caso puede ser recomendable el tratamiento quirúrgico. Esta operación implica cortar el ligamento transverso del carpo, la banda gruesa y fibrosa que cubre parte del túnel carpiano. La incisión puede ser pequeña o relativamente grande. Una incisión pequeña deja una cicatriz mínima, pero le proporciona una visibilidad muy limitada al cirujano. Esto puede aumentar el riesgo de afectar a otras importantes estructuras de la muñeca. Una incisión más grande disminuye el riesgo de daño periférico, pero suele dejar una cicatriz más grande, que muchas veces es fuente de dolor y deja al individuo incapacitado para algunas actividades. La férula o el yeso se deben utilizar entre dos y cuatro semanas después de la cirugía. Existe una modalidad menos invasiva de cirugía llamada técnica endoscópica que se ha hecho popular últimamente. Se trata de una operación que dura sólo diez minutos y conlleva sólo una minúscula incisión en la palma de la mano. La mayoría de los pacientes vuelven al trabajo en unos pocos días.

❑ Muchos médicos sostienen que la cirugía para el síndrome del túnel carpiano a menudo se realiza innecesariamente. Siempre se debe buscar una segunda opinión antes de tomar la decisión de operarse. Sin embargo, si la opinión de un segundo médico confirma que la operación es inevitable, es mejor no posponerla demasiado tiempo porque una demora puede producir daño permanente del nervio.

❑ El adormecimiento, el hormigueo y el dolor propios del síndrome del túnel carpiano suelen ceder pocos días después de la cirugía. Sin embargo, en algunos pacientes los síntomas tardan hasta dos años en desaparecer. Esto se puede deber a que el nervio mediano sufrió algún daño y su regeneración exige bastante tiempo. Cuando el paciente requiere cirugía, pero la pospone mucho tiempo, el dedo pulgar puede debilitarse de manera permanente y la movilidad de la mano afectada puede disminuir.

❑ Un nuevo tratamiento para el síndrome del túnel carpiano utiliza rayos láser de baja energía ("fríos") que penetran en los tejidos, estimulan los nervios y aumentan la microcirculación del área afectada.

❑ Para más información sobre las lesiones repetitivas por tensión, acudir al National Institute for Occupational Safety and Health. (*Ver* Organizaciones Médicas y de la Salud, en el Apéndice.)

❑ *Ver también* CONTROL DEL DOLOR en la Tercera Parte.

SÍNDROME PREMENSTRUAL

Ver PREMENSTRUAL SYNDROME.

SINUSITIS

La sinusitis es la inflamación de los senos paranasales, cuatro pares de cavidades llenas de aire en los huesos del cráneo conectadas a la nariz y la garganta por una serie de vías diseñadas para drenar la cabeza. Hay senos encima de los ojos (senos frontales), a cada lado de la nariz, por dentro de los pómulos (senos maxilares), detrás del tabique nasal (senos esfenoidales) y en la parte superior de la nariz (senos etmoidales). Los senos nasales son la primera línea de defensa contra las infecciones pulmonares. A pesar de que todos los senos pueden resultar afectados, en la mayoría de los casos la sinusitis afecta a los senos frontales y/o a los senos maxilares. Sin embargo, cada individuo tiende a presentar problemas en un par particular. Cuando los senos son demasiado pequeños o por su ubicación no alcanzan a manejar el volumen de mucosa que se produce, se pueden obstruir. La presión en los senos aumenta y ocasiona dolor. La obstrucción de los senos durante un período largo favorece la infección.

La sinusitis puede ser aguda o crónica. La causa de la sinusitis aguda suele ser una infección bacteriana o viral en la nariz, la garganta o el tracto respiratorio superior, como ocurre en el resfriado común. Más del 50 por ciento de todos los casos de sinusitis son producidos por bacterias. La sinusitis crónica, por su parte, puede deberse a pequeños crecimientos en la nariz, a lesión en los huesos nasales, a tabaquismo, al estrés emocional y a exposición a olores y a emanaciones irritantes. La sinusitis alérgica puede ser provocada por fiebre del heno (hay fever) o por alergias alimentarias, especialmente a la leche y a los productos lácteos. La gente cuyo sistema inmunológico está débil es susceptible a la sinusitis producidas por hongos, una condición potencialmente peligrosa que requiere tratamiento intensivo.

Entre los síntomas de la sinusitis están fiebre (habitualmente baja, aunque en algunos casos puede ser alta), tos, dolor de cabeza, dolor de oído, dolor de muelas, dolor en la cara, presión en el cráneo, dificultad para respirar por la nariz, pérdida del sentido del olfato y sensibilidad anormal en la frente y en los pómulos. Si darse golpecitos ligeros en la frente (justo por encima de los ojos), en los pómulos o en el área del tabique nasal le causa dolor, es posible que tenga infectados los senos paranasales. En algunas ocasiones la sinusitis produce hinchazón en la cara, congestión nasal y secreción espesa. Los síntomas de la sinusitis pueden producir otros efectos desagradables. El goteo posnasal puede ocasionar dolor de garganta, náuseas y mal aliento; la dificultad respiratoria puede propiciar los ronquidos y la pérdida del sueño.

A menos que se indique otra cosa, las dosis que se recomiendan a continuación son para personas adultas. La dosis para los jóvenes de doce a diecisiete años debe equivaler a tres cuartas partes de la cantidad recomendada; la de los niños de seis a doce años, a la mitad y la de los menores de seis años, a la cuarta parte.

NUTRIENTES

SUPLEMENTOS	DOSIS SUGERIDAS	COMENTARIOS
Muy importantes		
Acidophilus (Kyo-Dophilus de Wakunaga)	Según indicaciones de la etiqueta.	Reemplaza las bacterias buenas del colon. Importante cuando es necesario tomar antibióticos. Utilizar una fórmula no láctea.
Bee pollen	Empezar con 1/2 cucharadita al día y aumentar lentamente hasta 1 cucharada al día. Mezclar con jugo.	Aumenta la inmunidad y acelera la curación. *Advertencia:* el bee pollen puede causar reacciones alérgicas en algunos individuos. Si se presenta erupción en la piel, respiración asmática, molestia u otros síntomas, suspenda su uso.
Flaxseed oil	Según indicaciones de la etiqueta.	Reduce el dolor y la inflamación. Mejora todas las funciones del organismo.
Multivitamin y mineral complex	Según indicaciones de la etiqueta.	Mejora la salud general y asegura una adecuada nutrición.
Quercetin más bromelain o AntiAllergy formula de Freeda Vitamins	Según indicaciones de la etiqueta. Según indicaciones de la etiqueta. Según indicaciones de la etiqueta.	Protege contra los alergenos y aumenta la inmunidad. Aumenta la eficacia del quercetin. Contiene quercetin, pantotenato de calcio y ascorbato de calcio, los cuales proporcionan apoyo nutricional y reducen las reacciones alérgicas.
Raw thymus glandular	500 mg 2 veces al día.	Protege el sistema inmunológico y preserva la salud de las células de las membranas mucosas.
SinuCheck de Enzymatic Therapy	2 cápsulas 4 veces al día.	Este descongestionante natural ayuda a despejar los conductos nasales obstruidos a causa del resfriado y la sinusitis.
Vitamin A con mixed carotenoids más natural beta-carotene	10.000 UI al día. 15.000 UI la día.	Fortalece el sistema inmunológico. Protege contra el resfriado y otras infecciones. Ayuda a mantener la salud de las membranas mucosas. Precursores de la vitamina A.
Vitamin B complex más extra pantothenic acid (vitamin B_5) y vitamin B_6 (pyridoxine) y vitamin B_{12}	75–100 mg 3 veces al día con las comidas. 100 mg 3 veces al día con las comidas. 50 mg 3 veces al día con las comidas. 1.000 mcg 3 veces al día.	Ayuda a mantener la salud de los nervios y a reducir el estrés. Es más eficaz en forma sublingual. Favorece la producción de anticuerpos. Ayuda al funcionamiento del sistema inmunológico.
Vitamin C con bioflavonoids	3.000–10.000 mg al día divididos en varias tomas.	Estimulan el funcionamiento del sistema inmunológico. Ayudan a prevenir la infección y disminuyen la secreción.
Vitamin E	200 UI al día.	Mejora la circulación y acelera la curación.
Provechosos		
Coenzyme Q_{10}	60 mg al día.	Importante estimulante del sistema inmunológico. Aumenta la oxigenación celular.
Colloidal silver	Según indicaciones de la etiqueta.	Un antibiótico natural.
Dimethylsulfoxide (DMSO)	Según indicaciones de la etiqueta.	Alivia el dolor y fortalece el sistema inmunológico. Utilizar únicamente el DMSO que se consigue en los health food stores.
Garlic (Kyolic de Wakunaga)	2 cápsulas 3 veces al día.	Este estimulante del sistema inmunológico ayuda a controlar la infección.
Meethylsulfonyl-methane (MSM)	Según indicaciones de la etiqueta.	Alivia el dolor y reduce la inflamación.
Proteolytic enzymes (Novenzyme de International Health Products)	Según indicaciones de la etiqueta. Tomar con las comidas y entre comidas.	Destruyen los radicales libres y ayudan a la digestión de los alimentos.
Pycnogenol o grape seed extract	Según indicaciones de la etiqueta. Según indicaciones de la etiqueta.	Poderosos antioxidantes. Reducen la inflamación y la frecuencia del resfriado y del flu. Neutralizan las reacciones alérgicas.
Sea mussel	Según indicaciones de la etiqueta.	Proporciona los aminoácidos necesarios y ayuda al funcionamiento de las membranas mucosas. Reduce la inflamación.
Zinc lozenges	Tomar 1 lozenge de 15 mg cada 2–4 horas durante la vigilia, por 1 semana. No sobrepasar esta dosis.	Agentes antivirales y estimulantes inmunológicos.

Hierbas

❑ Las hierbas anise, fenugreek, marshmallow y red clover aflojan las flemas y alivian la congestión.

❑ El bayberry es descongestionante y astringente.

❑ Para aliviar el malestar, hágase lavados de aceite de naranja agria en los conductos nasales.

❑ El producto Cat's Claw Defense Complex, de Source Naturals, contiene una combinación de hierbas que fortalecen el organismo y le ayudan a hacer frente a los elementos externos.

Advertencia: El cat's claw no se debe utilizar durante el embarazo.

❑ El producto ClearLungs, de Natural Alternatives, contiene ingredientes herbales de China que mejoran la respiración, disminuyen la acumulación de secreción y propician la reparación de los tejidos.

❑ La echinacea fortalece el sistema inmunológico y combate la infección viral.

❑ Un producto que contribuye a aliviar la congestión nasal y la sinusitis es Fenu-Thyme, de Nature's Way Products. Tome dos cápsulas tres veces al día. El producto PSI, de Terra Maxa, también es provechoso.

❑ La raíz de ginger se puede triturar y aplicar como cataplasma en la frente y en la nariz para estimular la circulación y el drenaje.

❑ El goldenseal es eficaz contra la sinusitis. Sus beneficios son aún mayores cuando se combina con 250 a 500 miligramos de bromelaína, una enzima presente en la piña fresca. El goldenseal se puede tomar en té, o el té se puede usar como ducha intranasal. Otra alternativa es colocarse entre la boca el contenido de un cuentagotas de extracto de goldenseal libre de alcohol, agitarlo dentro de la boca durante unos cuantos minutos y luego pasárselo. Haga esto tres veces al día.

Advertencia: No tome goldenseal todos los días durante más de una semana seguida. Esta hierba se debe evitar durante el embarazo y se debe utilizar con precaución cuando hay alergia al ragweed.

❑ La hierba horehound ayuda a mitigar los síntomas.

❑ El mullein reduce la inflamación y alivia la irritación.

❑ El nettle es bueno para todos los tipos de alergias y problemas respiratorios.

❑ El extracto de olive leaf tiene propiedades antibacterianas y antiinflamatorias.

❑ Una buena fuente de vitamina C es la hierba rose hips.

Recomendaciones

❑ Haga una dieta que consista en un 75 por ciento de alimentos crudos.

❑ Tome agua destilada y jugos de frutas y vegetales frescos en abundancia. Consuma también muchos líquidos calientes, como sopas y tés de hierbas. Estos líquidos ayudan a que la mucosidad fluya, lo cual alivia la congestión y la presión en los senos. Agregar cayenne pepper, ajo, ginger, horseradish y cebolla cruda a las sopas y los tés se acelera aún más la curación.

❑ Elimine el azúcar de su dieta. Reduzca su consumo de sal.

❑ No consuma productos lácteos, excepto productos low-fat y agrios, como yogur y cottage cheese. Los productos lácteos aumentan la formación de mucosidad.

❑ Haga un ayuno de limpieza. (*Ver* AYUNOS en la Tercera Parte.)

❑ Mezcle una taza de agua caliente con media cucharadita de sal de mar y una pizca de bicarbonato de soda. Utilice un frasco que se pueda comprimir (se consigue en las farmacias) o un cuentagotas para introducirse la solución en la nariz (primero en una fosa nasal y después en la otra). Repita este procedimiento tres o cuatro veces al día, según lo congestionada que esté la nariz.

❑ Colóquese una compresa de menthol o de eucalipto sobre los senos de la cara para aliviar el edema y el dolor. Si la compresa le causa irritación, descontinúe su uso.

❑ Use un vaporizador para facilitar la respiración y aflojar las secreciones.

❑ Haga inhalaciones de vapor para promover el drenaje y aliviar la presión. Ponga a hervir una olla de agua y agregue unas cuantas gotas de aceite de eucalipto o de rosemary. Retire la olla del fuego y coloque la cara a unas seis pulgadas de distancia para inhalar el vapor (no se acerque más pues podría quemarse o desarrollar irritación). Colóquese una toalla en la cabeza para atrapar al máximo el vapor y respire profundamente. Haga esto varias veces al día entre cinco y diez minutos cada vez. Otra opción es darse una ducha caliente para aliviar el dolor y la presión de la sinusitis.

❑ Una opción es usar un Neti pot, una especie de tetera diseñada especialmente para la irrigación nasal. Se encuentran en muchas health food stores. Llene el Neti pot con agua y sal de mar (dos cucharaditas por una pinta de agua) y aclárese la nariz con esta solución. Debería reducir la inflamación y la congestión.

❑ Utilice compresas calientes o compresas de hielo para aliviar el dolor. (Pruebe ambas alternativas y fíjese cuál le da mejores resultados.)

❑ Pruebe algún remedio homeopático para aliviar los síntomas. Por ejemplo, la *Belladona* es buena contra las infecciones cuando éstas van acompañadas de fiebre y dolor en la cara y la frente. La *Kali bichromicum* es buena cuando hay exceso de mucosidad en la garganta.

❑ Si está tomando antibióticos para la infección, no deje de tomar algún suplemento de acidophilus. No se tome el acidophilus al mismo tiempo que el antibiótico.

❑ Si está utilizando algún descongestionante, siga las instrucciones y no sobrepase el tiempo que le haya recomendado el médico. En lo posible, evite las gotas y los esprays nasales porque pueden producir adicción y alterar el funcionamiento normal de los senos paranasales. Además, las gotas y los esprays, al igual que los inhaladores, constriñen los vasos sanguíneos de la nariz, lo que eventualmente los debilita. Más aún, descontinuar los descongestionantes puede causar un efecto de rebote, es decir, el edema puede empeorar al dejar de utilizarlos. Los descongestionantes también pueden elevar peligrosamente la presión arterial. No utilice estos medicamentos si su presión arterial es alta o si tiene algún problema cardíaco.

❑ Si la sinusitis le produce lagrimeo o hinchazón, enrojecimiento y/o ardor en los ojos, utilice un producto llamado OcuDyne. Fabricado por Nutricology, éste es un complejo de vitaminas, minerales, antioxidantes, aminoácidos importantes, bioflavonoides activos y las hierbas bilberry y ginkgo biloba que protege los ojos y estimula el sistema inmunológico.

❑ No se suene con fuerza, pues el moco se podría devolver a los senos paranasales. En cambio, es conveniente sorber para que la mucosidad nasal pase al fondo de la garganta y pueda ser expulsada escupiéndola.

❑ No fume y evite los ambientes donde hay humo. Si usted vive en un área con smog, compre un purificador de aire o trasládese a un área menos contaminada. El producto AirSupply, de Wein Products, es un purificador de aire personal que se lleva en el cuello y forma un escudo que protege al usuario contra los microorganismos y las micropartículas del aire dondequiera que usted vaya.

❑ Si sus ojos presentan hinchazón, consulte con su médico porque podría tratarse de un problema serio.

❑ Hágase examinar la dentadura periódicamente. Las infecciones de la boca se propagan fácilmente a los senos paranasales.

Aspectos para tener en cuenta

❑ Si después de una semana la secreción nasal se vuelve transparente, es probable que usted no tenga ninguna infección; en cambio, si es verdosa o amarillenta, probablemente sí tiene una infección. Si la mucosidad es transparente y usted no presenta otros síntomas de resfriado, quizás se trata de alguna alergia.

❑ Los antibióticos pueden ser necesarios para combatir la infección bacteriana. Los antibióticos nunca se deben suspender antes de tiempo, ni siquiera si los síntomas han mejorado. Suspenderlos prematuramente puede hacer que las bacterias se vuelvan resistentes a ellos y que la infección empeore.

❑ A veces los médicos recetan antibióticos sin confirmar que se trata de una infección bacteriana. Suelen hacer esto por lo difícil que es comprobar si la causa de la sinusitis es bacteriana, y porque consideran que vale la pena prevenir una infección bacteriana posterior. Al igual que con todos los medicamentos, es importante conocer los beneficios, los riesgos y los costos de utilizar o no antibióticos.

❑ Si la sinusitis es crónica y severa, y si la medicación no la alivian, es posible que usted requiera un drenaje quirúrgico de los senos paranasales tanto para aliviar el malestar como para evitar complicaciones serias en el futuro.

❑ La cirugía endoscópica, un tratamiento bastante novedoso para la sinusitis crónica y severa, despeja los conductos nasales sin hacer incisiones externas ni dejar cicatrices. Este procedimiento, que prácticamente no duele, produce una hinchazón mínima y se puede hacer con anestesia local.

❑ Aun cuando esto es poco frecuente, en los grandes senos maxilares o frontales se pueden desarrollar pólipos y quistes benignos que retienen mucosidad. Los crecimientos invasivos o malignos deben ser extirpados quirúrgicamente.

❑ Cualquier persona que sufra constantemente de sinusitis debe hacerse examinar por un médico para descartar posibles alteraciones inmunológicas. Un estudio realizado por la Universidad de Miami encontró que el 50 por ciento de los pacientes de sinusitis crónica presentaban alteraciones inmunológicas.

SISTEMA INMUNOLÓGICO, DEBILIDAD DEL

Ver DEBILIDAD DEL SISTEMA INMUNOLÓGICO.

SKIN RASH

Ver ERUPCIONES DE LA PIEL.

SOL, QUEMADURAS DE

Ver QUEMADURAS DE SOL.

SORDERA

Ver PÉRDIDA DE AUDICIÓN.

STD

Ver SEXUALLY TRANSMITTED DISEASES.

STOMACH FLU

Ver en FLU.

SUDORACIÓN

Ver en PROBLEMAS RELACIONADOS CON EL EMBARAZO.

SUEÑO, PROBLEMAS DE

Ver FATIGA, INSOMNIO, NARCOLEPSIA.

SUSTANCIAS, ABUSO DE

Ver ALCOHOLISMO, DEPENDENCIA DEL TABACO, DROGADICCIÓN.

SWIMMER'S EAR

Ver en INFECCIONES DE LOS OÍDOS.

TABACO, DEPENDENCIA DEL

Ver DEPENDENCIA DEL TABACO.

TEMPOROMANDIBULAR, SÍNDROME DE LA ARTICULACIÓN

Ver TMJ SYNDROME.

TENDINITIS

Ver BURSITIS.

TINNITUS

Ver en SORDERA.

TIÑA

Ver en INFECCIONES POR HONGOS.

TIÑA CRURIS

Ver en INFECCIONES POR HONGOS.

TIROIDES, PROBLEMAS DE LA GLÁNDULA

Ver HIPERTIROIDISMO, HIPOTIROIDISMO.

TMJ SYNDROME

Se calcula que 10 millones de estadounidenses sufren de síndrome de la articulación temporomandibular (TMJ, o temporomandibular joint syndrome), una alteración del funcionamiento de la articulación temporomandibular. Esta articulación conecta el hueso temporal (el que forma los lados del cráneo) con la mandíbula (el hueso maxilar inferior). Este problema ocasiona dolor en los músculos y en las articulaciones de la mandíbula que puede irradiar a la cara, el cuello y el hombro. También puede presentarse dificultad para abrir completamente la boca, y al masticar o al mover la articulación no es inusual que se produzcan ruidos parecidos a chasquidos y crujidos. Otros síntomas son dolor de cabeza, espasmos musculares, dolor de muelas, vahídos, dolor y presión detrás de los ojos, dolor y zumbidos en los oídos, y dificultad para abrir y cerrar normalmente la mandíbula.

La articulación de la mandíbula se encuentra en medio de una intrincada red de nervios y músculos. La fuerza que se ejerce al masticar y al rechinar los dientes o al apretarlos somete a esa parte de la cara a una enorme tensión. El disco del cartílago que protege la articulación se puede desplazar o desgastar. Esto hace que los huesos de la articulación temporomandibular se rocen unos contra otros, en lugar de deslizarse suavemente unos sobre otros. Hay casos en los cuales la desalineación del maxilar inferior y los dientes impide que la articulación funcione correctamente.

Las causas más frecuentes del síndrome de la articulación temporomandibular son el estrés y la mala mordida, junto con el rechinamiento de los dientes (bruxismo), en particular durante la noche. Otras causas son mala postura, algunos hábitos inadecuados (como sostener el teléfono entre el hombro y la mandíbula), golpearse la mandíbula o el mentón repetida o fuertemente, o haber sufrido movimientos bruscos del cuello. Entre los factores que agravan el problema se cuentan los trabajos dentales o de ortodoncia mal hechos, al igual que hábitos como masticar chicle, succionar el dedo pulgar y masticar solamente en un lado de la boca. Un factor que contribuye al desarrollo de este trastorno es la hipoglicemia; la gente tiende más a apretar y a rechinar los dientes cuando su nivel de azúcar sanguíneo es bajo.

Para diagnosticar este síndrome, el médico puede utilizar rayos X y una técnica llamada artrografía, en la cual se inyecta en la articulación un medio de contraste opaco y luego se hace una fluoroscopia.

Para corregir el problema se debe hacer una dieta balanceada, tomar los suplementos adecuados y, posiblemente, someterse a otro tratamiento. Esto también es útil contra el bruxismo.

Self-test para detectar problemas temporomandibulares

Introdúzcase los dedos meñiques en los oídos, de manera que no oiga nada. Luego abra y cierre lentamente la mandíbula varias veces seguidas. Si en cualquier momento oye una especie de chasquido, es posible que sus articulaciones mandibulares estén desalineadas. En este caso es aconsejable que se haga evaluar por un profesional con experiencia en el diagnóstico y el tratamiento del síndrome de la articulación temporomandibular.

NUTRIENTES

SUPLEMENTOS	DOSIS SUGERIDAS	COMENTARIOS
Esenciales		
Calcium	2.000 mg al día.	Tienen efectos calmantes y son esenciales para el adecuado funcionamiento de los músculos.
y magnesium	1.500 mg al día divididos en varias tomas. Tomar después de las comidas y a la hora de acostarse.	Previenen el reblandecimiento de los huesos y alivian el estrés. Utilizar variedades chelate.
Chondroitin sulfate	500–1.000 mg al día.	Apoyo nutricional para el fortalecimiento de las articulaciones, ligamentos y tendones.
más glucosamine sulfate	Según indicaciones de la etiqueta.	
Kyolic-EPA de Wakunaga	Según indicaciones de la etiqueta.	Aumenta la actividad anti-inflamatoria de las prostaglandinas.
Methylsulfonyl-methane (MSM)	500–1.000 mg 3 veces al día.	Un compuesto de azufre que puede ayudar a reducir la inflamación y la reparación de las articulaciones y los tejidos.
S-Adenosyl-methionine (SAMe) (SAMe Rx-Mood de Nature's Plus)	400 mg 2 veces al día.	Ayuda a reducir el dolor y la inflamación. Deficiencia puede causar una incapacidad para mantener el cartílago correctamente.
Vitamin B complex	100 mg 3 veces al día.	Vitaminas antiestrés. Para mejor absorción, se recomiendan en forma sublingual.
más extra pantothenic acid (vitamin B_5)	100 mg 2 veces al día.	
Provechosos		
Coenzyme Q_{10}	60 mg al día.	Mejora la oxigenación de los tejidos afectados.
más Coenzyme A de Coenzyme-A Technologies	Según indicaciones de la etiqueta.	
L-Tyrosine	500 mg al día. Tomar a la hora de acostarse con el estómago vacío. Tomar con agua o jugo. No tomar con leche. Para mejor absorción, tomar con 50 mg de vitamina B_6 y 500 mg de vitamina C.	Mejora la calidad del sueño y alivia la ansiedad y la depresión. *Ver* AMINOÁCIDOS en la Primera Parte. *Advertencia:* Si está tomando algún inhibidor MAO para la depresión, no debe tomar tirosina.
Multivitamin y mineral complex	Según indicaciones de la etiqueta.	Proporciona nutrientes de manera equilibrada. Los productos hipoalergénicos son más eficaces.
Vitamin C con bioflavonoids	4.000–8.000 mg al día.	Combate el estrés y es necesario para el funcionamiento de las glándulas suprarrenales. Se requiere para la curación y la reparación del tejido conectivo.

Hierbas

❑ Las siguientes hierbas tienen propiedades calmantes y antiestresantes: blue violet, catnip, chamomile, hops, lobelia, St. John's wort, skullcap, thyme, red raspberry, passionflower, raíz de valeriana y wild lettuce.

Advertencia: No utilice chamomile regularmente, pues puede ocasionar alergia al ragweed. Evite la chamomile por completo si es alérgico al ragweed. No tome lobelia de manera permanente.

❑ La hierba ayurvédica boswellia ayuda a restaurar los vasos sanguíneos alrededor de los tejidos conectivos. También reduce la inflamación.

❑ Feverew y ginger son buenas para el dolor y las molestias. El ginger también es un poderoso antioxidante con efectos antiinflamatorios.

Advertencia: No usar feverfew durante el embarazo.

❑ La hoja de nettle tiene propiedades antiinflamatorias.

❑ El producto SP-14 Valerian Blend, de Solaray Products, combate el estrés y es provechoso para este problema.

❑ El turmeric y el willow bark son buenos para el dolor y la inflamación.

Recomendaciones

❑ Incluya en su dieta vegetales ligeramente cocidos al vapor, frutas frescas, productos de grano entero, pescado de carne blanca, pollo y pavo sin piel, arroz integral y sopas y panes hechos en casa.

❑ Asimismo, coma más alimentos que contengan azufre, como espárrago, huevos, ajo y cebolla. El azufre se necesita para reparar y reconstruir el hueso, el cartílago y los tejidos conectivos. Asimismo, ayuda a absorber el calcio.

❑ Coma piña fresca con frecuencia. La bromelaína, una enzima que se encuentra en la piña, es excelente para reducir la inflamación. Para ser efectiva, es necesario que la piña sea fresca; el enlatado y la congelación destruye las enzimas.

❑ Evite el azúcar en todas sus formas, todos los productos a base de harina blanca, todo el junk food, las golosinas, las colas, los potato chips, las tortas y el fast food.

❑ No consuma alimentos ni bebidas que contengan cafeína. Como estimulante que es, la cafeína aumenta la tensión, lo que suele agravar el problema. Evite, además, los medicamentos que contienen descongestionantes y que se compran sin fórmula médica, pues pueden producir efectos similares.

❑ No consuma bebidas alcohólicas porque suelen contribuir al bruxismo (rechinamiento de los dientes). El bruxismo puede producir o agravar el síndrome de la articulación temporomandibular.

❑ Si su trabajo es de escritorio, revise su postura periódicamente a lo largo del día. No se incline sobre el escritorio;

mantenga la espalda recta y cómoda, y trate de que los oídos no le queden demasiado adelante de los hombros. Trate de mantener su cabeza alineada para que los pómulos queden encima de la clavícula.

❑ Duerma sobre la espalda para que los músculos de la espalda, de los hombros y del cuello descansen de verdad. No duerma de lado ni se acueste boca abajo con la cabeza ladeada. Cuando lea o vea televisión no se apoye la cabeza en un ángulo que fuerce la cabeza.

❑ Ayune por lo menos una vez al mes para que su organismo y sus mandíbulas descansen. (*Ver* AYUNOS en la Tercera Parte.)

❑ No mastique chicle. Evite los alimentos que requieren mucha masticación, como la carne roja y los bagels.

❑ Pruebe la terapia de calor y frío, y utilice compresas calientes o frías (la que le dé mejor resultado) para aliviar el dolor, especialmente el del cuello y los hombros.

❑ Sospeche de la idoneidad del profesional que se ciña rígidamente a un solo enfoque para tratar el síndrome de la articulación temporomandibular. La mejor alternativa es un equipo multidisciplinario. En lo posible, busque ayuda de profesionales vinculados a la facultad de odontología o de medicina de alguna universidad.

Aspectos para tener en cuenta

❑ Este síndrome se suele tratar con un paladar especial que se coloca de noche y evita que el paciente rechine los dientes. Este paladar también previene la compresión de la articulación y corrige la mordida. Para corregir la mordida de forma permanente, probablemente tenga que hacerse ortodoncia, reajustarse los dientes, ponerse fundas o algún aparato oral permanente. En casos extremos se necesaria la cirugía para reparar una articulación dañada.

❑ Para aliviar los síntomas de la articulación temporomandibular es importante aprender a manejar el estrés y utilizar calor y relajantes musculares.

❑ La terapia física se está utilizando ampliamente para el tratamiento de este síndrome. Entre los aspectos de la terapia están los ejercicios con los maxilares y la lengua para reentrenar los músculos que han estado sometidos al esfuerzo constante, y/o Además, esta terapia utiliza una unidad de estimulación nerviosa transcutánea (TENS, o *transcutaneous nerve stimulation unit*), ultrasonido para promover la curación de los tejidos y estimulación electrogalvánica para relajar los músculos. Es conveniente combinar este tipo de terapia con un programa de ejercicios reductores del estrés.

❑ A algunas personas aquejadas por el síndrome de la articulación temporomandibular les ha ayudado la biorretroalimentación centrada en el músculo masetero (el músculo que abre y cierra la mandíbula). Combinar este tratamiento con técnicas de relajación — como respiración controlada — ha sido eficaz para muchos pacientes.

❑ El síndrome de la articulación temporomandibular se ha convertido en un trastorno mal diagnosticado y excesivamente tratado. A muchas personas con dolores ambiguos en diversas partes del cuerpo (como, por ejemplo, cólicos menstruales) les han diagnosticado este síndrome. Algunos profesionales de la salud han expresado la preocupación de que este trastorno pueda estarles dando la oportunidad de sacar provecho de sus pacientes a muchos profesionales que se han desacreditado y/o que carecen de la capacitación adecuada. Según un artículo publicado por la revista médica *New York State Journal of Medicine* en febrero de 1993, el síndrome de la articulación temporomandibular es un área en la cual abunda la charlatanería.

❑ Los ortodoncistas, los dentistas, los terapeutas físicos y muchos otros "especialistas" ofrecen actualmente tratamientos para este síndrome. Sin embargo, se calcula que el 90 por ciento de todos los casos responden bien a tratamientos sencillos y poco costosos, como los que se recomiendan en esta sección. Por tanto, conviene ensayar estas medidas antes de invertir grandes sumas en costosos tratamientos médicos u odontológicos.

❑ El síndrome de la articulación temporomandibular no es el único problema que puede ocasionar dolor en la mandíbula. Otra causa posible es la artritis reumatoide. En esta enfermedad, los síntomas son más severos por la mañana y su intensidad tiende a disminuir a medida que avanza el día. (*Ver* ARTRITIS en la Segunda Parte). Esto no es lo que suele ocurrir con el síndrome que nos ocupa. Un disco desplazado también puede producir dolor en la mandíbula. El tratamiento para este problema implica realinear los ligamentos con una férula de plástico.

❑ *Ver también* BRUXISMO y ESTRÉS en la Segunda Parte.

TORCEDURA, DISTENSIÓN Y OTRAS LESIONES DE MÚSCULOS Y ARTICULACIONES

Una torcedura o esguince no es lo mismo de una distensión. Cuando un músculo se somete a un esfuerzo superior a su capacidad, se distiende, es decir, sufre un tirón. Someter los músculos a un peso excesivo o utilizarlos durante períodos prolongados puede producir distensión muscular. Un músculo distendido puede contraerse espasmódicamente en lugar de relajarse normalmente, lo que puede dar por resultado dolor localizado (durante el movimiento), hinchazón y pérdida de la movilidad.

Cuando un ligamento (tejido que une los huesos y los músculos) se tuerce o se estira en exceso, se puede desgarrar, lo que ocasiona una torcedura o esguince. En este caso es probable que se presente un dolor breve pero agudo, que rápidamente va seguido de hinchazón. El tejido blando del área de la articulación se lastima y se forma una contusión. Los esguinces pueden producirse por movimientos o giros imprevistos del área afectada, así como también por caídas fuertes. Las articulaciones que sufren torceduras con más frecuencia son las de los tobillos, la espalda, los dedos, las rodillas y las muñecas.

Esta clase de lesión es frecuente en los atletas. En la mayoría de los casos, se cura sin tratamiento especial. Los siguientes suplementos favorecen la curación de estas lesiones. A menos que se indique otra cosa, las dosis que se recomiendan a continuación son para personas adultas. La dosis para los jóvenes de doce a diecisiete años debe equivaler a tres cuartas partes de la cantidad recomendada; la de los niños de seis a doce años, a la mitad y la de los menores de seis años, a la cuarta parte.

NUTRIENTES

SUPLEMENTOS	DOSIS SUGERIDAS	COMENTARIOS
Muy importantes		
Chondroitin sulfate	500–1.000 mg al día.	Apoyo nutricional para el fortalecimiento de las articulaciones, ligamentos y tendones.
Glucosamine sulfate (GS-500 de Enzymatic Therapy) o N-Acetylglucosamine (N-A-G de Source Naturals)	Según indicaciones de la etiqueta.	Muy importante para la formación de los huesos, tendones, ligamentos, cartílago y líquido sinovial (de articulaciones).
Inflazyme Forte de American Biologics o Wobenzym N de Marlyn Nutraceuticals	Según indicaciones de la etiqueta. Tomar con las comidas. Según indicaciones de la etiqueta. Tomar entre comidas.	Destruyen los radicales libres liberados cuando hay lesión.
Methylsulfonylmethane (MSM)	500–1.000 mg 3 veces al día.	Un compuesto de azufre que reduce el dolor y la inflamación. También ayuda a la reparación de las articulaciones y tejidos.
Provechosos		
Bromelain	400 mg 3 veces al día.	
Calcium y magnesium	1.500–2.000 mg al día. 750–1.000 mg al día.	Necesario para la reparación del tejido conectivo. Para asegurar la asimilación, utilizar *tanto* calcium chelate *como* calcium gluconate. Suplemento de gran importancia para el sistema esquelético.
Curcumin	600 mg 3 veces al día.	
Dessicated liver	Según indicaciones de la etiqueta.	Ayuda a la formación de células sanguíneas saludables.
Dimethylglycine (DMG) (Aangamik DMG de FoodScience of Vermont)	Según indicaciones de la etiqueta.	Aumenta la oxigenación de los tejidos.
Essential fatty acids (flaxseed oil y Ultimate Oil de Nature's Secret)	Según indicaciones de la etiqueta.	Promueven la salud de los sistemas celular y cardiovascular. Intensifican la energía y aceleran la recuperación.
Free-form amino acid complex	Según indicaciones de la etiqueta. Tomar con el estómago vacío.	Ayuda a reparar y a fortalecer el tejido conectivo. Reduce el nivel de grasa del organismo y aumenta la energía.
Grape seed extract	Según indicaciones de la etiqueta.	Poderoso antiinflamatorio.
L-Leucine más L-isoleucine y L-valine	Según indicaciones de la etiqueta, con el estómago vacío. Tomar con agua o jugo. No tomar con leche. Para mejor absorción, tomar con 50 mg de vitamina B_6 y 100 mg de vitamina C.	Estos aminoácidos de cadena ramificada promueven la curación de los huesos, la piel y el tejido muscular. *Ver* AMINOÁCIDOS en la Primera Parte.
Manganese	15 mg al día.	
Multivitamin y mineral complex	Según indicaciones de la etiqueta.	Promueve el equilibrio nutricional, la reparación de los tejidos y el buen estado de salud.
Neonatal Multi-Gland de Biotics Research o B Cell Formula de Ecological Formulas	Según indicaciones de la etiqueta. Según indicaciones de la etiqueta.	Estimulan la curación del tejido conectivo.
Potassium	99 mg al día.	Vital para la reparación de los tejidos.
S-Adenosylmethionine (SAMe) (SAMe Rx-Mood de Nature's Plus)	400 mg 2 veces al día.	
Silica	500 mg al día.	Proporciona silicio, necesario para la reparación del tejido conectivo y para la absorción del calcio.
Vitamin A más carotenoid complex con beta-carotene	10.000 UI al día. Según indicaciones de la etiqueta.	Aumenta la inmunidad y ayuda a la utilización de la proteína. Poderosos antioxidantes que estimulan el sistema inmunológico.
Vitamin B complex más extra pantothenic acid (vitamin B_5)	100 mg al día. 500 mg al día.	Todas las vitaminas B son importantes durante las situaciones estresantes. Utilizar una fórmula high-potency. La vitamina antiestrés más importante.
Vitamin C con bioflavonoids	5.000–20.000 mg al día divididos en varias tomas. *Ver* FLUSH DE ÁCIDO ASCÓRBICO en la Tercera Parte.	Este antioxidante se requiere para la formación y la reparación de los tejidos. La variedad más eficaz para tratar estas lesiones es el calcium ascorbate.
Vitamin E	200 UI al día.	Neutralizador de los radicales libres.
Zinc	50 mg al día. No tomar más de 100 mg al día de todos los suplementos.	Importante para la reparación de los tejidos. Para mejor absorción, utilizar lozenges de zinc gluconate u OptiZinc.

Nutrición deportiva para el culturista dedicado

La nutrición y los suplementos dietéticos se han convertido en el centro de atención para todo tipo de atletas, especialmente los culturistas. Muchos han descubierto que la combinación de una dieta adecuada con suplementos apropiados y un buen plan de ejercicio es una fórmula que puede ayudarlos a conseguir sus objetivos. Existen tres posiciones respecto al uso de suplementos para generar músculo: darle al organismo proteínas para el desarrollo muscular; estimular al cuerpo para que produzca hormonas androgénicas como la testosterona y se acostumbre a reforzarse a sí mismo en respuesta al ejercicio; y aportar al organismo nutrientes que aumenten la resistencia y permitan aumentar cada vez más la carga de ejercicio. En esta sección ofrecemos un plan de alimentación y suplementación para el deporte preparado en colaboración con Tom Witman, propietario de Vintage Whole Foods Market en Indianapolis, Indiana, quien lleva más de diez años especializándose en nutrición deportiva.

Nota: Este es un programa avanzado de suplementación dirigido a los culturistas dedicados que tienen conocimientos de nutrición deportiva. No es adecuado para las personas que recién han empezado a ejercitarse o a trabajar en su tono muscular.

NUTRIENTES

SUPLEMENTOS	DOSIS SUGERIDAS	COMENTARIOS
Beta-hydroxy-beta-methylbutyrate (HMB)	Según indicaciones de la etiqueta. Tome sublingual, como se indica en la etiqueta.	Potente inhibidor de cortisol. El cortisol es un agente anti-anabólizante que se libera con la actividad física exigente. *Advertencia:* No usar si tiene problemas articulares.
Calcium D-gluconate	200–400 mg al día.	Bloquea la conversión de testosterona a estrógeno.
Calcium pyruvate	2.000–6.000 mg al día. Tomar con las comidas.	Aumenta la resistencia hasta un 20–50 por ciento. Aumenta el metabolismo y produce una pérdida de grasa de hasta el 48 por ciento. Aumenta la absorción de proteína.
Chrysin	500–2.000 mg al día con comidas.	Aumenta el desarrollo de masa muscular magra. Previene que el exceso de precursores de testosterona se transforme en estrógeno en el cuerpo.
Colostrum	2.000–3.000 mg al día.	Ayuda a estimular el crecimiento, la regeneración y reparación de músculos, piel, huesos y cartílagos. Estimula al cuerpo para catabolizar el tejido adiposo (grasa) y no el tejido muscular.
Conjugated linoleic acid (CLA)	750–1.500 mg al día con comidas.	Reduce la grasa y ácido corporal (CLA), mejora el tono muscular, aumenta la ganacia de masa muscular magra y la tolerancia al ejercicio.
Creatine	Fase de carga: 30 g al día durante la vigilia. Mantenimiento: 5 g al día durante la vigilia.	Usar en forma de micronized efervescente o micronized creatine monohidrato. Se digeriren más fácilmente que la creatina ordinaria. *Advertencia:* Evitar productos de origen asiático por problemas de calidad.
Cross-flow microfiltered whey protein isolates (CytoPro de Cytodyne, Perfect IsoPure de Nature's Best, o Pro Complex de Optimum Nutrition)	1 g por cada 2.2 libras de peso corporal.	Promueve la síntesis de proteínas. Proporciona glycomacropeptides, oligopeptides de bajo peso molecular y aminoácidos branched-chain.
D-Ribose	2.200 mg al día. Se puede tomar junto con la creatina para aumentar su eficacia.	Aumenta la eficacia de la creatine monohydrate. Un precursor de ATP (la fuente de la energía celular). Complementa a la creatine monohydrate para aumentar su eficacia en su función de generar masa muscular, resistencia y energía muscular.
5-Androstenediol	Según indicaciones de la etiqueta o 50–100 mg al día.	Prohormona para maximar el desarrollo de masa muscular magra, aumentar la fuerza, resistencia y mejorar la recuperación, energía y crecimiento a partir de la resistencia y el ejercicio cardiovascular. *Nota:* Para reducir el efecto de aumento en nivel de testosterona, usar una solución transcutánea.
4-Androstenedione	Según indicaciones de la etiqueta o 50–100 mg al día.	Prohormona para maximar el desarrollo de masa muscular magra, aumentar la fuerza, resistencia y mejorar la recuperación, energía y crecimiento a partir de la resistencia y el ejercicio cardiovascular. Aumenta los niveles de testosterona durante 3 horas aproximadamente. Disponible en cápsulas, líquido subligual y solución transcutánea.

GH Stak de Muscle-Link Regenesis Pro de Regenesis	Según indicaciones de la etiqueta. Tome sólo efervescente o en forma sublingual.	Aumenta la masa muscular magra, reduce el tejido adiposo, refuerza la función cardíaca, aumenta la libido y la energía, mejora los niveles de lípidos en sangre. Ralentiza el deterioro del cuerpo por el envejecimiento.
Glucosamine sulfate	1.500–4.000 mg al día.	Mejora la integridad, función y rango de movimiento articular.
Human growth hormone (HGH) (Humagro o Testatropinol de ASN Inc.)	Según indicaciones de la etiqueta.	La hormona de crecimiento homeopática 4c impacta en la testosterona, hormona de crecimiento, adrenalina, adrenocorticotropic hormone, FSH y TSH.
Methylsulfonyl-methane (MSM)	1.000–4.000 mg al día.	Mejora la integridad de los tejidos en las articulaciones.
19-Norandrostenediol (productos de ASN, AST Sports Science, Euthenics, Human Development Technologies [HDT], MedLean, o MuscleTech)	Según indicaciones de la etiqueta.	Prohormona para maximar el desarrollo de masa muscular magra. Aumenta la fuerza, resistencia y mejora la recuperación, energía y crecimiento a partir de la resistencia y el ejercicio cardiovascular. No se convierte en testosterona y no eleva los niveles de testosterona del cuerpo. Disponible en cápsulas, líquido sublingual o solución transcutánea.
19-Norandrostene-dione (productos de ASN, AST Sports Science, Euthenics, Human Development Technologies [HDT], MedLean, o MuscleTech)	Según indicaciones de la etiqueta.	Prohormona para maximar el desarrollo de masa muscular magra. Aumentar la fuerza, resistencia y mejorar la recuperación, energía y crecimiento a partir de la resistencia y el ejercicio cardiovascular. No se convierte en testosterona y no eleva los niveles de testosterona del cuerpo. Disponible en cápsulas, líquido sublingual o solución transcutánea.
Ornithine alphaket-oglutarate (OKG)	1.300–2.600 mg al día antes de hacer ejercicio o a la hora de acostarse.	Ayuda a prevenir la descomposición del tejido muscular y a su desarrollo. Estimula la liberación de growth hormona.
7 Keto-DHEA	50–150 mg al día.	La mejor versión de DHEA. No se transforma en estrógeno en el organismo. Retrasa el deterioro generalizado del cuerpo. Estimula la pérdida de grasa y el desarrollo de masa muscular magra.
Sodium phosphate y potassium bicarbonate (Phos Fuel de Twinlab)	Según indicaciones de la etiqueta.	Retrasa la aparición de la fatiga muscular porque bloquea el ácido láctico, y mejora la potencia y resistencia musculares.

Hierbas

❑ El *Tribulus terrestris* (una hierba conocida comúnmente como puncture vine) aumenta la producción de luteinizing hormone y testosterona en los hombres, aumentando así la fuerza y la masa muscular magra.

❑ La hierba yohimbé estimula el sistema nervioso central y aumenta la testosterona. Se usa para aumentar la fuerza y la masa muscular magra, así como para estimular la libido.

Recomendaciones

❑ Use *Arnica montana* para las contusiones, distensiones musculares y otras lesiones deportivas.

Aspectos para tener en cuenta

❑ Investigaciones realizadas en la Universidad de Toronto, Canadá, han demostrado que mezclando una cantidad específica de agua con una combinación de creatine monohydrate que contenga creatine y carbohidratos, se puede acelerar enormemente la velocidad a la que entran en el torrente sanguíneo estas dos sustancias, mejorando el entrenamiento. Esto es lo que se llama principio de aceleración osmótica. Este es el calendario aplicable:

Peso corporal	Combinación de creatine	Agua
0–170 lbs	9 g creatine 65 g carbohidratos	10 oz, seguidas de 10 oz 10 minutos más tarde.
170–220 lbs	10 g creatine 75 g carbohidratos	20 oz, seguidas de 10 oz 10 minutos más tarde.
220–300 lbs	12 g creatine 85 g carbohidratos tarde	20 oz, seguidas de 12 oz 10 minutos más

Cell-Tech de MuscleTech es un producto de creatine preelaborado que puede emplearse con este propósito.

Hierbas

❑ La boswellia es una hierba ayurvédica buena para reducir la inflamación. Elija un producto estandarizado que contenga 150 miligramos de boswellic acids por dosis. La crema de boswellia puede servir para aliviar el dolor también. Un buen producto es Boswellin Cream, de Nature's Herbs.

❑ Para combatir la inflamación, haga una cataplasma combinando fenugreek y flaxseeds en polvo con slippery elm bark. (*Ver* UTILIZACIÓN DE CATAPLASMAS en la Tercera Parte.)

❑ Las hierbas feverfew y ginger son buenas para el dolor y las molestias.

❑ El ginger es también un poderoso antioxidante con propiedades antiinflamatorias.

❑ El té verde y la hoja de nettle tienen propiedades antiinflamatorias.

❑ Las cataplasmas de goldenseal son provechosas para reducir la inflamación.

❑ El gel de extracto de horse chestnut, aplicado tópicamente a la zona lesionada puede reducir la hinchazón y la inflamación.

❑ Las cataplasmas de mustard ayudan a mitigar el edema y relajan los músculos tensionados.

❑ Después de aplicar el tratamiento con hielo, haga una pasta mezclando turmeric y un poquito de agua caliente. Aplíquese esa mezcla en el área lesionada y cúbrala con gasa. Este tratamiento reduce la hinchazón y es beneficioso para las contusiones.

Recomendaciones

❑ Después de la lesión, cada veinte minutos alterne entre un tratamiento con calor y uno con frío para aliviar el dolor. *No* se aplique calor inmediatamente después de sufrir la lesión.

❑ Si se ha producido una hinchazón significante, hable con su médico en seguida o vaya a la sala de emergencias del hospital más cercano para que le examinen la herida. Especialmente cuando hay lesiones en las muñecas y tobillos es recomendable hacerse rayos-X para comprobar si hay alguna fractura.

❑ Consuma abundantes jugos de vegetales crudos y frescos, entre ellos remolacha, ajo y rábano. Los vegetales crudos son ricos en valiosas vitaminas y enzimas.

❑ Apenas sufra la lesión, aplíquese compresas frías en el área afectada, especialmente si sufrió una torcedura. En lo posible, eleve el área lesionada por encima de la altura del corazón. Aplíquese la compresa fría durante no más de 20 minutos. Repita este ciclo cada cuatro horas durante los dos primeros días. Una vez que la inflamación ha bajado, aplíquese calor por periodos de 20 minutos unas dos o tres veces al día. Si es posible, entablille la pierna y póngala en cabestrillo para estabilizar y proteger la extremidad lesionada.

❑ Use remedios homeopáticos para aliviar las molestias. Entre estos están el *Aconitum napelus, Arnica montana, Hypericum, Rhus toxicodendron, Ruta graveolens* y *Symphytum officinalis*.

❑ Para prevenir las torceduras y las distensiones haga ejercicios de estiramiento antes y después de hacer deporte o cualquier otra actividad física.

Aspectos para tener en cuenta

❑ Normalmente los esguinces se pueden tratar en casa. Sin embargo, siempre que la herida sea muy dolorosa y se hinche, se debe recibir atención médica profesional, especialmente si ha escuchado un sonido de ruptura y no puede utilizar la articulación correctamente.

❑ La aromaterapia es útil en estos casos. Las compresas frías de aceite esencial de alcanfor, chamomile, eucalipto, lavender y/o rosemary son provechosas. Agregue diez gotas, más o menos, de aceite esencial a un quart de agua fría y haga compresas con esta mezcla.

❑ Las cataplasmas de arcilla sirven para tratar las torceduras y las fracturas. (*Ver* UTILIZACIÓN DE CATAPLASMAS en la Tercera Parte.)

❑ En comparación con otra clase de actividades, los deportes de contacto suponen un riesgo mayor de sufrir lesiones musculares y articulares.

❑ *Ver también* CONTUSIONES y FRACTURAS ÓSEAS en la Segunda Parte.

❑ *Ver* Nutrición deportiva para el culturista dedicado en esta sección.

❑ *Ver también* CONTROL DEL DOLOR en la Tercera Parte.

❑ Toxicidad

❑ *Ver* ENVENENAMIENTO CON ALIMENTOS, ENVENENAMIENTO CON ARSÉNICO, ENVENENAMIENTO CON PLOMO, ENVENENAMIENTO CON PRODUCTOS QUÍMICOS, TOXICIDAD POR AGENTES MEDIOAMBIENTALES, TOXICIDAD POR ALUMINIO, TOXICIDAD POR CADMIO, TOXICIDAD POR COBRE, TOXICIDAD POR MERCURIO, TOXICIDAD POR NÍQUEL.

TOXICIDAD POR AGENTES MEDIOAMBIENTALES

Cuestiones medioambientales como el calentamiento global, la erosión de la capa de ozono y el uso excesivo de pesticidas y otros químicos son muy preocupantes, especialmente porque afectan a la calidad del agua y de los alimentos, así como a nuestro nivel de exposición a la radiación y los metales pesados. El sistema inmunológico es la última línea de defensa contra estos ataques, una red compleja que nos protege de los agentes infecciosos (virus y bacterias, entre otros microorganismos), los alergenos (sustancias que inducen reacciones alérgicas) y otros patógenos (sustancias que causan enfermedades). Cuando alguna sustancia extraña amenaza al organismo, éste reacciona formando anticuerpos y produciendo más glóbulos blancos para combatir al intruso. Los riñones y el hígado trabajan para librar al organismo de las toxinas. El correcto funcionamiento del sistema inmunológico es, pues, vital para tener una buena salud y una nutrición adecuada es cada vez más importante para ayudar a nuestro cuerpo a limpiarse de toxinas.

Hay minerales necesarios para sostener la vida, como el calcio y el cinc. Otros minerales, como el cobre, son esenciales en pequeñas cantidades, pero se vuelven tóxicos en mayor cantidad. Hay algunos minerales que no sólo carecen de valor nutritivo, sino que son tóxicos en cualquier cantidad. Esos metales tóxicos — plomo, aluminio, cadmio y mercurio — han invadido nuestro medio ambiente, constituyen una amenaza para nuestra salud y afectan al funcionamiento de nuestros órganos. Los pesticidas, los herbicidas, los insecticidas, los fungicidas, los fumigantes y los fertilizantes que contienen esos metales y otras sustancias tóxicas van a dar al suelo y, en consecuencia, a los alimentos que consumimos. Los aditivos, los preservativos y los colorantes artificiales saturan los productos de nuestros supermercados. Las frutas y los vegetales se rocían y se tratan con agentes que aceleran el proceso de maduración; además, se enceran para que su apariencia sea más atractiva. El aire y el agua están contaminados con químicos tóxicos y con desechos peligrosos.

La contaminación de los espacios interiores es especialmente grave. Estudios realizados por la U.S. Environmental Protection Agency (EPA) indican que la calidad del aire dentro de nuestros hogares, escuelas y lugares de trabajo es muchas veces entre dos y cinco veces peor que en el exterior — y a veces hasta cien veces peor. Las personas pasamos hasta el 90 por ciento de nuestro tiempo en el interior, lo que aumenta nuestra exposición a elementos tóxicos. Esta exposición parece haber aumentado en años recientes debido a la construcción de edificios herméticos, pensados en su eficiencia energética, y de productos químicos. Los contaminantes interiores son tan variados como las enfermedades que pueden producir. Entre los productos de uso corriente y los factores ambientales que pueden afectar a la salud están desinfectantes, esprays para el cabello, pinturas, solventes, plomo, amianto (asbestos), monóxido de carbono, artículos para la cama, pelo de animal, pesticidas, polen, radón, productos de limpieza para el hogar, polvo y moho, así como campos electromagnéticos y radiación de bajo nivel de los monitores de televisión y computadoras. Algunos productos de uso doméstico emiten compuestos volátiles que van a dar al aire, como el estireno del plástico, el benceno de los solventes, el 4-phenylcyclohexene (4-PC) de las alfombras y el formaldehído de los productos fabricados con madera (por ejemplo, muebles de madera prensada y gabinetes de cocina). Las prendas de planchado permanente y los plásticos emiten trazas de vapores tóxicos. El humo de cigarrillo, de cigarro y de pipa eleva el nivel de las sustancias tóxicas no sólo en el fumador sino, también, en los no fumadores que se exponen a ambientes con humo. La exposición a estas sustancias puede agravar las alergias y atacar el sistema inmunológico, facilitando el camino al desarrollo de enfermedades graves.

Cuando éstos y otros agentes contaminantes del ambiente invaden nuestro organismo, pueden producir reacciones como lagrimeo, diarrea, náuseas, malestar estomacal y zumbidos en los oídos. Los síntomas de toxicidad por agentes medioambientales son tan variados que también pueden incluir asma, bronquitis, congestión nasal, artritis, fatiga, dolor de cabeza, eccema y depresión. Si usted presenta crónicamente síntomas como de influenza, es probable que el culpable no sea un virus. Quizás usted está reaccionando a algún material o a algún artículo de su casa o de su lugar de trabajo. La exposición a toxinas medioambientales se ha asociado con deficiencia inmunológica y con cáncer. En los niños también se ha relacionado con el bajo rendimiento escolar y diversos problemas de comportamiento, emocionales y de aprendizaje.

Aun cuando los síntomas de la toxicidad por agentes medioambientales y los de las alergias ambientales se parecen mucho, sus causas son muy diferentes. Por una parte, las alergias son el resultado de una reacción excesiva del sistema inmunológico a alguna sustancia del entorno. Por otra parte, la toxicidad medioambiental no es causada por una reacción del sistema inmunológico, sino por el envenenamiento directo de los tejidos o de las células, por lo cual dejan de funcionar correctamente. Mientras que las reacciones alérgicas por lo regular empiezan a ceder cuando cesa el contacto con el alergeno, los problemas de toxicidad pueden persistir mucho tiempo después, dependiendo del tipo y del alcance del daño que las toxinas han ocasionado.

A menos que se especifique otra cosa, las siguientes dosis se recomiendan para personas mayores de dieciocho años. La dosis para los jóvenes de doce a diecisiete años debe equivaler a tres cuartas partes de la cantidad recomendada. Para los niños de seis a doce años debe utilizarse la mitad de la dosis recomendada y para los menores de seis años, una cuarta parte.

NUTRIENTES

SUPLEMENTOS	DOSIS SUGERIDAS	COMENTARIOS
Esenciales		
Coenzyme Q_{10} más	30 mg 4 veces al día.	Importante para la función inmunológica.
Coenzyme A de Coenzyme-A Technologies	Según indicaciones de la etiqueta.	

S-Adenosyl-methionine (SAMe)	Según indicaciones de la etiqueta.	Tiene efectos antioxidantes que pueden mejorar la salud del hígado. *Advertencia:* Si sufre de trastorno maníaco-depresivo o toma antidepresivos prescritos, no tome este suplemento.
Vitamin C con bioflavonoids y quercetin	3.000–10.000 mg al día divididos en varias tomas.	Ayudan a eliminar del organismo las toxinas y los metales pesados.
Muy importantes		
Garlic (Kyolic de Wakunaga)	2 cápsulas 3 veces al día.	Poderoso estimulante del sistema inmunológico.
L-Cysteine y L-methionine más L-carnitine y L-glutathione	500 mg de cada uno 3 veces al día. Tomar con el estómago vacío con agua o jugo. No tomar con leche. Para mejor absorción, tomar con 50 mg de vitamina B_6 y 100 mg de vitamina C.	Protegen los pulmones, el corazón y el hígado destruyendo los radicales libres.
Proteolytic enzymes más pancreatic enzymes	Según indicaciones de la etiqueta. Tomar entre comidas. Según indicaciones de la etiqueta. Tomar con las comidas.	Importantes para la digestión y la desintoxicación del organismo.
Superoxide dismutase (SOD) (Cell Guard de Biotec Foods)	Según indicaciones de la etiqueta.	Este poderoso antioxidante protege contra la radiación y la formación de radicales libres.
Taurine Plus de American Biologics	Según indicaciones de la etiqueta.	Importante antioxidante y regulador inmunológico. Necesario para la activación de los glóbulos blancos de la sangre y para la función neurológica. Administrar en forma sublingual.
Importantes		
Apple pectin	Según indicaciones de la etiqueta.	Elimina del organismo las toxinas y los metales pesados ligándose a ellos.
Grape seed extract	Según indicaciones de la etiqueta.	Poderoso antioxidante.
Vitamin A más carotenoid complex con beta-carotene más vitamin E	100.000 UI al día por 1 mes. Luego reducir hasta 15.000 UI al día. Si está embarazada, no debe tomar más de 10.000 UI al día. Según indicaciones de la etiqueta. 400–800 UI al día.	Las vitaminas A y E son poderosos antioxidantes y desintoxicantes. Para dosis altas, la emulsión facilita la asimilación y brinda mayor seguridad. Antioxidantes y precursores de la vitamina A.
Vitamin B complex más extra pantothenic acid (vitamin B_5) y vitamin B_6 (pyridoxine) y niacinamide	100 mg 3 veces al día con las comidas. 100 mg 3 veces al día. 50 mg 3 veces al día. Hasta 500 mg al día.	Todas las vitaminas B son vitales para el funcionamiento y la reparación de las células. También son necesarias para la digestión y para proteger el recubrimiento del tracto digestivo. Utilizar una fórmula high-stress. Para mejor absorción, se recomiendan en forma sublingual.
Provechosos		
Calcium más copper y zinc	50 mg al día. 3 mg al día. 80 mg al día. No tomar más de 100 mg al día de todos los suplementos.	Estos minerales ayudan al sistema inmunológico. Utilizar calcium pantothenate. Para mejor absorción, utilizar lozenges de zinc gluconate u OptiZinc.
Manganese	50 mg al día. No tomar al mismo tiempo con calcio.	Favorece el sistema inmunológico actuando con otros microminerales. Utilizar una variedad chelate.
Raw thymus glandular	500 mg al día.	Mejora la producción de las células T. *Ver* TERAPIA GLANDULAR en la Tercera Parte para conocer sus beneficios.

Hierbas

❑ La raíz de burdock y el red clover ayudan a limpiar el sistema linfático y la sangre.

❑ El milk thistle ayuda a proteger las células hepáticas y promueve la regeneración de las células dañadas del hígado.

❑ El turmeric contiene curcumin, un inhibidor de los crecimientos tumorales que estimula la capacidad del hígado para eliminar las toxinas ambientales del organismo.

Recomendaciones

❑ Incluya en su dieta fuentes de fibra, como el producto Aerobic Bulk Cleanse (ABC), de Aerobic Life Industries, salvados de avena y de trigo. La pectina de manzana también es provechoso.

Nota: Nunca tome fibra en suplemento junto con otros suplementos o medicamentos.

❑ Tome solamente agua destilada al vapor.

❑ En lo posible, utilice sólo productos no tóxicos para la limpieza. Muchos desinfectantes, productos de limpieza en seco y otros utilizados en el hogar tienen contenidos tóxicos. Afortunadamente, existen alternativas respetuosas con el medio ambiente. Por ejemplo, se puede hacer un -desinfectante no tóxico y efectivo mezclando $^1/_2$ taza de bórax con un galón de agua caliente. Para limpiar los tuberías, por ejemplo, puede verter 1/4 de taza de baking soda por el desagüe de la cocina o baño seguido de 1/2 taza de vinagre. Cierre el desagüe hasta que pare el burbujeo generado y luego deje correr bien de agua caliente para acabar de limpiar.

❑ Para aliviar los síntomas, utilice un purificador de aire o un ionizador. Estos aparatos eliminan del aire el olor de los animales, las bacterias, el polvo, el polen, el smog y el humo.

❑ Someta su hogar y lugar de trabajo a un test de radón para comprobar si existe contaminación por este gas radioactivo. Normalmente ocurre de forma natural, al emanar de la tierra y penetrar por grietas y aperturas en los muros y suelos. Se cree que es la segunda causa de cáncer de pulmón. En muchas ferreterías se pueden encontrar kits para realizar la prueba. Si se comprueba la existencia de radón, normalmente basta con sellar las grietas y aumentar la ventilación en las zonas de los sótanos para corregir el problema.

❑ Si tiene electrodomésticos que queman combustible, como calentadores de agua, fogones, radiadores de keroseno o de gas, tenga mucho cuidado con las emisiones de monóxido de carbono. Asegúrese de que todos los aparatos tengan los respiraderos bien ajustados y de que la casa está bien ventilada. Nunca ponga en marcha el auto dentro del garaje. El monóxido de carbono es un gas incoloro e inodoro. Cuando se inhala en cantidad suficiente, entra en el torrente sanguíneo y se mezcla con los glóbulos rojos, privando al sistema de oxígeno. Entre los primeros síntomas de envenenamiento por monóxido de carbono están dolores de cabeza, mareos, náuseas, vómitos, fatiga y confusión. La exposición continuada puede provocar coma y, en última instancia, la muerte. Unos quinientos estadounidenses mueren cada año por esta causa, muchos de ellos envenenados por el humo del motor de su vehículo. Se pueden adquirir detectores de monóxido de carbono en las ferreterías. La mayoría de los códigos de construcción actualmente exigen detectores de esta sustancia en los hogares, y si usted se dispone a vender su casa, incluso si es antigua, casi todos los estados requieren que esté equipada con detector antes de su venta.

❑ Para reducir su exposición al gas natural, a los pesticidas, al radón, al humo y a otros químicos domésticos, ventile muy bien su hogar. Reemplace el aglomerado de los pisos (particleboard subflooring) por triplex (exterior-grade plywood) que no contenga formaldehído. La madera se debe sellar con un producto no tóxico.

❑ Utilizando las herramientas apropiadas, retire tanto del interior como del exterior de su hogar la pintura que esté descascarada. La pintura que se utilizaba antes contenía residuos tóxicos de plomo. Cualquier pintura de más de 30 años probablemente contiene plomo. (*Ver* ENVENENAMIENTO CON PLOMO en la Segunda Parte.)

❑ Cambie con frecuencia las bolsas de su aspiradora. La mayoría de esas bolsas filtran mal el polvo, el polen, los ácaros del polvo y otras partículas potencialmente nocivas. Cuando vaya a comprar una nueva aspiradora, elija un modelo en el cual la bolsa quede aislada dentro de un compartimiento muy bien sellado o que tenga un filtro HEPA.

❑ No fume y no deje que otras personas fumen en su hogar o en su automóvil.

❑ No utilice insecticidas en espray ni bug bombs. Si requiere los servicios de un fumigador, contrate a alguien que tenga la licencia correspondiente y que utilice insecticidas no tóxicos (como tierra de diatomeas-*diatomaceus earth*).

Aspectos para tener en cuenta

❑ La mayoría de las sartenes y cazuelas con que cocinamos dejan residuos en la comida. Algunos de estos metales, como el hierro de las sartenes de hierro colado, incluso pueden ser beneficiosos. Pero otros son dañinos, como el aluminio — y otros metales— que se dispersan al cocinar con instrumentos recubiertos con esos materiales.

❑ Si usted experimenta alguno de los síntomas que se han enumerado, consulte con un alergólogo que le ordene un RAST (radioallergosorbent test) para determinar si el problema es de origen alérgico. También le conviene hacerse un análisis de cabello para determinar el nivel de sustancias tóxicas de su organismo.

❑ Las inyecciones de extracto de hígado han sido eficaces para algunas personas.

❑ El amianto antes se utilizaba comúnmente en una gran variedad de productos y materiales de construcción, por lo que todavía puede estar presente en edificios construidos o renovados entre 1900 y 1970. El amianto no resulta nocivo si se mantiene intacto y sólido. El problema surge si se deteriora y sus fibras llegan al aire. Estas fibras, que son tan pequeñas que pueden traspasar las bolsas de las aspiradoras, pueden penetrar en los pulmones y adherirse a los delicados tejidos internos, abriendo la puerta a diversas enfermedades, como cáncer, asbestosis y mesotelioma, un tipo de tumor. Los cánceres de la laringe, la cavidad oral, los riñones y el colon a veces se atribuyen también al amianto. La limpieza y eliminación del amianto sólo debe hacerlo un contratista especializado y calificado.

❑ Uno de los artículos domésticos que más problemas ocasiona es la alfombra. Se ha demostrado que algunos de los químicos que se utilizan en las alfombras afectan adversamente a la salud. Uno de esos químicos es el 4-phenylcyclohexene (4-PC), un residuo de la producción del estireno-butadieno. Esta sustancia se emplea en el reverso de muchas alfombras. Los productos que resultan de la descomposición del estirenobutadieno también son potencialmente tóxicos. Lavar las alfombras con champú es particularmente nocivo para la salud. Al lavar la alfombra con champú, el reverso permanece húmedo mucho después de que la superficie principal se ha secado. Esa humedad se convierte en caldo de cultivo de miles de microorganismos que pueden causarle estragos a nuestro organismo. La humedad también se puede colar al piso sobre el cual está colocada la alfombra, que en muchas casas y edificios es de aglomerado de madera procesada y colas a base de formaldehído. Cuando el aglomerado se humedece, el formaldehído puede liberar al aire.

❑ *Ver también* ENVENENAMIENTO CON ALIMENTOS, ENVENENAMIENTO CON ARSÉNICO, ENVENENAMIENTO CON PLOMO, ENVENENAMIENTO CON PRODUCTOS QUÍMICOS, TOXICIDAD POR ALUMINIO, TOXICIDAD POR CADMIO, TOXICIDAD POR COBRE, TOXICIDAD POR MERCURIO y YOXICIDAD POR NÍQUEL en la Segunda Parte.

TOXICIDAD POR ALUMINIO

El aluminio no es un metal pesado, pero puede ser tóxico en cantidades excesivamente altas e, incluso, en pequeñas cantidades cuando se deposita en el cerebro. Muchos síntomas de toxicidad por aluminio se parecen tanto a los síntomas de la enfermedad de Alzheimer como a los de la osteoporosis. La toxicidad por aluminio puede ocasionar cólicos, raquitismo, trastornos gastrointestinales, mal metabolismo del calcio, nerviosismo extremo, anemia, dolores de cabeza, deficiencia hepática y renal, pérdida de memoria, trastornos del lenguaje, reblandecimiento de los huesos, y debilidad y dolor musculares.

Debido a que el aluminio se excreta a través de los riñones, cantidades tóxicas de aluminio pueden alterar la función renal. La acumulación de sales de aluminio en el cerebro se ha relacionado con convulsiones y con deterioro de las facultades mentales. Para poder llegar al cerebro, el aluminio debe atravesar la barrera hematoencefálica, una compleja estructura que filtra la sangre antes de que llegue a ese órgano vital. El aluminio elemental no atraviesa fácilmente esta barrera, pero algunos compuestos del aluminio, como fluoruro de aluminio, sí la atraviesan sin dificultad. Muchos sistemas municipales de abastecimiento de agua tratan el agua con alumbre (sulfato de aluminio) y con fluoride (fluoruros), y estos dos químicos se combinan en la sangre con mucha facilidad. Más aún, cuando ya se ha formado fluoruro de aluminio, su excreción en la orina es deficiente.

La absorción intestinal de altos niveles de aluminio y de silicio puede llevar a la formación de compuestos que se acumulan en la corteza cerebral e impiden que los impulsos nerviosos lleguen al cerebro y salgan de él, como ocurre normalmente. La deficiencia crónica de calcio puede agravar la situación. Se sabe que personas que han trabajado largo tiempo en plantas de fundición de aluminio experimentan vahídos, problemas de coordinación y pérdida del equilibrio y de la energía. Expertos han planteado como posible causa de estos síntomas la acumulación de aluminio en el cerebro. Quizás lo más alarmante es que existen razones para pensar que la acumulación de aluminio en el cerebro podría contribuir al desarrollo de la enfermedad de Alzheimer.

Se calcula que la persona promedio ingiere diariamente entre 3 y 10 miligramos de aluminio. El aluminio es el elemento metálico que más abunda en la corteza terrestre. Entra al organismo básicamente a través del tracto digestivo, pero también puede hacerlo a través de los pulmones y de la piel para luego ser absorbido por los tejidos, donde se acumula. Como el aluminio ha invadido el aire, el agua y el suelo, se encuentra de manera natural y en cantidades variables prácticamente en todos los alimentos y en toda el agua. El aluminio también se utiliza para fabricar ollas, utensilios de cocina y foil.

Muchos productos de uso cotidiano también contienen aluminio, entre ellos analgésicos y antiinflamatorios que no requieren fórmula médica, así como algunas duchas. El aluminio es un aditivo de muchos baking powders, se utiliza en el procesamiento de los alimentos y está presente en muchos productos, entre ellos antiperspirantes, dentífricos, amalgamas dentales, harina blanqueada, queso rallado, sal de mesa y cerveza (especialmente la que venden en envases de aluminio). Los sistemas municipales de abastecimiento de agua son una importante fuente de aluminio.

El uso excesivo de antiácidos es, quizás, la causa más común de toxicidad por aluminio en este país, particularmente entre la gente que tiene problemas renales. Muchos antiácidos que se consiguen sin prescripción médica contienen cantidades de hidróxido de aluminio superiores a las que los riñones pueden excretar eficazmente. Incluso antiácidos que contienen una mezcla de aluminio y otros ingredientes pueden representar un problema. Esos productos les producen a algunas personas la misma reacción que productos elaborados totalmente con compuestos de aluminio.

NUTRIENTES

SUPLEMENTOS	DOSIS SUGERIDAS	COMENTARIOS
Provechosos		
Apple pectin	2 cucharadas 2 veces al día.	Se liga con los metales del colon y los elimina del organismo.
Calcium y magnesium	1.500 mg al día. 750 mg al día.	Estos minerales se unen al aluminio y lo eliminan del organismo. Utilizar variedades chelate.
Coenzyme A de Coenzyme-A Technologies	Según indicaciones de la etiqueta.	Apoya el sistema inmunológico de la desintoxicación de muchas sustancias peligrosas.
Garlic (Kyolic de Wakunaga)	2 cápsulas 3 veces al día.	Desintoxicante.

Kelp	2.000–3.000 mg al día.	Contiene minerales de manera equilibrada. Desintoxica el organismo del exceso de metales.
Lecithin granules o capsules	1 cucharada 3 veces al día antes de las comidas. 1.200 mg 3 veces al día antes de las comidas.	Ayudan a curar el cerebro y las membranas mucosas.
L-Glutathione	Según indicaciones de la etiqueta.	
Multivitamin y mineral complex	Según indicaciones de la etiqueta.	Suplemento básico para restaurar el equilibrio de las vitaminas y los minerales, que se ve afectado cuando hay toxicidad. Utilizar una variedad hipoalergénica high-potency.
Oxy-Cleanse de Earth's Bounty	Según indicaciones de la etiqueta.	
S-Adenosyl-methionine (SAMe)	Según indicaciones de la etiqueta.	Ayuda a reducir el estrés y el nerviosismo causado por el exceso de aluminio. *Advertencia:* Si sufre de trastorno maníaco-depresivo o toma antidepresivos prescritos, no tome este suplemento.
Vitamin B complex más extra vitamin B_6 y vitamin B_{12}	100 mg 3 veces al día. 50 mg 3 veces al día. 300 mcg 3 veces al día.	Las vitaminas B, en especial la vitamina B_6, son importantes para eliminar el exceso de metales del tracto intestinal y expulsarlos del organismo. Para mejor absorción, se recomiendan en forma sublingual. Puede ser necesario administrar en inyección (con supervisión médica).
Vitamin E	200 IU al día.	

Hierbas

❑ La raíz de burdock, echinacea, ginseng, ginkgo biloba y la fibra, cuando se toman regularmente, son beneficiosas para ayudar al cuerpo a bloquear el daño producido por los metales tóxicos y la radiación.

Advertencia: No tome echinacea si sufre algún trastorno inmunológico.

Recomendaciones

❑ Haga una dieta alta en fibra y que incluya apple pectin.

❑ Utilice solamente ollas de acero inoxidable, vidrio o hierro. El mejor material es el acero inoxidable.

❑ Cuídese de los productos que contienen aluminio. Lea las etiquetas y evite los que contienen aluminio o dihydroxyaluminum.

Aspectos para tener en cuenta

❑ El análisis del cabello sirve para conocer el nivel de aluminio del organismo. (*Ver* ANÁLISIS DEL CABELLO en la Tercera Parte.)

❑ Si usted va a hacer la terapia de chelation, utilice únicamente agentes orales. (*Ver* TERAPIA DE CHELATION en la Tercera Parte.) Muchos investigadores consideran que, a diferencia de lo que ocurre con otros metales, el aluminio no se puede eliminar del organismo, aunque sí se puede desplazar o movilizar.

❑ Investigaciones indican que la corrosión que sufren las ollas de aluminio aumenta con el tiempo de cocción. Cuanto mayor es el desgaste de las ollas, tanto mayor es la cantidad de compuestos de aluminio que pasan a los alimentos y que el organismo absorbe. El aluminio se disuelve más fácilmente cuando entra en contacto con alimentos formadores de ácido, como café, quesos, carnes, té negro y verde, cabbage, pepino, tomate, nabo, espinaca y rábano.

❑ La lluvia ácida hace que el aluminio pase del suelo al agua potable.

❑ *Ver también* ENFERMEDAD DED ALZHEIMER en la Segunda Parte.

TOXICIDAD POR CADMIO

El cadmio es un metal inorgánico que se encuentra naturalmente en el medio ambiente. Al igual que el plomo, el cadmio se acumula en el organismo y produce diversos grados de toxicidad. El cadmio reemplaza las reservas del mineral esencial cinc cuando el hígado y los riñones presentan deficiencia. Por tanto, no debe sorprender que quienes presentan deficiencia de cinc también presenten niveles elevados de cadmio.

El cadmio está presente en el medio ambiente de diversas formas, como cadmium sulfide, cadmium oxide, cadmium sulfate, cadmium carbonate y cadmium chloride. Se usa en la producción de tintas y tintes coloreados, así como en muchas aplicaciones industriales, como la soldadura, los grabados y en recubrimientos metálicos. El cadmio también se emplea en la fabricación de plásticos y baterías de níquel-cadmio (Ni-Cad) y se usa extensamente en teléfonos móviles, computadoras portátiles y muchos juguetes. La mayoría de los alimentos contienen trazas de cadmio, mientras que en el marisco, por ejemplo, las cantidades son mucho mayores. La exposición al cadmio derivada de la ingesta de marisco dependerá de cuál sea su origen. En otras palabras, no hay manera de saber con exactitud el cadmio almacenado en los tejidos de una almeja o una langosta. Otras fuentes de cadmio son el agua potable, los fertilizantes, fungicidas, pesticidas, la tierra, la contaminación atmosférica, los granos refinados, arroz, café, té y las bebidas refrescantes. Se calcula que la exposición diaria al cadmio por la dieta es aproximadamente de 0,12 microgramos a 0,49 microgramos por kilogramo (2.2

libras) de peso corporal. Esto *no* es una recomendación, sino la descripción de lo que una persona de nuestra sociedad moderna absorbe normalmente. Según la Organización Mundial de la Salud, la ingesta de cadmio no debería superar los 7 microgramos por kilogramo de peso corporal a la semana. Según esto, un varón sano de 80 kilos (175 libras) de peso no debería exceder los 560 microgramos por semana, una cantidad realmente pequeña. (Un microgramo es una millonésima parte de un gramo.)

El humo del tabaco (trátese de cigarrillo, de cigarro o de pipa) contiene cadmio, y algunos estudios han revelado que los fumadores presentan niveles más altos de cadmio que los no fumadores. La exposición al humo ajeno también puede elevar la acumulación de cadmio en el organismo de las personas que no fuman. Fumar un paquete de cigarrillos puede añadir entre 2 y 4 microgramos de cadmio al organismo. También se puede absorber con humo de segunda mano. La exposición peligrosa al cadmio normalmente se da a través de los vapores tóxicos y el polvo. En este formato, el cadmio es extremadamente irritante para los pulmones y puede ocasionar síntomas como dolores de cabeza, escalofríos, dolores musculares, náusea, vómitos y diarrea. El cadmio es tan peligroso que el Gobierno ha decretado que los niveles de cadmio en los vapores y polvo contaminados por este metal en el ámbito laboral deben mantenerse por debajo de los 0,025 miligramos por metro cúbico de aire.

El organismo humano puede tolerar niveles bajos de cadmio, pero la exposición crónica por largo plazo puede causar problemas graves de salud. Niveles altos de cadmio pueden desembocar en hipertensión (presión arterial alta), embotamiento del sentido del olfato, anemia, dolor en las articulaciones, caída del cabello, decoloración amarillenta de los dientes, inflamación de la membrana mucosa de la nariz (rinitis), piel seca y escamosa, e inapetencia. La toxicidad por cadmio amenaza la salud porque debilita el sistema inmunológico. Además, disminuye la producción de linfocitos T (células T), glóbulos blancos clave para la protección del organismo porque destruyen las células cancerígenas y los invasores extraños. Debido a que el cadmio se almacena en los riñones y en el hígado (estos órganos acumulan entre el 50 y el 70 por ciento del cadmio acumulado en el organismo), la exposición excesiva a este metal puede producir enfermedad renal y daño hepático. Entre los efectos que puede ocasionar la exposición excesiva al cadmio están enfisema, trastornos óseos como la osteoporosis y la osteomalacia, cáncer y menor expectativa de vida.

La mejor manera de comprobar si hay intoxicación aguda por cadmio es con un análisis de sangre. Las pruebas de orina pueden emplearse para determinar la carga total de cadmio en el organismo.

A menos que se indique otra cosa, las dosis que se recomiendan a continuación son para personas adultas. La dosis para los jóvenes de doce a diecisiete años debe equivaler a tres cuartas partes de la cantidad recomendada; la de los niños de seis a doce años, a la mitad y la de los menores de seis años, a la cuarta parte.

NUTRIENTES

SUPLEMENTOS	DOSIS SUGERIDAS	COMENTARIOS
Importantes		
Alfalfa		*Ver* Hierbas más adelante.
Calcium y magnesium	2.000 mg al día. 1.000 mg al día.	Estos minerales ayudan a eliminar el cadmio del organismo.
Coenzyme A de Coenzyme-A Technologies	Según indicaciones de la etiqueta.	
Garlic (Kyolic de Wakunaga)	2 cápsulas 3 veces al día.	Poderoso desintoxicante que ayuda a eliminar el cadmio del organismo.
L-cysteine y L-lysine y L-methionine	500 mg de cada uno al día. Tomar con el estómago vacío con agua o jugo. No tomar con leche. Para mejor absorción, tomar con 50 mg de vitamina B_6 y 100 mg de vitamina C.	Estos aminoácidos actúan como antioxidantes y protegen los órganos, en especial el hígado. *Ver* AMINOÁCIDOS en la Primera Parte.
Lecithin granules o capsules	2 cucharadas 3 veces al día con las comidas. 2.400 mg 3 veces al día con las comidas. Para mejor asimilación, tomar con vitamina E (ver más adelante).	Protegen las células.
Rutin	200 mg 3 veces al día. Tomar con 100 mg de vitamina C.	Ayuda a eliminar del organismo grandes cantidades de metales.
Vitamin E	200 UI al día.	Antioxidante. Para facilitar la asimilación, utilizar en emulsión.
Zinc	50–80 mg al día. No tomar más de 100 mg al día de todos los suplementos.	Necesario para restaurar el cinc desplazado por el cadmio. Evita que aumente el nivel del cadmio.
Provechosos		
Copper	3 mg al día.	Actúa con el cinc para eliminar los depósitos de cadmio.
Iron o Floradix Iron + Herbs de Salus Haus	Según indicaciones médicas. Para mejor absorción, tomar con 100 mg de vitamina C. Según indicaciones de la etiqueta.	Corrige las deficiencias. Utilizar ferrous fumarate. *Advertencia:* No tome hierro a menos que le hayan diagnosticado anemia. Contiene hierro natural no tóxico que proviene de fuentes alimentarias y que se asimila fácilmente.

Hierbas

❑ La alfalfa contiene clorofila y vitamina K, y ayuda a eliminar el cadmio del organismo. Tome diariamente entre 2.000 y 3.000 miligramos de cadmio en tableta.

❑ La raíz de burdock y el red clover ayudan a purificar el torrente sanguíneo y estimulan el sistema inmunológico.

❑ El milk thistle es muy efectivo a la hora de proteger el hígado. También estimula la producción de nuevas células hepáticas.

Recomendaciones

❑ Incluya en su dieta abundante fibra y apple pectin. Consuma, también, semillas de pumpkin y otros alimentos ricos en cinc.

Aspectos para tener en cuenta

❑ La terapia de chelation sirve para eliminar del organismo los metales tóxicos. (*Ver* TERAPIA DE CHELATION en la Tercera Parte.)

❑ *Ver también* TOXICIDAD POR AGENTES MEDIOAMBIENTALES en la Segunda Parte.

TOXICIDAD POR COBRE

En pequeñas cantidades, el cobre es esencial para la vida. El organismo no genera cobre por lo que es preciso ingerirlo con la dieta. Hay diversos procesos bioquímicos que dependen del cobre para su función normal, además de que el metal participa en el funcionamiento del sistema nervioso. (*Ver* DEFICIENCIA DE COBRE en la Segunda Parte.) Sin embargo, como sucede con todos los microminerales, el exceso de cobre en el organismo suele ser tóxico. Demasiado cobre en el organismo puede ocasionar diarrea, eccema, anemia hemolítica, hipertensión arterial, enfermedades renales, náuseas, síndrome premenstrual, anemia de células falciformes (*sickle cell anemia*), dolor estomacal, y daño severo del sistema nervioso central. Como ocurre con el mercurio y con el plomo, niveles altos de cobre también se asocian con trastornos mentales y emocionales, entre ellos autismo, problemas de conducta, hiperactividad infantil, depresión clínica, ansiedad, problemas psicológicos postparto, esquizofrenia alucinatoria y paranoica, insomnio, oscilaciones anímicas, tartamudez y demencia senil (senilidad).

Entre las fuentes de cobre están cerveza, ollas de cobre, tuberías de cobre, insecticidas, leche pasteurizada, agua del grifo (tap water) y diversos alimentos, asi como también químicos para piscina y productos para el ondulado permanente del cabello.

La U.S. Food and Drug Administration (FDA) nunca ha publicado las cantidades diarias recomendadas de cobre (RDA), pero el Research Council de la National Academy of Science recomienda una ingesta diaria de 1,5 a 3 miligramos/día para adultos, 1,5 a 2,5 para niños y 0,4 a 0,6 para los bebés menores de seis meses de edad.

El nivel del cobre en el organismo se puede determinar mediante exámenes de sangre, exámenes de orina y análisis del cabello. Las muestras normales de orina que se recogen en el transcurso de veinticuatro horas contienen entre 15 y 40 microgramos de cobre. En las personas que tienen problemas de salud como artritis, enfermedad cardíaca, hipertensión arterial, esquizofrenia o cáncer, los niveles séricos de cobre tienden a ser altos. Durante la enfermedad, los tejidos liberan cobre en la sangre para promover la reparación de los tejidos. Un nivel alto de cobre en la sangre durante la enfermedad no significa que éste sea la causa de la enfermedad; más bien, indica que se han activado los procesos naturales de reparación del organismo.

Los anticonceptivos orales y/o el tabaco pueden elevar la cantidad de cobre del organismo. El exceso de cobre en la sangre también es característico de la anemia, la cirrosis del hígado, la leucemia, la hipoproteinemia y la deficiencia de vitamina B_3 (niacina). Durante el embarazo, los niveles de cobre sérico también suelen ser más altos de lo normal. La enfermedad de Wilson es un mal hereditario muy poco común que afecta a la capacidad del organismo de metabolizar correctamente el cobre, lo que se traduce en su acumulación en el organismo. Las personas cuya función suprarrenal está disminuida o que tienen un metabolismo anormalmente lento, pueden aumentar sus niveles de cobre. El cinc es otro metal que juega un papel importante en la cantidad de cobre que almacenan los tejidos. La insuficiencia de cinc, especialmente si está combinada con una ingesta alta de cobre, puede ocasionar una acumulación excesiva de este metal en los tejidos. Asimismo, el estrés es un factor que contribuye a reducir el nivel de cinc disponible en el organismo, lo que puede llevar a una sobrecarga de cobre.

Conociendo la manera en que los minerales interactúan en el organismo, es posible disminuir la cantidad de cobre y mantener un adecuado equilibrio mineral. A menos que se indique otra cosa, las dosis que se recomiendan a continuación son para personas adultas. La dosis para los jóvenes de doce a diecisiete años debe equivaler a tres cuartas partes de la cantidad recomendada; la de los niños de seis a doce años, a la mitad y la de los menores de seis años, a la cuarta parte.

NUTRIENTES

SUPLEMENTOS	DOSIS SUGERIDAS	COMENTARIOS
Importantes		
Vitamin C con bioflavonoids	1.000 mg 4 veces al día.	Chelate el cobre. Utilizar la vitamina C en forma de ascorbic acid.
más extra rutin	60 mg al día.	Este bioflavonoide es uno de los subproductos del buckwheat. Reduce los niveles séricos de cobre.

Zinc	50–80 mg al día. No tomar más de 100 mg al día de todos los suplementos.	La deficiencia de cinc predispone a los altos niveles de cobre. Utilizar zinc chelate.
Provechosos		
Calcium chelate o calcium disodium edetate más magnesium	1.500 mg al día. Según prescripción médica. 750 mg al día a la hora de acostarse.	Se liga a los iones metálicos del organismo. Los médicos utilizan este suplemento para tratar el envenenamiento con metales pesados. Sólo se consigue con prescripción médica. Actúa con el calcio.
L-Cysteine y L-cystine y L-methionine	Según indicaciones de la etiqueta, con el estómago vacío. Tomar con agua o jugo. No tomar con leche. Para mejor absorción, tomar con 50 mg de vitamina B_6 y 100 mg de vitamina C.	Ayudan a eliminar el cobre del organismo y protegen el hígado. *Ver* AMINOÁCIDOS en la Primera Parte.
Manganese	2–4 mg al día. No tomar junto con calcio.	Ayuda a eliminar el exceso de cobre.
Molybdenum	30 mcg al día.	Impide que en el organismo se acumulen cantidades excesivas de cobre.

Hierbas

❑ El extracto de grape seed actúa como neutralizador de los radicales libres y ayuda a proteger del deterioro celular.

Recomendaciones

❑ Haga analizar el agua de su hogar. El agua potable puede contener cobre. Hay laboratorios especializados en analizar el contenido de cobre y otros minerales del agua de uso doméstico. Si el agua contiene más de una parte por millón de cobre, es recomendable que suspenda su consumo y la reemplace, por ejemplo, por agua destilada al vapor y embotellada. Si esto no es posible, deje correr el agua del grifo durante, por lo menos, dos minutos antes de usarla para que salgan algunas de las impurezas.

❑ Aumente su ingesta de azufre, que se encuentra en alimentos como huevo, cebolla y ajo. Estos alimentos ayudan a eliminar el cobre del organismo. Además de lo anterior, complemente su dieta con pectina, que se encuentra en la manzana.

❑ No tome suplementos minerales y/o multivitamínicos que contengan cobre.

❑ No utilice ollas ni utensilios de cocina de cobre.

Aspectos para tener en cuenta

❑ El análisis del cabello es una prueba confiable para determinar el nivel del cobre en los tejidos del organismo. (*Ver* ANÁLISIS DEL CABELLO en la Tercera Parte.)

❑ Si su organismo tiene un nivel excesivamente alto de cobre, es posible que usted requiera un tratamiento médico que incluya chelation para eliminar el exceso. La terapia de chelation elimina los metales tóxicos del organismo. (*Ver* TERAPIA DE CHELATION en la Tercera Parte.) Si su nivel de cobre es más alto de lo normal, pero no excesivamente alto, tomar los suplementos adecuados puede ayudarle a corregir el problema.

❑ Los microminerales manganeso, molibdeno y cinc ayudan a evitar la acumulación excesiva de cobre en el organismo.

❑ Se ha descubierto que muchos pacientes de esquizofrenia presentan altos niveles de cobre y de hierro, junto con deficiencia de cinc y de manganeso. Esto se debe, probablemente, a que su organismo elimina el cobre en cantidades inferiores a lo normal. Aumentar el consumo de cinc y de manganeso, bien a través de la dieta o bien tomando suplementos, incrementa la eliminación del cobre. De esta manera el cinc y el manganeso contribuyen a normalizar el nivel del cobre en el organismo.

❑ *Ver también* ENFERMEDAD DE WILSON y TOXICIDAD POR AGENTES MEDIOAMBIENTALES en la Segunda Parte.

TOXICIDAD POR MERCURIO

El mercurio es uno de los metales más tóxicos que existen; es, incluso, más tóxico que el plomo. Este veneno se encuentra en el suelo, en el agua y en los alimentos. También está presente en las aguas negras, en los fungicidas y en los pesticidas. Algunos granos y semillas son tratados con chlorine bleaches de mercurio metílico, que van a dar a los alimentos. Como el mercurio metílico contamina nuestras aguas, se ha encontrado en gran cantidad en el pescado, especialmente en pescados de gran tamaño que ocupan niveles altos en la cadena alimentaria. Se calcula que un tercio, o más, de los lagos de Estados Unidos y una cuarta parte de sus ríos contienen peces contaminados con mercurio. El mercurio también está presente en muchos productos de la vida cotidiana, entre ellos cosméticos, calzas dentales, ablandadores de telas, tintas para impresora y tatuajes, látex, algunos medicamentos, algunas pinturas, plásticos, ceras y betunes, solventes y preservativos para madera.

El mercurio es un veneno acumulativo. No existe ninguna barrera capaz de detener la entrada del mercurio a las células cerebrales, y se deposita en el centro cerebral del dolor y en el sistema nervioso. Su presencia allí puede impedir no sólo que los nutrientes entren normalmente a las células, sino que los desechos salgan de ellas. El mercurio se puede ligar a las células inmunológicas, alterarlas e interferir las reacciones normales del sistema inmunológico.

Éste podría ser uno de los factores causales de las enfermedades autoinmunes. Cantidades significativamente altas de mercurio en el organismo pueden producir artritis, depresión, dermatitis, vahídos, fatiga, enfermedad de las encías, caída del cabello, insomnio, dificultades en el habla, dolores de cabeza, dolores musculares, pérdida de la memoria, diarrea, vómitos, náusea, debilidad muscular y exceso de salivación. Altos niveles de mercurio también pueden influir adversamente en la actividad de las enzimas y producir ceguera y parálisis. Los síntomas del envenenamiento con mercurio se parecen a los de la esclerosis múltiple y a los de la esclerosis lateral amiotrófica (ALS, o amyotrophic lateral sclerosis, también conocida como enfermedad de Lou Gehrig). Muchas alergias a alimentos y a sustancias del medio ambiente se pueden atribuir directamente al envenenamiento con mercurio. La U.S. Environmental Protection Agency también ha encontrado una relación entre la exposición a vapores de mercurio, por una parte, y trastornos menstruales y aborto espontáneo, por otra parte. La exposición al mercurio durante el embarazo puede causar lesiones neurológicas en los recién nacidos, como reducción de las facultades intelectuales y desarrollo retardado. Además, el índice de mortalidad es significativamente superior cuando la madre ha estado expuesta a mercurio. Los niños con un envenenamiento grave de mercurio pueden experimentar acrodinia, un síndrome caracterizado porque la piel de las manos, nariz y pies adopta un tono rosado y se cae; ceguera; aumento del ritmo cardíaco, agitación y dolor en los brazos y piernas.

Entre las señales de que existen niveles tóxicos de mercurio se cuentan cambios en la conducta, depresión, confusión, irritabilidad e hiperactividad. Las personas que presentan este tipo de toxicidad también pueden sufrir de reacciones alérgicas o de asma. No es inusual que estas personas perciban un sabor metálico en la boca y que su dentadura se afloje.

Según la Organización Mundial de la Salud, las amalgamas dentales utilizadas en los empastes son una de las principales fuentes de exposición al mercurio. Más de ciento ochenta millones de estadounidenses tienen empastes dentales con amalgamas de mercurio. Cuando los odontólogos hablan de calzas o empastes de "plata", en realidad se refieren a las amalgamas. Aun cuando las amalgamas son de color plateado, en realidad contienen más o menos 50 por ciento de mercurio, 25 por ciento de plata y 25 por ciento de otros materiales, como cobre, estaño y níquel. A pesar de que todos los metales que se utilizan en las calzas, o emplastes dentales, son potencialmente tóxicos, ninguno es tan peligroso como el mercurio. Una amalgama puede liberar entre 3 y 17 microgramos de mercurio por día. El vapor de mercurio que liberan las amalgamas dentales se combina con químicos de la boca y produce cantidades minúsculas del tóxico mercurio metílico. Esta tóxica sustancia se absorbe a través del tejido bucal y de las vías respiratorias y llega al cerebro y a otros tejidos del organismo a través de la sangre. Muchas personas que sufren durante años de diversos trastornos de salud — entre ellos candidiasis, espasmos musculares, fatiga crónica e infecciones recurrentes — experimentan una impresionante mejoría después de que les retiran las amalgamas dentales.

A menos que se indique otra cosa, las dosis que se recomiendan a continuación son para personas adultas. La dosis para los jóvenes de doce a diecisiete años debe equivaler a tres cuartas partes de la cantidad recomendada; la de los niños de seis a doce años, a la mitad y la de los menores de seis años, a la cuarta parte.

NUTRIENTES

SUPLEMENTOS	DOSIS SUGERIDAS	COMENTARIOS
Esenciales		
Glutathione más L-methionine y L-cysteine	Según indicaciones de la etiqueta, con el estómago vacío. Tomar con agua o jugo. No tomar con leche. Para mejor absorción, tomar con 50 mg de vitamina B_6 y 100 mg de vitamina C.	Necesarios por su aporte de azufre. Ayudan a desintoxicar el organismo de toxinas y metales nocivos. *Ver* AMINOÁCIDOS en la Primera Parte.
Selenium	200 mcg al día divididos en varias tomas. Si está embarazada, no sobrepasar 40 mcg al día.	Neutraliza los efectos del mercurio.
Vitamin E	200 UI al día.	Neutraliza al mercurio actuando con el selenio.
Muy importantes		
Apple pectin	Según indicaciones de la etiqueta.	Ayuda a eliminar del organismo los metales tóxicos.
Garlic (Kyolic de Wakunaga)	2 cápsulas 3 veces al día.	Desintoxicante.
Kelp o alfalfa	1.000–1.500 mg al día.	Ayuda al organismo a eliminar las toxinas. *Ver* Hierbas más adelante.
Vitamin A más carotenoid complex con beta-carotene	25.000 UI al día. Si está embarazada, no debe tomar más de 10.000 UI al día. 15.000 UI al día.	Poderoso antioxidante. Destruye los radicales libres. Poderosos neutralizadores de los radicales libres.
Vitamin C con bioflavonoids	4.000–10.000 mg al día.	Ayudan a eliminar los metales y fortalecen el sistema inmunológico.
Importante		
Vitamin B complex	100 mg 2 veces al día.	Importante para el funcionamiento del cerebro y para su protección.
Provechosos		
Brewer's yeast	Según indicaciones de la etiqueta.	Buena fuente de vitaminas B.

Hydrochloric acid (HCl)	Según indicaciones de la etiqueta.	Ayuda a la digestión. Si presenta deficiencia de HCl y es mayor de cuarenta años, utilice este suplemento. *Ver* INDIGESTIÓN en la Segunda Parte.
Lecithin granules o capsules	1 cucharada 3 veces al día antes de las comidas. 1.200 mg 3 veces al día antes de las comidas.	Protegen a las células cerebrales del envenenamiento con mercurio.

Hierbas

❑ La alfalfa contiene valiosos nutrientes que le ayudan al organismo a eliminar las toxinas.

Recomendaciones

❑ Consuma alimentos cultivados orgánicamente, en especial fríjol, cebolla y ajo. Estos alimentos protegen al organismo contra las sustancias tóxicas gracias a su alto contenido de azufre.

❑ Tome solamente agua destilada al vapor. Tome también abundantes jugos de frutas y vegetales frescos.

❑ Suplemente su dieta con mucha fibra (el salvado de avena es buena fuente) y con pectina (se encuentra en la manzana).

Nota: La fibra en suplemento no se debe consumir junto con otros suplementos y medicamentos.

❑ Consuma pescado con moderación y áselo siempre. No lo cocine en sus jugos. Aunque algunos pescados contienen mercurio, el pescado también contiene compuestos llamados alkylglycerols, que ayudan a eliminar el mercurio del organismo. Cuando el pescado tiene mercurio, se almacena fundamentalmente en la grasa. Al asar el pescado y desechar los jugos, se elimina buena parte de la grasa y se conservan los provechosos alkylglycerols.

❑ Si sospecha que está intoxicado con mercurio, hágase un análisis del cabello. Los exámenes de orina y de sangre no revelan la presencia de mercurio. (*Ver* ANÁLISIS DEL CABELLO en la Tercera Parte.)

❑ No se haga extraer las amalgamas dentales mientras no se haya hecho exámenes que revelen la existencia de niveles altos de mercurio. Las calzas dentales, o emplastes, sólo se debe extraer después de probar otras medidas, como el programa que se expone en esta sección.

Aspectos para tener en cuenta

❑ La terapia de chelation elimina los metales tóxicos del organismo. (*Ver* TERAPIA DE CHELATION en la Tercera Parte.)

❑ Hal A. Huggins, D.D.S., ha investigado a fondo los efectos tóxicos del mercurio de las amalgamas dentales, y sus resultados indican que existe una relación entre la toxicidad por mercurio y muchas enfermedades debilitantes y degenerativas, como esclerosis múltiple, enfermedad de Alzheimer, enfermedad de Parkinson, artritis y lupus. El Dr. Huggins es el autor del libro *It's All in Your Head* (Avery Publishing Group, 1993), que versa sobre los peligros de las amalgamas dentales.

❑ Por la preocupación en torno al peligro que las amalgamas de mercurio representan para la salud, el gobierno de Suecia ha tomado medidas para prohibir su utilización.

❑ Se ha encontrado una relación entre altos niveles de mercurio y candidiasis. (*Ver* CANDIDIAIS en la Segunda Parte.)

❑ La U.S Consumer Product Safety Commission (CPSC) ha emitido una advertencia para informar a los consumidores de los peligros de inhalar los vapores del mercurio. Ciertas tradiciones étnicas y religiosas acostumbran a usar un producto llamado *azogue*, que es en realidad mercurio metálico. Este producto se vende en herboristerías o *botánicas*. El azogue se rocía por todo el hogar por razones religiosas, pero la CPSC sugiere que se limpie *inmediatamente* esta sustancia si es que se ha usado en el hogar. Dicha limpieza debe hacerse adecuadamente para no provocar un daño mayor. Hable con el departamento de salud de su localidad para obtener información sobre el modo correcto de eliminar y limpiar el mercurio de su casa.

❑ *Ver también* ALERGIA A LOS PRODUCTOS QUÍMICOS y TOXICIDAD POR AGENTES MEDIOAMBIENTALES en la Segunda Parte.

TOXICIDAD POR NÍQUEL

El níquel es un metal plateado que se usa para producir acero, baterías de níquel-cadmio, recubrimientos y cerámicas. Se suele describir como un micromineral y esta presente en muchas de las células del organismo humano. En pequeñas cantidades, el níquel es útil para algunas funciones corporales. Por ejemplo, cantidades ínfimas de níquel son importantes para la estabilidad del ADN y del ARN. El níquel también ayuda a activar algunas enzimas importantes, como tripsina y arginasa. La deficiencia de níquel puede afectar al metabolismo del hierro y del cinc.

Sin embargo, en cantidades muy elevadas el níquel puede provocar toxicidad. El carbonilo de níquel es la variante más tóxica. La exposición letal al níquel por medio de la inhalación causa náusea, mareos, diarrea, dolores de cabeza y de pecho, debilidad y tos. El contacto con el vapor puede provocar inflamación del cerebro y del hígado, degeneración hepática, irritación a los ojos, garganta y nariz, así como cáncer. Aunque no se ha establecido el nivel tóxico de este metal, se sabe que cantidades excesivas pueden ocasionar dermatitis (erupciones e inflamación de la piel) y enfermedades respiratorias, además de que pueden interferir el ciclo de Krebs, una serie de reacciones enzimáticas necesarias para la producción de energía celular. Al parecer, cantidades significativas de níquel también intervienen en el ataque cardíaco, o infarto del miocardio. La presencia de niveles elevados de níquel también puede contribuir al mal funcionamiento de la tiroides y a infartos de miocardio (ataques al corazón). La exposición al níquel en el medio ambiente puede deberse a la inhalación de emisiones industriales y de vehículos, humo del tabaco y al polvo de la atmósfera. La absorción por medio de la piel se produce por contacto con monedas, engarces para el pelo, joyería, articulaciones prostéticas, válvulas cardíacas y objetos niquelados.

Muchos alimentos contienen de manera natural pequeñas cantidades de níquel, entre los cuales están banano, barley, fríjoles, buckwheat, legumbres, lentejas, peras, hazelnuts, granos de soya, walnuts, oats y cabbage. También se puede encontrar níquel en las grasas y los aceites hidrogenados, en los alimentos refinados y procesados, baking y cocoa powder, en las ollas y los utensilios de acero inoxidable, en los fertilizantes a base de superfosfato y en el humo del tabaco. Cocinar con utensilios que contienen níquel puede aumentar innecesariamente la ingesta dietética de este metal.

A menos que se indique otra cosa, las dosis que se recomiendan a continuación son para personas adultas. La dosis para los jóvenes de doce a diecisiete años debe equivaler a tres cuartas partes de la cantidad recomendada; la de los niños de seis a doce años, a la mitad y la de los menores de seis años, a la cuarta parte.

NUTRIENTES

SUPLEMENTOS	DOSIS SUGERIDAS	COMENTARIOS
Importantes		
Apple pectin	Según indicaciones de la etiqueta.	Se une a los metales tóxicos y los elimina del organismo.
Garlic (Kyolic de Wakunaga)	Según indicaciones de la etiqueta.	Este desintoxicante ayuda a eliminar los metales nocivos del organismo.
Kelp	1.000–1.500 mg al día.	Ayuda a eliminar los metales tóxicos gracias a su aporte de minerales y yodo.
L-Cysteine y L-methionine	Según indicaciones de la etiqueta, con el estómago vacío. Tomar con agua o jugo. No tomar con leche. Para mejor absorción, tomar con 50 mg de vitamina B_6 y 100 mg de vitamina C.	Ayudan a desintoxicar el organismo de los metales nocivos. También desintoxican el hígado. *Ver* AMINOÁCIDOS en la Primera Parte.
Selenium	200 mcg al día. Si está embarazada, no debe tomar más de 40 mcg al día.	Poderoso destructor de los radicales libres.
Vitamin A con mixed carotenoids	25.000 UI al día. Si está embarazada, no debe tomar más de 10.000 UI al día.	Este poderoso antioxidante destruye los radicales libres.
más natural beta-carotene	15.000 UI al día.	Neutralizador de los radicales libres.
Vitamin C con bioflavonoids, incluyendo rutin	4.000–10.000 mg al día.	Ayudan a eliminar los metales del organismo y fortalecen la inmunidad.
Vitamin E	200 UI al día.	Este poderoso neutralizador de los radicales libres mejora la circulación.

Recomendaciones

❑ Si sospecha que sus síntomas son de toxicidad por algún metal, hágase un análisis de cabello para detectar si hay niveles tóxicos de níquel u otros minerales en su organismo. (*Ver* ANÁLISIS DEL CABELLO en la Tercera Parte.)

❑ Evite los alimentos procesados y todos los productos que contengas grasas o aceites hidrogenados.

❑ No fume y evite la compañía de personas que fuman.

❑ Tenga mucho cuidado con las ollas de metal, especialmente cuando prepare alimentos ácidos, como salsa de tomate. En este caso es preferible utilizar ollas de vidrio. También debe evitar los utensilios de cocina de metal. Opte por utensilios de plástico o de madera (la madera es mejor).

❑ Pídale a su odontólogo que le informe cuál es el contenido de metal de los materiales que utiliza en su trabajo profesional. El níquel de las aleaciones del instrumental que se utiliza en cirugía odontológica y, en general, en el trabajo dental, puede producir toxicidad.

❑ Si su trabajo o su pasatiempo favorito implican niquelar metales, utilice siempre una máscara protectora en la cara. Inhalar níquel puede causar edema pulmonar (acumulación de fluido en los pulmones).

Aspectos para tener en cuenta

❑ La terapia de chelation sirve para eliminar del organismo los metales tóxicos. (*Ver* TERAPIA DE CHELATION en la Tercera Parte.)

❑ Además de ser potencialmente tóxico, el níquel suele ser alergénico. El níquel que se utiliza en las pulseras de los relojes, en las cremalleras, en los cierres de algunas prendas íntimas, en los aretes de perno y en muchos otros artículos de uso cotidiano se ha asociado con diversas reacciones alérgicas. Entre los niños se ha encontrado una alta incidencia de reacciones alérgicas al níquel de los aretes de perno. Muchos aretes y pernos contienen níquel. El metal más seguro para esta clase de aretes es el oro de 14 quilates, o más. (*Ver* ALERGIA A LOS PRODUCTOS QUÍMICOS en la Segunda Parte.)

TRACTO URINARIO, INFECCIONES DEL

Ver CISTITIS, ENFERMEDADES DE LOS RIÑONES, VAGINITIS.

TRANSMISIÓN SEXUAL, ENFERMEDADES DE

Ver SEXUALLY TRANSMITTED DISEASES.

TRASTORNO AFECTIVO ESTACIONAL

Ver Seasonal Affective Disorder (SAD) *en* DEPRESIÓN.

TRASTORNO DE ANSIEDAD

El trastorno de ansiedad es un problema mucho más común de lo que se creía antes, y afecta tanto a los adolescentes como a personas de edad mediana e, incluso, de edad avanzada. Aunque se afirma que el trastorno de ansiedad afecta al doble de mujeres que de hombres, algunos expertos consideran que esa gran diferencia no es real. La explicación es que los hombres son menos dados que las mujeres a hablar acerca de sus propios problemas y a reconocer que tienen dificultades de esta naturaleza.

El trastorno de ansiedad puede ser agudo o crónico. El trastorno agudo se manifiesta en episodios conocidos comúnmente como ataques de pánico. Un ataque de pánico es un episodio en el cual la reacción natural de "lucha o huida" del organismo se presenta en un momento inoportuno. La respuesta de "lucha o huida" es una reacción física compleja e involuntaria que prepara al organismo para afrontar una situación de emergencia. El estrés aumenta la producción de hormonas adrenales, especialmente adrenalina. El aumento de adrenalina acelera el metabolismo de las proteínas, las grasas y los carbohidratos para producir energía de rápida disponibilidad. Además, produce tensión muscular y aceleración tanto de la frecuencia cardíaca como de la frecuencia respiratoria. Incluso la composición de la sangre cambia un poco y se vuelve más propensa a la coagulación.

Ante una amenaza como la que supone un asalto, un accidente o un desastre natural, una reacción de esta naturaleza es perfectamente normal y necesaria para la supervivencia. Sin embargo, en otras ocasiones los síntomas producidos por el aumento de adrenalina son atemorizantes. La persona que sufre un ataque de pánico generalmente se siente agobiada por una sensación de desastre o de muerte inminente, lo que le impide pensar con claridad. El ataque de pánico también puede ir acompañado de otras alteraciones, como sensación de falta de aire, sensación de claustrofobia o de asfixia, palpitaciones, dolor en el pecho, vértigo, oleadas de calor y/o escalofrío, temblor, hormigueo o adormecimiento de las extremidades, sudoración, náuseas, sentido de irrealidad y percepción alterada del paso del tiempo. El ataque de pánico puede producir efectos acumulativos, como dolor generalizado, contracciones y rigidez musculares, depresión, insomnio, pesadillas, trastornos del sueño, reducción de la libido y sensación anormal de tensión con incapacidad para descansar. Las mujeres suelen experimentar cambios en el ciclo menstrual y aumento de los síntomas premenstruales.

Los ataques de pánico se suelen presentar de manera inesperada y con gran intensidad. Pueden presentarse en cualquier momento del día o de la noche, y pueden durar desde pocos segundos hasta media hora. Sin embargo, la persona que vive un ataque de pánico cree que es mucho más largo, y piensa que está sufriendo un ataque cardíaco o un accidente cerebrovascular. Los ataques de pánico son impredecibles; algunas personas tienen uno cada varias semanas, mientras que otras experimentan varios al día. Los factores desencadenantes suelen ser el estrés (consciente o inconsciente) o algunas emociones, aunque hay alimentos, drogas y enfermedades que pueden incidir en su ocurrencia. Las personas que presentan trastorno de ansiedad suelen sufrir de alergias alimentarias y de hipoglicemia, las cuales, a su vez, promueven los ataques de pánico. A veces los ataques se presentas después de consumir estimulantes a base de cafeína (como té o café), o tras haberse excedido en su consumo. En algunas oportunidades los ataques se presentan sin causa aparente. La imposibilidad de predecir su ocurrencia hace que los ataques de pánico sean aún más inquietantes.

Mucha gente que sufre de trastorno agudo de ansiedad siente temor de estar sola y de visitar lugares públicos porque teme que se le presente un ataque de pánico. Desde luego, esto aumenta su ansiedad y restringe inmensamente su vida. Muchos sicólogos piensan que, por lo menos en algunos casos, los ataques de pánico son autoinducidos; es decir, consideran que el miedo a presentar un ataque precipita su ocurrencia.

Durante mucho tiempo se creyó que los ataques de pánico eran un fenómeno sicosomático. Sin embargo, numerosos estudios han demostrado que este trastorno tiene bases físicas reales. Muchos expertos opinan que los ataques de pánico son producidos, fundamentalmente, por una alteración de la química cerebral que hace que el cerebro envíe y reciba "señales de emergencia" falsas. Investigadores han identificado recientemente el factor genético que parece influir en la aparición de ansiedad en la mujer. Combinando análisis del ADN, grabaciones de la actividad cerebral y pruebas psicológicas, científicos del National Institute on Alcohol Abuse (NIAAA) han descubierto que tanto las mujeres caucásicas como las nativas americanas que tienen la misma variante genética daban los mismos resultados en las pruebas de ansiedad. Estas mujeres también produjeron los mismos electroencefalogramas (EEGs), o grabaciones de la actividad eléctrica del cerebro, mostrando tendencias hacia un temperamento ansioso. El estudio se dio a conocer en *Psychiatric Genetics*.

COMT es el acrónimo de una de las principales enzimas responsables del metabolismo de ciertos neurotransmisores (los mensajeros químicos del sistema nervioso), entre los que está la norepinefrina, la cual afecta a la ansiedad. Otros estudios han confirmado la existencia de una conexión genética que podría explicar la razón de que, en general, las mujeres tengan un menor nivel de COMT que los hombres. Si el gen que codifica la enzima COMT es defectuoso, el metabolismo de esos neurotransmisores queda afectado. La hiperactividad en determinadas áreas del cerebro propicia la liberación de norepinefrina, lo que se traduce en aceleración del pulso, de la presión arterial y de la respiración, es decir, los síntomas clásicos del ataque de pánico.

La ansiedad crónica es una forma más leve y más generalizada de este trastorno. Muchas personas experimentan gran parte del tiempo una vaga sensación de ansiedad cuya intensidad no alcanza el nivel de un ataque de pánico. Estas personas se sienten inquietas y desasosegadas de manera crónica, especialmente en presencia de otros, y tienden a sobresaltarse con facilidad. El dolor de cabeza y la fatiga son frecuentes entre quienes presentan este tipo de ansiedad. El trastorno de ansiedad generalizada puede empezar a cualquier edad, pero casi siempre se inicia en la segunda o en la tercera décadas de la vida. Algunas personas que sufren de trastorno crónico de ansiedad también presentan ocasionalmente ataques de pánico.

El trastorno de ansiedad puede ser hereditario hasta cierto punto, y se observa más en algunas familias. Algunos casos podrían relacionarse con una anomalía relativamente inocua del funcionamiento cardíaco, llamada prolapso de la válvula mitral. El trastorno de ansiedad se manifiesta de muchas manera, pero los médicos coinciden en que los conflictos, bien sean internos o interpersonales, promueven el estado de ansiedad.

A menos que se indique otra cosa, las dosis que se recomiendan a continuación son para personas adultas. La dosis para los jóvenes de doce a diecisiete años debe equivaler a tres cuartas partes de la cantidad recomendada.

NUTRIENTES

SUPLEMENTOS	DOSIS SUGERIDAS	COMENTARIOS
Muy importantes		
Calcium y magnesium	2.000 mg al día. 600–1.000 mg al día.	Tranquilizante natural. Ayuda a aliviar la ansiedad, la tensión, el nerviosismo, los espasmos musculares y los tics. Es más eficaz combinado con calcio.
Floradix Iron + Herbs de Salus Haus	Según indicaciones de la etiqueta.	Compruebe si tiene deficiencia de hierro. Esta deficiencia puede aumentar el riesgo de sufrir ataques de pánico. Este producto es una fuente natural de hierro.
Liquid Kyolic con B_1 y B_{12} de Wakunaga	Según indicaciones de la etiqueta.	Ayuda a reducir el estrés y la ansiedad.
Multivitamin y mineral complex con potassium y selenium	Según indicaciones de la etiqueta. 99 mg al día. 100–200 mcg al día. Si está embarazada, no sobrepasar 40 mcg al día.	Proporciona todos los nutrientes necesarios de manera equilibrada. Esencial para el adecuado funcionamiento de las glándulas suprarrenales.
S-Adenosyl-methionine (SAMe)	400 mg 2 veces al día.	Este antidepresivo natural tiene un efecto calmante. *Advertencia:* Si sufre de trastorno maníaco-depresivo o toma antidepresivos prescritos, no tome este suplemento.
Vitamin B complex más extra vitamin B_1 (thiamine) y vitamin B_6 (pyridoxine) y niacinamide	Según indicaciones de la etiqueta. 50 mg 3 veces al día con las comidas. 50 mg 3 veces al día con las comidas. 100 mg al día.	Ayuda al normal funcionamiento del sistema nervioso. Contribuye a reducir la ansiedad y calma los nervios. Esta vitamina, que aumenta la energía, tiene efectos calmantes. Importante para la producción de algunos químicos cerebrales. Cuando se toman dosis altas, este suplemento tiene efectos calmantes. *Advertencia:* No se debe reemplazar la niacinamida por niacina. En dosis altas, la niacina puede ser tóxica.
Vitamin C	5.000–10.000 mg al día divididos en varias tomas.	Necesario para el correcto funcionamiento de la química cerebral y de las glándulas suprarrenales. En dosis altas, la vitamina C tiene poderosos efectos tranquilizantes y reduce la ansiedad. Vital para el manejo del estrés.
Vitamin E	Según indicaciones de la etiqueta.	
Zinc	50–80 mg al día. No tomar más de 100 mg al día de todos los suplementos.	Tiene efectos calmantes en el sistema nervioso central.
Importantes		
Chromium picolinate	200 mcg al día.	La deficiencia de cromo puede ocasionar síntomas de ansiedad.
DL-Phenylalanine (DLPA)	600–1.200 mg al día. Si no observa mejoría en 1 semana, suspenda su uso.	Provechoso para la ansiedad crónica. Aumenta la producción cerebral de endorfinas, las cuales ayudan a aliviar la ansiedad y el estrés. *Advertencia:* Si está embarazada o lactando, o si sufre de ataques de pánico, diabetes, presión arterial alta o PKU, no debe tomar este suplemento.

L-Glutamine	500 mg 3 veces al día con el estómago vacío. Tomar con agua o jugo. No tomar con leche. Para mejor absorción, tomar con 50 mg de vitamina B_6 y 100 mg de vitamina C.	Tiene suaves efectos tranquilizantes. *Ver* AMINOÁCIDOS en la Primera Parte.
y L-tyrosine	500 mg 3 veces al día con el estómago vacío.	Importante para combatir la ansiedad y la depresión. *Advertencia:* Si está tomando algún inhibidor MAO para la depresión, no debe tomar este suplemento.
más L-glycine	500 mg 3 veces al día con el estómago vacío.	Necesario para el funcionamiento del sistema nervioso central.
Provechosos		
Coenzyme A de Coenzyme-A Technologies	Según indicaciones de la etiqueta.	
Essential fatty acids (flaxseed oil y Total EFA de Health from the Sun)	Según indicaciones de la etiqueta.	Importante para una buena función cerebral.
Gamma-aminobutyric acid (GABA)	750 mg 2 veces al día.	Necesario para el correcto funcionamiento del cerebro. *Ver* AMINOÁCIDOS en la Primera Parte. Cuando se combina con inositol, tiene efectos tranquilizantes.
más inositol	Según indicaciones de la etiqueta.	
Melatonin	Empezar con 2–3 mg al día, 2 horas o menos antes de acostarse. Si es necesario, aumentar gradualmente la dosis hasta sentirse mejor.	Favorece el sueño de manera natural. Provechoso cuando los síntomas incluyen insomnio.

Hierbas

❑ Cuando el organismo está sometido a estrés, es más vulnerable al daño ocasionado por los radicales libres. Las hierbas bilberry, ginkgo biloba y milk thistle son ricas en flavonoides que neutralizan a los radicales libres. El milk thistle también protege el hígado.

❑ Las siguientes hierbas inducen la relajación y ayudan a prevenir los ataques de pánico: catnip, chamomile, cramp bark, kava kava, hops, linden flower, motherwort, skullcap y passionflower.

Advertencia: No utilice chamomile de manera permanente porque puede producir alergia al ragweed. Evite completamente la chamomile si es alérgico al ragweed. La kava kava puede producir somnolencia. Si esto le sucede, descontinúe su uso o reduzca la dosis.

❑ El fennel alivia la tristeza gastrointestinal derivada de la ansiedad, reduce la flatulencia y la tensión abdominal, además de relajar el intestino grueso. La eficacia aumenta cuando se toma como té, antes o después de las comidas, y no tiene efectos secundarios que se conozcan. El lemon balm y el willow bark también alivian los problemas de estómago.

❑ El feverfew, usado contra los dolores de cabeza, contribuye a aliviar los dolores de cabeza relacionados con la ansiedad. El té o el extracto de meadowsweet también alivian los dolores de cabeza relacionados con el estrés y la ansiedad sin crear efectos secundarios.

Advertencia: Algunas personas pueden desarrollar llagas en la boca o experimentar náusea cuando toman esta hierba. Si ocurre, deje de tomarla. Tampoco la tome durante el embarazo.

❑ El St. John's wort puede aliviar la depresión y restablecer la estabilidad emocional. Los cambios del estado de ánimo deberían ser visibles en dos a cuatro semanas.

❑ Las hierbas skullcap y raíz de valerian se pueden tomar a la hora de acostarse para favorecer el sueño y prevenir los ataques de pánico durante la noche.

❑ El aceite de mandarina puede aliviar los sentimientos opresivos de ansiedad y depresión. La mandarina (*Citrus nobilis*) es miembro de la familia de las naranjas y se originó en China. Las peladuras de mandarina se machacan para producir un aceite aromático muy agradable que puede frotarse sobre la piel, añadirse al baño o usarse en masajes o aromaterapia. Para aliviar el estrés pruebe a diluir cinco gotas de aceite de mandarina y tres de aceite de bergamot en una lámpara aromática.

Advertencia: Si se frota la piel con este aceite, procure no exponerla al sol por más de seis horas después de su aplicación, ya que la exposición excesiva a los rayos solares pueden causar manchas color café en la piel.

❑ *Evite* la ephedra (ma huang), pues podría agravar la ansiedad. Además, es una sustancia prohibida.

Recomendaciones

❑ Incluya en su dieta albaricoque, espárrago, aguacate, banano, bróculi, blackstrap molasses, brewer's yeast, arroz integral, frutas secas, dulse, higo, pescado (especialmente salmón), ajo, vegetales hojosos de color verde, legumbres, nueces y semillas crudas, productos de soya, granos enteros y yogur. Estos alimentos proporcionan valiosos minerales, como calcio, magnesio, fósforo y potasio, cuyas reservas en el organismo se agotan a causa del estrés.

❑ En lugar de las tres comidas diarias tradicionales, haga comidas pequeñas pero frecuentes.

❑ Reduzca su consumo de proteína de origen animal. Su dieta debe centrarse en alimentos ricos en carbohidratos complejos y en proteína de origen vegetal.

❑ Evite los alimentos que contienen azúcar refinado u otros carbohidratos simples. Para que el programa nutricional produzca máximo beneficio, la dieta no debe incluir azúcares simples, bebidas carbonatadas ni alcohol.

❑ No consuma café, té negro, colas, chocolate ni productos con cafeína.

❑ Haga un diario de alimentos que le ayude a detectar si sus ataques de pánico se relacionan con el consumo de ciertos alimentos. Las alergias y la sensibilidad a determinados alimentos podrían ser el detonante de sus ataques de ansiedad.

❑ Aprenda técnicas de relajación. La biorretroalimentación y la meditación son sumamente beneficiosas.

❑ Haga ejercicio regularmente. Cualquier clase de ejercicio es útil; por ejemplo, una caminata vigorosa, montar en bicicleta, nadar, hacer ejercicios aeróbicos o cualquier cosa que se adapte a su estilo de vida. Después de hacer ejercicio regularmente durante unas cuantas semanas, mucha gente advierte mejoría en los síntomas de la ansiedad.

❑ Tome las medidas necesarias para dormir bien. Si tiene problemas de sueño, consulte la sección sobre INSOMNIO en la Segunda Parte.

❑ Para manejar los ataques agudos de ansiedad, ponga en práctica técnicas de respiración.

❑ Inspire lentamente mientras cuenta hasta cuatro.

❑ Sostenga la respiración mientras cuenta hasta cuatro.

❑ Espire lentamente mientras cuenta hasta cuatro.

❑ Repita esta secuencia hasta que el ataque ceda.

❑ Recuérdese a usted mismo que los ataques de pánico tienen una duración limitada y que el ataque *pasará*. Aunque es raro, algunos pueden durar varias horas.

❑ Llame a un amigo de confianza o a un familiar. Hablar acerca del problema ayuda a que el ataque pierda intensidad y desaparezca.

❑ Si las recomendaciones de esta sección no le ayudan y, especialmente, si el pánico o la ansiedad están afectando a su vida, consulte con su médico. Si se descubre que la causa no es una enfermedad física, es posible que deba consultar con un profesional de la salud mental para que le haga una evaluación y, posiblemente, un tratamiento.

Aspectos para tener en cuenta

❑ Las personas aquejadas por la ansiedad, especialmente las que experimentan ataques agudos, suelen buscar ayuda médica en las salas de emergencia de los hospitales. Sin embargo, la respuesta que suelen obtener es que están bajo los efectos del estrés y que deben irse a su casa a descansar. Un estudio mostró que hasta el 70 por ciento de las personas que tenían ataques de pánico habían consultado con diez o más médicos distintos antes de recibir un diagnóstico correcto.

❑ El riesgo de desarrollar ansiedad y nerviosismo aumenta cuando el nivel sanguíneo de hierro es bajo y el individuo está tomando antidepresivos tricíclicos, como imipramine hydrochloride (Janimine, Tofranil) o imipramine pamoate (Tofranil-PM).

❑ Actualmente se está probando una terapia cognitiva y del comportamiento denominada de control de pánico. Los resultados a largo plazo obtenidos de momento con muchos pacientes crónicos de ataques de pánico son prometedores. Los terapeutas entrenan a los pacientes a recrear las sensaciones de un ataque y los enseñan a hacer frente a las sensaciones que produce. El control el pánico se utiliza muchas veces en combinación con medicamentos antidepresivos y tranquilizantes.

❑ La deficiencia de cromo puede provocar nerviosismo, temblor y otros síntomas de ansiedad. La deficiencia de cromo es frecuente en los alcohólicos y en quienes consumen grandes cantidades de azúcares refinados. El brewer's yeast es una buena fuente de este microelemento esencial.

❑ Son muchos los informes que se refieren a los beneficios del DL-phenylalanine (DLPA) para el tratamiento de la ansiedad y la depresión. El DLPA es un suplemento que contiene tanto D-fenilalanina como L-fenilalanina, y el efecto de estos dos aminoácidos combinados es mucho más potente que el de cada uno de ellos por separado. Este suplemento se debe tomar bajo la supervisión de un médico de orientación nutricional.

❑ Se ha comprobado que el selenio mejora el estado de ánimo y reduce la ansiedad. Estos efectos fueron más notorios en personas cuya dieta era pobre en selenio.

❑ La biorretroalimentación sirve para manejar los síntomas de la ansiedad. (*Ver* en CONTROL DEL DOLOR en la Tercera Parte.)

❑ La música es eficaz para reducir la ansiedad. (*Ver* TERAPIA CON MÚSICA Y SONIDO en la Tercera Parte.) El color también propicia la relajación y la calma. (*Ver* TERAPIA A BASE DE COLOR en la Tercera Parte.)

❑ Se han utilizado numerosos medicamentos para bloquear los ataques de pánico. El uso de estos medicamentos debe ser controlado cuidadosamente por un médico. La eficacia de una droga determinada no es igual en todos los individuos, y todas las drogas que se prescriben para este trastorno producen efectos secundarios desagradables. La droga alprazolam (Xanax), una de las que más se utilizan para este problema, no es eficaz para todos los pacientes, puede ocasionar somnolencia y aturdimiento, y además puede ser muy adictiva. El riesgo de dependencia y la severidad de sus efectos secundarios parecen aumentar cuando se toma en dosis relativamente altas (más de 4 miligramos al día) y durante más de ocho semanas.

❑ Las drogas recreativas como la marihuana pueden provocar ataques de ansiedad.

❑ Hacer una dieta sana y tomar los suplementos nutricionales adecuados son medidas sumamente beneficiosas que ayudan a reducir la ansiedad e, incluso, la frecuencia y la intensidad de los ataques de pánico. Si usted está tomando algún ansiolítico (medicamento para calmar la ansiedad), no deje de seguir las pautas que brinda esta sección. Es probable que en un momento dado pueda dejar de tomar la droga o, por lo menos, reducir la dosis. Consulte siempre con su médico antes de hacer cambios relacionados con los medicamentos. (*Ver también* ESTRÉS en la Segunda Parte.)

TRASTORNO MANIACO-DEPRESIVO/ TRASTORNO AFECTIVO BIPOLAR

El trastorno maniaco-depresivo, conocido por la comunidad médica como *trastorno afectivo bipolar*, es una variante de la depresión clásica. Empieza de manera característica como depresión; sin embargo, a medida que el trastorno evoluciona el individuo presenta alternativamente períodos de depresión y de manía. La persona que sufre de trastorno maniaco-depresivo severo puede pasar de una gran excitación emocional y de sentirse irreal (y peligrosamente) invencible, a sentirse agobiada por la desesperación y a abrigar, incluso, intenciones suicidas. Entre los síntomas del trastorno maniaco-depresivo están cambios en los patrones de sueño, aislamiento social, pesimismo extremo, pérdida súbita de interés en proyectos que fueron emprendidos con entusiasmo, irritabilidad crónica, arranque de ira ante cualquier desafío, pérdida de la inhibición y cambios en el comportamiento sexual que pueden ir desde la pérdida total del impulso sexual hasta los excesos en este campo. Se calcula que el 3 por ciento de la población de Estados Unidos sufre algún grado de trastorno maniaco-depresivo.

La evolución del trastorno maniaco-depresivo es sumamente variable. La manía y la depresión se presentan con diversos grados de severidad, y la duración de los ciclos (el paso de la depresión a la manía, y de ésta nuevamente a la depresión) puede ser de pocos días o de muchos meses. Incluso puede ser de varios años. La fase depresiva se caracteriza por sentimientos de desesperanza y de baja autoestima. La persona deprimida carece de motivación para hacer cosas, incluso para levantarse de la cama. Algunas llegan a dormir durante semanas enteras, evitan las actividades y las relaciones sociales y quedan incapacitadas para trabajar. Otras al parecer siguen llevando vidas normales — van a su trabajo e interactúan con las demás personas — pero en su interior experimentan sentimientos de profunda tristeza y no logran sentir verdadero placer.

Los períodos maniacos suelen iniciarse súbitamente y sin advertencia alguna. Algunas personas experimentan *hipomanía*, un estado de euforia que los demás no toman como síntoma de enfermedad mental, sino como gran entusiasmo y energía. Otras personas experimentan una *sicosis maniaca completa*, es decir, episodios durante los cuales la persona exhibe una energía desbordante y una actividad ilimitada, aunque se distrae con facilidad. Durante esos episodios de exacerbación de los síntomas usualmente la persona no descansa ni duerme durante veinticuatro horas, o más. La actividad mental se acelera intensamente y no son infrecuentes los delirios de grandeza, de persecución o de omnipotencia. Mientras que la mayoría de las personas muestran una gran excitación emocional en ausencia de una razón clara, otras se vuelven irritables y hostiles sin razón aparente. Incluso pueden experimentar alucinaciones. A pesar de todo esto, la persona que vive un episodio de exacerbación maniaca suele creer que está funcionando con un máximo de eficiencia.

La causa de este trastorno no se comprende del todo, pero hay varias teorías acerca de su origen. Según una teoría, niveles sumamente altos de estrés podría precipitarlo. La herencia parece desempeñar un papel importante en algunos casos. Algunos investigadores piensan que experiencias tempranas, como la pérdida de uno de los padres u otros traumas de la infancia, influyen de modo importante. Otros opinan que la fase maniaca es un mecanismo sicológico inconsciente para compensar la depresión en la que, de otra manera, se sumiría el individuo. También es posible que intervengan factores biológicos. Existe evidencia de que la concentración intracelular de sodio aumenta durante los cambios anímicos que son característicos del trastorno maniaco-depresivo, y de que se normaliza cuando el individuo se recupera. También se sabe que en el organismo de las personas deprimidas se agotan los químicos cerebrales llamados monoaminas.

Los síntomas de algunos de los trastornos psicológicos de la niñez, como el síndrome de déficit de atención (ADD) y el síndrome de hiperactividad (ADHD), así como los de la esquizofrenia pueden ser similares a los de la manía, por lo que es preciso un examen riguroso para evitar diagnósticos erróneos. No es infrecuente que niños que sufren de depresión sicótica sean diagnosticados con trastorno bipolar de adultos.

A menos que se indique otra cosa, las dosis que se recomiendan a continuación son para personas adultas. La dosis para los jóvenes de doce a diecisiete años debe equivaler a tres cuartas partes de la cantidad recomendada; la de los niños de seis a doce años, a la mitad y la de los menores de seis años, a la cuarta parte.

NUTRIENTES

SUPLEMENTOS	DOSIS SUGERIDAS	COMENTARIOS
Muy importantes		
Free-form amino acid complex	Según indicaciones de la etiqueta, 2 veces al día. Tomar con el estómago vacío.	Suministra proteína, necesaria para la adecuada función cerebral y para combatir la depresión.
L-Tyrosine	500 mg 2 veces al día y 500 mg a la hora de acostarse. Tomar con agua o jugo con el estómago vacío. No tomar con leche. Para mejor absorción, tomar con 50 mg de vitamina B_6 y 100 mg de vitamina C.	Importante para tratar la depresión. Estabiliza los cambios anímicos. *Ver* AMINOÁCIDOS en la Primera Parte. *Advertencia:* Si está tomando algún inhibidor MAO para la depresión, no debe utilizar este suplemento.

Taurine	500 mg 3 veces al día con el estómago vacío.	Su deficiencia puede producir hiperactividad, ansiedad y disfunción cerebral.
Vitamin B complex en inyección	2 cc 2 veces por semana, o según prescripción médica.	Proporcionan las vitaminas B esenciales para el correcto funcionamiento del cerebro y para la salud del sistema nervioso. Todos los inyectables se pueden combinar en una sola inyección.
o		
liver extract en inyección	Según prescripción médica.	
más		
extra vitamin B_6 (pyridoxine)	1/2 cc 2 veces por semana, o según prescripción médica.	
y		
vitamin B_{12}	1 cc 2 veces por semana, o según prescripción médica.	
o		
vitamin B complex	100 mg 3 veces al día.	Utilizar una fórmula hipoalergénica. Es más eficaz en forma sublingual.
más		
extra vitamin B_{12}	15 mg 2 veces al día con el estómago vacío.	Importante para la producción de mielina. Las vainas que cubren los nervios se componen de mielina. Utilizar lozenges o administrar en forma sublingual.
Zinc	50 mg al día. No tomar más de 100 mg al día de todos los suplementos.	Protege las células cerebrales. Para mejor absorción, utilizar lozenges de zinc gluconate u OptiZinc.
con		
copper	3 mg al día.	
Importante		
Lithium	Según prescripción médica.	Este micromineral altera los ciclos maniaco-depresivos, lo que ayuda a estabilizar el estado de ánimo. Sólo se consigue con prescripción médica.
Provechosos		
Essential fatty acids (Kyolic-EPA de Wakunaga)	Según indicaciones de la etiqueta.	Importantes para la estabilidad de la presión arterial y para mejorar la circulación cerebral.
5-Hydroxytryptophan (5-HTP)	Según indicaciones de la etiqueta.	Aumenta la producción de serotonina en el cuerpo. *Advertencia:* Si toma otros antidepresivos, no utilice este suplemento.
Multivitamin y mineral complex	Según indicaciones de la etiqueta.	El desequilibrio mineral puede causar depresión. Utilizar una fórmula high-potency.
con		
calcium	1.500 mg al día.	Tienen efectos calmantes y mejoran el sueño cuando se toman a la hora de acostarse.
y		
magnesium	750 mg al día.	
Nicotinamide adenine dinucleotide (NADH) (Enada NADH de KAL)	Según indicaciones de la etiqueta.	Aumenta la producción de dopamina y serotonina.
Vitamin C con bioflavonoids	3.000–6.000 mg al día.	Ayuda al funcionamiento del cerebro y protege los sistemas inmunológico y nervioso.

Recomendaciones

❑ Haga una dieta que conste de vegetales, frutas, nueces, semillas, fríjoles y legumbres. Los granos enteros y los productos a base de granos enteros son recomendables, excepto los que contienen gluten, que sólo se deben consumir con moderación. (*Ver* ENFERMEDAD CELIACA en la Segunda Parte para obtener información adicional sobre la dieta con restricción de gluten.) Consuma pavo y pescado de carne blanca dos veces a la semana.

❑ Coma pescados altos en ácidos grasos omega-3. Atún, salmón, caballa y arenque son unas buenas opciones. Los ácidos grasos omega-3 pueden estabilizar los cambios del estado de ánimo y tienen efectos similares a los del medicamento litio.

❑ Elimine de su dieta el azúcar y los derivados del azúcar (lea cuidadosamente las etiquetas de los productos). También debe evitar el alcohol, los productos lácteos, la cafeína, las bebidas carbonatadas y todos los alimentos que tengan colorantes, saborizantes, preservativos y otro tipo de aditivos.

❑ Tenga en cuenta que las alergias a los alimentos pueden agravar los altibajos anímicos. Haga una dieta de eliminación para detectar qué alimentos podrían estar causando el problema y luego elimínelos de su dieta. (*Ver* ALERGIAS en la Segunda Parte.)

❑ Tome dosis altas de vitaminas del complejo B, aproximadamente 100 miligramos de cada una tres veces al día (las cantidades de vitaminas individuales en cada complejo varían). Las vitaminas del complejo B son muy importantes para combatir todos los trastornos afectivos. Para mejor absorción, se deben administrar en inyección (con supervisión médica) o en forma sublingual. Las personas que sufren del trastorno maniaco-depresivo no absorben fácilmente las vitaminas del complejo B y por esta razón suelen presentar deficiencia de estas vitaminas.

❑ Evite la colina y los aminoácidos ornitina y arginina. Estas sustancias pueden empeorar los síntomas.

❑ No tome ningún medicamento salvo los prescritos por su doctor.

❑ Establezca y mantenga una rutina regular para sus actividades diarias. No dormir suficiente puede provocar una regresión.

❑ En la medida de lo posible, evite situaciones de estrés (relaciones turbulentas o un entorno laboral difícil). El estrés es una de las principales causas de problemas en las personas con trastorno maníaco-depresivo.

Aspectos para tener en cuenta

❑ Las inyecciones de vitamina B_{12} y las dosis muy altas de vitaminas B suelen producir mejoría. El efecto de las vitaminas B en el cerebro es parecido al del litio.

❑ Los aminoácidos, especialmente taurina y tirosina, son importantes para el tratamiento de este mal.

❑ Los microminerales carbonato de litio y citrato de litio influyen en el ritmo de los ciclos cerebrales y ayudan a nivelar el estado de ánimo de las personas aquejadas por el trastorno maniaco-depresivo. Sin embargo, el litio puede ocasionar efectos secundarios, como diarrea, edema, micción frecuente, náuseas, vómito, temblores ligeros de la mano, calambres estomacales, disfunción renal, sed, aumento de peso, acne, psoriasis y empeoramiento de las enfermedades de la piel y aumento del tamaño de la glándula tiroides. Un exceso de litio en la sangre puede causar visión borrosa, confusión, tics musculares, náusea, temblores, vómitos y habla entrecortada. Los niveles de litio pueden aumentar hasta niveles peligrosos por cambios en la dieta, ejercicio excesivo, cirugía o enfermedades, especialmente la influenza. Si es necesario que tome medicamentos de litio, trate de mantener un peso regular y evite dietas drásticas, ya que los niveles de litio pueden aumentar con las pérdidas súbitas de peso. Tenga a su médico informado de cualquiera de estas circunstancias para evitar que un desequilibrio en las dosis. Las personas con problemas renales severos no deben tomar medicamentos de litio.

❑ El orotato de litio es una forma orgánica de litio que se vende en las health food stores.

❑ Para quienes no toleran bien el litio, el médico puede recetar medicamentos anticonvulsivos como divalproex (Depakote). Para los episodios depresivos se puede recetar paroxetine (Paxil) o buproprion (Wellbutrin); para el control de los episodios maníacos más agudos, los medicamento antipsicóticos risperidone (Risperdal) y olanzapine (Zyprexa). Hay medicamentos más fuertes, como el haloperidol (Haldol) o chlorpromazine (Thorazine), que se suelen recetar en situaciones extremas, pero estas sustancias pueden interferir con las funciones cognitivas normales y tienen numerosos efectos secundarios.

❑ La terapia electroconvulsiva (ECT) se utiliza a veces como un último recurso para el tratamiento de la manía depresiva. Sin embargo, no lo recomendamos porque es traumático, muy invasivo y puede provocar confusión y pérdida de memoria.

❑ La psicoterapia y los grupos de apoyo y autoayuda son muy útiles para el tratamiento de los trastornos maníaco-depresivos.

❑ Según un artículo publicado en la revista *The New England Journal of Medicine*, las personas que sufren de depresión y de trastorno maniaco-depresivo al parecer son hipersensibles al neurotransmisor acetilcolina. Por tanto, la dosis de colina no debe exceder la cantidad que se encuentra en una vitamina múltiple.

❑ La proliferación de levaduras en el tracto intestinal y las deficiencias nutricionales pueden agravar el trastorno maniaco-depresivo. Las alergias alimentarias como, por ejemplo, a los productos de trigo, y el consumo de gran cantidad de cafeína y/o de azúcar refinado pueden empeorar los síntomas.

❑ De acuerdo con el Dr. Richard S. Wilkinson, un experto en medicina ambiental de Yakima, Washington, el trastorno maniaco-depresivo podría ser causado por alergia o intolerancia a agentes medioambientales.

❑ Algunas afecciones sistémicas pueden producir depresión, entre ellas la enfermedad de Alzheimer, la diabetes mellitus, la encefalitis, el hipertiroidismo, el hipotiroidismo, la esclerosis múltiple y la enfermedad de Parkinson. El diagnóstico de depresión sólo se puede hacer después de someter al paciente a un concienzudo examen físico que permita descartar la existencia de alguna enfermedad.

❑ *Ver también* DEPRESIÓN en la Segunda Parte.

TRASTORNOS DE LA ALIMENTACIÓN

Ver ANOREXIA NERVIOSA, BULIMIA, FALTA DE PESO, INAPETENCIA, OBESIDAD.

TRASTORNOS DE LAS GLÁNDULAS SUPRARRENALES

Las glándulas suprarrenales son dos órganos con forma triangular que se encuentran encima de los riñones. Cada glándula pesa normalmente alrededor de 5 gramos (un poco menos que la quinta parte de una onza) y consta de dos partes: la corteza, o sección externa, es responsable de la producción de las hormonas cortisona, cortisol, aldosterone, androstenedione y dehydroepiandrosterone (DHEA). La médula, o sección central, segrega la hormona adrenalina (también llamada epinefrina) y norepinefrina, la cual opera tanto como hormona como neurotransmisora.

La adrenalina, el cortisol, la DHEA y la norepinefrina son las cuatro principales hormonas del organismo relacionadas con el estrés. La mayor parte de estas hormonas se segrega por la mañana y la cantidad más baja por la noche. El cortisol también está implicado en el metabolismo de los carbohidratos y la regulación del azúcar sanguíneo. La aldosterona ayuda a guardar el equilibrio corporal entre los electrolitos (sal) y el agua. La androstenedione y la DHEA son andrógenos, unas hormonas similares a la testosterona que pueden, además, transformarse en ella. La DHEA se ha publicitado como un remedio maravilloso contra el envejecimiento, pero se sabe muy poco sobre sus efectos sobre el organismo. A pesar de que está ampliamente disponible, su composición hormonal exige que se use con precaución, preferiblemente bajo supervisión médica. En este punto se desconocen las consecuencias del uso prolongado de la DHEA. (*Ver* TERAPIA CON DHEA en la Tercera Parte.) La adrenalina acelera el ritmo metabólico y produce otros cambios fisiológicos diseñados para ayudar al organismo a manejar las situaciones de peligro. Se crea cuando el cuerpo se encuentra en situaciones de estrés. En circunstancias estresantes, el cuerpo libera grandes cantidades de cortisol, y esto puede dar lugar a diversos problemas de salud.

Entre los trastornos directamente relacionados con las glándulas suprarrenales se encuentra la disminución de la función suprarrenal, normalmente denominada *reserva suprarrenal baja*. Las glándulas suprarrenales siguen produciendo hormonas para mantener la salud en un nivel normal pero las situaciones de estrés aumentan la exigencia de hormonas que las glándulas suprarrenales disminuidas son incapaces de generar, lo que provoca una variedad de trastornos, desde la mera fatiga al colapso total. Entre los síntomas de la disminución de la función suprarrenal están la debilidad, el letargo, la fatiga, las infecciones recurrentes, los mareos, bajada de la presión arterial al levantarse, dolores de cabeza, problemas de memoria, antojos alimentarios, alergias y trastornos relacionados con el azúcar de la sangre.

Cuando la función de las glándulas suprarrenales es deficiente se pueden presentar los siguientes síntomas: debilidad, aletargamiento, vahídos, dolores de cabeza, problemas de memoria, antojos alimentarios, alergias y problemas de azúcar sanguíneo. Cuando el funcionamiento de la corteza adrenal está seriamente disminuido se puede desarrollar una alteración muy poco común llamada *enfermedad de Addison*. Entre los síntomas de esta enfermedad están fatiga, pérdida del apetito, vahídos o desmayos, náuseas, presión arterial baja, diarrea, depresión, antojos de comidas saladas, pérdida de vello corporal e incapacidad para afrontar el estrés. Otro síntoma común es sensación permanente de frío. El cambio anormal de coloración y el oscurecimiento de la piel también son frecuentes entre los pacientes de la enfermedad de Addison. El cambio anormal de coloración en las rodillas, los codos, las cicatrices, y los pliegues de la piel y de las manos es más notorio cuando estas partes del cuerpo se exponen al sol. La boca, la vagina y las pecas se pueden ver más oscuras. Esta enfermedad también se caracteriza por el desarrollo de bandas pigmentadas a lo largo de las uñas y por oscurecimiento del cabello. Este trastorno se refleja comúnmente en la llamada enfermedad autoinmune de Addison. Esto sucede cuando el sistema inmunológico ataca equivocadamente los tejidos de las glándulas suprarrenales y las destruye. Puede estar asociado a otras enfermedades autoinmunes que afectan otras glándulas endocrinas, siendo la más común de ellas el hipotiroidismo (funcionamiento lento de la tiroides). La enfermedad de Addison en conjunción con el hipotiroidismo se llama síndrome de Schmidt. Menos comúnmente, la enfermedad de Addison se observa junto con la diabetes mellitus (insulino-dependiente), otra enfermedad autoinmune, o insuficiencias en las glándulas paratiroides y/o gónadas, así como con la anemia perniciosa. La enfermedad de Addison es una alteración crónica que requiere tratamiento de por vida. Afortunadamente, las personas que la sufren pueden tener una expectativa de vida normal si toman la medicación adecuada prescrita por un endocrinólogo (especialista en enfermedades hormonales). El *síndrome de Cushing* es una enfermedad muy poco frecuente cuya causa es la producción excesiva de cortisol o el uso excesivo de cortisol o de hormonas glucocorticoides (esteroides) similares. Las personas que padecen de este síndrome adquieren una apariencia característica. Suelen tener estómago y glúteos grandes y pesados, extremidades muy delgadas y rostro bastante redondeado. Otras características del síndrome de Cushing son debilidad en los músculos, pérdida de masa muscular, párpados hinchados y marcas rojas y redondeadas parecidas a acné en la cara. Es común el aumento de vello corporal, y a las mujeres les puede salir bigote y barba. Los pacientes del síndrome de Cushing suelen ser más susceptibles a las enfermedades y se curan con dificultad. El adelgazamiento de la piel que produce este trastorno suele facilitar el desarrollo de estrías y de contusiones. Otros síntomas son fatiga, cambios en el estado de ánimo, depresión, sed y micción crecientes y, en las mujeres, ausencia del periodo menstrual. Si no se trata, el síndrome de Cushing puede llegar a causar debilidad muscular extrema, problemas para la curación de las heridas cutáneas, debilidad de los huesos resultando en osteoporosis y una elevada susceptibilidad a infecciones graves como la neumonía y la tuberculosis.

Los problemas suprarrenales que surgen tarde en la vida pueden deberse a la herencia. Además, los carbohidratos refinados como el azúcar y la harina blanca deprimen muchos de los nutrientes requeridos para el refuerzo suprarrenal, especialmente las vitaminas B. La deficiencia de enzimas suprarrenales, el espasmo vascular, la degeneración, el trauma y las deficiencias nutricionales, la enfermedad de la pituitaria, la tuberculosis, los ataques químicos tóxicos y la exposición a campos electromagnéticos puede afectar a las glándulas suprarrenales. Otros agentes sospechosos son el chlorine orgánico y los carbonatos. La dioxina y los *fire ant poisons* son agentes conocidos. Otras sustancias que pueden tener repercusión son el tabaco, las drogas ilegales, los metales pesados, el café, el azúcar, los pesticidas, herbicidas y fungicidas. Las terapias prolongadas con cortisona para enfermedades no endocrinas, como artritis y asma, suelen alterar el funcionamiento de las glándulas suprarrenales. El uso prolongado de medicamentos con cortisona hace que las glándulas suprarrenales se achiquen, lo que puede producir la apariencia física que es característica del síndrome de Cushing.

A menos que se indique otra cosa, las dosis que se recomiendan a continuación son para personas adultas. La dosis para los jóvenes de doce a diecisiete años debe equivaler a tres cuartas partes de la cantidad recomendada; la de los niños de seis a doce años, a la mitad y la de los menores de seis años, a la cuarta parte.

Self-test de funcionamiento adrenal

La presión sanguínea sistólica (el primer número que se obtiene al medir la presión sanguínea; por ejemplo, *120*/80) suele ser alrededor de diez puntos más alta cuando la persona está de pie que cuando está acostada. Sin embargo, cuando las glándulas suprarrenales no funcionan adecuadamente esto podría no ser así.

Tómese la presión arterial dos veces: la primera vez estando acostado y la segunda estando parado. Luego compare las lecturas. Primero, acuéstese y repose durante cinco minutos. Luego tómese la presión arterial. A continuación párese y vuélvase a tomar inmediatamente la presión arterial. Si la lectura es más baja después de pararse, es válido sospechar que hay alguna deficiencia en el funcionamiento de las glándulas suprarrenales. El descenso de la presión arterial al pararse suele ser proporcional al grado de insuficiencia adrenal.

NUTRIENTES

SUPLEMENTOS	DOSIS SUGERIDAS	COMENTARIOS
Esenciales		
Vitamin B complex	100 mg 2 veces al día.	Todas las vitaminas B son necesarias para la función adrenal.
más extra pantothenic acid (vitamin B_5)	100 mg 3 veces al día.	Las glándulas suprarrenales no funcionan adecuadamente en ausencia de ácido pantoténico.
Vitamin C con bioflavonoids	4.000–10.000 mg al día divididos en varias tomas.	Vitales para el correcto funcionamiento de las glándulas suprarrenales.
Muy importante		
Coenzyme A de Coenzyme-A Technologies	Según indicaciones de la etiqueta.	Ayuda al funcionamiento de las glándulas suprarrenales y alivia el exceso de estrés de estas glándulas.
L-Tyrosine	500 mg al día con el estómago vacío. Tomar con agua o jugo. No tomar con leche. Para mejor absorción, tomar con 50 mg de vitamina B_6 y 100 mg de vitamina C.	Ayuda al funcionamiento de las glándulas suprarrenales y alivia el exceso de estrés de estas glándulas. *Ver* AMINOÁCIDOS en la Primera Parte. *Advertencia:* Si está tomando algún inhibidor MAO para la depresión, no debe tomar tirosina.
Importantes		
Raw adrenal	Según indicaciones de la etiqueta.	Las proteínas derivadas de estas sustancias adrenales favorecen la regeneración de las glándulas suprarrenales. *Ver* TERAPIA GLANDULAR en la Tercera Parte.
y raw adrenal cortex glandulars	Según indicaciones de la etiqueta.	
Provechosos		
Chlorophyll	Según indicaciones de la etiqueta.	Limpia el torrente sanguíneo.
Coenzyme Q_{10}	60 mg al día.	Transporta oxígeno a todas las glándulas.
Multivitamin y mineral complex		Todos los nutrientes son necesarios para reforzar la función de las glándulas suprarrenales.
con calcium	1.500 mg al día.	
y magnesium	750 mg al día.	
más natural beta-carotene	15.000 UI al día.	Utilizar una fórmula high-potency. Si tiene diabetes, utilice una fórmula sin betacaroteno.
y copper	3 mg al día.	
y potassium	99 mg al día.	Debe tomarse de manera equilibrada con el sodio. El potasio se pierde con este trastorno.
y zinc	50 mg al día. No tomar más de 100 mg al día de todos los suplementos.	Estimula el funcionamiento del sistema inmunológico.
Raw liver extract	Según indicaciones de la etiqueta.	Proporciona vitaminas B, hierro y enzimas.
Raw spleen glandular	Según indicaciones de la etiqueta.	Estimulan la función inmunológica y favorecen la curación. *Ver* TERAPIA GLANDULAR en la Tercera Parte.
y raw pituitary glandular		
S-adenosyl-methionine (SAMe) (SAMe Rx-Mood de Nature's Plus o SAMe de Enzyme Process International)	Según indicaciones de la etiqueta.	Ayuda a reducir el estrés y la depresión. Da una sensación de bienestar. *Advertencia:* Si sufre de trastorno maníaco-depresivo o toma antidepresivos prescritos, no debe tomar este suplemento.

Hierbas

- ❑ La hierba astragalus mejora el funcionamiento de las glándulas suprarrenales y sirve para reducir el estrés.

Advertencia: No tome esta hierba cuando tenga fiebre.

- ❑ El producto China Gold, de Aerobic Life Industries, es una fórmula líquida de diversas hierbas que estimula la función adrenal y combate la fatiga. Contiene diez variedades de ginseng y otras veintiséis importantes hierbas.
- ❑ Utilizar echinacea puede aumentar la producción de los glóbulos blancos de la sangre y proteger a los tejidos contra las invasiones bacterianas.

Advertencia: No tomar echinacea si se sufre de un trastorno autoinmune.

- ❑ El extracto de milk thistle ayuda a la función hepática, lo que a su vez contribuye al buen funcionamiento de las glándulas suprarrenales.
- ❑ Hierbas calmantes como la kava kava, St. John's wort y valeriana son buenas para reducir el estrés.
- ❑ La hierba Siberian ginseng les ayuda a las glándulas suprarrenales a preparar al organismo para afrontar situa-

ciones de estrés. La mejor dosis es de 1 o 2 gramos (1.000 a 2.000 miligramos) por día tomados en dosis divididas. Use un curso de noventa días para el gingseng alternando con derivados del licorice.

Advertencia: No utilice esta hierba si sufre de hipoglicemia, hipertensión arterial o algún problema cardíaco.

❑ La ashwagandha (*Withania somnifera*), también conocida como cherry (cereza), puede ser útil.

Recomendaciones

❑ Consuma abundantes frutas y vegetales frescos, en particular vegetales hojosos de color verde. Otros alimentos sanos que debe incluir en su dieta son brewer's yeast, arroz integral, legumbres, nueces, aceites de oliva y de cártamo, semillas, germen de trigo y granos enteros.

❑ Consuma pescado de aguas oceánicas profundas, salmón o atún por lo menos tres veces a la semana.

❑ Incluya en su dieta ajo, cebolla, hongos shiitake y pearl barley. Estos alimentos contienen germanio, un poderoso estimulante del sistema inmunológico.

❑ Evite el alcohol, la cafeína y el tabaco. Estas sustancias son altamente tóxicas para varias glándulas, entre ellas las suprarrenales.

❑ Aléjese de las grasas, los alimentos fritos, el jamón, el cerdo, los alimentos altamente procesados, las carnes rojas, las sodas, el azúcar y la harina blanca. Estos alimentos les imponen un gran esfuerzo a las glándulas suprarrenales.

❑ Haga ejercicio con regularidad y con moderación. El ejercicio estimula las glándulas suprarrenales y ayuda a aliviar el estrés.

❑ En lo posible, evite el estrés. El estrés continuo y prolongado, como el que producen las relaciones conflictivas de pareja, los problemas laborales, las enfermedades, la baja autoestima y la soledad, es perjudicial para las glándulas suprarrenales. Tome medidas tendientes a solucionar los problemas que le ocasionan estrés. (*Ver* ESTRÉS en la Segunda Parte.)

Aspectos para tener en cuenta

❑ Los pacientes de la enfermedad de Addison debe tomar drogas prescritas por un médico y deben prestarle especial atención a su dieta. Es conveniente que tomen suplementos nutricionales.

❑ El tratamiento de los casos de exceso de cortisona exige gestionar el exceso de azúcar sanguíneo por medio de la dieta y medicamentos, la sustitución del potasio, el tratamiento de la hipertensión y el tratamiento a tiempo de las infecciones, una ingesta adecuada de calcio y el ajuste apropiado de las dosis de esteroides cuando se prescriban en caso de enfermedad aguda, cirugía o trauma.

❑ La hormona adrenocorticotrópica (ACTH), que la glándula pituitaria libera en situaciones de estrés, desencadena una secuencia de reacciones bioquímicas que se traducen en la activación de sustancias que elevan la presión arterial. La presencia de esta hormona propicia la retención de sodio y la excreción de potasio. Como consecuencia de este proceso, el estrés no sólo les exige un gran esfuerzo a las glándulas suprarrenales, sino que también puede hacer que el organismo retenga líquido. Esto puede conducir a la hipertensión.

❑ El estrés sostenido es el factor más importante en la "extenuación adrenal", entre cuyas manifestaciones están deficiencia inmunológica y enfermedades degenerativas. Recibir ayuda profesional para manejar la rabia y la furia, así como para responder a situaciones psicológicas o espirituales ayudará a rebajar el nivel de cortisol. Se debe probar cualquier actividad que conlleve una reducción de los niveles de estrés.

❑ Reduzca el consumo de cafeína y alcohol, así como el de grasas, sal y azúcar.

❑ Si fuma, déjelo.

TRASTORNOS PRODUCIDOS POR LA RADIACIÓN

Actualmente, nuestra preocupación medioambiental tiene que ver más con la radiación derivada de reactores nucleares, los desechos de plutonio y las minas de uranio que del miedo a la nube radiactiva provocada por una posible guerra nuclear. Los teléfonos móviles, los rayos-X, la medicina nuclear, las pantallas de las computadoras y los televisores, los detectores de humos y los hornos microondas están entre las fuentes más comunes de exposición a radiación. En nuestras vidas modernas estamos rodeados de radiación, tanto natural como artificial. El sol, por ejemplo, es una fuente natural de radiación, lo mismo que el radón, un gas natural radiactivo considerado como la segunda causa de cáncer de pulmón en los Estados Unidos. Incluso el cuerpo humano emite algo de radiación.

La exposición a sustancias radiactivas produce diversos trastornos. Las sustancia radiactivas son elementos constituidos por átomos inestables que liberan energía como resultado de la descomposición espontánea de sus núcleos. Cuando la energía liberada por un elemento radiactivo es suficientemente fuerte para desalojar electrones de otros átomos o moléculas que encuentra en su camino, puede causarle daño al tejido vivo o, incluso, destruirlo. Este tipo de radiación se llama radiación ionizante. Aunque una sola célula se exponga a la radiación, ésta puede destruir, dañar o alterar la composición de esa célula. La alteración de la estructura celular a causa de las partículas radiactivas puede conducir al cáncer. Cuando el ADN de la célula sufre daño, se pueden producir mutaciones genéticas que se transmiten a los hijos.

El National Council on Radiation Protection and Measurements (NCRP) estima que la exposición a radiación en Estados Unidos proviene fundamentalmente de las siguientes fuentes y en el siguiente orden:

- Radón: 55 por ciento.
- Otras fuentes naturales: 27 por ciento.
- Fuentes médicas: 27 por ciento.
- Otras fuentes artificiales: 3 por ciento.

La exposición a la radiación se mide en unidades llamadas rems. La U.S. Environmental Protection Agency (EPA) y el NCRP calculan que el estadounidense medio está expuesto a unos 360 milirems al año (1 milirem equivale a 1/1.000 rem). El organismo humano genera unos 39 milirems al año. Un vuelo de costa a costa de los Estados Unidos supone una exposición de 5 milirems (la altitud elimina parte de la protección a los rayos solares). Unos rayos-X dentales crean 3 milirems y unos rayos-X del pecho, entre 20 y 50. Tener un detector de humos en la casa aumenta la exposición radiactiva un poco menos de 1 milirem al año.

El riesgo de morir de un cáncer provocado por exposición a radiación aumenta un 8 por ciento por cada exposición que supere los 10 rems (o 10.000 milirems). La cantidad letal mínima son 200 rems, pero con un tratamiento agresivo se puede sobrevivir una exposición de hasta 1.000 rems. A partir de los 100 rems se observa una reacción física aguda a la radiación, lo cual ocurre, entre otras situaciones, con el tratamiento de ciertos tipos de cáncer o en casos de accidente en una central nuclear.

Desde el punto de vista estructural, los elementos radiactivos son similares a sus contrapartes no radiactivos y solamente difieren en el número de neutrones que contienen los átomos. Ésta es la razón por la cual la nutrición es tan importante para prevenir o bloquear el daño ocasionado por la exposición a elementos radiactivos. Si usted no obtiene en su dieta cantidades suficientes de calcio, potasio y otros minerales, es posible que su organismo absorba elementos radiactivos cuya estructura se parece a la de estos nutrientes. Por ejemplo, si usted no ingiere suficiente calcio, su organismo absorberá estroncio radiactivo 90 (SR-90) u otros elementos similares estructuralmente al calcio, si están disponibles. De igual manera, si usted obtiene suficiente potasio en su dieta, es menos probable que su organismo retenga el cesio radiactivo 137 que encuentre, pues este elemento es parecido al potasio. Cuando las células obtienen en la dieta todos los nutrientes que requieren, es mucho menos probable que absorban sustitutivos radiactivos, los cuales, en este caso, se eliminan del organismo más fácilmente.

Los efectos de la exposición a la radiación pueden ser agudos y presentarse tras una sola exposición de intensidad relativamente alta, o pueden ser demorados y crónicos. Las reacciones agudas a la radiación son sumamente peligrosas. Pueden ocasionar síntomas como desgana, náuseas, vómito, debilidad y pérdida de la coordinación. El paciente puede deshidratarse y presentar convulsiones, shock e, incluso, morir. Afortunadamente, no es común exponer a los pacientes a la cantidad y al tipo de radiación que podría provocar tan graves reacciones.

La radioterapia para el cáncer implica someter las células cancerosas a la acción de dosis bastante altas de radiación. Este tratamiento busca, por una parte, destruir las células cancerosas a base de radiación y, por otra parte, afectar al mínimo al tejido sano. Los pacientes que se someten a radioterapia experimentan síntomas característicos: náuseas, vómito, dolor de cabeza, debilidad, inapetencia y caída del cabello.

Actualmente, las revisiones dentales suelen incluir rayos-X para detectar las caries. Los médicos suelen hacer rayos-X para comprobar si hay algún hueso roto en caso de accidente, para verificar la salud cardiovascular y respiratoria y para localizar tumores y áreas de disfunción. Se insta a las mujeres a que se hagan mamografías, o rayos-X de los senos, para la detección precoz de un posible cáncer. Las investigaciones oncológicas indican que un porcentaje significativo de mujeres en los Estados Unidos portan un gen denominado oncogene AC, que es sensible a los rayos-X. Para estas mujeres, incluso una exposición reducida a rayos-X puede activar un cáncer.

Las frutas y los vegetales (de hecho, todos los alimentos) contienen ciertas cantidades de materiales radiactivos. En algunos estados se chequea la leche para comprobar su contenido de estroncio 90 (Sr-90), un elemento resultante de las pruebas nucleares realizadas en superficie, (aunque actualmente estas pruebas están prohibidas en los Estados Unidos). El estroncio 90 (Sr-90) tiene una vida media de veintinueve años.

Nada puede proteger a las personas de sustancias como el radón, excepto la detección y erradicación del problema. Pero una buena nutrición y un buen programa de suplementos puede fortalecer y aportar protección al sistema inmunológico. Se recomienda consumir frutas, vegetales, carne y granos elaborados con métodos orgánicos para limitar la incorporación de toxinas a la dieta.

A menos que se indique otra cosa, las dosis que se recomiendan a continuación son para personas adultas. La dosis para los jóvenes de doce a diecisiete años debe equivaler a tres cuartas partes de la cantidad recomendada; la de los niños de seis a doce años, a la mitad y la de los menores de seis años, a la cuarta parte.

NUTRIENTES

SUPLEMENTOS	DOSIS SUGERIDAS	COMENTARIOS
Muy Importantes		
Calcium	1.500 mg al día.	Contrarrestan el estroncio 90. El calcio y el magnesio se deben tomar en una relación de dos a uno. Utilizar variedades chelate.
y magnesium	750 mg al día.	

Coenzyme Q_{10} más Coenzyme A de Coenzyme-A Technologies	100 mg al día. Según indicaciones de la etiqueta.	
Glutathione más L-cysteine y L-methionine	500 mg de cada uno diarios con el estómago vacío. Tomar con agua o jugo. No tomar con leche. Para mejor absorción, tomar con 50 mg de vitamina B_6 y 100 mg de vitamina C.	Protegen contra los efectos nocivos de la radiactividad y de la contaminación.
Kelp	1.000–1.500 mg al día.	Contiene minerales necesarios, en especial yodo, que protege contra la acumulación del estroncio 90.
Importantes		
Garlic (Kyolic de Wakunaga)	2 cápsulas 3 veces al día.	Poderoso estimulante del sistema inmunológico.
Grape seed extract	Según indicaciones de la etiqueta.	Poderoso antioxidante.
Oxy-5000 Forte de American Biologics	Según indicaciones de la etiqueta.	
Pantothenic acid (vitamin B_5)	200 mg antes y después de la exposición a rayos X. 50 mg al día siguiente.	
Selenium	200 mcg al día. Si está embarazada, no sobrepasar 40 mcg al día.	Importante antioxidante.
Vitamin C con bioflavonoids, incluyendo rutin	5.000–20.000 mg al día divididos en varias tomas. *Ver* FLUSH DE ÁCIDO ASCÓRBICO en la Tercera Parte.	La vitamina C neutraliza y destruye a los radicales libres que se forman por efecto de la radiación. Lo mejor es un suplemento de vitamina C que contenga 200 mg por cápsula de rutina.
Provechosos		
Brewer's yeast	Según indicaciones de la etiqueta.	Una buena fuente natural de vitaminas del complejo B, así como ácido pantoténico.
Lecithin granules o capsules	1 cucharada 3 veces al día con las comidas. 1.200 mg 3 veces al día con las comidas.	Protegen las membranas celulares.
Vitamin A con mixed carotenoids y beta-carotene	25.000 IU al día. Si está embarazada, no sobrepasar 10.000 IU al día.	Protege y fortalece el sistema inmunológico, especialmente cuando se toma junto con vitamina E.
Vitamin B complex más extra inositol	50 mg 3 veces al día. 100 mg al día.	Provechoso para los sistemas enzimáticos de las células. Utilizar una fórmula high-stress.
Vitamin E	200 UI al día.	La vitamina E, en combinación con la vitamina A, neutraliza y destruye a los radicales libres que se forman por efecto de la radiación.
Zinc	50–80 mg al día. No se tome más de 100 mg diarios de todos los suplementos.	

Hierbas

❑ La hierba chaparral ayuda a proteger contra la radiación nociva.

Advertencia: No utilice esta hierba regularmente y no la utilice todos los días durante más de una semana. Alargo plazo, esta hierba puede ser perjudicial para el hígado.

Recomendaciones

❑ Incluya manzana en su dieta. La manzana es buena fuente de pectina, que se liga a las partículas radiactivas. La pectina también se encuentra como suplemento.

❑ Consuma buckwheat por su alto contenido de rutina, un bioflavonoide que protege contra la radiación.

❑ Consuma aguacate, limón y aceites de oliva y de safflower prensados en frío. Estos aceites suministran ácidos grasos esenciales.

❑ Tome mucho agua destilada al vapor.

❑ Si usa usted un teléfono móvil, protéjase de la posible contaminación mediante el uso de un auricular o de alguna protección. Use el teléfono sólo cuando sea necesario y por periodos cortos.

❑ Hasta el momento no hay pruebas de que el uso del teléfono móvil esté conectado a ninguna enfermedad, pero lo mejor es tener precaución. Se supone que las ondas electromagnéticas del móvil cumplen con la legislación, pero estamos ante un terreno muy poco explorado y es mejor prevenir que lamentar. Hay muchos productos en el mercado que permiten hablar con un auricular y que mantienen el teléfono alejado del cuerpo.

❑ Si pasa mucho tiempo sentado delante de la pantalla de su computadora, conviene usar un filtro. Los monitores son mucho mejores de lo que eran, pero es mejor tener precaución.

❑ Haga que le chequeen la casa para conocer su exposición a gas radón. Este gas ocurre de modo natural en determinados suelos y no tiene olor. El principal riesgo proviene de la exposición dentro del hogar, donde el gas se puede acumular sin detectarse. Los fumadores tienen un riesgo mayor debido al impacto del gas sobre los pulmones. La mayoría de las hardware stores y centros para el hogar venden juegos de detección de radón. También es posible que los pueda obtener en su departamento de salud local o en alguna farmacia.

❑ Si existe alguna posibilidad, por remota que sea, de que pueda estar encinta, no permita que su médico o su dentista le hagan rayos-X. La exposición a rayos-X durante las primeras tres-cinco semanas del embarazo, aumenta el riesgo de aborto o de defectos congénitos. La exposición entre la octava y la decimoquinta semana puede provocar daños cerebrales en el bebé. Asimismo, si el feto se ve expuesto a estos rayos en el primer trimestre de gestación puede sobrevenir leucemia infantil.

Aspectos a tener en cuenta

❑ Con los avances tecnológicos y el mejor conocimiento del funcionamiento de las células cancerosas ha venido una reducción del papel que la terapia de radiación juega en el tratamiento oncológico. Actualmente se vigila mucho más la exposición a la radiación.

❑ Un estudio de la Universidad de Medicina y Odontología de New Jersey mostró que cuando se administró jugo de naranja a unas ratas antes de exponerlas a radiación de baja intensidad (1-50 rems), éstas sufrieron dos veces menos perjuicio que otras ratas a las que se administró agua.

❑ *Ver también* DEBILIDAD DEL SISTEMA INMUNOLÓGICO en la Segunda Parte.

TRASTORNOS POCO COMUNES

Los franceses saltarines de Maine suena como a un estruendoso espectáculo moderno o algún grupo musical nuevo de algún tipo. Pero no es ninguno de los dos. Se trata de hecho de un trastorno poco usual que ocasiona una reacción de reflejo extremo ante ruidos o visiones inesperadas. Aunque se conoce poco sobre *los franceses saltarines de Maine*, este trastorno, y otras más de 6.000 enfermedades poco comunes, o "huérfanas", están recibiendo cada vez más atención de parte de los gobiernos, los grupos de pacientes y la industria farmacéutica.

En los Estados Unidos, las enfermedades huérfanas se definen como aquellos padecimientos que afectan a menos de 200.000 personas a nivel nacional. Esto incluye enfermedades tan familiares como la fibrosis quística, la enfermedad de Lou Gehrig, el síndrome de Tourette, y otras tan desconocidas como la enfermedad de la hamburguesa, síndrome de Job y la acromegalia (o gigantismo). De algunas enfermedades hay menos de cien casos conocidos. Sin embargo, colectivamente, los trastornos poco comunes afectan hasta 25 millones de estadounidenses, de acuerdo con los National Institutes of Health (NIH), lo cual hace de estas enfermedades — y la búsqueda de tratamientos para ellas — un grave problema de salud pública.

Cada año se descubren nuevas enfermedades poco comunes. La mayoría son hereditarias y ocasionadas por alteraciones o mutaciones genéticas (defectos en los genes). Los genes son partículas del ADN, elementos del código que determina los rasgos y las características individuales de cada ser viviente. Cada célula humana contiene unos 30.000 genes. Además de influir en aspectos tales como el color de los ojos y el pelo, los genes también pueden jugar un papel en el desarrollo de enfermedades y en su transmisión de padres a hijos. Además de aquellas que tienen causas genéticas, existen algunas enfermedades poco comunes que pueden ser adquiridas como consecuencia de condiciones ambientales y tóxicas.

Por dispares que sean las enfermedades poco comunes, las personas que las tienen comparten muchas frustraciones similares. Por ejemplo, para un tercio de las personas con enfermedades poco comunes, recibir un diagnóstico acertado puede tomar entre uno y cinco años. Y esta gente suele estar tan aislada que nunca conoce a alguien más con la misma enfermedad. A menudo tiene que viajar grandes distancias para visitar a los pocos médicos que tienen conocimientos sobre sus padecimientos, y los costos que implican el diagnóstico, el tratamiento y otros gastos relacionados pueden ser exorbitantes.

Muchas enfermedades o trastornos poco comunes pueden ser difíciles de diagnosticar y tratar, ya que en sus primeras etapas puede no haber síntomas o estar disfrazados, ser malinterpretados o confundidos con los de otras enfermedades. Una enfermedad que inicialmente fue diagnosticada equivocadamente como esclerosis múltiple (EM) condujo a la demora y al tratamiento inadecuado del verdadero problema del paciente — la adrenomieloneuropatía (AMN). La AMN es una forma más leve de adrenoleucodistrofia (ALD), que es parte de un grupo de trastornos progresivos determinados genéticamente, conocidos colectivamente como leucodistrofias, que afectan el cerebro, la médula espinal y los nervios periféricos. En este caso el médico del paciente se vio alertado cuando éste mencionó que no sólo a su abuelo le habían diagnosticado EM — y de hecho había muerto a causa de ésta — sino que además había perdido dos hermanos y varios primos por la misma enfermedad.

Dado que la EM no es hereditaria, el médico, en este caso, sospechó que la enfermedad que había atormentado a los familiares de su paciente, y ahora a él, no era EM. Un historial médico exhaustivo de la familia reveló que él y sus hermanos habían tenido 50 por ciento de posibilidades de tener ALD o AMN porque su madre fue portadora del gen defectuoso en cuestión. Después de que se le diagnosticara AMN, otros dos de sus hermanos murieron de esta enfermedad.

El ALD afecta sólo a 1 de cada 15.500 personas en todo el mundo. Sin embargo, esto bastó para formar la United Leukodystrophy Foundation (ULF), una organización médica voluntaria. De acuerdo con la ULF, las leucodistrofias suelen ser diagnosticadas como EM porque el diagnóstico de los trastornos neurológicos se basa en evidencias sutiles y circunstanciales; incluso los médicos más experimentados pueden tener dificultades para distinguir entre ambas.

Puede no haber cura para las personas que tengan trastornos poco comunes, pero encontrar un tratamiento a los síntomas puede serles de mucha ayuda. También es útil tener el apoyo de los familiares y amigos, grupos de defensa del paciente y asociaciones como la ULF. Participar en ensayos clínicos puede ser una forma de recibir la atención más avanzada para algunas enfermedades. Las personas que experimentan síntomas inexplicables, infecciones recurrentes y dolores que hayan pasado sin diagnóstico durante un largo periodo de tiempo podrían estar interesadas en visitar un centro de referencia que tenga experiencia en el diagnóstico de enfermedades poco comunes. Algunas enfermedades poco comunes no cuentan con guías de tratamiento claramente definidas y exigen los conocimientos específicos de un médico especializado. Asegúrese de ir a un hospital que esté familiarizado con el tratamiento de personas con múltiples problemas.

En los Estados Unidos, antes de la aprobación de leyes sobre enfermedades poco comunes, a las personas a las que se les diagnosticaban enfermedades poco comunes se les negaba el acceso a medicamentos eficaces porque los fabricantes rara vez podían obtener beneficios de la comercialización de medicamentos para estos pequeños grupos. En consecuencia, la industria farmacéutica no financiaba adecuadamente las investigaciones para el desarrollo de los llamados medicamentos huérfanos. Otras fuentes potenciales, como los hospitales de investigación y las universidades, también carecían del capital y la experiencia comercial para desarrollar tratamientos para estos pequeños grupos. A pesar de la urgente necesidad de dichos medicamentos, éstos llegaron a ser conocidos como huérfanos, porque las empresas no estaban interesadas en "adoptarlos".

Esto cambió en 1983 cuando el Congreso estadounidense aprobó la *Orphan Drug Act* (ODA). Desde entonces, la ODA ha posibilitado el desarrollo de cerca de 250 medicamentos huérfanos, que están disponibles para tratar a una población potencial de más de 12 millones de estadounidenses. Por contra, durante la década anterior a 1983 se desarrollaron menos de diez productos de este tipo (desarrollados sin ayuda del Gobierno). Así pues, ahora hay muchos más medicamentos accesibles a personas con trastornos poco comunes cuando éstas antes apenas tenían posibilidades de supervivencia.

El Congreso también ha aprobado la financiación de varios centros regionales, llamados Centers of Excellence, para el estudio de los trastornos poco comunes. Hay también grupos de apoyo como la National Organization for Rare Disorders (NORD; *Ver* Organizaciones Médicas y de la Salud, en el Apéndice) que han trabajado durante los últimos veinte años para concienciar al público de la existencia de estos trastornos y, sobre todo, de la falta de tratamientos adecuados. El aspecto más importante de la labor de NORD es el de promoción de legislación como ODA para fomentar la investigación, el desarrollo continuado de productos necesarios — y a menudo vitales — y facilitar el acceso a los tratamientos adecuados.

Tanto las personas que sufren de estos trastornos como las encargadas de su cuidado deben hacer un esfuerzo para mantenerse informadas de los avances en los tratamientos para poder tomar decisiones sobre las combinaciones más adecuadas de tratamientos y suplementos nutricionales. Desgraciadamente, en estos momentos nuestros conocimientos sobre los medicamentos huérfanos son limitados porque también las investigaciones sobre los mismos son limitadas. Esperamos en próximas ediciones de esta obra compartir con ustedes nuevos descubrimientos y avances sobre esta materia.

Al considerar las directrices nutricionales aplicables a las enfermedades raras, puede ser útil hacer una reflexión sobre los síntomas, tan extraños a veces, las posibles causas y los posibles refuerzos nutricionales para contrarrestar el autismo tardío. Debido a la compleja naturaleza del autismo tardío y considerando los éxitos y fracasos relacionados con los tratamientos que se han intentado, encontramos que esta enfermedad, cuando se estudia cuidadosamente, nos puede aportar pistas importantes sobre los factores que influyen en otras enfermedades raras.

El autismo de curso tardío es un trastorno neurológico raro que afecta a niños muy pequeños, normalmente entre el primero y el quinto año de vida. La mayoría de las familias afectadas suelen reportar que el desarrollo es normal en el primer año, pero el aprendizaje del niño comienza a sufrir a partir de ese momento y le cuesta desarrollar nuevas habilidades. El niño deja de relacionarse y pierde la capacidad verbal por completo. Los berrinches y enfados se hacen más comunes y fuertes a medida que el niño pierde la capacidad de comunicar sus necesidades. El niño autista normalmente muestra intolerancia a ciertas comidas y su sistema digestivo pierde funcionalidad. A veces los excrementos y la orina son especialmente pútridos y sus movimientos se hacen repetitivos y disociados de lo que le rodea, añadiendo estrés y afectando a toda la familia.

La mayoría de los expertos creen que no hay cura posible, pero hay opiniones divergentes que creen que pronto se encontrará una cura. Investigadores, médicos y padres informados debaten sobre las causas del autismo tardío. Algunos responsabilizan al mercurio que se emplea en ciertas vacunas. Otro factor que se da con frecuencia es la existencia de infecciones de oído tratadas con muchos antibióticos. Hay quien alega precisamente que el excesivo uso de antibióticos provoca la extinción de las bacterias intestinales amigas y deja el sistema digestivo vulnerable a una bacteria resistente a los antibióticos y productora de neurotoxinas llamada *clostridium*. Otros investigadores sugieren que, al igual que en el autismo típico, también aquí hay un componente genético. El mercurio y el clostridium están presentes en muchos casos. Es posible que todos estos elementos tengan alguna influencia, y esperamos que con el tiempo nuevas investigaciones vayan aportando respuestas más concluyentes, pero por ahora sólo podemos avanzar hipótesis.

Los niños afectados que muestran niveles altos de mercurio en su sangre normalmente reciben tratamiento de chelation por parte de profesionales legalmente autorizados para ello. Muchos informan de que los resultados están siendo positivos, aunque sin llegar a una cura completa. Otros profesionales de la salud prefieren centrar las terapias en el sistema digestivo y tratan de controlar el desarrollo de *clostridium*; de igual manera, se reportan resultados positivos, pero no una cura total. La mayoría de los especialistas recetan cambios en la dieta y la nutrición, se administran antioxidantes y otros suplementos que parecen reportar beneficios, aunque sin curar la enfermedad. A medida que aumentan los conocimientos sobre el efecto de la dieta y la nutrición en este tipo de autismo, se debilita la fuerza del argumento genético. Si la culpa la tienen factores externos, se hace más probable evitar la enfermedad — aunque sin llegar a su curación. (Para más información nutricional sobre el autismo tardío, *ver* las recomendaciones *en* AUTISMO, en la página 233.)

Además de la terapia de chelation, hay otras cuatro áreas primarias de apoyo sobre las que se puede trabajar — y que han mostrado cierto éxito — para combatir otros trastornos raros y muy complicados.

- Apoyo gastrointestinal.
- Apoyo neurológico.
- Apoyo cardiovascular.
- Apoyo al sistema inmunológico.

Estas son algunas reglas generales a considerar en el tratamiento de los trastornos poco comunes:

1. *Empiece con el aparato gastrointestinal.* Esto incluye las enzimas digestivas y probióticos. Si se administran enzimas digestivas hay que hacerlo con mucho cuidado ya que un exceso puede resultar en la digestión parcial de la propia pared intestinal y una inflamación grave especialmente en los niños pequeños.

   Se pueden obtener enzimas digestivas y probióticos, así como instrucciones para su uso en:

   Healthy Alternatives, Inc.
   10458 Moe Hall Road NW
   Garfield, MN 56332
   888-362-0401
   www.healthyalternativesinc.com

2. *Aporte los suplementos nutricionales necesarios para el apoyo neurológico.* La inflamación digestiva resulta en el consumo de cantidades excesivas de serotonina. La serotonina es un mediador de la inflamación, así como un elemento esencial para la estabilidad emocional. El estrés neurológico consume cantidades excesivas de gamma-aminobutyric acid (GABA). El GABA actúa como estabilizador al inhibir la sobrerreacción neurológica. La vitamina B_{12} en su variante de methylcobalamin contribuye a rehabilitar y curar las células nerviosas.

   La siguiente fórmula incluye precursores para la producción de GABA, serotonina y otros nutrientes de apoyo, y está disponible bajo la marca GabaMax en:

   NeuroScience Inc.
   373 280th Street
   Osceola, WI 54020
   877-729-6784
   www.neurorelief.com

   GabaMax incluye los siguientes ingredientes:
   N-acetyltyrosine.
   5-Hydroxytryptophan (5-HTP).
   Theanine.
   L-Glutamine.
   Taurine.
   Vitamina B_6.
   Folic acid.
   Vitamina C.
   Magnesium glycinate.

   GabaMax debe tomarse siguiendo las instrucciones de la botella.

   La adición de 5.000 mcg (1.000 mcg en niños pequeños) de vitamina B_{12} en su variante de methylcobalamin funciona bien con la fórmula descrita arriba y ayuda a curar los daños del sistema nervioso. Se puede obtener en:

   Healthy Morning-A Natural Apothecary
   P.O. Box 67
   Woodville, MA 01784
   508-728-6223
   www.healthymorning.com

   y

   Aerobic Life Industries, Inc.
   2800 E. Chambers Street, Suite 700
   Phoenix, AZ 85040
   800-798-0707
   www.aerobiclife.com

3. *Proporcione apoyo al sistema cardiovascular.* En muchos de los trastornos poco comunes, el sistema circulatorio está tan débil que cuesta muchos que los nutrientes lleguen a las zonas del organismo que tanto los necesitan. Por esto puede ser bueno aportar suplementos específicos para reforzar el sistema circulatorio. (*Ver* ENFERMEDADES CARDIOVASCULARES en la página 426.) Una fórmula a considerar es The Aerobic Heart de Aerobic Life Industries (*ver* arriba), una fórmula que ayuda a fortalecer y aumentar la circulación al mismo tiempo que se reduce la inflamación de las arterias y capilares del sistema cardiovascular. Esto facilita que los nutrientes lleguen a las áreas afectadas.

4. *Fortalecer el sistema inmunológico para ayudarlo a combatir los microbios en los momentos de debilidad.* Se sospecha que algunas de las enfermedades huérfanas tienen origen viral. (*Ver* DEBILIDAD DEL SISTEMA INMUNOLÓGICO en la página 329).

Se conoce que muchas de las enfermedades raras tienen un origen genético, y en muchos de esos casos hay pruebas de que, incluso en estos casos, los trastornos responden positivamente a una nutrición adecuada. Las enfermedades que se describen a continuación pueden tener su origen en problemas derivados de varias o todas las áreas descritas arriba. Aquí encontrará notas para cada una sugiriendo combinaciones distintas de tratamientos que podrían ayudar a aliviar los síntomas y/o su gravedad.

AGNOSIA

La agnosia es un trastorno poco común caracterizado por la incapacidad para reconocer objetos y personas familiares. La agnosia puede estar limitada a un sentido, como el oído o la vista. Por ejemplo, puede suceder que una persona tenga dificultades para identificar cierto sonidos como la tos, o para reconocer que un objeto es una taza. El caso hecho famoso por el popular libro del neurólogo Oliver Sack (*The Man Who Mistook His Wife for a Hat*, Touchstone, 1998), era el de un hombre con agnosia visual.

Este trastorno puede ser causado por derrames cerebrales, demencia u otros problemas neurológicos. Puede ser debilitante y llegar a deteriorar seriamente la calidad de vida. La agnosia normalmente afecta a zonas específicas del cerebro en los lóbulos occipital y parietal, áreas importantes para el procesamiento e integración de la información recibida por medio de la vista y otros sentidos. Las personas con agnosia pueden retener sus capacidades cognitivas en otras áreas.

Aspectos para tener en cuenta

- ❑ Para un mejor tratamiento de los síntomas es preciso establecer primero la causa principal de la agnosia.
- ❑ Para más información sobre recomendaciones nutricionales, *ver* ENFERMEDADES CARDIOVASCULARES, página 426; y DEBILIDAD DEL SISTEMA INMUNOLÓGICO, página 329.

ATAXIA

Las personas con ataxia son incapaces de controlar los músculos de las piernas y brazos, lo que provoca una pérdida de equilibrio y una alteración en la forma de caminar. Esto puede deberse al daño sufrido por las partes del sistema nervioso que controlan el movimiento. Mientras que el término ataxia se usa primordialmente para describir este conjunto de síntomas, a veces también se emplea para referirse a una familia de trastornos.

La mayor parte de los trastornos que resultan en ataxia hacen que las células del cerebelo, una de las partes del cerebro, se degeneren o se atrofien. A veces también afectan a la espina dorsal. A pesar de que se usan las expresiones *degeneración cerebelosa* y *degeneración espinocerebelosa* para describir los cambios que han tenido lugar en el sistema nervioso de una persona, ninguno de esos dos términos se puede considerar como un diagnóstico concreto. La degeneración cerebelosa y la espinocerebelosa pueden tener orígenes distintos. La edad en que se manifiesta la ataxia resultante varía dependiendo de la causa subyacente de la degeneración. Entre las ataxias heredadas más comunes, están la ataxia de Friedrich y la enfermedad de Machado-Joseph.

La ataxia de Friedreich es una enfermedad hereditaria que causa daños progresivos al sistema nervioso, dando lugar a síntomas que van desde debilidad muscular y problemas con el lenguaje a enfermedades cardíacas. Los síntomas normalmente comienzan entre los cinco y los quince años de edad, pero pueden aparecer tan temprano como los dieciocho meses o tan tarde como los treinta años. El primer síntoma es normalmente la dificultad para caminar. Progresivamente la ataxia va empeorando y extendiendo lentamente a los brazos y el tronco. Las primeras señales suelen ser deformidades en los pies (curvatura involuntaria de los dedos, pies zambos, dedos-martillo o inversión del pie). También son comunes los movimientos rápidos, rítmicos e involuntarios de los ojos. La mayoría de la gente que sufre ataxia de Friedrich desarrolla escoliosis (curvatura lateral de la columna vertebral), lo que puede dificultar la respiración si es importante. Otros síntomas suelen ser dolor de pecho, dificultades respiratorias y palpitaciones.

La enfermedad de Machado-Joseph (MJD, por sus siglas en inglés), llamada también ataxia espinocerebelosa de tipo 3 es una variante muy rara de ataxia hereditaria. Se caracteriza por la torpeza y debilidad de las piernas y brazos, una forma de andar a trompicones, tambaleante, como si se estuviera borracho, problemas para hablar y tragar, movimientos involuntarios de los ojos, visión doble y micción frecuente. Algunas personas sufren de distonía o contracciones musculares sostenidas que causan retorcijones en el cuerpo y las extremidades, movimientos repetitivos, posturas anormales y/o rigidez — síntomas parecidos a los de la enfermedad de Parkinson. En otros casos, las personas experimentan tics nerviosos en la cara o presentan unos ojos peculiarmente saltones. En esta enfermedad, la degeneración de las células de la zona del cerebro llamada romboencéfalo, que comprende el cerebelo, el tallo cerebral y la parte superior de la médula espinal. La MJD es una enfermedad hereditaria autosómica dominante, lo que significa que si el niño hereda una copia de un gene defectuoso de los dos padres, el niño heredará la enfermedad. Las personas con un gen defectuoso tienen un porcentaje del 50 por ciento de transferir la mutación a sus niños. La gravedad de la enfermedad depende de la edad en la que se manifiesta; cuanto antes se presente, más grave es la enfermedad. Los síntomas pueden aparecer en cualquier momento entre la adolescencia y los setenta años de edad. La MJD también es una enfermedad progresiva, lo que significa que los síntomas empeoran con el paso del tiempo. La expectativa de vida oscila entre alrededor de los treinta y cinco años para las personas con una variante grave de la enfermedad y una expectativa normal en casos poco graves. La causa más frecuente de muerte suele ser por neumonía por aspiración, la cual se produce cuando los pulmones inhalan materiales o fluidos y no se pueden eliminar.

Además de hereditaria, la ataxia también se puede adquirir. Entre las condiciones que la causan están los derrames cerebrales, la esclerosis múltiple, los tumores, el alcoholismo, la neuropatía periférica, los trastornos metabólicos y las deficiencias vitamínicas.

Aspectos para tener en cuenta

❑ La ataxia hereditaria no tiene cura. Si viene causada por otra dolencia, primero hay que tratar ésta. Por ejemplo, la ataxia causada por un trastorno metabólico puede tratarse con medicamentos y una dieta controlada. La deficiencia vitamínica se trata con terapia de vitaminas; los trastornos que afectan a la forma de caminar y la capacidad de deglutir se tratan con diversos medicamentos. La terapia física puede fortalecer los músculos; asimismo existen aparatos que ayudan a caminar y a realizar otras actividades cotidianas. El pronóstico para las personas con ataxia y degeneración cerebelosa/espinocerebelosa varía dependiendo de su causa subyacente.

❑ Actualmente no hay cura eficaz contra la ataxia de Friedrich. Sin embargo, muchos de sus síntomas y complicaciones pueden tratarse para ayudar a los pacientes a mantener una funcionalidad óptima por tanto tiempo como es posible. La diabetes y los problemas cardiacos se pueden tratar con medicación. Los problemas ortopédicos, como las deformidades de los pies, y la escoliosis se tratan con cirugía o con aparatos ortopédicos. La terapia física puede permitir alargar el uso de brazos y piernas. Sin embargo, generalmente una persona con ataxia necesita moverse en silla de ruedas, y en las últimas etapas de la enfermedad, es probable que quede incapacitada completamente. Si se presentan problemas cardiacos importantes, las probabilidades de morir en la madurez temprana son altas, pero cuando los síntomas son menos graves la esperanza de vida es mucho mayor.

❑ La MJD no tiene cura, pero los síntomas sí se pueden tratar. Para las personas con síntomas parecidos al Parkinson, la terapia con levodopa puede ser muy eficaz durante años. (*Ver* ENFERMEDAD DE PARKINSON en la Segunda Parte.) Asimismo, la espasticidad se puede reducir con medicamentos antiespasmódicos como baclofen (Lioresal). La fisioterapia también puede ser útil en casos de discapacidad relacionada con los problemas en la forma de andar. Asimismo, las ayudas para caminar como las sillas de ruedas y los andadores facilitan las tareas y actividades cotidianas. Otros problemas, como las trastornos del sueño, los calambres y las disfunciones urinarias se pueden tratar con medicamentos y cuidados médicos.

❑ Para más información sobre recomendaciones nutricionales, *ver* Apoyo neurológico, página 810; y ENFERMEDADES CARDIOVASCULARES, página 426.

ATROFIA MULTISISTÉMICA CON HIPOTENSIÓN ORTOSTÁTICA (MULTIPLE SYSTEM ATROPHY WITH ORTHOSTATIC HYPOTENSION)

Ver HIPOTENSIÓN ORTOSTÁTICA en esta sección.

COLITIS HEMORRÁGICA (ENFERMEDAD DE LAS HAMBURGUESAS)

La colitis hemorrágica es una enfermedad gastrointestinal causada primordialmente por una particular cepa de la bacteria conocida como *Escherichia coli (E. coli) O157:H7*. En realidad es un tipo de envenenamiento por ingestión de alimentos. (*Ver* ENVENENAMIENTO CON ALIMENTOS, en la Segunda Parte.) De hecho se llama "enfermedad de las hamburguesas" o "síndrome de la temporada de barbacoas" porque los brotes se producen a menudo por el consumo de hamburguesas a la parrilla que no están bien cocinadas ni manejadas.

Algunas variantes de la bacteria *E. coli* son muy comunes en al aparato gastrointestinal de las personas sanas, pero la cepa *O157:H7* normalmente no lo es. Se trata de una cepa que genera toxinas de una potencia extraordinaria, siendo éstas la causa de los síntomas relacionados con la enfermedad gastrointestinal. Entre los síntomas más comunes de la colitis por *E. coli O157:H7* están:

- Diarrea (a menudo con sangre en la materia fecal).
- Fuertes calambres abdominales.
- Vómitos.

Estos síntomas normalmente comienzan en el plazo de las veinticuatro horas siguientes al consumo de alimentos contaminados, pero pueden tardar hasta dos días en aparecer — y pueden prolongarse hasta unas dos semanas. Algunas personas también presentan fiebre junto con la infección.

Cualquier persona puede contraer esta enfermedad, aunque los síntomas más graves suelen estar presentes en las personas con sistemas inmunológicos débiles, en los niños chicos y los ancianos. Todos los años miles de personas quedan infectadas por brotes aparecidos en Canadá, Japón, los Estados Unidos y Europa.

La *E. coli O157:H7* infecta los intestinos del ganado y, en menor medida, el tracto intestinal de otros animales. Normalmente viene en las heces y la carne se contamina durante y después de la matanza de los animales. Además de la carne roja, esta bacteria está relacionada con el consumo de leche y queso no pasteurizados y con el uso de agua proveniente de fuentes contaminadas. La infección es altamente contagiosa. Una vez que alguien ingiere alimentos contaminados, la enfermedad de la hamburguesa puede propagarse entre las personas por el contacto mano-boca. Los malos hábitos higiénicos y el manejo inapropiado de alimentos son factores que contribuyen a la expansión de la bacteria.

Aspectos para tener en cuenta

❑ Aunque los antibióticos son efectivos para matar estas bacterias, las toxinas que producen, y que causan la enfermedad, no se ven afectadas por ellos, y no hay pruebas de que estos medicamentos hagan nada para aliviar los síntomas o acortar la duración de la enfermedad, al menos en la mayoría de los casos. El tratamiento de la colitis hemorrágica se centra en apoyar al individuo afectado en tratar de aliviar los síntomas y en tomar medidas que prevengan el avance de la infección.

❑ Si se presentan complicaciones, puede ser necesario hospitalizar para asegurarse de que el enfermo recibe el tratamiento adecuado.

❑ Una vez contraída la hemorragia, es preciso tomar antibióticos. Sin embargo, un régimen probiótico y nutricional puede ayudar a prevenir la infección y/o restablecer las bacterias amigables una vez finalizado el tratamiento con antibióticos. *Ver* DEBILIDAD DEL SÍSTEMA INMUNOLÓGICO, página 329.

DEFICIENCIA DE ALFA-1 ANTITRIPSINA (ALPHA-1 ANTITRYPSIN DEFICIENCY)

La deficiencia de alfa-1 antitripsina es una enfermedad genética caracterizada por la falta de la proteína alfa-1 antitripsina en el hígado. Esta sustancia participa en la descomposición de las enzima de varios órganos del cuerpo. La enfermedad puede dar lugar a hepatitis y cirrosis, o cicatrización, del hígado. Además, la alfa-1 antitripsina protege los pulmones de los irritantes en combinación con una enzima liberada por los glóbulos blancos de la sangre. La persona que sufre deficiencia de alfa-1 antitripsina tiene, por tanto, una susceptibilidad mucho mayor a las enfermedades pulmonares, especialmente enfisema.

La deficiencia de alfa-1 antitripsina aparece más comúnmente en recién nacidos y se caracteriza por ictericia, hinchazón del abdomen y dificultades para recibir alimentos. Sin embargo, también puede aparecer en la niñez e, incluso, en la madurez. En muchos casos, los síntomas pueden comprender fatiga, poco apetito, inflamación de piernas y abdomen, o resultados anómalos en pruebas realizadas del hígado.

Aspectos para tener en cuenta

❑ Actualmente no hay ninguna cura para la deficiencia de alfa-1 antitripsina. Los tratamientos van dirigidos a controlar las anormalidades y a proporcionarle al hígado nutrientes esenciales. Normalmente se prescriben suplementos multivitamínicos junto con vitaminas E, D y K. Para la ictericia se suele prescribir phenobarbital o cholestyramine.

❑ Sólo una cuarta pare de las personas con este trastorno acaban sufriendo cirrosis del hígado. Las restantes tres cuartas partes nunca desarrollan enfermedades hepáticas graves después del periodo posterior al nacimiento.

❑ Para más información sobre recomendaciones nutricionales, *ver* ENFERMEDADES CARDIOVASCULARES, página 426.

DISTONIA

Las personas con esta enfermedad experimentan contracciones musculares sostenidas y simultáneas que obligan a las partes del cuerpo afectadas a adoptar posturas y movimientos anormales y, a veces, dolorosos. La distonía no es realmente un trastorno aislado, sino una categoría de ellos, normalmente divididos en dos tipos: la distonía primaria, que surge por sí misma sin que haya una causa conocida; y las distonías secundarias, que vienen causadas por un problema subyacente, como la enfermedad de Parkinson, un tumor cerebral o un derrame.

Aspectos para tener en cuenta

❑ Los tratamientos contra las distonías son variados, como la terapia medicamentosa, cirugía y la terapia física (incluso la biorretroalimentación). Estos tratamientos son útiles para algunas personas y ayudan a reducir el dolor y los espasmos musculares aunque en general los resultados no son claros y puede haber un cierto porcentaje de prueba y error.

❑ Un tratamiento relativamente nuevo consiste en usar un implante en el cerebro. Un sistema llamado Activa, que ya se había empleado antes para tratar la enfermedad de Parkinson y los temblores esenciales, consiste de electrodos y de un neuroestimulador profundo del cerebro. Los electrodos se implantan en el cerebro y se conectan por cables bajo la piel al neuroestimulador, el cual se implanta en el pecho. El neuroestimulador envía una cadena de impulsos eléctricos al cerebro para suprimir los síntomas. Si ambas partes del cerebro quedan afectadas es necesario usar dos sistemas separados, uno en cada lado del cerebro. La persona que tiene el implante coloca un imán sobre el neuroestimulador para encender y apagar el aparato. El sistema es fabricado por Medtronic Inc. (*Ver* Fabricantes y distribuidores, en el Apéndice.)

❑ Para más información sobre recomendaciones nutricionales, *ver* Apoyo neurológico, página 810; y ENFERMEDADES CARDIOVASCULARES, página 426.

ENCEFALOMIELITIS AGUDA DISEMINADA

La encefalomielitis aguda diseminada (ADE, por sus siglas en inglés) se caracteriza por la inflamación del cerebro y la médula espinal debido al daño causado a la vaina de mielina (la capa de grasa que aísla las fibras nerviosas del cerebro). La ADE puede derivar tanto de infecciones virales como bacterianas, y también puede aparecer por complicaciones surgidas en la inoculación o vacunación. La ADE se manifiesta de forma súbita y los síntomas (dolores de cabeza, delirios, letargo, coma, convulsiones, rigidez del cuello, fiebre, ataxia, neuritis óptica, mielitis transversa, vómitos y pérdida de peso) varían de una persona a otra. En algunos casos se produce parálisis de una extremidad o de un lado entero del cuerpo. La ADE ataca más a niños que a los adultos.

Aspectos para tener en cuenta

❑ El tratamiento de la ADE normalmente comprende el uso de corticosteroides y otras medidas de apoyo y alivio de los síntomas.

❑ El pronóstico de la enfermedad suele variar. Algunos pacientes se curan casi por completo o incluso totalmente, mientras que otros continúan sufriendo síntomas residuales. En casos graves puede ser fatal. Si se diagnostica precozmente y se trata rápido, normalmente el pronóstico suele ser bueno.

❑ Para más información sobre recomendaciones nutricionales, *ver* Apoyo neurológico, página 810; ENFERMEDADES CARDIOVASCULARES, página 426; y DEBILIDAD DEL SISTEMA INMUNOLÓGICO, página 329.

ENFERMEDAD DE BINSWANGER

La enfermedad de Binswanger es una variante rara de demencia que supone la pérdida de ciertas funciones cerebrales. El trastorno a veces se conoce como demencia subcortical. Es más común en las personas mayores de sesenta años.

La discapacidad mental característica de la enfermedad de Binswanger incluye pérdida de la memoria causada por la existencia de lesiones cardiovasculares en la materia blanca profunda del cerebro, problemas cognitivos y cambios del estado de ánimo. Estos problemas están relacionados con las lesiones o incluso muerte de pequeñas áreas de tejidos — derrames múltiples — que ocurren en la profundidad de la materia blanca (células nerviosas) y que, probablemente, son debidos a severa hipertensión y a una enfermedad de los vasos sanguíneos en la cabeza y el cuello.

Además de los síntomas mentales, las personas con enfermedad de Binswanger frecuentemente presentan anormalidades sanguíneas y trastornos de la válvula cardíaca. También pueden tener incontinencia, mostrarse torpes y tener dificultades para caminar, hablar y con las actividades físicas en general. Asimismo, puede verse afectada su capacidad para mostrar expresiones faciales normales. En algunos pacientes los síntomas avanzan progresivamente, mientras que en otras pueden venir y desparecer, por ejemplo con derrames y recuperaciones parciales.

Aspectos para tener en cuenta

❑ No se conoce ninguna cura ni tratamiento recomendado para todos los pacientes de esta enfermedad. La terapia con medicinas puede ser útil para controla la presión arterial, la depresión y las arritmias cardiacas.

❑ Para más información sobre recomendaciones nutricionales, *ver* Apoyo gastrointestinal, página 810; Apoyo neurológico, página 810; y ENFERMEDADES CARDIOVASCULARES, página 426.

ENFERMEDAD DE FABRY

La enfermedad de Fabry es un trastorno del almacenaje de los lípidos que resulta de una deficiencia en la enzima ceramide trihexosidase que participa en la biodegradación de las grasa. Debido a la deficiencia enzimática, los lípidos se descomponen insuficientemente y se van acumulando en el organismo, lo que causa diversos problemas. Entre sus síntomas están una sensación de ardor en las manos y pies que va empeorando progresivamente con el agua caliente y el ejercicio, así como manchas de color rojizo y púrpura en la piel. También se puede manifestar en los ojos con borrosidad en los ojos de algunos niños que sufren esta enfermedad. Al envejecer, las personas con Fabry tienen más probabilidades de sufrir ataques cardíacos y derrames debido al bloqueo de la circulación arterial. Con el tiempo, los riñones se ven afectados también y puede ser necesaria diálisis o un transplante. Algunas personas también sufren problemas gastrointestinales con evacuaciones intestinales frecuentes poco después de comer.

Éste es un trastorno metabólico grave que afecta a 1 de cada 40.000 hombres. Aunque se cree que su efecto sobre las mujeres es menor en gravedad y porcentaje de casos, también ellas sufren esta enfermedad. Las personas con Fabry normalmente viven hasta entrada la madurez, pero tienen un riesgo mayor de lo normal de ataques cardíacos, derrames y lesiones renales.

Aspectos para tener en cuenta

❑ El tratamiento comprende terapia con medicamentos anticonvulsivos como carbamazepine (Tegretol) y phenytoin (Dilantin) para el dolor en las manos y pies y productos de sustitución nutricional como Lipisorb o medicamentos digestivos como metoclopramide (Reglan) para controlar la hiperactividad gastrointestinal.

❑ Estudios recientes confirman la eficacia de la terapia de reemplazo enzimático. La agalsidase beta (Fabrazyme), una versión de la variante humana de la enzima producida por la tecnología recombinante del ADN, ya está aprobada para tratar la enfermedad de Fabry. Cuando se administra por vía intravenosa, esta enzima de reemplazo reduce la acumulación de una clase concreta de grasa en muchos tipos de células, incluyendo los vasos sanguíneos en los riñones y otros órganos. Se cree que esta reducción de depósitos de grasa previene el desarrollo de daños a los órganos que pueden poner en peligro la vida del paciente.

❑ Para más información sobre recomendaciones nutricionales, *ver* Apoyo gastrointestinal, página 810; y ENFERMEDADES CARDIOVASCULARES, página 426.

ENFERMEDAD DE REFSUM

❑ La enfermedad de Refsum es un trastorno hereditario del metabolismo de las grasas causado por la falta del enzima que descompone el ácido fitánico , un tipo de ácido graso. El resultado es una acumulación anormal de éste ácido en el plasma sanguíneo y en los tejidos corporales. El ácido fitánico no es natural al cuerpo humano y se obtiene mediante la ingesta de productos lácteos, carne de vacuno, cordero y algunos pescados.

❑ Entre sus síntomas están problemas visuales, neuropatía periférica (daños a los nervios que causan dolor, hormigueo, quemazón y otras sensaciones en las extremidades), ataxia (distorsiones en la coordinación y en la función motriz), problemas auditivos y cambios en los huesos y la piel. También puede aparecer nistagmo (movimientos rápidos, involuntarios hacia y desde el ojo), anosmia (pérdida del sentido del olfato) e ictiosis (piel seca, áspera y escamosa). La aparición de la enfermedad de Refsum oscila entre la primera infancia y los cincuenta años, aunque normalmente los síntomas aparecen para los veinte años. El trastorno afecta por igual a hombres y mujeres.

Recomendaciones

❑ Evite rigurosamente el consumo de alimentos que contienen ácido fitánico, entre ellos los productos lácteos, la carne de vacuno y el cordero; los pescados grasos como el atún, el bacalao y el eglefino (*haddock*). El organismo convierte el fitol, una sustancia que se encuentra en los vegetales verdes hojosos, en ácido fitánico, por lo que limitar su consumo podría ser beneficioso.

Aspectos para tener en cuenta

❑ Además de los cambios en la dieta, puede ser necesario practicar una plasmaféresis periódicamente (la extracción y reinfusión de plasma sanguíneo) para mantener la enfermedad bajo control.

❑ El pronóstico para los enfermos de Refsum varía. Un tratamiento adecuado generalmente permite que los síntomas de la neuropatía periférica y la ictiosis desaparezcan. Sin embargo, mientras que el tratamiento puede frenar el deterioro de la vista y el oído, no puede revertir el daño ya producido a esos sentidos.

❑ Para información sobre recomendaciones nutricionales, *ver* Apoyo gastrointestinal, página 810.

FENILCETONURIA

La fenilcetonuria (PKU, por sus siglas en inglés) es un error hereditario del metabolismo causado por la deficiencia de la enzima phenylalanine hydroxylase, la cual es responsable del procesamiento del aminoácido esencial phenylalanine. La falta de la enzima resulta en la acumulación de phenylalanine en el cuerpo, lo que con el paso del tiempo provoca retraso mental, lesiones a los órganos, postura anormal y, en algunos casos, embarazos muy problemáticos y arriesgados. Entre los síntomas que presentan los bebés que la sufren están adormecimiento, letargo, problemas para comer, ojos claros y pigmentación clara de la piel y el cabello. También pueden surgir erupciones parecidas al eczema

Si no se trata, la PKU puede provocar un retraso mental grave, así como síntomas neurológicos como convulsiones, hiperactividad, torpeza al caminar, posturas extrañas, comportamiento agresivo o trastornos psiquiátricos. Afortunadamente, el problema se puede detectar los primeros días de vida del bebé por medio de análisis de sangre. Las pruebas de detección de PKU son rutinarias en las baterías de tests para los recién nacidos en muchos estados.

Aspectos para tener en cuenta

❑ Si se trata adecuadamente con una dieta bien controlada que restrinja la phenylalanine, se puede prevenir el retraso mental. Entre las cosas que las personas con PKU no deben consumir en ningún caso están los productos con aspartame (el edulcorante artificial que se encuentra en Equal, NutraSweet y muchos productos procesados). Uno de los principales componentes de este producto es precisamente la phenylalanine.

❑ Para información sobre recomendaciones nutricionales, ver Apoyo neurológico, página 810.

HIPOTENSIÓN ORTOSTÁTICA

La hipotensión ortostática es la bajada repentina de la presión arterial al ponerse de pie. Otros nombres con que se conoce a este fenómeno son hipotensión postural y síndrome de Bradbury-Eggleston. La afección puede venir causada por el aumento en la cantidad de sangre en el organismo debido al uso excesivo de diuréticos, vasodilatadores y otro tipo de medicamentos. La deshidratación y el descanso prolongados también pueden causar hipotensión ortostática. Los síntomas aparecen al levantarse (cuanto más rápido sea el movimiento, más serio es el efecto) y, generalmente, incluyen mareos, visión borrosa y síncope o pérdida temporal de la consciencia.

❑ Este trastorno a veces se relaciona con otras enfermedades, como la de Addison, la ateroesclerosis, diabetes y ciertos trastornos neurológicos como la atrofia sistémica múltiple con hipotensión ortostática. La atrofia sistémica múltiple con hipotensión ortostática, antiguamente llamada síndrome de Shy-Drager, es un trastorno progresivo de los sistemas nerviosos central y autónomo caracterizado precisamente por la hipotensión ortostática (la bajada excesiva de la presión arterial cuando uno se para de repente). La atrofia sistémica múltiple puede ocurrir sin hipotensión ortostática, pero es muy raro.

❑ El trastorno puede clasificarse de tres tipos:

1. El tipo parkinsoniano, el cual comprende síntomas similares a los de la enfermedad de Parkinson, como movimientos lentos, rigidez muscular y temblores.
2. El tipo cerebeloso, que causa problemas con la coordinación y el habla.
3. El tipo combinado, que incluye síntomas tanto del Parkinson como del cerebeloso.

❑ En los primeros estadios de la enfermedad, los hombres pueden experimentar incontinencia urinaria, estreñimiento e impotencia sexual. Otros síntomas pueden incluir debilidad generalizada, visión doble y otros problemas de la vista, dificultades respiratorias y al tragar, problemas para dormir y sudoración disminuida. La enfermedad puede tardar años en diagnosticarse porque sus características son similares a las de muchos otros problemas de la salud.

Aspectos para tener en cuenta

❑ Si la hipotensión ortostática está causada por la hipovolemia (disminución en la cantidad de sangre en el cuerpo) debido a la toma de medicamentos, el trastorno puede ser reversible ajustando la dosis o dejando de tomar la medicación.

❑ Si viene causada por pasar demasiado tiempo prostrado en la cama simplemente incorporarse más a menudo podría ofrecer una mejora.

❑ En algunos casos es necesario contrarrestar el efecto aplicando una presión física con una media elástica o con un traje inflable de cuerpo entero.

❑ La deshidratación se trata con sales y fluidos. El pronóstico para las personas con este trastorno depende de la causa subyacente de la afección.

❑ No hay cura para la atrofia sistémica múltiple con hipotensión ortostática. El tratamiento se dirige a paliar los síntomas. Los medicamentos carbidopa/levodopa (Sinemet), empleados para tratar el Parkinson, pueden ayudar a mejorar la sensación general de bienestar. También se suelen prescribir otros medicamentos que elevan la presión arterial mientras uno está parado, pero pueden provocar un aumento de la presión en posición tumbada

❑ Las personas que sufren de atrofia sistémica múltiple con hipotensión ortostática deben dormir con la cabeza elevada. Quienes tengan problemas para respirar y tragar pueden necesitar un tubo artificial para tomar aire o para alimentarse.

❑ El pronóstico para los pacientes de esta enfermedad no es bueno. Suelen morir entre siete y diez años después de la aparición de los síntomas. La causa más común de fallecimiento suele ser algún problema respiratorio.

❑ Para información sobre recomendaciones nutricionales, ver Apoyo neurológico, página 810; y ENFERMEDADES CARDIOVASCULARES, página 426.

INTOLERANCIA HEREDITARIA A LA FRUCTOSA

La intolerancia hereditaria a la fructosa (HFI por sus siglas en inglés) es un trastorno heredado que se caracteriza por la incapacidad para digerir la fructosa (el azúcar de la fruta). En las personas con HFI, la enzima fructose-1-phosphate aldolase es deficiente, lo que resulta en la acumulación de fructose-1-phosphate en el hígado, riñones e intestino delgado. Entre los síntomas están fuertes dolores abdominales, vómitos, deshidratación, convulsiones debido a la bajada del nivel de azúcar en sangre, sed extrema, micción y sudoración excesiva, pérdida del apetito y atrofia en el crecimiento. Los síntomas más agudos empeoran aún más cuando se consumen alimentos con fructosa. Si no se trata, la HFI puede llevar al coma e incluso a la muerte.

Aspectos para tener en cuenta

❑ Un tratamiento precoz, especialmente la adopción de una dieta sin fructosa, posibilita una calidad y unas expectativas de vida normales. De otro modo, este trastorno puede provocar lesiones graves y permanentes en el hígado y los riñones y, en última instancia, la muerte.

- ❑ En el mundo en que vivimos puede ser difícil seguir una dieta sin fructosa. Actualmente, la fructosa está presente no sólo en las frutas naturales, jugos y algunos vegetales, sino también en una vasta gama de alimentos procesados. Fructose corn syrup, por ejemplo, es uno de los aditivos más comunes que aparecen en las etiquetas de los productos alimentarios y está presente no sólo en aquellos alimentos con sabor dulce. Puede merecer la pena consultar con un nutricionista o dietista calificado para obtener más información y directrices sobre este punto.
- ❑ Para información sobre recomendaciones nutricionales, ver Apoyo gastrointestinal, página 810.

LEUCODISTROFÍAS

Leucodistrofía es un término que se refiere a la degeneración progresiva de la materia blanca del cerebro. Esto suele ocurrir por el desarrollo o crecimiento imperfecto de la vaina de mielina, la capa grasa que recubre las fibras nerviosas. La mielina es una sustancia compleja formada de al menos diez compuestos diferentes. Las leucodistrofías son un grupo de trastornos causados por defectos genéticos en la forma en que la mielina produce o metaboliza estos químicos. Cada leucodistrofía es resultado de un defecto en el gen que controla sólo uno de estos químicos.

El síntoma más común de leucodistrofía es el declive gradual en las funciones de un niño que anteriormente aparentaba estar bien. Puede haber una pérdida progresiva del tono corporal, de los movimientos, la forma de caminar, en el habla, la ingesta de alimentos, el oído y el comportamiento. Al deterioro físico frecuentemente le acompaña el mental. Los síntomas varían según el tipo específico de leucodistrofía, lo que puede dificultar su reconocimiento en las primeras etapas de la enfermedad.

El pronóstico y el tratamiento recomendados para la mayoría de las leucodistrofías es sintomático y con apoyos, y puede comprender medicamentos, terapia física, ocupacional y del habla, así como programas recreativos, nutricionales y educativos. Los trasplantes de médula han sido prometedores en algunos casos. El pronóstico suele variar dependiendo al tipo específico de leucodistrofía. Algunas de las leucodistrofías más importantes son las siguientes: adrenoleucodistrofía (ALD, por sus siglas en inglés), enfermedad de Alexander, enfermedad de Canavan, enfermedad de Krabbe, leucodistrofía metacromática (MLD) y enfermedad de Pelizaeus-Merzbacher (PMD).

ADRENOLEUCODISTROFÍA

Las personas con adrenoleucodistrofía acumulan en el cerebro y en partes de las glándulas suprarrenales altas cantidades de sustancias conocidas como ácidos grasos saturados de cadena muy larga (VLCFA, por sus siglas en inglés). Esto ocurre porque no producen el enzima que descompone estos ácidos grasos normalmente. La pérdida de mielina y la disfunción progresiva de las glándulas suprarrenales son las principales características de la ALD.

Hay varios subtipos de ALD. La variante más común es la ligada al cromosoma X (X-ALD), lo que supone que en el cromosoma X hay un gen anormal; la ALD neonatal viene causada por genes defectuosos que no están ubicados en el cromosoma X. La distinción entre estas dos variantes es notable porque las mujeres son portadoras de dos cromosomas X, mientras que los hombres sólo tienen uno. Al faltar el efecto protector de un segundo cromosoma X (es muy improbable que ambos cromosomas de la mujer sean defectuosos), los hombres sufren esta enfermedad con más severidad, aunque hay una variante menos dañina de la ALD que a veces afecta a mujeres portadoras del trastorno. Entre sus síntomas están rigidez progresiva, debilitamiento o parálisis de las extremidades inferiores, ataxia, tono muscular excesivo, neuropatía periférica ligera y problemas urinarios. Por el contrario, la ALD neonatal afecta a bebés de ambos géneros y sus síntomas son retardo mental, anormalidades faciales, convulsiones, degeneración de la retina, debilidad del tono muscular, agrandamiento del hígado y disfunciones adrenales. Esta variante normalmente está presente desde el nacimiento y avanza con rapidez.

La aparición de X-ALD, por otro lado, puede ocurrir tanto en la niñez como durante la madurez. La variante que afecta en la niñez — los síntomas aparecen normalmente entre los cuatro y los diez años de edad — es la más grave. Los síntomas más comunes son normalmente cambios del comportamiento como retraimiento anormal, actitud agresiva, mala memoria y malos resultados escolares. Otros síntomas pueden ser pérdida de la vista, problemas de aprendizaje, convulsiones, pobre articulación al hablar, dificultades para tragar, sordera, trastornos del andar y de la coordinación, fatiga, vómitos intermitentes, aumento de la pigmentación cutánea y demencia progresiva.

En la variante adulta más suave — normalmente entre los veintiuno y treinta y cinco años de edad, los síntomas pueden incluir rigidez progresiva, debilitamiento o parálisis de las extremidades inferiores y ataxia (problemas en la coordinación y la función motora). Aunque este tipo de ALD avanza más lentamente que la variante infantil clásica, también puede provocar deterioro en la función cerebral.

Aspectos para tener en cuenta

- ❑ Todos los pacientes de ALD deberían someterse regularmente a pruebas para chequear la función adrenal. El tratamiento hormonal puede salvar vidas.
- ❑ Entre los tratamientos sintomáticos y de apoyo están la terapia física, el apoyo psicológico y la educación especial.
- ❑ Hay evidencia que demuestra que administrar a los niños con X-ALD una mezcla de ácido oleico y ácido eúrico, conocido como aceite de Lorenzo (y hecho famoso en la pe-

lícula del mismo nombre), puede reducir los síntomas o retrasar su aparición.

❑ Los trasplantes de médula ósea pueden aportar beneficios a largo plazo a los niños a los que se detecta X-ALD a una edad temprana. Pero este procedimiento conlleva riesgos muy fuertes y no es recomendable para pacientes con síntomas ya severos o con las variantes adultas o neonatales.

❑ La administración del ácido graso esencial omega-3 ácido docosahexaenoico (DHA, por sus siglas en inglés) puede ser beneficioso para los bebés y los niños con ALD neonatal.

❑ En general, el pronóstico para las personas que sufren de ALD es pobre debido al progresivo deterioro neurológico que causa. La muerte se produce normalmente entre uno y diez años después de la aparición de los síntomas.

❑ Para información sobre recomendaciones nutricionales, *ver* DEBILIDAD DEL SISTEMA INMUNOLÓGICO, página 329.

MERALGIA PARESTÉTICA

La meralgia parestética es un trastorno caracterizado por hormigueo, adormecimiento y dolor con ardor en la parte exterior del muslo. Este trastorno también se conoce como síndrome de Bernhardt-Roth y atrapamiento del nervio cutáneo femoral lateral.

La meralgia parestética está causada por la compresión del nervio cutáneo femoral lateral, el cual, según sale de la pelvis, transmite la sensación de la parte exterior del muslo a los nervios de la médula espinal. El trastorno afecta más a los hombres que a las mujeres y, generalmente, más a las personas de mediana edad o que tienen sobrepeso. Los afectados normalmente se quejan de que los síntomas empeoran después de caminar o de estar parados, así como de una excesiva sensibilidad de la piel al tacto. La meralgia parestética está relacionada con llevar puesta ropa demasiado ajustada, así como con el embarazo, la diabetes y la obesidad.

Recomendaciones

❑ Si tiene usted sobrepeso, pierda esas libras de más. (*Ver* OBESIDAD en la Segunda Parte para más recomendaciones.)

❑ Pruebe a ponerse ropa más suelta.

❑ Evite pasar mucho tiempo parado o caminando. Evite también posturas que pongan presión en la parte exterior del muslo.

Aspectos para tener en cuenta

❑ Se pueden prescribir medicamentos como gabapentin (Neurontin), entre otros, para ayudar a aliviar los síntomas.

❑ En algunos pocos casos, cuando el dolor es fuerte y persistente, puede ser necesaria una operación quirúrgica para aliviar la presión. Pero estas operaciones no siempre tienen éxito.

❑ La meralgia parestética normalmente se alivia o desaparece con el tratamiento. En algunos casos, simplemente se va por sí sola.

❑ Para más información sobre recomendaciones nutricionales, *ver* Apoyo neurológico, página 810; y ENFERMEDADES CARDIOVASCULARES, página 426.

PARÁLISIS DE BELL (BELL'S PALSY)

La parálisis de Bell es el resultado de las lesiones sufridas por el séptimo nervio craneal, y se caracteriza por la debilidad y la parálisis de un lado de la cara. Cada año unos 40.000 estadounidenses desarrollan esta enfermedad anualmente. Aunque puede atacar a cualquier persona y a cualquier edad, las mujeres embarazadas y las personas con diabetes, influenza, resfriado u otros problemas respiratorios son las más vulnerables. La parálisis facial normalmente causa una incapacidad para cerrar el ojo del lado afectado. Otros síntomas pueden incluir dolor, lagrimeo, babeo, hipersensibilidad al sonido en el oído afectado e incluso dificultades para usar el sentido del gusto. Se cree que muchos casos de parálisis de Bell son producidos por virus, especialmente los de la familia del herpes simple, los causantes de las calenturas o cold sores.

Aspectos para tener en cuenta

❑ Los medicamentos esteroides pueden ser eficaces en el tratamiento de la parálisis de Bell. La función facial puede mejorar con una combinación de acyclovir (Zovirax), un medicamento antiviral y el corticosteroide prednisone (Deltasone y otros). Algunos tratamientos se centran en mantener la humedad del ojo afectado durante la noche.

❑ El pronóstico para los pacientes suele ser muy bueno. Aunque es una afección problemática y hasta alarmante, en la mayor parte de los casos mejora en un plazo de dos semanas, tanto si se trata como si no. Un 80 por ciento de los pacientes, aproximadamente, ven una mejora completa en el plazo de tres meses. En algunos casos, los síntomas duran más o pueden no desaparecer, pero son minoría.

❑ Para más información sobre recomendaciones nutricionales, *ver* Apoyo neurológico, página 810, y añadir a diario 500-1.000 mg de L-lysine.

PÚRPURA TROMBOCITOPÉNICA INMUNOLÓGICA,

La púrpura trombocitopénica inmunológica (ITP por sus siglas en inglés) es un trastorno de la sangre que causa una bajada del nivel de plaquetas, las cuales son esenciales para la actividad normal de coagulación. Esto puede ser debido a problemas con la producción de plaquetas, a la destrucción anormal de éstas o a otros factores. El principal

Trastornos poco comunes e Internet

Siguen proliferando los foros de Internet dedicados a ofrecer apoyo a las personas con problemas de salud. Por este medio las personas enfermas no sólo sienten la cercanía de otras que han pasado por lo mismo, sino que también aprenden de sus experiencias. Para finales de la década pasada, la mayoría de las organizaciones sin ánimo de lucro disponían de sitios web donde acudir para consultar y obtener inmediata respuesta a cuestiones relacionadas con la salud.

De todos modos, las personas diagnosticadas con un trastorno raro con frecuencia son vulnerables a recibir consejos equivocados. A pesar de que la Oficina de Trastornos Poco Comunes de los National Institutes of Health anima a la agente a investigar vía Internet, también advierten de que es peligroso basarse en dicha información para obtener consejo médico. Es especialmente importante actuar con mucha cautela cuando se leen cosas sobre "curas milagrosas". Demasiado a menudo se suministra información equivocada o, simplemente, mala que puede causar más daño que beneficio. Además, la experiencia de una persona puede no ser aplicable a las demás. La mejor forma de utilizar Internet es como complemento de la comunicación entre el paciente y el médico, no como sustituto.

Tengan cuidado también con los avisos publicitarios que ofrecen "curas médicas o naturales". Piense siempre que si algo suena demasiado bueno para ser verdad, probablemente sea así.

síntoma es el sangrado anormal, que puede manifestarse como equimosis (bruising) y petequias (minúsculos puntos de color rojizo en la piel o en las membranas mucosas). En ocasiones también puede haber hemorragias nasales, de las encías y los aparatos digestivo y urinario. En los casos más raros pueden presentarse hemorragias cerebrales.

Hay casos en que la ITP es provocada por el uso de drogas. En otros, la enfermedad está relacionada con infecciones, embarazos o trastornos inmunológicos como el lupus eritematoso sistémico. (*Ver* LUPUS en la Segunda Parte.) Aproximadamente la mitad de todos los casos se encuadran en la categoría de idiopatías, es decir, enfermedades sobre las que no se conoce ninguna causa subyacente.

La púrpura trombocitopénica inmunológica es más común en los más pequeños, tanto en niños como niñas. Frecuentemente, aunque no siempre, los síntomas suelen seguir a una infección viral. Aproximadamente el 85 por ciento de los niños se recupera en el plazo de un año, sin que el trastorno recurra. La púrpura trombocitopénica se considera crónica si dura más de seis meses. Esta variante crónica se manifiesta principalmente entre adultos, afectando dos o tres veces más a las mujeres que a los hombres.

Aspectos para tener en cuenta

❑ Si la trombocitopenia está causada por el uso de una droga, el tratamiento normal suele consistir en dejar de tomar la sustancia. Si hay infección debe tratarse vigorosamente para que la cuenta de plaquetas vuelva a su nivel normal.

❑ El tratamiento de este trastorno viene determinado por la gravedad de los síntomas. En algunos casos no es necesaria ninguna terapia. En la mayoría de las situaciones, se recetan medicamentos que alteran el ataque del sistema inmunológico contra las plaquetas. Entre las medicinas prescritas están los corticosteroides como la prednisone (Deltasone y otras) y/o infusiones intravenosas de inmunoglobulina. Otro tratamiento que normalmente resulta en un aumento de la cuenta de plaquetas es extirpar el bazo, el órgano que destruye las plaquetas recubiertas de anticuerpos. Otros medicamentos como vincristine, azathioprine (Imuran), danazol (Danocrine), cyclophosphamide (Cytoxan) y cyclosporine (Sandimmune), se suelen recetar sólo a personas con casos graves que no han respondido a otros tratamientos, ya que estos productos tienen efectos secundarios potencialmente dañinos.

❑ Excepto en ciertas situaciones, como hemorragias internas y los preparativos para la cirugía, la transfusión de plaquetas no suele ser beneficiosa, por lo que apenas se realiza. Como todas las terapias tienen sus riesgos, es importante evitar los tratamientos basados en exceso en las cuentas de plaquetas en lugar de la sintomatología.

❑ En algunos casos, los cambios en el estilo de vida pueden ayudar a prevenir las hemorragias provocadas por lesiones. Entre esos cambios estarían ponerse casco y evitar los deportes de contacto si hay síntomas de que la cuenta de plaquetas es inferior a los 50.000 mm^3. Aparte de esto, la mayor parte de las personas afectadas pueden desempeñar sus actividades diarias sin problemas. De todos modos, la decisión final sobre qué actividades realizar y cuáles no, debe tomarse consultado con un hematólogo (médico especializado en trastornos de la sangre).

❑ Para información sobre recomendaciones nutricionales, *ver* ENFERMEDADES CARDIOVASCULARES, página 426; y DEBILIDAD DEL SISTEMA INMUNOLÓGICO, página 329.

SÍNDROME DE BROWN-SEQUARD

Este es un trastorno neurológico que conduce al debilitamiento o a la parálisis y afecta a una parte del cuerpo. Va acompañado de la pérdida de la sensación en la parte opuesta. Estos problemas están relacionados con lesiones en la médula espinal que pueden estar ocasionados por algún tumor en la misma, lesiones en el cuello o en la espalda, bloqueo de algún vaso sanguíneo que causa isquemia (falta de oxígeno) en esa zona, o alguna enfermedad subyacente como la tuberculosis o esclerosis múltiple.

Aspectos para tener en cuenta

❑ El pronóstico para las personas con este síndrome depende de la causa que lo provoca. El tratamiento normalmente va dirigido a identificar y, en lo posible, eliminar la causa. El tratamiento precoz con fuertes dosis de esteroides también puede ser beneficioso.

❑ Para más información sobre recomendaciones nutricionales, *ver* Apoyo neurológico, página 810; y ENFERMEDADES CARDIOVASCULARES, página 426.

SÍNDROME DE HIPERINMUNOGLOBULINA E (SÍNDROME DE JOB)

El síndrome de hiperinmunoglobulina E, o síndrome de Job, es un trastorno inmunodeficiente caracterizado por la recurrencia de infecciones bacterianas por estafilococos, especialmente en la piel. Otra de las características es la presencia de elevados niveles de inmunoglobulina E (IgE), una proteína natural del sistema inmunológico. Los expertos sospechan que tiene un origen genético. El término síndrome de Job, dedicado a la figura bíblica del mismo nombre que tenía llagas en la piel, surge porque uno de los síntomas del síndrome es la aparición recurrente de abscesos en la piel. La infección por estafilococos puede abarcar a la piel, los pulmones, las articulaciones y otros puntos del cuerpo. Son comunes la pérdida de densidad ósea y las fracturas frecuentes. A veces también suele haber señales de reacciones alérgicas, como eczema, asma y goteo nasal.

Aspecto para tener en cuenta

❑ El síndrome de Job no tiene cura que se conozca. El tratamiento consiste de antibióticos tomados de forma intermitente o continuada. La combinación de trimethoprim/sulfamethoxazole es especialmente efectiva para tratar la infección.

SÍNDROME DE TAQUICARDIA POSTURAL

Las personas que sufren este trastorno (también conocido como POTS, por sus siglas en inglés) experimentan un ritmo de pulsaciones demasiado rápido cuando se ponen de pie. Entre los síntomas están palpitaciones rápidas, vahídos al permanecer parado mucho tiempo, dolores de cabeza, fatiga crónica y dolores de pecho. Las causas que dan origen al POTS generalmente no se pueden identificar, pero no se cree que este trastorno sea precursor de una enfermedad cardíaca.

Aspectos para tener en cuenta

❑ La gravedad de los síntomas normalmente determina al tipo de tratamiento. Las personas con POTS generalmente deberán aumentar su ingesta de fluidos y de sal. Un body stocking puede aportar cierto alivio. También puede ser útil la terapia medicamentosa con sustancias como fludrocortisone, betabloqueantes, midodrine (ProAmatine, un medicamento para tratar la hipotensión), o clonidine (Catapres, empleado para tratar la hipertensión). Asimismo la actividad física, especialmente ejercicios para desarrollar la resistencia de los gemelos, puede ser muy beneficiosa.

❑ En algunos casos, los pacientes de POTS pueden necesitar que les implanten un marcapasos.

❑ El pronóstico para esta enfermedad varía. Muchas personas mejoran con uno o varios de los tratamientos descritos arriba, aunque en casos graves, sus efectos pueden incapacitar durante años.

❑ Para información sobre recomendaciones nutricionales, *ver* Apoyo neurológico, página 810; y ENFERMEDADES CARDIOVASCULARES, página 426.

SÍNDROME DE TOURETTE

El síndrome de Tourette (TS, por sus siglas en inglés) es un trastorno neurológico heredado que se distingue por movimientos involuntarios y repetidos y por sonidos vocales incontrolados llamados tics. Pueden ser faciales, como guiños de los ojos, latigazos de la cabeza, estiramientos del cuello, golpes del pie contra el suelo, contorsiones y doblamientos del cuerpo, o sonidos de tos, aclaramiento de la garganta, olisquear, gruñir, aullar, ladrar o gritar. Los tics se pueden suprimir durante algún tiempo, pero en momentos de mayor estrés, lo más probable es que se escape algún tic. En casos limitados, los tics también abarcan al uso compulsivo de palabras o frases inapropiadas.

Normalmente, el TS se manifiesta antes de los dieciocho años, y la mayoría de los casos no son graves.

Aspectos para tener en cuenta

❑ Los tics que interfieren con el funcionamiento diario de la persona pueden tratarse con medicación, pero la mayoría de los enfermos no la necesitan.

❑ El síndrome de Tourette no tiene cura. Sin embargo, a pesar de que es una afección crónica que dura toda la vida, no suele ir a peor. De hecho muchas personas notan una mejoría de los síntomas a medida que van madurando.

❑ Para información sobre recomendaciones nutricionales, *ver* Apoyo neurológico, página 810; y ENFERMEDADES CARDIOVASCULARES, página 426.

SÍNDROME PIRIFORME

El síndrome piriforme es un trastorno neuromuscular poco común que ocurre cuando el músculo piriforme (un músculo estrecho ubicado profundamente en el glúteo) comprime o irrita el nervio ciático, el nervio más grande del cuerpo. Al igual que con la ciática, causada por un disco herniado o rasgado, la presión sobre el nervio ciático genera un dolor en el glúteo (descrito frecuentemente como hormigueo o adormecimiento) que generalmente desciende a lo largo del nervio por la pierna. El dolor puede empeorar si se permanece sentado durante mucho tiempo, o subiendo escaleras, caminando o corriendo.

Aspectos para tener en cuenta

❑ El tratamiento generalmente se inicia con estiramientos y masaje. También se puede recetar antiinflamatorios.

❑ Puede ser aconsejable parar, o suspender al menos, las actividades físicas que agravan el problema.

❑ El pronóstico para los que sufren este trastorno es bueno. Una vez se tratan los síntomas, los pacientes pueden resumir sus actividades normales. En algunos casos puede ser necesario modificar el régimen de ejercicios para que no vuelvan a aparecer los síntomas (o para que no empeoren).

❑ Para información sobre recomendaciones nutricionales, ver Apoyo neurológico, página 810.

TROMBOFLEBITIS

Flebitis significa inflamación de una vena. Esta alteración se presenta habitualmente en las extremidades y, en particular, en las piernas. Cuando la inflamación se relaciona con la formación de un trombo (coágulo sanguíneo) en la vena, se denomina *tromboflebitis*.

La tromboflebitis puede ser superficial o profunda. Se considera superficial cuando afecta a una vena subcutánea, es decir, a una de las venas que se encuentran cerca de la superficie de la piel. En la tromboflebitis superficial la vena afectada se siente al tacto más dura de lo normal, y por lo regular se ve como una línea rojiza bajo la piel. Además, se hincha y duele. Cuando el compromiso venoso está muy extendido, los vasos linfáticos (vasos de paredes delgadas que transportan fluido de los tejidos hacia el torrente sanguíneo) se pueden inflamar. La trombosis superficial es una dolencia relativamente común. Entre los factores que promueven el desarrollo de coágulos superficiales se cuentan los traumas, las infecciones, permanecer de pie durante períodos largos, la falta de ejercicio y e uso de drogas por vía intravenosa. El embarazo, las venas várices, la obesidad y el hábito de fumar aumentan el riesgo de desarrollar tromboflebitis superficial. La tromboflebitis también se puede asociar con intolerancia o alergia a ciertos agentes del medio ambiente. El diagnóstico se basa, por lo regular, en el hallazgo durante un examen físico y/o en una historia médica que revele la existencia de factores importantes de riesgo.

La tromboflebitis profunda (conocida también como trombosis venosa profunda, DVT por sus siglas en inglés) afecta a las venas intermusculares o intramusculares que se encuentran bastante debajo de la superficie de la piel. Esta alteración es mucho más grave que la tromboflebitis superficial, porque las venas afectadas son más grandes y se ubican profundamente dentro de la musculatura de la pierna. Estas venas son responsables de movilizar el 90 por ciento de la sangre que fluye de regreso al corazón desde las piernas. Entre los síntomas de la tromboflebitis profunda están dolor, sensación de calor, edema y/o coloración azulosa de la piel de la extremidad afectada. En algunas ocasiones (pero no con frecuencia), estos síntomas se presentan acompañados de fiebre y escalofrío. El dolor, que es profundo, empeora al estar de pie o al caminar, y mejora con el descanso, especialmente cuando se eleva la pierna. Las venas que se encuentran directamente por debajo de la piel se dilatan y se vuelven más visibles. La inflamación de una vena en la pelvis se llama tromboflebitis venosa pélvica.

Cualquier periodo de inmovilidad prolongada, tanto por postración en la cama como durante un viaje largo, por ejemplo, supone un riesgo de DVT. De hecho, este mal se ha dado en calificar como el "síndrome de clase económica", debido a su asociación con los viajes largos en avión, aunque también puede afectar a personas que viajan en autobús, tren o coche. En ocasiones tenemos ejemplos que colocan este problema en el ojo del público, como el de la muerte del reportero de la NBC David Bloom, fallecido por viajar durante días en un vehículo militar atestado mientras cubría la guerra de Irak. De hecho, cualquier situación que restrinja el flujo de sangre (ciertas clases de cáncer, la gestación, los daños a las venas producto de una lesión o cirugía ortopédica, o cualquier otra cosa), pueden provocar DVT.

El peligro principal de la tromboflebitis profunda estriba en que el flujo sanguíneo a través de las venas se restringe marcadamente, lo que puede llevar a insuficiencia venosa crónica, un trastorno que se caracteriza por hinchazón, aumento de la pigmentación, dermatitis y ulceración de la pierna afectada. La tromboflebitis profunda puede, incluso, poner en peligro la vida cuando el coágulo sanguíneo se desprende del recubrimiento de la vena y se moviliza por el torrente sanguíneo hacia el corazón, un pulmón o el cerebro, alojándose en un vaso sanguíneo e interrumpiendo la circulación hacia esos órganos vitales. Si el coágulo bloquea el flujo de sangre al corazón, el resultado es un ataque al corazón; si bloquea el suministro al cerebro, se puede producir un derrame; si son los pulmones los que ven cortado el suministro, tenemos una embolia, un mal menos conocido pero igualmente peligroso. El dolor de pecho puede ser síntoma tanto de un ataque al corazón como de una embolia pulmonar. Otros síntomas comunes de las embolias son la repentina falta de aire y toser sangre. Si usted tuviera cualquiera de estos síntomas vaya inmediatamente a la sala de emergencias del hospital más cercano.

Sin embargo, a pesar de su gravedad potencial la tromboflebitis profunda muchas veces no produce síntomas. De hecho, casi la mitad de los pacientes de esta enfermedad no presentan síntomas. Nueve de cada diez casos de embolias pulmonares son causadas por coágulos que se forman en las piernas y viajan a los pulmones. Más de 600.000 personas en los Estados Unidos sufren embolias pulmonares cada año, y más del 10 por ciento, muere. La mayoría de las muertes se producen entre treinta y sesenta minutos desde que se inician los síntomas. Las embolias pulmonares se dan por igual en hombres y en mujeres, pero el riesgo de sufrirlas se duplica por cada diez años después de la edad de sesenta años.

La causa por la cual se forman coágulos en las venas muchas veces se desconoce. Es probable que en la mayoría de los casos los coágulos se originen en lesiones menores del revestimiento interior de los vasos sanguíneos. Por ejemplo, cuando el revestimiento del vaso sufre una rasgadura microscópica, se inicia el proceso de coagulación, una parte normal del proceso de reparación del organismo. Las plaquetas se agrupan para proteger el área lesionada y se inicia una serie de procesos bioquímicos que conducen a la transformación del fibrinógeno (una proteína sanguínea circulante) en filamentos de fibrina insoluble que se depositan y forman una red que atrapa células sanguíneas, plasma y más plaquetas. El resultado es un coágulo sanguíneo. Otras posibles causas de la formación de trombos profundos son tendencia a coagular anormalmente, mala circulación, algunos tipos de cáncer y síndrome de Behçet, un mal que afecta a los vasos sanguíneos pequeños y predispone al individuo a la formación de coágulos. Entre los factores que aumentan el riesgo de sufrir de tromboflebitis profunda se cuentan parto reciente, cirugía, trauma, utilización de píldoras anticonceptivas y permanencia prolongada en cama (algunos estudios indican que hasta el 35 por ciento de los pacientes hospitalizados desarrollan esta enfermedad).

Una de las potenciales complicaciones de la DVT es lo que se llama síndrome postflebítico, una dolencia permanente causada por el incorrecto funcionamiento de las válvulas de las venas. Las personas que lo sufren notan que los coágulos se demoran más tiempo en limpiarse, provocando reacciones inflamatorias que pueden causar cicatrización en las venas, particularmente en las válvulas. Estas válvulas actúan como mecanismo de control, permitiendo el flujo sólo en una dirección (de regreso al corazón). Si las válvulas son defectuosas o quedan dañadas, la sangre puede fluir hacia atrás, lo que permite que se acumule en las piernas y provoque hinchazón y, en ocasiones, úlceras en la piel y venas varicosas.

A menos que se indique otra cosa, las dosis que se recomiendan a continuación son para personas adultas. La dosis para los jóvenes de doce a diecisiete años debe equivaler a tres cuartas partes de la cantidad recomendada; la de los niños de seis a doce años, a la mitad y la de los menores de seis años, a la cuarta parte.

NUTRIENTES

SUPLEMENTOS	DOSIS SUGERIDAS	COMENTARIOS
Importantes		
Acetyl-L-carnitine	500 mg al día.	Protege al cerebro y a los vasos sanguíneos contra la acumulación de grasa.
Coenzyme Q_{10}	100–200 mg al día.	Mejora la circulación y protege el corazón.
Flaxseed oil o Ultimate Oil de Nature's Secret	2 cucharaditas al día. Según indicaciones de la etiqueta.	Proporcionan ácidos grasos esenciales que minimizan la formación de coágulos sanguíneos y preservan la flexibilidad de las arterias y las venas. Esto promueve la salud celular y cardiovascular.
Garlic (Kyolic de Wakunaga)	2 cápsulas 3 veces al día con las comidas.	Mejora la circulación y adelgaza la sangre.
Heart Science de Source Naturals	Según indicaciones de la etiqueta.	Contiene poderosos antioxidantes y sustancias que protegen el recubrimiento de las arterias.
L-Cysteine y L-methionine	500 mg al día de cada uno con el estómago vacío. Tomar con agua o jugo. No tomar con leche. Para mejor absorción, tomar con 50 mg de vitamina B_6 y 100 mg de vitamina C.	Protegen las células y previenen la acumulación de grasa en los vasos sanguíneos. *Ver* AMINOÁCIDOS en la Primera Parte.
Lecithin granules o capsules	1 cucharada 3 veces al día antes de las comidas. 1.200 mg 3 veces al día antes de las comidas.	Emulsificantes de la grasa. Aumentan la circulación.
L-Histidine	500 mg al día.	Importante vasodilatador.
Magnesium más calcium	1.000 mg al día. 1.500 mg al día.	Adelgazante natural de la sangre que reduce la tendencia a coagular de manera anormal. Actúa con el magnesio.
Methylsulfonyl-methane (MSM)	Según indicaciones de la etiqueta.	Alivia el dolor y la inflamación.
Pycnogenol o grape seed extract	50 mg 3 veces al día. Según indicaciones de la etiqueta.	Estos antioxidantes restauran la flexibilidad de las paredes arteriales y disminuyen el riesgo de contraer tromboflebitis y enfermedades de los vasos sanguíneos.
Vitamin C con bioflavonoids	4.000–8.000 mg al día. Los bioflavonoides previenen las contusiones y promueven la curación.	Ayuda a la circulación y reduce la tendencia a la formación de coágulos.

Vitamin E	200 UI al. día.	Adelgaza la sangre y reduce la "pegajosidad" de las plaquetas. Para dosis altas, la emulsión facilita la asimilación y brinda mayor seguridad.
Zinc	50 mg al día. No tomar más de 100 mg al día de todos los suplementos.	Ayuda a la curación de las úlceras y estimula el funcionamiento inmunológico. Necesario para mantener una adecuada concentración de vitamina E en el organismo. Para mejor absorción, utilizar lozenges de zinc gluconate u OptiZinc.
Provechosos		
Advanced Carotenoid Complex de Solgar	Según indicaciones de la etiqueta.	Contiene antioxidantes y neutralizadores de los radicales libres. Además, contiene agentes que fortalecen la inmunidad y que protegen contra el cáncer y las enfermedades cardíacas.
Body Essential Silica Gel de Natureworks	Según indicaciones de la etiqueta.	Promueve la curación de las venas y los tejidos.
Body Language Super Antioxidant de OxyFresh	Según indicaciones de la etiqueta.	Protege al organismo contra el daño causado por los radicales libres, el estrés ambiental y la contaminación.
Vitamin B complex	Según indicaciones de la etiqueta.	

Hierbas

❑ Alfalfa, pau d'arco, red raspberry, rosemary y yarrow son hierbas antioxidantes que mejoran la oxigenación de la sangre.

❑ El butcher's broom mejora la circulación.

❑ El cayenne (capsicum) adelgaza la sangre, mitiga la presión sanguínea y mejora la circulación. Haga una cataplasma combinando esta hierba con ginger, plantain y witch hazel, y aplíquesela sobre el área afectada.

❑ La hoja y la berry de hawthorn protegen el corazón.

❑ El ginger, el skullcap y la raíz de valerian dilatan los vasos sanguíneos y favorecen la circulación.

❑ El ginkgo biloba mejora la circulación y la función cerebral, y es un poderoso antioxidante.

❑ Las úlceras de las piernas se pueden tratar con extracto de goldenseal sin alcohol. Humedezca un trozo de gasa estéril con el contenido de un cuentagotas de extracto y colóquese la gasa sobre el área afectada.

❑ El hawthorn dilata los vasos sanguíneos, reduce el colesterol y protege el corazón.

❑ El extracto de aceite de oliva ayuda a prevenir las infecciones.

Recomendaciones

❑ Consuma abundantes frutas y vegetales frescos, nueces y semillas crudas, productos de soya y granos enteros.

❑ Reduzca su consumo de carne roja. Mejor aún, elimine la carne roja de su dieta.

❑ No consuma productos lácteos, alimentos fritos o salados, ni aceites vegetales procesados o parcialmente hidrogenados.

❑ Haga ejercicio con regularidad y moderación. Caminar y nadar, entre otros ejercicios, mejoran la circulación y previenen la inactividad de las venas, lo que disminuye la tendencia a la formación de coágulos.

❑ Tome baños de asiento alternando agua caliente y agua fría, o aplíquese alternativamente compresas frías y calientes utilizando las hierbas que se acaban de recomendar. (*Ver* BAÑOS DE ASIENTO en la Tercera Parte.)

❑ Todos los días acuéstese durante quince minutos con los pies más elevados que la cabeza. Esto es particularmente provechoso para las personas que tienen que permanecer de pie durante mucho tiempo. Puede usar una tabla inclinada y acolchada.

❑ Hable con su farmacéutico acerca de la conveniencia de utilizar medias elásticas de compresión (*antiembolism stockings*) para mejorar la circulación.

❑ Si usted fuma, *deje* ese hábito. Fumar constriñe los vasos sanguíneos, lo que se traduce en mala circulación y en debilitamiento del flujo sanguíneo. Esto reviste la mayor importancia para las mujeres que toman píldoras anticonceptivas. (*Ver* DEPENDENCIA DEL TABACO en la Segunda Parte.)

❑ No utilice prendas apretadas que puedan afectar a la circulación, como faja y medias hasta la rodilla con banda elástica apretada.

❑ Si tiene una vena hinchada y adolorida y el problema no se soluciona después de dos semanas, consulte con un médico.

❑ Si percibe síntomas de embolia pulmonar, siéntese inmediatamente y pida ayuda de emergencia (si está en compañía de alguien, que sea esa persona la que haga la llamada). Lo mejor que puede hacer es llegarse a la sala de emergencias del hospital más próximo.

❑ Si tiene que permanecer en cama, mueva las piernas lo más que pueda para contrarrestar el estancamiento de la sangre en las venas.

❑ Lávese las piernas todos los días para retirar los gérmenes causantes de infecciones.

❑ Evite los productos que resecan la piel. Comuníquese con su médico si nota enrojecimiento o hinchazón en las piernas, pues podrían ser señales de infección.

❑ Si se le desarrollan úlceras en las piernas, manténgalas limpias y libres de gérmenes para evitar que se infecten. Siga las recomendaciones del médico en cuanto al cuidado de las úlceras, y tenga en cuenta que su curación puede demorar entre tres meses y un año. (*Ver* ÚLCERAS EN LAS PIERNAS en la Segunda Parte.)

❑ Cuando viaje, tome las siguientes precauciones:

❑ No permanezca sentado sin moverse durante todo el vuelo o viaje. Levántese, muévase, estírese. Algunos aviones son suficientemente grandes como para caminar por los pasillos. Algunas aerolíneas, como Qantas, ofrecen a los pasajeros folletos con sugerencias de ejercicios que pueden hacer en sus asientos. Si viaja usted en auto, deténgase, salga, camine un rato y estírese cada dos horas.

❑ Tome mucho líquido para prevenir la deshidratación, ya que ésta hace que los vasos sanguíneos se estrechen y que la sangre se engorde, aumentando el riesgo de DVT.

❑ Evite el consumo de alcohol y café, particularmente en viajes largos. Ambos productos contribuyen a la deshidratación.

❑ Evite sentarse con las piernas cruzadas por periodos largos de tiempo.

Aspectos para tener en cuenta

❑ Para obtener un diagnóstico definitivo de la DVT, es preciso que su médico descarte varios tipos de trastornos, como la celulitis y la enfermedad arterial oclusiva. Una prueba utilizada comúnmente para diagnosticar DVT es la llamada ecografía o ultrasonido duplex, que consiste en pasar un aparato de ultrasonidos por encima de la zona afectada y obtener una imagen del flujo sanguíneo que aparece proyectada en la pantalla de una computadora. Otro test, aunque menos común, es la venografía, prueba en la que se inyecta un tinte en la vena para hacer que la sangre sea visible en los rayos-X. Tanto el ultrasonido dúplex como los rayos-X de pecho y otros tests son útiles para diagnosticar las embolias pulmonares, según sea necesario.

❑ El tratamiento de la tromboflebitis suele consistir principalmente de medicamentos anticoagulantes como heparin y warfarin (Coumadin). Aunque estos últimos no disuelven los coágulos ya formados, sí previenen la formación de nuevos coágulos. La aspirina también es un anticoagulante eficaz para tratar la DVT. La dosis recomendada normalmente es de 80 miligramos de aspirina infantil por día. En caso de vida o muerte pueden emplearse otros tratamientos más invasivos, como la inserción de filtros en las venas y el uso de potentes "revienta coágulos" para disolver coágulos importantes rápidamente.

❑ El tratamiento habitual para la tromboflebitis superficial implica elevar la extremidad afectada, utilizar compresas húmedas y tibias, y descansar en cama. Es posible que el médico también prescriba medicamentos antiinflamatorios.

❑ Algunos estudios han revelado que tomar dosis bajas de aspirina (menos de una tableta regular al día) es igual de eficaz para la tromboflebitis profunda que los anticoagulantes más fuertes.

❑ La tromboflebitis profunda es un problema de salud potencialmente grave y puede requerir hospitalización. Casi siempre se les administra a los pacientes un anticoagulante, como heparin o warfarin (Coumadin), tanto por vía intravenosa como por vía oral. En algunos casos la cirugía es recomendable para inactivar la vena afectada y evitar que el coágulo se desplace a los pulmones, una situación conocida como embolia pulmonar. El tiempo de recuperación varía porque depende de la severidad de la enfermedad.

Nota: No tomar vitamina E en conjunción con anticoagulantes.

❑ El síndrome de Behçet es una enfermedad crónica y multisistémica que se caracteriza por tromboflebitis, además de artritis, iritis, uveítis y ulceración de la boca y de los genitales. Esta enfermedad se encuentra en el mundo entero, pero es más frecuente en hombres jóvenes de ascendencia mediterránea oriental y del este asiático.

❑ Las personas que sufren de síndrome de Behçet deben evitar pincharse con agujas, pues pueden producirse lesiones inflamatorias en la piel.

❑ *Ver también* PROBLEMAS CIRCULATORIOS y ÚLCERAS EN LAS PIERNAS en la Segunda Parte.

TUBERCULOSIS

La tuberculosis es una enfermedad altamente contagiosa producida por la bacteria *Mycobacterium tuberculosis*. Aunque la tuberculosis es, fundamentalmente, una enfermedad de los pulmones, puede afectar a cualquier órgano, incluidos los riñones, los intestinos, el bazo, el hígado y los huesos. La tuberculosis es una de las enfermedades infecciosas más letales que existen y se encuentra en el mundo entero, matando cada año 1,6 millones de personas (1 millón en Asia, 400.000 en África y 100.000 en América y Europa). Es especialmente devastadora en lugares como Asia y África, donde el virus VIH y el SIDA están muy extendidos y han debilitado los sistemas inmunológicos de tanta gente que las bacterias de la tuberculosis apenas encuentran resistencia. Se calcula que para el año 2020 habrá 200 millones de casos nuevos y 70 millones de personas morirán de esta enfermedad.

La tuberculosis se propaga usualmente mediante gotitas infectadas procedentes de la tos de individuos que tienen activa la enfermedad. Esas gotitas viajan por el aire y son inhaladas por personas susceptibles. Una vez inhaladas, las bacterias se alojan en los pulmones. En este punto el organismo tiene la posibilidad de combatir exitosamente la infección. No obstante, si el sistema inmunológico no está funcionando de manera óptima o si se presenta un nuevo ataque bacteriano contra los pulmones, hay una alta probabilidad de que las bacterias se multipliquen y destruyan el tejido pulmonar. Lugares como viviendas mal ventiladas y prisiones atestadas son caldos de cultivo fértiles para la tuberculosis. Estudios en India han confirmado que fumar contribuye a la mitad de las muertes por tuberculosis en ese país, quizás por la debilidad del sistema inmunológico. La tuberculosis también se puede contraer por medio de alimentos contaminados o de leche sin pasteurizar. En esos casos, la infección se centra básicamente en el tracto digestivo. Este tipo de tuberculosis es más frecuente en los países en vía de desarrollo y es muy poco común en el mundo occidental.

Los síntomas de la tuberculosis evolucionan lentamente y al principio se parecen a los de la influenza: malestar generalizado, tos, pérdida del apetito, sudor nocturno, dolor en el pecho y fiebre baja. Al principio la tos no es productiva, pero al ir avanzando la enfermedad se produce una cantidad cada vez mayor de esputo. A medida que la enfermedad empeora se presenta fiebre, sudor nocturno, fatiga crónica, pérdida de peso, dolor en el pecho y falta de aire. Además, el esputo puede contener sangre. En casos avanzados se puede presentar tuberculosis de la laringe, que afecta a la voz y la convierte en un susurro. Para diagnosticar la enfermedad se utilizan radiografías de tórax, cultivos de esputo y pruebas cutáneas de tuberculina.

Se han desarrollado regímenes antibióticos que podrían combatir la enfermedad, y las condiciones de vida han mejorado, de modo que la malnutrición y la falta de higiene que antes contribuían a la propagación de la enfermedad ahora son menos prevalentes en los Estados Unidos. A pesar de que existen cepas de tuberculosis multirresistentes a medicamentos (si una cepa es resistente a los dos medicamentos más recetados en EE.UU. se considera multirresistente), las tasas de tuberculosis han disminuido. En los Estados Unidos, desde 1995 la incidencia de tuberculosis ha bajado de 53 por 100.000 a 5i por 100.000 en 2003. Pero la epidemia global unida a la emigración de gente de un país a otro significa que, a menos que se tomen medidas agresivas para erradicar la enfermedad en todo el planeta, es probable que Estados Unidos vea un aumento de esta enfermedad en las próximas décadas. La mejor defensa contra la tuberculosis es tener un sistema inmunológico fuerte y hacer una dieta sana.

A menos que se indique otra cosa, las dosis que se recomiendan a continuación son para personas adultas. La dosis para los jóvenes de doce a diecisiete años debe equivaler a tres cuartas partes de la cantidad recomendada; la de los niños de seis a doce años, a la mitad y la de los menores de seis años, a la cuarta parte.

NUTRIENTES

SUPLEMENTOS	DOSIS SUGERIDAS	COMENTARIOS
Muy importantes		
AE Mulsion Forte de American Biologics	Seguir indicaciones de la etiqueta, para obtener 200.000 UI al día de vitamina A. Si está embarazada, no debe tomar más de 10.000 UI al día.	Proporcionan vitaminas A y E, vitales para la curación del tejido pulmonar y para proteger contra los radicales libres. Para dosis altas, la emulsión facilita la asimilación y brinda mayor seguridad.
o vitamin A	25.000 UI al día. Si está embarazada, no debe tomar más de 10.000 UI al día.	
más natural carotenoid complex (Betatene)	25.000 UI al día.	
más vitamin E	200 UI al día.	
Coenzyme Q_{10}	75 mg al día.	Ayuda a transportar oxígeno a los tejidos, lo que favorece la curación.
Colloidal silver	Según indicaciones de la etiqueta.	Este antiséptico controla la inflamación y cura las lesiones.
Free-form amino acid complex	Según indicaciones de la etiqueta.	Necesario para la reparación de los tejidos. El organismo absorbe y asimila rápidamente los aminoácidos en estado libre.
Garlic (Kyolic de Wakunaga)	2 cápsulas 3 veces al día con las comidas.	Antibiótico natural. Controla la infección y estimula la función inmunológica.
Grape seed extract	Según indicaciones de la etiqueta.	Este poderoso antioxidante aumenta la inmunidad.
L-Cysteine y L-methionine	500 mg de cada uno 2 veces al día. Tomar con el estómago vacío con agua o jugo. No tomar con leche. Para mejor absorción y para prevenir la formación de cálculos renales de cisteína, tomar con 50 mg de vitamina B_6 y 1.500 mg de vitamina C.	Protegen los pulmones y el hígado eliminando las toxinas del organismo. *Ver* AMINOÁCIDOS en la Primera Parte.
Selenium	200 mcg al día. Si está embarazada, no debe tomar más de 40 mcg al día.	Protege contra los radicales libres y promueve la salud del sistema inmunológico.
Vitamin B complex	100 mg 3 veces al día.	Necesario para la producción de anticuerpos y glóbulos rojos. Ayuda a la utilización del oxígeno. Utilizar una fórmula high-stress. Puede ser necesario aplicar en inyección (con supervisión médica). Si no se consigue en inyección, administrar en forma sublingual.
más extra pantothenic acid (vitamin B_5)	100 mg 3 veces al día.	Vitamina antiestrés.
y vitamin B_6 (pyridoxine)	50 mg 3 veces al día.	Algunos medicamentos que se utilizan para combatir la tuberculosis pueden producir deficiencia de esta vitamina.

Vitamin C con bioflavonoids	5.000–20.000 mg al día divididos en varias tomas. *Ver* FLUSH DE ÁCIDO ASCÓRBICO en la Tercera Parte.	Fortalece la repuesta inmunológica y promueve la curación.
Vitamin D_3	Empezar con 1.000 UI al día y reducir poco a poco la dosis durante 1 mes hasta llegar a 400 UI al día.	Esencial para la utilización del calcio y el fósforo. Las personas que sufren de tuberculosis necesitan luz solar todos los días y/o vitamina D para curarse.
Vitamin E	200 UI al día.	Poderoso neutralizador de los radicales libres. Protege el tejido pulmonar y aporta oxígeno a las células. Para dosis altas, la emulsión facilita la asimilación y brinda mayor seguridad.
Importantes		
ACES + Zinc de Carlson Labs	Según indicaciones de la etiqueta. No tomar más de 100 mg de cinc al día de todas las fuentes.	Esta fórmula combate los radicales libres con enzimas y antioxidantes.
CTR Support de PhysioLogics	Según indicaciones de la etiqueta.	Reduce el daño ocasionado por la inflamación.
Essential fatty acids (Ultimate Oil de Nature's Secret)	Según indicaciones de la etiqueta.	Importantes para la formación de todas las células, incluidas las del tejido pulmonar.
Glutathione	500 mg al día con el estómago vacío.	Protege a los pulmones y a las células del daño causado por la oxidación.
Kelp	2.000–3.000 mg al día.	Proporciona minerales de manera natural. Rico en yodo.
L-Serine	500 mg al día con el estómago vacío. Tomar con agua o jugo. No tomar con leche. Para mejor absorción, tomar con 50 mg de vitamina B_6 y 100 mg de vitamina C.	Contribuye al buen funcionamiento del sistema inmunológico. *Ver* AMINOÁCIDOS en la Primera Parte.
Multienzyme complex	Según indicaciones de la etiqueta. Tomar con las comidas.	Necesarios para controlar la inflamación, para la digestión de los nutrientes esenciales y para mejorar la absorción.
más proteolytic enzymes	Según indicaciones de la etiqueta. Tomar entre comidas.	
Multimineral complex con boron	3 mg al día. No sobrepasar esta dosis.	Todos los nutrientes son necesarios para la fortaleza y la curación. Tomar con las comidas. Utilizar una fórmula high-potency. No se deben utilizar fórmulas de liberación gradual.
y calcium	1.000 mg al día.	
y magnesium	750 mg al día.	
y silica	25–100 mg al día.	
Multivitamin complex	Según indicaciones de la etiqueta.	Proporciona nutrientes necesarios de manera equilibrada.
Oxy-5000 Forte de American Biologics	Según indicaciones de la etiqueta.	Este antioxidante contiene superoxide dismutase (SOD).
Zinc	50–80 mg al día. No tomar más de 100 mg al día de todos los suplementos.	Promueve la curación y el funcionamiento inmunológico. Para mejor absorción, utilizar lozenges de zinc gluconate u OptiZinc.

Hierbas

- Las hierbas butcher's broom, caléndula, cayenne (capsicum), chamomile, peppermint y yarrow tienen propiedades antiinflamatorias.
- Las siguientes hierbas son descongestionantes y expectorantes: elecampane (*Inula helenium*), raíz de goldenseal, horehound, licorice, lobelia, raíz de marshmallow, mullein, myrrh gum y thyme.

Advertencia: No debe tomar elecampane si sabe que es alérgico a la inulin, si está embarazada o está dando el pecho. No se debe tomar goldenseal de forma prolongada, y se debe evitar en caso de hipertensión. Tampoco deben tomarlas las mujeres embarazadas ni las que están dando el pecho.

- El té de echinacea combinada con pau d'arco es beneficioso. La echinacea es un potente antioxidante que estimula el sistema inmunológico. El pau d'arco es provechoso para el organismo porque purifica la sangre y actúa como agente antibacteriano y antitumoral. Tome tres tazas de este té todos los días. Otra alternativa es combinar tintura de echinacea con partes iguales de tinturas de elecampane y de mullein, y tomar una cucharadita de esta mezcla tres veces al día.
- El producto ClearLungs, de Natural Alternatives, es una fórmula herbal china que alivia la congestión de los bronquios y los pulmones.
- Lung Tonic de Herbs, Etc. actúa como refuerzo a la función pulmonar.

Recomendaciones

- Si usted sospecha que tiene tuberculosis, o que estuvo expuesto a la enfermedad, visite a su médico. Es crucial iniciar rápidamente el tratamiento.
- Siga exactamente el tratamiento que le prescriba el médico. Hable con él si algún medicamento le produce efectos secundarios. *No* deje de tomar ningún medicamento sin consultar previamente con el médico.
- Para promover la curación, haga una dieta que conste en un 50 por ciento, por lo menos, de frutas y vegetales crudos. También debe consumir brotes de alfalfa, pescado, aves, pomegranate, raw cheese, semillas y nueces crudas, granos enteros y ajo.
- Tome todos los días jugo de piña fresca y de zanahoria, al igual que "green drinks". Tome jugo de papa cruda; este jugo contiene unos compuestos llamados inhibidores de la proteasa, que bloquean la acción de los carcinógenos y pre-

vienen la mutación de las células. (*Ver* JUGOS en la Tercera Parte.)

❑ Utilizando el blender, prepare un puré de espárragos cocidos al vapor. Refrigere y consuma cuatro cucharadas dos veces al día con las comidas. El espárrago estimula el funcionamiento inmunológico y es anticancerígeno.

❑ Incluya en su dieta diaria kéfir, buttermilk y yogur fresco y sin endulzar. Mientras esté tomando antibiótico, acostúmbrese a tomar algún suplemento de acidophilus para mitigar el estrés del tracto gastrointestinal y aumentar la absorción de los nutrientes. No tome acidophilus al mismo tiempo que los antibióticos, pero asegúrese de que lo toma.

❑ No fume ni consuma alcohol o drogas recreativas. Todas estas sustancias afectan a la capacidad del sistema inmunológico de combatir la infección. Fumar es aún más nocivo cuando hay infección pulmonar.

❑ Evite el estrés. Es importante descansar y tomar el sol y el aire fresco. El clima seco es el que más conviene.

Aspectos para tener en cuenta

❑ Entre los tratamientos modernos se encuentran los tratamientos con los antibióticos "isoniazid" (INH, Laniazid, Nydrazid, Tubizid), rifampin (Rifadin, Rimactane), pyrazinamide, streptomycin y/o ethambutol (Myambutol). Siempre que se prescriban tratamientos antibióticos es importante cumplir el ciclo completo, incluso cuando uno empieza a sentirse mejor.

❑ Las personas infectadas con tuberculosis no deben utilizar fórmulas con cortisona. El cortisona suprime la función inmunológica y dificulta aún más el tratamiento de la infección.

❑ Las vacunas y los medicamentos no pueden controlar la tuberculosis si los hábitos de vida del paciente no son adecuados. El aseo, la buena nutrición y la buena higiene personal son esenciales para combatir esta enfermedad.

❑ Expertos calculan que hasta el 90 por ciento de la población se topa con el bacilo de la tuberculosis alguna vez en su vida, pero que, en la mayoría de los casos, el sistema inmunológico logra repeler la infección. Cuando la infección no se derrota por completo, el germen suele permanecer en el organismo en estado latente incluso durante decenios antes de que el sistema inmunológico se debilite y las bacterias empiecen a multiplicarse y a infectar al huésped.

❑ El purificador de aire personal Air Supply, de Wein Products, es un aparato minúsculo que se lleva colgado en el cuello. Crea una barrera invisible de aire puro que protege contra los microorganismos (como virus, bacterias y mohos) y las micropartículas (como polvo, polen y agentes contaminantes) que se encuentran en el aire. Además, elimina del aire emanaciones, olores y compuestos volátiles dañinos.

❑ El bacilo de la tuberculosis tiene una extraordinaria capacidad reproductiva. Un solo organismo puede producir miles de millones de descendientes en apenas un mes.

❑ La Organización Mundial de la Salud recomienda una estrategia global — llamada *directly observed treatment short course*, DOTS — para vencer la tuberculosis. La base de este programa consiste en tratar y en monitorear muy de cerca a las personas afectadas, asegurándose de que cumplen el ciclo completo de medicación con antibióticos. Las tasas de curación bajo este tipo de programa han alcanzado hasta el 95 por ciento, incluso en las peores condiciones en las que la tuberculosis solían proliferar. Ha manifestado que la tuberculosis representa un problema de salud pública a nivel mundial.

❑ Las personas que portan el HIV, o virus de inmunodeficiencia humana, tienen más probabilidades de las normales de contraer tuberculosis en algún momento.

❑ La vacuna contra el bacilo de Calmette-Guérin (BCG), que es una forma más débil del bacilo de la tuberculosis, se puede utilizar para vacunar contra esta enfermedad. Mientras que muchas autoridades médicas consideran que el BCG es una medida preventiva eficaz contra la tuberculosis, otras han expresado serias preocupaciones en torno a su seguridad. Para detectar la enfermedad antes de tener síntomas de la enfermedad se puede hacer una prueba cutánea de la tuberculosis.

TUMORES

Un tumor o neoplasma es una protuberancia o crecimiento anormal de tejido. Los tumores pueden ser benignos o malignos (cancerosos) y se pueden desarrollar en cualquier parte del cuerpo. Pueden quedar localizados en una zona o aparecer en muchas partes del cuerpo. Los pólipos y los fibromas uterinos son ejemplos de tumores benignos. La célula escamosa y los carcinomas de células basales son ejemplos de tumores malignos.

Pero a diferencia de los tumores benignos, los tumores malignos usualmente constituyen un problema de salud grave e, incluso, una amenaza para la vida si no se detectan y tratan a tiempo. Tienden a crecer, a invadir órganos y a metastizarse o extenderse. El pronóstico que se suele dar a una persona con un tumor maligno dependerá de la ubicación del tumor. Si es difícil de detectar y hay pocos síntomas discernibles es preciso empezar el tratamiento cuanto antes para evitar la metástasis.

Al parecer, los factores ambientales y la dieta desempeñan un papel importante en el desarrollo de toda clase de tumores. Se sabe de tumores cuyo tamaño ha disminuido o, incluso, que han desaparecido gracias a modificaciones dietéticas y a suplementación vitamínica y mineral. Las sugerencias de esta sección tienen por objeto mejorar el funcionamiento inmunológico y suprimir el desarrollo de tumores tanto benignos como malignos.

A menos que se indique otra cosa, las dosis que se recomiendan a continuación son para personas adultas. La dosis para los jóvenes de doce a diecisiete años debe equivaler a tres cuartas partes de la cantidad recomendada; la de los niños de seis a doce años, a la mitad y la de los menores de seis años, a la cuarta parte.

NUTRIENTES

SUPLEMENTOS	DOSIS SUGERIDAS	COMENTARIOS
Importantes		
Coenzyme Q_{10}	100 mg al día.	Promueve la función inmunológica. Transporta oxígeno a las células.
más		
Coenzyme A de Coenzyme-A Technologies	Según indicaciones de la etiqueta.	
Garlic (Kyolic de Wakunaga)	2 cápsulas 3 veces al día con las comidas.	Puede ayudar a reducir el tamaño de los tumores.
Maitake extract	Según indicaciones de la etiqueta.	Fortalece el organismo y mejora la salud general. Sus propiedades estimulantes del sistema inmunológico inhiben el crecimiento de los tumores.
o		
reishi extract	Según indicaciones de la etiqueta.	
o		
shiitake extract	Según indicaciones de la etiqueta.	Tiene poderosas propiedades antitumorales; revierte la supresión de las células T provocada por los tumores.
Melatonin	5–10 mg al día, a la hora de acostarse.	Las personas que tienen tumores cerebrales pueden tener una mejor tasa de supervivencia si toman melatonina junto con terapia de radiación.
Proteolytic enzymes	Según indicaciones de la etiqueta.	Ayudan al sistema inmunológico y a la descomposición de los alimentos no digeridos.
o		
Inflazyme Forte de American Biologics	Según indicaciones de la etiqueta.	
o		
Wobenzym N de Marlyn Nutraceuticals	Según indicaciones de la etiqueta.	
Shark cartilage	Tomar 1 gm por cada 2 libras de peso corporal al día, dividido en 3 tomas. Si no lo tolera por vía oral, administrar en enema de retención.	Se ha demostrado que inhibe e, incluso, que revierte el crecimiento de algunos tipos de tumores. Además, estimula el sistema inmunológico.
o		
shark liver oil	Durante 20 días, tome 100 mg 3 veces al día durante la vigilia. Luego dejar de tomar este suplemento de 10 a 15 días. Mantener este calendario.	Este suplemento refuerza el sistema inmunológico y puede ayudar a proteger el cuerpo contra el daño que es el resultado de la radiación.
Vitamin C con bioflavonoids	3.000–10.000 mg al día divididos en varias tomas.	Promueve la función inmunológica.
Zinc	30–80 mg al día. No tomar más de 100 mg al día de todos los suplementos.	Promueve la salud del sistema inmunológico y la curación de las heridas. Mantiene una adecuada concentración de vitamina E en la sangre. Para mejor absorción, utilizar lozenges de zinc gluconate u OptiZinc.
Provechosos		
Kelp	1.000–1.500 mg al día.	Promueve la función inmunológica. Proporciona minerales de manera balanceada.
L-Arginine	500 mg al día con el estómago vacío. Tomar con agua o jugo. No tomar con leche. Para mejor absorción, tomar con 50 mg de vitamina B_6 y 100 mg de vitamina C.	Retarda el crecimiento de los tumores porque mejora el funcionamiento del sistema inmunológico. *Ver* AMINOÁCIDOS en la Primera Parte.
y		
L-cysteine	500 mg al día con el estómago vacío. Para prevenir los cálculos renales de cisteína, tomar con 1.500 mg de vitamina C.	Desintoxica el organismo de toxinas y lo protege contra la radicación. Combate los agentes cancerígenos.
más		
glutathione	500 mg al día con el estómago vacío.	Reduce los efectos secundarios de la quimioterapia y protege el hígado.
más		
taurine	500 mg al día con el estómago vacío.	Se utiliza en algunas clínicas para tratar el cáncer de seno.
Lecithin granules	1 cucharada 3 veces al día con las comidas.	La lecitina es un importante componente de las membranas celulares saludables.
o		
capsules	1.200 mg 3 veces al día con las comidas.	
Multivitamin y mineral complex	Según indicaciones de la etiqueta. Tomar con las comidas.	Proporciona los minerales y las vitaminas necesarios. Utilizar una fórmula high-potency.
Primrose oil	1.000 mg 3 veces al día antes de las comidas.	Suministran ácidos grasos esenciales, especialmente útiles para combatir los tumores de los senos.
o		
flaxseed oil	Según indicaciones de la etiqueta.	
o		
salmon oil	Según indicaciones de la etiqueta.	
Raw thymus glandular	Según indicaciones de la etiqueta.	Estimula la glándula del timo, importante para la función inmunológica. *Ver* TERAPIA GLANDULAR en la Tercera Parte.
Vitamin A	25.000 UI al día. Si está embarazada, no debe tomar más de 10.000 UI al día.	Poderosos antioxidantes y estimulantes del sistema inmunológico. Para dosis altas, la emulsión facilita la asimilación y brinda mayor seguridad.
más		
natural carotenoid complex (Betatene)	25.000 UI al día.	
más		
vitamin E	200 UI al día.	
o		
ACES + Selenium de Carlson Labs	Según indicaciones de la etiqueta.	Proporciona vitaminas A, C y E, además de selenio.

Vitamin B complex	Según indicaciones de la etiqueta.	Vital para el metabolismo intracelular y para la multiplicación normal de las células. Es más eficaz en forma sublingual.
Vitamin B_6 (pyridoxine)	50 mg 3 veces al día.	Necesario para el desarrollo normal de las células y para el funcionamiento del cerebro y del sistema nervioso. Aumenta la inmunidad. Se puede aplicar en inyección (con supervisión médica).
más pantothenic acid (vitamin B_5)	100 mg al día.	Esta vitamina antiestrés interviene en la producción de anticuerpos, hormonas y vitaminas. Además, aumenta la energía y combate la depresión y la ansiedad.

Hierbas

❑ El cat's claw estimula el sistema inmunológico y tiene propiedades antitumorales. El producto Cat's Claw Defense Complex, de Source Naturals, es una combinación de cat's claw y otras hierbas, además de nutrientes antioxidantes, como betacaroteno, N-acetilcisteína, vitamina C y cinc.

Advertencia: No se debe utilizar cat's claw durante el embarazo.

❑ Mucha gente con tumores externos ha reaccionado favorablemente a las cataplasmas de comfrey, pau d'arco, ragwort y wood sage. (*Ver* UTILIZACIÓN DE CATAPLASMAS en la Tercera Parte.)

❑ Para los bultos en los senos, aplíquese cataplasmas de raíz de poke, que combate eficazmente la hinchazón de las glándulas. (*Ver* UTILIZACIÓN DE CATAPLASMAS en la Tercera Parte.)

Nota: La raíz de poke sólo se recomienda para uso externo.

❑ Otras hierbas provechosas son barberry, raíz de burdock, dandelion, milk thistle, pau d'arco y red clover. Estas hierbas purifican la sangre, estimulan la actividad hepática, actúan como antibióticos naturales y ayudan a la curación.

Advertencia: La hierba barberry no se debe utilizar durante el embarazo.

Recomendaciones

❑ Haga una dieta que consista en un 50 por ciento de vegetales y frutas crudos. En lo posible, compre productos de fuentes orgánicas. También debe consumir nueces, semillas, granos enteros, yogur low-fat y productos que contienen yogur. No consuma proteína de origen animal, productos lácteos (excepto yogur), alimentos procesados y empacados, sal, azúcar, harina blanca ni productos con harina blanca.

❑ *Ver* CÁNCER en la Segunda Parte y seguir las recomendaciones dietéticas.

❑ *Ver* AYUNOS en la Tercera Parte y seguir el programa.

Aspectos para tener en cuenta

❑ Aun cuando el tamaño de los tumores benignos suele ser limitado, generalmente es mejor extirpar. Un pequeño porcentaje de esos tumores se vuelven malignos con el tiempo.

❑ Los tumores malignos se deben empezar a tratar lo más pronto que sea posible. Hay diversos métodos de tratamiento dependiendo del lugar y del tamaño del tumor. (*Ver* CÁNCER en la Segunda Parte.)

❑ La deficiencia de hierro se ha asociado con el desarrollo de tumores. Sin embargo, sólo se deben utilizar suplementos de hierro cuando se haya comprobado que existe una deficiencia de este mineral. Las personas que tienen cáncer *no* deben tomar suplementos de hierro.

❑ Científicos estudiando un trastorno genético han descubierto que hay un tumor del corazón muy raro, llamado *myxoma*, que tiene origen genético. Se trata del mismo defecto genético que causa el síndrome de Usher, una de las primeras causas de sordera y ceguera entre los niños más pequeños.

❑ Para evitar la angiogénesis (formación de vasos sanguíneos que alimentan los tumores) se utiliza VEGF Trap, un medicamento conocido como bloqueante del factor de crecimiento endotelial vascular (VEGF, por sus siglas en inglés). Entre los medicamentos de esta categoría también están el bevacizumab (Avastin), que ha sido aprobado para el tratamiento del cáncer colorrectal. VEGF Trap está actualmente en proceso de pasar las pruebas clínicas.

❑ Parece ser que los curcuminoides, pigmentos amarillentos que se encuentran en la especia turmeric (*Curcuma longa*), tienen propiedades que bloquean la expresión genética que conduce a la formación de tumores. El turmeric es miembro de la familia del ginger y es muy popular en la cocina asiática, especialmente en los curries. Turmeric Special Formula, de Solaray, y Turmeric Power, de Nature's Herbs, son marcas comerciales de productos que contienen curcuminoides.

❑ Científicos de la Escuela de Medicina de la Universidad de California-Los Angeles encontraron que, en condiciones de laboratorio, el linoleato de sodio, una sustancia que contiene ácido linoleico (un aminoácido), tiene la capacidad de combatir las células cancerosas.

❑ Estudios realizados en el Japón indican que tomar suplementos de ajo podría reducir el tamaño de los tumores.

❑ Después de los cuarenta años, los chequeos físicos y tests de detección de cánceres como el de seno, colon, cuello de útero, próstata y piel deberían formar parte de su rutina médica.

❑ *Ver también* CÁNCER DE PIEL, CÁNCER DE PRÓSTATA, CÁNCER DE SENO, ENFERMEDAD FIBROQUÍSTICA DE LOS SENOS, FIBROMAS UTERINOS, PÓLIPOS y/o VERRUGAS en la Segunda Parte.

TÚNEL CARPIANO, SÍNDROME DEL

Ver SÍNDROME DEL TÚNEL CARPIANO.

ÚLCERA PÉPTICA

Una úlcera péptica es una zona en la cual el revestimiento del estómago y el tejido subyacente — y, a veces, parte del músculo estomacal — se han erosionado dejando una herida abierta dentro del estómago. El tejido circundante suele hincharse e irritarse. Las úlceras se pueden presentar en cualquier parte del tracto gastrointestinal, pero son más frecuentes en el estómago (úlceras gástricas) y en el duodeno (úlceras duodenales), la parte del intestino más cercana al estómago. Las úlceras afectan aproximadamente a cinco millones de estadounidenses al año y se calcula que, durante el curso de sus vidas, afectarán al 10 por ciento de la población de Estados Unidos.

Entre los síntomas de la úlcera péptica están dolor estomacal quemante o punzante que suele aparecer por la noche, o entre cuarenta y cinco y sesenta minutos después de comer. Este dolor, que puede ser leve o severo, se calma comiendo, tomando antiácidos, vomitando o tomando un vaso grande de agua. El dolor puede despertar al individuo en medio de la noche. Otros síntomas que se pueden presentar son dolor en la parte baja de la espalda, dolores de cabeza, sensación de asfixia, escozor y, algunas veces, náuseas y vómito.

Cuando el revestimiento del estómago no protege adecuadamente contra los efectos de los ácidos digestivos, éstos empiezan a digerir el mismo estómago, lo que da lugar a la aparición de las úlceras.

Aunque desde hace mucho tiempo se sabe que las úlceras se relacionan estrechamente con el estrés y la ansiedad, estudios recientes indican que en este problema también interviene una bacteria bastante común llamada *Helicobacter pylori* en combinación con el ácido estomacal. Esta bacteria vive en las paredes del estómago y del intestino delgado, donde daña el revestimiento de esos órganos y la capa mucosa que los protege de los ácidos de la digestión. Muchos profesionales de la salud creen que la bacteria se transmite de persona a persona mediante el contacto cercano. Sin embargo, muchos médicos creen que el estrés sigue siendo un factor de riesgo en las úlceras pépticas, ya que aumenta la producción de ácido. Tomar aspirina o medicamentos antiinflamatorios no esteroides durante períodos largos puede aumentar la acidez estomacal y conducir al desarrollo de úlceras. Los esteroides, como los que se recomiendan para el tratamiento de la artritis, pueden contribuir a la formación de úlceras. Los antecedentes familiares de úlcera péptica también aumentan el riesgo de padecerla, al igual que el consumo de alcohol. Los fumadores empedernidos son más propensos a las úlceras y su curación es más complicada. Las afroamericanos y los latinos tienen el doble de probabilidades de sufrir úlceras que los blancos. Si no se tratan adecuadamente, las úlceras pueden dar lugar a hemorragias internas o provocar la perforación del estómago o del intestino delgado.

A menos que se indique otra cosa, las dosis que se recomiendan a continuación son para personas adultas. La dosis para los jóvenes de doce a diecisiete años debe equivaler a tres cuartas partes de la cantidad recomendada; la de los niños de seis a doce años, a la mitad y la de los menores de seis años, a la cuarta parte.

Self-test de acidez estomacal

Si usted sufre de dolor abdominal, este sencillo examen le ayudará a determinar si el exceso de ácido estomacal es la causa de su problema. Cuando tenga dolor, tómese una cucharada de apple cider vinegar o de jugo de limón. Si el dolor desaparece, es probable que usted tenga muy poco, y no mucho, ácido estomacal. Si, por el contrario, el dolor empeora, entonces es probable que tenga demasiado ácido estomacal. Las sugerencias que brinda esta sección le ayudarán a corregir el problema.

NUTRIENTES

SUPLEMENTOS	DOSIS SUGERIDAS	COMENTARIOS
Importantes		
Acid-Ease de Prevail	Según indicaciones de la etiqueta.	Equilibra la acidez del organismo, lo que reduce los síntomas. En algunas personas, este suplemento puede reemplazar medicamentos para las úlceras, como ranitidine (Zantac).
L-glutamine	500 mg al día con el estómago vacío. Tomar con agua o jugo. No tomar con leche. Para mejor absorción, tomar con 50 mg de vitamina B_6 y 100 mg de vitamina C.	Importante para la curación de las úlceras pépticas. *Ver* AMINOÁCIDOS en la Primera Parte.
Pectin	Según indicaciones de la etiqueta.	Ayuda a sanar las úlceras duodenales creando un recubrimiento protector en el intestino.
Vitamin E	200 UI al día.	Este poderoso antioxidante ayuda a reducir el ácido estomacal y a aliviar el dolor. Promueve la curación.
Provechosos		
Acidophilus (Kyo-Dophilus de Wakunaga)	2–3 cápsulas, 1–3 veces al día.	Flora cultivada por el hombre para provecho del intestino delgado. Mejora la asimilación de los nutrientes.

Bromelain	250 mg 3 veces al día.	Enzima de la piña con propiedades antiinflamatorias y antisépticas. Acelera la curación. Se consigue en tabletas.
Curcumin	250–500 mg, 2–3 veces al día entre comidas.	Promueve la curación.
Essential fatty acids (MaxEPA, primrose oil o salmon oil)	Según indicaciones de la etiqueta.	Protegen al estómago y al tracto intestinal contra las úlceras.
Iron o Floradix Iron + Herbs de Salus Haus	Según indicaciones médicas. Para mejor absorción, tomar con 100 mg de vitamina C buffered o esterified. Según indicaciones de la etiqueta.	Ayuda a prevenir la anemia, que se puede presentar cuando las úlceras sangran. Utilizar ferrous chelate o ferrous fumarate. *Advertencia:* No tomar hierro, a menos que le hayan diagnosticado anemia. Forma de hierro no tóxico que proviene de fuentes alimentarias.
Multivitamin y mineral complex	Según indicaciones de la etiqueta.	Proporciona nutrientes esenciales de manera balanceada.
Proteolytic enzymes o Inflazyme Forte de American Biologics o Wobenzym N de Marlyn Nutraceuticals	Según indicaciones de la etiqueta. Tomar entre comidas. Según indicaciones de la etiqueta. Según indicaciones de la etiqueta.	Actúan sobre los alimentos no digeridos que permanecen en el colon y ayudan a reducir la inflamación. *Advertencia:* no se deben utilizar fórmulas que contengan HCl.
Pycnogenol o grape seed extract	Según indicaciones de la etiqueta. Según indicaciones de la etiqueta.	Estos poderosos neutralizadores de los radicales libres actúan como antiinflamatorios y fortalecen los tejidos.
S-Adenosyl-methionine (SAMe)	200 mg 2 veces al día, por la mañana y por la noche.	Este suplemento ayuda a aliviar el estrés, dolor y depresión. Produce efectos antioxidantes. *Advertencia:* Si sufre de trastorno maníaco-depresivo o toma antidepresivos prescritos, no tome este suplemento.
Vitamin A emulsion o capsules	50.000 UI al día por 1 mes. Luego reducir hasta 25.000 UI al día por 1 mes. De nuevo reducir hasta 10.000 UI al día. Si está embarazada, no debe tomar más de 10.000 UI al día.	Necesarios para la curación. Protegen las membranas mucosas del estómago y del intestino.
Vitamin B complex más extra vitamin B_6 (pyridoxine)	50 mg 3 veces al día. No sobrepasar 25 mg de vitamina B_3 (niacin) al día, incluidas todas las fuentes de esta vitamina. 50 mg 3 veces al día.	Necesario para la correcta digestión. Es más eficaz en forma sublingual. Necesario para la producción de enzimas y la curación de las heridas.
Vitamin C	3.000 mg al día.	Promueve la curación de las heridas y protege contra la infección. Utilizar variedades buffered o esterified.
Vitamin K	100 mcg al día.	Se requiere para la curación y para prevenir el sangrado. Promueve la absorción de los nutrientes y neutraliza el tracto intestinal. Su deficiencia es frecuente en personas con trastornos digestivos.
Zinc	50–80 mg al día. No tomar más de 100 mg al día de todos los suplementos.	Promueve la curación. Para mejor absorción, utilizar lozenges de zinc gluconate u OptiZinc.

Hierbas

❑ La alfalfa es buena fuente de vitamina K.

❑ El aloe vera ayuda a aliviar el dolor y a acelerar la curación. Tome todos los días 4 onzas de jugo o de gel de aloe vera. Compre únicamente un producto food-grade.

❑ Un buen remedio para las úlceras es la combinación de bupleurum, angelica y raíz de licorice.

❑ La hierba cat's claw limpia y cura el tracto digestivo. El producto Cat's Claw Defense Complex, de Source Naturals, combina cat's claw y otras hierbas. Incluye, además, nutrientes antioxidantes, como betacaroteno, N-acetilcisteína, vitamina C y cinc.

Advertencia: La hierba cat's claw no se debe utilizar durante el embarazo.

❑ El comfrey es bueno para el tratamiento de las úlceras.

Advertencia: No tomar por vía oral durante más de un mes. Usar siempre bajo estrecha supervisión de un profesional.

❑ El ajo tiene propiedades antimicrobiales y puede ser útil en la erradicación de úlceras.

❑ Las hierbas hops, passionflower, skullcap y raíz de valeriana son buenas para promover un sueño descansado. Se pueden adquirir en una fórmula combinada.

❑ La kava kava y la St. John's wort tienen efectos calmantes y reducen el estrés.

❑ El licorice promueve la curación de las úlceras gástricas y duodenales. Tome entre 750 y 1.500 miligramos de deglycyrrhizinated licorice (DGL) dos o tres veces al día, entre comidas. Haga este tratamiento durante ocho a dieciséis semanas. Estudios han demostrado que el DGL puede ser tan eficaz como la cometidine (Tagamet) o la ranitidine (Zantac) en el tratamiento de úlceras pépticas.

Advertencia: No reemplace el licorice deglycyrrhizinated por raíz de licorice corriente. El licorice corriente puede elevar la presión arterial cuando se utiliza durante más de siete días seguidos; por tanto, deben evitar esta hierba todas las personas que tengan hipertensión arterial. Al deglycyrrhizinated licorice le han extraído un componente conocido como glycyrrhizinic acid, lo cual elimina este efecto secundario.

❑ El té de malva calma el estómago y reduce la irritación intestinal.

❑ La raíz de marshmallow y el slippery elm calman la irritación de las membranas mucosas.

❑ El rhubarb en forma de jugo o tableta es bueno para tratar el sangrado intestinal que a veces acompaña a las úlceras pépticas.

❑ Otras hierbas beneficiosas son bayberry, catnip, chamomile, goldenseal, hops, myrrh, passionflower, sage y valerian. Todas estas hierbas se pueden tomar en té.

Advertencia: No conviene tomar chamomile de manera permanente pues puede producir alergia al ragweed. Esta hierba se debe evitar completamente cuado se es alérgico al ragweed. No se debe tomar goldenseal todos los días durante más de una semana seguida pues puede alterar la flora intestinal. Tampoco se debe utilizar durante el embarazo, y se debe utilizar con precaución cuando hay alergia al ragweed. No utilice sage si sufre de algún tipo de trastorno convulsivo.

Recomendaciones

❑ Consuma abundantes vegetales hojosos de color verde oscuro. Estos vegetales contienen vitamina K, una vitamina necesaria para la curación y de la cual probablemente carecen las personas que tienen problemas digestivos.

❑ No consuma café (ni siquiera descafeinado) ni bebidas alcohólicas.

❑ Tome todos los días jugo de col recién preparado. Tómeselo inmediatamente después de prepararlo. (*Ver* JUGOS en la Tercera Parte.)

❑ Si sus síntomas son severos, consuma alimentos blandos, como aguacate, banano, papa, squash y batata. Pase los vegetales por el blender. Consuma vegetales como bróculi y zanahoria sólo de vez en cuando y cocidos al vapor durante un rato largo.

❑ Haga comidas pequeñas y frecuentes. Incluya en su dieta mijo bien cocido, arroz blanco cocido, leche de cabra cruda y productos lácteos agrios, como yogur, cottage cheese y kéfir. Tome jugos de cebada, trigo y alfalfa pues, por su contenido de clorofila, son potentes tratamientos contra las úlceras.

❑ Si tiene una úlcera sangrante, consuma alimentos orgánicos para bebé o vegetales cocidos al vapor batidos en un blender o en puré y agrégueles fibra no irritante, como guar gum y/o semillas de psyllium. Estos alimentos son nutritivos y fáciles de digerir; además, no contienen químicos.

❑ Para aliviar rápidamente el dolor, tómese un buen vaso de agua. El agua diluye los ácidos estomacales y los elimina a través del estómago y el duodeno.

❑ Evite los alimentos fritos, el té, la cafeína, la sal, el chocolate, las especias fuertes, la grasa animal de cualquier clase y las bebidas carbonatadas. En lugar de tomar sodas, tome sorbos de agua destilada con un poquito de jugo de limón.

❑ Evite la sal y el azúcar. Ambas sustancias están relacionadas con una elevada producción de ácido estomacal.

❑ Reduzca su ingesta de carbohidratos refinados, ya que están relacionados con las úlceras pépticas.

❑ No tome leche de vaca. Aun cuando la leche de vaca neutraliza el ácido estomacal, el calcio y la proteína que contiene en realidad aumentan aún más la producción de ácido y se conoce su relación con la aparición de úlceras. Las leches de almendra, arroz y soya son un buenos sustitutos.

❑ Mastique bien la comida, ya que ello ayuda a una mejor digestión. Tomar bitters también ayuda. Coloque 10-15 gotas bajo la lengua antes de las comidas.

❑ Deje enfriar los tés y otras bebidas calientes antes de tomárselos. Las bebidas calientes pueden precipitar el malestar gástrico.

❑ Mantenga limpio el colon. Asegúrese de que el intestino le funcione todos los días y hágase enemas de limpieza periódicamente. (*Ver* ENEMAS y LIMPIEZA DEL COLON en la Tercera Parte.)

❑ No fume. Fumar puede demorar e, incluso, prevenir la curación. Además, aumenta la probabilidad de que se presenten recaídas.

❑ Evite los analgésicos, como la aspirina. Muchos remedios que no requieren prescripción médica contienen aspirina. Lea las etiquetas detenidamente. Evite, también, el ibuprofeno (se encuentra en el Advil y en el Nuprin, entre otros productos).

❑ Trate de evitar las situaciones estresantes. Aprenda técnicas de manejo del estrés. (*Ver* ESTRÉS en la Segunda Parte y Meditación en CONTROL DEL DOLOR en la Tercera Parte.) La terapia con música también puede ser provechosa. (*Ver* TERAPIA CON MÚSICA y SONIDO en la Tercera Parte.)

Aspectos para tener en cuenta

❑ Los médicos pueden usar dos procedimientos para ubicar las úlceras pépticas: una serie gastrointestinal superior (GI), que consiste en tomar un líquido de bario pastoso y sacar rayos-X del estómago y del duodeno; y una endoscopia, en la que el médico inserta en la garganta un tubo delgado e iluminado adosado a una cámara hasta llegar al estómago y al duodeno.

❑ A pesar de que tanto los medicamentos recetados como los que se compran sin prescripción médica alivian los síntomas de las úlceras, no atacan la raíz del problema, que es el daño en los tejidos. Esos medicamentos brindan alivio a corto plazo porque disminuyen temporalmente el ácido estomacal. Sin embargo, con el tiempo pueden agravar el problema porque dan la sensación de que la úlcera se curó. Además, interrumpen los procesos digestivos normales y alteran la estructura y el funcionamiento de los tejidos que recubren el tracto digestivo.

❑ Con tratamiento, la mayoría de las úlceras pépticas se curan. No obstante, la curación total puede demorar ocho semanas, o aún más.

❑ A las personas que sufren de úlcera les suelen recomendar antiácidos. Si usted tiene que tomar algún antiácido, evite los productos que contienen aluminio, pues este metal se ha asociado con la enfermedad de Alzheimer. (*Ver* ENFERMEDAD DE ALZHEIMER en la Segunda Parte.) En casos aislados se ha visto que Maalox forma una película gris en la lengua. Si le ocurre esto, deje de tomarlo.

❑ Los individuos que toman cimetidine (Tagamet) o ranitidine (Zantac) para la úlcera deben tener mucho cuidado con el consumo de alcohol. Estas drogas intensifican los efectos del alcohol en el cerebro.

❑ El Cabrini Medical Center de la ciudad de Nueva York desarrolló un sencillo procedimiento para detectar la presencia de úlceras estomacales utilizando Kool-Aid. La persona debe tomar dos vasos de Kool-Aid preparado con una cantidad adicional de azúcar. Tras un corto período, se debe hacer un examen de orina. En las personas que tienen úlcera, el azúcar rezuma a través de la pared estomacal y se manifiesta en la orina como azúcar sin digerir. Cuando no hay úlcera, el organismo descompone normalmente el azúcar.

❑ La infección con *H. pylori* es muy común. Por razones desconocidas, sólo una de cada seis personas infectadas desarrolla úlceras. Su médico puede hacer una prueba de detección practicando una biopsia de la pared estomacal, un análisis de sangre o una prueba del aliento. Si da positivo por *H. pylori*, existen varios tratamientos con antibióticos posibles.

❑ Antiguamente se pensaba que las úlceras pépticas eran una enfermedad crónica con la que "uno tiene que convivir" Sin embargo, ahora se sabe que con un tratamiento adecuado, el 90 por ciento de las úlceras pépticas se puede curar.

❑ Si la úlcera no acaba de curarse, sería bueno que su médico practique una biopsia para descartar un posible cáncer.

❑ Uno de los tratamientos para las personas con infección por bacteria *H. pylori* y úlcera duodenal combina dos medicamentos, el antibiótico clarithromycin (Biaxin) y la medicina para la úlcera omeprazole (Prilosec). No se deben tomar durante periodos prolongados porque tienen efectos secundarios.

❑ La úlcera péptica guarda muchas similitudes sintomáticas con el trastorno de reflujo gástrico (GERD), aunque éste es más común y, normalmente, menos grave que la úlcera péptica. (*Ver* ACIDEZ ESTOMACAL/REFLUJO GÁSTRICO en la Segunda Parte.)

❑ Muchos expertos consideran que las alergias alimentarias son una de las principales causas de las úlceras. *Ver* ALERGIAS en la Segunda Parte y hacer el self-test de alergias a los alimentos para identificar cuáles podrían estarle ocasionando problemas.

ÚLCERAS

Ver BEDSORES, CANKER SORES, ÚLCERA PÉPTICA, ÚLCERAS EN LAS PIERNAS. *Ver también en* PROBLEMAS OCULARES.

ÚLCERAS AFTOSAS

Ver CANKER SORES.

ÚLCERAS EN LAS PIERNAS

Una úlcera es una llaga abierta que se desarrolla en zonas deterioradas de la piel. Cuando la mala circulación de las piernas restringe el flujo sanguíneo, el tejido cutáneo empieza a erosionarse, lo que propicia el desarrollo de úlceras abiertas. La piel afectada suele curarse muy lentamente. Las personas que tienen mala circulación, tromboflebitis y/o venas várices son más propensas a presentar úlceras en las piernas.

Las *úlceras venosas* son úlceras de las piernas relacionadas con una afección llamada estasis venosa en la que las venas de la pierna dejan de funcionar como deberían. La sangre se acumula en las venas y resulta en una inflamación de la piel que la cubre, provocando la aparición de esas úlceras. Las úlceras venosas normalmente se sitúan en el tercio bajo de la pierna. Las *úlceras arteriales* ocurren cuando una arteria o arterias de las que sirven la pierna no logran suministrar un volumen adecuado de sangre. Esto puede ser debido a la formación de una placa arterioesclerótica o por un embolismo que bloquea el flujo adecuado de sangre. Estas úlceras normalmente ocurren en las zonas más huesudas de los pies y los tobillos. Las *úlceras diabéticas* pueden resultar de una neuropatía periférica o del suministro insuficiente de sangre a la superficie de la piel. (*Ver* DIABETES en la Segunda Parte). Normalmente se producen en la zona de los pies.

A menos que se indique otra cosa, las dosis que se recomiendan a continuación son para personas adultas. La dosis para los jóvenes de doce a diecisiete años debe equivaler a tres cuartas partes de la cantidad recomendada; la de los niños de seis a doce años, a la mitad y la de los menores de seis años, a la cuarta parte.

NUTRIENTES

SUPLEMENTOS	DOSIS SUGERIDAS	COMENTARIOS
Importantes		
Coenzyme Q_{10}	60 mg al día.	Aumenta la resistencia a las úlceras en las piernas incrementando la oxigenación de los tejidos.
más Coenzyme A de Coenzyme-A Technologies	Según indicaciones de la etiqueta.	
Dimethylglycine (DMG) (Aangamik DMG de FoodScience of Vermont)	Según indicaciones de la etiqueta.	Aumenta la utilización del oxígeno, lo cual mejora el flujo sanguíneo hacia las piernas.
Garlic (Kyolic de Wakunaga)	2 cápsulas 3 veces al día.	Mejora la circulación y favorece la curación.
Grape seed extract	Según indicaciones de la etiqueta.	Este poderoso antioxidante impide que los radicales libres causen daño.
Shark cartilage (Sharkilage de American Biologics)	Según indicaciones de la etiqueta.	
Ultra Connexin de American Biologics	Según indicaciones de la etiqueta.	
Vitamin C con bioflavonoids	5.000–10.000 mg al día divididos en varias tomas.	Mejoran la circulación y favorecen la curación. Controlan la infección.
Vitamin E emulsion	200 UI al día.	Ayudan al organismo a utilizar eficazmente el oxígeno y aceleran la curación. Para dosis altas, la emulsión es preferible, pues facilita la asimilación y brinda mayor seguridad.
Provechosos		
Colloidal silver	Administrar por vía oral o aplicar tópicamente en las áreas afectadas, según indicaciones de la etiqueta.	Este antiséptico de amplio espectro promueve la rápida curación y controla la inflamación.
Flaxseed oil	2 cucharaditas al día.	Minimizan la formación de coágulos y preservan la flexibilidad de las venas.
o Ultimate Oil de Nature's Secret	Según indicaciones de la etiqueta.	
Free-form amino acid complex	Según indicaciones de la etiqueta. Tomar con el estómago vacío.	Promueve la curación y la reparación de los tejidos.
Iron	Según indicaciones médicas. Para mejor absorción, tomar con 100 mg de vitamina C.	Importante para el desarrollo y la curación de las células. *Advertencia:* No tomar hierro, a menos que le hayan diagnosticado anemia.
o Floradix Iron + Herbs de Salus Haus	Según indicaciones de la etiqueta.	Fuente natural y no tóxica de hierro.
Multivitamin y mineral complex	Según indicaciones de la etiqueta. Tomar con las comidas.	Necesario para la curación y para remediar y/o prevenir las deficiencias nutricionales.
Vitamin A emulsion con mixed carotenoids	25.000 UI al día por 1 mes. Si está embarazada, no debe tomar más de 10.000 UI al día.	Necesario para la curación y la protección de los tejidos. Utilizar en emulsión para que su asimilación sea más rápida y completa.
Vitamin B complex	Según indicaciones de la etiqueta.	Las vitaminas B son más eficaces cuando se toman al mismo tiempo. Utilizar una fórmula high-potency.
más extra vitamin B_{12}	1.000 mcg 2 veces al día.	Contribuye al adecuado funcionamiento de las enzimas tisulares, lo que favorece la curación. Ayuda a prevenir la anemia. Utilizar lozenges o administrar en forma sublingual.
y folic acid	Tomar 1 tableta de 10 mg 3 veces al día. Aplicar también en inyección (con supervisión médica) 2 veces por semana, o según prescripción médica.	Vital para la correcta utilización de la proteína durante el proceso de la curación.
Vitamin K	Según indicaciones de la etiqueta.	Necesario para la coagulación de la sangre y para la curación.
Zinc	50 mg al día. No tomar más de 100 mg al día de todos los suplementos.	Favorece la curación de las úlceras y estimula el funcionamiento del sistema inmunológico. Para mejor absorción, utilizar lozenges de zinc gluconate u OptiZinc.

Hierbas

❑ La alfalfa es buena fuente de vitamina K y se puede tomar en cápsula o en tableta. El red clover en té o en cápsula también es provechoso.

❑ La echinacea mejora la función inmunológica y coadyuva en la curación.

❑ El goldenseal es un antibiótico natural que promueve la curación. Se puede tomar en té o en cápsula. También se puede utilizar para hacer cataplasmas. Humedezca un trozo de gasa estéril con extracto de goldenseal sin alcohol y aplíqueselo sobre la úlcera.

Advertencia: No tome goldenseal todos los días durante más de una semana cada vez ni tampoco durante el embarazo. Si tiene antecedentes de enfermedades cardiovasculares, diabetes o glaucoma úsela sólo bajo supervisión médica.

❑ Haga té de comfrey y utilícelo como compresa. Cuando las úlceras de las piernas le duelan y estén inflamadas, sumerja un trozo de tela limpia en el té y aplíquesela sobre las úlceras.

Nota: El comfrey sólo se recomienda para uso externo.

Recomendaciones

❑ Para agilizar el proceso de curación, haga durante un mes una dieta a base de alimentos crudos y vegetales cocidos ligeramente al vapor.

❑ Para obtener vitamina K, consuma vegetales hojosos de color verde oscuro.

❑ Incluya en su dieta mucho ajo y cebolla frescos. Estos alimentos favorecen la circulación y la curación. Además, contienen el microelemento germanio, que estimula el sistema inmunológico y mejora la oxigenación de los tejidos.

❑ *Ver* AYUNOS en la Tercera Parte y seguir el programa.

❑ Para acelerar la curación, aplíquese aceite de vitamina E en la úlcera y cúbrasela suavemente con una venda de gasa estéril. Cámbiese la venda todos los días mientras la úlcera sana.

❑ Mantenga la úlcera limpia y libre de gérmenes para evitar que se infecte.

❑ Si tiene este problema, visite a su médico. Algunas veces es necesario tomar antibióticos para que las úlceras se curen.

❑ Si el médico le receta antibióticos, no deje de tomar acidophilus en líquido o en tableta. También puede obtener acidophilus en el yogur y, en general, en los productos lácteos agrios.

Aspectos para tener en cuenta

❑ Para aliviar el dolor y promover la curación, aplíquese sobre las úlceras dimethylsulfoxide (DMSO).

Advertencia: Utilice únicamente el DMSO que se consigue en los health food stores. El DMSO de uso industrial que se compra en otra clase de tiendas no sirve para fines curativos. Utilizar DMSO puede producir olor corporal a ajo; sin embargo, este efecto es pasajero y no debe ser motivo de preocupación.

❑ La terapia con láser no se ha demostrado útil para tratar esta afección. Es posible que la combinación de láser y rayos infrarrojos sí ofrezca beneficios pero todavía hacen falta más estudios.

❑ CircAid Medical Products fabrica bandas ajustables específicamente para la estasis venosa y las úlceras venosas. (*Ver* Fabricantes y Distribuidores, en el Apéndice).

❑ Las úlceras de las piernas a menudo no causan mucho dolor por lo que si tiene usted diabetes o problemas circulatorios es aconsejable examinarse las piernas y los pies con frecuencia.

❑ *Ver también* PROBLEMAS CIRCULATORIOS y VÁRICES en la Segunda Parte.

ÚLCERAS POR DECÚBITO

Ver BEDSORES.

UÑAS, PROBLEMAS DE LAS

Ver PROBLEMAS DE LAS UÑAS.

URTICARIA

La urticaria es una afección cutánea que se caracteriza por la aparición repentina de ronchas, o habones, rojos y pruriginosos en la piel. La urticaria puede afectar a cualquier área del cuerpo. El tamaño de las ronchas es muy variable: desde puntitos pequeñísimos hasta erupciones elevadas que cubren grandes áreas del cuerpo. La urticaria normalmente desaparece en unas pocas horas o hacia los dos días, aunque en ocasiones aisladas puede hacerse crónica y durar seis o más meses.

Muchos casos de urticaria son causados por reacciones alérgicas y coinciden con la liberación de histamina en el organismo. La liberación de histamina en la piel genera una reacción inflamatoria que produce escozor, hinchazón y enrojecimiento. Aunque la urticaria suele ser sumamente molesta, no lesiona ni deteriora ningún órgano vital.

La piel es el órgano más grande del cuerpo y es una parte importante del sistema de excreción del organismo. La piel actúa junto con otros sistemas de nuestro organismo para eliminar las toxinas y los desechos. La urticaria podría ser una reacción natural a la presencia de sustancias extrañas en el organismo. Sin embargo, no es necesario que esas sustancias entren en el cuerpo para que se produzca un episodio de urticaria. El solo hecho de entrar en contacto con diversas sustancias — como pesticidas, jabones, champús, esprays para el cabello, residuos de productos para el lavado de la ropa o residuos químicos de lavado en seco que han quedado en la ropa, entre muchísimas otras sustancias aparentemente inocuas que se utilizan en los hogares — puede provocar un ataque exasperante de urticaria.

La severidad de la urticaria varía de un caso a otro. Mientras que en algunas personas brota sólo con tocar algunas plantas o arbustos, otras desarrollan urticaria después de exponerse bastante a la sustancia perjudicial; por ejemplo, tras consumir una gran cantidad de un alimento determinado. Una de las principales causas de urticaria para muchas personas son las sustancias químicas. Cualquier cosa les desencadena el episodio, desde perfumes hasta productos para la limpieza del hogar, al igual que el nerviosismo, el estrés, el alcohol y algunos alimentos.

Los virus también pueden producir urticaria. Entre los que producen esta alteración con más frecuencia están el de la hepatitis B y el de Epstein-Barr, es decir, el que causa mononucleosis infecciosa. Algunas infecciones bacterianas también provocan episodios de urticaria tanto crónicos como agudos. Diversos estudios clínicos realizados durante los últimos veinte años han encontrado una relación entre la *Candida albicans* y la urticaria crónica.

Algunos antibióticos, como la penicilina y compuestos relacionados, se cuentan entre los causantes más frecuentes de urticaria inducida por drogas. Se calcula que por lo menos el 10 por ciento de la población de Estados Unidos es alérgica a la penicilina. Aproximadamente la cuarta parte de esas personas desarrollarán urticaria, angioedema (una alteración similar a la urticaria, pero que afecta capas más profundas de la piel y produce ronchas más grandes), angioedema laringeo (que afecta a la garganta con efectos adversos en la respiración) o anafilaxia (reacción alérgica sistémica que produce dificultad respiratoria y prurito generalizado) si utilizan penicilina.

A continuación se enumeran algunos de los medicamentos y otras sustancias que producen urticaria con más frecuencia en las personas susceptibles. Esta lista no es exhaustiva y las sustancias que menciona no provocan, necesariamente, ataques de urticaria. Sencillamente, contribuyen al desarrollo de este problema en algunas personas:

- *Allopurinol (Zyloprim)*, un medicamento para la gota.
- *Animales*, especialmente la pelusa y la saliva de los perros.
- *Antimony*, un elemento metálico que se encuentra en diversas aleaciones de metales.
- *Antipyrine*, un agente que se utiliza para aliviar el dolor y la inflamación.
- *Aspirina*.
- *Barbiturates*.
- *BHA* y *BHT*, preservativos utilizados en muchos productos alimentarios.
- *Bismuth*, otro elemento metálico que se encuentra en algunas aleaciones de metales.
- *Cáncer*, especialmente la leucemia.
- *Chloral hydrate*, un sedante que se utiliza para el tratamiento de la tetania.
- *Chlorpromazine (Thorazine)*, un tranquilizante y antiemético.
- *Colonias o perfumes*.
- *Colorantes alimentarios* (food colorings).
- *Corticotropin* (también conocido como hormona adrenocorticotrópica, o ACTH, que se consigue con fines medicinales con los nombres comerciales de Acthar y Cortrosyn).
- *Champú*.
- *Ejercicio*.
- *Eucalyptus*, un árbol cuyas hojas sueltan un aceite aromático que se utiliza en remedios para la tos y en otro tipo de medicinas.
- *Extracto de hígado* (liver extract).
- *Factores medioambientales*, especialmente el calor, el frío, al agua y la luz solar.
- *Fluorides*, que se encuentran en algunos productos para el cuidado dental, así como también en el agua potable fluorinada.
- *Griseofulvin* (Fulvicin y Grisactin, entre otros), un medicamento antifúngico.
- *Hipertiroidismo*.
- *Infecciones*, especialmente por estreptococos, hepatitis y parásitos.
- *Insulina*.
- *Iodines*, que se utilizan en algunos antisépticos y tinturas.
- *Jabones*, incluyendo los detergentes.
- *Maquillaje*.
- *Menthol*, un extracto de aceite de peppermint que se utiliza en perfumería, como anestésico suave, y como saborizante de golosinas y cigarrillos con sabor a menta.
- *Meprobamate* (Miltown, Equanil, Meprospan), un tranquilizante.
- *Mercury*, un elemento metálico tóxico que se encuentra, entre otras cosas, en las calzas dentales, en algunos antiácidos y en algunas fórmulas de primeros auxilios.
- *Morphine*.
- *Opium*.
- *Oro (gold)*.
- *Para-aminosalicylic acid*, una sustancia antiinflamatoria.
- *Penicilina*.
- *Phenacetin*, un ingrediente de algunos medicamentos para el dolor.
- *Phenobarbital*, un sedante y anticonvulsivo.
- *Picaduras de insecto*.
- *Pilocarpine*, un medicamento para el glaucoma.
- *Plantas*.
- *Potassium sulfocyanate*, un preservativo.
- *Preservatives (preservativos)*.
- *Procaine (Novocain)*, un anestésico.
- *Promethazine (Phenergan)*, un antihistamínico, sedante y antiemético.
- *Quinina*, utilizada en el agua de quinina y en medicinas para el tratamiento de la malaria.
- *Reserpine*, un medicamento para el corazón.
- *Saccharin*, un edulcorante artificial que se encuentra en el producto Sweet'n Low, en muchos dentífricos y en muchos productos dietéticos que, supuestamente, no contienen azúcar.
- *Salicylates*, químicos que se utilizan como saborizantes y preservativos de los alimentos.
- *Sulfites*, químicos que se utilizan como preservativos alimentarios y en la producción de frutas secas, como raisins.

- *Tartrazine,* un colorante alimentario y uno de los ingredientes del Alka-Seltzer.
- *Thiamine hydrochloride,* un ingrediente de algunos medicamentos que combaten la tos.
- *Vacuna de la poliomielitis* (poliomyelitis vaccine).

Con mucha frecuencia se identifican sustancias que producen urticaria. La carne, los productos lácteos y las aves de corral, especialmente los que se compran congelados o listos para consumir, cada vez se asocian más con la urticaria. La explicación puede radicar en que muchos agricultores y granjeros les administran rutinariamente a sus animales antibióticos para prevenir las enfermedades y las infecciones. El congelamiento, el procesamiento y la cocción posteriores no surten ningún efecto en esos antibióticos. Se ha encontrado que muchas reacciones alérgicas se relacionan con antibióticos de la leche, de las bebidas gaseosas e, incluso, de las comidas congeladas.

A menos que se indique otra cosa, las dosis que se recomiendan a continuación son para personas adultas. La dosis para los jóvenes de doce a diecisiete años debe equivaler a tres cuartas partes de la cantidad recomendada; la de los niños de seis a doce años, a la mitad y la de los menores de seis años, a la cuarta parte.

NUTRIENTES

SUPLEMENTOS	DOSIS SUGERIDAS	COMENTARIOS
Provechosos		
Acidophilus (Probiata de Wakunaga)	Según indicaciones de la etiqueta. Tomar con el estómago vacío.	Reduce las reacciones alérgicas y ayuda a reponer las bacterias "amigables". Utilizar una fórmula no láctea.
Flaxseed oil	1.000 mg 2 veces al día.	
o		
primrose oil	1.000 mg 2 veces al día.	
Garlic (Kyolic de Wakunaga)	10 gotas de aceite en agua, 3 veces al día.	Ayuda a destruir las bacterias.
Herpanacine de Diamond-Herpanacine Associates	Según indicaciones de la etiqueta.	Esta combinación de nutrientes y hierbas refuerza la salud general de la piel.
Multivitamin y mineral complex	Según indicaciones de la etiqueta.	Corrige todas las deficiencias nutricionales y minerales que pueden favorecer los episodios de urticaria.
Quercetin	Según indicaciones de la etiqueta.	Reduce la inflamación y las reacciones a sustancias que pueden causar urticaria.
o		
AntiAllergy formula de Freeda Vitamins	Según indicaciones de la etiqueta.	Combinación de quercetin, pantotenato de calcio y ascorbato de calcio.
Vitamin B complex	Según indicaciones de la etiqueta. Tomar con las comidas.	Necesario para el funcionamiento del sistema nervioso y para la salud de la piel.
más		
extra pantothenic acid (vitamin B_5)	250 mg 3–4 veces al día la primera vez que se occuren. Al disminuir las colmenas, tomar 1 o 2 veces diarios.	Mejora el sistema inmunológico.
más		
extra vitamin B_{12}	2.000 mcg al día.	Previene el deterioro de los nervios y promueve la formación normal de la piel. Utilizar lozenges o administrar en forma sublingual.
Vitamin C con bioflavonoids	1.000 mg 3 veces al día.	Mejora la respuesta inmunológica y tiene propiedades antiinflamatorias.
Vitamin D_3	400 UI al día.	Disminuye los episodios de urticaria.
Vitamin E	200 UI al día.	Este poderoso antioxidante mejora la circulación hacia los tejidos cutáneos.
y		
zinc	50 mg al día. No tomar más de 100 mg al día de todos los suplementos.	Promueve la salud del sistema inmunológico y la curación del tejido cutáneo. Necesario para la adecuada concentración de la vitamina E en la sangre. Para mejor absorción, utilizar lozenges de zinc gluconate u OptiZinc.

Hierbas

❑ Las siguientes hierbas son beneficiosas para las personas que sufren de urticaria: alfalfa, bilberry extract, cat's claw, chamomile, echinacea, ginseng, licorice, nettle, sarsaparilla y yellow dock. La alfalfa también sirve como tónico sanguíneo. Esta hierba purifica la sangre y mantiene el organismo libre de toxinas.

Advertencia: No tome chamomile de manera permanente y evítela por completo si es alérgico al ragweed. No utilice ginseng ni licorice si su presión arterial es alta.

❑ Un buen remedio es aplicar gel de aloe vera en el área afectada.

❑ Las hojas de black nightshade pueden ayudar en caso de urticaria. Lave y ponga a hervir las hojas en agua, luego colóquelas en un paño y aplíqueselo como cataplasma en el área afectada. *Ver* UTILIZACIÓN DE CATAPLASMAS en la Tercera Parte.

Advertencia: Esta hierba no se debe tomar. Se debe evitar que entre en contacto con los ojos.

❑ Para aliviar el malestar, haga un té fuerte con hojas y corteza del árbol red alder y aplíqueselo en el área afectada. Tome, además, unas cuantas cucharadas de este té. Repita el procedimiento varias veces al día mientras la urticaria esté activa. El red alder contiene tanino, que es astringente.

Recomendaciones

❑ Evite el alcohol y todos los alimentos procesados porque agotan los nutrientes, lo que le impone al organismo un gran esfuerzo adicional. Evite, también, los productos lácteos, los huevos, el pollo y las nueces. En especial, elimine de su dieta los alimentos ricos en grasas saturadas, colesterol y azúcar.

❑ No tome ningún medicamento que no le haya sido prescrito a usted; esto incluye los analgésicos, aspirina, sedantes, laxantes, jarabes para la tos y antiácidos).

❑ Trate de identificar el artículo o la sustancia que le causa urticaria. Evite todo lo que crea que le desencadena este problema.

❑ Para los casos típicos de urticaria, evite el prednisone y otros esteroides. En cambio, utilice los nutrientes y las hierbas que se mencionan en esta sección. Primero que todo, pruebe el nettle.

❑ Para el tratamiento tópico, agréguele al agua del baño cornstarch o colloidal harina de avena. Un buen producto a base de avena es Aveeno Bath Treatment, que se consigue en las farmacias. Bañarse en agua fría con baking soda también suele aliviar los síntomas.

❑ Si nota síntomas de urticaria tómese una ducha fría; esto puede detener el avance de la enfermedad.

❑ Use ropa cómoda, suelta.

❑ Pruebe a tomar remedios homeopáticos como *Bovista, Cantharis* y *Rhus toxicodendron*, útiles para aliviar los síntomas.

❑ Consulte con su médico si ha tenido urticaria durante más de seis semanas, o si la urticaria se le está convirtiendo en un caso agudo.

❑ Si la urticaria le sale por exposición al sol, aplicarse una crema solar potente normalmente alivia el problema.

❑ Diríjase sin demora a la sala de emergencia del hospital más cercano si se le desarrolla urticaria en la boca o en la garganta y, especialmente, si se le hincha la garganta o si la urticaria le dificulta la deglución o la respiración *en cualquier grado*. A veces se presenta urticaria al principio de la anafilaxia, una reacción alérgica peligrosa porque puede obstruir las vías respiratorias. La posibilidad de que se desarrolle anafilaxia es la razón por la cual las alergias a las picaduras de insectos (como abejas) son potencialmente graves. Si alguna vez usted ha presentado este tipo de reacción, debe ponerse en manos de un médico y disponer siempre de un kit que contenga una inyección de epinephrine. Aprenda a utilizar la inyección y mantenga el kit siempre a mano.

Aspectos para tener en cuenta

❑ Muchas personas que sufren de ataques agudos de urticaria encuentran alivio temporal de los síntomas tomando antihistamínicos como hydroxyzine (Atarax, Vistaril), chlorpheniramine (Chlor-Trimeton, Teldrin, entre otros), o diphenhydramine (Benadryl, entre otros). Este tratamiento no es tan eficaz para la urticaria crónica, pues los antihistamínicos son agentes supresores y pueden contribuir a la persistencia del problema. Para un alivio inmediato del picor o la quemazón se pueden aplicar antihistamínicos tópicamente en forma de gel o espray, pero su efecto es temporal.

❑ Dependiendo de la naturaleza y gravedad de los síntomas, los profesionales médicos pueden prescribir antihistamínicos, cortisona o un broncodilatador como la terbutalina o la efedrina. En casos graves donde se genera mucha ansiedad pueden prescribir sedantes.

❑ Si algún alimento o medicamento le desencadena un ataque de urticaria, desde luego que no querrá volver a introducir esa sustancia en su organismo. Si no logra determinar qué alimento o droga le provocó la urticaria, su única alternativa — aunque es un poco costosa — es consultar con un médico para que le ordene los exámenes de sangre necesarios para detectar el o los alergenos.

❑ De vez en cuando la urticaria persiste durante semanas e, incluso, durante meses, y no mejora con ningún tratamiento. Por esta razón es tan importante encontrar la causa y evitarla en el futuro. Si usted sufre de urticaria crónica y no ha podido identificar la causa, es posible que el único recurso que le quede sea eliminar de su hogar todos los posibles alergenos. Sin embargo, éste es un proceso demorado y difícil (*ver* ALERGIAS en la Segunda Parte).

❑ La urticaria crónica suele relacionarse con la *Candida albicans*. Si sospecha que ésta es la causa de su problema, puede serle útil hacer una dieta libre de levaduras (*ver* CANDIDIASIS en la Segunda Parte).

❑ Es importante que haga una dieta de eliminación (*ver* ALERGIAS en la Segunda Parte).

ÚTERO, PROLAPSO DEL

Ver PROLAPSO DEL ÚTERO.

UVEÍTIS

Ver Visión reducida o pérdida de visión en PROBLEMAS OCULARES.

VAGINITIS

Entre los síntomas de la vaginitis, una inflamación de las membranas mucosas que recubren la vagina, están sensación de ardor y/o escozor y flujo vaginal anormal. La vaginitis puede ser causada por infección bacteriana o fúngica, por deficiencia de vitaminas B, por parásitos intestinales, o por irritación causada por exceso de duchas o utilización de productos como esprays desodorantes. La vaginitis infecciosa suele ser causada por tricomonas, gonococos u otros organismos que se transmiten por vía sexual. Otros factores que pueden contribuir a este problema son higiene deficiente y uso de prendas no porosas y apretadas. El embarazo, la diabetes y los antibióticos alteran el equilibrio natural del organismo y crean un medio favorable para el desarrollo de organismos infecciosos. Los anticonceptivos orales también pueden causar inflamación vaginal.

La vaginitis atrófica es una alteración que se encuentra, fundamentalmente, en las mujeres posmenopáusicas y en las mujeres a las cuales les han extirpado los ovarios quirúrgicamente. Este trastorno puede llevar a la formación de adherencias y a una alta susceptibilidad a las infecciones. Entre los síntomas más frecuentes de la vaginitis atrófica están ardor, relaciones sexuales dolorosas y secreción acuosa que suele ir mezclada con sangre.

A menos que se indique otra cosa, las dosis que se recomiendan a continuación son para personas adultas. La dosis para las jóvenes de doce a diecisiete años debe equivaler a tres cuartas partes de la cantidad recomendada.

NUTRIENTES

SUPLEMENTOS	DOSIS SUGERIDAS	COMENTARIOS
Muy importantes		
Acidophilus (Kyo-Dophilus de Wakunaga)	Según indicaciones de la etiqueta, 3 veces al día. Tomar con las comidas. Tambien disolver el contenido de 3 cápsulas en 32 onzas de agua tibia con 6 gotas de tea tree oil. Utilizar como ducha.	Repone las bacterias "amigables".
Biotin	300 mcg 3 veces al día.	Inhibe el desarrollo de los hongos.
Essential fatty acids	Según indicaciones de la etiqueta.	Favorecen la curación.
Garlic (Kyolic de Wakunaga)	1 cápsula 3 veces al día con las comidas.	Tiene propiedades antifúngicas.
Vitamin B complex	50–100 mg 3 veces al día con las comidas.	Regula el metabolismo y promueve el buen estado de salud. Las mujeres que sufren de vaginitis suelen presentar deficiencia de las vitaminas B. Utilizar una fórmula high-potency.
más extra vitamin B_6 (pyridoxine)	50 mg 3 veces al día.	Especialmente importante cuando se utilizan cremas a base de estrógeno para tratar la vaginitis atrófica.
Yeast-Gard de Lake Consumer Products	Según indicaciones de la etiqueta.	Excelente agente antifúngico. Mitiga el dolor.
Provechosos		
Colloidal silver	Según indicaciones de la etiqueta.	Este antibiótico de amplio espectro controla la inflamación y promueve la curación.
N-Acetylglucosamine (N-A-G de Source Naturals)	Según indicaciones de la etiqueta.	Compuesto de aminoácidos. Forma la base de las complejas estructuras moleculares que son parte clave del tejido de las membranas mucosas.
Vitamin A	50.000 UI al día. Si está embarazada, no debe tomar más de 10.000 UI al día.	Estos poderosos antioxidantes favorecen la curación.
con mixed carotenoids, incluyendo beta-carotene	10.000 UI al día.	
más vitamin E	200 UI al día.	Use d-alpha-tocopherol.
Vitamin C	2.000–5.000 mg al día.	Importante estimulante del sistema inmunológico. Necesario para la curación de los tejidos.
Vitamin D_3	1.000 mg al día.	Alivian el estrés. Las mujeres necesitan suplementos adicionales de estos nutrientes cuando tienen vaginitis.
con calcium	1.500 mg al día.	
y magnesium	1.000 mg al día.	
Zinc	30 mg al día. No tomar más de 100 mg al día de todos los suplementos.	Aumenta la inmunidad y promueve la adecuada utilización de la vitamina A. Reduce también la severidad de los episodios de herpes. Para mejor absorción, utilizar lozenges de zinc gluconate u OptiZinc.

Hierbas

❑ El áloe vera es muy útil para las infecciones y se conoce por sus propiedades curativas. Se puede aplicar tópicamente para aliviar el picor. Se toma oralmente y también se administra como ducha o lavado.

❑ El barberry tiene propiedades excepcionales contra las infecciones.

❑ Para aliviar la irritación, hágase duchas con infusiones de hierbas antisépticas. Entre estas hierbas están caléndula, ajo, goldenseal, plantain fresco, St. John's wort o aceite de tea tree. Mézclelas con otras hierbas, como hojas de comfrey, para calmar la irritación. La echinacea y el goldenseal también se pueden tomar por vía oral.

Nota: El comfrey sólo se recomienda para uso externo.

Advertencia: El goldenseal no se debe tomar por vía oral todos los días durante más de una semana y se debe evitar durante el embarazo. Además, se debe utilizar con precaución cuando hay alergia al ragweed.

❑ Los supositorios vaginales de caléndula y vitamina A calman y curan el tejido irritado. Los supositorios de goldenseal son provechosos para toda clase de infecciones.

❑ La camomila y el dandelion inhiben el desarrollo de la *Candida albicans*. Pueden usarse como ducha o lavado o por vía oral.

❑ La echinacea tiene propiedades antifúngicas y fortalece el sistema inmunológico. Se puede administrar por vía oral o como ducha.

❑ El producto Meno-Fem, de Prevail Corporation, es una combinación de hierbas tradicionales y nutrientes que combate los síntomas de la menopausia. Este producto es beneficioso para la vaginitis relacionada con desequilibrio hormonal.

❑ El aceite de tea tree es útil para la vaginitis. Aplicar tópicamente crema de aceite de tea tree ayuda a combatir las infecciones por hongos, las ampollas causadas por el virus del herpes, las verrugas y otro tipo de infecciones. Los supositorios de aceite de tea tree se han utilizado con éxito para combatir la vaginitis por hongos.

Recomendaciones

❑ Para combatir la infección y aliviar la inflamación, consuma yogur plain que contenga cultivos de bacilos vivos, o aplíquese yogur directamente en la vagina. Consuma, también, arroz integral, mijo y acidophilus.

❑ Consuma fibra todos los días. El salvado de avena es una buena fuente.

❑ Excluya de su dieta las frutas, el azúcar y las levaduras.

❑ Evite el queso maduro, el alcohol, el chocolate, las frutas secas, los alimentos fermentados, todos los granos que contengan gluten (trigo, avena, centeno y cebada), el jamón, la miel, las mantequillas de nuez, los pickles, los hongos crudos, la salsa de soya, los brotes, el azúcar en todas sus formas, el vinagre y todos los productos que contienen levadura. Elimine de su dieta las frutas cítricas y ácidas (naranja, toronja, limón, tomate, piña y lima) hasta que la inflamación no haya cedido.

❑ Manténgase limpia y seca. Utilice ropa interior de algodón blanco, pues absorbe la humedad y permite que el aire circule. Evite las prendas apretadas y los materiales sintéticos. Después de nadar, póngase ropa seca lo más pronto posible. No permanezca con el traje de baño húmedo durante ratos largos.

❑ Para aliviar el escozor, o prurito, abra una cápsula de vitamina E y aplíquese el aceite en el área inflamada. Otra alternativa es utilizar crema de vitamina E.

❑ Para tratar la vaginitis, agréguele al agua del baño tres tazas de pure apple cider vinegar. Permanezca en la bañera durante veinte minutos y deje que el agua entre en la vagina.

❑ No utilice corticosteroides ni anticonceptivos orales mientras no esté mejor. Los anticonceptivos orales pueden alterar el equilibrio de los microorganismos del cuerpo.

❑ No utilice duchas con aroma dulce. Prueba a hacerse lavados con dos cápsulas de ajo o con una taza de jugo de ajo fresco mezclada con 32 onzas de agua tibia. Alterne este tratamiento con las duchas de acidophilus: abra dos cápsulas de acidophilus y mézclelas con 32 onzas de agua templada o con 1 taza de yogur plain. El ajo combate la infección mientras que el acidophilus ayuda a restaurar la flora normal y el equilibrio ácido.

❑ No tome suplementos de hierro mientras la inflamación persista. Las bacterias infecciosas necesitan hierro para poderse desarrollar. Cuando hay infección bacteriana, el organismo "esconde" el hierro almacenándolo en el hígado, el bazo y la médula ósea a fin de inhibir el desarrollo de las bacterias.

❑ Tome únicamente agua destilada al vapor.

Aspectos para tener en cuenta

❑ La vaginitis atrófica se suele tratar con ungüentos de estrógeno formulados por el médico. Utilizar estos productos aumenta los requerimientos de vitamina B_6 del organismo. La absorción vaginal de estrógenos sintéticos puede ser perjudicial.

❑ Para tratar la vaginitis atrófica es beneficioso aplicarse en la vagina crema de progesterona natural.

❑ *Ver también* CANDIDIASIS, CISTITIS, ENFERMEDADES DE LOS RIÑONES y/o ENFERMEDADES DE TRANSMISIÓN SEXUAL en la Segunda Parte.

❑ Vaginitis por hongos.

❑ *Ver en* candidiasis; infecciones con hongos; y vaginitis.

VAHÍDOS

❑ *Ver* ENFERMEDAD DE MÉNIÈRE, VÉRTIGO. *Ver también en* PROBLEMAS RELACIONADOS CON EL EMBARAZO.

VARICELA

La varicela es una enfermedad común y muy contagiosa. Los síntomas son generalmente leves, pero es normal sentir fiebre baja, fatiga generalizada y un sarpullido y escozor característicos. El virus causante de la varicela, el *Varicella-zoster*, es el mismo que causa shingles. Este virus puede permanecer en estado latente durante años y reaparecer en forma de shingles en la edad adulta.

El virus se transmite por el contacto directo con la persona infectada o a través del aire, cuando alguien que lo porta estornuda o tose. También se puede contraer la varicela (pero no shingles), por contacto directo con alguien con el sarpullido del shingles. Son normales los brotes extendidos en familias y escuelas. Dado que los síntomas no aparecen hasta que la enfermedad alcanza su fase infecciosa, es difícil aislar a las personas infectadas. Asimismo, la exposición repetida al virus durante el periodo de incubación puede dar lugar a un empeoramiento de los síntomas. Una vez pasada la varicela normalmente uno queda inmunizado para el resto de la vida. Es posible padecerla una segunda vez, aunque suele ser raro.

La mayoría de los niños contraen esta enfermedad infantil antes de los nueve años de edad. La causa de la varicela es un virus que se manifiesta con fiebre y dolor de cabeza. Estos síntomas se suelen presentar entre siete y veintiún días después de la exposición al virus. Entre veinticuatro y treinta y seis horas después aparecen en la cara y en el cuerpo pequeños "granos". En realidad, se trata de vesículas (lesiones que contienen líquido) parecidas a las ampollas de agua. El fluido exuda y forma costra. Esta erupción continúa en ciclos y dura entre tres días y una semana. Las vesículas y las costras son contagiosas y producen escozor. Rascarse puede producir infección y cicatrización. Cuando las costras desaparecen, también desaparece el riesgo de que el enfermo contagie a los demás. Los adultos que contraen la infección tienden a presentar casos más severos que los niños. La evolución de la varicela dura aproximadamente dos semanas, aunque la infección puede revestir gravedad en los recién nacidos, las personas adultas y quienes tienen un sistema inmunológico débil. Cualquier persona que tenga debilitado el sistema inmunológico, bien por el uso de drogas o por afecciones como AIDS (SIDA) puede contraer neumonía o una encefalitis (una infección del cerebro). Asimismo, los recién nacidos pueden sufrir complicaciones por la varicela, especialmente si han sido infectados antes de nacer o justo después del parto.

Cada año contraen la varicela entre 3,5 y 4 millones de personas, especialmente niños. Los Centers for Disease Control and Prevention (CDC) informan que cada año se hospitalizan unas 11.000 personas en Estados Unidos, de las cuales unas 100 mueren a causa de complicaciones de la enfermedad.

A menos que se indique otra cosa, las dosis que se recomiendan a continuación son para personas adultas. La dosis para los jóvenes de doce a diecisiete años debe equivaler a tres cuartas partes de la cantidad recomendada; la de los niños de seis a doce años, a la mitad y la de los menores de seis años, a la cuarta parte.

NUTRIENTES

SUPLEMENTOS	DOSIS SUGERIDAS	COMENTARIOS
Esenciales		
Carotenoid complex con beta-carotene	15.000 UI al día. Según indicaciones de la etiqueta.	Estimulan el sistema inmunológico y curan los tejidos.
Vitamin A capsules o emulsion	20.000 UI al día por 1 mes. Luego 15.000 UI al día por 1 semana. 100.000 UI al día por 1 semana. Luego 75.000 UI al día por 1 semana. Si está embarazada, no debe tomar más de 10.000 UI al día.	Estos estimulantes del sistema inmunológico ayudan a la curación de los tejidos. Para dosis altas, la emulsión facilita la asimilación y brinda mayor seguridad.
Vitamin C con bioflavonoids	1.000 mg 4 veces al día.	Este poderoso estimulante inmunológico ayuda a controlar la fiebre.
Muy importantes		
Potassium y zinc	99 mg al día. 80 mg al día. No tomar más de 100 mg al día de todos los suplementos.	Ayuda a reducir la fiebre y a acelerar la curación. Mejora el funcionamiento del sistema inmunológico. Para mejor absorción, utilizar lozenges de zinc gluconate u OptiZinc.
Vitamin E	200 UI al día.	Este poderoso neutralizador de los radicales libres aumenta la oxigenación y promueve la curación.
Provechosos		
Maitak extracte o shiitake extract o reishi extract	Según indicaciones de la etiqueta. Según indicaciones de la etiqueta. Según indicaciones de la etiqueta.	Estos hongos tienen propiedades antivirales y estimulantes del sistema inmunológico.
Multivitamin y mineral complex	Según indicaciones de la etiqueta.	Todos los nutrientes ayudan a acelerar el proceso de curación.
Raw thymus glandular	Según indicaciones de la etiqueta.	Estimula la producción de linfocitos T por parte de la glándula del timo. Necesario para la función inmunológica. *Ver* TERAPIA GLANDULAR en la Tercera Parte.

Hierbas

❑ El té de catnip edulcorado con molasses es bueno contra la fiebre y se puede dar a los niños y los bebés, además de a los adultos. Si el niño tiene más de dos años, los enemas de catnip pueden ayudar a rebajar la fiebre.

❑ Entre las hierbas beneficiosas están raíz de burdock, echinacea, ginger, goldenseal, pau d'arco y St. John's wort.

Recomendaciones

❑ Tome jugos frescos mezclados con polvos proteínicos y brewer's yeast. Tome también caldos de vegetales frescos.

❑ Cuando le haya bajado la fiebre y esté recuperando el apetito, poco a poco normalice su dieta. Empiece consumiendo únicamente purés de banano y de aguacate, salsa de manzana fresca y/o yogur. No consuma alimentos cocidos ni procesados.

❑ A los niños que tienen fiebre no se les debe dar leche de vaca ni fórmulas. Deben tomar jugos recién hechos, pero diluidos (mezclar 4 onzas de jugo con 4 onzas de agua destilada al vapor, y entre 100 y 1.000 miligramos de vitamina C). A los infantes de seis meses o más se les puede dar leche de almendra o de soya, que se encuentra en los health food stores. Es importante que el niño tome mucha agua para que no se deshidrate.

❑ Vea a un médico inmediatamente si los síntomas incluyen mareos, fiebre superior a 103°F, palpitaciones, dificultades respiratorias, pérdida de coordinación muscular, temblores, vómitos y/o rigidez en el cuello.

❑ Tome baños de agua templada. Añada al agua harina de avena o maizena; esto suele ayudar a aliviar en parte el picor producido por la varicela.

❑ Guárdese de la luz del sol directa y mantenga las habitaciones interiores en penumbra. No exponga al paciente a la luz brillante antes de que esté completamente curado.

❑ Las vesículas no se deben rascar por ningún motivo. Mantenga cortas y limpias las uñas de su hijo y báñelo con frecuencia. Si es necesario, colóquele guantes. Prepare baños calientes con tés de las hierbas antes recomendadas, o baños de ginger con agua fría, y utilice una esponja para lavar el área afectada. Como las compresas húmedas ayudan a controlar la picazón, se deben utilizar a menudo.

❑ Mantenga separados del resto de la familia a los niños que estén infectados y, desde luego, alejados de las personas de edad avanzada, de los recién nacidos y de las mujeres embarazadas que no hayan tenido varicela. La exposición repetida a la varicela puede empeorar sus efectos.

❑ Nunca le dé aspirina a un niño que tenga fiebre. Algunos estudios han revelado que darles aspirina a los niños que están con fiebre aumenta el riesgo de que contraigan el síndrome de Reye, una enfermedad poco común pero potencialmente fatal. Lo mismo se puede decir de los que han recibido vacunación (Varivax; *ver en* ASPECTOS A TENER EN CUENTA, abajo). (*Ver* SÍNDROME DE REYE en la Segunda Parte.)

❑ Si usted tiene la mala suerte de contraer varicela en la edad adulta, póngase en contacto con su médico. Para acelerar la curación, haga un ayuno. (*Ver* AYUNOS en la Tercera Parte.)

Aspectos para tener en cuenta

❑ La exposición del feto a la varicela se ha asociado con un riesgo mayor de defectos congénitos.

❑ Cuando las lesiones se infectan, los médicos generalmente recetan un ungüento antibiótico.

❑ El acyclovir (Zovirax) es un medicamento antiviral que reduce la gravedad de los síntomas y acorta la duración de las ampollas o vesículas. Normalmente se recomienda sólo a quienes tienen mayor riesgo en casos de varicela, como los bebés prematuros, los adolescentes y los adultos.

❑ En 1995 la FDA aprobó una vacuna de la varicela llamada Varivax. Se trata de una vacuna que emplea el virus vivo atenuado. Durante los seis meses siguientes a la administración de la vacuna no se debe tomar ni aspirina ni ningún otro medicamento similar. (*Ver* SÍNDROME DE REYE.) La American Academy of Pediatrics recomienda una dosis única de la vacuna para todos los niños que tengan entre doce meses y doce años de edad y que no hayan pasado todavía la enfermedad. Los niños mayores de trece años que no han pasado la varicela y tampoco han sido vacunados deberían recibir dos dosis de la vacuna separadas entre sí de cuatro a ocho semanas. La vacuna tiene una eficacia preventiva del 70-90 por ciento, aunque se desconocen sus resultados a largo plazo. Puede ser recomendable tomar una dosis de recuerdo años más tarde.

❑ *Ver también* SHINGLES en la Segunda Parte.

VARICES

Las várices son venas anormalmente dilatadas, abultadas y, a menudo, azulosas y nudosas. Estas venas protuberantes suelen ir acompañadas de un dolor sordo y constante. Impulsada por los latidos del corazón, la sangre circula por las arterias, les suministra nutrientes y oxígeno a los tejidos del organismo y regresa al corazón a través de las venas. Al igual que las arterias, las venas son vasos tubulares de diversos tamaños. Pero a diferencia de las arterias, las venas tienen en sus paredes internas unas válvulas pequeñísimas que impiden que la sangre se devuelva hacia las arterias. Cuando esas válvulas no funcionan correctamente, la circulación se altera y la sangre se acumula en las venas y las dilata. Entre las características de las várices están hinchazón, escozor, calambres, sensación de pesadez y úlceras en las piernas.

Como la falta de circulación contribuye al desarrollo de las venas varicosas, las personas más propensas a este trastorno son las que permanecen sentadas o de pie en la misma posición durante períodos prolongados, las que acostumbran sentarse con las piernas cruzadas y las que no hacen ejercicio con regularidad. El exceso de peso, el embarazo y levantar objetos pesados aumentan la presión en las piernas, lo que a su vez incrementa la probabilidad de desarrollar várices. El estreñimiento, la flebitis, la insuficiencia cardíaca, las enfermedades del hígado y los tumores abdominales también contribuyen a la formación de venas várices. La deficiencia de vitamina C y de bioflavonoides (especialmente rutina) puede debilitar la estructura colágena de las paredes de las venas y ocasionar várices.

La herencia parece desempeñar un papel importante en la tendencia a las várices. Algunos expertos creen que la terapia de reemplazo hormonal y las píldoras anticonceptivas podrían contribuir a la formación de venas varicosas. Se calcula que aproximadamente el 50 por ciento de todos los estadounidenses de mediana edad tiene al menos algún variz, más las mujeres que los hombres. La mayoría de los casos de várices no representan un problema grave y se pueden manejar con medidas sencillas en el hogar. Sin embargo, hay casos que se complican cuando no se tratan adecuadamente. Entre las complicaciones que pueden surgir están hemorragia subcutánea, coágulos sanguíneos profundos, problemas parecidos al eccema en el área cercana a las venas afectadas, o ulceración en el área de los tobillos. Entre otras posibles complicaciones, y más graves, están la flebitis (inflamación de la vena), tromboflebitis (formación de un coágulo en una vena inflamada), síndrome postrombótico (reflejado en varios síntomas, incluyendo úlceras en las piernas), hemorragia debida al rasgado de una vena o la embolia pulmonar (coágulo que se aloja en el pulmón).

A menos que se indique otra cosa, las dosis que se recomiendan a continuación son para personas adultas. La dosis para los jóvenes de doce a diecisiete años debe equivaler a tres cuartas partes de la cantidad recomendada.

NUTRIENTES

SUPLEMENTOS	DOSIS SUGERIDAS	COMENTARIOS
Muy importantes		
Coenzyme Q_{10} más Coenzyme A de Coenzyme-A Technologies	100 mg al día. Según indicaciones de la etiqueta.	Mejora la oxigenación de los tejidos y aumenta la circulación y la inmunidad.
Dimethylglycine (DMG) (Aangamik DMG de FoodScience Labs)	50 mg 3 veces al día.	Mejora la utilización del oxígeno por parte de los tejidos.
Essential fatty acids (Ultimate Oil de Nature's Secret)	Según indicaciones de la etiqueta.	Mitigan el dolor y ayudan a preservar la flexibilidad de los vasos sanguíneos.
Glutathione	Según indicaciones de la etiqueta.	Protege al corazón, a las venas y a las arterias del daño causado por la oxidación.
Pycnogenol o grape seed extract	Según indicaciones de la etiqueta. Según indicaciones de la etiqueta.	Estimulan el sistema inmunológico y la circulación sanguínea. Neutralizan a los radicales libres y fortalecen el tejido conectivo, incluido el del sistema cardiovascular.
Vitamin C más bioflavonoid complex más extra rutin	3.000–6.000 mg al día. 100 mg al día. 50 mg 3 veces al día.	Reduce la tendencia a la coagulación. Promueve la curación y previene las contusiones. Este poderoso bioflavonoide no cítrico ayuda a conservar la fortaleza de los vasos sanguíneos.
Importante		
Vitamin E	200 UI al día.	Mejora la circulación y ayuda a prevenir la sensación de pesadez en las piernas.
Provechosos		
Aerobic Bulk Cleanse (ABC) de Aerobic Life Industries	Según indicaciones de la etiqueta. No tomar al mismo tiempo con otros suplementos o medicamentos.	Es importante mantener limpio el colon.
Brewer's yeast	Según indicaciones de la etiqueta.	Contiene proteínas y vitaminas B que se necesitan en estos casos.
Lecithin granules o capsules	1 cucharada 3 veces al día con las comidas. 1.200 mg 3 veces al día con las comidas.	Estos emulsificantes de la grasa favorecen la circulación.
Multivitamin y mineral complex	Según indicaciones de la etiqueta.	Conserva el equilibrio de todos los nutrientes necesarios.
Vitamin A más natural carotenoid complex (Betatene)	10.000 UI al día. Según indicaciones de la etiqueta.	Aumentan la inmunidad, protegen las células y retardan el envejecimiento.
Vitamin B complex más extra vitamin B_6 (pyridoxine) y vitamin B_{12}	50–100 mg 3 veces al día con las comidas. 50 mg al día. 300–1.000 mcg al día.	Las vitaminas B son necesarias para la digestión de los alimentos. Son más eficaces en forma sublingual.
Vitamin D_3 más calcium y magnesium	1.000 mg al día a la hora de acostarse. 1.500 mg al día, a la hora de acostarse. 750 mg al día a la hora de acostarse.	Esta combinación ayuda a aliviar los calambres en las piernas. Utilizar calcium chelate.
Zinc más copper	80 mg al día. 3 mg al día.	Favorece la curación.

Hierbas

- ❑ El gel de áloe vera es un tratamiento tópico para refrescar y aliviar las varices.
- ❑ El bilberry refuerza la salud de los tejidos conectivos, incluyendo los de las venas.
- ❑ La bromelaína puede reducir el riesgo de coagulación en los vasos sanguíneos.
- ❑ El butcher's broom, el ginkgo biloba, la gotu kola y las berries de hawthorn mejoran la circulación de las piernas.
- ❑ La cayenne ayuda a mitigar el dolor y la inflamación. También expande los vasos sanguíneos y reduce el estrés de los capilares. Disponible también en cápsula y cremas.
- ❑ El dandelion alivia la inflamación de los tejidos porque reduce la retención de fluidos.
- ❑ El horse chestnut es un buen tratamiento para el malestar que ocasionan las venas várices. Mezcle media cucharadita de horse chestnut en polvo con dos tazas de agua, humedezca un trozo de gasa de algodón estéril con esta mezcla y fricciónese suavemente el área afectada. Este remedio mitiga la inflamación. El witch hazel también alivia el malestar.
- ❑ Horse Chestnut Cream, de Planetary Formulas es un producto de uso tópico que contiene horse chestnut, butcher's broom, witch hazel, white oak y myrrh. Se emplea para reducir la visibilidad de las varices.
- ❑ La medicina tradicional china usa diversas hierbas para aliviar los síntomas, como la flor de magnolia (*Magnolia liliflora*, también conocida como xho yi hua), scutellaria (*Scutellaria baicalensis*, o huang qin, también conocida como Baikal skullcap), trichosanth (*Trichosanthes kirilowii*) y wild angelica (*Angelica dahurica*, o bai zhi).

❑ Para estimular la irrigación sanguínea, báñese las piernas o el área afectada con té de white oak bark tres veces al día. Haga un té fuerte (sin dejarlo hervir) y utilícelo para hacer compresas. Aplíquese las compresas en el área afectada.

Recomendaciones

❑ Haga una dieta baja en grasa y en carbohidratos refinados. Incluya en su dieta abundante pescado, así como también frutas y vegetales frescos.

❑ Coma tantas blackberries y cherries como pueda, ya que pueden contribuir a prevenir la aparición de venas varicosas o a aliviar los síntomas si ya las tiene.

❑ Asegúrese de que su dieta contenga mucha fibra para evitar el estreñimiento y mantener limpio el intestino.

❑ Evite la proteína de origen animal, los alimentos procesados y refinados, el azúcar, el ice cream, los alimentos fritos, los quesos, el maní, el junk food, el tabaco, el alcohol y la sal.

❑ Manténgase en un peso saludable y haga ejercicio con regularidad y moderación. Caminar, nadar y montar en bicicleta son deportes que promueven la buena circulación. Cambie su rutina diaria y dedique más tiempo a hacer ejercicio y a mover las piernas.

❑ Utilice prendas de vestir sueltas para que no restrinjan el flujo sanguíneo. Una buena medida es utilizar medias elásticas de compresión porque sostienen las venas várices e impiden que se hinchen aún más.

❑ Eleve las piernas por encima del nivel del corazón durante veinte minutos al menos una vez al día para aliviar los síntomas.

❑ Evite permanecer de pie o sentado durante períodos largos. Interrumpa su actividad varias veces al día para elevar las piernas por encima del nivel del corazón. No cruce las piernas, no levante objetos pesados y no les imponga a sus piernas esfuerzos innecesarios.

❑ Si se pasa el día trabajando sentado a su escritorio asegúrese de que se levanta y da paseos regularmente. Para aumentar al circulación sanguínea también puede flexionar los músculos de las piernas y mover los dedos de los pies. Cuando esté sentado, en lo posible trate de reposar los pies sobre un objeto elevado.

❑ Si tiene que permanecer parado durante mucho tiempo, alterne el peso entre las dos piernas, póngase de puntillas o de paseos cortos para aliviar la presión.

❑ Cuando mire la televisión siéntese con los pies en posición elevada.

❑ Después de bañarse, aplíquese castor oil en las venas afectadas y masajéese el aceite en dirección ascendente comenzando en los pies.

❑ Para mejorar la circulación y aliviar el dolor, llene la bañera con agua fría. Párese entre el agua y simule que camina.

❑ Pruebe a usar remedios homeopáticos para aliviar los síntomas. Entre los remedios que se han usado para tratar las varices están *Ferrum metallicum, Hamamelis virginiana* y *Pulsatilla*.

❑ No se rasque la piel del área varicosa porque puede ulcerarse y sangrar.

Aspectos para tener en cuenta

❑ La celulosa es un carbohidrato indigestible que se encuentra en la capa externa de vegetales y frutas. Es buena para aliviar los síntomas y se encuentra en las manzanas, remolacha, nueces de Brasil, bróculi, zanahorias, celery, fríjol verde, lima beans, peras, guisantes y granos enteros.

❑ Algunos médicos tratan las várices inyectando en las venas afectadas una solución salina de sodium tetradecyl sulfate y aplicando vendajes de compresión durante períodos largos. La solución fusiona las paredes de las venas de manera permanente, lo que inactiva las venas defectuosas. El organismo compensa la pérdida de esos vasos buscando rutas alternativas para que la sangre fluya.

❑ Las "venas araña" son capilares crónicamente dilatados que se encuentran cerca de la superficie de la piel. Aunque son molestas desde el punto de vista estético, son inocuas y muy pocas veces ocasionan problemas.

❑ Las hemorroides son, en realidad, venas várices en el ano o en el recto. Entre los síntomas de las hemorroides están escozor rectal, dolor y sangre en la materia fecal. (*Ver* HEMORROIDES en la Segunda Parte.)

❑ Los masajes pueden ayudar a estimular las piernas. No se dé masajes en las venas directamente. Mejor masajearse la zona alrededor y en dirección ascendente, hacia el corazón.

❑ La terapia de compresión, en la que se utiliza una prenda especial para ejercer presión sobre las piernas para ayudar a cerrar por completo las válvulas de las venas, puede ser útil para aliviar los síntomas.

❑ El dimethylsulfoxide (DMSO) se utiliza para mitigar el dolor que producen las venas várices que revisten gravedad. Este líquido, un subproducto del procesamiento de la madera, se aplica tópicamente en el área afectada de acuerdo con las necesidades del paciente. Para fines terapéuticos, sólo se debe utilizar el DMSO que se consigue en los health food stores.

Advertencia: No aplicarse DMSO en las hemorroides.

❑ Los síntomas de las várices se parecen a los de la tromboflebitis. Más aún, la probabilidad de desarrollar venas várices aumenta de modo importante cuando se sufre de tromboflebitis. (*Ver* TROMBOFLEBITIS en la Segunda Parte.)

❑ La escleroterapia es un tratamiento recomendado en ocasiones para las varices. Este procedimiento consiste en inyectar un irritante en la vena para dejarla no funcional y provocar que se encoja y se "seque". Sin embargo, este procedimiento puede ocasionar complicaciones.

❑ Si las varices causan muchas molestias se puede optar por su extirpación mediante cirugía.

❑ La eliminación de las venas es un procedimiento que consiste en extirpar una de las venas superficiales más importantes y en desatar las venas que están conectadas a ella. Ello obliga a la sangre a volver al corazón a través de las venas más profundas de las piernas.

❑ Una técnica más reciente es la de insertar un catéter en la vena y calentarlo mediante radiofrecuencia o láser. Al retirar lentamente el catéter se va cerrando la vena dañada, la cual va siendo absorbida gradualmente por el cuerpo. Las venas más grandes todavía tienen que extirparse quirúrgicamente más tarde, pero este procedimiento añade una incomodidad relativamente menor a las molestias y dolor que suponen todo el proceso.

❑ Otra opción es reparar las válvulas de las venas con material sintético.

❑ *Ver también* PROBLEMAS CIRCULATORIOS en la Segunda Parte.

❑ *Ver también en* PROBLEMAS RELACIONADOS CON EL EMBARAZO en la Segunda Parte.

VEJIGA, INFECCIÓN DE LA

Ver CISTITIS.

VERRUGAS

Las verrugas son pequeños crecimientos en la piel producidos por el papilomavirus humano (HPV, o *human papillomavirus*). Se conocen, por lo menos, sesenta clases de HPV. Las verrugas pueden aparecer solas o en grupos Esta sección trata sobre tres clases de verrugas: comunes, plantares y genitales.

Las verrugas comunes pueden aparecer en cualquier parte del cuerpo, pero son más frecuentes en las manos, los dedos, los codos, los antebrazos, las rodillas, la cara y la piel que rodea las uñas. Suelen aparecer en la piel que continuamente está expuesta a la fricción, al trauma o a la abrasión. También pueden presentarse en la laringe (*voice box*) y producir ronquera. Las verrugas comunes pueden ser aplanadas o elevadas, y secas o húmedas. Su superficie, rugosa y con hoyuelos, puede ser del mismo color de la piel circundante o un poco más oscura. Las verrugas pueden ser tan pequeñas como la cabeza de un alfiler, o pueden tener el tamaño de un fríjol pequeño. El virus que produce las verrugas comunes, que es altamente contagioso, se adquiere a través de fisuras en la piel. Molestar las verrugas comunes, recortarlas, morderlas o tocarlas favorece su propagación. Las verrugas de la cara se pueden propagar a consecuencia de la afeitada. Las verrugas comunes no suelen producir dolor ni picazón.

Las verrugas plantares se presentan en las plantas de los pies y en la superficie inferior de los dedos de los pies. Son protuberancias blancas que parecen callos, excepto por el hecho de que duelen al tacto y sangran con facilidad al recortar su superficie. Además, su centro es duro. Las verrugas plantares no tienden a propagarse a otras partes del cuerpo.

Las verrugas genitales son masas blandas y húmedas que se encuentran en la vagina, el ano, el pene, la ingle y/o el escroto, o en las áreas circundantes. En los hombres se pueden presentar también en la uretra. Su color suele ser rosado o rojo y tienen aspecto de coliflor. Las verrugas genitales a menudo se presentan en grupo, aunque también pueden aparecer de manera individual. Se transmiten por vía sexual (vaginal, anal u oral) y son altamente contagiosas. Como suelen aparecer tres meses (o más) después de que el individuo se ha infectado con el HPV que las produce, el virus se propaga antes de que la persona siquiera se dé cuenta de que tiene el problema. Aunque no son cancerosas por sí mismas, parecen causar cambios en el cuello uterino que pueden aumentar la propensión a sufrirlos. Los infantes pueden contraer verrugas cuando son expuestos a las verrugas genitales durante el parto.

A menos que se indique otra cosa, las dosis que se recomiendan a continuación son para personas adultas. La dosis para los jóvenes de doce a diecisiete años debe equivaler a tres cuartas partes de la cantidad recomendada; la de los niños de seis a doce años, a la mitad y la de los menores de seis años, a la cuarta parte.

NUTRIENTES

SUPLEMENTOS	DOSIS SUGERIDAS	COMENTARIOS
Muy importantes		
Vitamin B complex	50 mg 3 veces al día.	Importante para la multiplicación normal de las células.
Vitamin C con bioflavonoids	4.000–10.000 mg al día.	Tiene poderosas propiedades antivirales.
Importantes		
L-Cysteine	500 mg 2 veces al día con el estómago vacío. Tomar con agua o jugo. No tomar con leche. Para mejor absorción, tomar con 50 mg de vitamina B_6 y 100 mg de vitamina C.	Proporciona azufre, mineral necesario para prevenir y combatir las verrugas. *Ver* AMINOÁCIDOS en la Primera Parte.
Methylsulfonylmethane (MSM)	Según indicaciones de la etiqueta.	

Vitamin A	100.000 UI al día por 1 mes. Luego 50.000 UI al día por 1 mes.	Necesario para normalizar las membranas epiteliales y cutáneas. Para dosis altas, la emulsión facilita la asimilación y brinda mayor seguridad.
con mixed carotenoids, incluyendo natural beta-carotene	Después reducir hasta 25.000 UI al día por 1 mes o durante el tiempo necesario para que las verrugas desaparezcan. Si está embarazada, no debe tomar más de 10.000 UI al día.	
Vitamin E	200 UI al día. Se puede utilizar tópicamente aplicando el aceite de una cápsula en la verruga todos los días.	Mejora la circulación y promueve la reparación y la curación de los tejidos.
Zinc	50–80 mg al día. No tomar más de 100 mg al día de todos los suplementos.	Aumenta la inmunidad contra los virus. Para mejor absorción, utilizar lozenges de zinc gluconate u OptiZinc.
Provechosos		
Multivitamin y mineral complex	Según indicaciones de la etiqueta.	Necesario para la división normal de las células.
Shiitake extract o reishi extract	Según indicaciones de la etiqueta. Según indicaciones de la etiqueta.	Estos hongos tienen propiedades antivirales.

Hierbas

- Para tratar las verrugas se utiliza externamente gel de aloe vera, myrr, aceites de clove, lemongrass, tea tree o wintergreen, y tinturas de black walnut, chickweed, goldenseal y pau d'arco. El gel de áloe vera tiene propiedades antibacterianas y antivirales. Aplíquese sobre la verruga una gota de alguna de estas sustancias dos o tres veces al día hasta que desaparezca. Si se presenta irritación, diluya el aceite o el extracto en agua destilada o en aceite vegetal prensado en frío.
- El astragalus protege el sistema inmunológico, el cual juega un papel importante en hacer frente a las verrugas.
- El black walnut tiene propiedades curativas. Es particularmente útil para las arrugas que aparecen en la boca y la garganta.

Recomendaciones

- Para extirpar las verrugas comunes, pruebe alguno o algunos de los siguientes remedios:
- Triture un diente de ajo y aplíqueselo directamente sobre la verruga (evite frotar la piel adyacente). Cúbrase la verruga con un vendaje y déjeselo durante veinticuatro horas. Lo normal es que después se formen ampollas y la verruga se caiga alrededor de una semana más tarde.
- Aplíquese en la verruga una pasta hecha con castor oil y baking soda. Aplíquese la pasta todas las noches y cúbrasela con un vendaje. Este remedio puede hacer que la verruga se caiga entre tres y seis semanas después.
- El mejor tratamiento para las verrugas plantares consiste en recubrir la verruga con una tira de cinta aislante o duct tape durante un máximo de dos meses (cambiar la cinta periódicamente). Se ha comprobado que este tratamiento es tan eficaz como usar nitrógeno líquido. Éste se administra en la consulta del médico durante seis sesiones, como máximo, a lo largo de dos o tres semanas. La cinta puede provocar reacciones alérgicas en ciertos individuos sensibles a ella.
- Aumente su ingesta de aminoácidos ricos en azufre consumiendo más espárragos, frutas cítricas, huevos, ajo y cebolla. También son provechosas las tabletas de desiccated liver.
- Si sospecha que tiene verrugas genitales, consulte con el médico sin demora. Esto es particularmente importante para las mujeres, porque se ha encontrado una relación entre las verrugas genitales y el cáncer del cuello uterino. Es aconsejable hacerse inmediatamente un prueba de Papanicolaou (Pap test).
- Mantenga secas las verrugas genitales. Después del baño, utilice un secador de cabello (en una temperatura baja) para secarse el área afectada. No se restriegue las verrugas porque se pueden irritar. Utilice solamente ropa interior de algodón. No tenga relaciones sexuales mientras las verrugas no estén completamente curadas.
- No se recorte ni se queme usted mismo las verrugas. Estos procedimientos sólo los debe practicar un profesional idóneo.

Aspectos para tener en cuenta

- Por lo regular, las verrugas plantares no requieren tratamiento. No obstante, cuando duelen y molestan al caminar vale la pena tratarlas. A pesar de que el tratamiento puede requerir varias sesiones, los médicos terminan por erradicar incluso las verrugas plantares más resistentes al tratamiento.
- Tomar todos los días una cantidad adecuada de vitamina C es muy importante para inmunizarse contra los virus que producen las verrugas.
- Las personas que toman inmunosupresores son más propensas a las verrugas. Entre estas personas están las que se han sometido a trasplante de órgano y las que tienen ciertas enfermedades autoinmunes.
- La mayor parte de las verrugas comunes desaparecen en el transcurso de uno o dos años, incluso sin tratamiento. A menos que una verruga común se vuelva incómoda, no es preciso hacer nada al respecto. Entre los procedimientos médicos que más se utilizan para extirpar las verrugas comunes y plantares están la fulguración (destrucción de las verrugas utilizando corriente eléctrica), la congelación con

nitrógeno líquido y las aplicaciones tópicas de químicos, como el ácido salicílico.

❑ Algunos médicos han obtenido buenos resultados con la droga bleomycin (Blenoxane), que se puede inyectar o aplicar localmente.

❑ El cantharidin es otro producto químico usado por los médicos para eliminar las verrugas.

❑ Para las verrugas genitales más grandes, una opción es la cirugía láser con dióxido de carbono (CO_2). Para las verrugas resistentes a otros tratamientos se puede probar con inyecciones de interferón.

❑ Las verrugas comunes se pueden tratar con una solución suave de ácido, como ácido salicílico. Se cree que el ácido debilita las paredes de la verruga hasta el punto de permitir que el virus se introduzca en el torrente sanguíneo, lo que conduce a la producción de anticuerpos que eventualmente atacan y destruyen las verrugas. Extirpar las verrugas no inmuniza al organismo contra el virus.

❑ Existen diversos tratamientos para las verrugas genitales, pero ninguno representa una verdadera cura y todos producen efectos secundarios. El tratamiento tiene tres categorías: remedios de aplicación tópica que requieren prescripción médica y cuyo objetivo es destruir el tejido de las verrugas, métodos quirúrgicos para extirpar las verrugas, y enfoques biológicos para combatir directamente el virus.

❑ Una investigación sobre la eficacia de inyectar interferón alfa directamente en las verrugas genitales encontró que este tratamiento fue exitoso en aproximadamente el 36 por ciento de los casos. El interferón alfa es una poderosa sustancia antiviral. Sin embargo, cuando hay demasiadas verrugas este tratamiento puede resultar sumamente molesto y costoso.

❑ Las mujeres que han tenido verrugas genitales se deben hacer cada seis meses un frotis vaginal y uterino de Papanicolau (*vaginal and uterine Pap smear*), pues estas verrugas se asocian con un mayor riesgo de desarrollar cáncer cervical.

VÉRTIGO

El vértigo es una sensación de desvanecimiento, debilidad y aturdimiento que se debe a una alteración del sentido del equilibrio. La palabra vértigo procede del latín *vertere*, que significa "dar vueltas". La persona que sufre de vértigo siente que se está hundiendo o que se está cayendo. Así mismo, siente que la habitación y los objetos dan vueltas y, en algunos casos, también siente que ella da vueltas. El vértigo va acompañado a veces de náuseas y de pérdida auditiva; no es una enfermedad en sí misma, sino un síntoma de que algo no está bien en el cuerpo.

El vértigo se presenta cuando el sistema nervioso central recibe mensajes contradictorios del oído interno, los ojos, los músculos y los receptores cutáneos de la sensación de presión. Esto puede tener varias causas, entre ellas tumor cerebral, presión arterial alta o baja, alergias, lesión en la cabeza y abastecimiento insuficiente o interrumpido de oxígeno al cerebro. Otras causas de vértigo son anemia, infección viral, fiebre, uso de algunos medicamentos o drogas, deficiencias nutricionales, enfermedad neurológica, estrés psicológico, cambios de presión atmosférica, bloqueo del canal auditivo o de la trompa de Eustaquio, infección del oído medio o exceso de cerumen en el oído. La mala circulación cerebral también puede provocar vahídos y problemas de equilibrio. La causa de la mala circulación cerebral puede ser el estrechamiento de los vasos sanguíneos que irrigan el cerebro (arteriosclerosis), la compresión de uno o más vasos sanguíneos del cuello (osteoartritis cervical) y una enfermedad como diabetes o anemia.

Hay al menos 100 síndromes distintos en los que el vértigo juega un papel. También hay muchas clases de vértigo; entre las más comunes están:

- *Vértigo crónico.* Puede ocurrir como resultado de la hipertensión o de la ateroesclerosis. Este tipo de vértigo no desaparece nunca o recurre con frecuencia.
- *Vértigo senil.* Puede ser causado por la ateroesclerosis, enfermedad crónica de los ojos o un síndrome llamado vértigo paroxístico posicional benigno (BPPV, por sus siglas en inglés). De todos modos, es aconsejable hacerse un chequeo para determinar si son los efectos secundarios o las contraindicaciones de algún medicamento lo que podría estar causando los síntomas.
- *Vértigo juvenil.* Normalmente resultado de la ansiedad y la hiperventilación.
- *Vértigo posicional.* Como su nombre indica es un vértigo que se produce cuando uno asume una posición concreta. El BPPV es un ejemplo de este tipo de vértigo. Se cree que es debido al daño sufrido por los mecanismos que rigen el equilibrio corporal desde el oído medio. Estas estructuras pueden desencajarse por alguna lesión o infección, o debido al envejecimiento, lo que causaría los síntomas del vértigo al mover la cabeza.
- *Vértigo repentino.* Como su nombre dice, es el tipo de vértigo que se produce de manera súbita, y puede durar varios minutos y hasta horas. Puede ser causado por afecciones como mareos al viajar, la enfermedad de Ménière o por la falta de un suministro adecuado de aire al cerebro. La bajada del nivel de azúcar puede también causar vahídos similares al vértigo.

Las personas de edad avanzada son más propensas a experimentar vértigo debido a los efectos del envejecimiento en el organismo. El cuerpo mantiene el sentido del equilibrio gracias a un mecanismo complejo en el que intervienen tanto los oídos internos como la información visual. El canal del oído interno posee unas estructuras llamadas *otolitos*, que son minúsculos cristales de carbonato de calcio que presionan contra las células ciliares que recubren las membranas internas. La fuerza de gravedad actúa sobre los otolitos y los hace cambiar de posición en respuesta a los movimientos de la cabeza. Esto hace que se doblen los filamentos de las células ciliares, lo que, a su vez, da lugar a la transmisión de señales hacia el cerebro. El cerebro utiliza, entonces, esas señales para calcular la posición de la cabeza. A medida que envejecemos, partículas pequeñísimas de desechos se acumulan en el oído interno y presionan contra las células ciliares, lo que hace que el cerebro reciba señales falsas. Esto puede afectar al sentido del equilibrio y producir vértigo. Además, la transmisión de los impulsos nerviosos desde los ojos hasta el cerebro y la médula espinal se vuelve más lenta con la edad. Esto puede provocar vahídos y pérdida del equilibrio al hacer cualquier movimiento brusco.

Vahído no es sinónimo de vértigo. Todo el mundo experimenta de vez en cuando aturdimiento, desvanecimiento o inestabilidad. Las personas cuya presión arterial es baja pueden experimentar estas sensaciones al levantarse rápidamente después de estar acostadas o sentadas. En algunos casos, los vahídos son una señal de advertencia de que hay peligro de ataque cardíaco, apoplejía, conmoción cerebral o daño cerebral.

A menos que se indique otra cosa, las dosis que se recomiendan a continuación son para personas adultas. La dosis para los jóvenes de doce a diecisiete años debe equivaler a tres cuartas partes de la cantidad recomendada; la de los niños de seis a doce años, a la mitad y la de los menores de seis años, a la cuarta parte.

NUTRIENTES

SUPLEMENTOS	DOSIS SUGERIDAS	COMENTARIOS
Muy importantes		
Dimethylglycine (DMG) (Aangamik DMG de FoodScience of Vermont)	Según indicaciones de la etiqueta.	Aumenta el aporte de oxígeno al cerebro.
Vitamin B complex	100 mg 3 veces al día con las comidas.	Las vitaminas B son necesarias para el funcionamiento normal del cerebro y el sistema nervioso central. Para mejor absorción, se pueden aplicar en inyección (con supervisión médica). Si no se consiguen en inyección, administrar en forma sublingual.
más extra vitamin B_3 (niacin)	100 mg 3 veces al día. No sobrepasar esta dosis.	Mejora la circulación del cerebro y reduce el colesterol. *Advertencia:* Si tiene algún trastorno hepático, gota o presión arterial alta, no debe tomar niacina.
más extra vitamin B_6 (pyridoxine)	50 mg al día.	
y vitamin B_{12}	1.000–2.000 mcg al día.	Una forma sublingual se recomienda.
Vitamin C	3.000–10.000 mg al día divididos en varias tomas.	Este antioxidante mejora la circulación.
Vitamin E	200 UI al día.	Mejora la circulación.
Importantes		
Choline e inositol	Según indicaciones de la etiqueta, 3 veces al día.	Necesarios para el funcionamiento de los nervios.
y/o lecithin	Según indicaciones de la etiqueta.	Ayuda a prevenir el endurecimiento de las arterias y mejora la función cerebral.
Coenzyme Q_{10}	100–200 mg al día.	Mejora la circulación hacia el cerebro.
más Coenzyme A de Coenzyme-A Technologies	Según indicaciones de la etiqueta.	
Vitamin A con mixed carotenoids, incluyendo natural beta-carotene	10.000 UI al día.	Intensifica la inmunidad y actúa como antioxidante.
Zinc	30 mg al día. No tomar más de 100 mg al día de todos los suplementos.	Promueve la salud del sistema inmunológico y ayuda a conservar el nivel de la vitamina E. Para mejor absorción, utilizar lozenges de zinc gluconate u OptiZinc.
Provechosos		
Brewer's yeast	1/2 cucharadita al día por 3 días. Luego aumentar hasta 1 cucharada al día.	Contiene vitaminas B de manera equilibrada.
Calcium	1.500 mg al día.	Importante para mantener la regularidad de los impulsos nerviosos.
y magnesium	750 mg al día.	Ayuda a prevenir los vahídos.
Kelp	1.000–1.500 mg al día.	Proporciona minerales y vitaminas necesarios de manera balanceada.
Melatonin	1.5–5 mg al día, 2 horas o menos antes de acostarse.	Ayuda a mantener el equilibrio.
Multivitamin y mineral complex	Según indicaciones de la etiqueta.	Suministra vitaminas y minerales necesarios de manera equilibrada.

Hierbas

- ❑ El black cohosh baja la presión arterial.

  Advertencia: No usar esta hierba durante el embarazo.
- ❑ Butcher's broom y cayenne (capsicum) ayudan a mejorar la circulación.
- ❑ El dandelion en té o en extracto es muy provechoso para la hipertensión arterial.
- ❑ El ginger alivia los vahídos y las náuseas.
- ❑ El ginkgo biloba mejora la circulación y la función cerebral porque aumenta el suministro de oxígeno al cerebro. Tome todos los días 120 miligramos de extracto de ginkgo biloba.

Recomendaciones

- ❑ Evite hacer movimientos rápidos y exagerados. No cambie bruscamente de posición.

- ❑ Reduzca su ingesta total de sodio a menos de 2.000 miligramos diarios. Consumir mucho sodio puede alterar el funcionamiento del oído interno.
- ❑ Evite el alcohol, la cafeína, la nicotina y todos los alimentos fritos.
- ❑ Para controlar los vahídos, siéntese en un asiento con los pies apoyados en el suelo y mire un objeto fijo durante unos cuantos minutos.
- ❑ Si empieza a sentir vahídos al poco tiempo de comenzar a tomar un nuevo medicamento, es posible que el problema se relacione con el medicamento. Hable con su médico o con su farmacéutico acerca del problema.
- ❑ Si experimenta vértigo de manera recurrente, consulte con el médico. Podría ser síntoma de alguna enfermedad que requiere tratamiento.

Aspectos para tener en cuenta

- ❑ Las personas que sufren de vértigo a veces experimentan un fenómeno conocido como nistagmo, que son movimientos involuntarios, rápidos y espasmódicos de los ojos. Este fenómeno se puede presentar espontáneamente, o puede ser producido por cambios de posición. El nistagmo y cualquier otro movimiento extraño del ojo requieren atención médica.
- ❑ Los vahídos pueden tener diversas causas, algunas de ellas serias. Si se siente usted mareado y tiene dificultades para hablar, tragar o pensar con claridad, vea a un médico rápidamente. Esos síntomas pueden corresponder a un derrame cerebral. El entumecimiento y el hormigueo o pérdida de visión, acompañado de mareos también pueden indicar la inminencia de un derrame.
- ❑ Si los mareos viene acompañados de náusea, sudoración y palidez en la cara, junto con palpitaciones, acuda a un centro médico inmediatamente porque ello puede ser síntoma de diversas emergencias médicas como un ataque al corazón o, si sufre usted de diabetes, una bajada del azúcar (episodio hipoglicémico). La hipotensión (bajada repentina de la presión arterial) también puede causar mareos, especialmente después de las comidas.
- ❑ El aire contiene menos oxígeno cuanto mayor es la altura sobre el nivel del mar. Niveles bajos de oxígeno pueden provocar vahídos o aturdimiento leves y temporales.
- ❑ Hay actividades que pueden precipitar el vértigo o los vahídos. Entre ellas están las atracciones de los parques de diversión, ver películas de acción, navegar y algunos juegos de realidad virtual. En esos casos, los síntomas disminuyen tan pronto como cesa la acción.
- ❑ El tratamiento del vértigo paroxístico posicional benigno normalmente requiere de ejercicios especiales y, en ocasiones, cirugía.

VESÍCULA BILIAR, ENFERMEDADES DE LA

Ver ENFERMEDADES DE LA VESÍCULA BILIAR.

VIH (VIRUS DE INMUNODEFICIENCIA HUMANA)

Ver AIDS.

VIRUS DE EPSTEIN-BARR

Ver FIBROMIALGIA, MONONUCLEOSIS, SÍNDROME DE FATIGA CRÓNICA.

VIRUS DE INMUNODEFICIENCIA HUMANA (VIH)

Ver AIDS.

VISIÓN, PÉRDIDA DE

Ver Visión reducida o pérdida de visión *en* PROBLEMAS OCULARES.

VITÍLIGO

El vitíligo, conocido también como leucodermia, es una enfermedad cutánea que se caracteriza por la presencia de parches blanquecinos y rodeados por un borde oscuro. Los parches pueden ser muchos o pocos, y pueden ser pequeñísimos o cubrir áreas extensas del cuerpo. Suelen aparecen en ambos lados del cuerpo y de forma bastante simétrica (por ejemplo, pueden aparecer exactamente las mismas manchas en el pie izquierdo que en el derecho). No duelen ni producen escozor. La aparición de estos parches se debe a que, por alguna razón, el organismo carece de las células que normalmente producen el pigmento cutáneo melanina. Cuando el área afectada se encuentra en el cuero cabelludo, el cabello que sale de esa área también es blanco.

En sí mismo, el vitíligo no representa una amenaza para la salud, pero ha sido relacionado con otras dolencias como la enfermedad de Addison, la anemia perniciosa y la alopecia areata (parches sin pelo en el cuero cabelludo). La causa del vitíligo no se conoce, pero parece que tiene un componente genético, pues hay familias donde se observa con más frecuencia. Al parecer, el vitíligo también se relaciona con problemas autoinmunes. Alguna alteración tiroidea también podría intervenir en esta enfermedad. El vitíligo también se puede desarrollar tras un trauma físico de la piel. Agentes químicos como el catechol (se usa en el bronceado y en los tintes) y el phenol (se encuentra a menudo en los desinfectantes) pueden contribuir al desarrollo de esta enfermedad. El estrés físico y emocional pueden agravarla. Los parches que carecen de pigmentación producen malestar fundamentalmente por motivos estéticos y son muy vulnerables a las quemaduras de sol.

A menos que se indique otra cosa, las dosis que se recomiendan a continuación son para personas adultas. La dosis para los jóvenes de doce a diecisiete años debe equivaler a tres cuartas partes de la cantidad recomendada; la de los niños de seis a doce años, a la mitad y la de los menores de seis años, a la cuarta parte.

NUTRIENTES

SUPLEMENTOS	DOSIS SUGERIDAS	COMENTARIOS
Muy Importantes		
Vitamin B complex	50 mg o más, 3 veces al día.	Necesario para la textura y el tono adecuados de la piel. Ayuda a combatir el estrés. Se recomienda en forma sublingual.
más extra pantothenic acid (vitamin B_5)	300 mg al día divididos en varias tomas.	Vitamina antiestrés. Importante para la pigmentación de la piel. Es más eficaz en forma sublingual.
y para-aminobenzoic acid (PABA)	100 mg o más, 3 veces al día.	Ayuda a que la coloración anormal del cabello se detenga. Se puede aplicar en inyección (con supervisión médica).
Importantes		
Essential fatty acids (primrose oil y Ultimate Oil de Nature's Secret)	Según indicaciones de la etiqueta.	Estimulan la producción de hormonas y contienen todos los ácidos grasos esenciales necesarios.
Provechosos		
Ageless Beauty de Biotec Foods	Según indicaciones de la etiqueta.	Protege a la piel del daño causado por los radicales libres.
Calcium	1.000 mg al día.	Su deficiencia contribuye a la fragilidad de la piel.
y magnesium	500 mg al día.	Debe tomarse de manera equilibrada con el calcio.
Methylsulfonyl-methane (MSM)	Según indicaciones de la etiqueta.	
Multivitamin y mineral complex	Según indicaciones de la etiqueta.	Conserva el equilibrio de todos los nutrientes esenciales.
S-Adenosyl-methionine (SAMe)	Según indicaciones de la etiqueta.	Ayuda a aliviar el estrés, dolor y depresión. Tiene efectos antioxidantes. *Advertencia:* Si sufre de trastorno maníaco-depresivo o toma antidepresivos prescritos, no tome este suplemento.
Silica	Según indicaciones de la etiqueta.	Importante para el desarrollo de la fuerza y la elasticidad de la piel. Estimula la producción de colágeno.
Vitamin A	10.000 UI al día.	Promueven la curación y la formación de nuevo tejido cutáneo.
más natural carotenoid complex (Betatene) con beta-carotene	Según indicaciones de la etiqueta.	
Vitamin C con bioflavonoids	3.000–5.000 mg al día divididos en varias tomas.	Necesarios para la producción de colágeno, una proteína que le proporciona flexibilidad a la piel. Combaten los radicales libres y fortalecen los capilares que nutren la piel.
Vitamin E	200 UI al día.	Protege contra los radicales libres que pueden ocasionarle daño a la piel.
Zinc	50 mg al día. No tomar más de 100 mg al día de todos los suplementos.	Favorece la reparación y la fortaleza de los tejidos. Para mejor absorción, utilizar lozenges de zinc gluconate u OptiZinc.
más copper	3 mg al día.	Necesario para la producción de colágeno y para la salud de la piel. Debe tomarse de manera equilibrada con el cinc.

Hierbas

❑ Se ha demostrado que la picrorrhiza (una hierba de la India que es utilizada por la medicina ayurvédica) reduce el número y el tamaño de los parches cutáneos que carecen de pigmentación.

❑ La hierba St. John's wort puede ayudar a reducir el estrés y la ansiedad.

Recomendaciones

❑ Consulte con un médico de orientación nutricional acerca de la conveniencia de inyectarse vitaminas del complejo B más PABA (*ver en* Nutrientes en esta sección). Este tratamiento suele ser eficaz.

❑ Trate las áreas afectadas con delicadeza: lávese con cuidado, use hidratantes sin miedo, y protéjalas de sustancias químicas y otros agentes limpiadores; use guantes y ropa protectora si es preciso.

❑ Exponga las zonas afectadas al sol porque la luz solar puede promover la pigmentación, pero no se exceda. Aplíquese siempre sobre las áreas hipopigmentadas un filtro antisolar (sunscreen) con un factor de protección solar (SPF) de 15 ó más. Las áreas que carecen de pigmentación normal no cuentan con protección natural contra los rayos ultravioleta del sol.

Aspectos para tener en cuenta

❑ El vitíligo suele responder al PABA y al magnesio. Gradualmente van apareciendo pequeñas áreas pigmentadas parecidas a pecas. Esas áreas se fusionan poco a poco con el resto de la piel hasta que se restablece la coloración normal. Algunas personas que tienen vitíligo también presentan canas prematuramente. Un pequeño porcentaje de quienes han sido tratados con PABA y magnesio ha recuperado el color original de la piel y el cabello.

- Las lesiones causadas por el vitíligo se pueden disimular cubriendo las áreas afectadas con cosméticos sin brillo a prueba de agua. Un producto muy utilizado es Derma-Blend. (*Ver* Fabricantes y Distribuidores, en el Apéndice.)
- Las cremas y lociones que contienen antioxidantes como ginkgo biloba, té verde, vitamina C y carotenos pueden ser eficaces.
- Para estimular la repigmentación de la piel, los médicos a menudo prescriben cremas que contienen esteroides fluorados.
- A las personas con vitíligo muy extendido les suelen recomendar hydroquinone (un agente suave que despigmenta la piel sin causar daño) para despigmentar la piel no afectada. Este tratamiento minimiza la diferencia de color entre las áreas pigmentadas y las que carecen de pigmentación normal. Es un procedimiento irreversible y puede tardar meses, incluso años, en completarse.
- Una de las terapias más frecuentes contra el vitíligo es con psolaren y rayos ultravioleta A (PUVA). Esta terapia combina la luz ultravioleta con un medicamento por vía oral; su eficacia ha sido probada incluso en personas con síntomas avanzados. Sin embargo, el tratamiento tiene muchos efectos secundarios potenciales para determinados individuos. Entre éstos se encuentran problemas hepáticos, náusea y formación de ampollas en la piel.
- Un artículo publicado por la revista *Let's Live* informó sobre un nuevo tratamiento en el cual células sanas productoras de pigmento se trasplantaron a áreas afectadas por el vitíligo. Esos trasplantes fueron exitosos en todos los casos, menos en uno, y ninguno de los organismos receptores rechazó el trasplante.
- La crema GH3, de Gero Vita International, ha dado buenos resultados en el tratamiento de muchos problemas de piel. Esta crema facial sólo es recomendable para adultos.

VÓMITO Y NÁUSEAS

Ver ENVENENAMIENTO CON ALIMENTOS, INDIGESTIÓN. *Ver también en* FLU.

WILSON, ENFERMEDAD DE

Ver ENFERMEDAD DE WILSON.

WILSON, SÍNDROME DE

Ver Síndrome de Wilson en HIPOTIROIDISMO.

XEROFTALMIA

Ver en PROBLEMAS OCULARES.

ZUMAQUE VENENOSO

Ver POISON IVY/POISON OAK/POISON SUMAC.

TERCERA PARTE

Remedios y terapias

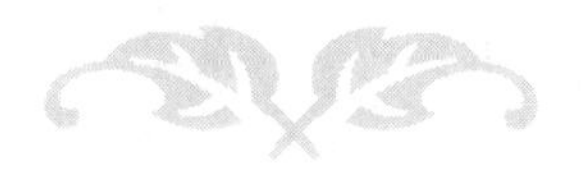

Introducción

La Segunda Parte del libro trató sobre diversos problemas de salud y recomendó programas de tratamiento para cada uno de ellos. La Tercera Parte explica la manera de poner en práctica esos remedios y terapias. También aporta información sobre nuevas y prometedoras tecnologías para el tratamiento de diversos trastornos. Asimismo, esta Parte explica las condiciones bajo las cuales es beneficioso cada tratamiento y, cuando es necesario, brinda instrucciones para ponerlos en práctica eficazmente. Usted puede informarse sobre remedios más tradicionales que ofrecen la homeopatía o la quiropráctica; técnicas antiguas como la medicina ayurvédica, los ayunos, los jugos y cataplasmas; asimismo cubre tratamientos menos conocidos, como aromaterapia, terapia de oxígeno hiperbárico, terapia magnética y una diversa serie de tratamientos innovadores que le ayudarán dependiendo de la afección que quiera tratar. Estos remedios se deben utilizar junto con una dieta sana y un programa de suplementación nutricional. Después de que conozca los tratamientos que existen, usted podrá elegir los que mejor se adapten a su manera de ser y a su estilo de vida.

ACUPUNTURA

Ver en CONTROL DEL DOLOR.

ANÁLISIS DEL CABELLO

El análisis del cabello evalúa con exactitud la concentración de minerales en el organismo: los minerales tóxicos que se encuentran en cualquier cantidad, los minerales esenciales y los minerales que se requieren en pequeñas cantidades pero que son tóxicos cuando se encuentran en grandes cantidades. Al detectar precozmente la presencia de sustancias tóxicas en el organismo, como mercurio, plomo, cadmio y aluminio, el análisis del cabello permite identificar y tratar la toxicidad antes de que los síntomas se manifiesten. Cuando revela niveles de minerales, como calcio, el análisis permite identificar y tratar una gran variedad de deficiencias nutricionales mucho antes de que los problemas de salud se agraven.

Antes del desarrollo de la técnica del análisis del cabello, los profesionales de la salud que se interesaban por la concentración de los microminerales en el organismo dependían de muestras de orina y de sangre. Infortunadamente, se ha demostrado que estas pruebas no son exactas. En vez de reflejar la concentración mineral de las células y de los órganos, lo que reflejan estas pruebas es el nivel de los *minerales circulantes*. Se ha encontrado que la correlación entre la concentración mineral de los órganos internos del organismo y la concentración mineral del cabello es más confiable. De hecho, el análisis del cabello es una medida tan exacta de la exposición a sustancias, que se suele utilizar para detectar el consumo de drogas.

A fin de realizar un análisis del cabello se debe extraer una pequeña cantidad de cabello, por lo general de la nuca. Debido a que los tratamientos para el cabello a base de sustancias químicas fuertes, como colorantes, decolorantes y permanentes, pueden conducir a error, es mejor tomar una muestra de vello púbico. Primero, la muestra se lava con productos químicos y se despoja de todas las sustancias que se encuentran en ella. Luego se disuelve una cantidad específica (por peso) de la muestra en un volumen conocido de ácido y, por último, cada mineral se aísla y se mide en partes por millón (ppm) aplicando un método de análisis químico llamado fotoespectrometría de absorción atómica (*atomic absorption photospectrometry*).

El análisis del cabello también evalúa de manera relativamente estable la concentración mineral, la cual se puede analizar por computador para determinar la correlación entre varios elementos del cabello. Antes de que el problema se vuelva irreversible, se pueden desarrollar y aplicar tratamientos para los problemas ya identificados utilizando terapias de chelation y/u otros programas. (*Ver* TERAPIA DE CHELATION en la Tercera Parte). Más tarde, se pueden comparar análisis del cabello posteriores con el inicial para evaluar la eficacia del tratamiento.

Hable con su médico o profesional de la salud para que le informe sobre laboratorios respetables que practiquen análisis del cabello.

AROMATERAPIA Y ACEITES ESENCIALES

La aromaterapia es el uso de aceites puros esenciales para mejorar el bienestar físico y mental. Los aceites esenciales son esencias aromáticas y altamente concentradas de las plantas. Estos aceites pueden tener muchas aplicaciones en nuestras vidas. A veces se pueden emplear como complemento natural, o sustituto, de medicamentos, tanto con receta como sin ella. También se pueden utilizar simplemente para hacernos sentir mejor.

La aromaterapia usa el sentido del olfato para enriquecer nuestra experiencia del mundo. El olfato juega un papel decisivo en la percepción de nuestra realidad cotidiana y en nuestras reacciones físicas, emocionales y mentales hacia el entorno que nos rodea. Los aromas nos ayudan a orientarnos y reconocer las estaciones del año, nuestra ubicación y las situaciones de peligro. Los aceites esenciales no sólo repercuten no sólo en los aspectos físicos, sino también en los mentales y emocionales de nuestras vidas. La inhalación de ciertos aceites esenciales se suele relacionar con la liberación de químicos del cerebro que estimulan varias emociones. Por ejemplo, el aceite de lavender tiene la capacidad de hacernos evocar y de aumentar la segregación de serotonina, lo que produce un efecto calmante. Algunos aceites esenciales de uso tópico tienen propiedades curativas.

Siempre que vaya a comprar aceites esenciales, asegúrese de que son extractos botánicos 100 por cien puros, es decir, que no sean reproducciones químicas de diferentes fragancias. Las reproducciones químicas no son eficaces en la aromaterapia porque no provocan la misma respuesta bioquímica que los aceites esenciales puros y naturales.

Los aceites puros esenciales se extraen directamente de varias partes de diversas plantas. Los aceites se pueden obtener mediante diversos métodos, como la destilación, la extracción de solventes, la extracción de carbon dioxide, por presión y por *enfleurage* (un proceso que consiste en usar un aceite inodoro para extraer la esencia de los pétalos de las flores. El tipo y la parte de la planta que se usa determina el proceso de extracción.

Cuando vaya a comprar aceites esenciales, tenga presentes estas cuestiones:

- Compre en cantidades pequeñas (el oxígeno que queda en las botellas llenas a medias deteriora la esencia).
- Lea la etiqueta con cuidado y asegúrese de que es "aceite puro esencial".
- Asegúrese de que comprende que la disponibilidad de las diferentes plantas y los métodos de extracción influyen en los precios, por lo que puede haber diferencias im-

Aceites esenciales comunes

Existen muchos aceites esenciales disponibles, cada uno de ellos con sus propiedades especiales. La siguiente tabla ofrece un listado de algunos de los aceites más comúnmente empleados y de sus cualidades. Úsela para determinar qué aceite o aceites desearía probar.

Aceite esencial	**Usos**
Bergamot	Un aceite equilibrante. Alivia la melancolía y la depresión.
Cedarwood	Antiséptico, astringente y sedante. Normaliza la función de las glándulas sudoríparas. Es bueno para los problemas bronquiales y útil para el control de hongos y moho.
Chamomile	Analgésico, antiinflamatorio y antiespasmódico. Excelente contra los dolores de cabeza (aplicar en forma de compresa). Buena en baños, aclarados de cabello y aceites de masaje.
Cinnamon bark	Útil para aromatizar el hogar o la oficina. Buen ambientador y antifúngico.
Clary sage	Un aceite muy romántico, tanto para hombres como mujeres. Antidepresivo, y reductor de la ansiedad, antiinflamatorios, antiespasmódico y afrodisíaco. Ayuda a contrarrestar el insomnio. Bueno para su uso en productos para la piel y el cabello. *Advertencia:* No se debe usar en los primeros meses de embarazo.
Cypress	Astringente, antiséptico, antiespasmódico y desodorante. Constriñe los vasos sanguíneos y repela las pulgas. Reduce la tos y la perspiración excesiva.
Eucalyptus	Antiséptico, antiviral, descongestionante, masaje para el pecho, desinfectante y expectorante. Reduce la fiebre. Usado como ungüento para aliviar dolores y molestias musculares. Bueno como repelente de insectos. Tiene efectos tranquilizantes, normalizantes.
Frankincense	Antiinflamatorio, antiséptico, sedante y expectorante. Promueve la regeneración celular. Bueno para la limpieza y purificación del hogar. Eficaz contra la bronquitis.
Geranium	Antidepresivo, antidiabético, equilibrante hormonal y repelente de insectos. Tiene efectos tranquilizantes, normalizantes y ligeramente sedantes. Bueno contra el PMS, la tensión nerviosa, los problemas cutáneos y las neuralgias. Bueno como condimento para los baños.
Grapefruit	Reduce el apetito; eficaz en el tratamiento de la obesidad. Equilibra los estados de ánimo, alivia la depresión, limpia el cuerpo de toxinas, reduce la retención de agua y desintoxica la piel. Útil para bañarse, en productos para la piel y en colonias.
Hyssop	Antiséptico y tónico. Útil para la limpieza y desintoxicación del organismo. Estimula el sistema respiratorio. Bueno contra la bronquitis al contribuir a la limpieza de la congestión pulmonar. *Advertencia:* No utilizar si tiene usted epilepsia o algún otro trastorno convulsivo.
Jasmine	Antidepresivo, antiséptico y sedante. Útil contra la ansiedad, los desequilibrios emocionales, la frigidez e impotencia. Bueno para la piel y el cuero cabelludo.
Juniper	Antiséptico, desintoxicante, diurético y purificador interno. Ayuda a eliminar las toxinas y parásitos del cuerpo, reduce los espasmos, mejora la artritis y reduce la celulitis. *Advertencia:* No usar durante el embarazo ni en caso de problemas renales.
Lavender	Útil como antiséptico y para mejorar el funcionamiento el sistema inmunológico. Calma y normaliza el organismo, combate las infecciones bacterianas y fúngicas, mitiga la depresión y reduce la inflamación. Bueno contra el acné, las quemaduras, el eczema, la descamación de la piel, el estrés y los trastornos del sueño.
Lemon	Antiséptico y astringente. Inhibe la propagación de las bacterias. Ayuda a reforzar las defensas del organismo contra las infecciones. Eficaz contra las varices, las úlceras estomacales, la ansiedad, depresión y los trastornos digestivos. Emulsifica y dispersa la grasa y el aceite. Usado en productos de limpieza, para aclarar el cabello y para depurar las heridas.

Aceite esencial	Usos
Linden	Tónico calmante, sedante y tranquilizante. Hidrata la piel.
Mandarin	Una fragancia dulce, suave y ácida. Ayuda a calmar y relajar los nervios, calambres y espasmos musculares. Se usa como complemento digestivo y se encuentra normalmente en jabones, cosméticos, perfumes y colonias.
Orange	Equilibra y eleva el espíritu. Tiene propiedades antiespasmódicas y regenerativas. Utilizado en productos para el cuidado de la piel. *Advertencia:* Este aceite aumenta la sensibilidad al sol. No usar si se va a pasar mucho tiempo al aire libre.
Patchouli	Aroma de tierra usado en fragancias personales, baños y productos para el cuidado del cabello. Bueno para la piel seca. Tiene propiedades antidepresivas, antiinflamatorias, antisépticas, afrodisíacas y fungicidas.
Peppermint	Útil contra los dolores de cabeza, la congestión, fatiga, indigestión, fiebre, molestias musculares, problemas nasales y estomacales. Antiséptico, antiespasmódico, estimulante mental y regenerativo. Bueno para usar en baños y productos para el cuidado de la boca.
Pine	Antiviral, antiséptico, expectorante, restaurador y estimulante. Ayuda a aclarar la mente.
Rose	Antidepresivo, antiséptico y tónico astringente. También es un sedante ligero. Bueno contra las molestias femeninas, la impotencia, el insomnio y los nervios. Empleado en los productos para el cuidado de la piel.
Rosemary	Analgésico, antiséptico, antiespasmódico, astringente y estimulante mental. Mejora la circulación. Bueno contra la celulitis, la caspa, la caída de cabello, los problemas de memoria, dolores de cabeza y los dolores musculares. Se emplea en los productos para el cuidado del cabello como acondicionador y abrillantador. *Advertencia:* Si se produce irritación, deje de usarlo. No lo use directamente sobre la piel sin diluirlo antes. Si tiene usted asma o bronquitis, tenga precaución al aspirarlo. No usar si tiene usted epilepsia.
Rosewood	Antiséptico y regenerador. Calma y ayuda a restaurar el equilibrio emocional. Bueno contra la ansiedad, la regeneración celular, la depresión, dolores de cabeza, náusea, PMS y tensión. Bueno para los aceites faciales o de masajes.
Sandalwood	Antidepresivo, antiséptico , expectorante, afrodisíaco e hidratante para la piel. Eficaz contra la bronquitis y el nerviosismo. Calma la mente y el cuerpo. Bueno en combinaciones para el cuidado de la piel.
Tea tree	Potente fungicida y antiparasítico antiinflamatorio, antiséptico, antiviral, antiinfecciones, expectorante. Bueno contra el pie de atleta, la congestión bronquial, la caspa, picaduras de insecto, ringworm y las infecciones por hongos.
Thyme	Antiséptico, antiespasmódico y expectorante. Calmante.
Vanilla	Usado principalmente como fragancia para el baño y para el cuerpo. Se emplea en productos para el cuidado de la piel.
Yarrow	Antiinflamatorio y antiespasmódico. Mejora la digestión y baja la presión arterial. Funciona de manera similar a la chamomile.
Ylang ylang	Antidepresivo, antiséptico, afrodisíaco y sedante. Eleva el ánimo, alivia la ansiedad, reduce el estrés, regulariza el ritmo cardíaco y baja la presión arterial. Bueno contra la frigidez, la presión arterial alta y la impotencia.

portantes en el costo de los diversos aceites. Esto es normal.

- Determinado aceites vegetales, como el apple blossom y el peach blossom no se pueden extraer. Si encuentra usted aceites con esos aromas, no son esencias verdaderas.

Es relativamente sencillo usar aceites esenciales o esencias. Básicamente, basta con diluir una pequeña cantidad de aceite esencial en una base (bien de agua o de otro aceite, denominado aceite portador) y aplicarlo o inhalarlo. Para la terapia de inhalación hay disponibles aparatos especiales como difusores, lámparas de aromaterapia, anillos de fragancia para las bombillas y fragancieros. Siempre que use estos instrumentos, siga las instrucciones del fabricante. Otra opción es simplemente inhalar los aromas de la botella. Para las aplicaciones tópicas pueden usarse cualquiera de los siguientes elementos para disolver el aceite esencial.

- Aceite de almendra.
- Aceite de apricot.
- Aceite de grape seed.
- Aceite de jojoba.
- Aceite de oliva.
- Agua

Estas son algunos de las proporciones de disolución sugeridas para las aplicaciones tópicas:

- Baños. Mezclar ocho gotas de esencia con una taza de agua, y añadir al baño.
- Loción corporal. Añadir 25 gotas de esencia a ocho onzas de loción inodora.
- Ambientador para alfombras. Añadir 25 gotas de aceite esencial a 16 onzas de agua.
- Limpieza. Añadir 25 gotas de aceite esencial a dos galones de agua.
- Aceite facial. Añadir seis gotas de aceite esencial a una onza de aceite de jojoba.
- Acondicionador de cabello. Añadir una gota de aceite esencial a cuatro o seis de acondicionador inodoro.
- Aclarado de cabello. Añadir 10 gotas aceite esencial a 16 onzas de agua.
- Aceite de masaje. Añadir 25 gotas de aceite esencial a dos onzas de almendra, apricot, grape seed, jojoba o aceite de oliva.
- Perfume. Añadir 12 gotas de esencia a $1/2$ onza de agua o de aceite de jojoba.
- Desodorante para habitaciones. Añadir 25 gotas de aceite esencial a 16 onzas de agua.
- Champú. Añadir 12 gotas de aceite esencial a 16 onzas de champú inodoro.

Cuando use esencias, o aceites esenciales, tenga en cuenta que están muy concentrados y son muy potentes. Guarde siempre las siguientes precauciones básicas:

- No use aceites a su potencia máxima. Dilúyalos siempre. Algunos aceites esenciales pueden llegar a ser tóxicos si se usan a plena potencia.
- No los use cerca de los ojos.
- No se toque la cara, las membranas mucosas o los genitales con sus manos si éstas han entrado en contacto directo con los aceites.
- Mantenga los aceites esenciales lejos del alcance de los niños.
- Sea muy cuidados cuando use los aceites con los niños, especialmente los más pequeños. Cuando lo haga, reduzca la concentración del aceite esencial a la mitad o menos.
- Sea prudente con el uso de estos aceites durante el embarazo.
- Evite la exposición al sol cuando use bergamot y otros aceites cítricos.

Para ayudarle a decidir qué aceites esenciales pueden ser adecuados para sus necesidades particulares, ver Aceites esenciales comunes, en la página 857.

AYUNOS

A lo largo del tiempo en el organismo se acumulan muchas toxinas a causa, entre otros factores, de los contaminantes que se encuentran en el aire que respiramos, de los químicos del agua que bebemos y de los alimentos que consumimos. Periódicamente el organismo trata de deshacerse de esas toxinas y libera a los tejidos de ellas. Las toxinas se introducen entonces en el torrente sanguíneo, lo que hace que el organismo entre en un ciclo de "baja energía". Durante este ciclo, la persona puede experimentar dolores de cabeza, depresión o diarrea. Ayunar es un método eficaz y seguro para ayudarle al organismo a desintoxicarse y a atravesar ese ciclo de debilidad y falta de energía más rápidamente y con menos síntomas. De hecho, ayunar es recomendable para cualquier enfermedad, pues le proporciona al organismo el descanso que necesita para recuperarse. Las enfermedades agudas, los trastornos del colon, las alergias y las enfermedades respiratorias responden sumamente bien a los ayunos, mientras que las enfermedades degenerativas crónicas son las que menos bien responden. Al ahorrarle al organismo el trabajo de digerir los alimentos, ayunar no sólo contribuye a que el organismo se deshaga de las toxinas, sino que facilita la curación.

Sin embargo, ayunar no sólo es provechoso cuando hay problemas de salud o cuando el organismo se encuentra falto de vigor y energía. Ayunar con regularidad permite que los órganos descansen y, por tanto, ayuda a revertir el proceso de envejecimiento y a disfrutar de una vida más larga y saludable. Durante el ayuno:

- El proceso natural de expulsión de toxinas continúa y la entrada de nuevas toxinas disminuye, lo que reduce la cantidad total de toxinas del organismo.
- La energía que el organismo utiliza para la digestión se invierte en el funcionamiento del sistema inmunológico, en el desarrollo de las células y en los procesos de eliminación.

- La carga de trabajo del sistema inmunológico disminuye enormemente, y desaparece el riesgo de inflamación del tracto digestivo a causa de reacciones alérgicas a los alimentos.
- La sangre se adelgaza al disminuir la grasa sérica, lo que aumenta la oxigenación de los tejidos y mejora la movilización de los glóbulos blancos de la sangre.
- Se liberan químicos como pesticidas y drogas, que se almacenan como parte de la grasa.
- Se adquiere sensibilidad hacia la dieta y todo lo que la rodea.

Gracias a los efectos mencionados, ayunar acelera la curación, purifica la sangre y limpia el hígado, los riñones y el colon. Ayunar contribuye también a perder el exceso de peso y de agua, a eliminar las toxinas, a aclarar los ojos, a limpiar la lengua y a refrescar el aliento. Es recomendable ayunar, por lo menos, tres días cada mes y hacer un ayuno de diez días por lo menos dos veces al año.

Dependiendo de la duración, el ayuno tiene distintos objetivos. Un ayuno de tres días limpia la sangre y le ayuda al organismo a eliminar las toxinas. Un ayuno de cinco días inicia el proceso de curación y fortalece el sistema inmunológico. Un ayuno de diez días sirve para tratar diversos trastornos antes de que surjan, y puede ayudar a combatir problemas de salud, entre ellos las enfermedades degenerativas que son tan comunes hoy en día a causa de la contaminación química de nuestro medio ambiente.

Hay ciertas precauciones que se deben tener en cuenta cuando se hace un ayuno. Primero, *no se debe* ayunar con agua únicamente. Un ayuno a base de agua elimina las toxinas con demasiada rapidez, lo que produce dolor de cabeza y peores problemas. En cambio, hacer la dieta a base de jugos frescos que se expone más adelante favorece la eliminación de las toxinas y promueve la curación, ya que le aporta al organismo vitaminas, minerales y enzimas. Hacer esta clase de ayuno aumenta la probabilidad de seguir haciendo una dieta saludable, pues acostumbra al individuo al sabor de los vegetales crudos y a la vitalidad que proporcionan. Segundo, los ayunos de más de tres días sólo se deben hacer con supervisión de un profesional de la salud calificado. Incluso los ayunos de corta duración deben ser supervisados por un médico cuando hay diabetes, hipoglicemia u otros problemas crónicos de salud. Las mujeres embarazadas y las que están lactando no deber ayunar *nunca.*

Por último, es importante que tenga en cuenta que así como dañar su salud fue un proceso de muchos años, fortalecer su organismo y volver a disfrutar de una excelente salud puede tomar algún tiempo. Sin embargo, usted puede lograrlo. Por tanto, cuando no se sienta bien, ¡ayune y mejórese!

Procedimiento

A fin de prepararse para ayunar, consuma únicamente vegetales y frutas crudos durante dos días. Esto disminuye el impacto que el ayuno le puede ocasionar al organismo.

Durante el ayuno, tome diariamente por lo menos ocho vasos de 8 onzas de agua destilada al vapor, además de jugos puros y hasta dos tazas de té de hierbas. Diluya todos los jugos en el agua agregando aproximadamente una parte de agua por cada tres partes de jugo. No debe tomar jugo de naranja ni de tomate, y debe evitar todos los jugos que contienen edulcorantes u otros aditivos.

El jugo más eficaz para tomar durante el ayuno es el de limón fresco. Agregue el jugo de un limón a un vaso de agua tibia. Los jugos frescos de manzana, remolacha, cabbage, zanahoria, apio y uva también son provechosos, al igual que los "green drinks", que son hechos con vegetales hojosos de color verde. Los "green drinks" son excelentes desintoxicantes. El jugo de cabbage crudo es particularmente beneficioso para tratar las úlceras, el cáncer y todos los problemas del colon. Asegúrese de tomarlo tan pronto como lo prepare, porque al dejarlo reposar pierde su riqueza vitamínica.

Después del ayuno que consista en jugos, tés y agua, haga una dieta de dos días a base de frutas y vegetales crudos. Consumir alimentos cocinados inmediatamente después de ayunar puede arruinar los efectos positivos del ayuno. Las primeras comidas después de ayunar deben ser frecuentes y pequeñas, ya que durante el ayuno disminuye tanto el tamaño del estómago como la secreción de jugos gástricos.

Hierbas

- [ ] Durante el ayuno, tome té de hierbas una o dos veces al día. Pruebe los siguientes:
- [ ] Para vigorizar el hígado y limpiar el torrente sanguíneo, tome té de alfalfa, burdock, chamomile, dandelion, milk thistle, red clover y rose hips.

Advertencia: No utilice chamomile de manera permanente, pues puede producir alergia al ragweed. Evítela por completo si es alérgico al ragweed.

- [ ] Mezcle una parte de jugo de cranberry sin dulce con dos partes de té de pau d'arco y de echinacea. Tome esta bebida cuatro veces al día para reforzar el sistema inmunológico, ayudar al funcionamiento de la vejiga y eliminar las bacterias indeseables del colon.

Advertencia: No tome echinacea si sufre de cualquier trastorno inmunológico.

- [ ] El té de peppermint es provechoso por sus efectos calmantes y porque fortalece los nervios. También es beneficioso para tratar la indigestión, las náuseas y la flatulencia.

❑ Tome té de slippery elm para mitigar la inflamación del colon. Este té produce buenos resultados cuando se utiliza como solución para enema.

❑ Tome dos cápsulas de ajo dos veces al día. Si prefiere un suplemento líquido, agregue el aceite del ajo a un vaso de agua. Los suplementos de ajo se pueden tomar todos los días antes, durante y después del ayuno para promover la salud general, favorecer la curación y eliminar del colon muchas clases de parásitos.

Recomendaciones

❑ Si siente la necesidad de comer algo durante el ayuno, consuma una tajada de watermelon. No acompañe el watermelon con ningún otro alimento. También puede consumir salsa de manzana fresca (no enlatada) hecha en el blender o en el procesador de alimentos. No les retire la cáscara a las manzanas y no las cocine.

❑ Tome suplementos de fibra todos los días antes y después del ayuno, pero no durante el ayuno. A fin de promover la limpieza del colon antes y después de ayunar, asegúrese de utilizar fibra adicional en su dieta diaria. El bran, en especial el salvado de avena, es una excelente fuente de fibra. Trate de evitar los suplementos que contengan salvado de trigo, pues pueden irritar la pared del colon. Otra buena fuente de fibra es el producto Aerobic Bulk Cleanse (ABC), de Aerobic Life Industries. Mézclelo con medio jugo de aloe vera, y con medio jugo natural de cranberry. Esta mezcla proporciona fibra, limpia el colon y tiene efectos curativos. Otros productos de fibra de buena calidad son psyllium seed husks y flaxseeds molidas. Las cápsulas de fibra se deben tomar siempre con un vaso grande de agua, porque se expanden y absorben una gran cantidad de agua.

❑ No mastique chicle durante el ayuno. El proceso digestivo empieza cuando la masticación estimula la liberación de enzimas en el tracto gastrointestinal. Cuando las enzimas no disponen de ningún alimento para digerir en el estómago, pueden surgir problemas.

❑ Si desea, utilice spirulina durante el ayuno. La spirulina tiene un alto contenido de proteína y una gran variedad de vitaminas y minerales, además de clorofila, que limpian el organismo. Si está tomando spirulina en tabletas, tome cinco, tres veces al día. Si está utilizando una variedad en polvo, tome una cucharadita tres veces al día mezclada en un vaso de jugo.

❑ Si tiene hipoglicemia, nunca deje de consumir algún suplemento proteínico cuando esté ayunando. La spirulina, que se describió anteriormente, es una buena opción. Asegúrese de que sea de buena calidad, de que haya sido examinada en laboratorio y de que haya sido depurada antes de su procesamiento. El producto Kyo-Green, de Wakunaga, también es provechoso. Antes de empezar cualquier ayuno, consulte con un profesional de la salud idóneo.

❑ Si usted tiene más de sesenta y cinco años o si requiere suplementos todos los días por alguna otra razón, no suspenda el uso de los suplementos vitamínicos y minerales durante el ayuno. Las personas de edad avanzada necesitan tomar diariamente ciertas vitaminas y minerales. Cuando tome jugos, reduzca la dosis de los suplementos que esté tomando.

❑ Si lo desea utilice los productos Kyo-Green, de Wakunaga of America, y ProGreens, de Nutricology, antes, durante y después del ayuno, pues contienen todos los nutrientes necesarios para contribuir a la curación. Si los utiliza durante el ayuno, estos productos deben reemplazar un vaso de "green drink".

❑ Debido a que el organismo libera toxinas durante el ayuno, se puede presentar fatiga, irritabilidad, ansiedad, confusión, vahídos e insomnio. También se puede presentar olor corporal, resequedad y descamación de la piel, erupciones cutáneas, dolor de cabeza, náuseas, tos, diarrea, orina de color oscuro, deposición oscura y de muy mal olor, dolores en el cuerpo, secreciones bronquiales, secreciones paranasales, y/o problemas visuales o auditivos. Estos síntomas no revisten gravedad alguna y lo normal es que se alivien rápidamente. Para aliviar los síntomas, hágase todos los días un enema de jugo de limón (para limpiar el colon) y un enema de café (para purificar el hígado de impurezas). (*Ver* ENEMAS en la Tercera Parte).

❑ Durante el ayuno, descanse lo suficiente. Si es necesario, haga siestas durante el día para recargar sus baterías.

❑ Si desea, consuma antes, durante y después del ayuno Desert Delight, de Aerobic Life Industries. Este producto, que contiene cranapple, papaya y jugo de aloe vera, ayuda a mantener limpio el colon y refuerza el funcionamiento de los riñones y de la vejiga. También favorece la digestión y la curación de las úlceras. Si lo utiliza durante el ayuno, este producto debe reemplazar un vaso de jugo.

❑ Pase por el exprimidor los siguientes vegetales y obtendrá un magnífico jugo que ayuda a curar muchas enfermedades: 3 zanahorias, 3 hojas de kale, 2 palitos de apio, 2 remolachas, 1 nabo, $^1/_4$ de libra de espinaca, $^1/_2$ cabbage, $^1/_4$ de racimo de perejil, $^1/_4$ de cebolla y $^1/_2$ diente de ajo. Si no tiene exprimidor, prepare un caldo. Deje hervir estos vegetales a fuego lento sin agregar ningún condimento. Reemplace cualquier jugo con este caldo y guarde los vegetales para después del ayuno. Recuerde que no debe consumir ningún alimento sólido mientras esté ayunando.

❑ Debido a que durante el ayuno el organismo libera toxinas, es posible sentir sucia la lengua y un sabor desagradable en la boca. A fin de aliviar esta molestia, enjuáguese la boca con jugo de limón.

❑ El producto Daily Detox Tea, de MD Labs (una filial de Houston International), se puede utilizar antes, durante y después del ayuno. Cuando se utiliza durante el ayuno, debe reemplazar una taza de té de hierbas. Este producto les ayuda al torrente sanguíneo y a los órganos a eliminar toxinas.

❑ Si usted usa dentadura postiza, utilícela durante el ayuno para evitar que las encías se encojan.

❑ Continúe durante el ayuno su rutina diaria, incluido el ejercicio moderado. Evite el ejercicio físico vigoroso.

❑ Tenga en cuenta que ayunar durante una fase "baja" le ayuda al organismo a entrar en una fase "alta", es decir, en un período durante el cual uno se siente muy bien y lleno de energía. Esto ocurre porque se han eliminado las impurezas del organismo. Sin embargo, al empezar a contaminar nuevamente el organismo, las toxinas se vuelven a acumular y, con el tiempo, se experimenta otra vez una fase baja. Si esto sucede, se debe repetir el ayuno.

❑ Antes, durante y después del ayuno, hágase masajes en seco con un cepillo de cerdas naturales. El cepillo debe tener un mango largo para que se pueda cepillar la espalda. Esto ayuda a liberar la piel de toxinas y células muertas. Cepíllese siempre en dirección al corazón: de la muñeca hacia el codo, del codo hacia el hombro, de los tobillos hacia las rodillas, de las rodillas hacia la cadera, y así sucesivamente. Este masaje, que mejora enormemente la circulación, desprende grandes cantidades de piel muerta, lo cual ayuda a limpiar los poros y a expulsar sustancias tóxicas de la piel. No se deben masajear las áreas con acné, eccema o psoriasis. También se deben evitar las áreas que tengan heridas o cicatrices recientes, y las que presenten várices protuberantes.

BAÑOS DE ASIENTO

Al igual que para la hidroterapia, para los baños de asiento se utiliza agua caliente y fría, vapor y hielo. El objetivo de esta terapia es recobrar la salud y conservarla. Los baños de asiento aumentan la irrigación sanguínea hacia las áreas pélvica y abdominal y, por tanto, pueden ayudar a reducir la inflamación y a aliviar diversos problemas. Los baños de asiento se pueden hacer con agua caliente o fría. También se pueden hacer alternando el agua caliente y el agua fría. Los baños de asiento calientes son particularmente provechosos para tratar las hemorroides, los trastornos musculares, el dolor en los ovarios y en los testículos, los problemas de próstata y los cólicos uterinos. Los baños de asiento fríos son beneficiosos para combatir el estreñimiento, la impotencia, la inflamación, los trastornos musculares y las secreciones vaginales. Alternar los baños calientes y fríos puede ayudar a aliviar la congestión, los trastornos musculares y abdominales, la intoxicación de la sangre, las infecciones de los pies, el dolor de cabeza, la neuralgia y la inflamación de los tobillos.

Procedimiento

Para tomar un baño de asiento, llene la bañera de modo que el agua le llegue a la cadera y le cubra hasta la parte media del abdomen. Si no va a utilizar bañera, use un recipiente que le permita introducir las regiones pélvica y abdominal. En Internet o en tiendas especializadas en productos para la salud (las mimas que venden sillas de ruedas y otros aparatos médicos) puede encontrar recipientes adecuados. En este caso, llene otro recipiente con agua un poco más caliente y, al mismo tiempo, introduzca en él los pies. Para que se sienta más cómodo, cúbrase con una sábana o con una cobija.

Como se mencionó anteriormente, la temperatura del agua debe variar de acuerdo con la clase de enfermedad o trastorno que se esté tratando de combatir. Cuando tome un baño de asiento caliente, la temperatura del agua debe ser, más o menos, de 104ºF a 106 º. (*Asegúrese de que no sobrepase los 110ºF.*) Frecuentemente se indica que ésta es la temperatura recomendada, pero nosotros creemos que es demasiado alta. Inicie el baño utilizando agua entre 90ºF y 100ºF, y aumente poco a poco la temperatura hasta alcanzar 106ºF. Si desea, sumerja los pies en agua un poco más caliente y colóquese una compresa fría en la frente, pues le ayudará a soportar el calor del agua (asegúrese de preparar el baño de asiento, el baño para los pies y la compresa fría con anterioridad).

El baño de asiento debe durar entre veinte y cuarenta minutos. Cuando el calor húmedo del baño le haya aliviado el área afectada, usted puede estimular aún más el organismo tomando una ducha corta de agua fría, o simplemente salpicándose el cuerpo con agua fría. Luego séquese con una toalla.

Cuando tome un baño de asiento frío, llene la bañera o el recipiente con agua helada. Permanezca en el agua entre treinta y sesenta segundos únicamente. El baño no debe durar, por ningún motivo, más de sesenta segundos. En vez de ser beneficioso, cualquier tiempo adicional podría resultar perjudicial. Cuando haya terminado el baño, séquese con una toalla.

Para los baños de asiento que alternan frío y calor, llene un recipiente con agua helada, y otro con agua a una temperatura aproximada de 106ºF. Primero sumerja el área afectada en el agua caliente durante tres a cuatro minutos. Luego haga lo mismo en el agua fría durante treinta a sesenta segundos. Repita este procedimiento entre dos y cuatro veces, y luego séquese con una toalla.

Es importante advertir que las personas que tienen algún problema de salud deben consultar con su médico o profesional de la salud antes de decidirse a tomar baños de asiento de cualquier tipo.

BIORRETROALIMENTACIÓN

Ver en CONTROL DEL DOLOR.

CONTROL DEL DOLOR

El dolor es un mensaje que el organismo le envía al cerebro indicándole que alguna enfermedad, lesión o actividad ha causado daño en alguna parte. El dolor nos hace percatar de muchos problemas (desde un sencillo desgarramiento muscular hasta apendicitis) antes de que revistan gravedad. Un dolor leve motiva al individuo a poner en reposo el área lesionada, lo que ayuda a reparar los tejidos y a prevenir daños adicionales. Un dolor severo no sólo motiva al individuo a poner en reposo el área afectada, sino también a buscar tratamiento.

Sin embargo, no todo dolor tiene una función útil. Mientras que el *dolor agudo* es una advertencia de que el problema requiere atención inmediata, en algunos casos el dolor persiste durante mucho tiempo después de que el área afectada se ha curado. En otros casos, el dolor puede deberse a dolor de espalda recurrente, a migraña y otras clases de dolor de cabeza, o a artritis y otras enfermedades. El *dolor crónico*, es decir, el dolor que se presenta de manera continua o intermitente durante más de seis meses, puede ser señal de un problema de salud permanente e imposible de solucionar mediante tratamiento. En este caso, la meta es controlar el dolor.

En algunas personas, el dolor es cíclico: el dolor produce ansiedad y esta ansiedad intensifica el dolor. Sentir temor y anticiparse al problema físico también puede intensificar el dolor, lo que conduce a experimentar depresión y sentimientos de impotencia. Desde luego, un dolor de esta naturaleza limita las actividades del individuo y genera un "ciclo de dolor crónico" que puede afectar adversamente a su seguridad y a su autoestima.

Para evitar los ciclos de dolor crónico, es importante estar consciente de ellos y entender los efectos que produce desde el punto de vista sicológico:

1. Por lo general, el ciclo empieza con períodos prolongados de descanso e inactividad, lo que reduce la fortaleza física, la resistencia y la flexibilidad. Como resultado, el individuo empieza a sentirse inseguro en cuanto a su capacidad de desarrollar actividades, lo que afecta a sus metas personales.

2. La incapacidad de desarrollar las actividades normales del hogar y del trabajo puede llevar a sentimientos de frustración y a que el individuo se vea como una persona inútil e incapaz, lo que afecta a su autoestima. Esta situación genera aún más depresión.

3. En épocas durante las cuales el dolor disminuye o es más tolerable de lo normal, la persona corre el riesgo de esforzarse demasiado para demostrarse a sí mismo y a los demás que todavía puede hacer las cosas que hacía antes de que apareciera el dolor crónico.

4. Como consecuencia del esfuerzo excesivo, el dolor a menudo reaparece con mayor severidad que antes. Esto impide que la persona termine sus tareas y logre sus metas. Debido a la desmotivación y al dolor, la persona vuelve a limitar sus actividades y el ciclo comienza de nuevo.

El manejo del dolor es un medio para evitar convertirse en víctima del ciclo del dolor crónico. Por lo general, reducir el dolor físico evita que se vuelva a presentar el ciclo.

Existen muchos tratamientos para aliviar el dolor. Algunos funcionan a un nivel exclusivamente físico, interrumpiendo el proceso doloroso o insensibilizando las terminaciones nerviosas. Otros tratamientos abordan el control del dolor a nivel sicológico, influyendo en la percepción mental del dolor. Sin embargo, en el dolor suelen coexistir sin una separación clara los aspectos físico y sicológico. Así como reducir la intensidad del dolor físico disminuye la ansiedad del paciente y mejora su actitud, la mente se puede utilizar para relajar los músculos y lograr otros cambios físicos que se traducen en disminución de los síntomas. El objetivo de las siguientes secciones es darle a conocer algunas de las muchas técnicas que se utilizan hoy en día para controlar el dolor. Dependiendo de la causa y de la severidad del dolor, así como también de sus propias preferencias, tal vez usted quiera ensayar una o más de estas técnicas. Aunque usted mismo puede poner en práctica algunas de ellas sin ayuda, como aplicarse compresas calientes y frías, otras técnicas, como la biorretroalimentación, requieren capacitación previa con un profesional idóneo. Algunas técnicas, como la quiropráctica, sólo deben ser realizadas por un profesional. En lo posible, pídales recomendaciones a sus amigos o a su médico. Un recurso excelente son las clínicas del dolor que cuentan con profesionales experimentados en el manejo de distintas técnicas para controlar el dolor. Asegúrese de que el profesional al que consulte haya obtenido buenos resultados en casos parecidos al suyo.

ACUPUNTURA

La acupuntura es una antigua técnica china que se basa en la creencia de que el *chi*, la energía vital fundamental que fluye en todas los organismos vivos, determina la salud. Se cree que esta energía se moviliza por el organismo a lo largo de vías llamadas meridianos, cada uno de los cuales se une a un órgano específico. Cuando el flujo de la energía se encuentra en equilibrio, el individuo goza de buena salud. Sin embargo, cuando algo interrumpe el flujo energético, se pueden presentar problemas, entre ellos dolor. La acupuntura se utiliza para normalizar el flujo de la energía y, como consecuencia, para mejorar la salud.

Durante el tratamiento de la acupuntura, el acupuntor introduce agujas delgadas en puntos específicos del cuerpo. Aunque en algunas ocasiones la introducción de las agujas provoca una leve molestia, el tratamiento es prácticamente indoloro. Las agujas se pueden dejar colocadas desde pocos minutos hasta media hora. A fin de reforzar la terapia, el acupuntor puede recomendar tomar hierbas en té o en cápsula, y también puede sugerir ejercicios y cambios particulares en el estilo de vida. En muchos casos, la acupuntura es tan eficaz que produce alivio después de una sola sesión; en otros casos, después de varias sesiones.

Aunque la acupuntura se utiliza para tratar problemas de salud tan diversos como adicciones y trastornos mentales, en Estados Unidos se utiliza más que todo para aliviar el dolor, como las migrañas y el dolor de espalda. Estudios han indicado que la acupuntura puede estimular la producción de endorfinas, sustancias propias del organismo que eliminan el dolor. La acupuntura es una terapia completamente inocua y no produce efectos secundarios conocidos.

Para obtener más información acerca de la acupuntura y de los profesionales de la salud que la practican en su localidad, comuníquese con la American Association of Oriental Medicine. (*Ver* Organizaciones Médicas y de la Salud, en el Apéndice).

BIORRETROALIMENTACIÓN

La biorretroalimentación combina una variedad de métodos de relajación, como imaginería guiada y meditación, con el uso de instrumentos que controlan las reacciones del individuo. Con el tiempo, el individuo aprende a regular conscientemente diversas *funciones autónomas*, entre ellas la frecuencia cardíaca, la presión arterial y otros procesos que anteriormente se consideraban involuntarios. Al regular estas funciones de manera consciente, es posible controlar una cantidad de problemas, incluido el dolor.

Durante la sesión de biorretroalimentación, los electrodos que van conectados a la unidad de monitoreo se adhieren a la piel sin producir dolor. El aparato puede medir la temperatura de la piel, el pulso, la presión arterial, la tensión muscular y la actividad de las ondas cerebrales, entre otras cosas. Cuando se utilizan técnicas como, por ejemplo, relajación, para producir un cambio (bajar la presión arterial, por ejemplo), el aparato proporciona continuamente a través de sonidos o imágenes retroalimentación sobre el progreso del individuo. Con el tiempo y con la ayuda del profesional, la persona logra la reacción deseada sin utilizar el aparato.

Aunque la biorretroalimentación se ha utilizado con éxito para controlar una gran variedad de problemas de salud, es más conocida por su eficacia para tratar el dolor de cabeza. En muchos casos, la biorretroalimentación ha logrado prevenir el desarrollo de migrañas. También se ha utilizado para tratar lesiones y para aliviar el dolor producido por el síndrome de la articulación temporomandibular.

Se debe tener en cuenta que la biorretroalimentación no cura el problema de salud de fondo. Las sesiones se deben llevar a cabo junto con otras terapias y bajo la estricta supervisión de un médico o profesional de la salud idóneo.

Si usted está interesado en aprender a utilizar la biorretroalimentación, comuníquese con la Association for Applied Psychophysiology and Biofeedback. (*Ver* Organizaciones Médicas y de la Salud, en el Apéndice).

DIGITOPUNTURA

La digitopuntura, que se basa en las mismas creencias que constituyen el fundamento de la acupuntura (ver más atrás) y que se conoce también como "curación por contacto" es, en realidad, el más antiguo de los dos métodos. La digitopuntura y el arte curativo shiatsu (una técnica para hacer masajes) se suelen llamar "acupuntura sin agujas". Al igual que la acupuntura, el objetivo de la digitopuntura es restaurar la salud normalizando el flujo del *chi*, la energía vital que fluye por el organismo a lo largo de vías llamadas meridianos. Mientras que la acupuntura utiliza agujas para promover el flujo energético, la digitopuntura se basa en la presión con los dedos y las manos. La presión hace que se liberen neurotransmisores, que ayudan a inhibir la recepción y la transmisión del dolor.

La digitopuntura es un tratamiento seguro y sencillo. Además, no es costoso. Por su naturaleza no invasiva, este tipo de terapia puede ser realizada tanto por un profesional calificado como por el mismo paciente para obtener alivio inmediato del dolor. De hecho, varias técnicas de digitopuntura no requieren la intervención de ningún profesional. Por ejemplo, las técnicas Acu-Yoga, *Do-In y TuiNa* ayudan a controlar el dolor mediante masajes, posturas corporales y presión con los dedos.

Para obtener más información sobre la digitopuntura, comuníquese con el Acupressure Institute. (*Ver* Organizaciones Médicas y de la Salud, en el Apéndice).

EJERCICIOS DE RESPIRACIÓN

Una respiración poco profunda puede contribuir a la aparición de muchos trastornos. Necesitamos aprender a respirar profundamente y por el abdomen en lugar del pecho, que es lo que produce una respiración superficial. Aprender esta técnica ayuda a absorber más oxígeno, el cual pasa por los pulmones y queda absorbido en el torrente sanguíneo. El oxígeno es necesario para la respiración y el metabolismo celular, y una correcta función cerebral. Si se respira superficialmente, el cuerpo no puede eliminar dióxido de carbono de manera suficiente para una buena salud. Una técnica de respiración adecuada aumenta la capacidad pulmonar y la energía, acelera la curación de muchos trastornos y contribuye a aliviar la ansiedad, los síntomas del asma, el insomnio y el estrés.

Para practicar la respiración profunda, haga lo siguiente:

1. Respire lentamente por la nariz y desde el estómago, tan profundamente como pueda y aguante la respiración contando hasta diez.
2. Coloque la lengua entre sus dientes delanteros y la bóveda de la boca, y respire lentamente por la boca.

Haga esto durante cinco minutos tres veces al día en un entorno donde circule bien el aire, no en un lugar de mucho ruido ni contaminación.

Si quiere relajarse rápidamente, por ejemplo si tiene estrés o tensión, o si está sufriendo un ataque de ansiedad, extienda sus brazos hacia abajo a los lados del cuerpo. A medida que inhala profundamente, estire los brazos hacia arriba y afuera formando una V. Luego exhale lentamente por la boca y vuelva a bajar los brazos a los lados. Este es un ejercicio tanto de respiración como de estiramientos. Repítalo tantas veces como se sienta cómodo haciéndolo en el curso de una hora hasta que note alivio.

Hierbas

Por su capacidad para aliviar el dolor, durante siglos se ha utilizado una gran variedad de hierbas. Algunas de las más eficaces son:

- ❑ Angélica, black haw, cramp bark, kava kava, rosemary y raíz de valeriana son provechosas para aliviar el dolor asociado con calambres y espasmos musculares.
- ❑ Los tés hechos con blue violet, catnip, chamomile, gotu cola, licorice, rosemary, white willow y wood betony son eficaces para aliviar la tensión y el dolor de los nervios. El complejo DLPA, de Nature's Plus, que contiene white wil low bark, bromelaína y DL-fenilalanina, alivia el dolor eficazmente y de manera natural.

  Advertencia: No utilice chamomile de manera permanente y evítela por completo si es alérgico al ragweed. No consuma licorice todos los días durante más de siete días seguidos y evítelo por completo si su presión arterial es alta. No utilice productos que contengan fenilalanina si está embarazada o lactando, si está tomando algún inhibidor MAO para la depresión o si sufre de ataques de pánico, diabetes o fenilcetonuria (PKU). Si tiene hipertensión, empiece utilizando la dosis mínima y haga un seguimiento de su presión arterial antes de aumentar la dosis.
- ❑ El capsaicin, un ingrediente del cayenne (capsicum), puede aliviar el dolor cuando se aplica con regularidad en el área afectada. Este ingrediente se encuentra ahora en el producto Zostrix, una crema de aplicación tópica que se consigue sin receta médica. Se cree que el capsaicin alivia el dolor porque limita la producción de un neurotransmisor del dolor llamado sustancia P. Aunque el capsaicin puede producir ardor al principio, usarlo repetidamente impide que los nervios se vuelvan a abastecer de sustancia P, lo que evita que el dolor se transmita al cerebro. Diversas investigaciones han utilizado capsaicin para controlar el dolor asociado con varios problemas de salud, como neuralgia postherpética, neuropatía diabética, artritis reumatoidea, osteoartritis y dolores de cabeza en cluster. Cuando se administra por vía oral (cápsulas), el cayenne también es beneficioso para ayudar a aliviar el dolor.
- ❑ Las hierbas hops, kava kava, passion flower, raíz de valeriana, wild letuce y wood betony relajan los músculos y pueden ayudar a aliviar el dolor de la parte baja de la espalda.
- ❑ Los aceites esenciales de jasmine, juniper, lavender, peppermint, rose, rosemary y thyme han demostrado ser eficaces para mitigar múltiples dolores.
- ❑ El producto Migraine Pain Reliever, de Natural Care, es una eficaz combinación de hierbas que alivia las migrañas.
- ❑ Los jugos de papaya y/o de piña frescas se recomiendan altamente para combatir la inflamación, la acidez estomacal, las úlceras, el dolor de espalda y los trastornos digestivos.
- ❑ Se ha encontrado que el saffron es excelente para reducir el dolor abdominal que se presenta después del parto.

HIPNOTERAPIA

Al igual que la meditación y la visualización, la hipnoterapia es un método a través del cual un médico calificado o un terapeuta inducen un estado mental positivo en el individuo. El terapeuta procura calmar la mente consciente del individuo para que la mente inconsciente sea más accesible. El objetivo de la hipnosis es generar un estado de profunda relajación para aumentar la receptividad a la sugestión mediante la repetición tranquila de palabras y frases. Cuando el individuo llega a este estado, mediante sencillas indicaciones verbales el profesional le ayuda a la mente a bloquear la consciencia del dolor y a reemplazarla por un sentimiento más positivo, como el de calor. Cuando el dolor es resultado de una lesión, el profesional también puede ayudarle a la persona a recordar el incidente con más claridad. Esto suele contribuir a aliviar la ansiedad y, por tanto, a reducir el dolor.

La hipnoterapia estimula la generación de imágenes positivas, ayuda a reducir la ansiedad e induce un estado de profunda relajación. Durante el estado hipnótico, la mente se encuentra altamente centrada y completamente consciente de la situación, lo que le permite al individuo concentrarse sin distraerse. Cuando el individuo se encuentra hipnotizado, la respiración se vuelva más lenta, el número de pulsaciones disminuye y la presión arterial puede bajar.

A nadie se le puede obligar a someterse a una sesión de hipnosis. El individuo debe estar dispuesto a someterse al proceso. Es importante que exista una buena relación entre el terapeuta y el cliente.

La hipnosis se ha utilizado con éxito para manejar la migraña y otros tipos de dolor de cabeza. También se ha comprobado su eficacia para aliviar el dolor de espalda y de las articulaciones, al igual que el dolor producido por las quemaduras. Esta técnica puede convertirse en una valiosa herramienta, pues permite que uno mismo se hipnotice cuando lo necesite. Sin embargo, antes de ponerla en práctica es preciso recibir capacitación de un sicólogo, un terapeuta certificado u otro profesional con experiencia en hipnoterapia.

IMAGINERÍA GUIADA

Un gran número de investigaciones han indicado que las funciones del organismo que anteriormente se consideraban ajenas a la voluntad consciente se pueden modificar aplicando técnicas sicológicas. En los últimos años, la imaginería guiada ha empezado a gozar de una popularidad cada vez mayor. Esta técnica, basada en la conexión que existe entre la mente y el cuerpo, ayuda a sobrellevar varios trastornos, incluido el dolor.

Investigadores han encontrado un vínculo entre las emociones negativas y las deficiencias del sistema inmunológico y, a la inversa, entre las emociones positivas y el buen funcionamiento inmunológico. La imaginería guiada, o pensar con imágenes, es una herramienta eficaz para eliminar los pensamientos negativos y reemplazarlos por pensamientos positivos.

A través de la imaginería guiada, la mente evoca imágenes o escenas a fin de optimizar la utilización de la energía del organismo. Por ejemplo, usted puede cerrar los ojos y visualizar el dolor como un cuchillo afilado, enterrado en el área afectada. Luego puede imaginarse que está retirando el cuchillo y que se está aplicando una crema refrescante y calmante. Por medio de las imágenes, las personas que tienen cáncer comúnmente visualizan las células cancerosas del organismo como elementos débiles y los glóbulos blancos "luchadores" como elementos fuertes y destructores. En otros casos, se ha encontrado que en lugar de visualizar el dolor, concentrarse en una escena agradable como, por ejemplo, un día hermoso en la playa, promueve la relajación y controla el dolor considerablemente.

La imaginería guiada se ha utilizado con éxito para tratar la artritis reumatoidea y el cáncer, entre otras enfermedades. Se ha demostrado también que esta técnica reduce el estrés, lentifica el ritmo cardíaco y estimula el funcionamiento del sistema inmunológico. Aunque puede ser un medio eficaz para lograr el bienestar personal cuando se aprende correctamente, esta técnica no debe reemplazar al médico ni a los medicamentos que él prescriba. Más bien, se debe utilizar como complemento del tratamiento.

MASAJE

Los masajes tienen como objeto la manipulación de los músculos y otros tejidos blandos. Esta terapia es beneficiosa para una gran variedad de trastornos, incluidos los dolores y los espasmos musculares, el dolor producido por lesiones y los dolores de cabeza. Los masajes alivian el dolor de varias maneras: promueven la relajación muscular, estimulan el flujo sanguíneo a través de los músculos, favorecen el drenaje del fluido de los senos paranasales y reducen la inflamación aumentando la circulación linfática. Además, los masajes alivian el dolor porque deshacen el tejido cicatricial y las adherencias.

Los masajes no son recomendables para todo el mundo. Las personas con antecedentes de flebitis, de hipertensión arterial u otros trastornos vasculares no deben recibir masajes fuertes — como los que trabajan la musculatura profunda — sin la autorización de un médico. Nunca se deben masajear las áreas inflamadas. Las personas que tienen trastornos malignos o infecciosos deben evitar los masajes.

En la actualidad, una gran cantidad de terapias se basan en los masajes. Cada una se fundamenta en una teoría distinta y utiliza técnicas específicas. Los siguientes métodos de ejercicio físico representan algunas de las terapias que más se practican:

- *Masaje profundo*. A diferencia del clásico masaje sueco, este tipo de masaje trabaja músculos más profundos y ejerce mayor presión a fin de liberar la tensión muscular crónica. Por lo general, se concentra en un área específica.
- *Masaje Esalen*. El objetivo de esta clase de masaje es proporcionar una sensación de bienestar a través de estados de consciencia profundos y beneficiosos. El masaje Esalen se centra en la mente y en el cuerpo como un todo. Es un método de hipnosis que utiliza movimientos rítmicos lentos para inducir un estado general de relajación.
- *Método Feldenkrais*. El concepto de "autoimagen" es el núcleo de la teoría y de la técnica de este método. Mediante el ejercicio y el "tacto", el terapeuta ayuda a eliminar los patrones musculares negativos y los sentimientos y pensamientos asociados con ellos. Este método utiliza dos enfoques: *Estado de consciencia mediante el movimiento e Integración funcional*. El primero emplea una orientación grupal en la que los participantes son guiados a través de una secuencia lenta y suave, cuyo objetivo es reemplazar los patrones previos de movimiento por patrones nuevos. El segundo es un enfoque individualizado que se basa en movimientos y tacto manual. El método Feldenkrais se diferencia de la mayoría de los demás métodos de masaje en que no hace ningún esfuerzo por modificar la estructura corporal. Más bien, a través del tacto el profesional intenta mejorar los movimientos y la autoimagen del individuo.
- *Masaje neuromuscular*. Esta clase de masaje, que trabaja el tejido profundo, se concentra en un músculo específico. Concentrando la presión de los dedos se liberan los "puntos dolorosos" y aumenta el flujo sanguíneo.
- *Reflexología*. La reflexología se originó hace miles de años en China e introducida en los Estados Unidos en la década de los 50 del siglo pasado. Los reflexólogos aplican presión en diferentes partes de los pies, manos y oídos que se correlacionan con los órganos corporales, lo que abre el canal de energía hacia la parte del cuerpo afectada. Cuando se ejerce la presión en determinados

puntos puede ser doloroso, y en algunas instancias puede ser necesaria una presión prolongada. El reflexólogo debería informarle qué partes del cuerpo representa cada punto de presión, de modo que si siente dolor puede aplicar presión usted mismo y masajearse el punto usted mismo.

- *Reiki*. En japonés reiki significa "energía de vida universal". La práctica del reiki promueve un retorno a la salud por medio del "todo". El tratamiento consiste en que el profesional coloca suavemente sus manos sobre el cuerpo relajado. Para el reiki no es necesario desvestirse. La persona que aplica el reiki toca varios puntos del cuerpo (cabeza, pecho, abdomen y espalda) para promover el flujo de energía por el cuerpo. Para algunas personas este tratamiento supone una relajación muy profunda, mientras que para otras puede ser vigorizante. El reiki nació hace muchos miles de años y es fácil de aprender, pero muy potente. Se emplea para aliviar el estrés, fortalecer los objetivos, superar obstáculos y sanar enfermedades. También puede ser una herramienta para el crecimiento espiritual.
- *Rolfing, o Integración estructural*. Este método se basa en la noción de que el organismo funciona mejor cuando las partes del cuerpo se encuentran debidamente alineadas. A través de la manipulación del tejido conectivo que une los músculos a los huesos, el terapeuta procura ampliar el rango de movimiento, lo que da por resultado un organismo más equilibrado. El rolfer aplica una presión fuerte en los músculos del cuello, la cabeza, la espalda y la pelvis, piernas y brazos. La presión estira y guía los tejidos conectivos, y permite un movimiento más flexible. El rolfing puede ser también efectivo para el dolor muscular, la tensión en el cuello, dolores de espalda y para aumentar el arco de movilidad. Antes de tratarle, el rolfer evaluará sus movimientos cuando camina, se agacha o se gira.
- *Shiatsu*. Este masaje japonés, que significa literalmente "presión con los dedos", se concentra en algunos de los puntos que trabaja la acupuntura a fin de restaurar la salud y preservarla. Aplicando presión fuerte y rítmicamente en puntos específicos durante tres a diez segundos, el terapeuta de Shiatsu desbloquea la energía que fluye a través de los meridianos de la acupuntura. La presión que se use dependerá de las necesidades de la persona. Otras técnicas empleadas son el trabajar en profundidad con los dedos, las palmadas y los estiramientos, todas ellas realizadas por medio de un instructor de shiatsu.
- *Masaje deportivo*. Esta técnica, que combina masajes, estiramiento pasivo y un amplio rango de movimientos del tejido profundo, busca aliviar el cansancio muscular y promover la flexibilidad. Este tipo de masaje es más eficaz cuando se hace antes o después del ejercicio.
- *Masaje sueco*. Esta técnica, desarrollada por Peter Hendricks Ling a principios del siglo XIX, utiliza masajes, palmadas y golpes suaves para inducir la relajación. El masaje suizo también puede aliviar el dolor y la inflamación, al igual que promover la rehabilitación después de sufrir una lesión.

Existen tantas alternativas de masaje que antes de tomar una decisión quizás usted quiera visitar la biblioteca de su localidad. Allí usted se enterará de lo hay en la actualidad, y podrá aprender técnicas de automasaje o escoger la clase de terapeuta que más le convenga a su caso particular.

Para mayor información acerca de las terapias a base de masajes, ver Organizaciones Médicas y de la Salud, en el Apéndice.

MEDICAMENTOS

Existen muchos medicamentos para controlar el dolor que no requieren prescripción médica. Dos de los analgésicos más sencillos — y no narcóticos — son ácido acetilsalicílico (aspirina) y acetaminofén (que se encuentra, entre muchos otros productos, en el Tylenol y el Datril). Estos dos medicamentos ayudan a aliviar el dolor leve o moderado, y la aspirina reduce también el edema y la inflamación. Cuando tome aspirina para mitigar el dolor, utilícela junto con suplementos de vitamina C, pues se ha demostrado que este nutriente prolonga los efectos del analgésico.

Los medicamentos antiinflamatorios no esteroideos (NSAIDS), otra clase de analgésicos no narcóticos, también pueden servir para aliviar el dolor. Entre estos productos se encuentran ibuprofeno (Advil y Nuprin, entre otros), ketoprofeno (Orudis) y naproxen sodium (Aleve).

Aunque los analgésicos que se consiguen sin prescripción médica se suelen considerar seguros, se deben utilizar con precaución. Por ejemplo, incluso la aspirina, un medicamento aparentemente modesto, se ha visto implicada en miles de problemas relacionados con las hemorragias internas. Las personas con hiperuricemia deberían evitarla por completo porque puede provocar un aumento del ácido úrico y del riesgo de problemas renales. Cuando tome acetaminofén no consuma alcohol, ya que puede disminuir la eficacia del medicamento y causarle daño al hígado. Cuando tome *aspirina*, tenga en cuenta que puede afectar al estómago. Es de suma importancia que *nunca* le dé *aspirina* a un niño, en especial si tiene síntomas parecidos a los del resfriado o la gripe (flu). Si lo hace, corre el riesgo de que el niño desarrolle el síndrome de Reye, una enfermedad que puede poner en peligro su vida. Independientemente del medicamento que esté utilizando, nunca debe sobrepasar la dosis recomendada en la etiqueta sin consultarle primero a su médico. Cuando no se utilizan de manera apropiada, prácticamente todos los medicamentos pueden ocasionar problemas.

MEDITACIÓN

La meditación, que se ha practicado durante miles de años, es un medio eficaz para combatir el estrés y controlar el dolor. La meditación es una actividad que calma la mente y la mantiene centrada en el presente. Durante la meditación, la mente no está atestada con pensamientos ni con recuerdos; tampoco se preocupa por los acontecimientos futuros.

Existen cientos de técnicas de meditación, la mayoría de las cuales se clasifican en dos categorías: de *concentración* y *consciente*. En la meditación basada en la concentración, la atención del individuo se centra en un único sonido, en un objeto o en la respiración, lo que conduce a un estado mental de tranquilidad y de calma. Una técnica sencilla es sentarse o acostarse cómodamente en un lugar silencioso, cerrar los ojos y concentrar la atención en la respiración mientras se inspira (por la nariz durante tres segundos) y se espira (por la boca durante cinco segundos). Concentrarse en el ritmo de la respiración — respirar lenta, regular y profundamente — permite que la mente se tranquilice y se vuelva receptiva.

En la meditación consciente la mente se vuelve receptiva, pero no reacciona a la gran variedad de sensaciones, sentimientos e imágenes asociados con la actividad que se está desarrollando en el momento. Sentarse en silencio y permitir que las imágenes del entorno pasen por la mente sin reaccionar y sin involucrarse ayuda a lograr un estado mental de tranquilidad.

Se han realizado muchas investigaciones en torno a la meditación trascendental (TM, o transcendental meditation). Esta clase de meditación induce un estado profundo de relajación en el que el organismo goza de un descanso total, pero la mente se encuentra altamente alerta. Estudios revelan que la meditación, en especial la TM, es un medio eficaz para controlar la ansiedad, estimular el funcionamiento inmunológico y aliviar algunos trastornos, como la hipertensión arterial. La meditación también se ha utilizado con éxito para tratar el dolor crónico y para controlar el abuso de sustancias.

La meditación es una técnica eficaz para cuidar de uno mismo y puede llegar a ser un aspecto provechoso de su programa para recuperar la salud. Sin embargo, no debe reemplazar el tratamiento médico.

QI GONG

El qi gong es un ejercicio que se hace con movimientos lentos, más antiguo que el tai-chi, aunque ambos se concentran en los movimientos y en la meditación mediante la respiración. Qi significa "fuerza vital, energía", y *gong* quiere decir "trabajo, una habilidad práctica". El qi gong aumenta la energía vital para la salud emocional y física.

Según la medicina tradicional china, este tipo de ejercicio protege de las enfermedades. Su práctica se ha relacionado con la reducción de la presión arterial y el aumento de las endorfinas, unos elementos químicos producidos naturalmente por el cuerpo que alivian el dolor y mantienen la salud mental. Empiece con un profesional formado y en media hora ya será capaz de ejercitarse por su cuenta. No es un ejercicio muy exigente y se practica como si se moviera a cámara lenta.

Esta disciplina no sólo mejora la mente, sino que tonifica los músculos y las articulaciones y mejora el equilibrio. No olvide mover su cuerpo pausadamente, con concentración y elimine todos los pensamientos de su cabeza. Respirar correctamente también es parte del qi gong. El objetivo es que los procesos mentales y físicos estén en equilibrio para una mejor salud, relajación y energía interna.

QUIROPRÁCTICA

La quiropráctica es un tratamiento que busca eliminar el dolor — y, en algunos casos, otros problemas — a través de la manipulación de la columna vertebral. Las personas que practican esta técnica creen que el organismo goza de buena salud cuando la alineación de la columna vertebral es adecuada, porque los impulsos nerviosos avanzan libremente desde el cerebro, y a lo largo de la médula espinal, hasta los distintos órganos. Sin embargo, cuando la columna no está bien alineada, la transmisión normal de los impulsos se interrumpe, lo que produce dolor y otros trastornos físicos. El objetivo de la quiropráctica es alinear la columna vertebral para que recupere su estado normal y saludable. Esto permite que el sistema nervioso recupere su funcionamiento normal, lo que le ayuda al organismo a curarse y a eliminar el dolor.

Cuando ubica los puntos mal alineados, el quiropráctico interviene para corregirlos y restablecer el funcionamiento normal. Esta intervención se hace a través del tacto, del movimiento activo (el paciente se dobla y se estira de distintas maneras) y del movimiento pasivo (el médico le ayuda al paciente a realizar los movimientos). Es provechoso manipular suavemente las vértebras con un instrumento puntiagudo de caucho. Algunos quiroprácticos refuerzan la terapia con calor y frío, estimulación eléctrica, nutrición y otras terapias naturales. La quiropráctica no utiliza medicamentos ni cirugía.

Los quiroprácticas ocupan el tercer lugar, tras médicos y dentistas, en el número de profesionales de la salud en Estados Unidos. Están autorizados para practicar en los cincuenta estados y la mayor parte de los planes de salud cubren sus tratamientos. Los quiroprácticos son los profesionales de la salud más utilizados en el campo de los tratamientos alternativos. El U.S. Department of Health and Human Services ha señalado que la manipulación de la columna vertebral es un "tratamiento comprobado" para aliviar el dolor de la parte baja de la espalda. La quiropráctica también se utiliza para combatir la artritis y la bursitis, además de una variedad de trastornos entre los cuales se incluyen muchos que no producen dolor. Para encontrar un quiropráctico en su área, puede visitar TheRightChiro practor.com. (*Ver* Organizaciones Médicas y de la Salud, en el Apéndice).

TAI-CHI

El tai-chi, conocido como "meditación en movimiento", es similar al qi gong. Se usa para meditar y para obtener una relajación completa. Ambas técnicas se caracterizan por sus movimientos lentos, suaves y fluidos que ponen el énfasis en las fuerzas energéticas. Estas artes son muy distintas a las artes marciales "fuertes" como el karate y el kung fu (wushu). El tai-chi desbloquea el flujo de energía por todo el cuerpo. Es cuando la energía queda bloqueada que el organismo enferma.

TÉCNICAS DE RELAJACIÓN

La reacción sicológica al dolor, bien sea causado por una lesión o por cualquier otro motivo, puede tener efectos profundos en la duración y en la intensidad del dolor. En algunas personas, el dolor es cíclico y produce ansiedad y tensión, lo que a su vez intensifica el dolor. En el caso de trastornos como migrañas, la tensión puede ser una causa importante del dolor inicial. Al liberar la tensión, las técnicas de relajación pueden reducir considerablemente ciertas clases de dolor y, de hecho, pueden prevenir que se presenten algunos tipos de dolor.

Hoy en día se practican diversas técnicas de relajación, como biorretroalimentación, respiración profunda, imaginería guiada, meditación, relajación progresiva y yoga. Estas técnicas promueven la relajación profunda y reducen el estrés. La ventaja de la terapia de relajación es que es fácil llegar a dominar los distintos métodos y aplicarlos cuando es necesario, con o sin la ayuda de un profesional.

Terapia auricular (Auriculoterapia)

La terapia auricular, o auriculoterapia, consiste en estimular la cara externa del oído, o aurícula, para aliviar patologías en otras partes del cuerpo. Para ello se emplean varias técnicas, como la estimulación eléctrica y las agujas de acupuntura.

Fue el neurólogo francés Dr. Paul Nogier quien, a principios de los 1950, describió el uso de la aurícula para el diagnóstico. Nogier publicó sus sistemas de diagnóstico y tratamiento en 1957, después de años de observación que le demostraron que los puntos en las orejas con una resistencia eléctrica reducida se correspondían con áreas específicas del organismo. Desde 1982, la Organización Mundial de la Salud (OMS) viene patrocinando grupos de trabajo para establecer un consenso internacional sobre la terminología y la ubicación de los puntos auriculares. Como guía para dicha estandarización, la OMS ha usado investigaciones realizadas por los doctores Dr. Terry Oleson, Ph.D. y Richard Kroening, M.D., en el Pain Management Center de la Universidad de UCLA, así como un texto chino sobre acupuntura del oído, de Helen Huang.

Hay dos grandes escuelas de pensamiento sobre los puntos auriculares, una europea y otra oriental. Aunque no existe un acuerdo total sobre los puntos auriculares entres estas dos escuelas, la OMS adoptó 43 puntos en 1987. El empleo de terapia auricular para el tratamiento del dolor y de las adicciones está muy extendido en Europa y va ganando adeptos en los Estados Unidos desde comienzos de los 1970. Su principal aplicación ha sido en el tratamiento de las adicciones, especialmente a la nicotina. La auriculoterapia busca restablecer la sensación de bienestar, reducir la ansiedad y promover la desintoxicación. Según la teoría el cuerpo está recorrido por meridianos, a lo largo de los cuales existen puntos de presión — los mismos puntos de presión que en la digitopuntura. En el lóbulo del oído hay literalmente cientos de puntos. En Asia hace tiempo que existe la creencia de que cuando los meridianos sufren un desequilibrio, aparece la enfermedad. Con una maquinita operada con baterías, se puede dirigir una pequeña carga de corriente eléctrica, eliminando así la necesidad de meter agujas de acupuntura. Una breve estimulación (10 segundos a unos 100 microamperios o menos) en los puntos auriculares a menudo producen resultados inmediatos. La clave está en tratar el punto exacto en el frente de la oreja y el que está justo detrás, asociado con la zona del cuerpo donde reside la patología. Estas zonas se llaman *puntos de correspondencia* y son altamente conductivas y sensibles a la presión, a veces incluso mucho tiempo después de que el problema de salud está curado. Este tipo de terapia ha conseguido grandes mejorías en problemas de salud que no habían respondido a terapias médicas tradicionales. Para más información, póngase en contacto con el Auriculotherapy Certification Institute. (Ver Organizaciones Médicas y de la Salud, en el Apéndice).

Terapia con calor y frío

Las compresas frías y calientes son herramientas fáciles de utilizar, y se han empleado durante mucho tiempo y en muchos lugares para controlar el dolor. Cuando se aplican juntas o por separado, las compresas suelen aliviar el dolor y, en algunos casos, mitigan la inflamación que acompaña el dolor.

CALOR

El dolor de espalda y el que producen la artritis y otros trastornos similares suelen responder bien a la terapia con calor. Al aumentar la temperatura en las áreas específicas del organismo, este tratamiento mejora la circulación de la sangre y ayuda a relajar los músculos, lo que disminuye la rigidez y aumenta la movilidad.

El calor se puede aplicar en el área afectada utilizando, por ejemplo, botellas de agua caliente y heating pads eléctricos. Por lo general, el calor húmedo es más eficaz que el calor seco. Algunos heating pads eléctricos generan calor húmedo, al igual que algunas compresas de gel. Los baños de agua caliente y el uso de toallas húmedas también ayudan a concentrar el calor húmedo en las áreas adoloridas. Las cataplasmas también son eficaces y, en algunos casos, los baños de asiento también ayudan. (*Ver* BAÑOS DE ASIENTO y UTILIZACIÓN DE CATAPLASMAS en la Tercera Parte).

Sea cauteloso cuando utilice terapias a base de calor. Controle la intensidad del calor y la duración y frecuencia del tratamiento. No se quede dormido mientras esté utilizando un heating pad eléctrico. Sin importar de dónde proviene el calor, un consejo importante es aplicarse el calor durante veinte minutos y retirarlo durante otros veinte minutos. Después de retirarlo, hágase un masaje fuerte o frótese el área afectada. Esto disipa el calor y ayuda a aliviar la tensión. No se haga masajes en las áreas inflamadas o en las que hayan sufrido recientemente una lesión seria. Si tiene flebitis u otros problemas vasculares, nunca se haga masajes.

Contrairritantes

Una variedad de productos tópicos que se consiguen sin receta médica, como crema de capsaicin, Ben-Gay y Icy Hot, se pueden utilizar en lugar de las compresas de calor para mitigar el dolor localizado. Los contrairritantes, que actúan de manera parecida al calor, son productos que estimulan el flujo sanguíneo hacia el área afectada. Boswellian Cream de Nature's Herbs, Glucosamine/Chondroitin MSM Ultra Rx-Joint Cream de Nature's Plus, Traumeel de Heel Inc. y muchos otros productos naturales que se encuentran en las health food stores son buenos para la artritis, la inflamación, las contusiones y los esguinces. Aunque estos productos son relativamente convenientes y fáciles de utilizar, se deben aplicar con precaución. Utilice solamente prendas sencillas sobre las áreas tratadas con contrairritantes. Colocar heating pads sobre las áreas tratadas puede acelerar la absorción cutánea del medicamento y producir graves daños.

Frío

Gracias a su capacidad para prevenir la inflamación, las compresas frías suelen ser el tratamiento preferido para aplicar inmediatamente después de sufrir distensiones, desgarramientos u otras lesiones. En estos casos, sólo se deben utilizar compresas frías durante las primeras veinticuatro a treinta y seis horas. Las compresas frías también sirven para aliviar algunos tipos de dolor crónico.

Las compresas de hielo se utilizan con mucha frecuencia. Estas compresas se colocan en el área adolorida o se frotan con movimientos circulares durante cinco a siete minutos. El dolor en la parte inferior de la espalda parece ser el que más responde a la aplicación de hielo. Las compresas de gel frío, que se deben mantener en el congelador cuando no se están utilizando, también son eficaces, y suelen ser más cómodas que las de hielo gracias a su consistencia flexible. Si no dispone de estas compresas, puede usar también una bolsa de guisantes congelados ya que cumplen la misma función y se amoldan bien al área afectada. Cuando haya acabado marque la bolsa para poder reusarla como compresa (no coma esos guisantes) y vuelva a meterla en el refrigerador.

Al igual que la terapia a base de calor, la terapia a base de frío se debe realizar con precaución. Envuelva las compresas de hielo o de gel en un toalla antes de colocárselas en el área afectada y no las utilice durante más de veinte minutos seguidos.

Calor y frío

En algunos casos, alternar el frío y el calor es la medida más eficaz. Para combatir el dolor y la rigidez del cuello, por ejemplo, una ducha con agua tibia alivia la tensión. Después de la ducha, hágase un masaje con hielo durante cinco a siete minutos a fin de reducir la inflamación y aliviar aún más el dolor. La mejor manera de descubrir la terapia que le brinda más alivio, sea con calor, frío, o ambos, es experimentar. Si no siente alivio después de hacerse varias veces el mismo tratamiento, intente con el tratamiento opuesto. Si el dolor persiste y, especialmente, si no está seguro de su causa, consulte con un médico.

TERAPIA DE TENS

La estimulación transcutánea eléctrica de los nervios (TENS, o *transcutaneous electric nerve stimulation*) suele ser beneficiosa para tratar el dolor localizado, y se utiliza ampliamente en clínicas de fisioterapia y en consultorios médicos. Este tipo de terapia se puede utilizar en el hogar.

Con esta técnica se colocan electrodos en la piel y se conectan a la unidad de TENS. Las señales eléctricas se transmiten hasta las terminaciones nerviosas, lo que bloquea las señales dolorosas antes de que lleguen al cerebro. Se cree que estas señales estimulan la producción de endorfinas, sustancias propias del organismo que eliminan el dolor. La terapia TENS no se considera dolorosa, aunque algunas personas han sentido leves molestias.

El alivio del dolor que brinda esta terapia puede ser de corta duración, o de larga duración. Debido a que el tratamiento es seguro y no produce ningún efecto secundario conocido, se puede repetir según la necesidad.

TERAPIA MAGNÉTICA

La terapia magnética se lleva usando durante algún tiempo en el Lejano Oriente y en Europa y ahora está alcanzando cierta popularidad en los Estados Unidos. Se dice que los imanes se pueden usar tanto para aliviar el dolor como para acelerar la curación. Estudios dobles ciegos sobre la eficacia de la terapia magnética han mostrado que no hay ninguna base científica para concluir que los imanes pequeños como los que se venden con ese propósito alivian el dolor o influyen en el curso de la enfermedad. Muchos de los productos de hoy en día no generan ningún campo magnético significativo en la superficie de la piel, y ninguno bajo ella. El estudio inicial que mencionan muchos vendedores de imanes es un estudio piloto realizado en la Escuela de Medicina de Baylor en Houston. Los investigadores descubrieron que los imanes pueden proporcionar un alivio importante para el dolor del síndrome post-polio. Sin embargo, otros estudios posteriores, como el elaborado por el New York College of Podiatric Medicine, no han indicado ningún efecto en pacientes con dolor en el talón. Investigadores del Veterans Administration Medical Center en Prescott, Arizona, llevaron a cabo un estudio sobre el dolor de espalda y no encontraron prueba alguna que corroborara las afirmaciones de los fabricantes de imanes.

Se cree que los imanes funcionan aumentando el flujo circulatorio a las zonas afectadas, lo que a su vez provoca hinchazón e inflamación. Entre las enfermedades que, se dice, mejoran con el tratamiento de terapia magnética están: artritis, asma, síndrome del túnel carpal, fibromialgia, infecciones, migrañas, osteoporosis, discos rasgados, lesiones deportivas y *codo de tenis* disks. De momento, los estudios han mostrado que los imanes no afectan a la circulación de la sangre.

A pesar de los resultados científicos tan poco concluyentes la decisión de probar la terapia magnética debe ser tomada por cada individuo. Si usa usted imanes para aliviar el dolor y parece que funcionan, lógicamente no deje de usarlos. Sin embargo, tenga presente que no se deben emplear durante el embarazo ni en presencia de marcapasos, bombas de insulina ni desfibriladores automáticos. Las personas en tratamiento con anticoagulantes o que usan parches de medicinas tampoco deben usar imanes. Como nota práctica, guarde los imanes lejos del disco duro de su computadora y de sus otros discos externos.

CROMOTERAPIA

Ver TERAPIA A BASE DE COLOR.

DIGITOPUNTURA

Ver en CONTROL DEL DOLOR.

EJERCICIO

La clave para conservar la juventud y gozar de una salud óptima es lograr un buen balance entre el ejercicio y una nutrición adecuada. El organismo entero se beneficia de esta fórmula, tanto física como sicológicamente.

Hacer ejercicio con regularidad mejora la digestión y la eliminación, aumenta la resistencia y el nivel de la energía, estimula la producción de masa corporal magra al quemar grasa, y reduce el nivel total del colesterol sanguíneo al aumentar la proporción entre el colesterol "bueno" (HDL) y el colesterol "malo" (LDL). El ejercicio también disminuye el estrés y la ansiedad, factores que contribuyen a muchas enfermedades y trastornos. Además de los beneficios físicos, estudios han revelado que hacer ejercicio con regularidad mejora el estado de ánimo, aumenta la sensación de bienestar y reduce la ansiedad y la depresión.

El estudio denominado Aerobics Center Longitudinal Study, que en la actualidad se sigue realizando y cuyo objetivo es examinar el efecto de distintos niveles de estado físico en la salud, recalcó la importancia del ejercicio para preservar la salud. De acuerdo con un reportaje basado en el estudio y publicado en el *Journal of the American Medical Association*, el mal estado físico representa un riesgo tan alto para la salud como fumar, y puede ser un riesgo aún mayor que el colesterol alto, la hipertensión y la obesidad. Se informó que los fumadores cuyo estado físico es moderadamente bueno, pero cuyos niveles de colesterol y de presión arterial son altos, viven más tiempo que las personas que no fuman y que son saludables, pero que llevan una vida sedentaria. Se afirmó que es posible lograr un estado físico moderadamente bueno en el lapso de diez semanas haciendo ejercicio todos los días como, por ejemplo, caminar, montar en bicicleta o, incluso, trabajar en el jardín.

El ejercicio incluye una gran variedad de movimientos y de actividades. El *ejercicio recreativo* busca divertir y relajar, mientras que la intención del *ejercicio terapéutico* es aliviar o prevenir algún problema particular. A menudo, el ejercicio es tanto recreativo como terapéutico. Por ejemplo, cuando se les presta atención a los movimientos de los brazos y de los hombros, la natación puede satisfacer las necesidades recreativas y terapéuticas del individuo que tiene artritis en los hombros.

Existen distintas clases de ejercicio, cada una con un objetivo específico:

- *Ejercicios aeróbicos o de resistencia.* Estos ejercicios, como nadar, montar en bicicleta, trotar y caminar a buen paso, mejoran la capacidad del organismo de utilizar el combustible y el oxígeno. El sistema cardiovascular se beneficia cuando aumenta tanto el aporte de sangre a los músculos como la distribución de oxígeno a través del organismo. Tan sólo veinte minutos al día de actividad aeróbica continua puede disminuir la presión arterial y contribuir al buen funcionamiento del corazón.
- *Ejercicios de máximo movimiento.* Esta clase de ejercicios ayudan a conservar el movimiento completo de las articulaciones llevando a la parte del organismo que se está ejercitando a su máxima capacidad de movimiento. Un ejemplo es extender los brazos y trazar círculos amplios. Antes de hacer este tipo de ejercicios, que requieren algo de flexibilidad, se recomienda hacer ejercicios de estiramiento.
- *Ejercicios de fortalecimiento.* Este clase de ejercicios favorecen la actividad muscular y la capacidad de los

músculos de contraerse. Por ejemplo, los ejercicios abdominales (sit-ups) ayudan a fortalecer los músculos del abdomen.

Por lo general, un solo tipo de ejercicio no logra dos metas. Por ejemplo, un ejercicio de fortalecimiento no influye de manera importante en la resistencia, y un ejercicio de máximo movimiento no aumenta necesariamente la fuerza. Al diseñar un programa de ejercicios, es indispensable tener en cuenta las metas del individuo e incluir las actividades que permitan alcanzarlas. (*Ver* CONTROL DEL DOLOR en la Tercera Parte para más información sobre distintos tipos de ejercicio que se pueden practicar para relajarse, meditar y sanar el organismo).

El ejercicio no se debe tomar como un deber. Escoja actividades que disfrute. Empiece despacio, escuche a su cuerpo y aumente poco a poco la intensidad y la duración de su rutina de ejercicios.

Las personas mayores de treinta y cinco años y/o que han llevado una vida sedentaria por algún tiempo deben consultar con un médico antes de comenzar cualquier nuevo programa de ejercicios.

ENEMAS

Con el tiempo, en el colon y en el hígado se acumulan desechos tóxicos que posteriormente circulan por el organismo a través del torrente sanguíneo. La salud y la limpieza del colon y del hígado son, por tanto, esenciales para la salud de todos los órganos y tejidos del organismo.

Existen dos clases de enemas: los enemas de retención y los enemas de limpieza. La función principal de los enemas de retención, que permanecen en el cuerpo durante aproximadamente quince minutos, es ayudar a eliminar las impurezas del hígado. Los enemas de limpieza, que sólo permanecen en el cuerpo durante unos pocos minutos, se utilizan para limpiar el colon. Si presenta sangrado rectal, no se aplique enemas. En tal caso, consulte con un médico de inmediato.

Si presenta tensión o espasmos intestinales al aplicarse un enema, utilice agua más caliente — 99°F es una temperatura adecuada — para relajar el intestino. Si tiene el intestino débil o flácido, utilice agua menos caliente — entre 75°F y 80°F — para ayudar a fortalecerlo.

Después de aplicarse un enema, asegúrese de lavar y esterilizar el aplicador de la bolsa.

ENEMA DE PROFLORA WHEY

Este remedio puede ser muy eficaz si se ha hecho usted lavados del alto colon o antibióticos durante mucho tiempo (prácticas que pueden destruir las bacterias amigables del organismo). El enema de whey le ayuda al cuerpo a combatir las infecciones por hongos, mejora la digestión y la asimilación de nutrientes.

Procedimiento

Para preparar la solución del enema, mezcle $^1/_2$ galón de agua templada y destilada al vapor y 5 cucharadas de whey de ProFlora. Vierta la mezcla en la bolsa para enemas después de haber extraído todo el aire y lubrique el aplicador de la bolsa con vitamina E en aceite o con el contenido de una cápsula de vitamina E. No use petroleum jelly.

Para obtener un mejor resultado, hágase un enema de agua antes de hacerlo con ProFlora, ya que esto facilita la retención de la solución durante el tiempo necesario. No se haga este enema todos los días (limítelo a unas tres veces al año).

Para repoblar con bacterias amigas el colon, hágase un enema de retención probiótica después del enema de whey de ProFlora. Abra 8 cápsulas de Kyo-Dophilus de Wakunaga y añada el contenido de 1 taza de agua templada (temperatura corporal). La mejor posición para aplicarse el enema es "cabeza abajo y cola arriba". Este enema normalmente normalizará el pH del colon y restablecerá las bacterias amigas, eliminado el estreñimiento. Cuando haya introducido el líquido, acuéstese con cuidado sobre su lado derecho y permanezca en esa posición durante quince minutos antes de permitir que el fluido salga de su organismo. No se mueva ni cambie de lado.

Si el líquido no sale después de quince minutos, no se preocupe. Sencillamente, póngase de pie y camine normalmente hasta que sienta la necesidad de expulsarlo. No use este enema a diario. Limite su aplicación a tres veces al año.

ENEMA DE RETENCIÓN DE CAFÉ O DE WHEATGRASS

Este tipo de enema no es difícil de retener porque consiste solo de una taza de líquido. Cuando se utiliza como enema de retención (esta clase de enema permanece en el organismo durante un período específico), el café no pasa por el sistema digestivo ni afecta al organismo como lo hace beber café. Más bien, la solución de café estimula la liberación de toxinas del hígado y de la vesícula biliar, que luego son eliminadas del organismo.

Los enemas de retención de café son muy provechosos cuando hay alguna enfermedad seria, después de una hospitalización y tras la exposición a químicos tóxicos. Debido a que los ayunos suelen producir dolor de cabeza porque favorecen la liberación de toxinas, hacerse enemas de retención de café cuando se está ayunando es una medida provechosa para aliviar el dolor de cabeza.

Algunas clínicas alternativas usan enemas de retención de wheatgrass fresco para tratar cánceres y otras enfermedades crónicas. Para ello emplean una onza de jugo de wheatgrass fresco en una taza de agua templada. El wheatgrass contiene casi todos las enzimas y nutrientes que necesita el cuerpo para su curación. Si no puede conseguir wheatgrass fresco, una buena alternativa es Sweet Wheat de Sweet Wheat, Inc., un producto desecado en frío. Pruebe a utilizar los enemas de café y de wheatgrass en días alternos.

Procedimiento

La solución para el enema de café se hace colocando 2 quarts de agua destilada al vapor en una olla y agregando 6 cucharadas colmadas de café molido (no utilice café instantáneo ni descafeinado). Hierba la mezcla durante quince minutos, permita que se enfríe hasta alcanzar una temperatura cómoda y luego cuélela. Para cada enema, utilice solamente 1 pint de café colado y refrigere el café restante en un tarro sellado.

Coloque 1 pint de la solución entre una bolsa de enema. No utilice petroleum jelly para lubricar el aplicador de la bolsa. Utilice, más bien, vitamina E en aceite o el contenido de una cápsula de vitamina E. Este aceite facilita la introducción del enema y tiene efectos curativos cuando el ano y el recubrimiento del colon están inflamados. El aloe vera también sirve para este propósito.

La mejor posición para aplicarse cualquier enema es "cabeza abajo y cola arriba". Cuando haya introducido el líquido, acuéstese con cuidado sobre su lado derecho y permanezca en esa posición durante quince minutos antes de permitir que el fluido salga de su organismo. No se mueva ni cambie de lado.

Si el líquido no sale después de quince minutos, no se preocupe. Sencillamente, póngase de pie y camine normalmente hasta que sienta la necesidad de expulsarlo.

Recomendaciones

❑ Use agua destilada al vapor, no de la llave. Esto es especialmente importante en los enemas de retención, ya que es preciso evitar absorber los químicos que pueda traer el agua del grifo.

❑ Para maximizar los beneficios de cualquier enema de retención, utilice antes un enema de limpieza.

❑ No se aplique enemas de café con mucha frecuencia. A menos que tenga cáncer, aplíquese un solo enema de café al día durante el tratamiento al cual esté sometido. Las personas que tienen cáncer pueden necesitar hasta tres enemas al día. Los enemas de café y wheatgrass también se pueden utilizar de vez en cuando, según la necesidad.

❑ Recuerde que el uso excesivo de enemas de café durante seis meses, o más, puede agotar las existencias de hierro y de otros minerales y vitaminas, y producir anemia. No utilice los enemas de café durante más de cuatro a seis semanas seguidas. Si presenta anemia durante el tratamiento — o si utiliza este tipo de enemas todos los días durante mucho tiempo — asegúrese de tomar tabletas de desiccated liver, según las indicaciones de la etiqueta.

❑ Si usted tiene cáncer, AIDS, síndrome de malabsorción u otras enfermedades serias, agréguele a la solución del enema 1 cc de vitaminas del complejo B ó 2 cc de liver extract inyectable, además del contenido de un cuentagotas de kelp líquido o de concentrado de sea water (se consiguen en los health food stores). Si no logra conseguir una variedad inyectable de estos suplementos, agréguele a la solución del enema el contenido de dos cápsulas de algún suplemento de las vitaminas del complejo B. Disuélvalo muy bien antes de aplicárselo. También puede abrir una cápsula de probióticos y añadir el contenido a la solución. Cuando se utilizan todos los días, estos suplementos reemplazan las vitaminas B perdidas, ayudan a regenerar el hígado y aumentan la energía. Otra opción es añadir al enema raíz de burdock y milk thistle extract. Use sólo extracto líquido sin alcohol y cinco gotas de cada uno al enema. Esto ayudará a limpiar la sangre y el hígado.

❑ A fin de destruir las bacterias indeseables del colon — o de combatir cualquier tipo de trastorno del colon, incluidos el estreñimiento y la diarrea — agréguele a la solución del enema cinco gotas del producto Aerobic 07, de Aerobic Life Industries, o del producto Dioxychlor, de American Biologics.

ENEMA DE LIMPIEZA DE JUGO DE LIMÓN

Los enemas de jugo de limón son excelentes para eliminar del colon la materia fecal y otras impurezas, así como también para desintoxicar el organismo. Estos enemas también equilibran el pH del colon, limpian esta parte del intestino y son provechosos para combatir trastornos del colon, como estreñimiento.

Procedimiento

La solución para el enema de jugo de limón se hace agregando el jugo de tres limones a 2 quarts de agua tibia destilada al vapor (evite el agua muy fría o muy caliente). Si desea aumentar el contenido mineral de la solución, agregue dos cuentagotas de kelp líquido.

Coloque toda la solución en una bolsa de enema. No lubrique el aplicador de la bolsa con petroleum jelly. Utilice, más bien, aceite de vitamina E o el contenido de una cápsula de vitamina E. Este aceite facilita la introducción del enema y tiene efectos curativos cuando el ano y el recubrimiento del colon están inflamados. El aloe vera también sirve para este propósito.

La mejor posición para aplicarse un enema es "cabeza abajo y cola arriba". Después de introducir el líquido, acuéstese con cuidado sobre su lado izquierdo. Para ayudar a aflojar la materia fecal, masajéese el colon con movimientos circulares empezando en el lado derecho del abdomen.

Tenga en cuenta que 1/2 galón equivalen a una gran cantidad de líquido. Si siente dolor mientras introduce el líquido, detenga el flujo de la bolsa del enema y, conservando la misma posición, respire profundamente hasta que el dolor no desaparezca. Luego continué el procedimiento. Si expulsa el líquido antes de que todo el contenido de la bolsa haya terminado de entrar, sencillamente empiece otra vez. Si el dolor persiste, descontinúe el procedimiento.

Retenga la solución en su organismo durante tres o cuatro minutos antes de expulsarla. Después de dos o tres sesiones como ésta, le será más fácil introducir el líquido y retenerlo.

Recomendaciones

- ❑ Si tiene problemas de estreñimiento, utilice una vez por semana un enema de jugo de limón y uno de retención de café. Pronto, el intestino funcionará por sí solo, el colon estará limpio y la materia fecal no tendrá mal olor.
- ❑ Si sufre de colitis, hágase un enema de jugo de limón una vez por semana. Este enema alivia rápidamente el dolor que produce la colitis.
- ❑ Si es alérgico al limón, reemplácelo con 1 a 2 onzas de jugo de wheatgrass o de extracto líquido de ajo envejecido (Kyolic) mezclado con $^1/_2$ galón de agua destilada al vapor. Otra opción es utilizar solamente agua destilada al vapor.

ENEMA DE TÉ DE CATNIP

Los enemas de té de catnip son provechosos para bajar la fiebre rápidamente y para mantenerla bajo control. También alivian el estreñimiento y la congestión, que suben la fiebre. Cuando la temperatura corporal sea superior a 102ºF (103ºF en niños mayores de dos años), hágase un enema de limpieza de té de catnip. Repita el procedimiento cada cuatro a seis horas y, en adelante, aplíquese el enema dos veces al día mientras la fiebre no haya desaparecido. Los enemas de té de catnip *no* se les deben aplicar a los niños menores de dos años.

Procedimiento

La solución para el enema de té de catnip se hace colocando alrededor de 8 cucharadas de hoja de catnip seco o fresco en un vaso u olla esmaltada (si utiliza té de catnip en bolsa, use la cantidad recomendada en el paquete para hacer 32 onzas de té). En otra olla, hierva 1 quart de agua destilada al vapor y viértala sobre las hojas. Cubra la olla y deje el té en infusión durante cinco a diez minutos. Luego cuele el té y déjelo enfriar hasta que alcance una temperatura caliente pero cómoda.

Coloque toda la solución en una bolsa de enema. No utilice petroleum jelly para lubricar el aplicador de la bolsa. Utilice, más bien, aceite de vitamina E o el contenido de una cápsula de vitamina E. Este aceite facilita la introducción del enema y tiene efectos curativos cuando el ano y el recubrimiento del colon están inflamados. El aloe vera también sirve para este propósito.

La mejor posición para aplicarse un enema es "cabeza abajo y cola arriba". Si siente dolor mientras introduce el líquido, detenga el flujo de la bolsa del enema y, sin cambiar de posición, respire profundamente hasta que el dolor no desaparezca. Luego continúe introduciendo el fluido. Si expulsa el líquido antes de que todo el contenido de la bolsa haya terminado de entrar, sencillamente empiece otra vez. Si el dolor persiste, descontinúe el procedimiento.

Después de introducir el líquido, acuéstese con cuidado sobre su lado izquierdo. Para aflojar la materia fecal, masajéese el colon con movimientos circulares empezando en el lado derecho del abdomen. Gradualmente vaya subiendo hacia la base de la caja torácica. Retenga la solución en el organismo durante tres a cuatro minutos antes de expulsarla.

FLUSH DE ÁCIDO ASCÓRBICO

La vitamina C, o ácido ascórbico, protege al organismo contra las infecciones bacterianas, los alérgenos y otros contaminantes, y promueve la curación de las heridas. Por tanto, es muy beneficioso limpiar el organismo con ácido ascórbico. Esta terapia puede ayudar a tratar las torceduras, la influenza, el envenenamiento con arsénico, el envenenamiento y las alergias a los productos químicos, y los trastornos producidos por la radiación, así como a la prevención de otras enfermedades.

Procedimiento para adultos

Vierta 1.000 mg de ácido ascórbico en polvo en un vaso de agua o de jugo. Utilice una variedad buffered de ácido ascórbico, como calcium ascorbate, o vitamina C esterified, como Ester-C. Tome esta mezcla cada media hora y tome nota de la cantidad que ha tomado hasta que se presenta diarrea. Cuente el número de cucharaditas que fue necesario tomar para que se presentara la diarrea. Reste 1 de esa cantidad, y tome la cantidad restante de bebida de ácido ascórbico cada cuatro horas, durante uno o dos días. Durante la terapia, asegúrese de que la consistencia de las deposiciones sea parecida a la de la tapioca. Si la deposición se vuelve acuosa, reduzca la dosis. Repita esta terapia una vez al mes.

Procedimiento para infantes y niños

Coloque 250 mg de ácido ascórbico en una vaso de agua o de jugo. Utilice un producto de vitamina C esterified, como Ester-C, o un producto buffered, como calcium ascorbate. Adminístrelo a los niños cada hora hasta que la materia fecal tenga una consistencia parecida a la de la tapioca. Si la materia fecal no adquiere esa consistencia durante las primeras veinticuatro horas, aumente la dosis hasta 500 mg cada hora, durante uno o dos días. *No debe sobrepasar 500 mg por hora.* Los niños sólo se deben tratar con supervisión médica.

NUTRIENTES

SUPLEMENTOS	DOSIS SUGERIDAS	COMENTARIOS
Muy importante		
Multivitamin y mineral complex	Según indicaciones de la etiqueta.	Reemplaza las vitaminas y los minerales perdidos durante la terapia.

HIDROTERAPIA

La hidroterapia, es decir, la utilización del agua, el vapor y el hielo con fines terapéuticos, se ha empleado con éxito durante siglos para tratar lesiones y una gran variedad de enfermedades. Entre las técnicas de este tratamiento se encuentran las siguientes: baños (del cuerpo entero y de las partes afectadas), compresas, duchas, baños de asiento, baños de vapor y piscinas de hidromasaje (*whirlpools*). Muchos hospitales, clínicas y spas alrededor del mundo utilizan estos eficaces y seguros métodos para tratar enfermedades como AIDS, cáncer, artritis reumatoidea y bronquitis, además de otros problemas respiratorios. También los utilizan para problemas de salud como hipertensión, inflamación, dolor muscular y dolor de espalda. Igualmente, la hidroterapia es útil para aliviar los traumas de la columna vertebral.

Hay tres categorías de hidroterapia externa: con *agua caliente*, con agua fría, y con agua caliente y fría. El agua caliente intensifica el funcionamiento del sistema inmunológico y aumenta la circulación, lo que ayuda a eliminar las toxinas del organismo. Al calmar los nervios, el agua caliente alivia y relaja el cuerpo. Por otra parte, el agua fría, que constriñe los vasos sanguíneos, reduce la inflamación y la fiebre. Se ha encontrado que *alternar agua caliente y agua fría* alivia la congestión del tracto respiratorio superior y estimula el funcionamiento de los órganos, pues mejora la circulación.

Hay varias técnicas de hidroterapia que se pueden poner en práctica en el hogar para aliviar diversos trastornos. Por ejemplo, el dolor y la inflamación que producen las torceduras y las distensiones musculares responden favorablemente a la aplicación inmediata de frío. Para reducir la inflamación y proporcionar alivio después de sufrir un trauma, colóquese una bolsa de hielo durante veinte minutos sobre el área afectada y luego retírela durante otros veinte minutos. Haga esto durante las primeras veinticuatro horas después de haber sufrido el trauma.

Los baños de asiento, en los que se sumerge la pelvis en agua, aumentan la irrigación sanguínea hacia el área pélvica y ayudan a aliviar las molestias. Los baños de asiento calientes se utilizan comúnmente para tratar las hemorroides inflamadas, los cólicos uterinos, el dolor en los ovarios y en los testículos, los trastornos musculares y los problemas de la próstata. Los baños de asiento fríos se utilizan a fin de combatir el estreñimiento, la impotencia, la inflamación, el dolor de los músculos y las secreciones vaginales. Alternar baños de asiento calientes y fríos es provechoso para aliviar los trastornos abdominales, el envenenamiento de la sangre, la congestión, las infecciones de los pies, los dolores de cabeza, los trastornos musculares, la neuralgia y la hinchazón de los tobillos (*ver* BAÑOS DE ASIENTO en la Tercera Parte).

Otros eficaces métodos de hidroterapia incluyen baños y duchas sencillos, baños de pies y manos, inhalación de vapor y compresas frías y/o calientes.

A pesar de que varios de los métodos de hidroterapia se pueden practicar en casa, otros, como la hipertermia, los neutral baths y los whirlpools (piscinas de hidromasaje), sólo los debe poner en práctica un terapeuta certificado o algún otro profesional de la salud en una clínica o en un hospital.

- *Hipertermia.* Cuando hay fiebre, el sistema inmunológico se ve forzado a producir los anticuerpos necesarios para combatir algunas enfermedades. La hipertermia es un baño de inmersión en agua caliente que produce fiebre cuando ésta no se presenta de manera natural. Este método de hidroterapia se ha utilizado con éxito en el tratamiento del AIDS, el cáncer y las infecciones del tracto respiratorio superior.
- *Neutral bath.* Esta terapia, en la que se sumerge el cuerpo en agua caliente (entre 92°F y 98°F) hasta el cuello, ayuda a aliviar el organismo. Estos baños son eficaces para calmar el nerviosismo y los trastornos emocionales, para reducir la inflamación de las articulaciones y para ayudarle al organismo a eliminar las toxinas.
- *Whirlpools (piscinas de hidromasaje).* Las piscinas de hidromasaje, que han dado buenos resultados para el tratamiento de las lesiones musculares y articulares, también se utilizan para aliviar las quemaduras y estimular la circulación en las personas que sufren de parálisis.

Si le interesa encontrar un centro de hidroterapia en su área, averigüe en el hospital de su localidad. O busque en "Health Resorts" o en "Physical Therapists" en las páginas amarillas del directorio telefónico de su localidad.

Es importante advertir que las personas que tienen algún problema de salud deben consultarle a su médico o profesional de la salud antes de someterse a *cualquier* tratamiento de hidroterapia. Todos los tratamientos que se exponen en esta sección se recomiendan para las personas que, generalmente, gozan de una buena salud.

HIPNOTERAPIA

Ver en CONTROL DEL DOLOR.

HOMEOPATÍA

La práctica de la medicina homeopática la inició hace doscientos años un médico alemán llamado Samuel Hahnemann. Los principios básicos de la homeopatía son que en su estado natural el cuerpo humano está sano y que las personas poseemos la capacidad natural para curarnos a nosotros mismos. Lo que describimos como síntomas son realmente los esfuerzos del propio organismo para protegerse contra las enfermedades. Por tanto, para lograr la curación no tenemos que suprimir los síntomas sino buscar la estimulación de los procesos curativos del propio cuerpo. La medicina occidental tradicional normalmente busca la curación por medio de grandes dosis de medicamentos supresores. Esto puede ser negativo por tres razones: primero, al suprimir los síntomas obstaculizamos la capacidad del cuerpo para curarse a sí mismo. Segundo, esos medicamentos pueden tener efectos secundarios graves. Tercero, podemos estar robándole al cuerpo su capacidad para desarrollar su propia inmunidad natural.

Es posible aumentar el poder curativo de un medicamento y reducir su toxicidad mientras, al mismo tiempo, la medicina se va diluyendo proporcional y progresivamente. En homeopatía, cuanto más diluido está el remedio, mayor es su potencia. Esto permite a los médicos homeópatas administrar dosis minúsculas pero extremadamente potentes sin efectos secundarios desagradables y sin peligro de reacciones tóxicas. Con la medicina convencional muchas veces sucede justo lo contrario.

El foco de atención de la medicina homeopática es el individuo, no la enfermedad. La homeopatía considera el estado del individuo en su totalidad — física, mental y emocional — mientras que los médicos convencionales sólo se preocupan de los aspectos físicos de la enfermedad. Por su puesto, ningún sistema es capaz de curar todas las enfermedades; uno puede seguir la homeopatía como regla general y utilizar la medicina convencional como salvaguarda, en caso de necesidad.

Los remedios homeopáticos están entre los más seguros que se conocen. La mayoría de ellos (alrededor del 80 por ciento) se obtienen de las plantas. Algunos ejemplos son *Bryonia* (wild hops), *Calendula* (marigold), y *Rhus toxicodendron* (poison ivy). Otros remedios se derivan de animales o productos animales. Entre estos tenemos *Apis mellifica* (honeybee) y *Sepia* (un líquido tintoso sacado del cuttlefish). Otros remedios se preparan a partir de de minerales, como *Natrum muriaticum* (sodium chloride), *Silicea* (silex) y *Azufre*.

Los remedios homeopáticos se preparan moliendo o triturando el ingrediente activo y mezclándolo con alcohol y agua, y dejándolo ablandar y remojar. Finalmente, se filtra el líquido para producir la tintura. Posteriormente la medicina se hace más potente añadiéndole disoluciones progresivas, las cuales aumentan su potencial curativo a medida que va disminuyendo su concentración. Existen varios rangos de potencia: el básico, o tintura madre, tiene una potencia de 1x. Para obtener una potencia 2x se atenúa (mezcla) una parte de la tintura base con nueve partes de alcohol y se agita diez veces. Para lograr una potencia 3x, se mezcla una parte de la potencia 2x con nueve partes de alcohol y se vuelve a agitar. El proceso continúa hasta alcanzar la potencia deseada.

Otros agentes de mezcla que se pueden usar además de alcohol son glicerina, agua y lactosa. Junto a potencias x, también hay *potencias c*. Estas se preparan de la misma manera que las potencias x, excepto que se mezclan en una proporción de 99 a una en lugar de nueve a una. También hay *potencias k* (la potencia 1.000k se marca como 1m; la potencia 10.000k sería 10m, y así sucesivamente).

Los remedios homeopáticos vienen en bolitas, tabletas y disoluciones (líquidos). La fortaleza del medicamento afecta su forma de trabajar. Generalmente, las potencias más bajas, como 3x y 6x tienen un efecto mayor en los órganos y se aplican a enfermedades agudas. Las potencias medias, como 12x y 30x afectan a los sentidos y al sistema nervioso. Las potencias más altas, por encima de 60x, afectan a la condición mental.

La tabla a continuación ofrece una guía aproximada para varias potencias, sus efectos y usos:

Potencia	Lo que afecta	Frequencia de la dosis
6x, 12x, 6c, 12c	Los órganos del cuerpo. Usada para síntomas de enfermedades entre cada de agudas.	Una dosis desde 1 vez cada 15 minutos hasta 1 vez cada 4 horas.
30x, 30c	Órganos, más los sentidos y el sistema nervioso. Usada para síntomas de condiciones crónicas.	Una dosis desde 1 vez al día hasta 3 veces al día.
200x, 1m, 10m, LM	Órganos, más los sentidos, el sistema nervioso, la mente y las emociones.	Entre una vez al mes y una vez al año.

La dosis típica de los remedios homeopáticos es tres tabletas o 10 bolitas para adultos, dos tabletas o cinco bolitas para niños. Tomar los remedios con el estómago vacío. Las tabletas deben colocarse bajo la lengua y mantenerse ahí tanto tiempo como sea posible mientras se disuelven. En la medida de lo posible, no tragar las tabletas.

IMAGINERÍA GUIADA

Ver en CONTROL DEL DOLOR.

INHALACIÓN DE VAPOR

Inhalar vapor es provechoso para aliviar la congestión propia de la bronquitis, el resfriado común y diversos trastornos respiratorios y de los senos paranasales. Inhalar vapor descongestiona los senos paranasales y los conductos pulmonares, lo que permite eliminar la mucosidad, respirar con mayor facilidad y curarse más rápidamente. Para producir vapor, utilice agua únicamente, o agréguele aceites de hierbas o hierbas frescas o secas al agua para intensificar los efectos del tratamiento.

Procedimiento

Coloque agua caliente en un lavamanos o en una olla. En la mayoría de los casos, usted puede escoger el método que le parezca más conveniente. Sin embargo, si está utilizando hierbas secas o frescas, es mejor usar una olla esmaltada o de vidrio en lugar de un lavamanos.

INHALACIÓN EN EL LAVAMANOS

Llene el lavamanos con agua muy caliente. Si desea, agregue entre dos y cinco gotas de aceite de hierbas. A fin de evitar que el agua se enfríe y deje de producir vapor, abra el grifo y deje que salga un chorro pequeño pero continuo de agua caliente durante el tratamiento. (La ranura de seguridad debería evitar que se le desborde el lavamanos.) Si es necesario, no dude en agregar más gotas del aceite de hierbas.

Coloque la cabeza encima del lavamanos, a una distancia segura para evitar quemarse o irritar la piel, e inhale el vapor. Por lo general, entre cinco y diez minutos bastan para aliviar la congestión aunque, en algunos casos, la sesión se puede prolongar. Cuando se trata de un niño, se debe prestar especial atención para evitar que se queme, pues la piel de los niños es más sensible al calor.

INHALACIÓN CON OLLA

Cuando vaya a utilizar hierbas secas o frescas, use solamente una olla esmaltada o de vidrio. Esto es importante, porque las ollas de metal les roban a las hierbas algunas de sus propiedades medicinales. Si va a utilizar solamente agua, cualquier clase de olla le sirve.

Llene una olla grande con agua y hiérvala. Luego retire la olla del fuego y colóquela sobre una superficie a prueba de calor y a una altura conveniente para hacer las inhalaciones.

Cuando el agua deje de burbujear, si desea puede agregarle hierbas frescas o secas, o unas cuantas gotas de aceite esencial. Luego deje que el agua se enfríe un poco y coloque la cabeza sobre la olla e inhale el vapor. Colóquese una toalla alrededor de la cabeza para atrapar el vapor (como si se tratara de una carpa). Por lo general, entre cinco y diez minutos bastan para aliviar la congestión aunque, si desea, puede prolongar la sesión. Mantenga la cara a una distancia segura para evitar quemarse o irritar la piel. Esto es particularmente importante cuando se trata de un niño, ya que su piel es más sensible al calor.

Independientemente del método que elija, después de cada tratamiento de inhalación de vapor respire profundamente varias veces para descongestionar los pulmones. Repita la terapia según la necesidad.

Hierbas

- ❑ Las hierbas coltsfoot, comfrey, elecampane, , eucalipto, fennel, fenugreek, horseradish, licorice, lobelia, lungwort, mullein, raíz de pleurisy, thyme, vervain y yerba santa son expectorantes que facilitan la eliminación de mucosa de la garganta, los pulmones y los senos paranasales. Estas hierbas se pueden utilizar solas, combinadas entre sí o combinadas con las hierbas emolientes que se enumeran más adelante.
- ❑ Las hierbas burdock, chickweed, coltsfoot, Irish moss, lungwort, marshmallow, mullein, peach bark y slippery elm son emolientes, es decir, suavizan y alivian la irritación de las membranas mucosas. Estas hierbas se pueden utilizar solas, combinadas entre sí o combinadas con las hierbas expectorantes que se enumeraron en esta sección.

JUGOS

Las frutas y los vegetales son excelentes fuentes de una gran variedad de vitaminas, minerales y otros nutrientes, incluidos fitoquímicos (compuestos de demostrada eficacia para combatir el cáncer). Debido a que constantemente se descubren más sustancias saludables en las frutas y en los vegetales, ningún suplemento en píldora puede contener todos estos compuestos. Además, puesto que, al parecer, cada planta produce fitoquímicos particulares que combaten el cáncer de diversas maneras, se recomienda incluir en la dieta una gran variedad de frutas y vegetales. También es recomendable consumir dos vasos de jugo fresco todos los días a fin de preservar la salud. Para acelerar la curación y recuperarse de una enfermedad, se recomienda tomar cuatro vasos al día.

Los jugos son una excelente manera de agregarle frutas y vegetales a la dieta. Debido a que los jugos contienen la fruta o el vegetal entero, pero no la fibra, que es la parte no digerible de la planta, cuentan prácticamente con todos los componentes de la planta que promueven la salud. Como los jugos se hacen con frutas y vegetales *crudos*, todos los componentes permanecen intactos. La vitamina C y otras vitaminas solubles en agua se pueden ver afectadas por el procesamiento o la cocción excesivos. Las enzimas, proteínas necesarias para la digestión y otras importantes funciones, también se pueden ver afectadas por la cocción. Sin embargo, los jugos frescos proporcionan todos los ingredientes saludables de la planta en una forma fácil de digerir y de absorber. De hecho, se calcula que la asimilación de los jugos de frutas y de vegetales demora sólo entre veinte y treinta minutos.

Lo ideal es que los jugos que recomienda este libro se preparen en casa y se consuman de inmediato. Muchos de los jugos comerciales son sometidos a calor con el propósito de preservarlos durante más tiempo. Como se acaba de mencionar, este proceso puede destruir importantes nutrientes. Más aún, a esos jugos les suelen agregar preservativos. Incluso los jugos puros y recién hechos pueden perder algunos nutrientes cuando se toman un buen tiempo después de haberlos preparado. Las bebidas más saludables y nutritivas se hacen comprando los productos más frescos del mercado y preparando el jugo en un exprimidor.

La Segunda y la Tercera Partes recomiendan jugos específicos para el tratamiento de diversos problemas de salud. Sin embargo, es provechoso familiarizarse con las tres categorías de los jugos: jugos verdes, jugos de vegetales y jugos de frutas.

Jugos Verdes o "Green Drinks"

Los jugos verdes eliminan del organismo los contaminantes y tienen efectos rejuvenecedores. Cuando se preparan con una variedad de vegetales verdes, estos jugos tienen un alto contenido de clorofila. La clorofila purifica la sangre y contribuye a formar glóbulos rojos. Además, desintoxica el organismo y ayuda a curarlo. Así mismo, la clorofila le proporciona al organismo energía de disponibilidad inmediata.

Los jugos verdes se pueden hacer con brotes de alfalfa, cabbage, kale, hojas de dandelion, espinaca y otros vegetales verdes, incluido el wheatgrass. El jugo de wheatgrass es de suma importancia para el tratamiento del cáncer, en especial cuando el paciente recibe radioterapia.

Para endulzar y diluir los jugos, agrégueles jugos frescos de zanahoria y de manzana (no debe agregar ningún otro jugo de fruta). Otra buena opción es agregarles agua destilada al vapor.

A pesar de que los jugos verdes son muy beneficiosos para la salud, se deben consumir con moderación. Tome alrededor de 8 a 10 onzas al día. El siguiente jugo es un excelente "green drink":

Cóctel de la eterna juventud

4–5 zanahorias
3 ramitos de perejil fresco
1 manojo grande de espinaca
1 manojo grande de col rizada
1 remolacha, incluidas las hojas
1 diente de ajo pelado
1/4 de cabeza de col

1. Lave muy bien todos los vegetales. Si las zanahorias y la remolacha no fueron cultivadas orgánicamente, pélelas. Corte los vegetales en trozos pequeños para que quepan en el exprimidor.
2. Pase los vegetales por el exprimidor y tome la bebida inmediatamente.

Jugos de vegetales

Los jugos de vegetales frescos restauran y regeneran el organismo. Igualmente, estimulan el sistema inmunológico, eliminan los desechos ácidos y equilibran el metabolismo. También ayudan a controlar la obesidad porque eliminan el exceso de grasa corporal.

Entre los jugos de vegetales más sanos y agradables están los de remolacha, cabbage, zanahoria, apio, pepino, kale, perejil, nabo, espinaca, berros (watercress) y wheatgrass. El jugo de zanahoria es, quizás, el más común de los jugos y tiene un contenido muy alto de betacaroteno, el precursor de la vitamina A que ayuda a combatir el cáncer. Puesto que la zanahoria es el vegetal más dulce, los jugos hechos con esta planta no sólo tienen un agradable sabor, sino que son excelentes para mezclar con otros jugos, lo cual los hace aún más apetecibles. Por otra parte, los vegetales de sabor fuerte, como el bróculi, el apio, la cebolla, el perejil, la rutabaga y el nabo, sólo se deben utilizar en pequeñas cantidades.

El ajo es un excelente acompañante de los jugos de vegetales. Antes de hacer el jugo, coloque el ajo en vinagre durante un minuto para destruir las bacterias y el moho que suelen encontrarse en su superficie. Para evitar que el recubrimiento del tracto intestinal se irrite, utilice sólo un diente de ajo fresco para dos vasos de jugo.

A fin de obtener los mayores beneficios para la salud, utilice muchos vegetales distintos al preparar los jugos. De esta manera, le proporcionará a su organismo una variedad de importantes nutrientes. Las siguientes son dos recetas de jugos saludables a base de vegetales que quizás usted quiera probar:

Jugo de papa cruda/potasio

1 libra de papa (3 papas de medio tamaño)
1 zanahoria ó 1 palito de apio (opcional)
6–8 onzas de agua destilada al vapor

1. Lave bien las papas y quíteles los ojos. No use papas que estén todavía medio verdes.
2. Parta las papas por la mitad. Retíreles la cáscara, pero dejando alrededor de 1/2 pulgada de papa en la peladura. Utilice la peladura y guarde la papa para otra ocasión.
3. Corte las peladuras en trozos pequeños para que quepan en el exprimidor. Si va a utilizar zanahoria o apio, lávelos y córtelos en pedazos. Pele la zanahoria si no fue cultivada orgánicamente.
4. Pase los vegetales por el exprimidor. Agregue agua y tome la bebida de inmediato. No la deje reposar.

Jugo de col para las úlceras

1/4–1/2 col
1 manzana ó 2 zanahorias
1/4 de taza de agua destilada al vapor

1. Lave muy bien los vegetales y la fruta. Pele la manzana o las zanahorias si no fueron cultivadas orgánicamente. Corte los ingredientes en trozos pequeños para que quepan en el exprimidor.
2. Pase los vegetales y la fruta por el exprimidor. Agregue el agua y tome la bebida de inmediato. No la deje reposar para no perder los beneficios.

Jugos de fruta

Los jugos de fruta ayudan a limpiar el organismo y le suministran importantes nutrientes, entre ellos los antioxidantes que combaten el cáncer.

Mayor seguridad en el procesamiento de jugos

Mucha gente goza del sabor y los beneficios nutricionales que aportan los jugos envasados. Sin embargo, los brotes de enfermedades asociados a la ingesta de jugos sin pasteurizar muestran que estos productos también pueden ser un vehículo para provocar enfermedades alimentarias. El California Department of Health Services, Food and Drug Branch ha creado un video junto con la U.S. Food and Drug Administration (FDA), los Centers for Disease Control and Prevention, investigadores universitarios y representantes de la industria para ayudar a este sector a elaborar productos más seguros.

Los temas tratados en el video son:

Introducción a la seguridad alimentaria: el caso especial de los jugos envasados.

Regulación, requisitos y directrices.

Prácticas del personal.

Limpieza y salubridad.

Prácticas agrícolas y materias primas.

Procesamiento, diseño y envasado.

Estándares de actuación e intervención.

Para obtener el video *Safer Processing of Juice*, llame al California Department of Health Services, Food and Drug Branch, teléfono 916-650-6500.

Aunque se puede hacer jugo con todas las frutas, algunos son especialmente saludables y apetitosos. El jugo de watermelon es uno de los favoritos para limpiar el organismo. Prepare este refrescante jugo colocando en el exprimidor dos tajadas de watermelon, incluida la cáscara. Otros jugos deliciosos son los de manzana, albaricoque, banano, bayas, frutas cítricas, kiwi, melón o pera. Prácticamente todas las frutas se pueden utilizar.

Los jugos de frutas se pueden consumir en cualquier momento del día. La cantidad recomendada es entre 10 y 12 onzas de jugo al día. El siguiente es uno de los jugos más sabrosos que se pueden preparar:

Kiwi Deluxe

1 kiwi duro, pelado
1 racimo pequeño de uvas rojas
1 manzana verde
½ taza de bayas (por ejemplo arándanos, moras y frambuesas)

1. Lave muy bien todas las frutas. Si la manzana no fue cultivada orgánicamente, pélela. Corte las frutas en trozos pequeños para que quepan en el exprimidor.
2. Pase las frutas por el exprimidor. Sirva el jugo, agréguele hielo y tómelo.

   Variante: Las mezclas de frutas congeladas pueden hacer el papel del hielo y harán que sus bebidas sepan como una batida. Añádale una taza de mezcla de fruta congelada a la esta receta. Si lo desea, también puede añadir leche de arroz o de soja y un banano.

LIMPIEZA DEL COLON

Los residuos que permanecen en el colon conducen a la absorción de toxinas. Esto, a su vez, produce intoxicación sistémica (envenenamiento). Los síntomas de esta condición pueden incluir confusión mental, depresión, irritabilidad, fatiga, irregularidades gastrointestinales e, incluso, reacciones alérgicas, como urticaria, estornudos y tos. Muchos investigadores y expertos en nutrición creen que este tipo de intoxicación eventualmente puede llevar a trastornos más graves. La limpieza del colon elimina los residuos y ayuda a prevenir y a tratar diversos problemas de salud.

Procedimiento

La mejor manera de eliminar las toxinas y los desechos del organismo es ayunar. Ayunar debe ser el primer paso de cualquier programa de limpieza para el colon. (*Ver* AYUNOS en la Tercera Parte). Además de ayunar, es necesario hacerse enemas de wheatgrass, de jugo de limón fresco, de café o de ajo. (*Ver* ENEMAS en la Tercera Parte). Para los síntomas intestinales crónicos, este programa se debe poner en práctica una vez al mes.

Los siguientes suplementos ayudan a limpiar el colon.

NUTRIENTES

SUPLEMENTOS	DOSIS SUGERIDAS	COMENTARIOS
Muy importante		
Fibra (flaxseeds molidos, salvado de aveno y cáscaras de semillas de psyllium)	1 cápsula o 1 cucharadita 4 veces al día. No tomar al mismo tiempo con otros suplementos o medicamentos.	Esencial para limpiar el colon. No crea dependencia.
Importantes		
Acidophilus	Según indicaciones de la etiqueta. Tomar con el estómago vacío.	Restauran las bacterias "amigables" del colon.

Preparación de los productos para hacer jugo

Los jugos son una manera fácil de conservar la salud y de ayudarle al organismo a combatir diversas dolencias. Las siguientes pautas le servirán para preparar jugos puros, nutritivos y apetitosos.

- En lo posible, utilice sólo productos cultivados orgánicamente, es decir, productos que hayan sido cultivados sin pesticidas ni químicos perjudiciales. Así evitará que a sus jugos vayan a dar residuos químicos.
- Si no le es posible conseguir frutas y vegetales cultivados orgánicamente, con ayuda de un cepillo especial pele o lave muy bien los productos para retirarles la cera y los residuos químicos. La mayoría de los health food stores venden productos para lavar los vegetales que ayudan a eliminar los residuos.
- Cuando compre papas para hacer jugo, evite las que tienen una coloración verdosa, y asegúrese de quitarles los brotes y los ojos. El químico solanina, que le da a la papa su coloración verdosa, puede causar diarrea, vómito y dolor de estómago.
- Por lo general, a los productos cultivados orgánicamente se les puede dejar la cáscara. Sin embargo, quíteles la cáscara a los albaricoques, la toronja, el kiwi, la naranja, la papaya, los duraznos y la piña. La cáscara de la naranja y de la toronja es muy amarga y, además, contiene una sustancia tóxica que no se debe consumir en grandes cantidades. Debido a que el kiwi y la papaya son frutas tropicales, su cáscara puede contener residuos de los esprays dañinos que se suelen utilizar en algunos países extranjeros. En esos países todavía puede ser legal el uso de algunos químicos que son prohibidos en Estados Unidos. La cáscara de la piña es demasiado gruesa y, por tanto, es difícil de procesar en la mayoría de los exprimidores.
- Cuando utilice frutas para hacer jugos, no les quite las semillas pequeñas, excepto a las manzanas. Las semillas de la manzana contienen cianuro, una sustancia tóxica. Debido a su tamaño y a su dureza, *todos* los huesos, o pepas, se deben retirar.
- Cuando prepare jugos, utilice los tallos y las hojas. Sin embargo, retíreles las hojas a las zanahorias y al ruibarbo, pues contienen sustancias tóxicas.
- Las frutas blandas que contienen muy poca agua, como el aguacate, el banano y la papaya, se deben triturar en el blender en vez de pasarlas por el exprimidor. Mézclelas después con los jugos.
- Acuérdese de alternar los vegetales y frutas para beneficiarse de la máxima variedad de nutrientes posible.

o Kyo-Dophilus de Wakunaga	Según indicaciones de la etiqueta. Tomar con el estómago vacío.	Si es alérgico a los productos lácteos, utilice una fórmula no láctea.
Aloe vera juice	1/2 taza 3 veces al día.	Cura la inflamación del colon. Utilizar una variedad pura.
Bio-Bifidus de American Biologics	Según indicaciones de la etiqueta. Para rápidos resultados, aplicar también en enema (sólo una vez).	Reemplaza la flora intestinal.
Provechosos		
Apple pectin	Según indicaciones de la etiqueta.	Fuente de fibra de alta calidad. Ayuda a desintoxicar el organismo de metales pesados.
Kyo-Green de Wakunaga o ProGreens de Nutricology o wheatgrass juice o capsules	Según indicaciones de la etiqueta. Según indicaciones de la etiqueta. Según indicaciones de la etiqueta. Según indicaciones de la etiqueta.	Ayudan a curar la inflamación del colon y a conservarlo limpio de residuos tóxicos.
Sonne's #7 de Sonne Organic Foods	Según indicaciones de la etiqueta.	Limpia el intestino. Contiene bentonita líquida, que absorbe las toxinas y las elimina.
Ultimate Cleanse de Nature's Secret	Según indicaciones de la etiqueta.	Excelente programa de desintoxicsción.
Vitamin C	6.000–10.000 mg al día divididos en varias tomas. *Ver* FLUSH DE ÁCIDO ASCÓRBICO en la Tercera Parte.	Protege al organismo contra los contaminantes. Utilizar una variedad buffered o esterified.

Hierbas

❑ Las hierbas aloe vera, caléndula y peppermint ayudan a restaurar el equilibrio acidobásico del colon y promueven la curación.

❑ El burdock, la echinacea, el horsetail y el licorice desintoxican el organismo. El licorice también refuerza el funcionamiento de los órganos.

Advertencia: Cuando se consume en exceso, el licorice puede elevar la presión arterial. No utilice esta hierba todos los días durante más de siete días seguidos y evítela por completo si tiene hipertensión arterial.

❑ Las siguientes hierbas se pueden utilizar para limpiar el colon y eliminar los desechos: barberry, butternut bark, cáscara sagrada, flaxseed, red raspberry, ruibarbo y senna.

Advertencia: No utilice barberry durante el embarazo.

❑ El boneset, el elecampane, el fenugreek, la lobelia y el yarrow ablandan la mucosa del intestino y la eliminan.

Advertencia: No utilice lobelia de manera permanente.

- ❑ La raíz de burdock, el milk thistle y el red clover limpian la sangre y refuerzan la función hepática.
- ❑ El fennel restaura el equilibrio acidobásico del colon y limpia esta parte del intestino, promueve la curación y elimina los desechos.
- ❑ El ajo elimina ciertos parásitos.
- ❑ El marshmallow restaura el equilibrio acidobásico del colon y promueve la curación. También afloja la mucosa del intestino y la elimina.
- ❑ El pau d'arco restaura el equilibrio acidobásico del colon, promueve la curación y desintoxica el organismo.
- ❑ La hierba slippery elm mitiga la inflamación y elimina el exceso de desechos del colon. Para obtener alivio rápidamente, hágase un enema de té de slippery elm.

Recomendaciones

- ❑ Consuma durante dos semanas únicamente alimentos crudos. Luego haga una dieta que consista en un 50 por ciento en vegetales y frutas crudas como manzanas, bananos, berries, uvas y peras.
- ❑ Tome todos los días por lo menos ocho vasos de agua de 8 onzas cada uno, incluso si no tiene sed. Ingerir poco líquido redunda en materia fecal dura, que puede permanecer en el colon durante semanas o, incluso, meses. Esto puede producir dolor de cabeza, fatiga y depresión; además, puede intoxicar el torrente sanguíneo.
- ❑ Evite las grasas saturadas, el azúcar y los alimentos altamente procesados. También debe evitar los aceites y los alimentos fritos mientras el colon esté afectado y la materia fecal no se hayan normalizado. Durante el período de limpieza, consuma con moderación aceite de oliva, aceite de canola o ácidos grasos esenciales. No consuma productos lácteos, pues generan excesiva mucosidad en el colon. Esta dieta ayuda a conservar limpio el colon.
- ❑ Si tiene problemas de azúcar sanguíneo, no consuma frutas dulces.
- ❑ Para purificar el torrente sanguíneo, desintoxicar el organismo y neutralizarlo, al levantarse y a la hora de acostarse tome el jugo de un limón fresco en una taza de agua templada.
- ❑ Todas las mañanas camine a paso vivo y tome "green drinks", jugo fresco de manzana y zanahoria, o jugo fresco de piña y papaya.
- ❑ Haga una bebida para limpiar el colon mezclando 1 cucharada de bentonite con 1 cucharadita de semillas de psyllium, 1/2 vaso de jugo de manzana, 1/2 vaso de jugo de aloe vera y 1/2 vaso de agua destilada al vapor. Tome esta bebida una vez al día mientras el colon esté sucio y tenga mal olor.
- ❑ Utilice todos los días un suplemento de fibra, como semillas de psyllium. Mezcle el suplemento en agua o jugo y tómelo de inmediato, pues se espesa rápidamente. Evite los suplementos de fibra que se consiguen en cápsula o en píldora.

LÍQUIDOS TERAPÉUTICOS

A lo largo de este libro se exponen los beneficios que proporcionan los vegetales y los granos. Esta sección ofrece dos recetas de caldos que tienen propiedades curativas y que brindan estos beneficios.

El primer caldo deriva sus propiedades saludables — incluido su alto contenido de potasio — de las papas y de algunos vegetales. Cuando compre papa, escoja las que no estén verdosas. El químico solanina, que le da a la papa la coloración verdosa, puede interferir los impulsos nerviosos y provocar diarrea, vómito y dolor de estómago. Cuando ayune, utilice el caldo de cáscara de papa por sus propiedades nutritivas. Este caldo también es provechoso para las personas que sufren de alguna enfermedad cardíaca.

El segundo caldo, de agua de barley, tiene propiedades curativas y fortificantes, y es útil durante la convalecencia de diversas enfermedades. Para obtener una bebida que no sólo es nutritiva, sino que alivia la garganta y el tracto digestivo, agréguele a este caldo slippery elm en polvo.

Es posible preparar muchos otros líquidos terapéuticos con vegetales, granos y frutas. Para aprender acerca de jugos nutritivos, *ver* JUGOS en la Tercera Parte.

Caldo de cáscara de papa

3 papas
1 zanahoria tajada
1 palito de apio tajado
2 quarts de agua destilada al vapor
1 cebolla tajada, y/o 3 dientes de ajo pelados

1. Lave bien las papas y retíreles los ojos.
2. Corte las papas por la mitad y pélelas. Asegúrese de que a la cáscara le quede alrededor de 1/2 de pulgada de papa. Utilice las cáscaras y guarde la papa para otra ocasión.
3. Coloque las cáscaras de la papa, la zanahoria y el apio en una olla grande y agregue agua hasta cubrirlos. Agregue cebolla y/o ajo al gusto, y hierva durante aproximadamente treinta minutos.
4. Deje enfriar el caldo y luego cuélelo. Deseche los vegetales y sirva el caldo.

Agua de cebada

1 taza de cebada
3 quarts de agua destilada al vapor

1. Coloque la cebada y el agua en una olla grande y hierva durante tres horas, aproximadamente.

2. Deje enfriar el caldo y luego cuélelo. Deseche la cebada y sirva el caldo. Tómelo cuando desee.

MASAJE

Ver en CONTROL DEL DOLOR.

MEDICINA CHINA

La medicina tradicional china (MTC) es un tipo de medicina ancestral basado primordialmente en la prevención de las enfermedades, aunque también ha servido para ayudar a curar a mucha gente con una gran variedad de problemas de salud. La medicina china usa hierba, acupuntura, digitopuntura, masaje y la dieta para promover la buena salud, enfatizando especialmente la importancia de cambiar el estilo de vida. La clave para entender esta forma de medicina es entender la idea de equilibrio. El objetivo de cualquiera de las herramientas de la medicina china, incluidas las hierbas, está en proporcionarle al cuerpo lo que necesita para regular el flujo de chi, o energía vital, y promover un estado de equilibrio y armonía. Una vez conseguido ese equilibrio, la persona recupera la salud.

Durante siglos, los chinos han buscado la manera de lograr ese equilibrio usando el concepto del yin y del yang, presente en los seres humanos y en toda la naturaleza. El yang se caracteriza por el calor y la luz, mientras que el yin es sombrío y frío. Lo seco y el verano son yang; la humedad y el invierno, yin. La filosofía china también clasifica la energía como yang y la sangre como yin. Una persona que tenga exceso de yang puede que tenga sobrepeso, tenga un temperamento airado y presión arterial alta. A este tipo de persona le haría bien comer alimentos como espárrago, banano, cucumber, productos de soja (tofu) y limón. Una persona de personalidad tranquila, con poca energía o que se cansa pronto quizás tenga exceso de yin. Entre los alimentos recomendados en estos casos están la carne roja, el ajo, ginger, cordero y pimientos. Los alimentos yin son refrescantes y tienen ese mismo efecto, mientras que los productos yang son cálidos. Entre los alimentos neutrales que proporcionan equilibrio están los frijoles negros, el cabbage, las zanahorias, los limones, al arroz y otros productos integrales o de grano entero. Para mantener la salud uno debe mantener un equilibrio adecuado de alimentos yin, yang y neutrales.

Al igual que la comida, también las hierbas medicinales se ven en términos de yin y yang. Las hierbas chinas son muy potentes y deben usarse bajo la dirección de un curandero preparado y formado en la tradición medicinal china. La farmacopea china tiene más de 5.000 hierbas, muchas de ellas desconocidas a los practicantes occidentales. Junto a plantas muy comunes, como el astragalus (estimula la función inmunológica) y el reishi (la seta de la inmortalidad), entre los remedios tradicionales chinos cada vez más disponibles en los Estados Unidos están el cordyceps y el velvet antler (conocido a veces como antler velvet). El cordyceps (también conocido como caterpillar fungus) es una planta que se encuentra sólo en ciertos lugares aislados del suroeste de China y Tibet, a alturas por encima de los 12.000 sobre el nivel del mar. Investigadores chinos han descubierto más de doscientas especies de cordyceps silvestre. Estudios de la hierba sugieren que puede reducir los efectos nocivos de los tratamientos con radiación, bajar la presión arterial, reducir los síntomas de asma y otros problemas respiratorios, aumentar los niveles de energía, mejorar la memoria y aumentar la capacidad sexual masculina. Los datos indican que el velvet antler aumenta la energía, la alerta mental y el impulso sexual. Asimismo, reduce la presión sanguínea, los niveles de colesterol y los síntomas de PMS. También puede ser eficaz como antiinflamatorio.

Si le interesa explorar la medicina tradicional china, le sugerimos que, en lugar de comprar remedios chinos por su cuenta, trabaje con un practicante cualificado y preparado en medicina oriental, y certificado por la National Certification Commission for Acupuncture and Oriental Medicine (NCCAOM). En esta organización le ayudarán a encontrar un practicante cualificado en su zona. (Ver Organizaciones Médicas y de la Salud, en el Apéndice.) Muchos de los remedios que se adquieren sin receta no son realmente tradicionales y/o pueden estar adulterados.

MEDITACIÓN

Ver en CONTROL DEL DOLOR.

PREPARACIÓN PARA LA CIRUGÍA Y RECUPERACIÓN

Aunque la perspectiva de someterse a una operación quirúrgica no es muy halagüeña, en algunas ocasiones es la medida que más conviene para mejorar la calidad de vida del paciente o para prolongar su vida. Miles de estadounidenses se enfrentan al quirófano cada año, casi siempre con miedo y aprensión. El desconocimiento de lo que nos espera es suficiente para sufrir aún más incomodidades de las que serían necesarias. Tanto si es la primera vez que se somete usted a cirugía como si es la décima, conocer los riesgos a los que se somete, los tratamientos alternativos existentes y los efectos del postoperatorio le servirá para tomar la decisión correcta. Estar informado sobre su enfermedad le permitirá aceptar y gestionar mejor los resultados de su decisión.

Después de adquirir información acerca de las opciones existentes y de decidir que la cirugía es la única alternativa viable, es importante prepararse para la cirugía siguiendo las pautas nutricionales de la siguiente tabla (para mayor información, *ver* las Recomendaciones en esta sección). Tomar estos nutrientes antes y después de la cirugía refuerza el proceso de curación y disminuye las molestias y el dolor postoperatorios. Asegúrese de que su dieta sea saludable y bien balanceada. Tenga en cuenta que el estado general de salud *anterior* a la cirugía determina en parte el estado general de salud *posterior* a la cirugía. No tome ningún suplemento ni medicamento, ni siquiera aspirina, para adelgazar la sangre. Estos son algunos de los suplementos que no deben tomarse antes de una operación quirúrgica: ácido eicosapentaeónico (eicosapentaenic acid [EPA]), feverfew, ajo, ginger, ginkgo biloba, kava kava y vitamina E.

A menos que se indique otra cosa, las dosis que se recomiendan a continuación son para personas adultas. La dosis para los jóvenes de doce a diecisiete años debe equivaler a tres cuartas partes de la cantidad recomendada; la de los niños de seis a doce años, a la mitad y la de los menores de seis años, a la cuarta parte.

NUTRIENTES

SUPLEMENTOS	DOSIS SUGERIDAS	COMENTARIOS
Importantes		
Acidophilus (Kyo-Dophilus de Wakunaga)	Según indicaciones de la etiqueta. Tomar 3 veces al día.	Estabiliza la flora bacteriana del intestino cuando se toman antibióticos. Utilizar una variedad high-potency en polvo.
Coenzyme Q_{10}	60 mg al día.	Este destructor de los radicales libres mejora la oxigenación de los tejidos.
Essential fatty acids (salmon oil o Ultimate Oil de Nature's Secret)	Según indicaciones de la etiqueta.	Importantes para el adecuado desarrollo de las células y para la curación de todos los tejidos.
Free-form amino acid complex	Según indicaciones de la etiqueta.	Favorece la síntesis del colágeno y la curación de las heridas. Suministra proteína de fácil disponibilidad que el organismo absorbe sin dificultad.
Garlic (Kyolic de Wakunaga)	2 cápsulas 3 veces al día.	Este antibiótico natural mejora el funcionamiento del sistema inmunológico.
L-Cystine	500 mg 2 veces al día.	Acelera la curación de las heridas.
L-Glutamine	500 mg 3 veces al día, y 500 mg a la hora de acostarse.	Acelera la curación de las heridas.
L-Lysine	500 mg al día.	Acelera la curación de las heridas y ayuda a la formación del colágeno. *Advertencia:* No se debe tomar lisina durante más de seis meses seguidos.
Methylsulfonyl-methane (MSM)	Según indicaciones de la etiqueta.	Ayuda a aliviar el dolor. Promueve el crecimiento de tejido.
Multivitamin y mineral complex con vitamin A y mixed carotenoids, incluyendo natural beta-carotene	Según indicaciones de la etiqueta.	Proporcionan los minerales y las vitaminas necesarios. La vitamina A se requiere para la utilización de la proteína y la reparación de los tejidos. Además, neutraliza a los radicales libres.
Pycnogenol o grape seed extract	Según indicaciones de la etiqueta. Según indicaciones de la etiqueta.	La cirugía reduce el cuerpo de antioxidantes. Estos son poderosos antioxidantes.
Vitamin C con bioflavonoids	6.000–10.000 mg al día divididos en varias tomas.	Ayuda a la reparación de los tejidos y a la curación de las heridas. Vital para el funcionamiento del sistema inmunológico. Utilizar una variedad buffered.
Vitamin E	A partir del día siguiente a la operación, tomar 200 UI al día. La vitamina E *no* se debe tomar durante las dos semanas anteriores a la cirugía, porque adelgaza la sangre.	Mejora la circulación y repara los tejidos.
Vitamin E oil	Después de retirados los puntos y cuando la curación haya comenzado, aplicar en el área de la incisión 3 veces al día.	Promueve la curación y reduce la formación de cicatrices. Comprar en aceite o utilizar el aceite de una cápsula.
Vitamin K	Según indicaciones de la etiqueta.	Esta importante vitamina es necesaria para la coagulación de la sangre.
Zinc más calcium y magnesium y silica y vitamin D	50 mg al día. 1.500 mg al día. Según indicaciones de la etiqueta. Según indicaciones de la etiqueta. 400 UI al día.	Importantes para la reparación de los tejidos. Conseguir un suplemento que contenga todos estos nutrientes.

Hierbas

❑ Es provechoso tomar tés de hierbas antes y después de la cirugía:

- La alfalfa, dandelion y nettle son ricos en vitaminas, minerales y también pueden aumentar el apetito. La alfalfa es una buena fuente de hierro.
- La bromelaína y el turmeric (curcumin) tiene importantes propiedades antiinflamatorias.
- La raíz de burdock y el red clover ayudan a desintoxicar la sangre y el hígado.
- La echinacea mejora el funcionamiento del sistema inmunológico.
- El goldenseal es un antibiótico natural que ayuda a prevenir las infecciones.

Advertencia: Esta hierba no se debe tomar todos los días durante más de una semana seguida porque puede alterar la flora intestinal. Tampoco se debe utilizar durante el embarazo y se debe usar con precaución cuando hay alergia al ragweed.

- El té verde contiene poderosos antioxidantes que ayudan al proceso curativo.

- El kelp, reishi y el St. John's wort pueden ayudar a proteger contra los efectos adversos de los rayos-X.
- El milk thistle protege al hígado contra la acumulación tóxica de medicamentos y químicos que se produce a raíz de las intervenciones quirúrgicas.
- El pau d'arco es un agente antibacteriano natural que estimula la curación, purifica la sangre y ayuda a prevenir la candidiasis.
- La hierba rose hips es una buena fuente de vitamina C y estimula la curación.

Recomendaciones

❑ Consulte con su médico acerca de la laparoscopia, un tipo de intervención mínimamente invasiva y que también se conoce como cirugía "keyhole" o "bandaid". Esta clase de procedimiento, que implica practicar una o varias incisiones pequeñas en lugar de una grande, le ocasiona menos daño a la piel, a los músculos y a los nervios que la cirugía "abierta" convencional. Este procedimiento no requiere una larga hospitalización y la recuperación toma menos tiempo. Tenga en cuenta que este procedimiento sólo se puede emplear para ciertas cirugías.

❑ Si tiene sobrepeso y cuenta con suficiente tiempo para hacer dieta antes de la cirugía, intente perder el exceso de peso de manera gradual. Estudios han revelado que el exceso de peso puede dificultar la cirugía y demorar la recuperación. El exceso de peso también se ha asociado con una probabilidad mayor de infección después de la cirugía.

❑ Si fuma, deje el cigarrillo. Fumar retarda la curación e interfiere la actividad de algunos medicamentos.

❑ Asegúrese de que su médico y las personas que lo vayan a cuidar estén enterados de cualquier alergia que usted tenga a los medicamentos, a los alimentos o a los productos químicos.

❑ Pregúntele a su cirujano si hay algo que usted pueda hacer para prepararse para la cirugía. Además de las recomendaciones del cirujano, absténgase de tomar durante dos semanas antes de la cirugía suplementos de vitamina E, *aspirina* y todos los compuestos que contengan *aspirina*. Estas sustancias adelgazan la sangre.

❑ Asegúrese de que su médico y las personas que lo vayan a cuidar estén enterados de los suplementos y los medicamentos que usted toma con regularidad, incluidos los medicamentos naturales.

❑ Debido a que generalmente se requieren transfusiones de sangre durante las cirugías, hable con su médico acerca de la posibilidad de almacenar su propia sangre para utilizarla durante la operación. Al utilizar su propia sangre, evitará el riesgo de contraer hepatitis u otra enfermedad propagada por la sangre.

❑ Muchas operaciones requieren que el paciente esté afeitado. Estudios han revelado que el índice de infección es más bajo cuando los pacientes son afeitados el día de la cirugía que cuando son afeitados la noche anterior.

❑ Agréguele fibra a su dieta. La fibra garantiza un mejor funcionamiento del tracto intestinal.

❑ Antes de someterse en su hogar a cualquier tratamiento previo a la operación, consulte con su cirujano. Si el cirujano está de acuerdo, hágase dos enemas de limpieza de jugo de limón fresco antes de ingresar al hospital. Es importante limpiar el colon antes de la cirugía. Tomar medio vaso de jugo de aloe vera en la mañana y antes de acostarse ayuda a conservar limpio el colon. Este jugo, que sabe a agua de manantial, no requiere refrigeración. Lleve una botella de este producto al hospital.

❑ Si se va a someter a una cirugía, mantenga una actitud positiva y espere con entusiasmo el momento de levantarse y de retomar su vida normal. Cuanto más pronto se levante de la cama, tanto menos riesgo tendrá de contraer alguna infección postoperatoria.

❑ Es una práctica común en la mayoría de los hospitales realizar tests rutinarios antes de admitir a un paciente para una operación. Muchos médicos creen que un análisis de orina y de sangre y los rayos-X, por ejemplo, pueden identificar problemas que pueden complicar la cirugía si no se detectan y solucionan a tiempo. Entre los tests más comunes que se administran antes de la cirugía, y los síntomas que instan a los médicos a realizarlos, están estos:

- Glucosa en sangre: alcoholismo, alteraciones del estado mental, fibrosis quística, diabetes, sudores excesivos con temblores o ansiedad, debilidad muscular y pancreatitis.
- Potasio en sangre: insuficiencia cardíaca congestiva, diabetes, diarrea, hipertensión, insuficiencia renal, debilidad muscular, daños en los tejidos, consumo de sustancias que afectan al nivel de potasio, o vómitos.
- Sodio en sangre: enfermedades del sistema nervioso central, cirrosis, insuficiencia cardíaca congestiva, diarrea, sudoración excesiva, enfermedad pulmonar, sed o ingesta de fluidos, o vómitos.
- Rayos-X pectoral: sonidos anormales al respirar, dolores de pecho, tos, fiebre de origen desconocido, dificultades respiratorias.
- Electrocardiograma (EKG): dolores de pecho, sonidos cardíacos distantes, soplo al corazón, o palpitaciones.
- Cuenta de plaquetas: alcoholismo, pérdida de sangre, contusiones fáciles, o consumo de sustancias que afectan a la cuenta de plaquetas.
- Análisis de orina: diabetes, secreciones, enfermedad renal, dolores en el costado, frecuencia o intermitencia urinaria, o consumo de sustancias de las que se sabe que causan enfermedades renales.
- Cuenta de glóbulos blancos: fiebre, sospecha de infección o uso de sustancias de las que se sabe que afectan a la cifra de glóbulos blancos.

❑ Hable con su médico sobre la necesidad o no de practicar determinados tests antes de la operación.

❑ Antes de decidir someterse a una operación quirúrgica, hable con su médico y pídale que le responda a las siguientes inquietudes:

- ¿Por qué necesito esta operación quirúrgica?
- ¿Hay alguna alternativa a tener que pasar por el quirófano?
- ¿Cuáles son los beneficios de someterme a esta operación?
- ¿Qué ocurriría si no me someto a la cirugía?
- ¿Qué experiencia tiene usted en hacer este tipo de operación?
- ¿Qué tipo de anestesia necesitaré?
- ¿Cómo va a mejorar la calidad de mi vida esta cirugía, y/o mis probabilidades de sobrevivir?
- ¿Existen tratamientos distintos de la cirugía para mi caso particular?
- ¿Qué riesgos conlleva esta cirugía?
- ¿Qué porcentaje de las operaciones de este tipo tienen éxito?
- ¿Qué cambios físicos se producirán como resultado de la operación, y qué mejorías puedo esperar?
- ¿Cuánto tiempo demora la recuperación?
- ¿Cuál es el costo de la operación?

❑ Infórmese de los riesgos y efectos secundarios potenciales de la anestesia. Asegúrese de mencionar cualquier problema médico que pueda usted tener, incluyendo alergias, y cualquier medicación que haya estado tomando ya que pueden afectar a su respuesta a la anestesia.

❑ Después de la cirugía, no le imponga demasiado trabajo a su organismo consumiendo alimentos altamente procesados. Tome, por lo menos, ocho vasos de líquido todos los días, como agua destilada, tés de hierbas, jugos y bebidas de proteína. El apetito suele disminuir después de una cirugía y las comidas grandes pueden ser perjudiciales. Intente consumir cada día entre cinco y siete comidas pequeñas, ligeras y nutritivas.

❑ Después de la cirugía, tenga cuidado con algunas actividades que implican hacer fuerza, como levantar objetos. La mayoría de los médicos recomiendan no levantar objetos de más de diez libras de peso durante las dos semanas siguientes a la cirugía. Pregúntele a su médico cuándo puede empezar a hacer ejercicio suave, que se ha demostrado favorece la circulación y acelera la recuperación física. Pregunte también si existen ejercicios específicos que le puedan ayudar a recuperarse.

❑ Después de la operación, es bueno tomar el remedio homeopático *Arnica montana* para reducir la hinchazón y promover la curación.

Aspectos para tener en cuenta

❑ Después de una cirugía mayor, los pacientes suelen experimentar un rápido deterioro de la musculatura esquelética, lo cual aumenta la debilidad. Estudios en los cuales se agregó el aminoácido glutamina a soluciones intravenosas durante el período postoperatorio revelaron que el índice de deterioro muscular disminuyó considerablemente.

❑ Algunos alimentos interfieren la acción de ciertos medicamentos. La leche, los productos lácteos y los suplementos de hierro pueden afectar a la actividad de algunos antibióticos. Las frutas ácidas, como la naranja, la piña y la toronja, pueden inhibir la acción de la penicilina y de la *aspirina*. Para conocer la lista de los nutrientes que se pierden al tomar algunos medicamentos, ver Sustancias que despojan al organismo de nutrientes en la página 383.

❑ La depresión postoperatoria no es un fenómeno aislado. Un programa dietético saludable puede ayudar a combatir la depresión.

❑ Un artículo publicado en la revista especializada *American Health* informó de que investigaciones del Medical Center de la Universidad de Chicago encontraron que los pacientes que ingirieron papas, tomates y eggplant antes de una operación tuvieron una reacción impredecible a la anestesia. Estos alimentos contienen químicos naturales que afectan al metabolismo y pueden alterar los efectos de la anestesia.

❑ Tenga en cuenta que el organismo se demora unas cuantas semanas en recuperarse del trauma ocasionado por la cirugía. Durante el período de recuperación, los desequilibrios hormonales se corrigen y el metabolismo vuelve a la normalidad. La mayoría de las incisiones se cierran durante los primeros dos días, pero se requiere más o menos una semana para que la incisión quede tan bien cerrada que no la afecte el estrés ni los movimientos corporales. Sin embargo, la aprobación del médico es necesaria antes de hacer cualquier clase de ejercicio o de levantar objetos que pesen más de diez libras.

PURIFICACIÓN DE LA SANGRE

La sangre tiene varias funciones que sustentan la vida mediante los cuatro elementos que la componen: glóbulos rojos, glóbulos blancos, plaquetas y plasma, un líquido acuoso e incoloro en el que flotan los otros tres elementos. Los glóbulos rojos transportan el oxígeno a las células; los glóbulos blancos destruyen las bacterias y otros microorganismos que producen enfermedades, y las plaquetas son necesarias para la coagulación de la sangre. Además, la sangre lleva nutrientes a las células y elimina los desechos, transporta hormonas de las glándulas endocrinas a otras partes del organismo, y ayuda a regular tanto la temperatura corporal como la cantidad de ácidos, bases, sales y agua de las células. Cualquier alteración en estas funciones puede tener consecuencias graves para la salud.

Las funciones de la sangre pueden verse disminuidas de varias maneras. Primero, cientos de químicos — desde gases, como monóxido de carbono, hasta metales tóxicos, como plomo, pasando por sustancias naturales, como grasa — pueden ir a dar a la sangre a través del aire que respiramos, del agua que tomamos, de los alimentos que consumimos y de las superficies con las cuales la piel entra en contacto. Los efectos dañinos de estas sustancias varían mucho, pues cada una actúa en la sangre de manera distinta.

Segundo, la falta de nutrientes específicos puede afectar al funcionamiento de la sangre. Un ejemplo clásico es la anemia producida por deficiencia de hierro. Sin embargo, la sangre requiere diariamente muchos nutrientes para poder funcionar de manera normal.

Por último, la genética interviene en los problemas de la sangre. Dos ejemplos bastante conocidos son la anemia falciforme y la hemofilia.

Las técnicas de purificación de la sangre pueden actuar de dos maneras. Algunas ayudan a eliminar las sustancias extrañas del organismo, mientras que otras proporcionan importantes nutrientes que ayudan a restaurar la estructura normal de la sangre y a reforzar su función.

Procedimiento

La sangre se purifica a través de un ayuno especial. Cuando decida hacer un programa de purificación, es vital que escoja el momento adecuado. Tenga en cuenta que para ayunar se necesita una reserva de energía. Por tanto, no programe su ayuno para la semana en que, por ejemplo, tenga que mudar su oficina a otro lugar, o en que tenga una competencia deportiva. Los meses fríos no son la época ideal para ayunar, porque parte del calor que se necesita para soportar el frío se genera durante la digestión. Para hacer un ayuno, lo más importante es estar mentalmente preparado. Por tanto, ayune cuando esté "mentalizado".

Cuando haya escogido el momento adecuado para hacer el ayuno y se haya preparado mentalmente, empiece a prepararse físicamente. Una semana antes del ayuno haga una dieta a base de vegetales crudos que incluya muchos "green drinks". La clorofila, que se obtiene en tabletas o en jugos frescos, "prepurifica" al organismo. Esto disminuye el impacto que el ayuno puede ocasionar.

Durante el ayuno tome únicamente jugos, agua destilada al vapor y tés o extractos de dandelion, milk thistle, raíz de licorice, raíz de yellow dock, raíz de burdock o de red clover. Tome entre ocho y diez vasos de agua destilada al día para limpiar el organismo y eliminar las toxinas. Los jugos más provechosos para purificar la sangre son los de limón, remolacha, zanahoria, y los que se preparan con todos los vegetales hojosos. Estos últimos son especialmente importantes, porque proporcionan clorofila, aspecto esencial de todas las terapias de purificación de la sangre. La clorofila no sólo elimina las impurezas sino que fortifica la sangre con importantes nutrientes, promueve la regularidad e impide que la radiación les ocasione daño a las células. Por estas razones la clorofila es beneficiosa en el tratamiento de muchos problemas de salud. Los jugos de wheatgrass, barley y alfalfa tienen un alto contenido de clorofila.

Haga el ayuno durante tres días o según las indicaciones de algún profesional de la salud. Cuando haya terminado de ayunar, absténgase de consumir harina blanca y todos los azúcares, ya que son sustancias altamente refinadas y difíciles de digerir. El estrés que estos alimentos le imponen al organismo podría echar a perder los beneficios obtenidos con el ayuno. Lo ideal es evitarlos por completo o, por lo menos, durante un mes después del ayuno. Elimine también las grasas y los aceites calentados.

NUTRIENTES

SUPLEMENTOS	DOSIS SUGERIDAS	COMENTARIOS
Muy importantes		
Chlorophyll tablets o liquid chlorophyll o fresh wheatgrass juice	Según indicaciones de la etiqueta. Según indicaciones de la etiqueta. Tomar con jugo. Según indicaciones de la etiqueta. Tomar con jugo.	Purifican y restauran los glóbulos rojos de la sangre. Ayudan al funcionamiento del sistema inmunológico.
Importante		
Cell Guard de Biotec Foods	Según indicaciones de la etiqueta.	Buena fórmula antioxidante.
Provechosos		
Kyo-Green de Wakunaga	Según indicaciones de la etiqueta.	Provechoso para el hígado y el colon. Contiene wheatgrass y barley grass.
Ultimate Cleanse de Nature's Secret	Según indicaciones de la etiqueta.	Este suplemento ayuda a estimular y a desintoxicar los órganos, la sangre y los canales de eliminación.

Hierbas

❑ La echinacea limpia las glándulas linfáticas.

❑ Barberry, black radish, eyebright, lobelia, milk thistle, uva de Oregon, pau d'arco, wild yam y yellow dock limpian y desintoxican el hígado y el sistema endocrino. Estas hierbas se pueden utilizar de manera independiente o en cualquier combinación.

Advertencia: No tome lobelia de manera permanente. Si está embarazada, no utilice uva de Oregon. Las hierbas chamomile, dandelion, ginkgo biloba, sarsaparilla y semilla de borage ayudan a restaurar el equilibrio acidobásico de la sangre. La hierba ginkgo biloba es también un poderoso antioxidante. No utilice chamomile de manera permanente, ya que puede producir alergia al ragweed. Si es alérgico al ragweed, evítela por completo.

❑ Las hierbas burdock, dandelion, hawthorn, licorice, pau d'arco, red clover, ruibarbo, sage, hongo shiitake, Siberian ginseng y otros ginseng desintoxican y purifican la sangre. Estas hierbas se pueden utilizar independientemente o en cualquier combinación.

Advertencia: No utilice licorice todos los días durante más de siete días seguidos. Si su presión arterial es alta, evite por completo esta hierba, además de todas las clases de ginseng. Si sufre de ataques o de convulsiones, no utilice sage. Si tiene hipoglicemia o trastornos cardíacos, no utilice Siberian ginseng.

- ❑ El goldenseal limpia las membranas mucosas.

Advertencia: No tome esta hierba durante más de siete días seguidos, pues altera la flora intestinal. Esta hierba se debe evitar durante el embarazo y se debe consumir con precaución cuando hay alergia al ragweed.

- ❑ El té verde es un antioxidante potente. Tome dos o tres tazas al día.

Aspectos para tener en cuenta

Ver también AYUNOS en la Tercera Parte.

QUIROPRÁCTICA

Ver en CONTROL DEL DOLOR.

REMEDIOS AYURVÉDICOS

La medicina ayurvédica es una de las tradiciones medicinales más antiguas del mundo. Incorpora herramientas como la dieta, el ejercicio, los ejercicios de respiración, meditación (yoga), visualización mental, masajes terapéuticos y hierbas para tratar las enfermedades y mantener la salud. Este método de curación también recurre a la terapia de color, a la de sonido y a la aromaterapia para ayudar a crear equilibrio dentro del cuerpo humano.

En ayurveda la filosofía fundamental es el concepto de las tres *doshas*, tipos básicos de energía o principios funcionales. Son vata (del éter y el aire), pitta (del fuego y el agua) y kapha (del agua y la tierra), y según los principios de ayurveda están presentes en todos y en todo. Vata es la energía del movimiento, pitta es la energía de la digestión o el metabolismo, mientras que kapha es la energía de la lubricación y la estructura. Todas las personas tienen las tres *doshas*, pero una ellas es normalmente predominante en cada persona. La medicina ayurvédica percibe la enfermedad como resultado de un exceso o deficiencia de vata, pitta o kapha, así como de la presencia de toxinas. La buena salud refleja el equilibrio de estas tres terapias en un cuerpo relativamente limpio de toxinas. Para tratar la enfermedad y restablecer el equilibrio se usan hierbas. Las hierbas que influyen en la energía o el movimiento se utilizan para aumentar la vata. Las hierbas que tratan problemas de digestión, asimilación, absorción y metabolismo son pitta, mientras que las que trabajan con la estructura del sistema musculoesqueletal — el "pegamento" que mantiene al cuerpo junto — son kapha.

La medicina ayurvédica contempla el cuerpo humano como la manifestación de una energía cósmica que se transfiere a todos los niveles, tanto mentales como físicos. Esta concepción puede ser difícil de entender para las culturas occidentales, pero los médicos ayurvédicos creen que los dos sistemas energéticos están más cercanos de lo que imaginamos.

La idea central de ayurveda es que somos una totalidad de cuerpo y alma dentro del Universo, y si podemos vivir en armonía con la Naturaleza y nuestro ser interior, nos mantendremos sanos.

TERAPIA A BASE DE COLOR (CROMOTERAPIA)

Durante años, los científicos han estudiado los efectos que produce el color en el ánimo, en la salud y en la manera de pensar. Incluso la preferencia hacia algún color particular se puede relacionar con la forma en que ese color hace que el individuo se sienta.

El color se puede describir como luz — energía radiante y visible — de ciertas longitudes de onda. Los fotorreceptores de la retina, llamados conos, convierten esta energía en colores. La retina contiene tres clases de conos: una clase de conos para el color azul, otra para el color verde y la tercera para el rojo. La combinación de estos tres colores es lo que permite percibir los demás colores.

De acuerdo con el doctor Alexander Schauss, director del American Institute for Biosocial Research, de Tacoma, Washington, la energía del color entra en el organismo y estimula las glándulas pituitaria y pineal. Esto redunda en la producción de algunas hormonas, lo que, a su vez, influye en varios procesos fisiológicos. Ésta es la razón por la cual el color influye de manera tan directa en nuestros pensamientos, en nuestro estado de ánimo y en nuestro comportamiento — una influencia que, según muchos expertos, no tiene nada que ver con factores sicológicos o culturales. Sorprendentemente, parece que el color produce efectos incluso en las personas ciegas, quienes percibirían el color como resultado de las vibraciones energéticas que se producen en el organismo.

No hay duda de que los colores que se escogen para la ropa, el hogar, la oficina y el automóvil, entre otros, pueden producir efectos profundos en el individuo. Durante mucho tiempo se ha sabido que los colores alivian el estrés, llenan a la persona de energía e, incluso, alivian el dolor y otros problemas físicos. De hecho, el concepto de "ponerle color a la vida" forma parte del *Feng Shui*, una antigua técnica china de diseño.

Cuando se desea producir un cambio en el estado de ánimo o aliviar alguna molestia, es vital escoger el color apropiado para lograr el objetivo particular. Por ejemplo, el azul produce efectos relajantes y calmantes. Este color reduce la presión arterial y la frecuencia cardíaca y respiratoria. En un estudio, los niños propensos a la agresividad se calmaron cuando los hicieron permanecer en un salón azul. Se ha encontrado también que el azul proporciona una sensación refrescante cuando el clima es caliente y húmedo. Para ayudar a aliviar los problemas de espalda, el reumatismo, las dolencias inflamatorias y el dolor de las úlceras, rodéese de azul y concéntrese en la parte del organismo que quiere curar mientras mira este color. Un lugar apropiado es el campo, donde el azul del cielo y del agua proporcionan una tranquilizante sensación de "unidad" con el universo.

Otro color que abunda en la naturaleza es el verde. Este color produce efectos calmantes en el organismo y en la mente. A las personas deprimidas o ansiosas las beneficia un entorno verde. El verde también ayuda a combatir los trastornos nerviosos, el agotamiento, los problemas cardíacos y el cáncer. Si está enfermo, siéntese en un jardín o en un pastizal y concéntrese en la parte del organismo que desea curar. El verde también es provechoso para las personas que están haciendo dieta.

Al igual que el azul y el verde, el violeta crea un ambiente pacífico. Este color reduce el apetito y es beneficioso para combatir los problemas del cuero cabelludo, los trastornos renales y las migrañas.

El color rojo estimula y calienta al organismo. Este color acelera la respiración, y aumenta la frecuencia cardíaca y la actividad de las ondas cerebrales. El rojo, color de pasión y de energía, sirve para combatir la impotencia y la frigidez, la anemia, las infecciones de la vejiga y los problemas cutáneos. Las personas que tienen mala coordinación deben evitar el rojo en sus prendas de vestir, y las que sufren de hipertensión arterial deben evitar las habitaciones decoradas con este color, pues puede hacer que se eleve la presión arterial. A la inversa, el rojo produce buenos efectos en las personas que tienen hipotensión (presión arterial baja).

El color rosado tiene efectos calmantes en el organismo, porque relaja los músculos. Puesto que se ha encontrado que el rosado produce efectos tranquilizantes en personas agresivas y violentas, se suele utilizar en prisiones, hospitales y centros de rehabilitación para jóvenes y drogadictos. Este color también es beneficioso para las personas que sufren de ansiedad o de síndrome de abstinencia por el retiro del consumo de una droga o sustancia. Además, es un color adecuado para el dormitorio, pues tiene la capacidad de promover sentimientos románticos.

El anaranjado es el color que más estimula el apetito y reduce la fatiga. Utilice individuales y manteles anaranjados, por ejemplo, para estimular a una persona exigente con la comida o para abrirle el apetito a alguien que esté enfermo. Las personas que estén intentando bajar de peso deben evitar este color. Cuando se sienta muy cansado, utilice alguna prenda de vestir anaranjada a fin elevar su nivel de energía. Este color también puede combatir la debilidad generalizada, las alergias y el estreñimiento.

El amarillo es el más llamativo de todos los colores. Cuando quiera recordar algo, anótelo en un papel amarillo. Este color también eleva la presión arterial y aumenta el número de pulsaciones, aunque en menor grado que el rojo. El amarillo, color del sol, proporciona energía y puede ayudar a aliviar la depresión. Los expertos en cromoterapia a menudo utilizan este color para tratar los calambres musculares, la hipoglicemia, los cálculos biliares y la hiperactividad de la glándula tiroides.

El color negro se equipara con el poder. Utilice ropa negra si desea sentirse fuerte y seguro. El negro también reduce el apetito. Si quiere bajar de peso, colóquele a la mesa del comedor un mantel negro.

TERAPIA A BASE DE DHEA

Las glándulas suprarrenales, ubicadas encima de los riñones, producen la hormona dehydroepiandrosterone (DHEA), que es la más abundante del torrente sanguíneo. De manera parecida a la hormona del crecimiento humano (HGH, o human growth hormone) y a la melatonina — dos hormonas de las cuales se sabe actualmente que combaten el envejecimiento — la hormona DHEA se produce en abundancia durante la juventud y su producción llega al punto máximo aproximadamente a los veinticinco años. Sin embargo, después de esta edad su producción declina. Se cree que a los ochenta años sólo se tiene entre el 10 y el 20 por ciento de la cantidad que se tenía a los veinte años.

Investigaciones han demostrado que la hormona DHEA desempeña muchas funciones relacionadas con la salud y la longevidad. Algunas de esas funciones son ayudar a generar las hormonas sexuales estrógeno y testosterona, aumentar el porcentaje de masa muscular, reducir el porcentaje de grasa corporal y aumentar la densidad ósea, lo que ayuda a prevenir la osteoporosis. Debido a que la producción de la hormona DHEA declina con la edad, las estructuras y los sistemas del organismo parecen declinar junto con ella. Por tanto, el organismo se vuelve vulnerable a presentar aterosclerosis, presión arterial alta, enfermedad de Parkinson, diabetes, degeneración de los nervios, distintas clases de cáncer (como cáncer de seno, de próstata y de vejiga) y otros trastornos relacionados con el envejecimiento.

Investigaciones sugieren que la terapia con la hormona DHEA puede ser sumamente beneficiosa. Un estudio realizado en 1986 que se basó en doce años de investigación y que contó con la participación de 242 hombres de edad mediana y avanzada, encontró una posible relación entre dosis bajas de DHEA y una reducción del 48 por ciento en el número de muertes por enfermedades cardíacas, y del 36 por ciento en el número de muertes por otras causas. En un estudio de veintiocho días, la terapia a base de DHEA les permitió a algunos hombres perder el 31 por ciento de la grasa corporal sin cambiar de peso. Se cree que la hormona DHEA ocasionó esta pérdida de grasa bloqueando una enzima que produce tejido graso y que promueve el desarrollo de células cancerosas. En otro estudio, hombres de edad mediana y avanzada que tomaron DHEA durante un año experimentaron una notable sensación de bienestar que incluía una capacidad mayor de sobrellevar el estrés, aumento de la movilidad, reducción del dolor y mejor calidad del sueño. Investigaciones también indican que tomar suplementos de DHEA podría ayudar a prevenir el cáncer, las enfermedades arteriales, la esclerosis múltiple y la enfermedad de Alzheimer. Además, podría ser provechoso para tratar el lupus y la osteoporosis, para intensificar la actividad del sistema inmunológico y para mejorar la memoria. Estudios de laboratorio con animales han indicado que la hormona DHEA puede prolongar la vida hasta en un 50 por ciento.

La hormona DHEA se consigue en píldoras y en cápsulas que no requieren prescripción médica o, en dosis más altas, en píldoras y en cápsulas que sí requieren prescripción médica. La mayoría de los suplementos de esta hormona que se consiguen en el comercio son fabricados en laboratorios a partir de sustancias extraídas del wild yam, principalmente del *diosgenin,* que es la sustancia más común. También se consiguen extractos de wild yam que no han sido convertidos en DHEA, pero que el organismo puede transformar en esta hormona. *La terapia a base de DHEA se debe utilizar con precaución.* Algunos médicos consideran que dosis altas reducen la capacidad normal del organismo de sintetizar la hormona. Las mujeres no deben tomar más de 10 miligramos al día. Estudios realizados con animales han indicado que las dosis altas también pueden producir daño hepático. Por esto, al hacer la terapia con la hormona DHEA es importante tomar suplementos de vitaminas antioxidantes (como vitaminas C y E), además de selenio, que previenen el daño ocasionado por la oxidación en el hígado. Una fuente mejor de DHEA puede ser la 7 Keto-DHEA. Esta sustancia juega el mismo papel que la DHEA en el organismo — fortalecer el sistema inmunológico y mejorar la memoria — pero, a diferencia de la DHEA normal, no se transforma ni en estrógeno ni en testosterona.

TERAPIA CON CALOR Y FRÍO

Ver en CONTROL DEL DOLOR.

TERAPIA CON CRISTALES Y PIEDRAS PRECIOSAS

Para algunas personas los cristales de colores encierran poderes increíbles. Por ejemplo, se dice que Thomas Edison creía que su éxito se debía, en parte, a un puñado de cristales de cuarzo que siempre llevaba con él. Sentía que las piedras le abrían la puerta a su ser un interior y a su creatividad. Los terapeutas de gemas creen que éstas poseen una energía curativa específica que puede trasladarse al cuerpo humano. Hay gemas que se emplean para sanar órganos específicos por contacto con los centros energéticos conectados del cuerpo llamados chakras. Otras piedras preciosas dirigen la energía hacia estados emocionales. Los más populares sean quizás los cristales de cuarzo. El cuarzo puede ser de un hermoso color blanco, como el cuarzo de leche, o incoloro y brillante como cristal de roca. Las propiedades terapéuticas del cristal de roca están dirigidas a aliviar el resentimiento y la envidia. También se usa para calmar los riñones, el dolor cardíaco y la tristeza de estómago. En algunos casos, las propiedades curativas de las piedras preciosas se emplean para estimular el flujo de energía a ciertas zonas del cuerpo. Se cree que el ámbar (amarillo a café) ayuda a mejorar la función renal y de la vejiga. El ágate (gris, azul y beige) promueve la autoconfianza y la energía. La amatista (púrpura) se usa para desbloquear la energía y calmar en periodos de duelo, así como para estimular el pensamiento positivo. Los diamantes (de muchos colores) protegen los campos de energía y limpian la sangre. La esmeralda (verde) mejora la memoria y el intelecto. El jade (verde o blanco) atrae amigos leales, buena fortuna, compostura, serenidad y sabiduría. El ónyx (negro) mejora la circulación y la devoción. Los rubíes (rojo) aumentan la energía, mejora la circulación y estimulan el pensamiento positivo. Los zafiros (azul) aportan a quien los lleva autoestima, pureza mental y paz y satisfacción. La turquesa se usa para proteger contra las energías negativas. El ónyx negro ayuda a cambiar los malos hábitos. Estos son sólo algunos ejemplos de los poderes adscritos a las piedras preciosas.

Todos los cristales y piedras preciosas deberían "purificarse" periódicamente con agua de la llave para lavar las energías negativas que se hayan podido acumular, especialmente si se han utilizado en terapias curativas.

TERAPIA CON HORMONA DEL CRECIMIENTO

La hormona del crecimiento humano (HGH, o human growth hormone) es segregada en el cerebro por la glándula pituitaria. Al igual que todas las hormonas, la del crecimiento regula la actividad de órganos vitales y, por tanto, ayuda a conservar la salud de todo el organismo. La HGH se conoce como hormona del crecimiento porque se produce en mayor cantidad durante la adolescencia, período durante el cual el crecimiento es más rápido. De hecho, esta hormona ayuda a controlar el crecimiento. Debido a la relación que existe entre esta hormona y el proceso de crecimiento, la terapia con HGH se utilizó inicialmente para tratar a niños que presentaban problemas de crecimiento a causa de su deficiencia. Gracias a esta terapia, esos niños crecieron normalmente y se conjuró el riesgo de que se convirtieran en enanos.

Sin embargo, se ha encontrado que la hormona del crecimiento no sólo regula el proceso del crecimiento. Probablemente sea la hormona más compleja del organismo humano, y está compuesta de 191 aminoácidos. La reparación de los tejidos, la curación, el reemplazo celular, la salud de los órganos, la fortaleza de los huesos, el funcionamiento del cerebro, la producción de enzimas, y la salud de las uñas, el cabello y la piel requieren cantidades adecuadas de esta hormona. Además, esta hormona fortalece el sistema inmunológico y le ayuda al organismo a resistir el daño que produce la oxidación.

Infortunadamente, después de la adolescencia el nivel de la hormona del crecimiento disminuye, en promedio, un 14 por ciento cada diez años. A medida que la producción de la hormona declina, el funcionamiento de todos los órganos vitales va perdiendo eficacia. La relación que existe entre la disminución de la HGH y el envejecimiento ha conducido al desarrollo de una novedosa aplicación para esta terapia: utilizar la hormona del crecimiento humano para revertir o retardar la aparición de los síntomas de deterioro físico y mental que se asocian con el envejecimiento, y combatir algunos trastornos que no se relacionan con la edad avanzada.

De acuerdo con publicaciones científicas, la terapia con la hormona del crecimiento revierte el deterioro del funcionamiento pulmonar, reduce la grasa corporal, aumenta la capacidad de hacer ejercicio, aumenta la masa ósea en personas con osteoporosis, y mejora o revierte muchos otros síntomas y trastornos relacionados con el envejecimiento. También se ha demostrado que la hormona del crecimiento fortalece el sistema inmunológico y mejora la calidad de vida de los pacientes de AIDS, porque combate la pérdida excesiva de peso y de masa muscular. La salud de las personas que actualmente están sometidas a esta terapia ha presentado una gran mejoría. Así mismo, el nivel de bienestar general de estos pacientes ha aumentado, y su actitud mental es mucho más positiva.

Aunque el mismo paciente se puede aplicar las inyecciones de la hormona del crecimiento, un médico debe prescribir y supervisar la terapia. Esto es de gran importancia porque como la terapia promueve la reparación de los tejidos y estimula otros procesos, el requerimiento de muchos nutrientes aumenta. Por tanto, el tratamiento debe incluir la administración de diversas vitaminas, minerales y, en algunos casos, otras hormonas.

Mientras la dosis es baja, es decir, entre 4 y 8 unidades internacionales por semana, la terapia con hormona del crecimiento aparentemente no produce efectos secundarios graves. Los efectos secundarios que se pueden presentar suelen desaparecer a medida que el organismo se adapta a la terapia.

La HGH es extremadamente cara — un programa de tratamiento puede costar más de $20.000 al años, incluso si se usa una versión sintética. Mucha gente acude a Internet para adquirirla a un costo menor. Desgraciadamente, los suplementos que se venden online y que proclaman contener HGH pura probablemente no valen para nada. Cualquier cantidad de HGH que puedan contener es demasiado pequeña para surtir algún efecto. Nuestra recomendación es utilizar inyecciones apropiadas. Y si no se puede, tomar suplementos que puedan estimular al cuerpo a producir más HGH.

Recomendaciones

❑ Evite los alimentos demasiado dulces porque elevan el nivel de la glucosa sanguínea, lo que a su vez afecta a la liberación y a la utilización de la hormona del crecimiento. Los alimentos ricos en azúcar se deben evitar, especialmente, antes de acostarse, pues la mayor liberación de hormona se produce durante el sueño.

❑ Evite consumir alimentos inmediatamente antes de hacer ejercicio. A pesar de que el ejercicio vigoroso estimula la producción de la hormona del crecimiento, el nivel del azúcar sanguíneo debe permanecer estable durante el ejercicio para que la liberación de la hormona se pueda llevar a cabo.

❑ A fin de estimular la producción de la hormona del crecimiento por parte del organismo, se debe tomar el aminoácido arginina. Se ha demostrado que la arginina promueve la producción de la hormona. Este aminoácido es más eficaz en suplemento (500 mg al día), ya que los alimentos ricos en arginina también contienen otros aminoácidos que inhiben la capacidad de la arginina de llegar a la glándula pituitaria, la glándula que produce la hormona del crecimiento.

Aspectos para tener en cuenta

❑ Triple Strength Growth Hormone de Fountain of Youth Technologies es una fórmula ayurvédica de hierbas cuyos ingredientes incluyen levodopa (L-dopa), una sustancia natural, junto con hierbas ayurvédicas que estimulan la glándula pituitaria para liberar HGH.

❑ La utilización de algunas marcas comerciales de HGH ha llevado a la producción de anticuerpos contra la misma hormona.

❑ Para obtener información acerca de otras hormonas que combaten el envejecimiento, *ver* Melatonina en SUPLEMENTOS ALIMENTARIOS NATURALES en la Primera Parte, y TERAPIA A BASE DE DHEA en la Tercera Parte.

TERAPIA CON LUZ

La glándula pineal regula el ritmo circadiano del organismo, es decir, el reloj interno del organismo. La ausencia o la presencia de luz hacen que la glándula pineal controle algunas funciones del organismo, como la producción de hormonas, la temperatura corporal y el horario del sueño. Alteraciones del ritmo circadiano pueden llevar a depresión y a insomnio, además de otros trastornos del sueño. La luz natural del sol y diversas terapias a base de luz han restaurado eficazmente el ritmo natural del organismo.

La luz del sol contiene todo el espectro de longitud de onda que se requiere para conservar la salud. Este espectro desencadena los impulsos que regulan la mayoría de las funciones corporales. La luz artificial, como la incandescente y la fluorescente, carece del espectro completo y balanceado que se encuentra en la luz del sol. El organismo no puede absorber algunos nutrientes en ausencia de ciertas longitudes de onda. La exposición insuficiente a la luz natural puede contribuir a las alteraciones inmunológicas y al desarrollo o empeoramiento de trastornos de salud como fatiga, depresión, accidentes cerebrovasculares, caída del cabello, cáncer, hiperactividad, osteoporosis y enfermedad de Alzheimer.

Una variedad de terapias con luz se han utilizado exitosamente para tratar muchas dolencias. Algunas de las terapias más comunes son:

- *Terapia con luz brillante.* Esta terapia implica el uso de luz blanca y brillante cuya intensidad oscila entre 2.000 y 5.000 lux. (Un lux equivale a la luz de una vela; el promedio de la luz interior oscila entre 50 y 500 lux). Se ha comprobado que la terapia con luz brillante es provechosa para tratar la bulimia, el sleep phase syndrome (un trastorno que no permite conciliar el sueño sino a altas horas de la noche) y los ciclos menstruales irregulares.
- *Terapia con rayos láser fríos.* Mediante la utilización de rayos láser de baja intensidad que estimulan el proceso curativo natural a nivel de las células, se ha demostrado que esta terapia es eficaz para combatir el dolor, el trauma y el orthopedic myofascial syndrome. También se ha utilizado en odontología, dermatología y neurología.
- *Terapia con luz de espectro completo.* La exposición a la luz solar y a otras fuentes de luz de espectro completo alivia eficazmente una variedad de trastornos, incluida la depresión, la hiperactividad, la hipertensión arterial, el insomnio, las migrañas y el síndrome premenstrual. La luz del sol se ha utilizado durante mucho tiempo para tratar a los bebés que sufren de ictericia. La luz de espectro completo, al igual que la luz blanca y brillante, es eficaz para combatir el trastorno afectivo estacional (SAD, o seasonal affective disorder). Entre los síntomas más frecuentes de este trastorno, que también se denomina "winter blues", están depresión, fatiga, comer en exceso y reducción de la libido.
- *Terapia con luz fotodinámica.* Esta terapia implica inyectarles tintura absorbente de luz a tumores malignos específicos que luego son expuestos a distintas clases de luz. La tintura absorbe la luz y esto, por su parte, produce una reacción química que destruye las células cancerosas.
- *Optometría sintónica.* Este tratamiento proyecta luz de colores directamente en los ojos a fin de intensificar el funcionamiento de los centros cerebrales que regulan diversas funciones corporales. La optometría sintónica se ha utilizado exitosamente para tratar el dolor, la inflamación, el dolor de cabeza y las lesiones traumáticas del cerebro.
- *Terapia luz ultravioleta.* La terapia con luz ultravioleta se utiliza para combatir enfermedades como asma y cáncer, al igual que para tratar problemas como colesterol alto y síndrome premenstrual.

Se considera que los rayos solares menos nocivos son los ultravioleta-A (UVA), cuya longitud de onda es más larga que la de los rayos UVB y UVC. Existen diversas terapias con luz ultravioleta.

- La *terapia UVA-1* aísla una parte de la longitud de onda de los rayos UVA y se utiliza para tratar el lupus eritematoso sistémico.
- La *terapia de hemoirradiación* implica extraer sangre del organismo (hasta una pint). La sangre entonces se irradia con luz ultravioleta y se vuelve a inyectar en el organismo. Esta terapia se ha utilizado con éxito para tratar el asma, el envenenamiento de la sangre, el cáncer, las infecciones, la artritis reumatoidea y los síntomas del AIDS. Las personas que sufren de vitíligo y psoriasis se pueden beneficiar de la *terapia con luz PUVA* (psoralen UV-A). Primero, a los pacientes se les inyecta psoralen, un medicamento sensible a la luz, y luego se exponen a la luz ultravioleta.

TERAPIA CON MÚSICA Y SONIDO

La terapia con música es el uso controlado de música para tratar problemas físicos, mentales o emocionales. En la actualidad, la música se utiliza en el tratamiento de diversos problemas, como depresión, presión arterial alta, asma, migrañas y úlceras, entre otros. Por lo general, de la naturaleza del problema depende el tipo de terapia que se debe emplear. Para algunos problemas de salud se utilizan piezas musicales específicas. Para otros problemas, los pacientes participan activamente en bandas musicales, cantan en grupo, asisten a clases de música individuales o grupales, o realizan actividades físicas acompañadas de música.

Se ha demostrado que la música tiene diversas propiedades terapéuticas. La música puede reducir la ansiedad y la irritabilidad en individuos perturbados mental o emocionalmente, y en personas con problemas de salud relacionados con el estrés. La música también ha mejorado la percepción auditiva en personas ciegas. Como parte de la terapia física, la música se ha empleado para estimular y/o regular el movimiento. También como parte de la terapia física, tocar instrumentos musicales se ha utilizado tanto por sus beneficios sicológicos (por ejemplo, mejorar la autoestima) como por sus beneficios físicos (por ejemplo, fortalecer los músculos de la boca y de los labios cuando son débiles).

Se ha encontrado que la música no es la única clase de sonido que tiene propiedades terapéuticas. Durante muchos años, terapeutas y sicólogos han tratado a sus pacientes utilizando sonidos del medio ambiente, como el que producen los arroyos, las cascadas y el canto de las aves. Al parecer, estos sonidos alivian el estrés y reducen la depresión.

Con orientación profesional o sin ella, cualquier persona puede aprovechar la capacidad que tienen la música y otros sonidos de inducir un estado de relajación. La música suave y los sonidos relajantes, acompañados o no de técnicas de relajación, pueden aliviar el estrés, relajar los músculos y promover un estado de ánimo positivo. Investigadores sugieren que estos sonidos ayudan a controlar el dolor porque estimulan la producción de endorfinas, sustancias propias del organismo que eliminan el dolor. Desde luego, en algunos casos se debe consultar con un profesional idóneo antes de utilizar música como parte del programa de terapia física.

TERAPIA CON TENS

Ver en CONTROL DEL DOLOR.

TERAPIA DE CHELATION

La terapia de chelation es un tratamiento seguro que no requiere intervención quirúrgica. Esta terapia se utiliza para eliminar del organismo el exceso de toxinas y, en particular, metales. Los agentes chelating que se emplean en esta terapia se consiguen en fórmulas sin prescripción médica que se pueden administrar por vía oral en el hogar. También se consiguen en soluciones intravenosas que se deben administrar con supervisión médica. Estos agentes hacen que los metales tóxicos y otras sustancias nocivas para el funcionamiento del organismo se eliminen a través de los riñones. A menudo, los agentes chelating orales previenen algunos trastornos, pues restauran la circulación hacia los tejidos corporales. Cuando ya existen graves problemas de salud, suele ser necesario recurrir a terapias intravenosas.

La terapia de chelation sirve para diversos problemas de salud. Los agentes chelating se unen con los metales pesados tóxicos, como cadmio, plomo y mercurio (sustancias que entran en el organismo a través de los alimentos y del agua, entre otros medios) y los expulsan del organismo. Cuando se acumulan en el organismo, los minerales interactúan entre sí facilitando o inhibiendo la acción de otros minerales. Se ha demostrado que el plomo, por ejemplo, inhibe la actividad del calcio, el hierro y el potasio, tres importantes nutrientes. Cuando se utilizan agentes chelating para eliminar del organismo metales tóxicos, como plomo, los nutrientes esenciales empiezan a desempeñar su función más eficazmente.

La terapia de chelation también se utiliza en el tratamiento de la aterosclerosis y de otros problemas circulatorios. Igualmente, esta terapia se utiliza para tratar la gangrena, que suele originarse en mala circulación. En la aterosclerosis se acumulan depósitos de colesterol, grasa y otras sustancias en las paredes de las arterias grandes y medianas, y forman una placa dura llamada placa de ateromas. Se ha encontrado que el calcio actúa como cola o "agente pegante" que mantiene unidas esas placas. Los agentes chelating se ligan al calcio y lo eliminan del organismo, lo que deshace los depósitos de placa, desobstruye las arterias y permite que el flujo sanguíneo se normalice.

TERAPIA DE CHELATION ORAL

Los agentes chelating orales son una alternativa segura y conveniente para las personas propensas a los problemas circulatorios o a los problemas causados por la acumulación de metales tóxicos. Algunas de las enfermedades que esta terapia ayuda a tratar son esclerosis múltiple, artritis, enfermedad de Parkinson y enfermedad de Alzheimer. A pesar de las reservas expresadas por muchos miembros de la comunidad médica, la circulación arterial de un gran número de personas gravemente discapacitadas y con serios factores de riesgo presentó una notable mejoría después de la terapia de chelation.

Procedimiento

Los siguientes agentes chelating, que alivian síntomas de problemas ya existentes, se utilizan para prevenir muchas enfermedades degenerativas. Estos agentes se consiguen en los health food stores y en las farmacias en las combinaciones que se mencionan a continuación. Siga las indicaciones de la etiqueta con respecto a las dosis.

- Alfalfa, fibra, rutina y selenio
- El calcio y el magnesio *se chelate* con el potasio.
- Cromo, ajo, pectina y potasio.
- Coenzima Q_{10}.
- Chelate de cobre , hierro, sea kelp y cinc.

Además, los siguientes suplementos actúan como agentes chelating orales que eliminan del organismo el exceso de minerales. Los suplementos minerales se pueden usar con la chelation intravenosa para reemplazar los minerales perdidos y para controlar el daño de los radicales, los cuales se han relacionado con las enfermedades cardíacas.

NUTRIENTES

SUPLEMENTOS	DOSIS SUGERIDAS	COMENTARIOS
Aangamik DMG de FoodScience of Vermont	200 mg al día.	Aumenta el aporte de oxígeno y previene la oxidación de los tejidos y de las células.
Alfalfa liquid 0 tablets	El doble de la dosis recomendada en la etiqueta.	Desintoxican el hígado y alcalinizan el organismo. Chelates las sustancias tóxicas del organismo.

Apple pectin	Según indicaciones de la etiqueta.	Estos suplementos se unen con los metales tóxicos indeseables y los eliminan del organismo a través del tracto intestinal.
y rutin	Según indicaciones de la etiqueta.	
Calcium	1.500 mg al día.	Reemplaza el calcio perdido por la utilización de sustancias chelating. Utilizar calcium citrate. Saca el calcio del interior de las células de las paredes arteriales.
más magnesium	700–1.000 mg al día.	
Coenzyme Q_{10}	60–90 mg al día.	Mejora la circulación, reduce la presión arterial y actúa como agente chelating.
Garlic (Kyolic de Wakanuga)	2 cápsulas 2 veces al día. Tomar con las comidas.	Buen desintoxicante y agente chelating.
L-Cysteine y L-methionine	500 mg de cada uno 2 veces al día. Tomar con el estómago vacío. Tomar con agua o jugo. No tomar con leche. Para mejor absorción, tomar con 50 mg de vitamina B_6 y 100 mg de vitamina C.	Estos suplementos son dos de los más importantes agentes chelating naturales de la dieta.
L-Lysine más glutathione	500 mg al día de cada uno.	Ayudan a desintoxicar el organismo de metales y toxinas nocivos. Estos poderosos neutralizadores de los radicales libres son antioxidantes que eliminan las sustancias indeseables del organismo. *Advertencia:* No se debe tomar lisina durante más de seis meses seguidos.
Selenium	200 mcg al día.	Poderoso neutralizador de los radicales libres.
Vitamin A	25.000 UI al día. Si está embarazada, no debe tomar más de 10.000 UI al día.	Ayudan a expulsar del organismo las sustancias tóxicas. Para facilitar la asimilación, utilizar en emulsión.
más mixed carotenoids, incluyendo natural beta-carotene	25.000 UI al día.	
o carotenoid complex	Según indicaciones de la etiqueta.	
Vitamin B complex	100 mg 3 veces al día.	Las vitaminas B protegen al organismo contra las sustancias nocivas y son necesarias para todas las funciones celulares.
más extra vitamin B_3 (niacin)	50 mg 3 veces al día.	*Advertencia:* si tiene algún trastorno hepático, gota o presión arterial alta, no debe tomar niacina.
y pantothenic acid (vitamin B_5)	50 mg 3 veces al día.	
y vitamin B_{12}	200 mcg 3 veces al día.	
y folic acid	Según indicaciones de la etiqueta.	
Vitamin C con bioflavonoids	5.000–15.000 mg al día divididos en varias tomas.	Poderosos agentes chelating y estimulantes del sistema inmunológico.
Vitamin E	200 UI al día.	Elimina del organismo las sustancias tóxicas y destruye los radicales libres. Para dosis altas, la emulsión facilita la asimilación y brinda mayor seguridad.

Recomendaciones

❑ Haga una dieta especial para el tratamiento de las enfermedades del corazón y/o del colesterol alto. Evite los alimentos fritos, los productos lácteos, la mayonesa, los aceites y otras grasas, la carne roja, los alimentos procesados, las comidas rápidas, la sal y los gravies. Tome únicamente agua destilada al vapor.

❑ Consuma tantos alimentos ricos en fibra como le sea posible. Buenas fuentes de fibra son avena, arroz integral y salvado de trigo. (*Ver* COLESTEROL ALTO y ENFERMEDADES CARDIOVASCULARES en la Segunda Parte para obtener más información).

❑ Agréguele a su dieta alguna bebida rica en proteína o utilice los aminoácidos esenciales en suplemento. La deficiencia de cualquiera de los aminoácidos esenciales reduce la eficacia de todos los demás aminoácidos.

❑ Aumente su ingesta de manganeso consumiendo nueces de Brasil, pecans, barley, buckwheat, trigo integral y arveja seca. El manganeso es un importante agente chelating cuando se consume en alimentos ricos en este mineral. Además, el manganeso es muy importante porque bloquea la entrada del calcio a las células del recubrimiento de las arterias.

Advertencia: Las nueces de Brasil contienen cantidades elevadas de selenio, unos 500 microgramos por onza. No consumir durante el embarazo.

❑ Agréguele cebolla a sus comidas. La cebolla produce efectos chelating naturales en el organismo y disminuye la tendencia de la sangre a coagularse.

❑ Cuando haga la terapia de chelation, asegúrese de reemplazar los minerales esenciales que los agentes chelating hayan eliminado del organismo. El hierro, la alfalfa, el kelp y el cinc son suplementos recomendables. Utilice una fuente natural de hierro, como blackstrap molasses, o el producto Floradix Iron + Herbs, de Salus Haus.

❑ Si está tomando algún suplemento de cinc, consuma alimentos ricos en azufre, como ajo, cebolla y legumbres. El cinc inhibe la acción del azufre.

TERAPIA DE CHELATION INTRAVENOSA

La terapia de chelation intravenosa se suele utilizar para eliminar la placa calcificada y endurecida de las paredes arteriales, lo que redunda en mejor circulación. Cuando se practica con supervisión médica, este procedimiento puede ser una alternativa segura para la cirugía vascular. Esta terapia también se puede emplear para eliminar del organismo metales pesados, como plomo. La mayoría de las enfermedades graves requieren la administración repetida de estos agentes.

El agente chelating que más se utiliza en la actualidad en terapias intravenosas es ethylenediaminetetraacetic acid (EDTA). El EDTA es una sustancia fuerte que atrae el plomo, el estroncio y muchos otros metales, incluido el calcio. A pesar de que existe controversia en torno al uso de este agente, no se ha demostrado que produzca efectos tóxicos cuando se utiliza correctamente.

Antes de comenzar la terapia de chelation a base de EDTA, es preciso someterse a un examen físico completo. Un examen físico de esta naturaleza debe incluir una serie de pruebas de laboratorio, como nivel del colesterol, examen de sangre, evaluación del funcionamiento renal y hepático, y niveles de glucosa y de electrólitos. Además, un examen físico completo debe incluir un electrocardiograma y una radiografía de tórax. Algunos médicos también piden exámenes para detectar el nivel de los minerales y de la vitamina B_{12}. A menudo es necesario repetir varias veces durante la terapia de chelation los exámenes de funcionamiento renal. Dependiendo de los resultados iniciales, es posible que haya que repetir también los exámenes de sangre.

La terapia de chelation no es igual para todo el mundo. Sin embargo, un programa normal incluye dos tratamientos por semana, cada uno de tres horas. Dependiendo del problema de salud particular y de los resultados de los exámenes de laboratorio, además del agente chelating EDTA, los médicos les suelen administrar por vía intravenosa a sus pacientes suplementos adicionales, como vitamina C, magnesio y microminerales.

Recomendaciones

❑ Cuando se someta a una terapia de chelation a base de EDTA, no deje de tomar vitaminas y minerales en suplemento, en especial cinc, cromo y las vitaminas del complejo B. Esto es importante pues se sabe que los agentes chelating se ligan a ciertas vitaminas y minerales, y las expulsan del organismo. Durante la terapia, tome estos suplementos de acuerdo con las pautas de la sección NUTRICIÓN, DIETA Y SALUD, que se encuentra en la Primera Parte.

Aspectos para tener en cuenta

❑ Supervisada por un médico calificado, la terapia intravenosa de chelation a base de EDTA es un tratamiento seguro, que produce pocos efectos secundarios.

❑ En un estudio realizado en 1989, que fue publicado por la revista médica *Journal of Advancement in Medicine*, a 3.000 personas con enfermedades de las arterias coronarias u otros problemas vasculares se les administró EDTA. Alrededor del 90 por ciento de esas personas experimentaron una gran mejoría.

❑ El análisis del cabello es un excelente medio para determinar la concentración de minerales del organismo. (*Ver* ANÁLISIS DEL CABELLO en la Tercera Parte).

❑ El American Board of Chelation Therapy ha acreditado a cientos de médicos de Estados Unidos como terapeutas de chelation. Para obtener información acerca de los médicos acreditados de su localidad, comuníquese con ellos directamente. (*Ver* Organizaciones Médicas y de la Salud, en el Apéndice.)

TERAPIA DE OXÍGENO HIPERBÁRICO

Para poder funcionar, todos los tejidos y los órganos del cuerpo humano requieren oxígeno. La terapia de oxígeno hiperbárico (HBOT, por sus siglas en inglés) es la administración de oxígeno con una presión atmosférica alta. Esto satura al organismo de oxígeno, lo que aumenta la cantidad total de oxígeno disponible. La terapia de oxígeno hiperbárico es provechosa para el tratamiento de diversas dolencias relacionadas con insuficiencia de oxígeno en algunas partes del organismo o en todo el organismo.

Esta terapia se practica colocando al individuo en una cámara especial que le proporciona oxígeno puro con una presión tres veces mayor que la presión atmosférica normal. En la mayoría de los casos, toda la cámara se presuriza para el tratamiento y, antes de que el individuo salga de la cámara, se despresuriza. En otros casos, el oxígeno se administra mediante una máscara, lo que hace que la presurización y la despresurización sean innecesarios.

En Estados Unidos, la terapia de oxígeno hiperbárico se utiliza frecuentemente para los traumas, entre ellos quemaduras, heridas, lesiones producidas por accidentes de tránsito, envenenamiento con monóxido de carbono, envenenamiento agudo con cianuro, inhalación de humo y muerte de tejido a causa de la radioterapia. Esta terapia también se utiliza para tratar la gangrena, la enfermedad por descompresión, los injertos que no prenden, y algunos casos de pérdida de sangre y de anemia. Se ha demostrado que, en la mayoría de los casos, la terapia de oxígeno hiperbárico acelera la curación tras la cirugía. Igualmente, esta terapia ha salvado a personas que estaban al borde de morir asfixiadas. Por otra parte, se ha comprobado que es un importante tratamiento complementario para las personas con infecciones oportunistas causadas por supresión inmunológica, como pacientes de AIDS y portadores del HIV (virus de inmunodeficiencia humana).

En otros países, la terapia de oxígeno hiperbárico se ha utilizado ampliamente en el tratamiento de accidentes cerebrovasculares, alcoholismo, drogadicción, esclerosis múltiple y enfermedades arteriales y vasculares. A pesar de que en Estados Unidos esta terapia se ha utilizado en algunas ocasiones para tratar estos males, en la actualidad muchas de sus aplicaciones siguen generando controversia entre los profesionales de la salud de este país. Sin embargo, hoy en día tanto los médicos convencionales como los alternativos utilizan esta terapia, para la cual se siguen encontrando aplicaciones.

Aunque la seguridad de la terapia de oxígeno hiperbárico se controla rigurosamente, es posible que esta terapia no sea apropiada para todo el mundo. Las personas con antecedentes de enfisema, infección del oído medio o neumotórax espontáneo (acumulación de aire en la cavidad torácica) pueden presentar problemas si se les practica esta terapia.

TERAPIA GLANDULAR

El sistema glandular es importante y complejo. Prácticamente todas las funciones del organismo — desde la digestión hasta la reproducción y el crecimiento — dependen de la salud del sistema glandular.

En la mayoría de los casos, la salud de las glándulas, al igual que la de cualquier órgano del cuerpo, puede mejorar enormemente mediante la ingesta de suplementos vitamínicos y minerales. La terapia glandular, es decir, la utilización de glándulas de animales en forma pura, pero concentrada, también puede mejorar la salud de glándulas específicas.

Endocrinólogos de principios de este siglo formularon la hipótesis de que los glandulars son eficaces porque le proporcionan al organismo los nutrientes que le hacen falta. De acuerdo con esta hipótesis, cuando el organismo obtiene los nutrientes que le faltan, el órgano cuyo funcionamiento es deficiente se repara y empieza a funcionar correctamente.

Durante los años treinta, el Dr. Royal Lee, un pionero de la investigación en bioquímica, empezó a trabajar con glandulars y explicó de manera diferente la eficacia de esas sustancias. Su explicación ha sido respaldada por investigaciones recientes. El Dr. Lee planteó que la disfunción de los órganos no se debe a falta de nutrientes, sino a que el organismo ataca a sus propios órganos. Este ataque — que, aunque más leve, es comparable al del sistema inmunológico contra un órgano que ha sido trasplantado — altera el funcionamiento de los órganos y ocasiona problemas crónicos de salud. El doctor Lee afirmó que los glandulars neutralizan esos ataques y permiten que los órganos se curen.

CÓMO CONSERVAR LA SALUD DEL SISTEMA GLANDULAR

Una glándula es un órgano que produce y libera fluidos y otras sustancias en el organismo para que éste las utilice. La función de esos fluidos es tan variada que prácticamente todos los procesos corporales dependen de la salud del sistema glandular. El desequilibrio o la disfunción de cualquier glándula o de cualquiera de las sustancias glandulares puede ocasionar graves problemas en el organismo.

Las glándulas se encuadran en dos categorías: exocrinas y endocrinas. Las glándulas exocrinas segregan sustancias específicas que llegan a los órganos u otras estructuras a través de conductos. Ejemplos de este tipo de glándulas son las salivales, las sudoríparas y las sebáceas de la piel. Otras glándulas exocrinas se encuentran en los riñones, en las glándulas mamarias y en el tracto digestivo. Estas glándulas ejercen varias funciones; por ejemplo, las salivales segregan saliva, que contribuye a la digestión de los alimentos. Por su parte, las glándulas sudoríparas le ayudan al organismo a eliminar los desechos.

A diferencia de las glándulas exocrinas, las endocrinas carecen de conductos excretores y, por tanto, las sustancias que segregan (específicamente hormonas) se incorporan directamente al torrente sanguíneo. Entre las glándulas endocrinas están las suprarrenales, que se encuentran encima de los riñones; las gónadas, presentes en los órganos reproductores; el páncreas, ubicado detrás del estómago; la glándula pituitaria, que se encuentra en la base del cerebro; las glándulas tiroides y paratiroides, localizadas en el cuello, y la glándula del timo, ubicada debajo de la tiroides. Se cree que la glándula pineal, que se encuentra en al cerebro, es una glándula endocrina.

Las glándulas endocrinas ayudan a regular casi todas las funciones del organismo porque producen hormonas, es decir, sustancias químicas que inician o controlan la actividad de un órgano o de un grupo de células. Por ejemplo, el páncreas segrega insulina, un importante regulador del metabolismo del azúcar. Las gónadas femeninas, también llamadas ovarios, producen hormonas, como estrógeno. El estrógeno contribuye al desarrollo de las características sexuales secundarias, prepara la pared del útero para recibir el óvulo fecundado y desempeña otras importantes funciones. El timo segrega thymosin, una hormona decisiva para el correcto funcionamiento del sistema inmunológico. La glándula pituitaria, que se conoce como "glándula maestra", regula el funcionamiento de otras glándulas y produce una hormona que estimula el crecimiento corporal. Se debe tener en cuenta que la glándula pituitaria, al igual que muchas de las demás glándulas endocrinas, produce más de una hormona. Así mismo, distintas glándulas pueden segregar la misma hormona, como en el caso del estrógeno.

Al igual que todos los órganos, las glándulas necesitan apoyo nutricional, en especial cuando el estrés agota las existencias de nutrientes del organismo. Los glandulars, es decir, glándulas de animales en forma pura y concentrada, son provechosos para mejorar la salud de las glándulas. Además, los suplementos nutricionales ayudan a preservar la salud de estas glándulas y, por tanto, aseguran el buen funcionamiento del sistema glandular.

NUTRIENTES

SUPLEMENTOS	DOSIS SUGERIDAS	COMENTARIOS
Muy importantes		
Kelp	Hasta 200 mg al día.	Rico en minerales y en yodo, necesario para el funcionamiento de la tiroides.
L-Arginine más L-lysine	500 mg al día. 500 mg al día.	Aumenta el tamaño del timo e intensifica el funcionamiento de esta glándula.
L-Glycine	500 mg al día.	Esencial para la salud de la glándula del timo, el bazo y la médula ósea.
L-Tyrosine	500 mg al día.	Importante para la salud y el funcionamiento de la tiroides, la pituitaria y las glándulas suprarrenales.
Manganese	Según indicaciones de la etiqueta. No tomar junto con calcio.	Esencial para la producción de tiroxina, la hormona que regula el proceso metabólico. El hígado, los riñones, el páncreas, los pulmones, la próstata y el cerebro almacenan y utilizan este nutriente.
Vitamin A más natural beta-carotene y otros carotenoids	Según indicaciones de la etiqueta. Según indicaciones de la etiqueta.	Estos nutrientes sustentan la glándula del timo y aumentan la producción de anticuerpos. Todos los órganos que poseen sistemas de conductos requieren estos nutrientes.
Vitamin B complex más extra vitamin B_2 (riboflavin) y pantothenic acid (vitamin B_5)	100 mg 2 veces al día. 50 mg 3 veces al día. 50 mg 3 veces al día.	Las vitaminas B son más eficaces cuando se toman juntas. Este complejo reviste particular importancia cuando se está sometido al estrés. Vital para la salud de todo el sistema glandular, pero en especial para las glándulas suprarrenales. *La* vitamina antiestrés.
Vitamin C con bioflavonoids	1.500 mg al día.	Importante para el funcionamiento adrenal. Se debe tomar cuando se utiliza L-cisteína, pues evita la formación de cálculos renales de cisteína.
Zinc más copper	50 mg al día. No tomar más de 100 mg al día de todos los suplementos. 3 mg al día.	Necesario para el sistema inmunológico y para la salud del timo y del páncreas. Especialmente importante para las glándulas sexuales (gónadas).
Importantes		
Lecithin granules o capsules	1 cucharadita 3 veces al día. Tomar antes de las comidas. 1.200 mg 3 veces al día. Tomar antes de las comidas.	Todas las células y los órganos tienen lecitina a su alrededor para protegerlos. La lecitina también ayuda a limpiar el hígado.
Raw thymus glandular más multiglandular complex	Según indicaciones de la etiqueta. Según indicaciones de la etiqueta.	Estimulan el funcionamiento inmunológico y ayudan al funcionamiento de las glándulas. Son más eficaces en forma sublingual.
Provechosos		
Essential fatty acids (flaxseed oil, primrose oil y salmon oil)	Según indicaciones de la etiqueta.	Necesarios para nutrir las glándulas.
L-Cysteine y L-methionine más glutathione	500 mg al día de cada uno. Tomar con el estómago vacío, con agua o jugo. No tomar con leche. Para mejor absorción, tomar con 50 mg de vitamina B_6 y 100 mg de vitamina C. Poderosos antioxidantes.	Ayudan a desintoxicar las glándulas de contaminantes nocivos. Necesarios para la producción de insulina.
Selenium	Según indicaciones de la etiqueta.	Nutre el hígado y el páncreas.
Silica o horsetail u oat straw	500 mg 2 veces al día. *Ver* Hierbas más adelante.	Proporciona silicio, un micromineral que favorece la curación de las glándulas y de los tejidos. *Ver* Hierbas más adelante.
Superoxide dismutase (SOD) o Cell Guard de Biotec Foods	Según indicaciones de la etiqueta. Tomar con el estómago vacío, con un vaso grande de agua. Según indicaciones de la etiqueta.	Este poderoso desintoxicante transporta oxígeno para la curación del sistema glandular. Este complejo antioxidante contiene SOD.
Vitamin E	200 UI al día.	Cuando se combina con vitamina C y selenio, la vitamina E elimina del organismo las sustancias tóxicas.

Hierbas

- ❑ Al igual que el extracto de black radish, los tés de black cohosh, goldenseal, licorice, lobelia, mullein y red clover ayudan a fortalecer y a regenerar el hígado. También restauran el equilibrio glandular.

Advertencia: No tome goldenseal todos los días durante más de siete días seguidos y no lo utilice durante el embarazo. Si es alérgico al ragweed, utilice esta hierba con precaución. No utilice licorice todos los días durante más de siete días seguidos y evítelo por completo si su presión arterial es alta. No tome lobelia de manera permanente y no la utilice en cápsula.

- ❑ El burdock ayuda a eliminar las toxinas del organismo.
- ❑ El cedar estimula el funcionamiento del páncreas.
- ❑ Las semillas de apio y la hydrangea son diuréticos que estimulan los riñones.
- ❑ El chicory, el milk thistle y la raíz de stillingia estimulan y limpian el hígado.

❑ El cordyceps ejerce su principal efecto sobre los riñones, además de aumentar la capacidad pulmonar.

❑ El dandelion estimula y purifica el hígado. También promueve la producción de bilis, lo que beneficia al bazo y mejora la salud del páncreas.

❑ La echinacea limpia y fortalece los riñones, el hígado, el páncreas y el bazo.

❑ El gentian contiene elementos que se sabe normalizan las funciones de la glándula tiroidea.

❑ El horsetail y el oat straw son buenas fuentes de silicio, el cual favorece la curación. Estas hierbas tienen un alto contenido de calcio. Se pueden tomar en té o en cápsula.

❑ El perejil es un diurético que estimula el funcionamiento de los riñones. También ayuda a fortalecer y a regenerar el hígado, y a conservar el equilibrio de las glándulas.

❑ Las flores de safflower estimulan la producción de insulina por parte del páncreas.

❑ La uva ursi es un diurético que estimula el funcionamiento de los riñones. Produce efectos germicidas y, en consecuencia, destruye las bacterias presentes. Actúa como tónico para la debilidad del hígado, los riñones y otros órganos.

❑ El gentian contiene elementos que normalizan las funciones de la glándula tiroides.

Recomendaciones

❑ *Ver* PURIFICACIÓN DE LA SANGRE en la Tercera Parte y seguir las instrucciones.

❑ Tome jugo de alfalfa, remolacha, black radish y dandelion para limpiar el hígado, la glándula más grande del cuerpo. (*Ver* JUGOS en la Tercera Parte).

❑ Para estimular el funcionamiento de la vesícula biliar, ayudar a excretar bilis e, incluso, expulsar del organismo pequeños cálculos biliares, tome 3 cucharadas de aceite de oliva mezcladas con el jugo de un limón fresco, además de grandes cantidades de jugo de manzana puro. (*Ver* ENFERMEDADES DE LA VESÍCULA BILIAR en la Segunda parte).

❑ Para que las glándulas tengan tiempo de curarse y descansar, *ver* AYUNOS en la Tercera Parte y hacer el programa una vez al mes.

❑ *Ver* HIPOTIROIDISMO en la Segunda Parte y hacerse el Selftest de función tiroidea para determinar si la glándula tiroides está funcionando adecuadamente.

Aspectos para tener en cuenta

❑ Cuando en el torrente sanguíneo circulan sustancias tóxicas debido a malos hábitos alimentarios, al uso de drogas o a otros factores, la presencia de estas sustancias se refleja en el sistema linfático. Las glándulas linfáticas actúan como filtro, porque eliminan el veneno del organismo.

❑ Entre los glandulars más importantes están los siguientes:

- Raw adrenal glandular.
- Raw brain glandular.
- Raw heart glandular.
- Raw kidney glandular.
- Raw liver glandular.
- Raw lung glandular.
- Raw mamary gland glandular.
- Raw ovary glandular.
- Raw pancreas glandular.
- Raw pituitary gland glandular.
- Raw spleen glandular.
- Raw thymus glandular.
- Raw thyroid gland glandular.

Al comprar glandulars, conviene ser precavido. Muchos son subproductos de la industria del procesamiento de la carne, y provienen de animales adultos que presentan efectos del envejecimiento y de la exposición a toxinas, lo que altera la calidad del producto. Para mejores resultados, compre glandulars provenientes de animales jóvenes criados orgánicamente en granja, y que no hayan sido tratados con hormonas.

UTILIZACIÓN DE CATAPLASMAS

Las cataplasmas se hacen mezclando sustancias húmedas y suaves hasta que adquieren la consistencia de una pasta, que luego se esparce sobre un paño o sobre varios paños que se colocan en el área afectada. Las cataplasmas aumentan la irrigación sanguínea, relajan la tensión muscular, mitigan la inflamación de los tejidos y eliminan las toxinas del área afectada. Por tanto, las cataplasmas se pueden utilizar para aliviar el dolor y la inflamación que se asocian con abscesos, forúnculos, contusiones y carbuncos. Además, alivian el dolor y la inflamación de la enfermedad fibroquística, las fracturas, la hipertrofia de las glándulas del cuello, de los senos y de la próstata, las úlceras de las piernas, las torceduras, las quemaduras de sol, los tumores y la ulceración de los párpados. Las cataplasmas también se utilizan para aliviar la congestión, sacar la pus y extraer las partículas incrustadas en la piel.

Procedimiento

Las cataplasmas de hierbas se pueden hacer con hierbas secas o frescas, y su preparación es un poco distinta. (*Ver* Clases de cataplasmas en esta sección para aprender a escoger la mejor cataplasma de hierbas para cada caso particular, y por las recomendaciones que brinda).

Cómo preparar una cataplasma de hierbas secas

Para las cataplasmas de hierbas secas, utilice un mortero (recipiente para machacar semillas, especias u otras sustancias) y pulverice las hierbas. Coloque las hierbas pulverizadas en un recipiente y agregue la cantidad de agua caliente necesaria para hacer una pasta gruesa que se pueda aplicar con facilidad. Prepare suficiente pasta para cubrir toda el área afectada. La proporción entre las hierbas pulverizadas y el agua varía dependiendo de las hierbas que se utilicen. Agregue el agua poco a poco hasta que la mezcla adquiera una consistencia gruesa pero sin endurecerse.

Coloque sobre una superficie plana y limpia un trozo de sábana de algodón blanco, o un trozo limpio de gasa, muselina o lino. La tela debe ser lo suficientemente grande como para cubrir toda el área afectada. Esparza la pasta de hierbas sobre la tela. Límpiese el área afectada con hydrogen peroxide y colóquese la cataplasma. Cúbrala con una toalla o con un plástico para evitar que la ropa o las sábanas se manchen. Utilice un alfiler o un gancho para mantener la cataplasma en su lugar.

Cómo preparar una cataplasma de hierbas frescas

Cuando utilice hierbas frescas para hacer una cataplasma, coloque en una olla 2 onzas de la hierba entera — alrededor de $^1/_2$ taza — y 1 vaso de agua. Hierva a fuego lento durante dos minutos. No cuele la mezcla.

Coloque sobre una superficie plana y limpia un trozo de sábana de algodón blanco, o un trozo limpio de gasa, muselina o lino. La tela debe ser lo suficientemente grande como para cubrir toda el área afectada. Esparza la pasta de hierbas sobre la tela. Límpiese el área afectada con hydrogen peroxide y colóquese la cataplasma. Cúbrala con una toalla o con un plástico para evitar que la ropa o las sábanas se manchen. Utilice un alfiler o un gancho para mantener la cataplasma en su lugar.

Duración del tratamiento

Las cataplasmas de hierbas deben permanecer en el área afectada entre una y veinticuatro horas, según la necesidad. Durante este período es posible sentir un dolor punzante, pues la cataplasma saca la infección y neutraliza las toxinas. La cataplasma se debe retirar cuando el dolor disminuye, pues eso significa que el tratamiento ha logrado su objetivo. Aplíquese cataplasmas frescas según la necesidad mientras no se haya curado, y lávese muy bien la piel después de retirar cada cataplasma.

Clases de cataplasmas

Hacer las cataplasmas con las hierbas u otras sustancias apropiadas contribuye a la eficacia del tratamiento. Las hierbas que se utilizan comúnmente para hacer cataplasmas se enumeran más adelante, junto con el trastorno que pueden combatir exitosamente. Tenga en cuenta que cuando la mezcla contiene irritantes, como mustard, no debe entrar en contacto con la piel. Si éste es el caso, la mezcla se debe colocar entre varios trozos de tela.

- El chaparral, el dandelion y el yellow dock combaten trastornos cutáneos como acné, eccema, resequedad, prurito, psoriasis y erupciones. Utilice una sola de estas hierbas o combine dos de ellas. Sin embargo, para obtener mejores resultados utilice las tres hierbas. Utilice chaparral únicamente si usted lo cultivó, o si proviene de un buen cultivo orgánico.
- El elderberry alivia el dolor que producen las hemorroides.
- El fenugreek, el slippery elm y las flaxseeds se pueden combinar para mitigar la inflamación. El slippery elm alivia las úlceras de las piernas y, además, es provechoso para la inflamación de las úlceras relacionadas con la diabetes. Las cataplasmas de slippery elm ayudan a prevenir la gangrena cuando se empiezan a aplicar tan pronto como aparecen las úlceras. El slippery elm también se puede combinar con lobelia para tratar los abscesos, el envenenamiento de la sangre y el reumatismo.
- El goldenseal es provechoso para combatir toda clase de inflamaciones.
- La lobelia y el charcoal (se consiguen en los health food stores) se pueden combinar para tratar la picadura de insecto y de abeja, y para la mayoría de las heridas. La lobelia se puede combinar con slippery elm para combatir los abscesos, el envenenamiento de la sangre y el reumatismo.
- El mullein es beneficioso para tratar las hemorroides inflamadas, los trastornos pulmonares, las paperas, la amigdalitis y el dolor de garganta. Haga la cataplasma mezclando 4 partes de mullein por 1 parte de vinagre caliente y 1 parte de agua.
- El mustard es beneficioso para aliviar la inflamación, la congestión pulmonar y el edema. Además, relaja la tensión muscular. Debido a que el mustard es irritante, coloque la mezcla entre dos trozos de tela y no directamente sobre la piel.
- La cebolla es provechosa para combatir la infección de los oídos, y para los forúnculos y las úlceras que no curan fácilmente. Cuando utilice esta cataplasma, coloque la cebolla finamente picada entre dos trozos de tela y no directamente sobre la piel.
- El pau d'arco, el ragwort y el wood sage se pueden combinar para tratar tumores y distintos tipos de cáncer externo.
- La raíz de poke es provechosa para mitigar la inflamación y el dolor de los senos.

- El sage, al igual que la raíz de poke, ayuda a aliviar la inflamación y el dolor de los senos.

YOGA

El yoga no es algo nuevo, ya que apareció en la India hace más de 5.000 años como práctica para unificar el cuerpo, la mente y el espíritu. A menudo la gente piensa que el yoga es un ejercicio físico. Sin embargo, el progreso del aprendizaje para apaciguar la mente y unificar la consciencia también es importante en el yoga. Puede ser difícil silenciar las voces de nuestro cerebro, especialmente cuando el cuerpo está inmóvil.

Hatha es una palabra del sánscrito que quiere decir "premeditado" y yoga se traduce como "unión" o "comunión". Esto se entiende como meditación en acción. *Hatha yoga* es un término conocido para muchos que practican yoga, pero no es un estilo particular de yoga.

Hay muchos estilos distintos de yoga. Algunos son más suaves y fáciles de practicar mientras que otros son más exigentes y duros. Si es usted un principiante, lo mejor es que empiece con alguno de los estilos más sencillos y con un maestro que le vaya enseñando. A continuación mostramos algunas posibilidades:

- *Ananda yoga*. Atractivo para el principiante que desea cultivar su espiritualidad y aprender a meditar. Es un estilo que usa un ritmo relativamente lento.
- *Ashtanga yoga*. A medida que el estudiante progresa, se hace más exigente. Las posturas se unen entre sí en un flujo constante mientras se practica la respiración ujjayi. Aumenta la resistencia, la fuerza y la flexibilidad. Es muy exigente; no recomendado para principiantes.
- *Bikram yoga*. Tampoco es para principiantes ya que requiere una gran cantidad de trabajo. Consiste en una serie secuencial de veintiséis posturas realizadas en un flujo constante. La sala donde se practica se calienta a 100 o más grados Farenheit para estimular la sudoración y eliminar las toxinas del organismo.
- *Kundalini y tantra yoga*. Se centra en activar los siete centros de energía del cuerpo llamados chakras. Este tipo de yoga se dirige a explorar el centro del cuerpo más que las extremidades, es decir orientándose hacia el centro mientras se percibe el cuerpo como ríos de energía.
- *Raja yoga*. Se concentra más en meditación y menos en la fuerza. Bueno para principiantes.
- *Sevananda yoga*. Este estilo ofrece un enfoque holístico. Hay cinco principios básicos que unifican el cuerpo, la mente (intelecto), el espíritu y el corazón. Comprende ejercicios de respiración (pranayama), una dieta vegetariana, relajación adecuada (savasana), estudio de las escrituras védicas y meditación.
- *Tivamukti yoga*. Combina enseñanzas espirituales, posturas, cánticos, meditación, música, lecturas, todo ello incorporado en la clase.

Hay muchos otros tipos de yoga, como el kripalu, el integral y la terapia denominada phoenix rising yoga. Los métodos y las técnicas de enseñanza son muy variadas, pero el objetivo es el mismo: enseñar a tener una mayor comprensión y consciencia de nuestro cuerpo; liberarse de pensamientos negativos que nos quitan energía y nos debilitan y fortalecer el equilibrio mental y espiritual. Las posturas del yoga eliminan los bloqueos del cuerpo para mejorar nuestra energía y bienestar, y conseguir la paz interior.

Apéndice

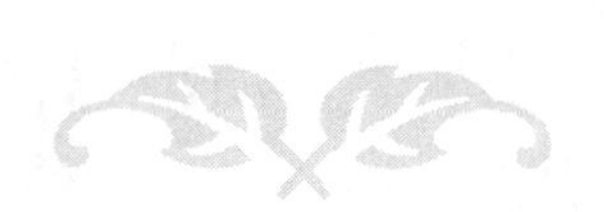

Introducción

Como sabemos, muchos de nuestros alimentos favoritos contienen una increíble cantidad de beneficios para la salud, y la comunidad científica sigue aportando datos que refuerzan ese hecho. Las abundantes investigaciones llevadas a cabo en los últimos tiempos han demostrado las propiedades específicas de frutos como pecans, almendras, uvas, cranberries, blueberries, kiwis, pomelos y vegetales como setas, bróculi, cabbage, cinnamon, y una amplia gama de otros alimentos populares, dejando claro que sus efectos no son simplemente algo puramente anecdótico, sino que están documentado por los hechos y las pruebas médicas.

Según un estudio publicado en 2001 en *Journal of Nutrition*, comer todos los días un puñado de pecans es beneficioso contra el colesterol y puede ser una alternativa viable al uso de medicamentos para reducir el colesterol. Otro estudio reveló que la niacina (vitamina B_3) puede llegar a elevar los niveles de colesterol "bueno" (HDL) cuando se toma en combinación con un medicamento del grupo de las estatinas llamado simvastatin, el cual reduce el colesterol "malo" (LDL). Asimismo, cuando se tomaron algunos antioxidantes junto con vitamina B_3 se comprobó que disminuían el efecto de la niacina. Por eso si va a tomar cualquier suplemento y está tomando medicamentos, es importante hablar con su médico antes de aportar niacina a su dieta.

Entre los descubrimientos más notables verificados por la FDA está la conexión entre los ácidos grasos omega-3, el aceite de oliva y la salud cardiovascular. Los alimentos que contienen ácido eicosapentaenóico (*eicosapentaenoic acid* [EPA]) y ácido docosahexaenóico (*docosahexaenoic acid* [DHA]) — de hace tiempo se sabe que protegen contra las enfermedades cardíacas — ahora tendrán etiquetas que indican la cantidad de cada uno en las porciones de un determinado producto. Esto es importante porque se debería limitar la ingesta de ácidos grasos omega-3 a tres gramos por día (cuando provienen del pescado) y a dos gramos al día (cuando provienen de suplementos). Entre los riesgos de ingerir demasiado está la reducción de la capacidad de coagulación de la sangre. Se ha descubierto también que sustituir la ingesta de grasa saturada con grasas monosaturadas puede ser bueno para el corazón. Así, el consumo de aceite de oliva (no más de dos cucharadas al día) influiría positivamente en la salud del corazón.

Otros estudios han demostrado que los alimentos del grupo de las uvas pueden contribuir al bloqueo de la formación de estrógeno lo que, a su vez, podría inhibir la aparición de tumores en los senos. Las investigaciones también han llevado a los médicos a aconsejar a sus pacientes que tomen jugo de cranberry para prevenir y tratar las infecciones leves del tracto urinario. Por supuesto, los antioxidantes y otros fitonutrientes presentes en las cranberries pueden ayudar también a proteger contra las enfermedades cardíacas, el cáncer y otras enfermedades. Los estudios continúan. Se ha comprobado que las blueberries mejoran la memoria y la vista, desbloquean las arterias, fortalecen los vasos sanguíneos, frenan las infecciones urinarias, promueven el control del peso y revierten los síntomas del envejecimiento.

Lo mismo se puede decir de los vegetales. El bróculi es rico en vitamina C y betacaroteno—potentes antioxidantes que combaten el proceso de envejecimiento y los radicales libres causantes de muchas enfermedades. El bróculi es también rico en fibra, lo cual es importante para la salud intestinal y el control de la diabetes. Este vegetal contiene tanto calcio como los productos lácteos, además de altas cantidades de sulforaphane, un elemento que se ha descubierto que reduce la cifra, el tamaño y la reproducción de tumores malignos; también retrasa su aparición.

A medida que la ciencia sigue confirmando los beneficios para la salud de una dieta con productos frescos y naturales, hemos aprendido también que la forma de comer influye en sus beneficios. Normalmente no se habla mucho del concepto de sinergia de alimentos, pero sí es importante. Por ejemplo, los flavonoides naturales que se encuentran en ciertos productos pueden proporcionar una mayor protección contra el cáncer cuando se ingieren juntos que cuando se toman por separado. Un caso concreto se da cuando se toman la sustancia sulforaphane y el flavonoide polyphenol apigenin al mismo tiempo. Al hacerlo, su efecto combinado es doce veces mayor que cuando se ingieren solos. El polyphenol apigenin se encuentra en frutas y vegetales como manzanas, cerezas, uvas, tomates, fríjoles, brotes de bróculi, apio (*celery*), puerros (*leek*), cebollas y perejil. El té y el vino también contienen este antioxidante. El sulforaphane se encuentra en los vegetales brassica como el bróculi, la espinaca, la col (*cabbage*), la coliflor, las coles de Bruselas, el kale, los collard greens, el bok choi y el kohlrabi. El sulforaphane interactúa positivamente con el selenio, un mineral que los vegetales absorben a través de la tierra. Es difícil saber cuánto selenio contienen los vegetales que se compran en las tiendas, por eso la mejor opción para aprovechar esta sinergia puede ser tomar un suplemento que se complemente con los alimentos altos en sulforaphane

Actualmente se pueden encontrar muchos suplementos en forma líquida. Esto tiene ventajas y desventajas. Por un lado, los líquidos son fáciles de tragar y de absorber por el cuerpo. Por otro, tienen que estar formulados adecuadamente para que permanezcan en ese estado líquido. Los concentrados líquidos requieren mucha habilidad en su elaboración y pueden llevar conservantes añadidos para mantenerlos frescos. Una vez abiertos deben mantenerse refrigerados. Los extractos líquidos son a menudo muy potentes, por lo que normalmente se recomienda tomarlos en dosis pequeñas.

En el glosario, las lecturas recomendadas y los listados informativos que siguen a continuación encontrará más datos sobre los suplementos líquidos, las sinergias entre alimentos, prácticas nutricionales y mucho más.

GLOSARIO

absorción. Desde el punto de vista nutricional, proceso mediante el cual el tracto intestinal absorbe los nutrientes, que luego pasan al torrente sanguíneo y son utilizados por el organismo. Cuando los nutrientes no se absorben adecuadamente, se pueden presentar deficiencias nutricionales.

accidente cerebrovascular. Ataque en el que el cerebro se ve privado de oxígeno como resultado de la interrupción del flujo sanguíneo. Si continúa por más de unos pocos minutos pueden producirse daños cerebrales, e incluso la muerte.

ácido. Cualquiera de una clase de compuestos que comparten determinadas características químicas básicas. Los ácidos tienen un pH bajo, su sabor es agrio y en su forma pura casi siempre son corrosivos. Los ácidos pueden ser compuestos orgánicos o inorgánicos. Los ácidos de los tejidos vegetales (especialmente de las frutas) tienden a evitar la secreción de fluidos y a contraer los tejidos.

ácido acético. Este ácido inorgánico débil es el ingrediente activo del vinagre, que se elabora con una solución del 4 al 5 por ciento de ácido acético en agua.

ácido ascórbico. Es el ácido orgánico que se conoce comúnmente como vitamina C.

ácido cítrico. Ácido orgánico que se encuentra en las frutas cítricas. Se utiliza a menudo para bajar el pH de los productos cosméticos a fin de que se asemeje al máximo al pH natural de la piel.

acido elágico. Fitoquímico que se encuentra en las fresas y en las uvas. Ayuda al organismo a eliminar los radicales libres.

ácido graso. Cualquiera de los muchos ácidos orgánicos que sirven para elaborar grasas y aceites.

ácidos grasos esenciales. Tres ácidos grasos insaturados — ácido araquidónico, ácido linoleico y ácido linolénico — que son esenciales para la salud y que el organismo no fabrica.

ácido hialurónico. Ácido orgánico conocido como el humectante natural más eficaz para la piel. Se encuentra en la piel humana y puede contener quinientas veces su peso en agua.

ácido hidroclórico. Ácido inorgánico, corrosivo y fuerte que se produce en el estómago y ayuda a la digestión.

ácido láctico. Ácido generado por el metabolismo anaeróbico de la glucosa. Se encuentra en algunos alimentos, entre ellos algunas frutas y leche agria (la leche se agria porque parte de la lactosa — azúcar de la leche — que contiene se convierte en ácido láctico). El ácido láctico también se produce en los músculos durante el ejercicio anaeróbico. El cansancio muscular que se presenta durante la actividad física intensa se debe a la acumulación de ácido láctico. El ácido láctico sintético se utiliza como saborizante y preservativo en algunos alimentos.

ácido nucleico. Cualquiera de una clase de compuestos químicos que se encuentran en todos los virus y en todas las células animales y vegetales. Los ácidos desoxirribonucleico (DNA) y ribonucleico (RNA), que contienen las instrucciones genéticas de todas las células vivas, son dos de los principales ácidos nucleicos.

ácido retinoico. Ácido de la vitamina A. El ingrediente activo del medicamento Retin-A es una forma del ácido retinoico.

ácido sórbico. Ácido orgánico que se utiliza como preservativo de los alimentos.

acidosis. Trastorno caracterizado por el exceso de acidez en los fluidos corporales.

ADN. Abreviatura de ácido desoxirribonucleico. Sustancia que se encuentra en el núcleo de las células y que contiene el material genético que determina el tipo de vida hacia el cual debe evolucionar cada célula.

ARN. Abreviatura de ácido ribonucleico. Proteína compleja que se encuentra en las células animales y vegetales. El ARN lleva la información genética codificada desde el ADN, en el núcleo de la célula, hasta las estructuras celulares productoras de proteína llamadas ribosomas. En los ribosomas, esas instrucciones se transforman en moléculas de proteína, los componentes básicos de todos los tejidos vivos.

adaptógeno. Término utilizado para sustancias — generalmente hierbas — que tienden a normalizar las funciones del organismo y que, al concluir su labor, se eliminan o se incorporan en el organismo sin ocasionar efectos secundarios. Entre los adaptógenos más beneficiosos están ajo, ginseng, echinacea, ginkgo, goldenseal y pau d'arco.

AIDS. Acquired immune deficiency syndrome, o síndrome de inmunodeficiencia adquirida.

alergeno. Sustancia que produce una reacción alérgica.

alergia. Reacción inapropiada del sistema inmunológico frente a una sustancia que normalmente es inocua. Las alergias pueden afectar a cualquiera de los tejidos del organismo. La fiebre del heno (hay fever) es una alergia bastante común.

allyl sulfides. Fitoquímicos que se encuentran en vegetales como leek, cebolla, ajo y chives. Ayudan a desintoxicar el organismo.

aminoácido. Cualquiera de los veintidós ácidos orgánicos que contienen nitrógeno, de los cuales se componen las proteínas.

analgésico. Que tiende a suprimir el dolor, o sustancia que alivia el dolor.

análisis del cabello. Método que permite conocer el nivel de los minerales del organismo (incluyendo los minerales esenciales y los metales tóxicos) evaluando la concentración de estos minerales en el cabello. A diferencia del nivel de los minerales de la sangre, el nivel de los minerales del cabello permite comparar la condición actual del individuo con la de los meses anteriores.

anemia. Disminución de la capacidad de la sangre de transportar oxígeno a los tejidos del organismo.

anestésico. Que produce pérdida de la sensibilidad, o sustancia que lleva a la pérdida de la sensibilidad, especialmente del dolor.

angina. Angina de pecho, o angina pectoris. Síndrome de dolor en el pecho con sensación de asfixia, que suele ser precipitado por el ejercicio físico vigoroso y que cede con el descanso.

antiácido. Sustancia que neutraliza el ácido del estómago, del esófago, o de la primera porción del duodeno.

antibiótico. Que tiende a destruir o a inhibir el desarrollo de microorganismos, especialmente bacterias y/u hongos, o sustancia que tiene esta propiedad.

anticonceptivo. Tendiente a prevenir la concepción, o dispositivo, sustancia o método utilizado para evitar el embarazo.

anticuerpo. Molécula proteínica generada por el sistema inmunológico, cuya función es interceptar y neutralizar organismos invasores específicos u otras sustancias extrañas al organismo.

antídoto. Suero que contiene agentes antitóxicos contra el veneno de un animal o insecto.

antígeno. Sustancia que al ser introducida en el organismo hace que éste reaccione produciendo otra sustancia llamada anticuerpo.

antihistamínico. Sustancia que interfiere la acción de las histaminas uniéndose a los receptores de este compuesto orgánico en varios tejidos del organismo (ver histamina).

antioxidante. Sustancia que bloquea o inhibe el destructivo proceso de oxidación. Ejemplos de antioxidantes son las vitaminas C y E, los minerales selenio y germanio, las enzimas catalasa y superoxide dismutase (SOD), la coenzima Q10 y algunos aminoácidos.

arritmia. Ver arritmia cardíaca.

arritmia cardíaca. Falta de ritmo o de regularidad en la frecuencia cardíaca.

arteria. Vaso sanguíneo a través del cual la sangre es bombeada desde el corazón hacia todos los órganos, glándulas y tejidos del organismo.

arteriosclerosis. Trastorno circulatorio que se caracteriza por engrosamiento y endurecimiento de las paredes de las arterias grandes y medianas, lo cual obstruye la circulación.

ascorbato. Sal mineral de la vitamina C. En forma de suplemento nutricional, los ascorbatos son menos ácidos (y, por tanto, menos irritantes) que el ácido ascórbico puro, y facilitan la absorción tanto de la vitamina C como del mineral.

ataque. Episodio breve y súbito que se caracteriza por cambios en la percepción, el movimiento muscular, el estado de consciencia y/o el comportamiento. Las convulsiones son una clase de ataque.

aterosclerosis. Es la clase más común de arteriosclerosis y se produce por la acumulación de depósitos de grasa en el revestimiento interior de las arterias.

aura. Sensación subjetiva que precede a una migraña o a un ataque epiléptico. En este último caso puede preceder al ataque en horas o en segundos, y puede ser de naturaleza psíquica o sensorial, con alucinaciones olfativas, visuales, auditivas o gustativas. En los casos de migrañas, el aura sucede inmediatamente antes del ataque de dolor de cabeza, y normalmente consiste de fenómenos sensoriales de carácter visual.

automatismo. Comportamiento o acciones automáticas sin conocimiento ni control consciente. Algunos tipos de ataques epilépticos pueden incluir automatismos. Pueden ser acciones complicadas en las que el sujeto no tiene ningún control y de las que no quede ningún recuerdo una vez finalizadas.

azúcar en la sangre. La glucosa (un tipo de azúcar) presente en la sangre.

bacteria. Microorganismo unicelular. Algunas bacterias causan enfermedades; otras ("amigables") se encuentran en el organismo de manera natural y desempeñan funciones útiles, como ayudar a la digestión y proteger contra organismos invasores nocivos.

barrera hematoencefálica. Mecanismo en el cual intervienen los capilares y otras células del cerebro, que impide que el tejido cerebral absorba ciertas sustancias, especialmente sustancias a base de agua.

benigno. Literalmente, "inocuo". Término utilizado más que todo para referirse a las células que se desarrollan en lugares inapropiados, pero que no tienen carácter maligno (canceroso).

betacaroteno. Sustancia que el organismo utiliza para elaborar vitamina A.

biliar. Relativo a la bilis o al conducto de la bilis.

bilis. Sustancia amarillenta y amarga que el hígado libera en el intestino, y que interviene en la digestión de las grasas.

bioflavonoide. Cualquiera de un grupo de flavonoides biológicamente activos. Son esenciales para la estabilidad y la absorción de la vitamina C. Aunque técnicamente no son vitaminas, se les conoce como vitamina P.

biopsia. Extracción de tejido de un ser vivo con fines diagnósticos.

biorretroalimentación. Técnica para aprender a tomar consciencia de procesos corporales inconscientes, como el latido cardíaco o la temperatura corporal. Aprender esta técnica permite adquirir cierto grado de control sobre esos procesos y, por tanto, es un valioso recurso para manejar los efectos de diversos problemas de salud, como dolor de espalda agudo, migraña y enfermedad de Raynaud.

biotina. Componente del complejo vitamínico B. Antes se denominaba vitamina H. Es una sustancia soluble en agua importante para el metabolismo de las grasas y carbohidratos. Está presente en muchos alimentos, especialmente el hígado, riñones, leche, yema de huevo y levadura (yeast).

bronquios. Los dos conductos principales de la tráquea que conducen a los pulmones.

Candida albicans. Un tipo de hongo presente normalmente en el cuerpo en alguna cantidad. Si hay sobreabundancia, provoca infecciones por hongos. Conocida como candida.

candidiasis bucal. Infección causada por el hongo levaduriforme Candida albicans, que se caracteriza por la aparición de pequeñas placas blanquecinas en la lengua y en el interior de las mejillas. Se presenta con mayor frecuencia en los niños pequeños y en las personas con deficiencia inmunológica.capilares. Vasos sanguíneos muy finos (el grosor de sus paredes equivale, aproximadamente, a una célula) que permiten el intercambio de nutrientes y desechos entre el torrente sanguíneo y las células del organismo.

carbohidrato. Una de muchas sustancias orgánicas, casi todas de origen vegetal, que se componen de carbono, hidrógeno y oxígeno. Son la principal fuente de energía proveniente de la dieta.

carbohidrato complejo. Clase de carbohidrato que, por su estructura química, libera su azúcar en el organismo con relativa lentitud y, además, suministra fibra. Los carbohidratos de los almidones y de la fibra son complejos. También se conocen como polisacáridos.

carbohidrato simple. Clase de carbohidrato que, por su estructura química, se digiere y se absorbe rápidamente en el torrente sanguíneo. La glucosa, la lactosa y la fructosa son ejemplos de carbohidratos simples.

carcinógeno. Agente capaz de inducir cambios cancerosos en las células y/o en los tejidos del organismo.

cardíaco. Del corazón o relacionado con este órgano.

caroteno. Pigmento de color amarillo o anaranjado que se convierte en vitamina en el organismo. Hay varias formas de caroteno: alfa, beta y gammacaroteno.

carotenoides. Grupo de fitoquímicos que actúan como antioxidantes. Entre ellos están los carotenos y otras sustancias.

CAT scan. Computerized axial tomography scan. Procedimiento computarizado que utiliza rayos X para crear una imagen tridimensional del cuerpo, o de una zona del cuerpo, a fin de detectar anomalías.

catatonia. Estado de estupor en el que el individuo deja de responder a los estímulos.

cauterización. Técnica utilizada para detener el sangrado mediante la aplicación directa en el vaso sanguíneo de corriente eléctrica, rayo láser o una sustancia química, como nitrato de plata.

célula. Unidad orgánica compleja, y de tamaño minúsculo, que consta de núcleo, citoplasma y membrana. Todos los tejidos vivos se componen de células.

célula T. Un tipo de linfocito crucial para el sistema inmunológico.

celulosa. Carbohidrato indigerible que se encuentra en las capas externas de las frutas y de los vegetales.

cerebral. Del cerebro o relacionado con esta parte del encéfalo.

chelation. Proceso químico mediante el cual los minerales se ligan a moléculas de proteína que los transportan al torrente sanguíneo y facilitan su absorción.

cistoscopio. Instrumento que se utiliza para examinar la vejiga.

clorofila. Pigmento que le da al tejido vegetal el color verde. Por su aporte de magnesio y de microminerales conviene tomarlo en suplemento.

cobalto 60. Forma radiactiva del elemento cobalto que se utiliza ampliamente en la radioterapia, o terapia de radiación.

cocarcinógeno. Agente que, junto con otro, produce cáncer.

coenzima. Molécula que actúa con una enzima para facilitar la función de ésta en el organismo. Las coenzimas son necesarias para la utilización de las vitaminas y de los minerales.

colesterol. Sustancia cristalina soluble en grasa que todos los vertebrados producen. Es un componente necesario de todas las membranas celulares, y facilita el transporte y la absorción de los ácidos grasos. Sin embargo, el exceso de colesterol constituye una amenaza potencial para la salud.

colesterol HDL. Un tipo de lipoproteína (una molécula proteínica que transporta colesterol por el torrente sanguíneo) denominado comúnmente "colesterol bueno", porque niveles altos del mismo normalmente indican un bajo riesgo de enfermedad cardíaca.

colesterol LDL. Un tipo de lipoproteína (una molécula proteínica que transporta colesterol por el torrente sanguíneo) denominado comúnmente "colesterol malo", porque niveles altos del mismo normalmente indican un alto de riesgo de enfermedad cardíaca.

cólico. Dolor abdominal agudo causado por espasmo u obstrucción de algún órgano o estructura, especialmente el intestino, el útero o los conductos biliares.

colonoscopia. Procedimiento que consiste en insertar un tubo elongado y flexible (colonoscopio) a lo largo del recto con el propósito de examinar el colon y el recto. Si se detecta una anormalidad, se toma una biopsia y se elimina. Antes de llevar a cabo el procedimiento es necesario limpiar los intestinos.

colonoscopio. Instrumento para examinar el colon.

complicación. Reacción o infección secundaria que hace que la recuperación tras la enfermedad sea más difícil y/o más lenta.

compuesto anabólico. Sustancia que permite que un material nutritivo simple se convierta en un material complejo que forma parte del tejido vivo durante la fase constructiva del metabolismo.

congénito. Presente desde el nacimiento, pero no necesariamente heredado.

contractura. Fibrosis de los tejidos conectivos de la piel, fascias, músculos o articulaciones que previene una movilidad normal.

contusión. Magulladura; lesión que no ocasiona herida.

convulsión. Ataque caracterizado por contracciones intensas e incontrolables de los músculos voluntarios, que se debe a estimulación anormal del cerebro.

coriza. Síntomas nasales del resfriado común.

costra láctea. Una clase de dermatitis seborreica infantil. Normalmente aparece en el cuero cabelludo, la cara y la cabeza, y se caracteriza por una serie de costras amarillentas y gruesas. También suelen aparecer escamas y fisuras tras las orejas y en la cara.

cromosoma. Cada uno de los filamentos de ADN que componen el núcleo de las células vivas que transportan la información genética. Normalmente hay cuarenta y seis cromosomas (veintitrés pares) en las células humanas, a excepción de los óvulos y de los espermatozoides.

crucífero. Literalmente, "en forma de cruz". Este término se refiere a un grupo de vegetales—entre ellos bróculi, col de Bruselas, cabbage, coliflor, nabo y rutabaga—que contienen sustancias que podrían ayudar a prevenir el cáncer de colon, y cuyas flores tienen la característica forma de cruz.

chancro. Enfermedad de transmisión sexual extremadamente contagiosa caracterizada por la presencia de úlceras genitales.

DNA. *Desoxyribonucleic acid*. Ver ADN.

demencia. Alteración adquirida y permanente de las funciones intelectuales, que se refleja en marcado deterioro de la memoria, el lenguaje, la personalidad, las habilidades visoespaciales y/o la cognición (orientación, percepción, razonamiento, pensamiento abstracto y cálculo). La demencia puede ser estática o permanente, y sus causas son muy variadas.

dermis. Capa de la piel situada debajo de la epidermis. Los vasos sanguíneos y linfáticos, al igual que las glándulas productoras de sudor y de sebo, se encuentran en la dermis.

derrame cerebral. *Ver* accidente cerebrovascular.

desintoxicación. Proceso mediante el cual se reduce la acumulación de sustancias venenosas del organismo.

desorientación. Pérdida de la orientación, es decir, de la relación que normalmente existe entre el individuo y todo aquello que lo rodea; incapacidad para ubicarse en el tiempo y en el espacio; dificultad para entender a la gente.

dieta cetogénica (*kitogenic diet*). Dieta que produce cuerpos de acetona o una acidosis leve.

dithioltiones. Fitoquímicos que aparecen en el bróculi. Aumentan los niveles de las enzimas que ayudan a proteger contra ciertos tipos de cáncer.

diurético. Que tiende a aumentar la eliminación de orina, o sustancia que promueve la eliminación de los fluidos.

dosha. Cualquiera de los tres tipos de energía vital en la medicina ayurvédica. Es el equilibrio entre las doshas lo que determina la salud.

ECG (o EKC). Electrocardiograma. Prueba que monitorea el funcionamiento del corazón registrando la conducción de los impulsos eléctricos asociados con la actividad cardíaca.

ecocardiograma. Prueba diagnóstica que detecta anomalías estructurales y funcionales del corazón mediante ultrasonido.

edema. Retención de líquido en los tejidos que da por resultado hinchazón.

EDTA. Ethylenediaminetetraacetic acid. Molécula orgánica que se utiliza en la terapia de chelation.

EEG. Electroencefalograma. Prueba que se utiliza para medir la actividad de las ondas cerebrales.

EKC. *Ver* ECG.

Elastina (*elastin*). Proteína que proporciona elasticidad a los tejidos.

electrólitos. Sales solubles disueltas en los fluidos del organismo. La mayor parte de los minerales que circulan en el organismo lo hacen en forma de electrólitos. Se denominan así porque tienen la capacidad de conducir impulsos eléctricos.

ELISA. *Enzyme-linked immunoadsorbent assay*. Esta prueba detecta la presencia de proteínas particulares (por ejemplo, un anticuerpo) revelando la existencia de enzimas que se ligan a esas proteínas.

émbolo. Partícula de tejido, coágulo sanguíneo o burbuja minúscula de aire que se moviliza por el torrente sanguíneo y bloquea el flujo de la sangre cuando se aloja en una porción estrecha de un vaso sanguíneo.

emoliente. Calmante, especialmente de las membranas mucosas. emulsión. Combinación de dos líquidos que no se mezclan entre sí, como aceite y agua. Una sustancia se descompone en pequeñísimas gotas y se suspende dentro de la otra. La emulsificación es el primer paso del proceso de digestión de las grasas.

endémico. Propio de una región geográfica particular, o que afecta a esa región de manera habitual. Término que se utiliza generalmente para referirse a las enfermedades.

endorfina. Una de muchas sustancias naturales parecidas a las hormonas, que se encuentran básicamente en el cerebro. Una de las funciones de las endorfinas es suprimir la sensación de dolor ligándose a los receptores opiáceos del cerebro.

endoscopio. Instrumento para examinar el interior de una cavidad corporal o de un órgano hueco.

enfermedad aguda. Enfermedad de aparición rápida, pero de duración limitada, que puede ocasionar síntomas relativamente severos.

enfermedad autoinmune. Cualquier alteración que lleve al sistema inmunológico a reaccionar inadecuadamente a los propios tejidos del organismo y a atacarlos, causándoles daño y/o afectando a su funcionamiento. Entre las enfermedades autoinmunes están la diabetes, la esclerosis múltiple, la enfermedad de Bright, la artritis reumatoidea y el lupus eritematoso sistémico.

enfermedad crónica. Enfermedad que ha durado mucho tiempo o que se ha presentado repetidas veces a lo largo de un período prolongado o, incluso, durante toda la vida. Las enfermedades crónicas pueden ser tan benignas como la fiebre del heno (hay fever), o tan graves como la esclerosis múltiple.

enfermedad de Hodgkin. Un tipo de linfoma (cáncer del sistema linfático).

entérico. Del intestino delgado o relacionado con esta parte del sistema digestivo.

enzima. Una de muchas moléculas proteínicas específicas que actúan como catalizadoras para iniciar o acelerar las reacciones químicas que se efectúan en el organismo, sin alterarse ni destruirse.

enzimas proteolíticas. Enzimas que descomponen las proteínas de la dieta, pero sin atacar a las proteínas que componen las células normales del organismo. Las enzimas proteolíticas podrían ser valiosas para combatir el cáncer y otras enfermedades. Las células cancerosas tienen un tipo de recubrimiento proteínico; en teoría, si las enzimas proteolíticas destruyen este recubrimiento, los glóbulos blancos de la sangre procederían a atacar a las células cancerosas y a destruirlas.

epidemia. Brote de una enfermedad que ataca a un número elevado de personas de manera simultánea y temporal.

epidémico. Que se presenta con una incidencia inusualmente alta en determinado momento y lugar.

epidermis. Capa exterior de la piel.

eritema. Enrojecimiento, especialmente de la piel.

esencial. Término que se refiere a nutrientes necesarios para la regeneración y la reparación, que deben ser suministrados por la dieta porque el organismo no los puede producir. Actualmente se conocen alrededor de cuarenta y dos nutrientes esenciales.

esteroide. Compuesto orgánico soluble en grasa con una estructura química característica. Diversas hormonas, medicamentos y otras sustancias — entre ellas el colesterol — se clasifican como esteroides.

exacerbación. Agravamiento de los síntomas o aumento de la gravedad de una enfermedad.

excisión. Corte o extirpación quirúrgicos de tejido.

factor de coagulación. Una de varias sustancias, especialmente vitamina K, que están presentes en el torrente sanguíneo y son importantes para el proceso de coagulación de la sangre.

faringitis. Dolor de garganta.

FBS. *Fasting blood sugar*, o glicemia en ayunas. Nivel de glucosa presente en una muestra de sangre tomada por lo menos ocho horas después de la última comida.

fenilcetonuria. Enfermedad hereditaria que se debe a la falta de una enzima necesaria para convertir el aminoácido fenilalanina en tirosina — otro aminoácido — a fin de que el exceso pueda ser eliminado del organismo. El exceso de fenilalanina en la sangre puede conducir a trastornos neurológicos y a retardo mental.

fibra. Porción indigerible del material vegetal. La fibra es un importante componente de una dieta saludable, porque facilita la eliminación de las toxinas del organismo gracias a su capacidad para unirse a ellas.

fitoquímico. Cualquiera de muchas sustancias presentes en las frutas y en los vegetales, las cuales poseen diversas propiedades que promueven la salud. Al parecer, algunos fitoquímicos protegen contra determinados tipos de cáncer.

flatulencia. Cantidad excesiva de gas en el estómago y en otras partes del tracto digestivo.

flavonoide. Cualquiera de un gran grupo de compuestos cristalinos que se encuentran en las plantas.

flora intestinal. Bacterias "amigables" del intestino, cuya presencia es fundamental para la digestión y para el metabolismo de algunos nutrientes.

frotis de Papanicolaou (Pap smear). Examen microscópico de las células de la vagina y del cuello uterino que permite detectar señales de cáncer.

gastritis. Inflamación del revestimiento mucoso del estómago.

gastroenteritis. Inflamación del revestimiento mucoso del estómago y de los intestinos.

gastrointestinal. Del estómago, el intestino grueso, el intestino delgado, el colon, el recto, el hígado, el páncreas y la vesícula biliar, o relacionado con estos órganos.

genético. Heredado.

genisteína. Isoflavona (clase de fitoquímico) que se encuentra en los brotes de alfalfa, el bróculi, cabbage, collard greens, kale y granos de soya. Ayuda con los síntomas de la perimenopausia y puede contribuir a la prevención de algunas cánceres.

GERD. Reflujo gástrico. Término médico que denomina un síndrome caracterizado por la indigestión frecuente y el ardor de estómago.

gingivitis. Inflamación de las encías en la región adyacente a la dentadura.

glándula. Órgano o tejido que segrega una o más sustancias que luego son utilizadas en otras partes del organismo.

glándulas suprarrenales. Las dos glándulas situadas encima de los riñones que segregan las hormonas del estrés epinefrina (adrenalina) y cortisol, entre otras.

glicemia en ayunas. *Ver* FBS.

glicógeno. Polisacárido (carbohidrato complejo) que constituye la forma principal de almacenamiento de la glucosa en el organismo, particularmente en el hígado y en los músculos. De acuerdo con las necesidades del organismo, el glicógeno se vuelve a convertir en glucosa para suministrar energía.

globulina. Una clase de proteína que se encuentra en la sangre. Algunas globulinas contienen anticuerpos que combaten enfermedades.

glóbulos blancos. Células sanguíneas cuya función es combatir las infecciones y curar las heridas.

glóbulos rojos. Células sanguíneas que contienen el pigmento rojo hemoglobina, y cuya función es transportar oxígeno y dióxido de carbono a través del torrente sanguíneo.

glucosa. Azúcar simple que constituye la principal fuente de energía de las células del organismo.

gluten. Una proteína que se encuentra en muchos granos, entre ellos cebada, avena, centeno y trigo.

grasa insaturada. Cualquiera de diversas grasas dietéticas que son líquidas a temperatura ambiente. Las grasas insaturadas son de origen vegetal y son buena fuente de ácidos grasos esenciales. Ejemplos de esta clase de grasas son los aceites de flaxseed, sunflower, safflower y primrose.

grasa saturada. Grasa sólida a temperatura ambiente. La mayor parte de las grasas saturadas son de origen animal, aunque algunas provienen de las plantas, como los aceites de coco y de palma.

hematocrito. Porcentaje de sangre compuesta de glóbulos rojos respecto del volumen sanguíneo total.

hematoma. Hinchazón o protuberancia llena de sangre. Los hematomas suelen ser resultado de lesiones con objetos romos, o de traumas que conducen a la ruptura de vasos sanguíneos bajo la piel.

hemicelulosa. Carbohidrato indigerible parecido a la celulosa, que se encuentra en las paredes de las células vegetales y absorbe agua.

hemoglobina. Pigmento rojo de la sangre que contiene hierro y cuya misión es transportar oxígeno a las células.

hemorragia. Sangrado abundante o anormal.

hepático. Del hígado o relacionado con este órgano glandular.

hepatitis. Inflamación del hígado. Puede ser resultado de infección o de exposición a toxinas.

hernia. Problema de salud en el cual parte de un órgano interno se sale a través de una apertura en el tejido que lo contiene.

hidrogenación. Proceso químico que se utiliza para transformar los aceites líquidos en sustancias más sólidas mediante el bombardeo de las moléculas de aceite con átomos de hidrógeno. El proceso de hidrogenación acaba con el valor nutricional de los aceites y genera ácidos trans-fatty y cisfatty. Éstas son moléculas alteradas de ácidos grasos que no se presentan en la naturaleza.

hipercalcemia. Cantidad anormalmente alta de calcio en la sangre.

hiperglicemia. Altos niveles de azúcar en sangre.

hipertensión. Presión arterial alta. La hipertensión se define generalmente como una presión superior a 140/90 estando la persona en reposo.

hipoalergénico. Que tiene poca capacidad de inducir reacciones alérgicas.

hipocalcemia. Cantidad anormalmente baja de calcio en la sangre.

hipoglicemia. Bajos niveles de azúcar en sangre.

hipotálamo. Parte del cerebro que regula muchos aspectos del metabolismo, entre ellos la temperatura corporal y la sensación de hambre.

hipotensión. Presión arterial baja.

histamina. Sustancia química que es liberada por el sistema inmunológico y que actúa sobre diversos tejidos del organismo. La histamina produce constricción de los músculos bronquiales lisos y dilatación de los pequeños vasos sanguíneos. Así mismo, aumenta la secreción de ácido estomacal y contribuye a la exudación de fluido de diversos tejidos.

HIV. ***Human immunodeficiency virus*, o virus de inmunodeficiencia humana.** Es el virus que produce AIDS, o SIDA.

homeopatía. Método curativo que se basa en la noción de que las enfermedades se pueden curar tomando dosis ínfimas de sustancias que, en mayor cantidad, producirían en un individuo sano los mismos síntomas que se pretende combatir. La homeopatía utiliza una gran variedad de sustancias vegetales, animales y minerales, y dosis sumamente pequeñas para estimular los poderes curativos naturales del organismo y restaurar su equilibrio.

hongo. Organismo perteneciente a una clase que incluye levaduras, mohos y champiñones. Muchas especies de hongos, como Candida albicans, pueden producir enfermedades severas en huéspedes con deficiencia inmunológica.

hormonas. Sustancias esenciales que regulan muchas funciones corporales y que son producidas por las glándulas endocrinas.

huésped. Organismo en el cual vive otro organismo, y del cual el invasor se nutre.

idiopático. Enfermedad o trastorno de salud cuya causa se desconoce.

infección. Invasión de los tejidos del cuerpo por organismos causantes de enfermedad, como virus, protozoarios, hongos o bacterias.

infección secundaria. Infección que se desarrolla después de otra infección, inflamación o problema de salud diferente, pero cuya causa no es necesariamente la condición anterior.

infestación. Invasión del organismo por parásitos como insectos, lombrices o protozoarios.

inflamación. Reacción del organismo a algunas enfermedades o lesiones, que se caracteriza por hinchazón, sensación de calor y enrojecimiento.

infusión intravenosa. Inserción de una aguja en una vena para reemplazar líquidos perdidos o para administrar medicamentos.

inguinal. De la ingle.

inmunidad. Estado del organismo que lo hace resistente a una determinada enfermedad o infección.

inmunodeficiencia. Defecto en el funcionamiento del sistema inmunológico. Puede ser heredado o adquirido, reversible o permanente. La inmunodeficiencia aumenta la susceptibilidad del organismo a desarrollar enfermedades de todo tipo, especialmente infecciosas.

inmunoglobulina. Proteína que actúa como anticuerpo en la respuesta inmunológica del organismo. Las inmunoglobulinas son producidas por glóbulos blancos especializados, y se encuentran en los fluidos y en las membranas mucosas del organismo.

inmunología. Rama de la ciencia médica que estudia el funcionamiento del sistema inmunológico.

inmunoterapia. Tratamiento de las enfermedades mediante la utilización de técnicas que estimulan o fortalecen el sistema inmunológico.

insomnio. Dificultad para dormir.

insulina. Hormona producida por el páncreas, que regula el metabolismo de la glucosa (azúcar) del organismo.

interacción. Fenómeno que se presenta cuando dos o más sustancias afectan recíprocamente a su capacidad de acción, o cuando se combinan y producen un efecto distinto del que produciría cualquiera de ellas individualmente. Cualquier sustancia que entre en el organismo — medicamento, alimento, hierba, mineral o vitamina — tiene la capacidad potencial de interactuar con otra u otras sustancias que encuentre.

interferón. Proteína que las células producen como reacción a la infección viral. Esta proteína no sólo impide que el virus se reproduzca, sino que protege de la infección viral a las células que aún no se han infectado. Hay varias clases de interferón: alfa, beta y gamma.

interleukin. Alguna de las sustancias del sistema inmunológico fabricadas por el organismo para combatir las infecciones.

intolerancia. Desde el punto de vista de la nutrición, incapacidad de digerir un alimento particular. Esto se suele deber a falta de algunas enzimas, o a su deficiencia.

isoflavonas. Un tipo de fitoquímico que inhibe la ingesta de estrógeno. Puede ayudar a prevenir los cánceres relacionados con el estrógeno, como el de seno.

isquemia. Falta de irrigación sanguínea en una parte del cuerpo. Cuando la isquemia afecta al corazón o al cerebro se puede presentar ataque cardíaco o accidente cerebrovascular.

lactasa. Enzima que convierte la lactosa en glucosa y galactosa. La lactasa es necesaria para la digestión de la leche y de los productos lácteos.

lactobacilos. Cualquiera de las diversas especies de bacterias que pueden transformar la lactosa (azúcar de la leche) en ácido láctico a través de la fermentación. Los lactobacilos se encuentran de manera natural en el colon, y se les conoce como bacterias "amigables" porque ayudan a la digestión y combaten algunos microorganismos causantes de enfermedades. Las especies de lactobacilos que se consiguen más comúnmente en suplemento son *L. acidophilus y L. bifidus*.

láser. Amplificación de la luz por medio de emisión estimulada de radiación. Instrumento que genera ondas lumínicas altamente amplificadas. El rayo láser se usa mucho en procedimientos quirúrgicos, especialmente en cirugía de los ojos.

lecitina. Mezcla de fosfolípidos que se compone de ácidos grasos, glicerol, fósforo, y colina o inositol. Las membranas de todas las células vivas se componen, en gran parte, de lecitina.

lesión precancerosa. Tejido anormal que no es maligno, pero que podría estar en proceso de llegar a serlo.

leucemia. Cáncer de los tejidos productores de sangre, en especial la médula ósea y los nódulos linfáticos, lo que da por resultado cantidades excesivamente altas de glóbulos blancos. La leucemia puede ser aguda (más frecuente en los niños) o crónica (más frecuente en los adultos). Se parece en muchos aspectos a la enfermedad de Hodgkin.

leucoderma. Deficiencia de pigmentación de la piel. Normalmente aflora en secciones de la piel. También se conoce como vitíligo.

levadura. Clase de hongo unicelular. Algunas levaduras producen infecciones, especialmente en la boca, en la vagina y en el tracto gastrointestinal. Entre las infecciones más comunes por levaduras están vaginitis y candidiasis bucal, o thrush.

licopeno (*lycopene*). Fitoquímico presente en los tomates que parece aportar protección contra el cáncer de próstata y proteger la piel contra el efecto de los rayos ultravioleta.

limonoides. Fitoquímicos que se encuentran en los frutos cítricos. Pueden prevenir la aparición de tumores cancerosos.

linfa. Fluido incoloro derivado del plasma sanguíneo, que se origina en los tejidos y circula por todo el organismo a través de los vasos linfáticos para luego reincorporarse a la circulación sanguínea. La función de la linfa es nutrir las células de los tejidos y devolver los desechos al torrente sanguíneo.

linfadenopatía. Aumento del tamaño de uno o más nódulos linfáticos a causa de una enfermedad o de la presencia de una sustancia extraña. A este trastorno se le conoce comúnmente como "inflamación de las glándulas".

linfocito. Clase de glóbulo blanco sanguíneo que se encuentra en la linfa, la sangre y otros tejidos especializados, como la médula ósea y las amígdalas. Hay varias categorías de linfocitos: B, T y nulos (ni B ni T). Estas células son cruciales para el sistema inmunológico. Mientras que la función de los linfocitos B es producir anticuerpos, la de los linfocitos T es atacar directamente a los organismos invasores. El HIV (human immunodeficiency virus, o virus de inmunodeficiencia humana), es decir, el virus que causa

AIDS, infecta y destruye fundamentalmente a un subtipo de linfocito T denominado célula T-helper.

linfoma. Cáncer del tejido linfático.

linfoquina. Cualquiera de un grupo de sustancias producidas por las células del sistema inmunológico cuando se exponen a los antígenos. No son anticuerpos; más bien, desempeñan funciones como estimular la producción de linfocitos adicionales y activar otras células inmunológicas.

lípido. Sustancia que se encuentra en la naturaleza y que es soluble en los mismos solventes orgánicos que las grasas y los aceites. Entre los lípidos nutricionales importantes se cuentan el ácido gammalinolénico, el ácido linoleico, la colina, el inositol y la lecitina.

lipoproteína. Molécula proteínica que incorpora un lípido. Las lipoproteínas transportan los lípidos en la linfa y en la sangre.

lipotrópica. Cualquiera de diversas sustancias con la capacidad de controlar el nivel del azúcar sanguíneo y de mejorar el metabolismo de las grasas y de los carbohidratos. Las sustancias lipotrópicas también ayudan a prevenir la acumulación de cantidades excesivas o anormales de grasa en el hígado. Entre las sustancias lipotrópicas que más se utilizan están colina, inositol y metionina.

luteína (*lutein*). Fitoquímico carotenoide que se encuentra en el kale, la espinaca y otros vegetales verdes ojosos. Es bueno para los ojos y puede ayudar a proteger contra la degeneración macular.

MAO. ***Monoamide oxidase.*** Un enzima que cataliza la oxidación de las monoaminas. La presencia de cantidades anormales de esta sustancia puede tener efectos psicológicos negativos. Entre los inhibidores de la MAO están los antidepresivos.

macrófago. Tipo de célula inmunológica que rodea y digiere las materias extrañas y los residuos celulares que genera el organismo.

macrobiótica. Enfoque dietético adaptado de la filosofía del Lejano Oriente, cuyo principio básico consiste en equilibrar las energías yin y yang de los alimentos. Los alimentos yin, como el agua, son expansivos; los alimentos yang, como la sal y la carne, son contráctiles. Gran parte de la dieta macrobiótica consiste en cereales integrales, mijo, arroz, sopas y vegetales. Los fríjoles y los alimentos suplementarios dependen del individuo y de su estado de salud. Como las enfermedades se consideran yin o yang, el programa macrobiótico se debe adaptar a la condición de cada persona.

malabsorción. Absorción defectuosa de los nutrientes desde el tracto intestinal hacia el torrente sanguíneo.

malestar. Sensación generalizada de desazón o indisposición que normalmente suele indicar la presencia de alguna infección.

maligno. Literalmente, "dañino". Término que se refiere a células o a grupos de células que son cancerosas y que tienen la capacidad de propagarse.

mamografía. Radiografía de las mamas.

melanoma. Tumor maligno originado en los melanocitos, es decir, en las células que producen el pigmento de la piel.

membranas mucosas. Membranas que recubren las cavidades y los conductos del cuerpo que se comunican con el exterior. Ejemplos de esta clase de membranas son el interior de la boca, de la nariz, del ano y de la vagina.

menopausia. Cesación de la menstruación a causa de un fuerte descenso en la producción de las hormonas sexuales estrógeno y progesterona. La menopausia se presenta normalmente después de los cuarenta y cinco años o tras la extirpación de los órganos reproductivos de la mujer.

metabolismo. Los procesos físicos y químicos necesarios para la vida, como producción de energía celular, síntesis de sustancias biológicas importantes, y degradación de diversos compuestos.

metabolito. Sustancia que se produce como resultado de un proceso metabólico.

metal pesado. Elemento metálico cuya gravedad específica (medida de la masa en comparación con la masa del agua o del hidrógeno) es mayor de 5.0. Algunos metales pesados, como el arsénico, el cadmio, el plomo y el mercurio, son sumamente tóxicos.

metástasis. Extensión del cáncer a otras zonas del cuerpo alejadas del tumor original.

microelemento. Mineral que el organismo sólo requiere en cantidades mínimas.

microgramo. Medida de peso que equivale a 1/1000 de miligramo. miligramo. Medida de peso que equivale a 1/1000 de gramo (un gramo equivale, aproximadamente, a 1/28 de onza).

mineral. Sustancia inorgánica que el organismo necesita en pequeñas cantidades.

monoterpenos (*monoterpenes*). Fitoquímicos que se encuentran en los cítricos, berenjenas (eggplants), vegetales verdes, tomates y yams. Antioxidantes que ayudan a proteger el sistema inmunológico.

motilidad. La capacidad para moverse espontáneamente.

MRI. ***Magnetic resonance imaging.*** Técnica de diagnóstico que combina la utilización de ondas de radio y un fuerte campo magnético para producir imágenes detalladas de las estructuras internas del cuerpo.

naturopatía. Método para curar las enfermedades a base de dieta especial, consumo de hierbas y otros métodos y sustancias naturales. El objetivo de la naturopatía es lograr una buena salud estimulando las defensas innatas del organismo sin recurrir a las drogas.

neuropatía. Conjunto de síntomas producidos por anomalías de los nervios motores o sensoriales. Los síntomas pueden incluir hormigueo o entumecimiento, especialmente de las manos o de los pies, seguidos de debilidad muscular gradual y progresiva.

neurotransmisor. Químico que transmite impulsos nerviosos de una célula a otra. Entre los principales neurotransmisores se cuentan acetilcolina, ácido gamma-aminobutírico, dopamina, norepinefrina y serotonina.

neutralizador de los radicales libres. Sustancia que destruye los radicales libres, o que los expulsa del organismo.

nódulos linfáticos. Órganos ubicados en los vasos linfáticos que, al actuar como filtros, atrapan y eliminan el material extraño. También producen linfocitos, células inmunes con la capacidad de buscar y destruir agentes extraños específicos.

nutracético. Producto o suplemento a base de alimentos o nutrientes, que se utiliza con propósitos específicos de naturaleza clínica y/o terapéutica.

nutriente. Sustancia que el organismo necesita para preservar la salud y la vida.

oncología. Especialidad médica que estudia el cáncer.

oncólogo. Especialista en cáncer.

orgánico. Término que se refiere a alimentos cultivados sin químicos sintéticos, como pesticidas, herbicidas y hormonas.

osteopatía. Método curativo que se basa en la creencia de que la integridad estructural y funcional del organismo es interdependiente y coordinada y, por tanto, cualquier alteración del sistema musculoesquelético puede producir alteraciones en otras partes del cuerpo. Aunque los osteópatas pueden prescribir medicamentos y practicar operaciones quirúrgicas, por su manera de concebir la enfermedad se inclinan más a recomendar terapia física o manipulación musculoesquelética en primera instancia.

osteopenia. Baja masa ósea.

osteoporosis. Enfermedad que produce pérdida de minerales en los huesos, lo que disminuye su densidad y los vuelve cada vez más porosos y frágiles.

oxidación. Proceso mediante el cual el oxígeno reacciona con otra sustancia, lo que ocasiona una transformación química. Muchas reacciones oxidativas conducen a alguna clase de deterioro o descomposición.

Pap smear. *Ver* frotis de Papanicolaou.

Pap test. *Ver* frotis de Papanicolaou.

parásito. Organismo que vive en otro, o de otro organismo, del cual obtiene su sustento.

patógeno. Toxina o pequeño organismo causante de enfermedades.

período de incubación. Lapso que transcurre entre la exposición a una enfermedad infecciosa y la aparición de los síntomas. En otras palabras, es el período durante el cual se desarrolla la infección.

personalidad tipo A. Personalidad que tiende a la impaciencia y a la agresividad. Quienes tienen esta clase de personalidad reaccionan más fuertemente ante el estrés y son más propensos a las enfermedades cardiovasculares.

personalidad tipo B. Personalidad que tiende a la calma y a la paciencia, y que es menos reactiva ante el estrés. Quienes tienen esta clase de personalidad son menos propensos a contraer enfermedades relacionadas con el estrés, como hipertensión arterial y enfermedades del corazón.

peptido (*peptide*). Sustancia compuesta de dos o más aminoácidos.

perimenopausia. El periodo vital anterior a la menopausia — posiblemente comienza hasta diez años antes — durante el cual las mujeres pueden experimentar síntomas de indisposición debido a las fluctuaciones hormonales.

peristalsis. Contracciones rítmicas de los músculos del aparato digestivo que mueven la materia digestiva por el estómago, a través de los intestinos y, finalmente, fuera del cuerpo.

PET scan. *Positron emission tomography* o tomografía por emisión de positrones. Método diagnóstico para reconstruir secciones enteras del cerebro mediante el uso de isótopos radiactivos. Mediante el empleo de diversos tipos de isótopos se puede identificar el flujo de sangre al cerebro, el volumen sanguíneo, la absorción de oxígeno, el transporte de glucosa, y el metabolismo de ésta.

petrolatum. Mezcla semisólida de hidrocarbonos, como la Vaselina.

pH. Potencial de hidrógeno. Escala para medir la acidez y la alcalinidad relativas de las sustancias. La escala va de 0 a 14. Un pH de 7 se considera neutral. Cuanto menor de 7 es el pH, tanto mayor es la acidez; cuanto mayor de 7 es el pH, tanto mayor es la alcalinidad.

phenylketonuria (PKU). *Ver* fenilcetonuria.

pituitaria. Glándula ubicada en la base del cerebro que segrega varias hormonas. Las hormonas pituitarias regulan el crecimiento y el metabolismo coordinando el funcionamiento de otras glándulas endocrinas.

placa. Depósito de sustancias indeseables en los tejidos que suele provocar trastornos de salud. La acumulación de placa en las arterias es la causa principal de las enfermedades cardiovasculares. Los depósitos de placa en los dientes puede conducir a enfermedad de las encías. La enfermedad de Alzheimer se relaciona con la acumulación de placas características en el tejido cerebral.

placebo. Sustancia inactiva desde el punto de vista farmacológico, que se utiliza principalmente en trabajos experimentales y sirve de base para realizar comparaciones con sustancias farmacológicamente activas.

prensado en frío. Proceso de extracción de los aceites alimentarios sin utilizar calor, a fin de preservar sus nutrientes y su sabor.

probióticos. Elementos que estimulan el desarrollo de bacterias beneficiosas dentro del organismo humano.

progesterona. Hormona cuyas funciones incluyen la preparación del cuerpo femenino para el embarazo en la segunda mitad del ciclo menstrual. Se suele utilizar crema de progesterona en la terapia de reemplazo hormonal para prevenir la atrofia vaginal.

prognosis. Pronóstico de la evolución y/o del resultado probables de una enfermedad o de un problema de salud.

prostaglandina. Cualquiera de una serie de sustancias químicas parecidas a hormonas que el organismo fabrica a partir de ácidos grasos esenciales y que tienen importantes efectos en órganos específicos. Las prostaglandinas influyen en la secreción de hormonas y enzimas; además, desempeñan un importante papel en la regulación de la respuesta inflamatoria, en la presión arterial y en el tiempo de coagulación.

proteína. Cualquiera de una gran cantidad de compuestos orgánicos nitrogenados que se componen de diferentes combinaciones de aminoácidos. Las proteínas son elementos básicos de los tejidos de todos los organismos animales y vegetales. Sustancias biológicas como hormonas y enzimas también se componen de proteínas. El organismo produce las proteínas específicas que necesita para su crecimiento, reparación y demás funciones utilizando los aminoácidos que, o bien extrae de la proteína dietética, o bien elabora a partir de otros aminoácidos.

proteína completa. Fuente de proteína dietética que contiene el complemento total de los ocho aminoácidos esenciales.

prueba de Papanicolaou (Pap test). *Ver* frotis de Papanicolaou.

prueba de sangre oculta. Prueba que detecta la presencia de sangre en las excreciones corporales, como materia fecal, esputo u orina. Se utiliza con frecuencia para detectar señales de cáncer.

prurito. Escozor, picazón.

pulmonar. De los pulmones o relacionado con los pulmones.

purulento. Que contiene pus o que lleva a la producción de pus.

quimioterapia. Tratamiento de las enfermedades por medio de la administración de sustancias químicas (como drogas). Se utiliza ampliamente para combatir el cáncer.

quiropráctica. Método curativo que se basa en la noción de que muchas enfermedades son producto de la mala alineación (llamada subluxación) de las vértebras espinales y otras articulaciones. Los quiroprácticos tratan las enfermedades básicamente con técnicas de manipulación física que buscan alinear adecuadamente el cuerpo y, en consecuencia, restablecer la salud y el funcionamiento normal del organismo.

radiación. Energía que se emite o se transmite en forma de ondas. El término radiación se utiliza con frecuencia para referirse a la radiactividad. Sin embargo, la radiactividad es una clase específica de radiación que se origina en la desintegración de átomos inestables.

radical libre. Átomo o grupo de átomos que tienen, por lo menos, un electrón no pareado, lo que los hace altamente reactivos desde el punto de vista químico. Debido a que se unen con tanta facilidad a otros compuestos, los radicales libres atacan las células y le hacen mucho daño al organismo. Los radicales libres se forman en las grasas y en los aceites calentados, y como resultado de la exposición a la radiación atmosférica y a los contaminantes del medio ambiente, entre otros factores.

radioterapia. Tratamiento ampliamente utilizado para el cáncer, que destruye tejidos específicos del organismo mediante radiación ionizante, como rayos Roentgen, radio y otras sustancias radiactivas.

RAST. ***Radioallergosorbent test.*** Examen de sangre que mide los niveles de anticuerpos específicos producidos por el sistema inmunológico del organismo. Se utiliza para examinar las reacciones alérgicas.

RDA. ***Recomended daily allowance*, o cantidad diaria recomendada.** Es la cantidad que se debe consumir diariamente de una vitamina u otro nutriente a fin de prevenir deficiencias nutricionales. La U.S. Food and Drug Administration es la entidad encargada de determinar las RDA.

recuento sanguíneo. Prueba diagnóstica básica que, mediante el examen de una muestra de sangre, determina el número de glóbulos rojos, glóbulos blancos y plaquetas o el resultado de esa prueba.

remisión. Disminución o reversión de los signos y síntomas de la enfermedad. Este término se utiliza especialmente cuando se trata de enfermedades graves y/o crónicas, como cáncer y esclerosis múltiple.

renal. De los riñones o relacionado con estos órganos.

retrovirus. Tipo de virus cuyo ácido nucleico fundamental es el RNA, el cual contiene una enzima llamada *reverse transcriptase*, que permite que el virus copie su RNA en el DNA de células infectadas. Esto permite que el virus se apodere del mecanismo genético de las células. El HIV (human immunodeficiency virus, o virus de inmunodeficiencia humana), es decir, el virus que produce AIDS, es un retrovirus. Los retrovirus también son conocidos por su capacidad para producir algunos tipos de cáncer en animales, y se sospecha que causan algunas formas de leucemia y de linfoma en los seres humanos.

RNA. ***Ribonucleic acid.*** Ver ARN.

saturación. En relación con las grasas, el término "saturación" se refiere a la estructura química de las moléculas de los ácidos grasos y, específicamente, al número de átomos de hidrógeno que contienen. Las moléculas de grasa que no pueden incorporar átomos adicionales de hidrógeno se denominan *saturadas*, las que incorporan un átomo adicional de hidrógeno se denominan *monoinsaturadas*, y las que incorporan dos o más átomos adicionales de hidrógenos se denominan *poliinsaturadas*.

scratch test. Procedimiento para examinar la reacción alérgica de la piel. Se realiza aplicando en un área ligeramente rasguñada de la piel una pequeña cantidad de sustancia sospechosa de tener propiedades alergénicas.

sebo. Secreción grasosa producida por glándulas de la piel.

serotonina. Neurotransmisor que se encuentra principalmente en el cerebro y que es esencial para la relajación, el sueño y la concentración.

signos vitales. Indicadores básicos del estado de salud del individuo, entre los cuales están el pulso, la respiración, la presión arterial y la temperatura corporal.

síncope. Pérdida temporal del conocimiento; desmayo.

síndrome. Conjunto de síntomas característicos de una enfermedad o de un trastorno físico o mental, o que se supone que caracterizan esa enfermedad o ese trastorno.

síndrome de abstinencia. Proceso de adaptación que se presenta cuando se descontinúa el uso de alguna sustancia que crea hábito y a la cual el organismo se había acostumbrado.

sinergia. Interacción entre dos o más sustancias cuyo efecto conjunto es mayor que la suma de sus efectos individuales.

sintetizar. Crear una sustancia compleja mediante la combinación de elementos o compuestos simples.

síntoma. Alteración de la sensación o del funcionamiento normal, que se presenta como resultado de un trastorno del organismo.

sistema endocrino. Sistema de glándulas que producen hormonas que luego se incorporan en la sangre. Entre las glándulas endocrinas están la pituitaria, la tiroides, el timo y las glándulas suprarrenales. El páncreas, los ovarios y los testículos también son glándulas endocrinas.

sistema inmunológico. Sistema complejo que depende de la interacción de muchos y diferentes órganos, células y proteínas. Su principal función es identificar y eliminar del organismo sustancias extrañas que lo hayan invadido, como bacterias nocivas. El hígado, el bazo, el timo, la médula ósea y el sistema linfático desempeñan un papel importante para el adecuado funcionamiento del sistema inmunológico.

sistema límbico. Grupo de estructuras ubicadas en la profundidad del cerebro, entre cuyas funciones están transmitir la percepción del dolor hacia el cerebro y generar la reacción emocional correspondiente.

sistémico. De todo el organismo.

soluble en agua. Que se puede disolver en el agua.

soluble en grasa. Que se puede disolver en los mismos solventes orgánicos que las grasas y los aceites.

stroke. *Ver* accidente cerebrovascular.

sublingual. Literalmente, "debajo de la lengua". Los medicamentos y los suplementos sublinguales se deben mantener dentro de la boca mientras el ingrediente activo se absorbe a través de las membranas mucosas y llega al torrente sanguíneo.

sucralosa. Edulcorante artificial, seiscientas veces más dulce que el azúcar, que se usa en los alimentos de dieta. Se deriva del azúcar mediante un proceso patentado que lleva a sustituir tres átomos de cloro por tres grupos de hidrógeno-oxígeno en la molécula del azúcar. Los átomos del cloro, estrechamente ligados, crean una estructura molecular excepcionalmente estable.

suero. Parte de la sangre que permanece líquida después de que ésta se coagula.

telangiectasia. Lesión vascular provocada por la dilatación de un grupo de pequeños vasos sanguíneos. Un tipo de marca de nacimiento.

terapia de chelation. Terapia que consiste en introducir determinadas sustancias en el organismo para liberarlo del exceso de toxinas, especialmente plomo, cadmio, arsénico y otros metales tóxicos. Esta terapia también se utiliza para reducir o eliminar la placa de calcio del revestimiento interior de los vasos sanguíneos, a fin de facilitar el flujo sanguíneo hacia los tejidos y los órganos vitales.

terapia herbal. Uso de combinaciones de hierbas con propósitos curativos y de limpieza. Las hierbas se pueden tomar en tableta, en cápsula, en tintura o en extracto. También se pueden utilizar en baños y en cataplasmas.

terapias alternativas. Tratamiento de las enfermedades por medios diferentes de las técnicas médicas, farmacológicas y quirúrgicas convencionales.

teratogénico. Agente que produce malformación del feto o embrión en desarrollo.

thrush. *Ver* candidiasis bucal.

thymol. Cristales blancos obtenidos del aceite de thyme (tomillo). Un tratamiento alternativo contra la uncinaria (hookworm).

tolerancia intestinal. La cantidad de cualquier sustancia que puede tolerar el organismo antes de que se produzca diarrea.

tópico. Relacionado con la superficie del cuerpo.toxicidad. Capacidad de intoxicar o de envenenar. Las reacciones tóxicas del organismo alteran las funciones corporales y/o les causan daño a las células.

toxina. Veneno que altera la salud y el funcionamiento del organismo.

transfusión autóloga. Transfusión de la propia sangre, que se extrae y se conserva para ser utilizada posteriormente.

tremor. Temblor involuntario.

triglicéridos. Compuestos que constan de tres ácidos grasos, además de glicerol. La grasa se almacena en el organismo en forma de triglicéridos, y éstos son la principal clase de lípido de la dieta.

trombo. Obstrucción en el interior de un vaso sanguíneo.

tumor. Masa anormal de tejido que no cumple ninguna función. Los tumores pueden ser benignos o malignos (cancerosos).

UI (Unidad internacional). Medida de potencia basada en una norma aceptada internacionalmente. Por ejemplo, las dosis de vitamina A y de vitamina E se suelen medir en unidades internacionales. Como se trata de una medida de potencia, y no de una medida de peso o de volumen, el número de miligramos de las unidades internacionales varía dependiendo de la sustancia particular.

ultrasonido. Ondas sonoras cuya frecuencia de vibración es extraordinariamente alta. Esta tecnología se utiliza en muchos procedimientos diagnósticos y de tratamiento.

vacuna. Preparado que se administra para inmunizar contra un agente específico, induciendo al organismo a producir anticuerpos contra ese agente. Las vacunas pueden ser suspensiones de microorganismos vivos o muertos, o soluciones de alergenos o de antígenos virales o bacterianos.

vaina de mielina. Cobertura grasa que protege las células nerviosas. En las personas con esclerosis múltiple las vainas de mielina están claramente dañadas o han desaparecido.

vascular. Del sistema circulatorio o relacionado con este sistema.

vena. Uno de los vasos sanguíneos que transportan la sangre de regreso al corazón desde los tejidos del organismo.

veneno. Sustancia producida por algunos animales, como ciertas serpientes e insectos, que ocasiona trastornos graves e, incluso, la muerte.

virus. Cualquiera de un amplio grupo de estructuras minúsculas y, a menudo, productoras de enfermedades, que se componen de un núcleo de DNA y/o RNA y un recubrimiento de proteína. Como no pueden reproducirse por sí mismos (se reproducen dentro de las células del huésped al cual infectan), los virus no se consideran técnicamente organismos vivos. A diferencia de las bacterias, a los virus no los afectan los antibióticos.

virus de Epstein-Barr. Virus que produce mononucleosis infecciosa y que tiene la capacidad de causar otros problemas de salud, especialmente en las personas con compromiso del sistema inmunológico.

visualización. Técnica que permite utilizar la mente de manera consciente para influir en la salud y en el funcionamiento del organismo. También se conoce como visualización creativa.

vitamina. Una entre aproximadamente quince sustancias orgánicas que, en pequeñas cantidades, son esenciales para la vida y la salud. El organismo no puede producir la mayoría de las vitaminas; por tanto, la dieta se las debe suministrar.

xenoftalmia. Inflamación del ojo causada por un cuerpo extraño.

yang. Término proveniente de la medicina china. Uno de los dos principios vitales que debe estar en equilibrio para crear harmonía en el cuerpo. El yang es calor, luz y sequedad. Entre los órganos yang están el bazo, la vesícula, los intestinos y la piel.

yin. Término proveniente de la medicina china. Uno de los dos principios vitales que debe estar en equilibrio para crear harmonía en el cuerpo. El yin es frío, sombra y humedad. Entre los órganos yang están el corazón, el hígado, los riñones, los pulmones y los huesos.

FABRICANTES Y DISTRIBUIDORES

A continuación ofrecemos una lista de los fabricantes y los distribuidores de algunos de los productos que se han mencionado en este libro, junto a sus direcciones, sus páginas web y sus números de teléfono. La lista no es exhaustiva, ya que en el mercado hay muchos otros productos de calidad. Ninguno de los fabricantes o de los distribuidores mencionados ha tenido relación alguna con la producción de este libro. Sin embargo, los hemos incluido en la lista porque consideramos que sus productos son eficaces y de buena calidad.

Es importante tener en cuenta que las direcciones y los números telefónicos pueden haber cambiado. Una buena opción es utilizar Internet para obtener información actualizada del producto a través de máquinas de búsqueda como Google o Yahoo. Probablemente encuentre numerosas referencias que le podrán encaminar hacia el punto de venta o distribución adecuados.

A. Vogel Homeopathic
Ver Bioforce USA.

Abbott Laboratories
Abbott Park, IL 60064-3500
www.abbott.com
Monitores de glucosa Freestyle y Precision, snacks para la diabetes.

AbDiagnostics
399 Pepper Street NE
Melbourne, FL 32907
321-956-7909
www.abdiagnostics.com
Kits para pruebas domésticas de hepatitis C y HIV, además de alergias, colesterol, diabetes, cáncer de colon y otros productos de para hacerse pruebas en casa.

Abkit, Inc.
61 Broadway, Suite 1310
New York, NY 10006
800-226-6227, extension 119 or 121
www.abkit.com
CamoCare cream.

ABRA, Inc.
10365 Highway 116
Forestville, CA 95436
800-745-0761
www.abratherapeutics.com
VitaSerum y otros productos orgánicos para el cuidado de la piel.

Advanced Health Solutions
P.O. Box 1119
Cardiff, CA 92007
800-943-0054
www.thewholewhey.com
Acidophilus, libros sobre el cuidado del colon, ProFlora whey, y otros productos. Envíos sólo a los Estados Unidos y Canadá.

Advanced Sports Nutrition (ASN), Inc.
1813 Cascade Avenue
Hood River, OR 97031
800-800-9119; 541-387-4500
www.a-s-n.com
Antioxidantes, productos para cultivar el cuerpo.

Advanced Tissue Sciences
10933 North Torrey Pines Road
La Jolla, CA 92037
858-713-7300
www.advancedtissue.com
Dermagraft skin substitute.

Aerobic Life Industries
2800 East Chambers, Suite 700
Phoenix, AZ 85017
800-798-0707
www.aerobiclife.com
Aerobic Bulk Cleanse; Aerobic Heart; Aerobic 07; All-Purpose Bactericide Spray; Bee Venom Balm; Burn Gel; China Gold; Colon Formula; 45-Day MAX Colon Cleanse Kit; Homozon; Mag 07; MSM Capsules; MSM Lotion; 10-Day Colon Cleanse Kit, Relora 375.

AIM International
3923 East Flamingo Avenue
Nampa, ID 83687
800-456-2462; 208-465-5116
www.theaimcompanies.com
Barleygreen.

AkPharma, Inc.
P.O. Box 111
Pleasantville, NJ 08232
609-645-5100
www.akpharma.com
Prelief (saca el ácido de muchos alimentos). Inventores de Beano (ahora un producto de GlaxoSmithKline).

Alacer Corporation
19631 Pauling
Foothill Ranch, CA 92610
800-854-0249
www.alacer.com
Emergen-C.

AllerGuard Corporation
40 Cindy Lane
Ocean, NJ 07712
800-234-0816
www.allerguard.com
X-MITE powder.

Allergy Control Products
96 Danbury Road
Ridgefield, CT 06877
888-222-6837
www.allergycontrol.com
Productos contra las alergias, como ropa de cama y filtros de aire.

Allergy Research Group
Ver NutriCology Inc.

Allovedic Remedies
American Formulary, Inc.
60 Ethel Road West, Suite 7
Piscataway, NJ 08854
732-985-9899
www.americanformulary.com
Suplementos de hierbas como: Antioxidant Formula; Blood Sugar Balance Formula; Cardiotonic Support Formula; Energy Formula; Joint Support Formula; Liver Support Formula; Memory Support Formula; Probiotic with B-Complex Formula; Rejuvenator Support Formula; Respiratory Support Formula.

American Biologics
1180 Walnut Avenue
Chula Vista, CA 91911
800-227-4473; 619-429-8200
www.americanbiologics.com
AE Mulsion Forte; Bio-Bifidus; Bio-Dophilus; Bio-Rizin; Brain Power; Dioxychlor DC-3; Dioxychlor Oxy C-2 Gel; GE-132; Inflazyme Forte; Liquid Chlorophyll; Micellized Vitamin A emulsion; Multi-Glandular; Oxy-5000 Forte; Panoderm I; Selenium Forte; Sharkilage; Sub-Adrene; Taurine Plus; Ultra Brain Power; Ultra Connexin; Ultra Osteo Synergy.

America's Finest, Inc.
140 Ethel Road West, Suite 7
Piscataway, NJ 08854
800-350-3305
www.afisupplements.com
Bacopin & Ginkgo Complex, Herbal COX-2.

Amerifit Nutrition
166 Highland Park Drive
Bloomfield, CT 06002
800-722-3476
www.amerifit.com
Glucosamine & Chondroitin chewable wafers; Estroven.

Anabol Naturals
1550 Mansfield Street
Santa Cruz, CA 95062
800-426-2265; 831-479-1403
www.anabol.com
Amino Balance; crystalline free-form amino acids; Muscle Octane.

Anurex Labs
P.O. Box 414760
Miami, FL 33141
305-757-7733
www.anurex.com
Anurex cryotherapy device. Par las hemorroides.

Apollo Health, Inc.
376 South Commerce Loop
Orem, UT 84058
800-545-9667
www.apollolight.com
Brite Lite IV.

Ayurvedic Concepts
Ver Himalaya Herbal Healthcare.

Bayer Diagnostics
511 Benedict Avenue
Tarrytown, NY 10591
914-631-8000
www.bayerus.com/diagnostics
Glucometer Elite; Glucometer Encore.

BDP America, Inc.
Ver Nupharma Nutraceuticals.

bioAllers
Ver Botanical Laboratories; NatraBio Homeopathic.

Bioforce USA
1869 Route 9H, Suite 1
Hudson, NY 12534
800-641-7555; 518-392-8787
www.bioforceUSA.com
Distribuidor de Bioforce AG y A. Vogel productos de hierbas y homeopáticos como: Calcium Absorption Formula; Cardiaforce; Echinaforce; Geriaforce; Menopause Relief; Molkosan Whey of Life; Prostasan.

Biomax Laboratories
14844 Fisher Cove, Suite 100
Del Mar, CA 92014
800-541-3550
www.tennis-elbow.net
CT Cream.

Bio-Nutritional Formulas
41 Bergen Line Avenue
Westwood, NJ 07675
201-666-2300; 800-431-2582
www.bodyoxygen.com
Eugalan Forte.

Biotec Foods
A Division of AgriGenic Food Corporation
5152 Bolsa Avenue, Suite 101
Huntington Beach, CA 92649
800-788-1084
www.agrigenic.com
Ageless Beauty; Anti-Stress Enzymes; Bio-Gestin; Cell Guard.

Biotech Corporation
107 Oakwood Drive
Glastonbury, CT 06033
860-633-8111
www.biotechcorp.com
Cellu-Rid; Cardio CholestaMax; Prostate Rx; Green Tea Rx, Shen Min Hair Nutrient; Shen Min Topical Solution.

Biotics Research
6801 Biotics Research Drive
Rosenberg, TX 77471
800-231-5777; 281-344-0909
www.bioticsresearch.com
Productos nutricionales especializados (vitaminas, minerales, aminoácidos. Bio-Allay, A.D.P., Betaine Plus HP, GlucoBalance, Bio-C Plus, y muchos otros).

Bluebonnet Nutrition Corporation
12915 Dairy Ashford
Sugar Land, TX 77478
800-580-8866; 281-240-3332
www.bluebonnetnutrition.com
Aminoácidos, enzimas digestivos, vitaminas, minerales, hierbas como Diet Chrome-Care.

Boiron
6 Campus Boulevard
Newtown Square, PA 19073
800-876-0066; 610-325-7464
www.boironUSA.com
Remedios homeopáticos.

Botanical Laboratories Inc.
1441 West Smith Road
Ferndale, WA 98248
360-384-5656
www.botlab.com
Línea ZAND de productos de hierbas products. Natrabio, BioAllers, Symtec brands.

CamoCare
Ver Abkit, Inc.
Cardinal Nutrition
1000 West 8th Street
Vancouver, WA 98660
888-733-5676 (888-*VERK*-MSM); 360-693-1883
www.cardinalmsm.com
Fabricante de materiales no elaborados. Entre las marcas que usan OptiMSM están Allergy Research Group, Bluebonnet, Country Life, Jarrow, Nature's Plus, Source Naturals.

Cardiovascular Research, Ltd.
Ver Ecological Formulas.
Carlson Laboratories, Inc.
15 West College Drive
Arlington Heights, IL 60004
888-234-5656; 847-255-1600
www.carlsonlabs.com
ACES; ACES + Zn; Amino Blend; Amino-VIL; D.A. #34; Co-Q-10; E-Gem Skin-Care Soap; E-Sel; Glutathione Booster; Key-E suppositories; salmon oil.

CC Pollen Company
3627 East Indian School Road, Suite 209
Phoenix, AZ 85018
800-875-0096; 602-957-0096
www.ccpollen.com
Aller Bee-Gone; bee pollen, bee propolis.

Cell Robotics International
2715 Broadbent Parkway NE
Albuquerque, NM 87107
800-846-0590
www.cellrobotics.com
Lasette battery-operated blood drawing laser.

Century Systems, Inc.
P.O. Box 43725
120 Selig Drive
Atlanta, GA 30336
800-843-9662
www.1800thewoman.com
Miracle 2000.

CircAid Medical Products, Inc.
9323 Chesapeake Drive, Suite B-2
San Diego, CA 92123
800-247-2243; 858-576-3550
www.circaid.com
www.lymphedemagarments.com
Indumentaria de compresión y vendajes pare tratar el lymphedema, la insuficiencia venosa y las úlceras venosas.

Coenzyme-A Technologies
12512 Beverly Park Road, B1
Lynnwood, WA 98037
425-438-8586
www.coenzyme-a.com
Body Image; Clear Skin Image; Coenzyme A; Healthy Cholesterol Image; Healthy Joint Image.

Continental Vitamin Company
4510 South Boyle Avenue
Los Angeles, CA 90058
800-421-6175
www.cvc4health.com
Suplementos nutricionales sublinguales Superior Source, como Allergy Helper; Chromium Picolinate; Instant Enerjetz; No Shot B-6/B_{12}/Folic; Slumber Helper; Super Stevia Extract.

Country Life
180 Vanderbilt Motor Parkway
Hauppauge, NY 11788
800-645-5768
www.country-life.com
Biochem Sports & Fitness products; Desert Essence tea tree oil products; Herbal Mood Boost; Long Life Teas; Saw Palmetto & Pygeum Capsules; Soy-Licious, Iron-Tek, Country Life Vitamins.

Culligan International
One Culligan Parkway
Northbrook, IL 60062-6209
800-CULLIGAN; 847-205-6000
www.culligan.com
WaterWatch Hot Line 800-285-5442 Pueden ponerle en contacto con un distribuidor local del Culligan para realizar un análisis gratuito del agua.

Custom Probiotics
3000 Honolulu Avenue, #4
Glendale, CA 91214
800-219-8405; 818-248-3529
www.customprobiotics.com
Acidophilus de alta potencia (CP-1) y suplementos de bifidus para la dieta.

CWR Environmental Products Inc.
100 Carney Street
Glen Cove, NY 11542
800-444-3563; 516-674-2441
www.cwrenviro.com
CARE2000: sistemas de filtro para el agua.

Cygnus, Inc.
88 Kearny Street, 4th Floor
San Francisco, CA 94108
866-GL-WATCH
www.glucowatch.com
Glucowatch G2 Biographer sistema portable (en la muñeca) de vigilancia de la glucosa.

Cytodyne Technologies
1920 Swarthmore Avenue
Lakewood, NJ 08701
732-363-3032
www.cytodyne.com
CytoPro whey protein y otros nutrientes y suplementos para la musculación.

DaVinci Laboratories
20 New England Drive
Essex Junction, VT 05453
800-325-1776
www.davincilabs.com
Flora; Olivir, Spectra Multi-Age, CX2 Solution, Spectra-Reds. Productos solo disponibles para profesionales de la salud.

DermaBlend Corrective Cosmetics
112 Madison Avenue, 12th Floor
New York, NY 10016
877-900-6700
www.dermablend.com
DermaBlend opaque, waterproof cosmetics.

Derma-E Skin Care
4485 Runway Street
Simi Valley, CA 93063
800-521-3342
www.derma-e.com
Alpha Lipoderm; Clear Vein Crème Spider Vein/Bruise Solution; Ester-C Gel; Itch Relief Lotion; Peptides Plus Wrinkle Reverse Crème; Pycnogenol Crème (or Gel) with Vitamins E, C, & A; Scar Gel; StopItch Instant Relief Crème; Vitamin A Moisturizing Gel; Vitamin A Wrinkle Treatment; Vitamin E Moisturizing Gel; Wrinkle Treatment Oil.

Diamond-Herpanacine Associates
145 Willow Grove Avenue, Suite 1
Glenside, PA 19038
888-467-4200; 215-885-6880
www.diamondformulas.com
Diamond Mind; Diamond Trim; Healthy Horizons; Herpanacine.

Doctor's Data, Inc.
P.O. Box 111
West Chicago, IL 60186
800-323-2784; 630-377-8139
www.doctorsdata.com
Análisis del cabello.

Dolisos America
3014 Rigel Avenue
Las Vegas, NV 89102
800-DOLISOS
www.dolisosamerica.com
Elusan Digest; Elusan Elimin; Elusan Garlic; Elusan Natural Sleep; Elusan Relax; Elusan St. John's Wort; Elusan Tranquil; Elusan Veins.

Earth Science
475 North Sheridan Street
Corona, CA 92880
951-371-7565
www.herbspro.com
Cuidado de la piel, productos de nutrición como Micellized Multiple Vitamin and Minerals.

Earth's Best Baby Foods
The Hain Celestial Group, Inc.
4600 Sleepytime Drive
Boulder, CO 80301
800-434-4246
www.earthsbest.com
Alimentos infantiles orgánicos.

Earth's Bounty
Ver Matrix Health Products, Inc.

Eclectic Institute
36350 Southeast Industrial Way
Sandy, OR 97055
503-668-4120
www.eclecticherb.com
Suplementos nutricionales congelados en seco, hierbas orgánicas y extractos.

Ecological Formulas/Cardiovascular Research
1061-B Shary Circle
Concord, CA 94518
800-888-4585; 925-827-2636
www.ecologicalformulas.net
Suplementos especiales, B Cell Formula; Buffered Vitamin C Powder; Caprystatin; Elastase; Essential Fatty Acid Complex; Free-Form Amino Acid Crystals; Hypomultiple Vitamin-Mineral Formula; Influzyme; Lipothiamine; Novagest Cream; Orithrush; Quercitin-C; Serraflazyme; Tri-Salts.

EcoNugenics, Inc.
2208 Northpoint Parkway
Santa Rosa, CA 95407
800-308-5518
www.econugenics.com
www.padma-usa.com
Padma Basic. Suplemento herbal.

Eden Foods, Inc.
701 Tecumseh Road
Clinton, MI 49236
888-424-3336; 888-441-3336; 517-456-7424
www.edenfoods.com
Bifa-15.

Efamol Nutraceuticals, Inc.
8 Brackenholme Business Park
Brackenholme, Selby
North Yorkshire, UK Y08 6EL
44 (0)1757 633 888
www.efamol.com
Suplementos de ácidos grasos esenciales,como Efalex Focus.

Emu Country, Inc.
1900 George Washington Boulevard
Wichita, KS 67218
316-685-5666
www.emucountryusa.com

Emu Oil; Emu Plus.
En Garde Health Products
7702 Balboa Boulevard, Building #10
Van Nuys, CA 91406
800-955-4633; 818-901-8505
www.engardehealth.com
DynamO2.

Enadh
5441 Avenida Encinas, Suite B
Carlsbad, CA 92008
800-518-2207
www.enadh.com
Enada NADH.

Enhanced Fitness
Toronto, OH 43964
877-837-0752
www.enhancedfitness.com
Calorad 2000.

Enzymatic Therapy
825 Challenger Drive
Green Bay, WI 54311
800-225-9245; 920-469-1313
www.enzy.com
Arthogesic; Asparagus Extract; Cell Forté with IP-6; Cell Forté with IP-6 and Inositol; Derma-Klear; Enada NADH; Esberitox; GastroSoothe; GS-500; Grape Verd (PCO) Phytosome; HyperiCalm; IP6; Ivy Extract; Kava-30; Liquid Liver Extract; Mega-Zyme; Phytodolor; Remifemin; Remifemin Plus; 7-Keto; SinuCheck; ThymuPlex; Vira-Plex.

Enzyme Process International
2035 East Cedar Street
Tempe, AZ 85281
602-731-9290
www.enzymeprocess.com
Productos nutricionales, como shark cartilage, vitaminas, productos desintoxicantes, whey.

ESA Biosciences, Inc.
22 Alpha Road
Chelmsford, MA 01824
978-250-7000
www.esainc.com
LeadCare testing units.

Essential Phytosterolins Inc.
www.moducare.com
Ver also Wakunaga of America *Company, Ltd.*
Moducare.

Esteem Products Ltd.
1800 136th Place NE, Suite 5
Bellevue, WA 98005
800-255-7631; 425-562-1281
www.esteemproducts.com
CardioLife; Diet Esteem Plus; Total Senior Woman; Total Senior Man.

Ethical Nutrients
100 Avenida La Pata
San Clemente, CA 92673
800-668-8743; 949-366-0818
www.ethicalnutrients.com
Antioxidantes; fitonutrientes; Bone Builder; Bone Builder With Boron; Mycel Baby Vites.

Flora Inc.
805 East Badger Road
Lynden, WA 98264
360-354-2110
www.florahealth.com
Distribuidor en EE.UU de productos Salus Haus products, como Floradix Iron + Herbs.

FoodScience of Vermont
20 New England Drive
Essex Junction, VT 05453
802-878-5508
www.foodscienceofvt.com
Aangamik DMG; Cardio-DMG; Coenzyme Q10; Energy Now; Glucosamine Plus; Immuno-DMG; Multi-Zyme; Neuro-DMG; Olive Leaf Extract.

Forest Herbs Research Ltd.
P.O. Box 912
Nelson, AZ
643-548-2711
www.kolorex.com
Kolorex, contiene horopito y anise seed.

Forest Pharmaceuticals, Inc.
13600 Shoreline Drive
St. Louis, MO 63045
800-678-1605
www.forestpharm.com
Aerobid, Celexa, Cervidil, Lexapro, Monurol, Namenda, Tiazac.

Fountain of Youth Technologies
P.O. Box 608
Millersport, OH 43046
800-939-4296; 740-467-3698
www.foytech.com
Triple Strength Growth Hormone and other products.

Freeda Vitamins and Pharmacy
36 East 41st Street
New York, NY 10017
800-777-3737; 212-685-4980
www.freedavitamins.com
AntiAllergy; FemCal; ferrous fumarate.

Futurebiotics, LLC
70 Commerce Drive
Hauppauge, NY 11788
800-645-1721; 631-273-6300
www.futurebiotics.com
Cholestatin; Colloidal mineral supplements; Megavital Forte.

Gaia Herbs, Inc.
108 Island Ford Road
Brevard, NC 28724
800-831-7780; 828-884-4242
www.gaiaherbs.com
Extractos líquidos de hierbas y gel caps; Saw Palmetto Supreme.

Gero Vita International
520 Washington Boulevard, PMB 420
Marina del Rey, CA 90292
800-535-9816
www.gvi.com
Arthro-7; GH3; GH3 cream; Lung Support Formula; Prostata.

Global Health Services Inc.
P.O. Box 4746
Fort Lauderdale, FL 33338
www.herpes.com
VIR-L-Lysine; red marine algae.

Global Marketing Associates, Inc.
3536 Arden Road
Hayward, CA 94545-3908
800-869-0763; 510-887-2462
www.gmaherbs.com
Garlitech.

Global Sweet
125 Tremont Street
Rehoboth, MA 02769
800-601-0688; 508-252-5294
www.globalsweet.com
Pasta de dientes protectora del esmalte dental y otros productos nutricionales.

Green Foods Corporation
320 Graves Avenue
Oxnard, CA 93030
800-777-4430; 805-983-7470
www.greenfoods.com
Carrot Essence; Green Magma; Green Tea Barley Essence; MagmaSLIM, Veggie Magma; Wheat Germ Essence.

Health From The Sun
19 Crosby Drive, Suite 300
Bedford, MA 01730
781-276-0505
www.healthfromthesun.com
Borage oil; EFA Attention Formula; EFA Derma-Skin Formula; EFA Heart Formula; EFA Joint Formula; evening primrose oil; flaxVerd oil; Intestamend; pumpkin Verd oil; Total EFA; Ultra DHA; Ultra Omega-3 Fish Oil.

Heart Foods Company
2235 East 38th Street
Minneapolis, MN 55407
800-229-3663; 612-724-5266
www.heartfoods.com
Productos de cayenne, como Heart Food Caps; Power Caps; Power Plus.

Heel Inc.
P.O. Box 11280
Albuquerque, NM 87192-0280
800-621-7644; 505-293-3843
www.heelbhi.com
Traumeel; Vertigoheel; Zeel.

HerbaSway Laboratories, LLC
101 North Plains Industrial Road
Wallingford, CT 06492
800-672-7322; 203-269-6991
www.herbasway.com
Cholestra; Diabetica Tea; HerbaGreen Tea; Kudja; Liver-Enhancer; Premenstra; Soy Futura; Stamina.

Herbs, Etc.
1340 Rufina Circle
Santa Fe, NM 87507
505-471-6488
www.herbsetc.com
Extractos de hierbas sin alcohol, como Deep Chi Builder; Deep Sleep; Lung Tonic; Singer's Saving Grace.

Herbs for Kids
A division of Botanical Laboratories
144 West Smith Road
Ferndale, WA 98248
800-232-4005
www.herbsforkids.com
Extractos de hierbas orgánicos sin alcohol.

Himalaya Herbal Healthcare
10440 West Office Drive
Houston, TX 77042
800-869-4640; 713-863-1622
www.himalayausa.com
GastriCare; GlucoCare; HeartCare; ImmunoCare; JointCare; LaxaCare; LeanCare; LiverCare; MindCare; ProstaCare; StressCare; UriCare; VeinCare; VigorCare.

Home Health Access Corporation
2401 West Hassell Road, Suite 1510
Hoffman Estates, IL 60195
800-448-8378; 847-781-2500
www.homeaccess.com
Home Access Express HIV-1 Test System y MyAllergy Test kit.

Hybrivet Systems
17 Erie Drive
Natick, MA 01760
800-262-5323; 508-651-7881
www.leadcheck.com
LeadCheck Aqua; LeadCheck Swabs.

Hyland's Inc.
210 West 131st Street
Los Angeles, CA 90061
800-624-9659; 310-768-0700
www.hylands.com
Productos homeopáticos, tabletas Calms Forte, Nerve tonic.

Immune-Tree
1163 South 1680 West
Orem, UT 84058
888-484-8671; 801-434-8129
www.immunetree.com
Colostrum 6 Maximum Strength.

Integrated Health/Health Products Distributors, Inc.
P.O. Box 4629
Tuhac, AZ 85646
800-228-4265
www.integratedhealth.com
Suplementos nutricionales, antioxidantes, aminoácidos, minerales.

International Health Products
9375 Customhouse Plaza, Suite I
San Diego, CA 92154
800-701-7345; 619-661-7400
www.internationalhealthgroup.com
Novenzyme y otros productos.

InterNatural
P.O. Box 489
Twin Lakes, WI 53181
800-643-4221
www.internatural-alternative-health.com
Distribuidor online de productos nutricionales y de la salud. Entrega al día siguiente disponible.

Jarrow Formulas Inc.
1824 South Robertson Boulevard
Los Angeles, CA 90035
800-726-0886; 310-204-6936
www.jarrow.com
BioSil; Colostrum Specific; IP6; Jarro-Dophilus; Enhanced Probiotic System, Q-Absorb, Methylcobalamin, Mushroom Optimizer.

Jason Natural Cosmetics
3515 Eastham Drive
Culver City, CA 90232
800-JASON-01; 310-838-7543, extension 135 or 136
www.jason-natural.com
Kit para el autoexamen del seno Bosom Buddies ; Hyper-C Serum; Woman Wise Wild Yam products.

Jomar Laboratories
583-B Division Street
Campbell, CA 95008
800-538-4545; 408-374-5920
www.jomarlabs.com
Aminoácidos cristalinos en estado libre.

KAL Dietary Supplements
Ver Nutraceutical Corporation.
Bone Defense; Enada NADH; Virility Two.

Kelco
Ver Natural Alternatives International.
Kingchem Inc. Nutritional Products
5 Pearl Court
Allendale Industrial Park
Allendale, NJ 07401
800-211-4330; 201-825-9988
www.kingchem.com
Huperzine A.

Kolorex
Ver Forest Herbs Research, Ltd.

LactAid, Inc.
McNeil Pharmaceuticals
7050 Camp Hill Road
Fort Washington, PA 19034
800-LACTAID
www.lactaid.com
LactAid.

Lake Consumer Products, Inc.
Subsidiary of Wisconsin Pharmacal Co. LLC
1 Pharmacal Way
Jackson, WI 53037
800-635-3696; 800-537-8658; 262-677-5007
www.lakeconsumer.com
Productos para la mujer como Yeast-Gard.

Lane Labs
25 Commerce Drive
Allendale, NJ 07401
800-526-3005; 201-236-9090
www.lanelabs.com
Advacal; Noxylane.

Liddell Laboratories
1036 Country Club Road
Moraga, CA 94556
800-460-7733; 925-377-3000
www.liddell.net
Brain Energy; Female Energy; Male Energy; Vital HGH.

Life Extension Foundation
P.O. Box 229120
Hollywood, FL 33022
800-544-4440; 954-766-8433
www.lef.org
Suplementos para la longevidad, como Cognitex con Pregnenolone; Gamma E Tocopherol Formula; crema de progesterona Pro Fem; Super Green Tea Extract.

Lifestar Millennium, Inc.
2175 Francisco Boulevard East, #A2
San Rafael, CA 94901
800-793-4191; 415-883-1928
www.lifestar.com
Suplementos Spiritus whole-food; Glutathene; salvado de arroz.

Liverite Products, Inc.
15405 Redhill Avenue, Suite C
Tustin, CA 92780
888-425-5483
www.liveriteproducts.com
Liverite products.

Maharishi Ayurveda Products
1068 Elkton Drive
Colorado Springs, CO 80907
800-255-8332; 719-260-5500
www.mapi.com
Fórmulas ayurvédicas Amrit Ambrosia y Amrit Nectar.

Maitake Products, Inc.
222 Bergen Turnpike
Ridgefield Park, NJ 07660
800-747-7418; 201-229-0101
www.maitake.com
Cápsulas Grifron Maitake; Grifron Maitake D-fraction; Mai Green Tea; Mai Tonic Tea; Prost-Mate.

Marlyn Nutraceuticals
c/o Naturally Vitamins
4404 East Elwood
Phoenix, AZ 85040
888-766-4406; 480-991-0200
www.wobenzym.com
www.naturally.com
Wobenzym N.

Matrix Health Products, Inc.
1101 Northeast 144th Street, Suite 109
Vancouver, WA 98685
800-736-5609; 360-816-1200
www.matrixhealth.com
Suplementos Earth's Bounty, como Earth's Bounty, Longentrol, Original y Tahitian Pure Noni, O2 Spray; Oxy-Caps; Oxy Cleanse; Oxy Max; Oxy Mist.

MD Labs
Unidad de Houston International
Productos disponibles en muchas tiendas y distribuidores online.
Daily Detox Tea.

Medtronic
10 Medtronic Parkway
Minneapolis, MN 55432
800-328-2518; 763-514-4000
www.medtronic.com
Sistema terapéutico Activa para la distonia y la enfermedad de Parkinson. Sólo se puede adquirir e implantar por medio de profesionales médicos cualificados.

Medtronic-Minimed Inc.
12744 San Fernando Road
Sylmar, CA 91342
800-933-3322
www.minimed.com
Sistema continuo de monitoreo de la glucosa.

MegaFood
8 Bowery Road
Derry, NH 03038
800-848-2542; 603-432-5022
www.megafood.com
Daily Foods; MegaFlora; MegaZymes.

Metabolic Maintenance Products
68994 North Pine Street
P.O. Box 3600
Sisters, OR 97759
800-772-7873; 541-549-7800
www.metabolicmaintenance.com
Aminoácidos, antioxidantes, hierbas, minerales. Productos sólo disponibles a través de profesionales de la salud.

Metabolic Response Modifiers
236 Calle Pintoresco
San Clemente, CA 92672
800-948-6296; 949-369-6641
www.mrm-usa.com
Bio-Sorb; Bone Maximizer; CM+TM; Colon Clear; Liver-Rx; Neuro-Max; Osteo-Max; WheyPumped.

Metagenics, Inc.
100 Avenida La Pata
San Clemente, CA 92673
800-692-9400; 949-366-0818
www.metagenics.com
Essentials, Ethical Nutrients, MetaBotanica, Metadocs, Metagenics, MetaPharma, and Unipro brand nutritional supplements, including Bio-Zyme; Cal Apatite; Calcitite Hi-Strength; Collagenics; Endurabolic; Fibroplex; Hepatagen; HP 2 Influenza; Metazyme; Omega EFA; Ultra Clear Sustain; Ultrabalance Protein. Productos sólo disponibles a través de profesionales de la salud.

Miller Pharmacal Group, Inc.
350 Randy Road, Suite 2
Carol Stream, IL 60188
800-323-2935; 630-871-9557
www.millerpharmacal.com
A/G-Pro; Carozyme; Karbozyme; LipoComplex; Mg-Taurine Forte; Milco-Zyme; MM-Zyme; Proteolytic Enzymes; Theramill Forte. Productos sólo disponibles a través de profesionales de la salud.

Montana Naturals International, Inc.
19994 Highway 93 North
Arlee, MT 59821
800-872-7218; 406-726-3214
www.mtnaturals.com
Royal jelly.

Muscle-Link
1701 Ives Avenue
Oxnard, CA 93033
800-667-4626; 805-385-3510
www.muscle-link.com
GH Stak.

MuscleTech
1785 South Park Avenue
Buffalo, NY 14220
800-443-4074
www.muscletech.com
Cell-Tech.

National Allergy Supply, Inc.
1620 Satellite Boulevard, Suite D
Duluth, GA 30097
800-522-1448; 770-623-3237
www.natlallergy.com
Productos no médicos para aliviar las alergias.

National Enzyme Company
15366 U.S. Highway 160
Forsyth, MO 65653
800-825-8545; 417-546-4796
www.nationalenzyme.com
Productos digestivos enzimáticos elaborados a partir de plantas.

NatraBio Homeopathic
1441 West Smith Road
Ferndale, WA 98248
800-232-4005; 360-384-5656
www.natrabio.com
Remedios homeopáticos: Adrenal Support; Acne Relief; bioAllers Allergy Relief formulas, including Animal Hair/Dander; Grain/Dairy; Grass Pollen; Mold/Yeast/Dust; Pollen/Hayfever; Sinus & Allergy Nasal Spray; y Tree Pollen.

Natren, Inc.
3105 Willow Lake
Westlake Village, CA 91361
866-462-8736
www.natren.com
Bifido Factor; Digesta-Lac; Gy-na-tren; Healthy Trinity; LifeStart; Megadophilus.

Natrol Inc.
21411 Prairie Street
Chatsworth, CA 91311
800-326-1520; 818-739-6000
www.natrol.com
Cravex; DHEA; Digest Support; Ester C Plus Bioflavonoids; PreNatal Care; Tonalin 1000-CLA; Tonalin 750-CLA.

Natural Alternatives
Ver RidgeCrest Herbals, Inc.

Natural Alternatives International
1185 Linda Vista Drive
San Marcos, CA 92078
800-848-2646
www.nai-online.com
Juice Plus.

Natural Balance
3130 North Commerce Court
Castle Rock, CO 80109
800-833-8737
www.naturalbalance.com
AndroMax; Brain Pep; Cobra; Colon Clenz; Diet Pep; EROX, 5-HTP; HTP.Calm; Iprical Plus; Moducare; MSM Cream; Pyruvate; SeroThin; Turbo Charge.

Natural Organics
Ver Nature's Plus.

NaturalMax
Ver Nutraceutical Corporation.

Nature's Answer
75 Commerce Drive
Hauppauge, NY 11788
800-439-2324; 631-231-7492
www.naturesanswer.com
Handles Bio-Strath; Suplementos de hierbas para niños, como Bubble B-Gone; Coenzyme Q10; E-KID-nacea; E-KID-nacea Plus; Ginger KID; green tea; KID B-Well Tonic; KID Catnip; KID Chamomile; NAT-Choo; aceite de orégano; Tummie Tonic; Slumber.

Nature's Best Inc.
195 Engineers Road
Hauppauge, NY 11788
800-345-BEST; 631-232-3355
www.naturesbest.com
Perfect IsoPure.

Nature's Herbs
A Twinlab Company
701 South 600 East
American Fork, UT 84003
800-437-2257
www.naturesherbs.com
Boswellin Cream; Bronc-Ease.

Nature's Life
900 Larkspur Landing Circle, Suite 105
Larkspur, CA 94939
800-247-6997; 435-655-6790
www.natlife.com
Bromelain Joint Ease, Ginger & Curcumin Joint Ease.

Nature's Path Foods
9100 Van Horne Way
Richmond, BC V6X 1W3 Canada
www.naturespath.com
Cereales, panes, productos orgánicos.

Nature's Plus
548 Broadhollow Road
Melville, NY 11747
800-645-9500; 631-293-0030
naturesplus.com
Productos Rx Joint 800; Spiru-tein; Source of Life; Nature's Plus supplements, including Bioperine 10; Bromelain; Candida Forte; Coenzyme Q10; Detoxygen; Fuel for Thought; Glucosamine/ Chondroitin MSM Ultra Rx-Joint Cream; Herbal Actives, including Artichoke; ImmunActinZinc lozenges; Liv-R-Actin; Ocu-Care; Prost-Actin; SAMe Rx-Mood; Spiru-tein; Ultra Bromelain; Ultra Hair; Ultra Juice Green; Ultra Nails.

Nature's ScienCeuticals
Ver Neways, Inc.

Nature's Secret
5310 Beethoven Street
Los Angeles, CA 90066
800-297-3273; 310-306-3636 x3815
www.naturessecret.com
Ultimate Cleanse; Ultimate Fiber; Ultimate Oil.

Nature's Sources, LLC
6200 West Oakton Street
Morton Grove, IL 60053
800-827-7656; 847-647-8484
www.naturessources.com
AbsorbAid; Kolorex; Kolorex cream.

Nature's Way Inc.
3575 North Mountain Springs Parkway
Springville, UT 84663
801-489-1500
www.naturesway.com
Attention Focus; Fenu-Thyme; Kidney Bladder Formula; Naturalax 2; Primadophilus; Silent Night Formula.

NatureWorks
c/o Abkit, Inc.
61 Broadway
New York, NY 10006
800-226-6227
www.abkit.com
Betatene; Body Essential Silica gel; Calendula Ointment.

New Chapter, Inc.
22 High Street
Brattleboro, VT 05302
800-543-7279
www.new-chapter.com
Everyman; Everywoman; Flora; Tum-Ease; Zyflamed.

Neways, Inc.
150 East 400
North Salem, UT 84653
801-418-2000
www.neways.com
Productos Nature's ScienCeuticals, como Cell Pill; Orbitol; Osteo Solutions.

Next Pharmaceuticals
Six Venture, Suite 265
Irvine, CA 92618
949-450-0203
www.nextpharmaceuticals.com
Nexrutine.

Nordic Naturals
94 Hanger Way
Watsonville, CA 95076
800-662-2544; 831-724-6200
www.nordicnaturals.com
Ácidos grasos esenciales; ProDHA; ProOmega; Ultimate Omega.

North American Herb & Spice
1455 Lakeside Drive
Waukegan, IL 60085
800-243-5242; 847-473-4700
www.oreganol.com
Oreganol; P73; Oregamax; aceite de rosemary.

Nupharma Nutraceuticals, Inc.
4045 Sheridan Avenue, Suite 363
Miami Beach, FL 33140
305-861-3366; 866-888-8208
www.dldewey.com
Béres Drops Plus.

Nutraceutical Corporation
1500 Kearns Boulevard
Park City, UT 84060
800-669-3009; 435-655-6000
www.nutraceutical.com
KAL, Nature's Life, Natural Balance brands, Solray products, including 5-HTP; Gastroveda; Intestiveda; ParasiVeda; SP-6 Cornsilk Blend; SP-8 Hawthorn Motherwort Blend; SP-14 Valerian Blend; SP-6 Cornsilk Blend.

Nutramax Laboratories, Inc.
2208 Lakeside Boulevard
Edgewood, MD 21040
800-925-5187; 410-776-4000
www.nutramaxlabs.com
Cosamin; Senior Moment.

Nutramedix
900 East Indiantown Road, Suite 301
Jupiter, FL 33477
800-730-3130; 561-745-2917
www.nutramedix.com
Cat's claw; maca, noni juice concentrate, samento extract.

Nutrapathic Products
Ver Parametric Associates, Inc.

Nutravitals
Unidad de Nutraceuticals International
201 Field End Street, Suite A
Sarasota, FL 32420
800-479-6383; 941-342-0007
www.integritynut.com
http://nutravitals.com
Cinnulin PF.

NutriCology Inc.
2300 North Loop Road
Alameda, CA 94502
800-545-9960; 510-263-2000
www.nutricology.com
ChronoSet (Melatonin); Russian Choice Immune; Prima Uña de Gato.

Nutri-Health USA, LLC
218 Justin Drive
Cottonwood, AZ 86326
800-991-9286
www.nutri-health.com
Flora Source and Flora4Kids.

Nutrisense
P.O. Box 27111
Shawnee Mission, KS 66225
800-350-7017; 913-888-2588
www.nutrisense.com
Chitosense; Immunosense; Glucosamine ES; Glucosamine+Condroitin.

Nutrition Now, Inc.
6350 Northeast Campus Drive
Vancouver, WA 98661
800-929-0418; 360-737-6800
www.nutritionnow.com
Quercetin Plus; PB-8; Probiotic Acidophilus; Sunny Bear vitamins.

Nutrition 21
4 Manhattanville Road
Purchase, NY 10577-2197
800-343-3082; 914-701-4500
www.nutrition21.com
Suplementos minerales.

Olympian Labs
One Olympian Plaza
8445 East Hartford Drive
Scottsdale, AZ 85267
800-473-5883; 480-483-2302
www.olympian-labs.com
Anxiety-X; Asthma-X5, Biogra; Cold-X10, Fibro-X, Gastro-Calm; Glucosalage S04 (regular and extra strength); Herp-Eeze; Lycopene; Menoflash; Pedia-Calm; Quercetin Plus.

Omega-Life, Inc.
P.O. Box 7
18752 Enterprise Drive
Muskego, WI 53150
800-328-3529; 262-679-9850
www.fortifiedflax.com
Fortified Flax.

Omega Nutrition
1695 Franklin Street
Vancouver, BC V5L 1P5 Canada
800-661-3529; 601-253-4677
Mail orders in U.S.:
6515 Aldrich Road
Bellingham, WA 98226
www.omeganutrition.com
Aceite de FlaxVerd y otros aceites orgánicos.

Omni Nutraceuticals, Inc.
5310 Beethoven Street
Los Angeles, CA 90066
800-297-3273; 310-306-3636
www.irwinnaturals.com
Advanced Ginko Smart; Advanced Ginza-Plus; Green Tea Fat Metabolizer; Immuno Shield; Maximum Strength; Phase 2 Carb-Blocker; Prosta-Strong; 3-in-1 Joint Formula; Triple-Boost.

Only Natural Inc.
31 Saratoga Boulevard
Island Park, NY 11558
800-866-2887; 516-897-7001
www.onlynaturalinc.com
Productos de belleza; glucosamine/chondroitin sulfate; horny goatweed; NONI, olive leaf extract; vitaminas y otros suplementos.

Optimal Nutrients Inc.
1163 Chess Drive, Suite F
Foster City, CA 94404
800-966-8874; 650-525-0112
www.optimalnutrients.com
Earth Select y Enduroflex; Coenzyme Q10; DHEA; 5-HTP; vanadyl sulfate.

Optimum Nutrition
600 North Commerce Street
Aurora, IL 60504
800-705-5226; 630-236-0097
www.optimumnutr.com
Pro Complex.

Organogenesis, Inc.
150 Dan Road
Canton, MA 02021
781-575-0775
www.organogenesis.com
Apósitos Apligraf para heridas de los pies producidas por úlceras diabéticas.

Oxyfresh USA, Inc.
P.O. Box 3723
Spokane, WA 99220
800-333-7374
www.oxyfreshww.com
Body Language Essential Green Foods; Body Language Super Antioxidant.

Padma
Ver EcoNugenics, Inc.

P&S Laboratories
Division of Standard Homeopathic Company
210 West 131 Street
Los Angeles, CA 90061
800-624-9659; 213-321-4284
www.hylands.com
Remedios homeopáticos Hyland, como Earache Tablets; Poison Ivy/Oak Tablets.

Papaya John's
105 Baldwin Avenue
Paia, HI 96779
808-579-9608
Mature Green Papaya Powder; Papaya Almond papaya bars; Papaya Ginger & NONI Turmeric Milk Thistle & Flax papaya bars; Papaya Honey concentrate; Papaya Macadamia Nut papaya bars.

Parametric Associates, Inc.
10934 Lin-Valle Drive
St. Louis, MO 63123
800-747-1601; 314-892-0988
www.nutrapathic.com
Productos naturopáticos, como Brain Alert; Calcium-Collagen Complex; Cardio-Power; Cold & Sinus; Digest-All; D-Yeast; Fat Metabolizer; Fatigue Free; Female Harmony; G.O.U.T.; Male Formula; Mobility; Multiple "Plus"; Nutra-Mune; Para-Cleans; Pure & Regular; Stress Free; Super Antioxidant; Sweet Dreams.

Pep Products, Inc.
3130 North Commerce Court
Castle Rock, CO 80104
800-624-4260
PEP Formula.

Pharmaceutical Purveyors, Inc.
1725 North Portland
Oklahoma City, OK 73107
800-234-1091; 405-943-1091
Perfect B.

Pharmanex, Inc.
75 West Center
Provo, UT 84601
801-345-9800
www.pharmanex.com
Cholestin.

Phoenix Biologics, Inc.
2794 Loker Avenue West, Suite 104
Carlsbad, CA 92008
800-947-8482
www.vitacarte.com
VitaCarte.

PhysioLogics
6565 Odell Place
Boulder, CO 80301
800-765-6775
www.physiologics.com
Coloklysis; CTR Support, evening primrose oil. Productos disponibles a través de profesionales de la salud y distribuidores de este sector.

PhytoPharmica
825 Challenger Drive
Green Bay, WI 54311
800-376-7889; 920-469-9099
www.phytopharmica.com
Cellular Forte with IP-6; Esberitox; Glucosamine Sulfate; Glucosamine Sulfate Complex; Phytodolor; Remifemin.

P.L. Thomas & Co., Inc
119 Headquarters Plaza
Morristown, NJ 07960
973-984-0900
www.plthomas.com
5-LOXIN arthritis painkiller.

Planetary Formulas
23 Janis Way
Scotts Valley, CA 95066
800-606-6226
www.planetaryformulas.com
Horse Chestnut Cream; Triphala Internal Cleanser.

Praxea
P.O. Box 298
Lazo, Comox Valley, BC, V0R 2KO
Canada
877-338-8836
www.praxea.com
Té de hierbas Essiac. Proveedor de la fórmula original (Resperin ya no distribuye este té).

Prevail Corporation
2204-8 Northwest Birdsdale
Gresham, OR 97030
800-783-2286
www.prevail.com
Acid-Ease; Cardio Enzyme Formula; Cholesterol Enzyme Formula; Maxi-Calm; Meno-Fem; Osteo Formula; Prostate Enzyme Formula; Sinease.

Primary Source
P.O. Box 278
Hancock, NH 03449
888-666-1188
www.psopc.com
OPC-85 y otros productos de la marca OPC.

Priorities
70 Walnut Street
Wellesley, MA 02481
866-639-8762
http:store.priorities.com
www.priorities.com
Productos para aliviar las alergias y el asma.

Probiologic Inc.
8711 148th Avenue NE
Redmond, WA 98052
253-881-8218
Capricin.

Progressive Research Labs, Inc.
9219 Katy Freeway
Houston, TX 77024
800-877-0966; 713-365-9334
www.prlab.com
Cardio Nutrition Rx; Depression Nutrition Rx; Diabetic Nutrition Phase II; Diabetic Nutrition Rx; Hypoglycemic Nutrition Rx; Vision Nutrition Rx.

Prolongevity
Ver Life Extension Foundation.

Pure-Gar, Inc.
10 Forest Glen Lane SW
Tacoma, WA 98498
800-537-7695; 206-582-6421
Suplementos nutricionales.

Pure n Natural Systems, Inc.
5836 Lincoln Avenue, Suite 100
Morton Grove, IL 60053
800-237-9199; 847-470-1653
www.purennatural.com
Equipos de purificación del aire; productos relacionados con las alergias.

Q-Care International, LLC
680 Atlanta Country Club Drive
Marietta, GA 30067
800-992-4668; 770-953-2011
www.qcareintl.com
Sistema de gestión de agujas Q-103.

Quantum Health
P.O. Box 2791
Eugene, OR 97402
800-448-1448; 541-345-5556
www.quantumhealth.com
SuperLysine Plus Cream.

Queen Helene Products
Para Laboratories, Inc.
100 Rose Avenue
Hempstead, NY 11550
800-645-3752; 516-538-4600
www.queenhelene.com
Batherapy; Footherapy.

Regenesis Network LLC
5835 South Eastern Avenue
Los Angeles, CA 90040
323-890-4820
www.regenesis1.com
HGH; Regenesis Plus.

Rexall Sundown
851 Broken Sound Parkway NW
Boca Raton, FL 33487
561-241-9400
www.rexallsundown.com
Cellasene.

R-Garden Internationale
3881 Enzyme Lane
P.O. Box 417
Kettle Falls, WA 99141
800-800-1927; 509-738-2345
www.rgarden.com
Cordyceps; NONI juice.

Ridgecrest Herbals, Inc.
1151 South Redwood Road, Suite 106
Salt Lake City, UT 84104
800-242-4649; 801-978-9633
www.ridgecrestherbals.com
Asthmaclear; ClearLungs.

Right Foods (Bio-San Labs)
Windham, NH 03087
800-634-6342; 603-432-5022
www.right-foods.com
JCTH.

RX Vitamins
200 Myrtle Boulevard
Larchmont, NY 10538
800-326-5772; 914-834-1804
ARTH-9; CDA-21; CV-10; DB-7; Menopause Formula; Ocular Formula. Se vende a profesionales de la salud y a farmacias selectas.

Sabinsa Corporation
70 Ethel Road West, #6
Piscataway, NJ 08854
732-777-1111
www.sabinsa.com
Extractos ayurvédicos y nutracéuticos, como ashwagandha; Bacopin; Bioperine; Boswellin; Citrin; Coleus forskohlii; C3 Complex; Ginger Dry Extract; Ginger Soft Extract; Gymnema Sylvestre GS4.

Safe Home Products Inc.
3578 Perch Drive SE
Iowa City, IA 52240
877-358-0900; 319-358-0901
www.safehomeproducts.com
EarCheck otitis media detector.

Salus Haus
Ver Flora Inc.

Samra Health & Beauty, Inc.
3000 South Robertson Boulevard, Room 420
Los Angeles, CA 90034
888-417-2672
Remedios de la medicina tradicional china: Anti-Aging; Brain Power; Calm Colon; Children's Vita Herb; Digest Ease; Healthy Hair; Immune Booster; Ultra Circulation.

Sawyer Products of Safety Harbor, Florida
P.O. Box 188
Safety Harbor, FL 34695
800-940-4464; 727-725-1177
www.sawyerproducts.com
Kit de extracción de veneno The Extractor.

Scandinavian Formulas, Inc.
140 East Church Street
Sellersville, PA 18960
800-688-2276; 215-453-2507
scandinavianformulas.com
Good Breath TMs; Saliva Sure; shark liver oil.

Schiff Products
P.O. Box 26708
Salt Lake City, UT 84126
800-526-6251
www.schiffvitamins.com
Suplementos nutricionales phytocharged.

Silver Sage
949 Pioneer Road
Draper, UT 84020
800-460-3175
www.silversage.com
ThyroStart.

Similasan Corporation
1745 Shea Center Drive, Suite 380
Highlands Ranch, CO 80129
800-426-1644
www.healthyrelief.com
Similasan Eye Drops #1; Similasan Eye Drops #2.

Skin-Lyte Nature's Path, Inc.
Naturopathic Research Labs, Inc.
P.O. Box 7862
Venice, FL 34287
800-326-5772; 941-426-3375
http://208.55.109.14/npath1.html
Productos con electrolitos para el cabello y la piel.

Solaray Products
Ver Nutraceutical Corporation.

Solgar Vitamin and Herb Company, Inc.
500 Willow Tree Road
Leonia, NJ 07605
800-645-2246; 201-944-2311
www.solgar.com
Advanced Carotenoid Complex; EarthSource Greens & More; MaxEPA; Whey to Go.

Sonne Organic Foods
Productos disponibles en muchas tiendas y distribuidores online.
Sonne's #7.

Source Naturals
23 Janis Way
Scotts Valley, CA 95066
888-815-2333; 831-438-1144
www.sourcenaturals.com
Activated Quercetin; Calcium Night; Cat's Claw Defense Complex; Coenzymate B Complex; Daily Essential Enzymes; GlucosaMend; Heart Science; HotFlash; Lifeforce Multiple; N-A-G; Proangenol 100; Proanthodyn; Urban Air Defense; Visual Eyes; Wellness Formula.

Soy Biotics
3 Pearl Court
Allendale, NJ 07401
800-769-1288
www.soybiotics.com
Soyfood supplements.

Spectrum Organic Products, Inc.
5341 Old Redwood Highway, Suite 400
Petaluma, CA 94954
800-995-2705; 707-778-8900
www.spectrumorganics.com
Aceites orgánicos y culinarios, vinagres y Suplementos.

Sun Precautions
2815 Wetmore Avenue
Everett, WA 98201
800-882-7860; 425-303-8585
www.sunprecautions.com
Solumbra sun-protective clothing.

The SunBox Company
19217 Orbit Drive
Gaithersburg, MD 20879
800-548-3968; 301-869-5980
www.sunbox.com
Dawn Simulator.

Superior Source
Ver Continental Vitamin Company.

Sweet Wheat, Inc.
P.O. Box 187
Clearwater, FL 33757
888-227-9338; 727-442-5454
www.sweetwheat.com
Sweet Wheat.

Symbiotics, Inc.
2301 West Highway 89A, Suite 107
Sedona, AZ 86336
800-784-4355
www.symbiotics.com
New Life Colostrum (fórmula original y high-Ig).

The Synergy Company
2279 South Resource Boulevard
Moab, UT 84532
800-723-0277; 435-259-5366
www.thesynergycompany.com
Pure Radiance C; Pure Energy; Vita Synergy for Men; Vita Synergy for Women.

Tea Tree Therapy, Inc.
230 South Olive Street
Ventura, CA 93001
800-990-4221; 805-652-0031
E-mail: teatree@pacbell.net
Tea tree oil products.

Terra Maxa, Inc.
3301 West Central Avenue
Toledo, OH 43606
800-783-7817
www.terramaxa.com
P.S.I.

Terra Tech Inc.
P.O. Box 5547
Eugene, OR 97504
800-321-1037
www.terratech.net
Extractor de veneno de picaduras de abeja Lil' Sucker.

Thompson Nutritional Products
Division, Rexall Sundown
851 Broken Sound Parkway NW
Boca Raton, FL 33487
800-421-1192; 561-241-9400
www.rexallsundown.com
Life Guard.

Threshold Enterprises
23 Janis Way
Scotts Valley, CA 95066
800-815-2333
www.thresholdenterprises.com
Distribuidor de suplementos vitamínicos y minerales.

Thursday Plantation (TP Health Ltd.)
Pacific Highway
Ballina, NSW 2478, New Zealand
61 (2)6686 7273
www.thursdayplantation.com
Aceite de tea tree.

Tom's of Maine
302 Lafayette Center
Kennebunk, ME 04043
800-367-8667; 207-985-2944
www.tomsofmaine.com
Tom's of Maine Natural Toothpaste y otros productos naturales para el cuidado corporal.

Trace Minerals Research
1990 West 3300 South
Ogden, UT 84401
800-624-7145; 801-731-6051
www.traceminerals.com
Arth-X; Complete Calcium; ConcenTrace; Electrolyte; MSM; PowerHouse Sports Recovery. De venta sólo a tiendas y otros distribuidores, no directamente al público.

TriMedica Inc.
1895 South Los Feliz Drive
Tempe, AZ 85281
800-800-8849; 480-998-1041
www.trimedica.com
Acid/Alkaline Placemat; All Complete Enzymes; Colloidal liquid silver; Cold Combat!; Grobust; MSM Liquid; pH Papers; PREG; ProG+; Vitamin O2.

Twinlab Corporation
150 Motor Parkway
Hauppauge, NY 11788
800-645-5626; 631-467-3140
www.twinlab.com
Bone Support with Ostivone; GABA Plus; Mega Bromelain; OcuGuard; Phos Fuel; omega-3 fish oil softgels.

UniTea Herbs
P.O. Box 8005
Boulder, CO 80306
800-864-8327; 303-443-1248
Immunitea; SensualiTea.

Växa International, Inc.
4010 West State Street
Tampa, FL 33609
877-622-8292; 813-870-2904
www.vaxa.com
Anti-Oxin+; Attend; Buffer-pH+; Cell-U-Lite; Clearin; Medical pH-Test Strips; Parasitin+; PMS-Ease; Prostatin+.

Wakunaga of America Company, Ltd.
23501 Madero
Mission Viejo, CA 92691
800-421-2998; 949-855-2776
www.kyolic.com
Arthritic Pain Relief Cream; Be Sure; Bifido Factor; Cardio Logic; Ginkgo Biloba Plus; Kyo-Chlorella; Kyo-Dophilus; Kyo-Green; Kyolic aged garlic extract; Kyolic-EPA; Kyolic Super Formula 102; Kyolic Super Formula 105; Liquid Kyolic with B1 and B12; Neuro Logic; Probiata; ProFlora whey. Distribuidor de Moducare y otros productos Essential Sterolin.

Warren Laboratories
1656 Interstate Highway 35 South
Abbott, TX 76621
254-580-9990
www.warrenlabsaloe.com
Jugo de áloe vera.

Waterwise
3608 Parkway Boulevard
Leesburg, FL 34748
800-874-9028; 352-787-5008
www.waterwise.com
Filtros y cabeceras para la ducha.

Wein Products Inc.
115 West 25th Street
Los Angeles, CA 90007
213-749-6049
www.weinproducts.com
Purificador personal de aire Air Supply.

Windmill Health Products
21 Dwight Place
Fairfield, NJ 07004
800-822-4320
www.windmillvitamins.com
Menocom.

ZAND Herbal Formulas
Also *Ver* Botanical Laboratories, Inc.
www.zand.com
Allergy Season; Decongest Herbal; espray para la garganta HerbalMist; Herbs for Kids; Insure Herbal; Quick Cleanse Program.

ORGANIZACIONES MÉDICAS Y DE LA SALUD

Las siguientes organizaciones brindan asistencia e información relativa a enfermedades o problemas de salud específicos. Estas organizaciones ofrecen distintos tipos de servicios; mientras que algunas solamente proporcionan información, otras cuentan con servicio de referencia (es decir, remisión de pacientes), grupos de apoyo e, incluso, acceso a servicios médicos y sociales. En la mayoría de los casos, el nombre de la organización permite deducir su campo de actividad. Cuando esto no ocurre, se hace una breve descripción de la actividad a la cual se dedica. Es importante tener en cuenta que la información de contacto puede haber cambiado.

ORGANIZACIONES DE INFORMACIÓN Y CONSULTA

Academy of Chinese Healing Arts
3808 North Tamiami Trail
Sarasota, FL 34234
941-955-4456
http://universities.com/schools/A/Academy_of_Chinese_Healing_Arts.asp
El programa comprende acupuntura, herbología china, homeopatía, y electroacupuntura alemana.

Acupressure Institute
1533 Shattuck Avenue
Berkeley, CA 94709
800-442-2232; 510-845-1059
www.acupressure.com

Agency for Healthcare Research and Quality
540 Gaither Road
Rockville, MD 20850
301-427-1364
www.ahrq.gov
Agencia federal encargada de mejorar la calidad, seguridad y eficacia del sistema de salud de todos los estadounidenses por medio de la prestación de servicios de salud, la investigación y la información.

AIDS Action Committee of Massachusetts
294 Washington Street, 5th Floor
Boston, MA 02108
617-437-6200; 617-437-1394 (TTY)
Hotline: 800-235-2331
www.aac.org

Alcoholics Anonymous
P.O. Box 459
New York, NY 10163
212-870-3400
www.aa.org

Alexander Graham Bell Association for the Deaf
3417 Volta Place NW
Washington, DC 20007
202-337-5220 (voice and TTY)
www.agbell.org

ALS Association
27001 Agoura Road, Suite 150
Calabasas Hills, CA 91301
818-880-9007
www.alsa.org

Alzheimer's Association
225 North Michigan Avenue, Suite 17
Chicago, IL 60611
800-272-3900
www.alz.org

American Academy of Allergy, Asthma, and Immunology
555 East Wells Street, Suite 1100
Milwaukee, WI 53202-3823
800-822-2762; 414-272-6071
www.aaaai.org

American Academy of Child and Adolescent Psychiatry
3615 Wisconsin Avenue NW
Washington, DC 20016-3007
202-966-7300
www.aacap.org

American Academy of Dermatology
P.O. Box 4014
Schaumburg, IL 60168-4014
847-330-0230
www.aad.org

American Academy of Orthopaedic Surgeons
6300 North River Road
Rosemont, IL 60018-4262
800-346-AAOS; 847-823-7186
http://aaos.org

American Academy of Otolaryngology-Head and Neck Surgery
One Prince Street
Alexandria, VA 22314-3357
703-836-4444
www.entnet.org
Entre sus servicios está el de informar sobre la enfermedad de Ménière.

American Academy of Pain Management
13947 Mono Way, #A
Sonora, CA 95370
209-533-9744
www.aapainmanage.org

American Academy of Sleep Medicine
One Westbrook Corporate Center, Suite 920
Westchester, IL 60154
708-492-0930
www.aasmnet.org

American Anorexia Bulimia Association of Philadelphia
P.O. Box 1287
Langhorne, PA 19047
215-221-1864
www.aabaphila.org

American Apitherapy Society
5535 Balboa Boulevard, Suite 225
Encino, CA 91316
818-501-0446
www.apitherapy.org

American Association for Chronic Fatigue Syndrome
27 North Wacker Drive, Suite 416
Chicago, IL 60606
847-258-7248
http://www.aacfs.org

American Association for Health Freedom
9912 Georgetown Pike, Suite D-2
P.O. Box 458
Great Falls, Virginia 22066
800-230-2762; 703-759-0662
www.apma.net

American Association of Clinical Endocrinologists
1000 Riverside Avenue, Suite 205
Jacksonville, FL 32204
904-353-7878
www.aace.com
Ofrece información sobre trastornos tiroideos y de otras glándulas.

American Association of Nutritional Consultants
401 Kings Highway
Winona Lake, IN 46580
888-828-2262
www.aanc.net
Ofrece certificación para practicar la asesoría nutricional.

American Association of Oriental Medicine (AAOM)
P.O. Box 162340
Sacramento, CA 95816
866-455-7999; 916-443-4770
www.aaom.org
Especializada en tratamientos y ejercicios orientales. Puede ofrecer información sobre tratamientos de acupuntura y una lista de profesionales en su área.

American Association on Mental Retardation (AAMR)
444 North Capitol Street NW, Suite 846
Washington, DC 20001-1512
800-424-3688; 202-387-1968
www.aamr.org

American Board of Clinical Metal Toxicology
1407 1/2 North Wells Street
Chicago, IL 60610
800-356-2228; 312-266-3688
www.abct.info
Puede dar información sobre profesionales que practican la chelation en su área.

American Brain Tumor Research Association
2720 River Road, Suite 146
Des Plaines, IL 60018
800-886-2282
www.abta.org

American Cancer Society
1599 Clifton Road
Atlanta, GA 30329
800-ACS-2345
www.cancer.org

American Chronic Pain Association, Inc. (ACPA)
P.O. Box 850
Rocklin, CA 95677-0850
800-533-3231; 916-632-0922
www.theacpa.org
Ofrece información sobre la culebrilla (shingles) y postherpetic neuralgia.

American College for Advancement in Medicine (ACAM)
23121 Verdugo Drive, Suite 204
Laguna Hills, CA 92653
800-532-3688; 949-583-7666
www.acam.org
Ofrece una lista de profesionales que practican la terapia de chelation.

American College of Cardiology
Heart House
9111 Old Georgetown Road
Bethesda, MD 20814-1699
800-253-4636
www.acc.org

American Council for Headache Education (ACHE)
819 Mantua Road
Mount Royal, NJ 08061
856-423-0258
www.achenet.org

American Council of the Blind
1155 Fifteenth Street NW, Suite 1004
Washington, DC 20005
800-424-8666; 202-467-5081
www.acb.org

American Dental Association
211 East Chicago Avenue
Chicago, IL 60611-2678
312-440-2500
www.ada.org

American Diabetes Association
1701 North Beauregard Street
Alexandria, VA 22311
800-342-2383
www.diabetes.org

American Foundation for AIDS Research (AMFAR)
120 Wall Street, 13th Floor
New York, NY 10005-3908
212-806-1600
www.amfar.org

American Foundation for the Blind
11 Penn Plaza, Suite 300
New York, NY 10001
800-232-5463; 212-502-7600
www.afb.org

American Genetic Association
P.O. Box 257
Buckeystown, MD 21717-0257
301-695-9292
www.theaga.org

American Heart Association
7272 Greenville Avenue
Dallas, TX 75231
800-242-8721; 214-373-6300
www.americanheart.org

American Hemochromatosis Society, Inc.
4044 West Lake Mary Boulevard, Unit #104, PMB 416
Lake Mary, FL 32746-2012
888-655-7466; 407-829-4488
www.americanhs.org

American Herbal Products Association
8484 Georgia Avenue, Suite 370
Silver Spring, MD 20910
301-588-1171
www.ahpa.org

American Industrial Hygiene Association
2700 Prosperity Avenue, Suite 250
Fairfax, VA 22031
703-849-8888
www.aiha.org
Ofrece información sobre cuestiones relacionadas con la salud y seguridad ocupacional y medioambiental.

American Institute of Holistic Theology
2112 Eleventh Avenue South, Suite 520
Birmingham, AL 35205-2841
800-650-4325
www.aiht.edu
Ofrece información sobre una diversa gama de tratamientos y cuidados naturales.

American Kidney Fund (AKF)
6110 Executive Boulevard, Suite 1010
Rockville, MD 20852
800-638-8299
www.akfinc.org

American Liver Foundation (ALF)
75 Maiden Lane, Suite 603
New York, NY 10038
800-465-4837
www.liverfoundation.org

American Lung Association
61 Broadway, 6th Floor
New York, NY 10006
800-548-8252; 212-315-8700
www.lungusa.org

American Medical Association (AMA)
515 North State Street
Chicago, IL 60610
800-621-8335
www.ama-assn.org

American Mental Health Foundation
1049 Fifth Avenue
New York, NY 10028
212-737-9027

American Pain Foundation
201 North Charles Street, Suite 710
Baltimore, MD 21201-4111
888-615-7246
www.painfoundation.org

American Pain Society
4700 West Lake Avenue
Glenview, IL 60025
847-375-4715
www.ampainsoc.org

American Parkinson Disease Association
1250 Hylan Boulevard, Suite 4B
Staten Island, NY 10305
800-223-2732; 718-981-4399
www.apdaparkinson.org

American Reflexology Certification Board
P.O. Box 740879
Arvada, CO 80006-0879
303-933-6921
www.arcb.net
Ofrece información sobre programas existentes para aprender la técnica de la reflexología.

American Social Health Association
P.O. Box 13827
Research Triangle Park,
NC 27709-9940
919-361-8400
www.ashastd.org

American Society for Reproductive Medicine
1209 Montgomery Highway
Birmingham, AL 35216-2809
205-978-5000
www.asrm.org

American Society of Cataract and Refractive Surgery
4000 Legato Road, #700
Fairfax, VA 22033
703-591-2220
www.ascrs.org

American Speech-Language-Hearing Association
10801 Rockville Pike
Rockville, MD 20852
800-638-8255; 301-897-5700 (TTY)
www.asha.org

American Tinnitus Association
P.O. Box 5
Portland, OR 97207-0005
800-634-8978; 503-248-9985
www.ata.org

Anorexia Nervosa and Related Eating Disorders (ANRED)
www.anred.com

Antiepileptic Drug Pregnancy Registry
149 CNY-MGH East, 10th Floor
Charlestown, MA 02129-2000
888-233-2334
www.aedpregnancyregistry.org

Anxiety Disorders Association of America
8730 Georgia Avenue, Suite 600
Silver Spring, MD 20910
240-485-1001
www.adaa.org

Arthritis Foundation
P.O. Box 7669
Atlanta, GA 30357-0669
800-568-4045; 404-872-7100
www.arthritis.org

Asbestos Victims of America
P.O. Box 66594
Scotts Valley, CA 95060
831-438-5864

Association for Applied Psychophysiology and Biofeedback
10200 West 44th Avenue, Suite 304
Wheat Ridge, CO 80033
800-477-8892; 303-422-8436
www.aapb.org

Association for the Education and Rehabilitation of the Blind and Visually Impaired
1703 North Beauregard Street, Suite 440
Alexandria, VA 22311
877-492-2708; 703-671-4500
www.aerbvi.org

Asthma and Allergy Foundation of America (AAFA)
1233 20th Street NW, Suite 402
Washington, DC 20036
202-466-7643
www.aafa.org

Auriculotherapy Certification Institute (ACI)
8033 Sunset Boulevard, PMB 270
Los Angeles, CA 90046-2427
323-656-2084
www.auriculotherapy.org

Autism Society of America
7910 Woodmont Avenue, Suite 300
Bethesda, MD 20814-3067
800-328-8476; 301-657-0881
www.autism-society.org

Bradford Research Institute
1180 Walnut Avenue
Chula Vista, CA 91911
800-227-4473; 619-429-8200
www.bradfordresearchinst.org
Ofrece información sobre diversas terapias integradas y alternativas.

Brain Injury Association
8201 Greensboro Drive, Suite 611
McLean, VA 22102
800-444-6443; 703-761-0750
www.biausa.org

Brain Research Foundation
5812 South Ellis Avenue, MC 7112
Room J-141
Chicago, IL 60637
773-834-6750
www.brainresearchfdn.org

Cancer Information Service
National Cancer Institute Building 31, Room 10A24
9000 Rockville Pike
Bethesda, MD 20892
800-422-6237
cis.nci.nih.gov

Cancer Research Foundation of America
1600 Duke Street, Suite 500
Alexandria, VA 22314
800-227-2732; 703-836-4412
www.preventcancer.org

Cancer Treatment Centers of America
1336 Basswood Road
Shaumburg, IL 60173
800-615-3055
www.cancercenter.com
Ofrece información sobrealternativas para el diagnóstico y el efectivo tratamiento del cáncer.

Celiac Disease Foundation
13251 Ventura Boulevard, Suite 1
Studio City, CA 91604
818-990-2354
www.celiac.org

Center for the Study of Anorexia and Bulimia
1841 Broadway, 4th Floor
New York, NY 10023
212-333-3444

Centers for Disease Control
Ver U.S. Centers for Disease Control and Prevention (CDC).

Charlie Foundation to Help Cure Pediatric Epilepsy
1223 Wilshire Boulevard, Suite 815
Santa Monica, CA 90403
800-367-5386; 310-395-6751
www.charliefoundation.org

Childhelp USA
15757 North 78th Street
Scottsdale, AZ 85260
480-922-8212; 800-222-4453 (TDD)
Hotline: 800-422-4453
www.childhelpusa.org
Ofrece ayuda a los niños que han sufrido abusos.

Children and Adults with Attention Deficit/Hyperactivity Disorder
8181 Professional Place, Suite 150
Landover, MD 20785
800-233-4050; 301-306-7070
www.chadd.org

Children of Aging Parents (CAPS)
P.O. Box 167
Richboro, PA 18954
800-227-7294

Children's PKU Network
3970 Via de la Valle
Del Mar, CA 92014
800-377-6677; 858-509-0767
www.pkunetwork.org

CFIDS Association of America
P.O. Box 220398
Charlotte, NC 28222-0398
800-442-3437; 704-365-2343
www.cfids.org
Ofrece información y servicios relacionados con la fatiga crónica y el síndrome de disfunción inmunológica.

Citizens United for Research in Epilepsy (CURE)
730 North Franklin, Suite 404
Chicago, IL 60610
800-765-7118; 312-255-1801
www.CUREepilepsy.org

Clayton College of Natural Health
2140 11th Avenue South, Suite 305
Birmingham, AL 35205
800-659-8274
Ofrece programas con titulaciones en nutrición, naturopatía y otras disciplinas holísticas.

Clearinghouse on Disability Information
330 C Street SW
Washington, DC 20202-2524
202-205-8241

Crohn's and Colitis Foundation of America
386 Park Avenue South, 17th Floor
New York, NY 10016
800-932-2423
www.ccfa.org

Cystic Fibrosis Foundation (CFF)
6931 Arlington Road
Bethesda, MD 20814
800-344-4823; 301-951-4422
www.cff.org

Do It Now Foundation
www.doitnow.org
Publica información sobre el abuso de sustancias y los trastornos del comportamiento.

Dogs for the Deaf
10175 Wheeler Road
Central Point, OR 97502
541-826-9220 (voice and TDD)
www.dogsforthedeaf.org

Endometriosis Association
8585 North 76th Place
Milwaukee, WI 53223
414-355-2200
www.endometriosisassn.org

Epilepsy Foundation of America
4351 Garden City Drive, Suite 500
Landover, MD 20785-7223
800-332-1000; 301-459-3700
www.epilepsyfoundation.org

Epilepsy Institute
257 Park Avenue South, Suite 302
New York, NY 10010
212-677-8550
www.epilepsyinstitute.org

Esalen Institute
55000 Highway 1
Big Sur, CA 93920-9616
831-667-3000
www.esalen.org
Ofrece información sobre la terapia de masaje Esalen.

Family Caregiver Alliance
180 Montgomery Street, Suite 1100
San Francisco, CA 94104
800-445-8106; 415-434-3388
www.caregiver.org

FDA Cancer Liaison Program
Office of Special Health Issues
U.S. Food and Drug Administration
5600 Fishers Lane, HF-12
Room 9-49
Rockville, MD 20857
888-463-6332; 301-827-4460
www.fda.gov/oashi/cancer/cancer.html

Feingold Association of the United States
554 East Main Street, Suite 301
Riverhead, NY 11901
800-321-3287; 631-369-9340
www.feingold.org
Ofrece información sobre los efectos de la comida y los aditivos en la salud, el comportamiento y el aprendizaje.

Feldenkrais Guild of North America
3611 Southwest Hood Avenue, Suite 100
Portland, OR 97201
866-333-6248 503-221-6612
www.feldenkrais.com
Ofrece información sobre el método Feldenkrais de contacto terapéutico.

Fibromyalgia Network
P.O. Box 31750
Tucson, AZ 85751
800-853-2929
www.fmnetnews.com

Food Allergy Network
11781 Lee Jackson Highway, Suite 160
Fairfax, VA 22033
800-929-4040
www.foodallergy.org

Foundation Fighting Blindness
11435 Cronhill Drive
Owings Mills, MD 21117-2220
888-394-3937; 410-568-0150
TDD: 800-683-5555; 410-363-7139
www.blindness.org
Ofrece información sobre trastornos de la retina, como la degeneración macular, la retinitis pigmentosa y el síndrome de Usher.

The Genetic Alliance
4301 Connecticut Avenue NW, Suite 404
Washington, DC 20008-2369
202-966-5557
www.geneticalliance.org
Trabaja para mejorar las vidas de las personas con problemas de salud genéticos.

Gerontology Research Group
P.O. Box 905
Santa Clarita, CA 91380-9005
661-775-3995
www.grg.org
Médicos, científicos e ingenieros dedicados a la investigación para frenar y, en última instancia revertir, el envejecimínto humano.

Glaucoma Research Foundation
490 Post Street, Suite 1427
San Francisco, CA 94102
800-826-6693; 415-986-3162
www.glaucoma.org

Guiding Eyes for the Blind
611 Granite Springs Road
Yorktown Heights, NY 10598
800-942-0149; 914-245-4024
www.guiding-eyes.org

Harvard Medical School
Harvard University
25 Shattuck Street Boston, MA 02115
617-432-1000
www.hms.harvard.edu
Ofrece una diversa gama de publicaciones e información relacionadas con la salud.

Herpes Resource Center
American Social Health Association
P.O. Box 13827
Research Triangle Park, NC 27709
919-361-8400
www.ashastd.org

Hudson Valley School of Classical Homeopathy
321 McKinstry Road
Gardiner, NY 12525
845-255-6141
www.classicalhomeopath.com

Human Growth Foundation
997 Glen Cove Avenue, Suite 5
Glen Head, NY 11545
800-451-6434
www.hgfound.org

Immune Deficiency Foundation
40 West Chesapeake Avenue, Suite 308
Towson, MD 21204
800-296-4433
www.primaryimmune.org
Especializada en enfermedades inmunodeficientes primarias.

International Diabetes Center
3800 Park Nicollet Boulevard
Minneapolis, MN 55416-2699
888-825-6315; 952-993-3393
www.idcdiabetes.org

International Foundation for Functional Gastrointestinal Disorders
P.O. Box 170864
Milwaukee, WI 53217-8076
888-964-2001; 414-964-1799
www.iffgd.org

International Radiosurgery Support Association (IRSA)
300 Hoffman Street
Harrisburg, PA 17110
717-260-9808
www.irsa.org

International Tremor Foundation
P.O. Box 14005
Lenexa, KS 66285-4005
888-387-3667; 913-341-3880
www.essentialtremor.org

Interstitial Cystitis Association
110 North Washington Street, Suite 340
Rockville, MD 20850
800-435-7422; 301-610-5300
www.ichelp.org

Iron Disorders Institute, Inc.
P.O. Box 2031
Greenville, SC 29602
888-565-4766; 864-292-1175
www.irondisorders.org

Juvenile Diabetes Research Foundation International
120 Wall Street
New York, NY 10005-4001
800-533-2873; 212-785-9500
http://jdrf.org

La Leche League International
1400 North Meacham Road
Schaumberg, IL 60173-4048
847-519-7730
www.lalecheleague.org

The Leukemia and Lymphoma Society
1311 Mamaroneck Avenue
White Plains, NY 10605
914-944-5213
www.leukemia.org

The Living Bank
P.O. Box 6725
Houston, TX 77265-6725
800-528-2971; 713-528-2971
www.livingbank.org
Ofrece información—y mantiene una lista—de órganos, tejidos y huesos donados para el transplante o la investigación.

Lung Line Information Service
National Jewish Hospital
1400 Jackson Street
Denver, CO 80206
800-222-5864; 303-388-4461
www.nationaljewish.org/ll1.html

Lupus Foundation of America
2000 L Street NW, Suite 710
Washington, DC 20036
202-349-1155
www.lupus.org

March of Dimes National Foundation
1275 Mamaroneck Avenue
White Plains, NY 10605
888-663-4637; 914-428-7100
www.marchofdimes.com

Medic Alert Foundation
2323 Colorado Avenue
Turlock, CA 95382
888-633-4298; 209-668-3333
www.medicalert.org
Mantiene archivos con información sobre individuos que llevan un brazalete con información médica personal para casos de emergencia.

Memorial Sloan-Kettering Cancer Center
1275 York Avenue
New York, NY 10021
212-639-2000
www.mskcc.org

Mothers Against Drunk Driving (MADD)
511 East John Carpenter Freeway, Suite 700
Irving, TX 75062
800-438-6233; 214-744-6233
www.madd.org

Multiple Sclerosis Foundation
6350 North Andrews Avenue
Fort Lauderdale, FL 33309-2130
800-225-6495
www.msfacts.org

Muscular Dystrophy Association-USA
3300 East Sunrise Drive
Tucson, AZ 85718
800-572-1717
www.mdausa.org

Myasthenia Gravis Foundation of America
1821 University Avenue West, Suite S256
St. Paul, MN 55104
800-541-5454; 651-917-1835
www.myasthenia.org

National Administration on Aging
Washington, DC 20201
202-619-0724

National Alliance of Breast Cancer Organizations
9 East 37th Street, 10th Floor
New York, NY 10016
888-806-2226; 212-889-0606
www.nabco.org

National Alopecia Areata Foundation
P.O. Box 150760
San Rafael, CA 94915-0760
415-472-3780
www.naaf.org

National Association for Continence
P.O. Box 1019
Charleston, SC 29402-1019
800-252-3337
www.nafc.org

National Association for the Visually Handicapped
3201 Balboa Street
San Francisco, CA 94121
415-221-3201
22 West 21st Street, 6th Floor
New York, NY 10010
212-889-3141
www.navh.org

National Association of People with AIDS (NAPWA)
8401 Coleville Road, Suite 750
Silver Spring, MD 20910
240-247-0880
www.napwa.org

National Association of the Deaf
814 Thayer Avenue
Silver Spring, MD 20910-4500
301-587-1788 (voice); 301-587-1789 (TTY)
www.nad.org

National Attention Deficit Disorder Association (ADDA)
P.O. Box 543
Pottstown, PA 19464
484-945-2101
www.add.org

National Autism Hotline
Autism Services Center
P.O. Box 507
Huntington, WV 25710-0507
304-525-8014

National Ayurvedic Medical Association
620 Cabrillo Avenue
Santa Cruz, CA 95065
www.ayurveda-nama.org

National Cancer Institute
Building 31, Room 10A03
31 Center Drive, MSC 2580
Bethesda, MD 20892-2580
800-422-6237; 301-435-3848
www.nci.nih.gov

National Center for Chronic Disease Prevention and Health Promotion
U.S. Centers for Disease Control and Prevention (CDC)
Division of Diabetes Translation
4770 Buford Highway NE, Mailstop K-10
Atlanta, GA 30341-3717
770-488-5000
www.cdc.gov/diabetes

National Center for Injury Prevention and Control
U.S. Centers for Disease Control and Prevention (CDC)
4770 Buford Highway NE,
Mailstop K-65
Atlanta, GA 30341-3724
770-488-1506
www.cdc.gov/ncipc/
Entre sus servicios se encuentra el ofrecer información sobre la prevención y tratamiento de fracturas, así como consejos sobre la manera de construir hogares más seguros para las personas mayores y en condiciones frágiles.

National Center on Sleep Disorders Research
6705 Rockledge Centre, Suite 6022
Bethesda, MD 20892-7993
301-435-0199

National Certification Commission for Acupuncture and Oriental Medicine (NCCAOM)
11 Canal Center Plaza, Suite 300
Alexandria, VA 22314
703-548-9004
www.nccaom.org

National Chronic Pain Outreach Association (NCPOA)
P.O. Box 274
Millboro, VA 24460
540-862-9437
www.chronicpain.org

National Chronic Pain Society
8711 Town Park Drive #2116
Houston, TX 77036
281-357-4673
www.ncps-cpr.org

National Clearinghouse for Alcohol and Drug Information
P.O. Box 2345
Rockville, MD 20847-2345
800-729-6686; 301-468-2600
www.health.org

National Council on Aging
300 D Street SW, Suite 801
Washington, DC 20024
202-479-1200
http:www.ncoa.org

National Council on Alcoholism and Drug Dependence
22 Cortland Street, Suite 801
New York, NY 10007-3128
800-622-2255; 212-269-7797
www.ncadd.org

National Council on Patient Information and Education
4915 St. Elmo Avenue, Suite 505
Bethesda, MD 20814-6082
301-656-8565
www.talkaboutrx.org

National Diabetes Information Clearinghouse (NDIC)
1 Information Way
Bethesda, MD 20892-3560
800-860-8747
http://diabetes.niddk.nih.gov

National Digestive Diseases Information Clearinghouse
2 Information Way
Bethesda, MD 20892-3570
301-654-3810
www.niddk.nih.gov

National Down Syndrome Congress
1370 Center Drive, Suite 102
Atlanta, GA 30338
800-232-6372; 770-604-9500
www.ndsccenter.org

National Down Syndrome Society (NDSS)
666 Broadway
New York, NY 10012
800-221-4602; 212-460-9330
www.ndss.org

National Dysautonomia Research Foundation
1407 West Fourth Street, Suite 160
Red Wing, MN 55066-2108
651-267-0525
www.ndrf.org

National Eating Disorders Organization
603 Stewart Street, Suite 803
Seattle, WA 98101
206-382-3587
www.nationaleatingdisorders.org

National Eye Institute (NEI)
2020 Vision Place
Bethesda, MD 20892-3655
301-496-5248
www.nei.nih.gov

National Family Caregivers Association
10400 Connecticut Avenue, Suite 500
Kensington, MD 20895-3944
800-896-3650; 301-942-6430
www.nfcacares.org

National Foundation for Depressive Illness
P.O. Box 2257
New York, NY 10116
800-239-1265
www.depression.org

National Foundation for the Treatment of Pain
P.O. Box 70045
Houston, TX 77270
713-862-9332
www.paincare.org

National Headache Foundation
820 North Orleans, Suite 217
Chicago, IL 60610
888-643-5552
www.headaches.org

National Health Information Center
P.O. Box 1133
Washington, DC 20013-1133
800-336-4797; 301-565-4167
www.health.gov/nhic

National Heart, Lung, and Blood Institute
Information Center
P.O. Box 30105
Bethesda, MD 20824-0105
301-592-8573
www.nhlbi.nih.gov

National Hemophilia Foundation (NHF)
116 West 32nd Street, 11th Floor
New York, NY 10001
800-424-2634; 212-328-3700
www.hemophilia.org

National Herpes Resource Center
P.O. Box 13827
Research Triangle Park, NC 27709
919-361-8400
www.ashastd.org/hrc
Teen Web site: www.iwannaknow.org

National Hospice and Palliative Care Organization
1700 Diagonal Road, Suite 625
Alexandria, VA 22314
800-658-8898; 703-837-1500
www.nho.org

National Immunization Program
U.S. Centers for Disease Control and Prevention (CDC)
1600 Clifton Road NE, Mailstop E-05
Atlanta, GA 30333
800-232-4636
www.cdc.gov/nip

National Institute for Occupational Safety and Health (NIOSH)
U.S. Centers for Disease Control and Prevention (CDC)
1600 Clifton Road
Atlanta, GA 30333
800-311-3435; 404-639-3311
www.cdc.gov/niosh/homepage.html

National Institute of Allergies and Infectious Diseases
6610 Rockledge Drive
MSC 6612
Bethesda, MD 20892-6612
301-496-5717
www.niaid.nih.gov

National Institute of Arthritis, Musculoskeletal, and Skin Diseases Information Clearinghouse
National Institutes of Health
Box AMS
Bethseda, MD 20892
877-22-NIAMS; 301-565-2966 (TTY)
http://niams.nih.gov/hi
Ofrece, entre otros servicios, información sobre el síndrome de fibromialgia.

National Institute of Child Health and Human Development (NICHD)
31 Center Drive, Room 2A32
MSC 2425
Bethesda, MD 20892-2425
301-496-5133
www.nichd.nih.gov

National Institute of Diabetes and Digestive and Kidney Diseases (NIDDK)
31 Center Drive, Room 9A04
MSC 2560
Bethesda, MD 20892-2560
301-496-3583
www.niddk.nih.gov

National Institute of Mental Health (NIMH)
6001 Executive Boulevard, Room 8184
MSC 9663
Bethesda, MD 20892-9663
866-615-6464; 301-443-4513
www.nimh.nih.gov

National Institute on Aging
31 Center Drive, Room 5C27
MSC 2292
Bethesda, MD 20892
301-496-1752
www.nih.gov/nia

National Institute on Alcohol Abuse and Alcoholism
5635 Fishers Lane
MSC 9304
Bethesda, MD 20892-9304
www.niaaa.nih.gov

National Institute on Drug Abuse
6001 Executive Boulevard, Room 5213
Bethesda, MD 20892-9561
301-443-1124
www.nida.nih.gov

National Kidney Foundation
30 East 33rd Street
New York, NY 10016
800-622-9010; 212-889-2210
www.kidney.org

National Library of Medicine MedlinePlus
8600 Rockville Pike
Bethesda, MD 20894
800-338-7657
http://medlineplus.gov

National Library Service for the Blind and Physically Handicapped
U.S. Library of Congress
Washington, DC 20542
800-424-8567; 202-707-5100; 202-707-0744 (TDD)
http://lcweb.loc.gov/nls/

National Mental Health Association
2001 North Beauregard Street, 12th Floor
Alexandria, VA 22311
800-969-6642; 703-684-7722; 800-433-5959 (TTY)
www.nmha.org

National Multiple Sclerosis Society
733 Third Avenue
New York, NY 10017
800-344-4867
www.nmss.org

National Neurofibromatosis Foundation (Children's Tumor Foundation)
95 Pine Street, 16th Floor
New York, NY 10005
800-323-7938; 212-344-6633
www.nf.org

National Organic Program
U.S. Department of Agriculture
www.ams.usda.gov/nop

National Organization for Rare Disorders (NORD)
55 Kenosia Avenue
P.O. Box 1968
Danbury, CT 06813-1968
800-999-6673; 203-744-0100
www.rarediseases.org

National Osteoporosis Foundation
1232 22nd Street NW
Washington, DC 20037-1292
202-223-2226
www.nof.org

National Parkinson Foundation (NPF)
1501 Northwest Ninth Avenue
Miami, FL 33136-1494
800-327-4545; 305-243-6666
www.parkinson.org

National Pediculosis Association
50 Kearney Road
Needham, MA 02494
781-449-8129
www.headlice.org

National Pesticide Telecommunications Network (NPTN)
Oregon State University
333 Weiniger
Corvallis, OR 97331-6502
800-858-7378
www.ace.orst.edu/info/nptn
Ofrece información sobre los peligros que comportan los pesticidas para la salud, así omo las medidas de precaución necesarias cuando se emplean esos químicos.

National PKU News
6869 Woodlawn Avenue NE, #116
Seattle, WA 98115
206-525-8140
www.pkunews.org

National Poison Control Hot Line
800-222-1222

National Psoriasis Foundation
6600 Southwest 92nd Avenue, Suite 300
Portland, OR 97223-7195
800-723-9166; 503-244-7404
www.psoriasis.org

National Reye's Syndrome Foundation
P.O. Box 829
Bryan, OH 43506
800-233-7393; 419-636-2679
www.reyessyndrome.org

National Rosacea Society
800 South Northwest Highway, Suite 200
Barrington, IL 60010
888-662-5874
www.rosacea.org

National Safety Council
1121 Spring Lake Drive
Itasca, IL 60143-3201
630-285-1121
www.nsc.org

National Stroke Association
9707 East Easter Lane
Englewood, CO 80112
800-787-6537; 303-649-9299
www.stroke.org

National Sudden Infant Death Syndrome Resource Center
8280 Greensboro Drive, Suite 300
McLean, VA 22102
866-866-7437; 703-821-8955
www.sidcenter.org

National Testing Laboratories, Ltd.
6555 Wilson Mills Road, Suite 102
Cleveland, OH 44143
800-458-3330; 440-449-2525
www.ntllabs.com
Comercializa un kit para analizar la presencia de impurezas, como el plomo, en el agua.

National Vaccine Program Office
U.S. Department of Health and Human Services
200 Independence Avenue SW
Washington, DC 20201
877-696-6775; 202-619-0257
http://www.hhs.gov/nvpo

Natural Healing Institute
543 Encinitas Boulevard, Suites 105-108
Encinitas, CA 92024-2930
760-943-8485
www.naturalhealinginst.com
Ofrece programas para licenciar y certificar a expertos en medicina naturópata, holística, nutrición, herbología y masajes.

Natural Resources Defense Council
40 West 20th Street
New York, NY 10011
212-727-2700
www.nrdc.org

NSF International, Inc.
P.O. Box 130140
789 North Dixboro Road
Ann Arbor, MI 48113-0140
800-673-6275; 734-769-8010
www.nsf.com

Nursing Home Information Service
National Senior Citizens Education and Research Council
8403 Colesville Road, Suite 1200
Silver Spring, MD 20910
301-578-8900
www.nscerc.org/nursing.htm

Obsessive-Compulsive Anonymous
P.O. Box 215
New Hyde Park, NY 10040
516-739-0662
hometown.aol.com/west24th/index.html

Office of Women's Health
U.S. Food and Drug Administration
5600 Fishers Lane
Rockville, Maryland 20857
888-INFO-FDA
www.fda.gov/womens/taketimetocare/diabetes

Osteoporosis and Related Bone Diseases-National Resource Center
National Institutes of Health
2 AMS Circle
Bethesda, MD 20892-3676
800-624-2663; 202-223-0344; 202-466-4315 (TTY)
www.osteo.org

Paget Foundation
120 Wall Street, Suite 1602
New York, NY 10005-4001
800-237-2438; 212-509-5335
www.paget.org

Parents Against Childhood Epilepsy (PACE)
7 East 85th Street, Suite A3
New York, NY 10028
212-665-7223
www.paceusa.org

Prevent Blindness America
211 West Wacker Drive, Suite 1700
Chicago, IL 60606
800-331-2020
www.preventblindness.org

Project Inform
205 13th Street, #2001
San Francisco, CA 94103
800-822-7422; 415-558-8669
www.projectinform.org
Ofrece información sobre cómo educar a las personas con HIV y a sus proveedores de cuidados médicos sobre los diversos tratamientos existentes.

Pseudotumor Cerebri Support Network
8247 Riverside Drive
Powell, OH 43065
www.pseudotumorcrebri.com

Rational Recovery
Box 800
Lotus, CA 95651
530-621-2667
www/rational.org/recovery
Recuperación basada en la abstinencia.

TheRightChiropractor
480-609-8683
www.therightchiropractor.com
Puede ayudarle a contactar con un quiropráctico capacitado cerca de su lugar de residencia.

Rolf Institute of Structural Integration
5055 Chaparrol Court, Suite 103
Boulder, CO 80301
800-530-8875; 303-449-5903
www.rolf.org
Ofrece información sobre masajes con método Rolfing.

Schizophrenia.com
www.schizophrenia.com

Scleroderma Federation
12 Kent Way, Suite 101
Byfield, MA 01922
800-722-4673; 978-463-5843
www.scleroderma.org

Scoliosis Association
P.O. Box 811705
Boca Raton, FL 33481
800-800-0669; 561-994-0669
www.scoliosis.assoc.org

Self-Help for Hard of Hearing People
7910 Woodmont Avenue, Suite 1200
Bethesda, MD 20814
301-657-2248; 301-657-2249 (TTY)
www.shhh.org

Self Management and Recovery Training (SMART)
7537 Mentor Avenue, Suite 306
Mentor, OH 44060
866-951-5357; 440-951-5357
http://smartrecovery.org
Recuperación basada en la abstinencia; se basa en el uso de técnicas de comportamiento cognitivas.

Simon Foundation
P.O. Box 815-F
Wilmette, IL 60091
800-237-4666
www.simonfoundation.org
Ofrece información para el tratamiento de la incontinencia.

Sjögren's Syndrome Foundation
8120 Woodmont Avenue
Bethesda, MD 20814
800-475-6473
www.sjogrens.com

Skin Cancer Foundation
245 Fifth Avenue, Suite 1403
New York, NY 10016
800-754-6490
www.skincancer.org

Spina Bifida Association of America (SBAA)
4590 MacArthur Boulevard NW, Suite 250
Washington, DC 20007-4226
800-621-3141; 202-944-3285
www.sbaa.org

Sudden Infant Death Syndrome Alliance
1314 Bedford Avenue, Suite 210
Baltimore, MD 21208
800-221-7437; 410-653-8226
www.sidsalliance.org

Thyroid Foundation of America
One Longfellow Place, Suite 1518
Boston, MA 12114
800-832-8321
www.tsh.org

Unicorn Children's Foundation
3350 Northwest Boca Raton Boulevard, Suite A-28
Boca Raton, FL 33431
888-782-8321
www.eunicorn.com
Puede ofrecer una lista de médicos especializados en el tratamiento del autismo y las dificultades para el aprendizaje.

United Cerebral Palsy Association
1660 L Street NW, Suite 700
Washington, DC 20036
800-872-5827; 202-776-0406; 202-973-7197 (TTY)
www.ucpa.org

United Ostomy Association
19772 MacArthur Boulevard, Suite 200
Irvine, CA 92612-2405
800-826-0826; 949-660-8624
www.uoa.org

United Parkinson Foundation
833 West Washington Boulevard
Chicago, IL 60607
312-733-1893

Universidad de Washington: Virology Research Clinic
600 Broadway, Suite 400
Seattle, WA 98122
206-720-4340
www.depts.washington.edu/herpes

U.S. Centers for Disease Control and Prevention (CDC)
1600 Clifton Road
Atlanta, GA 30333
800-311-3435; 404-639-3534
STD Hotline: 800-227-8922
STD and AIDS Hotline: 800-342-2437
http://www.cdc.gov

Utah College of Massage Therapy
25 South 300 East
Salt Lake City, UT 84111
800-617-3302
www.ucmt.com

Vaccine Adverse Event Reporting System (FDA)
U.S. Food and Drug Administration
Center for Biologics Evaluation and Research
1401 Rockville Pike
Rockville, MD 20852-1448
800-835-4709; 301-827-1800
www.fda.gov/cber/vaers/vaers.htm
Recopila y analiza la información de informes sobre los efectos adversos producidos tras la administración de vacunas aprobadas en los Estados Unidos.

VZV Research Foundation
40 East 72nd Street
New York, NY 10021
800-472-8478; 212-472-7148
www.vzvfoundation.org
Ofrece información sobre varicela, shingles (culebrilla), y postherpetic neuralgia.

Water Quality Association
4151 Naperville Road
Lisle, IL 60532-1088
630-505-0160
www.wqa.org
Ofrece información sobre los tipos de agua y los métodos para tratarla.

Wilson's Disease Association
1802 Brookside Drive
Wooster, OH 44691
800-399-0266; 330-264-1450
www.wilsonsdisease.org

Wilson's Temperature Syndrome
P.O. Box 1744
Lady Lake, FL 32158
800-621-7006
www.wilsonssyndrome.org

Women for Sobriety
P.O. Box 618
Quakerstown, PA 18951-0618
215-536-8026
www.womenforsobriety.org
Recuperación basada en la abstinencia. Sólo para mujeres.

Women's Health America, Inc.
1289 Deming Way
Madison, WI 53717
800-558-7046
http://www.womenshealth.com/pms.html
Ofrece información sobre el PMS y la terapia hormonal.

Worldwide Education and Awareness for Movement Disorders (WE MOVE)
204 West 84th Street
New York, NY 10024
800-437-6682; 212-875-8312
http:wemove.org

Y-ME National Breast Cancer Organization
212 West Van Buren Street, Suite 1000
Chicago, IL 60607-3908
800-221-2141; 312-986-8338
www.y-me.org

CENTROS DE TRATAMIENTO Y RETIRO

Estos son algunos centros que ofrecen ayuda para mantener o mejorar la salud. Los servicios ofrecidos por estas organizaciones varían.

Alegent Health
Bergan Mercy Medical Center
7500 Mercy Road
Omaha, NE 68124
402-398-6060

Immanuel Medical Center
6901 North 72nd Street
Omaha, NE 68122
402-572-2121
http:www.alegent.com
Sistema de salud integrado, sin ánimo de lucro, de carácter comunitario. Tiene clínicas, hospitales y otras instalaciones que ofrecen un amplio abanico de servicios, con énfasis en la prevención, el bienestar y la educación para la salud.

American Metabolic Institute
4364 Bonita Road, #457
Bonita, CA 91902-1421
800-388-1083; 619-267-1107
www.amihealth.com
Ofrece tratamientos alternativos contra el cáncer y otras enfermedades.

BroMenn Healthcare
Department of Cardiology
P.O. Box 2850
Bloomington, IL 61702-2850
309-454-2371
www.bromenn.org

Broward General Medical Center
Wellness Center
1600 South Andrews Avenue
Fort Lauderdale, FL 33316
800-528-4888; 954-355-4400
www.browardhealth.org
Sistema comunitario de salud sin ánimo de lucro.

Cenegenics Medical Institute
866-953-1510
www.cenegenics.com
Especializado en la medicina antienvejecimiento, incluyendo programas nutricionales, de ejercicios y de gestión hormonal.

The Douglass Center for Nutrition and Preventative Medicine
101 Timberlachen Circle, Suite 101
Lake Mary, FL 32746
407-324-0888
Ofrece tratamientos orientados a restablecer la salud sin generar efectos secundarios graves.

Dr. Dean Ornish
Preventative Medicine Research Institute
900 Bridgeway
Sausalito, CA 94965
415-332-2525
www.pmri.org
Ofrece retiros de salud para aquellos interesados en seguir un estilo de vida más sano. Tiene sus sedes principales en California y Georgia, pero el Dr. Ornish ha creado una red de servicios en los siguientes hospitales:

Fertility Research Foundation
877 Park Avenue
New York, NY 10021
212-744-5500
http://www.frfbaby.com
Estableciemiento para el tratamiento y la investigación que se especializa en el diagnóstico y tratamiento de problemas de infertilidad.

Gillette Centers for Women's Cancers
Brigham and Women's Hospital
75 Francis Street
Boston, MA 02115

Dana-Farber Cancer Institute
44 Binney Street
Boston, MA 02115
Massachusetts General Hospital
Fruit Street
Boston, MA 02108
800-320-0022
http://cancercare.harvard.edu

Highmark Blue Cross Blue Shield
Healthplace Health Education Center
Fifth Avenue Place
120 Fifth Avenue
Pittsburgh, PA 15222-3099
412-544-7000

Windber Medical Center
600 Somerset Avenue
Windber, PA 15963
814-467-3634
www.highmark.com

The Hippocrates Health Institute
1443 Palmdale Court
West Palm Beach, FL 33411
561-471-8876
www.hippocratesinst.com
Practica un enfoque holístico al tratamiento del cáncer y otras enfermedades.

International Bio Care Hospital
U.S. Office
111 Elm Street
San Diego, CA 92101
800-785-0490
http://biocarehospital.com
Especializado en el tratamiento del cáncer, la artritis, la diabetes, el lupus, la hepatitis C, la enfermedad de Lyme, la esclerosis múltiple, las enfermedades degenerativas y el síndrome de fatiga crónica. Entre las terapias empleadas están la de irradiación de la sangre con rayos ultravioleta (ultraviolet blood irradiation therapy [UBIT]), la terapia de chelation y otros tratamientos alternativos.

Johns Hopkins Breast Center
601 North Caroline Street, Room 8031A
Baltimore, MD 21287
410-614-2853
www.hopkinsbreastcenter.org

600 North Wolfe Street
Baltimore, MD 21287
410-502-4003
http://hopkinsmedicine.org

Mayo Clinic
200 First Street SW
Rochester, MN 55905
507-284-2511; 507-284-9786 (TDD)
www.mayo.edu

Mayo Clinic Jacksonville
4500 San Pablo Road
Jacksonville, FL 32224
904-953-2000; 904-953-2300 (TDD)
http://mayoclinic.org/jacksonville

Mayo Clinic Scottsdale
13400 East Shea Boulevard
Scottsdale, AZ 85259
480-301-8000; 480-301-7683 (TDD)
www.mayo.edu/mcs

The McDougall Wellness Center
P.O. Box 14039
Santa Rosa, CA 95402
800-941-7111, 707-538-8609
www.drmcdougall.com
Ofrece un programa de doce días de mejora de la salud concentrado en la dieta y en cambios del estilo de vida.

Memorial Sloan-Kettering Cancer Center
1275 York Avenue
New York, NY 10021
212-639-2000
www.mskcc.org

Midwest Center for Health and Healing
Swedish American Health System
4230 Newburg Road
Rockford, IL 61108
815-484-8710

New York Presbyterian Hospital
622 West 168th Street
New York, NY 10032
212-305-2500
www.nyp.org
Ofrece tratamientos de masaje, hipnosis, digitopuntura, reflexología y muchos más.

Ornish Preventative Medicine Research Institute
Ver Dr. Dean Ornish.

Pritikin Longevity Center
The Yacht Club at Turnberry Isle
19735 Turnberry Way
Aventura, FL 33180
800-327-4914; 305-935-7131
www.pritikin.com

St. Francis Hospital and Health Center
Cardiac Services
12935 South Gregory Street
Blue Island, IL 60406
708-597-2000

St. John's Breast Center
St. John's Regional Health Center
1235 East Cherokee
Springfield, MO 65804417-820-2000
http:www.stjohns.com

Scripps Center for Integrative Medicine
Scripps Heart Shiley Sports and Health Center
P.O. Box 2669
La Jolla, CA 92038
800-326-3776; 858-554-3971

Strang Cancer Prevention Center
428 East 72nd Street
New York, NY 10021
212-794-4900
www.strang.org

Swedish Medical Center
747 Broadway
Seattle, WA 98122-4307
206-386-6000

Walter Reed Medical Center
6900 Georgia Avenue NW
Washington, DC 20307
202-782-1555
www.wramc.amedd.army.mil
Servicios sólo para militares en activo o retirados, sus esposas y sus hijos.

Weimar Institute
P.O. Box 486
Weimar, CA 95736
800-525-9192
http://weimar.org
Ofrece un programa de mejora de la salud de dieciocho días que incluye hidroterapia, masaje, ejercicio y asesoría sobre el estilo de vida.

Wildwood Lifestyle Center and Hospital
P.O. Box 129
Wildwood, GA 30757
800-844-1099
www.wildwoodlsc.org

SPAS PARA LA SALUD

Doral Saturnia International Spa Resort
8755 Northwest 36th Street
Miami, FL 33178-2401
800-247-8901; 305-593-6030

The Golden Door
P.O. Box 463077
Escondido, CA 92046-3077
800-424-0777; 760-744-5777
www.goldendoor.com

Lake Austin Resort
1705 South Quinlan Park Road
Austin, TX 78732
800-847-5637; 512-372-7300
www.lakeaustin.com

L'Auberge Del Mar Resort and Spa
1540 Camino Del Mar
Del Mar, CA 92014
800-245-9757; 858-259-1515; 800-901-9514 (TDD/TTY)
www.laubergedelmar.com

The Raj
Maharishi Ayurveda Health Center
1734 Jasmine Avenue
Fairfield, IA 52556
800-248-9050; 641-472-9580
www.theraj.com

The Wiesbaden Hot Springs Spa and Lodgings
P.O. Box 349
Ouray, CO 81427
888-846-5191; 970-325-4347
www.wiesbadenhotsprings.com

LECTURAS RECOMENDADAS

La siguiente lista se ofrece como fuente de información adicional para las personas interesadas en explorar más a fondo algún tema particular.

Airola, Paavo. *Cancer Causes, Prevention, and Treatment: The Total Approach*. Phoenix, AZ: Health Plus Publishers, 1972.

Airola, Paavo. *How to Get Well*. Phoenix, AZ: Health Plus Publishers, 1974.

Airola, Paavo. *How to Keep Slim, Healthy,* and Young with Juice Fasting. Phoenix, AZ: Health Plus Publishers, 1971.

Aladjem, Henrietta. *Understanding Lupus*. New York: Scribner, 1986.

Antol, Marie Nadine. *Healing Teas*. Garden City Park, NY: Avery Publishing Group, 1996.

Appleton, Nancy. Lick the *Sugar Habit*. Garden City Park, NY: Avery Publishing Group, 1996.

Astor, Stephen. *Hidden Food Allergies*. Garden City Park, NY: Avery Publishing Group, 1989.

Balch, Phyllis A. *Prescription for Dietary Wellness*. Garden City Park, NY: Avery Publishing Group, 1995.

Barnes, Broda O., and Lawrence Galton. *Hypothyroidism: The Unsuspected Illness*. New York: Cromwell, 1976.

Becker, Robert O., and Gary Selden. *Body Electric: Electromagnetism and the Foundation of Life*. New York: William Morrow & Co., 1987.

Bland, Jeffrey. *Medical Applications of Clinical Nutrition*. New Canaan, CT: Keats Publishing, 1983.

Bliznakov, Emile, and Gerry Hunt. *The Miracle Nutrient: Coenzyme Q10*. New York: Bantam Books, 1987.

Bradford, Robert W., and Michael Culbert. *Now That You Have Cancer*. Chula Vista, CA: The Bradford Foundation, 1992.

Brighthope, Ian. *The AIDS Fighters*. New Canaan, CT: Keats Publishing, 1988.

Brinkley, Ginny, Linda Goldberg, and Janice Kukar. *Your Child's First Journey*. Garden City Park, NY: Avery Publishing Group, 1989.

Buist, Robert. *Food Chemical Sensitivity*. Garden City Park, NY: Avery Publishing Group, 1988.

Cabot, Sandra. *Smart Medicine for Menopause*. Garden City Park, NY: Avery Publishing Group, 1995.

Carter, Mildred, and Tammy Weber. *Body Reflexology: Healing at Your Fingertips*. West Nyack, NY: Parker Publishing Company, 1994.

Cass, Hyla, and Terrence McNally. *Kava: Nature's Answer to Stress, Anxiety, and Insomnia*. Rocklin, CA: Prima Publishing, 1998.

Cawood, Frank. *Super Life, Super Health*. Peachtree, GA: FC & A, 1999.

Check, William A., and Ann G. Fettner. *The Truth About AIDS: Evolution of an Epidemic*. New York: Holt, Rinehart & Winston, 1985.

Clare, Sally, and David Clare. *Creative Vegetarian Cookery*. Dorset, England: Prism Press, 1988.

Clark, Daniel, and Kaye Wyatt. *Colostrum: Life's First Food: The Ultimate Anti-Aging Weight Loss and Immune Supplement*. Salt Lake City, UT: CNR Publications, 1998.

Crook, William. *Help for the Hyperactive Child*. Jackson, TN: Professional Books, 1991.

Crook, William G. *The Yeast Connection*, rev. ed. New York: Vintage Books, 1986.

Davidson, Paul. *Are You Sure It's Arthritis?* New York: Macmillan Publishing Co., 1985.

de Haas, Cherie. *Natural Skin Care* Garden City Park, NY: Avery Publishing Group, 1989.

Editors of East West Journal. *Shopper's Guide to Natural Foods*. Garden City Park, NY: Avery Publishing Group, 1988.

Edwards, Linda. *Baking for Health*. Garden City Park, NY: Avery Publishing Group, 1988.

Erasmus, Udo. *Fats That Heal, Fats That Kill*. Burnaby, British Columbia, Canada: Alive Books, 1993.

Evans, Gary. *Chromium Picolinate: Everything You Need to Know*. Garden City Park, NY: Avery Publishing Group, 1996.

Evans, Richard *A. Making the Right Choice: Treatment Options in Cancer Surgery*. Garden City Park, NY: Avery Publishing Group, 1995.

Feingold, Ben F. *Why Your Child Is Hyperactive*. New York: Random House, 1985.

Feingold, Helene, and Ben Feingold. *The Feingold Cookbook for Hyperactive Children and Others with Problems Associated with Food Additives and Salicylates*. New York: Random House, 1979.

Fink, John. *Third Opinion: An International Directory to Alternative Therapy Centers for the Treatment and Prevention of Cancer*. Garden City Park, NY: Avery Publishing Group, 1997.

Foster, Cynthia. *Stop the Medicine*. Scottsdale, AZ: Break On Through Press, LLC., 1999.

Frankel, Paul. *The Methylation Miracle*. New York: St. Martin's Press, 1999.

Fujita, Takuo. *Calcium and Your Health*. Tokyo: Japan Publications, 1987.

Fulder, Stephen. *The Ginger Book*. Garden City Park, NY: Avery Publishing Group, 1996.

Fulder, Stephen. *The Ginseng Book*. Garden City Park, NY: Avery Publishing Group, 1996.

Germann, Donald R. *The Anti-Cancer Diet*. New York: Wyden Books, 1977.

Gittleman, Ann Louise. *Guess What Came to Dinner*: Parasites and Your Health. Garden City Park, NY: Avery Publishing Group, 1993.

Graedon, Joe, and Teresa Graedon. *The People's Guide to Deadly Drug Interactions*. New York: St. Martin's Press, 1995.

Gregory, Scott J., and Bianca Leonardo. *They Conquered AIDS!* True Life Publications, 1989.

Griffith, H. Winter. *Complete Guide to Symptoms, Illness and Surgery for People Over 50*. Los Angeles: The Body Press, 1992.

Grogan, Bryanna Clark. *Soyfoods: Cooking for a Positive Menopause*. Summertown, TN: Book Publishing Company, 1999.

Gutman, Jimmy, and Stephen Schettini. *The Ultimate GSH Handbook*. Montreal, Canada: Gutman & Schettini Enr, 1998.

Halpern, Georges. *Cordyceps: China's Healing Mushroom*. Garden City Park, NY: Avery Publishing Group, 1999.

Heidenry, Carolyn. *Making the Transition to a Macrobiotic Diet*. Garden City Park, NY: Avery Publishing Group, 1988.

Heinerman, John. *Aloe Vera, Jojoba & Yucca*. New Canaan, CT: Keats, 1982.

Heinerman, John. *Heinerman's Encyclopedia of Nature's Vitamins and Minerals*. Paramus, NJ: Prentice Hall, 1998.

Hobbs, Christopher. *The Ginsengs: A User's Guide*. Santa Barbara, CA: Botanica Press, 1996.

Howard, Mary Ann. *Blueprint for Health*. Grand Rapids, MI: Zondervan Publishing House, 1985.

Howell, Edward. *Enzyme Nutrition*. Garden City Park, NY: Avery Publishing Group, 1987.

Huggins, Hal A. *It's All in Your Head*. Garden City Park, NY: Avery Publishing Group, 1993.

Jacobson, Michael. *Safe Food: Eating Wisely in a Risky World*. Washington, DC: Living Planet Press, 1991.

Krumholz, Harlan M., and Robert H. Phillips. *No If's, And's or Butts: The Smoker's Guide to Quitting*. Garden City Park, NY: Avery Publishing Group, 1993.

Kushi, Aveline, and Wendy Esko. *The Macrobiotic Cancer Prevention Cookbook*. Garden City Park, NY: Avery Publishing Group, 1987.

Kushi, Michio, with Edward Esko. *The Macrobiotic Approach to Cancer*. Garden City Park, NY: Avery Publishing Group, 1991.

Kushi, Michio. *The Macrobiotic Way*. Garden City Park, NY: Avery Publishing Group, 1993.

Lance, James W. *Migraine and Other Headaches*. New York: Scribner, 1986.

Lane, I. William, and Linda Comac. *Sharks Don't Get Cancer: How Shark Cartilage Could Save Your Life*. Garden City Park, NY: Avery Publishing Group, 1992.

Lane, I. William, and Linda Comac. *Sharks Still Don't Get Cancer*. Garden City Park, NY: Avery Publishing Group, 1996.

Lau, Benjamin. *Garlic for Health*. Wilmot, WI: Lotus Light Publications, 1988.

Lerman, Andrea. *The Macrobiotic Community Cookbook*. Garden City Park, NY: Avery Publishing Group, 1989.

Levenstein, Mary Kerney. *Everyday Cancer Risks and How to Avoid Them*. Garden City Park, NY: Avery Publishing Group, 1992.

Levitt, Paul, and Elissa Guralnick. *The Cancer Reference Book*. New York: Paddington Press, 1979.

Lundberg, Paul. *The Book of Shiatsu*. New York: Fireside, 1992.

Majeed, Muhammed, and Lakshmi Prakash. *Lactospore: The Effective Probiotic*. Piscataway, NJ: NutriScience Publishers, Inc., 1998.

Margolis, Simeon. *The Johns Hopkins Encyclopedia of Drugs*. New York: Medletter Associates, Inc., 1998.

Marks, Edith. *Coping with Glaucoma*. Garden City Park, NY: Avery Publishing Group, 1997.

McFarland, Judy Lindberg. *Aging Without Growing Old*. Palos Verdes, CA: Western Front, LTD, 2000.

Messina, Mark, and Virginia Messina, with Ken Setchell. *The Simple Soybean and Your Health*. Garden City Park, NY: Avery Publishing Group, 1994.

Meyerowitz, Steve. *Power Juices-Super Drinks*. New York: Kensington Publishing Corp., 2000.

Mindell, Earl. *Unsafe at Any Meal*. New York: Warner Books, 1986.

Moss, Ralph. *Cancer Therapy: The Independent Consumer's Guide to Non-Toxic Treatment & Prevention*. Brooklyn, NY: Equinox Press, 1995.

Murray, Michael. *Encyclopedia of Nutritional Supplements*. Rocklin, CA: Prima Publishing, 1996.

Olkin, Sylvia Klein. *Positive Pregnancy Fitness*. Garden City Park, NY: Avery Publishing Group, 1987.

Ott, John N. *Light, Radiation, and You: How to Stay Healthy*. Old Greenwich, CT: Devin-Adair Publishers, 1982.

Papon, R. Donald. *Homeopathy Made Simple*. Charlottesville, VA: Hampton Roads Publishing Company, Inc., 1999.

Passwater, Richard A., and Elmer Cranton. *Trace Elements, Hair Analysis and Nutrition*. New Canaan, CT: Keats Publishing, 1983.

Pearsall, Paul. Superimmunity: *Master Your Emotions and Improve Your Health*. New York: McGraw-Hill, 1987.

Peterson, Christopher, and Martin Seligman. *Character Strengths and Virtues: A Handbook and Classification*. New York: Oxford University Press, 2004.

Phillips, Robert H. *Coping With Osteoarthritis*. Garden City Park, NY: Avery Publishing Group, 1989.

Phillips, Robert H. *Coping with Prostate Cancer*. Garden City Park, NY: Avery Publishing Group, 1994.

Podell, Ronald M. *Contagious Emotions: Staying Well When Your Loved One Is Depressed*. New York: Pocket Books, 1993.

Randolph, Theron G. *Human Ecology and Susceptibility to the Chemical Environment*. Springfield, IL: Charles C. Thomas, 1981.

Rapp, Doris J. *Allergies and the Hyperactive Child*. New York: Sovereign Books, 1979.

Sahelian, Ray. *DHEA: A Practical Guide*. Garden City Park, NY: Avery Publishing Group, 1996.

Sahelian, Ray. *5-HTP: Nature's Serotonin Solution*. Garden City Park, NY: Avery Publishing Group, 1998.

Selye, Hans. *Stress Without Distress*. Philadelphia: J.B. Lippincott Co., 1974.

Shelton, Herbert M. Fasting Can Save Your Life, rev. ed. Natural Hygiene, 1981.

Shute, Wilfrid. Dr. Wilfrid E. Shute's *Complete Updated Vitamin E Book*. New Canaan, CT: Keats Publishing, 1975.

Smith, Lendon. *Feed Your Kids Right: Dr. Smith's Program for Your Child's Total Health*. New York: McGraw-Hill, 1979.

Svoboda, Robert. *Prakruti: Your Ayurvedic Constitution. Albuquerque*, NM: Geocom Limited, 1989.

Swanson, David. *Mayo Clinic on Chronic Pain*. New York: Kensington Publishing Corp., 1999.

Steinman, David, and Samuel S. Epstein. *The Safe Shopper's Bible*. New York: Macmillan, 1995.

Teitelbaum, Jacob. *From Fatigued to Fantastic*. Garden City Park, NY: Avery Publishing Group, 1996.

Treben, Maria. *Health from God's Garden: Herbal Remedies for Glowing Health and Glorious Well-Being*. Rochester, VT: Thorsons Publishers, 1987.

Ulene, Art. *Complete Guide to Vitamins, Minerals, and Herbs*. New York: Avery Books (an imprint of Penguin Putnam), 2000.

University of California-Berkeley. *Wellness Letter: The Newsletter of Nutrition, Fitness, and Stress* Management. Berkeley, CA.

Wade, Carlson. *Carlson Wade's Amino Acids Book*. New Canaan, CT: Keats Publishing, 1985.

Walker, Lynne. *Nature's Pharmacy*. Paramus, NJ: Reward Books, 1998.

Walker, Morton. *The Chelation Way*. Garden City Park, NY: Avery Publishing Group, 1990.

Walters, Richard. *Options: The Alternative Cancer Therapy Book*. Garden City Park, NY: Avery Publishing Group, 1993.

Warren, Tom. *Beating Alzheimer's*. Garden City Park, NY: Avery Publishing Group, 1991.

Weber, Marcea. *Macrobiotics and Beyond*. Garden City Park, NY: Avery Publishing Group, 1989.

Weber, Marcea. *Whole Meals*. Dorset, England: Prism Press, 1983.

Webster, David. *Acidophilus and Colon Health*. New York: Kensington Publishing Corp., 1999.

Weiner, Michael A. *Maximum Immunity*. Boston: Houghton Mifflin Co., 1986.

Wigmore, Ann. *Recipes for Longer Life*. Garden City Park, NY: Avery Publishing Group, 1982.

Wigmore, Ann. *The Wheatgrass Book*. Garden City Park, NY: Avery Publishing Group, 1985.

Williams, Xandria. *What's in My Food?* Dorset, England: Prism Press, 1988.

Wilson, Roberta. *Aromatherapy for Vibrant Health and Beauty*. Garden City Park, NY: Avery Publishing Group, 1995.

Wlodyga, Ronald R. *Health Secrets from the Bible*. Triumph Publishers, 1979.

Woessner, Candace, Judith Lauwers, and Barbara Bernard. *Breastfeeding Today*. Garden City Park, NY: Avery Publishing Group, 1988.

Wolfe, Sidney, and Rose-Ellen Hope. *Worst Pills, Best Pills II*. Washington, DC: Public Citizen's Health Research Group, 1993.

Ziff, Sam. *Silver Dental Fillings: The Toxic Timebomb*. Santa Fe, NM: Aurora Press, 1984.

ÍNDICE

ACERCA DE LA AUTORA

Phyllis Balch recibió su acreditación como asesora nutricional de manos de la American Association of Nutritional Consultants, llegando a convertirse en una de las principales asesoras nutricionales de Norteamérica durante más de dos décadas. Su llegada a este campo se produjo tras experimentar personalmente los beneficios de una nutrición y dieta adecuadas para el tratamiento de las enfermedades.

En la década de los 1970, la Sra. Balch y sus hijas sufrieron diversas enfermedades que fueron incorrecta o insuficientemente diagnosticadas, y aunque tenían fácil acceso a una opinión médica experta, sus vidas continuaron viéndose afectadas por problemas de salud. La Sra. Balch comprendió que el método médico tradicional es incompleto, ya que trata los síntomas pero no la causa de la enfermedad. Su primer contacto con la relación existente entre nutrición y salud se produjo a través del ya fallecido Paavo Airola, un reconocido naturópata y escritor. La Sra. Balch siguió profundizando en la ciencia de la nutrición y, tras cambiar radicalmente su dieta, logró transformar su propia salud y la de sus niñas.

Convencida de que una correcta nutrición era, en muchos casos, el camino para mantener y recuperar la salud, la Sra. Balch abrió un health food store llamado Good Things Naturally. En 1983, publicó *Nutritional Outline for the Professional and the Wise Man* — conocido ahora como *Prescription for Nutritional Healing* (el actual Recetas Nutritivas que Curan) — para compartir sus conocimientos y extenderlos a una audiencia más amplia. En sus tres primeras ediciones, el libro ha sido leído por millones de personas en muchos países, siendo traducido a siete idiomas.

A lo largo de su vida, la Sra. Balch trabajó para compartir sus conocimientos, llegando a convencer a muchos médicos formados tradicionalmente para que incorporaran métodos nutricionales en sus prácticas. Su presencia era frecuentemente requerida a lo largo y ancho de América del Norte para dar conferencias y participar en programas de radio y televisión. La Sra. Balch vivió en Fort Myers, Florida y en Greenfield, Indiana. Murió en diciembre de 2004, mientras trabajaba en la presente edición, la cuarta.

BOOKS BY PHYLLIS A. BALCH, CNC

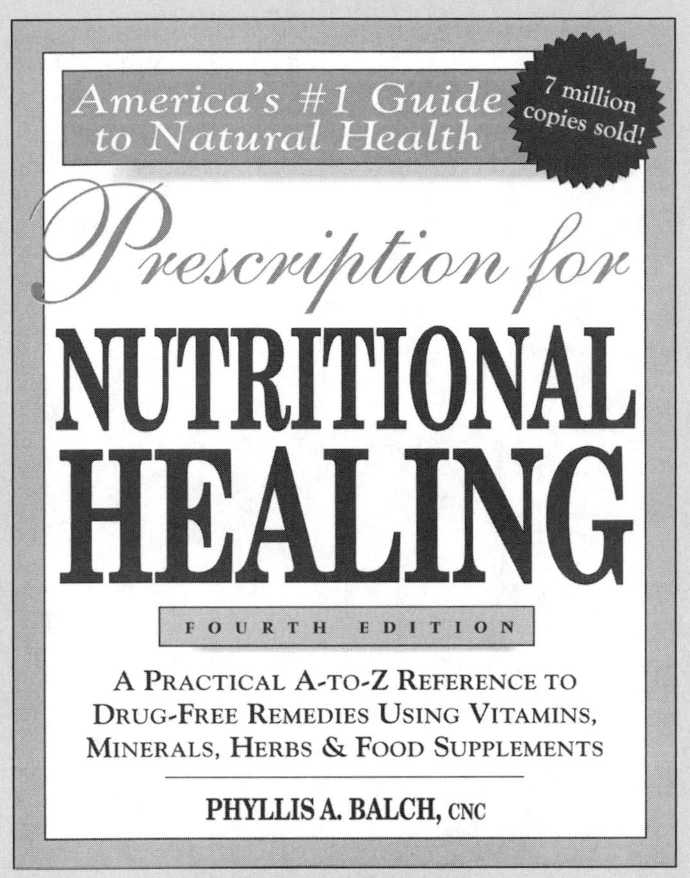

ISBN 978-1-58333-236-8

The most authoritative guide to more than 200 herbs and herbal preparations

Prescription for

HERBAL HEALING

An Easy-to-Use A-to-Z Reference to Hundreds of Common Disorders and Their Herbal Remedies

Phyllis A. Balch, CNC

bestselling coauthor of *Prescription for Nutritional Healing*

ISBN 978-0-89529-869-0

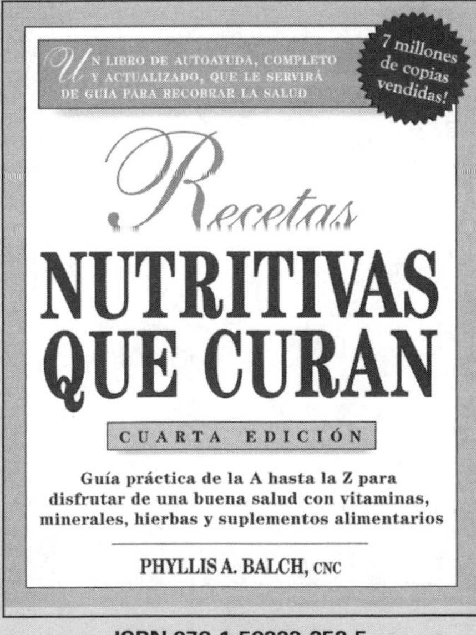

ISBN 978-1-58333-352-5

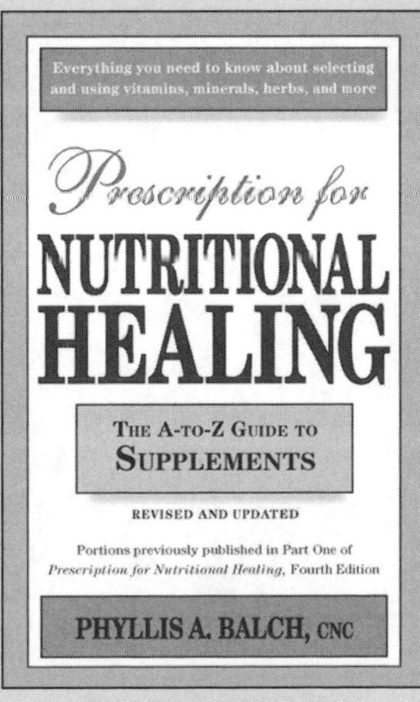

ISBN 978-1-58333-316-7

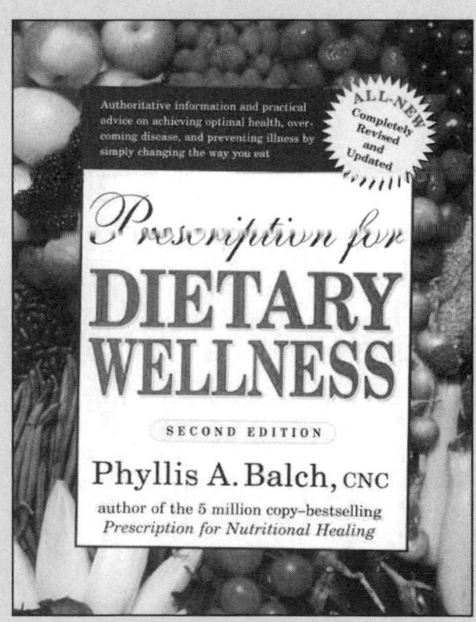

ISBN 978-1-58333-147-7

Natural remedies that work!